Intestinal Imaging

肠道影像学

主 编 缪 飞
副主编 赵雪松

上海科学技术出版社

图书在版编目（CIP）数据

肠道影像学 / 缪飞主编. -- 上海 : 上海科学技术出版社, 2025. 1. -- ISBN 978-7-5478-6784-6

Ⅰ. R574.04

中国国家版本馆CIP数据核字第2024H7E489号

肠道影像学
主　编　缪　飞

上海世纪出版(集团)有限公司
上海科学技术出版社　出版、发行
(上海市闵行区号景路159弄A座9F-10F)
邮政编码201101　www.sstp.cn
徐州绪权印刷有限公司 印刷
开本889×1194　1/16　印张35.5　插页24
字数：880千字
2025年1月第1版　2025年1月第1次印刷
ISBN 978-7-5478-6784-6/R·3083
定价：288.00元

本书如有缺页、错装或坏损等严重质量问题，请向工厂联系调换

谨以此书敬献给

上海交通大学医学院附属瑞金医院建院 117 周年，

上海交通大学医学院附属瑞金医院放射科建科 103 周年，

上海交通大学医学院附属瑞金医院舟山分院建院 6 周年！

内 容 提 要

　　本书是在总结编者临床经验的基础上，结合国内外 CT、MRI 最新技术和研究进展编写的，旨在帮助临床和放射科医师对肠道疾病有深刻的认识，优化患者肠道疾病检查流程，从而进一步提高肠道疾病的诊治水平。本书对肠道的基本功能、肠道病变的检查技术，以及肠道疾病影像学表现、诊断与鉴别诊断等进行了系统阐述，重点对肠道常见病、多发病的影像学表现进行总结、归纳、比较、分析，对少见病和罕见病例的影像学表现也进行了描述。

　　本书图文并茂，图片典型、丰富，理论与实践相结合，是一本学术价值和实用价值很高的临床参考书，可为影像科医生、消化科医生的临床日常工作提供帮助。

主 编 简 介

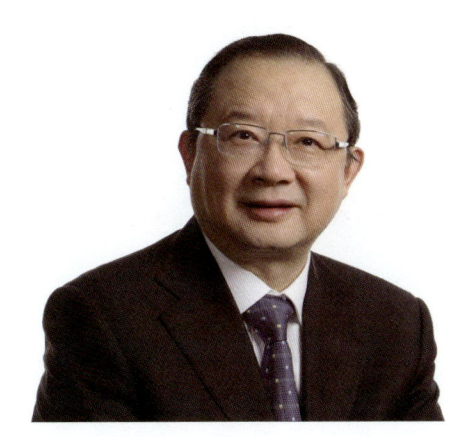

缪 飞

医学博士、博士生导师，上海交通大学医学院附属瑞金医院放射科主任医师。

  1994年毕业于上海医科大学，获医学影像学博士学位，现任上海交通大学医学院附属瑞金医院舟山分院院长。兼任中华医学会消化病学分会消化影像协作组副组长，第九、十届《中华消化杂志》编委，第九届《中华传染病杂志》编委，中华炎症性肠病多学科联合诊治联盟常务委员，上海市医疗事故鉴定委员会委员。近40年来，主要从事X线、CT、MRI影像诊断及影像新技术应用研究，特别擅长肠道、胰腺、肾上腺、脑、淋巴结、肺部及乳腺等疾病的影像学诊断，为国内外患者诊断了许多疑难杂症。先后完成或参与多项国家自然科学基金项目、"973"计划前期研究项目和上海市科委课题。主编专著5部，参编专著10部，发表论文100多篇，培养硕、博士研究生20多名，获得省市级科技进步奖三等奖2项、中华医学科技奖三等奖1项，获发明专利2项，获《中华放射学杂志》创刊60周年特殊贡献奖。

编者名单

主 编

缪 飞

副主编

赵雪松

编 委

（以姓氏笔画为序）

马 波	上海大学附属南通医院	刘灵灵	南京中医药大学附属南通中医院
王正廷	上海交通大学医学院附属瑞金医院	许亚春	南通大学医学院附属海安医院
王明亮	复旦大学附属中山医院	许鹏飞	西北大学
王晶晶	南通大学医学院附属海安医院	孙 菁	上海交通大学医学院附属瑞金医院
邓克学	中国科学技术大学附属第一医院	李 志	浙江大学医学院附属第一医院
尹其华	上海健康医学院附属江湾医院	李 娜	青海省人民医院
白亚亚	上海交通大学医学院附属瑞金医院	李 彪	上海交通大学医学院附属瑞金医院
句建国	西北大学	李卫侠	上海交通大学医学院附属瑞金医院
吕传国	南通大学医学院附属启东医院	李嘉明	西北大学
乔中伟	复旦大学附属儿科医院	严福华	上海交通大学医学院附属瑞金医院
朱 兰	上海交通大学医学院附属瑞金医院	肖 园	上海交通大学医学院附属瑞金医院
朱 慧	南通大学医学院附属海安医院	吴 平	南通大学医学院附属海安医院
朱乃懿	上海交通大学医学院附属瑞金医院	吴志远	上海交通大学医学院附属瑞金医院
任书敏	西北大学	吴颖为	上海交通大学医学院附属第九人民医院
刘 伟	安徽医科大学第四附属医院	何 杰	浙江大学医学院附属邵逸夫医院
刘 燕	上海交通大学医学院附属瑞金医院	何相宜	上海交通大学医学院附属瑞金医院
刘欢欢	上海交通大学医学院附属新华医院	邱诗雄	同济大学医学院附属杨浦医院
刘孝臣	南通大学医学院附属海安医院	汪登斌	上海交通大学医学院附属新华医院

张 弢	上海交通大学医学院附属瑞金医院	夏进东	上海交通大学医学院附属松江中心医院
张红娟	扬州大学医学院附属海安中医院	柴维敏	上海交通大学医学院附属瑞金医院
陈 均	上海大学附属南通医院	钱爱华	上海交通大学医学院附属瑞金医院
陈 颖	南京医科大学附属苏州医院	徐石韬	上海交通大学医学院
陈 憨	上海交通大学医学院附属瑞金医院	徐伟兴	南通大学医学院附属如东医院
陈芳莹	海军军医大学第一附属医院	徐学勤	上海交通大学医学院附属瑞金医院
陈炽华	上海交通大学医学院附属瑞金医院	徐嘉旭	上海交通大学医学院附属瑞金医院
邰兆琴	南通大学医学院附属海安医院	唐永华	上海交通大学医学院附属瑞金医院
林晓珠	上海交通大学医学院附属瑞金医院	涂慧娟	扬州大学附属昆山市中医院
范 婧	上海交通大学医学院附属瑞金医院	曹文新	上海交通大学医学院附属松江中心医院
周 炀	西北大学	曹紫然	西北大学
周 瑜	上海交通大学医学院附属瑞金医院	符建明	南通大学医学院附属如东医院
周金鑫	上海交通大学医学院附属瑞金医院	屠建春	扬州大学附属昆山市中医院
赵 伟	西安电子科技大学	谢婵来	复旦大学附属儿科医院
赵雪松	上海交通大学医学院附属瑞金医院	褚 晔	上海交通大学医学院附属瑞金医院
钟 捷	上海交通大学医学院附属瑞金医院	管子玉	西安电子科技大学
侯 亮	上海交通大学医学院附属新华医院	缪 飞	上海交通大学医学院附属瑞金医院
顾婧潇	南通大学医学院附属医院	缪玉兵	南通大学医学院附属如东医院

序

2013年由上海交通大学医学院附属瑞金医院放射科缪飞教授主编的《小肠影像学》一书在国内出版,此书为影像科、消化科、普外科医师在小肠病变的检查方法及流程、病变的影像学表现及鉴别诊断等方面,提供了深厚的理论基础和丰富的临床实践经验,成为他们临床学习的良师益友和工作中不可缺少的参考书,并得到同行、专家们的充分肯定和一致好评。这次,缪飞教授在《小肠影像学》的基础上,组织国内小肠及结肠疾病领域的临床专家编写了全新的《肠道影像学》,我作为从事医学临床、教学和科研工作40多年的医生,有幸最先浏览了这部《肠道影像学》,耳目一新,受益匪浅。《肠道影像学》遵循普及与提高相结合的原则,知识新颖,内容全面,图像清晰,是一本难得且重要的影像科参考书,对消化科、普外科等相关学科的医师也具有重要参考价值。

中国工程院院士

上海交通大学医学院附属瑞金医院院长

2024年5月15日

前　言

《小肠影像学》第一版于2013年9月出版，距今已有十多年了，曾给广大影像科医技人员、消化科、普外科医生带来帮助和启迪，成为他们临床工作中的良师益友。随着医学影像技术的不断进步和发展，关于小肠疾病的新认知、新理论不断涌现，临床迫切需要我们对影像学诊断进行知识更新。因此，应广大读者和相关影像科医技人员的要求，我们对《小肠影像学》进行了修订，并且加入了结肠疾病，并将之更名为《肠道影像学》。本书更新了原有小肠疾病的图片，选取了更为经典的图像；增加了新的病种，包括遗传性血管性水肿等罕见病以及特发性肠系膜静脉肌内膜增生、自身免疫性肠病、肿瘤模拟小肠血管炎、蓝色橡皮疱痔综合征等疾病。同时，增加了结肠病变、人工智能在小肠疾病中的应用两个章节，使内容得到了极大丰富，增加了此书的临床实用价值。

本书是我们全体编委临床实践经验的结晶，这里有我们成功的喜悦，也有漏诊、误诊的教训。书中几乎所有的病例都是我们临床工作中遇到的，是我们对常见病、多发病例的影像学表现进行的总结、归纳及分析。对少见病和罕见病的影像学诊断，虽说没有经过循证医学的验证，但我们也复习并参考了相关文献报道，并如实地描述了影像学表现，旨在抛砖引玉、启迪思想。

由于编者水平有限，对有些疾病的认识可能有不足，错误之处，恳请读者批评指正。

缪　飞

2024年5月13日

目 录

第一章 总论 ... 001
 第一节 小肠的解剖、组织发生和生理 ... 001
  一、小肠的解剖 ... 001
  二、小肠的组织发生 ... 003
  三、小肠的生理功能 ... 004
 第二节 小肠疾病的检查方法 ... 007
  一、影像学检查 ... 007
  二、内镜检查 ... 022
 第三节 小肠的正常影像学表现 ... 029
  一、小肠 X 线钡剂造影表现 ... 029
  二、小肠 CT 造影表现 ... 035
  三、小肠 MR 造影表现 ... 043
  四、小肠血管造影 ... 047
  五、小肠影像学检查产生的伪影及对策 ... 048
 第四节 小肠的基本病变及其影像学表现 ... 051
  一、小肠黏膜肿胀 ... 051
  二、小肠黏膜破坏 ... 052
  三、小肠肠壁增厚 ... 054
  四、小肠肠腔狭窄 ... 054
  五、小肠分泌过多 ... 059
  六、小肠蠕动过快或过慢 ... 059
  七、小肠梗阻 ... 059
  八、小肠套叠 ... 062
  九、小肠出血 ... 062
 第五节 小肠疾病的诊断流程 ... 071
  一、成人 ... 071
  二、儿童 ... 072
 第六节 结肠的解剖、组织发生和生理 ... 073
  一、结肠的解剖 ... 073
  二、结肠的生理功能 ... 074
 第七节 结肠疾病的检查方法 ... 074
  一、X 线气钡灌肠双对比检查 ... 074
  二、结肠 CT 和 MR 造影 ... 075
 第八节 结肠的基本病变及其影像学表现 ... 075

一、结肠黏膜肿胀 ... 075
　　二、结肠黏膜破坏 ... 075
　　三、结肠肠腔狭窄 ... 075
　　四、结肠梗阻 ... 077
　　五、结肠套叠 ... 077
　　六、结肠出血 ... 077

第二章　十二指肠病变 ... 079
　第一节　先天发育异常 ... 079
　　一、十二指肠憩室 ... 079
　　二、十二指肠重复畸形 ... 081
　　三、异位胰腺 ... 082
　　四、环状胰腺 ... 084
　　五、先天性十二指肠闭锁与狭窄 ... 086
　　六、先天性血管畸形 ... 086
　　七、淋巴管扩张症 ... 087
　第二节　十二指肠淤滞综合征 ... 089
　第三节　炎性病变 ... 090
　　一、十二指肠炎 ... 090
　　二、十二指肠结核 ... 091
　　三、十二指肠克罗恩病 ... 093
　第四节　消化性溃疡 ... 095
　第五节　肿瘤及肿瘤样病变 ... 097
　　一、良性肿瘤及肿瘤样病变 ... 097
　　二、间变性及恶性肿瘤 ... 108

第三章　空回肠病变 ... 131
　第一节　先天发育异常 ... 131
　　一、憩室 ... 131
　　二、小肠重复畸形 ... 141
　　三、异位胰腺 ... 143
　　四、异位胃黏膜 ... 147
　　五、先天性肠旋转不良 ... 147
　第二节　克罗恩病 ... 151
　第三节　感染性疾病 ... 190
　　一、肠结核 ... 190
　　二、肠伤寒 ... 197
　　三、寄生虫感染 ... 198
　　四、真菌感染 ... 201
　第四节　小肠血管淋巴管疾病 ... 204
　　一、急性肠系膜缺血 ... 204
　　二、慢性肠系膜缺血 ... 210
　　三、特发性肠系膜静脉肌内膜增生 ... 213
　　四、小肠血管病变 ... 215

  五、原发性小肠淋巴管扩张症 ... 224
 第五节 全身性疾病累及小肠 ... 226
  一、淀粉样变性 ... 226
  二、干燥综合征 ... 228
  三、系统性红斑狼疮 ... 229
  四、肠白塞病 ... 233
  五、系统性硬化 ... 233
  六、过敏性紫癜 ... 240
  七、银屑病 ... 242
  八、强直性脊柱炎 ... 243
  九、内分泌及代谢障碍性疾病 ... 244
  十、普通变异型免疫缺陷病 ... 246
  十一、肠道气囊肿症 ... 247
 第六节 肿瘤及肿瘤样病变 ... 252
  一、新版WHO消化系统肿瘤分类概述 ... 252
  二、小肠良性肿瘤与肿瘤样病变 ... 254
  三、间变性及恶性肿瘤 ... 268
 第七节 其他小肠炎性疾病 ... 322
  一、放射性肠炎 ... 322
  二、嗜酸性胃肠炎 ... 326
  三、自身免疫性肠病 ... 331
  四、肿瘤模拟小肠血管炎 ... 335
  五、隐源性多灶性溃疡狭窄性小肠炎 ... 337
 第八节 小肠其他疾病 ... 344
  一、小肠吸收不良 ... 344
  二、非甾体类消炎药导致的小肠疾病 ... 346
  三、Whipple病 ... 346
  四、小肠异物 ... 348
 第九节 小肠急腹症 ... 353
  一、小肠穿孔 ... 353
  二、小肠梗阻 ... 354
  三、小肠扭转 ... 360
  四、肠套叠 ... 362
  五、小肠损伤 ... 365
 第十节 小肠相关罕见病 ... 368
  一、P-J综合征 ... 368
  二、Cronkhite-Canada综合征 ... 370
  三、SLCO2A1相关慢性肠病（CEAS） ... 374
  四、MYH11基因突变的相关假性肠梗阻 ... 378
  五、遗传性血管性水肿 ... 380

第四章 阑尾及阑尾病变 ... 388
 第一节 概述 ... 388
 第二节 阑尾位置和走行异常 ... 389

第三节　阑尾炎症　391
一、急性阑尾炎　391
二、慢性阑尾炎　396
三、阑尾残株炎　398
四、异位阑尾炎　398

第四节　阑尾肿瘤与肿瘤样病变　400
一、概述　400
二、腺瘤　403
三、锯齿状病变和息肉　403
四、阑尾黏液性肿瘤　405
五、腺癌　409
六、神经内分泌肿瘤　412

第五章　腹膜及肠系膜疾病　414
第一节　腹膜/肠系膜解剖　414
第二节　肠系膜脂膜炎　415
第三节　腹膜结核　417
第四节　腹茧征　421
第五节　腹膜后纤维化　426
第六节　非肿瘤性病变　429
一、血肿　429
二、脓肿　429
三、囊肿　429
四、炎性假瘤　431
五、髓外造血　433

第七节　肿瘤性病变　435
一、假性黏液瘤　435
二、间质瘤　436
三、肉瘤　437
四、转移瘤　440
五、间皮瘤　440
六、纤维瘤病　441
七、孤立性纤维瘤　444
八、淋巴瘤　445
九、淋巴管瘤　446
十、淋巴管平滑肌瘤病　447

第六章　结肠病变　450
第一节　感染性病变　450
一、鲍氏志贺菌感染　450
二、沙门菌感染　451
三、伪膜性肠炎　452
四、巨细胞病毒感染性结肠炎　453
五、EB病毒感染性结肠炎　455

　　　　六、放线菌感染　　　　　　　　　　　　　　　　　　　　　　　　　455
　　　　七、寄生虫感染　　　　　　　　　　　　　　　　　　　　　　　　　457
　　第二节　溃疡性结肠炎　　　　　　　　　　　　　　　　　　　　　　　　459
　　第三节　结肠型克罗恩病　　　　　　　　　　　　　　　　　　　　　　　465
　　第四节　缺血性结肠炎　　　　　　　　　　　　　　　　　　　　　　　　472
　　第五节　特发性肠系膜静脉硬化性结肠炎　　　　　　　　　　　　　　　　479
　　第六节　结肠憩室炎　　　　　　　　　　　　　　　　　　　　　　　　　482
　　第七节　肠脂垂炎　　　　　　　　　　　　　　　　　　　　　　　　　　489
　　第八节　结肠血管病变　　　　　　　　　　　　　　　　　　　　　　　　491
　　第九节　肿瘤及肿瘤样病变　　　　　　　　　　　　　　　　　　　　　　495
　　　　一、良性肿瘤与肿瘤样病变　　　　　　　　　　　　　　　　　　　　495
　　　　二、间变性及恶性肿瘤　　　　　　　　　　　　　　　　　　　　　　507
　　第十节　结肠动力相关疾病　　　　　　　　　　　　　　　　　　　　　　524
　　　　一、先天性巨结肠　　　　　　　　　　　　　　　　　　　　　　　　524
　　　　二、巨结肠类缘病　　　　　　　　　　　　　　　　　　　　　　　　528

第七章　人工智能在小肠疾病诊断中的应用　　　　　　　　　　　　　　　　　534
　　第一节　人工智能在小肠间质瘤诊断中的应用　　　　　　　　　　　　　　534
　　　　一、基于AI技术进行医学影像病灶智能检测的研究现状　　　　　　　　534
　　　　二、基于全监督学习的小肠间质瘤检测技术　　　　　　　　　　　　　535
　　　　三、基于半监督学习的小肠间质瘤检测技术　　　　　　　　　　　　　538
　　第二节　人工智能在小肠克罗恩病诊断中的应用　　　　　　　　　　　　　541
　　　　一、基于AI技术进行医学影像病灶自动分割的研究现状　　　　　　　　541
　　　　二、基于全监督学习的小肠克罗恩病病灶分割技术　　　　　　　　　　542
　　　　三、基于弱监督学习的小肠克罗恩病的病灶分割技术　　　　　　　　　545

致谢　　　　　　　　　　　　　　　　　　　　　　　　　　　　　　　　　　549

第一章

总 论

第一节 小肠的解剖、组织发生和生理

一、小肠的解剖

小肠(small intestine)是消化管道中最长的一段,在成人长约5～7m,是食物消化吸收的主要场所,盘曲于腹腔内,上端接幽门与胃相通,下端通过回盲部与大肠相连,分为十二指肠(duodenum)、空肠(jejunum)和回肠(ileum)三部分(图1-1-1)。

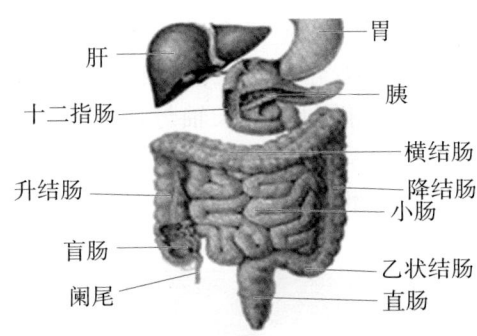

图1-1-1 小肠解剖结构示意图

小肠上起于胃幽门口,下止于回盲瓣,是消化管中最长的部分,在成人全长约5～7m。按位置与形态分为十二指肠、空肠和回肠三部分,是食物消化与吸收的主要场所。小肠的管径由十二指肠(3～5cm)开始逐渐变细,末端回肠仅约1.0～1.2cm,异物易在此嵌顿。

1. **十二指肠** 位于腹腔的后上部,相当于成人十二个手指并列横向的长度而得名,全长约25cm。其为小肠最短的一段,管径最大、位置最深、最为固定,其始末两端被腹膜包裹成为腹膜内器官,活动度较大,其余大部分为腹膜外器官,固定于腹后壁。它的上部(又称球部)连接胃幽门,是溃疡的好发部位。肝脏分泌的胆汁和胰腺分泌的胰液,通过胆总管和胰腺管开口十二指肠,故十二指肠的消化功能非常重要。十二指肠呈"C"字形,从右侧包绕胰头,可分为上部、降部、水平部和升部四部分(图1-1-2)。

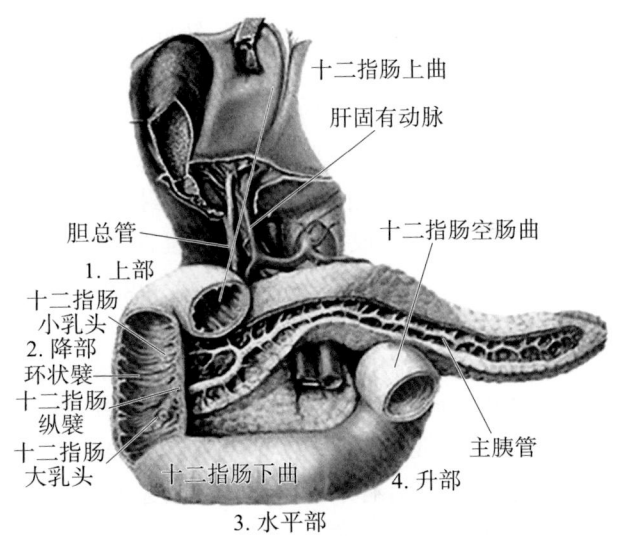

图1-1-2 十二指肠解剖结构示意图

(1)上部(superior part):在第1腰椎的右侧起自胃的幽门,行向右后方至肝门下方,急转向下移行为十二指肠降部,上部与降部转折处形成弯曲,称为十二指肠上曲(superior duodenal flexure)。十二指肠上部与幽门相接长约2.5cm的一段肠管,管壁较薄,黏膜光滑,无环形皱襞,又称十二指肠球(duodenal bulb),是十二指肠溃疡及其穿孔的好发部位。

(2)降部(descending part):沿第1～3腰椎右侧下降,至第3腰椎体平面和胰头右侧折转向左移行为水平部,转折处弯曲,称为十二指肠下曲(inferior duodenal flexure)。降部的黏膜为发达的环形黏膜,其中部后内侧壁有一纵行黏膜皱襞,称为十二指肠纵襞(longitudinal fold of duodenum),其下端有十二指肠大乳头(major duodenal papilla),为胆总管与胰管的共同开口处,它距中切牙约75cm,可作为插放十二指肠引流管深度的参考值。在大乳头近侧上方约1～2cm处,有时可见到十二指肠小乳

头（minor duodenal papilla），为副胰管的开口（santorini duct）。

（3）水平部（horizontal part）：第3腰椎平面由右向左横过下腔静脉和第3腰椎体前方，在腹主动脉前方移行为升部。水平部的前方有肠系膜上动、静脉紧贴此部前面上下走行。通常情况下肠系膜上动脉与腹主动脉之间夹角为一锐角，将十二指肠远端夹于其间，但在某些情况下该角过小则水平部肠管被勒挤压迫，发生梗阻。如因受空回肠重力的影响被牵拉、在发育过程中小肠系膜过紧附着于腹后壁、肠系膜血管自腹主动脉发出的位置过低等均可使夹角角度过小，发生梗阻。

（4）升部（ascending part）：最短，自水平部末端斜向左上方升至第2腰椎的左侧，转向前下移行为空肠，十二指肠与空肠移行处形成弯曲，称为十二指肠空肠曲（duodenojejunal flexure）。十二指肠空肠曲的后上壁被十二指肠悬肌（suspensory muscle of duodenum）固定于右侧膈肌脚上，十二指肠悬肌由肌纤维与结缔组织构成，表面有腹膜覆盖，临床上称为十二指肠悬韧带（suspensory ligament of duodenum），又称为 Treitz 韧带（ligament of Treitz），是腹腔手术中确认空肠起始部的重要标志。

2. 空肠和回肠　上端起自十二指肠空肠曲，下端连接盲肠。空肠和回肠共同被小肠系膜悬系于腹后壁，合称系膜小肠，有系膜附着的称为系膜缘，其对侧缘称为系膜缘或游离缘。一般将系膜小肠近侧 2/5 称为空肠，远侧 3/5 称为回肠。空肠和回肠的形态结构变化是逐渐发生、不完全一致的，虽然两者之间无明显界限，但可根据以下几点进行鉴别（表 1-1-1）。

表 1-1-1　空肠和回肠的比较

特点	空肠	回肠
长度	占小肠近侧 2/5	占小肠远侧 3/5
位置	腹腔左上部	腹腔右下部
环状皱襞	密且高	疏而低
淋巴滤泡	只有孤立淋巴滤泡	有孤立和集合淋巴滤泡两种
管径	粗	细
管壁	厚	薄
颜色	较红	较浅
肠系膜	薄，脂肪少	厚，脂肪多
动脉弓	级数少	级数多

（1）位置：空肠多位于腹腔的左上部及脐区，回肠多位于右下腹、脐区及盆腔。

（2）外观：空肠管径较粗，管壁较厚，血管较多，颜色较红，略呈粉红色；而回肠管径较细，管壁较薄，血管较少，颜色较淡，呈粉灰色；此外，系膜的厚度从上向下逐渐变厚，脂肪含量越来越多。

（3）肠系膜血管的分布：空肠与回肠的血供来自肠系膜上动脉，肠系膜上动脉分出胰十二指肠下动脉、中结肠动脉、右结肠动脉、回结肠动脉以及 10 余支空肠、回肠动脉。但空肠的动脉弓级数较少（有 1~2 级），直血管较长；而回肠的动脉弓级数较多（可达 4~5 级），直血管较短。

（4）组织学：空、回肠都具有消化管道的典型 4 层结构：黏膜、黏膜下层、肌层和浆膜（图 1-1-3）。空肠黏膜有隆起的环形皱襞，近端较密，越往远端越稀疏，至回肠末段环形皱襞消失，环形皱襞在腹部 X 线片上表现为"鱼骨刺"样形态，有助于病变的定位（图 1-1-4）。淋巴结丰富，在黏膜固有层和黏膜下组织内含有孤立淋巴滤泡（solitary lymphatic follicles）和集合淋巴滤泡（aggregated lymphatic follicles），前者散在于空肠和回肠的黏膜内，后者多见于回肠下部。集合淋巴滤泡又称为 Peyer 斑，有 20~30 个，呈长椭圆形，其长轴与肠管长轴一致，常位于回肠下部对系膜缘的肠壁内。肠伤寒的病变发生于回肠壁集合淋巴滤泡，可并发肠穿孔或出血。

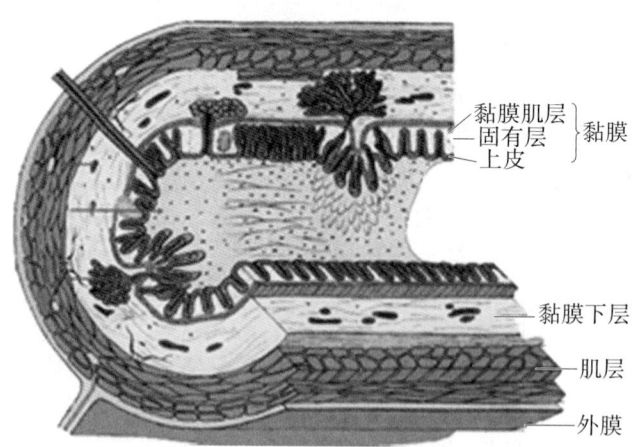

图 1-1-3　消化管道典型 4 层结构示意图

此外，约 20% 的成人在距回肠末端 30~100 cm 范围内的回肠对系膜缘上，有长约 2~5 cm 囊袋状突起，直径 2 cm，自肠壁向外凸出称为 Meckel 憩室，此为胚胎时期卵黄囊管未完全消失形成。Meckel 憩室是真性憩室，包括回肠肠壁的各层，并常可见有异

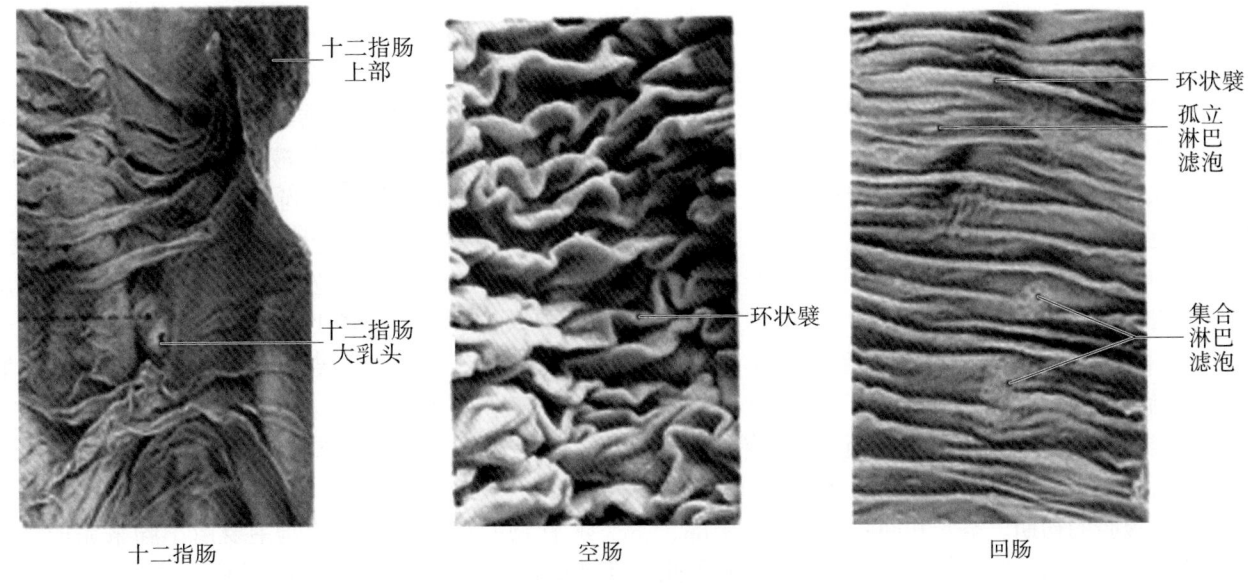

图 1-1-4 小肠黏膜示意图

位的组织,以胃黏膜最常见(62%),其他的异位组织有胰腺组织(5%)、空肠黏膜(2%)、Brunner 腺体(2%)、胃及十二指肠黏膜(2%)及其他组织(10%)等。在临床上,梅克尔憩室因异位组织分泌消化液,损伤肠黏膜而引起溃疡、出血及穿孔,可因异物、寄生虫或粪石而发生急性炎症、坏死及穿孔,亦可因扭转、套叠、疝入、压迫、粘连而引起的各种急性肠梗阻表现;因其位置靠近阑尾,临床急腹症常与阑尾炎症状相似。

3. 小肠的静脉　与动脉伴行,最后汇合成肠系膜上静脉,肠系膜上静脉与脾静脉汇合成为门静脉。

4. 小肠的支配神经　包括副交感神经和交感神经。副交感神经来源于迷走神经,交感神经来源于腹腔神经丛和肠系膜上神经丛的交感神经节后纤维。上述神经沿肠系膜血管分布在肠壁,并在肠壁内形成两个非常重要的神经丛:肌层的奥厄巴赫(Auerbach)神经丛和黏膜下层的麦斯纳(Meissnei)神经丛。这些神经丛可以自主控制小肠的电活动和平滑肌收缩,故也被称为"肠脑"(gut brain)。迷走神经兴奋肠蠕动和肠腺分泌增加。交感神经兴奋则肠蠕动减弱,肠血管收缩。

5. 小肠的淋巴管　起源于小肠绒毛中央的乳糜管,小肠淋巴液在黏膜内的淋巴管汇集后,离开肠壁,沿血管进入系膜内淋巴结,再汇入腹主动脉旁的腹腔淋巴结,最后汇入乳糜池。

二、小肠的组织发生

消化系统和呼吸系统有相同的胚层来源,其器官都由原始消化管分化而成。人胚发育至第 3 周末,三胚层胚盘的周边向腹侧卷折,头端形成头褶,尾端形成尾褶,两侧形成侧褶,致使胚体由盘状变成柱状。内胚层与脏壁中胚层位居胚体内,形成纵行的管道,称为原始消化管(primitive gut)。原始消化管的中份腹侧与卵黄囊相连,称为中肠(midgut);原始消化管的头侧份与尾侧份分别称为前肠(foregut)和后肠(hindgut)。前肠的头端膨大成原始咽,与口凹相对处被口咽膜封闭;后肠的尾端膨大成泄殖腔,其腹侧与肛凹相对处有泄殖腔膜封闭。口咽膜和泄殖腔膜分别于第 4 周和第 8 周破裂消失。致使原始消化管的头尾两端与外界相通。随着胚体和原肠的增长,卵黄囊相对变小,卵黄囊与中肠的连接部逐渐变细,形成卵黄蒂(vitelline stalk)。随着胚胎的发育,前肠分化成咽、食管、胃和十二指肠的上段,还衍化出呼吸系统的原基;中肠分化成从十二指肠中段至横结肠的右 2/3 部分;后肠分化为从横结肠的左 1/3 至肛管上段。

小肠起源于胚胎原始肠管的中肠。在胚胎第 4 周时,随着胃原基的出现,肠管的端被确定,肠起初为一条与胚体长轴平行的直管,肠的头侧部(即十二指肠),由于其背系膜与腹后壁融合而被固定,其他部分的背系膜则随着肠管的生长而增长。肠的腹系膜很早即全部退化消失。由于肠的增长速度远比胚体快,致使肠管形成一凸向腹侧的"U"形弯曲,称为中肠襻(midgut loop)。肠襻顶部与卵黄蒂通连,肠系膜上动脉走行于肠襻系膜的中轴部位。肠襻与卵黄蒂相连的头侧段为肠襻头支,尾侧段为肠襻尾支。随后经过生理性疝形成阶段、退回腹腔阶段和固定于腹后壁阶段而完成发育。

1. 生理性疝形成阶段　胚胎第 6 周,肠襻生长迅速,腹腔容积相对变小,加之肝和中肾的增大,致使肠襻进入脐带内的胚外体腔（即脐腔，umbilical coelom），形成胚胎性的生理性脐疝。肠襻在脐腔中继续增长的同时，以肠系膜上动脉为轴心逆时针方向旋转90°，使肠襻由矢状方向转向水平方向，即头支从胚体头侧至右侧，尾支从尾侧转至左侧，并出现一囊状凸起，为盲肠始基。

2. 退回腹腔阶段　胚胎第10周时，由于中肾萎缩、肝生长减缓和腹腔的增大，肠襻开始从脐腔退回腹腔，脐腔随之闭锁。在肠襻退回腹腔时，头支在先，尾支在后，逆时针方向再旋转180°，使头支转至左侧，尾支转至右侧。肠襻通过增长、定向旋转和退腹腔，为建立正常的解剖方位和毗邻关系奠定了基础。在肠襻退回腹腔的初期，空肠和回肠位居腹腔中部。

3. 固定于腹后壁阶段　从胚胎第12周至婴儿早期，随着肠管旋转的完成和结肠位置的确立，相应系膜的配布也逐步开始。升结肠和降结肠贴附于腹后壁，系膜消失。横结肠系膜变为横位，跨越胰腺和十二指肠中部。小肠系膜根部由中线移至第2腰椎左侧并斜向右骶髂关节前面。

在小肠发育的各阶段若出现异常，便会导致先天性疾病。例如在小肠旋转阶段发生异常会出现先天性肠旋转异常，尤其是中肠扭转会导致全小肠的坏死。在生理性疝形成及退回腹腔阶段若腹腔发育迟缓，会导致脐膨出、腹裂畸形等。

胚胎第6周十二指肠横断面肠腔呈星形。上皮和间充质形成凸向肠腔的隆起，上皮由3～5层细胞组成，基膜明显；胚胎第7周以后部分基膜不清楚；胚胎第7周末十二指肠中已出现个别含中性黏液的杯状细胞。随胎龄增长逐渐增多。不仅位于绒毛上皮间，亦出现于肠腺中。胚胎第7～8周的肠腔呈裂隙状，仍为复层上皮。胚胎第9周时隆突增高呈绒毛状，绒毛顶端上皮已为单层柱状，绒毛基部仍为复层。部分上皮下的基膜不明显。胚胎第10周以后肠腔逐步扩大，绒毛数目增多；肠腔内有脱落的上皮细胞。从11周起小肠含中性黏液杯状细胞数目以回肠最多，空肠次之，十二指肠较少。含酸性黏液的杯状细胞最早见于10周。随后，其细胞数目以回肠最多，空肠次之，十二指肠较少。胚胎第12周绒毛上皮纹状缘已形成。胚胎第9周时绒毛根部出现肠腺始基。最初为实心的细胞团，胚胎第13～15周时细胞之间出现间隙，随后即成为腺腔。胚胎第16周的十二指肠个别绒毛顶端已可见Segi's cap（濑木帽）。胚胎第16～17周以后帽的数目增多，在胚胎第35周时仍能见到，但数目较少。在胚胎第10～18周内小肠含硫酸黏液的杯状细胞极少；胚胎第18周以后仅肠内逐渐增多，8个月时数目达高峰。十二指肠和空肠仍未见含硫酸黏液的杯状细胞。9个月时小肠含酸性黏液和硫酸黏液的杯状细胞明显减少，中性黏液的杯状细胞仍相当多。3～6个月的小肠切面中皆可观察到基部已分开而顶端仍相连的绒毛。以上结构均与十二指肠发生时间并行，空肠和回肠的发育均晚于十二指肠1～2周。胚胎第10周时十二指肠肌层已有2～4层环形平滑肌细胞。黏膜肌层出现于胚胎第22周。

三、小肠的生理功能

食物的消化与吸收功能主要由小肠来完成。小肠是消化和吸收的主要部位，分十二指肠、空肠和回肠，各具某些结构特点。

（一）小肠分层结构

其管壁由黏膜、黏膜下层、肌层和浆膜构成。其结构特点是管壁有环形皱襞，黏膜有许多绒毛，绒毛根部的上皮下陷至固有层，形成管状的肠腺，其开口位于绒毛根部之间。绒毛和肠腺与小肠的消化和吸收功能关系密切（图1-1-3，图1-1-5）。

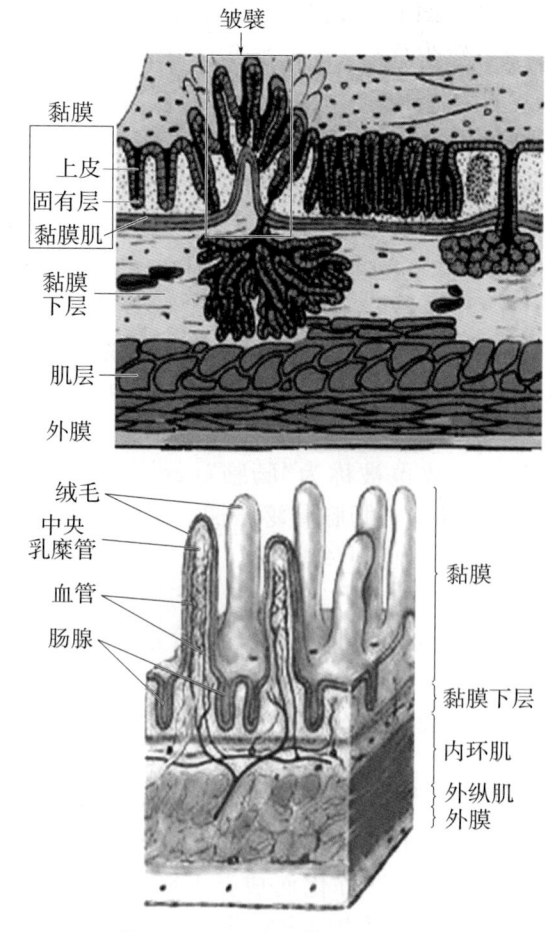

图1-1-5　消化管道的模式图

1. 黏膜　黏膜由上皮、固有层及黏膜肌层构成。小肠腔面的环形皱襞从距幽门约 5 cm 处开始出现,在十二指肠末段和空肠头段极发达,向下逐渐减少和变矮,至肠中段以下基本消失。黏膜表面还有许多细小的肠绒毛(intestinal villus),是由上皮和固有层向肠腔凸起而成,长 0.5~1.5 mm,形状不一,以十二指肠和空肠头段最发达。绒毛于十二指肠呈叶状,于空肠如指状,于回肠则细而短。环形皱襞和绒毛使小肠表面积扩 20~30 倍,总面积达 20 m² 左右。绒毛根部的上皮下隐至固有层,形成管状的小肠腺(small intestinal gland),又称为肠隐窝(intestinal crypt),故小肠腺与绒毛的上皮是连续的,小肠腺直接开口于肠腔。

(1) 上皮层:绒毛部上皮由吸收细胞、杯状细胞和少量内分泌细胞组成;小肠腺上皮除上述细胞外,还有潘氏细胞和未分化细胞(图 1-1-6,图 1-1-7)。①吸收细胞(absorptive cell):最多,呈高柱状,核椭圆形,位于细胞基部。绒毛表面的吸收细胞游离面在光镜下可见明显的纹状缘,电镜观察表明它是由密集而规则排列的微绒毛构成。每个吸收细胞约有微绒毛 1000 根,每根长 1~1.4 μm,粗约 80 nm,使细胞游离面面积扩大约 20 倍。小肠腺的吸收细胞的微绒毛较少而短,故纹状缘薄。微绒毛表面尚有一层厚 0.1~0.5 μm 的细胞衣,它是吸收细胞产生的糖蛋白,内有参与消化碳水化合物和蛋白质的双糖酶与肽酶,并吸附有胰蛋白酶、胰淀粉酶等,故细胞衣是消化吸收的重要部位。微绒毛内有纵行微丝束,它们下汇入细胞顶部的终末网。吸收细胞胞质内有丰富的线粒体和滑面内质网。滑面内质网膜含有的酶可将细胞吸收的甘油-酯与脂肪酸合成甘油三酯,后者与胆固醇、磷脂及β-脂蛋白结合后,于高尔基复合体形成乳糜微粒,然后在细胞侧面释出,是脂肪吸收与转运的方式。相邻细胞顶部之间有紧密连接、中间连接等构成的连接复合体,可阻止肠腔内物质由细胞间隙进入组织,保证选择性吸收的进行。②杯状细胞(goblet cell):散在于吸收细胞间,分泌黏液,有润滑和保护作用,从十二指肠至回肠末端,杯状细胞逐渐增多。③潘氏细胞(Paneth cell):是小肠腺的特征性细胞,位于腺底部,常三五成群。细胞呈锥体形,胞质顶部充满粗大嗜酸性颗粒,内含溶菌酶等,具有一定的灭菌作用。④内分泌细胞(endocrine cell):分泌多种胃肠激素,如肠促胰泌素、生长抑素、肠高糖素、胃动素、胃泌素、胆囊收缩素、血管活性多肽等。⑤未分化细胞(undifferentiated cell):位于小肠腺下半部,散在于其他细胞之间。胞体较小,呈柱状,胞质嗜碱性。细胞不断增殖、分化、

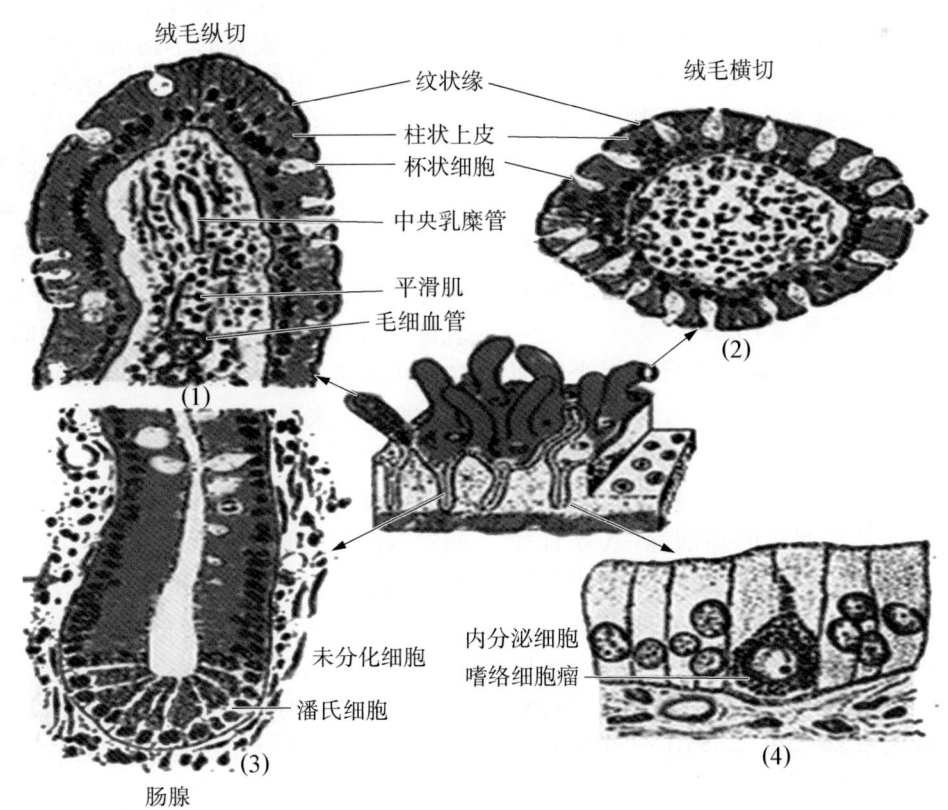

图 1-1-6　小肠绒毛与肠腺

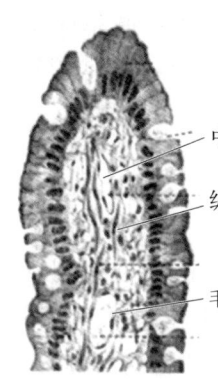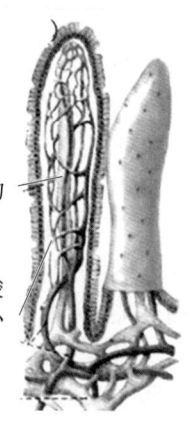

图1-1-7 小肠绒毛中轴：黏膜上皮和固有层

向上迁移，以补充绒毛顶端脱落的吸收细胞和杯状细胞。绒毛上皮细胞的新周期为2~4 d。一般认为，内分泌细胞和潘氏细胞亦来源于未分化细胞。

（2）固有层：在细密的结缔组织中除有大量小肠腺外，还有丰富的游走细胞，如淋巴细胞、浆细胞、巨噬细胞、嗜酸性粒细胞等。绒毛中轴的固有层结缔组织内有1~2条纵行毛细淋巴管，称为中央乳糜管（central lacteal），它的起始部为盲端，向下穿过黏膜肌进入黏膜下层形成淋巴管丛。中央乳糜管管腔较大，内皮细胞间隙宽，无基膜，故通透性大。吸收细胞释出的乳糜微粒入中央乳糜管，此管周围有丰富的有孔毛细血管网，肠上皮吸收的氨基酸、单糖等水溶性物质主要经此入血。绒毛内还有少量来自黏膜肌层的平滑肌纤维，可使绒毛收缩，利于物质吸收和淋巴与血液的运行。

固有层中除有大量分散的淋巴细胞外，尚有淋巴小结。在十二指肠和空肠多为孤立淋巴小结，在回肠多为若干淋巴小结聚集形成的集合淋巴小结，它们可穿过黏膜肌层抵达黏膜下层。

（3）黏膜肌层：由内环行与外纵行两层平滑肌组成。

2. 黏膜下层　为疏松结缔组织，含较多血管和淋巴管。十二指肠的黏膜下层内有十二指肠腺（duodenal gland），为复管泡状的黏液腺，其导管穿过黏膜肌开口于小肠腺底部。此腺分泌碱性黏液（pH8.2~9.3），可保护十二指肠黏膜免受酸性胃液的侵蚀。最近研究表明，人十二指肠腺尚分泌尿抑胃素（urogastrone），释入肠腔，具有抑制胃酸分泌和刺激小肠上皮细胞增殖的作用。黏膜下组织内含有孤立淋巴滤泡（solitary lymphatic follicles）和集合淋巴滤泡（aggregated lymphatic follicles），前者散在与空肠和回肠的黏膜内，后者多见于回肠下部。

3. 肌层　由内环行与外纵行两层平滑肌组成。

4. 外膜　除十二指肠后壁为纤维膜外，小肠其余部分均为浆膜。

（二）小肠壁的肌肉运动

小肠的运动功能对食糜的消化吸收具有重要的作用。通过小肠壁的环行肌和纵行肌有规律的收缩和舒张的协同运动，小肠形成分节运动，即混合性收缩和蠕动推进性收缩。分节运动使小肠内容物充分混合，利于消化酶的作用。蠕动可使小肠内容物沿小肠向下推进而最终进入大肠。蠕动的强弱决定于肠内食物的刺激，在正常情况下，吃富含纤维多的食物，如蔬菜、白薯时肠蠕动就快。

小肠运动的调节是通过神经内分泌系统来完成的。小肠的神经支配包括外在神经支配和内在神经支配，其中内在神经的肌间神经丛在小肠的运动反射中起主要的作用，而外在神经支配仅起调节作用。小肠黏膜分泌的一些激素，如胃动素、生长抑素和胰多肽等，在调节小肠平滑肌运动中也起到重要的作用。

（三）小肠的消化和吸收

小肠绒毛增大了小肠内壁的表面积，如果把所有的绒毛展开抻平，其面积可以覆盖半个网球场，巨大的表面积使营养物质能够在1~2 h内得以迅速吸收。根据推测，成人的小肠每日能吸收3 000 mL液体、35~55 g蛋白质、10~15 g脂肪，碳水化合物在西方国家为400 g，我国则每日吸收600 g。

摄入的淀粉一小部分在口腔经唾液淀粉酶的作用分解为麦芽糖，麦芽糖以及食物中的蔗糖、乳糖经小肠黏膜上皮细胞刷状缘内的双糖酶（麦芽糖酶、异麦芽糖酶、乳糖酶、果糖酶）分解为单糖（葡萄糖、半乳糖、果糖）。生成的单糖经黏膜细胞的载体转运至细胞内并进入血液，缺乏乳糖酶的患者，乳糖不能分解与吸收，未被吸收的乳糖则分解为乳酸，引起腹泻。

食糜进入小肠后，刺激十二指肠黏膜产生"促胰酶素"，促使胰腺分泌大量胰液。同时小肠内食糜还能够刺激肠黏膜，促使小肠腺分泌小肠液。胰液中还包含胰脂肪酶与胰淀粉酶，可以将脂肪分解为脂肪酸与甘油，将淀粉分解为葡萄糖。小肠液中的双糖酶，还能够将蔗糖、乳糖分解为单糖。小肠液与胰液中都有碳酸氢钠，以维持小肠内的弱碱性环境，保证胰液中消化酶的活力。

食糜的脂肪、蛋白质分解产物与盐酸等刺激十二指肠黏膜产生"激胆素",激胆素经血液循环促使胆囊收缩,排出胆汁。胆盐酸还能够增进脂溶性维生素A、维生素D、维生素E、维生素K的吸收,刺激肠蠕动,抑制肠道腐败细菌的生长与繁殖。

食糜经过十二指肠的机械作用和化学消化作用后,很多营养物质都在小肠被吸收进入机体。留下未消化的食物残渣和水分,送至大肠。

(四) 小肠的体液免疫和细胞免疫功能

小肠是一个重要的免疫器官。它是机体黏膜免疫的主要组成部分。小肠的免疫系统形成肠道的屏障,其作用不仅将有害的微生物拒之门外,而且能防止异源性大分子抗原物质的通过抗原引起变态反应。小肠的免疫功能也涉及其他器官,如初乳内IgA的分泌,呼吸道和泌尿生殖系黏膜的免疫,均与小肠免疫有关。同时,小肠的免疫系统也参与全身性免疫的调节。因此,小肠免疫功能的失调如缺陷可造成消化道甚至全身性的疾病。小肠具有免疫作用的组织由消化道淋巴组织、各种辅助细胞和黏膜上皮细胞共同组成。

1. 消化道淋巴组织(GALT) 由集合淋巴组织、上皮细胞内淋巴细胞和黏膜固有层的淋巴组织构成。

(1) 集合淋巴组织:位于小肠黏膜内,称为Peyer's patches,主要位于远端小肠。

(2) 上皮细胞内淋巴细胞(IEL):位于小肠黏膜的上皮细胞之间;由于它面向肠腔内众多的抗原底部与黏膜下层相邻,故可引发很强的免疫应答。

(3) 黏膜固有层的淋巴组织:为弥散性分布,含B细胞和T细胞,以及浆细胞、巨噬细胞、肥大细胞少量中性和嗜酸性粒细胞。黏膜固有层的B细胞主要为分泌IgA的B细胞,余者为分泌IgM的B细胞。

2. 上皮细胞 过去认为,小肠黏膜的上皮细胞主要行使消化吸收功能,最近研究提示上皮细胞也参与小肠的免疫反应。上皮细胞能表达第Ⅱ类MHC抗原,起到非专业抗原提呈细胞的作用。

3. 辅助细胞 包括巨噬细胞、肥大细胞、中性粒细胞、嗜酸性粒细胞和嗜碱性粒细胞等,能表达和分泌细胞因子(IL-3、4、5、6)、GM-CSF血小板激活因子、前列腺素和白三烯等介质。在免疫应答的调节和炎症反应的发生中起到重要的作用。

(尹其华 邱诗雄 缪玉兵 缪飞)

◆ 参考文献 ◆

1. 柏树令主编. 系统解剖学[M]. 6版. 北京:人民卫生出版社,2004:134-136.
2. Buckley A, Turner JR. Cell biology of tight junction barrier regulation and mucosal disease [J]. Cold Spring Harb Perspect Biol, 2018,10:a029314.
3. Vancamelbeke M, Vermeire S. The intestinal barrier: A fundamental role in health and disease [J]. Expert Rev Gastroenterol Hepatol, 2017,11:821-834.
4. Odenwald MA, Turner JR. The intestinal epithelial barrier: A therapeutic target?[J]. Nat Rev Gastroenterol Hepatol, 2017,14:9-21.
5. Chu H, Khosravi A, Kusumawardhani IP, et al. Gene-microbiota interactions contribute to the pathogenesis of inflammatory bowel disease [J]. Science, 2016,352:1116-1120.
6. Patterson E, Ryan PM, Cryan JF, et al. Gut microbiota, obesity and diabetes [J]. Postgrad Med J, 2016,92:286-300.
7. Nishida A, Inoue R, Inatomi O, et al. Gut microbiota in the pathogenesis of inflammatory bowel disease [J]. Clin J Gastroenterol, 2018,11:1-10.
8. Sender R, Fuchs S, Milo R. Revised estimates for the number of human and bacteria cells in the body [J]. PLoS Biol, 2016,14:e1002533.
9. 朱大年主编. 生理学[M]. 7版. 北京:人民卫生出版社,2008:164-192.
10. Wilson AS, Koller KR, Ramaboli MC, et al. Diet and the human gut microbiome: An international review [J]. Dig Dis Sci, 2020,65:723-740.

第二节 小肠疾病的检查方法

一、影像学检查

(一) 小肠X线钡剂造影

小肠是自幽门至回盲瓣的人体内最长的一段消化管道,是胃镜和结肠镜检查无能为力的肠管,传统的X线钡剂小肠造影是以小肠灌注稀钡造影法或小肠双对比造影法为首选和常用的检查方法。随着影像技术的飞速发展,特别是多排螺旋CT和高场强MR设备的应用,CT小肠造影和小肠MR造影检查已逐步取代X线钡剂小肠造影,成为小肠病变检查的首选和常用的检查方法,而传统的X线钡剂小肠造影则成为小肠病变的补充检查方法。

造影前准备:检查前一天晚8点后给予通便剂(15g番泻叶,用2000mL开水冲泡,温凉后口服)。检查前一天晚饭后开始禁食,检查当日晨禁食、禁水。

1. 口服钡剂追踪检查（small bowel follow though，SBFT）

（1）对比剂配制及用量：500 g（Ⅰ型）硫酸钡干混悬粉剂加温水 625 mL，配制成 80%W/V 浓度的钡混悬剂，现配现用，对比剂用量约 600 mL。

（2）操作方法：检查前 15 min 口服甲氧氯普胺（胃复安）20 mg 或肌内注射 20 mg。先口服 300 mL 钡悬剂后，患者仰卧，左侧抬高，略向右侧倾斜，观察近段空肠，透视下拍摄左上腹片，可做压迫观察。待对比剂部分进入回肠后，再缓慢口服 300 mL 钡悬剂，患者行右侧卧位，10～15 min 后，再结合透视观察、点片，直到钡剂到达回肠末段，进入结肠。透视观察中及时点片，记录不同段肠管的形态，用所拍摄的造影片作为诊断依据（图1-2-1）。

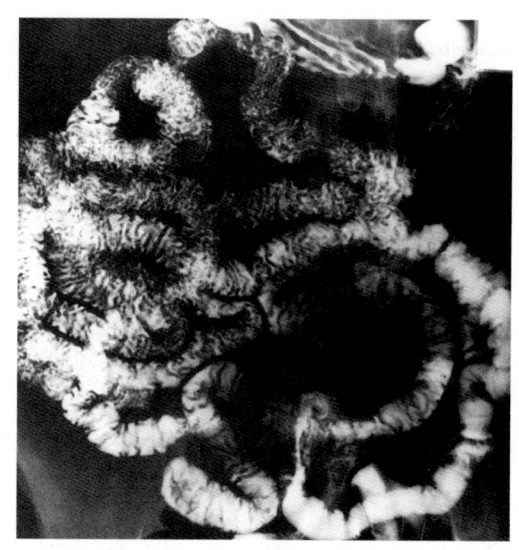

图 1-2-1　口服钡剂追踪检查
顺行性单对比稀钡造影显示空、回肠肠腔完全被硫酸钡对比剂充填，显示空肠黏膜及光滑的回肠，肠管重叠。

（3）注意事项：①检查中必须常转动患者，以选中不同的角度进行观察。②使用压迫器进行适当的加压，观察肠腔在压迫状态下的活动度、移动情况、功能状态、肠腔扩张及管壁的柔软度。③清洁肠道及使用胃复安，可以减少检查的时间。

2. 小肠灌肠稀钡造影检查　小肠灌肠（small bowel enema，SBE; or small bowel enteroclysis），该技术由 Pesquera 在 1929 年首次提出，利用小肠插管直接显示小肠病变的 X 线检查方法。现今改良的附有气囊双腔导管经口咽、食管、胃、进入十二指肠或空肠起始段后，撑开气囊，暂时性阻塞肠腔，以防灌注液倒流。

（1）小肠灌肠的插管技术：插管前给予 1% 利多卡因做咽喉部喷雾麻醉，在患者取坐姿状态下，将小肠检查专用导管经口插入，于透视监视器上，见导管头端抵达贲门时，在导管内插入相配的金属导丝导向，使导管不在胃内打曲，保持直的位置，逐步通过幽门管，进入十二指肠，若能导管前端通过屈氏韧带，送达空肠起始段，在观察检查和摄片过程中，可避免对比剂反流入胃，则最为理想。插管成功后，自小肠导管内抽出金属导丝，若带气囊导管，则对气囊注气扩张，阻隔近侧肠腔。临床工作常遇到体型肥胖的患者，其胃张力高，呈瀑布型，导管容易在胃底卷曲呈襻状，此类患者插管难度较大，应逐步调节导管和导丝位置，保证小肠插管沿大弯走行。国内有作者主张用 15%W/V～18%W/V 硫酸钡混悬剂，而在临床工作中，笔者多采用配制成 12%W/V～15%W/V 硫酸钡混悬剂而行小肠造影，更易成功，取得良好的空回肠造影图像。

（2）对比剂配制：240 g（Ⅰ型）硫酸钡干混悬粉剂加温开水 2000 mL，配制成 12%W/V 硫酸钡混悬剂备用，对比剂用量约 1500～2000 mL。

（3）操作方法及步骤：导管与悬吊的盛装对比剂的输液桶相连，输液瓶距检查床 1 m 以上，保证稀钡在重力作用下，以 75～100 mL/s 速率，连续灌注 12%W/V 硫酸钡混悬剂，边灌注边透视下观察小肠的充盈情况、小肠黏膜皱襞形态、管壁形态，了解小肠的蠕动、排空情况，注意观察小肠有无充盈缺损、黏膜中断破坏及外来压迹等征象，同步用数字胃肠机采集图像。当对比剂到达回肠末端、回盲瓣时，停止钡剂灌入，并立即肌内注射山莨菪碱 20 mg，使小肠处于低张状态，观察低张状态下的小肠影像（图1-2-2）。

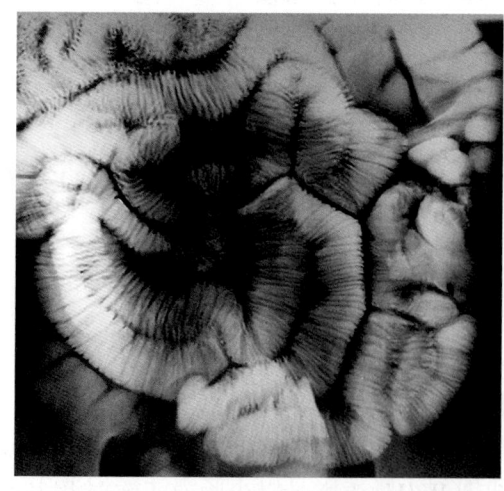

图 1-2-2　小肠灌肠稀钡造影检查
极稀钡剂：硫酸钡混悬液 18%W/V，1200 mL 经口导管灌肠，低张状态下显示扩张的空肠下段黏膜皱襞。

3. 小肠双对比造影法

(1) 对比剂配制：300 g（Ⅰ型）硫酸钡干混悬粉剂加温水 500 mL，配制成 60%W/V 浓度的钡混悬剂，现配现用。对比剂用量约 400～500 mL。

(2) 操作方法及步骤：①用 20 mL 清水口服产气粉一袋后，紧接口服 100 mL 硫酸钡混悬液对比剂，观察食管、胃及十二指肠双对比影像。②再口服 100 mL 硫酸钡混悬液对比剂，俯卧位观察后，再转到右前斜位，使气体经幽门进入十二指肠及空肠，形成上部小肠的双对比影像，跟随对比剂及气体观察、记录空肠的双对比像。③当大量对比剂进入空肠下段后，再口服 200 mL 硫酸钡混悬液对比剂，同时肌内注射甲氧氯普胺（胃复安）20 mg。④追踪观察对比剂下行的情况，动态观察、点片了解，记录肠腔的运动、形态、位置及小肠肠管的张力与管壁柔软情况，有无狭窄、异常扩张。⑤当对比剂通过回盲瓣时，给以口服余下的 100 mL 硫酸钡混悬液对比剂，采取右侧卧位，同时肌内注射山莨菪碱（654-2）20 mg。透视下观察低张药物对肠道的作用，可以采用头低足高位，配合压迫器观察盆腔内回肠的移动；回肠末段是小肠病变的好发部位，一定要仔细观察。⑥ 10～15 min，低张药物起效，小肠停止蠕动，经肛门插入 18F 或 20F 一次性透明肛管，注入空气约 800 mL，气体经舒张的回盲瓣逆行进入小肠，形成下部小肠的气钡双对比影像。⑦用数字胃肠机分段进行观察、采集、点片记录图像。

(3) 注意事项：小肠气钡双对比造影钡剂浓度不能太高，不能超过 70%W/V；使用压迫器进行适当的加压，观察肠腔在压迫状态下的活动度、移动情况、功能状态、肠管扩张及管壁的柔软度；双向给气时，上部胃内的气体要充分利用体位的变化使气体进入十二指肠。下部的气体一定要在低张效果起效后，再行经肛门注气；肠道完全清洁准备，使结肠空虚、干净，不会有结肠影像对小肠的干扰；让出腹腔容积，有利于对比剂的下行及阑尾的显示，也能减轻逆行注气时腹部的不适。

4. 灌肠注气法

(1) 对比剂配制：插管灌肠注气法可以使用以下 2 种浓度硫酸钡及对比剂：①稀钡＋空气。用量：硫酸钡混悬液 50%W/V 300～400 mL，空气 500～1000 mL。②稀钡＋羧甲基纤维素。用量：硫酸钡混悬液 85%W/V，180～400 mL，0.5%羧甲基纤维素溶液 1000～1200 mL。

(2) 操作方法：经肛插管在结肠镜检查时，当结肠镜头端到达回盲瓣口处时，将带有气囊的双腔导管插入回肠末段，往气囊导管内注入水或气体，使气囊膨胀，固定导管位置，撤出结肠镜。经小肠导管向回肠肠腔内逆行注入钡剂对比剂和空气对比剂，形成逆性灌肠的气钡小肠造影影像（图 1-2-3）。此方法主要检查回肠病变的精细检查，完全排除结肠及空肠对比剂的重叠。这种方法使用的对比剂主要是稀钡＋空气，形成回肠中下段的气钡双对比像（图 1-2-4）。

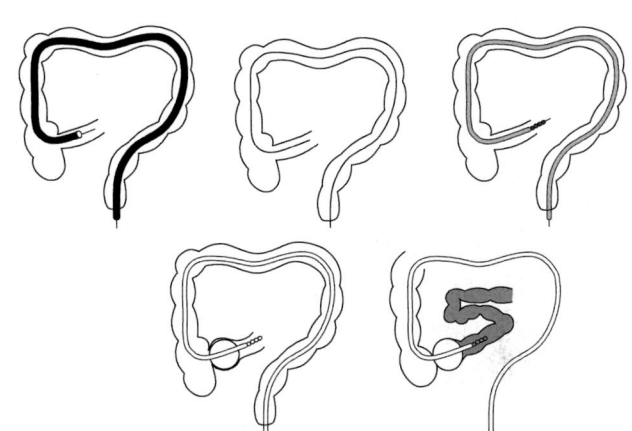

图 1-2-3　经肛插管逆行下段小肠（回肠）造影过程图解示意图

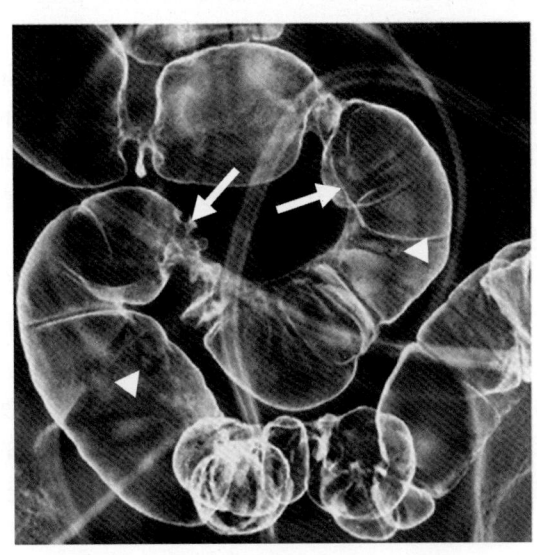

图 1-2-4　经肛插管逆行下段小肠（回肠）造影过程（灌肠注气法）

显示克罗恩病的回肠累及，系膜缘缩短（箭），游离缘多发囊袋状假性憩室突出（箭头）。

(3) 注意事项：注射对比剂快慢影响造影效果，注射过快，患者一时无法适应，易造成对比剂逆流，引起呕吐，特别是应用甲基纤维素对比剂时，尤为注意。造影前要行肠道清洁要彻底，空虚的小肠及结肠能腾出腹腔的容积,利于对比剂的灌入及下行。低张药物的使用,能减轻患者造影时肠管膨胀的不适。经肛逆行造影时,肠道的清洁更为重要,可以使用等渗的肠道清洁剂,使结肠及小肠完全清洁。

5. 4种造影检查方法的适应证及比较

(1) 小肠钡剂造影检查的适应证

1) 追踪法和口服双对比法:小肠功能障碍性疾病;全身状况差,上消化道畸形,身体承受不了和不能适应小肠插管者;食管、胃及十二指肠病变,导管插入困难或失败者;有恶性疾病手术或放疗后的患者;小肠不全性肠梗阻;小肠克罗恩病;除外胃、结肠后,不明原因的消化道出血疾病;不明原因的腹痛;肠道位置结构异常及先天发育畸形患者;经多种检查均未能发现腹部异常的患者;临床需做小肠检查,而CT增强对比剂过敏者。

2) 小肠灌肠稀钡法和插管灌肠注气法:除上述前三项外,其他都相同。需做小肠检查但身体不能承受长时间检查的患者。

(2) 4种造影方法优缺点比较

1) 口服追踪法优点:方法简单、易行,几乎没有痛苦,能了解空回肠形态,功能的变化。缺点:检查较烦琐、间断重复球管摄片监视,影像易重叠,敏感性低,病变易漏诊。

2) 小肠灌肠稀钡造影法优点:顺行性观察、记录小肠的影像,能了解小肠功能状态,了解小肠的形态,没有人为的干扰。缺点:部分肠道的管腔(如阑尾、梅克尔憩室)不易开放、显影,造成漏诊;检查时间较长。

3) 小肠双对比造影法优点:该改良方法结合插管与非插管两种检查方法的优点,对空肠和回肠都能获得满意的双对比影像,屏除了两者的缺点。检查简便、易行;观察小肠,不易遗漏病变,便于病变的临床定位;产气粉的应用,不但观察了食管和胃的双对比影像,发现有时胃镜检查遗漏或盲区的病变,同时可为上部小肠的双对比影像提供气体;高张药物(甲氧氯普胺)和低张药物(山莨菪碱)联合使用,控制肠道的运动(注:青光眼、前列腺肥大、心肾功能明显不良者禁用),不但能了解小肠功能,还能了解小肠的形态。甲氧氯普胺能提高胃及上段小肠的张力,它不但可以促进对比剂在胃及上段小肠的下行速度,也能缩小小肠肠腔的直径,缩短肠道,使上段小肠的黏膜皱襞聚拢,缩短对比剂在空肠的停留时间,有利于下段小肠的显示,缩短小肠的检查时间。

该方法高张药物的使用是在已完成上部分小肠检查后才应用,一般不会影响对空肠的检查,但能加快对比剂的下行;肠道完全清洁准备,将小肠和结肠内容物完全清除,使结肠空虚、干净,不会出现结肠影像对小肠的干扰,让出腹腔容积,有利于对比剂的下行及阑尾的显示,也能减轻逆行注气时腹部的不适;低张药物的使用,增加了部分管腔的开放,如阑尾、梅克尔憩室的显示;也减轻了患者对逆行注气、肠管扩张的不适;经肛逆行注气,使盆腔内的回肠被充气的直肠、乙状结肠推出盆腔,便于发现盆腔内重叠的回肠病变;使用该技术做检查,回肠及十二指肠的绒毛常被显示,特别是回肠的绒毛更易显示。缺点:部分不能使用低张药物的患者、肛门括约肌明显松弛者,难以实现下部小肠的双对比影像。检查占用设备时间较长,一般每位患者检查时间约45~60 min。

4) 插管灌肠注气法优点:此方法能更多地显示处于扩张状态的小肠,能使小肠环状黏膜皱襞展开,便于小肠微小病变的显示,主要显示空肠肠腔的病变。控制灌注对比剂及对比剂的速度可以调节肠腔的扩展度,有利于肠管扩张能力减弱性病变的检出。检查时间短,30 min左右做完检查。缺点:插管一旦失败,造影无法进行。注射对比剂快慢影响造影效果。大量对比剂快速进入空肠,占据腹腔容积,回肠往往被压入盆腔内,肠管重叠增加,不易形成回肠的双对比影像。插管工作烦琐,增加检查时间和费用。本方法只对回肠及空肠进行检查,无法观察十二指肠。

(二) 小肠CT造影

多排螺旋CT(multi-slices computed tomography, MSCT)技术的发展使患者在一次屏息下完成全腹部扫描成为现实,MSCT具有扫描速度快、空间分辨率高、图像后处理功能强大等优点,大大减少了蠕动和呼吸伪影的影响,成为小肠疾病中应用广泛的影像学技术。

1. **小肠CT造影的定义** 小肠CT造影是让患者口服(CTEg)或经小肠导管(CTEc)注入对比剂,小肠肠腔充盈足量对比剂后,经MSCT增强扫描,并将图像进行后处理,使肠腔、肠壁、肠系膜、腹腔内血管、后腹膜及腹内实质脏器多方位显示出来的技术。口服对比剂方法简便易行,易被患者接受;小肠插管灌入对比剂扩张肠管效果较好,但小肠插管患者有一定痛苦,同时需要注意对比剂灌入的速度。

2. **小肠CT造影的口服对比剂** 小肠CT造影

对比剂可分为低密度对比剂,如水、甲基纤维素溶液、空气、2.5%甘露醇溶液等;高密度对比剂,如2%泛影葡胺溶液等。有研究表明应用低密度对比剂对肠壁显示更好,可以清楚地观察位于肠腔内低密度的液体和肠壁外低密度的脂肪之间的肠壁,特别是对小肠黏膜的观察。2.5%的甘露醇溶液为等渗溶液,不易被小肠吸收,笔者的经验表明2000 mL 2.5%的甘露醇溶液在30~45 min内持续、均匀地口服,可较好地充盈整个小肠,扫描前应用抗胆碱药使小肠扩张,造影效果更好。

3. 小肠CT造影检查前的准备工作及注意事项

(1) 检查前准备工作:患者于检查前一天低渣饮食,晚餐后禁食,晚餐后半小时左右口服缓泻剂。检查当日早上禁食,检查前配制2.5%的等渗甘露醇溶液,扫描前45~50 min患者分次饮等渗甘露醇溶液1000~1500 mL,使远端小肠充盈扩张,CT扫描前10 min注射山莨菪碱10 mg,再饮甘露醇溶液500 mL,可使小肠处于低张状态,保证近段小肠充盈扩张并减少小肠的蠕动。

(2) 注意事项:①患者在检查前一天避免服食豆制品等产气较多的食物,以免图像有较多的气体伪影;②对于儿童和老年人不能耐受1500~2000 mL的等渗甘露醇溶液,可以服用500~1000 mL溶液;③完全性肠梗阻的患者不需要口服对比剂,可直接利用梗阻肠道内的液体形成良好的肠腔扩张状态;④有前列腺肥大、青光眼和心律不齐等患者禁注射山莨菪碱。

4. 小肠CT造影的扫描方法及注意事项

(1) 扫描方法:Maglinte等推荐采用一期的扫描方法,即在动脉晚期或门静脉早期行CT扫描,因为此时小肠黏膜强化最显著,扫描时间为静脉团注对比剂延迟50 s后行肠壁期增强扫描,注射速率为4 mL/s,对比剂剂量为150 mL。笔者的经验为采用动脉期和门脉期双期扫描。动脉期一般采用Smart Prep技术进行动态监测腹主动脉,监测阈值为80~120 HU,监测开始时间为10~15 s,门脉期开始扫描时间为动脉期扫描结束后30 s,以门脉期来兼顾肠壁期。对比剂浓度为370 mgI/mL,剂量为80~100 mL,注射速率4 mL/s。动脉期扫描范围覆盖全小肠及病变肠段,门脉期扫描范围覆盖全腹部,从膈顶扫至耻骨联合,疑有肛瘘的患者应包全肛管。动脉期主要用于观察有无异常肠系膜血管畸形以及富血供肿瘤的动脉血供情况;门脉期主要用于观察肠壁有无异常强化。

(2) 注意事项:①对于儿童以及确诊为克罗恩病的患者随访复查,扫描时相包括平扫以及肠壁期扫描,不必包括动脉期扫描。②不明原因消化道出血的病人,注射速率应≥4 mL/s,因为快速的注射速率可以观察到对比剂外渗的情况,有利于定位及定性诊断。

5. 小肠CT造影的后处理方法 二维重建方法主要为最大密度投影(maximum intensity projection,MIP)以及冠状面和矢状面的多平面重建(multi-planar reconstruction,MPR),三维重建技术主要为容积再现(volume rendered,VR)。MIP及VR图像主要用于显示富血供肿瘤与肠系膜血管的关系以及肠系膜血管有无斑块、狭窄等。MPR图像有利于清楚小肠整体轮廓,显示肠壁和细小病变(图1-2-5~图1-2-16)。

6. 小肠CT造影(CTE)的优点 CTE简便易行,无明显并发症,能同时观察肠腔、肠壁、肠外淋巴结、肠系膜、肠系膜血管以及毗邻结构等,适用于多种小肠病变。CTE可精确地判定小肠肿瘤的数目,检测出早期小肠肿瘤,可作为小肠肿瘤检出和定位的首选。CTE可以精确地显示黏膜病变、肠壁增厚及肠外并发症,可判断小肠肿瘤的浸润深度,根据肿瘤的形态表现进行大体病理分型,对全腹部扫描还可及时发现转移情况,可以进行准确的术前分期从而制订治疗方案以及估计预后。

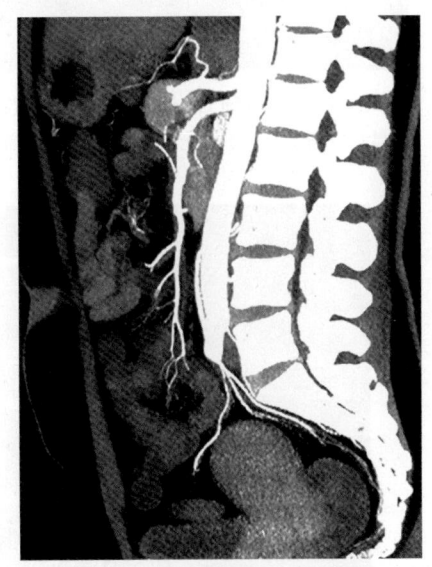

图1-2-5 小肠CT造影矢状面MIP重建图像
显示肠系膜上动脉和腹主动脉夹角。

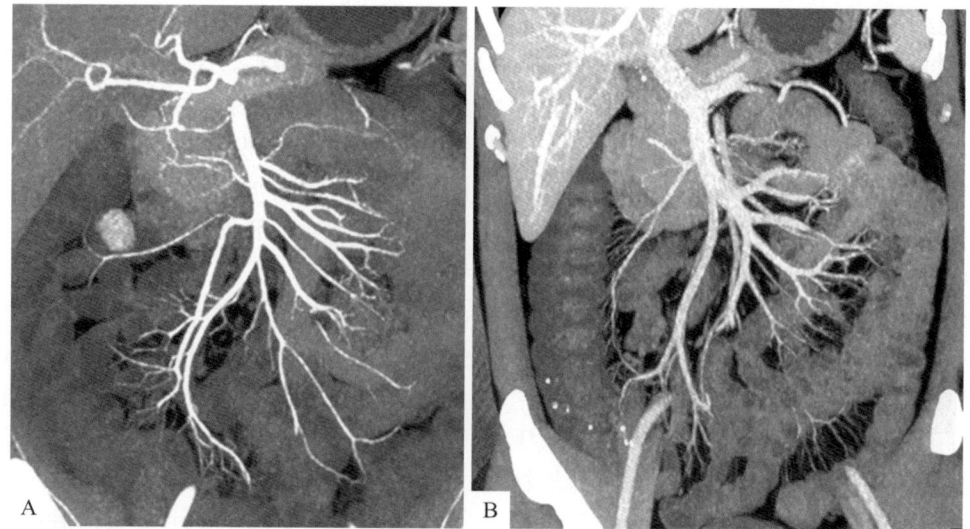

图1-2-6 小肠CT造影冠状面MIP重建图像

A. 动脉期MIP重建图像显示肠系膜上动脉及其分支；B. 门脉期MIP显示门静脉、肠系膜上静脉及其分支静脉。

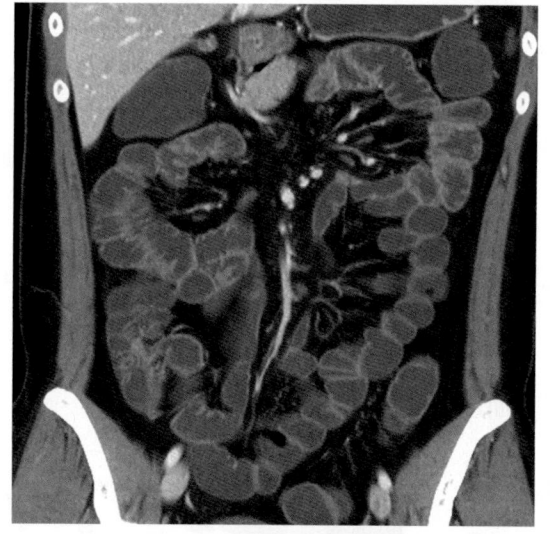

图1-2-7 小肠CT造影门脉期冠状面重建图像

显示空肠主要位于左上腹，回肠位于中腹部及下腹部。

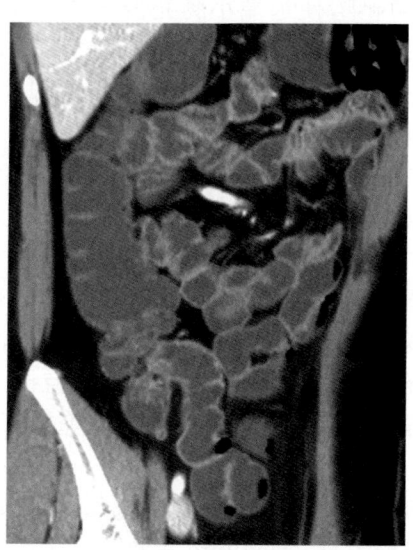

图1-2-8 小肠CT造影斜矢状面重建图像

显示回盲部结构，回盲瓣正常形态为唇形。

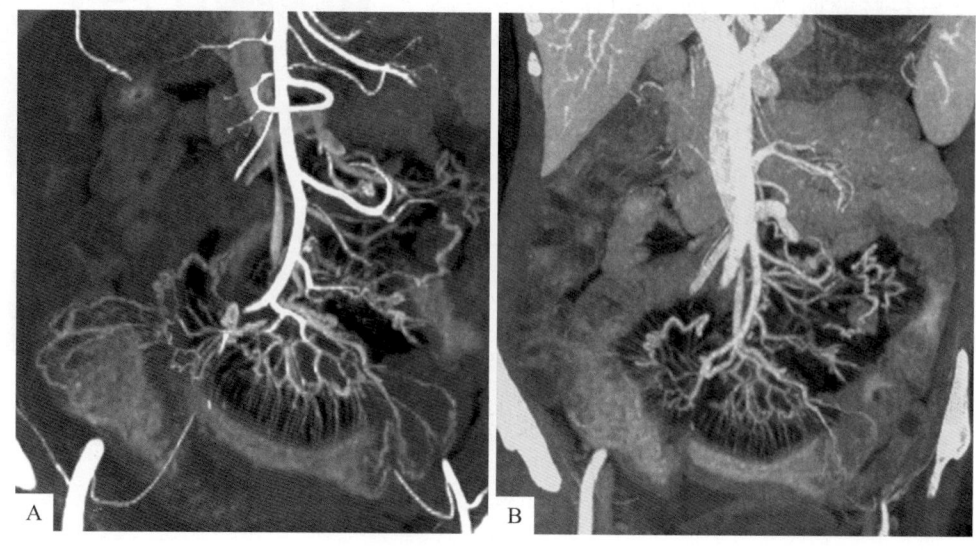

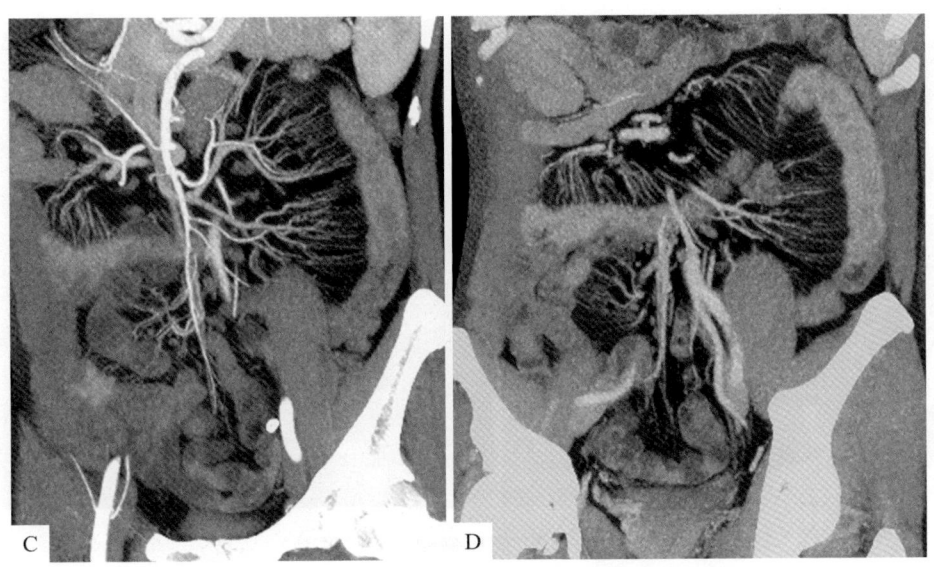

图 1-2-9　MIP 重建图像显示克罗恩病梳状征

A、B. 分别为动脉期和门脉期冠状面重建图像,显示回肠动静脉末梢直小血管增粗扩张,排列呈梳齿状;C、D. 分别为动脉期和门脉期冠状面重建图像,显示空肠、回肠动静脉末梢直小血管增粗扩张,排列呈梳齿状。

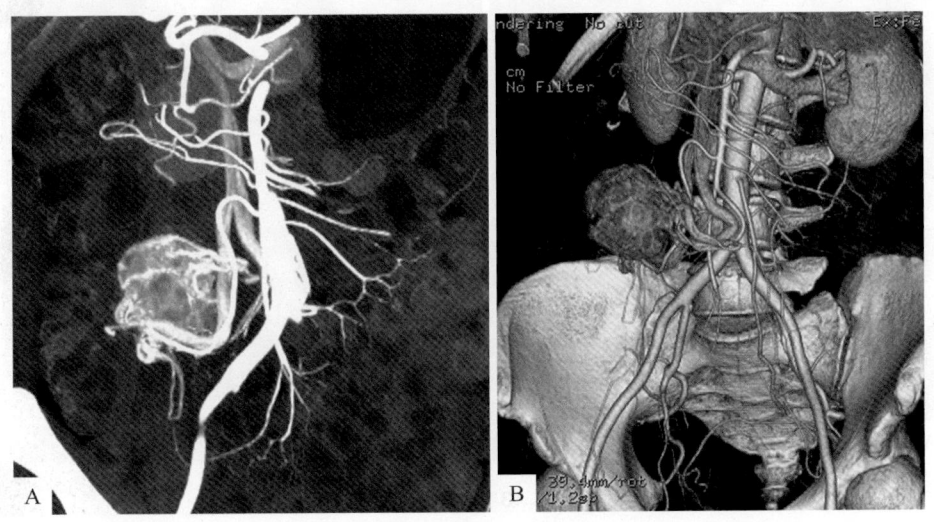

图 1-2-10　间质瘤和血管的关系

A. 动脉期冠状面 MIP 重建图像;B. 动脉期 VR 重建图像。显示右下腹回肠间质瘤,由回肠动脉供血,并于动脉期可见粗大引流静脉提前显影。

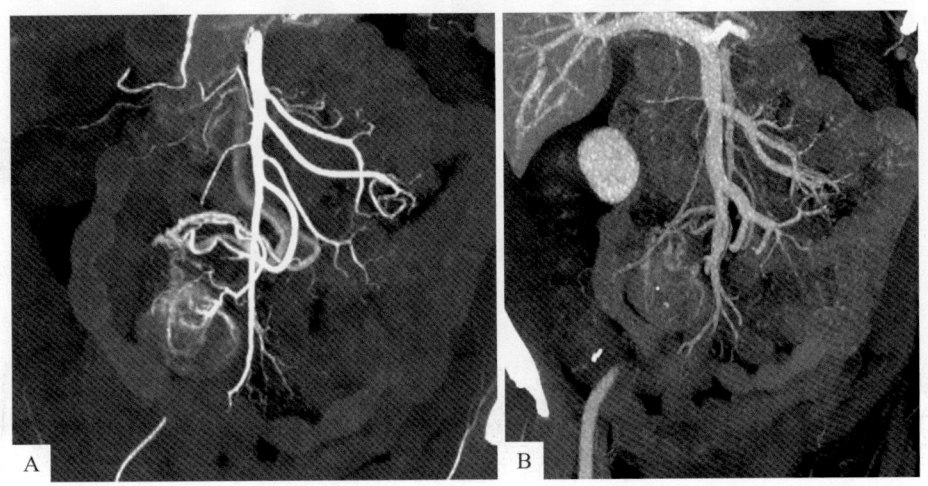

图 1-2-11　间质瘤和血管的关系

A. 动脉期 MIP 重建图像;B. 门脉期 MIP 重建图像。显示右下腹回肠间质瘤,由回肠动脉供血和回肠静脉引流。

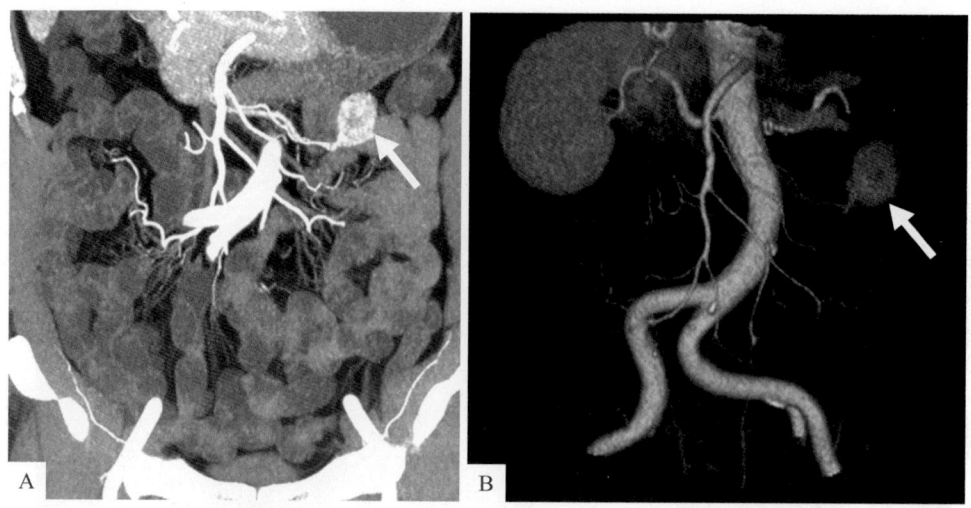

图 1-2-12 间质瘤和血管的关系

A. 动脉期 MIP 重建图像;B. 动脉期 VR 重建图像。显示左上腹空肠间质瘤(箭),由第二支空肠动脉供血,并可见引流静脉于动脉期提前显影。

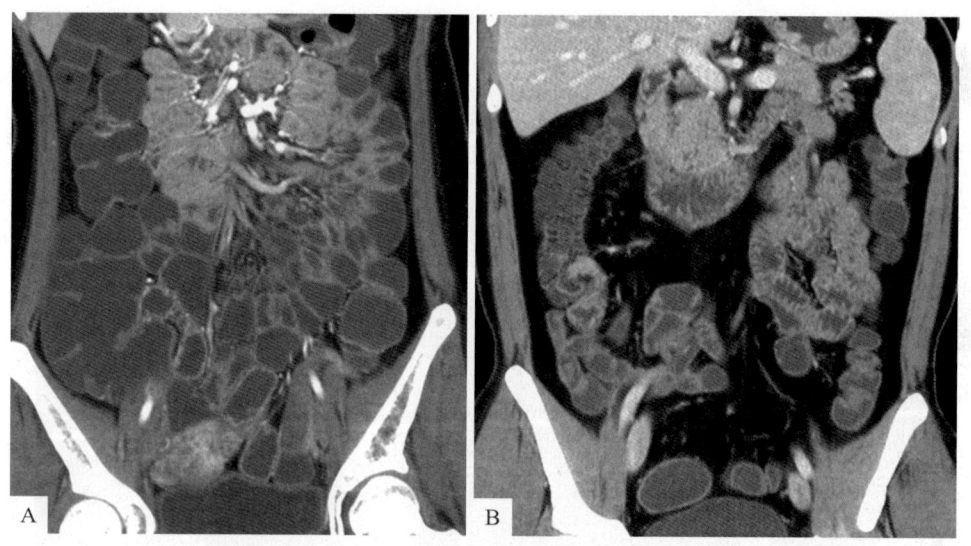

图 1-2-13 小肠整体轮廓

A. 动脉期冠状面 MPR 重建图像;B. 门脉期冠状面 MPR 重建图像。显示空肠主要位于左上腹,黏膜皱襞呈"羽毛状",回肠主要位于中腹部及右下腹部,黏膜皱襞稀少。

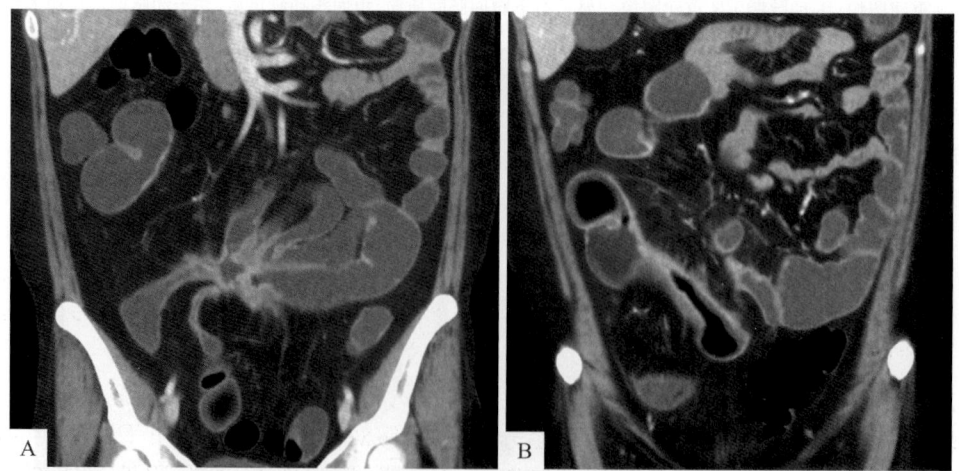

图 1-2-14 克罗恩病累及范围

A、B. 门脉期冠状面 MPR 重建图像显示回肠节段性肠壁增厚,大部分肠管仅系膜缘受累,肠壁呈非对称性增厚改变,图 A 显示病变肠壁互相粘连,形成"花瓣样"结构,提示内瘘。

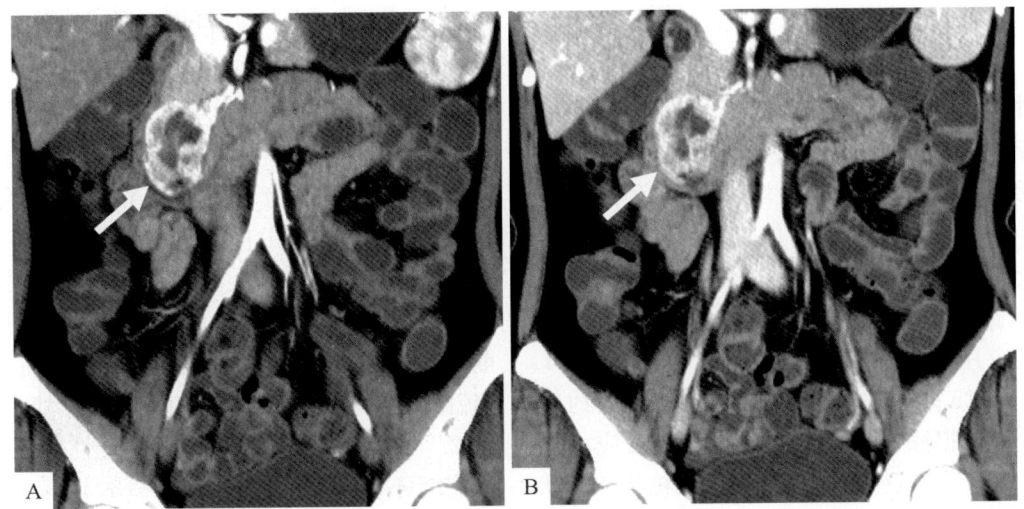

图1-2-15 十二指肠间质瘤

A、B.分别为动脉期和门脉期冠状面MPR重建图像,显示十二指肠间质瘤,肿瘤起自黏膜下,并向腔外生长(箭)。

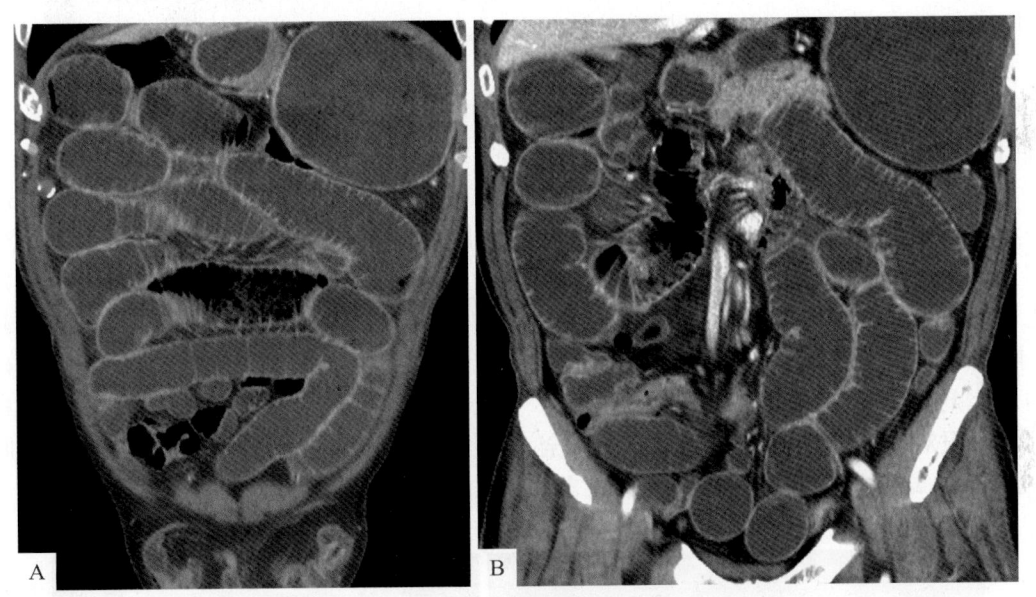

图1-2-16 肠梗阻(双侧腹股沟斜疝所致)

A、B.门脉期冠状面MPR重建图像显示双侧腹股沟可见小肠疝入,近端小肠扩张明显,清晰显示梗阻肠管的范围及梗阻原因。

(三)小肠MR造影检查

传统的小肠X线钡剂造影检查(SBE)可以直观地观察小肠黏膜的细节,对小肠黏膜的病变有很高的诊断价值,而且可以动态观察病变肠段的功能改变,但不能观察肠腔外的病变,且对病变的检出和诊断均依赖于操作者的技术、熟练程度和经验,同时SBE检查的时间较长,患者接受的辐射剂量较大,检查过程还需要患者很好地配合才能完成。

很长的一段时间内,小肠MR影像学检查由于扫描时间过长以及呼吸和肠道蠕动伪影的影响而限制了其使用。近年来,快速扫描序列使得在一次屏气下完成图像采集,加之MRI技术无辐射,具有很高的软组织分辨率,能够进行多方位成像以及对比剂相对安全的优点,使MRI检查在小肠疾病中的应用已日趋广泛。小肠MRI最主要的作用是对小肠克罗恩病活动度的诊断以及对疾病疗效的检测;另外,对诊断术后粘连性梗阻、放射性肠炎、腹膜肿瘤转移、梅克尔憩室、息肉、息肉综合征以及区分良恶性狭窄等具有重要的价值。

1. 小肠MR造影的口服对比剂和解痉药 根据口服对比剂在T1WI和T2WI上的信号特点分为三大类,即阳性对比剂、阴性对比剂及双相对比剂。阳性对比剂在T1WI和T2WI上均呈高信号,阴性在T1WI和T2WI均呈低信号,双相对比剂是指在某个序列上呈高信号而在另一个序列上则呈相反信号。

（1）阳性对比剂：大部分阳性对比剂都是顺磁性物质，如钆剂、亚铁剂及锰剂等。顺磁性物质因为缩短了T1弛豫时间而使T1信号增加，对T2弛豫时间没有影响，T2WI上呈高信号是由于肠腔内水而呈高信号。阳性对比剂对肠壁增厚显示最佳，但肠壁的高信号易与强化的肠壁相混淆。钆喷酸葡胺是一种目前商业应用的阳性对比剂，它是1.0 mmol/L Gd-DTPA和15 g/L甘露醇的混合溶液。大约有11%的患者会有腹胀、腹泻及稀便等不良反应。柠檬酸铁铵是另外一种阳性对比剂，它是颗粒状和晶状的铁盐粉末，产生顺磁效应。另外，有些天然物质如牛奶、绿茶以及蓝莓汁也可缩短T1弛豫时间，缺点是它们在胃肠道内的信号不均匀。

（2）阴性对比剂：是一些基于氧化铁颗粒的超顺磁性物质。它们可以降低磁场不均匀性，缩短T1和T2弛豫时间，因此T1和T2信号都降低。尤其是对T1W梯度回波序列，因其对磁场不均匀性极为敏感。磁场不均匀性所产生的伪影会低估对肠壁增厚的诊断。静脉注入对比剂增强后，一些病理状态（炎症或是肿瘤）异常强化，与肠腔内的低信号形成良好的组织对比。

（3）双期相口服对比剂：是目前小肠MR造影广泛使用的对比剂，表现为T1低信号，T2高信号。水是最常用的口服对比剂，因其价格低廉、相对安全而被患者广泛接受，缺点是在其抵达末端回肠之前，大部分已被吸收。甘露醇是一种最常见的添加剂，但通常会有渗透反应如腹泻和肠痉挛。聚乙二醇和硫酸钡也是一种常用的添加剂，但味道不易被患者耐受。

（4）解痉剂：为了减少肠道蠕动产生的伪影，通常使用抗胆碱药，如山莨菪碱等，剂量根据0.2 mg/kg，有青光眼、前列腺肥大和心律不齐等禁忌证。

2. 小肠MR造影检查前的准备　患者于检查前一天晚餐后禁食，晚餐后半小时左右口服缓泻剂（硫酸镁或番泻叶）。检查当日早上禁食，检查前配制2.5%等渗甘露醇溶液，有完全性肠梗阻等禁忌证的患者不宜服用。扫描前45～50 min患者分次饮甘露醇溶液1 000～1 500 mL，使远端小肠充盈扩张，CT扫描前10 min注射山莨菪碱10 mg，再饮甘露醇溶液500 mL，可使小肠处于低张状态，保证近段小肠充盈扩张并减少小肠的蠕动。

3. 小肠MR造影检查的序列　患者通常采用仰卧位，主要序列为以下几个。

（1）半傅里叶采集SS-FSE（half-fourier single shot RARE，HASTE或T2 single-shot fast spin-echo，T2SSFSE）：产生重T2图像，肠壁呈低信号，肠腔内呈高信号（图1-2-17）。HASTE（T2SSFSE）序列由于肠道蠕动而肠腔内通常会产生流空伪影，因此需要在扫描前使用抗胆碱药。其对化学位移不敏感，因而可以清晰观察肠壁增厚。肠壁呈高信号常提示炎性水肿，可以增加脂肪抑制来区分水肿和脂肪沉积信号。

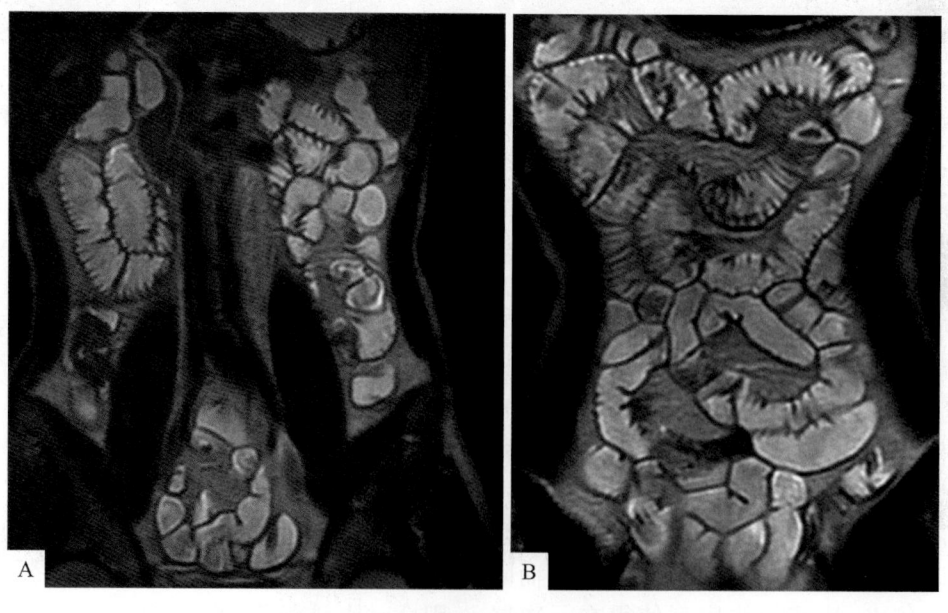

图1-2-17　正常小肠MR造影检查
A、B. 冠状面T2SSFSE图像显示肠壁呈低信号，肠腔内因口服等渗甘露醇溶液而呈高信号，空肠黏膜皱襞呈羽毛状，显示清晰，回肠黏膜皱襞稀少。

（2）真实稳态进动快速成像（true fast imaging with steady-state procession，True-FISP）或稳态采集快速成像（fast imaging employing steady state acquisition，FIESTA）：组织对比来自于 T2/T1，肠壁呈等低信号，肠腔内的液体呈高信号（图1-2-18），通常加做脂肪抑制序列，图像类似小肠钡剂造影（图1-2-19）。True-FISP 序列对肠道蠕动和磁场不均匀性较为敏感，但由于梯度平衡和对称设计，肠道内不产生流空伪影。True-FISP 或 FIESTA 序列通常用来观察肠系膜（脂肪、淋巴结、血管）等结构（图1-2-19）。克罗恩病患者的黏膜溃疡、梳状征及肿大的肠系膜淋巴结在此序列上显示最清晰。True-FISP 序列最常见的伪影是化学位移引起的黑边伪影，这种伪影通常在水和脂肪同时存在的像素内出现，是由于两者产生的失相位所致。

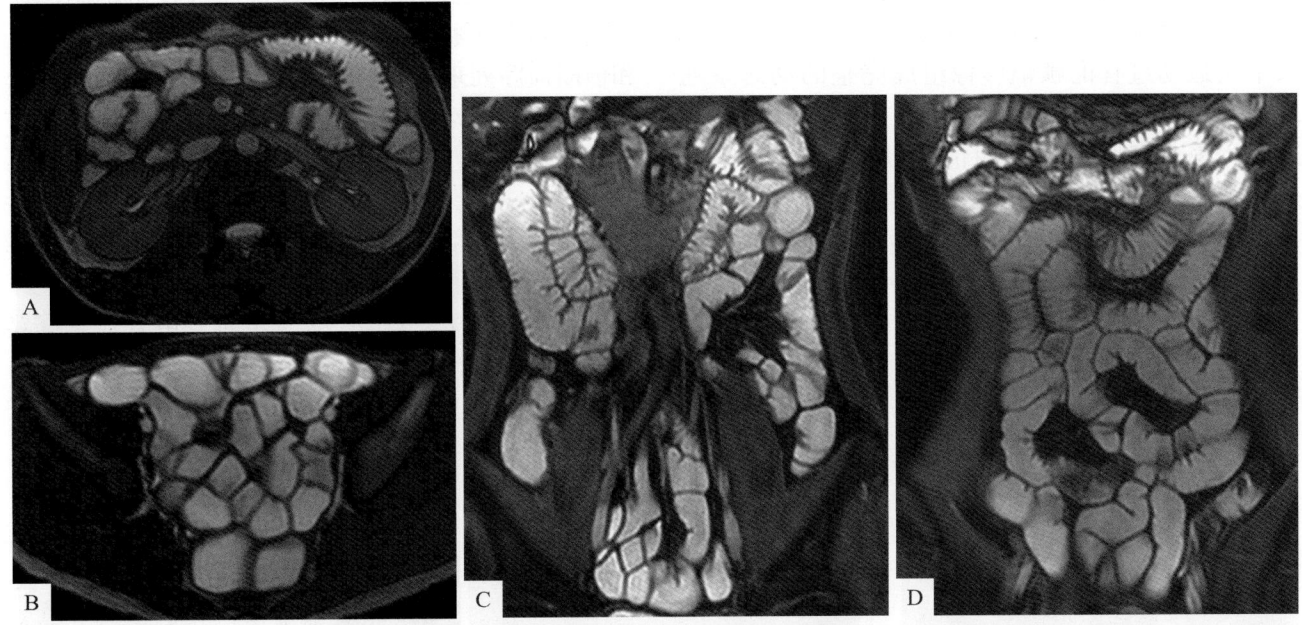

图1-2-18 正常小肠 MR 造影检查

A、B. 横断面 FIESTA 序列图像；C、D. 冠状面 FIESTA 图像（加抑脂）。显示空肠肠壁呈等低信号，肠腔内呈高信号，空肠黏膜呈羽毛状。B 图显示回肠肠壁呈等低信号，肠腔呈高信号，回肠黏膜皱襞稀少。

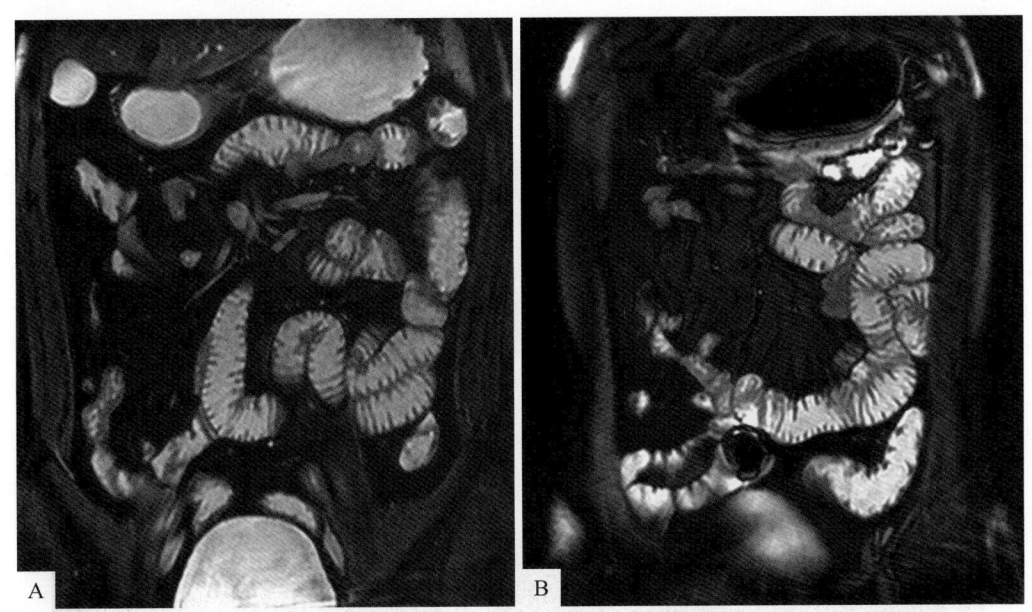

图1-2-19 正常小肠 MR 造影检查

A. FIESTA 序列（脂肪抑制）显示肠系膜脂肪呈低信号，肠系膜根部血管以及肠系膜根部淋巴结显示清晰；B. FIESTA 序列（脂肪抑制）显示肠系膜血管末梢分支血管及血管弓。

（3）扩散加权成像（diffusion weighted imaging，DWI）：弥散加权成像反映了大分子和细胞膜由于交互作用而产生的水分子移动情况，通常用表面扩散系数（ADC）值来量化。在活动性克罗恩病中，ADC值下降，反映了水分子弥散受限（图1-2-20）。

（4）电影序列（functional cine MRI）：利用磁共振快速成像序列对运动的脏器实施快速成像，从而达到每单个帧幅相对"冻结"运动，并产生一系列运动过程的不同时段（实相）的"静止"影像，将若干次运动过程的帧幅影像组成完整的动态系列影像，并以电影形式显示的成像技术。电影序列通常用来观察肠道的蠕动情况，肠粘连通常表现为粘连成角，肠管位置相对固定以及肠的正常蠕动消失。克罗恩病中狭窄的近端肠蠕动明显增加（图1-2-21）。

（5）容积内插体部检查（volumetric interpolated breath-hold examination，VIBE）或肝脏容积加速采集（liver acquisition with volume acceleration，LAVA）：均为T1序列，用来观察有没有异常强化灶。通常用3D-T1对比增强扫描，为了降低图像采集时间，采用短的TR时间以及加翻转角。建议在增强之前加冠状面平扫，以及在增强后使用冠状面和横断面序列来观察肠壁的强化（图1-2-22）。此序列对肠道蠕动也很敏感，因此在扫描前需使用抗胆碱药。

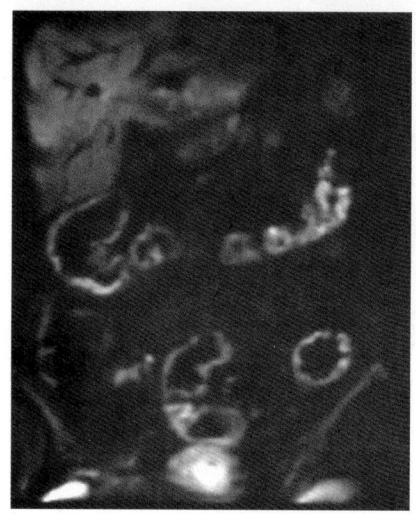

图1-2-20　DWI图像
显示克罗恩病受累肠段弥散受限，呈高信号。

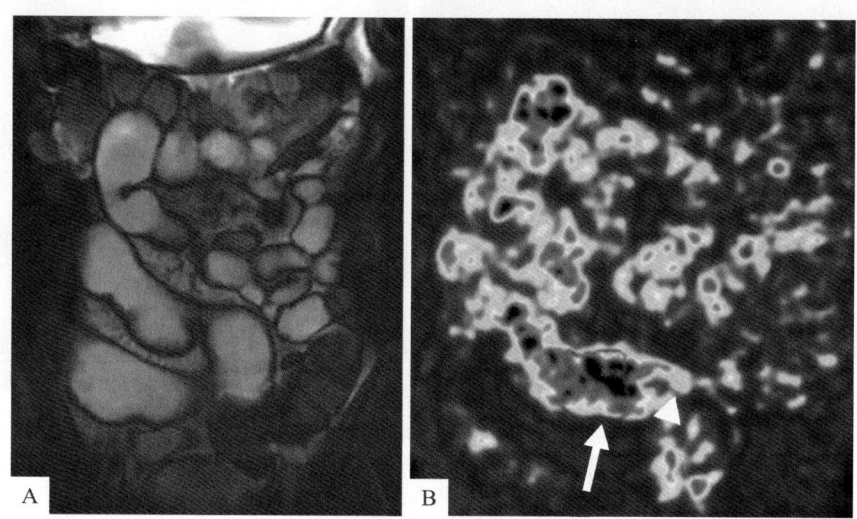

图1-2-21　电影序列图像
A.显示一段回肠肠腔狭窄；B.显示狭窄近端小肠蠕动频率增加（箭），狭窄处蠕动频率减弱（箭头）。

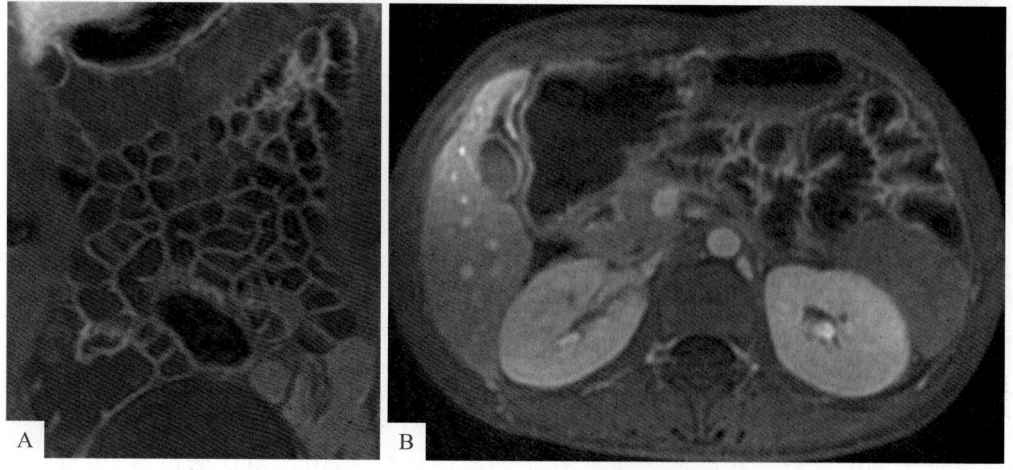

图1-2-22　正常小肠MR造影检查
A.冠状面LAVA增强图像；B.横断面LAVA增强图像，显示小肠壁明显强化。

(四) 小肠血管造影

小肠血管造影是将导管选择性或超选择性插管至小肠供血动脉，然后经导管注入对比剂，通过显示血管分布和血流动态变化来诊断疾病。

1. **血管造影设备** 过去小肠血管造影用X线机完成，一般只需正位造影，现已多用数字减影血管造影（digital subtraction of angiography，DSA）。DSA小肠血管造影排除了骨骼等与血管重叠的组织，使血管显示更为清晰。

2. **血管造影器械** 基本的手术器械包括穿刺套件、导丝和导管。

穿刺套件一般包括穿刺针、短导丝、扩张器及导管鞘，规格常为4F或5F。导丝的直径为0.035 in或0.038 in，对导管起引导和支撑作用。导管的种类很多，需根据靶血管的形态和走行选择合适的导管。小肠血管造影常用的有RH导管、Simmons导管和Cobra导管等。

3. **血管造影方法** 小肠血管造影一般采用Seldinger技术经皮穿刺股动脉后行血管插管，再选择性或超选择性血管造影。一般包括腹腔动脉、肠系膜上动脉（superior mesenteric artery，SMA）和肠系膜下动脉（inferior mesenteric artery，IMA）造影。腹腔动脉开口在T12水平，对比剂注射速率一般为6 mL/s，持续8 s；SMA开口在L1~L2水平，对比剂注射速率一般为7 mL/s，持续7 s；IMA开口在L3~L4水平，对比剂注射速率一般为2 mL/s，持续5 s。如果这些血管开口不易找到，可先行腹主动脉造影，明确血管开口位置及有无变异，以利于选择性插管。造影使用的对比剂分为离子型和非离子型两种，目前离子型对比剂已较少使用，多用非离子型对比剂，如碘海醇、碘帕醇等。

4. **小肠血管造影的适应证** 主要包括：①明确消化道出血部位；②消化道出血经保守治疗无效，又不能进行内镜治疗者；③急性肠系膜血管栓塞的诊断和介入治疗；④诊断可疑的脉管炎，如结节性多动脉炎；⑤寻找其他检查不能发现的胰岛细胞瘤；⑥腹部外伤不明确有无内脏出血或介入治疗。

5. **小肠血管造影的禁忌证** 血管造影是一种侵入性检查方法，具有一定的创伤性，其禁忌证包括：①碘对比剂过敏；②凝血功能障碍；③肝、肾功能严重障碍；④妊娠。

6. **小肠血管造影的并发症** 小肠血管造影相对比较安全，并发症较少，与其他部位血管造影相似，对比剂过敏反应、穿刺部位局部出血或血肿形成等可能出现的并发症，一般对症处理即可。

(五) PET/CT检查

1. **概述** 小肠病变类型较多，多种良、恶性疾病均可以累及小肠。与胃和结肠不同，小肠病变很难通过普通的内镜、超声内镜进行诊断；而PET/CT具备可以一次成像提供全身形态学和功能学图像信息的优势，是小肠病变诊断重要的影像学方法。

小肠肿瘤的发病率在胃肠道肿瘤中相对较低，约占所有胃肠道恶性肿瘤的5%，常见的病理类型包括腺癌、神经内分泌肿瘤、淋巴瘤、肉瘤等。小肠肿瘤的恶性程度相对较高，约2/3的小肠肿瘤具有明显的恶性特征；然而大多数小肠肿瘤患者早期常无明显特征性的临床症状，很多患者在初诊时已分期较晚。因此，针对小肠肿瘤的准确诊断和分期对后续选择合适的治疗方案至关重要。^{18}F-FDG PET/CT长期以来在肿瘤的诊断、分期和再分期、疗效监测方面等均发挥着重要的作用，同样地，在小肠肿瘤的诊断中^{18}F-FDG PET/CT也发挥着不可或缺的重要作用。近年来随着诸多新型的正电子分子探针的临床应用和推广，其中尤其是^{68}Ga标记的生长抑素类似物（^{68}Ga-SSAs）、^{18}F-FDOPA在神经内分泌肿瘤中的应用，进一步提高了PET/CT对小肠神经内分泌肿瘤的诊断效能。

小肠诸多非肿瘤性病变，如炎性、感染性病变等，在PET/CT显像时也可以表现为明显的放射性浓聚，常造成PET/CT肿瘤诊断的"假阳性"结果；因而在临床诊疗过程中要认识并掌握对这类病变的显像特征，从而提高诊断准确率。与此同时，近年来随着对于^{18}F-FDG PET/CT炎症显像特点认识的进一步深入，PET/CT也开始逐步被应用于非肿瘤性疾病的诊治和随访；在小肠非肿瘤疾病中，如克罗恩病、溃疡性结肠炎、肠白塞病、肠结核等，^{18}F-FDG PET/CT显像可以为病变范围及病变活动性提供有效信息，在治疗疗效监测当中也发挥着重要作用。

因此，本章节将围绕^{18}F-FDG PET/CT在小肠肿瘤性和非肿瘤性疾病中的应用展开，重点阐述其显像原理、显像方法、图像的定性及半定量分析方法。

2. **显像原理** PET/CT是一种利用正电子放射性核素进行的放射性示踪技术，通过注射各种正电药物入体内，监测活体组织细胞内各种代谢变化、受体分布、体内抗原抗体结合、乏氧、血流灌注及基因表达等状况，并以图像形式直观显示出来。

肿瘤诊断是目前PET临床应用的主要内容。

PET 肿瘤显像剂很多,其中最为成熟且最常使用的是[18]氟-氟代脱氧葡萄糖(^{18}F-FDG)。20 世纪 20 年代,德国生化学家 Otto Warburg 发现糖酵解是肿瘤细胞的一个主要代谢途径,肿瘤细胞可以通过糖酵解产生的 ATP 来提供其快速增殖所需要的能量,但这一过程也大大增加了肿瘤细胞对葡萄糖的利用量。[18]F-FDG PET/CT 正是基于肿瘤摄取葡萄糖明显多于正常组织细胞这一特征进行肿瘤显像。

当葡萄糖进入活细胞时,即发生己糖激酶催化的磷酸化反应,生成的 6-磷酸葡萄糖分子可以进入下一步的代谢旁路;FDG 结构类似于葡萄糖,但其中一个羟基基团被氟原子替代,FDG 像葡萄糖一样进入细胞后在己糖激酶作用下磷酸化生成 FDG-6-PO_4,但后者由于 C2 位置缺乏氧原子存在而不能进一步代谢,且肿瘤细胞内 FDG-6-PO_4 脱磷酸化非常缓慢,因此以 FDG-6-PO_4 的形式滞留于细胞内。[18]F 是一种发射正电子的核素,半衰期为 110 min,因而基于上述原理可以利用[18]F-FDG 在较长的一段时间窗内通过 PET、PET/CT、PET/MR 扫描进行显像示踪(图 1-2-23)。

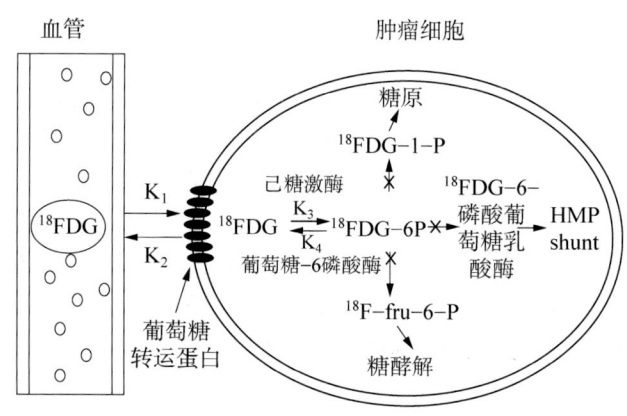

图 1-2-23 ^{18}F-FDG 的代谢示意图

FDG 虽然不能像葡萄糖一样以相同的方式被代谢,但是与葡萄糖有关的酶的活性和表达水平的改变也会影响 FDG 在肿瘤细胞内的摄取。恶性肿瘤细胞中,葡萄糖转运蛋白 mRNA 表达上调;葡萄糖转运蛋白 Glut1 和 Glut3 水平升高;细胞内己糖激酶水平升高;葡萄糖-6-磷酸酶水平下调,均使恶性肿瘤细胞中无氧糖酵解代谢速率明显增加,表现出有氧环境下的无氧酵解特征,使得 FDG 在肿瘤中浓聚高于正常细胞,从而可以区别良性和恶性肿瘤的差异,发现代谢旺盛的恶性肿瘤组织。

然而,[18]F-FDG 并非恶性肿瘤特异性显像剂,炎性病灶也会摄取[18]F-FDG。炎症早期常伴随着组织充血、血管通透性增加和炎症介质释放:一方面,组织血流灌注的增加使得更多的 FDG 被输送到病变部位;另一方面,随着炎症细胞在病变部位聚集、迁移、增殖,大量细胞因子被释放,导致葡萄糖转运体(尤其是 Glut1 和 Glut3)上调和己糖激酶(A 亚型)活性增加,从而引起葡萄糖代谢增强,显示为 FDG 在炎性病变区域增高。此外,在急性炎症和慢性炎症病灶中,FDG 摄取和炎症细胞密度之间均存在显著的正相关性。因而,通过 PET/CT 显像可以定位炎性病灶,并评估累及范围和严重程度。

3. 显像方法

(1)受检者预约和准备:①嘱咐受检者携带既往或近期检查资料。详细询问患者疾病的发病经过,了解病变部位、诊断与治疗经过,如活检、手术、放疗、化疗、有无应用骨髓刺激因子和激素、目前的药物治疗情况;PET/CT 检查建议在消化道钡餐造影检查 7d 后、升白细胞药物治疗结束 2 周后、手术后 6 周进行,淋巴瘤化疗效果评估推荐在下一次化疗前 1~2d 进行 PET/CT 显像。此外,还需要特别关注患者糖尿病病史和血糖控制情况,近期接触和感染史。②注射[18]F-FDG 前至少禁食 4~6 h,不禁水。避免服用含糖药物以及静脉输入葡萄糖。③显像前 24 h 避免剧烈运动。④检查前需测量身高、体重和血糖。血糖水平原则上应低于 11.1 mmol/L(200 mg/dl)。血糖升高会降低病变对[18]F-FDG 的摄取,增加本底。若患者检查当天空腹血糖>11.1 mmol/L 建议更改检查时间,待血糖控制稳定后再行 PET/CT 检查;在一些本身血糖控制不佳或使用糖皮质激素的患者中,考虑到病情诊断需要可以适当放宽这一标准,或者静脉注射短效胰岛素并在短效胰岛素注射后至少 2 h 以后再注射[18]F-FDG 进行显像。原则上建议检查当天空腹血糖水平不低于 4 mmol/L,防止检查过程中出现低血糖需要紧急补充葡萄糖,而导致检查失败。⑤糖尿病患者检查当天禁止自行注射胰岛素。检查当天可以继续使用除二甲双胍以外的口服降糖药。由于二甲双胍会引起肠道弥漫性[18]F-FDG 摄取,建议检查前停用 24~48 h 为宜。⑥了解患者能否双臂上举并平卧 15~20 min,是否有幽闭恐惧症。⑦注射时和注射后嘱患者放松,安静休息,注意保暖以减少棕色脂肪摄取。⑧妊娠和哺乳期妇女原则上避免 PET/CT 检查。若因病情需要必须进行此项检查时,应详细告知对胎儿的影响,并签署知情同意书;哺乳期妇女注射[18]F-FDG 后 24 h 内避免哺乳，并远离婴幼儿。妊娠妇女不要陪伴受检者进行 PET/CT 检查。

（2）图像采集与处理：①静脉注射 ^{18}F-FDG 2.96～7.77 MBq/kg（儿童酌情减量）。注射部位宜选择已知病变的对侧肢体，建议先行建立静脉通道。②显像时间：常规选择注射后 45～90 min 进行显像。如有需要可加做局部延迟显像。③PET/CT 检查前应排空小便，避免尿液污染体表和衣裤。检查前取下体表高密度物体（如腰带、钥匙、项链、首饰、胸罩、硬币等）。④仰卧位，条件允许情况下尽量双手上举抱头。⑤用于预扫描定位和衰减矫正、解剖定位的 CT 扫描条件：选择适宜的 mA、kVp、扫描时间、层厚、层距等参数进行较低剂量 CT 扫描（如 Siemens Biograph 64 PET/CT 体部扫描预定位参数为 35 mA，120 kVp；衰减矫正和解剖定位参数为 100 mA，120 kVp）。一般情况下患者取平静自由呼吸，以尽可能保持 CT 与 PET 图像融合的一致性。PET/CT 体部扫描总 mAs 为 2 500～3 000，DLP 420～520，CTDIvol 4.8～6.0。⑥PET 扫描 3D 或 2D 采集，1.5～3 min/床位。⑦建议近期无胸部 CT 图像的患者，完成 PET/CT 采集后增加 CT 图像采集。⑧需增强扫描者，建议在 PET/CT 完成 PET 检查后进行，避免对比剂引起的伪影。

（3）PET/CT 显像前的肠道准备：在进行 ^{18}F-FDG PET/CT 显像中，为了降低肠道生理性摄取、提高 PET 和 CT 融合图像的匹配度，常规在注射显像剂后和上机检查前短时间内大量饮水以充盈胃肠道，但是实际应用中部分患者难以忍受，导致显像效果欠佳，尤其是在进行小肠病变的显像时，由于肠道充盈不佳常造成诊断的困扰。因此，进行合适的肠道准备来保证肠道扩张、降低肠道蠕动性很有必要。目前比较常用的方法有口服对比剂和应用平滑肌解痉药。

1）口服对比剂：口服对比剂通过扩张肠道可以更好地区分肠腔、肠壁和肠腔外病变，改善肠道病变、邻近肠系膜和腹膜后病变的显像效果。在进行 ^{18}F-FDG PET/CT 显像时，常会出现肠道非特异性摄取，可能与肠道蠕动、肠黏膜结构、肠壁淋巴细胞聚集或肠道菌群或二甲双胍等降糖药物的使用有关；通过口服对比剂扩张这些可疑肠段，并借助 CT 提供的解剖学信息可以协助鉴别放射性浓聚部位是否存在肠腔或肠壁病变。

^{18}F-FDG PET/CT 的口服肠道对比剂首要推荐低密度和中等密度的对比剂，例如低密度钡剂、泛影葡胺（gastrografin）8 mL/500 mL 水、0.2% 刺槐豆胶和 2.5% 甘露醇。而高密度的口服对比剂，如高密度钡，会影响 PET 图像的衰减矫正，导致局部 ^{18}F-FDG 的高浓聚；不过，这种情况并不会出现在非衰减矫正图像上，因此可以通过调阅非衰减校正图像进行鉴别。而低密度和中等密度口服对比剂不影响 PET 衰减矫正，因而不会出现这类伪影。

目前国内比较常用的 PET/CT 口服对比剂是 2.5% 等渗甘露醇 1 000～2 000 mL。2.5% 等渗甘露醇水溶液与血浆渗透压相当，进入胃肠道后不会引起胃肠液的过多渗出，在胃肠道内滞留时间较长，使得胃肠道能够均匀充盈，管壁显示更为清楚，且其 CT 值接近水，与周围组织密度对比明显。同时，研究显示，口服 2.5% 等渗甘露醇前后患者血糖和胰岛素水平无明显变化，不会影响患者体内 ^{18}F-FDG 的分布。

2）抗平滑肌痉挛：检查前 15～30 min 肌内注射山莨菪碱 10 mg 或者口服 10 mg 消旋山莨菪碱可以减少肠道蠕动，提高图像质量；但是有青光眼、肠梗阻及排尿困难者禁用。不过注射 ^{18}F-FDG 后再肌内注射山莨菪碱在实际应用中也存在一些问题，例如部分患者配合不佳，以及该方式会增加操作者受照剂量，因此也有机构采用口服 10 mg 消旋山莨菪碱的方法进行肠道准备。口服消旋山莨菪碱药物进入血液的速度较肌内注射慢，对胃肠道平滑肌的作用更为持久。采用口服 10 mg 消旋山莨菪碱联合 2.5% 甘露醇 1 000～1 200 mL 的方法进行肠道准备相比于口服纯水，前者胃肠道扩张更好，并且能够有效减低肠道的生理性摄取；同时，该方法可以使肠系膜病变及小肠外壁病变的显示更为清晰；但是，部分患者显像后会出现短时轻微水样腹泻，这可能与消旋山莨菪碱作用消失后胃肠蠕动增加、胃肠液快速排出有关，需要在检查前告知患者，做好应对措施、减轻患者心理压力。

4. 影像分析及临床意义

（1）正常影像：由于肠道黏膜表面表达少量的 GLUT2 和 GLUT5，因此在进行 ^{18}F-FDG PET/CT 显像时常出现轻中度的放射性摄取，其中位于右下腹的末端回肠及回盲部最为常见，在诊断中尤其需要仔细甄别生理性摄取和异常病变。一般来说，弥漫性摄取更多是生理性的非特异性摄取，而局灶性异常摄取则更多为实质性病变所致，后者常提示需要进一步检查以明确病变性质。然而，在实际临床诊疗过程中，两者之间还是存在相当一部分的交叉，因此在进行图像解读时需要重视PET/CT所提供的解剖学信息特征。

某些药物的使用或者操作也会引起肠道异常放射性摄取。二甲双胍是目前公认的会引起肠道^{18}F-FDG摄取增高的药物,常引起末端回肠、全结肠的弥漫性放射性浓聚;为了在维持患者血糖稳定的同时,尽可能降低二甲双胍对肠道显像的影响,目前多推荐在检查前24 h或48 h停用二甲双胍。研究表明,在检查前24 h停用二甲双胍可以明显降低小肠的非特异性摄取;将停药时间延长至48 h可以明显降低结肠的非特异性摄取;但停药48 h与停药24 h对比,前者不能够进一步降低小肠的非特异性摄取。因此,在实际操作过程中还需要根据患者血糖控制情况和临床重点关注的病变部位进行合理的推荐。

此外,研究发现接受了胃部减重手术后的患者,进行^{18}F-FDG PET/CT检查时空肠、回肠放射性摄取较手术前明显升高,因此在进行这类患者图像解读时需要仔细甄别。

(2)异常影像:在PET图像上出现异常浓聚(高代谢)或稀疏缺损(低代谢)均初步认为是可疑病变,后续需要结合CT图像进行进一步的鉴别诊断;在书写PET/CT报告也需要对PET图像正常而CT图像发现的可疑病灶进行描述。

为了给临床提供更多用于鉴别诊断、疗效监测的信息,PET/CT常采用一些半定量的参数进行描述,常见的代谢参数列举如下:①标准化摄取值(SUV,standardized uptake value),SUV的计算公式为:SUV=单位组织的显像剂活度(Bq/g)/[注射的显像剂活度(Bq)/体重(g)]。SUV是目前PET/CT最常用显示目标病灶的放射性浓聚程度的半定量参数。但是实际应用中SUV会受到多种因素的影响,包括显像剂注射到采集图像之间的时间间隔、注射过程中有无显像剂渗漏、图像重建参数、感兴趣区的勾画、患者自身情况(血糖和胰岛素水平、肥胖、显像前剧烈活动、生理或病理情况下的棕色脂肪显影)等。因此,在检查过程中要严格把控每个环节,确保图像质量以及图像参数的可对比性。

临床上SUV有多种不同的表达方式。最常用的是最大标准化摄取值(SUVmax),反映的感兴趣区内SUV值最大的像素点,该指标对病灶的灵敏度高、受周围脏器本底摄取的影响较小。但是SUVmax在图像噪点较高的情况下稳定性较差,因此目前新型的PET/CT分析软件上普遍开始提供SUVpeak值的测量,其反映的是病灶区域直方图的最大值,即1 cm^{3}区域平均最大值,该指标兼顾了SUVmax的高灵敏度的同时,又能有效降低图像噪点造成的影响,测得的数值均一性更佳。SUVmean反映的是目标区域的平均值,较多用于体积较大且摄取相对均一的脏器放射性摄取程度的评估。

近年来关于PET/CT肿瘤疗效的临床研究中,瘦体重标准化SUV值(SUL或SUVlbm)也常替代SUV作为肿瘤活性的重要参数。与SUV相比,SUL对患者体重的依赖性降低。SULpeak是这类研究中首选的定量参数,由于该指标是多个体素平均值,可以有效减少噪点的干扰,即PET图像中非病理性变化所导致的影响。②肿瘤代谢体积(metabolic tumor volume,MTV)和病灶糖酵解总量(total lesion glycolysis,TLG),MTV是图像上SUV处于目标范围内的全部像素的体积。临床应用中常通过设定目标SUV值与周围本底SUV值比值的阈值,通过计算机自动勾画高于阈值的ROI,计算对应的ROI体积,反映的是高代谢活性的肿瘤的体积大小。TLG=SUVmean×MTV。TLG通过在计算过程中引入目标区域SUVmean值,是兼顾肿瘤体积和肿瘤糖酵解程度的参数。

二、内镜检查

消化内镜检查是消化内科学重要组成部分,也是疾病诊断的主要手段。常规的消化内镜检查,已能对上消化道(食管至十二指肠降段)、部分下消化道(直肠至回肠末段)进行腔内直视检查。然而,长期以来,整个消化管腔中长度最长的小肠,一直被认为是消化内镜检查的盲区。其对应内镜技术——小肠镜的发展却明显滞后,致使小肠疾病的整体诊治水平低下,对部分小肠疾病的认知和概念、疾病转归的理解也存在一定的缺陷。小肠的长度、盘曲式排列和常规的进镜方式成为制约内镜检查的主要原因。在20世纪末,小肠内镜虽然种类不少,但临床实用性、便利性远非达到临床医师能接受的程度。

(一)双气囊电子内镜

21世纪初,日本自治医科大学山本博德医师发明的双气囊小肠镜(double-balloon endoscopy,DBE),堪称消化内镜领域中的一项伟大革新,彻底改变了以往小肠疾病诊治的落后状况。2003年,上海交通大学医学院附属瑞金医院钟捷教授和May等分别在中国和欧洲开展了这项技术,并使DBE得到了推广和普及。多年的临床应用证实,双气囊小肠镜是在非创伤情况下,能完成全小肠检查的内镜技术,且具有直观、清晰、可活检等优势,而操作时间长、技术训练要求高是其相对不足。但是,不可否认的是,其出现和普及使小肠疾病的检出、诊断,以及对小肠疾病的认识、理解都产生异常深刻的变化和深远的影响。

1. 双气囊电子内镜的基本组成　整个系统的基本组成包括(图1-2-24)图像处理机(主机)、内镜、外套管和气泵四个部分;内镜和外套管的前端各有一个气囊。内镜前端的气囊在使用前临时安装,而外套管前端的气囊是固定在外套管上的。

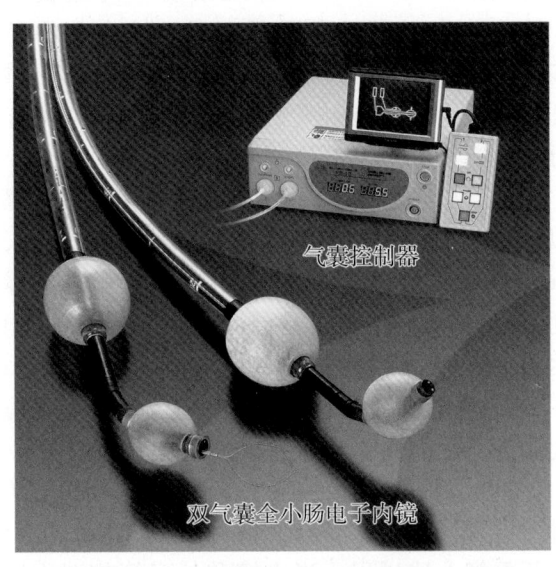

图1-2-24　双气囊电子内镜的基本组成结构
包括图像处理机(主机)、内镜、外套管和气泵四个部分。

(1) 内镜:目前供临床使用的双气囊电子内镜有3种类型:Fujinon EN-450P5、Fujinon EN-450T5和Fujinon EC-450B15。EN-450P5型内镜因外径较细、镜身较柔软,常被视为诊断内镜,而EN-450T5型内镜活检孔道内径为2.8mm,可通过各种治疗附件,除用于诊断用途外尚可行各种内镜下治疗,EC-450B15型内镜由于工作长度较短,多用于对结肠的检查、结肠内病变的治疗操作或胃毕Ⅱ式大部切除后ERCP操作。

(2) 外套管:针对3种不同型的内镜,分别有3种不同型号和管径的外套管。TS-12140(外径12.2mm,长度为1 450 mm)外套管适用于EN-450P5型内镜;TS-13140(外径13.2 mm,长度为1450 mm)外套管适用于EN-450T5型内镜;TS-13100(外径13.2 mm,长度为1050 mm)外套管适用于EC-450B15型内镜。外套管前端装有乳胶气囊,气囊通过空心导管与气泵相连,通过气泵控制器按钮可控制气囊的充气和放气。操作时需在外套管的内侧面注入注射用水或润滑剂,以减少外套管与内镜间的摩擦力。外套管的上部有两个导管开口,其一与前端气囊相连通;另一导管为外套管内部润滑剂注射管道,操作时可通过此导管或直接从外套管后部,向外套管内注入注射用水或润滑剂,以保持润滑。外套管的前端嵌有不透光的金属环,以便于操作时X线透视观察外套管的位置和滑动。

(3) 内镜气囊:将外套管安套在内镜上后,还需把一个厚度约为0.1mm的乳胶气囊安装在内镜的前部。内镜近头端有一个小气孔,内镜内部有一条通气管道将气孔与内镜手柄顶部开口孔相连。控制气泵的导管与手柄部开口孔连通以后,气泵内的气体可直接输送到内镜头端的气孔,这样就可以控制内镜头端气囊的充气和放气。这个气囊的主要作用是:它在充气状态下,能适度膨胀,使内镜和肠壁之间的摩擦力增加,并起到固定内镜的作用,减少或阻止内镜镜身拉直时镜头的滑动。

(4) 球囊控制气泵:气泵有两条导管,分别与通向内镜头部和外套管前部气囊的管道相连通,气泵工作时可通过控制按钮向导管内注气或抽气以控制不同气囊的膨胀和塌陷(图1-2-25)。气泵控制器上有5个控制按钮,两个绿色按钮分别控制不同气囊的充气(按一次)和放气(按二次);白色按钮为充气和放气过程中的暂停开关;一个红色按钮为报警解除开关。两个气囊内所充气的量是由事先设定的:气囊膨胀到一定程度后会挤压肠壁,而肠壁对气囊有相同的反作用力,气泵中安有感受气囊受压后的压力感受器,当压力达到一定阈值后,气泵会自动停止充气,并维持气囊内压力不变。如果在充气过程中,由于各种原因使气囊在未达到设定值前,就感受到明显的挤压力(如肠腔明显扭曲、狭窄、气囊未放气情况下移动内镜或外套管等),即压力超过8.2kPa并持续5 s以上,气泵的报警装置就会被激活,机器会自动报警并停止充气。另外,当气囊在充气状态下长时间无法达到其设定值(如连接导管松脱、气囊破裂等)时,气泵也会自动报警(红色按钮闪亮并发出声响),按下红色按钮后能解除警报。气泵显示面板上会出现不同气囊的压力值,气泵通过压力感受器和相应的反馈调节机制,将气囊的压力值维持在5.6 kPa(42 mmHg)左右。这个数值是保持气囊充气并固定内镜于肠腔不发生移动的最小数值,在这种压力状态下,患者不会感到疼痛和不适。

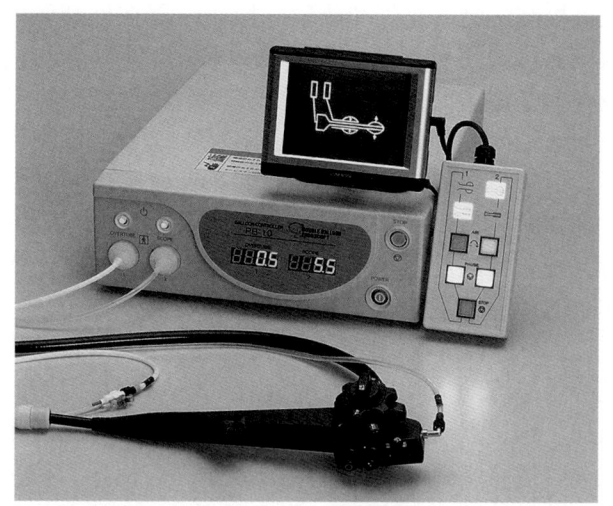

图1-2-25 双气囊电子小肠镜气泵与控制器

2. 双气囊电子内镜的工作原理及操作 双气囊小肠镜的发明是建筑在对小肠结构、排列特点、内镜进镜方式等核心问题有了充分理解后形成的构想,在技术层面而言,并非复杂。其核心思想是利用了小肠既受系膜相对牵制又自身可有一定范围移动的特点,用气囊固定肠壁主动钩拉套叠肠管。双气囊小肠镜的进镜方式是主动的、互动的、符合小肠(乃至整个消化道运动)生理的。

DBE的操作原理与普通胃肠镜完全不同,其基本目的是设法使内镜进入到深部小肠。DBE的进镜原理是建筑在将可移动的小肠肠段最大限度地套叠在镜身上这一基本思路上的;而这个套叠过程需利用内镜和外套管上各自的硅胶气囊交替充气、放气和内镜钩拉等操作技巧来完成。由于病变在小肠中的部位不同,DBE的进镜可以由经口或经肛两种方式完成。现将两种进镜方式的操作原理分述如下。

(1) 经口进镜:内镜前端经食管抵达胃体时,需滑入外套管(图1-2-26A、B)。当外套管后部边缘滑至内镜上标志刻度(155 cm)时,表示外套管已滑抵到位。此时,外套管和内镜前端均处在胃体-胃窦位置,助手双手提住外套管并保持相对固定,操作者将内镜前插进入幽门、十二指肠。当内镜顺利进入十二指肠并尽可能下插直至将内镜全部插入外套管后,可将内镜前端气囊充气,气囊膨胀后压迫肠壁,当压力到达设定值时充气自动停止。此时内镜头端与十二指肠壁间相对固定(图1-2-26C、D);操作者保持内镜不动,助手将外套管向前滑动到设定刻度(图1-2-26A)。将外套管充气到一定压力,并维持气囊在膨胀水平。将内镜气囊放气,当气泵的内镜气囊压力值显示已降低到负压时,操作者可将前端气囊已塌陷的内镜继续插向深部,直至内镜镜身全部进入外套管内(图1-2-26E)。保持内镜气囊充气状态,外套管气囊放气,气泵显示该气囊内气体被抽尽后,将外套管前滑至内镜头端(图1-2-26F、G)。保持内镜气囊充气,并将外套管气囊同时充气,使内镜和外套管两个气囊都保持在充气状态,内镜和外套管双气囊均与肠壁接触,使两者与肠壁的固定力最大,将外套管连同内镜缓慢后拉,确认内镜和外套管回拉(取直)过程中内镜头部能保留于原位(图1-2-26H),即观察肠腔内黏膜无滑动。这个取直过程是将肠段套叠到镜身上的最关键步骤,也是双气囊小肠镜能进入深部小肠的重要保证。此后按上述步骤多次重复,可使内镜有序前行。

(2) 经肛进镜:经肛进镜的基本原理与经口操作相似,操作时助手先将内镜插入肛门,并在插入约40 cm时,将外套管沿内镜滑入,当外套管进到标志刻度(155 cm)后,将内镜和外套管前端的气囊充气,当达到设定压力值时,充气会自动停止(图1-2-27A、B)。将外套管和内镜缓慢后退,以拉直内镜和外套管,以避免在乙状结肠结襻、扭曲(图1-2-27C)。此时,外套管外头端气囊充气状态下与结肠相对固定,操作者将内镜继续前插(图1-2-27D),并不断重复上述过程。当内镜和外套管前端均抵达末端回肠或回盲部时,将外套管头端气囊充气,使其与升结肠肠管固定,尽量拉直内镜和外套管(此时内镜插入深度约为60~70 cm)。继续保持外套管球囊充气状态,操作者设法将内镜插过回盲瓣进入末端回肠(图1-2-27E、F)。内镜和外套管在结肠内的有效进镜、避免肠内结襻、进入回盲瓣前拉直内镜和外套管是顺利完成经肛DBE操作的最关键的几个步骤。否则,内镜越过回盲瓣进入回肠的操作会异常困难。

内镜进入回肠后的上行过程与经口进镜内镜在小肠中的操作过程相同,都是重复一系列的基本操作:内镜尽量上行后将头端气囊充气固定;将气囊处于非充气状态的外套管缓慢前滑;外套管球囊充气;内镜和外套管气囊同时充气状态下,取直内镜和外套管(肠管套叠过程);内镜气囊放气后继续插入内镜。经肛进镜和经口进镜方式在原理上无本质区别,当内镜和外套管均进入小肠后,需不断地拉直内镜和外套管,以确保整个已插入体内的镜身和外套管在形态上能构建成一个同心圆结构(图1-2-28)。

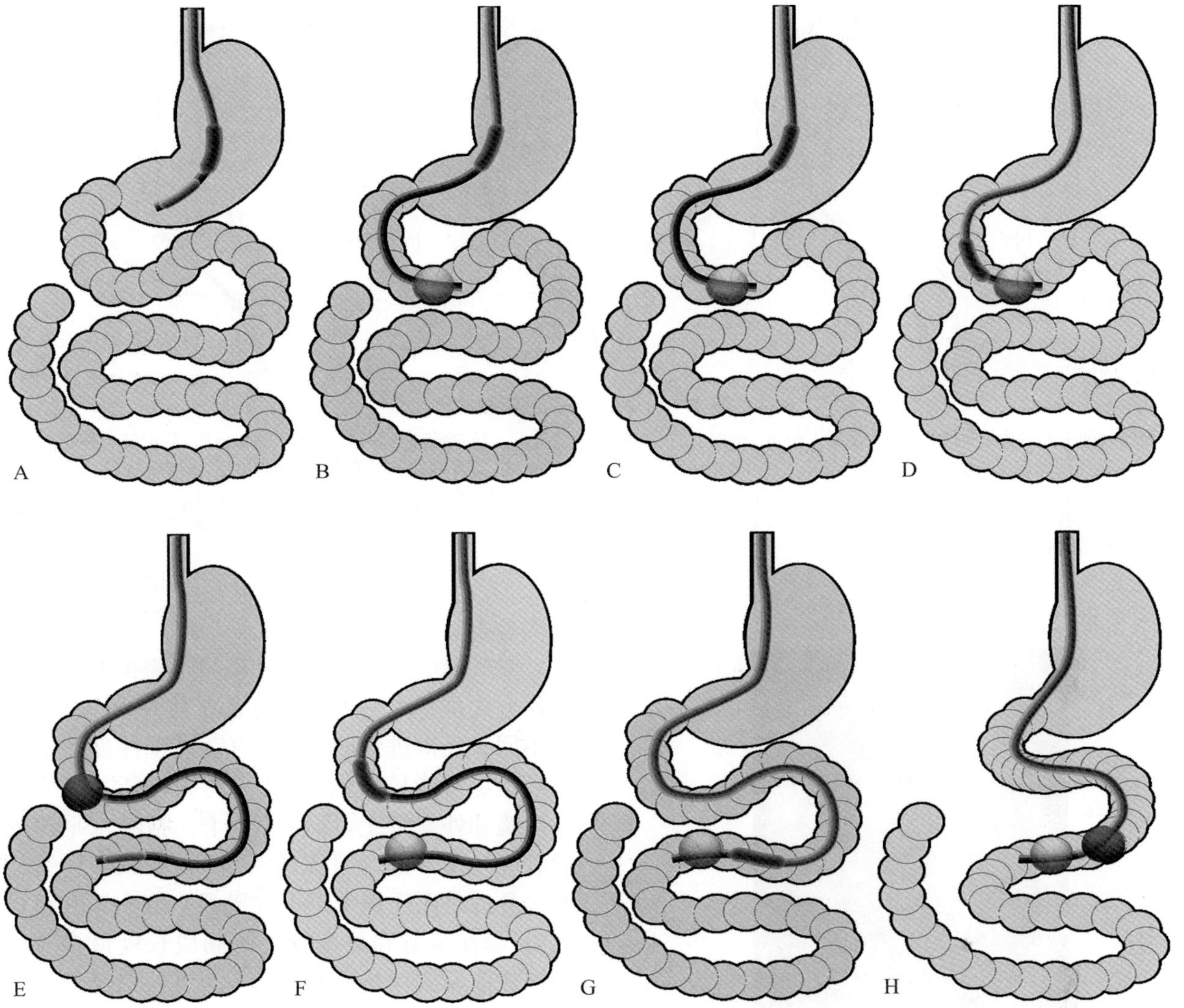

图 1-2-26 经口进镜模式

A、B. 内镜前端经食管抵达胃体；C、D. 内镜顺利进入十二指肠并尽可能下插直至将内镜全部插入外套管后，可将内镜前端气囊充气；E. 将内镜气囊放气，当气泵的内镜气囊压力值显示已降低到负压时，操作者可将前端气囊已塌陷的内镜继续插向深部，直至内镜镜身全部进入外套管内；F、G. 保持内镜气囊充气状态，外套管气囊放气，气泵显示该气囊内气体被抽尽后，将外套管前滑至内镜头端；H. 保持内镜气囊充气，并将外套管气囊同时充气，使内镜和外套管两个气囊都保持在充气状态，内镜和外套管双气囊均与肠壁接触，使两者与肠壁的固定力最大，将外套管连同内镜缓慢后拉，确认内镜和外套管回拉（取直）过程中内镜头部能保留于原位。

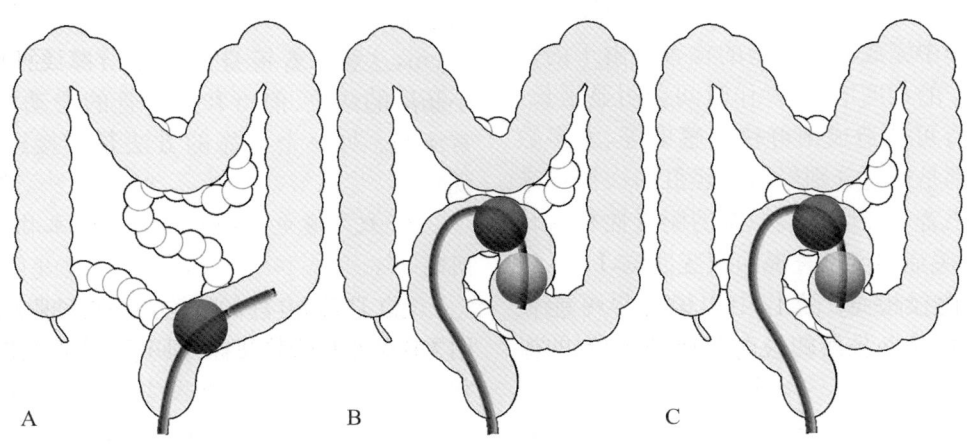

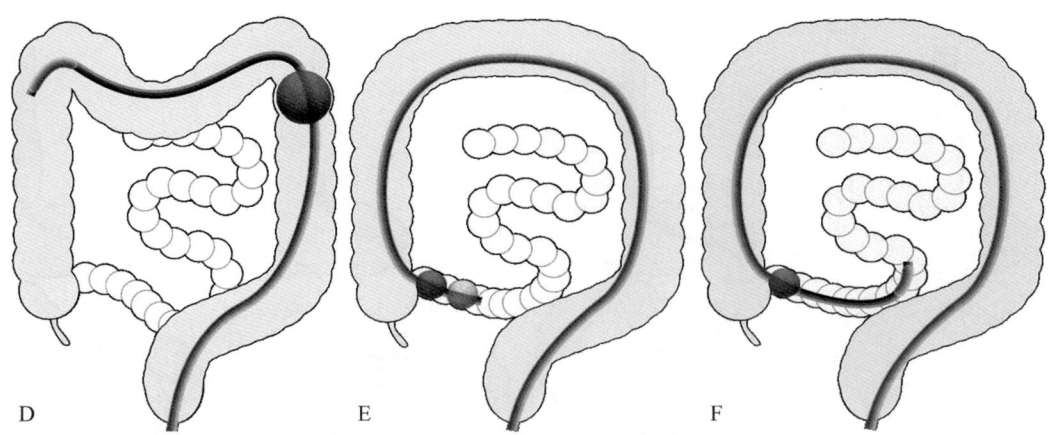

图 1-2-27　经肛进镜模式

A、B. 操作时助手先将内镜插入肛门,并在插入约 40 cm 时,将外套管沿内镜滑入,当外套管进到标志刻度(155 cm)后,将内镜和外套管前端的气囊充气,当达到设定压力值时,充气会自动停止;C. 将外套管和内镜缓慢后退,以拉直内镜和外套管,以避免在乙状结肠结襻、扭曲;D. 外套管外头端气囊充气状态下与结肠相对固定,操作者将内镜继续前插;E、F. 当内镜和外套管前端均抵达末端回肠或回盲部时,将外套管头端气囊充气,使其与升结肠肠管固定,尽量拉直内镜和外套管(此时内镜插入深度约为 60～70 cm)。继续保持外套管球囊充气状态,操作者设法将内镜插过回盲瓣进入末端回肠。

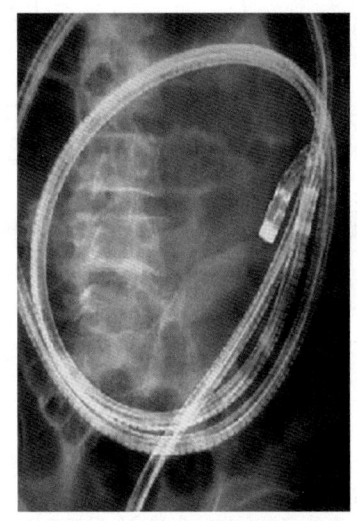

图 1-2-28　经肛门插入到十二指肠形成的 X 线下同心圆结构

DBE 从理论上讲可完成对全小肠的检查,但在实际操作过程中,因各种原因使绝大部分的操作者未能在一次操作中完成对全小肠的检查。由于内镜在深部小肠操作的难度增加,操作时间会明显延长,且一次性操作有可能造成菌群移位感染等,大多数全小肠的检查都是通过分别经口和经肛两次操作来完成的。由于患者对经肛进镜检查的耐受性相对较好,如果未有相关症状或检查提示病变部位,DBE 检查可先行经肛途径检查。操作中内镜应尽可能上行,完成全小肠的 2/3 长度的检查,使经口检查的操作相对容易且时间缩短。一次检查中,应在内镜抵达的最远端部位,向黏膜下注射墨汁做标记,以便第二次检查时辨认。

双气囊电子内镜经肛和经口进镜的基本原理和操作方式是基本一致。但两者在某些操作技巧略上有不同。经口进镜时,影响内镜进镜深度的最关键技巧是尽可能拉直内镜,使小肠肠段能尽量多地套在内镜和外套管上,因门齿至十二指肠水平段的这段管腔是基本固定且无法套叠的,所以小肠镜钩拉与套叠的是屈氏韧带以下的肠段。当内镜和镜身拉直时,套在镜身和外套管上的肠段长度最多时可为内镜最前端到门齿距离的 3～5 倍。而经肛进镜除了上述技巧外,另一个关键技巧是内镜和外套管在体内被构建为一个同心圆样结构。除了患者有下腹部手术史或机体结构存在异常外,每一次经肛操作必须确保同心圆构架的建立和完整,不然内镜是无法顺利通过回盲瓣进入小肠的,更不用说进入深部小肠或上行抵达空肠。判断内镜是否建立同心圆结构的最简单的方法是根据内镜在抵达回盲瓣时的距离来推测的,如果此时的距离刻度提示是 55～60 cm,这意味着镜身无任何结襻或扭曲,镜身进入小肠后的钩拉、前行和外套管的滑动均会表现得非常流畅。另一个可靠的方法是直接通过 X 线透视观察。

3. 双气囊电子内镜检查的基本临床应用及相关问题

(1) DBE 检查的安全性:从目前国际和国内使用 DBE 技术的结果看,DBE 是一项安全的内镜检查和治疗方法。并发症的发生率在 1%～3%。并发症的种类主要为腹胀、腹痛、咽喉肿痛、黏膜损伤、消化道出血、急性水肿性胰腺炎、消化道穿孔、肠系膜根部组织撕裂等。目前报道的并发症以轻度症状为多见。临床的实际经验表明 DBE 操作的安全性应从下列个方面着手，进行综合控制：掌握适应证、操作前的准备工作、设备的完好性、操作技术熟练规范、术中术后严密观察、处理及时等。

（2）临床应用及适应证：双气囊电子内镜（DBE）主要用于小肠疾病的诊断及部分小肠疾病的内镜下治疗。随着临床实践的广泛开展，DBE 的适用范围已扩大到某些特殊的领域，其中包括普通大肠镜插镜困难者、毕Ⅱ式胃大部切除术后 ERCP 诊治术、肠道 Roux-en-Y 术后的小肠检查等。具体而言 DBE 的操作适应证包含下列各方面：①不明原因小肠出血；②小肠肿瘤；③小肠梗阻；④小肠炎症、溃疡、糜烂性病变；⑤弥漫性小肠黏膜病变；⑥肠道改道手术后的疾病诊断；⑦毕Ⅱ式胃大部切除术后及 Roux-en-Y 术后胰胆管造影和治疗；⑧内镜下取小肠异物；⑨操作困难的全结肠镜检查；⑩小肠疾病内镜治疗。

（3）禁忌证：双气囊电子内镜的操作禁忌证与胃镜、全结肠镜基本相同或接近，但 DBE 主要用于小肠疾病的诊断与治疗，在禁忌证方面尚有其特殊性。因此，DBE 检查和治疗的绝对与相对禁忌证包括以下诸方面：①严重心肺功能异常、无法耐受长时间内镜操作者。②全身一般情况差、严重贫血（Hb<60 g/L）、低蛋白血症（Alb<25 g/L）或重要脏器功能不全者。③多次腹部手术史，有严重的肠粘连者。④孕妇、大量腹水患者。⑤高麻醉风险患者。⑥低龄儿童（<6 岁）。⑦食管、胃底中度以上静脉曲张者。⑧肠管严重狭窄者。⑨凝血功能明显异常者。⑩肠梗阻未解除、无法完成必要的肠道准备者。

（4）DBE 操作前准备及注意事项：详细了解患者的病史以及相关的实验室检查和影像学检查结果；确定进镜途径（经口或经肛）；对需进行麻醉或使用镇静药物者应完成相应的术前风险评估；术前肠道：经口检查者可采用禁食 12 h 或服用轻泻药物方法清肠；经肛检查者肠道准备同全结肠镜检查；对于不完全性肠梗阻者，应尽可能在肠道梗阻解除后，并完成相应肠道准备后行 DBE 检查；有腹部手术史者，DBE 操作前应尽可能得到原手术记录和手术示意图；操作尽可能安排在有 X 线设备的操作室进行；需进行术中造影者，术前应完成相应的过敏试验；术前仔细检查机器设备、外套管、气囊、气泵等器材设备完好性；完成术前谈话并签写知情同意书。

（二）胶囊内镜

1. 概述　人体小肠的全长大约 5～7 m，在 20 世纪 90 年代以前，小肠一直是传统电子胃肠镜检查的盲区，而其他传统影像学检查（如小肠钡剂灌肠）或推进式小肠镜等检查方法诊断阳性率低，因此小肠一度被认为是消化道检查的盲区。1999 年以色列的光电学工程师 Gavril J Iddan 和英国伦敦大学的 Paul Swain 教授共同研发成功世界上第一颗无线胶囊内镜（video capsule endoscopy, VCE）。这一里程碑式的发明使得消化内镜直接观察全小肠黏膜成为可能，并由此揭开了小肠疾病诊治的新纪元。

随着科技的不断发展，胶囊内镜在近二十年的时间里得到了飞速的发展和更广泛的临床应用。如今，胶囊内镜不仅可应用于小肠检查，更出现了用于观察食管、胃及结肠等其他部位消化管腔的专用胶囊内镜。在本节中，着重阐述小肠胶囊内镜的基本概况与临床应用。

（1）胶囊内镜工作原理：用于小肠检查的胶囊内镜大小约为 26 mm×11 mm，拥有一个 156°的广角摄像头，它可以每秒 2～6 幅的拍摄帧率对所经过的消化管腔进行十多个小时的连续拍摄，拍摄图像可多达十余万张。胶囊内镜所拍摄的所有图像，经由受检者皮肤上粘贴的感应器或穿戴的感应腰带传输至随身携带的记录仪中。在完成拍摄后，记录仪中的数据将被下载至胶囊内镜工作站，进行图像处理，最终由专科医师进行详细的阅片后完成胶囊内镜的镜下诊断，小肠的正常胶囊内镜图像见图 1-2-29。

小肠胶囊内镜作为一种非侵入性无创检查，具有无痛、安全、卫生、患者耐受性良好等优点。目前已被国际上公认为小肠疾病诊断的一线检查工具。

（2）小肠胶囊内镜的适应证及禁忌证：我国 2021 年最新发布的《中国小肠胶囊内镜临床应用指南》明确了小肠胶囊内镜的适应证为：①小肠出血；②缺铁性贫血；③克罗恩病的诊断与随访；④小肠肿瘤；⑤遗传性息肉病综合征；⑥乳糜泻；⑦非甾体类消炎药相关性小肠损害。

小肠胶囊内镜的相对禁忌证：①已知或怀疑胃肠道梗阻、狭窄及瘘管者；②吞咽功能障碍者。小肠胶囊内镜的绝对禁忌证：①无手术条件或拒绝接受任何腹部手术者（包括内镜手术）；②身体状态或精神心理原因不能配合检查者；③妊娠期女性。

（3）胶囊内镜并发症：胶囊内镜检查并发症发生率很低，而可能发生的并发症主要有：吞咽功能障碍

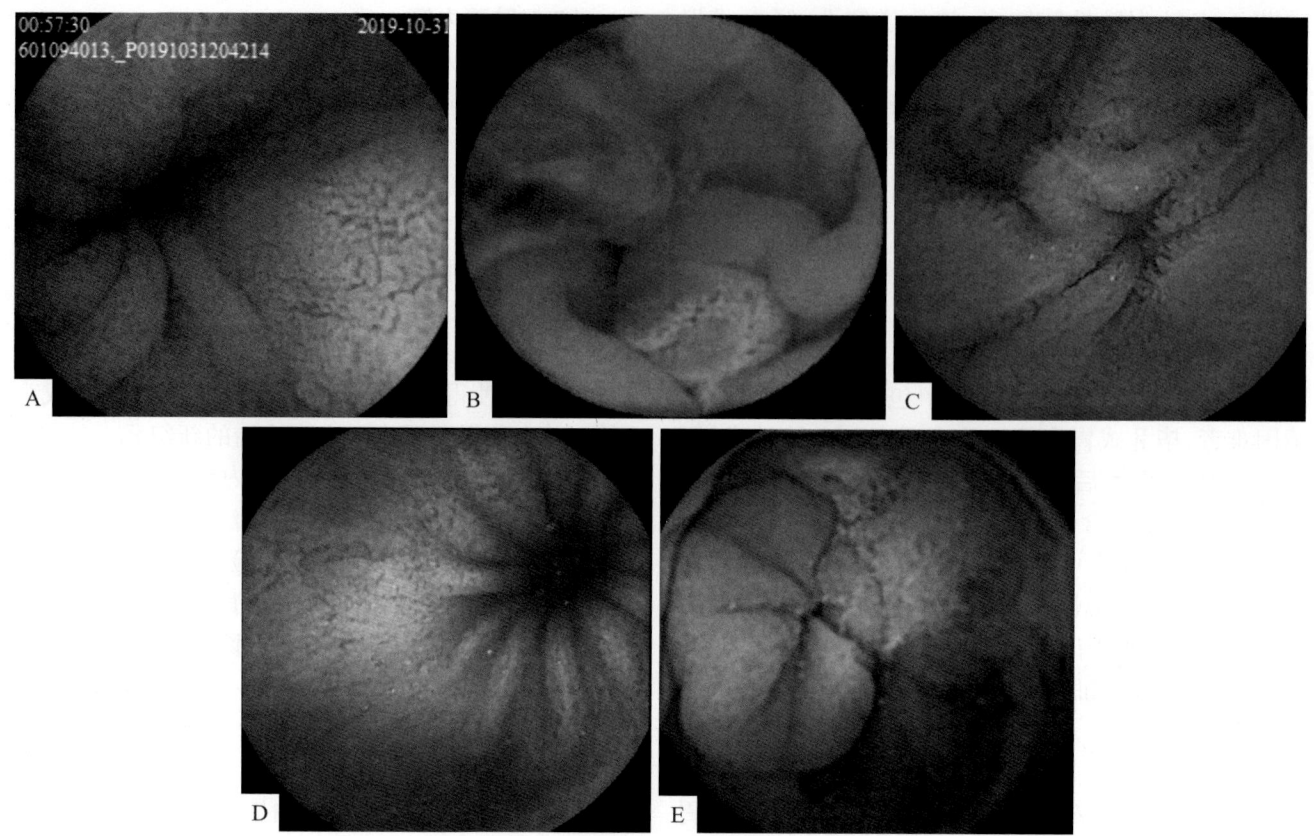

图 1-2-29　胶囊内镜下小肠的正常图像
A~E 分别为十二指肠球部、十二指肠降段及乳头、空肠、回肠和回盲瓣。(见彩色插页)

引起的胶囊吞咽困难；误吸导致的胶囊误入气道；胃肠道转运困难或器质性病变导致胶囊滞留于消化道内排出困难，少数患者可引起肠梗阻。胶囊内镜导致小肠穿孔者较为罕见。胶囊内镜最先是由以色列 Given 影像公司(Given Imaging Ltd.)开发制作的一项全新的消化内镜检查设备。1999 年初，世界上第一个"无线内镜"，也即"胶囊内镜"在以色列问世，取名为"M2A"(Mouth to Anus)。2001 年 8 月，美国食品和药品管理局(FDA)正式批准胶囊内镜应用于临床。胶囊内镜检查自 2001 年开展以来，至今已在全球范围内被广泛应用。目前能生产胶囊内镜设备的厂商，除 Given 影像公司外，尚有生产 OMOM 胶囊内镜的中国重庆金山科技(集团)有限公司和生产 MiroCam 胶囊内镜的韩国 IntroMedic 公司等。按胶囊内镜的检查部位，对产品作进一步细分，则有食管胶囊内镜、小肠胶囊内镜、大肠胶囊内镜。另外，Given 影像公司还开发并生产一种胶囊内镜探路系统(Agile™ Patency Capsule)，用于胶囊内镜正式检查之前，以探明是否存在肠腔内狭窄，避免胶囊内镜嵌顿在肠腔内引起肠梗阻。

胶囊内镜检查完全颠覆了传统的推进式内镜检查方法，患者只需吞服一架类似于药丸大小的数码相机，就可完成消化道内直视检查。胶囊内镜在消化道内无须外力推送，随着胃肠蠕动，由上而下缓缓行进，并以 2 幅/秒的速度拍摄沿途的照片。

目前的胶囊内镜存在着许多设备自身的缺点，尤其是它的不可操控性。检查医师无法控制胶囊内镜的行进速度和方向，无法排除肠腔内各种因素的干扰，也无法对所见的病灶做活检。所以，胶囊内镜检查结果常需与其他肠道检查手段相结合并综合分析，临床医师才能得到更为完整的资料，做出更为准确的诊断。

(刘伟　赵雪松　缪飞　周金鑫
李彪　钟捷　王正廷　褚晔)

◆ 参考文献 ◆

1. Maaser C, Sturm A, Vavricka SR, et al. ECCO-ESGAR Guideline for Diagnostic Assessment in IBD Part 1: Initial diagnosis, monitoring of known IBD, detection of complications [J]. J Crohns Colitis, 2019, 13(2): 144-164.
2. Taylor SA, Mallett S, Bhatnagar G, et al. Diagnostic accuracy of magnetic resonance enterography and small bowel ultrasound for the extent and activity of newly diagnosed and relapsed Crohn's disease (METRIC): a multicentre trial. Lancet

Gastroenterol Hepatol, 2018,3(8):548 – 558.
3. Bruining DH, Zimmermann EM, Loftus EV Jr, et al. Consensus recommendations for evaluation, interpretation, and utilization of computed tomography and magnetic resonance enterography in patients with small bowel Crohn's disease [J]. Radiology, 2018, 286(3):776 – 799.
4. Bruining DH, Zimmermann EM, Loftus EV Jr, et al. Consensus recommendations for evaluation, interpretation, and utilization of computed tomography and magnetic resonance enterography in patients with small bowel Crohn's disease [J]. Gastroenterology, 2018,154(4):1172 – 1194.
5. Taylor SA, Avni F, Cronin CG, et al. The first joint ESGAR/ESPR consensus statement on the technical performance of cross-sectional small bowel and colonic imaging [J]. Eur Radiol, 2017, 27(6):2570 – 2582.
6. Guglielmo FF, Roth CG, Mitchell DG. MR and CT imaging techniques of the bowel. In: Rimola J, ed. Cross-sectional imaging in Crohn's disease [M]. Cham, Switzerland: Springer, 2019:49 – 75.
7. Tolan DJ, Greenhalgh R, Zealley IA, et al. MR enterographic manifestations of small bowel Crohn disease [J]. RadioGraphics, 2010,30(2):367 – 384.
8. Rieder F, Bettenworth D, Ma C, et al. An expert consensus to standardise definitions, diagnosis and treatment targets for anti-fibrotic stricture therapies in Crohn's disease [J]. Aliment Pharmacol Ther, 2018,48(3):347 – 357.
9. 陈星荣,陈九如主编. 消化系统影像学[M]. 上海:上海科学技术出版社,2010:333 – 335.
10. 顾晓松主编. 人体解剖学[M]. 北京:科学出版社,2006:213 – 216.
11. 潘中允. 实用核医学[M]. 北京:人民卫生出版社,2014:615 – 617.
12. Li Y, Wang Q, Wang X, et al. Expert Consensus on clinical application of FDG PET/CT in infection and inflammation [J]. Ann Nucl Med, 2020,34(5):369 – 376.
13. Cronin CG, Scott J, Kambadakone A, et al. Utility of positron emission tomography/CT in the evaluation of small bowel pathology [J]. Br J Radiol, 2012,85(1017):1211 – 1221.
14. 尤徐阳,杜晓庆,吴娜静,等. 口服消旋山莨菪碱及等渗甘露醇的胃肠道准备在^{18}F-FDG PET/CT 显像中的应用[J]. 中华核医学与分子影像杂志,2015(6):451 – 455.
15. Hamidizadeh R, Eftekhari A, Wiley EA, et al. Metformin Discontinuation prior to FDG PET/CT: A Randomized Controlled Study to Compare 24- and 48-hour Bowel Activity [J]. Radiology, 2018,289(2):418 – 425.
16. Franquet E, Watts G, Kolodny GM, et al. PET-CT reveals increased intestinal glucose uptake after gastric surgery [J]. Surg Obes Relat Dis, 2019,15(4):643 – 649.
17. Barsouk A, Rawla P, Barsouk A, et al. Epidemiology of cancers of the small intestine: trends, risk factors, and prevention [J]. Med Sci, 2019,7(3):46.
18. de Latour RA, Kilaru SM, Gross SA. Management of small bowel polyps: a literature review [J]. Best Pract Res Clin Gastroenterol, 2017,31(4):401 – 408.
19. Sakae H, Kanzaki H, Nasu J. The characteristics and outcomes of small bowel adenocarcinoma: a multicenter retrospective observational study [J]. Br J Cancer, 2017,117(11):1607 – 1613.
20. Pennazio M, Spada C, Eliakim R, et al. Small-bowel capsule endoscopy and device-assisted enteroscopy for diagnosis and treatment of small-bowel disorders: European Society of Gastrointestinal Endoscopy (ESGE) Clinical Guideline [J]. Endoscopy, 2015, 47(4):352 – 376.

第三节 小肠的正常影像学表现

一、小肠 X 线钡剂造影表现

(一) 十二指肠的正常 X 线表现

1. 球部 十二指肠球部为边缘整齐、光滑的三角形或圆锥形。三角形的尖称为球顶,底边称为球底,可分为十二指肠球的前、后壁,大、小弯侧壁,球底的两侧与大小弯相连接的转角称为内、外穹窿。球基底部正中与胃幽门管相连,轮廓线非常自然光滑,流线曲度柔软(图 1-3-1)。

良好的双对比像上,球的轮廓呈纤细的白线影,黏膜面呈磨玻璃样(图 1-3-2),可见呈较小的、分布均匀、圆形的稍透亮影,直径约 0.5 mm,为绒毛的

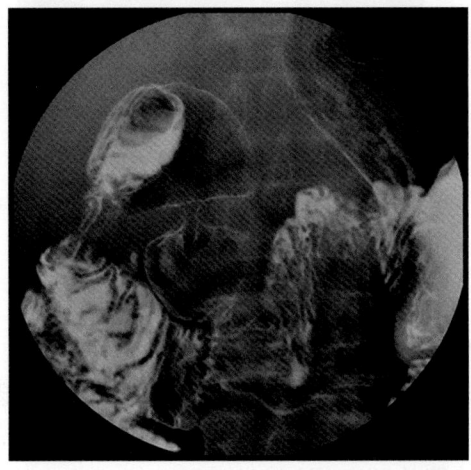

图 1-3-1 十二指肠球部正常 X 线表现
十二指肠球基底部正中与胃幽门管相连,轮廓线自然光滑,流线曲度柔软。

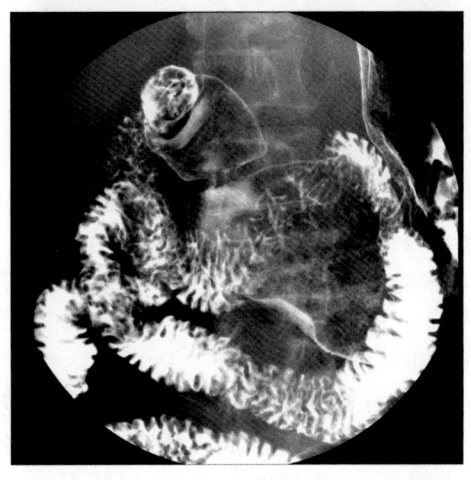

图 1-3-2 十二指肠球部正常 X 线表现
十二指肠球部的轮廓呈纤细的白线影,黏膜面呈磨玻璃样。

表现,穹窿角圆钝。幽门管在轴位,开放时呈小环影,闭合时呈小圆形高密度影。

2. 球后段　十二指肠球尖与降段连接处有一段折曲的肠管,称为球后段,自球后段起,十二指肠黏膜开始成环行皱襞(图 1-3-3,图 1-3-4)。

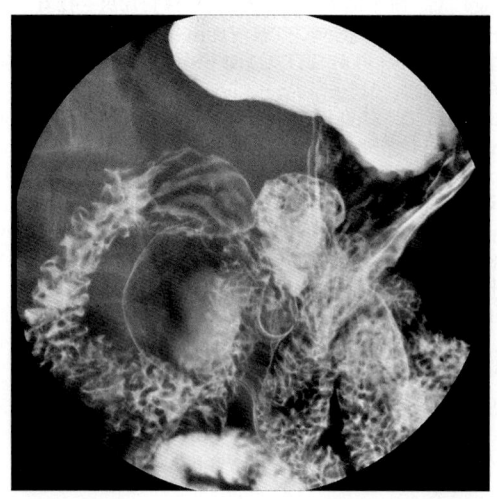

图 1-3-3　十二指肠球后段正常 X 线表现
正常扩张的十二指肠球后段。

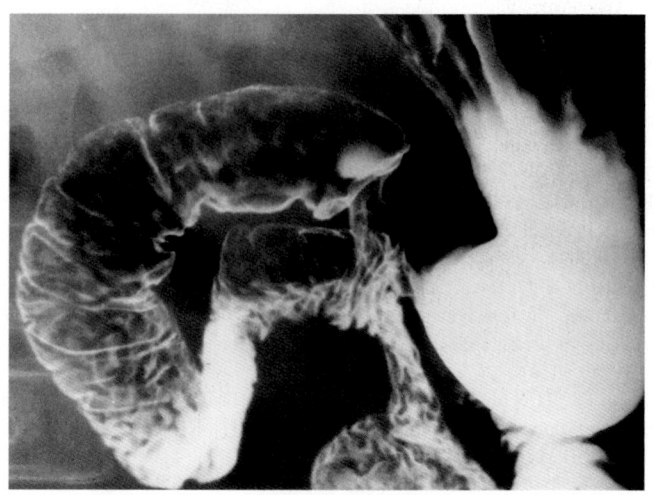

图 1-3-4　十二指肠球后段正常 X 线表现
自球后段起,十二指肠球纵行黏膜开始转成环形皱襞。

3. 降段　十二指肠经球后段后,向右外下方移行于降段,降段下端经一弯曲向左内、上移行至水平段(第三段),形成一个半环形(也称"C"形)的十二指肠圈。低张双对比造影最能清晰显示十二指肠降段的结构(图 1-3-5)。

清晰显示其开口的环形影,周围显示直径为 1.0~1.5cm 的椭圆形或圆形的隆起影像,向下方延伸数条斜行和纵行皱襞,围绕乳突有时还可以显示斜行、纵行和帽状黏膜皱襞(图 1-3-6)。

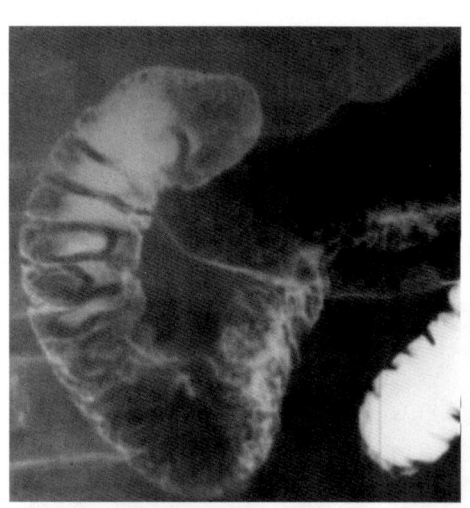

图 1-3-5　十二指肠降段低张双对比造影
低张双对比造影清晰显示十二指肠降段结构。

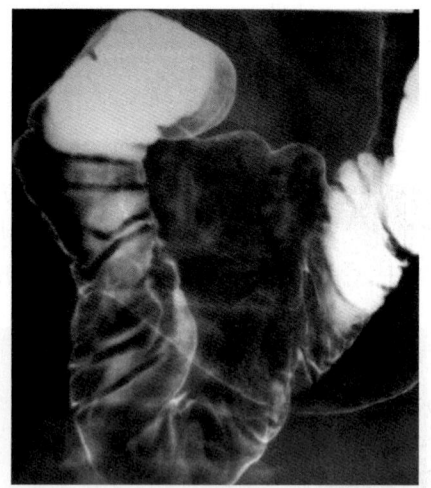

图 1-3-6　十二指肠壶腹部低张双对比造影
壶腹部侧位影像显示斜行、纵行黏膜皱襞。

降段的重要解剖结构如下。

(1) 岬部:位于十二指肠降段中部左缘的局限性突起,呈肩样,其下方是十二指肠壶腹部。

(2) 壶腹部:在岬部的下方,它包括 Vater 乳头(胆总管与主胰管开口处形成的隆起),正位像可以

(3) 直行部:十二指肠岬部下方的降段左侧缘,长约数厘米是纵行皱襞所在处。

(4) 副乳头:有时在壶腹部上方十二指肠降段后壁上可见另一个较小的乳头状突起,中央有开口,这是副胰管的开口(图 1-3-7)。

4. 第三、四段(水平段和升段)　呈水平走行的

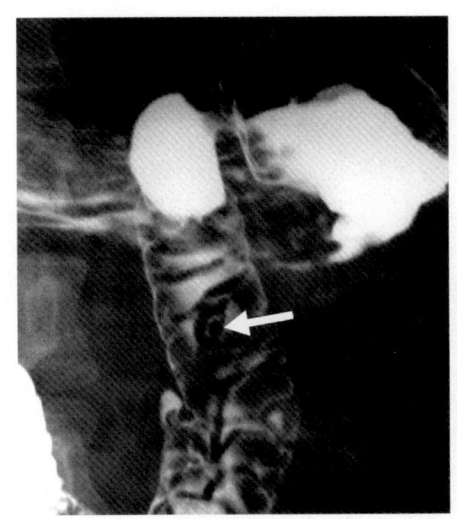

图1-3-7 十二指肠壶腹部低张双对比造影
显示副胰管的开口(箭)。

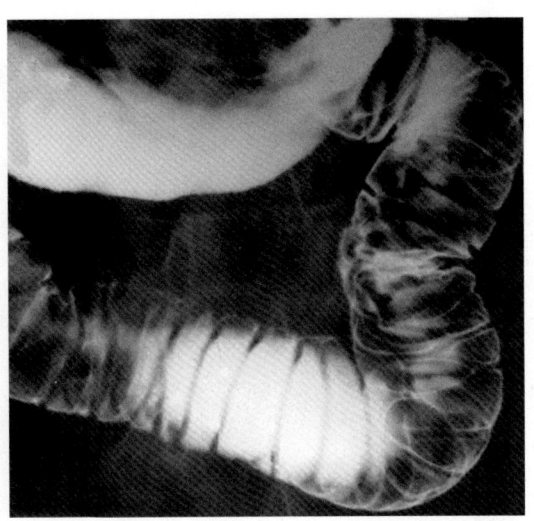

图1-3-8 十二指肠第三、四段低张双对比造影
十二指肠第三段与第四段常分界不清晰,肠黏膜纹也同小肠皱襞一样。

十二指肠第三段与呈上升走行的第四段常分界不清晰,肠黏膜纹也同小肠皱襞一样(图1-3-8),在通过肠系膜上动脉平面,常有轻微的压迹。在十二指肠的末端,肠管急剧向下、向前并稍向左弯转与空肠相连,形成十二指肠空肠曲。

(二)空、回肠的正常X线表现

常态下,空肠黏膜皱襞多且密集(图1-3-9,图1-3-10),回肠黏膜皱襞少且浅而平(图1-3-11,图1-3-12)。空肠的黏膜聚拢呈"羽毛"样,黏膜大小均匀,黏膜显示较深,黏膜皱襞宽度1~2mm,高度为2~5mm,黏膜间隔1~5mm。回肠收缩段黏膜皱襞显示为纵向,有4~6条,扩张段黏膜高度较低,肠管边缘呈"小锯齿"状,高度0.5~3mm,宽度1mm左右;收缩与扩张段交替变换,形成"钟摆样"运动(图1-3-11)。在完整的全腹部影像上,特别是平板胃肠图片能显示空、回肠两者完全不同的黏膜表现,空、回肠交界段黏膜逐步过渡(图1-3-13)。

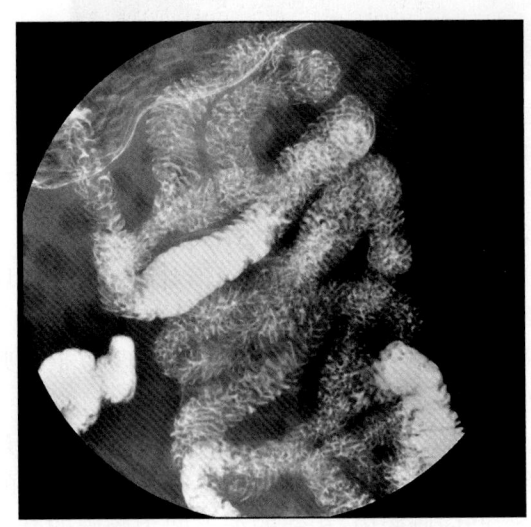

图1-3-9 正常空肠X线表现
常态下,空肠黏膜皱襞多且密集,相互重叠。

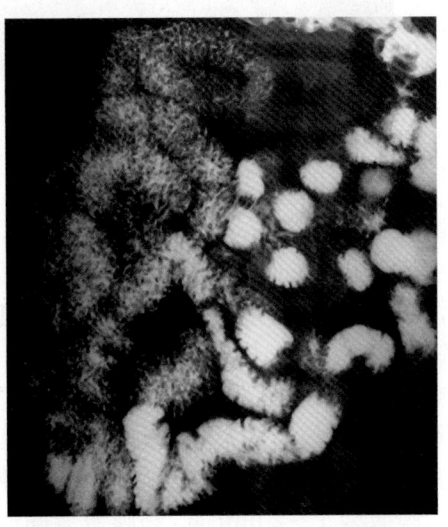

图1-3-10 正常空肠X线表现
常态下,充盈稍欠佳的空肠黏膜皱襞显示多且密集,相互重叠。

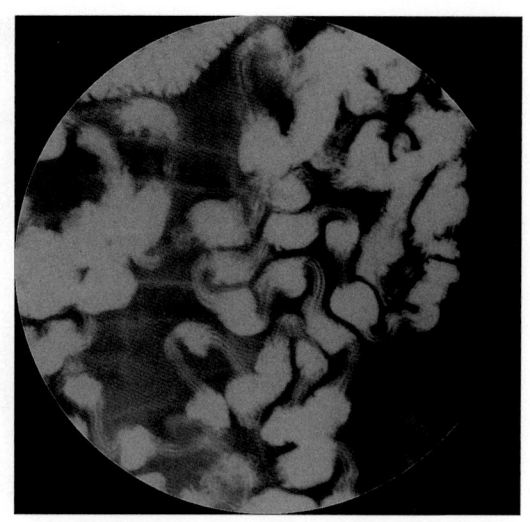

图1-3-11 正常回肠X线表现

常态下,回肠黏膜皱襞少且浅而平,纵行与横行黏膜交替变换,形成"钟摆样"运动。

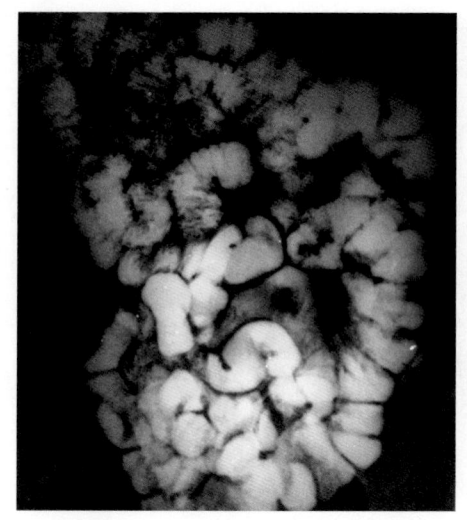

图1-3-12 正常回肠X线表现

常态下,回肠黏膜皱襞少且浅而平。

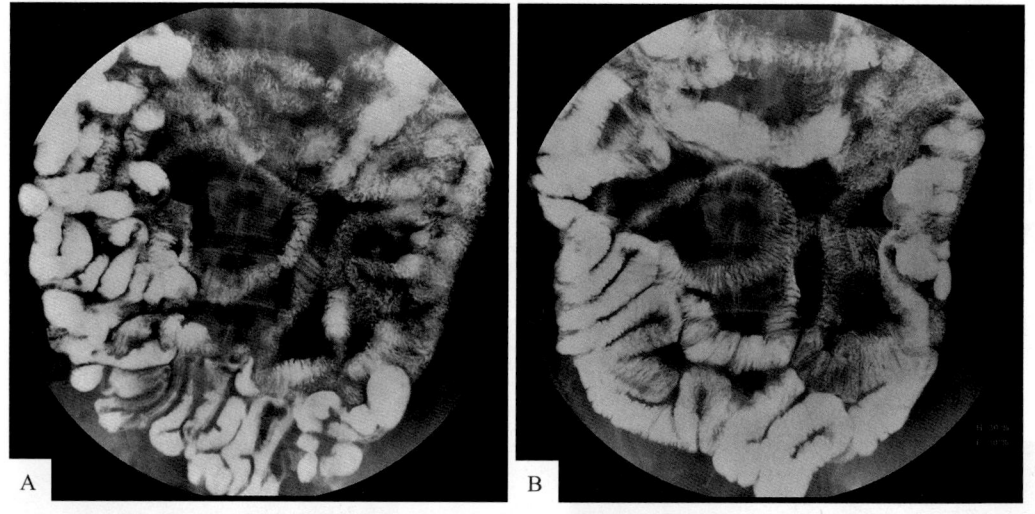

图1-3-13 正常空、回肠X线表现

空、回肠交界段黏膜逐步由多向少,由深向浅过渡。

气钡双对比状态下,小肠肠管扩张均匀,两侧肠壁扩张一致,肠腔内轮廓线连续、光滑,走行柔软,弯曲自然,没有突然的扩张和狭窄段肠管,黏膜面均匀涂布了钡剂,适当的气体充盈、扩张肠管后,黏膜展平。与空肠常态下钡剂造影的小肠"羽毛状"黏膜显示完全不同,在气体作用下,扩张表现为黏膜皱襞呈密集、均匀分布的"环状"围绕肠腔排列,如弹簧状,突起的黏膜皱襞1～2mm宽,黏膜皱襞间间隔2～3mm,与肠管的纵轴垂直(图1-3-14),回肠的黏膜在低张气钡双对比像上基本没有明显的黏膜皱襞,肠管完全处于扩张状态,轮廓线连续光滑(图1-3-15,图1-3-16),肠管内呈"淡淡的"雾状高密度影,为"绒毛"的显像,微细结构清晰可见(图1-3-17);回肠末端在未行低张双对比状态下,表现为数条纵行的黏膜(图1-3-18),伴随着蠕动、扩张,回盲瓣有规则的开放;双对比图像表现为非常典型的"鸟嘴"样影像(图1-3-19)。

小肠绒毛是小肠黏膜面肉眼可以见到的最小解剖结构,它是由小肠黏膜上皮和固有膜形成的指状凸起,凸向肠腔内,相邻的绒毛间为肠腺的开口。小肠的绒毛在黏膜皱襞较深的空肠、空回肠交界段不易被显示,而在十二指肠球部及回肠下段黏膜皱襞完全被展开,易被显示。

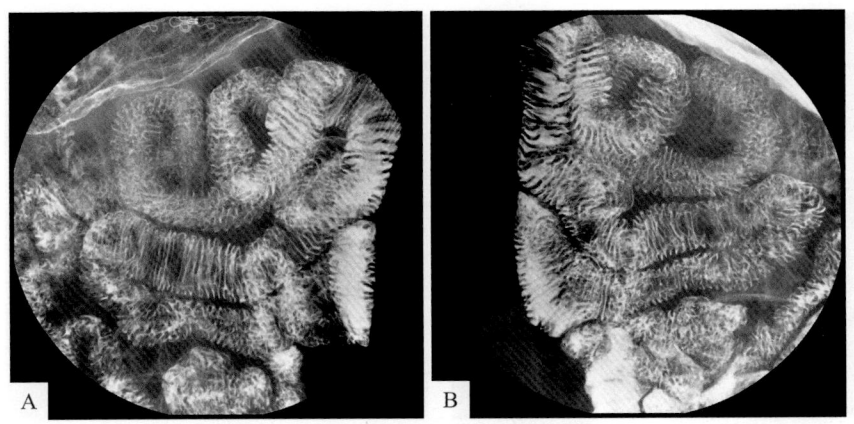
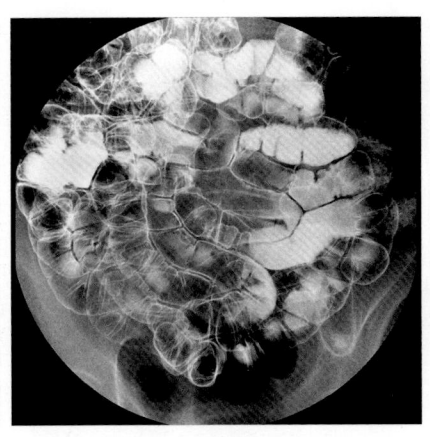

图 1-3-14　正常空肠双对比造影

空肠双对比造影图像显示与肠管纵轴垂直的黏膜呈"波纹管"样（仰卧位）。

图 1-3-15　正常回肠双对比造影

回肠正常双对比造影图像显示肠管完全处于扩张状态，轮廓线连续光滑。

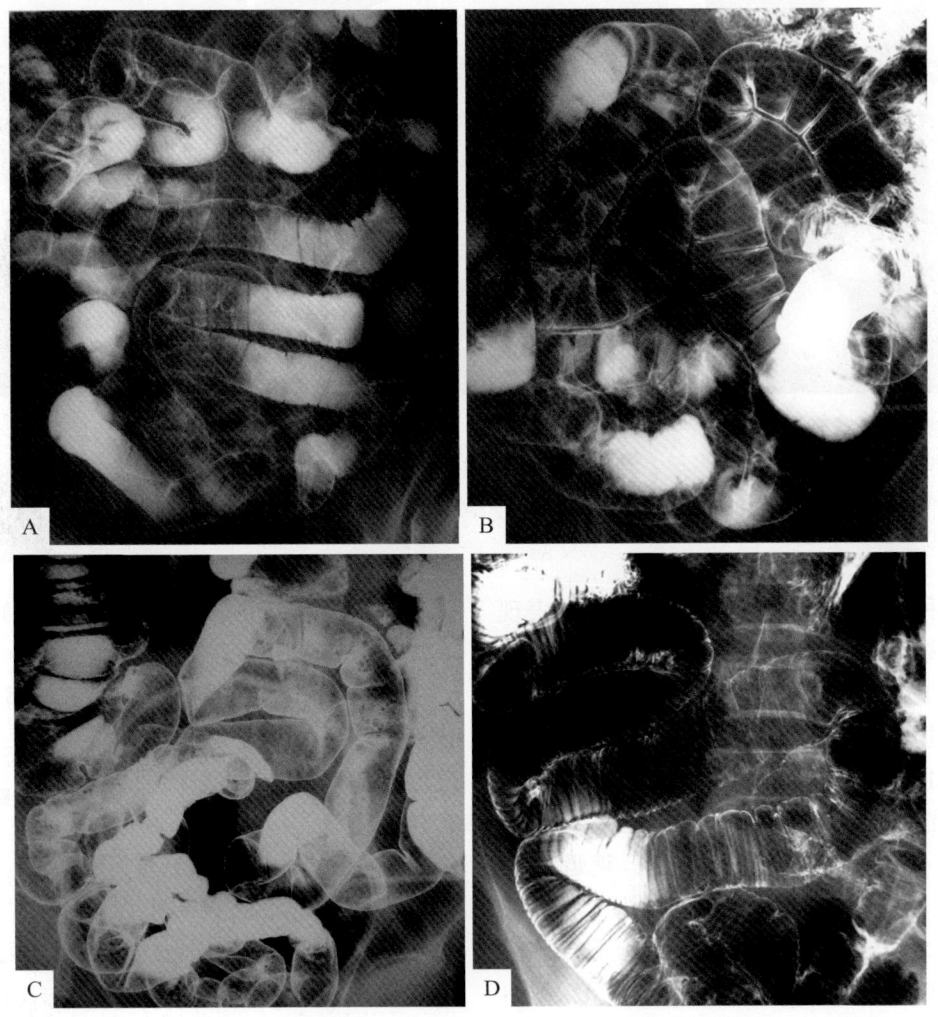

图 1-3-16　正常回肠双对比造影

A.肠管完全处于扩张状态，黏膜纹较浅，排列规则；B.肠管完全处于扩张状态，黏膜纹较深，扩张均匀；C.肠管完全处于扩张状态，内壁涂布良好，阑尾扩张均匀，边缘光滑；D.肠管完全处于扩张状态，黏膜纹如同浅的弹簧纹。

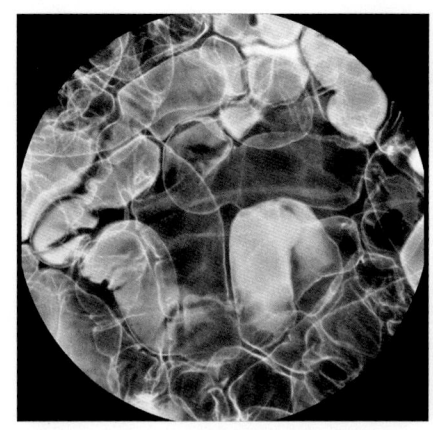

图 1-3-17　正常回肠双对比造影

回肠正常双对比造影图像显示回肠"绒毛"的微细结构。

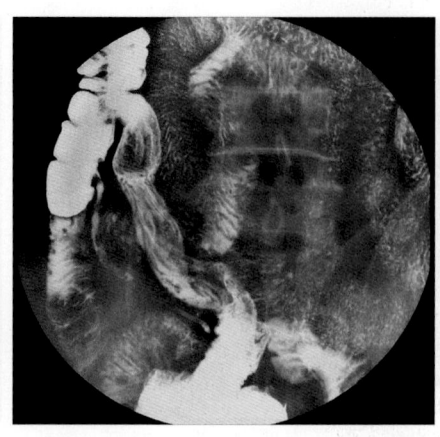

图 1-3-18　正常回肠双对比造影

回肠正常双对比造影图像显示回肠末端多条纵行黏膜，冗长的阑尾显现。

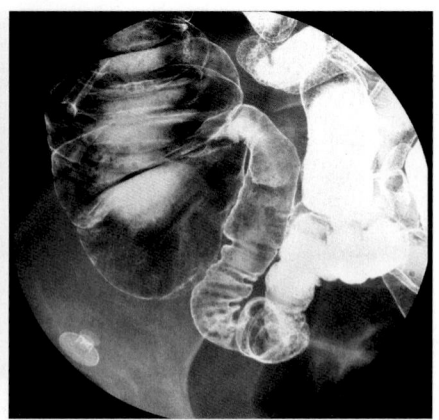

图 1-3-19　正常回盲瓣双对比造影

回盲瓣正常双对比造影图像显示回盲瓣呈典型的"鸟嘴"样表现。

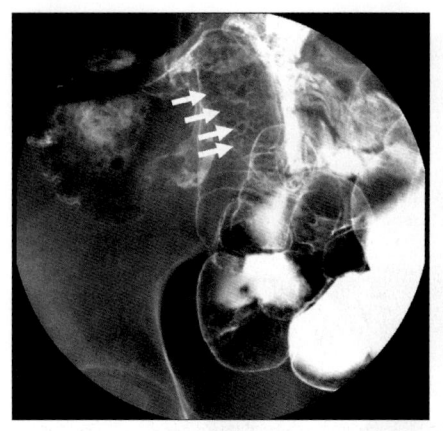

图 1-3-20　正常回肠末段双对比造影

回肠末段正常双对比造影图像显示近回盲瓣处，回肠末段淋巴组织增生表现为"网格状"黏膜（箭）。

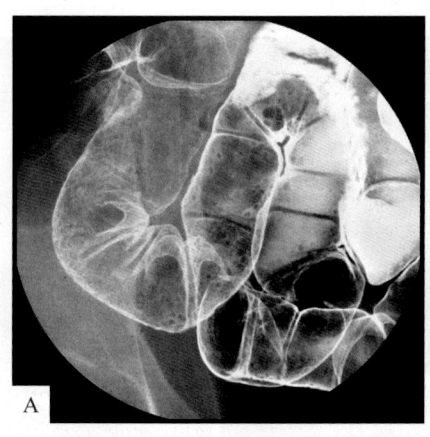

图 1-3-21　正常回肠下段双对比造影

A. 回肠下段散在淋巴小结，呈"芝麻"粒大小的隆起结节影；B. 俯卧位。

空、回肠两种肠管的蠕动也不一致，空肠常表现为蠕动冲，一个蠕动冲能将肠内食团送入远段小肠，回肠表现为蠕动及钟摆样运动，肠管内的食团被收缩与扩张交替进行的回肠来来回回摆动，充分增加回肠黏膜与食团的接触。

回肠末段在年轻人（22岁以下）常见多发的小结节隆起影，1～3mm，相互融合样表现，越近回盲瓣处越明显，表现为"网格"状黏膜，为回肠末段淋巴小结增生（图1-3-20），也常有在回肠下段分散存在、呈"芝麻"粒大小的隆起结节影（图1-3-21），常发生在幼年阑尾被切除、阑尾功能低下，免疫功能低下的年轻人，一般在22～24岁后基本退化消失。

阑尾在肠道清洁好及低张状态下，一般都能清晰显示完整的阑尾影像（图1-3-22）。

（三）空、回肠分区的描述

空、回肠应按小肠的黏膜及腹部位置来区分和描述。空肠大部分位于左中、上腹，回肠大部分位于盆腔及右下腹，空回交接段位于中腹部；按黏膜及腹部位置进行描述和区分，有利于定位病变发生的部位，单一笼统地按腹部部位区分分组，常使临床对病变发生在那一段肠管产生误判，因常有空肠位于右中腹偏下部位，如简单地按腹部体表定位常被误认为是回盲部位的病变。我们认为小肠应按十二指肠、十二指肠空肠曲、空肠上段、空肠中段、空肠下段、空回肠交界段、回肠上段、回肠中段、回肠下段、末端回肠来具体描述小肠病变部位为妥，且有利于指导临床工作。

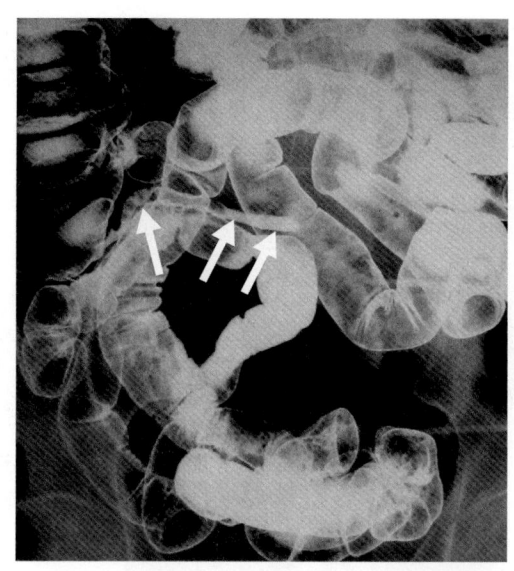

图 1-3-22 正常阑尾双对比造影（箭）

二 小肠 CT 造影表现

（一）横断面图像

小肠肠腔内充满等渗甘露醇呈低密度，在肠腔低密度的背景衬托下，肠壁因注入对比剂强化而显示清晰（图 1-3-23），笔者测量动脉期十二指肠、空肠、回肠肠壁的平均 CT 值分别约为（112±5）HU、（107±5）HU 和（88±6）HU，门脉期分别约为（122±4）HU、（111±4）HU 和（95±4）HU。动脉期或门脉期各个小肠肠壁间 CT 值比较差异无统计学意义，小肠肠壁呈持续强化，动脉期和门脉期 CT 值比较差异有统计学意义。一般空肠直径约为 3.0 cm，回肠 2.5 cm，末段回肠小于 2.0 cm，应用低张剂时扩张较明显，空肠可达 3.5 cm。肠道扩张良好时，厚度应<3 mm，>4 mm 则为异常增厚。当小肠充盈欠佳，特别是空肠充盈欠佳时，黏膜皱襞可以清晰显示。肠系膜结构主要表现为脂肪密度以及其间走行的肠系膜血管，平均 CT 值约为（-120±9）HU。

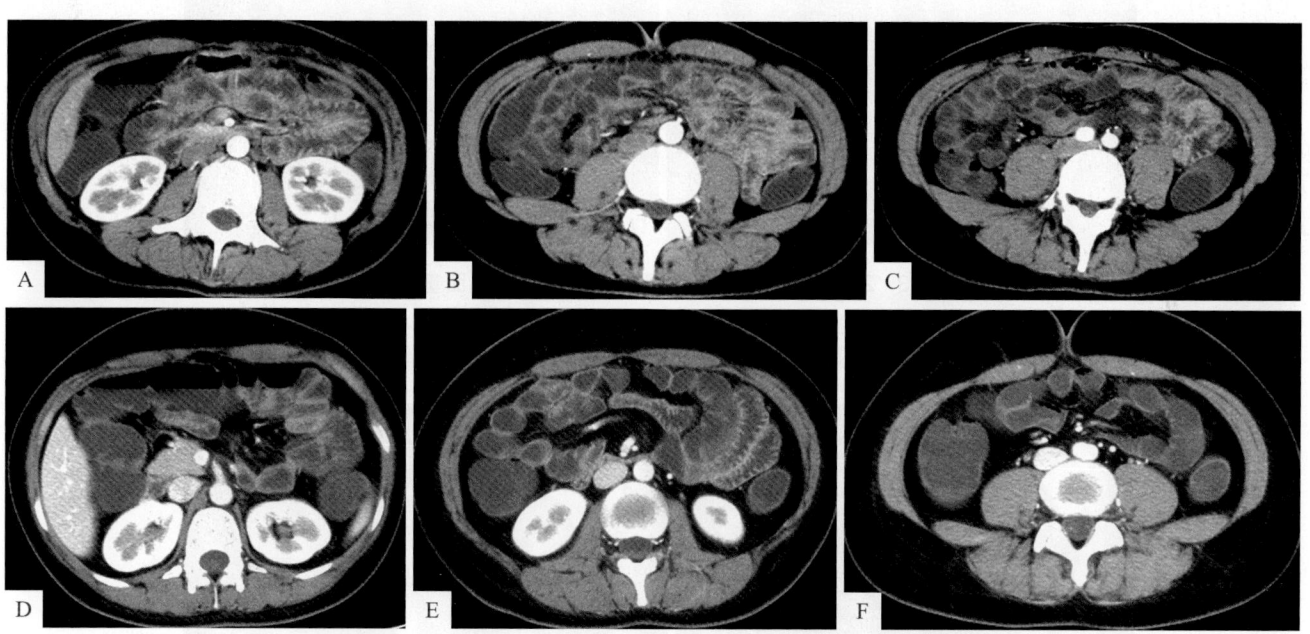

图 1-3-23 正常小肠 CT 动脉期和门脉期横断面图像

A~C. 分别为正常十二指肠、空肠和回肠 CT 动脉期图像；D~F. 分别为正常十二指肠、空肠和回肠 CT 门脉期图像。十二指肠和空肠黏膜皱襞多且密集，回肠黏膜皱襞少。

（二）冠状面、矢状面重建图像

1. 多平面冠状面重建　可以清晰地显示小肠及结肠的整体轮廓及走行，使肠腔、肠壁、肠系膜、腹腔内血管、后腹膜及腹腔内实质脏器多方位显示出来。空肠位于左上腹部，黏膜皱襞较多，呈羽毛状；回肠位于中腹部及右下腹，黏膜皱襞稀少（图 1-3-24）。冠状面图像还能最直观地显示沿肠系膜树枝状血管分布的淋巴结，多呈椭圆形，通常在右结肠动脉旁淋巴结显示较多（图 1-3-25）。

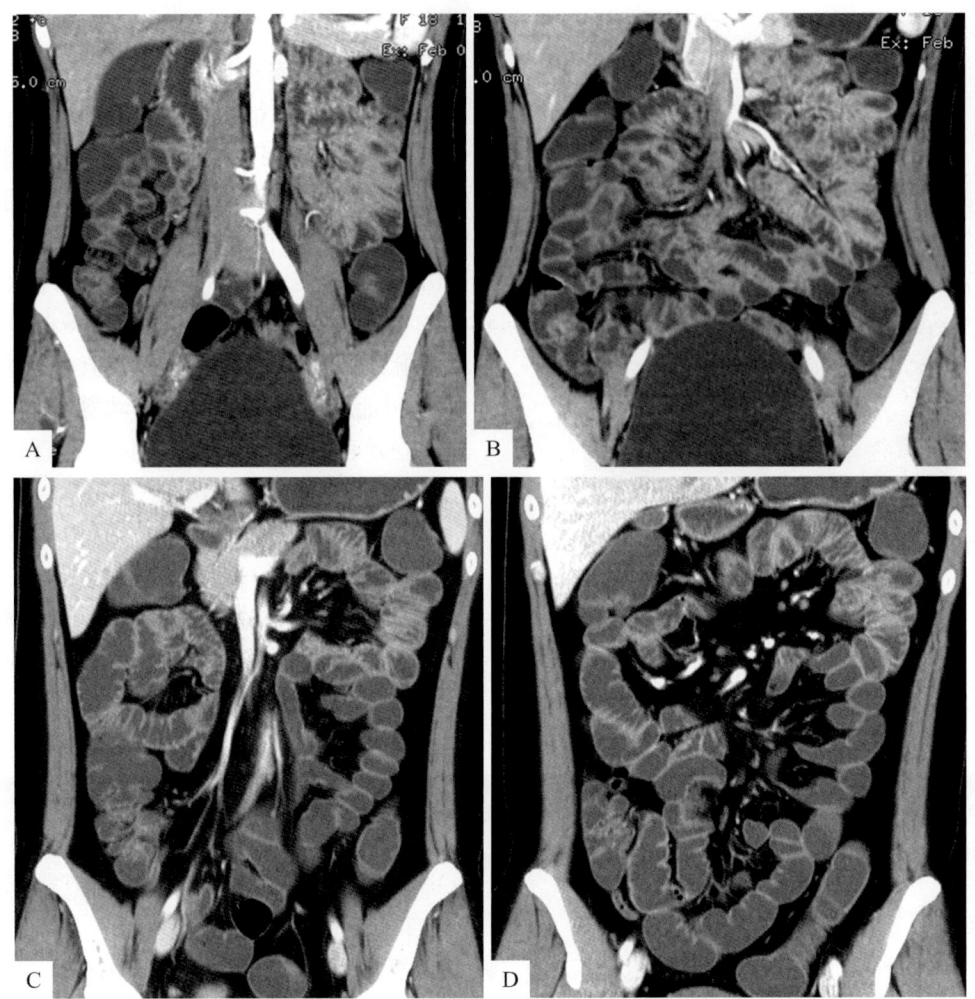

图 1-3-24　正常小肠 CT 动脉期和门脉期冠状面重建图像

A、B. 正常小肠动脉期冠状面重建图像；C、D. 正常小肠门脉期冠状面重建图像。冠状面重建图像显示空肠位于左上腹和中腹部，黏膜皱襞多且密集，呈"羽毛状"；回肠位于右下腹，黏膜皱襞稀少。

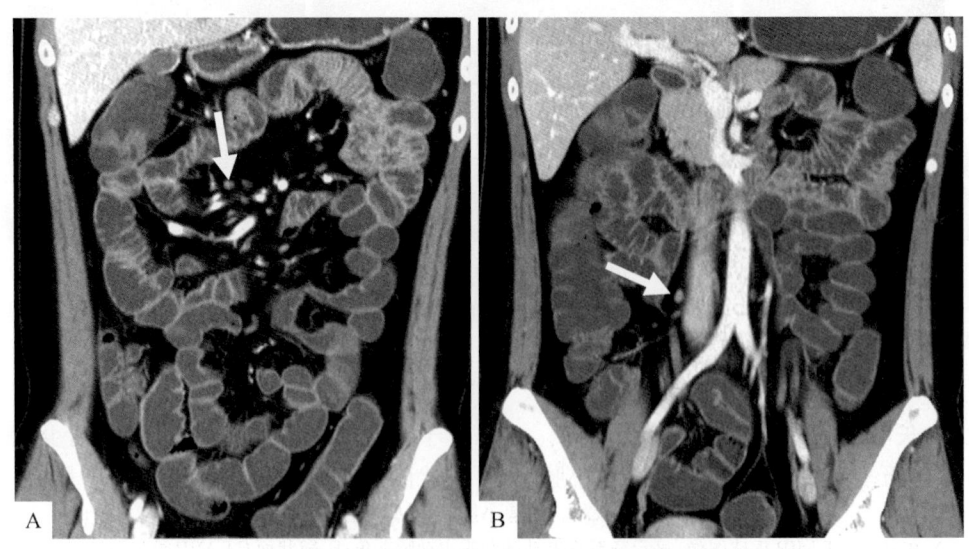

图 1-3-25　正常小肠 CT 冠状面重建图像

A. 肠系膜根部椭圆形淋巴结（箭）；B. 回结肠动脉旁淋巴结较其他部位显示多（箭）。

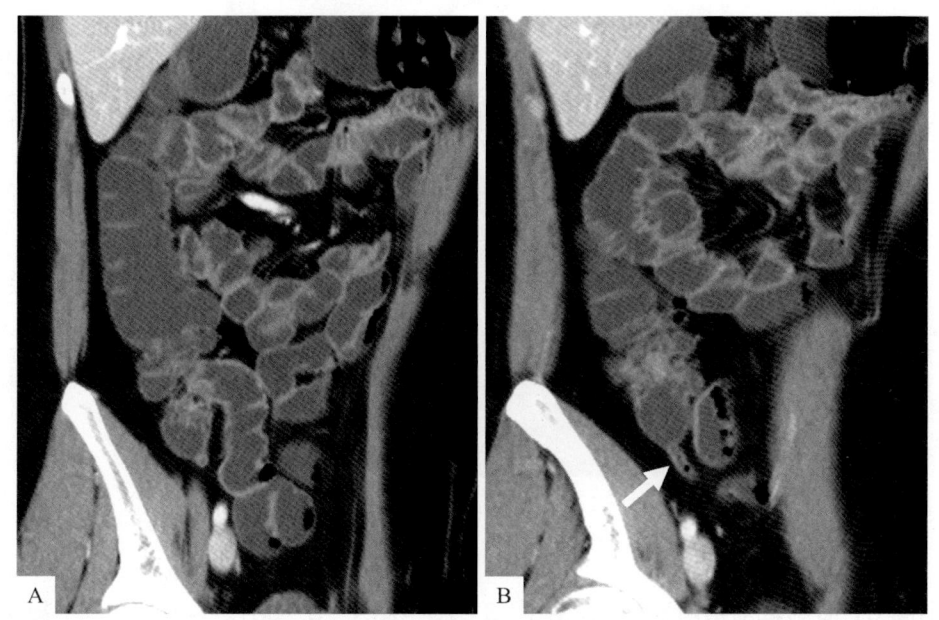

图 1-3-26　正常小肠 CT 斜矢状面图像
A. 回盲部结构；B. 阑尾结构（箭）。

2. 斜矢状面图像　通常用于显示回盲部结构，可以清晰显示回盲瓣开口和形态及阑尾走行（图 1-3-26）。

(三) 肠系膜血管重建图像

最大密度投影（maximum intensity projection，MIP）可以清晰显示胃肠道的主要供血动脉：由腹主动脉发出的腹腔干、肠系膜上动脉、肠系膜下动脉三大脏支的分支供应（图 1-3-27），尤其能显示小肠富血供肿瘤与供血血管的关系，有助于病灶的定位及定性诊断（图 1-3-28）。

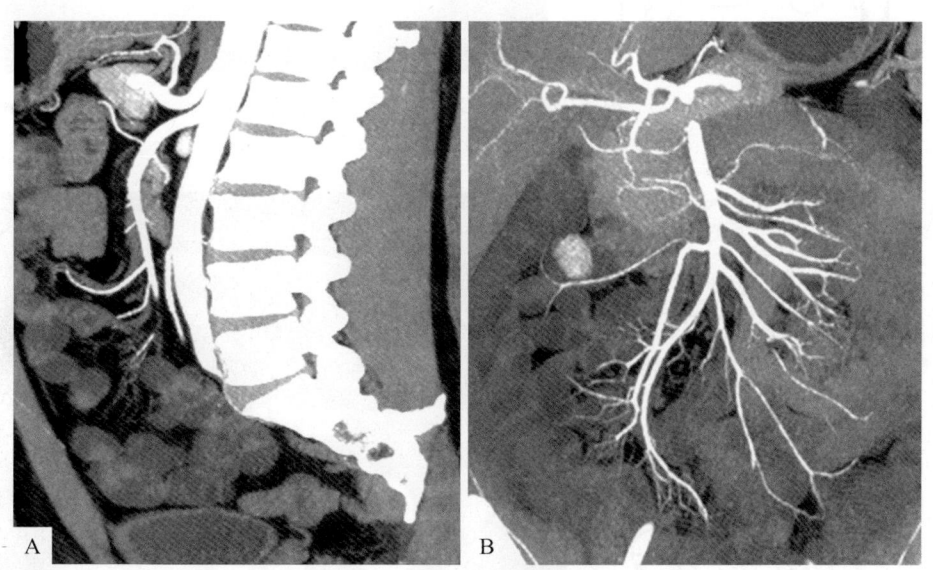

图 1-3-27　正常小肠 CT MIP 重建图像
A. 矢状面 CT MIP 重建图像，显示肠系膜上动脉和腹主动脉夹角；B. 冠状面 CT MIP 重建图像，显示肠系膜上动脉及其主要分支。

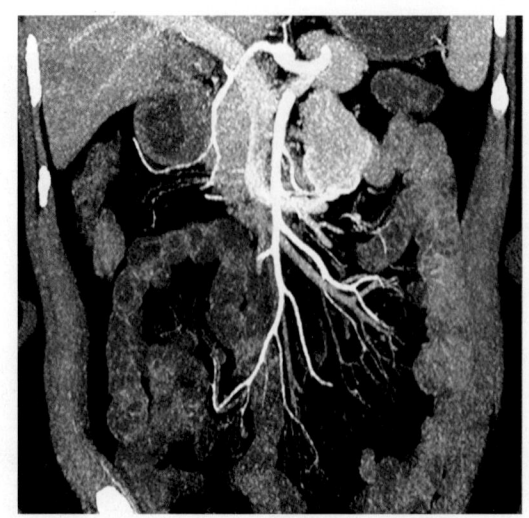

图1-3-28 间质瘤CT MIP重建图像

CT MIP重建图像显示左上腹空肠间质瘤,供血动脉为空肠动脉。

(四)正常小肠CT造影解剖横断面图像(图1-3-29～图1-3-38)。

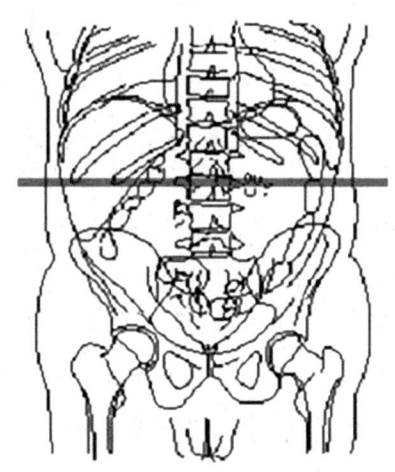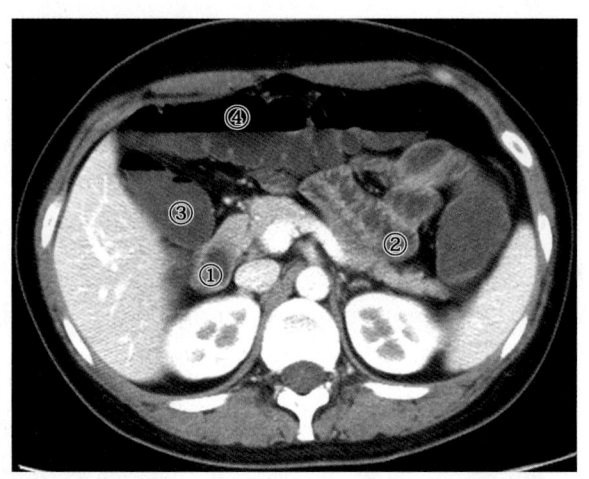

图1-3-29 正常小肠CT造影解剖横断面图像

①十二指肠降段;②空肠;③升结肠;④横结肠。

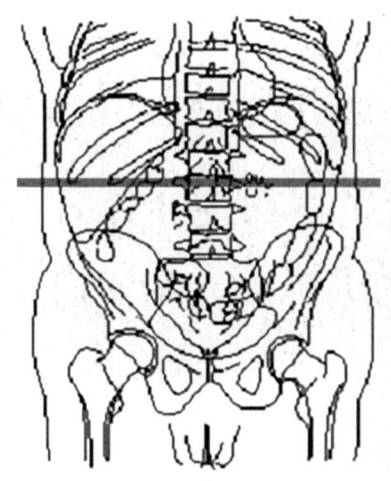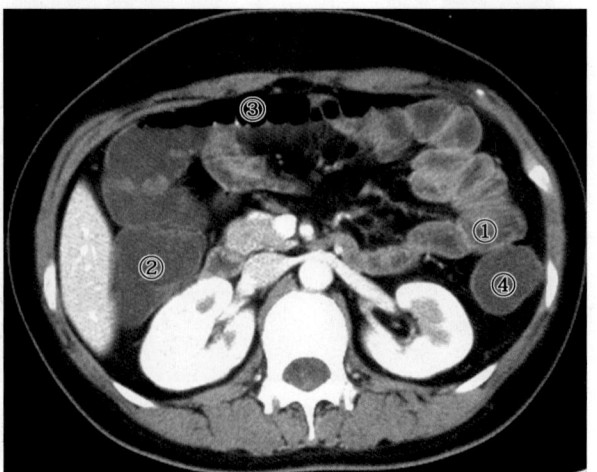

图1-3-30 正常小肠CT造影解剖横断面图像

①空肠;②升结肠;③横结肠;④降结肠。

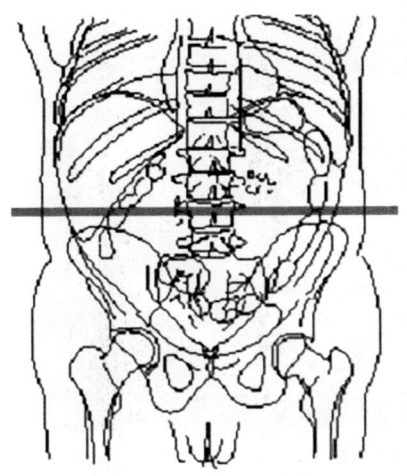 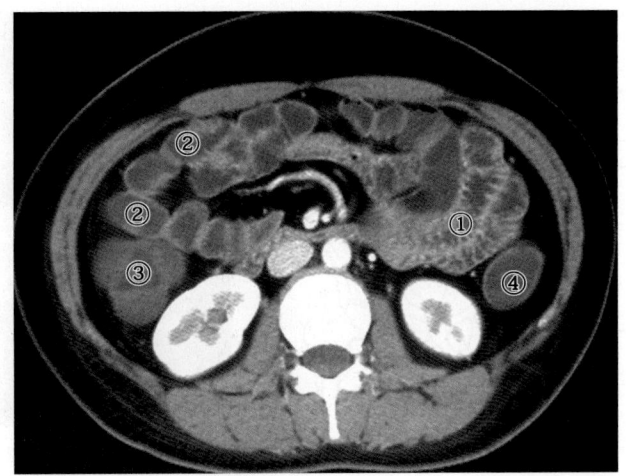

图 1-3-31　正常小肠 CT 造影解剖横断面图像

①空肠；②回肠；③升结肠；④降结肠。

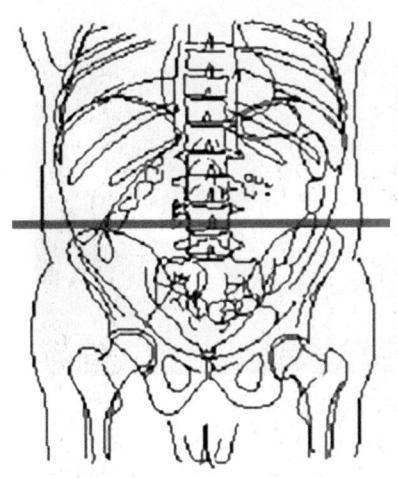 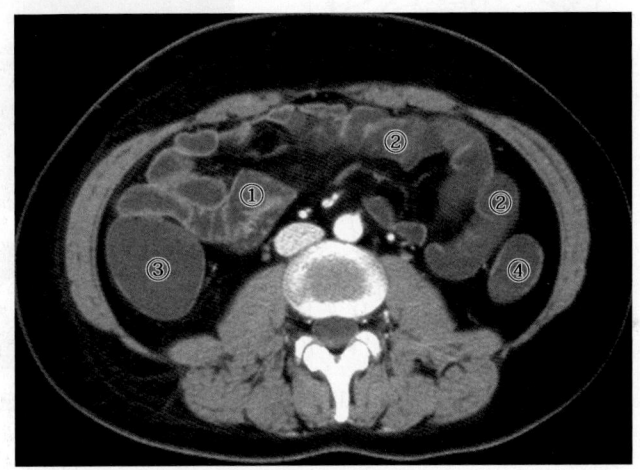

图 1-3-32　正常小肠 CT 造影解剖横断面图像

①空肠；②回肠；③升结肠；④降结肠。

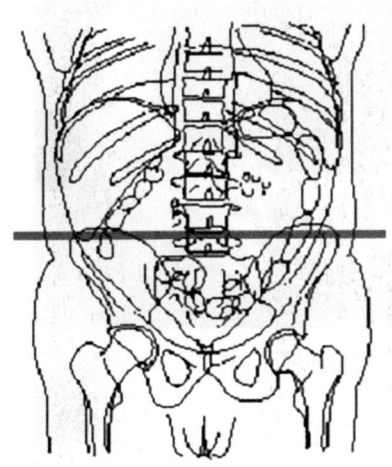 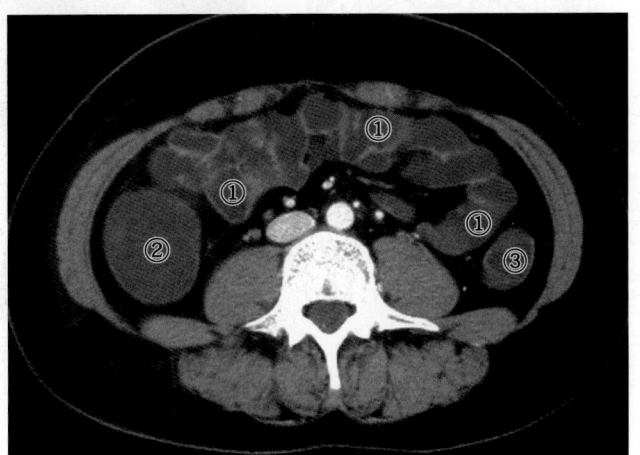

图 1-3-33　正常小肠 CT 造影解剖横断面图像

①回肠；②升结肠；③降结肠。

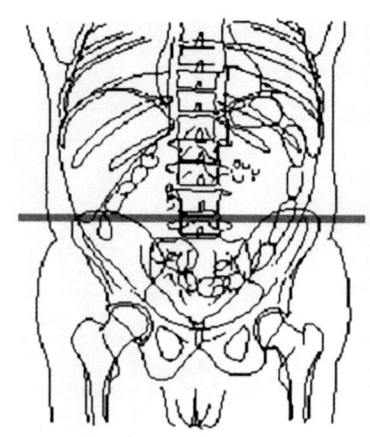
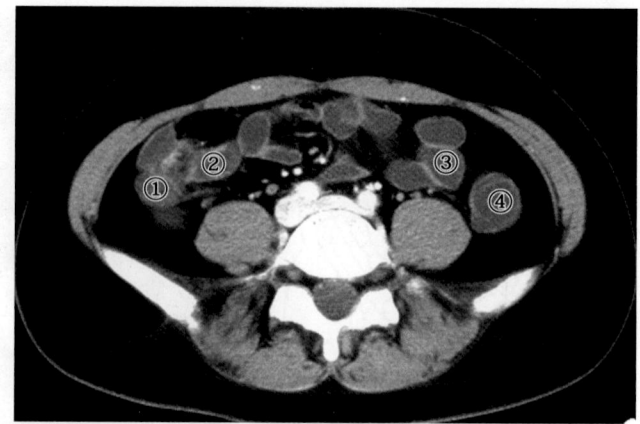

图 1-3-34　正常小肠 CT 造影解剖横断面图像
①盲肠；②末端回肠；③回肠；④降结肠。

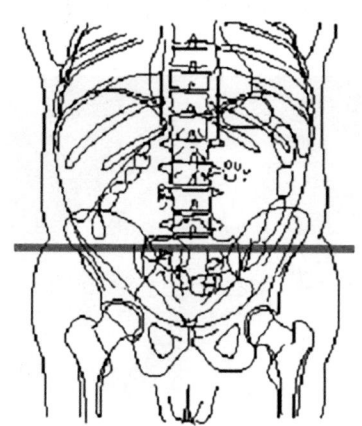
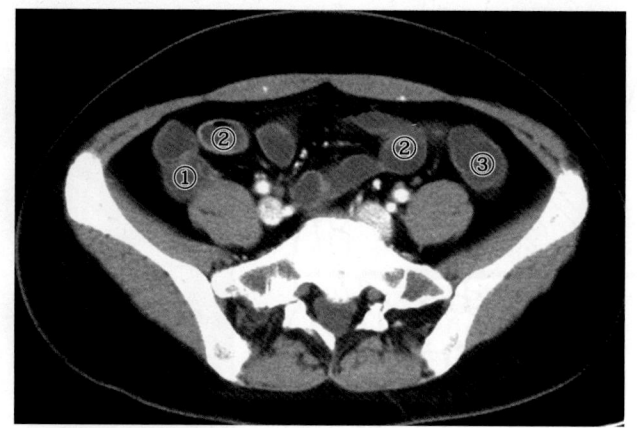

图 1-3-35　正常小肠 CT 造影解剖横断面图像
①盲肠；②回肠；③降结肠。

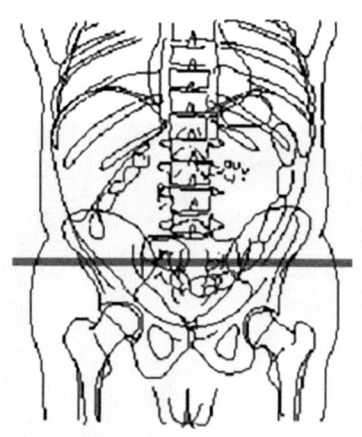
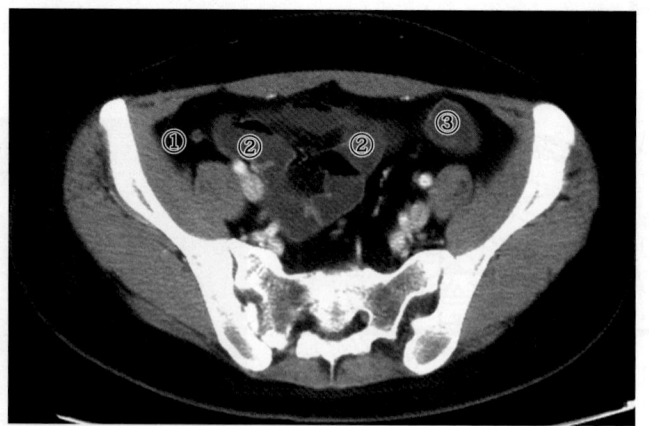

图 1-3-36　正常小肠 CT 造影解剖横断面图像
①阑尾；②回肠；③降结肠。

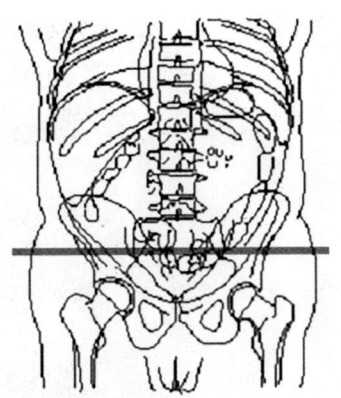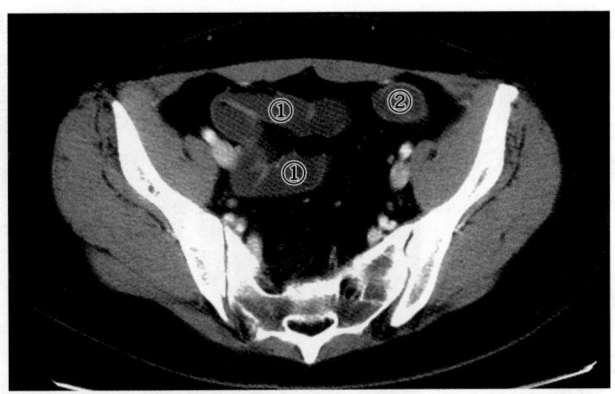

图1-3-37 正常小肠CT造影解剖横断面图像

①回肠;②降结肠。

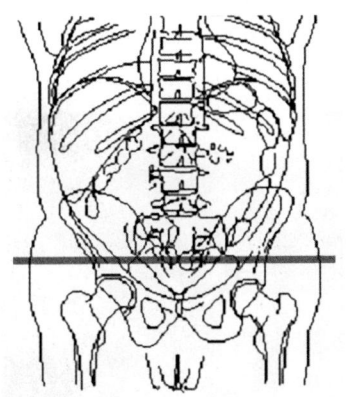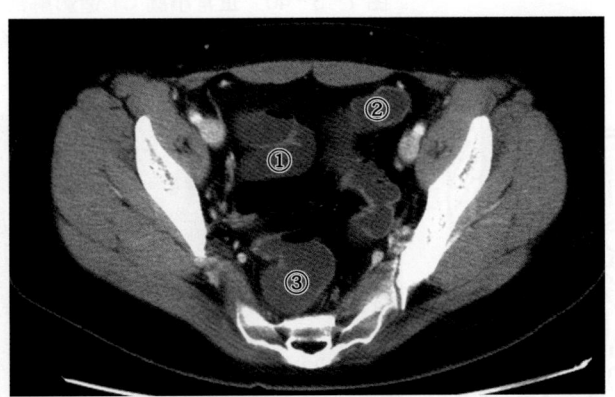

图1-3-38 正常小肠CT造影解剖横断面图像

①回肠;②乙状结肠;③直肠。

(五)正常CT小肠造影解剖冠状面图像(图1-3-39~图1-3-42)。

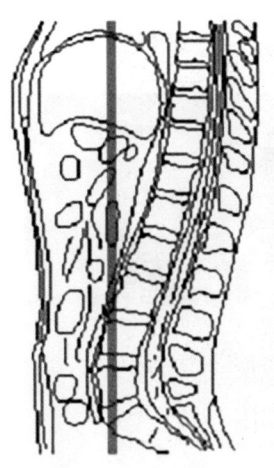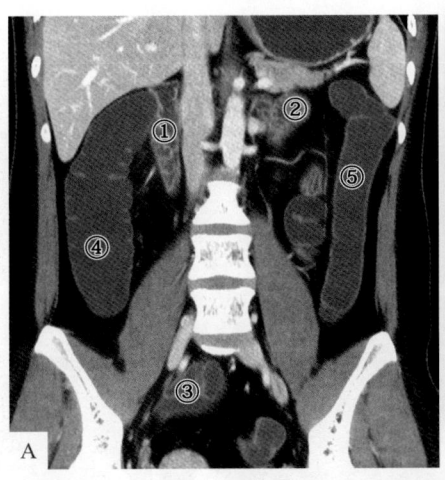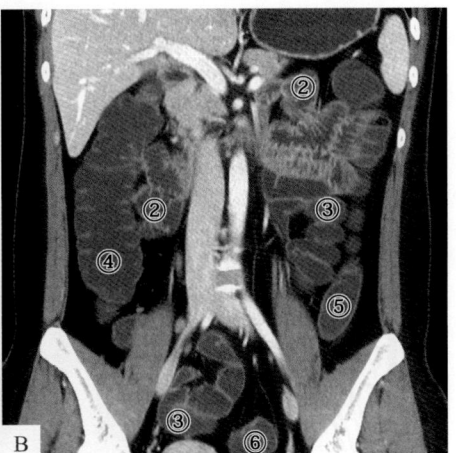

图1-3-39 正常小肠CT造影解剖冠状面图像

①十二指肠降段;②空肠;③回肠;④升结肠;⑤降结肠;⑥乙状结肠。

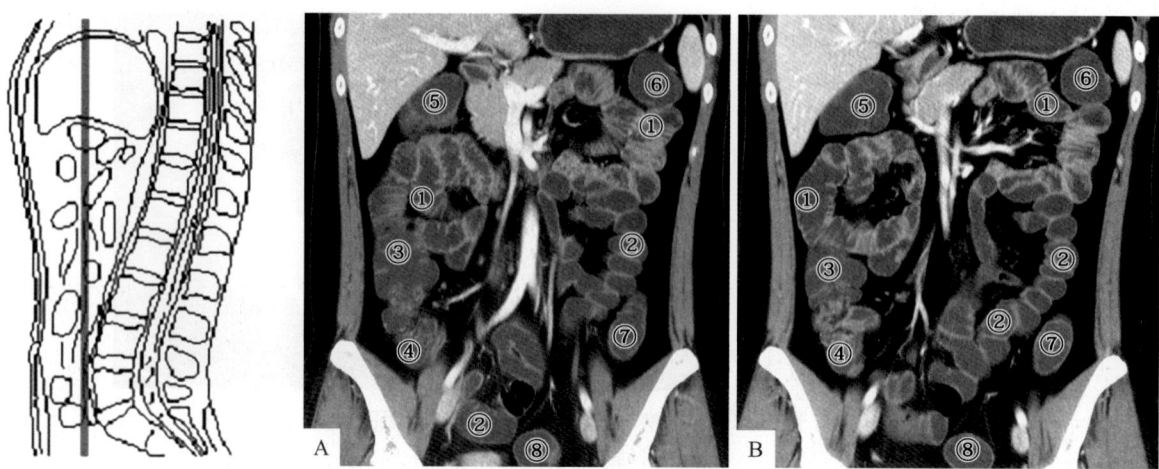

图 1-3-40 正常小肠 CT 造影解剖冠状面图像
①空肠;②回肠;③升结肠;④盲肠;⑤横结肠肝曲;⑥横结肠脾曲;⑦降结肠;⑧乙状结肠。

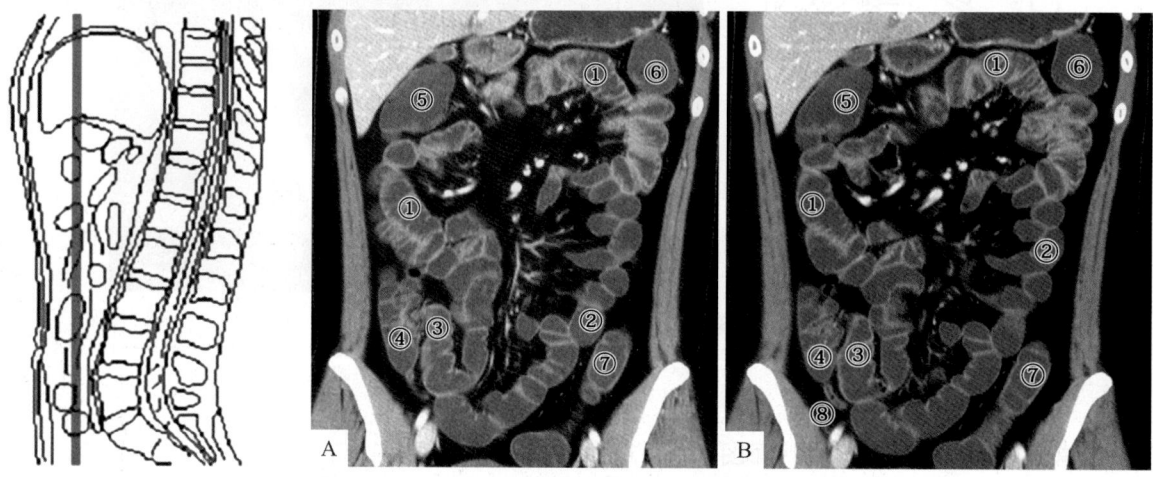

图 1-3-41 正常小肠 CT 造影解剖冠状面图像
①空肠;②回肠;③回肠末端;④盲肠;⑤横结肠肝曲;⑥横结肠脾曲;⑦降结肠;⑧阑尾。

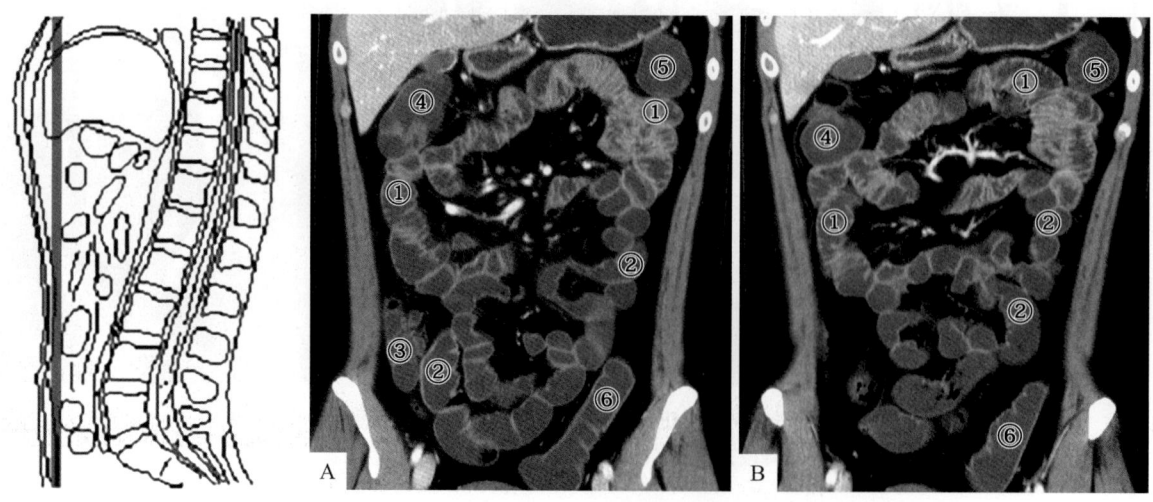

图 1-3-42 正常小肠 CT 造影解剖冠状面图像
①空肠;②回肠;③盲肠;④横结肠肝曲;⑤横结肠脾曲;⑥乙状结肠。

三、小肠 MR 造影表现

2.5%的等渗甘露醇溶液为双相对比剂，T2SSFSE 序列上肠壁呈低信号，FIESTA 序列上肠壁呈等低信号，肠腔呈显著高信号，空肠羽毛状黏膜皱襞显示更清晰，回肠黏膜皱襞稀少，肠壁外脂肪呈高信号，通常加脂肪抑制序列，整个图像类似小肠钡剂造影。静脉注射钆剂增强并加脂肪抑制MRI扫描，肠腔内呈低信号，肠壁因强化而呈高信号，在肠腔低信号背景的衬托下，显示更加清楚。

（一）正常 MR 小肠造影解剖横断面图像（图1-3-43～图1-3-51）。

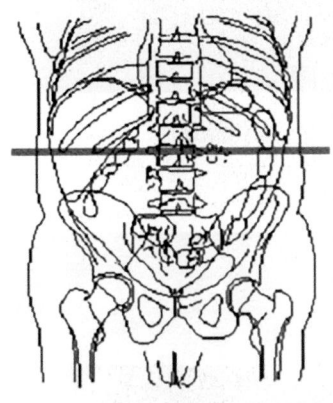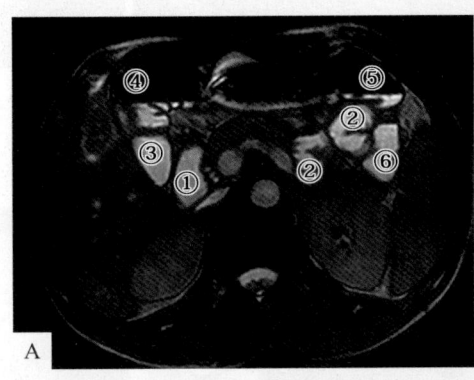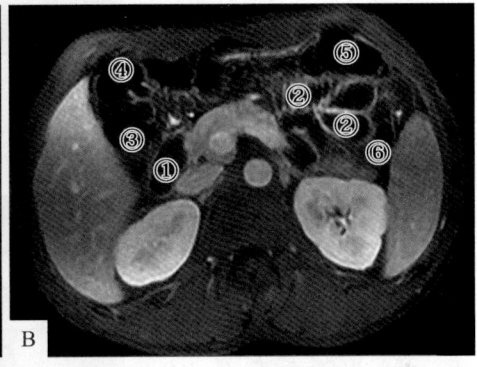

图1-3-43　正常小肠MR造影解剖横断面图像
①十二指肠降段；②空肠；③升结肠；④横结肠肝曲；⑤横结肠脾曲；⑥降结肠。

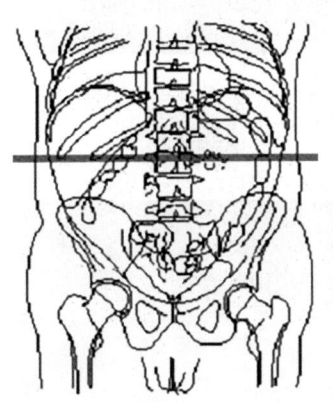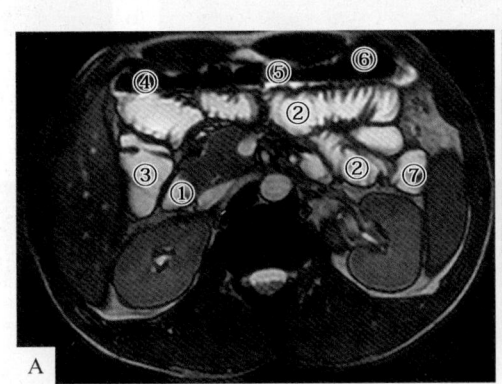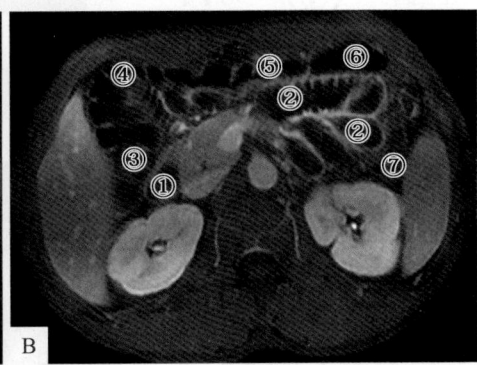

图1-3-44　正常小肠MR造影解剖横断面图像
①十二指肠降段；②空肠；③升结肠；④横结肠肝曲；⑤横结肠；⑥横结肠脾曲。

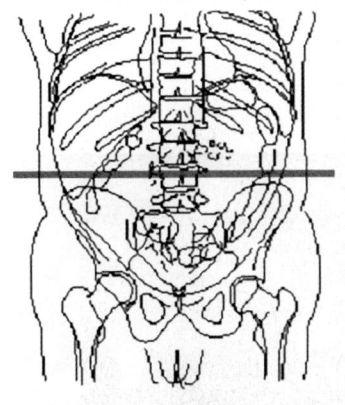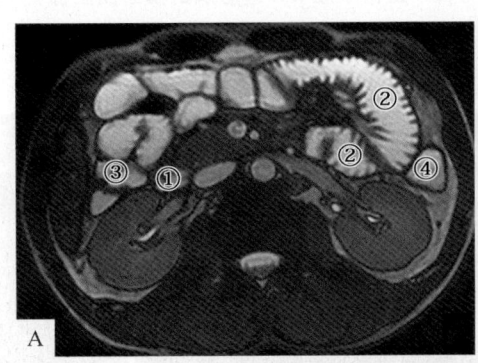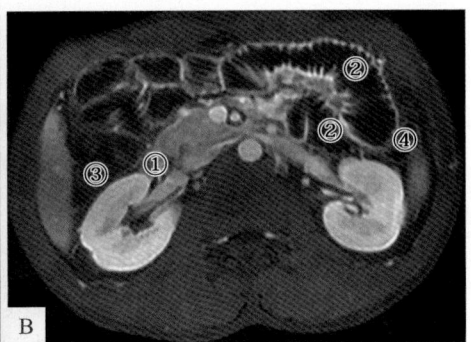

图1-3-45　正常小肠MR造影解剖横断面图像
①十二指肠水平段；②空肠；③升结肠；④降结肠。

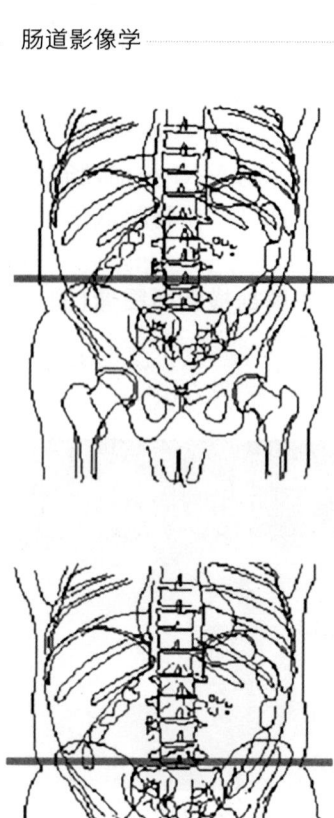
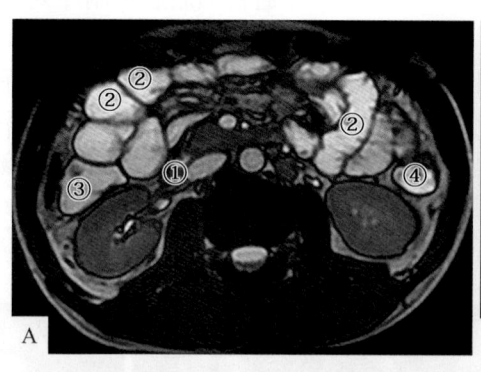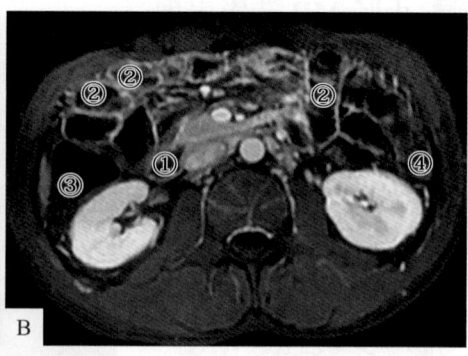

图 1-3-46 正常小肠 MR 造影解剖横断面图像
①十二指肠水平段；②空肠；③升结肠；④降结肠。

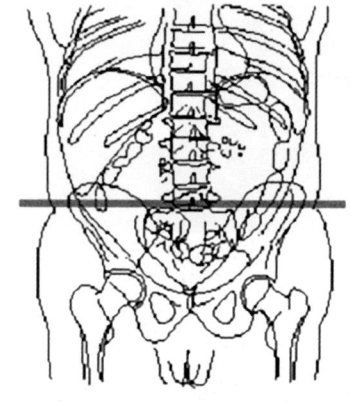
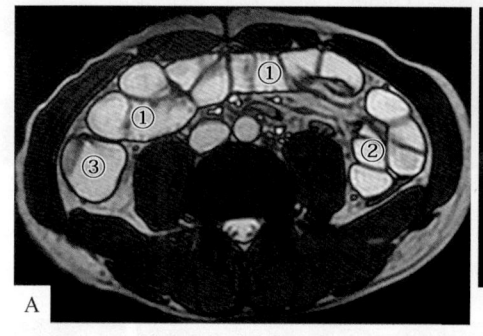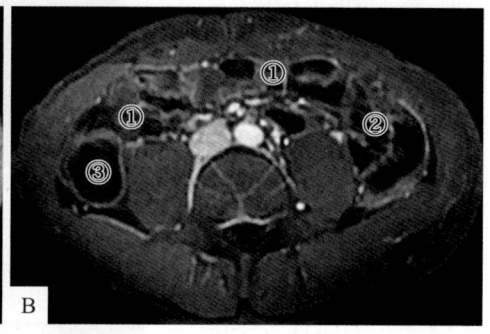

图 1-3-47 正常小肠 MR 造影解剖横断面图像
①空肠；②回肠；③升结肠。

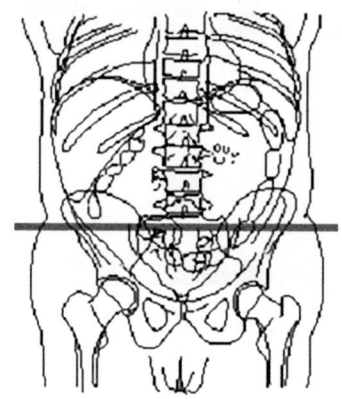
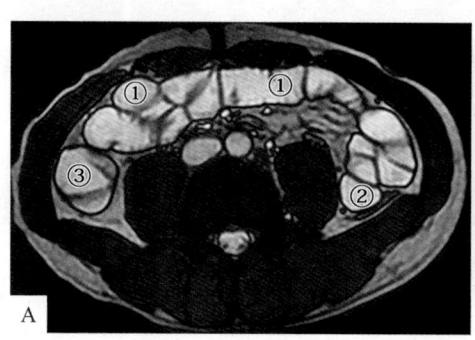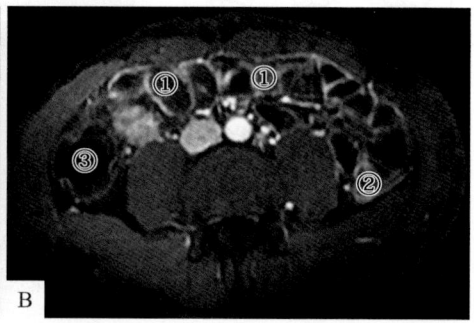

图 1-3-48 正常小肠 MR 造影解剖横断面图像
①空肠；②回肠；③升结肠。

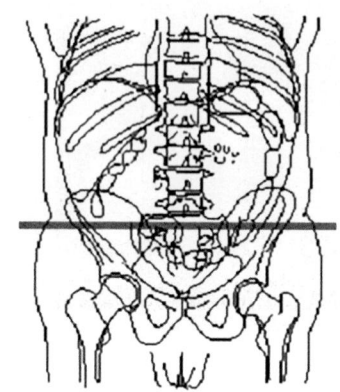
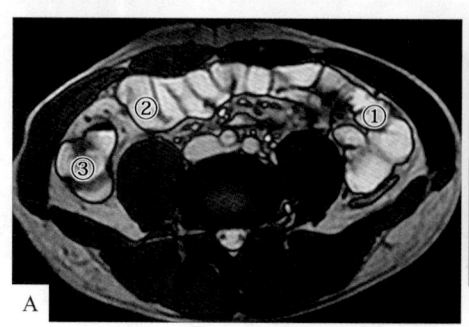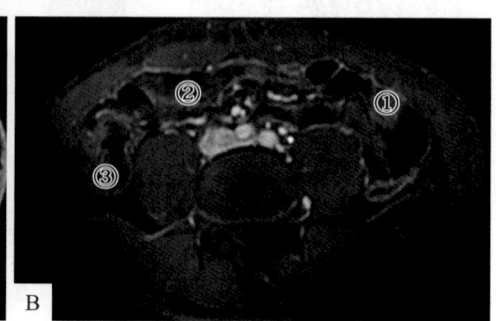

图 1-3-49 正常小肠 MR 造影解剖横断面图像
①空肠；②回肠；③盲肠。

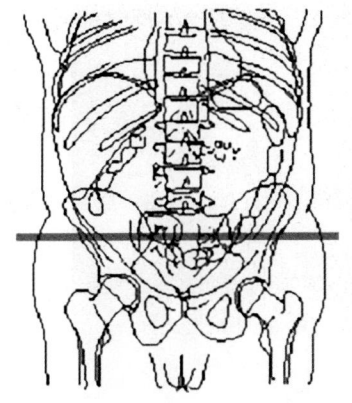 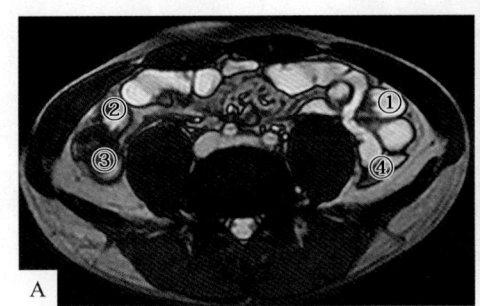 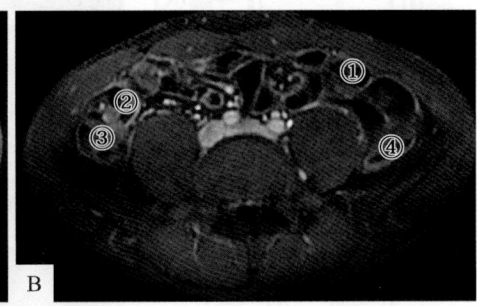

图 1-3-50　正常小肠 MR 造影解剖横断面图像
①空肠；②回肠末端；③盲肠；④降结肠。

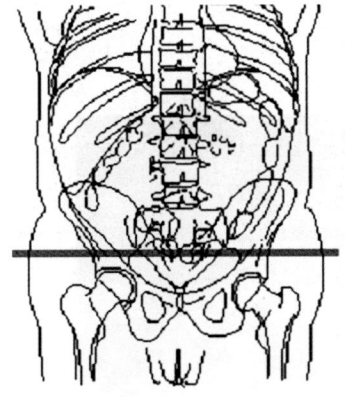 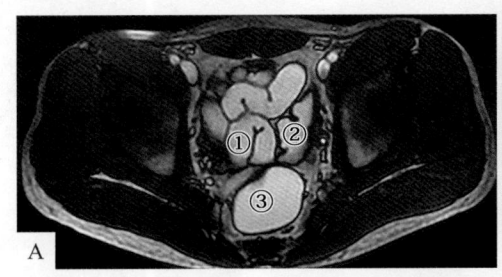 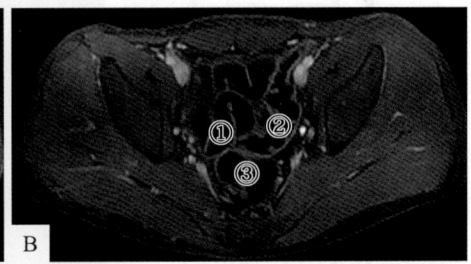

图 1-3-51　正常小肠 MR 造影解剖横断面图像
①回肠；②乙状结肠；③直肠。

（二）正常 MR 小肠造影解剖冠状面图像（图 1-3-52～图 1-3-55）。

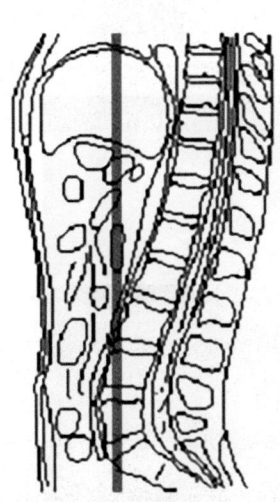 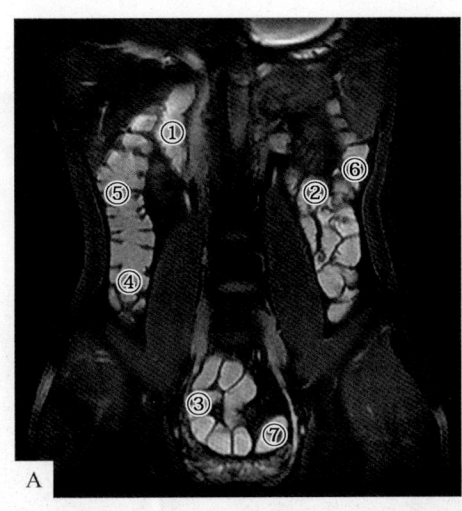 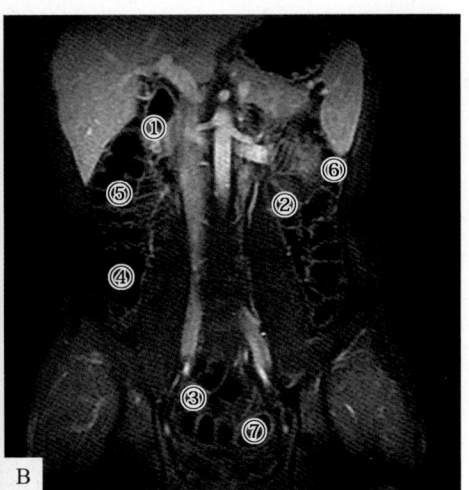

图 1-3-52　正常小肠 MR 造影解剖冠状面图像
①十二指肠降段；②空肠；③回肠；④盲肠；⑤升结肠；⑥降结肠；⑦乙状结肠。

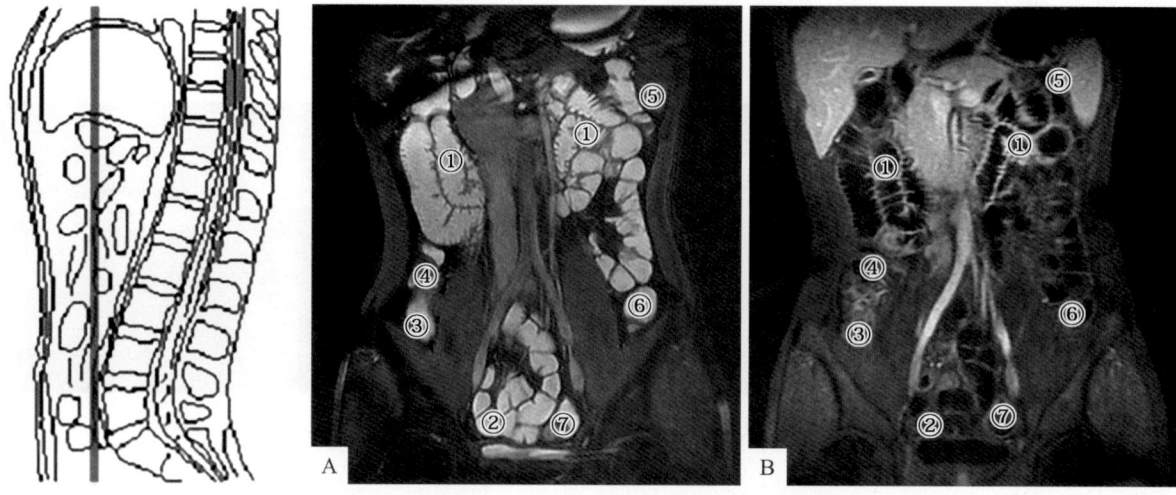

图 1-3-53 正常小肠 MR 造影解剖冠状面图像
①空肠;②回肠;③末端回肠;④盲肠;⑤横结肠脾曲;⑥降结肠;⑦乙状结肠。

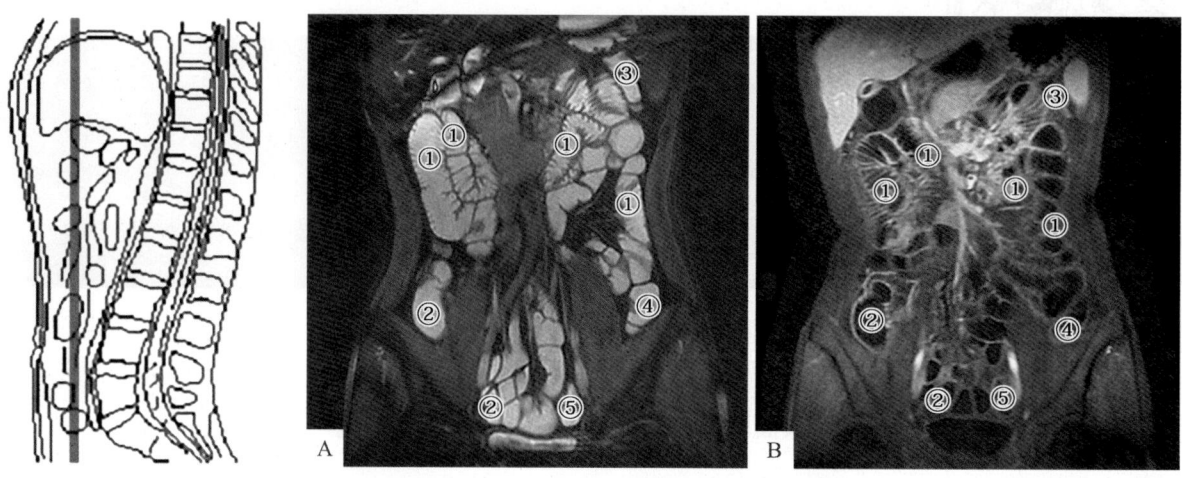

图 1-3-54 正常小肠 MR 造影解剖冠状面图像
①空肠;②回肠;③横结肠脾曲;④降结肠;⑤乙状结肠。

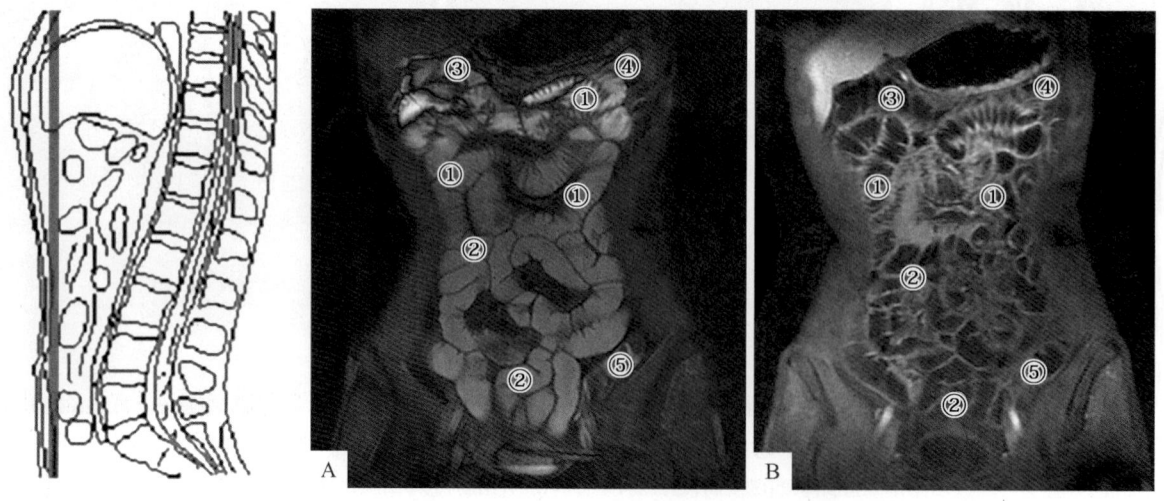

图 1-3-55 正常小肠 MR 造影解剖冠状面图像
①空肠;②回肠;③横结肠;④横结肠脾曲;⑤降结肠。

四 小肠血管造影

小肠的供血动脉自肠系膜上动脉发出后,行走于肠系膜之间,分布于空肠和回肠,行程中与邻近动脉彼此吻合,形成不同级别的血管弓,最末级血管弓发出细小的直动脉,于肠系膜缘进入肠壁,进入肠壁后直动脉分成许多小分支,相互吻合成纵横交错的血管网,经过空回肠毛细血管后回流至肠系膜上静脉。十二指肠的供血来自腹腔干的胃十二指肠动脉分支。

(一) 动脉系统

胃肠道的血供主要由腹主动脉发出的腹腔干、肠系膜上动脉和肠系膜下动脉三大脏支的分支供应。

1. **腹腔干** 在膈的主动脉裂孔稍下方,约平T12高度,起自腹主动脉前壁,腹腔干很短,长约1~2cm,分为3条分支:胃左动脉、肝总动脉和脾动脉(图1-3-56)。

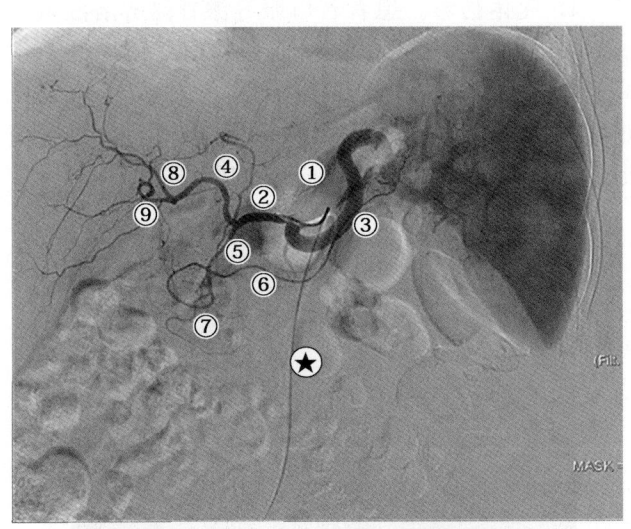

图1-3-56 正常腹腔干造影图像
①胃左动脉;②肝总动脉;③脾动脉;④肝固有动脉;⑤胃十二指肠动脉;⑥胃网膜囊右动脉;⑦胰十二指肠上动脉;⑧肝左动脉;⑨肝右动脉;*为造影导管。

(1) 胃左动脉:较细,向左上方至贲门附近,在小网膜两层之间沿胃小弯转向右行,与胃右动脉吻合。沿途分出食管支和胃支,分布于食管腹段、贲门和胃小弯侧胃壁。

(2) 肝总动脉:自腹腔干发出后,在网膜囊后沿胰头上方右行,至十二指肠上部的上缘进入肝十二指肠韧带内,分为肝固有动脉和胃十二指肠动脉。肝固有动脉行于肝十二指肠韧带内,在门静脉的前方,胆总管的左侧上行至肝门附近,分为左、右支入肝左、右叶。多数肝固有动脉又分出胃右动脉,在小网膜囊内行至幽门上缘,沿胃小弯自右向左,与胃左动脉吻合,分支至十二指肠上部和胃小弯侧胃壁。

(3) 胃十二指肠动脉:在十二指肠上部后方下行,至幽门下缘处分为胃网膜右动脉和胰十二指肠上动脉。胃网膜右动脉行于大网膜前两层之间,沿胃大弯自右向左与胃网膜左动脉吻合,分支至胃和大网膜。胰十二指肠上动脉又分为前、后两支,在胰头与十二指肠降部之间的前、后下行,与胰十二指肠下动脉吻合,分布于胰头和十二指肠。

(4) 脾动脉:沿胰腺的上缘迂曲向左,经脾肾韧带至脾门,分数支入脾。入脾门前发出4~7条胃短动脉和1条胃网膜左动脉。胃网膜左动脉在大网膜前两层之间,沿大弯自左向右,与胃网膜右动脉吻合,分支至胃和大网膜。

2. **肠系膜上动脉** 在腹腔干下约1cm,约平L1平面,起自腹主动脉前壁。在胰颈的后方下行,跨过十二指肠水平部的前面进入小肠系膜根部,斜行至右髂窝,沿途分出多支空肠动脉和回肠动脉供应空、回肠,肠系膜上动脉主干向右下腹行走,分出回结肠动脉分布于回盲部及右结肠动脉和中结肠动脉分布于右半结肠和横结肠(图1-3-57)。

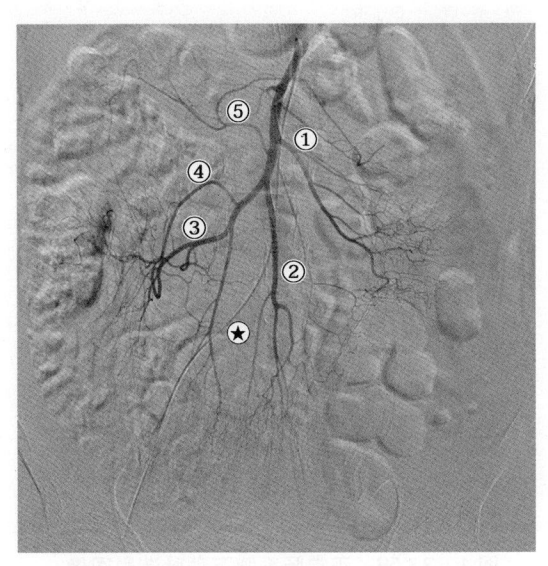

图1-3-57 正常肠系膜上动脉造影图像
①空肠动脉;②回肠动脉;③回结肠动脉;④右结肠动脉;⑤中结肠动脉。

(1) 胰十二指肠下动脉:为肠系膜上动脉的第一分支,从肠系膜上动脉发出后即向左上腹行走,分前、后弓分布于胰头和十二指肠,并与胰十二指肠上动脉吻合。胰十二指肠下动脉也可能与第一支空肠动脉共干。

（2）空肠动脉和回肠动脉：由肠系膜上动脉的左侧壁发出，共13～18支，行走于小肠系膜内，分布于空肠和回肠。动脉之间吻合成弓，各级动脉弓的分支再吻合形成3～5级动脉弓。空肠的动脉弓多为1～2级，回肠多为3～5级，末级动脉弓发出许多直行小支进入肠壁。

（3）回结肠动脉：为肠系膜上动脉的终末支，分布于回肠末段、盲肠、阑尾和升结肠起始部。至阑尾的分支称为阑尾动脉，经回肠末端的后面进入阑尾系膜，沿系膜游离缘行至阑尾尖端分支营养阑尾。

（4）右结肠动脉：在回结肠动脉的上方发自肠系膜上动脉的右侧壁，分升、间支分布于升结肠，并与回结肠动脉和中结肠动脉吻合。

（5）中结肠动脉：在胰腺的下缘起自肠系膜上动脉，向前稍偏右侧进入横结肠系膜，分左、右两支与右结肠动脉和左结肠动脉吻合分支营养横结肠。

3. 肠系膜下动脉　平L3处起自腹主动脉的前壁，沿壁层腹膜的深面行向左下至左髂窝后入乙状结肠系膜至直肠上部，分支较多，主要有左结肠动脉、乙状结肠动脉和直肠上动脉三大支（图1-3-58）。

（1）左结肠动脉：沿壁层腹膜后面向左行，跨左侧输尿管前方至降结肠附近，分升、降支与中结肠动脉和乙状结肠动脉吻合，分支分布降结肠。

（2）乙状结肠动脉：常为2～3支，在腹膜壁层后向左下方入乙状结肠系膜内，互相吻合成动脉弓，分支到乙状结肠，并与左结肠动脉吻合。

（3）直肠上动脉：为肠系膜下动脉的终末支，在乙状结肠系膜内下行至第三骶椎处分左、右支，沿直肠两侧分布于直肠上部，并与直肠下动脉吻合。

(二)静脉系统

从胃肠道回流的血液经与同名动脉伴行的肠系膜上静脉、脾静脉、肠系膜下静脉、胃左静脉以及胃右静脉等汇入门静脉，分左、右两支入肝，在肝内反复分支注入肝窦，最后血液经肝静脉注入下腔静脉。另外，须注意门静脉系统与上、下腔静脉三处重要的吻合。通过食管静脉丛与上腔静脉吻合，通过直肠静脉丛与下腔静脉吻合，通过脐周静脉网分别与上、下腔静脉系吻合。肝硬化门静脉高压时，这些吻合的静脉丛迂曲扩张。

五 小肠影像学检查产生的伪影及对策

(一) 小肠CT造影检查的常见伪影及对策

小肠CT造影检查的常见伪影包括气体伪影、呼吸伪影及金属伪影。

1. 气体伪影　患者若口服等渗甘露醇溶液量不够时，肠道内尚残存气体，从而在肠道气体周围产生高密度伪影，平扫及增强扫描均可见，尤其是MIP重建图像，对于消化道出血的患者，易误认为血管畸形而导致假阳性结果（图1-3-59）。

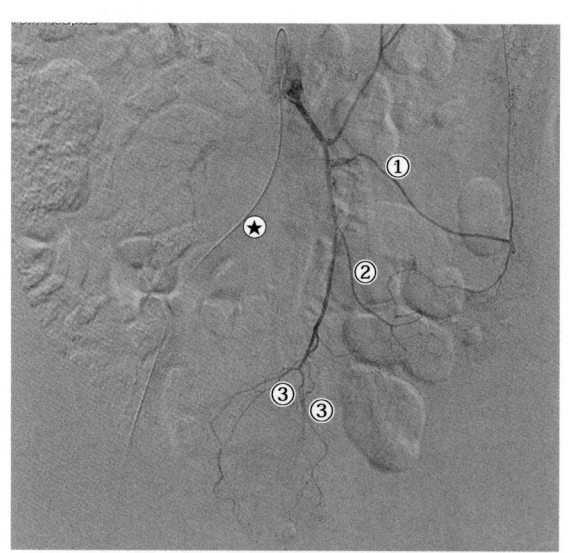

图1-3-58　正常肠系膜下动脉造影图像
①左结肠动脉；②乙状结肠动脉；③直肠上动脉。

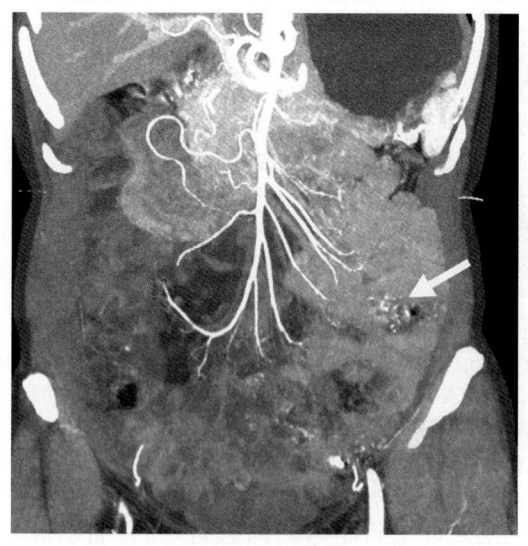

图1-3-59　MIP重建图像气体伪影
肠道内气体经MIP重建呈高密度，易误诊为异常血管畸形（箭）。

2. 呼吸伪影　呼吸伪影是由于患者屏气不佳而导致的图像错层所产生的伪影，影响图像分辨率，表现为肠管边缘模糊不清，肠系膜脂肪密度"似有"增高改变（图1-3-60）。

制呼吸活动。最新宝石能谱CT的MARs技术可以有效地去除金属伪影,有利于图像分辨率的提高及诊断准确率。

(二)小肠MR造影检查的常见伪影及对策

小肠MR造影检查的常见伪影包括FIESTA或是True-FISP序列、T2SSFSE或HASTE序列以及LAVA或VIBE动态增强序列产生的伪影。

1. 磁场不均匀性伪影　在组织气体交界处,磁场均匀性受干扰从而产生频移(图1-3-62)。解决方法是患者检查前天避免服用豆制品等产气食物,当天充分饮水以排空肠腔内气体。

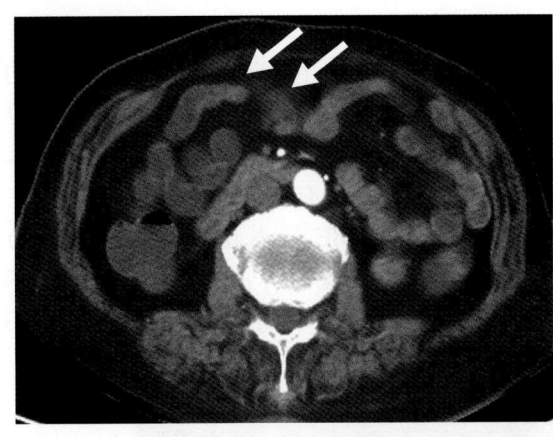

图 1-3-60　呼吸伪影

横断面CT增强图像显示患者因屏气不佳而产生呼吸伪影(箭),易误诊为渗出改变。

3. 金属伪影　行胶囊内镜检查的患者,若因肠段狭窄而未排出,在扫描时会产生伪影,带有各种金属植入物的患者在扫描时也会产生金属伪影(图1-3-61)。

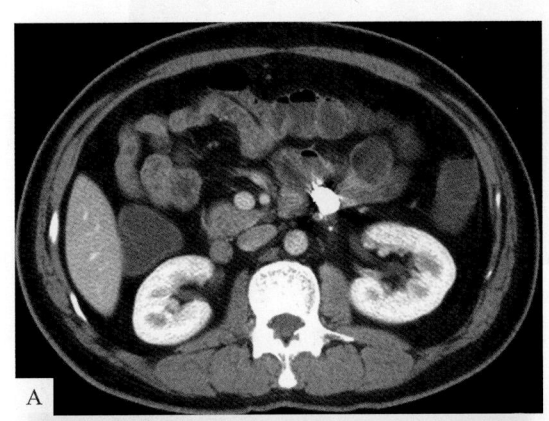

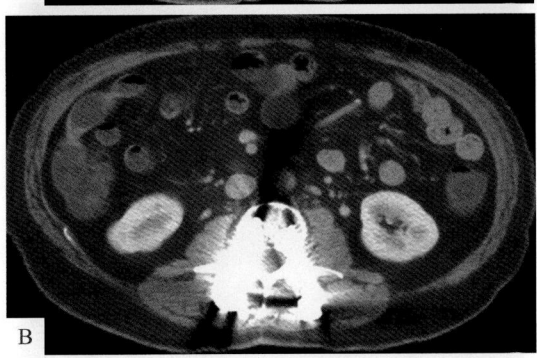

图 1-3-61　金属伪影

A.胶囊内镜滞留产生的金属伪影;B.腰椎金属内固定物产生的金属伪影。

对于以上三种伪影,解决对策为让患者检查前避免食用豆制品等产气量多的食物,在扫描前训练患者的呼吸,并严格按照小肠CT检查饮用足够量的等渗甘露醇溶液。老年人屏气不佳时,可用腹带控

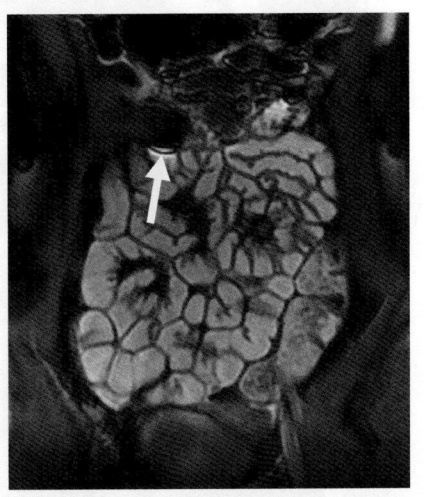

图 1-3-62　FIESTA序列磁场不均匀性伪影

显示在结肠内气体与小肠肠腔交界处由于磁场不均匀性而产生的黑边伪影(箭)。

2. FIESTA或True-FISP序列产生的黑边伪影　通常在轴位图像皮下脂肪的近1/4处出现(图1-3-63),是由于与磁场均匀性和TR时间相关的相位

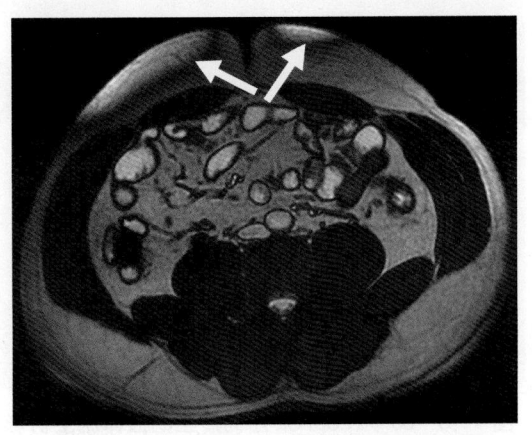

图 1-3-63　FIESTA序列产生的黑边伪影

在皮下脂肪近1/4处产生的黑边伪影(箭)。

累积所产生的相位突然转换所致。解决方法除了降低 TR 时间外,大部分解决此问题的方法为采用比一次屏气时间长的采集时间。

3. FIESTA 或 True-FISP 序列上的黑边效应 通常发生在脂肪和水同时存在的像素内,由于磁场的不均匀性造成的(图 1-3-64)。解决方法是用脂肪抑制序列,黑边效应消失,肠壁增厚可以清晰明确显示。

4. T2SSFSE 或 HASTE 序列产生的液体流空伪影 在肠腔的中央产生由于液体流动而形成的低信号伪影,是由于液体流动而导致像素的失相位所致(图 1-3-65)。解决的方法为使用抗胆碱药,使用较厚的层厚以及降低有效回波时间。

5. LAVA 或 VIBE 动态增强扫描所产生的抑脂不均匀伪影 通常在边界出现,由于磁场的不均匀性所产生的脂肪抑制不均匀伪影(图 1-3-66)。

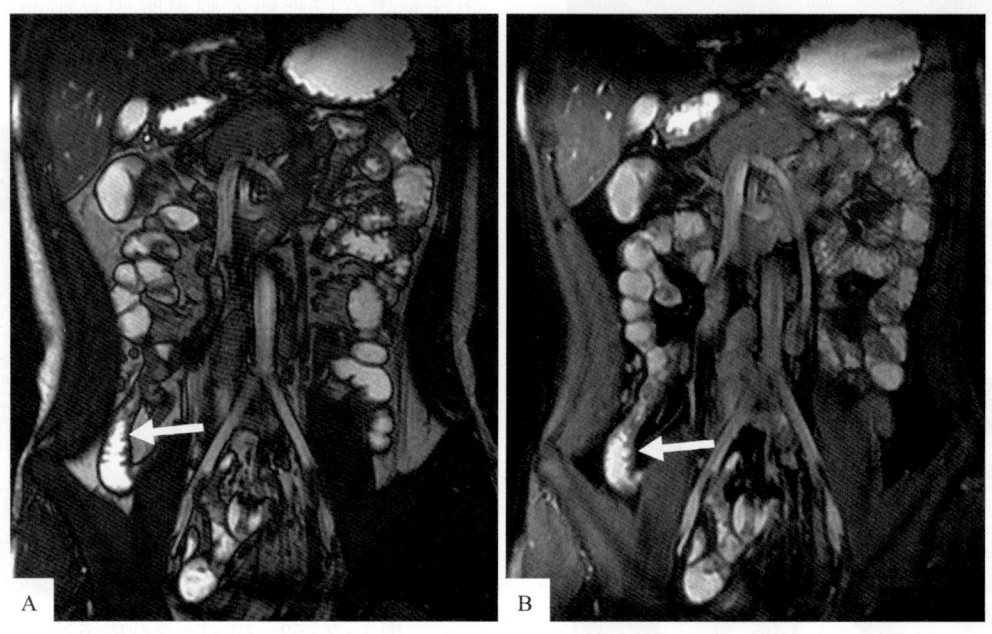

图 1-3-64 FIESTA 序列产生的黑边效应

A.在肠腔内液体与肠系膜脂肪交界处产生的黑边(箭);B.脂肪抑制序列,黑边效应消失(箭)。

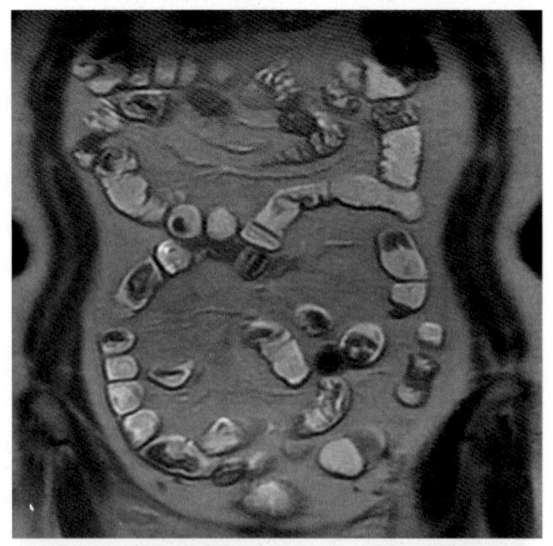

图 1-3-65 T2SSFSE 序列产生的液体流空伪影

在肠腔内多发团片状低信号流空伪影,系肠腔内液体流动所致。

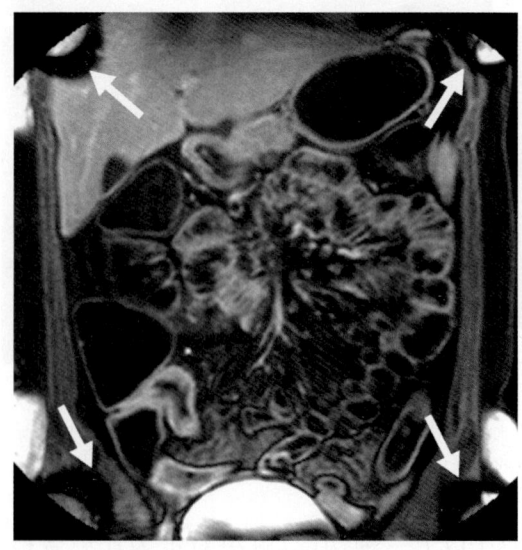

图 1-3-66 LAVA 动态增强序列产生的脂肪抑制不均匀伪影

由于脂肪抑制不均匀性而在扫描范围的周边产生黑边伪影(箭)。

解决方法是让患者俯卧位扫描来减少扫描范围,从而减少抑脂不均匀伪影。

(赵雪松　缪飞　张红娟　符建明　吴志远)

◆ 参考文献 ◆

1. Siddiki HA, Fidler JL, Fletcher JG, et al. Prospective comparison of state-of-the-art MR enterography and CT enterography in small bowel Crohn's disease [J]. Am J Roentgenol, 2009, 193:113-121.
2. Lee SS, Kim AY, Yang SK, et al. Crohn disease of the small bowel: comparison of CT enterography, MR enterography, and small-bowel follow-through as diagnostic techniques [J]. Radiology, 2009, 251:751-761.
3. Masselli G, Gualdi G. MR imaging of the small bowel [J]. Radiology, 2012, 264:333-334.
4. Zamboni GA, Raptopoulos V. CT enterography [J]. Gastrointest Endosc Clin N Am, 2012, 20:347-366.
5. Horsthuis K, Stokkers PC, Stoker J. Detection of inflammatory bowel disease: diagnostic performance of cross-sectional imaging modalities [J]. Abdom Imaging, 2009, 33:407-416.
6. Fidler JL, Guimaraes L, Einstein DM. MR imaging of the small bowel [J]. Radiographics, 2009, 29:1811-1825.
7. Lawrance IC, Welman CJ, Shipman P, et al. Correlation of MRI-determined small bowel Crohn's disease categories with medical response and surgical pathology [J]. World J Gastroenterol, 2009, 15:3367-3375.
8. Van Weyenberg SJ, Meijerink MR, Jacobs MA, et al. MR enteroclysis in the diagnosis of small-bowel neoplasms [J]. Radiology, 2009, 254:765-773.
9. Negaard A, Paulsen V, Sandvik L, et al. A prospective randomized comparison between two MRI studies of the small bowel in Crohn's disease, the oral contrast method and MR enteroclysis [J]. Eur Radiol, 2007, 17:2294-2301.
10. Horsthuis K, Bipat S, Stokkers PC, et al. Magnetic resonance imaging for evaluation of disease activity in Crohn's disease: a systematic review [J]. Eur Radiol, 2009, 19:1450-1460.
11. Huprich JE, Fletcher JG, Fidler JL, et al. Prospective blinded comparison of wireless capsule endoscopy and multiphase CT enterography in obscure gastrointestinal bleeding [J]. Radiology, 2011, 260:744-751.
12. Masselli G, Picarelli A, Di Tola M, et al. Celiac disease: evaluation with dynamic contrast-enhanced MR imaging [J]. Radiology, 2010, 256:783-790.
13. 陈星荣、陈九如主编. 消化系统影像学[M]. 上海:上海科学技术出版社, 2010:333-335.
14. Torres J, Mehandru S, Colombel JF, et al. Crohn's disease [J]. Lancet, 2017, 389(10080):1741-1755.
15. Cushing K, Higgins PDR. Management of Crohn disease: a review [J]. JAMA, 2021, 325(1):69-80.
16. Singh S, Fumery M, Sandborn WJ, et al. Systematic review and network meta-analysis: first- and second-line biologic therapies for moderate-severe Crohn's disease [J]. Aliment Pharmacol Ther, 2018, 48(4):394-409.
17. Li L, Chen R, Zhang Y, et al. A novel model based on serum biomarkers to predict primary non-response to infliximab in Crohn's disease [J]. Front Immunol, 2021, 12:646673.
18. Gisbert JP, Chaparro M. Predictors of primary response to biologic treatment [Anti-TNF, Vedolizumab, and Ustekinumab] in patients with inflammatory bowel disease: from basic science to clinical practice [J]. J Crohns Colitis, 2020, 14(5):694-709.

第四节　小肠的基本病变及其影像学表现

一、小肠黏膜肿胀

小肠黏膜肿胀是黏膜层和黏膜下层的水肿。X线造影表现为黏膜规则增粗,超过3mm,与肠腔垂直,相邻的黏膜皱襞互相平行(图1-4-1)。CT表现为肠壁均匀增厚、增强扫描呈分层强化,黏膜下层强化程度降低(图1-4-2)。MRI表现为黏膜皱襞增粗,T2WI可见肠壁呈分层改变,黏膜层和浆膜层呈低信号,黏膜下层水肿呈高信号改变(图1-4-3)。内镜下多表现为黏膜皱襞增粗,呈黏膜红斑、糜烂及溃疡等改变(图1-4-4),多见于缺血性肠病、嗜酸性胃肠炎、低蛋白血症、肝硬化、血管神经性水肿、小肠淋巴管扩张症等。

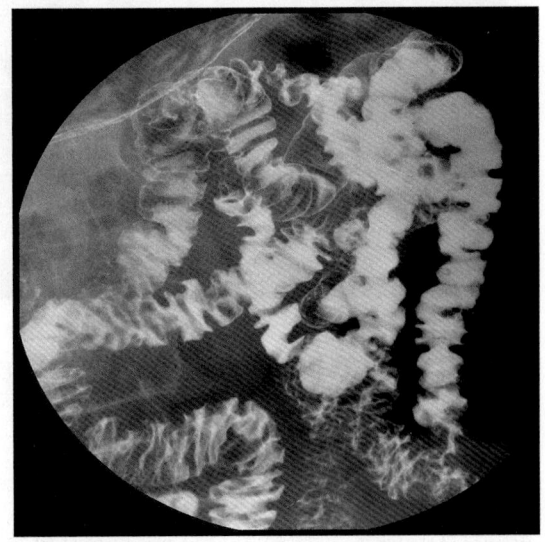

图1-4-1　小肠黏膜肿胀

嗜酸性胃肠炎。小肠X线钡剂造影图像显示黏膜增粗,互相平行。

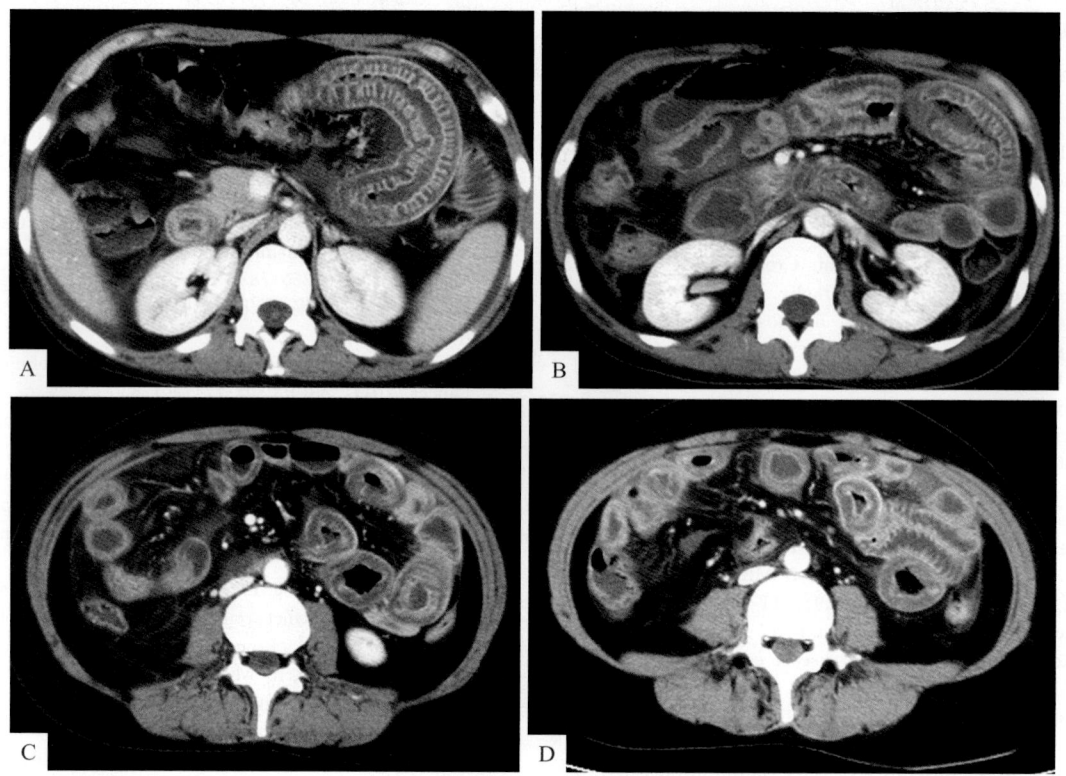

图1-4-2 小肠黏膜肿胀

SLE肠炎门脉期CT增强图像（A～D），显示小肠黏膜明显肿胀，呈三层改变，黏膜层和浆膜层呈稍高密度，黏膜下层水肿呈低密度，显示"靶征"改变，空肠黏膜皱襞增粗、肿胀，肠襻周围可见液性渗出影。

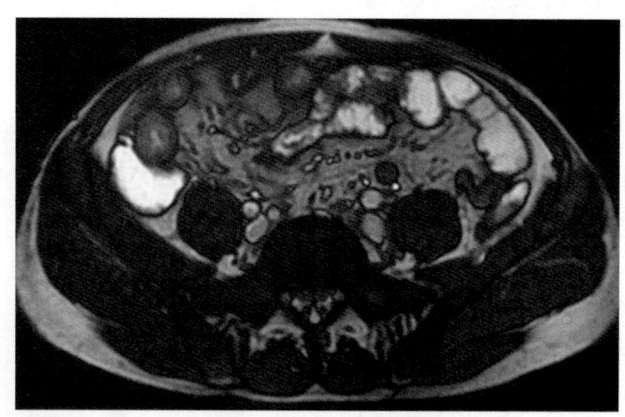

图1-4-3 小肠黏膜肿胀

克罗恩病MRI横断面FIESTA图像，显示末段回肠节段性肠壁增厚，呈分层改变，黏膜层和浆膜层呈低信号，黏膜下层水肿呈高信号。

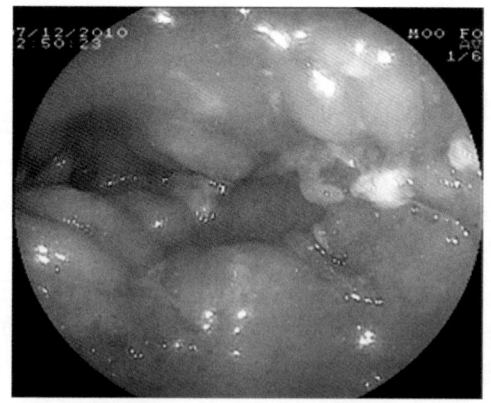

图1-4-4 小肠黏膜肿胀

克罗恩病双气囊小肠镜图像，显示黏膜明显肿胀，表面可见纵行溃疡及糜烂，肠腔狭窄。（见彩色插页）

二、小肠黏膜破坏

小肠黏膜的正常结构破坏，CT和MRI的表现类似，表现为正常黏膜皱襞的影像消失，代之杂乱的不规则影，皱襞中断、凹凸不平、破坏及消失。可以是恶性肿瘤侵蚀，也可以是炎症溃疡（图1-4-5～图1-4-7）。内镜下表现为肠管正常黏膜消失，常见糜烂、不规则溃疡和充血，肠腔可有水肿及部分狭窄（图1-4-8）。

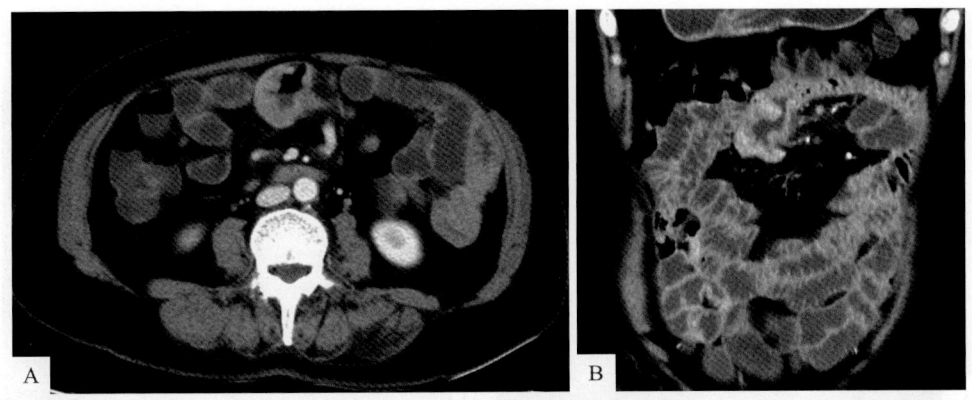

图 1-4-5 小肠黏膜破坏（空肠腺癌）
A. 门脉期 CT 增强图像；B. 冠状面重建图像。空肠黏膜皱襞破坏，呈结节样改变，肠壁明显增厚。

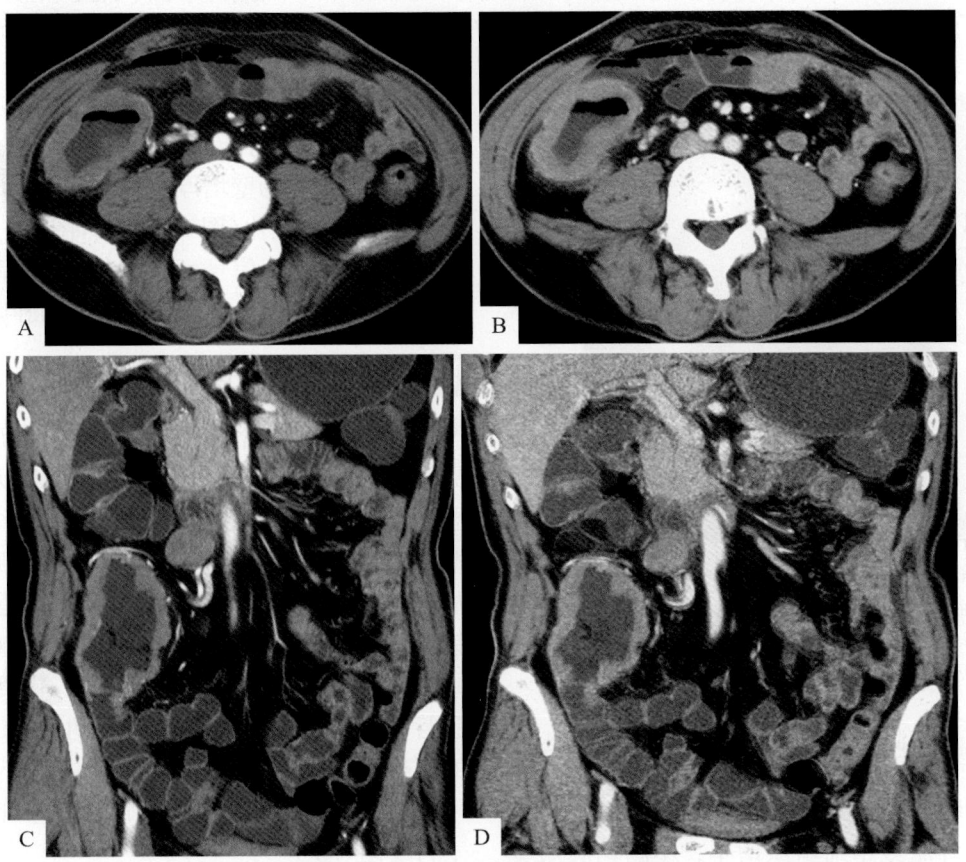

图 1-4-6 小肠黏膜破坏（淋巴瘤）
A、B. 分别为动脉期和门脉期横断面 CT 增强图像；C、D. 分别为动脉期和门脉期冠状面 CT 重建图像。末端回肠肠壁浸润性增厚，黏膜破坏，呈凹凸不平溃疡改变，肠腔呈"动脉瘤"样扩张改变。

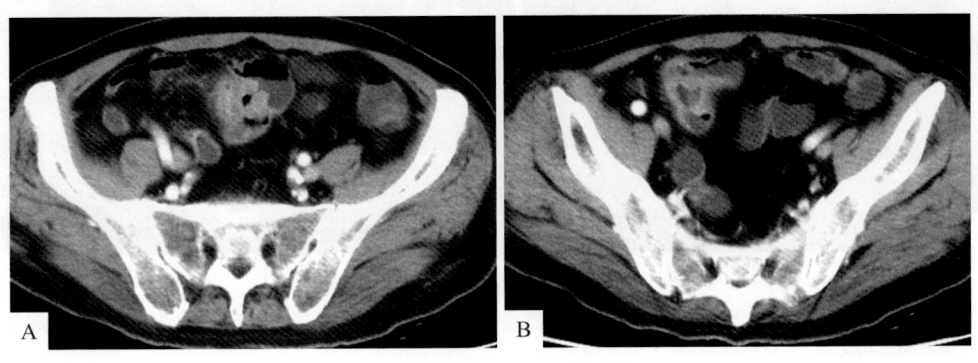

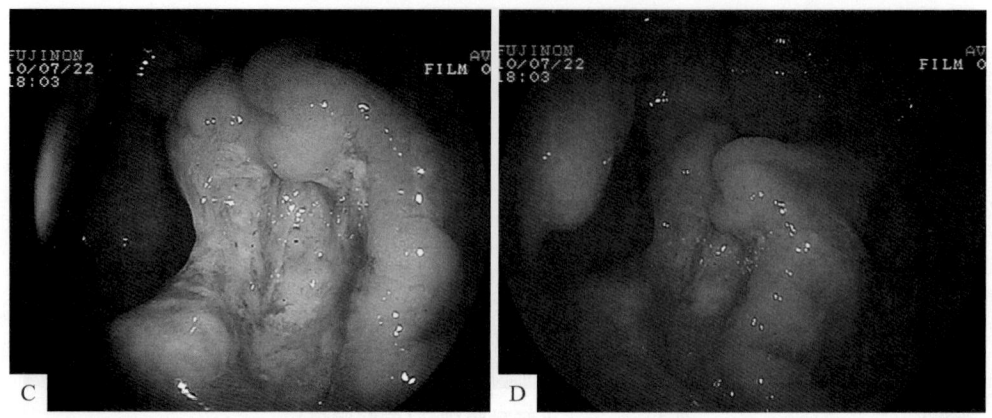

图1-4-7 小肠黏膜破坏(肠白塞病)

A、B.门脉期横断面CT增强图像,显示盆腔内回肠肠壁增厚,黏膜呈凹凸不平溃疡改变,腔内可见增生性肉芽肿改变;C、D.小肠镜图像,显示回盲部穿凿样溃疡,溃疡边界清晰,边缘可见黏膜隆起改变。(见彩色插页)

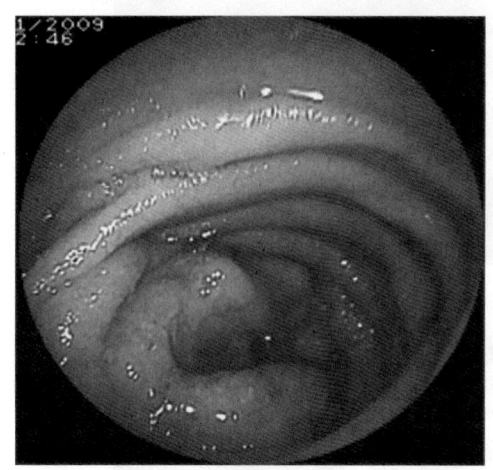

图1-4-8 小肠黏膜破坏(空肠腺癌)

双气囊小肠镜图像显示空肠肠腔内肿物样隆起病灶,中央伴深凹溃疡,病灶触之易出血,肠腔呈偏心性狭窄。(见彩色插页)

三 小肠肠壁增厚

小肠肠壁增厚是指肠壁内炎症或肿瘤细胞浸润,伴黏膜下充血肿胀或结缔组织增生。小肠黏膜皱襞增厚,表现为黏膜条纹增粗,直径大于3mm,迂曲紊乱、扭曲不规则,与肠腔不垂直,与邻近的黏膜亦不平行。CT表现为肠壁增厚可均匀,也可不均匀,增厚的肠壁通常伴有强化(图1-4-9,图1-4-10)。MRI表现为肠壁增厚,信号可以均匀,也可呈分层改变,信号不均匀,多见于炎症性肠病及小肠肿瘤等。

四 小肠肠腔狭窄

小肠肠腔的管径狭窄变细,小于正常范围。可见于先天性病变,如先天性闭锁。后天病变有克罗恩病、肠结核等炎症后期由于纤维组织增生所致狭窄,狭窄的范围一般较广,形态多规则(图1-4-11~图1-4-15);肿瘤浸润性狭窄,范围较小,边缘锐利和不规则,肠壁僵硬,肠管位置相对固定(图1-4-16,图1-4-17);粘连性狭窄,狭窄边缘不规则,肠管动度受限、互相聚拢;外压性狭窄,一侧有整齐的压迹并伴移位;功能痉挛性狭窄,管壁柔软,形态可变,可恢复正常。内镜下显示肠腔管径变细,内镜下行受阻(图1-4-18)。

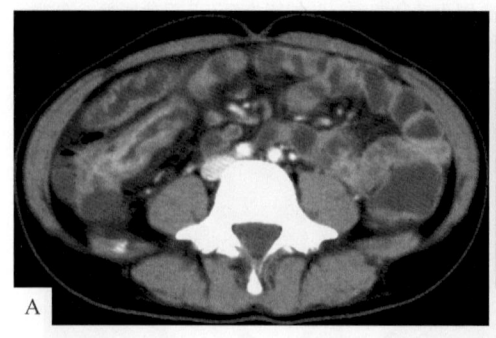 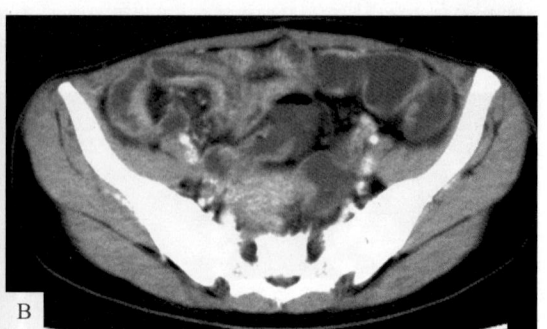

图1-4-9 小肠肠壁增厚(克罗恩病)

A、B.门脉期横断面CT增强图像,显示末端回肠肠壁增厚,部分仅见系膜缘受累,肠壁呈非对称性增厚,部分系膜缘和游离缘均受累,呈对称性增厚。

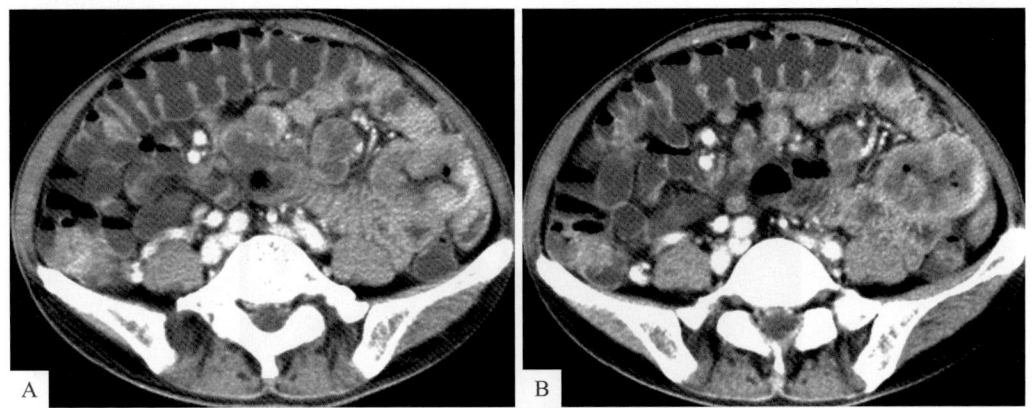

图1-4-10 小肠肠壁增厚（空肠黏液腺癌）

A、B. 分别为动脉期和门脉期横断面CT增强图像，显示空肠肠壁增厚，肠腔狭窄，增强扫描肠壁内可见带状低密度影，提示"黏液湖"，肠系膜可见多发肿大淋巴结，呈环形强化改变，中央可见片状低密度影，亦提示"黏液湖"。

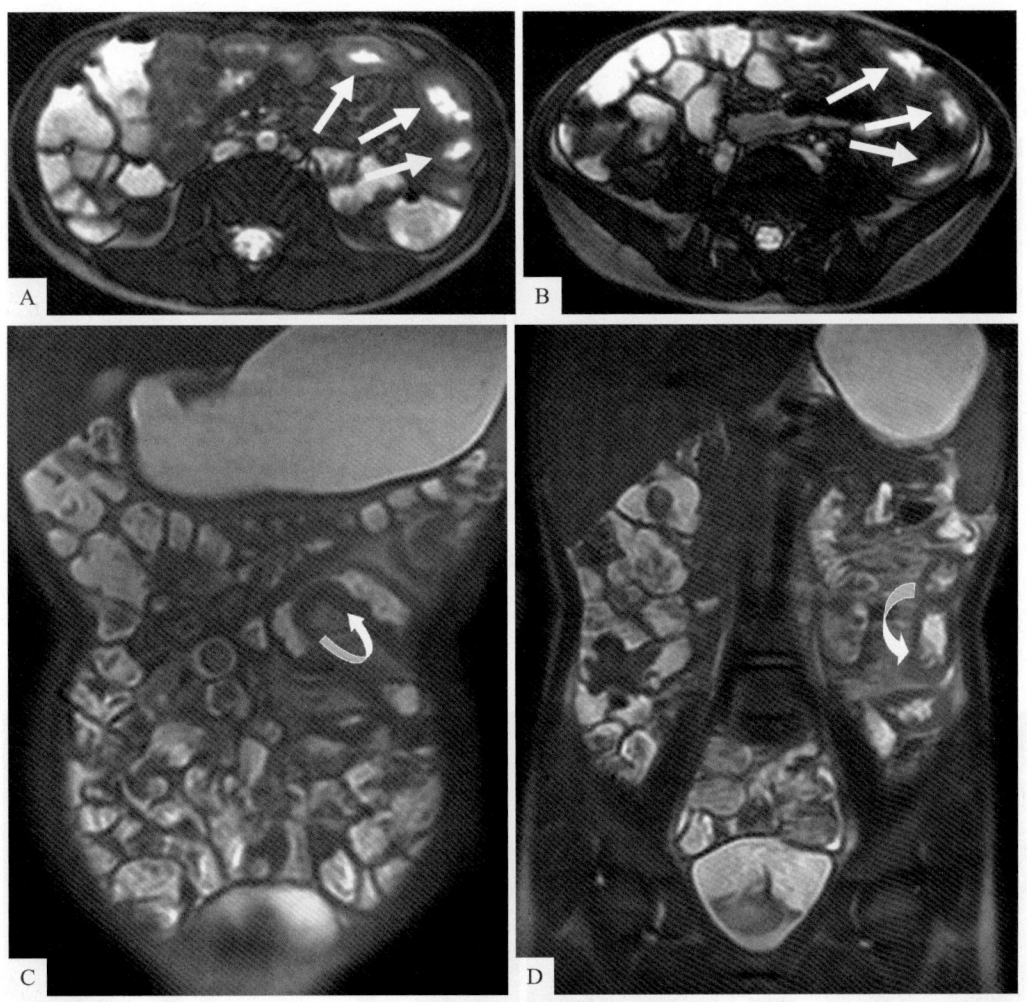

图1-4-11 小肠肠壁增厚（小肠克罗恩病）

A、B. MRI横断面FIESTA图像，显示空肠节段性肠壁增厚，黏膜呈凹凸不平溃疡改变（箭）；C、D. 冠状面T2SSFSE序列图像，显示肠壁增厚，肠壁呈分层改变，黏膜层和浆膜层呈低信号，黏膜下层水肿，呈高信号（弯箭）。

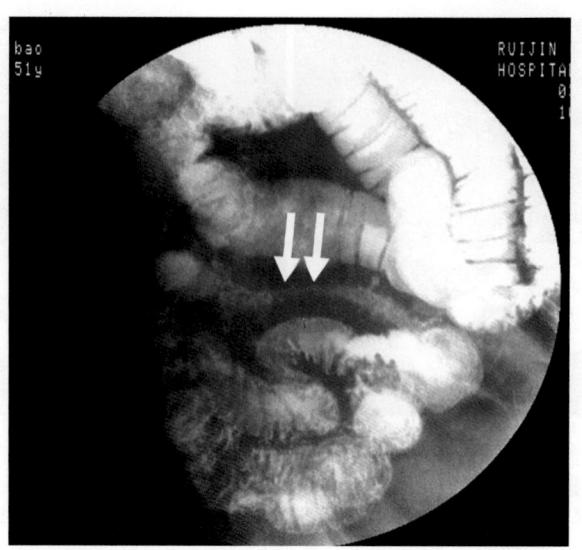

图1-4-12 小肠肠腔狭窄(克罗恩病)

小肠X线钡剂造影图像显示小肠肠腔呈环形狭窄,腔内钡剂呈线样改变(箭)。

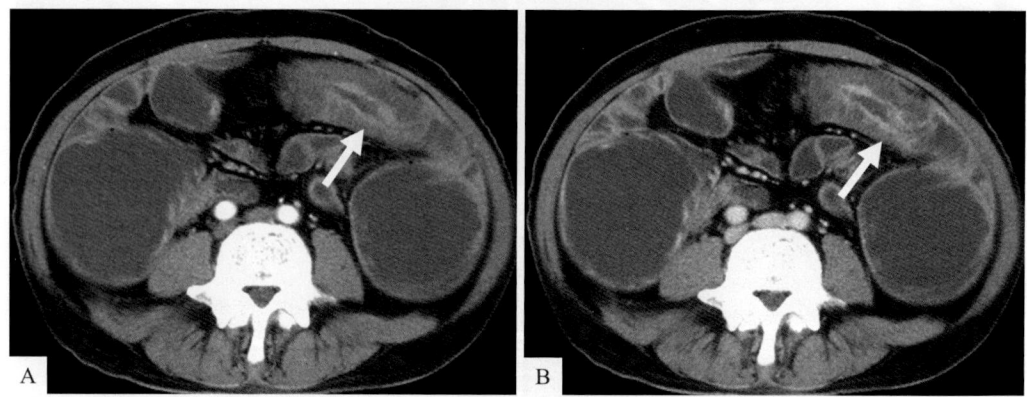

图1-4-13 小肠肠腔狭窄(小肠腺癌)

A、B.分别为动脉期和门脉期横断面CT增强图像,显示空肠肠壁呈浸润性增厚,肠腔明显变窄,近端空肠扩张明显(箭)。

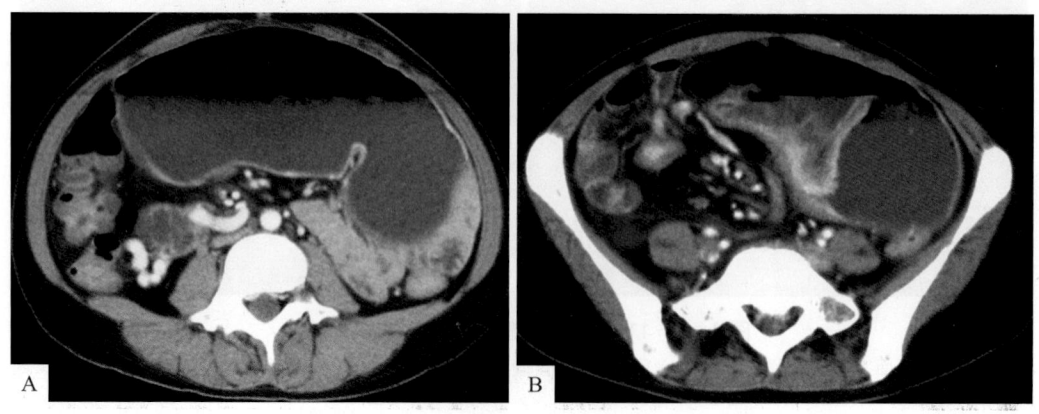

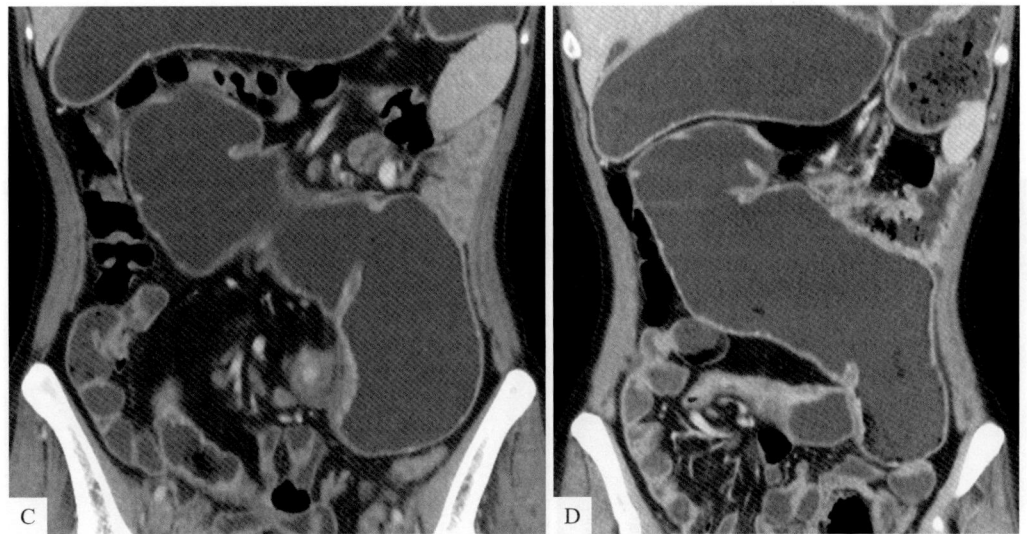

图 1-4-14 小肠肠腔狭窄（小肠克罗恩病）

A、B. 门脉期横断面 CT 增强图像；C、D. 门脉期冠状面 CT 重建图像，显示小肠节段性肠壁增厚，肠腔明显变窄，近段肠管明显扩张。

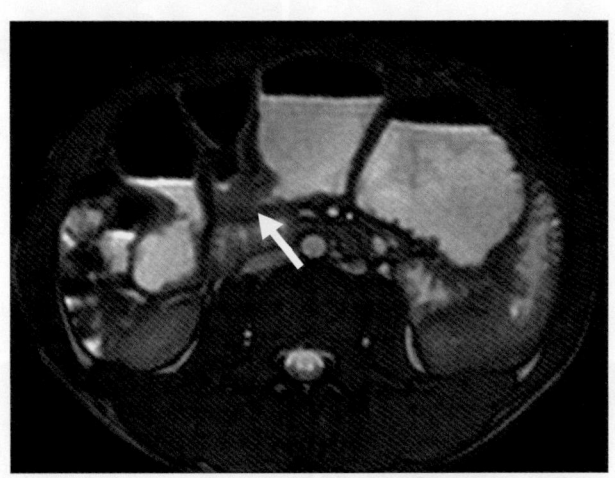

图 1-4-15 小肠肠腔狭窄（克罗恩病）

横断面 MRI FIESTA 图像显示小肠节段性肠壁增厚，肠腔狭窄（箭），近段肠管明显积液、扩张，并可见气液平面。

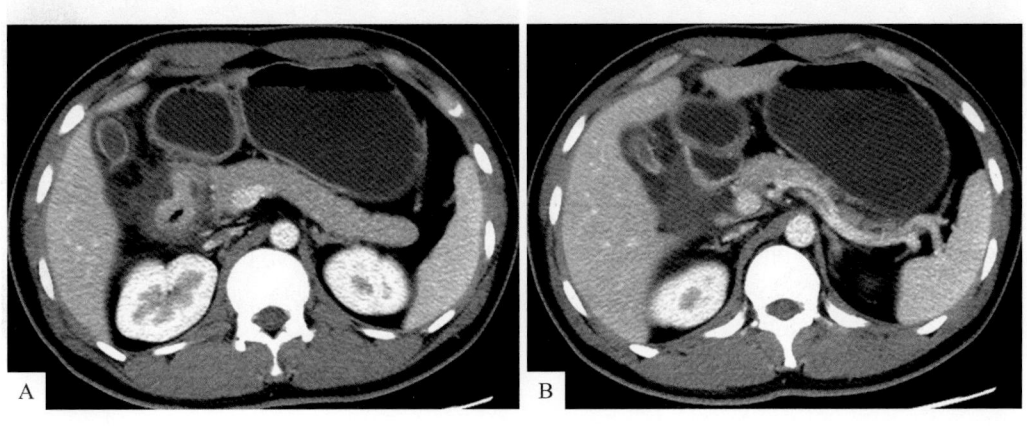

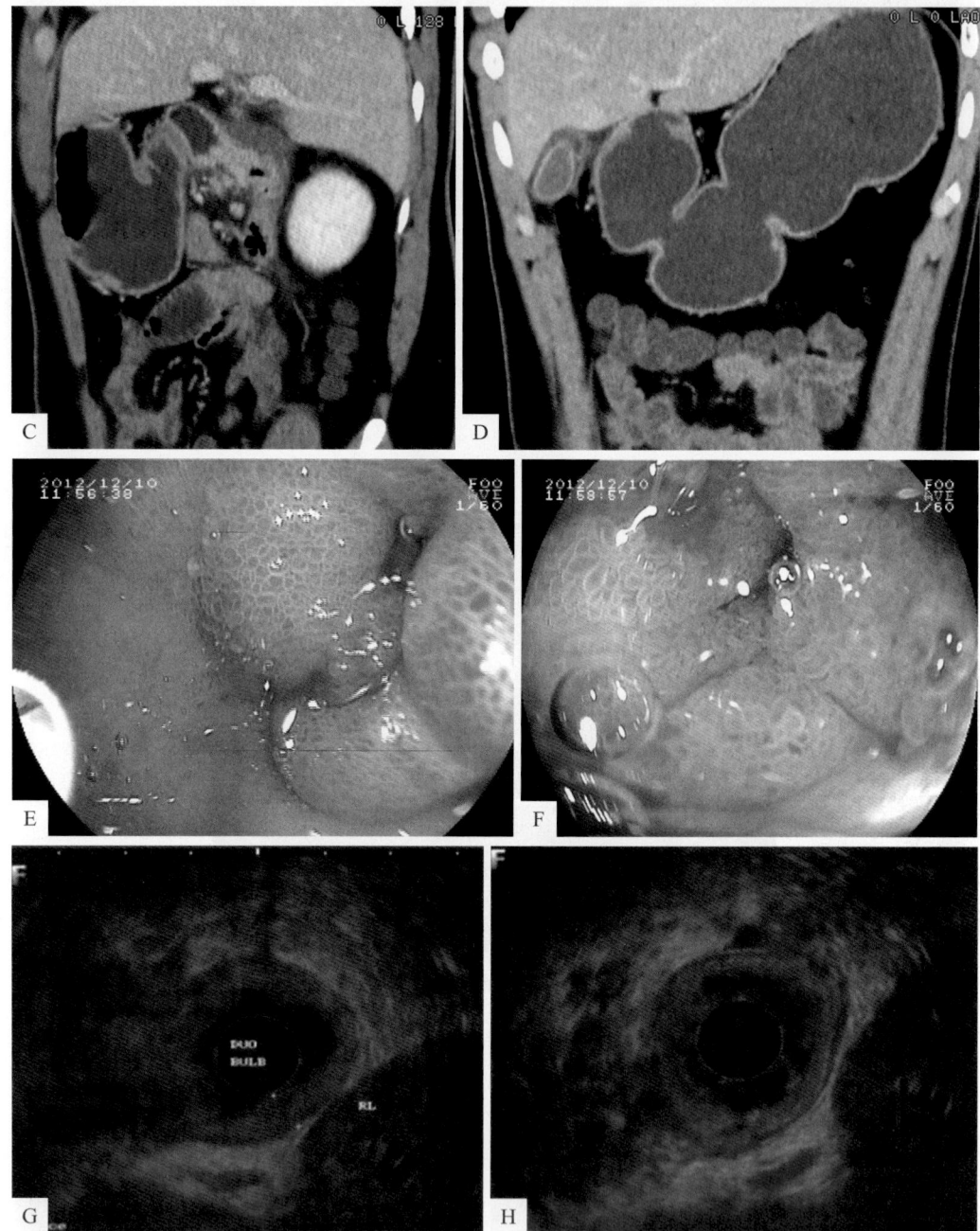

图 1-4-16 小肠肠腔狭窄（克罗恩病累及十二指肠球部）

A、B. 门脉期横断面 CT 增强图像；C、D. 门脉期冠状面 CT 重建图像。显示十二指肠球部明显增厚，肠腔变窄，近段胃腔明显扩张，球部周围可见积液。E、F. 内镜图像显示十二指肠球部黏膜充血水肿，腔内增生性肉芽肿生成，肠腔明显狭窄；G、H. 超声图像显示球部黏膜肌层和固有肌层呈明显增厚低回声区。（见彩色插页）

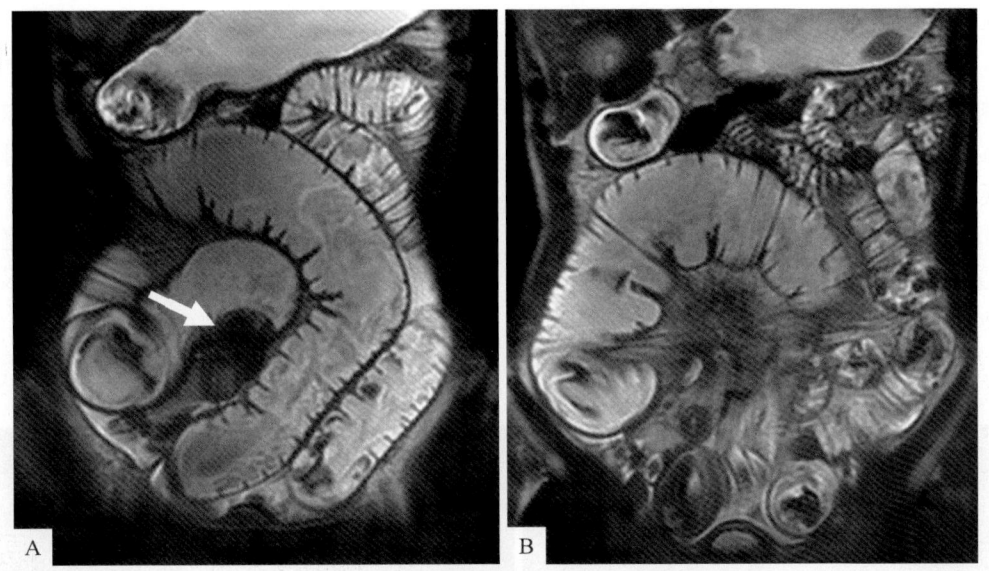

图1-4-17 小肠肠腔狭窄(小肠神经内分泌肿瘤)

A、B. MRI 冠状面 T2SSFSE 图像,显示回肠黏膜下来源肿块,呈低信号(箭),并向周围肠系膜呈"放射状"浸润,受累肠管明显变窄,近段肠管明显扩张。

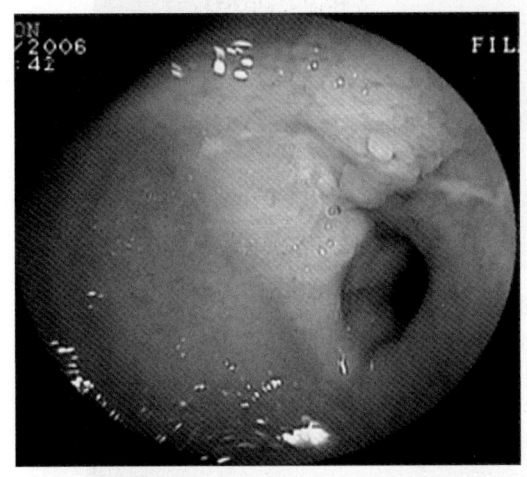

图1-4-18 小肠肠腔狭窄(克罗恩病)

双气囊小肠镜显示黏膜皱襞肿胀,可见纵行溃疡伴肠腔呈偏心性狭窄。(见彩色插页)

五 小肠分泌过多

小肠分泌过多,主要表现为在 X 线钡剂造影时钡剂分布不均,小肠皱襞模糊,钡剂分散沉积在分泌液中,呈不规则的点片状、雪花状致密影,常见于小肠吸收不良综合征的早期。

六 小肠蠕动过快或过慢

蠕动亢进表现为蠕动波增多、加深、速度快,见于炎症或肠梗阻早期等;蠕动减弱表现蠕动波浅小、波速慢,或无蠕动波出现,见于慢性炎症或肠梗阻晚期等,肿瘤浸润、肠麻痹可使蠕动广泛性消失。一般口服钡剂后,1.5～6h 钡剂可达回盲部,6～9h后小肠应全部排空,2h 内钡剂到达盲肠为动力过速,多于 6h 为运动过慢,超过 10h 为排空迟缓,但局部的蠕动改变不一定导致整个胃肠道排空时间的改变。

七 小肠梗阻

小肠内容物由于病理原因不能正常运行和通过障碍,阻塞以上的肠管积聚气液而扩张,一般梗阻后 3～6h 可见。严重或长期的梗阻,肠腔内压增高,肠壁淤血、水肿,可导致血液浓缩、循环衰竭;病变进一步进展,毛细血管通透性增加,肠壁可有出血点;最后局部肠管坏死、破裂、穿孔。如发病开始就有肠系膜血管受压、血供中断,即为绞窄性肠梗阻。

按照梗阻的原因可分为:

1. 机械性肠梗阻 肠腔内阻塞(如寄生虫、胆石等);肠壁病变(如先天性狭窄、炎症性病变、肿瘤等);肠腔外病变(如粘连、腹外疝、肠扭转等);如无血供障碍,为单纯性梗阻,梗阻可完全可不完全;绞窄性疝、肠扭转等同时伴肠管血供障碍的为绞窄性梗阻,多为完全性梗阻。

2. 动力性肠梗阻 动力性肠梗阻是由于自主神经功能失调,使肠蠕动和运行障碍所致,一般肠管本身没有器质性病变,又可分为麻痹性和痉挛性,常见于腹部手术之后、创伤、腹膜炎等。

3. **血管性肠梗阻** 肠系膜血管因血栓或栓塞，使肠管血液供应发生障碍。

临床上主要的共同症状是腹痛、腹胀、呕吐及肛门停止排气、排便，单纯性梗阻有肠鸣音亢进，麻痹性梗阻有肠鸣音减弱。

小肠充气扩张和气液平面是小肠梗阻的基本X线及CT表现，肠腔扩张超过3 cm有意义，呈拱门状，肠襻下方有气液平面。空肠位于上腹部或左上腹，扩张的管腔内可见密集排列的弹簧状黏膜（图1-4-19）；回肠多位于中下腹，管径较小，肠襻没有黏膜，呈透明空管状（图1-4-20）；根据上述特点可判断梗阻的大致位置。同时须鉴别结肠梗阻，结肠位于腹部周边，扩张后的管径相对更粗，可见结肠特有的结肠袋，但扩张程度较重时可能不显示（图1-4-21）。

结肠内尚有气体和内容物，为不完全性肠梗阻（图1-4-22）；完全梗阻时，结肠气体及内容物不可见（图1-4-23）。

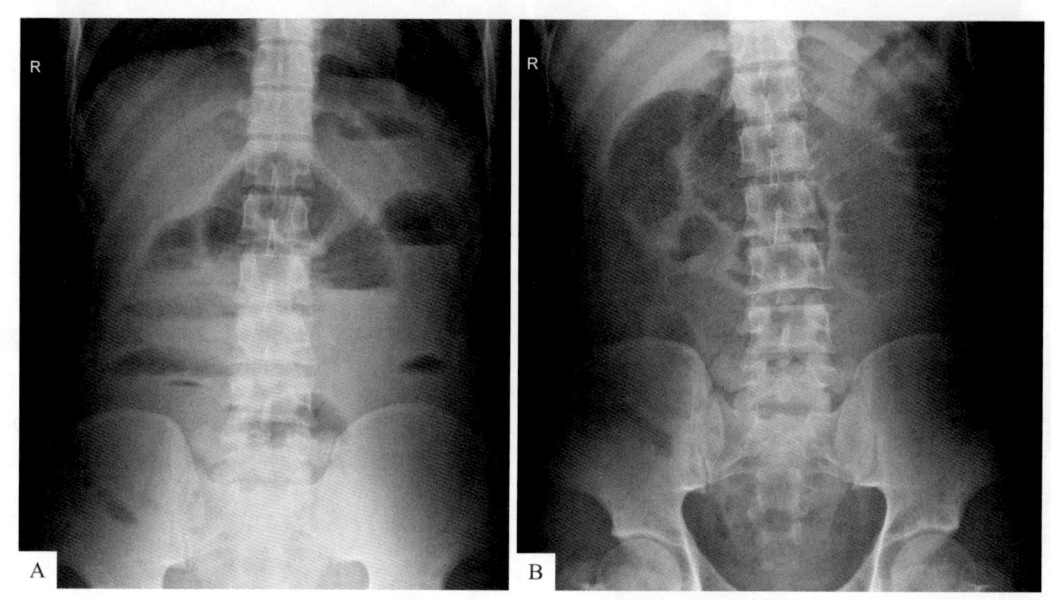

图1-4-19　空肠梗阻

腹部立位片（A）和腹部卧位片（B）显示空肠肠腔明显积气、扩张，可见弹簧状黏膜，并可见气液平面改变。

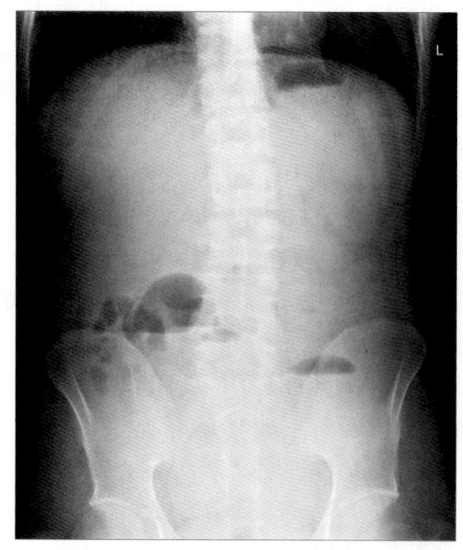

图1-4-20　回肠梗阻

腹部立位片显示回肠肠腔积气、扩张，可见气液平面。

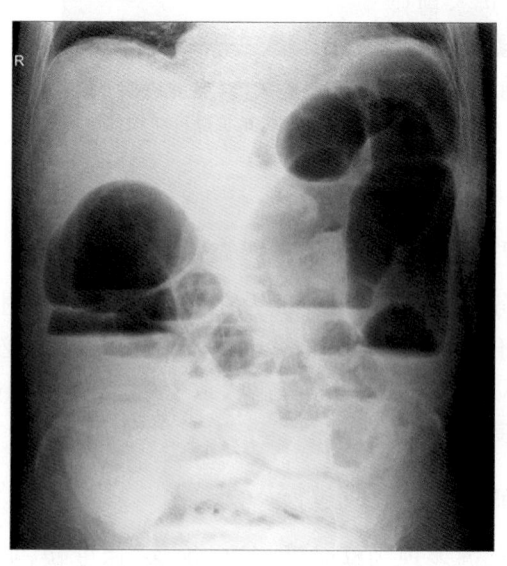

图1-4-21　结肠梗阻

腹部立位片显示结肠肠管明显积气、扩张，可见结肠袋，并可见宽大气液平面。

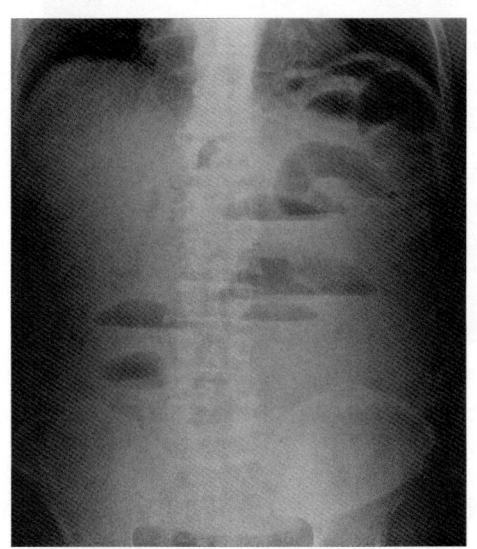

图1-4-22 不全性小肠梗阻

腹部立位片显示中上腹小肠明显积气、积液、扩张,可见气液平面,结肠内可见气体及内容物潴留,提示不全性小肠梗阻。

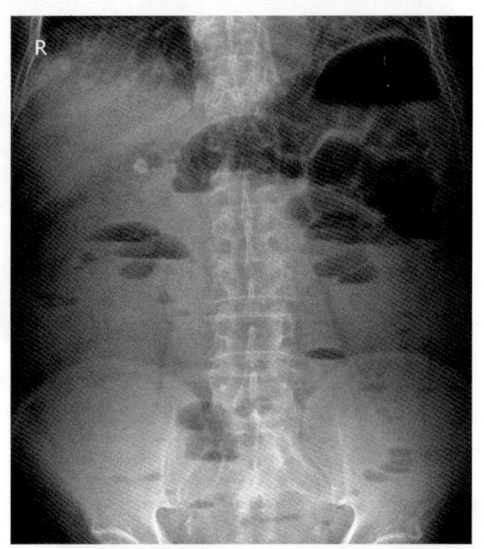

图1-4-23 完全性小肠梗阻

腹部立位片显示中上腹小肠明显积气、扩张,可见多个阶梯状气液平面,结肠内未见气体,提示完全性小肠梗阻。

气柱低,液面宽,说明气少液多,提示肠管张力低;反之气柱高、液面窄,说明气多液少,提示肠管张力高。

透视下蠕动活跃、液平上下变化大,为单纯性肠梗阻;液平固定不动,提示肠麻痹。

扩张的小肠跨度大,多为单纯性肠梗阻;如跨度小、肠襻卷曲,则有可能是绞窄(图1-4-24)。肠壁内见串珠状小气泡影、无强化提示血运障碍、坏死,肠管绞窄坏死后可产生腹水(图1-4-25)。

另外,麻痹性梗阻以充气扩张为主,积液为次,一般累及全胃肠道,全腹部透亮度增加,肠管堆聚,液面少,透视下形态大致不变,碘液造影时,对比剂下行慢,有梗阻表现但没有梗阻点(图1-4-26)。

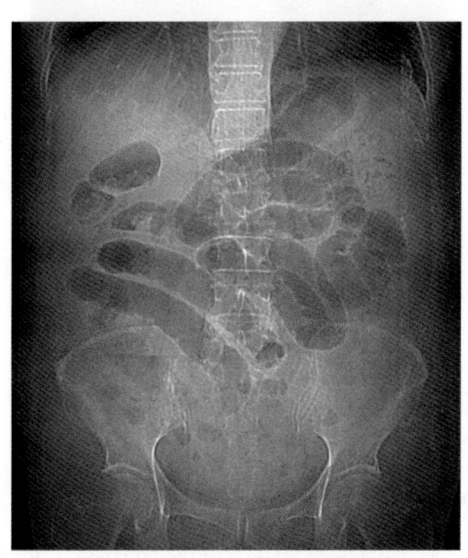

图1-4-24 绞窄性肠梗阻

腹部立位片显示中上腹小肠广泛积气,扩张的小肠跨度大,肠襻卷曲,提示绞窄性肠梗阻。

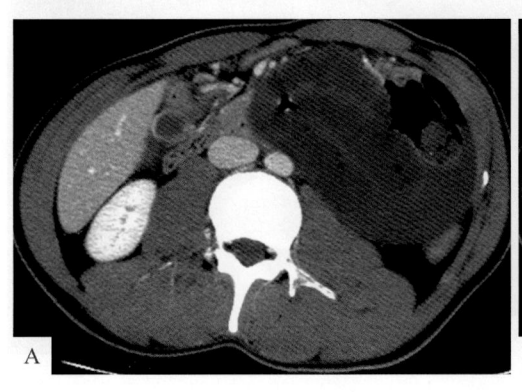

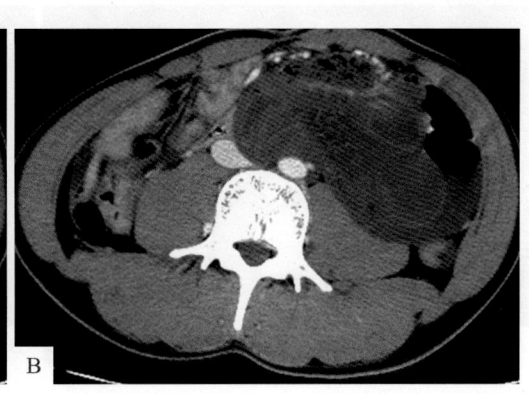

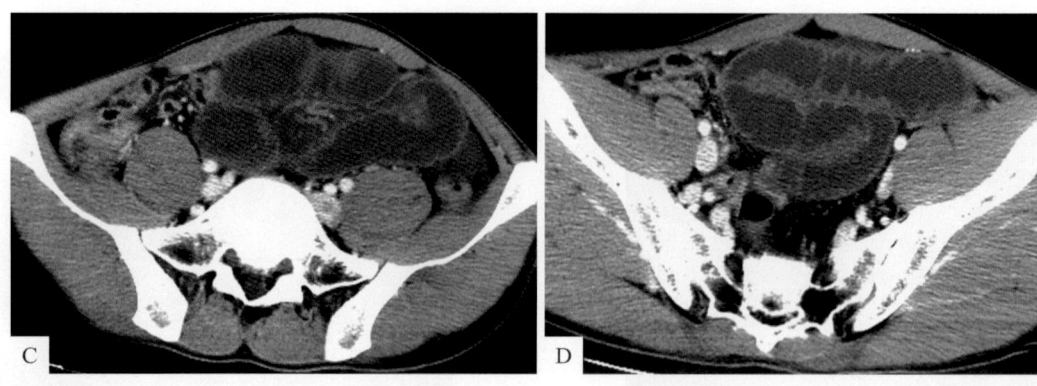

图 1-4-25 小肠梗阻（腹内疝）
A~D. 门脉期 CT 增强图像显示左中下腹小肠呈团状，肠腔积液、扩张，增强扫描肠管强化减弱甚至无强化，提示腹内疝所致肠坏死。

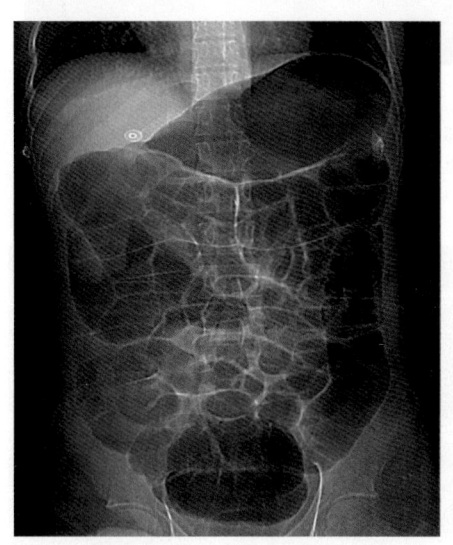

图 1-4-26 麻痹性小肠梗阻
腹部立位片显示小肠及结肠广泛积气、扩张，未见明显气液平面。

八 小肠套叠

小肠肠管向远端或近端的肠腔内套入称为肠套叠，以回肠套入结肠多见，也可小肠套入小肠，85%见于小儿，成年人多继发于肿瘤。平片显示套叠近端肠梗阻征象。回结肠套叠于钡灌肠可见钡剂头端受阻，呈杯口状或圆形充盈缺损，钡剂进入套叠的反折处，形成薄层弹簧状钡影。CT 典型表现为三层结构，最内层代表套入的肠管，中间为陷入的含脂肪密度的肠系膜，最外层是套入部的鞘部，如果扫描层面与套叠肠管平行，则表现为层状结构，如果扫描层面垂直于套叠肠管，则形成同心圆状。同时，CT 可以显示引起套叠的原发病变，MRI 也有相同的表现（图1-4-27，图1-4-28）。

九 小肠出血

小肠出血是指从 Treitz 韧带到回盲瓣之间的出血，小肠出血的原因很多，主要有炎症、肿瘤、息肉、血管性病变和憩室。小肠出血的诊断方法很多，主要有气钡双对比小肠造影、双气囊小肠镜、小肠 CT 造影、Tc^{99} 标记红细胞扫描和选择性肠系膜血管造影。

（一）气钡双对比小肠造影

气钡双对比小肠造影对肠道的黏膜显示清晰，但对小肠出血的诊断率较低，一般为 10%~20%，且灵敏度较低。

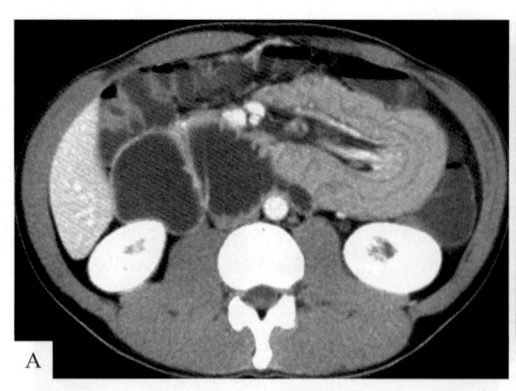
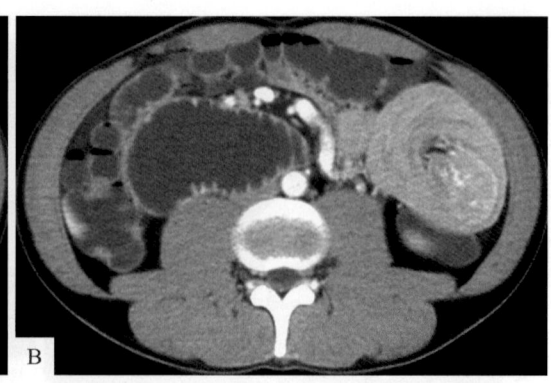

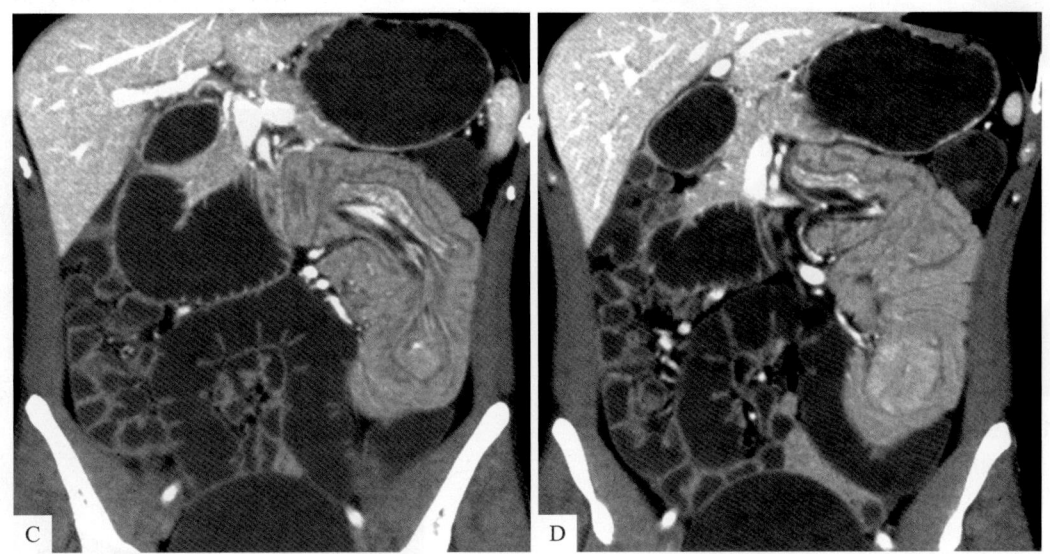

图 1-4-27 小肠套叠(空肠绒毛管状腺瘤伴套叠)

门脉期CT增强图像(A、B)和门脉期冠状面CT重建图像(C、D)显示近段空肠呈"同心圆"状改变,清晰可见套入三层结构,并可见套入肠管内类圆形异常强化灶,术后病理证实为空肠绒毛管状腺瘤。

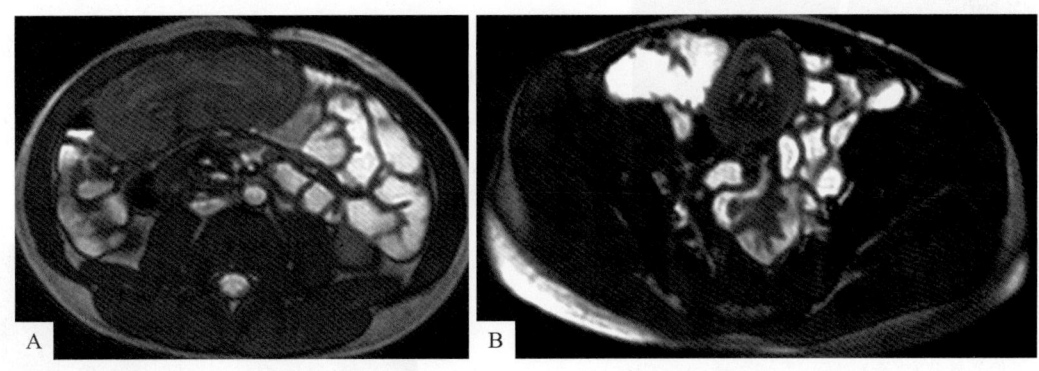

图 1-4-28 小肠套叠(小肠多发息肉伴套叠)

MRI 横断面 FIESTA 图像显示中下腹小肠呈"同心圆"状改变,提示小肠套叠。

1. 炎症 通常表现为黏膜增粗,或结节样突起或展平,肠壁呈锯齿状外凸,肠腔可见变窄(图1-4-29)。

2. 肿瘤 间质瘤多表现为腔内突起半圆形结节,表面点状龛影,肠壁柔软(图1-4-30)。肿瘤较大5cm以上者向腔内外生长,龛影大而不规则,中心坏死液化,周围肠管受压。腺癌多表现为肠管局限充盈缺损或狭窄,管壁僵硬,黏膜中断破坏,表面不规则溃疡(图1-4-31)。肠道淋巴瘤多表现为弥漫或局灶多发小结节状充盈缺损,小肠黏膜皱襞有不同程度的变平、增宽、僵硬,部分黏膜皱襞可破坏消失,肠管蠕动消失或减弱(图1-4-32)。

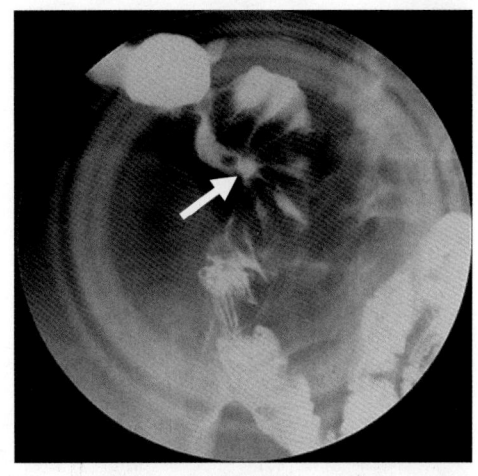

图 1-4-29 小肠出血(炎性溃疡)

小肠X线钡剂造影加压相显示小的龛影,周围有放射状增粗黏膜皱襞,无中断(箭)。

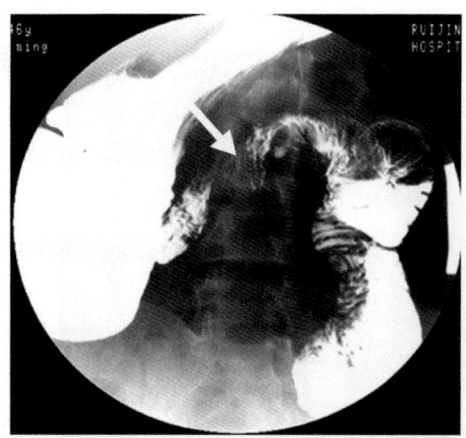

图1-4-30 小肠出血(腔内生长间质瘤)

小肠X线钡剂造影图像显示球后部类圆形充盈缺损,内有龛影(箭)。

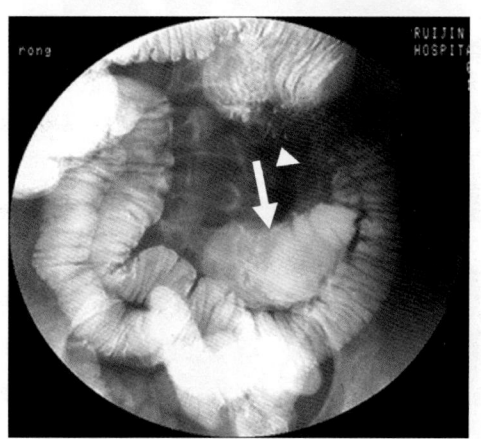

图1-4-31 小肠出血(空肠腺癌)

小肠X线钡剂造影图像显示空肠局部扩张(箭),远端肠腔呈偏心性狭窄(箭)。

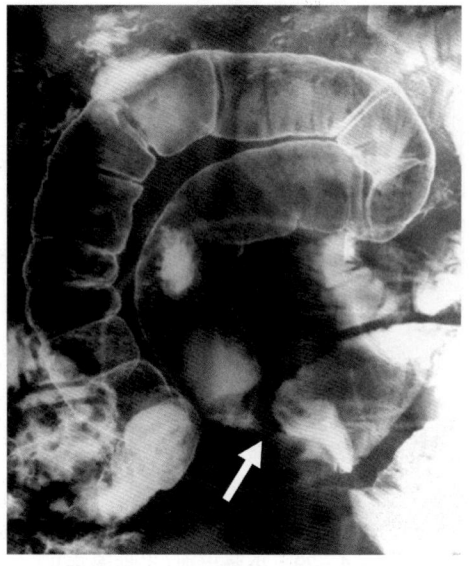

图1-4-32 小肠出血(淋巴瘤)

小肠X线气钡双对比造影图像显示回肠肠壁狭窄呈线状(箭)。

3. 息肉 多表现为黏膜上带蒂生长的结节,随肠管上下蠕动,表面可有小点状溃疡(图1-4-33)。

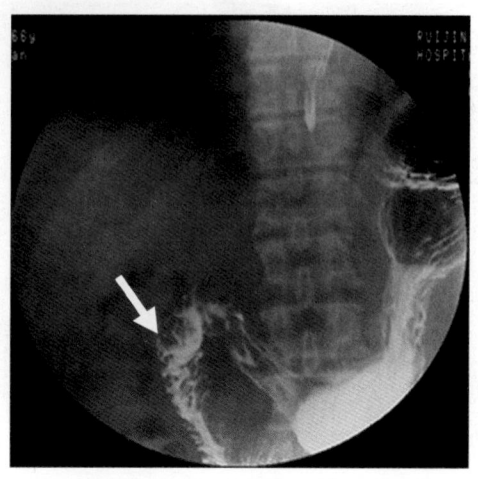

图1-4-33 小肠出血(息肉)

X线钡剂造影图像显示十二指肠球后部肠腔略扩张,可见类圆形充盈缺损(箭)。

4. 血管瘤 多表现为肠壁腔内局限凸起半月形结节,表面膜毛糙不整,管壁柔软。

5. 憩室 多表现为沿一侧肠壁大小不等呈囊袋状,可见气液平面,壁毛糙(图1-4-34)。

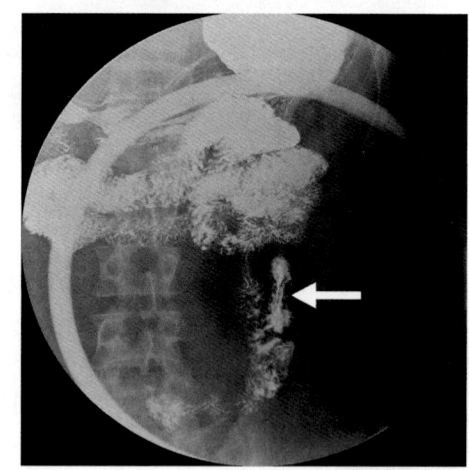

图1-4-34 小肠出血(空肠憩室炎)

小肠X线钡剂造影加压相显示空肠腔外生长囊袋状影,可见黏膜深入其中,黏膜增粗,提示憩室炎(箭)。

(二)双气囊小肠镜

双气囊小肠镜可以清楚地观察黏膜,且可以行内镜下息肉切除、钛夹、取异物等治疗,病因诊断率可达87.5%。

1. 炎症 内镜下多表现为黏膜面充血、水肿,黏膜皱襞粗大，黏膜面大小不等、形状不同的溃疡等（图1-4-35）。

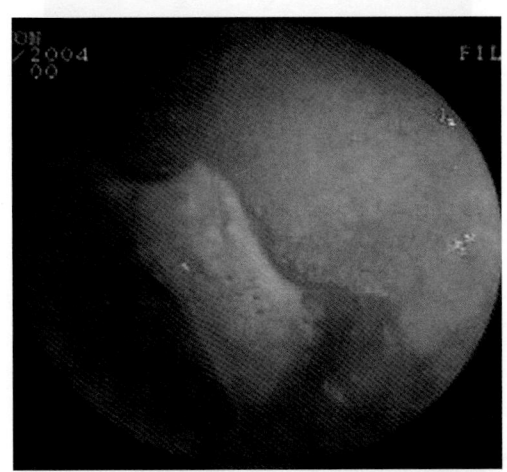

图1-4-35 小肠出血（NSAIDs溃疡）
双气囊小肠镜图像显示地图状溃疡，表面覆白苔，小肠黏膜水肿。（见彩色插页）

2. 肿瘤 间质瘤内镜下多表现为半球形或圆形隆起，质地较硬，隆起表现可光整，中央可见白苔和深溃疡，边缘相对清晰（图1-4-36）。腺癌内镜下多表现为不规则的上皮增生，表面为菜花样，病灶边界不清，质地硬而脆，常伴有不同程度的肠腔狭窄（图1-4-37）。肠道淋巴瘤在内镜下多表现为多发或单发性病灶，黏膜上皮可呈广泛的结节样隆起，同时有明显水肿、糜烂或不规则溃疡，形态各异，多半累及肠腔的四周，病灶质地相对较软或中等（图1-4-38）。

3. 息肉 内镜下多表现为腔内生长的类圆形病灶，带蒂（图1-4-39）。

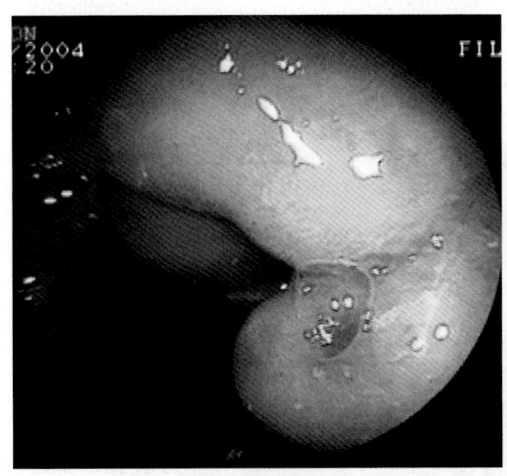

图1-4-36 小肠出血（腔内生长间质瘤）
双气囊小肠镜图像显示空肠腔内生长软组织肿块，呈分叶状，表面光滑。（见彩色插页）

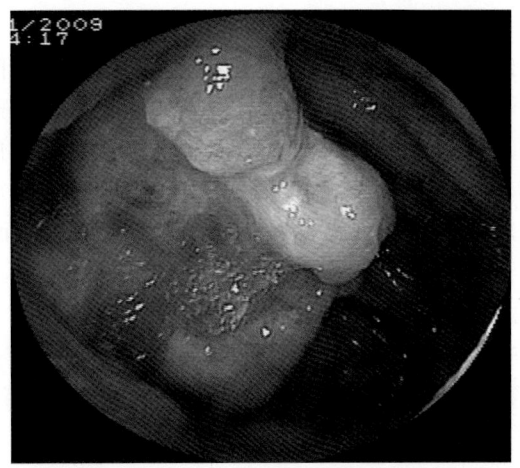

图1-4-37 小肠出血（空肠腺癌）
双气囊小肠镜图像显示空肠腔内增殖性病灶，表面可见溃疡形成，溃疡形态不规则，可见触之易出血。（见彩色插页）

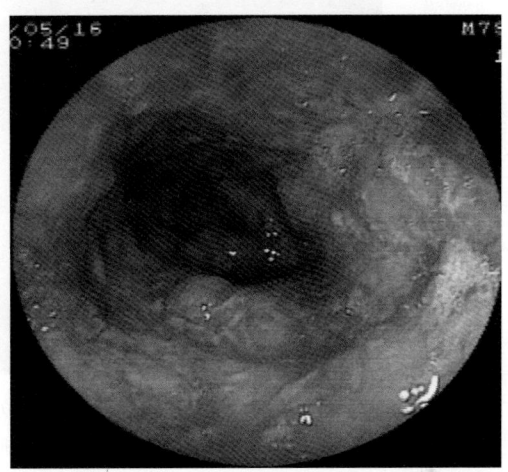

图1-4-38 小肠出血（淋巴瘤）
双气囊小肠镜图像显示很长的一段小肠黏膜肿胀、溃疡及糜烂，肠腔狭窄。（见彩色插页）

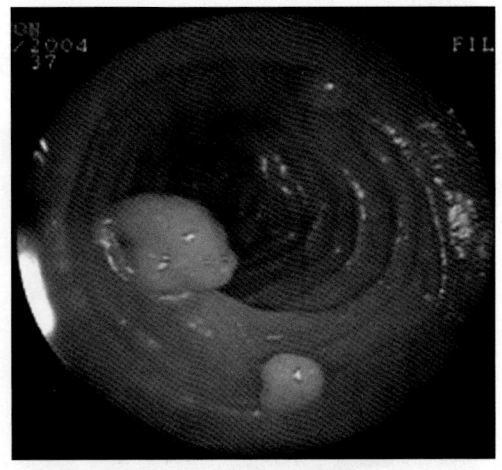

图1-4-39 小肠出血（小肠多发息肉）
双气囊小肠镜图像显示小肠内多发类圆形息肉影，以宽基底与肠壁相连，部分呈分叶状。（见彩色插页）

4. **血管瘤** 内镜下可表现为红色或青紫色不规则的图样、圆形、椭圆形改变,轻度隆起,在隆起表面可有血痂,易出血。血管畸形多表现为条状或团簇状较粗大隆起血管,部分表面可有红色征或搏动。血管发育不良内镜下可表现为多发或散在点状、片状充血和红色斑点,不高出黏膜面,大小常为0.5~1.0cm,出血方式以缓慢渗血为主(图1-4-40)。

5. **憩室** 内镜下多见肠壁一侧有底部为盲端的开口,开口内壁为肠黏膜,可有充血、糜烂和溃疡(图1-4-41)。

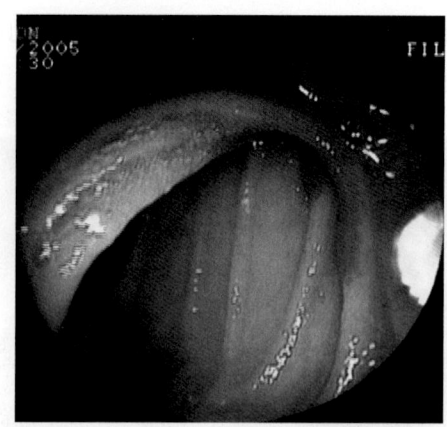

图 1-4-40 小肠出血(小肠血管瘤)
双气囊小肠镜图像显示黏膜下血管增粗,呈片状黏膜发红、充血改变。(见彩色插页)

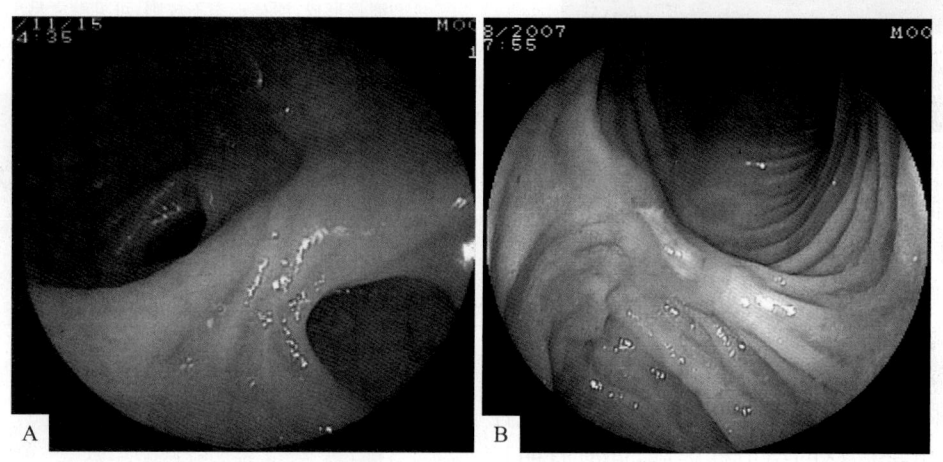

图 1-4-41 小肠出血(小肠憩室伴憩室炎)
双气囊小肠镜图像显示囊袋状向外凸出影,表面黏膜溃疡、肿胀。(见彩色插页)

(三) 小肠 CT 造影

小肠CT造影具有全面观察肠腔内、肠壁和肠腔外的特点,并且检查速度快、空间分辨率高,且可以对图像进行MIP、MPR等后处理,可以准确定位出血部位和出血动脉,可多方位显示病变与小肠关系。小肠出血的最直接征象是对比剂自血管外溢到肠腔,间接征象只显示病变本身改变,未见对比剂直接自血管溢到肠腔。

1. **炎症** 常表现为动脉期及门脉期黏膜层异常强化灶,黏膜面可见溃疡改变(图1-4-42)。

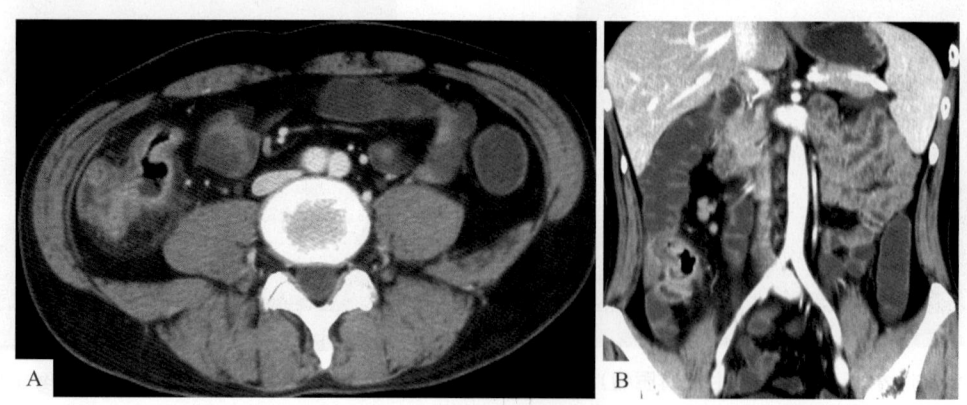

图 1-4-42 小肠出血(肠结核)
CT增强图像(A)和冠状面重建图像(B)显示回盲部肠壁增厚伴异常强化,黏膜面溃疡,回盲瓣畸形,肠管周围可见片状渗出。

2. 肿瘤　间质瘤多呈圆形或类圆形,腔外生长病灶,增强扫描多呈延迟强化,CT MIP 重建图像可清楚显示病灶由肠系膜动脉供血(图 1-4-43)。腺癌多表现为肠管壁局部不规则增厚,肠腔变窄,黏膜面中断破坏等(图 1-4-44)。淋巴瘤典型 CT 表现为"动脉瘤"样肠腔扩张的肠壁环形增厚,且受累的肠段较长(图 1-4-45)。

3. 息肉　多表现为黏膜来源结节状异常强化灶,多带蒂(图 1-4-46)。

4. 血管畸形　多表现为肠腔内高密度外溢对比剂或异常增粗血管团影(图 1-4-47)。

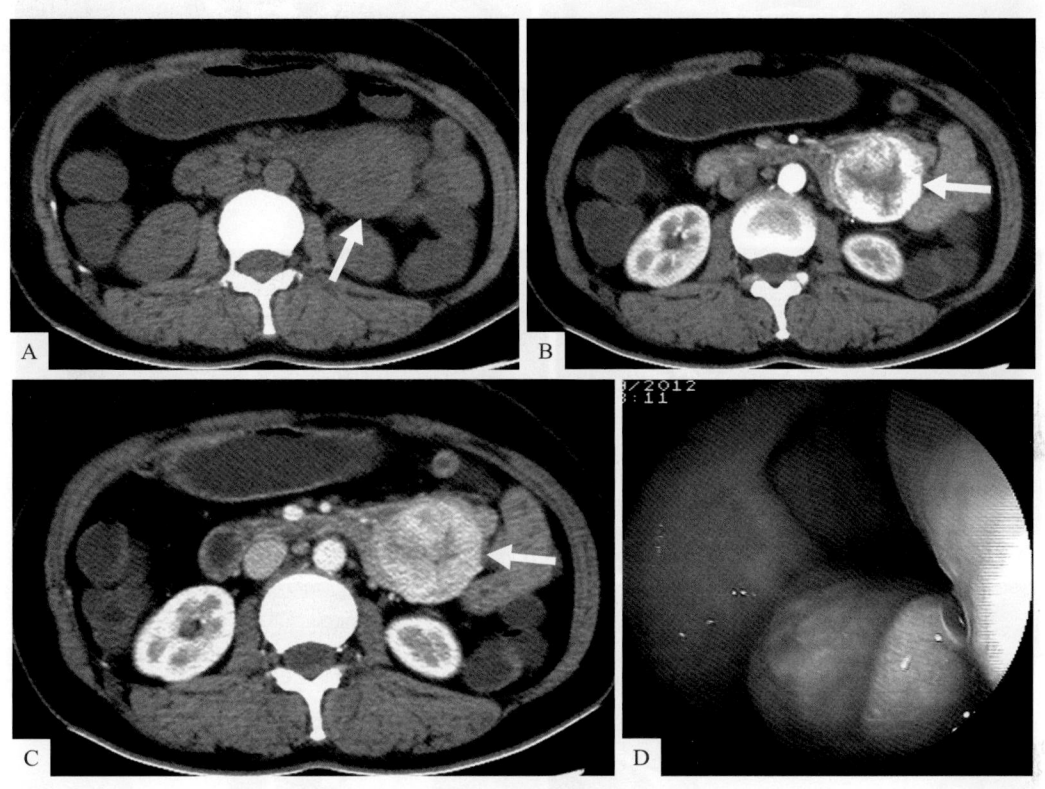

图 1-4-43　小肠出血(空肠间质瘤)

横断面 CT 图像(A)显示近端空肠近屈氏韧带处类圆形肿块,动脉期和门脉期 CT 增强图像(B、C)显示肿块起自黏膜下层,并向腔外生长,肿块实性成分呈延迟强化改变,中央囊变坏死区未见强化(箭);小肠镜图像(D)显示空肠黏膜下来源肿块,黏膜呈隆起改变。(见彩色插页)

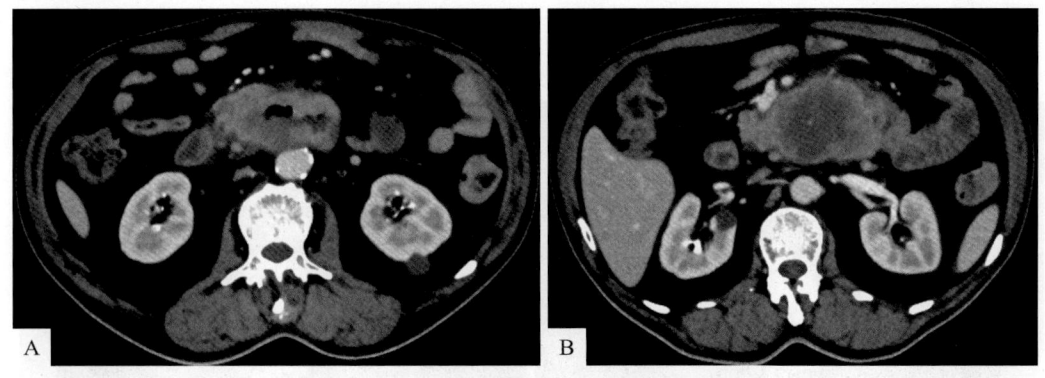

图 1-4-44　小肠出血(十二指肠水平段腺癌)

门脉期横断面 CT 增强图像(A、B)显示十二指肠水平段黏膜中断、破坏,见巨大溃疡增殖灶,并突破浆膜向肠系膜根部浸润,明显强化不均。

图 1-4-45　小肠出血(末端回肠淋巴瘤)

动脉期 CT 增强图像(A)和门脉期 CT 增强图像(B)显示末端回肠肠壁呈偏心性增厚,肠腔呈"动脉瘤"样扩张改变,黏膜面可见凹凸不平溃疡改变,腔内可见气液平面。

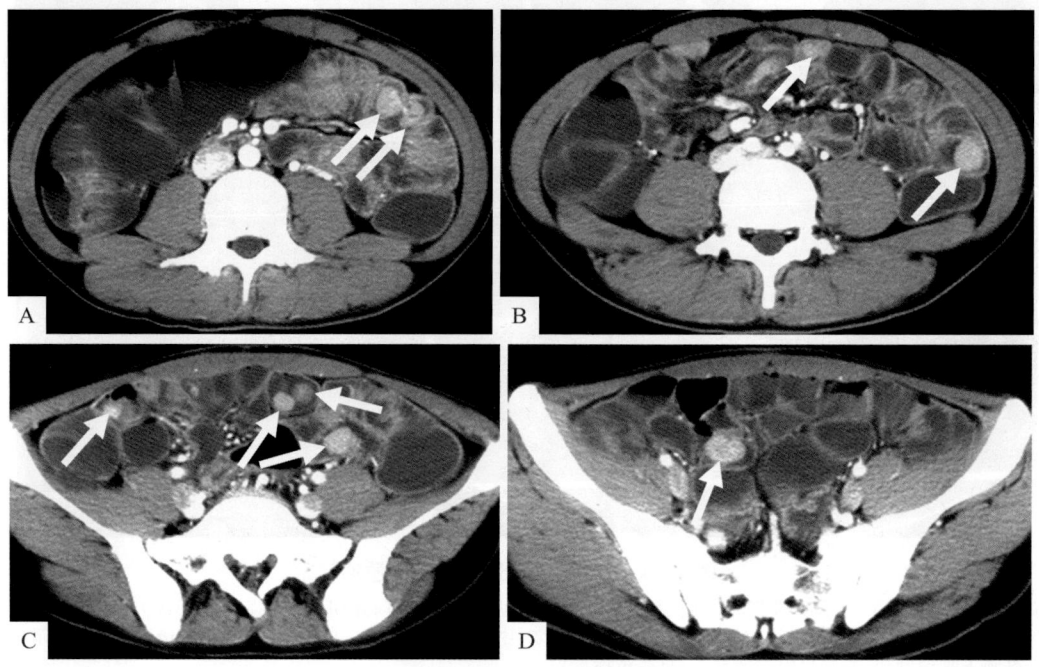

图 1-4-46　小肠出血(P-J 综合征)

门脉期横断面 CT 增强图像(A~D)显示小肠内多发类圆形异常强化灶,部分以宽基底与肠壁相连,部分可见带蒂。

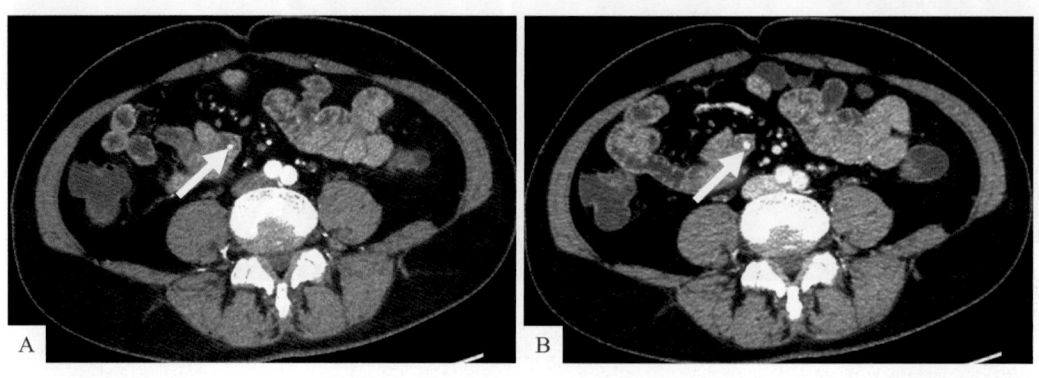

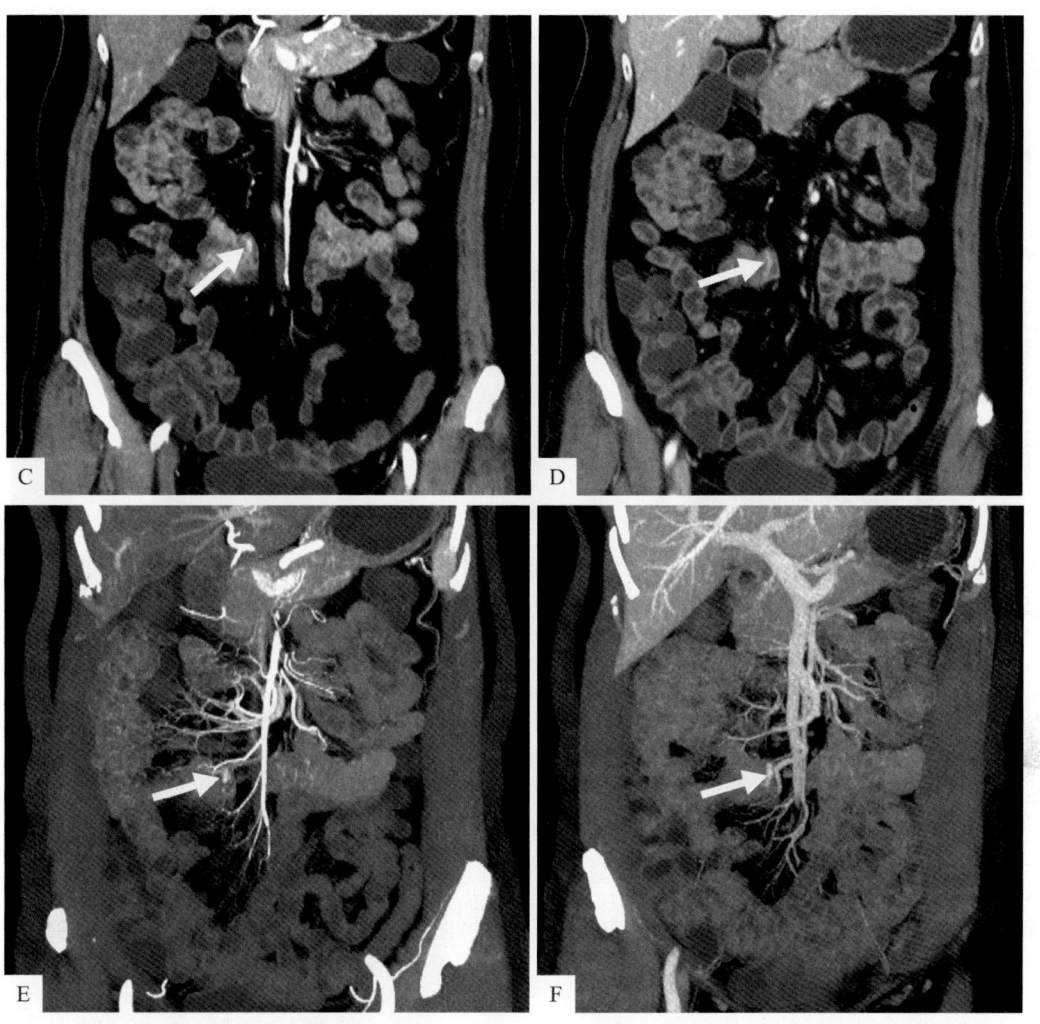

图 1-4-47 小肠出血(小肠血管畸形)
动脉期 CT 增强图像(A)和门脉期 CT 增强图像(B)显示空肠肠腔内异常强化结节;动脉期冠状面 CT 重建图像(C)、门脉期冠状面 CT 重建图像(D)、动脉期 CT MIP 重建图像(E)和门脉期 CT MIP 重建图像(F)显示肠腔内条状异常强化灶为粗大静脉,并于动脉期提前显影。

5. 憩室 多表现为肠管外含气液平面的局限性囊袋状影,有盲端(图 1-4-48)。

(四) ^{99}Tc 标记红细胞扫描

^{99}Tc 标记红细胞扫描是急性出血最敏感的检查手段,多表现为追踪剂的浓聚改变,但无法对病灶进行定性和准确定位(图 1-4-49)。

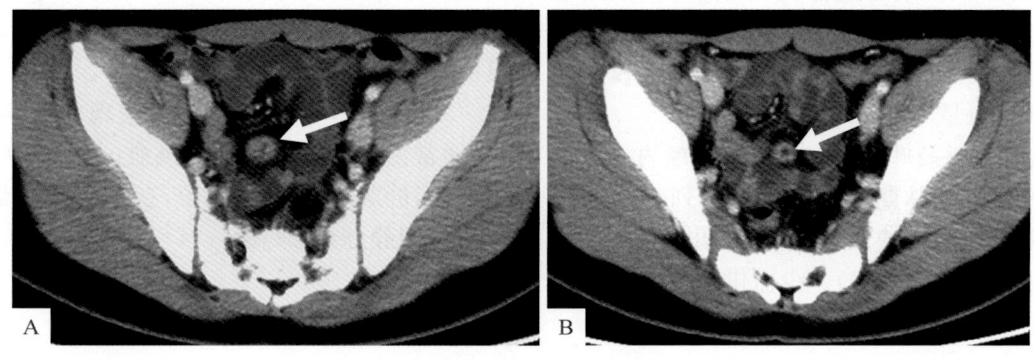

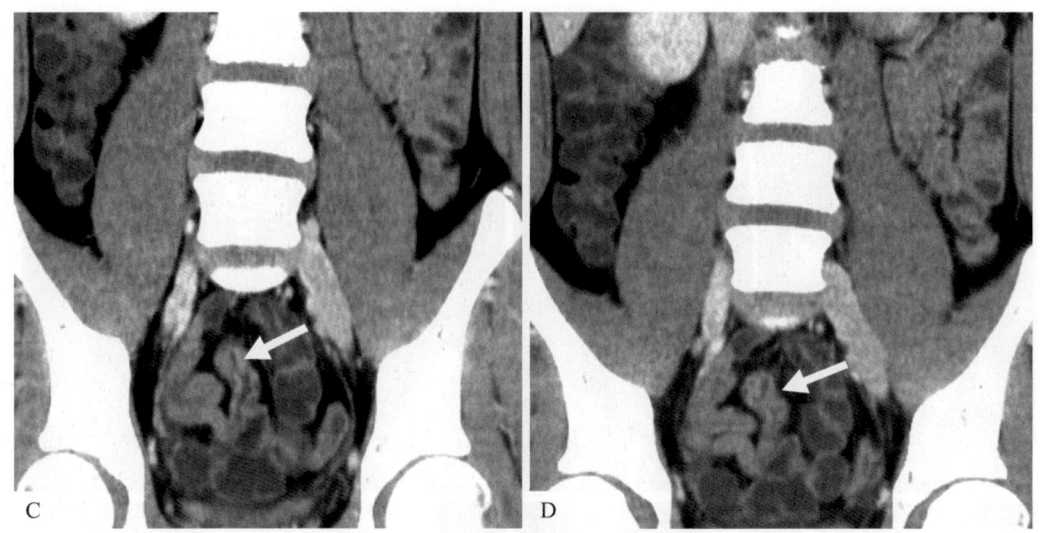

图 1-4-48 小肠出血（梅克尔憩室）

门脉期横断面 CT 增强图像（A、B）和门脉期冠状面 CT 重建图像（C、D）显示末端回肠盲管样结构，肠壁增厚，黏膜异常强化，提示梅克尔憩室伴溃疡（箭）。

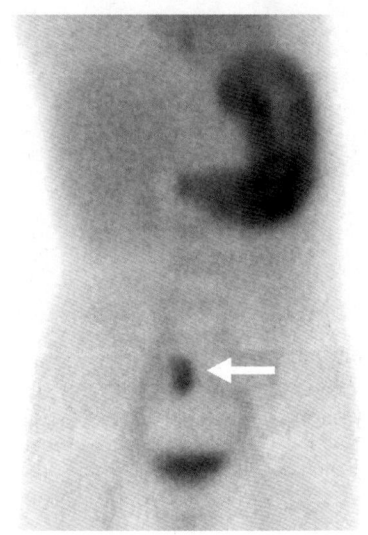

图 1-4-49 小肠出血

Tc^{99} 标记红细胞扫描显示右下腹标记物呈浓聚改变（箭）。

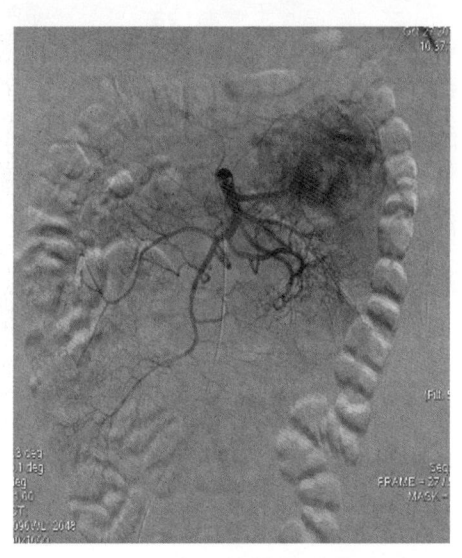

图 1-4-50 小肠出血（空肠高度风险间质瘤）

选择性肠系膜上动脉造影图像显示左上腹空肠肿瘤内血管呈"抱球征"改变，血管排列杂乱无章。

（五）选择性肠系膜动脉造影

选择性肠系膜上动脉造影为有创检查，多用于诊断怀疑血管畸形引起的出血，其定位能力强，兼具治疗作用，是小肠血管病变确诊的金标准，但仅限于活动性出血（出血量≥0.5 mL/min）。

1. 一些富血供的肿瘤（如间质瘤、神经内分泌肿瘤等） 多表现为动脉期出现密集但排列紊乱的肿瘤血管，实质期肿瘤呈浓团块，静脉期出现增多、增粗的引流静脉（图 1-4-50）。少血供或轻度富血供的肿瘤（如小肠腺癌、结肠癌等）造影时表现为动脉期出现紊乱分布、形态不规则、扭曲、边缘毛糙的肿瘤血管，实质期出现不规则轻度染色的团块，偶尔也可能仅表现为周围血管的推移。

2. 动静脉畸形 DSA 多表现为蘑菇样血管扩张，通常由曲折增粗的动脉供血，并且粗大的静脉与之伴行，静脉可以快速充盈，在动脉期显影，或仅表现为早期静脉显影（图 1-4-51）。

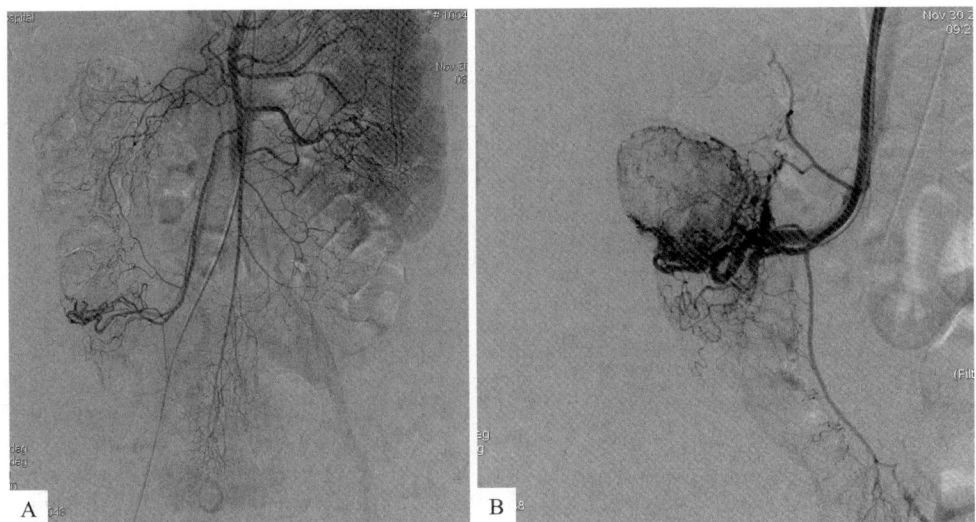

图 1-4-51 小肠出血(动静脉畸形)
DSA 图像显示回结肠动脉呈"蘑菇样"血管扩张,供血动脉增粗迂曲,并且粗大的静脉与之伴行。

(赵雪松 缪飞)

◆ 参考文献 ◆

1. 缪飞主编. 小肠影像学[M]. 上海:上海科学技术出版社,2013: 1-611.
2. Sbeit W, Basheer M, Shahin A, et al. Clinical predictors of gastrointestinal bleeding source before computed tomography angiography [J]. J Clin Med, 2023,12(24):7696.
3. Guglielmo FF, Anupindi SA, Fletcher JG, et al. Small bowel Crohn disease at CT and MR enterography: imaging atlas and glossary of terms [J]. Radiographics, 2020,40(2):354-375.
4. Bruining DH, Zimmermann EM, Loftus EV Jr, et al. Society of abdominal radiology Crohn's disease-focused panel. Consensus recommendations for evaluation, interpretation, and utilization of computed tomography and magnetic resonance enterography in patients with small bowel Crohn's disease [J]. Radiology, 2018, 286(3):776-799.
5. Taylor SA, Mallett S, Bhatnagar G, et al. Magnetic resonance enterography compared with ultrasonography in newly diagnosed and relapsing Crohn's disease patients: the METRIC diagnostic accuracy study [J]. Health Technol Assess, 2019,23(42):1-162.
6. Gomollón F, Dignass A, Annese V, et al. 3rd European Evidence-based Consensus on the Diagnosis and Management of Crohn's Disease 2016: Part 1: Diagnosis and medical management [J]. J Crohns Colitis, 2017,11:3-25.
7. Panes J, Bouhnik Y, Reinisch W, et al. Imaging techniques for assessment of inflammatory bowel disease: joint ECCO and ESGAR evidence-based consensus guidelines [J]. J Crohns Colitis, 2013,7:556-585.
8. Kwapisz L, Bruining DH, Fletcher JG. Using MR enterography and CT enterography for routine Crohn's surveillance: How we do it now, and how we hope to do it in the future [J]. Korean J Radiol, 2022,23(1):1-5.

第五节 小肠疾病的诊断流程

一、成人

对于成人临床怀疑有小肠疾病而传统胃镜及结肠镜检查阴性者,首先行小肠 CT 或 MRI 检查,且小肠 CT 扫描覆盖的范围要大于小肠 MRI,所以在一般情况下,首选小肠 CT 检查。此外,除了根据患者的个人意愿、临床病史,建议患者选择行之有效的检查手段,具体见图 1-5-1。

(1) 对于怀疑肠结核的患者,建议首选小肠 MR 检查,因为小肠 MR 检查具有较高的软组织分辨率,对黏膜溃疡以及干酪样坏死环形强化淋巴结的显示优于小肠 CT。

(2) 对于不明原因消化道出血的患者,建议首选小肠 CT 检查,因为小肠 CT 的空间分辨率高,且对比剂速率可达至少 4 mL/s,并能行血管重建,显示空回肠细小弓形血管的病变,有利于提高血管畸形的检出率。

(3) 年龄大的患者通常无法耐受长时间屏气,MRI 对呼吸伪影非常敏感,因此首选小肠 CT 检查。

(4) 行小肠 CT 或 MRI 检查后,结果明确者进一步治疗;对于结果阴性或不确定者,继续行其他检查,具体流程如下。

1) 小肠 CT 检查怀疑克罗恩病的患者可行小肠 MRI 检查,进一步明确诊断。

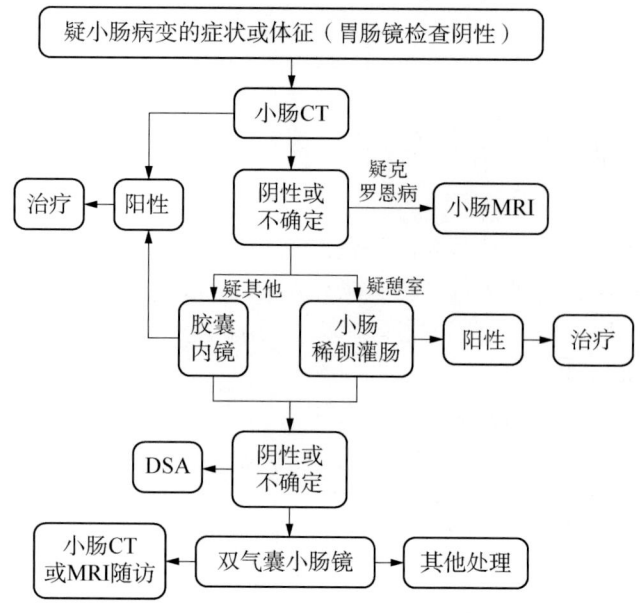

图1-5-1 成人小肠疾病诊断流程

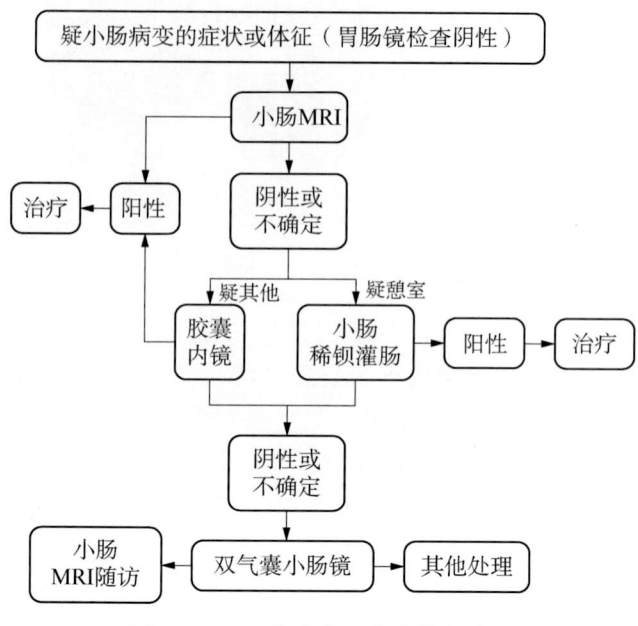

图1-5-2 儿童小肠疾病诊断流程

2)小肠CT或MRI检查怀疑憩室的患者可行小肠稀钡灌肠,进一步明确诊断。

3)小肠CT或MRI检查怀疑其他疾病,如不明原因消化道出血仍未找到出血原因时,可行胶囊内镜检查进一步明确诊断。

(5)胶囊内镜检查或小肠稀钡灌肠检查结果阴性或不确定时,可进一步检查,具体流程如下。

1)若怀疑血管源性小肠出血,可行DSA明确诊断。

2)若怀疑炎性或肿瘤性病变导致小肠出血,可进一步行双气囊小肠镜检查,以明确诊断,且可以内镜下钳取组织做病理、内镜下摘除息肉以及内镜下注入硬化剂止血等;炎性溃疡可内科用药;肿瘤性病变则需外科手术切除。

(6)克罗恩病或肠结核患者建议行小肠MRI检查随访,评估药物疗效以及指导临床进一步用药;小肠肿瘤切除后的患者建议行小肠CT检查随访,以观察吻合口、肠管周围及整个腹腔、腹膜的情况。

二、儿童

对于儿童临床怀疑有小肠疾病而传统胃镜及结肠镜检查阴性者,应首选小肠MRI检查,主要由于MRI检查无辐射危险,特别适用于儿童患者,具体见图1-5-2。

(1)行小肠MRI检查后,结果明确的进一步治疗;对于结果阴性或不确定者,继续行其他检查,具体流程如下。

1)小肠MRI检查怀疑憩室的患者,可行小肠稀钡灌肠进一步明确诊断。

2)小肠MRI检查怀疑其他疾病,如不明原因消化道出血仍未找到出血原因时,可行胶囊内镜检查进一步明确诊断。

(2)胶囊内镜检查或小肠稀钡灌肠检查结果阴性或不确定时,可行双气囊小肠镜检查明确诊断。

(3)克罗恩病或肠结核患者建议行小肠MRI检查随访,评估药物疗效以及指导临床进一步用药。

(缪飞 赵雪松)

◆ 参考文献 ◆

1. 缪飞主编. 小肠影像学[M]. 上海:上海科学技术出版社,2013:61-65.
2. Barkmeier DT, Dillman JR, Al-Hawary M, et al. MR enterography-histology comparison in resected pediatric small bowel Crohn disease strictures: can imaging predict fibrosis? [J]. Pediatr Radiol, 2016,46(4):498-507.
3. Rieder F, Bettenworth D, Ma C, et al. An expert consensus to standardise definitions, diagnosis and treatment targets for antifibrotic stricture therapies in Crohn's disease [J]. Aliment Pharmacol Ther, 2018,48(3):347-357.
4. Lu C, Gui X, Chen W, et al. Ultrasound shear wave elastography and contrast enhancement: effective biomarkers in Crohn's disease strictures [J]. Inflamm Bowel Dis, 2017,23(3):421-430.
5. Orscheln ES, Dillman JR, Towbin AJ, et al. Penetrating Crohn disease: does it occur in the absence of stricturing disease? [J]. Abdom Radiol (NY), 2018,43(7):1583-1589.
6. Morani AC, Smith EA, Ganeshan D, et al. Diffusion-weighted MRI in pediatric inflammatory bowel disease [J]. AJR, 2015, 204(6):1269-1277.

7. Seo N, Park SH, Kim KJ, et al. MR enterography for the evaluation of small-bowel inflammation in Crohn disease by using diffusion-weighted imaging without intravenous contrast material: a prospective noninferiority study [J]. Radiology, 2016, 278(3): 762-772.

第六节 结肠的解剖、组织发生和生理

一、结肠的解剖

结肠(colon)是介于盲肠与直肠之间的一段大肠,结肠在右髂窝内续于盲肠,在第三骶椎平面连接直肠。结肠分为升结肠、横结肠、降结肠和乙状结肠,大部分固定于腹后壁,结肠的排列酷似英文字母"M",将小肠包围在内。结肠的直径自其起端6 cm,逐渐递减为乙状结肠末端的2.5 cm。

(一) 分布

1. 升结肠　下端接盲肠,上缘在肝下与横结肠相连,长12~20 cm;前面及两侧有腹膜遮盖,使其固定于腹后壁及腹侧壁;前方有小肠及大网膜和腹前壁;后方借疏松结缔组织与腹后壁相连,由上向下有右肾、腰背筋膜,内侧有十二指肠降部、右输尿管,手术分离较困难。

2. 横结肠　横结肠是结肠最长最活动部分,长40~50 cm,肝曲与升结肠相接,脾曲与降结肠连接,脾曲位置一般较肝曲为高,横结肠上方是胃,下方是小肠,后方借结肠系膜附着胰腺,前方被大网膜所覆盖。横结肠活动度较大,有时可降至盆腔。

3. 降结肠　上自脾曲与横结肠相接,下在髂嵴水平与乙状结肠相连,长20 cm,前面及两侧有腹膜遮盖,后方借疏松结缔组织与左肾下外侧、腹横肌腱膜起点及腰方肌相接触。自左季肋部及腰部沿左肾外侧缘向下,至左肾下极,略转向内侧至腰肌侧缘,然后在腰肌和腰方肌之间下行至髂骨骨嵴水平,移行为乙状结肠。

4. 乙状结肠　在盆腔内,位于降结肠和直肠之间,上段较短称为髂结肠,下段较长称为盆结肠,长度差异较大,为20~70 cm;肠管呈"乙"字形弯曲而得名。乙状结肠系膜多较长,活动度大,有时可发生肠扭转,系膜的后面附着于腹后壁,后面有开口向下的乙状结肠间隐窝。在纤维结肠镜检查时应根据其形状,顺其自然弯曲进镜。

(二) 血管

结肠的动脉来自肠系膜上动脉和肠系膜下动脉。

1. 回结肠动脉　回结肠动脉(ileocolic artery)为肠系膜上动脉向右侧发出的最下一条分支,于回、盲肠结合处附近分为盲肠前动脉、盲肠后动脉、阑尾动脉、回肠支和升结肠支,分别供应盲肠、阑尾、回肠末段及升结肠下1/3部。

2. 右结肠动脉　右结肠动脉(right colic artery)发自肠系膜上动脉右侧壁,在壁腹膜后面右行,跨过右睾丸(卵巢)血管和右输尿管,至升结肠内侧缘,分为升、降支,分别与中结肠动脉和回结肠动脉的分支吻合。升支和降支再分支供应升结肠的上2/3段及结肠右曲。

3. 中结肠动脉　中结肠动脉(middle colic artery)在胰颈下缘起于肠系膜上动脉,进入横结肠系膜,行向右下,近结肠右曲处分为左、右支,分别与右结肠动脉和左结肠动脉的分支吻合。中结肠动脉供应横结肠。胰腺或胃手术切开横结肠系膜时,勿伤及该动脉,以免造成横结肠的缺血坏死。

4. 左结肠动脉　左结肠动脉(left colic artery)起于肠系膜下动脉,在壁腹膜后方行向左上,分为升、降支,供应结肠左曲和降结肠,分别与中结肠动脉和乙状结肠动脉的分支吻合。

5. 乙状结肠动脉　乙状结肠动脉(sigmoid arteries)通常有2~4支,起于肠系膜下动脉,进入乙状结肠系膜内呈扇形分布,供应乙状结肠。其各分支之间以及与左结肠动脉的降支均有吻合。乙状结肠动脉与直肠上动脉之间常缺乏吻合,故乙状结肠与直肠交界处的血供较差。

从回盲部至乙状结肠末端,肠系膜上、下动脉发出的各结肠动脉的分支在结肠的内侧缘依次相互吻合形成动脉弓,称为边缘动脉(colic marginal artery)。边缘动脉发出直动脉供应结肠。直动脉分为长支和短支,短支在系膜带处穿入肠壁,长支在浆膜下环绕肠管,至另外两条结肠带附近分支入肠脂垂后穿入肠壁。直动脉的长、短支在穿入肠壁之前很少吻合,故切除肠脂垂时切勿牵拉,以免切断长支,影响肠壁的供血。

结肠的静脉与动脉伴行。结肠左曲以上的静脉汇入肠系膜上静脉,左曲以下的静脉汇入肠系膜下静脉。

(三) 淋巴

结肠的淋巴管穿出肠壁后伴血管走行,行程中先后向4组淋巴结引流:结肠上淋巴结位于肠壁及肠脂垂内;结肠旁淋巴结位于边缘动脉与肠壁之间;中间淋巴结沿结肠动脉分布;肠系膜上、下淋巴结分别位于肠系膜上、下动脉的根部周围。右半结肠的淋巴大部分向肠系膜上淋巴结引流,左半结肠的淋巴大部分向肠系膜下淋巴结引流,它们的输出管直接或经腹腔淋巴结汇入肠干。

(四) 结肠运动

结肠运动与小肠运动最明显的区别是结肠运动较小肠运动为慢,对刺激的敏感性也比小肠低。

结肠的运动特点:结肠运动少而缓慢,对刺激的反应也较迟缓,这些特点对于结肠作为粪便暂时的贮存所是适合的。结肠的运动形式主要有3种:一是空腹时多见的袋状往返运动,这种运动不能向前推进食物残渣;二是进食后或结肠受拟副交感药物刺激时所发生的分节推进运动以及多袋推进运动,这两种运动均可推动食物残渣向前运动;另外,还有结肠的蠕动,它是由一些稳定向前的收缩波所组成,可以使肠内容物缓缓向前推进。结肠还会发生一种进行很快且前进很远的蠕动,称为集团蠕动。集团蠕动可使一部分肠内容物由横结肠推移至降结肠或乙状结肠。集团蠕动常见于进食后,由胃-结肠反射所致。

二 结肠的生理功能

1. **分泌功能** 结肠主要是分泌黏液,能保护肠壁不受机械损伤和细菌侵蚀,并对黏膜有滑润作用,尤其是在降结肠以下分泌较多,以利于储存在结肠内的粪便能顺利通过和排出。

2. **吸收功能** 结肠具有吸收水分、电解质的功能。在正常情况下,绝大多数的水分在盲肠到横结肠段被吸收,钠是结肠吸收最多的阳离子。除了大部分胆汁酸已在回肠被吸收外,其余也是在结肠被吸收。

3. **运动功能** 结肠运动有节段性推动、顺行性蠕动、逆行性蠕动等3种形式。

1) 节段性推动:节段性推动是振幅很小的活动,将一个结肠袋的内容物推进到下一个结肠袋,以盲肠、升结肠频率较高,远段结肠就逐渐降低;借助这种形式的运动可将肠内容物推向肛门。

2) 顺行性蠕动:这种是一长段结肠的环状肌收缩,结肠袋消失,肠段变细,每次持续2~3s后恢复原状,称为团块蠕动,是结肠内容物的主要传送形式,结肠通过这样逐段的团块蠕动,使肠腔内的粪便排至直肠。

3) 逆行性蠕动:如在X透视下,钡剂可在2~3h后逆行到脾曲,甚至横结肠和升结肠。

(赵雪松 缪飞)

◆ 参考文献 ◆

1. 柏树令主编. 系统解剖学[M]. 6版. 北京:人民卫生出版社,2004:134-136.
2. 姜国华. 局部解剖学[M]. 北京:中国中医药出版社,2016.
3. 丁文龙,刘学政. 系统解剖学[M]. 9版. 北京:人民卫生出版社,2018:112.
4. 崔慧先,李瑞锡. 局部解剖学[M]. 9版. 北京:人民卫生出版社,2018.

第七节 结肠疾病的检查方法

一 X线气钡灌肠双对比检查

1. **造影前准备** 检查前一天晚8点后给予通便剂(15 g番泻叶,用2 000 mL开水冲泡,温凉后口服)。检查前一天晚饭后开始禁食,检查当日晨禁食、禁水。

2. **对比剂配制及用量** 钡剂浓度80~140 W/V%的硫酸钡悬浊液,现配现用,对比剂用量约300 mL。

3. **操作方法** 于透视下肛门插管后灌入适量钡剂、气体,15°头低足高位,先进入直肠,再不断向左翻转体位,当对比剂前端到达降结肠或结肠脾曲时,停止灌钡,接着灌注气体,使气钡沿结肠不断上行到达盲肠;之后拔出管子,清洁检查床;嘱患者自右向左翻滚2~3次,使钡剂均匀涂布到结肠黏膜面,及时采取不同位置分别摄取各段结肠照片,一般应包括全结肠和直肠、末端回肠、回盲部(图1-7-1)。

4. **体位技巧** ①俯卧头低足高15°前后正位,显示直肠、乙状结肠前壁;②仰卧前后位显示直肠、乙状结肠和降结肠下端后壁;③仰卧右前斜位和(或)仰卧左前斜位,显示直肠、乙状结肠和降结肠下端,将乙状结肠展开;④左侧向下或右侧向下,直肠、乙

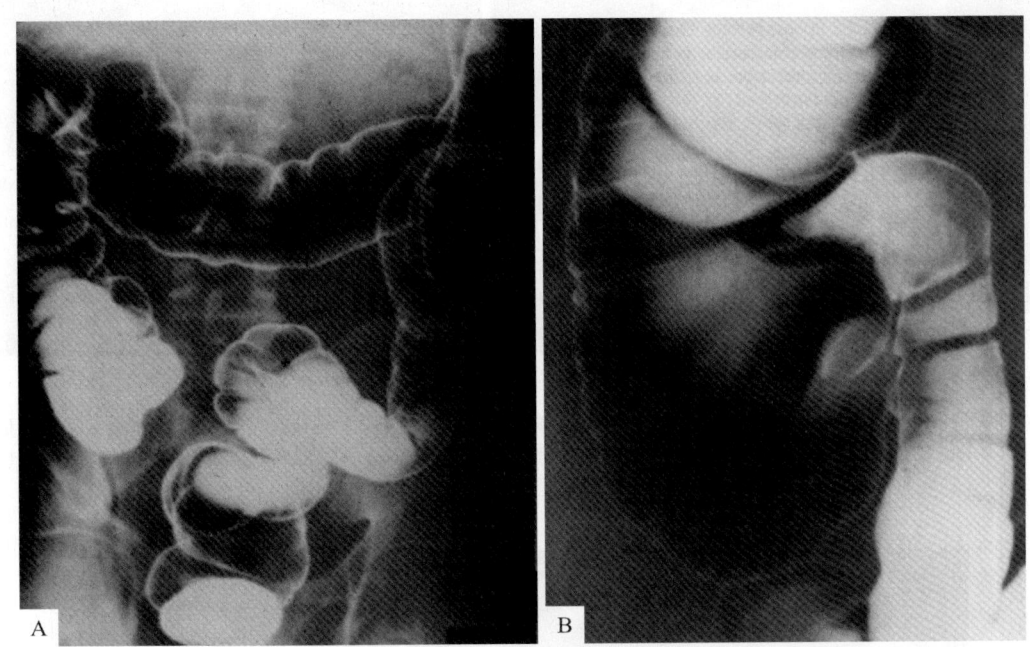

图 1-7-1 X线气钡灌肠双对比检查
A. 显示结直肠肠腔内完全被硫酸钡和气体影充填，对比剂涂布均匀；B. 显示回盲部结构。

状结肠侧位片；⑤半立左前斜位显示结肠脾曲、降结肠上中部和横结肠左半部；⑥立右前斜位显示结肠肝曲和横结肠右半部；⑦仰卧或半立正位显示横结肠；⑧仰卧头低15°，显示盲肠、升结肠近端和回盲部；⑨全结肠仰卧前后位或全结肠俯卧前后位；⑩全结肠左侧水平卧位或全结肠右侧水平侧卧位。

结肠 CT 和 MR 造影

结肠的检查方法同小肠的检查方法一致，小肠CT造影作为一站式的检查技术，可清晰显示全结肠的肠腔内外病变情况，见第一章第二节。

（赵雪松　缪飞）

◆ 参考文献 ◆

1. 陈星荣，陈九如主编. 消化系统影像学[M]. 上海：上海科学技术出版社，2010.
2. Sinha R, Rajiah P, Ramachandran I, et al. Diffusion-weighted MR imaging of the gastrointestinal tract: technique, indications, and imaging findings. Radiographics, 2013, 33(3): 655-676.

第八节　结肠的基本病变及其影像学表现

一、结肠黏膜肿胀

结肠黏膜肿胀是黏膜层和黏膜下层的水肿。CT表现为肠壁均匀增厚、增强扫描呈分层强化，黏膜下层强化程度降低（图1-8-1）。MRI表现为黏膜皱襞增粗，T2WI可见肠壁呈分层改变，黏膜层和浆膜层呈低信号，黏膜下层水肿呈高信号改变。

结肠黏膜肿胀多见于缺血性肠病、感染性肠炎、嗜酸性胃肠炎、低蛋白血症以及手术损伤等。

二、结肠黏膜破坏

结肠黏膜的正常结构破坏，CT和MRI表现类似，表现为正常黏膜皱襞的影像消失，代之杂乱的不规则影，皱襞中断、凹凸不平、破坏及消失，多见于恶性肿瘤浸润（图1-8-2）。

三、结肠肠腔狭窄

结肠肠腔的管径狭窄变细，小于正常范围。可见于先天性，如先天性巨结肠。后天病变可有克罗恩病、肠结核等。炎症后期由于纤维组织增生所致狭窄，狭窄的范围一般较广，形态多规则（图1-8-3）；肿瘤浸润性狭窄，范围较小，边缘锐利和不规则，肠壁僵硬，肠管位置相对固定，近端结肠扩张（图1-8-4）；粘连性狭窄，狭窄边缘不规则，肠管动度受

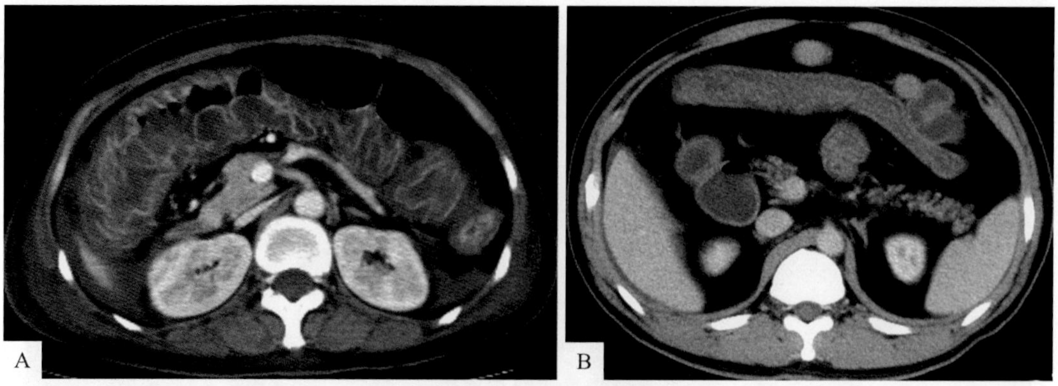

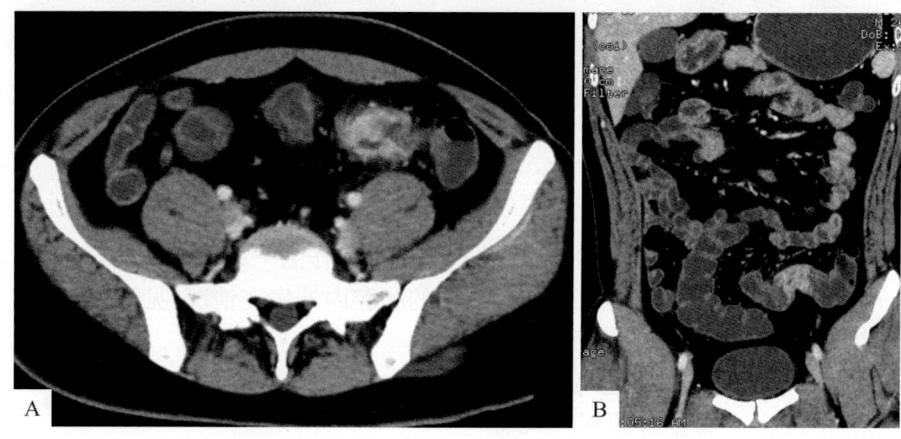

图 1-8-1 结肠黏膜肿胀

A. 伪膜性肠炎。门脉期横断面 CT 增强图像显示横结肠肠壁明显增厚,增强扫描呈分层强化,黏膜下水肿呈明显低密度,强化的黏膜和肿胀隆起的黏膜皱襞形成"琴键征"改变。B. 嗜酸性结肠炎。门脉期横断面 CT 增强图像显示横结肠肠壁水肿增厚,呈分层强化,肠腔塌陷,黏膜纠集。

图 1-8-2 结肠黏膜破坏(乙状结肠腺癌)

门脉期横断面 CT 增强图像(A)和门脉期冠状面 CT 重建图像(B)显示乙状结肠腔内不规则隆起,黏膜皱襞破坏、中断,肠腔狭窄。

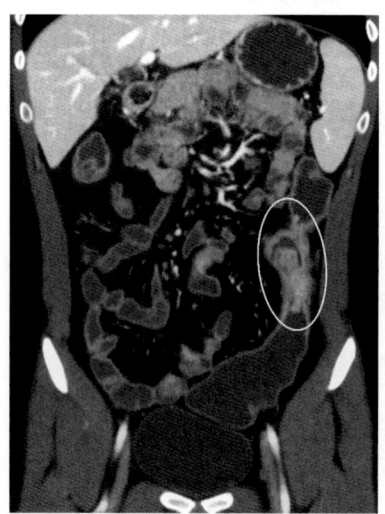

图 1-8-3 结肠肠腔狭窄(克罗恩病)

小肠 CT 门脉期冠状面重建见左半结肠腔内肉芽增生堵塞肠腔致肠腔狭窄(圈),肠管系膜缘缩短。

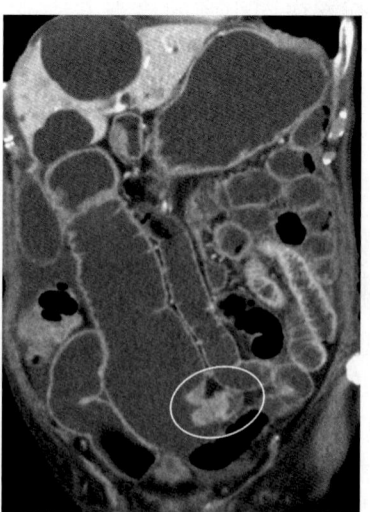

图 1-8-4 结肠肠腔狭窄(横结肠腺癌)

小肠门脉期冠状面 CT 重建图像见横结肠系膜较长,位置进入盆腔,见横结肠一段肠壁明显增厚、僵硬,肠腔狭窄(圈)。

限、互相聚拢;外压性狭窄,一侧有整齐的压迹并伴移位;功能痉挛性狭窄,管壁柔软,形态可变,可恢复正常。

四 结肠梗阻

按照梗阻的原因可分为:

1. 机械性肠梗阻　肠腔内阻塞(如寄生虫、胆石等);肠壁病变(如先天性狭窄、炎症性病变、肿瘤等);肠腔外病变(如粘连、腹外疝、肠扭转等);如无血供障碍,为单纯性梗阻,梗阻可完全可不完全;绞窄性疝、肠扭转等同时伴肠管血供障碍者为绞窄性梗阻,多为完全性梗阻。

2. 动力性肠梗阻　由于自主神经功能失调,使肠蠕动和运行障碍所致,一般肠管本身没有器质性病变,又可分为麻痹性和痉挛性,常见于腹部手术之后、创伤、腹膜炎等。

3. 血管性肠梗阻　肠系膜血管因血栓或栓塞,使肠管血液供应发生障碍。

临床上主要的共同症状是腹痛、腹胀、呕吐及肛门停止排气、排便,单纯性梗阻有肠鸣音亢进,麻痹性梗阻有肠鸣音减弱。

肠腔充气扩张和气液平面是肠梗阻的基本X线及CT表现,结肠直径大于6cm时可以诊断为肠腔扩张。结肠位于腹部周边,扩张后的管径相对更粗,可见结肠特有的结肠袋(图1-8-5)。

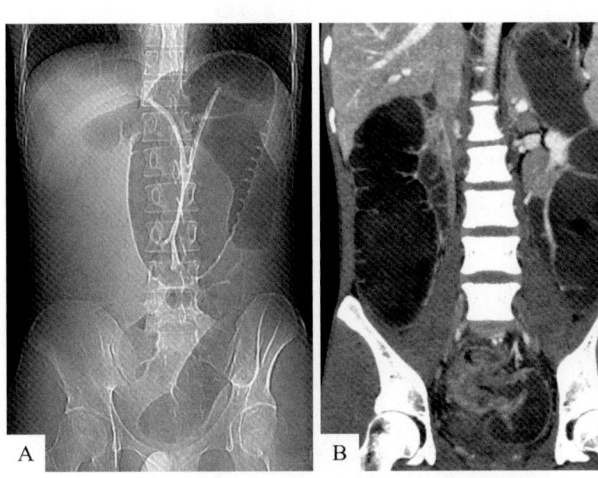

图1-8-5　低位结肠梗阻(直肠癌)

CT定位相(A)见横结肠、降结肠及乙状结肠明显积气扩张,结肠袋消失;小肠门脉期冠状面CT重建图像(B)见直肠明显肠壁增厚僵硬、肠腔狭窄,增强扫描强化不均,提示直肠癌,近端结肠明显扩张,呈梗阻改变。

五 结肠套叠

肠管向远端或近端的肠腔内套入称肠套叠,以回肠套入结肠多见。成年人多继发于肿瘤。CT典型表现为三层结构,最内层代表套入的肠管,中间为陷入的含脂肪密度的肠系膜,最外层是套入部的鞘部,如果扫描层面与套叠肠管平行,则表现为层状结构,如果扫描层面垂直于套叠肠管,则形成同心圆状。同时,CT可以显示引起套叠的原发病变(图1-8-6)。

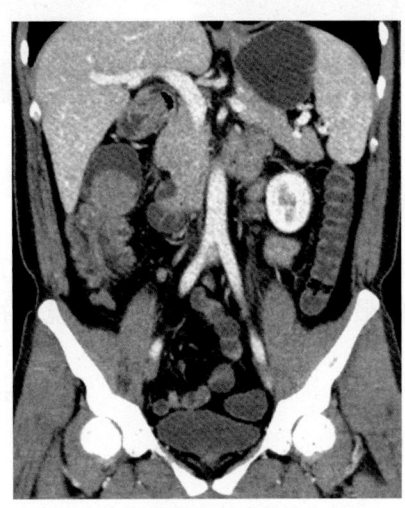

图1-8-6　肠套叠(末端回肠套入右半结肠)

小肠门脉期冠状面CT重建图像见末端回肠套入右半结肠,形成"剑鞘样"改变,同时见右半结肠腔内类圆形异常强化软组织影,提示巨腺瘤。

六 结肠出血

结直肠出血是消化科常见的临床危重症之一。结直肠出血患者的典型临床表现为:突然发作的便血,即暗红色或鲜红色血液通过直肠排出,出血量较大时可以伴有头晕、黑矇、面色苍白、心率增快、血压下降等周围循环衰竭征象。然而,在少数情况下,来自右半结肠出血的患者可表现为黑便。此外,便血也可能在急性上消化道出血患者中发现,约15%的假定急性下消化道出血的患者最终发现出血来源于上消化道。结直肠恶性肿瘤患者常有乏力、消瘦、大便习惯改变等表现,药物相关的结直肠出血患者多有明确的用药史,缺血性结肠炎患者在便血前多有突发的痉挛性腹痛。

结直肠出血常用的诊断方法有:

(1)影像学检查(图1-8-7):影像学检查是结直肠出血病因诊断和定位诊断的重要手段。常用的影像学检查手段有腹部增强CT、腹部CT血管重建、X线钡剂造影、放射性核素扫描、选择性动脉造影等。

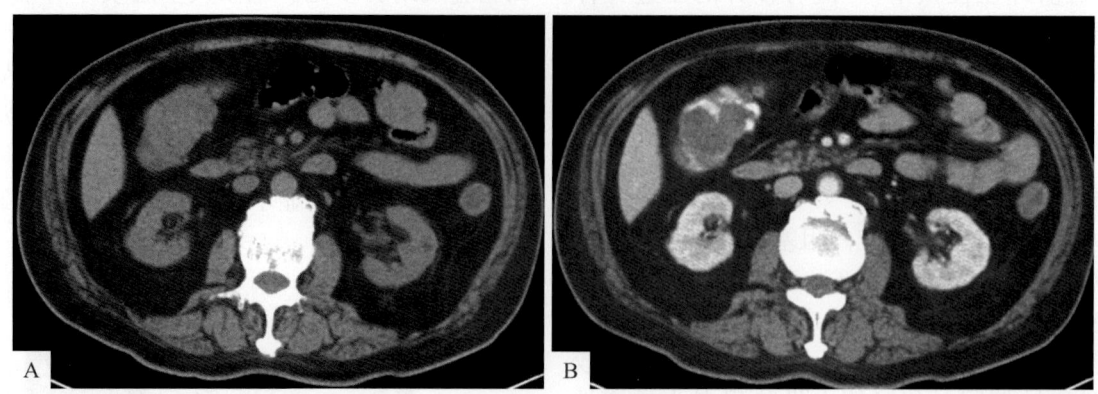

图 1-8-7　结肠出血（憩室伴出血）

CT 平扫图像（A）见结肠肝曲肠壁增厚，肠壁结构显示不清，可见小囊袋状凸出影；CT 增强图像（B）见肠腔内条片状高密度影，提示对比剂外渗。

（2）内镜检查：结肠镜检查是明确结直肠出血原因和部位的最重要手段，并且可以内镜直视下进行止血治疗。

（赵雪松　缪飞）

◆ 参考文献 ◆

1. 中华医学会消化内镜学分会结直肠学组，中国医师协会消化医师分会结直肠学组，国家消化系统疾病临床医学研究中心. 下消化道出血诊治指南（2020）[J]. 中华消化内镜杂志，2020，37（10）：685-695.
2. Sebastian SA, Co EL, Panthangi V, et al. Colonic diverticular bleeding: An update on pathogenesis and management[J]. Dis Mon, 2023, 69(11):101543.
3. Nagata N, Ishii N, Manabe N, et al. Guidelines for Colonic Diverticular Bleeding and Colonic Diverticulitis: Japan Gastroenterological Association[J]. Digestion, 2019, 99 Suppl 1:1-26.

第二章

十二指肠病变

第一节 先天发育异常

一、十二指肠憩室

十二指肠憩室比较常见，多发生于十二指肠降部后壁，尤其是壶腹周围，其次是十二指肠水平段及与空肠曲交界处。十二指肠上部很少见。十二指肠腔内憩室是少见的十二指肠降部发育异常。大多数源于Vater壶腹附近，位于蠕动方向。偶尔源于十二指肠水平部，与蠕动反方向。憩室附着于十二指肠壁一般少于1/2；少数报道完全附着于肠壁。当完全附着时，有中心或周边出口使肠内容物通过。

十二指肠憩室多见于中年以上人群，在婴儿是极少见的，所以一般认为它不是一种先天性的疾病；但是它的发生，可能与某些肠壁上生长发育过程中出现的薄弱点有关，例如憩室好发于胚胎期原肠的肝脏和胰腺原基处，以及血管进入肠壁处之薄弱点。随着年龄增长，不可避免得要发生一系列退行性变化，在肠内压力异常增加或肠肌收缩不协调时，薄弱点就可以向腔外凸出，形成憩室。此外，肠外病变所形成粘连的牵拉，也是憩室的致病因素之一。

【病理】 在憩室形成的初期，憩室壁可能还含有肌层，往往随着憩室的增大，憩室壁大多没有肌层。憩室多数单发，多发者也不少见；有时还可伴发空、回肠和食管憩室。与其他消化道憩室不同，十二指肠腔内憩室内外都为肠黏膜，上皮下只能见到很薄的纤维肌层，血运很差。在十二指肠乳头区的憩室，有时可以有胰管或胆总管开口于其内。憩室炎症扩散到乳头，可引起乳头水肿。极少数憩室可压迫胰管引起阻塞，导致胰腺坏死。憩室可以发生炎症，憩室内壁黏膜充血、水肿、糜烂，甚至有溃疡形成。少数憩室内有异位胰腺组织。

【临床表现】 十二指肠憩室大多无症状，偶然在胃肠检查中发现。当憩室有炎症糜烂或溃疡时会引起出血症状。十二指肠腔内憩室的临床表现包括心口痛、呕吐、腹胀。壶腹区憩室炎可引起黄疸，一般无需治疗，有并发症出现时，针对并发症治疗。

【影像学表现】
1. X线表现 显示憩室的最好位置应取卧位（俯卧或仰卧）。

（1）十二指肠降部内侧憩室：表现为凸向腔外的圆形或椭圆形囊袋状影，轮廓光滑，有狭颈，并可见十二指肠黏膜伸进憩室内（图2-1-1）。憩室大小不一，直径可仅数毫米大小，但也可大至数厘米以上。当憩室颈部较狭窄时，立位X线可见其内有液平；巨大憩室还可以见到对比剂、滞留液、气体三层密度影。有时由于憩室颈狭窄，食物进入憩室内排出困难，在胃肠钡餐检查中有时可见憩室内充盈缺损影，此时应与肿瘤鉴别。

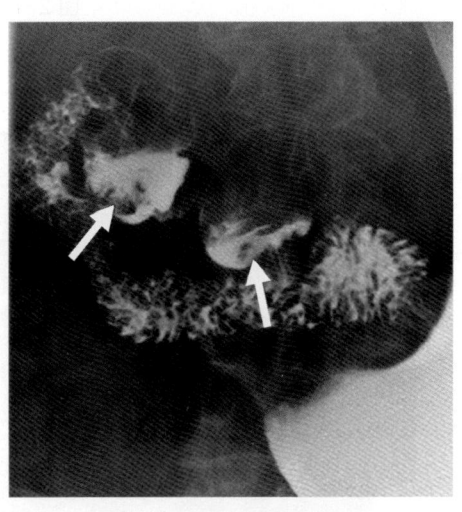

图2-1-1 十二指肠憩室
GI显示十二指肠降段及水平段各见囊袋状凸起影，颈部可见黏膜伸入改变（箭）。

(2) 十二指肠空肠交界处憩室:表现为基底向上的囊袋,在站立正位胃充盈相常被胃影掩盖,仅部分凸出于小弯,易被误认为小弯良性溃疡。由粘连为主要原因所引起的憩室,一般不太大,颈部较宽,且轮廓不规则,多发于十二指肠上部。

(3) 十二指肠乳头区憩室:在行低张造影时,有时可见钡剂进入憩室后,又进入胆总管和胰管。在合并憩室炎症时可显示黏膜纹增粗,乳头水肿增大,并有刺激征象;此时憩室由于"激惹征"往往充盈不甚满意,加上乳头扩大,临床上也可有黄疸表现,不要误诊为胰头癌所致十二指肠异常改变。

(4) 十二指肠腔内憩室:"风袋征"由充盈钡剂的囊袋组成,囊袋完全位于十二指肠内,囊袋的顶端被周围的透光带环绕,而且因钡剂进入憩室远端并向远侧凸出而更为明显。

2. CT表现　为十二指肠管腔旁的囊袋状影,常可见气液平面(图2-1-2～图2-1-4)。当液体完全填充憩室时可误认为是胰头囊性肿块(图2-1-5)。十二指肠腔内憩室内可见对比剂及气体,周围包绕强化的十二指肠黏膜。

十二指肠憩室的典型CT表现提示病变处于稳定期,表明憩室并未继发感染、穿孔等并发症。当表现为憩室壁增厚及显著强化、肿块形成及其周围组织或间隙液性渗出或积气,是憩室继发感染或穿孔的重要CT征象,具有十分重要的临床意义。

【诊断与鉴别诊断】　十二指肠典型的CT表现为十二指肠腔外邻近的液气囊状影和单纯气性囊状影,无论病变大小,均高度提示憩室的存在。当憩室壁增厚及显著强化、肿块形成伴周围组织或间隙液性渗出或积气,提示憩室继发感染或穿孔。

十二指肠憩室应与胰头囊性肿瘤以及腹膜后局限性积气相鉴别。胰头囊性肿瘤通常表现为胰头部囊性肿块,边界清晰,增强扫描其内可见条状分隔,不含气体及气液平改变。腹膜后局限性积气发生于

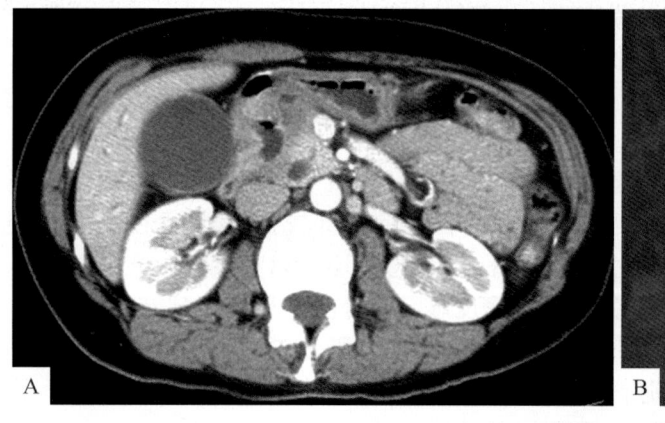
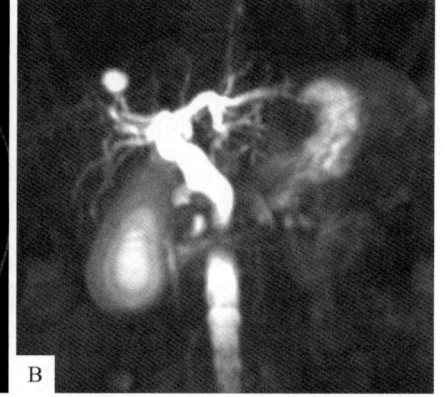

图2-1-2　十二指肠乳头旁憩室
A. 横断面CT图像显示十二指肠降段内侧含气液囊袋状凸起;B. MRCP图像显示十二指肠降段乳头旁见囊袋状凸起影,胆总管扩张。

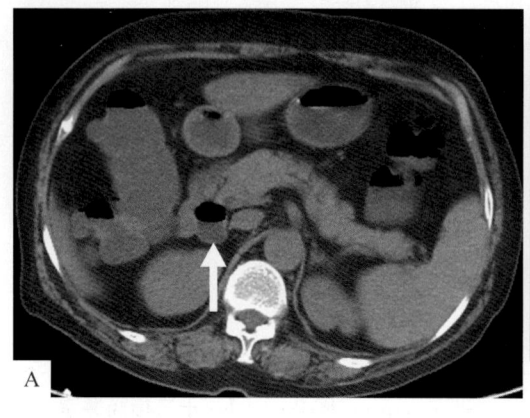
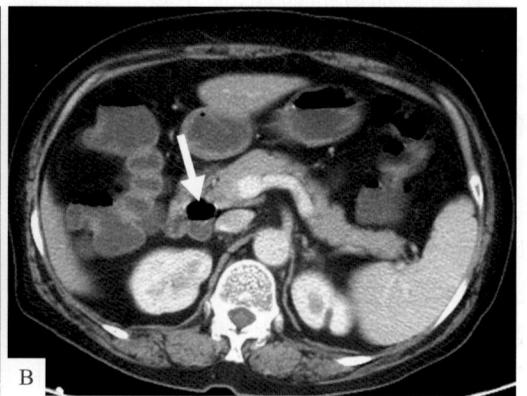

图2-1-3　十二指肠降段憩室
A、B. 分别为横断面CT平扫及增强图像,显示十二指肠降段囊袋状向外凸出影,并含有气液平面(箭)。

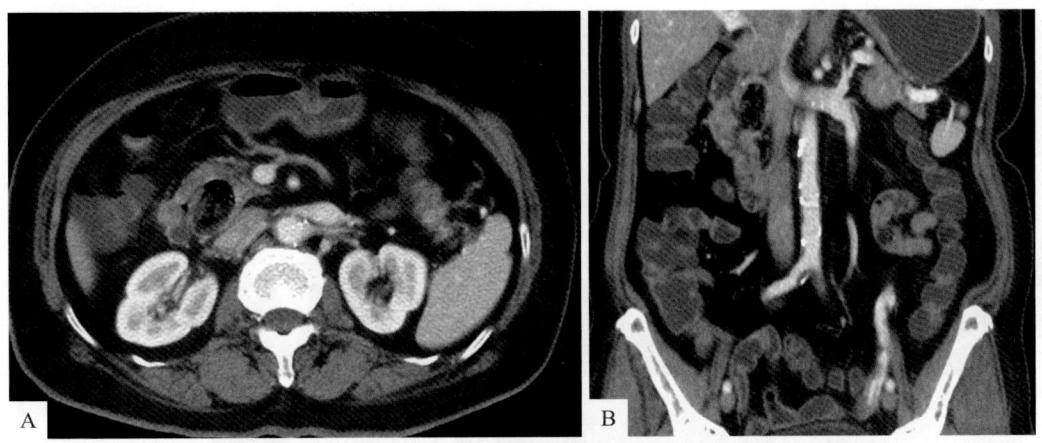

图 2-1-4 十二指肠乳头旁憩室

横断面CT增强图像(A)显示十二指肠乳头旁囊袋状向外凸出影,肠腔内容物潴留;冠状面CT图像(B)更加清晰地显示憩室。

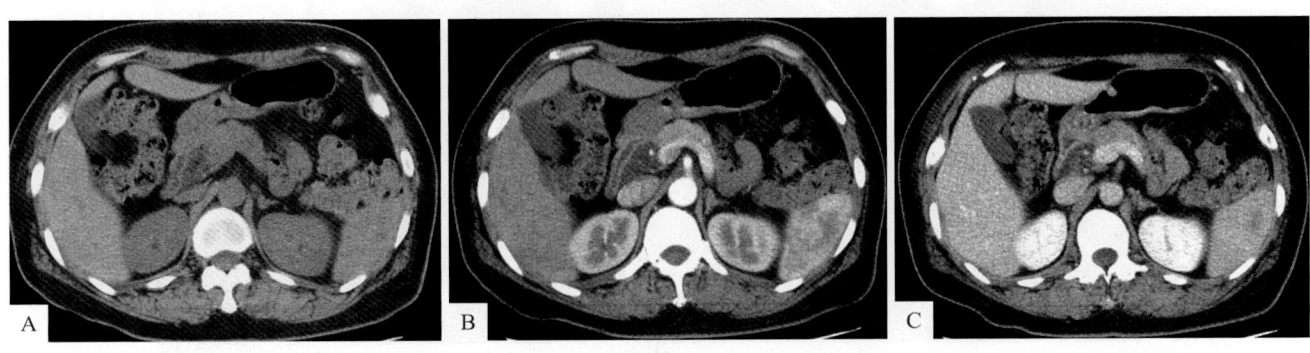

图 2-1-5 十二指肠憩室误诊为胰头病变

A. CT平扫图像显示十二指肠降段内侧略分叶状囊性密度影,十二指肠降段受推压改变;B、C. 分别为动脉期和门脉期CT增强图像,显示该囊性影内侧点状小血管强化断面,余未见明显强化。术前误诊为胰头囊性灶,术后诊断为十二指肠憩室。

十二指肠溃疡穿孔或外伤导致十二指肠腹膜后段破裂,该病临床病史典型,症状明显,容易鉴别。胆总管开口附近憩室还需与胆总管下段积气鉴别。胆总管下段积气常合并肝内外胆管积气。

二、十二指肠重复畸形

十二指肠重复畸形比较罕见,约占5%~10%。是由于胚胎发育阶段空化不全所致,或由于胚胎期消化道的憩室样外袋发展而成。

【病理】 十二指肠重复畸形多位于十二指肠内侧,外形为球形、卵圆形,多数呈囊肿型,因不与肠管相通,又称肠源性囊肿,囊腔内充满黏液样液体。重复畸形的壁层在组织结构上与正常肠管极为相似,有黏膜层和肌层,与该处的正常肠壁紧密附着,即有共同的浆膜层,以致不能剥离,两者的血供也为同一来源。

十二指肠重复畸形主要分为三型:Ⅰ型为管状型,表现为重复畸形的肠管与十二指肠管沟通形成两个管腔;Ⅱ型,表现为重复畸形的两端均不与十二指肠相通;Ⅲ型为囊肿型,表现为重复畸形的一端与肠管相通,另一端呈盲管。

【临床表现】 通常表现为上腹部肿块。由于囊肿内的黏膜分泌大量液体,使囊肿不断增大,囊腔内压力增加,压迫十二指肠而出现梗阻症状和腹部疼痛,偶尔也引起出血和肠坏死。

【影像学表现】

1. X线表现 可见右上腹部肿块、十二指肠腔内充盈缺损或肠管受压移位。如重复畸形与主肠管相同,钡剂可进入其内,形成双管征,钡剂排空延迟。

2. CT表现 平扫为十二指肠区低密度单房或多房囊性肿块,囊内为水样密度,大多为球形,多与肠管不相通(图2-1-6)。与正常肠管相通时,囊内可见气体影;囊壁光滑,与毗邻肠管壁相近或更厚;增强后囊壁及分隔均匀强化,囊液无强化;部分病例囊壁呈内低外高密度"晕轮征"。腔内液体淤积或壁层坏死可出现钙化。

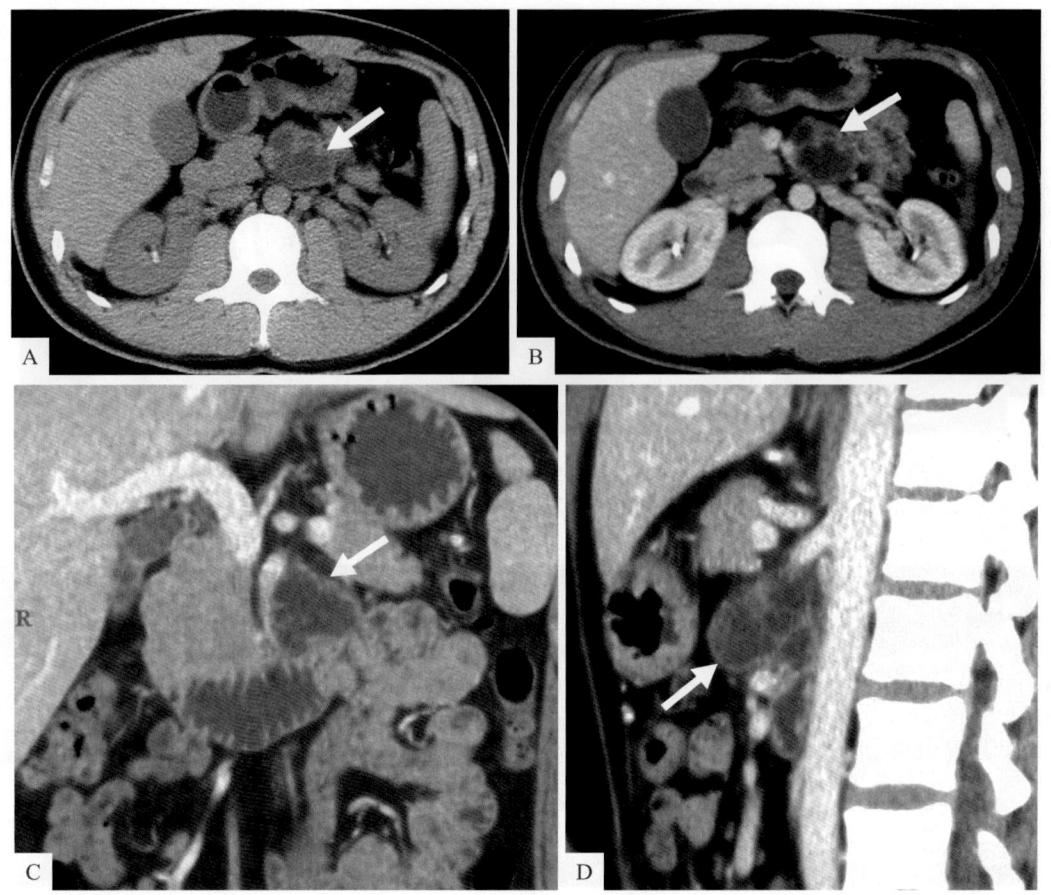

图 2-1-6 十二指肠重复畸形

CT 平扫图像（A）显示胰头水平肠系膜上动脉左侧多房囊性灶（箭）；门脉期横断面 CT 增强图像（B）显示病变壁及分隔强化；冠状面和矢状面增强重建图像（C、D）显示病灶位于十二指肠水平段上方，并与水平段关系密切（箭）。

【诊断与鉴别诊断】 消化道钡餐检查造影可以明确诊断，管状型与主要消化道相通者可显示重复肠管；囊肿型者可显示十二指肠受压影像。

十二指肠重复畸形主要应与胰腺囊腺瘤相鉴别，浆液性囊腺瘤 CT 表现为水样密度，单腔或多腔囊性变，囊壁厚薄不均，病灶中心出现钙化，另外可见多个小囊聚集一起，其小囊直径<2cm，增强后可见囊隔及整个囊壁有不同程度强化，呈蜂窝状改变。黏液性囊腺瘤 CT 表现呈多房水样低密度，壁厚薄不均和壁结节，增强后囊壁及分隔可不规则强化。

三、异位胰腺

异位胰腺又称为迷路胰腺或副胰，它是存在于正常胰腺位置以外的孤立胰腺组织，与正常胰腺之间无解剖学联系。约 90% 的异位胰腺位于上消化道，主要是胃（通常位于距幽门内 5cm 以内的大弯侧）、十二指肠、空肠，少见部位有胆总管、十二指肠乳头部、肝、回肠、肠系膜、大网膜、肺、梅克尔憩室、结肠、阑尾、横膈、肺及食管。大多数为单发，多发者少见。

异位胰腺的发生原因与胚胎发育异常有关。在人胚的第 6~7 周时，当背侧和腹侧胰始基随着原肠上段旋转融合过程中，如果有一个或几个胰始基细胞停留在原肠壁内，由于原肠纵行生长而将胰始基带走。背侧胰始基产生的细胞组织，将被带到胃；腹侧胰始基产生者则被带到空肠，成为异位胰腺。如果胰始基伸入胃肠壁、胆系、网膜甚至脾脏，就会在这些器官中出现胰腺组织，也为异位胰腺。

【病理】 异位胰腺位于十二指肠球部者占 25%。大多呈黄色圆形或不规则的小叶状，约 1~4cm。镜下部分仅见小导管结构，部分小叶中可见胰岛细胞。可分为三型：Ⅰ型具有完整腺泡、导管和胰岛结构；Ⅱ型仅有腺泡和导管结构；Ⅲ型仅由导管组成。由于异位胰腺具有分泌功能,因此可有囊肿、慢性间质炎、急性炎症和急性出血坏死等病理变化,有的可引起胃肠道大出血,个别甚至可发生癌变。十二指肠异位胰腺引起十二指肠狭窄,可导致不同程度的梗阻。

【影像学表现】

1. X线表现 胃肠造影可见肠腔变窄,伴有息肉状或无蒂肿块,大小 0.5～2cm,较大可至 5cm。较小腔内肿块可伴脐样切迹、导管征。脐样切迹为异位胰腺内原始残留导管开口。

2. CT表现 表现为黏膜下无包膜的孤立性结节,肿块与正常胰腺密度相似,强化扫描时密度变化相近(图2-1-7,图2-1-8)。病灶可伴溃疡形成,密度不均匀。

【鉴别诊断】 十二指肠内异位胰腺应与息肉、腺瘤以及黏膜下来源间质瘤相鉴别。息肉与腺瘤为黏膜来源,呈圆形或分叶状改变,多带蒂,增强扫描强化明显。间质瘤为黏膜下来源,呈外生性生长,增强扫描呈延迟强化改变,免疫组化100%显示CD117阳性。

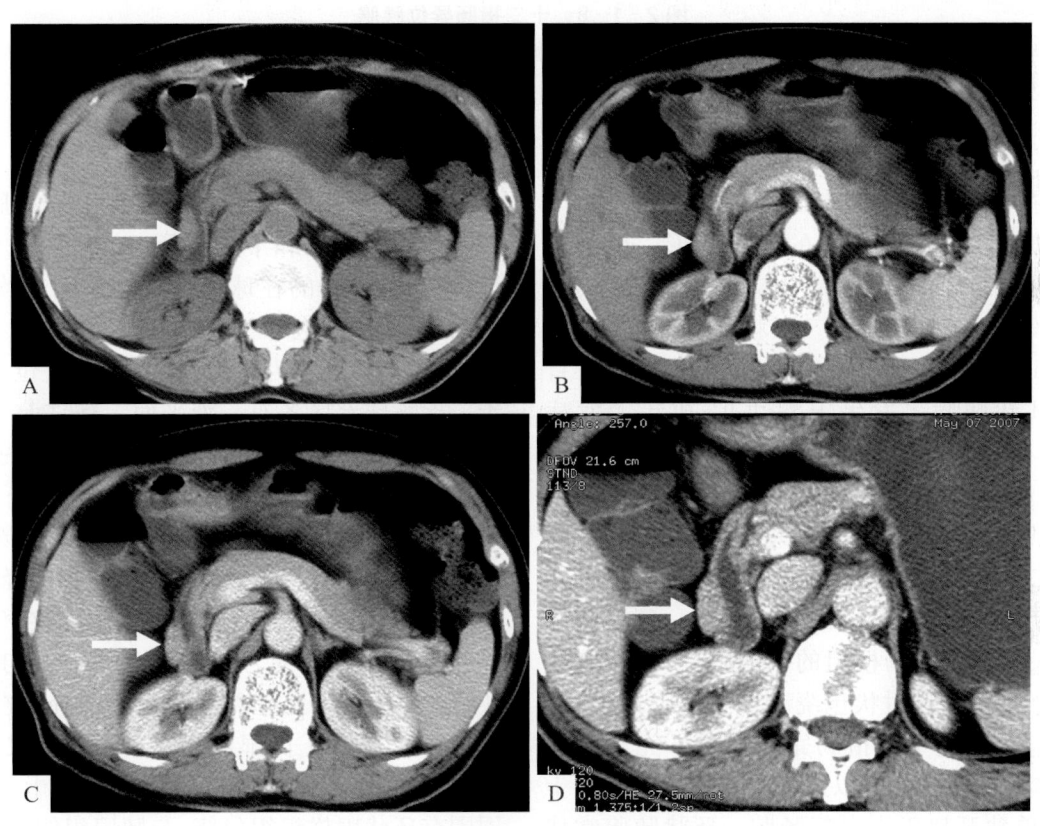

图2-1-7 十二指肠异位胰腺

CT平扫图像(A)显示十二指肠降段外侧壁黏膜下类椭圆形软组织肿块影(箭);动脉期(B)和门脉期(C)CT增强图像显示病灶与胰腺强化程度相当(箭);门脉期CT多平面重建图像(D)更加清晰显示病灶与十二指肠关系(箭)。

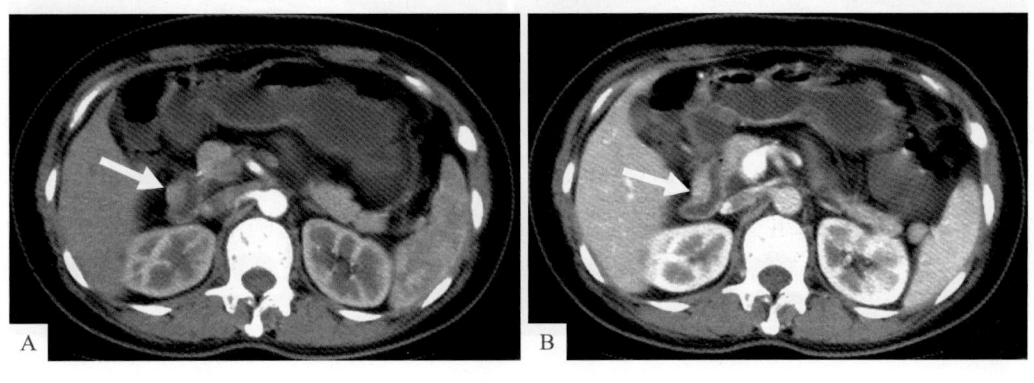

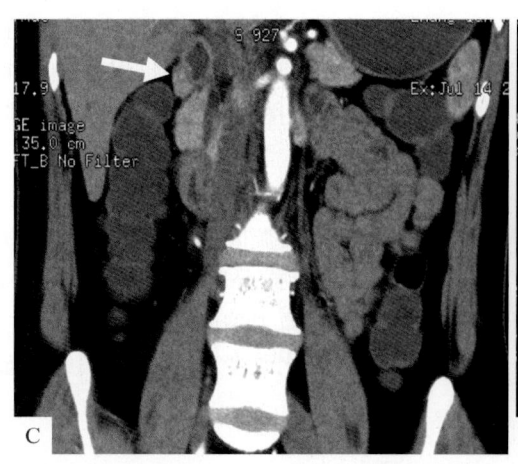
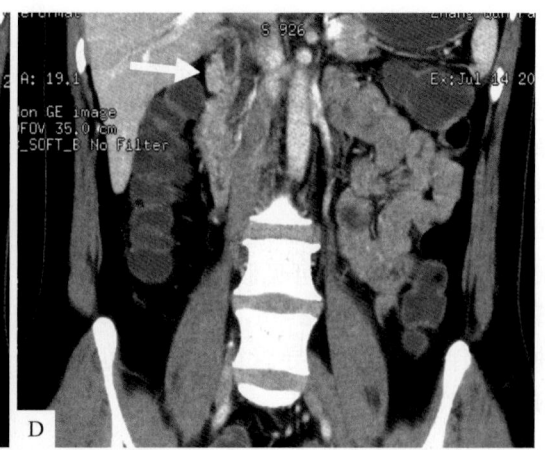

图 2-1-8　十二指肠异位胰腺

动脉期(A)和门脉期(B)CT增强图像、动脉期(C)和门脉期(D)冠状面CT重建图像显示十二指肠降段外侧壁黏膜下来源富血供结节,病灶与胰腺强化程度相当(箭)。

四　环状胰腺

环状胰腺是一种先天性的发育畸形。患者有一带状胰腺组织环,部分或完全包绕十二指肠第一段或第二段,致使肠腔狭窄。环状胰腺于1818年由Tiedemann首先在尸检中发现,1862年Ecker首先报道。环状胰腺多发生于婴幼儿,成年人发病罕见。

环状胰腺的病因学说很多,目前Lecco首倡的胰腺腹侧原基旋转异常学说被大部分学者接受,即胚胎期十二指肠背侧和腹侧两个胰腺原基未能伴随十二指肠旋转,以带状延伸的形态继续。环状胰腺是小儿先天性十二指肠梗阻的病因之一,是胰腺组织异常发育成环状或钳状包绕十二指肠降部,对肠管造成压迫时引起十二指肠完全性或不完全性梗阻。环状胰腺的胰腺管可以进入主胰管后开口于十二指肠,或单独开口于十二指肠腔。环状胰腺常伴发胰腺胆管开口异常,并与十二指肠闭锁或狭窄同时存在。

【影像学表现】

1. 腹部X线　主要表现为十二指肠梗阻。X线卧位片可见胃和十二指肠区均扩张胀气,出现所谓"双泡"征;有的在球部、窦部、胃底部均可见液气平面而出现"三泡"征。但这只能说明十二指肠梗阻的程度,不能证实为环状胰腺。X线立位片可见胃和十二指肠球部区各有一液平面。有时十二指肠狭窄区上方与下方肠管均胀气,从而将狭窄区衬托显影。

2. X线钡剂造影　表现为胃扩张、下垂,内有大量空气滞留液,排空时间延长。十二指肠近段匀称扩大、伸长,其下缘光滑圆隆。十二指肠降段,偶见第一段或第三段出现边缘整齐的局限性狭窄区;狭窄区黏膜皱襞稀少,并变为纵行,有偏心型及向心型之分;狭窄上方肠管可见逆蠕动,并可发现溃疡的存在。

3. CT　CT除显示十二指肠降部狭窄、胃扩张以及胆道系统扩张外,可更清楚显示十二指肠降段周围有环状腺样组织包绕,与胰腺组织相连,密度相似;增强扫描动脉晚期、门脉期、实质期密度变化同胰腺密度变化一致(图2-1-9,图2-1-10)。

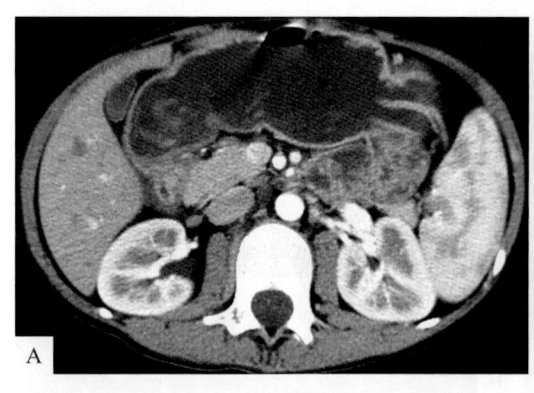
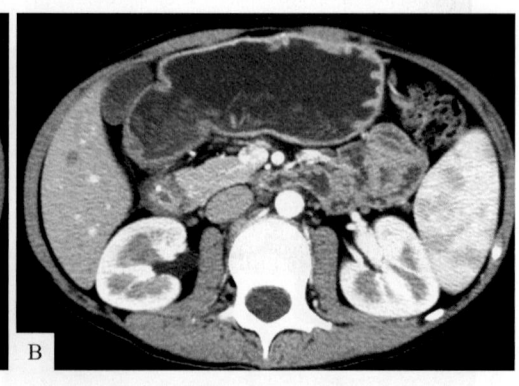

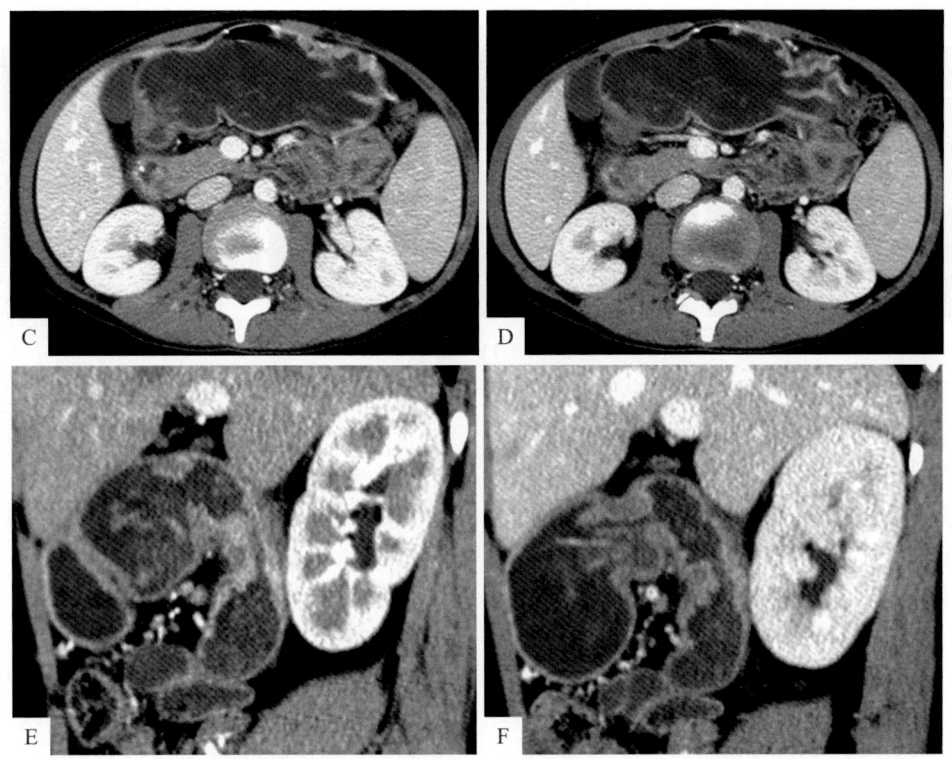

图 2-1-9　环状胰腺

CT增强扫描动脉期图像(A、B)、CT增强扫描门脉期图像(C、D)显示十二指肠降段周围有环状软组织影包绕,后者与胰头相连,且增强后密度同胰头实质相当;动脉期和门脉期矢状面CT重建图像(E、F)显示十二指肠降段周围有环状软组织影环绕。

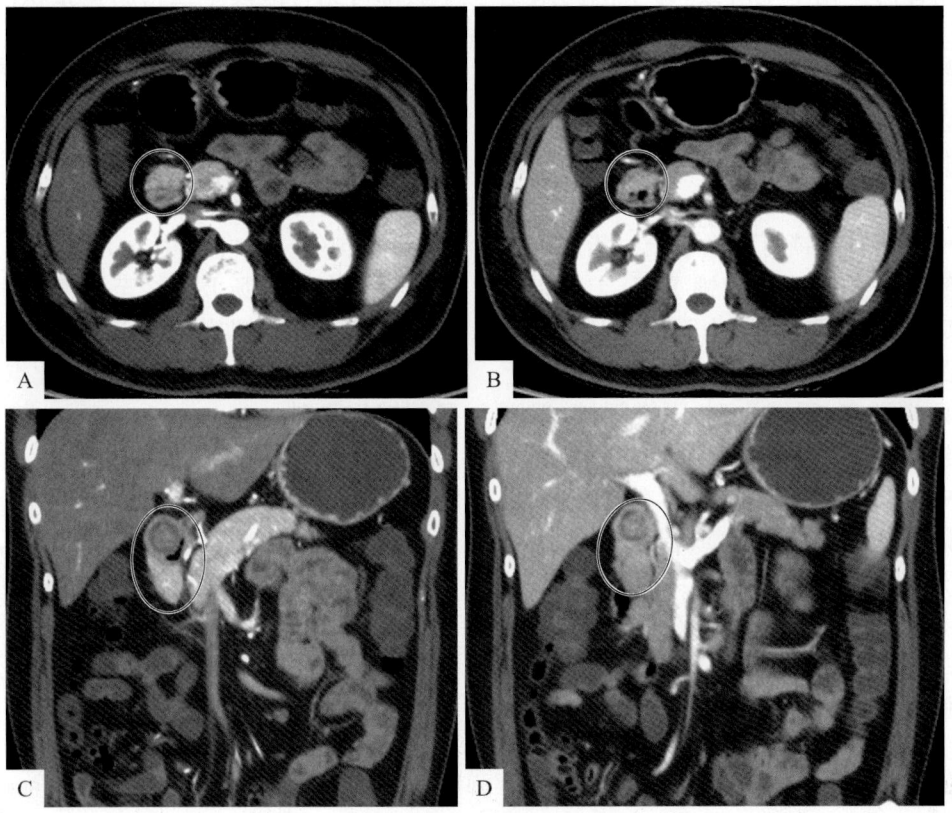

图 2-1-10　环状胰腺

动脉期(A)和门脉期(B)横断面CT增强图像、动脉期(C)和门脉期(D)冠状面CT重建图像显示十二指肠降段软组织影环绕,与胰头相连,强化程度与胰头实质相当(圈),十二指肠球部稍变窄。

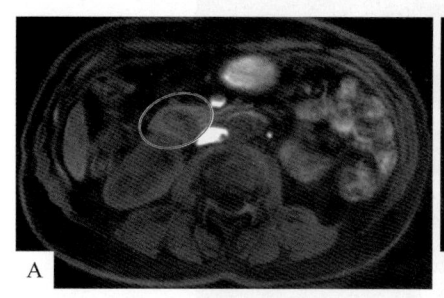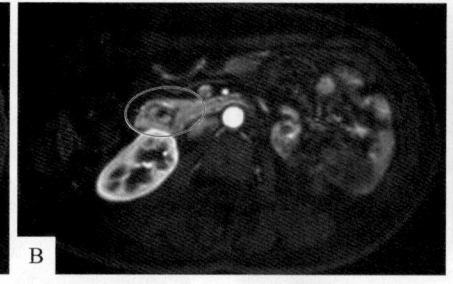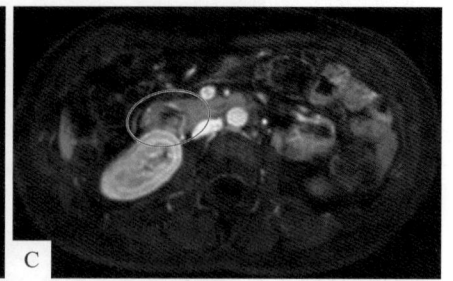

图 2-1-11 环状胰腺
A~C. 分别为 T1WI 平扫、动脉期和胰腺实质期图像，可见十二指肠降段完全被结构环绕，信号影与胰腺实质相当（圈），十二指肠肠腔变窄。

4. MRI 和 MRCP　MRI 可看到与胰头相连续的围绕十二指肠降段与胰腺同等信号强度的组织结构，可确认为胰腺组织。十二指肠环形变细，管腔狭窄（图 2-1-11）。MRCP 可见主胰管的走行围绕十二指肠降部形成环状，胰管和胆管汇合的共同管很短。

五　先天性十二指肠闭锁与狭窄

据 Gross 统计，本病约占肠管先天性闭锁的 26%。一般认为十二指肠闭锁可能是由于上皮增殖、胚胎肠管发育的空化不全所致，即空泡间未全融合或部分未空泡化，是肠闭锁的原因。也有人认为是胎儿时期某种原因（如局部营养血管发育缺陷或栓塞、腹腔内感染、索带压迫等）使肠管发育的血液循环障碍，阻碍了其正常发育而导致闭锁。

【病理】　十二指肠闭锁可发生于十二指肠任何部位，其中以第二、三段居多。闭锁Ⅰ型：十二指肠肠管连续，但某段腔内有隔膜，多为膜式；闭锁Ⅱ型：十二指肠闭锁的两端以纤维索带连接；闭锁Ⅲ型：上述肠管闭锁的两端游离；闭锁Ⅳ型：隔膜闭锁，但隔膜脱垂呈"风袋"型。

以上各型中以膜式闭锁最常见，约 41%~75%。闭锁近端肠管因梗阻而扩张、缺血或肥厚，肠腔直径可达 3~4cm，肠壁肌间丛内神经节细胞变性；其远端肠管则异常萎陷、细小，肠腔直径仅约 5mm，肠腔内不含气体。

【临床表现】

1. 消化道症状　可呈高位小肠梗阻症状，表现为出生后早期呕吐。常见本病伴发环状胰腺或(和)肠旋转不良时，呕吐多为出生后数小时开始出现。患者多次呕吐后，呈消瘦、脱水、全身情况迅速恶化，常继发吸入性肺炎。

2. 合并畸形　一般认为本病约 50%~70% 合并其他畸形，如先天性心脏病、食管闭锁、肛门闭锁、环状胰腺、肠旋转不良等。

【影像学表现】

1. 腹部 X 线　可见双泡征，为扩张的胃泡及十二指肠近端影。十二指肠以下肠腔内无气体影（图 2-1-12）。经胃管注入对比剂行 X 线钡剂造影即可显示十二指肠闭锁部位呈盲肠状，可确定诊断（图 2-1-13）。

2. MRI　十二指肠闭锁在 T2WI 上表现为胎儿上腹部可见胃泡及十二指肠扩张积液，积液呈高信号，呈双泡征（2-1-14）。

【鉴别诊断】　先天性十二指肠闭锁与狭窄应与先天性肠旋转不良相鉴别。先天性肠旋转不良是由于胎儿期中肠在退回腹腔的过程中，某个阶段发生障碍而产生的肠旋转异常。患儿多在出生后 3~5d 开始频繁呕吐，呕吐物中含大量胆汁。X 线钡剂造影表现为十二指肠上段轻至中度扩张，十二指肠下段与空肠上段呈螺旋状向下行走；钡灌肠检查可见回盲部位置异常，结肠管径正常，此点可与先天性小肠闭锁相鉴别。

六　先天性血管畸形

胃肠道血管畸形是指正常的黏膜及黏膜下畸形的动、静脉和毛细血管所发生的扩张性病变，可孤立或多发；常是血管本身的异常，也可以是某一系统疾病或综合征的表现之一，可引起消化道出血。先天性畸形血管从浆膜层一直到达黏膜下层、黏膜层，管径均不缩小，即血管呈持续恒径现象，导致病变处血液交换障碍；相对粗大血管表面的黏膜，由于缺少细小分支及毛细血管供血，发生缺血、坏死；暴露的血管受机械性损伤或消化液侵蚀损伤破裂，引起胃肠道出血。

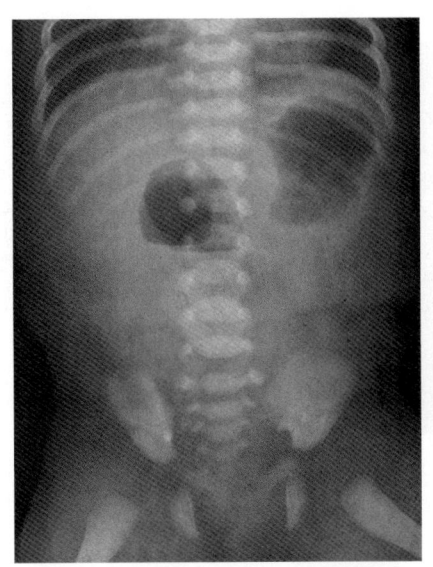

图 2-1-12　先天性十二指肠闭锁

腹部 X 线片显示胃及十二指肠近端明显积气扩张，呈双泡征，而其余肠道内未见气体影。

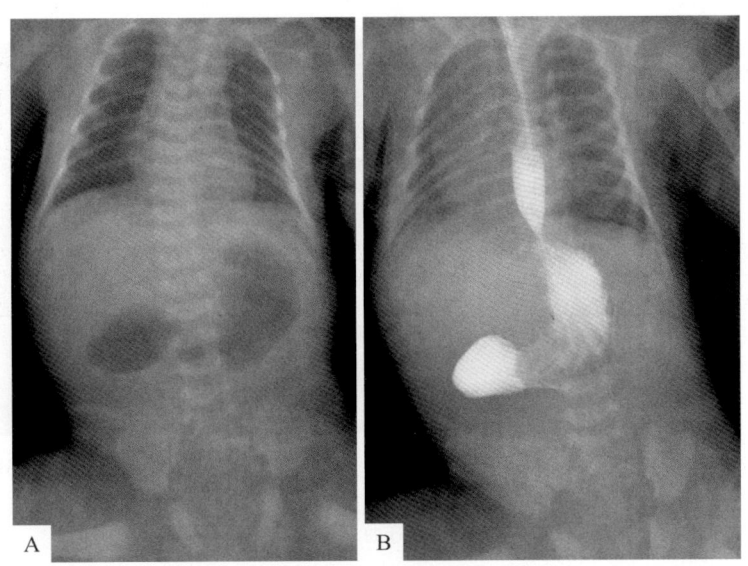

图 2-1-13　先天性十二指肠闭锁

A. 腹部 X 线片显示胃及十二指肠近端明显积气扩张，呈双泡征；B. X 线钡剂造影显示十二指肠球部扩大，降段狭窄无对比剂通过。

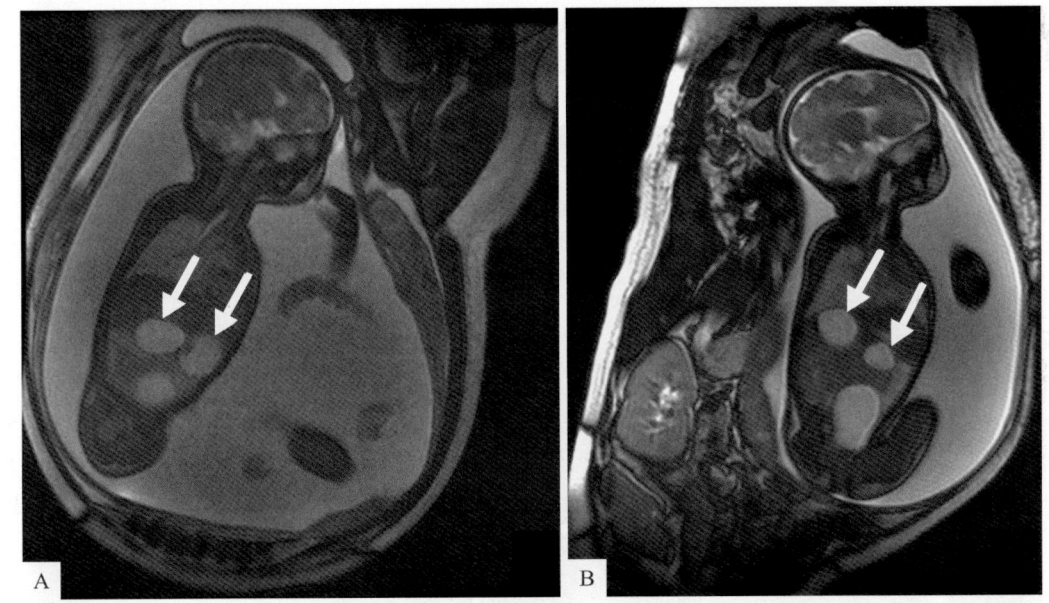

图 2-1-14　先天性十二指肠闭锁

胎儿 MR T2WI 示上腹部见胃泡及十二指肠扩张，呈双泡征（箭）。

【影像学表现】

1. X 线表现　价值不大，但可排除其他疾病。
2. CT　对比剂输注速率需 4 mL/s 以上，并行动态增强扫描，包括动脉期及门脉期，除可显示血管走行异常、增粗的条状、环形或团状血管影外（图 2-1-15），还可显示高密度对比剂外渗改变。

七、淋巴管扩张症

原发性小肠淋巴管扩张症是一种罕见的以肠道淋巴回流受阻、淋巴液漏入或渗入肠道，而导致吸收不良和蛋白丢失的先天性代谢性疾病，病理上异常扩张的淋巴管主要分布在黏膜、黏膜下层或浆膜下，临床表现主要为肢体肿胀、腹泻、低蛋白血症和淋巴减少等。1961 年由 Waldmann 首次报道本疾病，病因及发病机制至今尚不明确。多数研究认为系小肠淋巴管结构和功能先天发育性缺陷导致淋巴管扩张和阻塞以及淋巴液反流并漏入肠腔。正常小肠淋巴管主要分布于小肠黏膜固有层、黏膜下层及浆膜层，

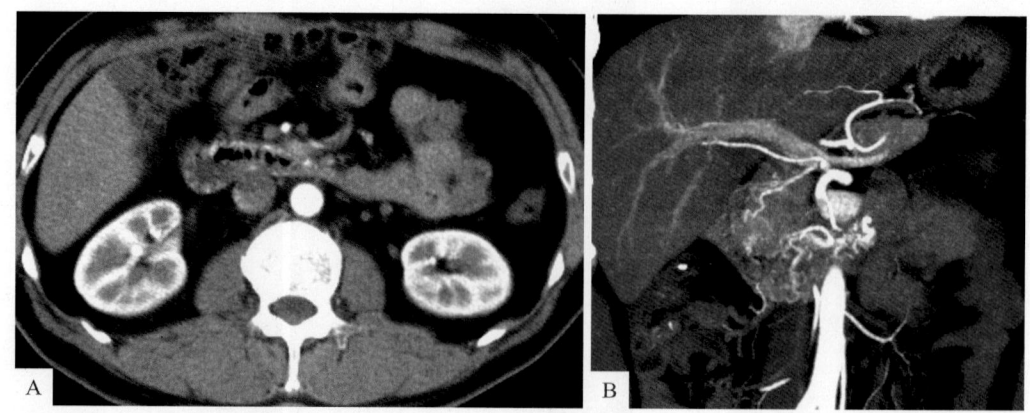

图 2-1-15 十二指肠血管畸形
A. 动脉期 CT 增强扫描图像显示十二指肠降段及水平段附壁小结节状强化影;B. CT MIP 重建图像显示十二指肠降段及水平段壁内多发迂曲、增粗血管影。

由淋巴循环汇入肠干后经乳糜池、胸导管回流入左静脉角,进入血液循环。当淋巴回流受阻或静水压力梯度改变时,可引起淋巴反流、淋巴管扩张、瓣膜功能障碍或淋巴漏。淋巴液漏入肠道或腹腔可引起腹泻或乳糜液,从而胃肠道流失蛋白质、脂肪和淋巴细胞3种营养物质。

【影像学表现】

1. CT 多表现为小肠壁增厚(≥6mm),肠壁水肿伴小肠轻度扩张,常有系膜水肿和腹水、胸膜渗出(图 2-1-16A~C)。

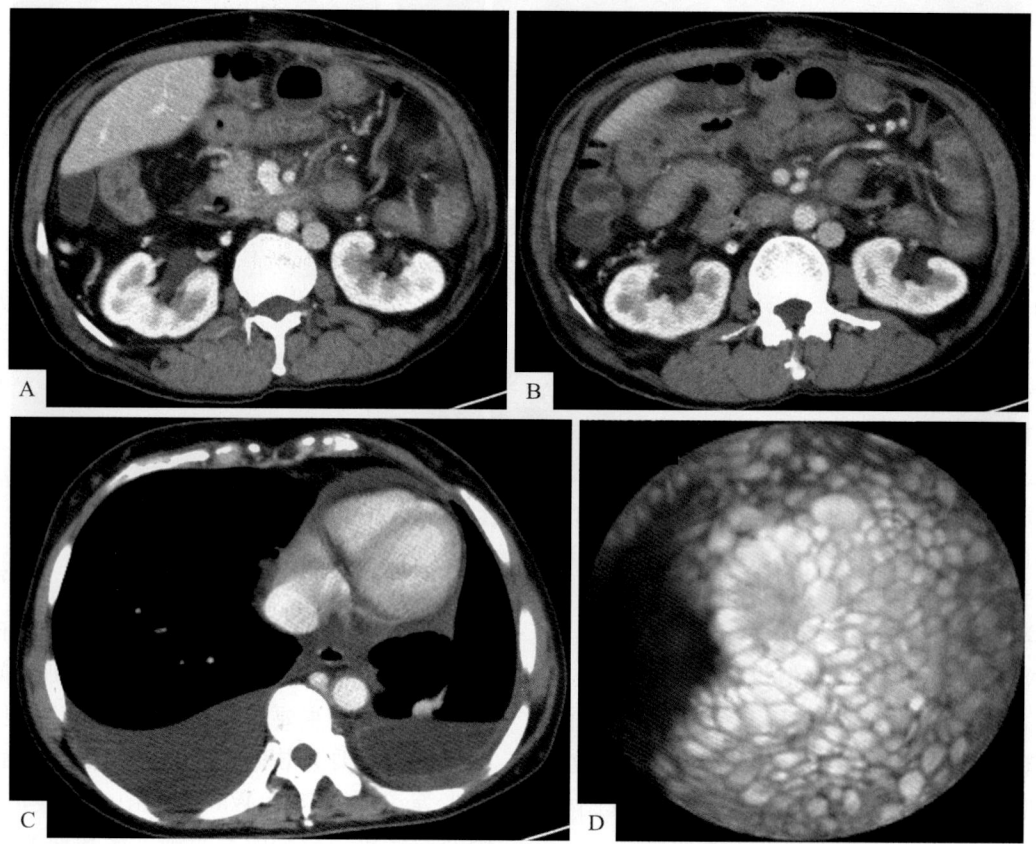

图 2-1-16 小肠淋巴管扩张症
横断面CT增强图像(A~C)可见十二指肠空肠弥漫性肠壁水肿增厚,呈分层样强化,肠系膜水肿,双侧胸腔积液,引流液为乳白色。胶囊内镜图像(D)显示弥漫性小肠黏膜皱襞呈淡白色,散在性黏膜白色点状聚集,白色扁平圆形隆起。(见彩色插页)

2. 胶囊内镜表现　内镜下可表现为弥漫性小肠黏膜皱襞呈淡白色、散在性黏膜白色点状聚集、白色扁平圆形隆起(图2-1-16D)。

(朱乃懿　吕传国　刘燕　缪玉兵)

◆ 参考文献 ◆

1. 孙惠苗,杨辉,俞泽阳.13例儿童消化道重复畸形的影像学分析[J].中国医学影像学杂志,2007,15:455-458.
2. Berrocal T, Torres I, Gutierrez J, et al. Congenital anomalies of the upper gastrointestinal tract [J]. Radiographics, 1999, 19:855-872.
3. Jayaraman MV, Mayo-Smith WW, Movson FS, et al. CT of the duodenum: an overlooked segment gets its due [J]. Radiographics, 2001, 21:S147-S160.
4. 郭俊,胡志勇,周花,等.先天性小肠闭锁临床X线分析[J].赣南医学院学报,2011,2:184-185.
5. 潘恩源,陈丽英,主编.儿科影像诊断学[M].北京:人民卫生出版社,2007:603.
6. 宋凯锋,王美凤.CT诊断成人环状胰腺一例[J].临床误诊误治,2010,23:854-855.
7. 温静,郝昆,孙小丽,等.直接淋巴管造影后CT淋巴管成像在原发性小肠淋巴管扩张症中的诊断价值[J].临床放射学杂志,2022,41(3):500-504.

第二节　十二指肠淤滞综合征

十二指肠淤滞综合征又称十二指肠壅积,是指食物或钡剂通过十二指肠的动力发生障碍。本病并不少见,以中年体质瘦弱者更多见,但也可见于其他年龄或体型的患者。

【病因及发病机制】

1. 肠系膜上动脉的机械性压迫　又称"肠系膜上动脉综合征"。正常情况下,肠系膜上动脉约在第1腰椎水平开口于主动脉,向前下进入肠系膜根部;十二指肠上升部于第3腰椎水平在主动脉和肠系膜上动脉之间通过,其远侧被Treitz韧带固定于后腹壁。一般而言,主动脉与肠系膜上动脉之间角度应超过25°,距离超过7mm,反之则可能引起十二指肠水平段压迫。当小肠系膜与后腹壁固定过紧;肠系膜上动脉开口过低或与主动脉成角变小;内脏下垂或系膜内脂肪过少;腰椎严重侧凸都可能诱发本病。

2. 先天性十二指肠畸形　先天性腹膜束带、先天性十二指肠闭锁与狭窄、环状胰腺以及肠旋转不良都可引起十二指肠淤滞。

3. 其他　十二指肠、胃和附近脏器的多种疾病,反射性地引起十二指肠的动力障碍。

【临床表现】　十二指肠淤滞综合征的临床症状轻重不一,亦可没有明显症状。一般有上腹部饱胀感、恶心、呕吐、嗳气或其他腹部不适,部分患者可取侧卧位或俯卧位而缓解症状。治疗包括胃肠减压缓解急性症状;肠内营养或肠外营养增加体重;外科手术指征为保守治疗失败,可行胃空肠吻合、十二指肠空肠吻合。

【影像学表现】

1. X线表现　轻者仅见到十二指肠有轻度可扩张,其宽度超过正常十二指肠肠腔的横径;蠕动亢进,并可见逆蠕动多次发生。病变较重者十二指肠肠腔更为扩张,并见液平面;蠕动和逆蠕动频繁发生,钡剂于十二指肠曲内来回徘徊如钟摆样;十二指肠球部亦扩大;钡剂可从十二指肠腔内,经逆蠕动返回胃内;十二指肠的远段可见笔杆样压迹,肠管紧贴脊柱,黏膜变平,钡剂排空受阻(图2-2-1,图2-2-2A)。当患者取右侧卧立位、胸膝位或加压下腹部,可促使钡剂通过而减轻壅积。肠系膜上动脉压迫所致十二指肠壅积比较常见,易诊断。但是少数情况下,扩大的肠系膜上静脉也可压迫十二指肠水平部,造成壅积,压迫区还可形成充盈缺损,易误认为肠壁内肿瘤。

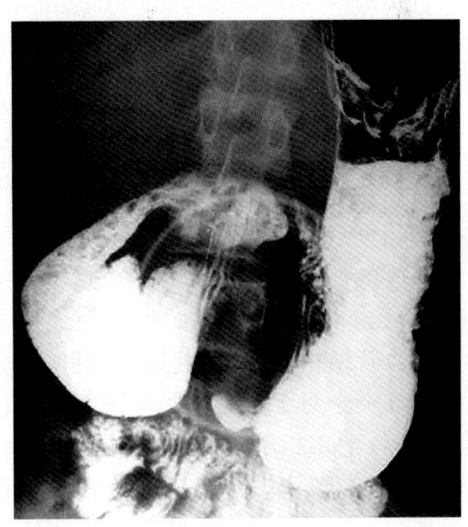

图2-2-1　十二指肠淤滞
X线钡剂造影显示十二指肠水平段纵行笔杆样压迹影,近侧十二指肠管腔扩张。

2. CT表现　十二指肠水平部鸟嘴样压迹(图2-2-2B);矢状位肠系膜上动脉夹角<22°~25°,主动脉与肠系膜上动脉距离<7mm。

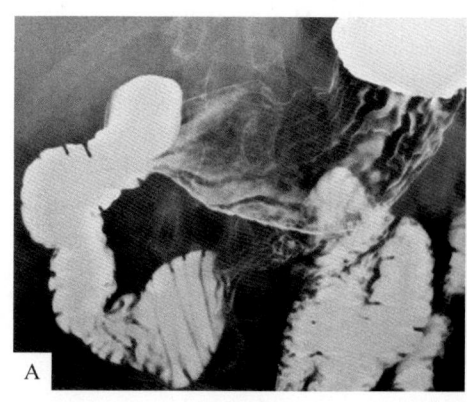
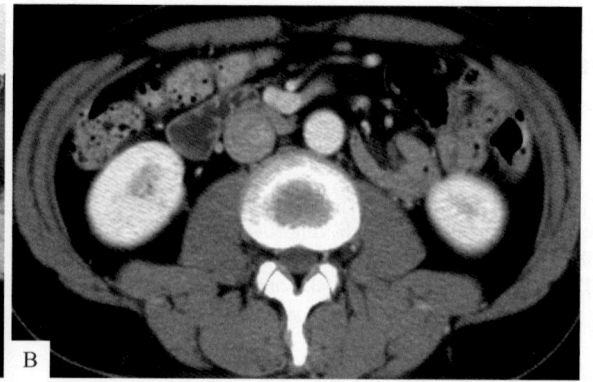

图 2-2-2 十二指肠淤滞

X线钡剂造影(A)显示十二指肠水平段局部管腔受压变窄,近侧十二指肠肠腔扩张。CT增强图像(B)显示肠系膜上静脉-下腔静脉间距狭窄,十二指肠水平部受压变窄,考虑为十二指肠淤滞综合征。

【鉴别诊断】 十二指肠淤滞综合征应与十二指肠器质性梗阻、小肠系统性硬皮病以及十二指肠狭窄相鉴别。十二指肠肿瘤、结核和局限性肠炎等,根据梗阻部位的形态,鉴别应无困难;小肠系统性硬皮病表现为小肠蠕动迟缓,肠腔扩张,拥挤折叠呈囊袋状;十二指肠狭窄常有十二指肠炎症或溃疡病史。

(刘燕 朱乃懿 徐石韬)

◆ 参考文献 ◆

1. Amir Ali AA, Hameed K, Nawaz A, et al. Superior mesenteric artery syndrome [J]. J Coll Physicians Surg Pak, 2022, 32(12): SS100-SS101.
2. Inal M, Unal Daphan B, et al. Superior mesenteric artery syndrome accompanying with nutcracker syndrome: A case report [J]. Iran Red Crescent Med J, 2014, 16: e14755.
3. Chan DK, Mak KS, Cheah YL. Successful nutritional therapy for superior mesenteric artery syndrome [J]. Singapore Med J, 2012, 53(11): e233-236.
4. Pottorf BJ, Husain FA, Hollis HW, et al. Laparoscopic management of duodenal obstruction resulting from superior mesenteric artery syndrome [J]. JAMA Surg, 2014, 149(12): 1319-1322.
5. Vulliamy P, Hariharan V, Gutmann J, et al. Superior mesenteric artery syndrome and the nutcracker phenomenon [J]. BMJ Case Rep, 2013, 2013: bcr2013008734.

第三节 炎性病变

一、十二指肠炎

十二指肠炎最常见的原因为继发于胰腺炎。胰腺炎症和释放的外分泌酶导致中度或重度十二指肠肿胀,并使胃出口梗阻。严重的胰腺炎还可导致十二指肠壁内血管结构破裂,引起壁内血肿。另外,可见十二指肠球炎。对于十二指肠球炎与球部溃疡的关系,有的认为十二指肠球部溃疡发生于十二指肠球炎基础上,有的则认为十二指肠球炎是球部溃疡伴有的炎症,总之两者的关系就像胃窦溃疡与胃窦炎关系一样,常合并存在。

十二指肠球炎是一种非特异性炎症,常由胃镜做出诊断,仅见黏膜色泽变化,又称之单纯性或红斑性十二指肠球炎;另一种可见黏膜明显增粗,有扁平糜烂,或称天花样糜烂。十二指肠球炎常合并胃窦炎。

【病理】 十二指肠黏膜宏观病理表现为充血、水肿、糜烂、出血、绒毛变平或增厚。显微镜下见黏膜层和黏膜下层有淋巴细胞、浆细胞等单核细胞浸润,有时可见淋巴样增殖和嗜酸性粒细胞浸润,急性期或病变活动时伴有多形核粒细胞浸润。有学者将十二指肠炎的病理表现分为浅表型、间质型及萎缩型三种类型。浅表型占50%~80%,最常见,表现为绒毛变短、圆钝,刷状缘变薄以至消失;间质型炎症累及黏膜肌层的腺隐窝甚至整个固有层;萎缩型则常有重度上皮细胞退行性变,肠腺减少甚至消失,有时被覆上皮被化生的胃上皮部分或全部取代。

【影像学表现】

1. 胃肠钡餐检查(GI)表现 单纯性十二指肠球炎常无明显异常发现。但是有些十二指肠球炎可见黏膜增粗、紊乱,呈网状黏膜皱襞,加压检查形态尚可改变。充盈时十二指肠球轮廓毛糙,球内密度不均,无固定畸形。有扁平糜烂存在时,可见圆形黏膜隆起,中央有浅小钡斑,往往是多发的(图2-3-1)。

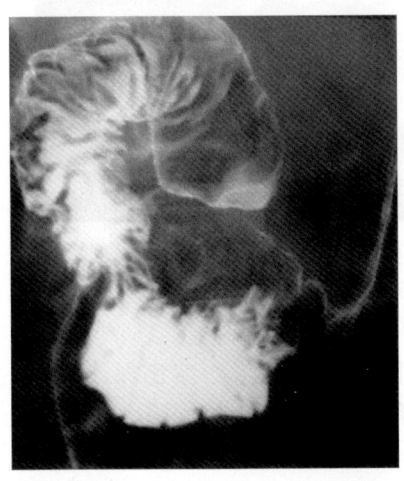

图2-3-1 十二指肠球部多发糜烂
GI示十二指肠球部多发点状小龛影,为糜烂改变。

2. CT表现 十二指肠球炎可见十二指肠球部壁增厚强化,黏膜皱襞增粗,横断面上可呈结节状,周围可有渗出改变(图2-3-2,图2-3-3)。

二、十二指肠结核

十二指肠结核非常少见,其中部分并发胃结核,特别是幽门结核。常为吞食肺结核痰液或带结核菌的食物而致病,也可为血行感染,或经过十二指肠周围淋巴结直接侵及肠壁。

【病理】 病理上可分为两型,溃疡型和增殖型。

1. 溃疡型 溃疡型肠结核早期病变多为结核结节,可融合形成干酪性坏死,破溃后形成肠黏膜边缘不齐、大小不一的溃疡,其底层可达黏膜下层、肌层,甚至浆膜层。病变累及周围腹膜或邻近淋巴结,引起与邻近肠外组织粘连,或腹腔淋巴结结核。

2. 增殖型 由于十二指肠溃疡和大量结核性肉芽组织以及纤维组织与瘢痕组织形成,十二指肠或幽门增厚和挛缩变形,引起不同程度的肠腔狭窄和梗阻。

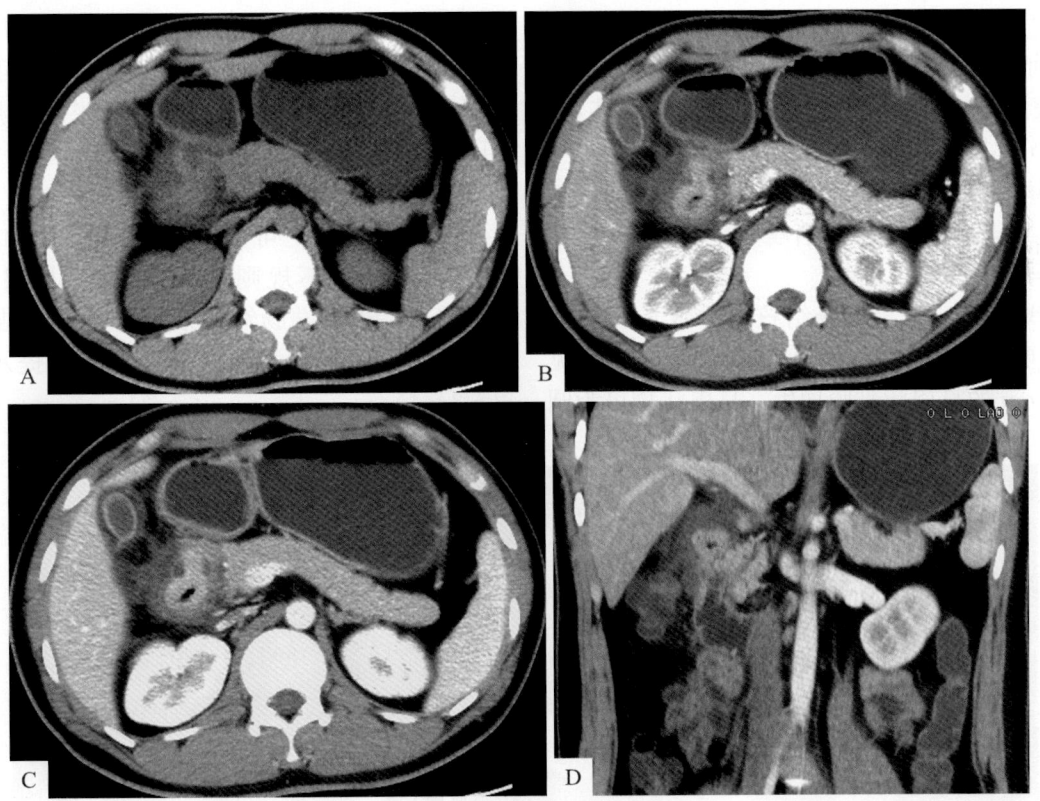

图2-3-2 十二指肠球部炎症
CT平扫图像(A)显示十二指肠球部管腔狭窄变形,周围可见片状渗出影;动脉期和门脉期CT增强图像(B、C)显示十二指肠球部管壁明显强化,管腔狭窄,近端胃潴留,周围可见大片渗出影,胆囊窝积液;冠状面CT重建图像(D)更加清晰显示十二指肠球部变形、管腔狭窄及周围渗出。

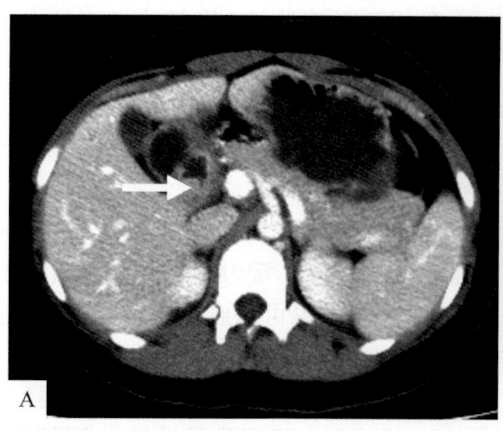
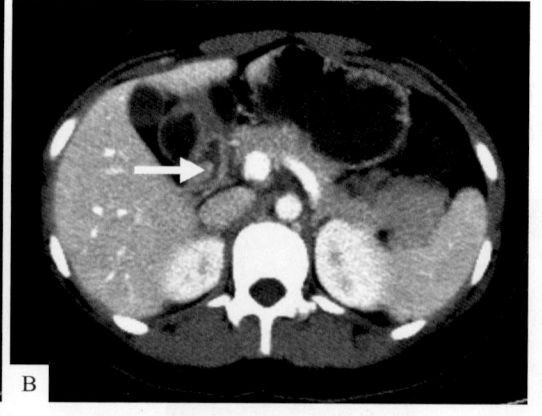

图 2-3-3　十二指肠球部溃疡

门脉期横断面 CT 增强图像（A、B）显示十二指肠球部肠壁水肿增厚，黏膜溃疡，呈结节状（箭）。

【临床表现】　十二指肠结核少见，临床表现多种多样，可不典型，主要有消化性溃疡和十二指肠梗阻两组消化道症状群。

1. 腹痛　是最常见的症状。疼痛多位于上腹部，疼痛性质一般较轻，呈隐痛或胀痛。

2. 恶心、呕吐、腹胀　病变活动常有恶心、呕吐、腹胀，是溃疡型肠结核的主要临床表现之一。此外，还可有厌食、反酸、嗳气等消化道症状。

3. 腹部肿块　增殖型肠结核、溃疡型肠结核合并局限性腹膜炎或与邻近组织、腹腔淋巴结粘连，可出现上腹部肿块。

4. 结核的肠外表现　少数患者有结核毒血症，表现为午后低热、盗汗、乏力、消瘦等。

【影像学表现】

1. X 线表现　十二指肠结核可导致长约数厘米，至十余厘米肠段黏膜纹增粗、紊乱。有时还可见数毫米至 1cm 的息肉状黏膜增生。息肉状物可为圆形或椭圆形，或不规则形。溃疡深浅不一，往往龛影呈圆形或椭圆形，边缘比较光滑，邻近黏膜纹可纠集或不纠集，或为结节状增生。局部肠曲激惹，钡剂不易停留。病变中、后期，局部肠管常因瘢痕增生而变狭窄。狭窄段肠腔形态可略改变，并常可见增生的黏膜，与正常肠段呈逐渐移行改变。狭窄严重时可致十二指肠梗阻，梗阻以上的十二指肠和胃扩张，十二指肠内可出现液平面及往返频繁的蠕动和逆蠕动。十二指肠周围淋巴结肿大明显时，可出现肠腔外在性压迹。如果十二指肠圈内淋巴结肿大明显，可见十二指肠内缘压迹、十二指肠圈增大等现象，应注意与胰腺肿块鉴别。

2. CT 表现　可见非特异性表现，如十二指肠壁增厚、僵硬、不规则扩张或增生、局限性肠腔狭窄，伴或不伴近端肠管扩张。肿大淋巴结发生干酪样坏死时，增强后可见环形强化，可提示诊断（图 2-3-4）。

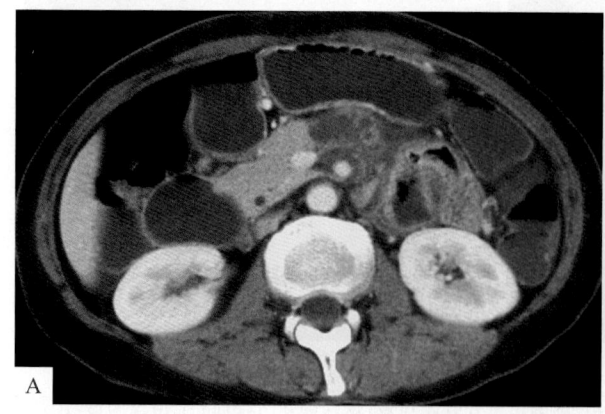
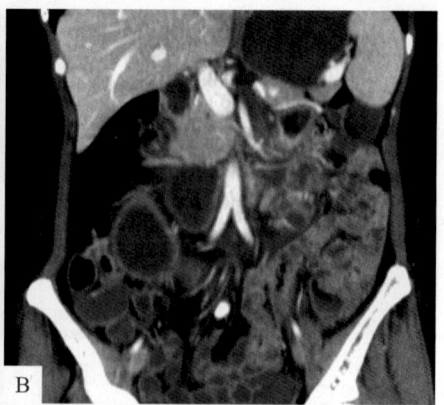

图 2-3-4　十二指肠近屈氏韧带处结核伴周围淋巴结结核

横断面 CT 增强图像（A）、冠状面 CT 重建图像（B）显示十二指肠近屈氏韧带处、近段空肠肠壁增厚伴异常强化，腔内可见息肉样增生隆起，隆起病灶内见多发斑点状低密度影，病变周围可见环形强化淋巴结影，可提示结核诊断。

三、十二指肠克罗恩病

克罗恩病是病因未明的胃肠道炎性肉芽肿性疾病,为消化管全壁层炎症。病变可发生在消化道从口腔至肛门的任何部位,常呈节段性或区域性分布,以末端回肠与邻近结肠多见。十二指肠克罗恩病病变位于十二指肠,多同时伴有回肠和结肠病变,仅以十二指肠单发的十二指肠病变更为少见。据报道克罗恩病累及十二指肠的发生率为0.5%~4%。

【病理】 十二指肠克罗恩病早期表现为充血、水肿,以黏膜下层为著,有淋巴管扩张病变。肠管黏膜的溃疡,在早期为细小的针头状或圆形的表浅性溃疡,边界清楚,有白色苔的基底,如鹅口疮样溃疡。以后可发展为纵行和横行的溃疡,狭长而深入如刀割样的纵行溃疡,即形成克罗恩病有诊断价值的特征性改变——裂沟。纵行溃疡间的相互交错及黏膜面的息肉样增殖,使黏膜凹凸不平,形成典型的"鹅卵石路面"样改变。突出的黏膜下方,因炎症及纤维性改变,使原有黏膜失去了正常结构而形成假息肉样改变。

【影像学表现】

1. X线钡剂造影表现 最早期征象为浅表点状溃疡;后期增生的黏膜皱襞呈卵圆形充盈缺损,钡剂涂布较差,出现口疮样溃疡。狭窄主要表现为"羊角征"(图2-3-6C),即胃窦至十二指肠球部逐渐变窄;其他还包括假毕氏Ⅰ型征、球后光滑锥形狭窄征等。如怀疑肠瘘者应使用碘对比剂进行造影(图2-3-5C)。

2. CT表现 早期无明显异常或仅显示管壁轻度增厚,增强后黏膜轻微强化。发展到急性期,黏膜面和浆膜面充血,黏膜下层水肿伴炎细胞浸润及淋巴管扩张,管壁明显增厚出现分层样强化,并且黏膜面凹凸不平出现溃疡、肉芽增生,病变管腔狭窄,周围脂肪间隙模糊,甚者出现较多积液(图2-3-5,图2-3-6)。缓解期管壁逐渐纤维化,呈均匀增厚、均一强化,部分壁内出现脂肪沉积,这可能与病变段黏膜长期缺血、壁间组织发生脂肪变性有关,管腔变窄。并发症如瘘管,表现为管道内壁明显强化、凹凸不平(图2-3-7)。

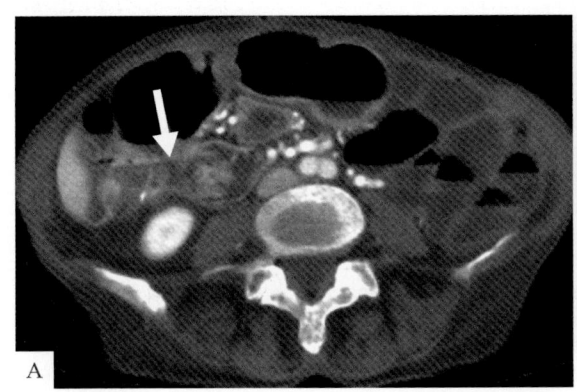 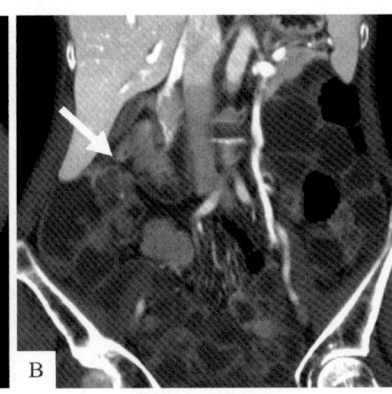 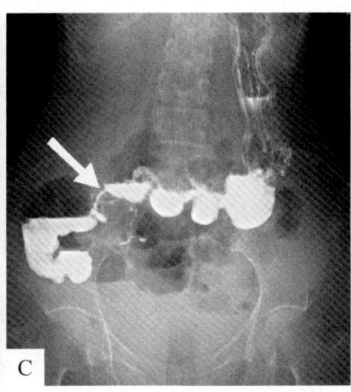

图2-3-5 十二指肠克罗恩病

门脉期横断面CT增强图像(A)和冠状面CT重建图像(B)显示十二指肠球部缩短、变形,呈"假毕氏Ⅰ型改变",黏膜息肉样增生,十二指肠球部与横结肠形成内瘘,瘘管内壁见强化(箭),口服水溶性对比剂造影(C)清晰显示该瘘管(箭)。

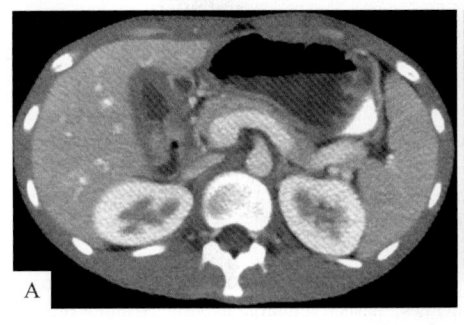 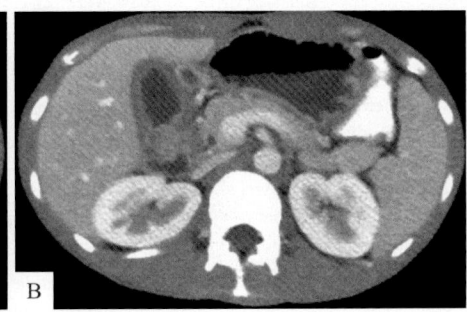 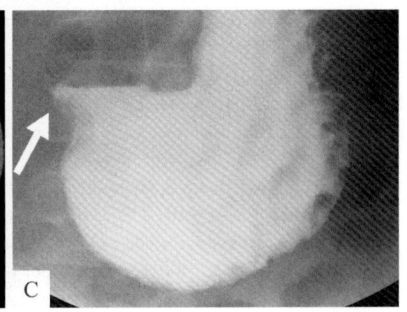

图2-3-6 十二指肠克罗恩病

门脉期横断面CT增强图像(A、B)显示十二指肠球部肉芽增生、狭窄;X线钡剂造影(C)显示胃窦部"羊角征"改变(箭)。

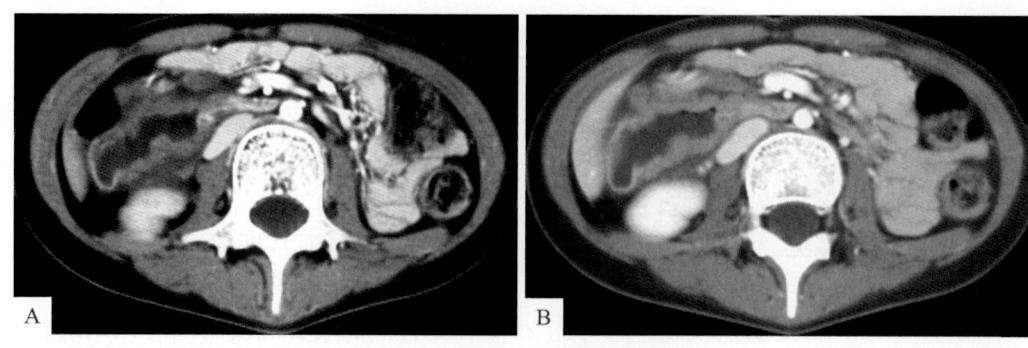

图 2-3-7 十二指肠克罗恩病

CT增强图像(A、B)显示十二指肠壁增厚伴异常强化,黏膜呈卵石样增生隆起改变,肠壁呈均匀一致强化改变。

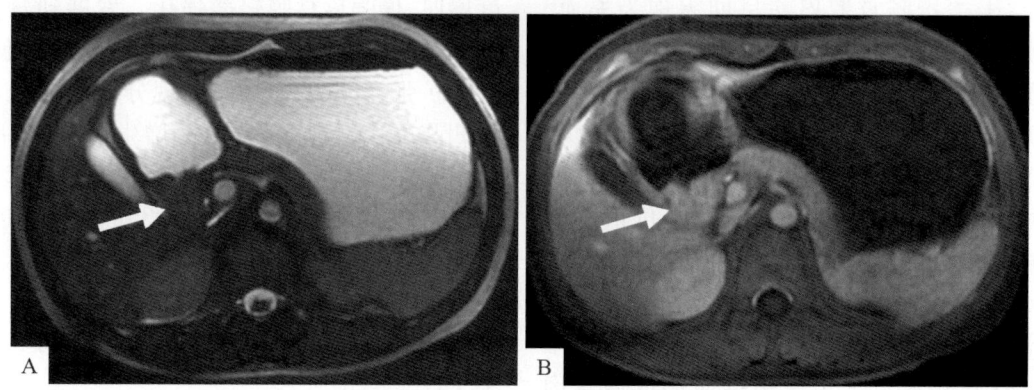

图 2-3-8 十二指肠克罗恩病

横断面 MRI FIESTA(A)和 LAVA 增强图像(B)显示胃窦及十二指肠球部明显增厚及肉芽增生,肠壁呈等信号,信号均匀及均匀一致强化,管腔狭窄(箭)。

3. MRI 表现　与 CT 表现类似,可清晰显示黏膜层的溃疡、肉芽增生改变,对发现瘘管、窦道、脓肿较敏感(图 2-3-8)。

(刘燕　朱乃懿　刘灵灵　许亚春)

◆ 参考文献 ◆

1. 邓长生主编.十二指肠疾病[M].北京:人民卫生出版社,2002:151-159.
2. Tolan DJM, Greenhalgh R, Zealley IA, et al. MR enterographic manifestations of small bowel Crohn disease [J]. Radio Graphics, 2010, 30:367-384.
3. Jaffe TA, Gaca AM, Delaney S, et al. Radiation doses from small-bowel follow-through and abdominopelvic MDCT in Crohn's disease [J]. AJR, 2007, 189:1015-1022.
4. Maglinte DD, Sandrasegaran K, Lappas JC, et al. CT enteroclysis [J]. Radiology, 2007, 245:661-671.
5. Hara AK, Alam S, Heigh RI, et al. Using CT enterography to monitor Crohn's disease activity: a preliminary study [J]. AJR, 2008, 190:1512-1516.
6. Horsthuis K, Bipat S, Bennink RJ, et al. Inflammatory bowel disease diagnosed with US, MR, scintigraphy, and CT: meta-analysis of prospective studies [J]. Radiology, 2008, 247:64-79.
7. Peyrin-Biroulet L, Cieza A, Sandborn WJ, et al. Disability in inflammatory bowel diseases: developing ICF core sets for patients with inflammatory bowel diseases based on the International Classification of Functioning, Disability, and Health [J]. Inflamm Bowel Dis, 2010, 16:15-22.
8. Peyrin-Biroulet L, Loftus EV Jr, Colombel JF, et al. The natural history of adult Crohn's disease in population-based cohorts [J]. Am J Gastroenterol, 2010, 105:289-297.
9. Thia KT, Sandborn WJ, Harmsen WS, et al. Risk factors associated with progression to intestinal complications of Crohn's disease in a population-based cohort [J]. Gastroenterology, 2010, 139:1147-1155.
10. Paredes JM, Ripolles T, Cortes X, et al. Abdominal sonographic changes after antibody to tumor necrosis factor (anti-TNF) alpha therapy in Crohn's disease [J]. Dig Dis Sci, 2010, 55:404-410.
11. Johnson KT, Hara AK, Johnson CD. Evaluation of colitis: usefulness of CT enterography technique [J]. Emerg Radiol, 2009, 16:277-282.
12. Van Assche G, Dignass A, Panes J, et al. The second European evidence-based consensus on the diagnosis and management of Crohn's disease: definitions and diagnosis [J]. J Crohns Colitis, 2010, 4:7-27.
13. 蒋学祥,任全敬,秦乃姗,等.十二指肠结核的X线表现[J].临床放射学杂志,2010,16:4-6.
14. 吴明亮,夏瑞明,张黎.十二指肠结核伴腹腔淋巴结结核1例[J].中国医学影像学杂志,2010,5:84-85.
15. Chavhan GE, Ramakantan R. Duodenal tuberculosis: radiological features on barium studies and their clinical correlation in 28 cases [J]. J Postgrad Med, 2010, 16:1795-1797.
16. 罗长超.十二指肠结核病的X线分析和诊断[J].临床合理用药杂志,2010,9:130-132.
17. Rao YG, Pande GK, Sahni P, et al. Gastroduodenal tuberculosis management guidelines, based on a large experience and a review of the literature [J]. Can J Surg, 2011, 21:30-32.
18. 刘灵灵,杨芳,周聪,等.胃十二指肠克罗恩病的影像表现及文献复习[J].实用放射学杂志,2023,39(7):1123-1126.

第四节 消化性溃疡

十二指肠溃疡是常见病。最好发于十二指肠球部，约占90%；其次是球后部，很少见于十二指肠降部。发病年龄多数在青壮年，男性比女性多见，其比例为2:1～4:1。十二指肠溃疡多在球部后壁。后壁溃疡可逐渐变深，甚至穿透到胰腺，形成包块；前壁溃疡易向腹腔穿孔。

溃疡可以多发，呈2～3个小溃疡靠在一起，也可以前后壁同时有。多发溃疡据报道可达20%～45%。球溃疡还可与胃溃疡同时存在，称为复合溃疡。个别情况下，球部溃疡并发于胰腺非B细胞胰岛肿瘤，称为Zollinger-Ellison综合征。

十二指肠溃疡愈合时，溃疡变浅、变小。若原来溃疡很浅小，溃疡愈合后黏膜可恢复正常；若溃疡深，愈合留下瘢痕，肠壁增厚或球变形。但溃疡易复发，可以在原来部位复发，也可以在新的部位发生溃疡。

【病理】 十二指肠消化性溃疡通常为孤立性，溃疡常呈圆形或椭圆形，大小、深浅不一，小到针头，大到几乎与球部等大，边缘整齐，一般为0.1～0.3cm。溃疡周围与胃溃疡相似，可形成水肿区，邻近组织有炎症改变，可伴有纤维组织增生。由于痉挛或瘢痕收缩，球部可产生畸形，还可见黏膜向溃疡纠集。

显微镜下，溃疡底部由表及里分别由炎性渗出层、坏死组织层、肉芽组织层和瘢痕层组成。溃疡边缘黏膜组织呈现明显慢性炎症，亦常见胃上皮化生病灶。

【临床表现】 多表现为中上腹周期性、节律性的疼痛，伴有嗳酸、嗳气。后壁穿透性溃疡疼痛可放射到后背。当溃疡有并发症时，可出现呕吐咖啡样物、黑粪、梗阻、穿孔等相应临床表现。十二指肠溃疡大多数有胃酸增高。

【影像学表现】
十二指肠球部溃疡

1. X线表现　龛影为直接X线征象。龛影多见于球部偏基底部，正面观（龛影在前壁或后壁）呈圆形或椭圆形。边缘光滑，加压时可见周围有整齐的透光带，向外围逐渐模糊，为溃疡周围水肿和纤维组织增生所致。少数情况下，后壁穿透性溃疡，其透光带也可以是胰腺组织。龛影的切面观和胃溃疡相似，为突出腔外的小锥形、乳头状或半圆形（图2-4-1，图2-4-2），这通常在十二指肠充盈时才能清楚显示。

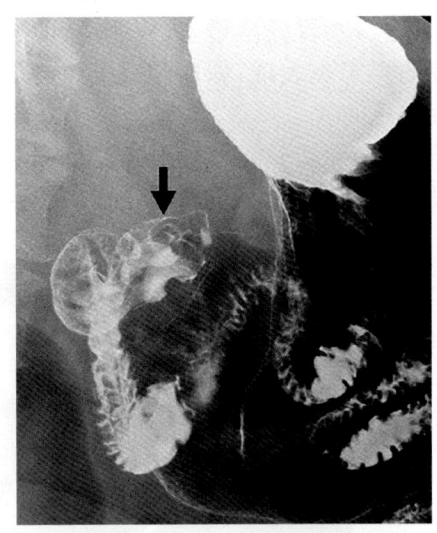

图2-4-1　十二指肠球部溃疡
GI示十二指肠球部形态不规则，中央见点状龛影（箭）。

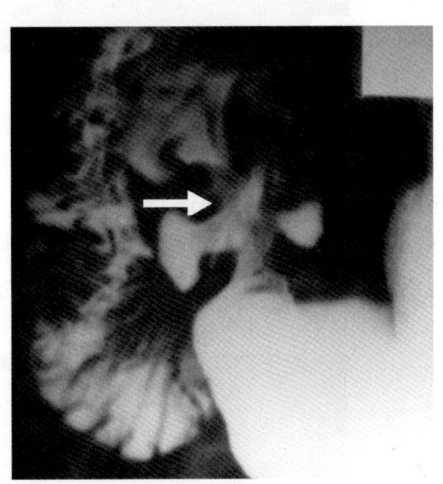

图2-4-2　十二指肠球部溃疡
GI示十二指肠球部变形，呈花瓣样（箭）。

穿透性溃疡的龛影比较大而深，一般超过0.5cm，在立位时甚至可见液平面。巨大的穿透溃疡，其龛影直径可达2～3cm，不要误认为是球部本身。巨大溃疡多在后壁，常深入胰腺，周围有宽的透亮带。线形溃疡并不十分少见，其龛影呈不规则线条状，轮廓较模糊，黏膜皱襞呈线状纠集。龛影需与增厚黏膜皱襞之间凹陷的钡剂影鉴别，前者表现恒定，可见周围水肿及黏膜聚集改变。

十二指肠球畸形多数由球溃疡引起，但少数也可以由其他病变或胆系、胰腺等邻近器官的病变引起,若未显示龛影,仅根据球畸形做出诊断时,应除外其他原因引起的畸形。

其他征象。①激惹征:为球部炎症刺激所致,表现为钡剂到达球部不易停留,迅速排出。②幽门痉挛,开放延迟。③胃分泌增多,胃张力和蠕动改变,以及伴发的胃窦炎表现,如黏膜皱襞粗乱、迂曲等。④球部固定压痛。

2. CT 表现　CT 能很好显示溃疡引起的管壁增厚、管腔狭窄、壶腹变形、周围脂肪内索条影和邻近结构的粘连,增强后急性溃疡黏膜层凹凸不平,黏膜下水肿呈低密度影,使肠壁呈分层改变。

球后溃疡和降部溃疡

球后溃疡并不少见。球后溃疡大小不一,溃疡附近十二指肠常痉挛收缩或瘢痕狭窄,狭窄前球扩张可呈大球样(图 2-4-3)。降部溃疡十分少见,多在壶腹周围或降部上 1/3 的内后壁,易穿透胰腺,此时与胰腺癌侵犯十二指肠和降部憩室炎易混淆,鉴别常有困难。

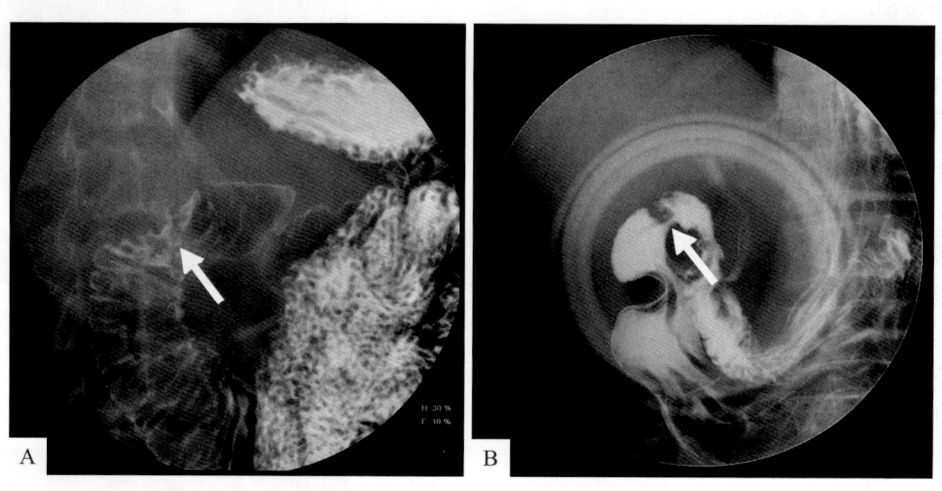

图 2-4-3　十二指肠球后溃疡
GI 气钡双对比相(A)显示十二指肠球后段管腔狭窄(箭);压迫相(B)局部见点状龛影及黏膜纠集影(箭)。

复合性胃十二指肠球部溃疡病

胃溃疡和十二指肠溃疡同时存在,这种溃疡占溃疡病患者的 5% 左右,先患十二指肠溃疡的患者居多,男性多于女性。此病出血的发生率较高,但恶变率较低,影像学皆有胃溃疡及十二指肠溃疡的表现(图 2-4-4)。

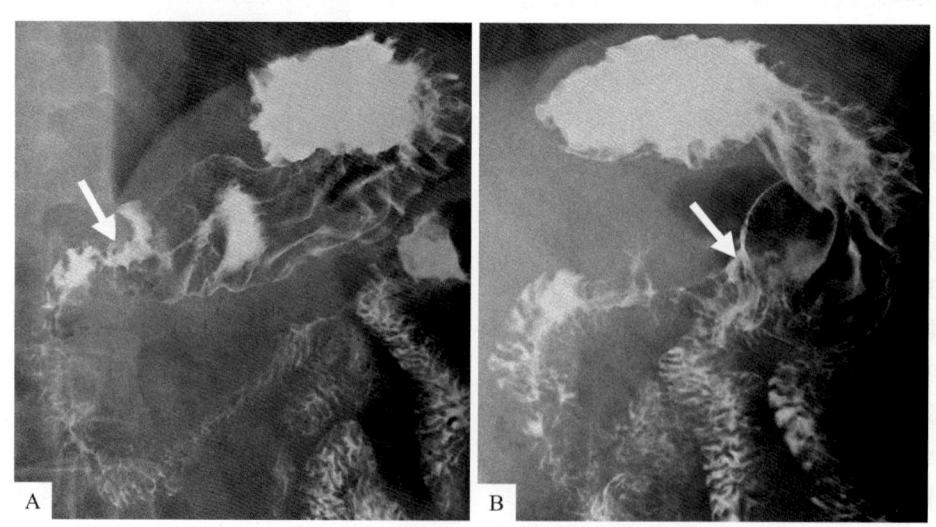

图 2-4-4　复合性胃十二指肠球部溃疡病
X 线钡剂造影显示十二指肠及胃窦部均可见点状龛影及黏膜纠集影(箭),胃窦痉挛,十二指肠球部亦变形毛糙,透视下可见激惹改变。

(刘燕　朱乃懿　邰兆琴　缪飞)

参考文献

1. Iwamoto J, Saito Y, Honda A, et al. Clinical features of gastroduodenal injury associated with long-term low-dose aspirin therapy [J]. World J. Gastroenterol, 2013, 19:1673-1682.
2. Mensink PB, Haringsma J, Kucharzik T, et al. Complications of double balloon enteroscopy: a multicenter survey [J]. Endoscopy, 2007, 39:613-615.
3. Riggle KM, Wahbeh G, Williams EM, et al. Perforated duodenal ulcer: An unusual manifestation of allergic eosinophilic gastroenteritis [J]. World J. Gastroenterol, 2015, 21(44): 12709-12712.

第五节 肿瘤及肿瘤样病变

一、良性肿瘤及肿瘤样病变

(一)腺瘤

小肠腺瘤是黏膜的局限性隆起,是小肠的良性上皮性肿瘤,亦称为腺瘤性息肉。十二指肠腺瘤可单发或多发,直径从数毫米到5cm不等,根据组织学特点将其分为管状腺瘤、绒毛状腺瘤、混合性腺瘤和布氏腺瘤。

【病理】

1. 管状腺瘤 最常见,镜下表现可有蒂、亚蒂或无蒂型。小腺瘤多由正常覆盖,少数表面黏膜发红,一般无蒂。直径较大者常有蒂,呈球状或梨状,表面光滑,可有浅裂沟或分叶现象,色泽发红或正常,质地脆。活检组织学检查管状腺瘤由密集增生的腺体构成,腺体大小、形态不一致,可有生支和生芽。

2. 绒毛状腺瘤 又称为乳头状腺瘤、乳头瘤和腺瘤样乳头瘤,较少见。多无蒂或亚蒂,带蒂者少见,约为10%,体积大。常呈绒毛状或菜花状,表面有细长绒毛或结节状凸起,颜色苍白发黄,质软而脆易出血,常伴糜烂。组织学检查绒毛状腺瘤主要为绒毛状结构,可占腺瘤的80%以上,绒毛长,直达黏膜肌层,绒毛表面被覆增生的腺上皮,中间由血管和间质构成轴。

3. 混合型腺瘤 又称为管状绒毛状腺瘤,为以上两种的中间型。中等大小,多带蒂。表面部分呈绒毛状或结节状,质软,组织学检查呈管状结构,部分呈绒毛状结构,绒毛结构占腺瘤的1/5~4/5。

4. 腺瘤癌变 腺瘤的癌变潜能与腺瘤的组织学类型、异型程度和腺瘤的大小等有关。绒毛状腺瘤的癌变率最高,混合型腺瘤居中,管状腺瘤的癌变率最低。腺瘤腺上皮的不典型增生程度越重,癌变概率越大。腺瘤随着体积的增大,癌变机会升高。腺瘤的癌变还与其带蒂或无蒂有关,无蒂较带蒂者癌变率增加。内镜下癌变特点:多无蒂或宽广的亚蒂,体积较大,形态不规则,顶端溃疡或糜烂,表面明显结节不平,质脆或硬,易出血。

5. 布氏腺瘤 布氏腺是由嗜酸性、透明的细胞质和典型细胞核的腺细胞所构成,多分布于十二指肠球部,偶尔也可见于幽门和近端空肠。布氏腺瘤是布氏腺增生的最常见形式,表现为腺体被较多的纤维间隔分开,形成多发、小息肉样或结节样改变。内镜下表现为近端十二指肠2~3cm多发结节或数毫米至数厘米的孤立性息肉。

【临床表现】 大多数十二指肠腺瘤可无临床症状,仅是在做钡餐或内镜检查时被偶然发现。少数病例有时可引起上消化道出血或阻塞性黄疸。80%的十二指肠绒毛状腺瘤发生于50岁以上患者。虽然腺瘤病变较大,但因其柔软,极少引起肠梗阻症状。轻度的上消化道出血、贫血、黑便是主要症状。发生于十二指肠乳头部的绒毛状腺瘤,有时可引起胆总管、胰管出口阻塞,出现典型的梗阻性黄疸症状。

【实验室检查】 多无特异性表现。出血可导致大便潜血试验阳性;由于长期慢性出血可导致白蛋白降低等。

【影像学表现】

1. X线钡剂造影表现

(1)病变起自十二指肠第一段或第二段肠壁,表现为突向肠腔内的软组织影,呈单个生长,边界锐利,通常呈无蒂的圆形、类圆形或分叶状充盈缺损。

(2)绒毛状腺瘤的X线表现具有一定的特征性,表现为较大的息肉样肿块,表面呈网格状或肥皂泡样,钡剂潜入肿瘤的叶状凸起裂隙内,使肿块边缘呈锯齿状或羽毛状(图2-5-1)。

(3)布氏腺瘤的X线表现也具有一定的特征性,表现为十二指肠球部的腔内软组织肿块,因有纤维间隔而呈分叶状(图2-5-2A~C,图2-5-3A,B)。

(4)带蒂肿物可见蒂与肠壁相连,压迫肿物可移动,移动幅度的大小与蒂的长短有关,长者活动幅度大。不带蒂腔内肿物在X线切线位可见肿物凸入腔内形成充盈缺损,基底部较宽,用力压迫肿物不能上下移动。

(5)肿块周围黏膜规则、肠壁柔软,能扩张。

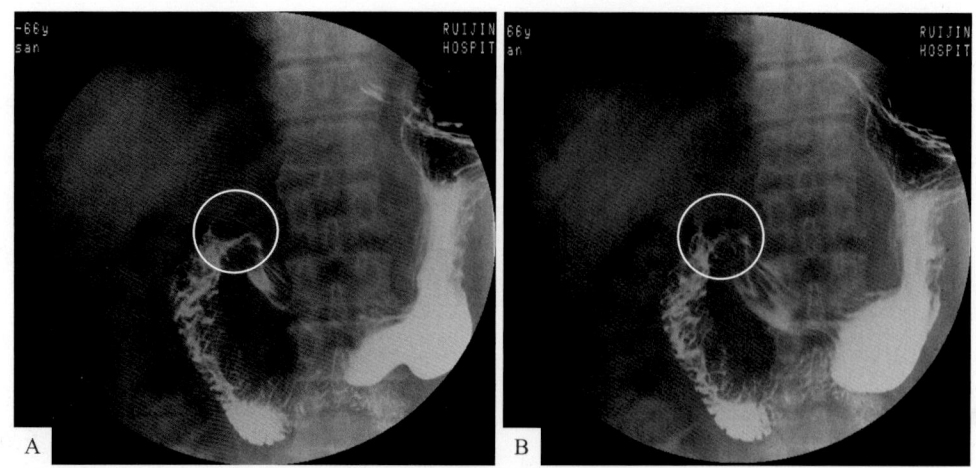

图 2-5-1　十二指肠绒毛状腺瘤

显示十二指肠内充盈缺损，表面呈网格状或肥皂泡样改变（圈）。

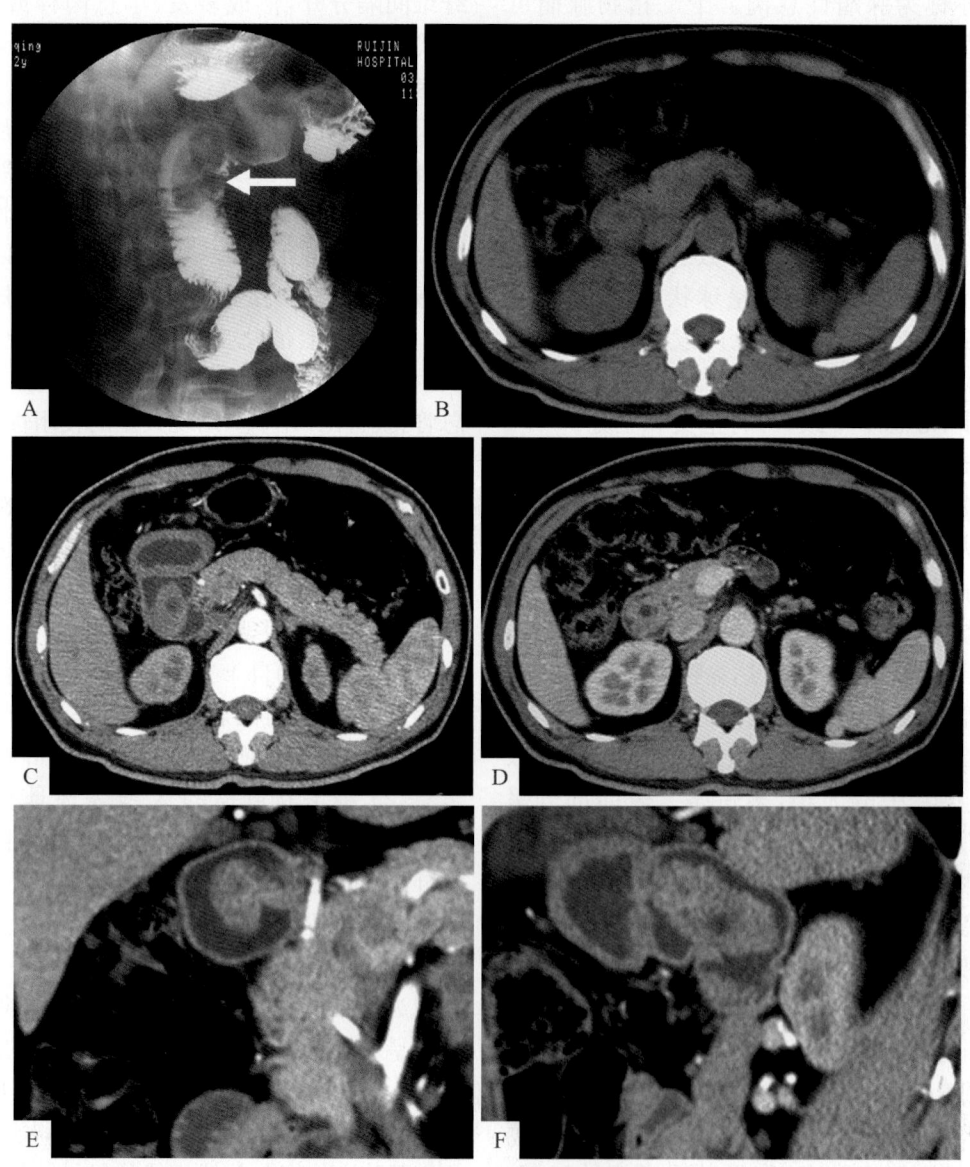

图 2-5-2　十二指肠布氏腺瘤

小肠 X 线造影（A）显示十二指肠腔内充盈缺损（箭）；CT 平扫图像（B）显示十二指肠腔内软组织肿块，表面呈浅分叶状，中央呈囊变低密度影；动脉期（C）和门脉期 CT 增强图像（D）显示肿块延迟强化，中央囊变区未见强化；重建图像（E、F）更加清晰显示肿块位置以及形态。

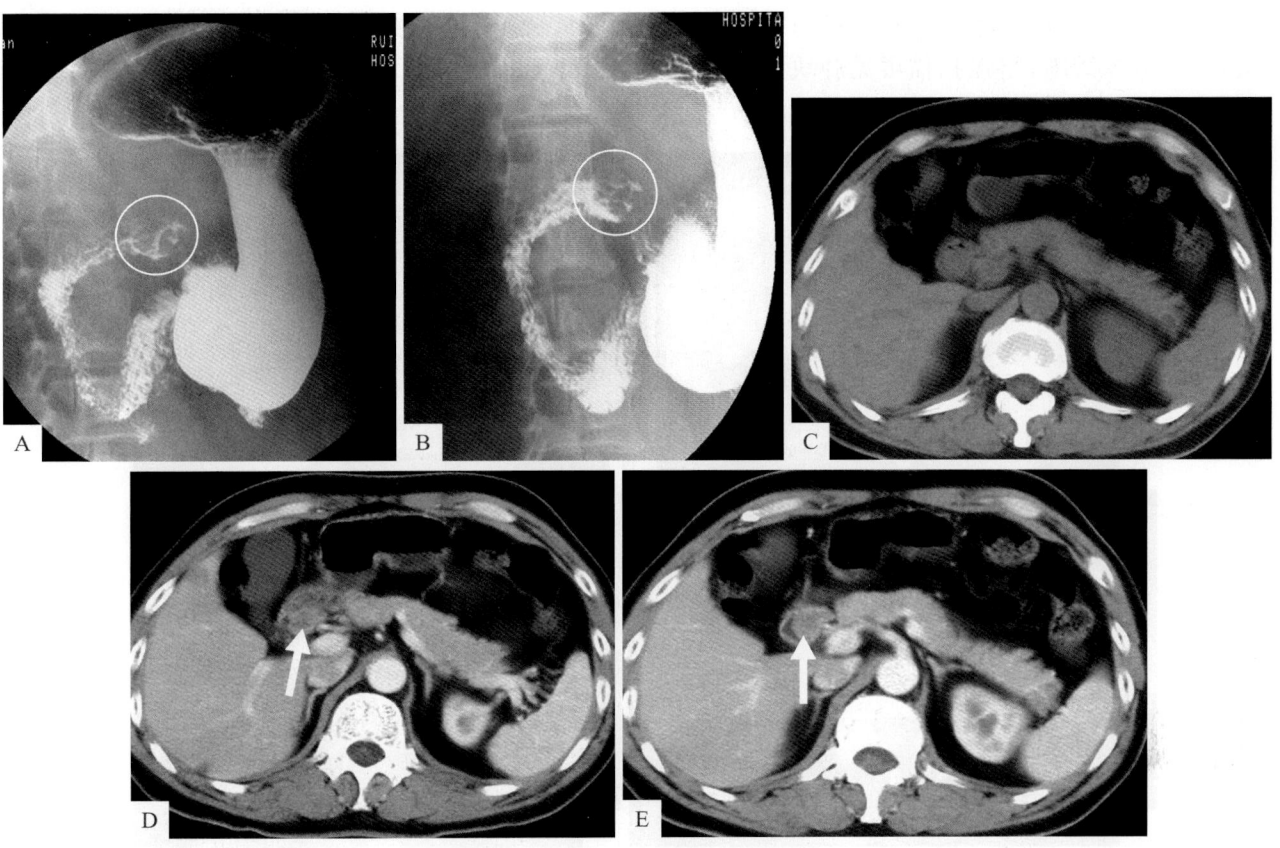

图 2-5-3　十二指肠布氏腺瘤

小肠 X 线造影(A、B)显示十二指肠充盈缺损，表面黏膜撑开(圈)；CT 平扫图像(C)显示十二指肠腔内类圆形软组织肿块；动脉期(D)和门脉期(E)CT 增强图像显示肿块延迟强化改变。

（6）十二指肠多发腺瘤极为少见，形态与单发基本相似，表现为多发的类似葡萄串样的充盈缺损，边界清楚光滑，大部分腺瘤的基底部是宽基底或广基底，带长蒂者少见，移动度小。

2. CT 表现　小肠 CT 造影对小的腺瘤检出率较低，但发生于十二指肠乳头部的绒毛状腺瘤易阻塞胆总管及胰管的开口，以阻塞性黄疸症状就诊，CT 为首选的方法。主要表现为：

（1）凸入十二指肠肠腔内的软组织肿块，边界清晰，呈类圆形或分叶状，相邻肠壁无增厚，增强扫描肿块有轻到中度的强化。如腺瘤恶变累及肌层，则表现为局部肠壁增厚，肠腔狭窄，肠壁蠕动差，肿块强化较明显。肿瘤周围强系膜受累表现为相应肠系膜脂肪密度增高、浑浊改变(图 2-5-4～图 2-5-6)。

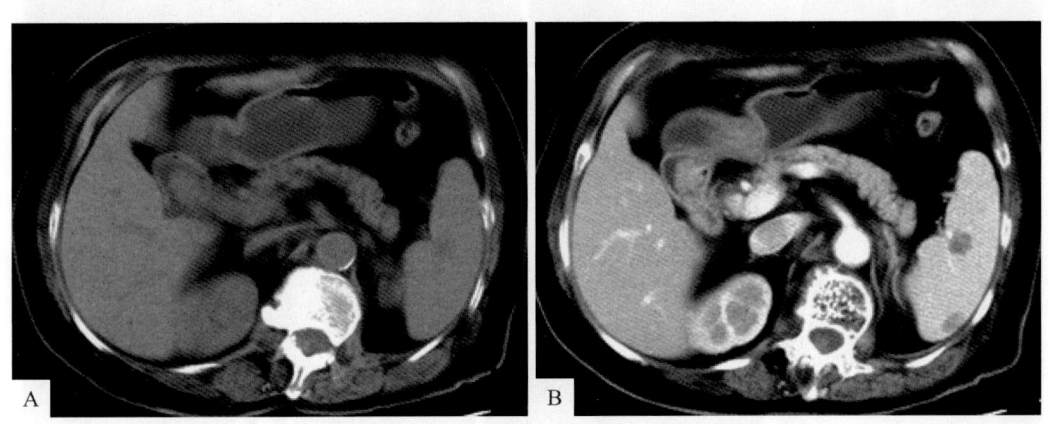

图 2-5-4　十二指肠球部管状腺瘤

CT 平扫图像(A)显示十二指肠球部类圆形软组织影；CT 增强图像(B)显示肿块明显强化，并可见蒂与十二指肠壁相连。

(2)布氏腺瘤主要表现为十二指肠球部的软组织肿块,边界清晰,增强扫描可见肿块由多条分隔的囊样病变构成,分隔有强化(图2-5-2D,图2-5-3C～E)。

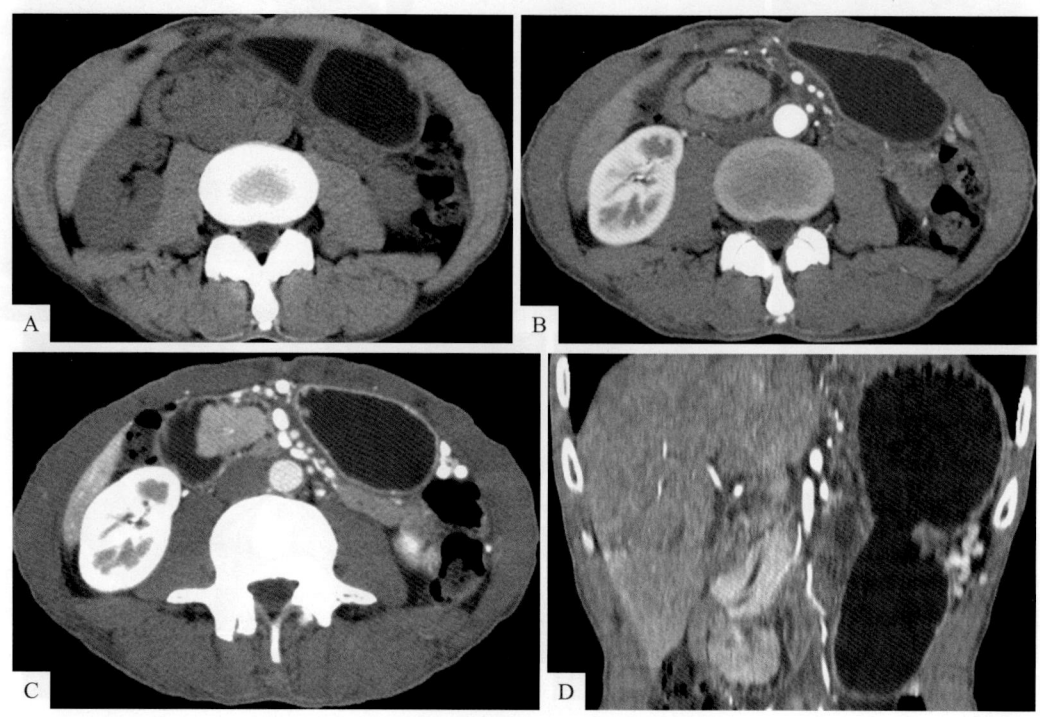

图2-5-5 十二指肠乳头管状腺瘤

CT平扫图像(A)显示十二指肠肠腔扩张,腔内见椭圆形软组织影突入肠腔;动脉期(B)和门脉期(C)CT增强图像显示肿块明显强化,周边呈浅分叶状;冠状面CT重建图像(D)显示肿块位于十二指肠乳头周围。

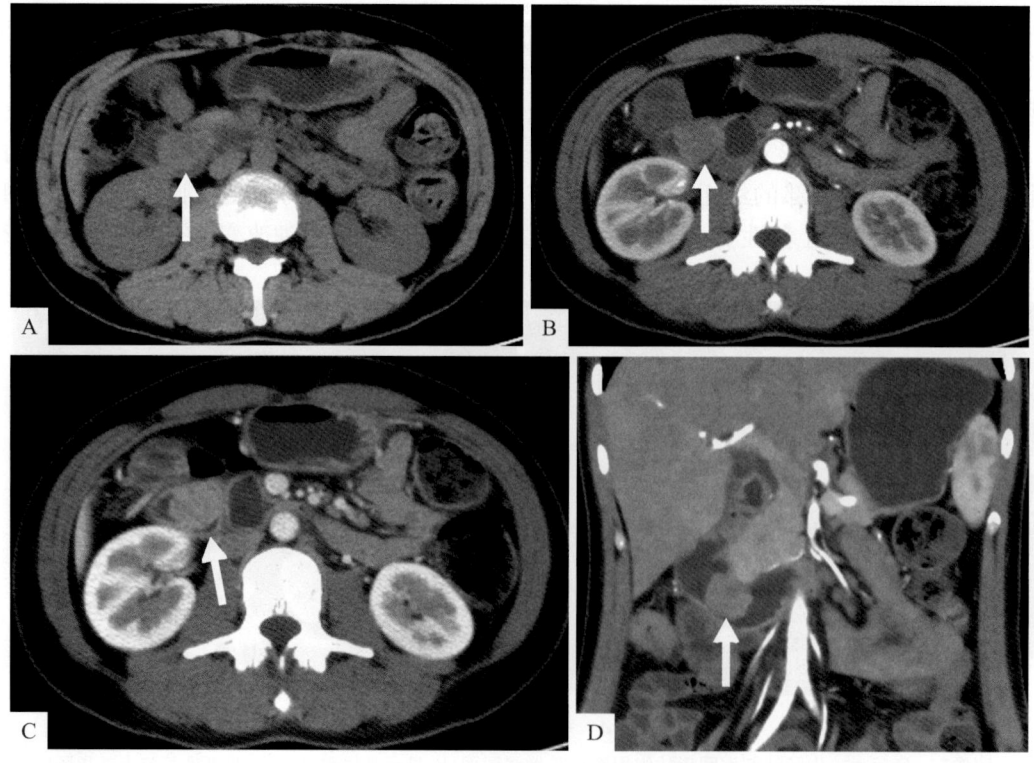

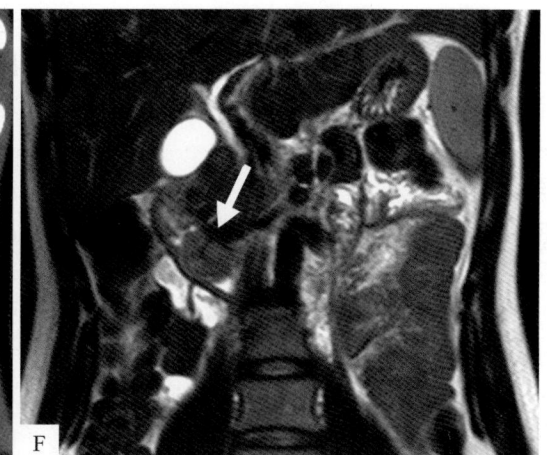

图2-5-6 十二指肠腺瘤

CT平扫(A)、动脉期(B)和门脉期(C)横断面CT增强图像与动脉期(D)、门脉期(E)冠状面CT重建图像显示十二指肠降段和水平段交界处腔内软组织肿块,呈分叶状,增强扫描明显强化,尚均匀(箭);冠状面MR T2WI(F)见腔内分叶状充盈缺损,边界清晰,呈低信号,信号较均匀(箭)。

3. MRI表现　十二指肠腺瘤采用MRI检查并不多,MRI表现与CT类似,T2WI上表现为肠腔内分叶状充盈缺损(图2-5-6F)。由于发生于十二指肠乳头部的绒毛状腺瘤易阻塞胆总管及胰管的开口,造成阻塞性黄疸,因此MRCP被广泛使用,检出率逐渐增多。主要表现为:

(1) 双管征:是肿瘤阻塞胆管和胰管的常见表现,双管增粗,间距小且与十二指肠毗邻。

(2) 肝外胆管扩张和胆囊积液:胆总管明显扩张和胆囊增大。

【鉴别诊断】

1. 息肉　息肉和腺瘤均来源于黏膜上皮,腺瘤属于肿瘤性息肉,通常影像学检查鉴别两者较为困难,组织病理学可鉴别腺瘤与其他小肠非肿瘤性息肉。

2. 间质瘤　间质瘤多表现为外生性生长,腔内生长间质瘤需与腺瘤相鉴别。间质瘤起源于黏膜下组织,增强扫描呈延迟强化改变,动脉期MIP重建可见供血血管为肠系膜分支动脉,肠系膜上动脉造影有助于诊断,主要从肿瘤的供血动脉和肿瘤染色情况来判断,免疫组化可以明确诊断。

3. 腺癌　腺癌好发于十二指肠乳头部,表现为腔内不规则软组织肿块或肠壁不规则增厚,管腔狭窄,近端肠管扩张,管壁僵硬,蠕动消失,增强扫描呈中等强化。肠管周围肠系膜脂肪密度增高并伴有淋巴结肿大。MRCP可看见肝内胆管、胆总管及胰管呈比例的扩张改变。

4. 异位胰腺　异位胰腺是因胚胎发育时期残留于肠壁的胰腺结节,由于肠道的纵行生长而被带入胃肠道,位于十二指肠黏膜下最常见,也可异位在肌层。X线钡剂造影可见十二指肠圆形或卵圆形边缘锐利的充盈缺损,约有50%病例在充盈缺损中心可见细小钡点,它相当于胰腺导管开口部,此征象具有诊断意义。CT增强检查可见异位胰腺与正常胰腺的强化程度一致。

(二) 脂肪瘤

十二指肠脂肪瘤是指起源于十二指肠黏膜下层脂肪细胞的良性肿瘤。临床上少见,以老年男性居多。肿瘤多位于黏膜下层,少数位于浆膜下,常凸向肠腔内,呈息肉状,无蒂或有蒂,大者可出现黏膜溃疡。肿瘤切面呈黄色、质软,有包膜。有时肿瘤体积较大,易发生坏死。

【病理】　脂肪瘤由成熟的脂肪组织被纤维性囊包围组成。通常表现为黏膜下有包膜的圆形或卵圆形的肿物凸入腔内,肿瘤边界清晰,呈淡黄色。肿瘤所在黏膜为黄色是由于潜在的沉积脂肪所致。黏膜面有时可以有溃疡形成。镜下脂肪瘤由成熟的脂肪细胞构成,肿瘤内可以有坏死及溃疡,可以有炎性纤维增生以及纤维间隔形成并贯穿在脂肪组织中。

【临床表现】　肿瘤较小时,常无症状,多为偶尔发现。肿瘤较大时主要表现为阵发性腹痛、黑便或便血,大便隐血试验阳性。腹痛可以继发于肠套叠,表现为腹痛、呕吐、发热、寒战及腹部包块等。对于继发性肠套叠或肠梗阻的患者,应仔细检查有没有原发性脂肪瘤的存在。

【实验室检查】 无特异性,脂肪瘤可能会使所覆盖的黏膜发生溃疡,造成明显消化道出血,表现为黑便、大便隐血试验阳性。伴发肠道套叠时,有白细胞计数增高等。

【影像学检查】

1. 腹部X线片 腹部X线片对脂肪瘤的诊断有限,仅能看到肠梗阻等间接征象。

2. X线钡剂造影表现 为使极为柔软的黏膜下脂肪瘤能在肠腔张力较高、蠕动又较强的十二指肠内能显示,必须采取低张X线钡剂造影,在肠腔充分扩张的情况下,十二指肠脂肪瘤可显示为光滑的充盈缺损,十二指肠脂肪瘤可由于肠道蠕动或外来压力而变形。

3. CT表现 CT对脂肪瘤的诊断具有决定性的价值。CT能直接显示发生在或起源于肠壁的、境界很清楚的脂肪密度(CT值为-100～-50HU)病灶,从而做出定位及定性诊断。肿瘤密度可以均匀,也可以因有条状的分隔而密度不均匀。增强扫描时肿瘤无明显强化,条状分隔可有轻度强化改变(图2-5-7,图2-5-8)。

4. 小肠MR造影检查 表现为T1及T2发生或起源于肠壁的高信号,边界清晰,脂肪抑制序列上高信号被抑制,呈低信号。LAVA动态增强检查表现为无强化的低信号肿块,若有条状分隔可有轻度强化改变。

【诊断与鉴别诊断】 常规X线区分小肠脂肪瘤和其他小肠良性肿瘤具有一定的困难,CT对脂肪瘤的诊断具有决定性的作用,故鉴别诊断不难。当肿瘤引起肠套叠时或肠梗阻时,应想到脂肪瘤的可能性,并应仔细寻找病变,以免漏诊。值得注意的是肠道要适当的充盈,并且要有适当的窗宽、窗位,以避免把脂肪瘤误认为肠道内的气体。对于那些脂肪瘤导致肠套叠的患者,须仔细观察,以免与肠系膜的脂肪相混淆。

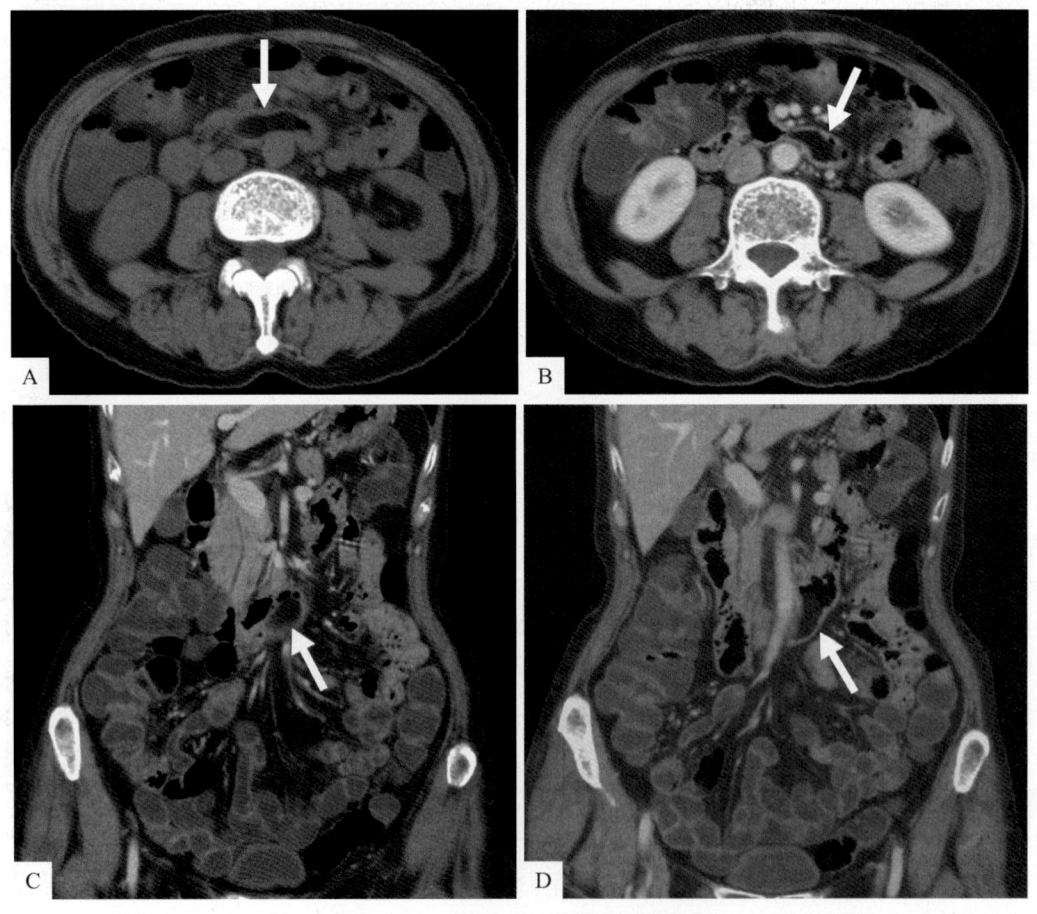

图2-5-7 十二指肠水平部脂肪瘤

CT平扫图像(A)显示十二指肠水平部腔内脂肪密度肿块,边界清晰(箭);CT增强图像(B)显示肿块内条状分隔轻度强化(箭);冠状面CT重建图像(C、D)更加清晰显示肿块位于十二指肠水平部,呈脂肪密度,增强扫描肿块内分隔轻度强化(箭)。

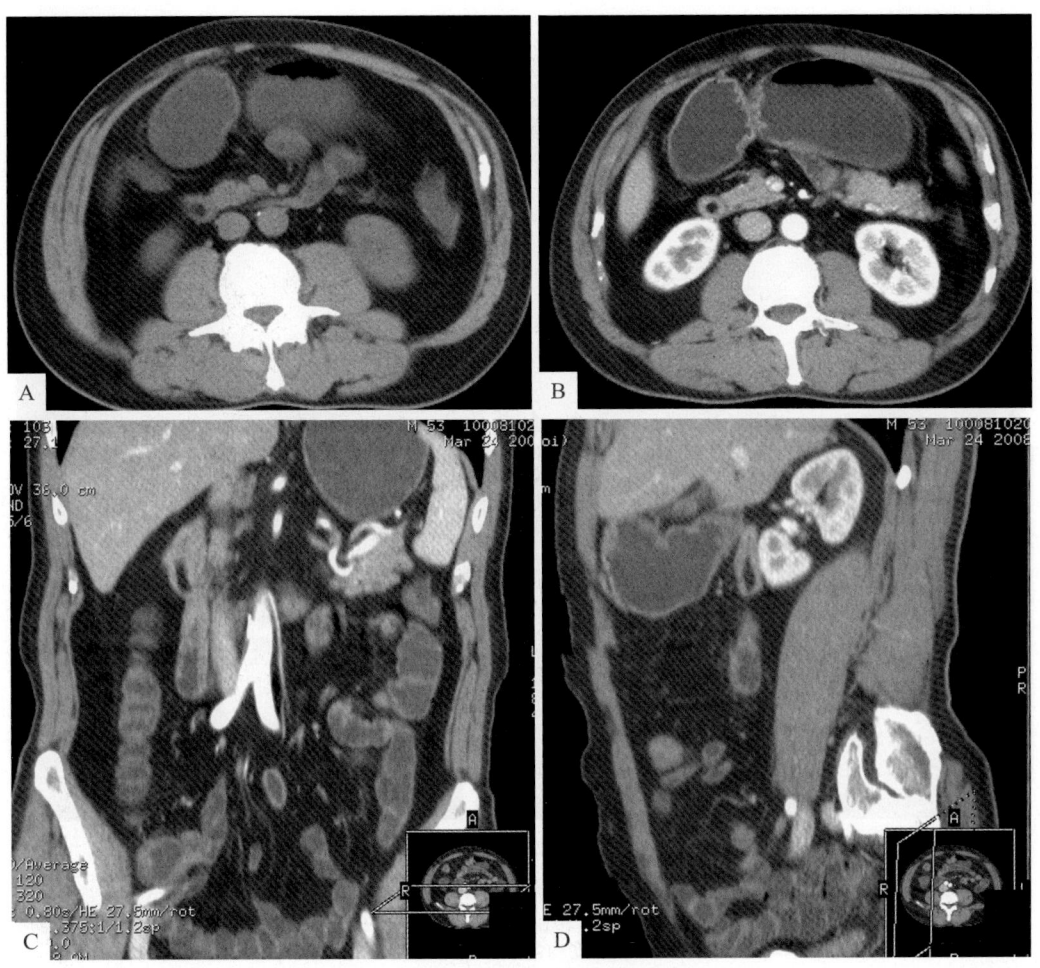

图 2-5-8 十二指肠降段脂肪瘤

CT 平扫图像(A)显示十二指肠降段内类圆形脂肪密度肿块;CT 增强图像(B)显示肿块未见强化;冠状面 CT 重建图像(C、D)显示肿块位于十二指肠降段,呈脂肪密度。

(三)平滑肌瘤

十二指肠平滑肌瘤是指起源于十二指肠壁肌层的良性肿瘤,约占胃肠道平滑肌瘤的 5.9%,多见于中年人,男女发病率无差异。本病早期无特征性表现,少数可恶变为平滑肌肉瘤。根据肿瘤在肠壁间的部位及生长方式,可分为腔内、壁内及腔外三型,以腔内型较为多见。内镜下表现为凸出于腔内的病变,呈圆形或卵圆形,多无蒂,常有明显光滑的边界,可伴有桥形皱襞,表面黏膜正常或有炎性充血,可有脐样凹陷。

【病理】 大体形态可根据其生长方式分为腔内型、壁内型、腔内-腔外型和腔外型四型。腔外型多见,瘤体较大;腔内型肿瘤凸向肠腔表面,可造成黏膜糜烂和溃疡,瘤体多在数厘米以内;壁内型一般较小,直径常在 1cm 以下;腔内-腔外型可同时向腔内外生长,形成哑铃状。瘤结节多为圆形、质硬、边界清楚,无包膜,切面呈编织状改变。

其瘤细胞近似于正常平滑肌细胞,呈梭形,胞质丰富红染,核呈短棒状,两头钝圆。细胞成分成熟,无异型性,核分裂罕见。细胞排列呈短束状,通常被纤维血管分成小结节状,而形成独特的器官样结构,在一些小肿瘤可完全器官化。

【临床表现】 十二指肠平滑肌瘤的临床表现与肿瘤的大小、生长部位与生长方式有关。腔内型肿瘤容易引起上腹部不适、疼痛、饱胀及恶心等肠内容物通过障碍的症状,当覆盖表面的黏膜发生溃疡时,引起黑便、贫血等消化道出血症状。

【影像学表现】

1. X 线钡剂造影表现 主要是胃肠钡剂造影。黏膜下生长的平滑肌瘤内镜较难发现,所以钡剂造影对平滑肌瘤的诊断特别有用。大多数为单发,腔外生长者小肠造影表现为肠管受压推移改变,肠曲间距增宽;腔内生长者则表现为表面光滑的充盈缺损,局部黏膜皱襞撑开变平(图 2-5-9)。

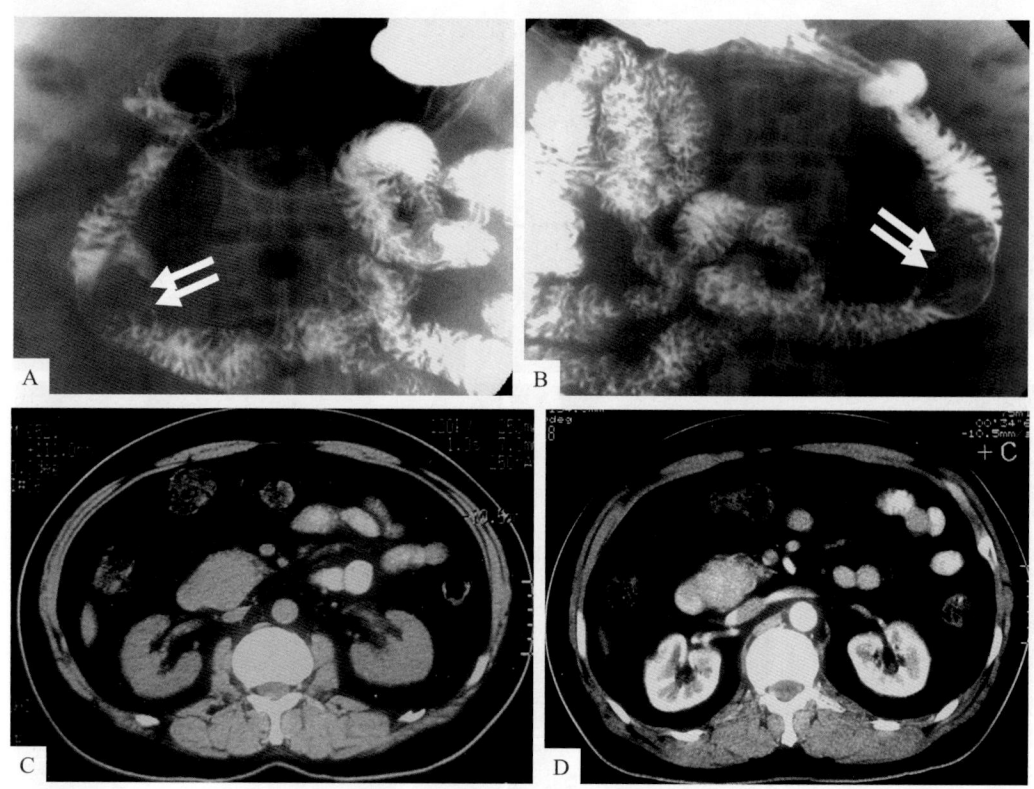

图 2-5-9 十二指肠平滑肌瘤

小肠 X 线钡剂造影图像（A、B）显示十二指肠降段椭圆形充盈缺损，肿块来源于黏膜下层，局部黏膜皱襞撑开展平，肿块向腔外生长，呈"抱球征"改变（箭）；CT 平扫图像（C）、CT 增强图像（D）显示十二指肠降段黏膜下来源肿块，向腔外生长，肿块边界清晰，呈椭圆形，平扫密度均匀，增强扫描中等强化。

2. 小肠 CT 造影表现　对于肿瘤自浆膜面向腔外生长的平滑肌瘤，如病变部位黏膜面完整时，胃肠造影最多只能显示十二指肠肠腔局限性外压改变，CT 对比极为有用。CT 平扫肿瘤多呈圆形或类圆形，少数周边可呈分叶状改变。肿瘤密度多均匀，边界清楚；增强扫描肿瘤呈均匀中度或明显强化，呈延迟强化改变，以门脉期显示较为明显。肿块内出血、坏死、囊变等改变不多见（图 2-5-9）。

3. 小肠 MR 造影表现　肿瘤形态与 CT 表现类似，肿瘤内由于出血、坏死、囊变等致信号欠均匀。

【鉴别诊断】　平滑肌类肿瘤与胃肠道间质瘤（GIST）很相似，两者的鉴别诊断较为困难。即使是病理学检查，单纯依靠 HE 切片也无法做出可靠的诊断。因此，平滑肌类肿瘤与 GIST 的鉴别诊断需依靠免疫组化或电镜检查。

（四）神经源性肿瘤

十二指肠神经源性肿瘤很少见，起源于神经组织，包括神经鞘瘤、神经节瘤和神经纤维瘤，神经纤维瘤相对多见。神经源性肿瘤为黏膜下肿瘤，可单发或多发，有多发倾向，常无明显包膜，边界不清，中心可有脐样凹陷。神经源性肿瘤有恶变倾向。

【临床表现】　肿瘤本身无明显特异性临床症状，通常因腹部检查被偶然发现。由肿瘤引起的并发症主要包括肠套叠、肠梗阻和肠出血，并无特异性。

【影像学表现】　十二指肠双对比造影时可显示为肠腔内充盈缺损，伴或不伴肠套叠改变；覆盖肿块表面的黏膜可有推移、轻度炎性变；肿块近侧肠腔可有轻度扩张或钡剂通过略受阻。小肠 CT 和 MR 造影检查可直接显示由肿瘤形成的、发生于肠壁凸向肠腔内或凸出于浆膜外的软组织实性肿块，境界清楚，增强后病灶有明显强化（图 2-5-10）。

【鉴别诊断】　十二指肠神经源性肿瘤需与间质瘤以及平滑肌类肿瘤相鉴别。三者的影像学表现类似，鉴别诊断较为困难。即使是病理学检查，单纯依靠 HE 切片也无法做出可靠的诊断。因此，神经源性肿瘤与间质瘤以及平滑肌类肿瘤的鉴别诊断须依靠免疫组化或电镜检查。

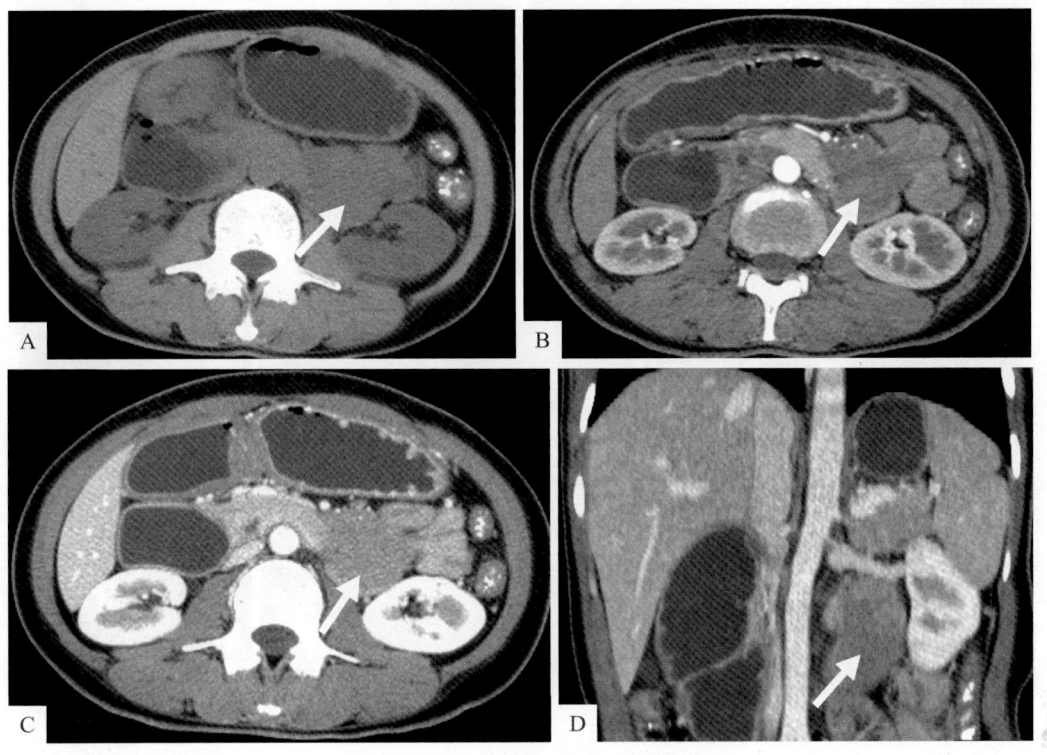

图 2-5-10 十二指肠神经纤维瘤

CT 平扫图像(A)、动脉期(B)和门脉期(C)CT 增强图像、门脉期冠状面 CT 重建图像(D)显示十二指肠水平部腔外生长肿块,平扫时与邻近肠管分界欠清晰,平扫密度尚均匀,增强扫描肿块呈延迟强化改变,并呈均匀强化(箭)。

(五) 淋巴管瘤

淋巴管瘤是胚胎时期原始淋巴囊及淋巴系统发育异常或所形成的错构瘤,是起源于间胚叶组织的一类良性肿瘤。发生在胃肠道者较为少见,约占全部肠系膜肿瘤的 3%。病因上分为原发性及继发性淋巴管瘤。原发性淋巴管瘤是淋巴管系统先天发育异常,胚胎塑形不良的淋巴组织与大循环之间的淋巴管通路闭塞导致肿瘤形成。继发性淋巴管瘤可由外上或手术引起淋巴管损伤,导致淋巴液引流不畅发展而成。

【病理】 按其病理学分类可分为四类:单纯性淋巴管瘤、海绵状淋巴管瘤、囊状淋巴管瘤(囊状水瘤)及弥漫性淋巴管瘤(淋巴管瘤性巨肢症)。

肉眼观肿瘤呈大小不等乳白囊状结构,直径为数毫米至 1cm。镜下囊壁由单层淋巴管内皮细胞与纤维结缔组织构成,偶有少量平滑肌纤维。少数囊肿管壁可并发慢性炎症或钙化。囊肿内常含有黄色透明的淋巴液或乳糜液,出血时则为血性液体。黏膜下病灶表现为黏膜下息肉样的或囊样的隆起,表面不规则,包含牛奶样的液体。囊壁包含平滑肌细胞和纤维细胞,内壁覆盖扁平内皮细胞,并伴有淋巴细胞的浸润。肠道的固有肌层含有大量扩张的淋巴管或上皮样组织。淋巴管瘤的重要形态学特点是沿着疏松结缔组织间隙生长蔓延。

【临床表现】 约 50% 的患者无症状,只是在无意中被发现。主要临床表现有急性腹痛、腹泻、反酸、慢性贫血、黑便、咯血、肿瘤大者引起肠扭转和套叠。腹块、腹痛是常见的表现。小的囊肿可无症状,增大后囊内出血或感染时可引起腹痛。在儿童患者,60% 出现急腹痛及消化道症状,常误诊为其他急腹症。

【影像学表现】

1. X 线钡剂造影 表现为十二指肠局部充盈缺损,边缘光滑,黏膜皱襞展平,也可表现为囊肿带蒂。也可显示肠管的受压和移位,对诊断有间接帮助。

2. 小肠 CT 造影表现 平扫表现为十二指肠肠壁增厚,肠腔不狭窄,邻近的肠管无扩张,可以有少许钙化;增强表现为黏膜下边界清楚、边缘光整的圆形或卵圆形的囊性密度无强化病灶,密度均匀,壁很薄,无分隔,病灶被强化的黏膜层和浆膜层所覆盖,其所在的黏膜完整(图 2-5-11)。

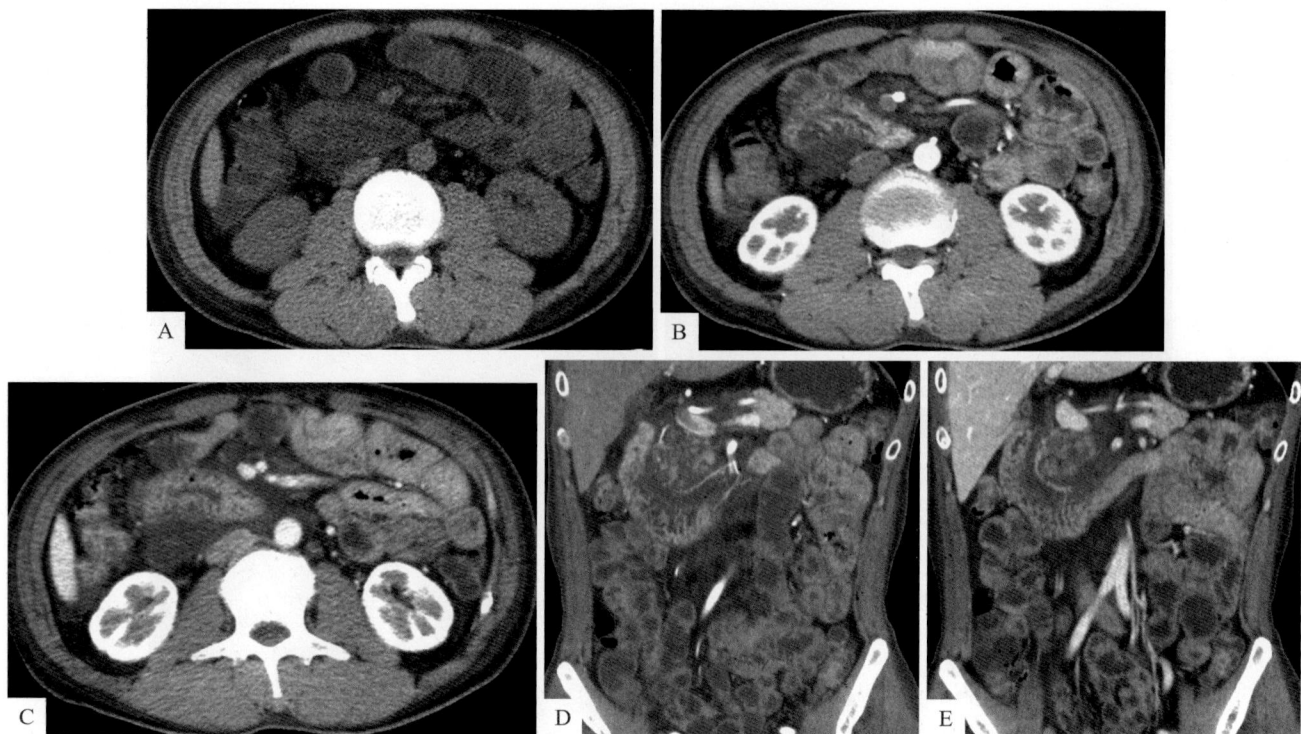

图2-5-11 十二指肠淋巴管瘤

CT平扫图像（A）显示十二指肠管壁增厚，相应肠系膜密度增高；动脉期（B）和门脉期（C）增强图像显示十二指肠黏膜下结节样囊性低密度影，相应肠系膜亦可见囊样低密度影；动脉期（D）和门脉期（E）冠状面重建图像更加清晰显示病变肠段及周围情况。

3. 小肠 MR 造影表现　T2WI 上表现为十二指肠肠壁增厚，肠腔无狭窄，邻近肠管无扩张，肠管可见分层，黏膜层和浆膜层呈等低信号，黏膜下表现为圆形或卵圆形的高信号，病灶所在的黏膜完整，无溃疡。抑脂 FIESTA 或 T2WI 有助于诊断，尤其是冠状面图像，可清晰显示黏膜下高信号不被抑制，呈水样信号。DWI 上病灶呈稍高信号。LAVA 动态增强冠状面图像显示病灶被异常强化的黏膜层和浆膜层所覆盖，病灶呈低信号改变，边界清晰，病灶所在黏膜完整，无溃疡缺损形成，病灶所在其他肠管正常强化。

【鉴别诊断】　小肠 CT 和 MR 造影以及内镜检查对于诊断淋巴管瘤具有重要意义，尤其是小肠 MR 造影检查，因此诊断淋巴管瘤并不困难。

（六）Castleman 病

Castleman 病（Castleman's disease，CD）又称为巨淋巴细胞增生、血管滤泡性淋巴组织增生，是一种罕见的淋巴细胞增生性疾病，此病于 1956 年由 Castleman 等首先报道。主要的临床类型为单中心型和多中心型。单中心型多局限于单个淋巴结发病，多中心型典型表现为全身多发淋巴结增大。本病病因及发病机制不明，近年的研究多表明本病的起源是由于免疫调节缺陷导致的淋巴结中 B 淋巴细胞及浆细胞的过度增生及病毒感染有关。人疱疹病毒 8（HHV8）感染、白介素-6（IL-6）的过度产生是该病发病的关键。少数的病例与卡波西肉瘤的发展有关。也有研究发现 CD 可能与某些疾病相关，如 HIV 病毒感染、POEMS 综合征、淀粉样变性、肾功能不全、淋巴瘤等。

【病理】　CD 分为三型，分别为透明血管型、浆细胞型和混合型。

1. 透明血管型　病变淋巴结滤泡增生和滤泡间小血管增生及透明样变，部分小淋巴细胞围绕生发中心呈环层状排列（似洋葱皮样结构）。

2. 浆细胞型　以病变淋巴结内滤泡扩大并伴有成片的浆细胞为特征，血管增生及透明血管型。

3. 混合型　表现为淋巴结被膜明显增厚，淋巴滤泡增多，部分滤泡活跃，可见毛细血管穿入，滤泡外套层小淋巴细胞呈同心圆状排列，滤泡间见多量浆细胞、小淋巴细胞及小血管增生明显。

【临床表现】　临床上 CD 又可分为局灶型 Castleman 病（LCD）（又称为单中心型）和多中心型 Castleman 病（MCD）。LCD 好发于青年，90% 的是透明血管型，多无明显症状。LCD 诊断标准：①单一部位淋巴结肿大;②特征性病理学改变并除外可能的原发病;③多无全身症状,无贫血、无红细胞沉降率(ESR)加快等异常(浆细胞型除外);④肿物切除可长期存活。MCD发病高峰为50~60岁,病理主要表现为浆细胞型或混合型。患者有多部位淋巴结肿大,有多系统受累,50%患者可出现贫血,消瘦等全身症状。MCD诊断标准:①具有特征性病理改变;②显著的淋巴结肿大,并累及多组外周淋巴结;③多系统受累;④排除已知可能的病因。

CD成年人发病多见,男女比例约1:4。CD的发病部位十分广泛,任何有淋巴结存在的组织都可发病,多位于胸部,特别是纵隔区域。据统计CD最常发生的部位是胸腔,其中单中心型占60%~70%,其次为颈部、腹盆腔及腋下等部位。

【影像学表现】

1. X线钡剂造影表现　十二指肠CD表现为十二指肠局部"抱球征",管腔受压变扁,钡剂通过受阻,提示外生性肿块压迫所致(图2-5-12)。

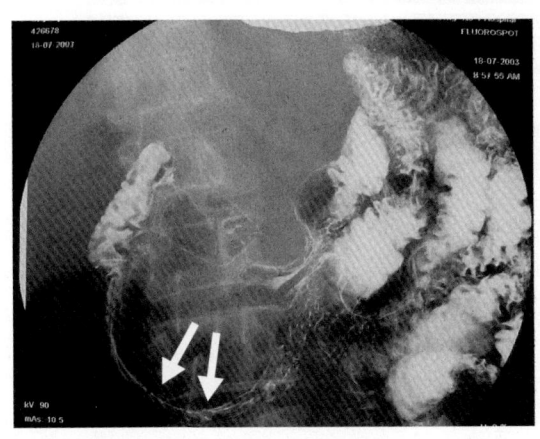

图2-5-12　十二指肠Castleman病

小肠X线钡剂造影图像显示十二指肠外来压迹,呈抱球状改变(箭)。

2. CT表现

(1)透明血管型:为孤立的软组织肿块,密度均匀,肿块内坏死发生率低,这与病灶内丰富的血供、良好的侧支循环及淋巴细胞不易坏死的特性有关;如有则瘤灶内呈裂隙样低密度灶或高密度,表示坏死或出血。5%~10%的患者可见点状、分支状或弧形钙化,钙化是重要特征,钙化原因在于增生毛细管壁增厚,且伴有玻璃样变性、纤维化变性等退变,钙质沿着退变的小血管壁沉积形成分支状钙化。增强扫描明显强化,动脉期强化与血管接近,又称为血管样强化,强化机制与肿块内丰富血管增生及周边较多的滋养动脉密切相关。其内分支钙化及肿块持续强化被认为是其最重要的影像学特征。

(2)浆细胞型:表现为多发软组织肿块,圆形、类圆形,密度均匀;无明显坏死、出血;增强后轻到中度均匀强化;较大者增强早期呈轻度环形强化,动态扫描呈周边向中心的渐进性强化方式,有延迟强化的特点,病变密度始终明显低于腹主动脉(图2-5-13A~D)。

(3)混合型:介于两者之间。我们曾遇到一例位于十二指肠CD,其强化程度中等,密度均匀。

3. MRI表现　SE序列T1WI上肿块呈等信号,T2WI上呈高信号,并伴有扭曲扩张的流空小血管,Gd-DTPA增强扫描肿块表现与CT大致相仿(图2-5-13E、F)。

【鉴别诊断】　Castleman病需与淋巴瘤、异位嗜铬细胞瘤和间质瘤相鉴别。

1. 淋巴瘤　好发于青壮年,全身淋巴结可肿大,部分融合成团,对周围组织压迫较轻,肿大淋巴结密度均匀,一般无钙化,增强扫描轻到中度强化。

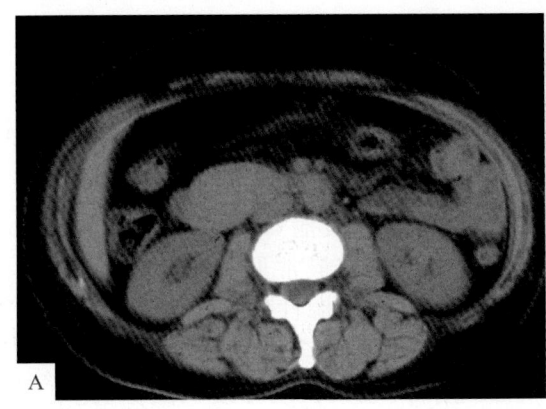
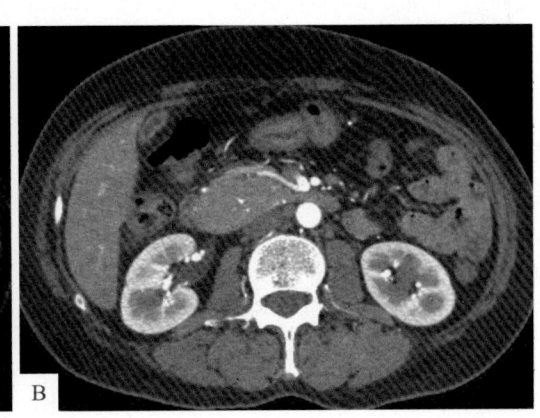

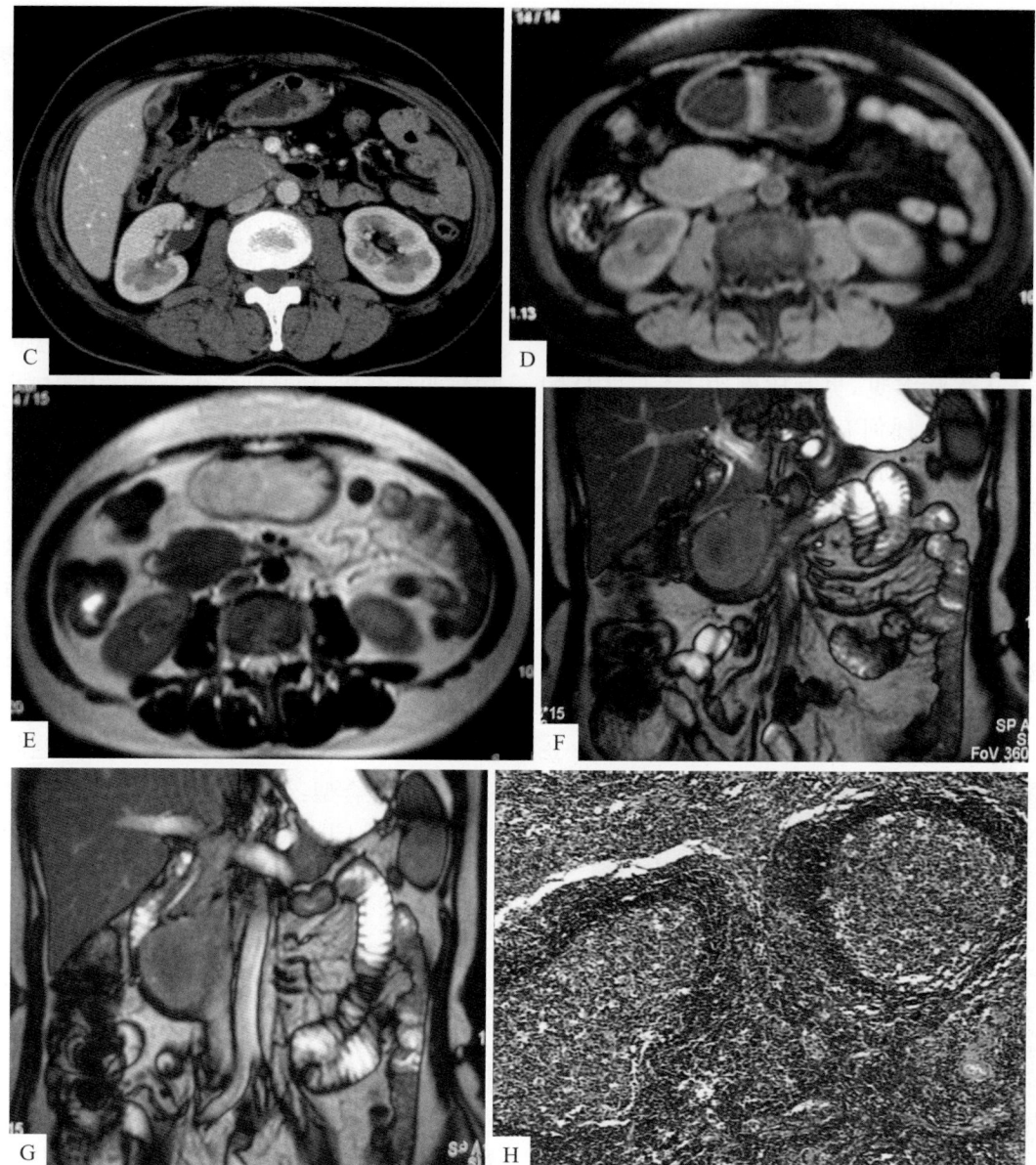

图2-5-13 十二指肠Castleman病(浆细胞型)

与图2-5-12为同一患者,CT平扫图像(A)显示十二指肠腔外生长肿块,边界清晰,呈椭圆形;动脉期(B)和门脉期(C)CT增强图像显示肿块呈轻到中度强化并延迟强化,强化程度明显低于腹主动脉;横断面MR T1WI(D)显示十二指肠腔外生长肿块,呈椭圆形,呈均匀等信号;横断面MR T2WI(E)显示十二指肠腔外生长椭圆形软组织肿块,呈均匀低信号,冠状面MR FIESTA图像(F、G)显示肿块呈低信号,呈外生性生长;H.病理图片。

2. 异位嗜铬细胞瘤 异位嗜铬细胞瘤常与大血管相邻,虽然强化方式和表现与CD类似,但密度常不均匀,且小肠MR造影检查T2信号高于CD,易坏死及囊变,且临床上常有异常波动的恶心高血压表现,24h尿VMA(尿香草扁桃酸)定量检查有鉴别诊断价值。

3. 间质瘤 间质瘤多呈外生性生长,肿瘤延迟强化,可有溃疡、坏死、囊变及出血,但溃疡与肠腔相通时,肿块内可见气液平改变。

二、间变性及恶性肿瘤

(一) 间质瘤

胃肠道间质瘤(gastrointestinal stromal tumors, GIST)是胃肠道最常见的间叶源性肿瘤,由突变的 *c-kit* 或血小板源性生长因子受体 α(*PDGFRA*)基因驱动;组织学上多由梭形细胞、上皮样细胞或多形性细胞排列成束状或弥漫状图像,免疫组化检测通常为CD117或DOG-1表达阳性。

【病理】

1. 大体病理学特征　肿块体积可大可小,体积范围可以从微小到巨大,以体积大者多见,可向腔内生长,使黏膜隆起,常继发黏膜溃疡形成,也可向浆膜外生长,或肿瘤主体在壁外,有蒂与肠壁相连,或腔内外生长呈哑铃状,以腔外生长者多见。大多数肿瘤呈膨胀性生长,圆形、卵圆形,切面平坦,灰白色或鱼肉状,质地较软,可有出血坏死、囊性变、黏液样变及钙化。

2. 组织病理学特征　在组织学上,依据细胞形态可将GIST分为3大类:梭形细胞型(70%)、上皮样细胞型(20%)和梭形细胞/上皮样细胞混合型(10%)。免疫组化检测CD117阳性率约95%,DOG-1阳性率98%,CD34阳性率70%,α-SMA阳性率40%,S-100蛋白阳性率5%,以及Desmin阳性率2%。

3. 基因检测　存在以下情况时,应该进行基因学分析:①所有初次诊断的复发和转移性GIST,拟行分子靶向治疗;②原发可切除GIST手术后,中-高度复发风险,拟行伊马替尼辅助治疗;③对疑难病例应进行 *c-kit* 或 *PDGFRA* 突变分析,以明确GIST的诊断;④鉴别NF1型GIST、完全性或不完全性Carney三联症、家族性GIST以及儿童GIST;⑤鉴别同时性和异时性多原发GIST。

4. GIST危险度的评估　对于局限性GIST危险度的评估,既往采用2002版美国国立卫生研究院(NIH)的危险度分级,包括肿瘤的大小和每50个高倍镜视野下的核分裂数。在2008版新的危险度分级中,将原发肿瘤部位(非原发于胃的GIST较原发胃的GIST预后差)和肿瘤破裂也作为预后的基本评估指标。

【临床表现】　临床表现缺乏特异性,最多见的首发症状为肿瘤引起的消化道出血或仅表现为贫血、黑便等症状,其次为不明原因的腹部不适、腹痛或腹部可扪及的肿块。

【影像学表现】

1. X线表现　主要是胃肠钡剂造影和插管小肠造影。GIST腔内生长者表现为十二指肠内充盈缺损,局部黏膜皱襞撑开展平(图2-5-14),中央可以产生溃疡;腔外生长者主要表现为十二指肠受压推移,形成"指压迹"或"抱球征"改变(图2-5-15A、B)。肿块中央可形成溃疡,但溃疡与肠管相通时,其内可出现气液平面,少数肿瘤可以引起肠套叠或肠梗阻。

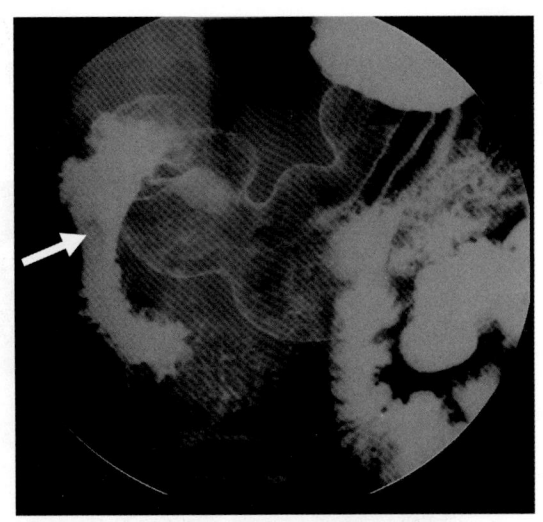

图2-5-14　十二指肠间质瘤

小肠X线造影图像显示十二指肠腔内充盈缺损(箭)。

2. CT表现

(1) 平扫:肿瘤多呈圆形或椭圆形(图2-5-15,图2-5-16),少数呈分叶状或不规则形状(图2-5-17~图2-5-22),多呈腔外生长,也可在腔内生长。肿瘤的直径可以从几厘米到十几厘米,肿块内可出现钙化,多呈斑点状、环形或弧形(图2-5-17A)。肿块内也可出现溃疡、囊变或坏死,表现为实性肿块中央呈低密度改变。

(2) 增强扫描:肿块动脉期显著均匀强化,门脉期延迟强化。肿块因囊变坏死可呈不均匀强化,坏死区多位于肿块中央,增强扫描表现为肿块强化欠均匀,周边实性部分明显强化,囊变坏死区无强化(图2-5-16~图2-5-22);肿块中央可发生溃疡坏死,当坏死区与胃肠道相通时,显示明显气液平面改变(图2-5-21);肿块内溃疡也可发生在服用格列卫治疗后,表现为肿块中央出现空洞及气液平面,表面凹凸不平(图2-5-22)。MIP及VR重建技术可以清晰显示间质瘤的供血动脉以及异常强化肿瘤的总体轮廓(图2-5-20D、E)。高度风险间质瘤常出现远处脏器转移,以肝脏最为常见,转移灶常呈低密度(图2-5-22C),也可发生腹膜及腹腔种植转移。肺也可出现转移灶,少数甚至发生肾上腺及骨转移,淋巴结转移少见。

3. 小肠MR造影表现　GIST的MR信号较为复杂。肿块多呈圆形或类圆形,边界清晰,T1WI上与肌肉信号类似,呈均匀等或低信号,T2WI上呈均匀等信号或略高信号;肿瘤内部出现坏死、囊变或出血时,T1WI和T2WI上肿瘤的信号常混杂,可以是T1不均匀等低信号,T2不均匀等高混杂信号或低信号,也可以是 T1WI、T2WI 上均呈现不均匀等低或高低混杂信号。DWI 上呈高信号。增强扫描肿瘤强化方式同小肠 CT 造影基本类似(图 2-5-15C~F)。

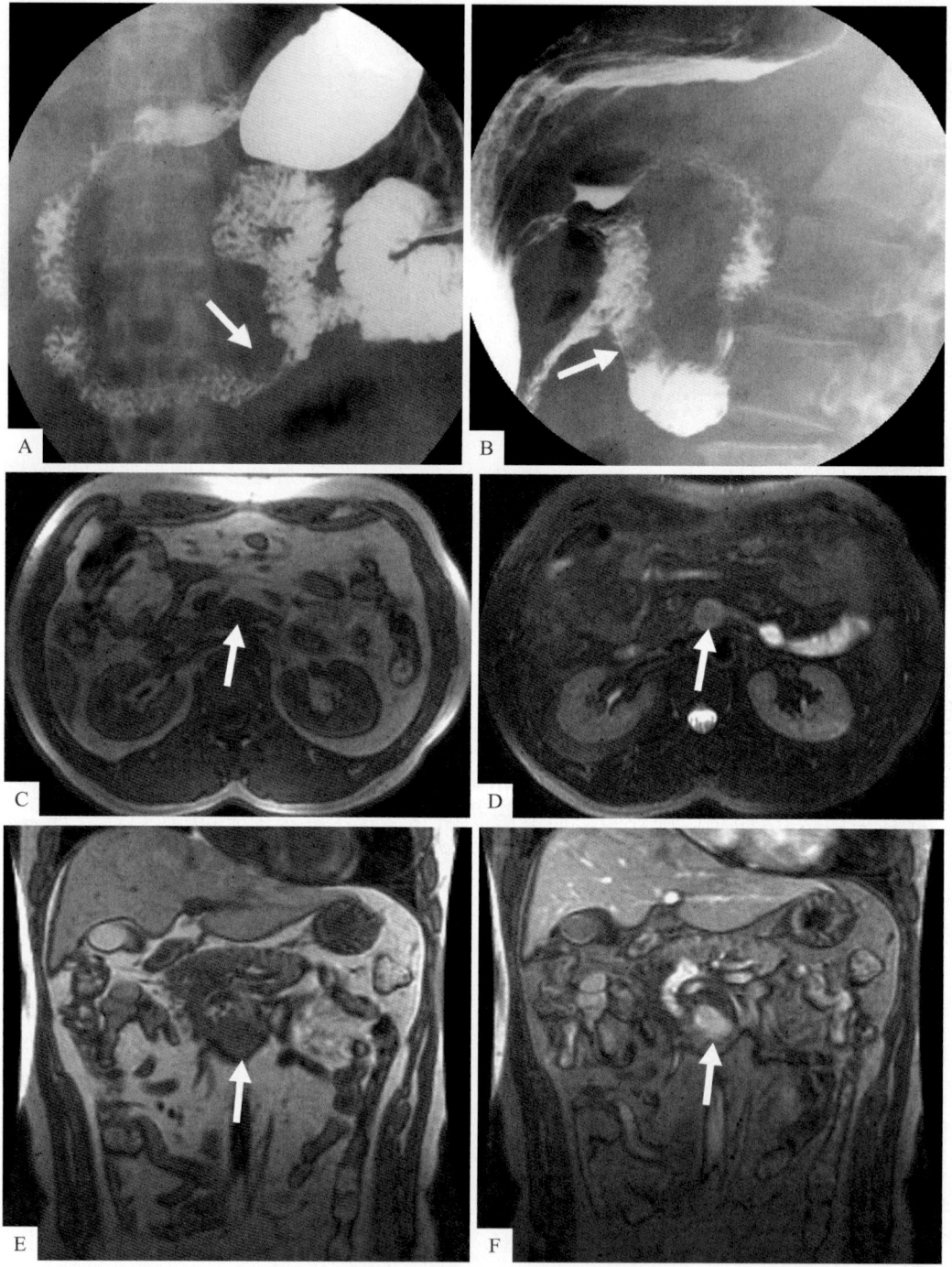

图 2-5-15　十二指肠水平部间质瘤

小肠 X 线钡剂造影图像(A、B)显示十二指肠水平部充盈缺损以及腔外弧形压迹(箭);横断面及冠状面 MR FIESTA 图像(C、E)显示十二指肠水平部腔外生长类圆形肿块,呈低信号(箭);横断面 MR T2SSFSE(加脂肪抑制)图像(D)显示肿块呈高低混杂信号;冠状面 LAVA 增强图像(F)显示肿块明显强化(箭)。

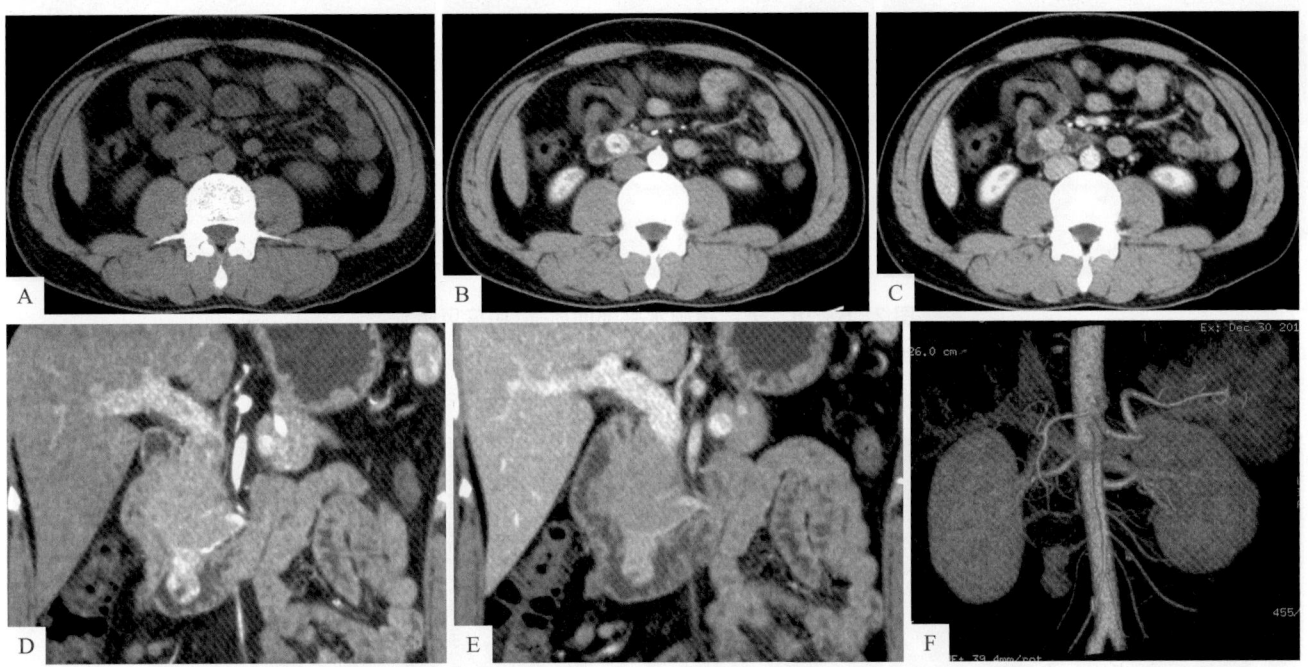

图 2-5-16 十二指肠水平部腔内生长间质瘤（低度风险）

CT 平扫图像（A）显示十二指肠腔内类圆形软组织肿块，中央可见点状囊变坏死；动脉期（B）和门脉期（C）CT 增强图像、冠状面 CT 重建图像（D、E）显示肿块明显强化，中央囊变坏死区未见强化；VR 重建图像（F）显示肿块供血动脉来自肠系膜上动脉分支。

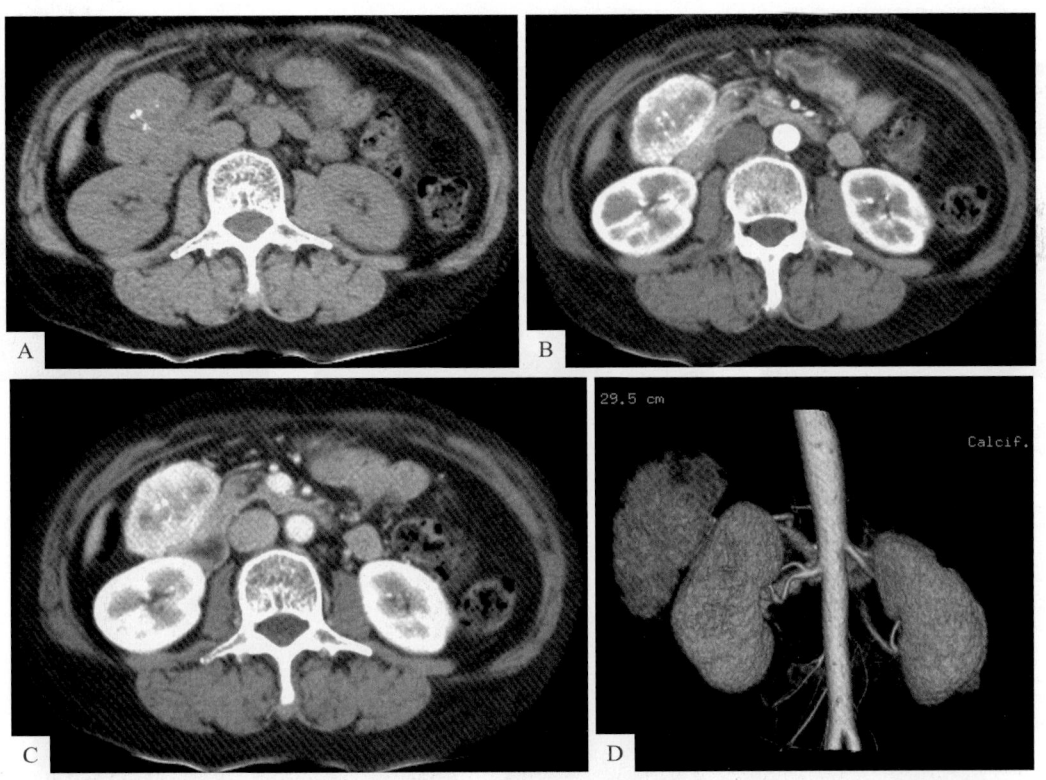

图 2-5-17 十二指肠间质瘤（中度风险）

CT 平扫图像（A）显示十二指肠降段浆膜外生长椭圆形肿块，中央可见囊变坏死区及点状钙化灶；动脉期（B）和门脉期（C）CT 增强图像显示肿块延迟强化，中央囊变坏死区未见强化；VR 重建图像（D）显示肿块血供丰富。

图 2-5-18 十二指肠水平部间质瘤（中度风险）

CT平扫图像（A）显示十二指肠腔内生长肿块，边缘稍欠规则，中央可见片状囊变坏死区；动脉期（B）和门脉期（C）CT增强扫描图像显示肿块延迟强化，中央囊变坏死区未见强化。

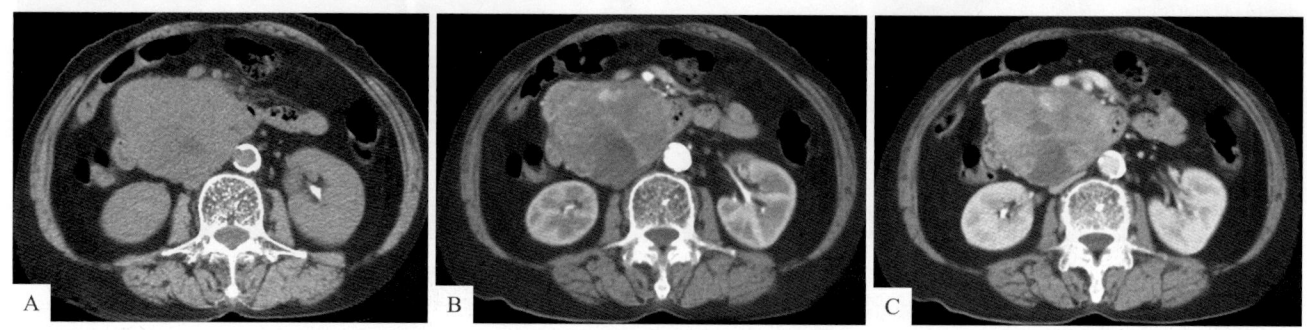

图 2-5-19 十二指肠间质瘤（高度风险）

CT平扫图像（A）显示十二指肠腔外生长肿块，与十二指肠分界不清，肿块边缘欠规则，密度欠均匀，中央可见囊变坏死区；动脉期（B）和门脉期（C）CT增强图像显示肿块明显不均匀强化，中央囊变坏死区未见强化。

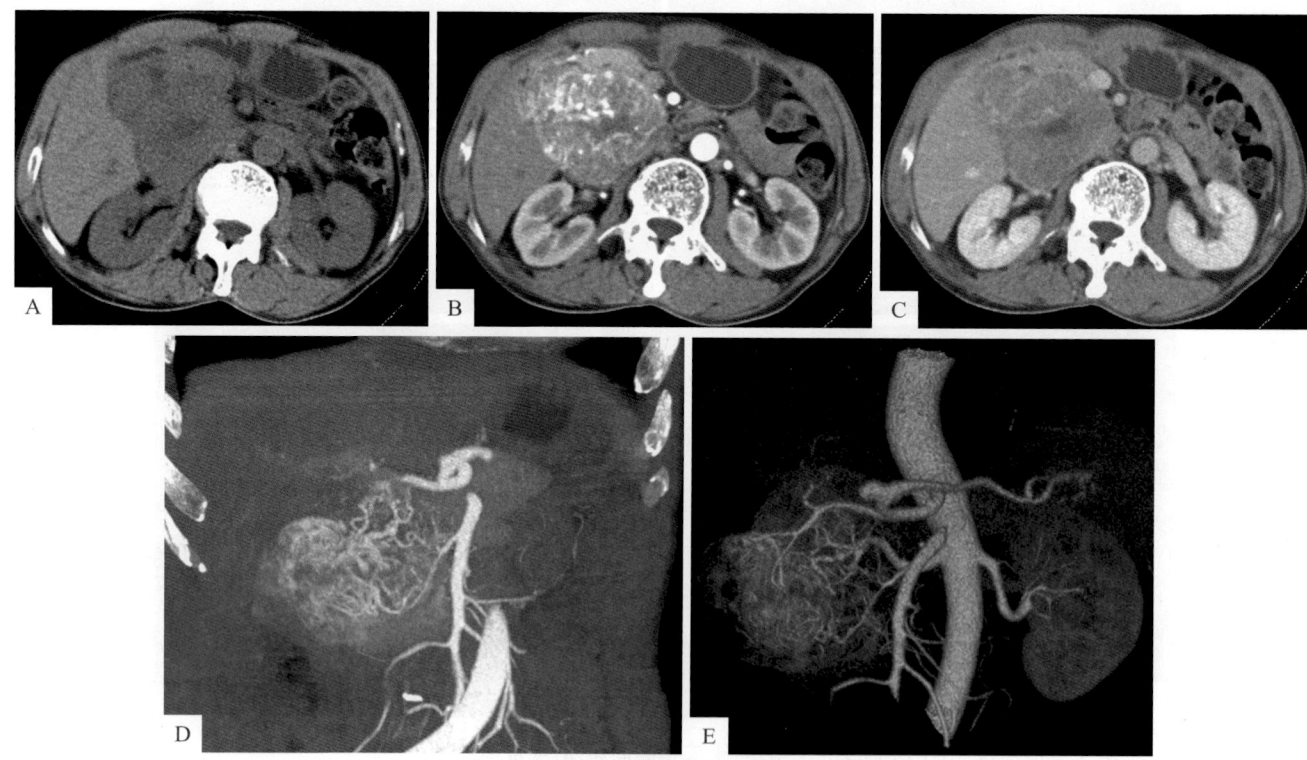

图 2-5-20 十二指肠间质瘤（高度风险）

CT平扫图像（A）显示十二指肠腔外生长肿块，肿块边缘欠规则，密度欠均匀，中央可见囊变坏死区；动脉期（B）和门脉期（C）CT增强图像显示肿块明显不均匀强化，中央囊变坏死区未见强化；MIP重建图像（D）显示动脉期肿块内迂曲多条供血动脉，与胃十二指肠动脉及肠系膜上动脉关系密切；VR重建图像（E）显示肿块血供丰富。

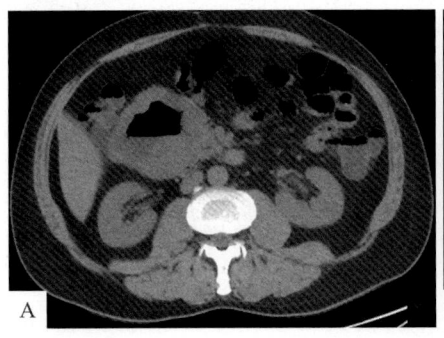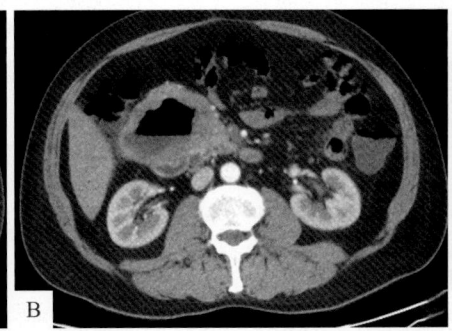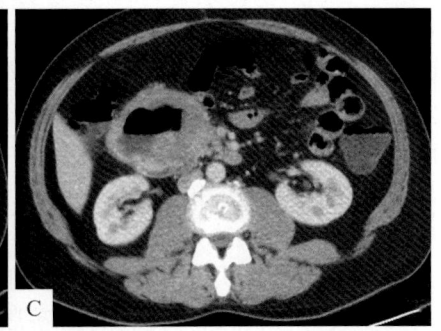

图 2-5-21　十二指肠间质瘤(中度风险)

CT平扫图像(A)显示十二指肠腔外生长肿块,边缘呈浅分叶状,肿块中央形成溃疡与肠道相通,可见气液平面;动脉期(B)和门脉期(C)CT增强图像显示肿块明显不均匀强化。

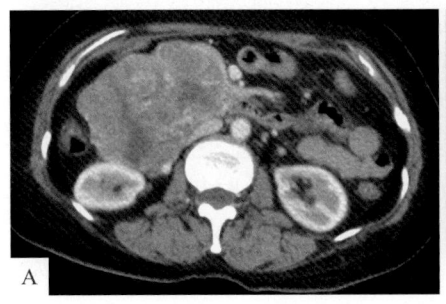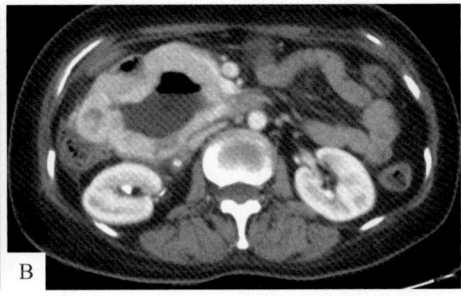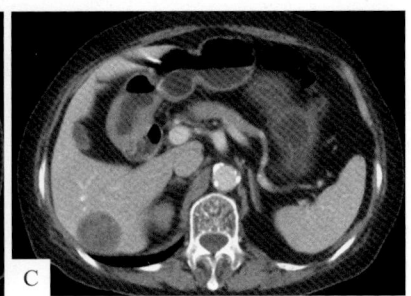

图 2-5-22　十二指肠间质瘤(高度风险)

CT增强图像(A)显示十二指肠腔外生长肿块,边缘呈分叶状,不均匀强化,中央可见囊变坏死区;服用伊马替尼半年后复查(B)显示肿块中央溃疡形成,可见气液平面;肝脏类圆形低密度转移灶(C)。

【鉴别诊断】　十二指肠间质瘤需与平滑肌类肿瘤、神经源性肿瘤、Castleman病以及异常血管畸形相鉴别。

1. 胃肠道平滑肌类肿瘤及神经源性肿瘤　影像学表现与间质瘤类似,需要依赖免疫组化或电镜检查。平滑肌类肿瘤通常表达平滑肌肌动蛋白(SMA)和结蛋白(desmin),而神经源性肿瘤通常表达S100。

2. Castleman病　透明血管型多表现为孤立的软组织肿块,密度均匀,肿块内囊变、坏死发生率低。5%~10%的患者可见钙化。增强扫描明显强化,动脉期强化与血管接近,其内分支钙化及肿块持续强化被认为是其最重要的影像学特征;浆细胞型表现为多发软组织肿块,密度均匀,无明显坏死、出血。增强后轻到中度均匀强化,较大者增强早期呈轻度环形强化,动态扫描呈周边向中心的渐进性强化,有延迟强化的特点。病变密度始终明显低于腹主动脉。混合型表现介于两者之间。

3. 异常血管畸形　表现为增强扫描异常迂曲血管团影,肠腔内对比剂外渗,通常不显示实体肿瘤。

(二) 腺癌

原发性十二指肠腺癌占十二指肠恶性上皮性肿瘤的第一位,以中年人多见,平均年龄约为50岁,男女发病率大致相等。多位于降部,其中以乳头周围癌最多见,约占65%,乳头上部癌占21%,乳头下部癌占13.6%。本病缺乏典型症状,早期诊断较为困难,因此常延误诊断和治疗,预后较差。

【病理】

1. 大体标本　大体标本上,十二指肠腺癌可分为溃疡型、息肉型、环状型和浸润型。

(1) 溃疡型:肿瘤向肠壁深部浸润生长,中央形成火山口状溃疡,边缘呈环堤状或斜坡状隆起,质较硬,又称为浸润溃疡型。

(2) 多发息肉型:肿瘤向肠腔内生长,呈息肉状或菜花状,又称为息肉型,质较软,大小不一,大的菜花状肿块可阻塞十二指肠肠腔。

(3) 环状型:肿瘤绕肠壁呈环形浸润生长,常累及肠壁大部或全周使局部肠壁增厚,常伴纤维结缔组织异常增生,肠管周径明显缩小,形成环状狭窄,又称为缩窄型。

(4) 浸润型:指肿瘤沿肠壁或向肠壁深部浸润性生长,肿块无一定的境界,又称为弥漫型,此型罕见。

2. 组织学　组织学上,十二指肠腺癌由腺上皮发生,含腺管、腺泡或乳头状结构,表面常呈绒毛状,常有溃疡形成。HE染色光镜观察,癌细胞为柱状或圆形,含多量黏液,间质纤维组织较少,炎症细胞较多,癌组织AB/PAS染色显示含多少不等的酸性黏液分泌,癌变的十二指肠黏膜上皮中的杯状细胞液显示有酸性黏液分泌。

3. 十二指肠腺癌的大体形态及组织学类型与病变部位有关　乳头上部癌常呈息肉型,组织学类型绝大多数为管状腺癌;乳头周围癌常呈溃疡型、息肉型或浸润型,易侵犯或阻塞胆总管的开口而早期出现黄疸,组织学类型多为分化程度较高的乳头状腺癌;乳头下部癌则多呈环状型,易引起十二指肠狭窄及梗阻,组织学类型多为管状腺癌。

【临床表现】　十二指肠腺癌起病隐匿,早期1/5的患者无任何表现,有时做其他腹部手术时被发现。中晚期患者可出现以下表现。

1. 腹痛　腹痛是十二指肠腺癌的常见症状,多位于上腹部、右上腹或脐周,为隐痛、胀痛,呈阵发性、痉挛性疼痛。

2. 肠梗阻　肿瘤向肠腔内生长或沿肠壁浸润,引起肠腔狭窄及肠梗阻。十二指肠腺癌所致的肠梗阻多为不全性,表现为阵发性腹痛、肠鸣音亢进、恶心、呕吐等,呕吐为胃内容物,带有胆汁或血液。

3. 上消化道出血　由于肿块在肠黏膜生长,黏膜被破坏,或肿瘤内坏死、破溃形成溃疡,侵及血管导致出血。多为大便隐血试验阳性,大出血所致的暗红色或鲜血便少见,可呕吐咖啡色液体,偶有呕血。

4. 腹部肿块　约30%的患者出现腹部包块,多位于右上腹或上腹部,早期大部分患者肿块不明显,晚期肿块增大,引起梗阻,或侵及周围组织时才能触及肿块,肿块有时较固定。

5. 黄疸　十二指肠乳头周围侵及或压迫胆总管下段及壶腹部,引起胆道梗阻,出现黄疸。早期黄疸呈波动性,后期呈持续性并逐渐加深。

6. 全身表现　中晚期患者多有进行性消瘦、乏力、贫血等表现,部分患者有发热、腹水等。

7. 转移性表现　原发性十二指肠腺癌晚期可转移至局部淋巴结、肝、脾、腹膜、卵巢和肺等。转移至腹腔淋巴结时,可出现腹部肿块,侵及胸导管时,可引起左锁骨上淋巴结肿大;肝转移时出现肝肿大和黄疸;腹膜转移时可出现腹水和腹部肿块;卵巢转移时可出现盆腔肿块和腹水;肺转移时可出现咳嗽、咯血和胸痛等。

【影像学表现】

1. 常规X线表现　通常采用气钡低张双重造影,小肠插管钡灌肠不适合十二指肠肿瘤的诊断,因为小肠插管位置可能较深,反而遗漏十二指肠上部的肿瘤。根据肿瘤的X线表现可分为息肉型、溃疡型和浸润型。

(1) 息肉型:表现为腔内息肉样隆起性病变,形态不规则呈分叶状,黏膜破坏消失。肠腔可呈扩张状,钡剂分流,若肿块较大可填塞十二指肠肠腔,钡剂通过受阻,近端肠腔扩张。同时也可伴有溃疡、肠壁僵硬等。

(2) 溃疡型:表现为黏膜破坏,出现不规则的腔内龛影,或部分位于腔内,部分位于腔外。溃疡口部可有环堤、裂隙征及指压痕等恶性溃疡征象。同时也可伴有局部肠壁僵硬,出现不规则的隆起性改变。

(3) 浸润型:X线表现为肠壁受肿瘤浸润而僵硬,蠕动消失,肠管狭窄,近端肠腔扩张(图2-5-23A、B),黏膜破坏,可伴有溃疡及不规则隆起性病变。

2. CT表现

(1) 平扫:①表现为局部软组织肿块,呈类圆形或分叶状,常侵犯周围肠管、胰头或十二指肠乳头。肿块亦可向腔外生长或腔内外同时生长。肿块密度可均匀,也可因囊变、坏死或黏液湖形成而显示低密度区(图2-5-24~图2-5-28),肿块钙化较为少见。②显示局部肠腔狭窄,肠壁不规则形或环形增厚,管壁僵硬,可累及胰腺(图2-5-23,图2-5-29~图2-5-31)。同时,CT可显示腹膜后淋巴结转移以及邻近脏器(如肝脏、肾上腺等)的转移灶。

(2) 增强扫描:表现为软组织肿块(图2-5-24~图2-5-27)或增厚的肠壁(图2-5-23,图2-5-29~图2-5-31)在动脉期、门脉期呈轻到中度强化,常侵犯周围肠管、胰头或十二指肠乳头,造成胆总管和胰管的阻塞,显示双管征(图2-5-29D、E)。癌肿侵及胰腺时,表现为胰腺体积增大,胰十二指肠脂肪间隙消失(图2-5-28)。可见胰腺下区、肠系膜上静脉、下腔静脉及腹膜后淋巴结肿大,邻近脂肪间隙分界模糊,远处肺、肝脏转移灶以及肠系膜静脉内血栓(图2-5-31D、E)。

3. MRI表现　十二指肠腺癌采用MRI检查并不多,但随着MRCP的广泛使用,近年来对十二指肠腺癌的检出率逐渐增多。主要有以下表现:

(1) 直接征象:①充盈缺损,癌肿MRCP表现为息肉样或结节状均匀或不均匀的略低信号充盈缺

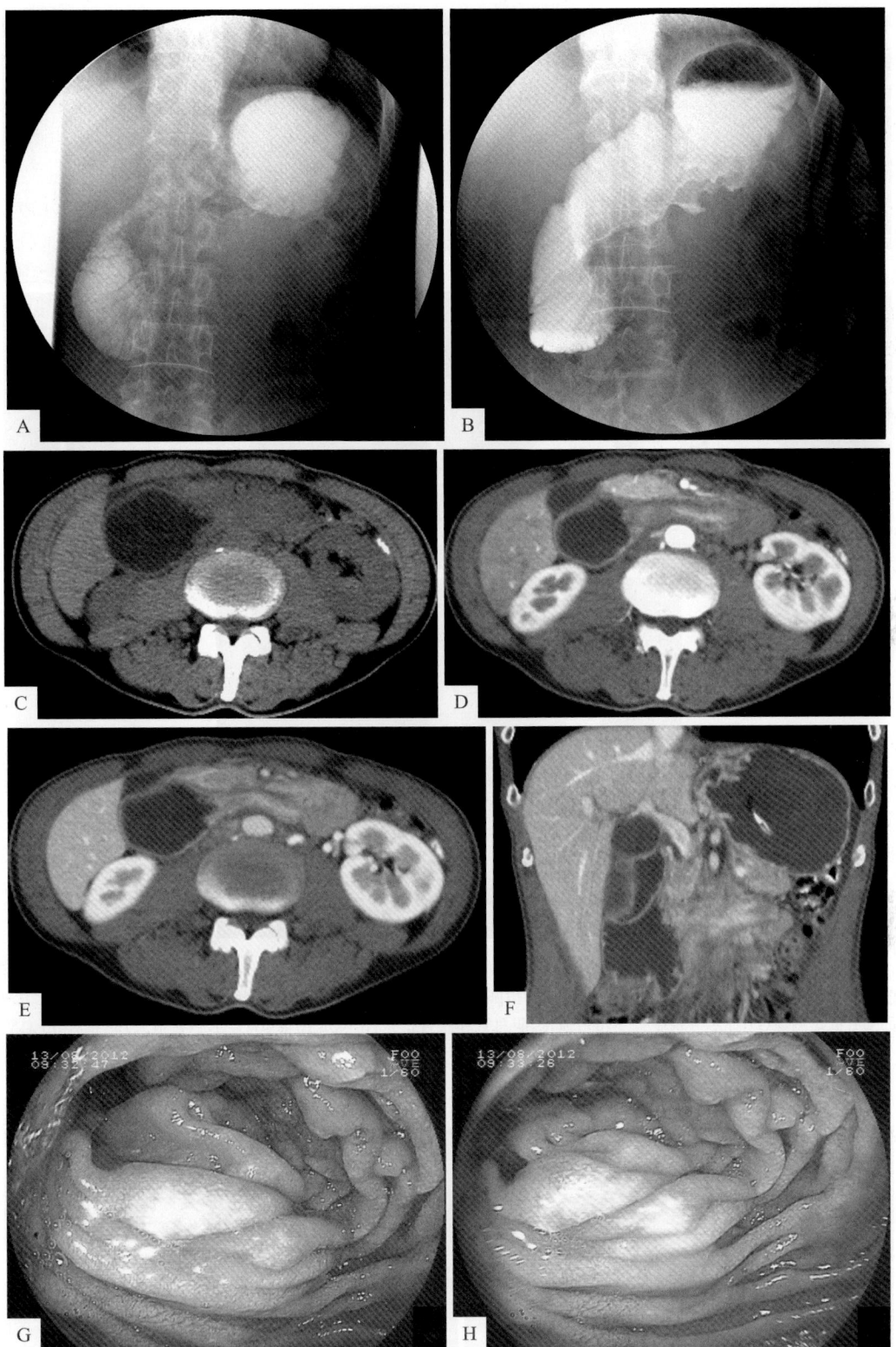

图 2-5-23 十二指肠水平段黏液腺癌

X线钡剂造影(A、B)显示十二指肠水平段管腔狭窄,对比剂通过受限,近端肠管明显扩张;CT 平扫图像(C)显示十二指肠水平段管壁增厚,管腔狭窄;动脉期(D)和门脉期(E)CT 增强图像、冠状面 CT 重建图像(F)显示十二指肠水平段肠壁中等强化,近端肠管明显扩张;双气囊小肠镜图像(G、H)显示黏膜肿胀,局部可见糜烂伴出血,管腔狭窄。(见彩色插页)

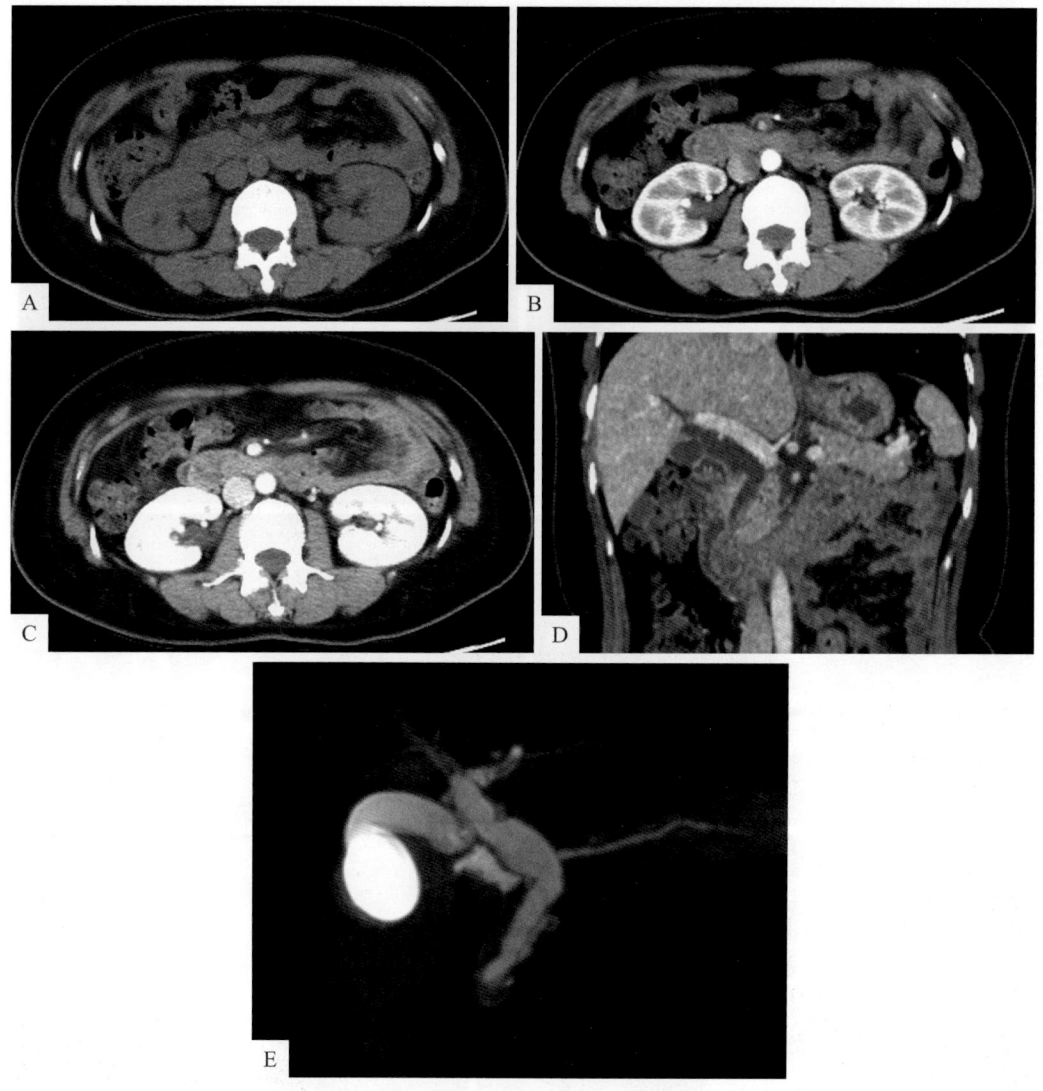

图 2-5-24　十二指肠乳头腺癌

CT 平扫图像(A)显示十二指肠乳头类圆形软组织肿块,密度不均匀;动脉期(B)和门脉期(C)CT 增强图像、冠状面 CT 重建图像(D)显示肿块中等不均匀强化,胆总管和胰管扩张;MRCP 图像(E)显示胆囊增大,胆囊管、肝总管及胆总管扩张,胰头部胰管不规则增粗扩张。

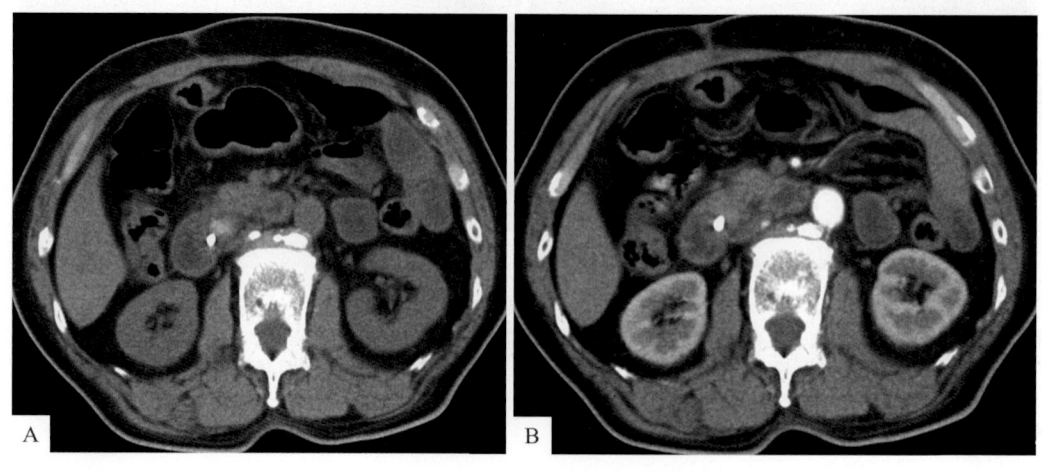

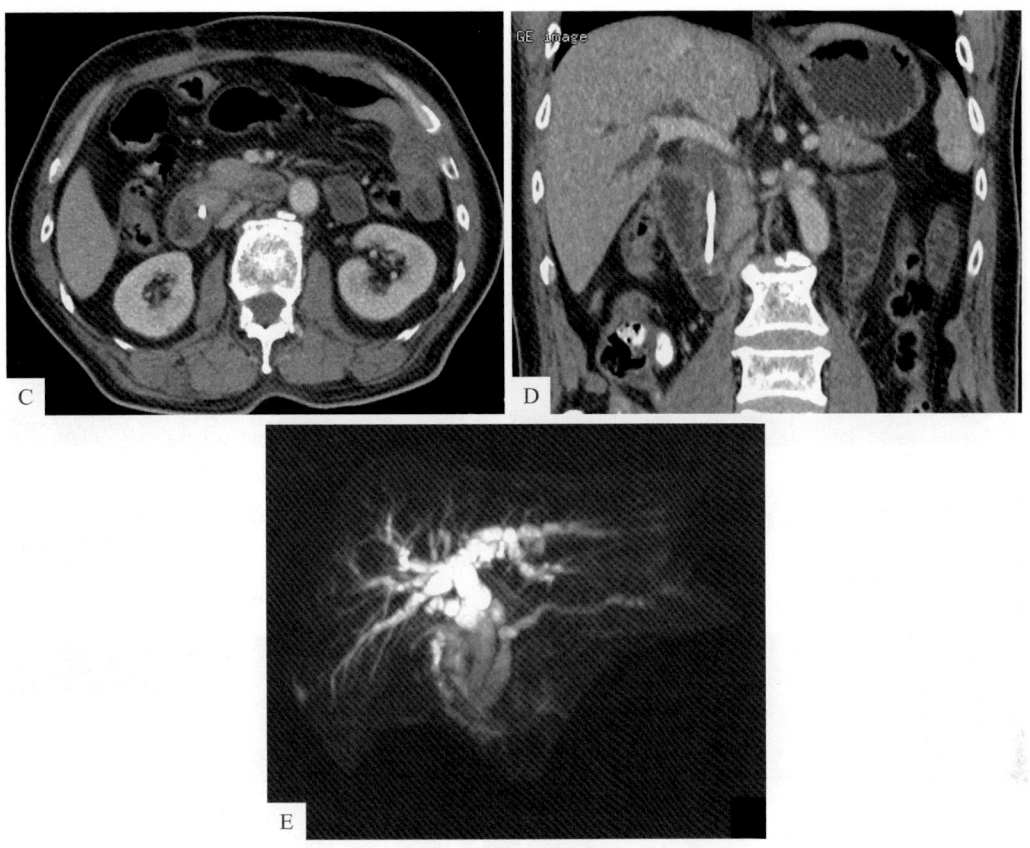

图 2-5-25 十二指肠乳头腺癌

CT 平扫图像（A）显示 ERCP 术后，胆总管内可见支架植入影，胆囊术后缺如，十二指肠乳头增大，可见类圆形软组织肿块；动脉期（B）和门脉期（C）CT 增强图像、冠状面 CT 重建图像（D）显示肿块轻度不均匀强化；MRCP 图像（E）显示肝内胆管、肝总管、胆总管及胰管均呈软藤样扩张。

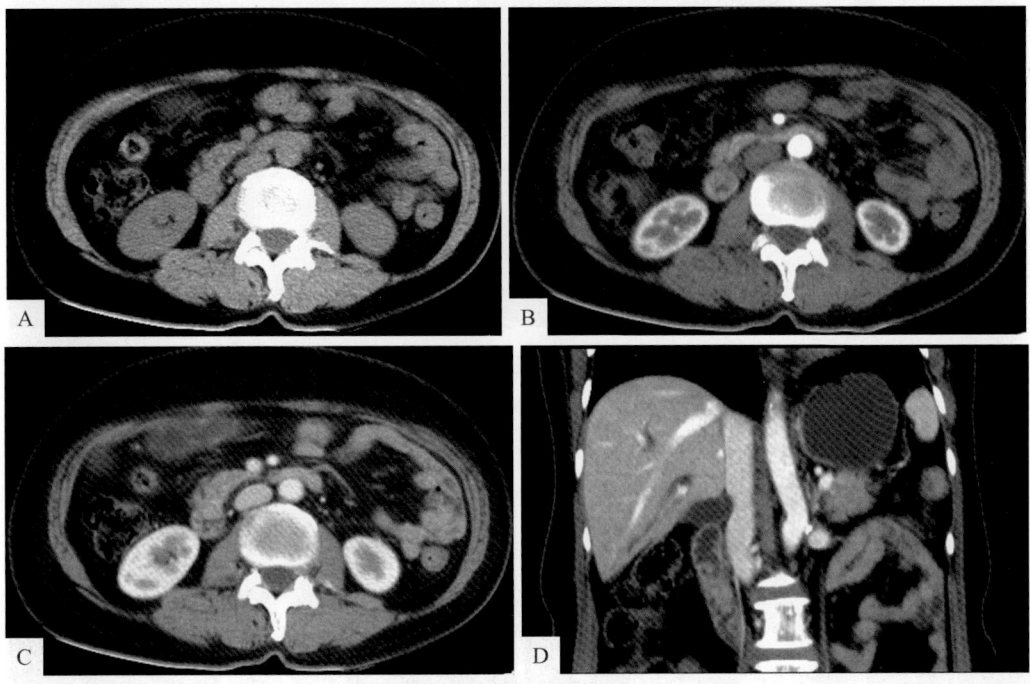

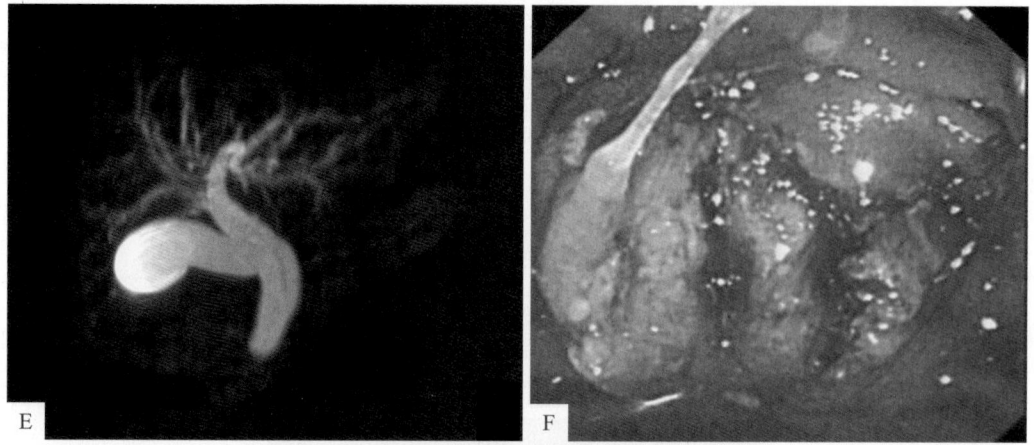

图 2-5-26 十二指肠乳头腺癌

CT 平扫图像(A)显示十二指肠乳头软组织肿块影;动脉期(B)和门脉期(C)CT 增强图像、冠状面 CT 重建图像(D)显示肿块中等强化;MRCP 图像(E)显示胆囊增大,胆总管明显扩张;内镜图像(F)显示十二指肠乳头肿胀伴溃疡、坏死形成。(见彩色插页)

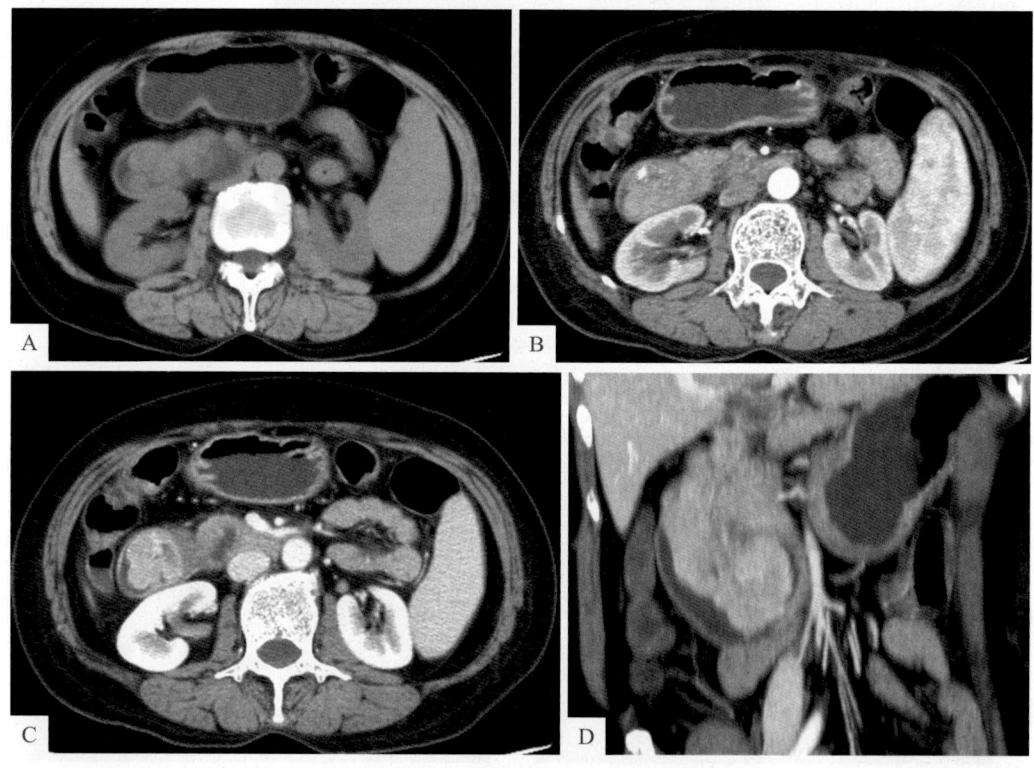

图 2-5-27 十二指肠腺癌(腺瘤恶变)

CT 平扫图像(A)显示十二指肠腔内生长软组织肿块,呈分叶状;动脉期(B)和门脉期(C)CT 增强图像、冠状面 CT 重建图像(D)显示肿块明显不均匀强化,肿块所在十二指肠管腔扩张。

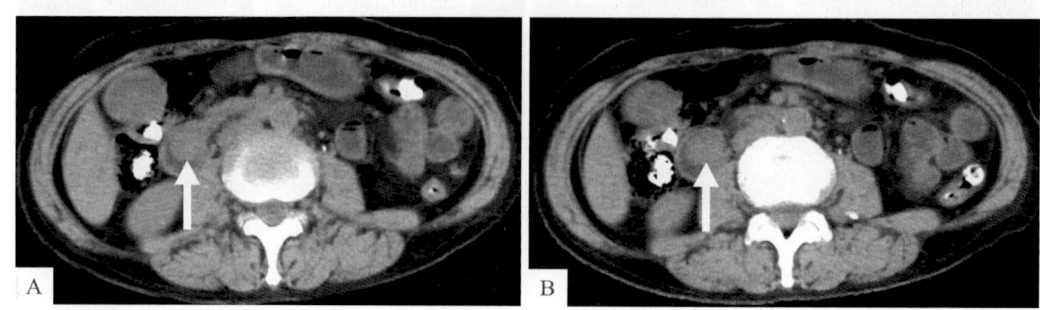

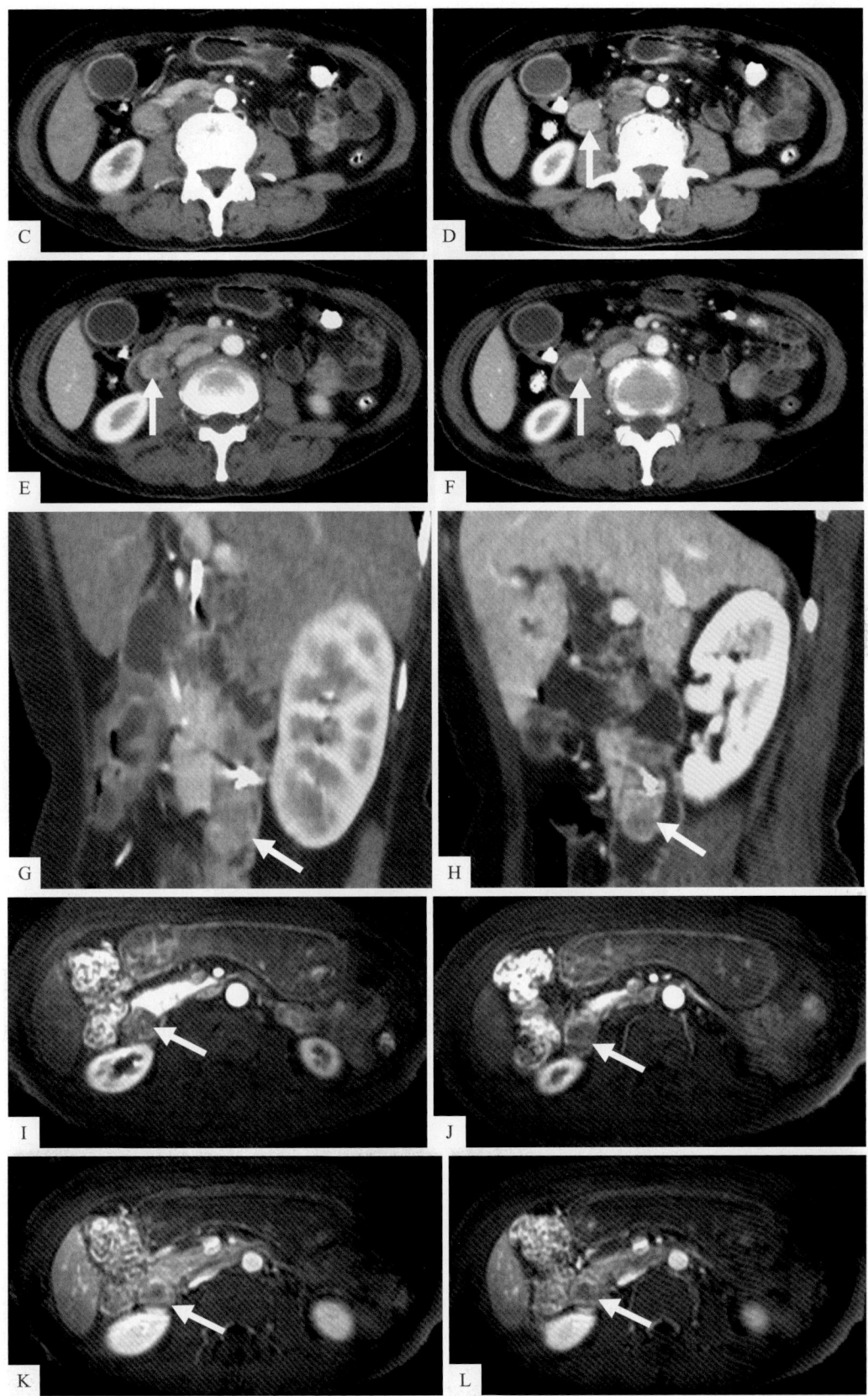

图 2-5-28 十二指肠乳头腺癌

CT平扫图像(A、B)显示十二指肠乳头增大,见类圆形软组织肿块影,密度尚均匀(箭);动脉期横断面CT增强图像(C、D)、门脉期横断面CT增强图像(E、F)、动脉期(G)和门脉期(H)斜矢状面重建图像显示肿块中等强化,强化欠均匀(箭);动脉期MR LAVA增强图像(I、J)、门脉期增强图像(K、L)显示肿块强化欠均匀,中央可见囊变、坏死(箭)。

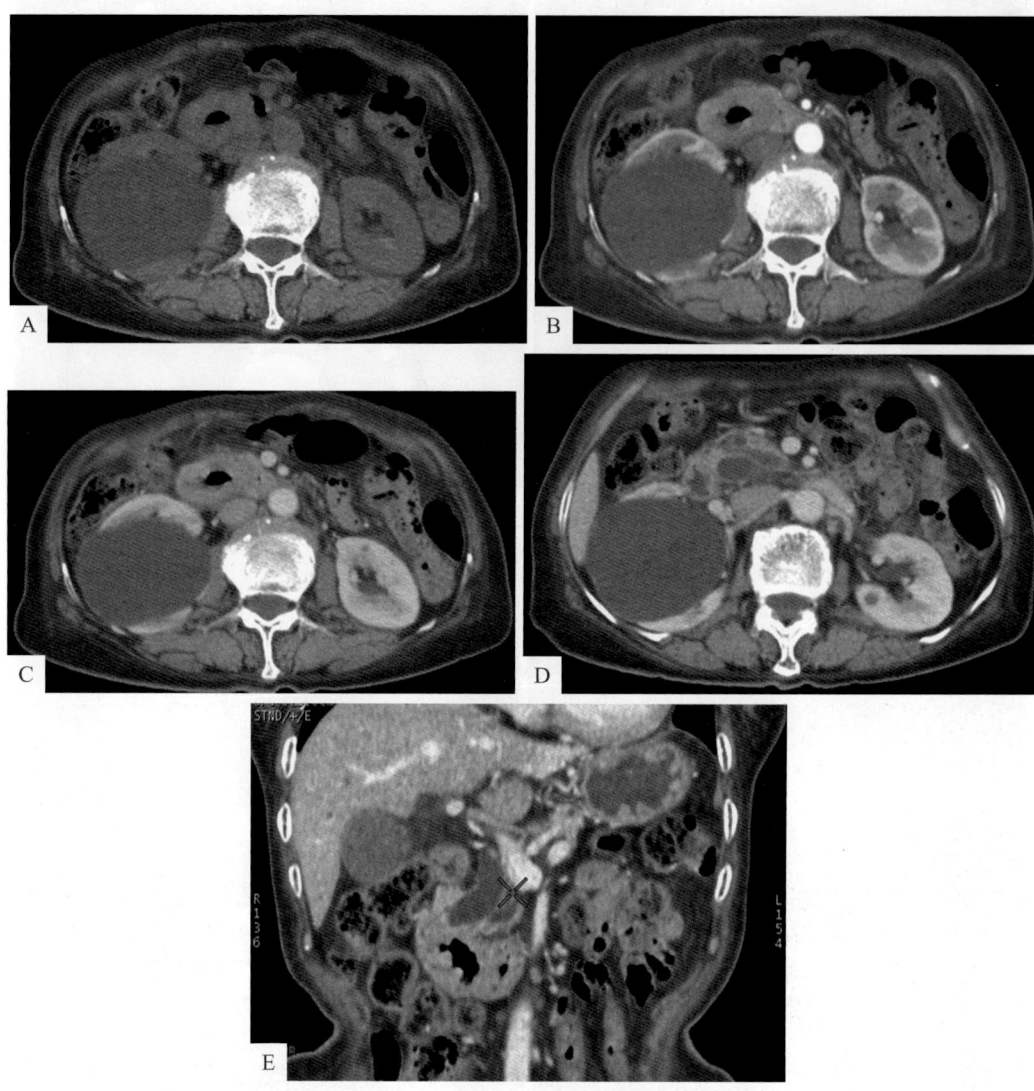

图 2-5-29　十二指肠腺癌

CT 平扫图像（A）显示十二指肠管壁环形增厚，管腔狭窄；动脉期（B）和门脉期（C、D）CT 增强图像显示增厚肠壁中等强化，管壁僵硬；胆总管和胰管扩张，呈"双管征"；冠状面 CT 重建图像（E）更加清晰显示十二指肠管壁增厚、僵硬伴中等强化，胆总管和胰管扩张。

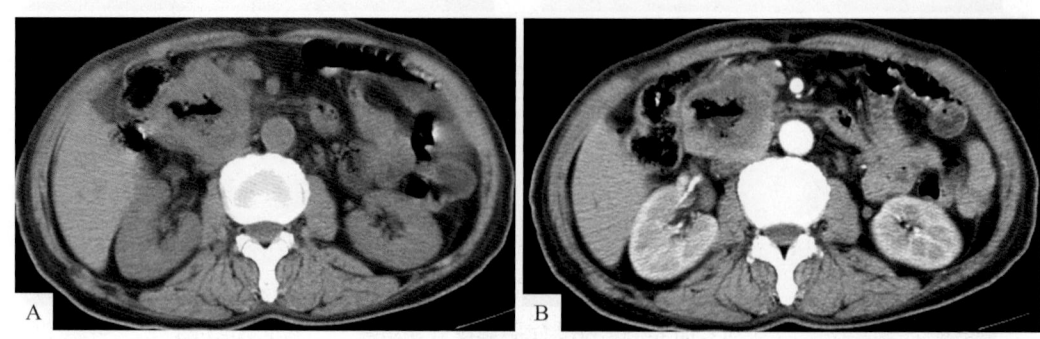

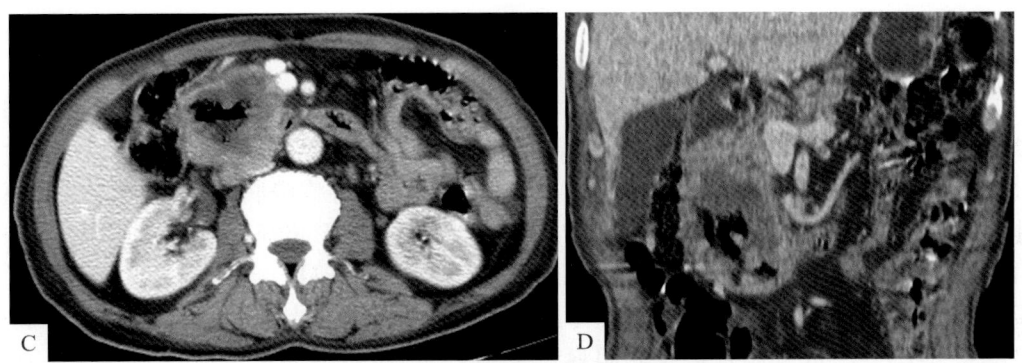

图 2-5-30 十二指肠黏液腺癌

CT 平扫图像(A)显示十二指肠管壁偏心性增厚,管腔狭窄,增厚管壁密度欠均匀,内容物潴留;动脉期和门脉期 CT 增强图像(B、C)、冠状面 CT 重建图像(D)显示增厚肠壁中等强化,管壁中央可见环状低密度影,提示黏液湖形成,黏膜面呈凹凸不平溃疡改变。

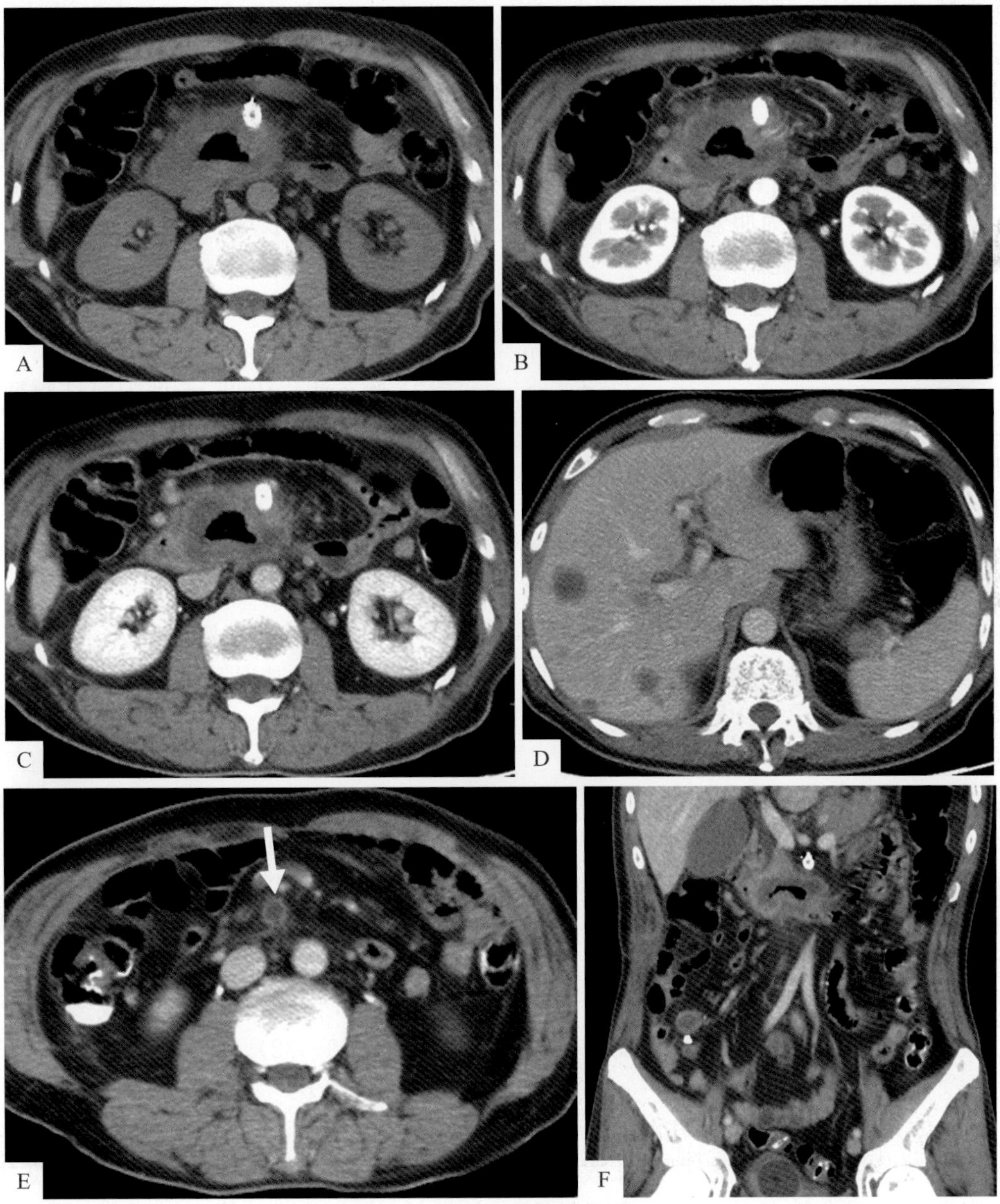

图 2-5-31 十二指肠黏液腺癌

CT 平扫图像(A)显示十二指肠水平段管壁环形增厚管腔狭窄;动脉期(B)和门脉期(C)CT 增强图像、门脉期冠状面 CT 重建图像(F)显示增厚肠壁中等强化,管壁中央可见环状低密度影,提示黏液湖形成;肝脏多发低密度转移瘤(D);肠系膜根部转移淋巴结(E),强化不均(箭)。

损。②十二指肠乳头部肿瘤较小时可显示为胆总管远端浅杯口状或肩征,如浸润胆总管壁则显示管壁不规则增厚伴不规则狭窄或漏斗状狭窄。③十二指肠乳头增大和局部肠壁增厚:T2SSFSE序列上可显示十二指肠乳头增大和局部肠壁增厚。

(2) 间接征象:①双管征是十二指肠乳头癌阻塞胆管和胰管的常见表现,双管间距小且与十二指肠毗邻,MRCP的表现更为直观,主胰管头段可呈不规则增粗(图2-5-24E)。②肝外胆管扩张和胆囊积液:胆总管明显扩张和胆囊增大(图2-5-26E)。③软藤征是十二指肠腺癌完全性阻塞胆总管时,肝内胆管重度扩张的表现(图2-5-25E)。

【鉴别诊断】 十二指肠腺癌主要与胰头癌、胆总管下端癌、十二指肠炎及其他十二指肠肿瘤鉴别。

1. 胰头癌 胰头癌可侵犯十二指肠外侧壁,表现为胰头肿大,胰腺体尾部萎缩,胰管扩张,增强扫描肿块不强化或轻度强化,同时伴肝内外胆管扩张。

2. 胆总管下端癌 表现为胆总管下端管壁增厚,肝内外胆管及胆囊扩张明显。

3. 十二指肠慢性炎症 可引起肠壁增厚,但其厚度一般相对均匀,管壁保持一定的张力和蠕动,黏膜面规则。

4. 其他十二指肠肿瘤 ①十二指肠淋巴瘤的特点为广泛的肠壁增厚或肠腔外肿块,肠梗阻不明显,增强扫描肿块有轻度强化,多伴有淋巴结肿大;②间质瘤多表现为黏膜下来源的外生性肿块,平扫可伴有钙化,增强扫描呈延迟强化改变,肿块内可出现溃疡、囊变或坏死等改变;③壶腹癌表现为十二指肠降部内侧壁的局限性肿块,增强扫描可见有轻至中度强化,伴肝内外胆管扩张。

(三) 淋巴瘤

胃肠道为淋巴结外淋巴瘤最常累及的器官,根据组织来源分为原发性淋巴瘤与继发性淋巴瘤。原发性十二指肠淋巴瘤是指起源于十二指肠淋巴组织的淋巴瘤,临床上少见。由于十二指肠黏膜和黏膜下层淋巴组织明显少于回肠与空肠,故十二指肠淋巴瘤少见。十二指肠淋巴瘤占十二指肠恶性肿瘤的3.5%~5.3%。好发年龄为40~60岁,男女比例为1.5:1~2:1。

【病理】 大体形态多数为单一病灶,但也有15%~20%的患者为多发性病灶。根据病灶数目可分为孤立性、多发性或混合性三种。通常病理类型可见5种:①息肉型呈带蒂的息肉状,也有广基的蕈状;②溃疡型:在肠黏膜表面可见圆形、卵圆形或不规则形的边缘隆起,底部不平的溃疡;③浸润型:瘤细胞向黏膜、黏膜下及肌层浸润生长,形成许多圆形或不规则形的斑块状浸润病灶;④动脉瘤样型:瘤细胞在肠壁弥漫浸润,致使一段肠管明显扩张;⑤缩窄型:较少见,肿瘤浸润肠壁,受累肠壁缩短,使肠管管壁增厚,呈环形狭窄。

【临床表现】

1. 腹痛 最常见,多为癌细胞在肠壁浸润性生长所致,腹痛呈消化性溃疡样发作。有肠梗阻者为持续性腹痛、阵发性加剧。急性肠穿孔时为急性持续性腹部剧痛,伴局限性或弥漫性腹膜炎。

2. 腹部肿块 肿块一般质地较硬,表面呈结节状,伴轻压痛,有时可触及多个结节,常为转移的淋巴结。

3. 不全性肠梗阻 由于肠壁被癌细胞浸润,使局部丧失蠕动功能,再加上肠壁僵硬、肠管狭窄,或肿块向外浸润造成粘连,引起肠管不全性梗阻。临床为高位梗阻的表现。

4. 上消化道出血 常见间歇性柏油样便或便血,偶有呕血,慢性少量出血,长期反复出现大便隐血试验阳性。

5. 肠穿孔 少见,表现为急性腹痛、发热、呕吐等急性腹膜炎的症状及腹膜刺激征。

6. 腹泻 十二指肠淋巴瘤常为小肠淋巴瘤的一部分,或常累及小肠其他部分,影响小肠的吸收功能,因此部分患者有吸收不良综合征,表现为腹泻、脂肪泻或乳糜泻。

7. 其他 可有不规则低热,少数呈周期性发作。消瘦、乏力、食欲减退及贫血等。

【影像学表现】

1. X线钡剂造影表现 上消化道气钡双重对比造影检查表现为两种情况:①肿瘤所在肠管局限性扩张,呈"动脉瘤样"的梭影。黏膜不同程度增宽、变平,蠕动消失,肠壁僵硬,钡剂停留时间过长,可有大小不等的充盈缺损。②肿瘤所在肠管狭窄,钡剂通过缓慢,肠壁增厚僵硬,蠕动减弱或消失,黏膜粗糙、紊乱和破坏,管腔内可见单个或多个不规则的充盈缺损(图2-5-32)。

2. CT表现

(1) 浸润型:肠壁呈不规则增厚,可有结节状表现,肠壁边缘欠光整,部肠段可有轻度狭窄,受累肠管较长,病变近端肠管无明显扩张。病变肠段呈多发节段性分布,黏膜常不连续。增强扫描肠管呈轻到中度均匀强化改变(图2-5-33)。

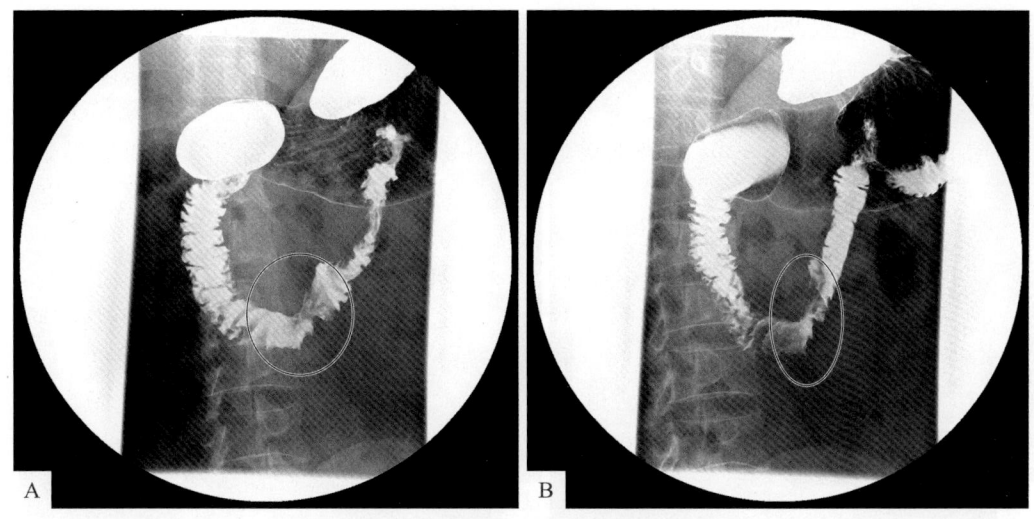

图2-5-32 十二指肠水平部淋巴瘤
上消化道气钡双重对比造影图像显示十二指肠水平部管腔狭窄,边缘呈"锯齿状"改变(圈)。

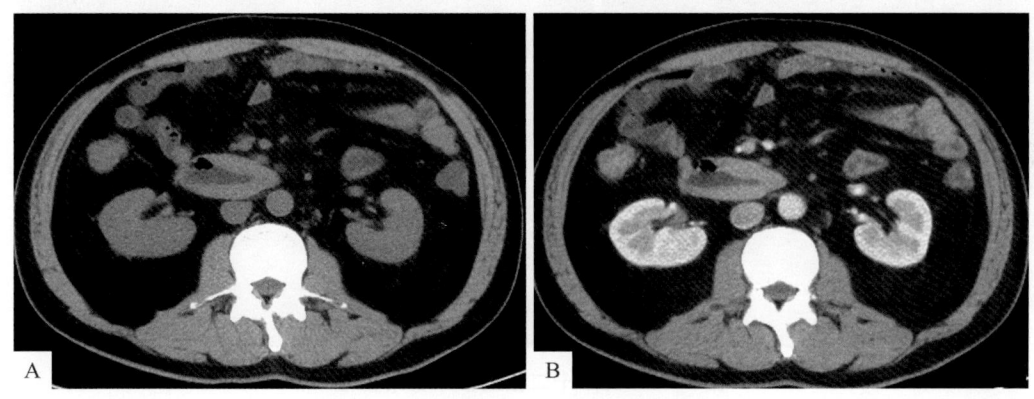

图2-5-33 十二指肠水平部淋巴瘤
与2-5-32为同一患者。CT平扫图像(A)显示十二指肠水平部肠壁均匀增厚;增强图像(B)显示管壁中等强化,未见明显梗阻征象。

(2)肠腔动脉瘤样扩张型:受累肠管有明显的肠壁增厚,但管腔不出现狭窄,反而明显扩张,呈"动脉瘤样"特征性改变。这是由于淋巴瘤侵犯了固有肌层并且破坏自主神经丛,引起肠管张力减弱和顺应性降低,导致管腔明显扩张。增强扫描肠黏膜中断、不连续,显示宽大气液平面。

(3)缩窄型:较少见,肿瘤弥漫性浸润十二指肠肠管,肠管管壁增厚,呈环形狭窄,可造成胃出口梗阻,表现为近端胃广泛积气、积液扩张。

3. 小肠MR造影表现 十二指肠淋巴瘤的MRI表现分型与小肠CT造影类似,T1WI上呈等低信号,T2WI上呈中等或稍高信号,DWI上呈异常高信号,增强扫描轻到中度强化,黏膜面呈结节状凹凸不平改变(图2-5-34)。肿瘤所在肠管周围常伴

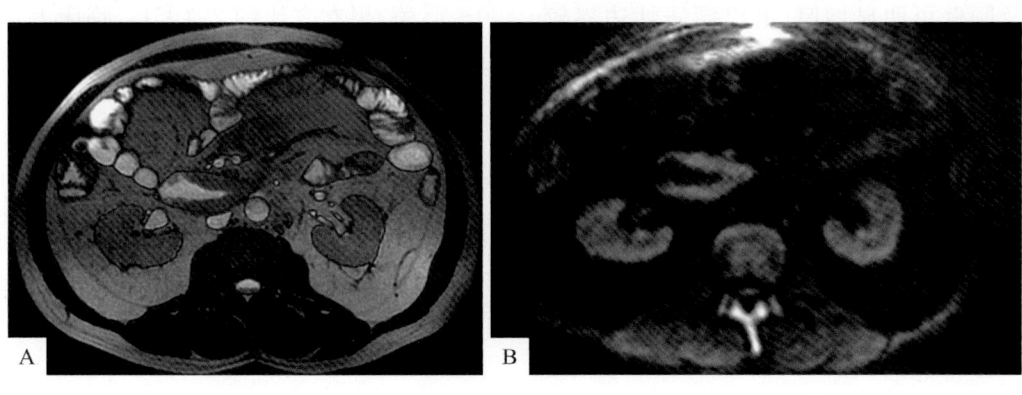

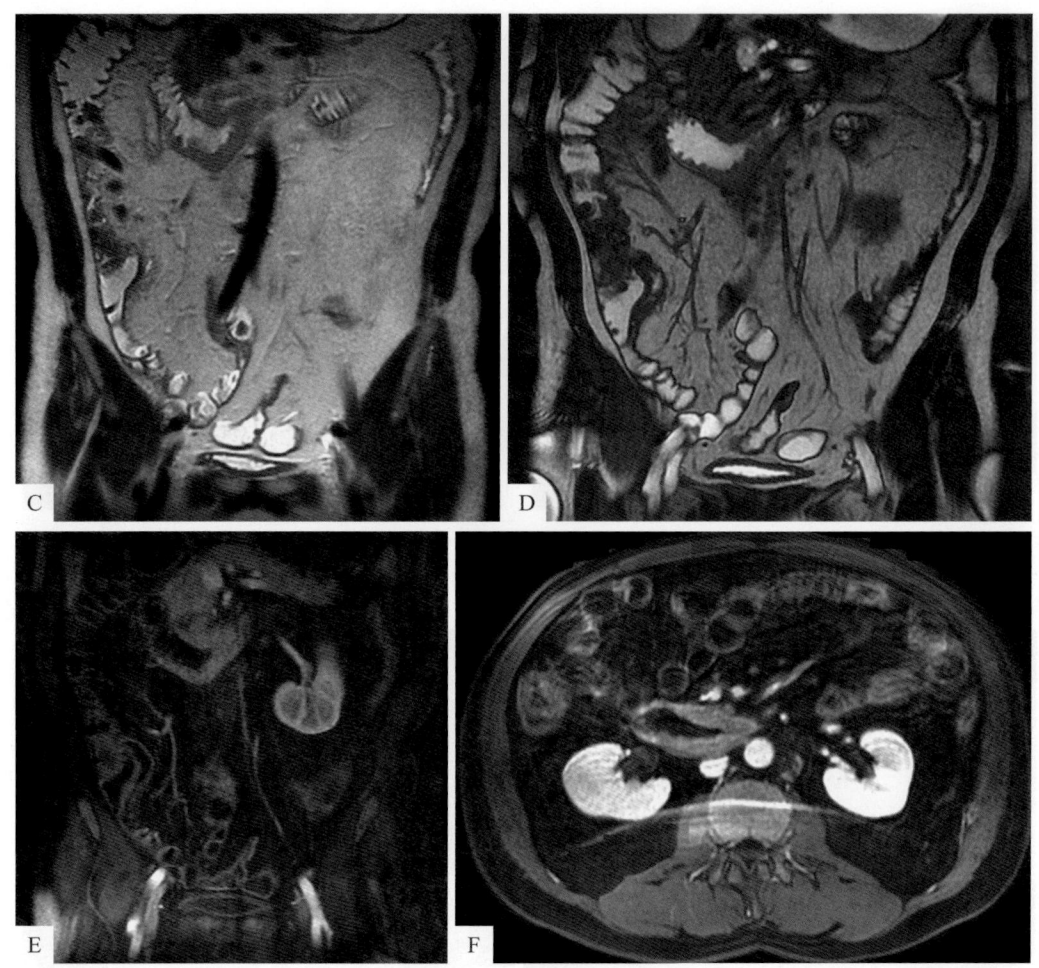

图 2-5-34 十二指肠水平部淋巴瘤

与 2-5-32、图 2-5-33 为同一患者。横断面(A)及冠状面(D)MR FIESTA 图像显示十二指肠水平部管壁增厚，呈均匀低信号；DWI 图像(B)显示增厚肠壁呈高信号；T2SSFSE 图像(C)和 FIESTA 图像(D)显示增厚肠壁呈等低信号；冠状面 LAVA 增强(E)和横断面(F)图像显示增厚肠壁轻到中度强化，未见明显梗阻征象。

有多发淋巴结肿大。

【鉴别诊断】 十二指肠淋巴瘤在以肠壁增厚为主要表现时需与十二指肠腺癌相鉴别，十二指肠腺癌表现为管壁形态僵硬，蠕动消失，肠管位置相对固定，管腔易呈向心性狭窄，近端肠管扩张。淋巴瘤受累肠壁能保持一定的扩张度和柔软度，很少引起肠腔狭窄和梗阻，特征表现为受累肠管管腔呈"动脉瘤样扩张"，累及肠壁可明显增厚；淋巴瘤病灶边界较光整，肠腔周围脂肪层常存在，而腺癌边缘多不规则，向周围呈浸润性生长。

十二指肠淋巴瘤表现为肠腔内息肉状肿块时，应与肠腔内的腺瘤及向腔内生长的间质瘤等鉴别。小肠淋巴瘤一般呈分叶状，其相邻部位的肠壁常明显增厚，邻近淋巴结常明显增大，其增强后病灶的强化程度较低；小肠腺瘤及向腔内生长的间质瘤一般边缘较光整，强化较明显，有时可见肿瘤的蒂部，附近肠壁无明显增厚，一般肠系膜根部和附近无明显淋巴结肿大。

（四）神经内分泌肿瘤

神经内分泌肿瘤 60%～80% 发生于小肠，但小肠中仅 4% 发生于十二指肠。十二指肠神经内分泌肿瘤占小肠恶性肿瘤的 0.1%～0.7%，主要发生在降部，其次为水平部与球部。发病年龄以中老年为主，平均 50～75 岁，男女之比约 2.4∶1。临床上常无症状，部分患者可发生局部淋巴结和肝转移及类癌综合征。

【病理】

1. 大体观察 神经内分泌肿瘤可单发或多发。大多数呈结节状突出于黏膜或位于黏膜下层。黏膜常完整，仅少数发生糜烂或溃疡。肿瘤直径一般在 3.5cm 以下，尤以 1.5cm 者占多数。常侵及肌层和浆膜层。

2. 镜下观察 神经内分泌肿瘤有多种结构，常见的有5型。①岛屿型：细胞排列紧密呈实性岛状或田块状，细胞呈小圆形或卵圆形，大小一致，胞质少，呈颗粒，核结构也一致；②梁索型：肿瘤细胞排列呈条带状，中间为胶原纤维间隔，细胞小，呈梭形，胞质少；③管状型：出现腺管状、腺泡状或玫瑰花样结构，是一种少见的类型；④未分化型：极少见，肿瘤细胞呈小细胞、中等细胞或大细胞未分化型，间质很少，呈弥漫排列；⑤混合型：由两种或两种以上细胞组成。

3. 组织学特点　神经内分泌肿瘤的组织学特点是胞质内有嗜银染色阳性颗粒。电镜下在神经内分泌肿瘤细胞内可找到大小不等的神经内分泌颗粒。免疫组化方面，神经特异性烯醇化酶（NSE）、嗜铬素、突触素呈阳性，S-100也可呈阳性。

【临床表现】

1. 上腹痛　十二指肠球部与降部神经内分泌肿瘤，尤其有糜烂或溃疡形成者，可发生消化性溃疡样症状。部分腹痛可能与肠梗阻或幽门梗阻有关。

2. 肠梗阻或幽门梗阻　肿瘤较大、发生肠套叠或淋巴结转移所形成的肠系膜肿块压迫肠管时，可发生高位肠梗阻，表现为上腹痛、腹胀、肠鸣音亢进、恶心、呕吐等。

3. 腹部肿块　但神经内分泌肿瘤侵犯其周围组织时可形成肿块。另外，神经内分泌肿瘤刺激纤维结缔组织增生，亦可能与腹部肿块形成有关。

4. 上消化道出血　神经内分泌肿瘤出血可能与黏膜神经内分泌肿瘤或侵犯黏膜的神经内分泌肿瘤发生糜烂或溃疡有关，多表现为大便隐血试验阳性，少数有黑便。

【影像学表现】

1. X线表现　小的病变可以无阳性表现，大的肿瘤主要有以下表现。

(1) 腔内肿块型：肿块表现为黏膜下生长，多为1~3cm的黏膜下结节，呈广基息肉状。部分病例仅见黏膜下层局限性增厚，或呈息肉状隆起，肿瘤表面覆盖正常黏膜，溃疡或出血少见。但20%~30%的病例可为多发性癌灶，同时可有数个或数十个癌灶。

(2) 癌样表现：表现为弥漫性浸润，肠壁增厚，肠腔狭窄，晚期病变与侵袭性腺癌的X线表现相似，影像学表现两者很难鉴别。

2. 小肠CT造影表现

(1) 十二指肠肠腔内类圆形、境界清楚、强化均匀明显的软组织肿块，肿块边缘可不规则，钙化较常见。

(2) 十二指肠黏膜下来源向腔外生长的软组织肿块，境界清晰，边缘规则，增强扫描明显异常强化，侵犯胰头表现为胰十二指肠正常脂肪间隙消失（图2-5-35）。

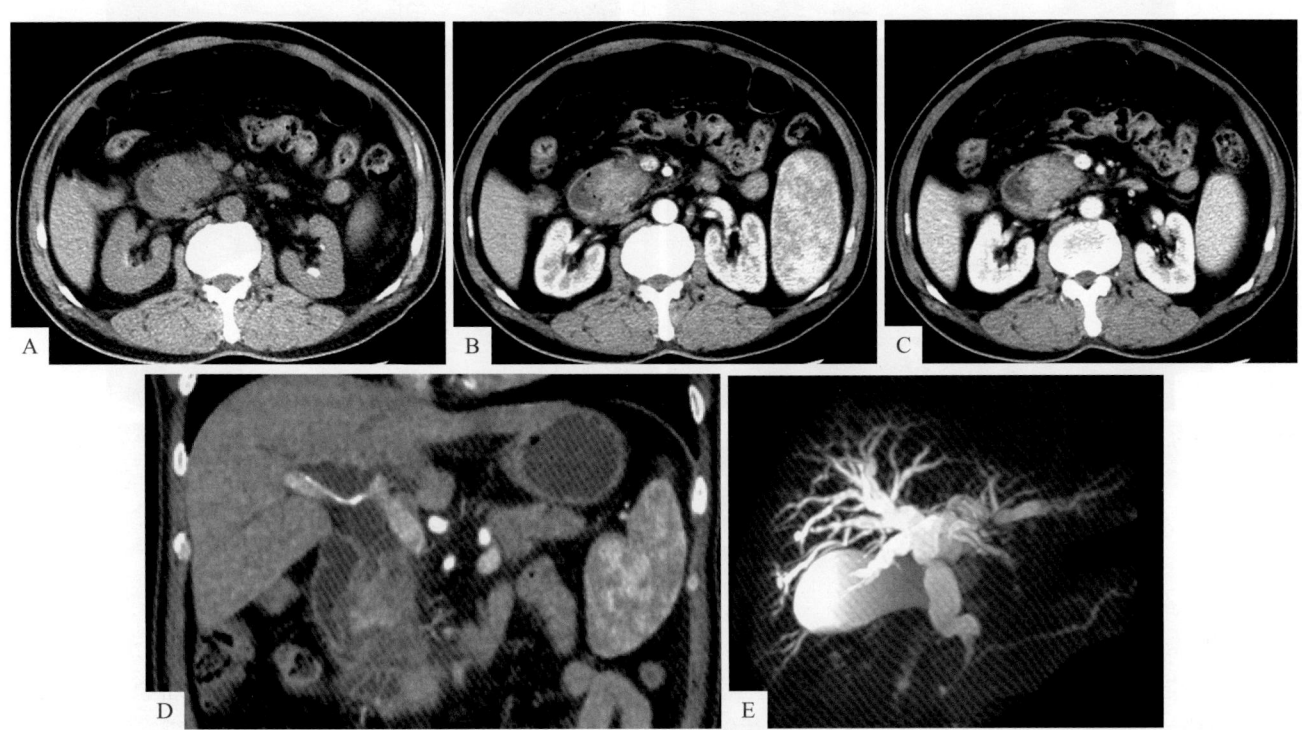

图2-5-35　十二指肠神经内分泌肿瘤

CT平扫图像（A）显示十二指肠软组织肿块，密度稍欠均匀；动脉期（B）和门脉期（C）CT增强图像显示肿块明显不均匀强化；冠状面CT重建图像（D）显示肿块为黏膜下来源向腔外生长，与胰头分界不清；MRCP图像（E）显示肿块造成胆道系统及胰管广泛扩张。

(3) 十二指肠肠腔弥漫性浸润性增厚,肠腔狭窄,类似十二指肠腺癌,增强扫描明显强化。

(4) 表现为边界清晰或不规则的肠系膜软组织肿块,周边呈星芒状或辐条状改变。这主要是由于周围纤维结缔组织增生所致,病灶内可见局灶性钙化(图2-5-36)。增强扫描肿块明显强化,因其血供丰富,因此坏死较少见。肝脏是最常见的转移脏器,转移灶为明显强化结节,大的转移灶由于中央坏死而呈强化不均匀。

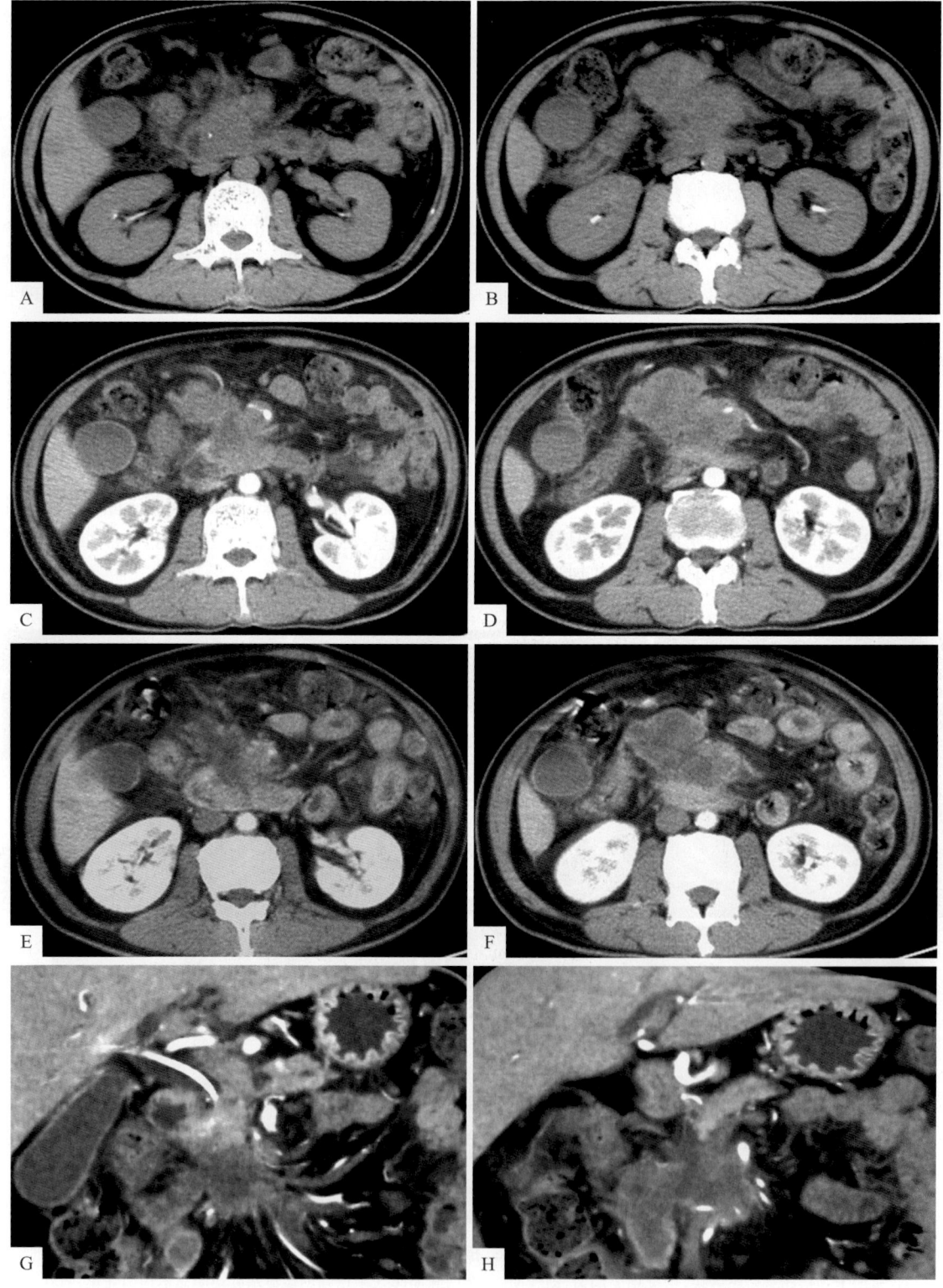

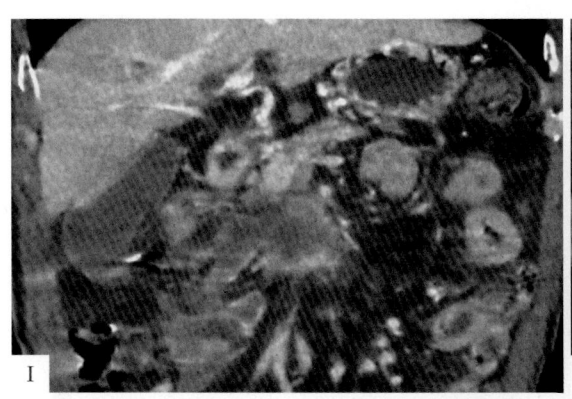
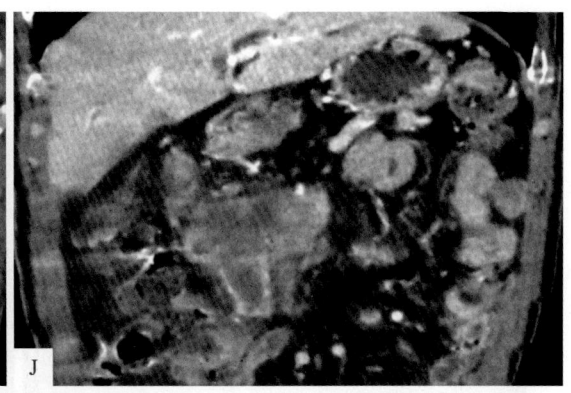

图 2-5-36 十二指肠神经内分泌肿瘤

CT 平扫图像(A、B)显示十二指肠黏膜下来源软组织肿块,并向腔外生长,形状不规则,平扫可见点状钙化灶;动脉期 CT 增强图像(C、D)、门脉期 CT 增强图像(E、F)显示肿块实性成分明显强化,中央坏死区未见强化,并向肠系膜根部浸润;动脉期冠状面重建图像(G、H)、门脉期冠状面重建图像(I、J)更加清晰显示侵犯肠系膜根部,呈蟹足样浸润,肿块周边呈放射状或车轮状改变。

3. 小肠 MR 造影表现 随着 MRCP 的广泛使用,近年来对十二指肠神经内分泌肿瘤的检出率逐渐增多。主要表现为十二指肠神经内分泌肿瘤压迫胆总管和胰管,造成胆总管管腔局部受压变细,同时伴有胆道系统的梗阻征象,主要为肝内外胆管呈软藤样扩张及胆囊增大,积液扩张(图 2-5-35E)。

【鉴别诊断】 十二指肠类癌主要与间质瘤、腺癌以及十二指肠慢性炎症相鉴别。

1. 间质瘤 间质瘤多数起源于黏膜下,病变经常局限于一侧肠壁,向腔外发展为主,肠腔狭窄及梗阻征象多不明显,肿块内易发生囊变、坏死及溃疡,增强扫描呈延迟强化改变。间质瘤的血行转移常见,肝脏是最常见的转移脏器,转移瘤呈低密度改变,淋巴结转移少见。类癌常发生于近端十二指肠,病变多表现为腔内息肉样肿块或肠周肿块,增强扫描明显强化,肿块囊变、坏死少见。淋巴结和血行转移均常见,肝脏亦是最常见的转移脏器,转移瘤呈明显强化改变。

2. 腺癌 腺癌可表现为黏膜来源腔内隆起型软组织肿块,边缘不规则;也可表现为肠壁浸润性增厚,肠腔狭窄,管壁僵硬,近端肠管常呈扩张改变,但腺癌为乏血供肿瘤,增强扫描呈中到轻度强化。类癌虽然也可表现为肠壁环形增厚,但通常增强扫描明显强化。

3. 十二指肠慢性炎症 十二指肠炎症可以引起肠壁增厚,但其厚度一般相对均匀,内壁无显著溃疡,可与肿瘤鉴别。

(五)平滑肌肉瘤

十二指肠平滑肌肉瘤是指发生于十二指肠肠壁肌层的恶性肿瘤。发生率极低,约占小肠平滑肌肉瘤的 3.9%~5.2%,小肠恶性肿瘤的 0.06%~0.09%。男女之比约为 3:1,以 40~60 岁最多。多见于十二指肠降部,约占 63%。

【病理】

1. 大体形态 十二指肠平滑肌肉瘤分为 4 型,即腔内型、壁内型、腔内-腔外型和腔外型,其中以腔外型最多,占 2/3 以上,其次是腔内型。肿瘤多为单发,偶有多发者,一般呈圆形或椭圆形,分叶状,界限清楚。切面呈灰白色,鱼肉状。肿瘤分化好时质地偏硬,有编织状纤维束。可合并出血、坏死及囊性变,坏死时可破溃与肠腔相通形成窦道,甚至继发感染而形成穿孔。

2. 镜下观察 细胞主要为梭形,多呈囊状或编织状排列,偶尔栅栏状排列或弥漫性分布。细胞密集,异型性明显,核呈棒状,染色质呈粗颗粒状,可见核仁。亦可出现异型核,核巨大深染,或有多核巨细胞。核分裂多少不等,一般以 20 个高倍镜视野超过 5 个核分裂为诊断恶性的标准。

【临床表现】 十二指肠平滑肌肉瘤早期无特异性临床表现,易误诊为胃肠其他疾病。多数表现为上腹痛或脐周痛,脐周或上腹部包块,上消化道出血、恶心、呕吐、食欲减退、消瘦及贫血等。亦发生肠梗阻,偶有肠穿孔、肠瘘、腹腔内感染及腹腔内出血。

【影像学表现】

1. X 线钡剂造影表现 腔内生长者表现为十二指肠内充盈缺损,局部黏膜皱襞撑开展平,中央可以产生溃疡;腔外生长者主要表现为十二指肠受压推移,形成"指压迹"或"抱球征"改变。肿块中央

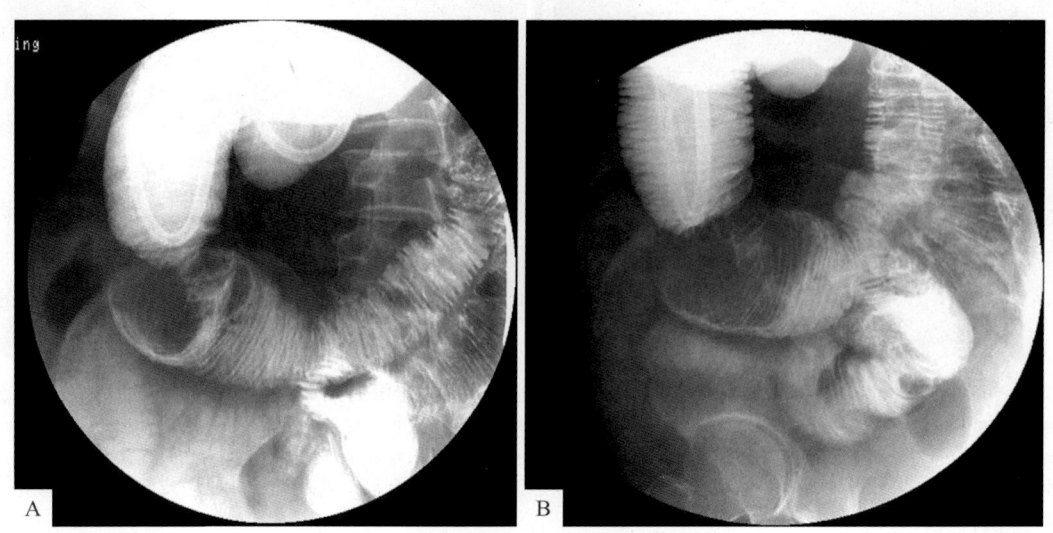

图 2-5-37　十二指肠平滑肌肉瘤

小肠 X 线钡剂造影图像显示十二指肠腔内类圆形充盈缺损。

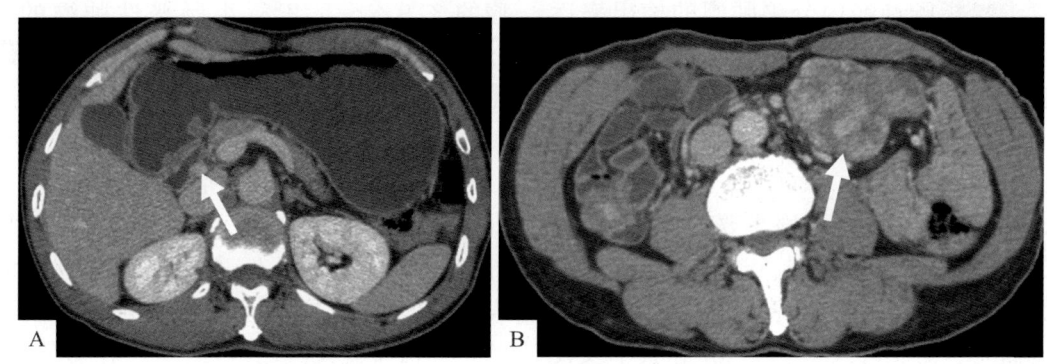

图 2-5-38　十二指肠及空肠系膜平滑肌肉瘤

CT 增强图像（A）显示十二指肠黏膜下外生性类圆形肿块，明显强化（箭）；CT 增强图像（B）显示空肠系膜分叶状软组织肿块伴明显不均匀强化。术后病理证实为十二指肠及空肠系膜平滑肌肉瘤（箭）。

可形成溃疡，但溃疡与肠管相通时，其内可出现气液平面，少数肿瘤可以引起肠套叠或肠梗阻（图 2-5-37）。

2. 小肠 CT 造影表现　肿块常呈分叶状、钙化少见，坏死多见（表现为大片状或散在多发小片状低密度灶），大多数肿瘤边界清楚（累及邻近脏器时边界不清），并且周围血管易受累。增强扫描肿块实质部分延迟强化，并且动脉期可见肿瘤内血管显示（图 2-5-38）。平滑肌肉瘤由于生长迅速常呈分叶状，且肿瘤延迟强化具有一定特征性。平滑肌肉瘤淋巴结转移少见，常见转移方式为种植转移和血行转移。

（六）脂肪肉瘤

脂肪肉瘤是起源于间叶组织的软组织恶性肿瘤，可发生于全身各个部位，以腹膜后及四肢躯干软组织多见。本病的高发年龄为 50～70 岁，早期无明显临床症状，随着肿块的增大，肿瘤大小、位置及对周围组织的推压或侵犯出现相应部位的疼痛、水肿等症状。

WHO 将脂肪肉瘤分为高分化型、去分化型、黏液型、多形性型及混合型 5 种类型。脂肪肉瘤分化及异型程度的不同，其临床及生物学行为差异较大。高分化型分化良好，异型性低，为低度恶性，直接侵犯及远处转移罕见。去分化型远处转移率高，预后较好；黏液型呈中等恶性程度，预后良好；多形性型分化差，异型性高，恶性程度最高，常发生直接侵犯及远处转移。

【影像学表现】

1. CT 及 MRI 表现　随着 MDCT 的广泛应用，使异位嗜铬细胞瘤 CT 诊断水平明显提高。MDCT 不仅能明确肿瘤的大小、位置，肿瘤与周围血管、脏器间的毗邻关系，还能提示肿瘤是否侵犯周围组织、

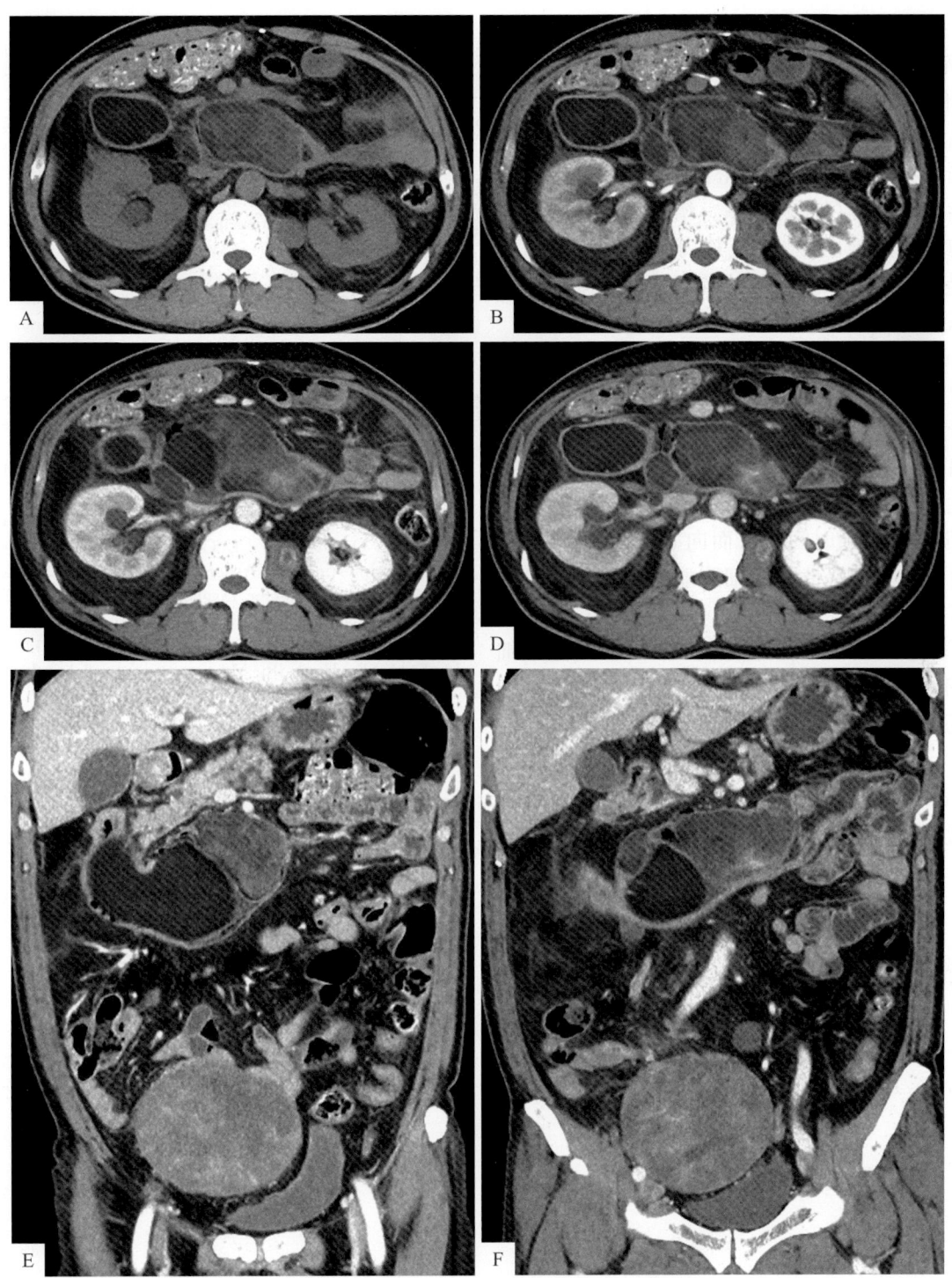

图 2-5-39　十二指肠及腹膜后脂肪肉瘤

平扫、动脉期、门脉期及延迟期横断面 CT 增强图像（A~D）见十二指肠腔内混杂密度软组织肿块大部分呈脂肪密度影，十二指肠肠腔扩张，边界不清，增强扫描实性成分明显强化，其内见增粗扭曲血管影；门脉期冠状面 CT 重建图像（E、F）见腹膜后软组织肿块，强化不均匀，未见确切脂肪成分，术后病理为去分化脂肪肉瘤。

血管。MDCT 的大范围薄层扫描及三维重建较常规 CT 横断面图像显示更直观、清晰，有明显优势（图 2-5-39）。

（1）中高分化脂肪肉瘤：CT 及 MRI 表现为大片状脂肪密度或脂肪信号，主要由大量的成熟脂肪细胞构成所致，同时病变内存在少量的纤维成分、脂肪母细胞及基质细胞，就造成了大片状脂肪密度或信号中可见条索状分隔及小结节状等密度或等信号影，增强扫描脂肪区域无强化，条索状分隔及小结节影呈轻中度强化。

（2）黏液性脂肪肉瘤：呈单发或多发的囊性肿块影，边界清晰，CT 表现以较低密度为主，MRI 表现为以 T1 低或等或稍高 T2 高信号为主，这是由于此类肿瘤黏液基质的存在，但密度或信号不均匀，其内可见分隔和小结节状软组织密度或信号影，这与其内梭形脂肪母细胞存在有关系。增强扫描此类肿瘤呈不均匀轻中度或明显强化，其内可见增粗扭曲血管影，这与肿瘤内毛细血管网、圆细胞及纤维组织的存在关系密切。

（3）去分化脂肪肉瘤：大部分呈多结节堆积而成，结节与结节之间密度或信号差别大，且结节内密度或信号亦多变，这是由于肿块内同时存在分化良好脂肪肉瘤成分和类似恶性纤维细胞瘤或多形性纤维肉瘤成分。增强扫描肿块内结节不均匀持续明显强化，且强化范围随时间延长而向心性增大，这可能与病变内存在类似恶性纤维细胞瘤或多形性纤维肉瘤成分有关。

（4）多形性脂肪肉瘤：镜下可见多形性的梭形细胞、数量不等的异型脂肪母细胞及奇特的恶性巨细胞，此类型最少见，且恶性程度最高，好发于肢体深部。

（5）混合型脂肪肉瘤：病理上是黏液型与上述其他一种或多种病理类型混合存在的类型。

（朱万懿　刘燕　赵雪松　刘欢欢）

◆ 参考文献 ◆

1. 邓长生主编. 十二指肠疾病[M]. 北京：人民卫生出版社，2002：241-242.
2. Shinya T. Malignant small bowel neoplasms: a review of post-contrast multiphasic multidetector computed tomography [J]. J Med Invest, 2022, 69(1.2):19-24.
3. 王仁贵, 王仪生, 唐光健, 等. 腹部局限性 Castleman 病的 CT 表现与病理学对照[J]. 中华放射学杂志, 2002, 36:159-162.
4. 蒋亚萍, 周康荣, 徐松涛. 胸腹部巨大淋巴结增生症的 CT 和 MRI 诊断[J]. 临床放射学杂志, 2001, 20:831-834.
5. 周海洋, 王石林. Castleman 病的病理特征及临床诊断治疗[J]. 中国误诊学志, 2010, 10:8333-8334.
6. CSCO 胃肠间质瘤专家委员会. 中国胃肠间质瘤诊断治疗专家共识（2011 年版）[J]. 临床肿瘤学杂志, 2011, 16:836-843.
7. Minordi LM, Binda C, Scaldaferri F, et al. Primary neoplasms of the small bowel at CT: a pictorial essay for the clinician [J]. Eur Rev Med Pharmacol Sci, 2018, 22(3):598-608.
8. Pennazio M, Spada C, Eliakim R, et al. Small-bowel capsule endoscopy and device-assisted enteroscopy for diagnosis and treatment of small-bowel disorders: European Society of Gastrointestinal Endoscopy (ESGE) Clinical Guideline [J]. Endoscopy, 2015, 47:352-376.
9. Maaser C, Sturm A, Vavricka SR, et al. European Crohn's and Colitis Organisation [ECCO] and the European Society of Gastrointestinal and Abdominal Radiology [ESGAR]. ECCO-ESGAR Guideline for Diagnostic Assessment in IBD Part 1: Initial diagnosis, monitoring of known IBD, detection of complications [J]. J. Crohn's Colitis, 2019, 13:144-164.
10. Scott AT, Howe JR. Management of small bowel neuroendocrine tumors [J]. Surg Oncol Clin N Am, 2020, 29(2):223-241.
11. Tran CG, Sherman SK, Howe JR. The Landmark series: management of small bowel neuroendocrine tumors [J]. Ann Surg Oncol, 2021, 28(5):2741-2751.
12. Vasconcelos RN, Dolan SG, Barlow JM, et al. Impact of CT enterography on the diagnosis of small bowel gastrointestinal stromal tumors [J]. Abdom Radiol (NY), 2017, 42(5):1365-1373.
13. Sokhandon F, Al-Katib S, Bahoura L, et al. Multidetector CT enterography of focal small bowel lesions: a radiological-pathological correlation [J]. Abdom Radiol (NY), 2017, 42(5):1319-1341.

第三章

空回肠病变

第一节 先天发育异常

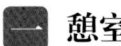 **憩室**

消化道憩室是胃肠道壁层局部向外膨出形成的袋状凸出,可发生于胃肠道的任何部位,以十二指肠降部最为多见,其次为食管和小肠。小肠憩室在50岁以后多见,男性多于女性,以近端空肠多见,常在Treitz韧带附近,可单发,但常为多发,约30%合并有十二指肠憩室或结肠憩室。

空肠憩室和回肠憩室具有不同的特点。空肠憩室:①通常多发,憩室颈部较结肠憩室宽;②可形成盲襻,伴细菌大量繁殖及叶酸缺乏;③是除腹膜炎及外科手术之外导致气腹的主要原因。回肠憩室:①最不常见的小肠憩室;②体积小,多发,位于回肠末段邻近回盲瓣处;③回肠憩室炎(罕见)引起临床症状与阑尾炎不易鉴别。

【病因】 消化道憩室的形成原因不十分清楚。正常时,胃肠道腔内有一定的压力,这压力部分被腔外压力所抵消,部分则由具有弹性的胃肠壁组织所承受,处于平衡状态。假如某一部位的胃肠壁层组织因先天发育不良或后天损伤而发生退行性变,以致局部承受腔内压力的能力减弱,或者肠道外邻近组织炎性粘连或肠壁表面脂肪积聚过多而牵拉肠道,使局部胃肠道壁凸出,形成憩室。

【病理】 憩室可以多发,也可以单发,以单发者为多。根据憩室壁的结构不同,小肠憩室分为真性和假性两种。前者为黏膜、肌层和浆膜均膨出,而假性憩室则只有黏膜和浆膜两层凸出。假性憩室多为先天性。真性憩室则以获得性多见。

【临床表现】 消化道憩室没有发生炎症时,可以没有任何临床症状,憩室较大或多发时,仅有上腹饱胀感。常在X线钡餐、钡灌肠或纤维内镜检查时偶然发现,并发憩室炎时出现腹部不适,腹部隐痛、恶心、呕吐、食欲减退及腹泻等症状;当炎症侵犯到浆膜层时,可伴有少量腹水、低热;这种憩室偶可发生肠梗阻、憩室穿孔等急腹症。如憩室内炎症加之食物磨损,内表面出现破溃,就会出现出血,少量出血不会使大便性状改变,表现为隐性出血,大便隐血试验阳性,憩室内的溃疡愈合后,可以没有任何症状。当憩室内的溃疡伤及较大的血管时,可以出现大量、长时间的出血,患者可以有黑便、贫血症状,长期会有头晕、乏力、脸色苍白、四肢苍白、怕冷、精神差、免疫力低下等一系列贫血的症状。实验室检查:反复出血的患者有贫血及低蛋白血症。

【影像学表现】

1. X线表现 表现为由肠壁向外膨出的囊袋状结构,钡剂充盈时多呈圆形,可见肠黏膜皱襞伸入憩室。良好的双对比像呈圆形或环形,立位时可见气液钡面。正面观,充满钡剂的憩室与小肠相互重叠,与龛影相似,双对比造影的环形影与小肠重叠,类似隆起性病变,适当加压或转到切线位观察,憩室位于肠外,常有比较宽大的开口与肠腔相通,多位于肠系膜侧(图3-1-1);多发的小肠憩室,大小不一,多发生在空肠中上段,多发憩室可见排列与肠系膜侧的多个大小不等的囊袋影。双对比像可以清晰显示内部轮廓,部分充盈时,立位X线片能见到液气平面(图3-1-2)。

2. CT表现 表现为局限性扩张的盲袋影,平扫时呈等密度,不易识别,增强后,动脉期憩室壁黏膜明显强化,肠壁持续强化,在MSCT的MPR图像能显示开口情况和憩室底部盲端对其诊断有很大的价值;显示憩室壁厚薄、憩室与周边系膜关系等,对伴发憩室炎具有较大的诊断意义(图3-1-3,图3-1-4)。

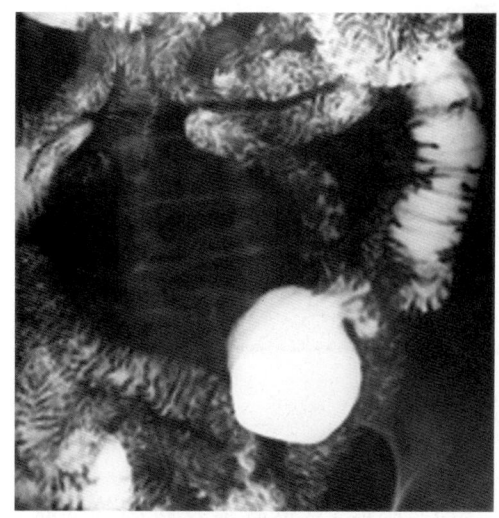

图 3-1-1 单发空肠憩室

小肠 X 线钡剂造影显示空肠系膜侧凸出于肠管外囊袋状影，狭颈，肠黏膜深入其内，充盈像底壁常光滑，不易排空。

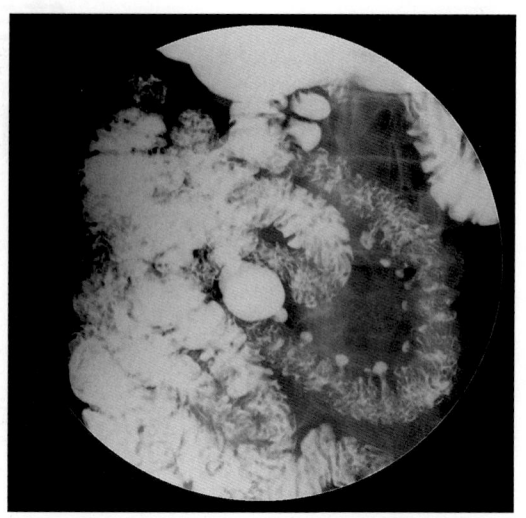

图 3-1-2 多发空肠憩室

小肠 X 线钡剂造影显示空肠系膜侧多个凸出肠管外囊袋状影，大小不一，狭颈，肠黏膜深入其内，充盈像底壁常光滑，较大的不易排空。

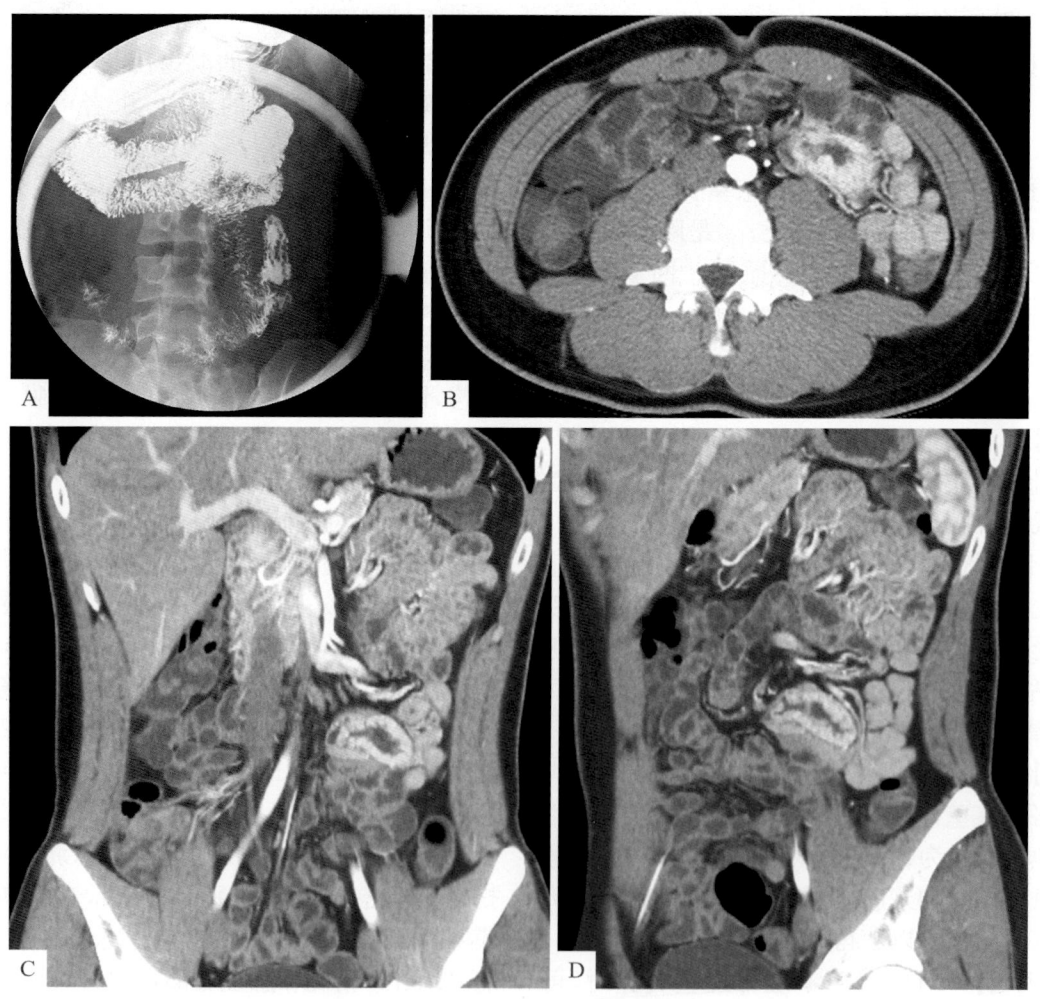

图 3-1-3 单发较大的空肠憩室

小肠 X 线钡剂造影(A)显示空肠凸出于肠管外囊袋状影，狭颈，肠黏膜深入其内；动脉期 CT 增强图像(B)、冠状面(C)和矢状面(D)CT 重建图像显示空肠凸出于肠管外囊袋状影，深入其内的肠黏膜明显强化，提示憩室炎改变。

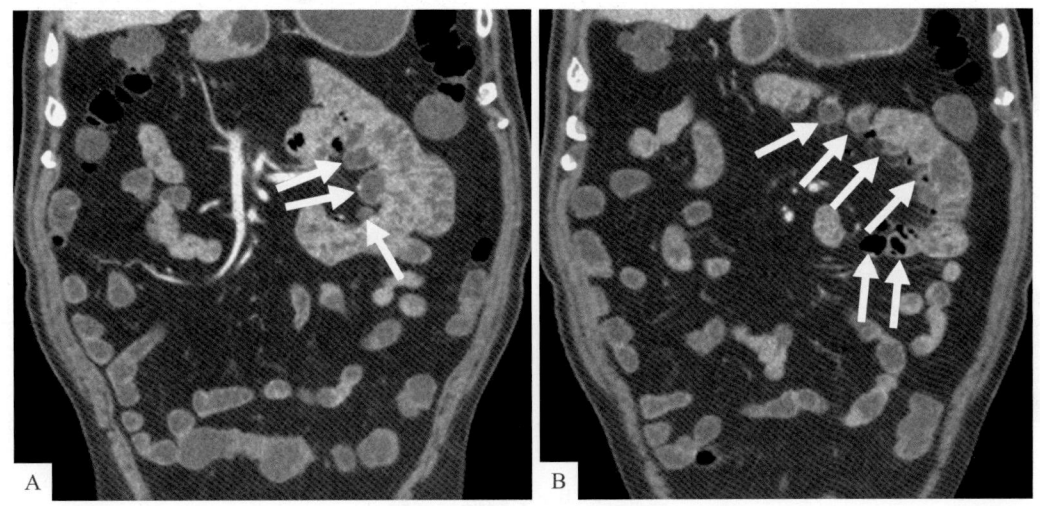

图 3-1-4 空肠多发憩室
门脉期冠状面 CT 重建图像（A、B）显示空肠多发凸出于肠管外囊袋状影（箭），可见明确憩室开口。

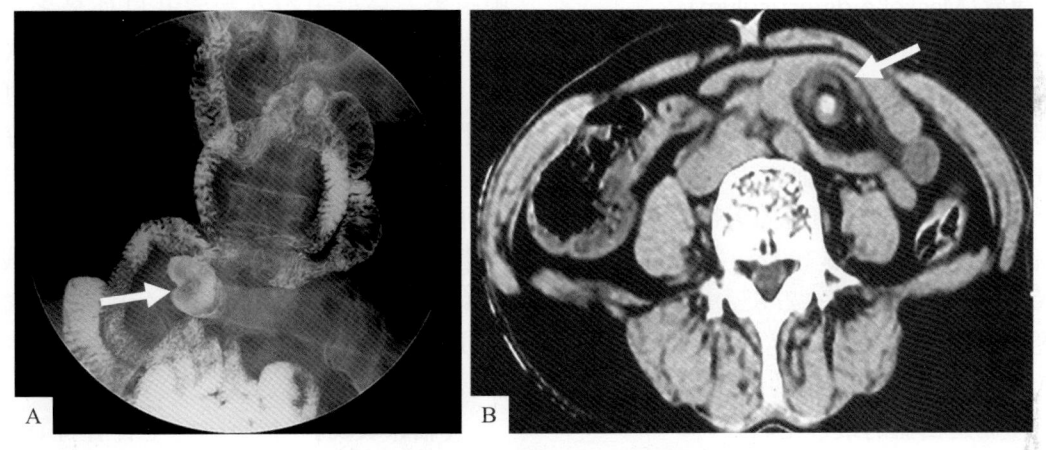

图 3-1-5 单发较大的空肠憩室
小肠 X 线钡剂造影（A）显示小肠移动性大，憩室能如钟摆一样运动，带动空肠发生扭转，憩室本身不参与扭转，小肠围绕系膜发生扭转。憩室底部溃疡愈合后牵拉，扩张受限（箭）。CT 增强图像（B）显示憩室围绕系膜发生扭转形成的典型漩涡征（箭）。

3. 单发较大的憩室　当充满内容物时，憩室能如钟摆一样运动，它可以带动小肠发生扭转，而憩室本身不参与扭转，小肠围绕系膜发生扭转，患者发生剧烈的腹痛；扭转的小肠可以复扭，恢复正常状态，腹痛症状消失。临床上常有过剧烈腹痛病史。造影检查可见小肠移动性大，伴有单发的、较大的憩室，较大的憩室底壁薄弱处，能再发生憩室，形成子母憩室，成"葫芦"状，子憩室壁就更加薄弱，内容物更不易排出，更易发生憩室炎症及出血。反复发生憩室炎症、愈合，牵拉，常造成憩室底壁不规则（图 3-1-5A，图 3-1-6）。CT 扫描检查见小肠系膜扭转，出现血管漩涡征（图 3-1-4B）。

【鉴别诊断】　单发的小肠憩室需与局部小肠襻扭曲重叠以及梅克尔憩室相鉴别；多发的小肠憩室需与克罗恩病慢性期引起的假性憩室相鉴别。

1. 局部小肠肠襻扭曲重叠　充钡小肠的轴位相 X 线钡剂造影时可类似于小肠憩室，加压观察重复摄片可以明确。

2. 梅克尔憩室　梅克尔憩室是具有肌层的一段未退化的肠管，是真性憩室，位于回肠的游离缘，透视下观察，具有收缩及蠕动；单发的小肠憩室因缺乏肌肉层，而无收缩蠕动，内容物不易排出。

3. 克罗恩病慢性期形成的假性憩室　克罗恩病形成的假性憩室是因系膜侧反复溃疡愈合后短缩，形成小肠游离缘的囊袋状影，并非为憩室，而是一段扩张的肠管（图 3-1-6）。

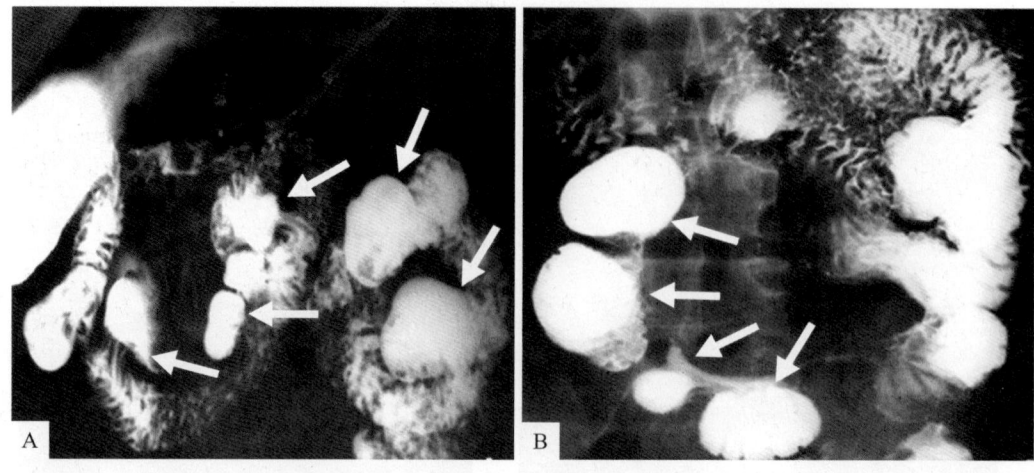

图 3-1-6 小肠假性憩室

A. 十二指肠、空肠多发小肠假性憩室,发生在小肠系膜侧,不易排空(箭);B. 空肠克罗恩病的小肠假憩室,肠管系膜侧短缩、牵拉,游离缘小肠形成一个似憩室样的袋状影,实质是肠管,游离缘见小肠黏膜(箭)。

梅克尔憩室(Meckel's diverticulum)

梅克尔憩室是卵黄管在肠管侧退化不全而遗留的、未闭合的先天性管腔畸形,是有全层小肠壁组织结构的一段重复小肠结构。1809 年,由 Johann Meckel 首先对本病的病因及临床表现做了详细描述而得名。梅克尔憩室是胃肠道先天性畸形中最常见的一种,常发生在距回盲瓣 100 cm 范围内的回肠系膜对侧,发生率 2%(0.3%~2.5%),男女比例约为 3∶2。憩室常伴有异位组织存在,最常见的是胰腺和胃黏膜组织,并且伴有一定的腺体分泌功能,是 10 岁以下儿童肠道出血的最常见病因。

【病因】 胚胎 4 周左右,中肠通过卵黄管与卵黄囊相连。正常情况下,随着肠回转返回腹腔后,卵黄管在胚胎第 2 个月末自行闭锁,以后逐渐萎缩成纤维带,最后被吸收直到完全消失。若胚胎发育过程中出现停滞或异常,卵黄管退化不全、不闭合或消失,可形成各种畸形,如脐瘘、脐窦、卵黄管囊肿等。如卵黄管脐端闭合消失,而回肠端未闭合,与回肠相通,则形成梅克尔憩室。90% 的憩室距回盲瓣在 100 cm 以内,憩室长短和大小不一,直径比回肠肠腔小。梅克尔憩室大多数位于回肠的肠系膜对侧缘,有独立的血液供应,来自肠系膜上动脉,且为一单独分支,于浆膜上行至顶端;梅克尔憩室有时可有独立的系膜。

【病理】 梅克尔憩室属真性憩室,具有与肠壁同样的组织层次,其黏膜 90% 为回肠型,在有症状的憩室患者中,50% 以上有异位黏膜或迷走组织,以含有壁细胞的胃黏膜组织最常见,其次为异位胰腺组织。异位组织在憩室开口处最多见。由于卵黄管残余部分退化程度不同,憩室形状可多种多样:①连于腹壁,卵黄管远端完全退化,憩室位于回肠上,一般距回盲瓣 30~60 cm,盲端游离于腹腔内,长 2~5 cm,甚至 10 cm,形状为圆锥形或柱形。②卵黄管远端闭合,但保留有纤维索带,憩室由此索带连于脐部,肠襻可环绕此索带扭绞或被索带压迫引起肠梗阻。③索带与脐分离,游离端可黏于肠壁或肠系膜上,也可发生肠梗阻,有时内翻可引起肠套叠。

【临床表现】 梅克尔憩室含有胃黏膜异位组织时,可以发生消化性溃疡。梅克尔憩室的并发症包括出血、肠梗阻、憩室炎、肠石和肿瘤。

1. 肠梗阻　为梅克尔憩室的最常见并发症,占 50%~60%。原因较多,常见为肠套叠,由于憩室内翻,套入回肠腔内,牵连肠壁而形成;其次为肠扭转,此外憩室内的结石也可引起肠梗阻。

2. 消化道溃疡出血　消化道溃疡出血比较常见,由异位的胃黏膜胰腺组织引起溃疡性病变所致。

3. 急性憩室炎

【影像学表现】

1. X 线表现　小肠 X 线钡剂造影具有诊断价值,表现为回肠中、下段系膜对侧缘突出肠腔外囊袋、盲端状结构,其盲部可扩张,也可呈哑铃状,长短不一,一般为 2~5 cm 长,比回肠管腔细(图 3-1-7,图 3-1-8)。憩室口部黏膜呈"三叉路口"或"T"字形(图 3-1-9),狭颈,憩室透视下大小可以收缩、蠕动、排空,具有一定张力。合并憩室炎者可与邻近肠襻粘连,边缘不光滑,憩室内粪块或血块可显示为充盈缺损。

2. CT表现　CT表现为由回肠下段肠壁局部扩张的盲袋影(图3-1-10)或盲管状影(图3-1-11),憩室口部黏膜呈"T"字形,憩室可有环形狭窄,发生在憩室的起始部位称为狭颈,也有在憩室的中部有环形狭窄(图3-1-12)。低张能排除因蠕动收缩形成的环形缩窄改变。底部可以有异常组织,如异位的胃黏膜、胰腺组织,伴有胃黏膜异位时增强扫描可显示较邻近小肠肠壁增厚,强化明显,呈炎性结节状增生改变(图3-1-13)或息肉样改变(图3-1-14);伴有异位胰腺组织时增强扫描表现为黏膜下异常强化结节,可单发(图3-1-15),也可多发(图3-1-16);部分异位胰腺组织可合并胰腺肿瘤,如导管腺癌、类癌等。

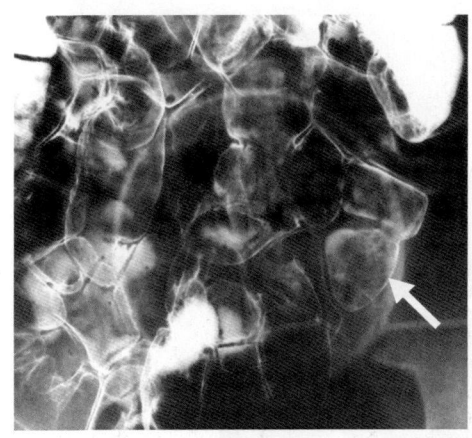

图3-1-7　梅克尔憩室

小肠X线气钡双对比造影图像显示回肠中段系膜对侧缘凸出肠腔外囊袋、盲端状结构,憩室的中部有环形狭窄,盲端光滑(箭)。

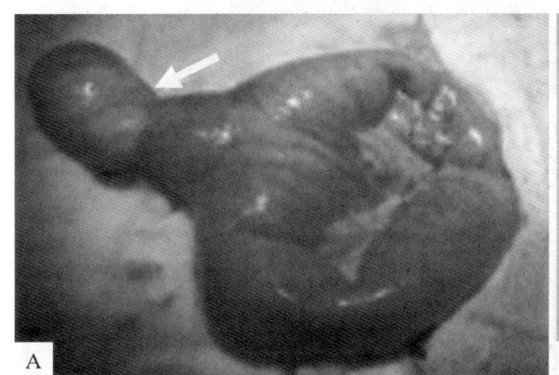 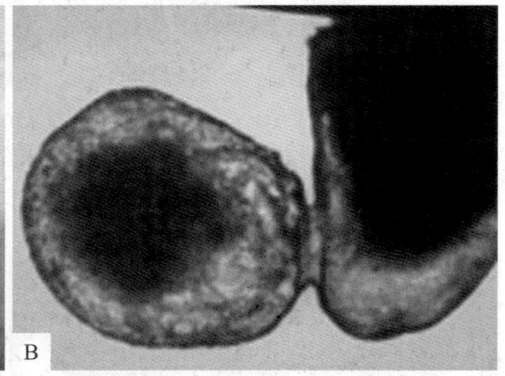

图3-1-8　梅克尔憩室

与3-1-7为同一患者。手术图片(A)显示憩室生长在小肠系膜对侧,即小肠的游离缘。憩室注入钡与气体的离体双对比造影片(B)清晰憩室内微细结构及中间的环形狭窄。

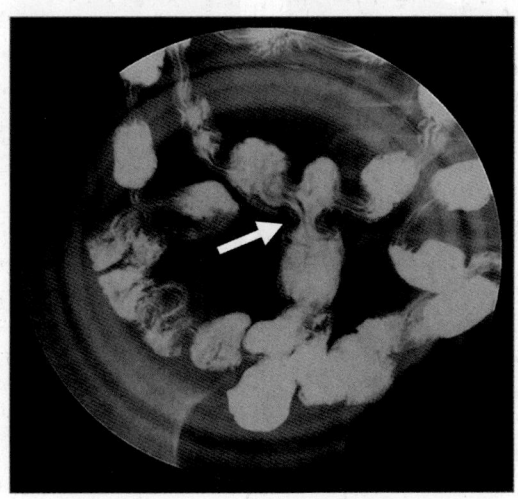

图3-1-9　梅克尔憩室

小肠X线钡剂造影显示憩室开口处的黏膜呈"T"字形(箭)。

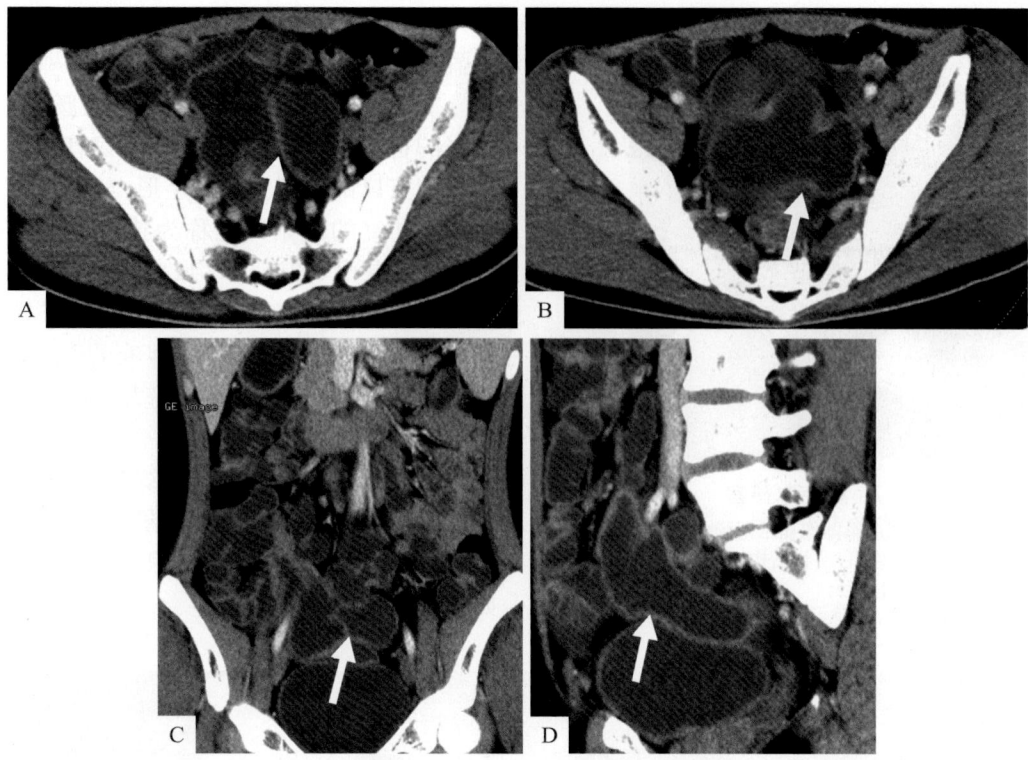

图 3-1-10　梅克尔憩室

门脉期横断面 CT 增强图像(A、B)、冠状面(C)和矢状面(D)CT 重建图像显示一较大囊袋状凸出影,形态稍欠规则,部分肠壁稍增厚伴异常强化(箭)。

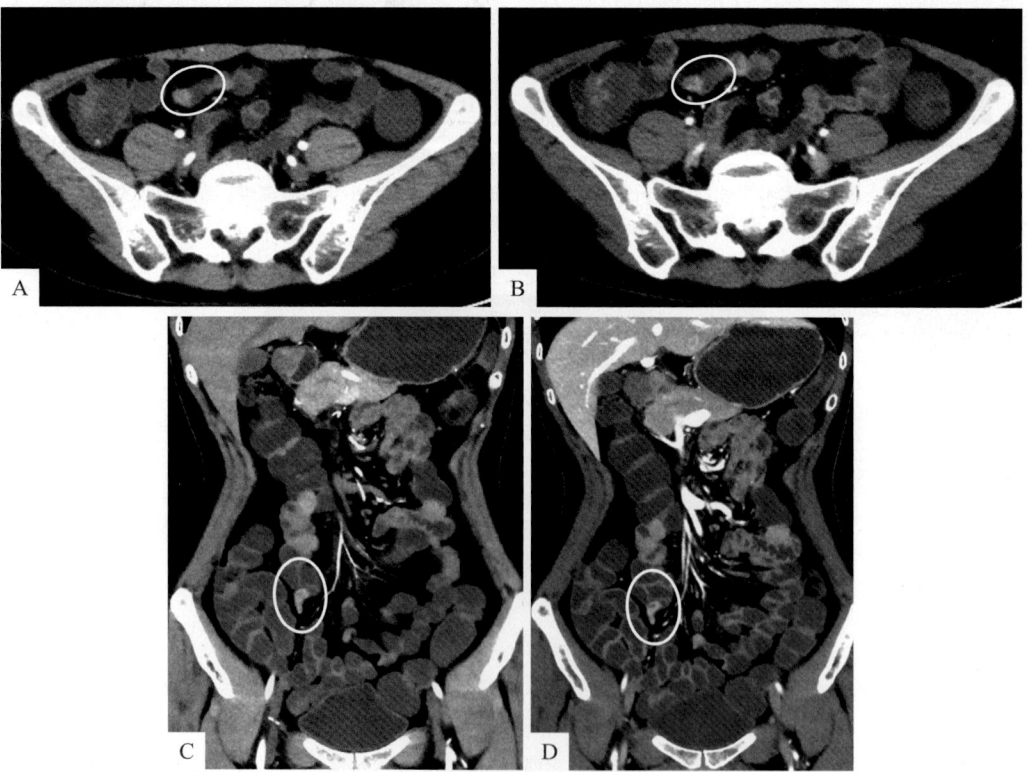

图 3-1-11　梅克尔憩室

动脉期(A)和门脉期(B)横断面 CT 增强图像、动脉期(C)和门脉期(D)冠状面 CT 重建图像显示"小尾巴样"盲管样结构,增强扫描管壁明显延迟强化(圈)。

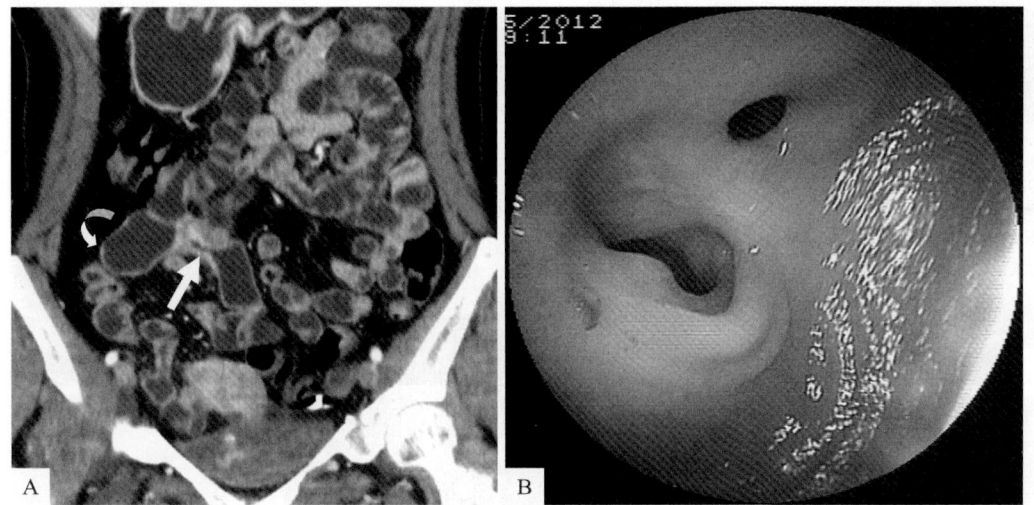

图 3-1-12 梅克尔憩室

门脉期冠状面 CT 重建图像（A）显示回肠囊袋状向外凸出结构，呈盲管样改变（弯箭），并可见该憩室有环形狭窄，狭窄处肠壁增厚，增强扫描黏膜面明显强化（箭）；双气囊小肠镜图像（B）显示该憩室的形态及周围黏膜充血及浅溃疡。（见彩色插页）

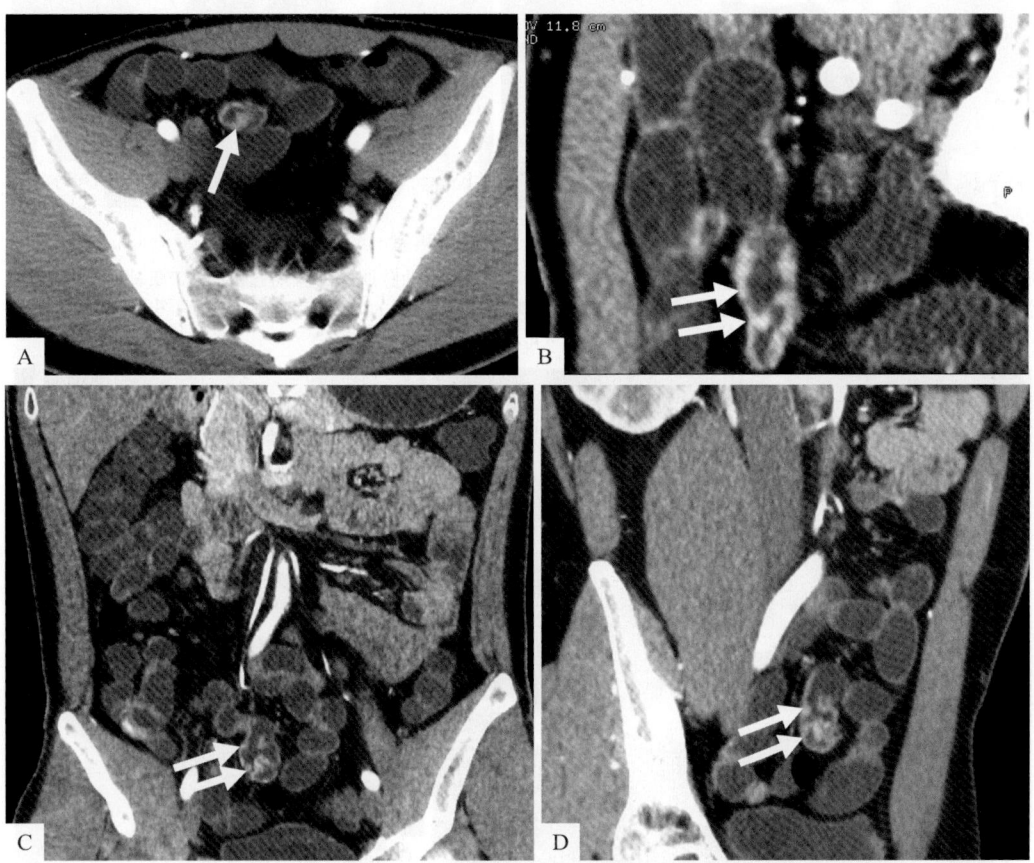

图 3-1-13 梅克尔憩室

动脉期横断面 CT 增强图像（A）、动脉期曲面 CT 重建图像（B）、动脉期冠状面（C）和矢状面（D）CT 重建图像显示回肠囊袋状向外凸出结构，呈盲管样改变，憩室黏膜见明显结节样强化，提示异位胃黏膜（箭）。

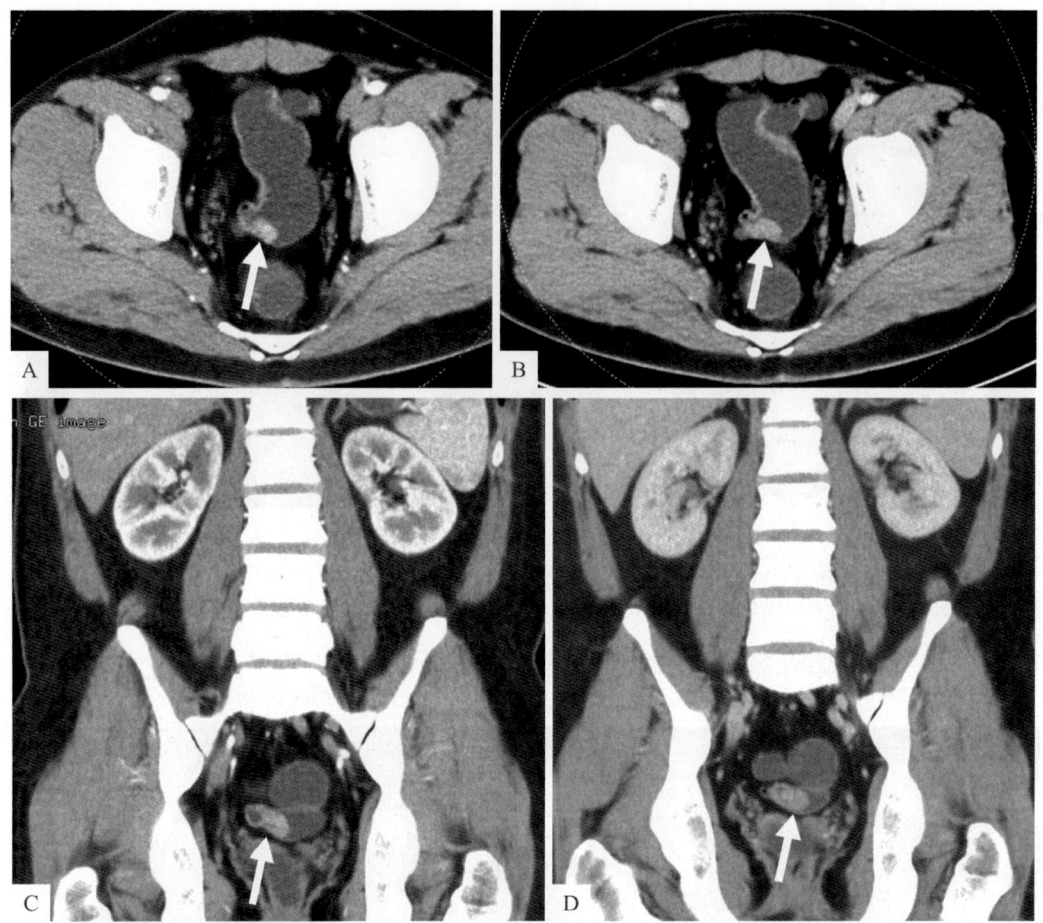

图 3-1-14 梅克尔憩室

图 A、B 分别为动脉期和门脉期横断面 CT 增强图像,图 C、D 分别为动脉期和门脉期冠状面 CT 重建图像,显示憩室形态类似葫芦形,黏膜见强化结节,为胃底腺异位及息肉样增生(箭)。

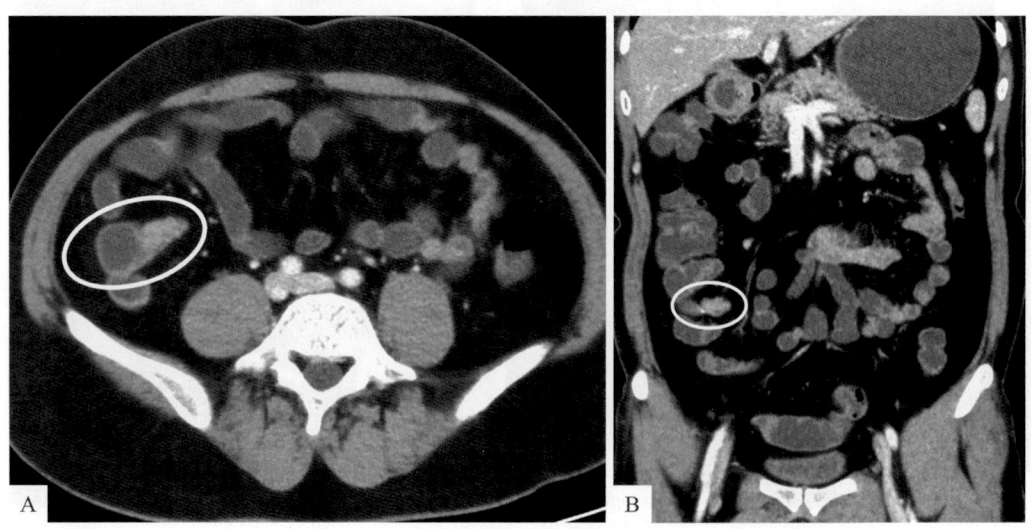

图 3-1-15 梅克尔憩室

门脉期横断面 CT 增强图像(A)和冠状面 CT 重建图像(B)显示憩室形态呈"岛屿状",黏膜下见片状异常强化灶,质地疏松,为异位胰腺(圈)。

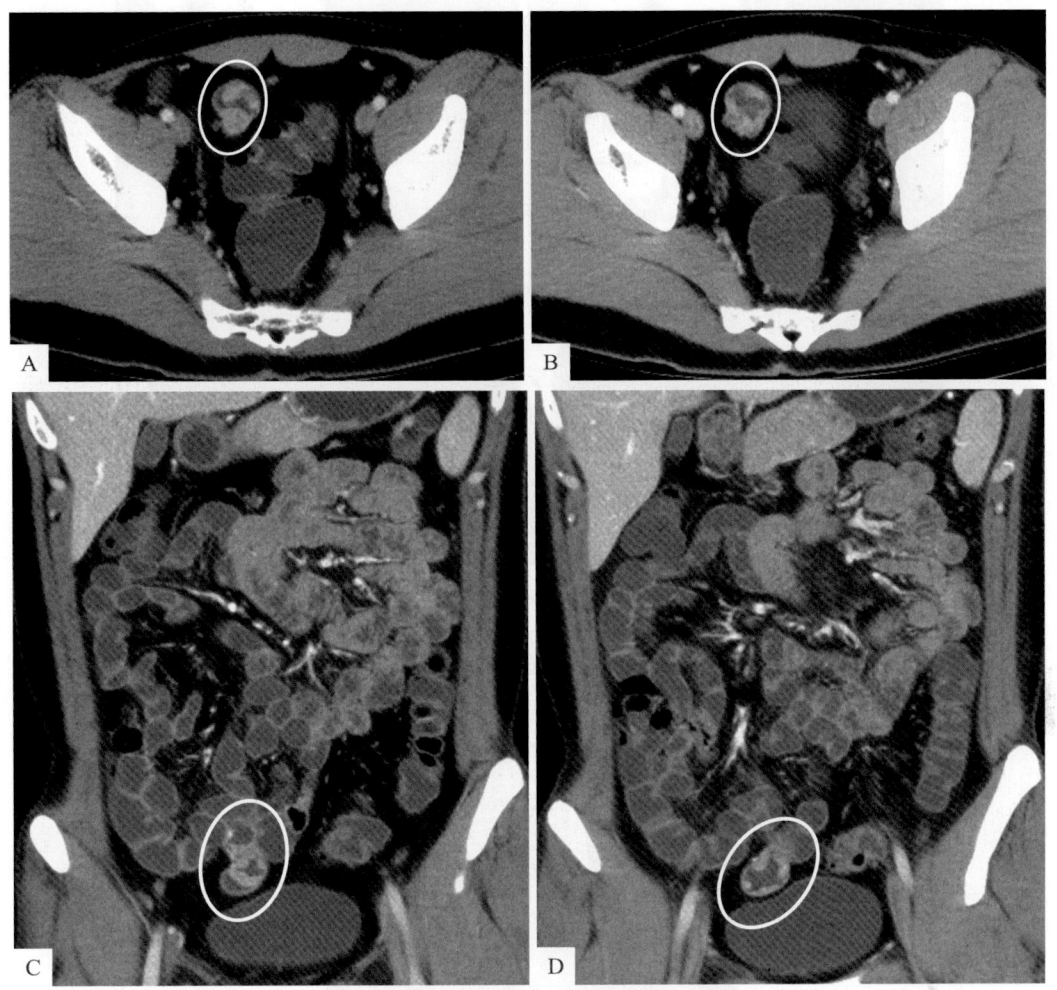

图 3-1-16 梅克尔憩室
动脉期(A)和门脉期(B)横断面 CT 增强图像、动脉期(C)和门脉期(D)冠状面 CT 重建图像显示憩室形态呈"管状",黏膜下多发异常强化结节,形似胰腺小叶结构,为异位胰腺(圈)。

梅克尔憩室可伴有周围炎性渗出,溃疡脱落、粪石嵌顿(图3-1-17)。有的病变可发生憩室盲端带着憩室系膜一同内套,套入的憩室在肠腔内如同带蒂的大息肉,它又可带动回肠肠管套叠,回肠肠管在低张及反向压力作用下可以复位,但憩室盲端的内套,无法复位;CT 可以发现小肠套叠典型的三层结构,MPR 图像能见到套入肠管的长度(图3-1-18),亦可以因为扭转而发生梗阻(图3-1-19)。

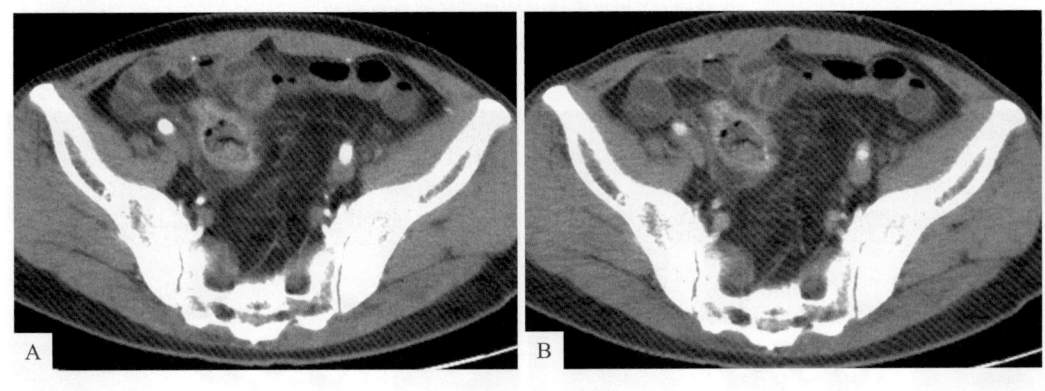

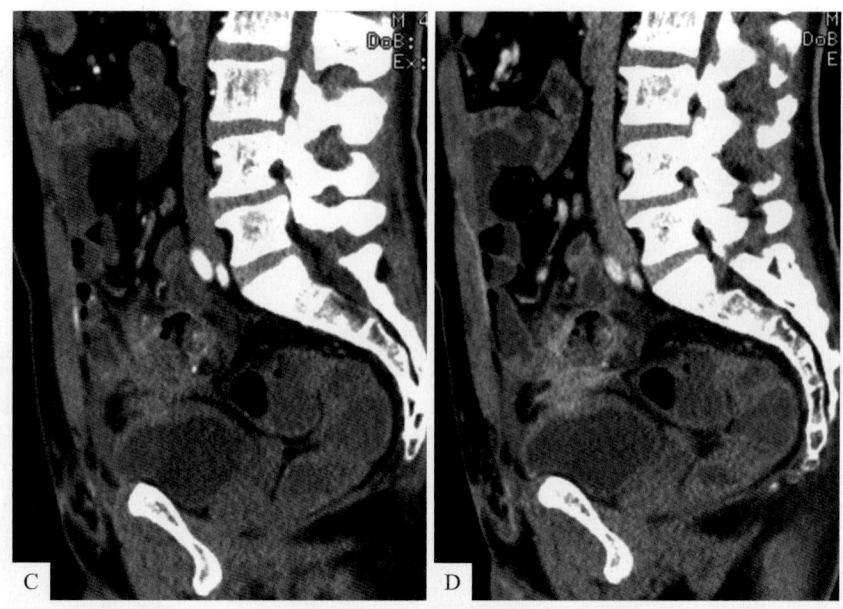

图 3-1-17 梅克尔憩室伴粪石嵌顿、溃疡脱落及渗出
动脉期（A）和门脉期（B）横断面 CT 增强图像、动脉期（C）和门脉期（D）矢状面 CT 重建图像显示憩室形态呈"囊状"，增强扫描内壁明显强化，黏膜局部中断、凹凸不平，提示溃疡脱落，肠腔内见粪石填充，肠腔扩大，周围见片状炎性渗出。

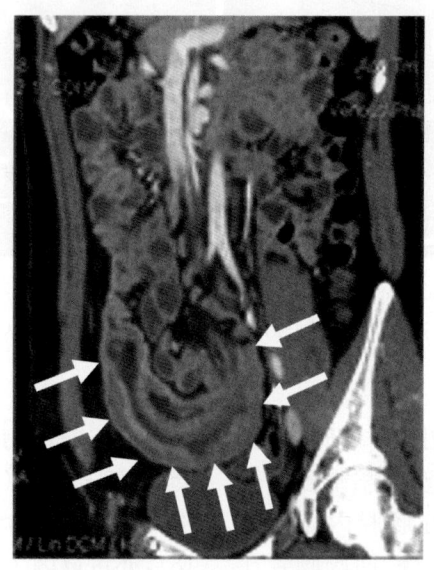

图 3-1-18 梅克尔憩室伴肠套叠
矢状面 CT 增强重建图像显示肠套叠典型的三层结构，并能显示套入肠管的长度。

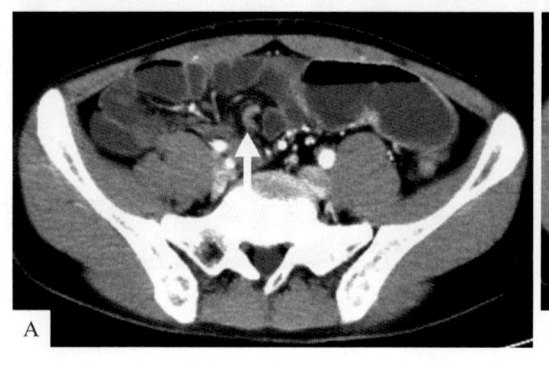 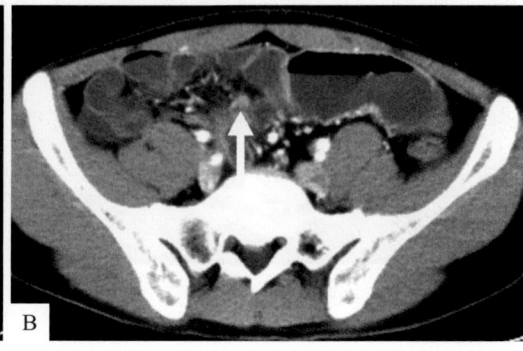

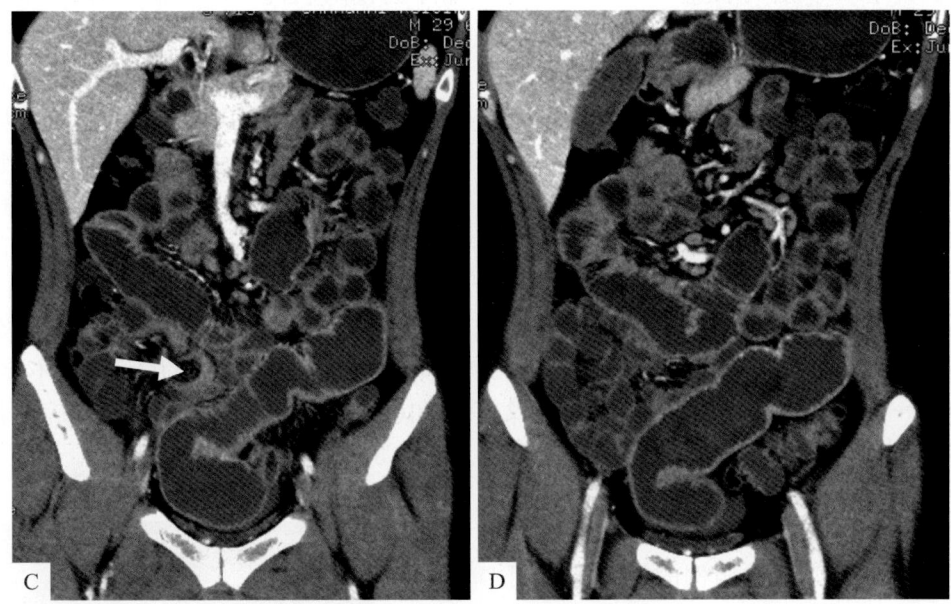

图 3-1-19 梅克尔憩室伴扭转及梗阻

门脉期横断面 CT 增强图像(A、B)、门脉期冠状面重建图像(C、D)显示憩室扭转呈漩涡状(箭),近端小肠明显扩张,呈不全梗阻改变。

3. MRI 表现　MRI 增强扫描对伴有胃黏膜异位时梅克尔憩室的诊断有帮助,增强扫描可显示梅克尔憩室黏膜较邻近小肠黏膜强化更明显。

4. 放射性核素扫描　注射 ^{99m}Tc 标记的锝酸盐进行核素扫描,当憩室内有异位组织时,核素扫描常出现憩室区局部高浓聚显像。

5. 选择性血管造影　憩室出血量较大时,DSA 选择性血管造影能发现对比剂外渗征象。

【鉴别诊断】

1. 与肠道相通的小肠重复畸形　可以出现类似小肠憩室样的 X 线表现,容易与梅克尔憩室混淆,但其发生部位在回肠的系膜侧,其被包裹在系膜内,与梅克尔憩室相反。

2. 单发的小肠憩室　因局部肠壁缺少肌肉层,故憩室在透视线下是无蠕动的,对比剂也不排空,狭颈明显,不会有中段狭窄。

3. 克罗恩病慢性期形成的假性憩室　克罗恩病由于系膜缘的溃疡反复愈合牵拉所致,也具有全层肠壁的结构的肠管,憩室也都发生在肠管的游离缘,但假憩室为多发,很少为单发,透视下见其具有肠管的运动。

二、小肠重复畸形

小肠重复畸形(duplication of small intestine)是指在小肠的近系膜侧出现的一种圆形或管状结构的空腔器官,与其毗邻的小肠有相同的组织结构,其血液供应亦非常密切。小肠重复畸形为不常见的先天性异常,系胚胎发育阶段空化不全所引起的两侧闭合的重复肠段。小肠重复畸形可发生在胃肠道任何部位,以回肠多见,其次好发于十二指肠。小肠重复畸形的病因有多种学说,但每种学说均不能全面解决在各个部位重复畸形发生的原因,其病因可能是多源性的,不同部位及不同病理变化的病因可能不同。

【病理】　小肠重复畸形主要有肠外囊肿型重复畸形、肠壁内囊肿型重复畸形和管状型重复畸形三种。

1. 肠外囊肿型重复畸形　为重复畸形中最多见类型,约占 80%;表现为圆形或卵圆形与小肠肠腔不交通的囊性肿物,紧密附着于小肠肠系膜的两叶间。囊肿大小很不一致,小者直径仅 1cm,大者可占据腹腔的大部分。囊肿内充满无色或淡黄色黏膜分泌液。

2. 肠壁内囊肿型重复畸形　囊肿发生在空、回肠肌层内或黏膜下,与小肠肠腔互不交通。该型多发于末端回肠或回盲部。

3. 管状型重复畸形　管状型重复畸形有 2 种形态。①长管状畸形:畸形呈长管状,附着于肠系膜侧,与主肠管并列而行。畸形壁具有完全正常的肠管结构,常与主肠管共有肠系膜和血管供应。畸形长短不一,小者长数厘米,大者可长达 50~70 cm,甚至波及全部小肠。②憩室状畸形:畸形呈憩室状,从主肠管肠系膜内伸向腹腔的任何部位。其末端呈游离状态,与所接触的肠管或脏器粘连,近端长短不一的肠段向主肠管开口。

小肠重复畸形具有发育正常的消化道组织结构。大多数畸形与所依附的主肠管融合成一共同的肌壁,享有共同的浆膜、肠系膜和血液供应,但具有独立、相互分隔或有交通的黏膜腔。少数畸形有单独的系膜和血管支。小肠重复畸形腔内多衬以主肠管的肠黏膜,20%~35%为异位消化道黏膜或呼吸道黏膜。异位黏膜中以胃黏膜最多见,偶见同时含有 2 种以上异位黏膜。80%重复畸形黏膜腔与主肠管互不交通,腔内积蓄黏膜分泌液,形成圆形或卵圆形囊肿。畸形多为单发,少数病例的消化道内可同时存在 2 处以上重复畸形。重复畸形在小儿为良性疾病,但于成年期可发生癌变。

【临床表现】 小肠重复畸形因病理解剖特点、所在部位、病理形态、范围大小、是否与肠道相通、有无并发症等复杂因素,临床症状变异很大。60%~83%于 2 岁以内发病,不少病例出生 1 个月内出现症状。少数病例无症状,主要症状如下。

1. 肠梗阻 常为与主肠管不交通的囊肿型重复畸形临床表现,尤其是肠壁内囊肿。囊肿向肠腔突出,堵塞肠腔引起不同程度肠梗阻。囊肿容易成为套入点诱发肠套叠,表现为突发的呕吐、腹痛、果酱样血便等急性肠梗阻症状。这类病例发病年龄均较小。

2. 消化道出血 黏膜腔内衬有异位胃黏膜或胰腺组织与主肠管相通的重复畸形,因溃疡形成引起消化道出血。

3. 腹部肿物及腹痛 约 2/3 病例于腹部触及肿物,囊肿型畸形呈圆形或卵圆形,表面光滑具有囊性感,不伴压痛。肿物界线很清楚,有一定活动度。

4. 重复畸形 重复畸形可并存小肠闭锁、肠旋转不良、脐膨出。

【影像学表现】 若重复畸形的肠管与正常小肠相通时,可见钡剂流入,显示畸形界限,从而得出准确的诊断;如两者不相通,由于重复畸形肠管内充满液体,可对相邻肠管产生不同范围、不同形态的压迹并使其移位,长管型者可使相邻正常肠管互相分离,表现为肠襻间距明显增宽。

1. X 线表现 平片可见腹内软组织肿块,可伴有小肠梗阻表现。X 线钡剂造影见小肠腔外肿块,与小肠相通时可见钡剂流入,显示畸形界限。

2. CT 表现 CT 平扫多表现为位于小肠壁内或小肠旁的圆形、积液囊肿,或呈管状结构,少数可合并囊内出血而呈高密度,少数管形囊肿内可见气体。囊肿大小不一,壁薄,小部分囊壁可见钙化,增强扫描囊壁轻度强化;对于无合并症的单纯性消化道重复畸形,CT 对于小病灶及管形病灶的发现以及显示病变细微结构、周围结构的能力较 B 超强。CT 诊断消化道重复畸形合并肠旋转不良、肠闭锁等畸形和(或)伴发肠梗阻、肠扭转等病变具有独特的优势(图 3-1-20~图 3-1-22)。

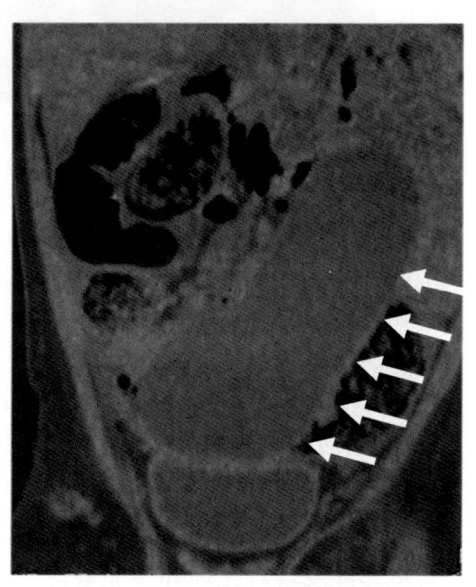

图 3-1-20 小肠重复畸形
冠状面 CT 重建图像显示中下腹部长管状液性占位性病变(箭)。

3. MRI 表现 小肠重复畸形位于小肠壁内或小肠旁囊性结构,T1WI 上为不均匀信号,T2WI 上为均匀高信号。

4. 超声表现 重复囊肿可表现为低回声肿块,透声良好;如伴出血或含其他物质则回声不均匀;如显示内层黏膜回声及外层低回声肌层,则可确定诊断。

5. 放射性核素检查 在重复肠管内有异位胃黏膜时,经静脉注射 ^{99m}Tc 后腹部扫描,常可显示重复肠管部位的放射性浓集区,但需与梅克尔憩室加以区别,要注意阴性结果不能否定诊断。

【鉴别诊断】

1. 腹内所有囊性肿块 如肠系膜囊肿、胰腺假性囊肿、卵巢囊肿等。

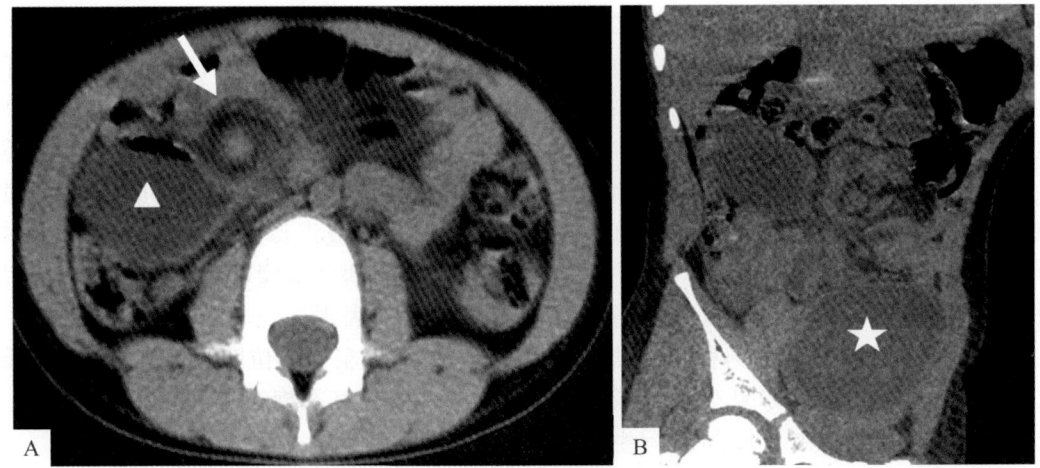

图 3-1-21 小肠重复畸形

CT 平扫图像(A)显示右下腹局部肠曲及肠系膜呈漩涡状改变,肠扭转(箭),其右侧为扩张的肠曲(箭头);矢状面 CT 重建图像(B)显示膀胱上方圆形囊性占位,壁略厚(*)。

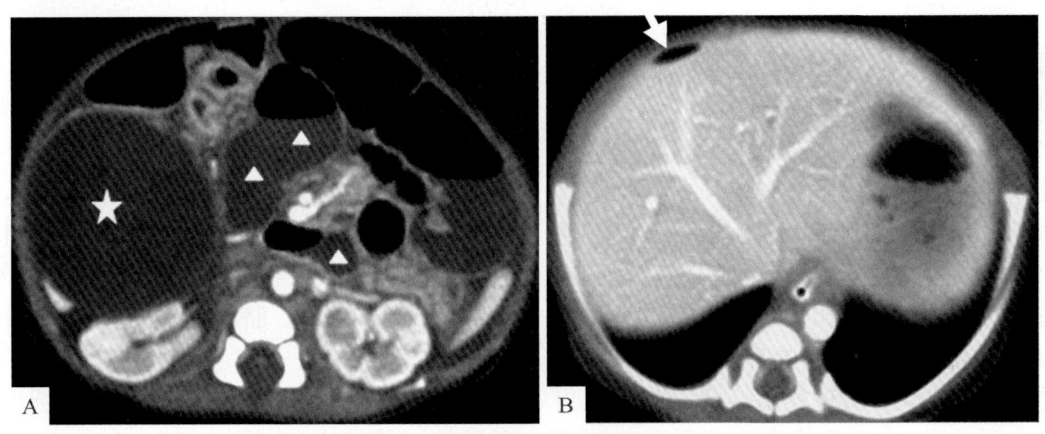

图 3-1-22 小肠重复畸形合并肠闭锁和肠穿孔

CT 增强图像(A)显示右腹部囊性占位(*)伴小肠完全性梗阻(箭头);B.肝前缘少量游离气体(箭)。

(1) 肠系膜囊肿:囊壁为结缔组织,无肌层和黏膜,CT 表现为囊性肿块,壁菲薄光滑甚至看不到囊壁,单房亦可有分隔;而重复畸形囊壁相对较厚,甚至比邻近正常肠管更厚。

(2) 淋巴管瘤:有沿腔隙生长的特点,一般小病变的占位效应不明显,大的囊肿则有明显占位改变。CT 特征为边界清楚、壁薄、多房的囊性包块,有分隔,囊内可为水密度或负值(乳糜液),合并感染或出血时 CT 值可增高,并见液体分层。增强扫描囊内见有肠系膜血管显影时诊断本病可靠性较大,据此可与其他疾病相鉴别。

2. 小肠憩室 常无症状,X 线钡剂造影时憩室呈圆形或柱形、囊袋状突出,憩室内可见黏膜皱襞贯入。

3. 梅克尔憩室 梅克尔憩室与肠道相通的小肠重复畸形可以出现类似的小肠憩室样的 X 线表现,容易混淆,但与肠道相通的小肠重复畸形发生部位在回肠的系膜侧,与梅克尔憩室相反。

三 异位胰腺

异位胰腺(heterotopic pancreas)亦称迷走胰腺(aberrant pancreas)或副胰(accessory pancreas),凡在胰腺本身以外生长的与正常胰腺组织既无解剖上的联系,又无血管联系的、孤立的胰腺组织,均称为异位胰腺,属于一种先天性畸形。1727 年首次由 Jean Schultz 在一例尸检新生儿的回肠憩室中发现,其确切发病率国内外无文献报道,在尸体解剖中发现率为 0.11%～0.21%。最常见于中老年人,男性多于女性。

异位胰腺可见于腹腔的任何部位，以十二指肠最多见，约占 27.7%；胃次之，约占 25.5%；空肠约占异位胰腺 15%；回肠与梅克尔憩室约占 3%；偶尔也可见于胆囊、胆管、肝脏、脾脏、肠系膜、大网膜、横结肠、阑尾、脐孔等处。病变通常较小，生长缓慢；一般无症状，易漏诊，常偶见于其他原因的手术和尸检患者。

【病因】 异位胰腺的发生原因与胚胎发育异常有关。在人胚的第 6~7 周时，当背侧和腹侧胰始基随着原肠上段旋转融合过程中，如果有一个或几个胰始基细胞停留在原肠壁内，由于原肠纵行生长而可将胰始基带走。背侧胰胎基产生的细胞组织，将被带到胃；腹侧胰始基产生者则被带到空肠，成为异位胰腺。如果胰始基伸入胃肠壁、胆系、网膜甚至脾脏，就会在这些器官中出现胰腺组织，也为异位胰腺。

【病理】 异位胰腺组织大多数呈淡黄色或淡红色，单个分叶状结节，偶见多个。异位胰腺组织的直径多为 1~2 cm，6 cm 以上者极为少见。小肠的异位胰腺多位于肠道壁内黏膜下。

【临床表现】 异位胰腺多无临床症状，可在手术或尸检中偶然发现。由于生长于某些特殊位置或发生其他病理变化时，可出现以下 6 种临床表现。

1. 梗阻型 生长于消化道的异位胰腺，可引起所在器官的压迫或狭窄而出现梗阻症状。如位于胃窦部可引起幽门梗阻；位于乏特壶腹部可引起胆道梗阻；位于肠道可引起肠梗阻或肠套叠等。

2. 出血型 异位胰腺易引起消化道出血，其原因可能系异位胰腺周围胃肠道黏膜充血、糜烂，或侵蚀胃肠道黏膜血管导致消化道出血。

3. 溃疡型 位于胃肠道的异位胰腺，由于受消化液的刺激，可分泌胰蛋白酶，消化胃、肠黏膜而形成溃疡；位于黏膜下的异位胰腺，可压迫上层黏膜引起黏膜萎缩，然后发生溃疡。

4. 肿瘤型 异位胰腺如位于胃肠道的黏膜下层，可使黏膜局部隆起；位于肌层内则可使胃壁或肠壁增厚，容易被误诊为消化道肿瘤。偶尔异位胰腺组织会发生胰岛素瘤，引起血糖过低；恶性变时则出现胰腺癌的表现。

5. 憩室型 异位胰腺组织可位于胃肠道的先天性憩室内，尤其在梅克尔憩室内最为常见，并可出现憩室炎、出血等症状。

6. 隐匿型 由于异位胰腺是先天性发育异常，因此，有些病例可终生无任何症状，或在手术或尸检时偶然被发现。

7. 并发症 常见并发症如急性胰腺炎、慢性胰腺炎、囊肿、腺瘤、腺癌等。

【影像学表现】

1. X 线表现 钡剂造影显示空回肠局部充盈缺损，表面光滑，界线清楚，基底部较宽、不活动。如在充盈缺损中心见到小钡斑（似溃疡龛影），称为脐样征（Bull's eye sign）。在切位片上，有时可在充盈缺损中有一细管状致密影伸入其中，称为导管征（club shaped structure）。脐样征和导管征是异位胰腺的特征性表现。

2. CT 表现 异位胰腺表现为类圆形的黏膜下的肿块影，匍匐生长（图 3-1-23~图 3-1-25）。增强扫描时呈明显均一强化，强化程度与胰腺组织一致，部分病例中可以看到异位胰腺组织呈条状以及胰管，表现为细管状影延续至肿块表面，"导管征"是异位胰腺的特征性 CT 表现（图 3-1-25）。

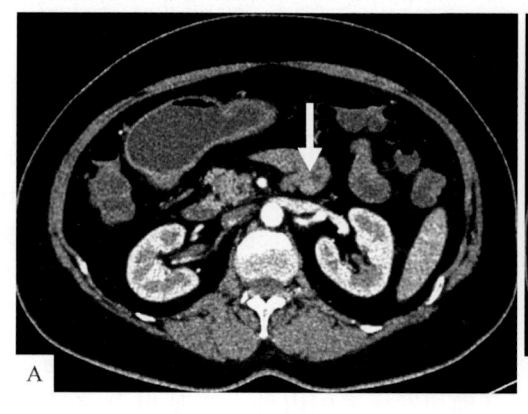
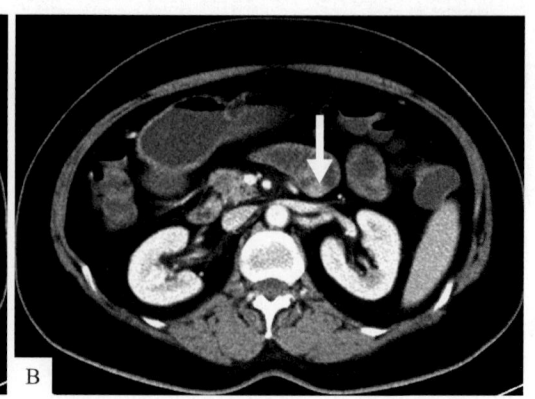

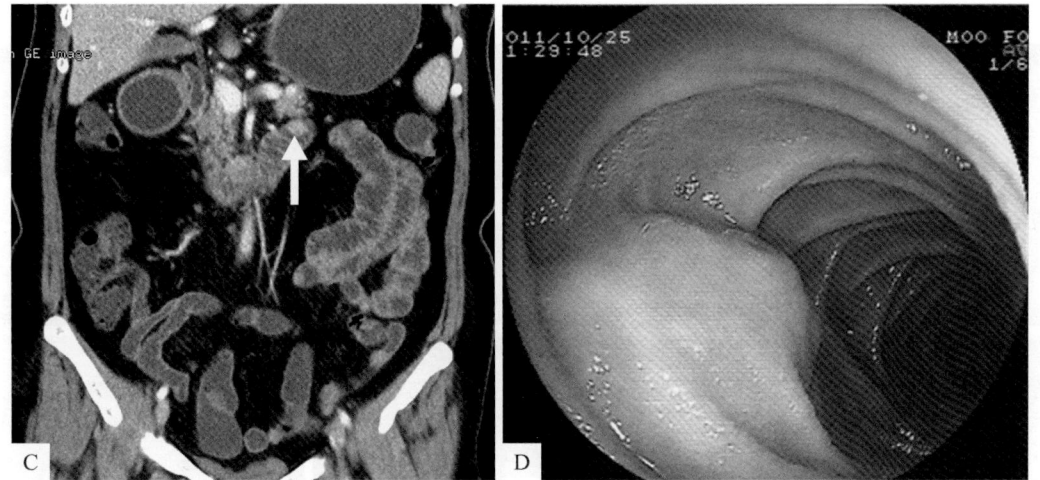

图 3-1-23 空肠异位胰腺

动脉期(A)和门脉期(B)CT 增强图像、冠状面 CT 重建图像(C)显示近端空肠黏膜下软组织肿块,与胰腺强化程度相当(箭)。双气囊小肠镜图像(D)显示肿块位于黏膜下层,境界清晰,基底部宽,黏膜面隆起。

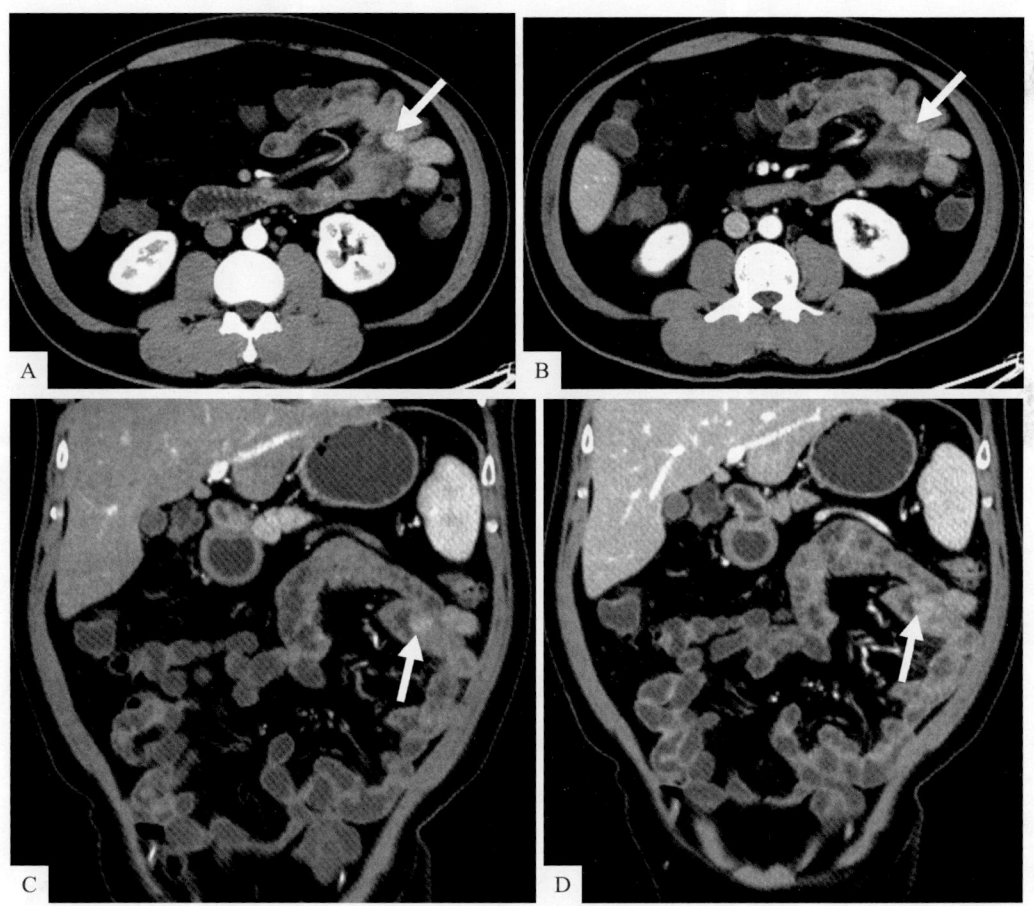

图 3-1-24 空肠异位胰腺

动脉期(A)和门脉期(B)CT 增强图像、动脉期(C)和门脉期(D)冠状面 CT 重建图像显示近端空肠腔内黏膜下来源富血供结节,均匀一致强化,与正常胰腺组织强化程度相当(箭)。

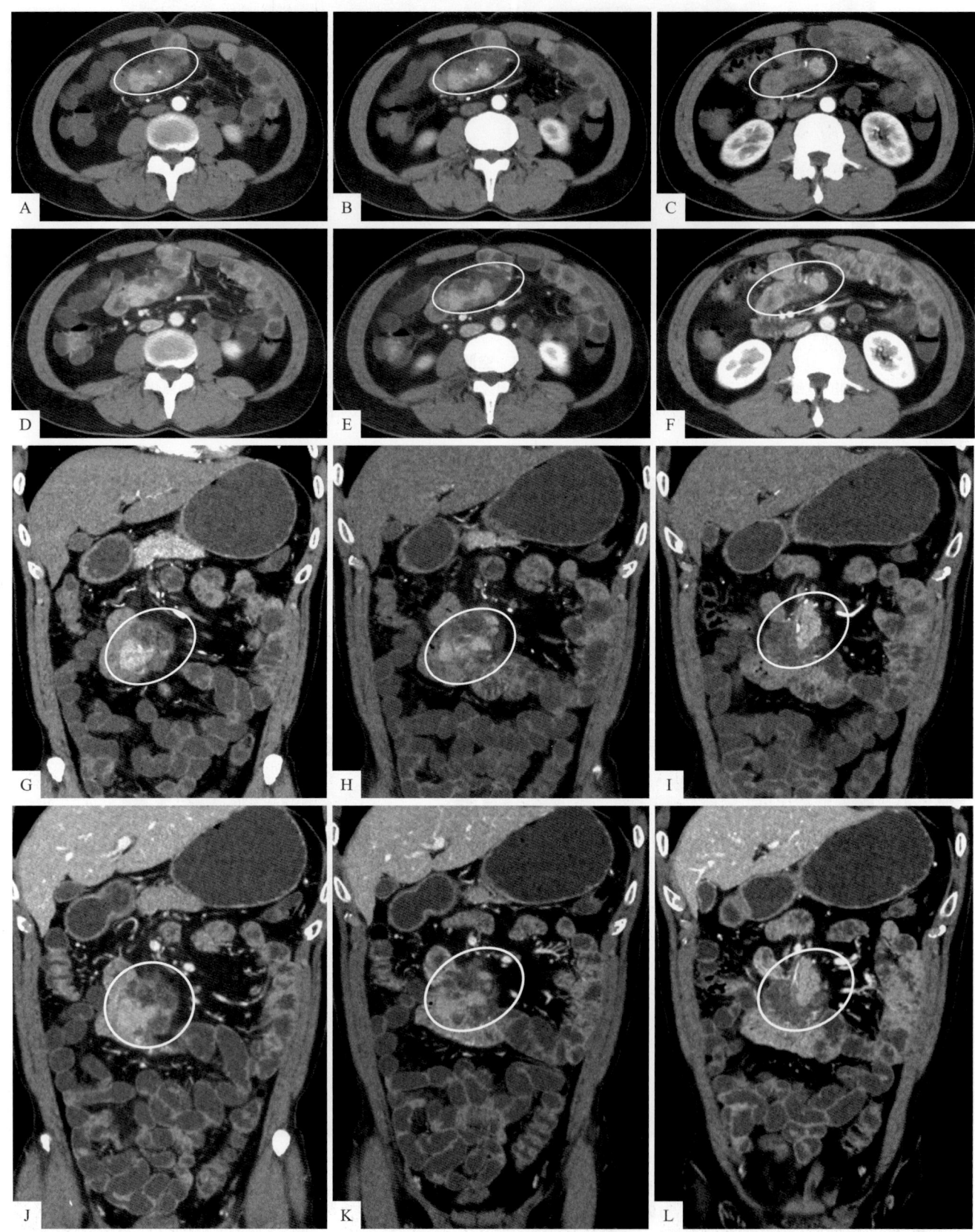

图 3-1-25 空肠系膜异位胰腺

动脉期横断面 CT 增强图像（A～C）、门脉期横断面 CT 图像（D～F）、动脉期冠状面 CT 重建图像（G～L）、门脉期冠状面 CT 重建图像（J～L）显示空肠上段系膜条状富血供肿物，形态和密度与胰腺相似，周围可见片状渗出影，腔内可见条状胰管影（圈）。

【鉴别诊断】

1. 胃肠道间质瘤　起源于小肠黏膜下的间质瘤和异位胰腺有时候鉴别困难,CT动态增强扫描观察病灶与胰腺组织的强化程度差别对鉴别诊断有帮助。

2. 小肠腺瘤　典型的腺瘤较小,约1~3cm,通常单发,边缘光滑,息肉状,CT/MRI检查呈边缘光滑的息肉状,密度、信号均匀和均匀一致的增强,有时与异位胰腺难以鉴别,CT动态增强扫描观察病灶与胰腺组织的强化程度差别对鉴别诊断有帮助。

四 异位胃黏膜

胃黏膜异位是一种少见的先天性胚胎残余病变,可发生在消化管黏膜的任何部位或内胚层分化形成的器官。病理显示由主细胞及壁细胞为主的胃上皮组成,年龄、性别差异无显著性。常见发生异位部位有:食管43.41%,最为常见;异位于十二指肠球部者约占26.67%;文献报道异位在小肠梅克尔憩室者占异位消化道黏膜的13.50%;胃黏膜异位直肠罕见。食管胃黏膜异位诊断率较高的原因,我们认为与早期出现症状,并能及时行胃镜检查,加之内镜医师对本病的认识不断加深有关。

【临床表现】　此病临床表现不特异,易漏诊。如发生在食管者轻度者,可表现为食管异物感,类似反流性食管炎症状,严重病例可有胸骨痛,吞咽痛。发生在十二指肠者,可有类似十二指肠球溃疡症状,临床表现以上腹痛、不适及反酸等症状为主。异位于直肠,可首发症状为反复少量鲜血便,且每日排便规律,无明显腹痛。发生在空回肠者常有腹痛、消化道出血、贫血等症状。

【影像学表现】

CT表现　CT表现为黏膜下结节状隆起,大者可呈分叶状,黏膜呈波浪状改变,增强扫描动脉期明显强化,较周围正常小肠黏膜强化增加,门脉期呈延迟强化,强化程度仍高于周围正常黏膜(图3-1-26)。

【内镜表现】内镜表现为黏膜结节状、单发或多发息肉样、盘状隆起,表面充血糜烂、浅溃疡(图3-1-26K、L)。

五 先天性肠旋转不良

先天性肠旋转不良是一种因胚胎期肠发育过程中以肠系膜上动脉为轴的正常旋转运动发生障碍所造成的先天性肠道畸形。1898年,Mall首次描述了其胚胎起源,发病率为0.2%~1.0%。肠旋转不良可以分为三型,分别为不旋转型、小肠旋转不良型、十二指肠及盲肠旋转不良型。

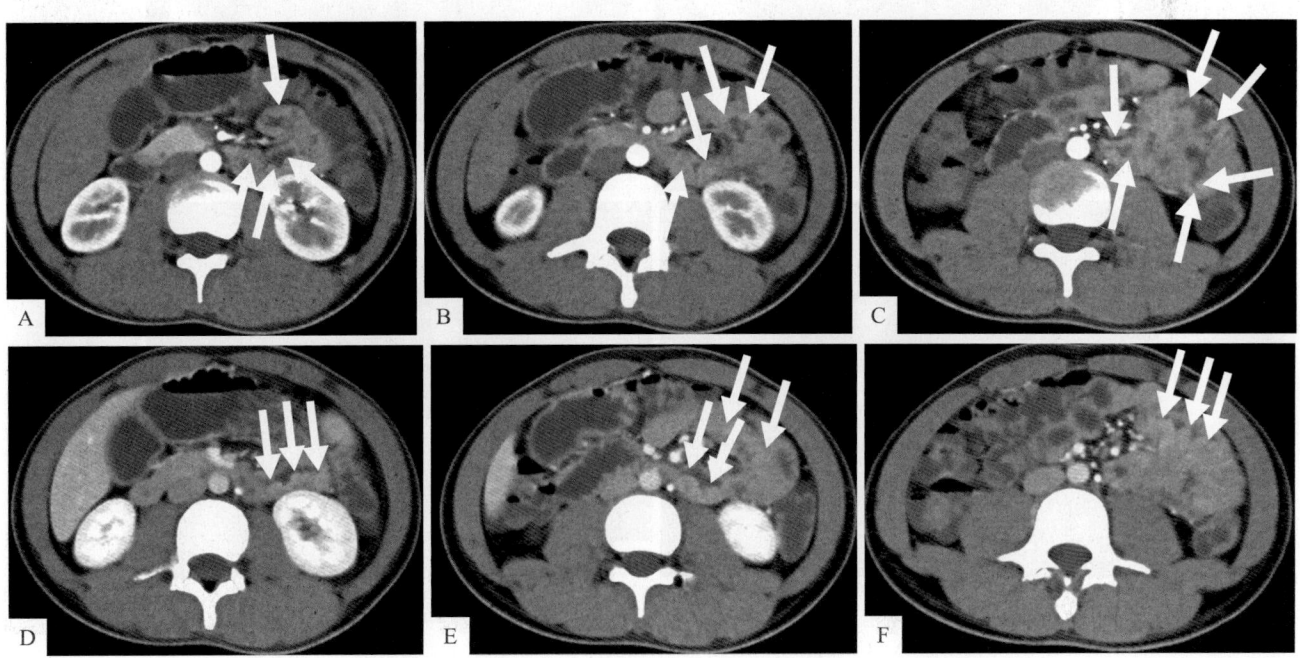

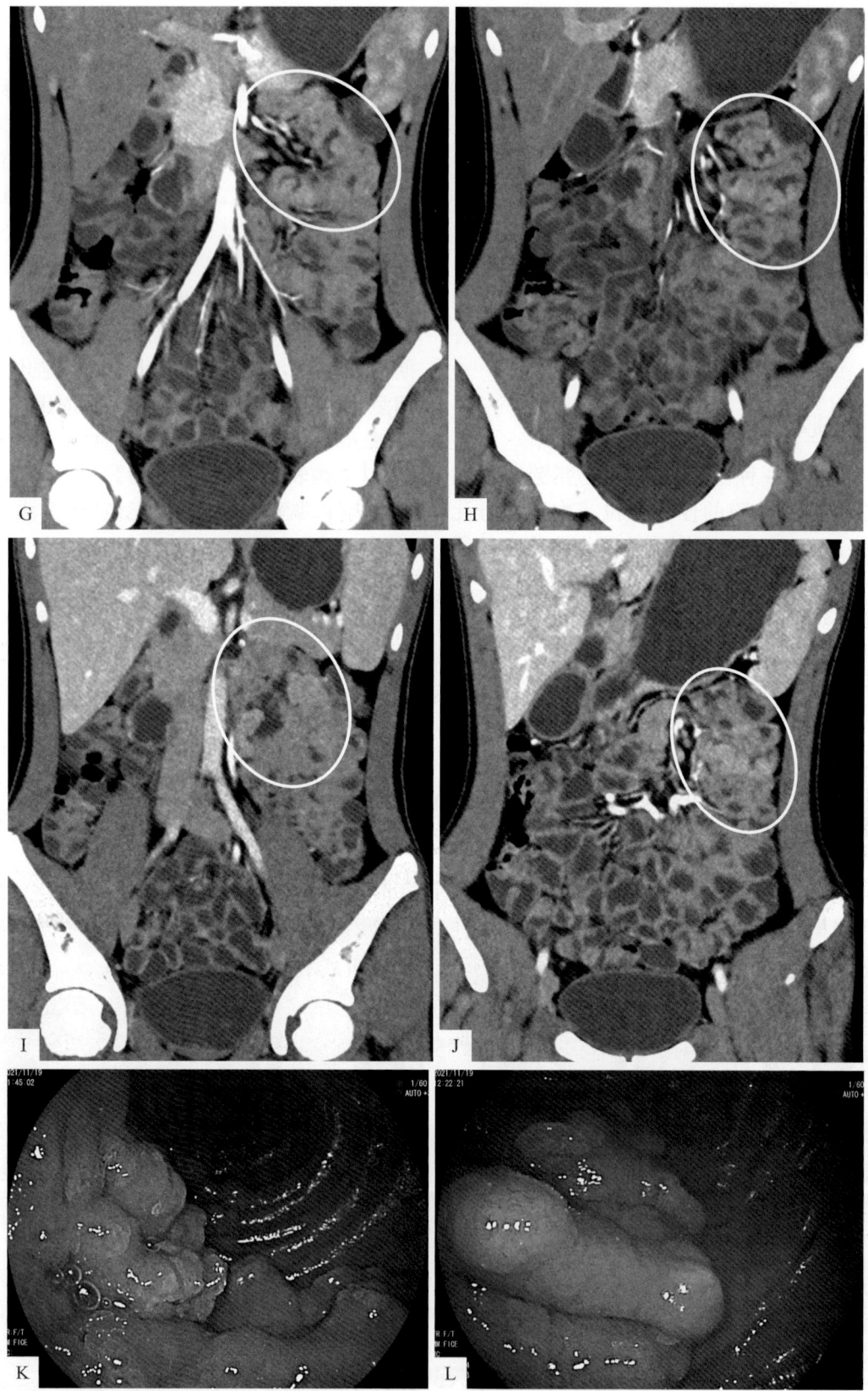

图 3-1-26 十二指肠水平部及空肠异位胃黏膜

动脉期横断面 CT 增强图像（A~C）、门脉期横断面 CT 增强图像（D~F）显示十二指肠水平部和空肠多发黏膜下隆起，呈结节状，大者呈分叶状，动脉期明显强化，门脉期进一步延迟强化，强化程度高于正常小肠黏膜（箭）；动脉期冠状面 CT 重建图像（G、H）、门脉期冠状面 CT 重建图像（I、J）更加清晰显示病变范围（圈）；内镜图像（K、L）显示黏膜结节状、单发或多发息肉样、盘状隆起，表面充血糜烂、浅溃疡。

【发病机制】 肠旋转不良是指在胚胎发育期间,胎儿中肠旋转异常引起,当胚胎发育至6~8周时,中肠发育较快,但腹腔内空间相对较小,使中肠无法纳入腹腔,部分中肠凸出体外,形成中肠疝气,持续生成的中肠往往会以肠系膜上动脉作为中轴按照逆时针方向旋转90°,当胚胎发育至第10周时,胎儿腹腔快速生长,腹腔能容纳中肠,以逆时针方向旋转180°,同时腹腔闭锁。肠系膜上静脉位于上动脉右侧,升降结肠依附于后腹壁,小肠系膜和盲肠下降,其中前者附着于后腹壁,一旦上述复杂生理过程因遭到各种因素影响均将引起发育畸形,在某个发育时间段,中肠可能会终止旋转,进而引起肠管位置有异,造成肠系膜发育欠完善,此时小肠系膜因发育不良,导致中肠扭转,进而引起肠梗阻。

【临床表现】 先天性肠旋转不良的典型症状是因十二指肠梗阻或肠扭转引起的胆汁性呕吐。一些婴儿可能出现胃食管反流。年龄较大者可表现为急性肠梗阻、肠缺血或慢性隐匿性腹痛。75%~85%肠旋转不良于出生第1年内确诊,一些患者可无症状,因其他疾病偶然诊断。

【影像学表现】

1. X线表现 先天性肠旋转不良的首选诊断方法是上消化道造影,典型表现为十二指肠空肠弯曲部位于第二腰椎棘突的左侧,同时伴有低位幽门。若出现肠扭转,腹部平片可显示胃和十二指肠近端扩张,出现"双泡征"。当对比剂进入远端十二指肠和近端空肠时,可能会出现螺旋状外观,也可能出现鸟嘴征。肠扭转的超声征象对先天性肠旋转不良的诊断也有一定作用。

2. CT表现 CT表现为肠系膜上动脉、上静脉相对位置异常,肠系膜上静脉位于肠系膜上动脉前方或左侧,MIP重建图像可以清晰显示旋转不良的肠系膜动静脉(图3-1-27)。十二指肠升部及空肠曲的位置异常,小肠位于右侧腹腔及盆腔,结肠位于左侧腹部,为先天性肠旋转不良-不旋转型的典型表现(图3-1-27)。十二指肠升部及空肠曲的位置正常,部分小肠位于右侧腹腔及盆腔,结肠位于左腹部,为先天性肠旋转不良-旋转不良型的典型表现(图3-1-28)。

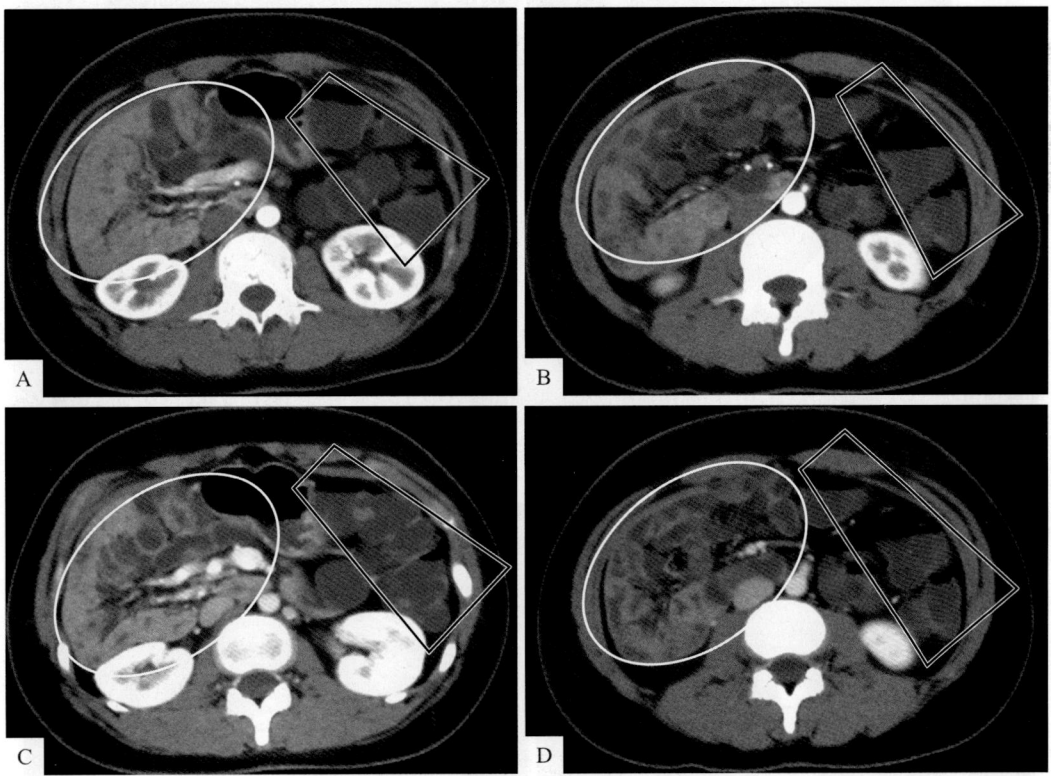

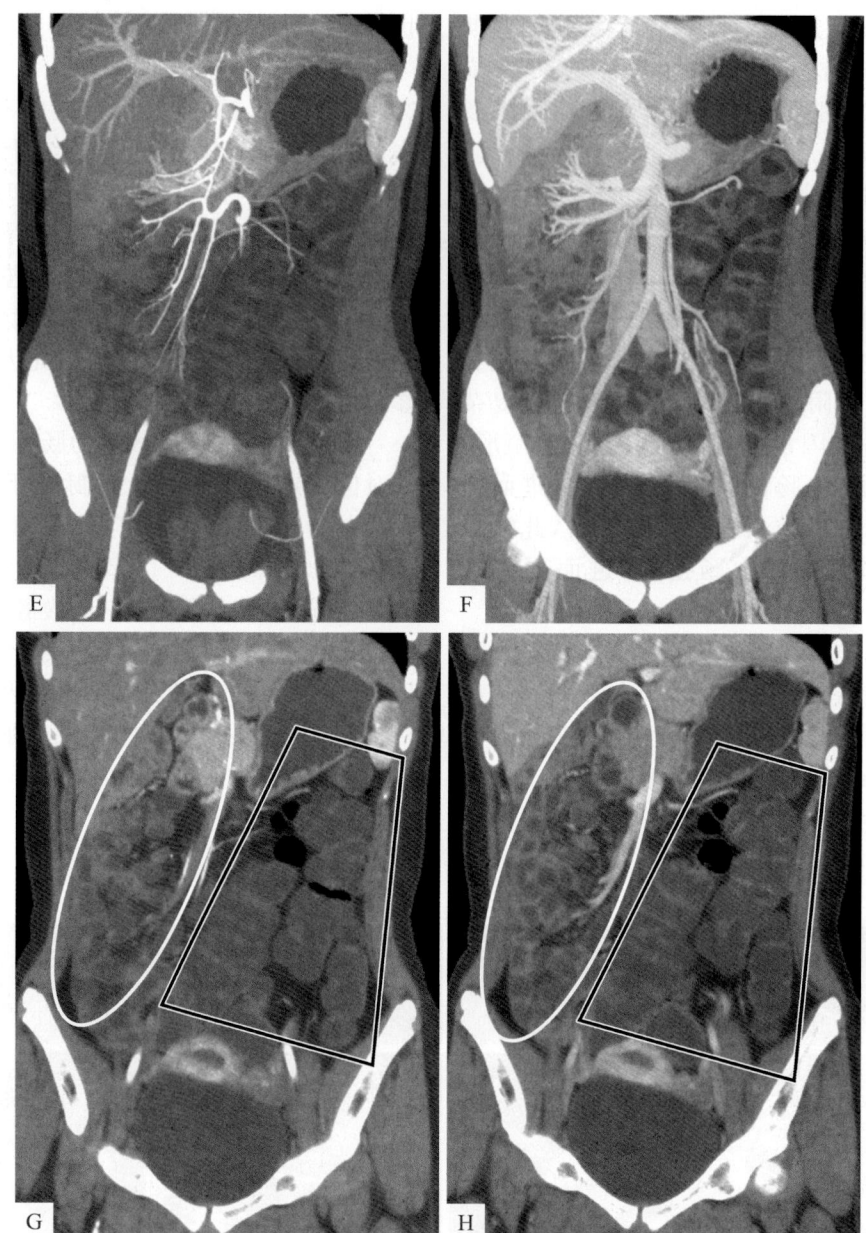

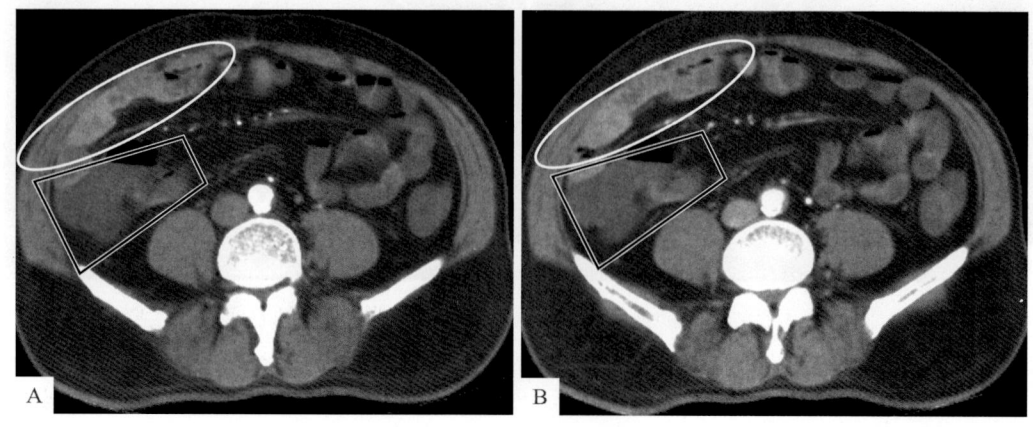

图 3-1-27 小肠旋转不良

动脉期横断面CT增强图像(A、B)、门脉期横断面CT增强图像(C、D)、动脉期和门脉期冠状面CT重建图像(G、H)显示十二指肠升部及空肠曲的位置异常,小肠完全位于右侧腹腔及盆腔(白圈),结肠位于左侧腹部(梯形);动脉期(E)和门脉期(F)MIP重建图像显示相应空肠动、静脉转向腹腔右侧,结肠动静脉转向腹腔左侧。

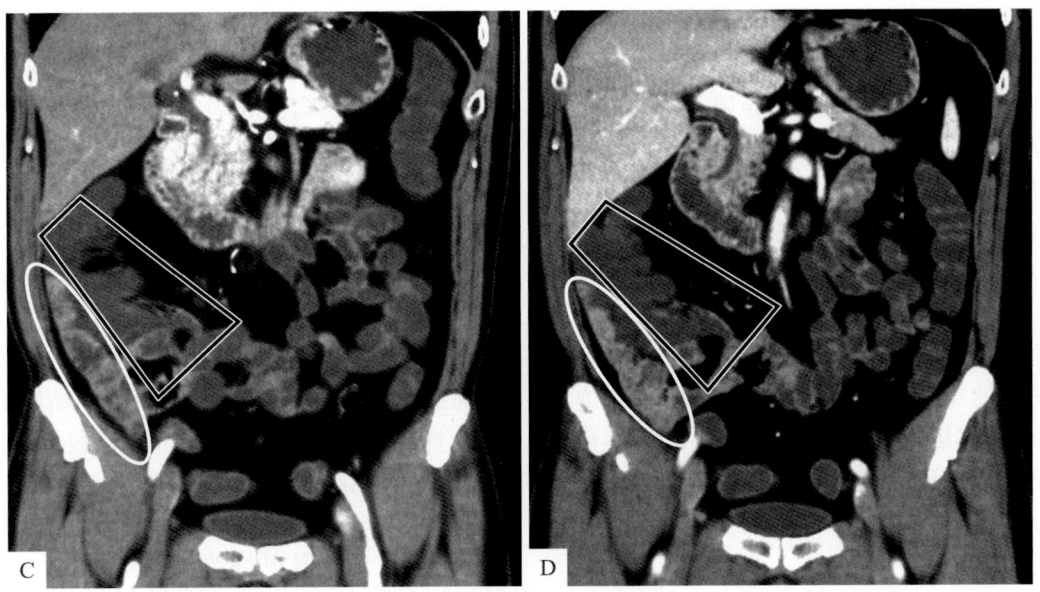

图 3-1-28 小肠旋转不良

动脉期(A)和门脉期(B)横断面 CT 增强图像、动脉期(C)和门脉期(D)冠状面 CT 重建图像显示部分空肠位于腹腔右侧(白圈),回盲部位于空肠内侧(梯形)。

【鉴别诊断】

1. 小肠粘连性梗阻　梗阻点以上肠管扩张明显,积气、积液。临床上常有腹部手术病史。

2. 乙状结肠扭转　表现为结肠低位梗阻,梗阻点水平呈特征性鸟嘴状改变。

(赵雪松　缪飞　乔中伟　周瑜)

◆ 参考文献 ◆

1. 陈星荣,陈九如,主编. 消化系统影像学[M]. 上海:上海科学技术出版社,2010:393-395.
2. 王龙胜,余永强,鲍家启. 小儿消化道重复畸形的影像诊断(附12例分析)[J]. 中国临床医学影像杂志,2006,17:508-511.
3. Melek M, Edirne YE. Two cases of duodenal obstruction due to a congenital web [J]. World J Gastroenterol, 2008, 14: 1305-1307.
4. Wang ML, Miao F, Tang YH, et al. Special diaphragm-like strictures of small bowel unrelated to non-steroidal anti-inflammatory drugs [J]. World J Gastroenterol, 2011, 17: 3565-3662.
5. Zalev AH, Gardiner GW, Warren RE. NSAID injury to the small intestine [J]. Abdom Imaging, 1998, 23: 40-44.
6. Elsayes KM, Menias CO, Harvin HJ, et al. Imaging Manifestations of Meckel's Diverticulum [J]. AJR, 2007, 189: 81-88.
7. Tauro LF, George C, Rao BS, et al. Asymptomatic Meckel's diverticulum in adults: Is diverticulectomy indicated? [J]. Saudi J Gastroenterol, 2010, 16: 198-202.
8. Hur J, Yoon CS, Kim OH, et al. Imaging features of gastrointestinal tract duplications in infants and children: from oesophagus to rectum [J]. Pediatr Radiol, 2001, 37: 691-699.
9. 王邦茂,陈鑫. 小肠淋巴管扩张症[J]. 世界华人消化杂志,2002, 10:1423-1424.
10. Choi SY, Hong SS, Park HJ, et al. The many faces of Meckel's diverticulum and its complications [J]. J Med Imaging Radiat Oncol, 2017, 61(2): 225-231.
11. Sodhi JS, Zargar SA, Rashid W, et al. 64-section multiphase CT enterography as a diagnostic tool in the evaluation of obscure gastrointestinal bleeding [J]. Indian J Gastroenterol, 2012, 31 (2): 61-68.
12. Parra-Fariñas C, Quiroga-Gomez S, Castro-Boix S, et al. Computed tomography of complicated Meckel's diverticulum in adults [J]. Radiologia (Engl Ed), 2019, 61(4): 297-305.
13. Theillac M, Jouvet JC, Boussel L. Meckel's diverticulum revealed by microcytic anemia: the contribution of CT enteroclysis [J]. Diagn Interv Imaging, 2014, 95(6): 625-627.
14. Hegde S, Dillman JR, Gadepalli S, et al. MR enterography of perforated acute Meckel diverticulitis [J]. Pediatr Radiol, 2012, 42(2): 257-262.
15. Nastos C, Giannoulopoulos D, Georgopoulos I, et al. Large enterolith complicating a Meckel diverticulum causing obstructive ileus in an adolescent male patient [J]. Case Rep Surg, 2017, 2017: 1871434.

第二节　克罗恩病

克罗恩病(Crohn's disease CD)是一种病因未明的非特异性慢性炎症性肠病,可以累及消化道从口腔到肛门的任何部位,但好发于末端回肠和右半结肠。对克罗恩病的认识可追溯至1932年,首先由 Burrill Crohn 描述末段回肠炎,以后相继命名为肉芽肿性肠炎、局限性肠炎、节段性肠炎。1973年

WHO将本病正式定名为克罗恩病。病变呈节段性或跳跃性分布,以腹痛、腹泻为主要症状,常并发肠瘘和肠梗阻,且有发热、贫血、营养障碍及关节、皮肤、眼、口腔黏膜、肝脏等肠外损害。本病有终身复发倾向,重症患者多迁延不愈,预后不良。

CD最常发生于青年期,根据我国资料统计,发病高峰年龄为18~35岁,男性略多于女性(男女比例约为1.5:1)。

本病病因尚不明确,随着免疫学、遗传学、分子生物学等学科的迅速发展,以及动物模型制作方法的日趋成熟,其病因已初显端倪。目前认为本病是多种因素相互作用所致,主要包括免疫、感染、遗传以及精神心理因素等。

【病理】

1. 病理变化　分为急性炎症期、溃疡形成期、狭窄期和瘘管形成期(穿孔期)。本病的病变呈节段性分布,与正常肠段相互间隔,界限清晰,呈跳跃区(skip area)的特征。急性期以肠壁水肿、炎变为主;慢性期肠壁增厚、僵硬,受累肠管外形呈管状,狭窄肠管近端肠管扩张。黏膜典型病变有:

(1) 溃疡:早期病变呈鹅口疮样小溃疡,呈纵行或匐行状,不连续,大小不等。最小者如针尖,伴有出血;较大者边界清楚,底为白色。手术切除时如遗漏小的病变,可在该处复发。晚期溃疡为纵行或横行,深入肠壁的纵行溃疡即形成较为典型的裂沟,沿肠系膜侧分布。

(2) 卵石状结节:鹅卵石样改变约存在1/4病例中。由于黏膜下层水肿和炎细胞浸润形成的小岛状突起,加上溃疡愈合后纤维化和瘢痕的收缩,使黏膜表面似卵石状。

(3) 肉芽肿:肉芽肿由类上皮细胞组成,常伴有朗格汉斯巨细胞,但无干酪样变,有别于结核病。肠内肉芽肿系炎症刺激的反应,并非克罗恩病独有,20%~30%病例并无肉芽肿形成。

(4) 瘘管和脓肿:肠壁的裂沟实质上是贯穿性溃疡,使肠管与肠管、肠管与脏器或组织(如膀胱、阴道、肠系膜或腹膜后组织、肌肉等)之间发生粘连和脓肿,并形成内瘘管。肠管如穿透肠壁,经腹壁或肛门周围组织而通向体外,即形成外瘘管。有些克罗恩病可见多发炎性息肉,息肉直径一般小于15 mm,多局限于一个肠段。

2. 光镜下特点　克罗恩病的光镜下特点为不连续的全壁炎、裂隙状溃疡、黏膜下层高度增宽、淋巴细胞聚集和结节病样肉芽肿形成。

(1) 全壁炎:病变处肠壁全层有淋巴细胞和浆细胞浸润。中性粒细胞则易侵犯隐窝,称为隐窝浸润细胞,常导致隐窝炎和隐窝脓肿,是活动性病变的标志。克罗恩病隐窝脓肿的分布比溃疡性结肠炎更局限。

(2) 裂隙状溃疡:为刀切样纵行溃疡,深入肠壁,有时可达浆膜层。这是克罗恩病并发肠瘘的病理基础。裂隙状溃疡有时可呈分支状,溃疡的内壁为炎性渗出物和肉芽组织。裂隙状溃疡的横切面即肠壁内脓肿。该溃疡虽也可见于溃疡性结肠炎和肠结核的急性期,但前者较表浅,而后者数量很少,所以裂隙状溃疡对克罗恩病有一定的诊断价值。

(3) 淋巴细胞聚集:肠壁各层特别是黏膜下层和浆膜层,有大量淋巴细胞形成结节,并有生发中心。溃疡往往发生在淋巴细胞聚集的上方。

(4) 黏膜下层高度增宽:这是由于黏膜下层高度水肿,淋巴管和血管扩张,神经纤维及纤维组织增生等使黏膜下层高度增厚,可达正常组织的数倍。

(5) 结节病样肉芽肿:即非干酪样肉芽肿,也可称为上皮样肉芽肿。50%~70%的克罗恩病肠壁可找到这种肉芽肿。它可存在于肠壁黏膜至浆膜的各层,也可见于附近的淋巴结、肠系膜和肝脏。结节样肉芽肿是克罗恩病较具特征的病理改变,事实上,部分克罗恩病缺乏这种特征性改变,仅表现为非特异性全壁炎。结节病样肉芽肿与结核结节的区别在于前者无干酪样坏死,体积小而孤立,周围淋巴细胞少而不显。肉芽肿的巨细胞质内可找到绍曼小体。肉芽肿是克罗恩病的早期改变。

【临床表现】　多起病隐匿,病程常呈慢性,反复发作性。临床表现比较多样,与肠内病变的部位、范围、严重程度、病程长短以及有无并发症有关。本病主要有以下几种表现。

1. 腹痛　腹痛的部位常与本病病变部位一致。炎症常累及回肠末端,因此,以右下腹部或耻骨上区域多见。多数呈慢性间歇性疼痛,可为隐痛、钝痛或痉挛性疼痛。

2. 腹泻　也是本病常见症状之一。可为黏液便,常伴有肛门出血,很少为脓血便。如结肠受累,可伴有较多鲜血;如小肠(特别是末端回肠)有广泛病变,可有脂肪泻。病变处的炎症、蠕动增加及继发性吸收不良是腹泻的主要原因。

3. 腹部包块　病程进入亚急性期,出现肠壁增厚、肠腔狭窄、肠粘连及不完全性肠梗阻,腹部常能触及质地柔软、膨胀的肠襻包块。肠系膜淋巴结肿大、内瘘形成或局部脓肿形成时,亦可出现腹部包块。

4. 便血　结肠受累时,有深在的结肠溃疡,侵及肠壁血管,可引起便血。

5. 瘘管或窦道形成　克罗恩病透壁性炎症病变穿透肠壁全层至浆膜层,与肠外组织或器官相通,及形成瘘管或窦道。

6. 发热　活动性肠道炎症及组织破坏后毒素的吸收等均能引起发热。当病情缓解或发展到纤维化狭窄阶段,体温可降至正常。

7. 胃肠道外表现　本病可有全身多个系统的损害,从而伴有一系列的胃肠外表现。这些损害主要有:骨关节损害、结节性红斑、虹膜睫状体炎、葡萄膜炎、口腔溃疡、小胆管周围炎、硬化性胆管炎、慢性活动性肝炎等。其发病机制可能是由于抗原抗体复合物沉积于滑膜、皮肤和眼睛的脉络膜等处,以及肠道吸收不良、某些营养物质丢失、体内代谢障碍、毒素所致。

【实验室检查】

1. 血液学检查　血红蛋白可有轻度至中度减少,重症者可有明显下降;活动期白细胞计数轻度升高,并发脓肿时可明显升高,以中性粒细胞为主;血小板在活动期也升高。

2. 粪便检查　粪便外观呈糊状或稀水样,镜检一般无红细胞、白细胞及黏液。隐血试验可阳性。

3. 红细胞沉降率(ESR)　克罗恩病有活动性病变者ESR明显快于缓解期,因此ESR常作为本病活动性的重要指标之一。

4. 血液生化检查　克罗恩病活动期尤其是重症患者血清多种急性反应蛋白升高;血清铁和血清维生素B_{12}由于吸收不良或肠道出血而降低;血清免疫球蛋白水平有轻度升高;血清补体及补体降解产物水平有不同程度的增加,并与病变活动性有一定的关系。

【影像学检查】

1. 小肠X线钡剂造影表现

(1) 功能性改变:为克罗恩病变的早期表现,肠道由于炎性刺激,分泌物增多,表现为钡剂涂布不均,分散呈斑片状、油滴状,黏膜皱襞增粗、变平。

(2) 鹅口疮样溃疡:又称阿弗他溃疡,为克罗恩病早期的早期溃疡类型。正面相呈周围绕以透亮带的钡点,直径1～2mm,或表现为肠壁边缘的尖刺状影。此种溃疡也可见于其他炎症性疾病,无特异性。

(3) 纵行裂隙状溃疡:溃疡进一步发展,可形成深长的线状溃疡,纵行溃疡是本病的特征性表现,长度不等,长轴与肠管长轴平行,早期多累及肠系膜缘的肠壁,溃疡周围黏膜皱襞向溃疡集中。

(4) 鹅卵石样改变:由于黏膜下层水肿、炎细胞浸润、淋巴滤泡增生及淋巴管和血管扩张等,黏膜面可呈结节状隆起,随着溃疡愈合后纤维化和瘢痕的收缩,其间水肿隆起的黏膜表现为形状不一、大小不等的结节状影,边缘光滑锐利,似鹅卵石样改变(图3-2-1)。黏膜鹅卵石样改变为克罗恩病的相对特异性表现。

(5) 肠管非对称性狭窄:克罗恩病进入慢性期,黏膜下纤维组织增生。由于肠管系膜缘病变严重,该侧肠管挛缩、变短,肠管游离缘病变较轻或无病变而呈囊袋状改变,称为"假憩室样"改变(图3-2-2)。狭窄段长短不一,多呈节段性。若病变严重,肠管游离缘也受累,则肠管呈对称性环形狭窄。当肠管

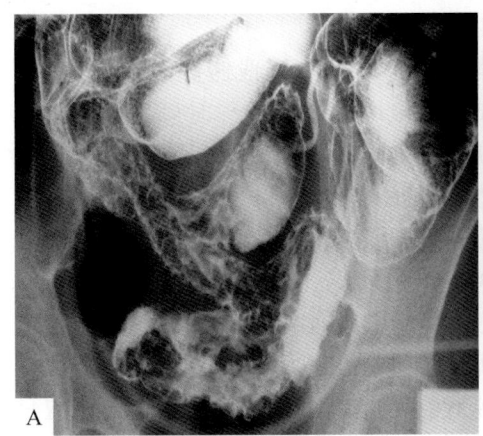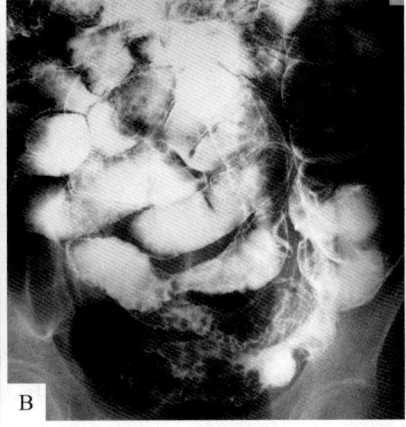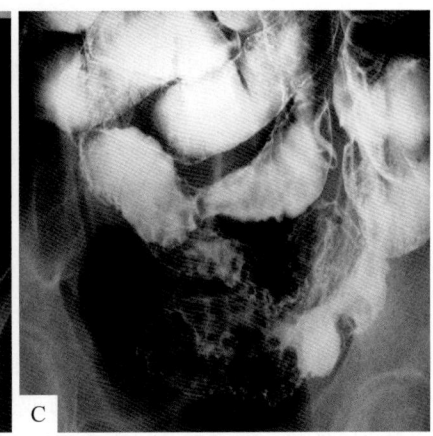

图3-2-1　克罗恩病

小肠X线钡剂造影显示受累小肠黏膜面呈卵石样改变。

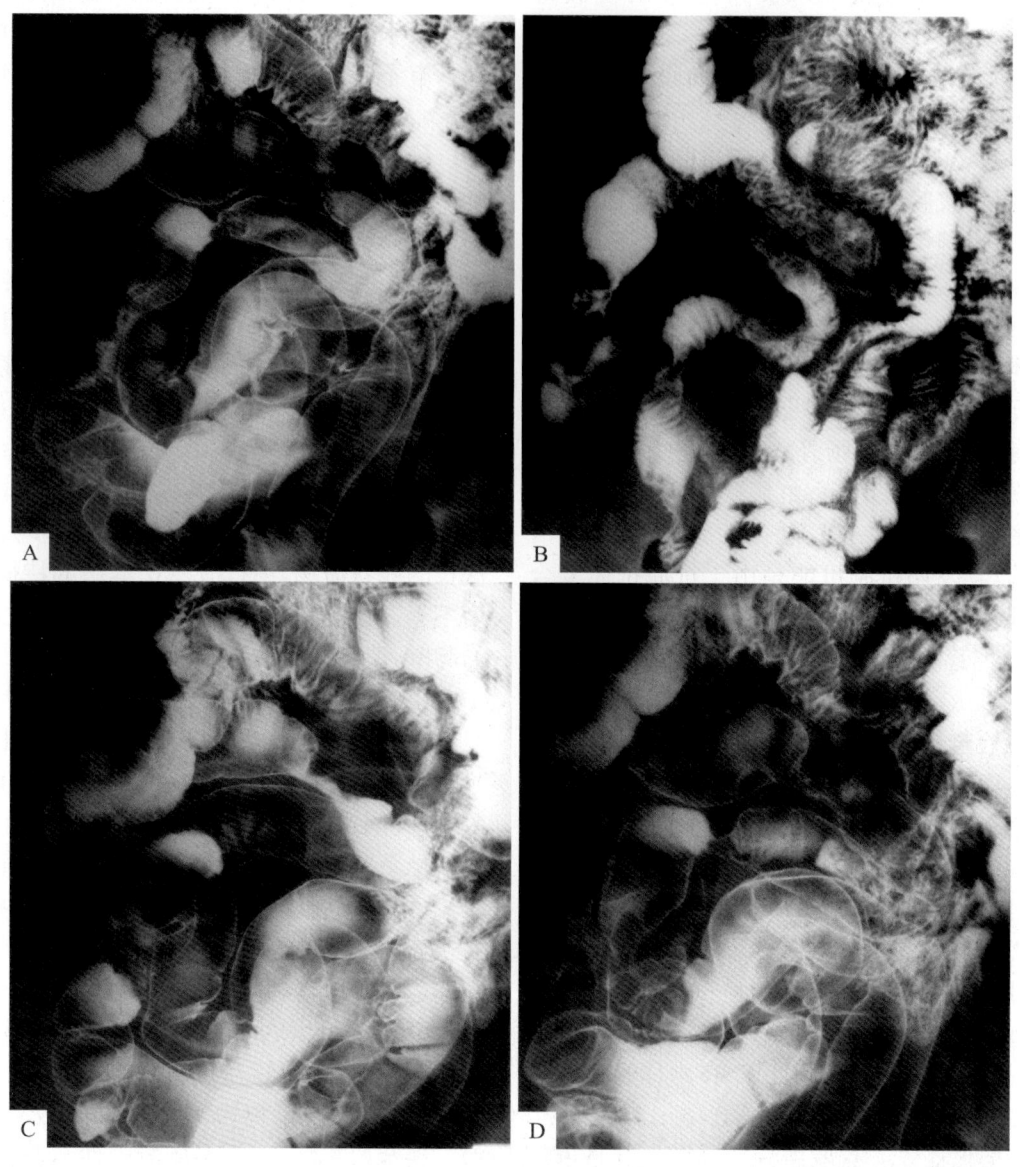

图 3-2-2 克罗恩病

小肠 X 线钡剂造影检查显示小肠节段性肠壁增厚,肠腔狭窄,受累肠段系膜缘明显缩短,游离缘见多个囊袋状向外凸出影,即"假性憩室"。

严重狭窄时,钡剂通过迅速而遗留细线条状影,称为"线样征"。

(6) 节段性分布:克罗恩病常呈节段性分布,病变肠管之间间隔以正常肠管,由于病变肠段激惹及痉挛,钡剂很快通过而不停留该处,称为跳跃征(skip lesion),是克罗恩病的特征性表现(图 3-2-2)。

(7) 并发症表现:包括瘘管、窦道、脓肿、蜂窝织炎和肠梗阻。透壁性溃疡穿破浆膜呈盲管状时形成窦道,当穿透性溃疡与邻近小肠或结肠相通时形成瘘管,与体表、邻近肌肉、膀胱及阴道相通时均可形成瘘管,小肠造影时可见对比剂通过瘘管进入相通的肠管或膀胱、阴道,与皮肤形成瘘管时可见对比剂漏到体表。穿透性溃疡也可形成腹腔脓肿、肠管周围蜂窝织炎和炎性包块。钡剂造影时可见肠管间距增宽、肠管变形或移位等间接征象,CT 或 MRI 检查显示更加清楚。当肠腔狭窄形成梗阻时,表现为狭窄段近端肠管明显积液积气扩张。

2. 小肠 CT 造影表现

(1) 节段性肠壁增厚:由于黏膜下水肿、炎细胞浸润、血管淋巴管扩张和胶原纤维增生所致,急性期以水肿为著,慢性期主要为纤维组织增生。充盈良好的小肠肠壁正常情况下肠壁厚度为 2~3 mm,肠壁>4 mm 则认为肠壁异常增厚,严重增厚的肠壁导致肠腔狭窄,甚至肠梗阻。克罗恩病的早期主要为系膜缘肠壁增厚而游离缘肠壁厚度正常，或系膜缘肠壁增厚更加明显，病变时间较长时，游离缘肠壁也可以增厚，因而整个肠管呈对称性环形增厚改变。

（2）肠壁强化增加：表现为增强后动脉期和门脉期均较正常肠壁明显强化，以门脉期更明显。肠壁强化类型可分为3种表现：①肠壁呈三层状，即最内面的黏膜层和最外面的浆膜层明显强化，中央的黏膜下层水肿，强化减弱而呈低密度，又称为"靶征"（图3-2-3）。②肠壁呈三层状，即最内面的黏膜层和最外面的浆膜层轻度强化，中央的黏膜下层因脂肪沉积而呈低密度（图3-2-4）；③肠壁均匀一致强化，无分层（图3-2-5）。炎症初期，部分肠壁厚度可以正常，而增强后强化却较正常肠壁增加，因此增强扫描可以更加敏感地发现肠壁厚度正常的炎症累及肠壁，对克罗恩病的诊断起着重要作用（图3-2-6）。

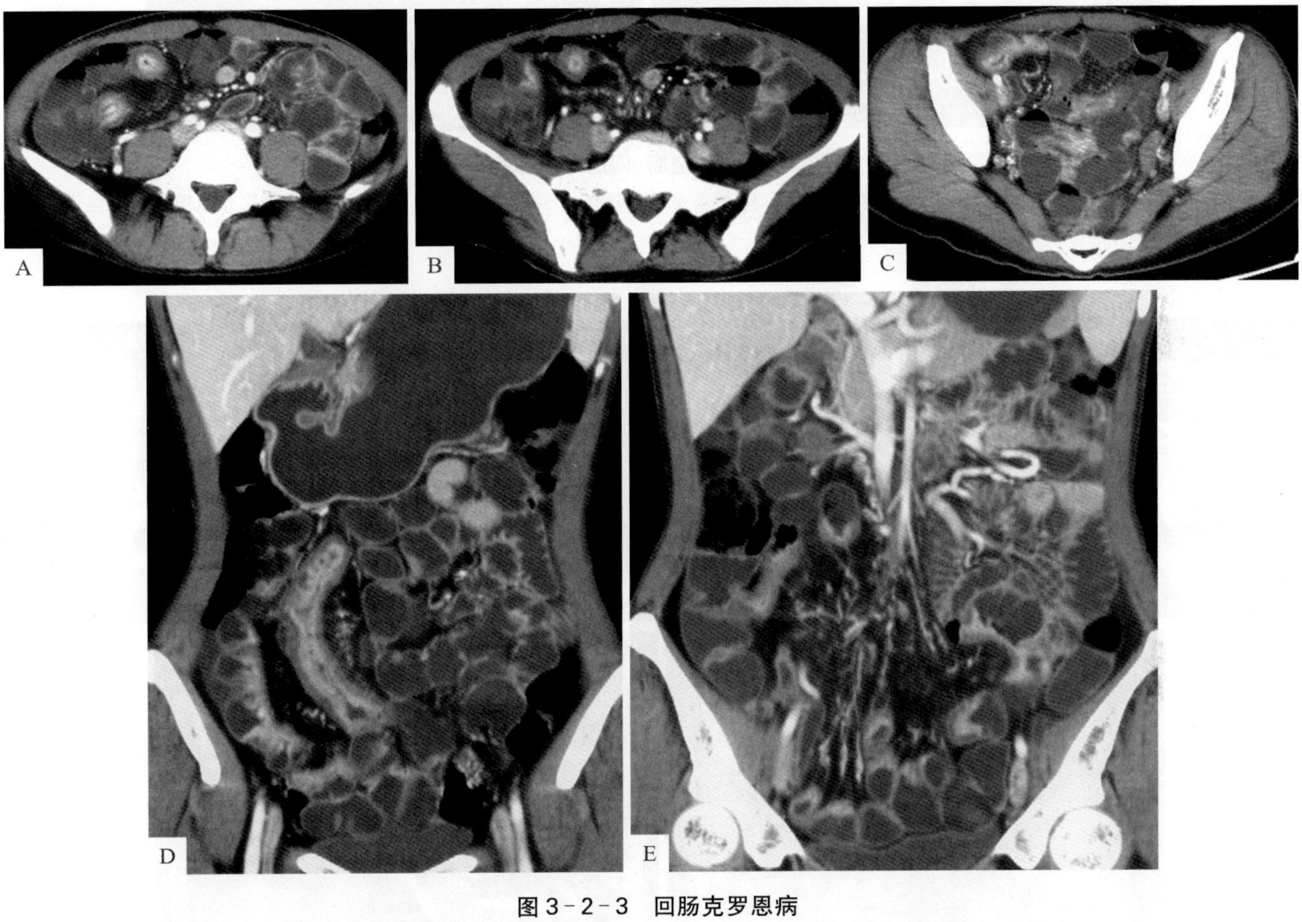

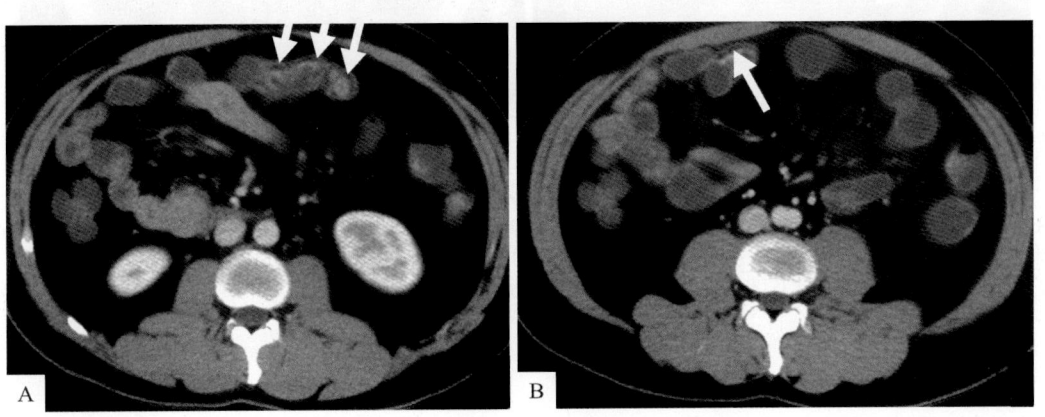

图3-2-3　回肠克罗恩病

门脉期CT增强图像（A～C）、冠状面CT重建图像（D、E）显示回肠节段性肠壁增厚，肠腔狭窄，增强扫描受累肠段呈三层改变，即：最内层黏膜层和最外层浆肌呈明显强化，中间层黏膜下层水肿，强化减弱，呈"靶征"改变。

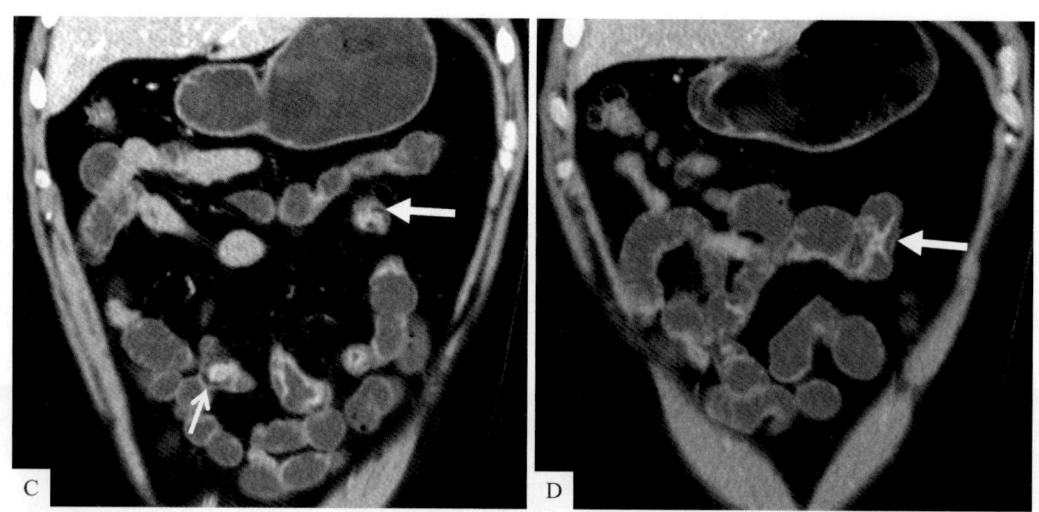

图3-2-4 空肠、回肠克罗恩病

门脉期横断面CT增强图像(A、B)、冠状面CT重建图像(C、D)显示空肠、回肠呈三层改变,即最内层黏膜层和最外层浆肌层呈中等强化,中间层黏膜下层可见层状脂肪沉积影,呈"靶征"改变(箭)。

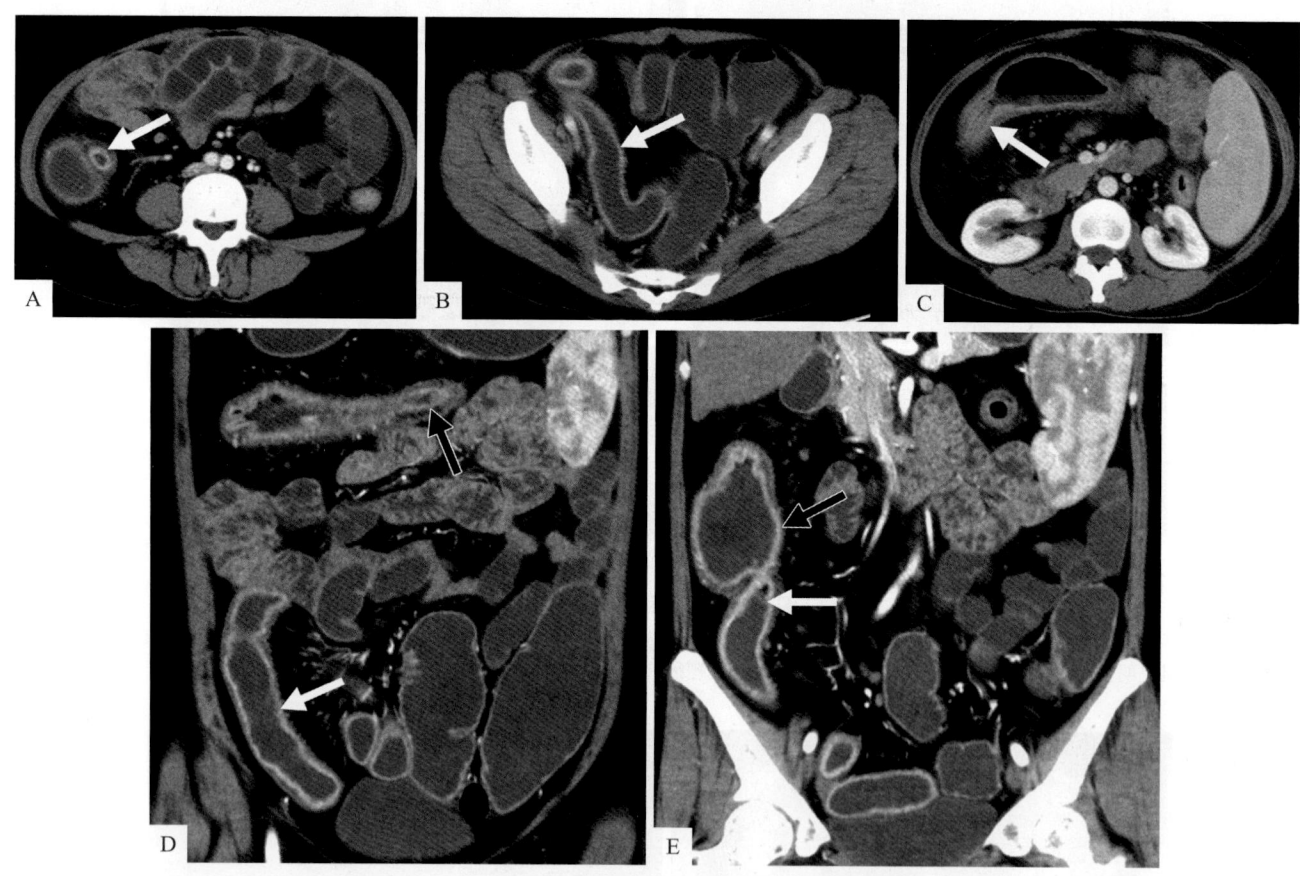

图3-2-5 末端回肠、回盲部、升结肠及横结肠克罗恩病

A~C.门脉期CT增强图像;D、E.冠状面CT重建图像。A.回肠末端肠管呈三层改变,即最内层黏膜层和最外层浆肌层呈中等强化,中间层黏膜下层可见层状脂肪沉积影,呈靶征(黑箭);B.末端回肠增强扫描呈均匀一致强化改变,未见分层(白箭);C.右半结肠狭窄变形,结肠袋消失,呈均匀一致强化改变,未见分层(白箭);D、E.末端回肠、回盲部及横结肠部分肠管呈三层改变,黏膜下可见脂肪沉积(黑箭),部分呈均匀一致强化改变,未见分层(白箭)。

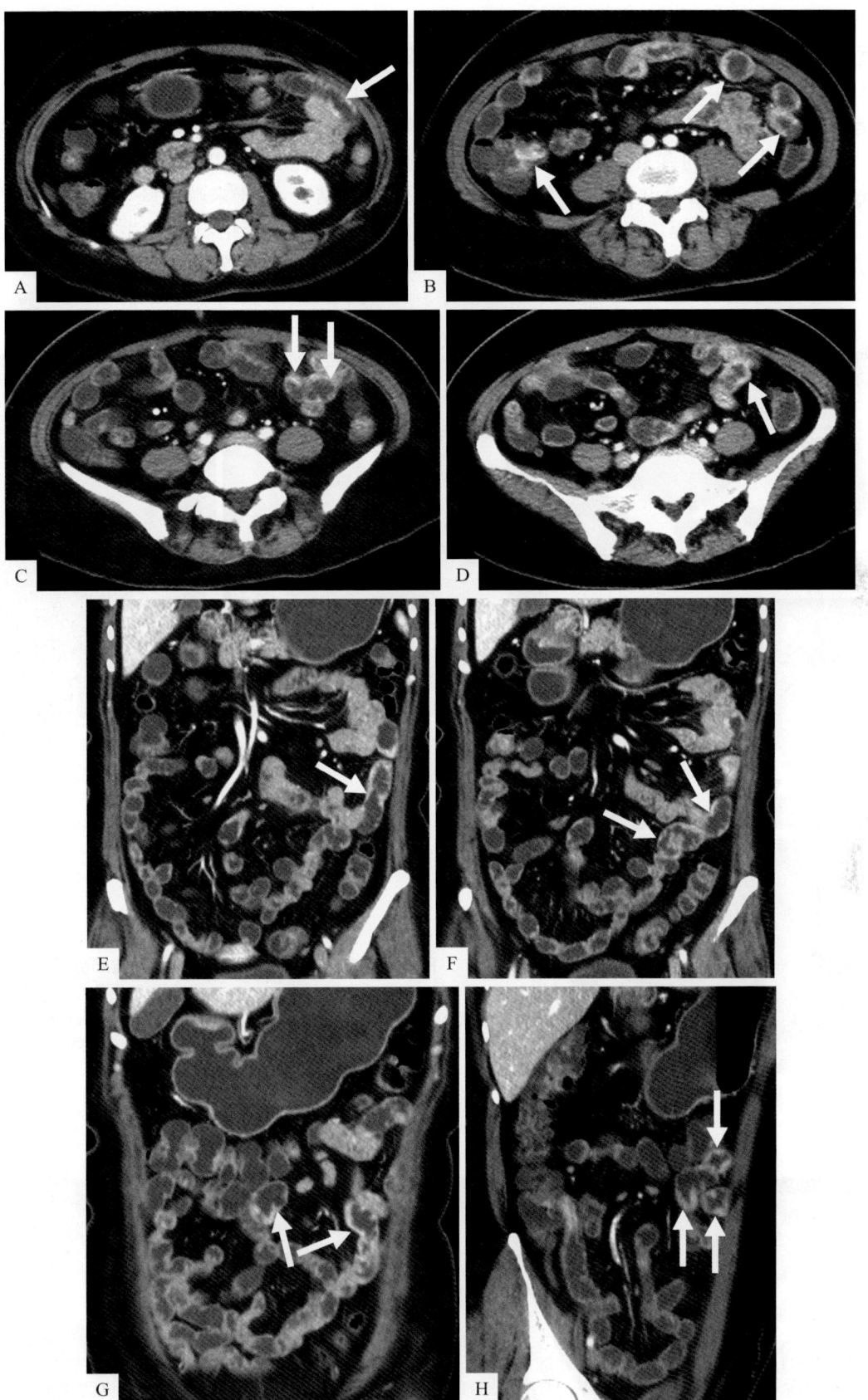

图 3-2-6 空回肠克罗恩病(早期改变)

门脉期横断面 CT 增强图像(A~D)、门脉期冠状面 CT 重建图像(E、F)显示空、回肠节段性肠壁略增厚,增厚肠壁仅累及系膜缘,肠壁黏膜皱襞呈结节样改变(箭),提示早期改变。

(3) 肠外表现：①炎症导致相应肠管肠系膜动脉末梢直小血管增粗、扩张，排列紧密，呈梳齿状改变（comb sign）；②透壁炎症穿透浆膜层累及相应系膜，形成渗出，表现为肠系膜脂肪密度增高，边缘模糊，增强后可见不同程度的强化（fat stranding）；③炎变肠段相应引流区肠系膜淋巴结增生肿大，呈椭圆形，增强扫描可有不同程度的强化，在冠状面CT重建图像上显示清晰（图3-2-7，图3-2-8）。

(4) 其他肠外表现：①骶髂关节炎，通常对称性受累，提示与炎症性肠病相关的关节炎（与HLA-B27阳性有关）（图3-2-8）；②骨质疏松：可能由于营养不良（维生素D的缺乏），循环血中炎性细胞因子的对成骨功能的破坏以及激素类治疗的共同结果；③肾结石：由于末端回肠炎导致草酸钙的吸收增加，从而增加了肾结石的发生率；④胆囊结石：可能由于末端回肠炎导致胆盐的吸收减少所致。

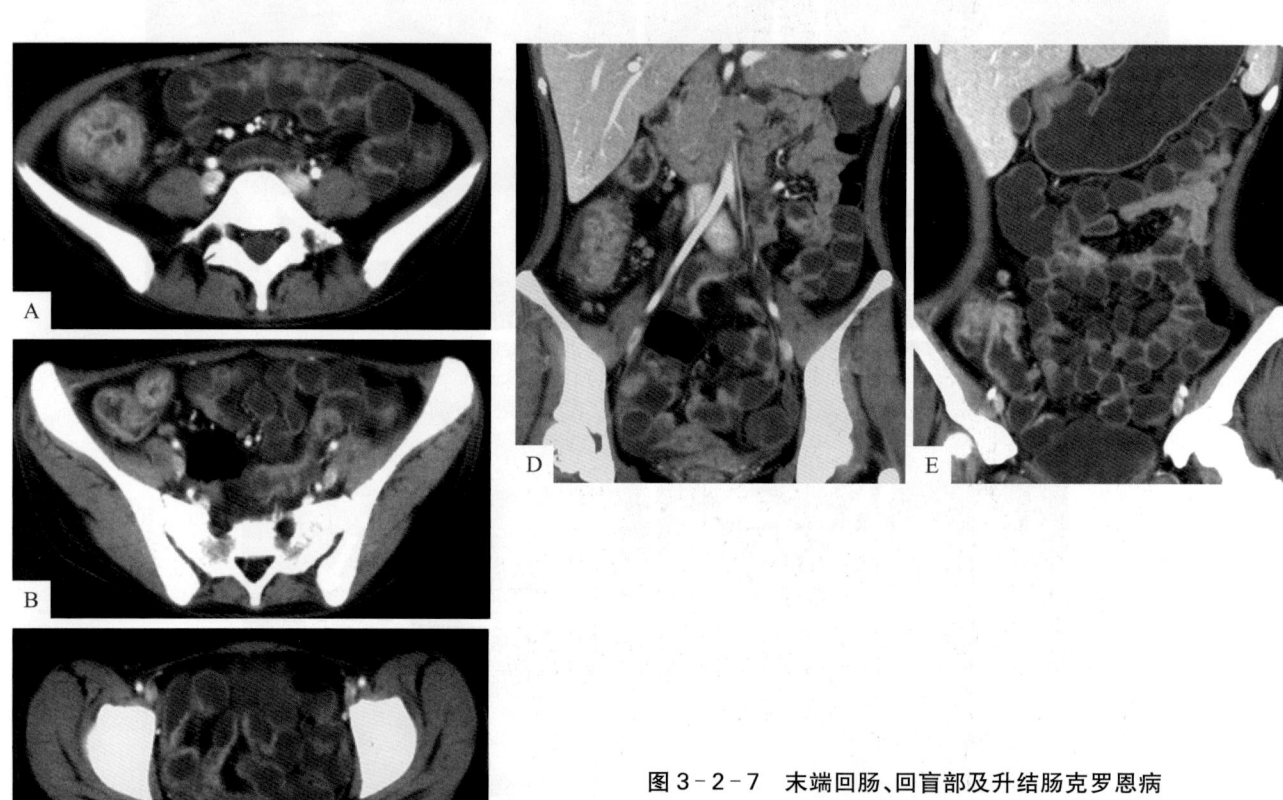

图3-2-7 末端回肠、回盲部及升结肠克罗恩病
A~C.门脉期CT增强图像。A.回盲部肠壁明显增厚，肠腔变窄，肠管周围可见片状渗出影，脂肪密度增高；B、C.回盲部及末端回肠节段性肠壁增厚伴异常强化。D、E.冠状面CT重建图像。D.升结肠周围渗出及肿大淋巴结影；E.更加清晰显示受累肠段范围。

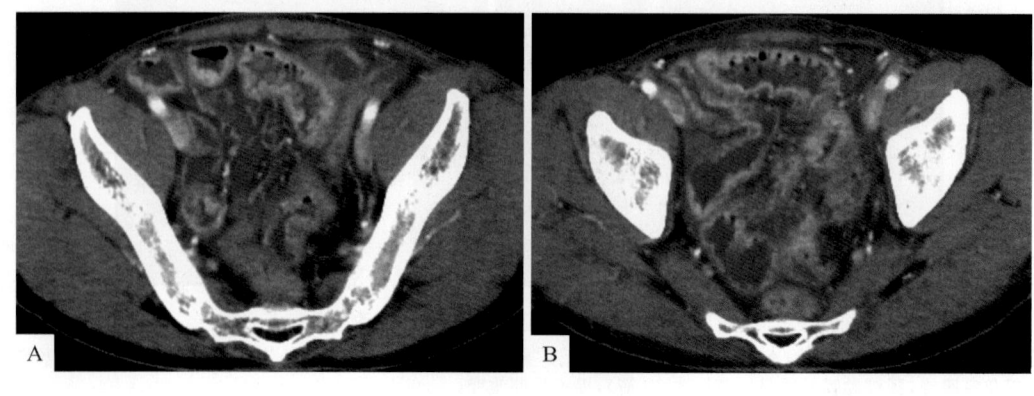

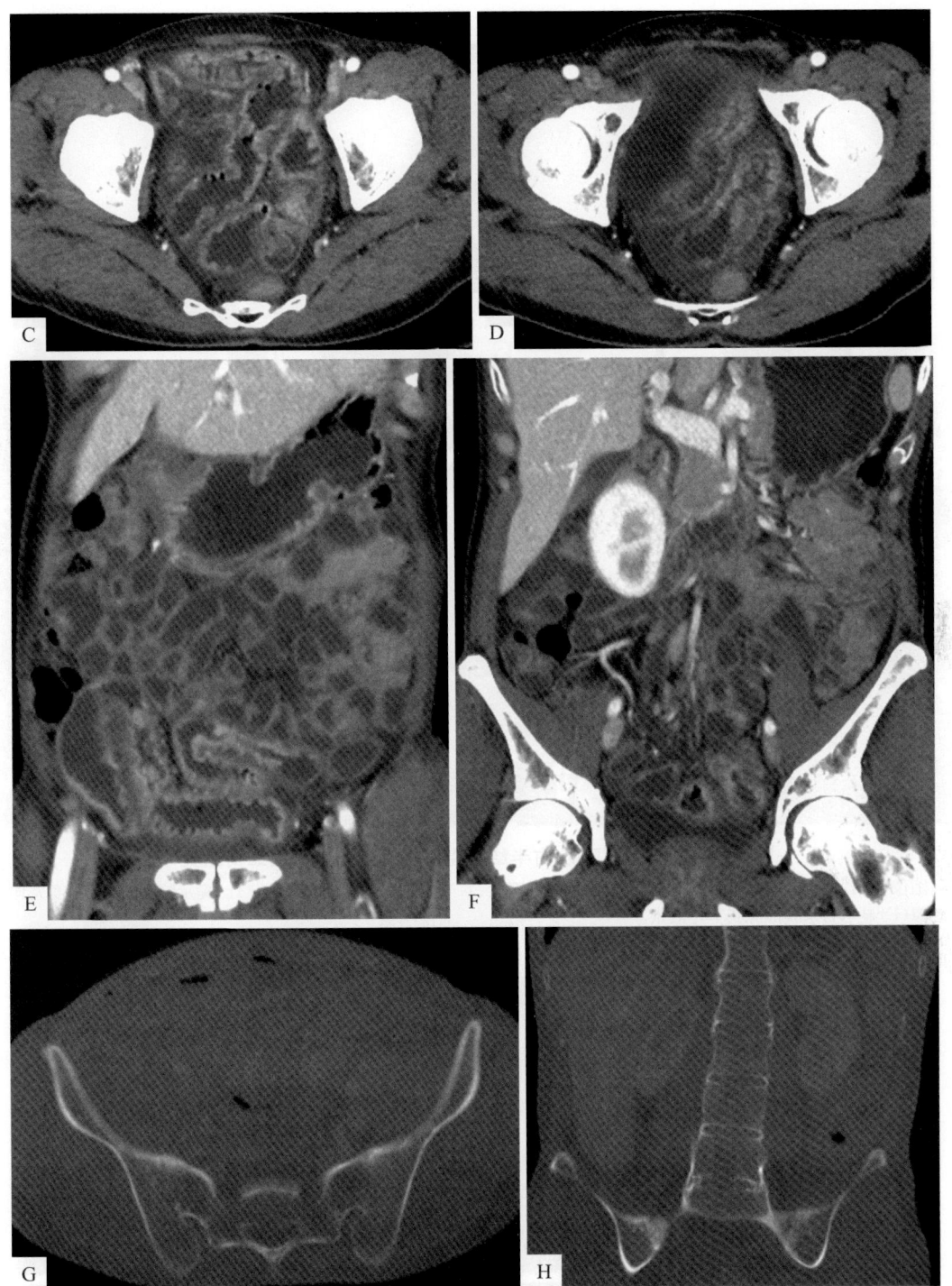

图 3-2-8 回肠克罗恩病

门脉期 CT 增强图像（A~D）、门脉期冠状面 CT 重建图像（E、F）显示回肠下段节段性肠壁增厚，增强扫描肠壁呈分层强化，黏膜层明显强化，黏膜下层水肿，强化减弱，黏膜溃疡，部分黏膜呈"假息肉样"改变，肠管周围末梢直小血管增粗扩张，排列成"梳齿状"改变，肠系膜根部淋巴结增生肿大；横断面（G）和冠状面（H）骨窗图像显示骶髂关节面骨质增生、硬化，关节间隙狭窄、消失，脊柱呈"竹节样"改变，提示强直性脊柱炎。

(5) 并发症表现：包括肠管周围蜂窝织炎、脓肿、瘘管、窦道和肠梗阻。①克罗恩病的炎症容易穿透浆膜层形成肠周蜂窝织炎，表现为增厚肠壁周围的团片状异常强化灶，边缘模糊，邻近肠管呈受压移位改变。治疗后或炎症的慢性期，蜂窝织炎局限而形成边界清晰、强化明显而均匀一致的炎性肿块（图 3-2-9）。②炎性肿块中央坏死则形成脓肿，表现为边缘强化，中央呈不强化的液性密度，如脓液较稠厚，CT 值可接近软组织密度（图 3-2-10~图 3-2-12）。③透壁性炎症穿透邻近肠管、腹壁肌肉、膀胱

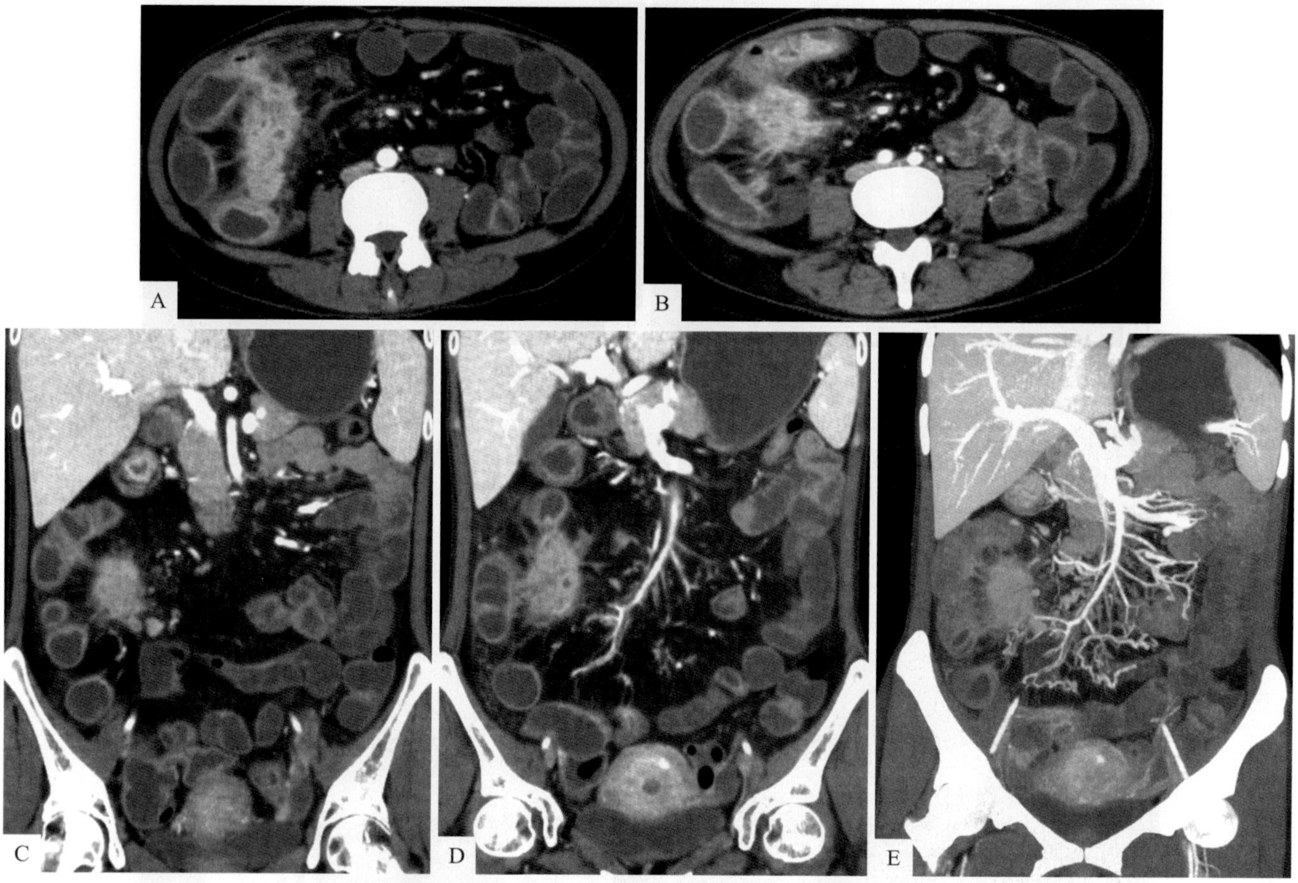

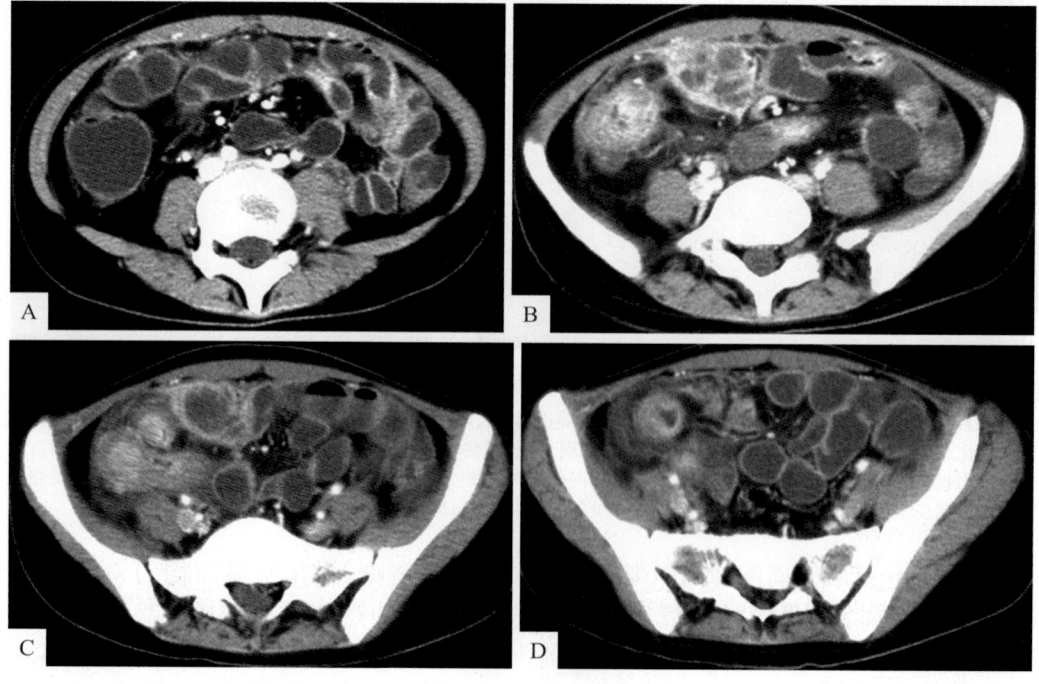

图3-2-9 回肠下段、右半结肠克罗恩病伴肠管周围蜂窝织炎

门脉期CT增强图像(A、B)、冠状面CT重建图像(C、D)显示回肠下段、右半结肠周围片状异常强化灶,提示蜂窝织炎,密度欠均匀。门脉期冠状面CT重建图像(E)显示肠系膜静脉狭窄伴曲张。

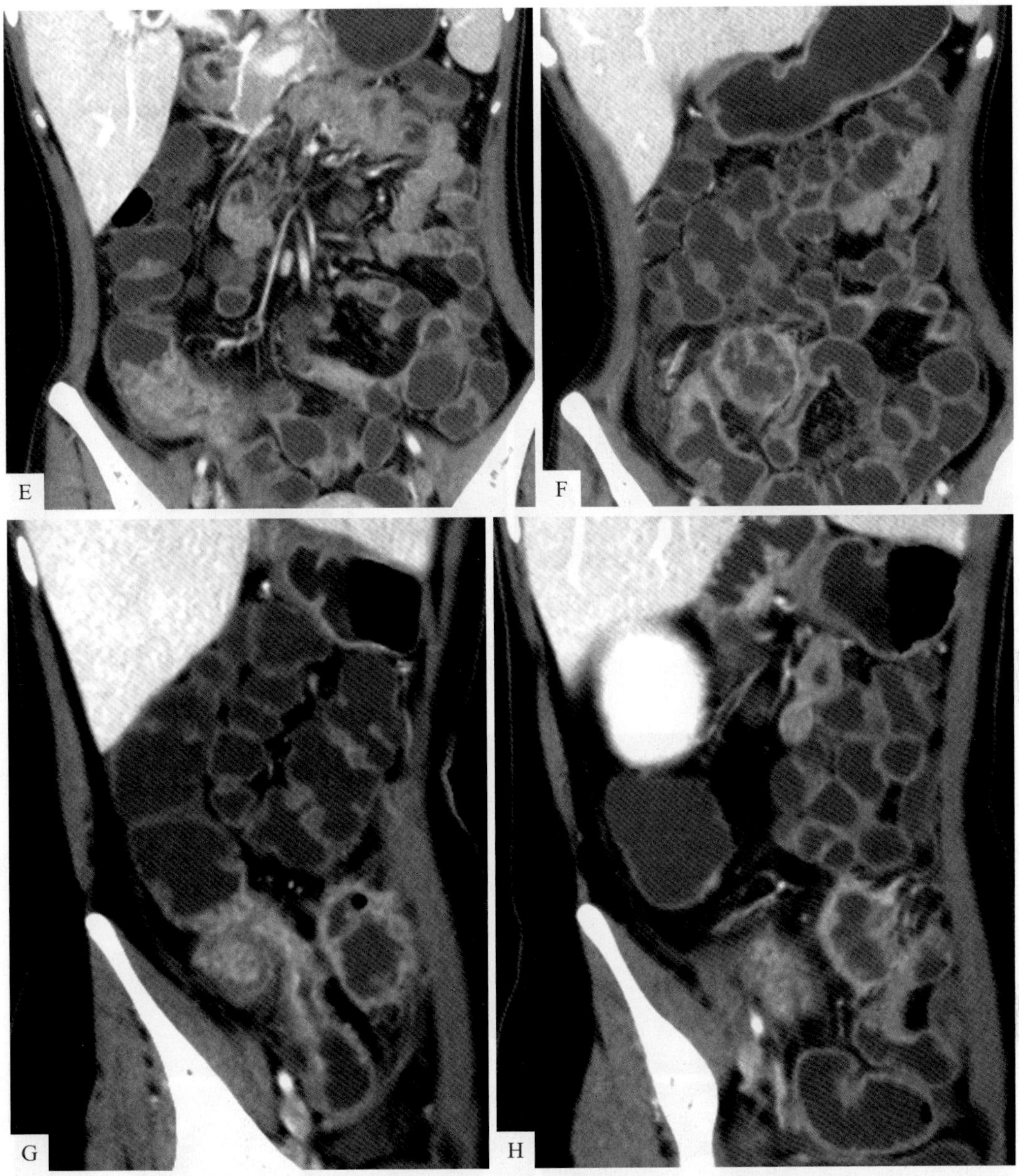

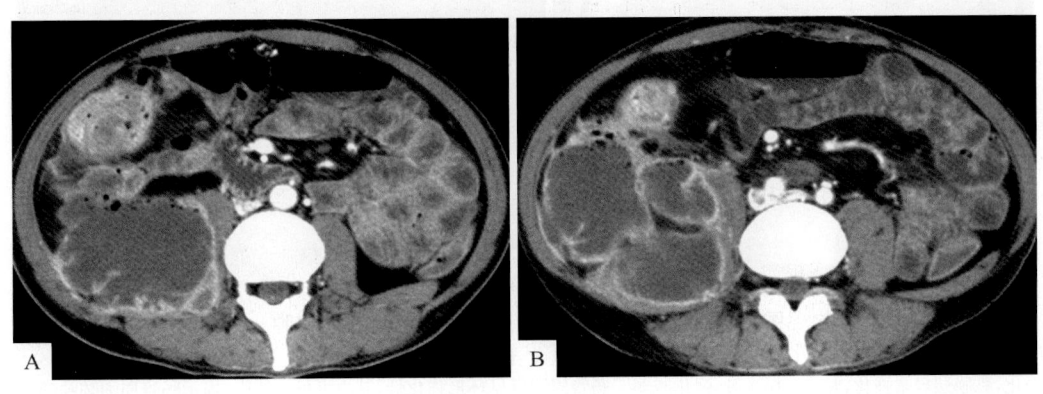

图 3-2-10　回盲部及回肠中下段克罗恩病伴肠管周围渗出及脓肿

门脉期横断面 CT 增强图像(A~D)显示回盲部及回肠中下段节段性肠壁增厚,增强扫描呈分层强化改变,黏膜层异常强化,黏膜下层水肿,强化减弱;B. 肠管周围渗出及环形异常强化灶,病灶中央可见多个液化坏死区域,提示脓肿改变;门脉期冠状面 CT 重建图像(E、F)、矢状面 CT 重建图像(G、H)更加清晰显示肠管周围脓肿;E. 回肠黏膜呈"假息肉样"改变,提示增生性肉芽肿生成。

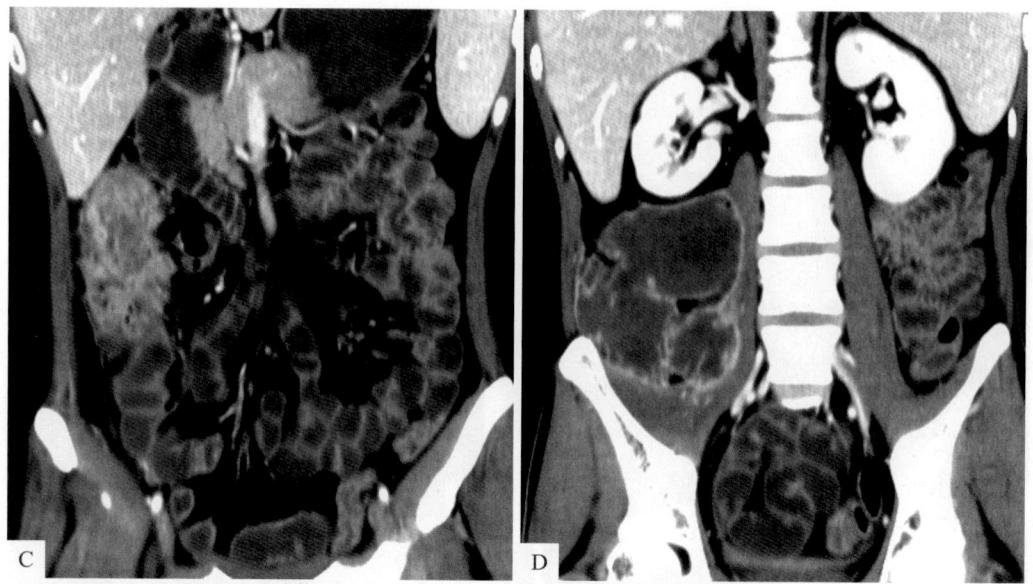

图 3-2-11　回盲部及末端回肠克罗恩病伴腰大肌脓肿

门脉期横断面 CT 增强图像（A、B）、门脉期冠状面 CT 重建图像（C、D）显示回盲部及末端回肠节段性肠壁增厚，增强扫描肠壁异常强化，腰大肌内环形强化灶，提示腰大肌脓肿。

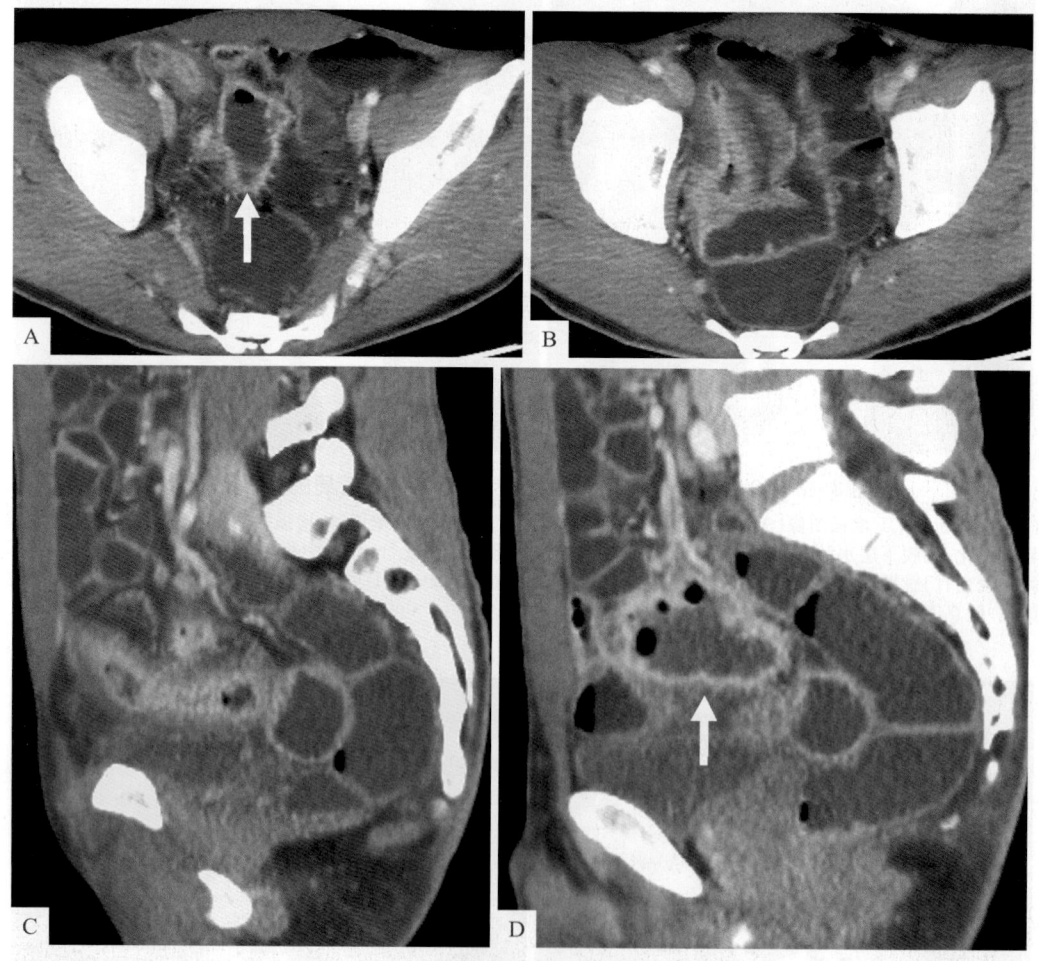

图 3-2-12　末端回肠克罗恩病伴肠管周围脓肿

门脉期横断面 CT 增强图像（A、B）、矢状面 CT 重建图像（C、D）显示末端回肠节段性肠壁增厚，增强扫描肠壁呈分层强化，黏膜层异常强化，黏膜下层水肿，强化减弱。肠管周围可见环形强化灶，其内可见气体影，提示肠管周围脓肿（箭）。

或阴道时,可形成相应的瘘管。CT 多平面重建可显示肠管与体表之间的条索状瘘管或脓柱,增强后瘘管内壁及周围的炎症组织明显强化。肠管与腹壁、膀胱或阴道异常沟通时,腹壁、膀胱或阴道内可见气体(图 3-2-13)。肠管之间形成内瘘时,瘘管较难直接显示,但肠管呈"放射状"或"花瓣状"改变并相互粘连,常提示内瘘形成(图 3-2-14～图 3-2-17),且肠管周围通常形成大片蜂窝织炎改变。④肠壁增厚、肠腔狭窄可引起肠梗阻,表现为梗阻点肠壁明显增厚,强化增加,近端肠管扩张及肠腔气液平面。急性期或活动期由于肠壁明显水肿和痉挛(图 3-2-18),慢性期由于纤维组织增生所致(图 3-2-19,图 3-2-20),部分由肉芽增生、炎性息肉样增生所致(图 3-2-21,图 3-2-22)。肠腔狭窄常导致胶囊内镜滞留(图 3-2-23)。

3. 小肠 MR 造影表现

小肠 MR 造影最主要的用途在于克罗恩病的诊断、疾病活动度以及疾病疗效的监测评估。主要有以下表现。

(1) 肠壁节段性增厚:在肠腔充分充盈扩张时,正常的肠壁厚度应≤3mm,克罗恩病的肠壁厚度可达 2cm(图 3-2-24)。肠壁的增厚急性期由于水肿、炎性细胞浸润所致,慢性由于纤维脂肪组织增生所致。活动期克罗恩病患者的肠壁厚度明显大于稳定期的患者。诊断肠壁增厚的前提是充分的肠管充盈,塌陷的肠管也表现为肠壁增厚,易产生假阳性的结果。

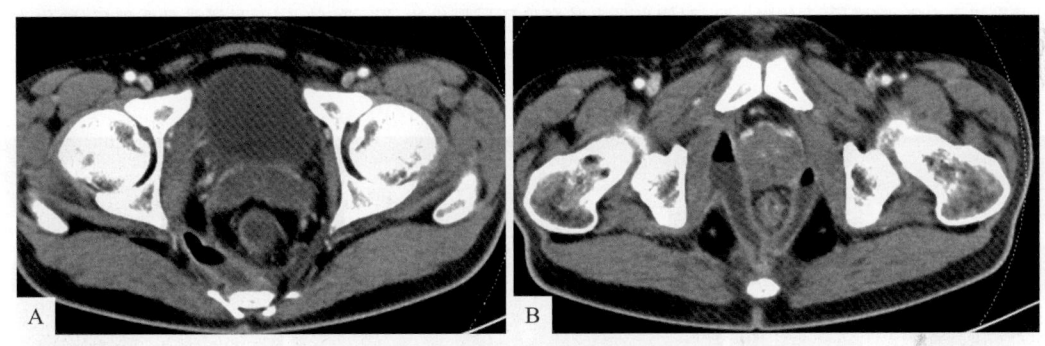

图 3-2-13 克罗恩病伴肛瘘
门脉期横断面 CT 增强图像(A、B)显示肛周皮肤内多发管道样结构,内壁明显强化,并可见气体影,提示肛瘘。

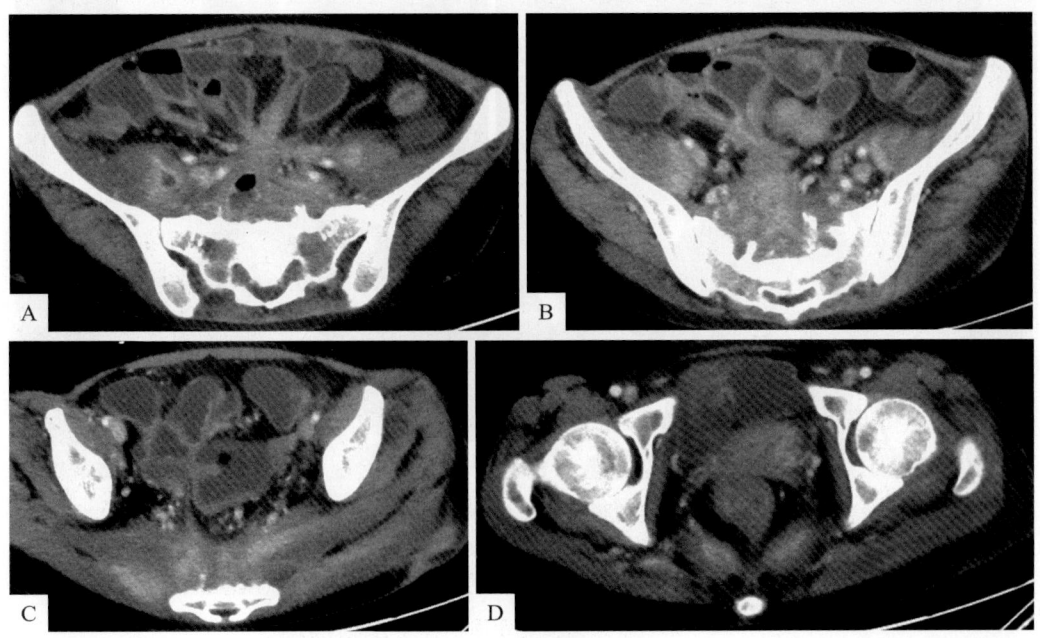

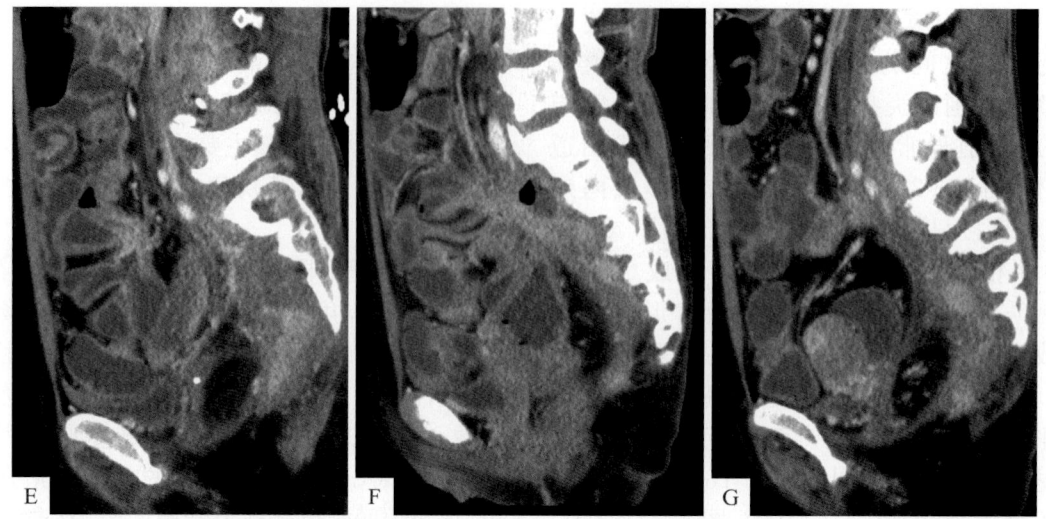

图3-2-14 回肠、结直肠、肛周克罗恩病伴内瘘，腹膜后、右侧腰大肌、双侧坐骨直肠窝脓肿及双侧臀中肌和臀大肌蜂窝织炎

门脉期横断面CT增强图像（A～D）、矢状面CT重建图像（E～G）显示回肠、结直肠、肛周节段性肠壁增厚，呈"花瓣状"，提示内瘘；腹膜后、右侧腰大肌、双侧坐骨直肠窝见环形强化灶，提示脓肿；同时见骶骨骨质破坏、硬化改变；双侧臀中肌和臀大肌见片状异常强化灶，提示蜂窝织炎。

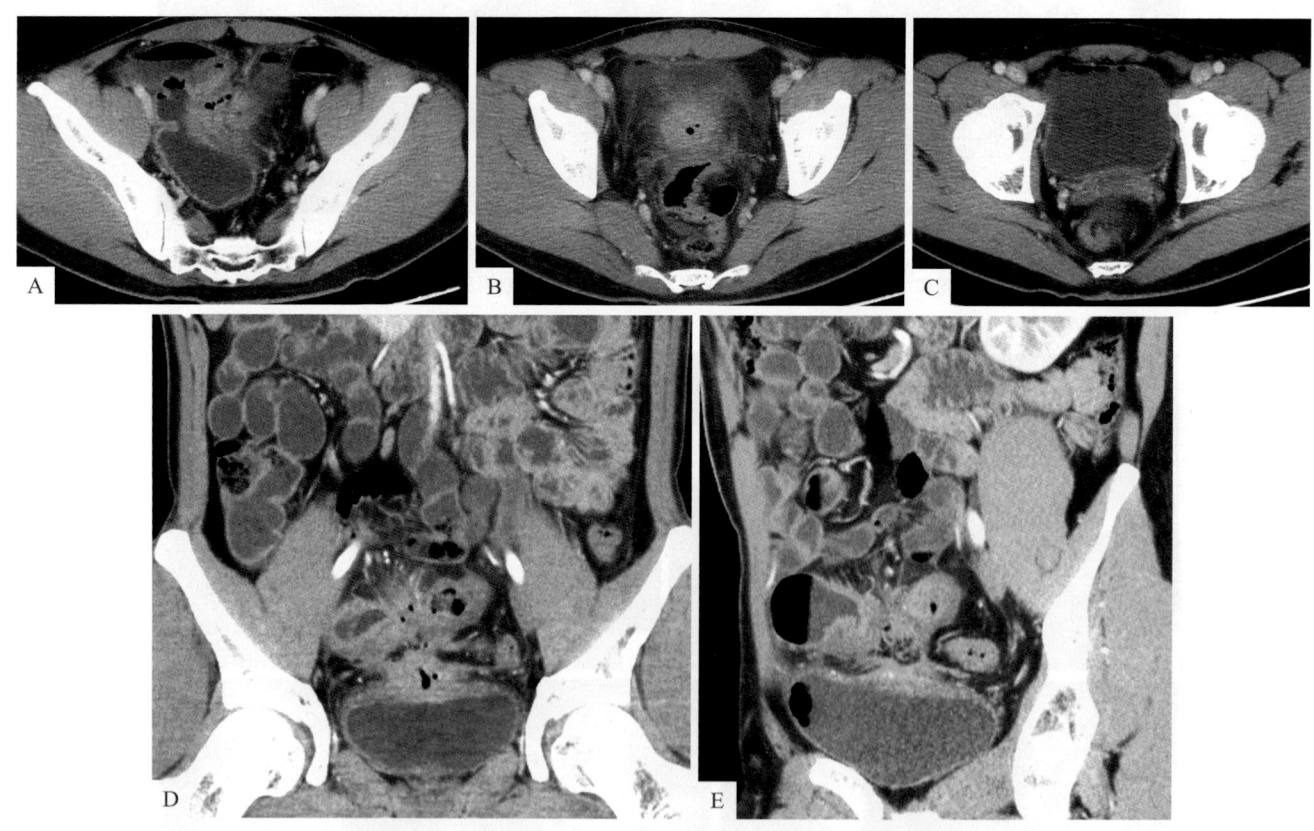

图3-2-15 乙状结肠克罗恩病伴内瘘及乙状结肠膀胱瘘

门脉期横断面CT增强图像（A～C）、门脉期冠状面CT重建图像（D）、矢状面CT重建图像（E）显示乙状结肠肠壁明显增厚，增强扫描呈分层强化改变，黏膜层异常强化，黏膜下层水肿，强化减弱，黏膜呈"假息肉样"改变，提示腔内增生性肉芽肿生成。乙状结肠与膀胱粘连，形成管道样结构，增强扫描管壁明显强化，膀胱内可见气体影，提示乙状结肠膀胱瘘。

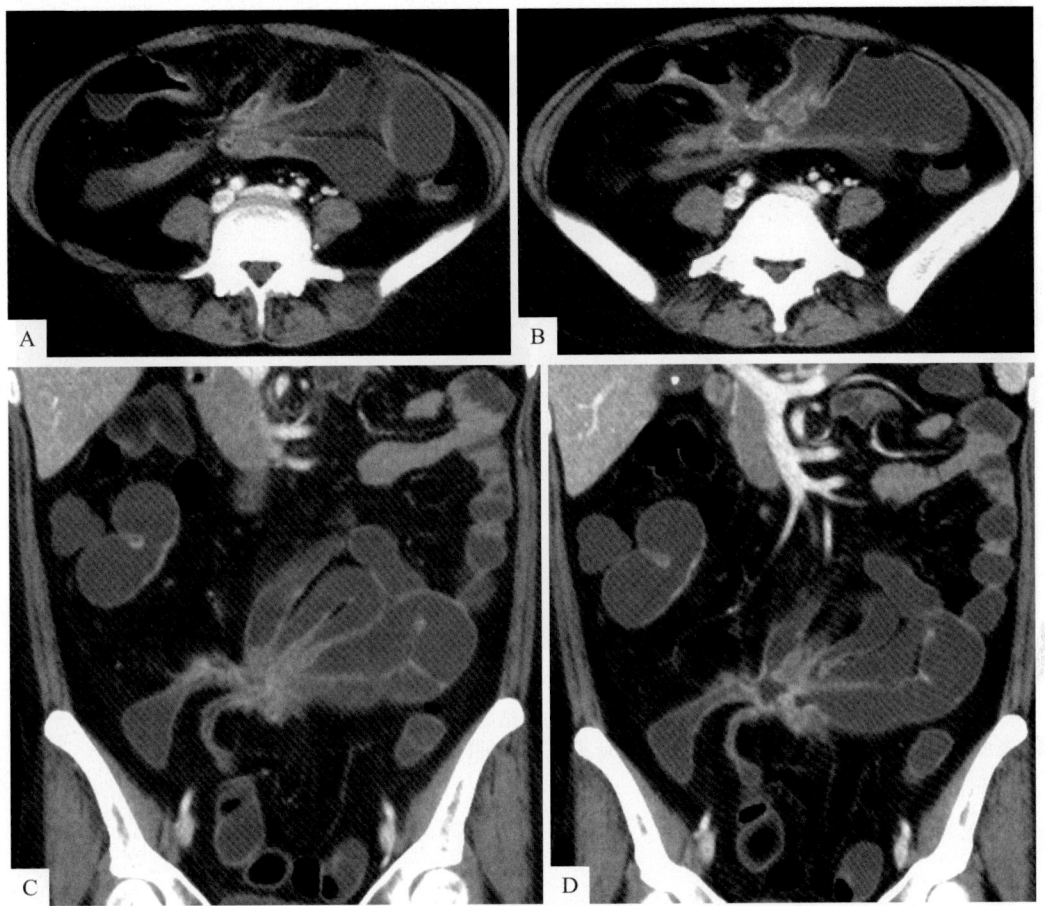

图 3-2-16 回肠克罗恩病伴内瘘

门脉期 CT 增强图像（A、B）、冠状面 CT 重建图像（C、D）显示回肠肠壁增厚伴异常强化,并互相粘连,形成"花瓣样"改变,提示内瘘。

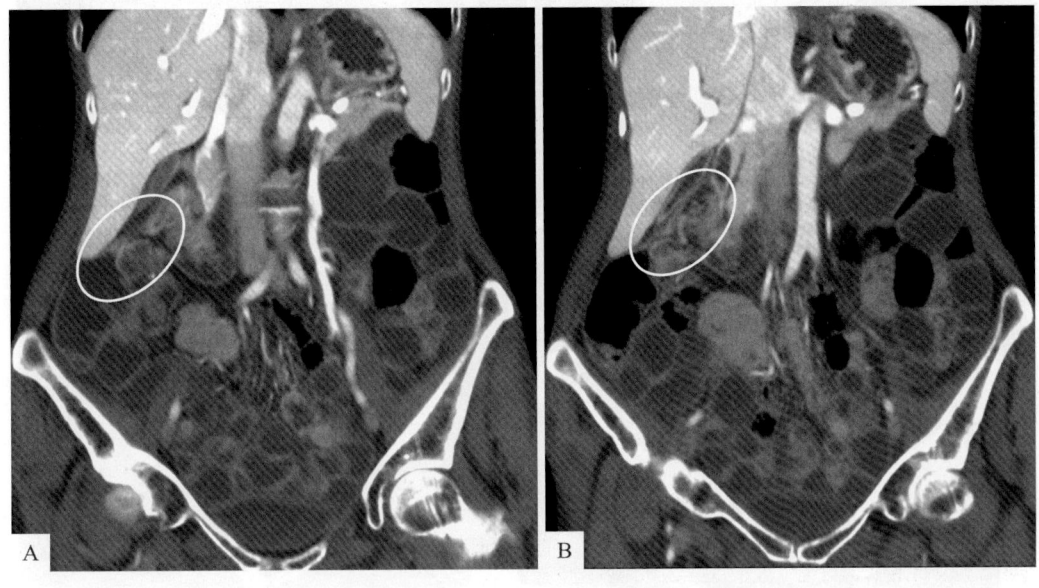

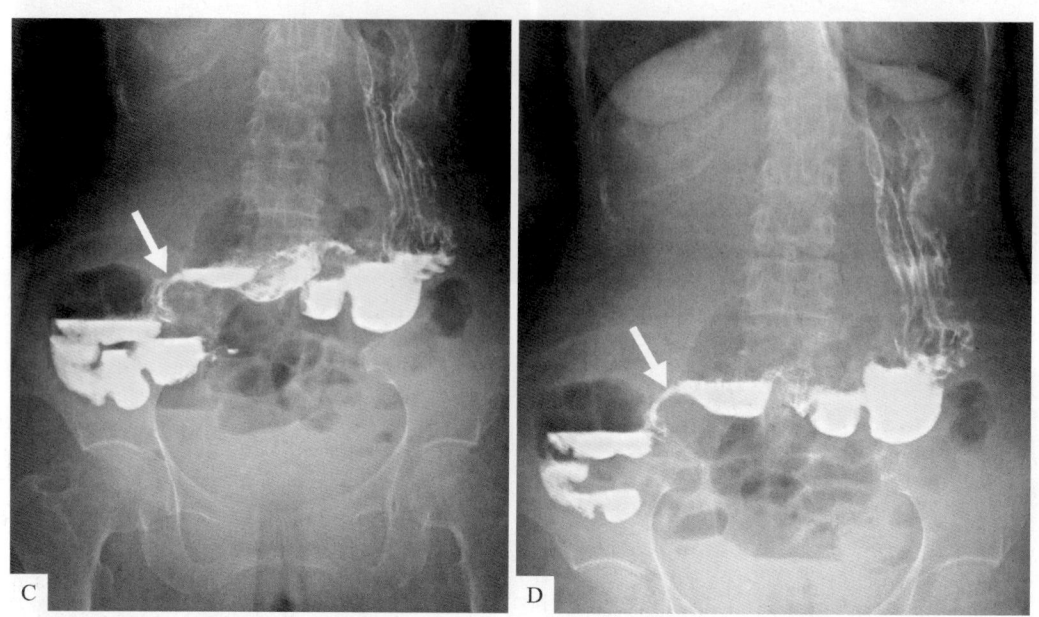

图3-2-17 克罗恩病十二指肠降段与横结肠内瘘

门脉期冠状面CT重建图像(A、B)显示十二指肠降段与横结肠粘连、肠腔相通(白圈),黏膜呈明显息肉样增生改变,高度提示内瘘;口服水溶性对比剂后(C、D),证实十二指肠降段与横结肠内瘘形成(白箭)。

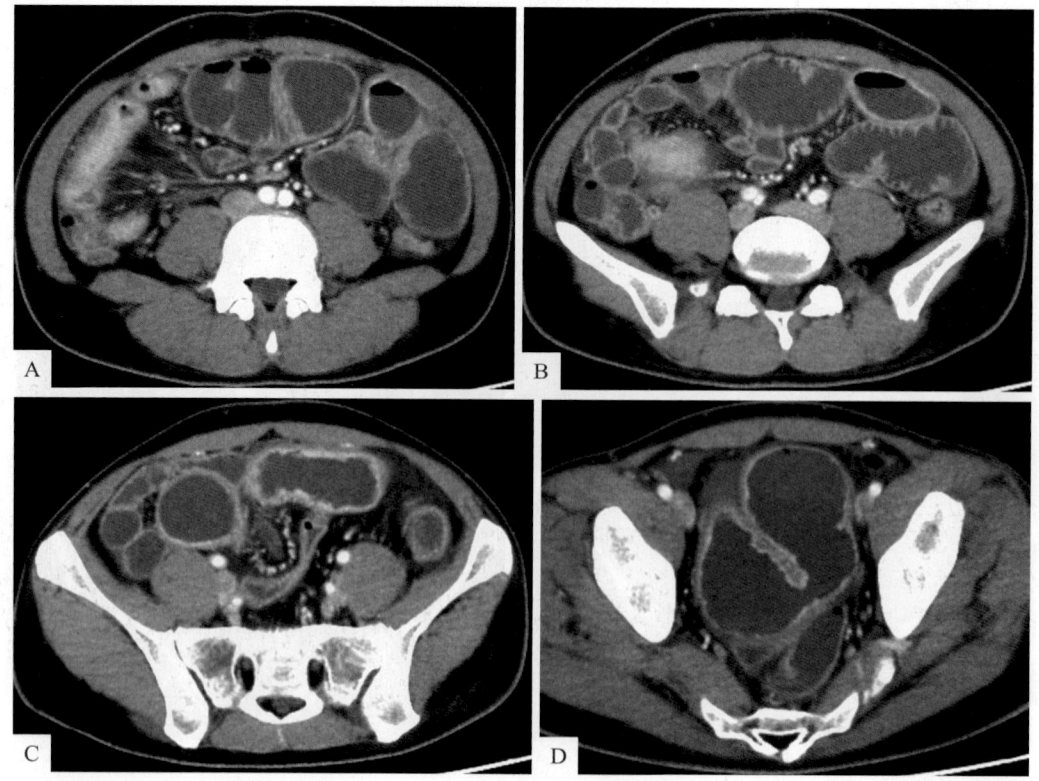

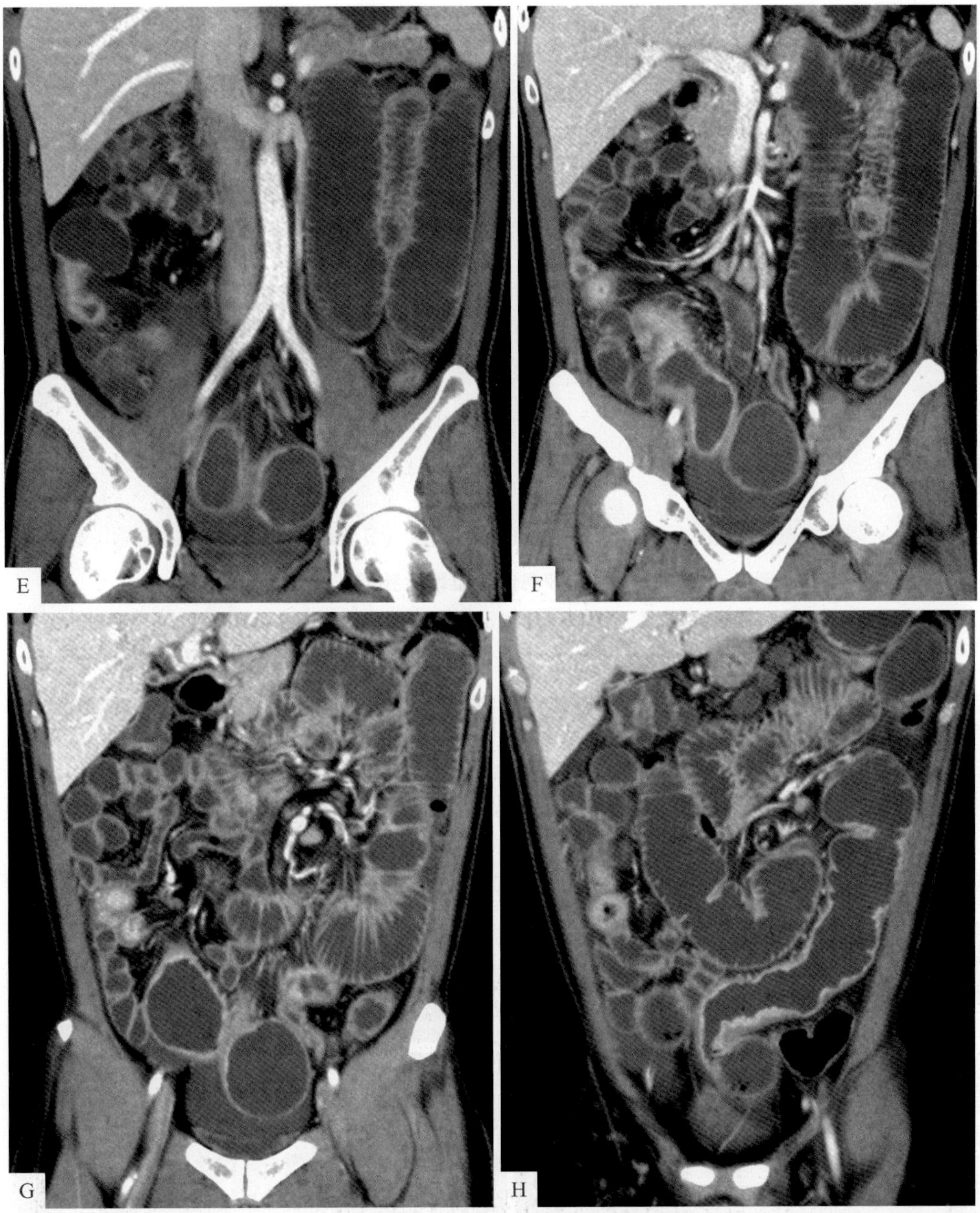

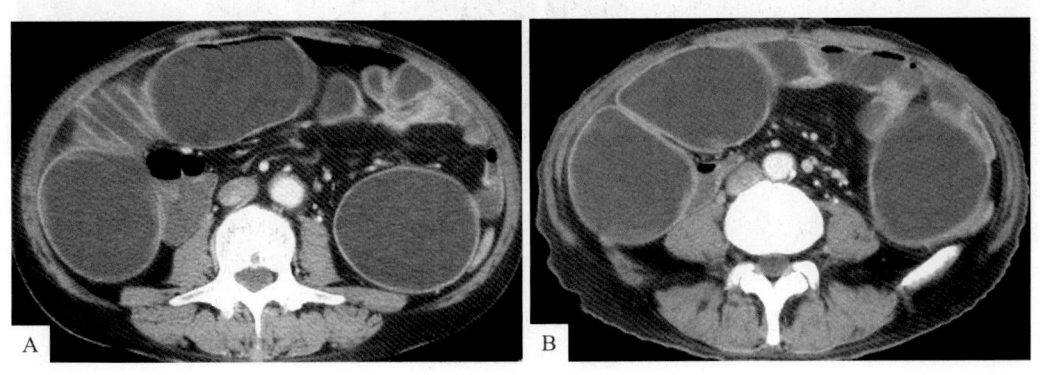

图 3-2-18 小肠克罗恩病急性期肠腔狭窄伴梗阻

门脉期横断面CT增强图像(A~D)、冠状面CT重建图像(E~H)显示小肠节段性肠壁增厚,呈分层样强化,黏膜层明显强化,黏膜下层水肿,强化减弱,肠腔变窄,近端肠管明显扩张,提示急性期由于肠壁水肿,肠腔狭窄所致肠梗阻。部分肠段周围可见渗出,图C和H见黏膜溃疡及小肉芽增生。

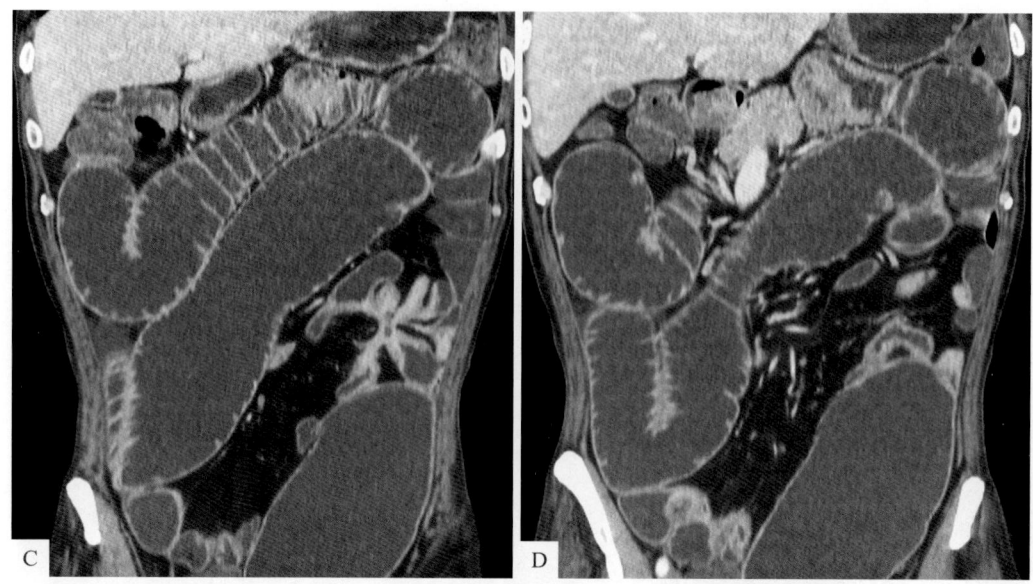

图 3-2-19 小肠克罗恩病纤维增生狭窄伴梗阻及内瘘

门脉期 CT 增强图像（A、B）、冠状面 CT 增强图像（C、D）显示空、回肠节段性肠壁增厚伴肠管均匀一致强化，肠腔狭窄，近端肠管明显扩张，提示慢性纤维增生狭窄所致小肠梗阻；A、C 图可见中腹部回肠呈"花瓣状"，提示内瘘形成。

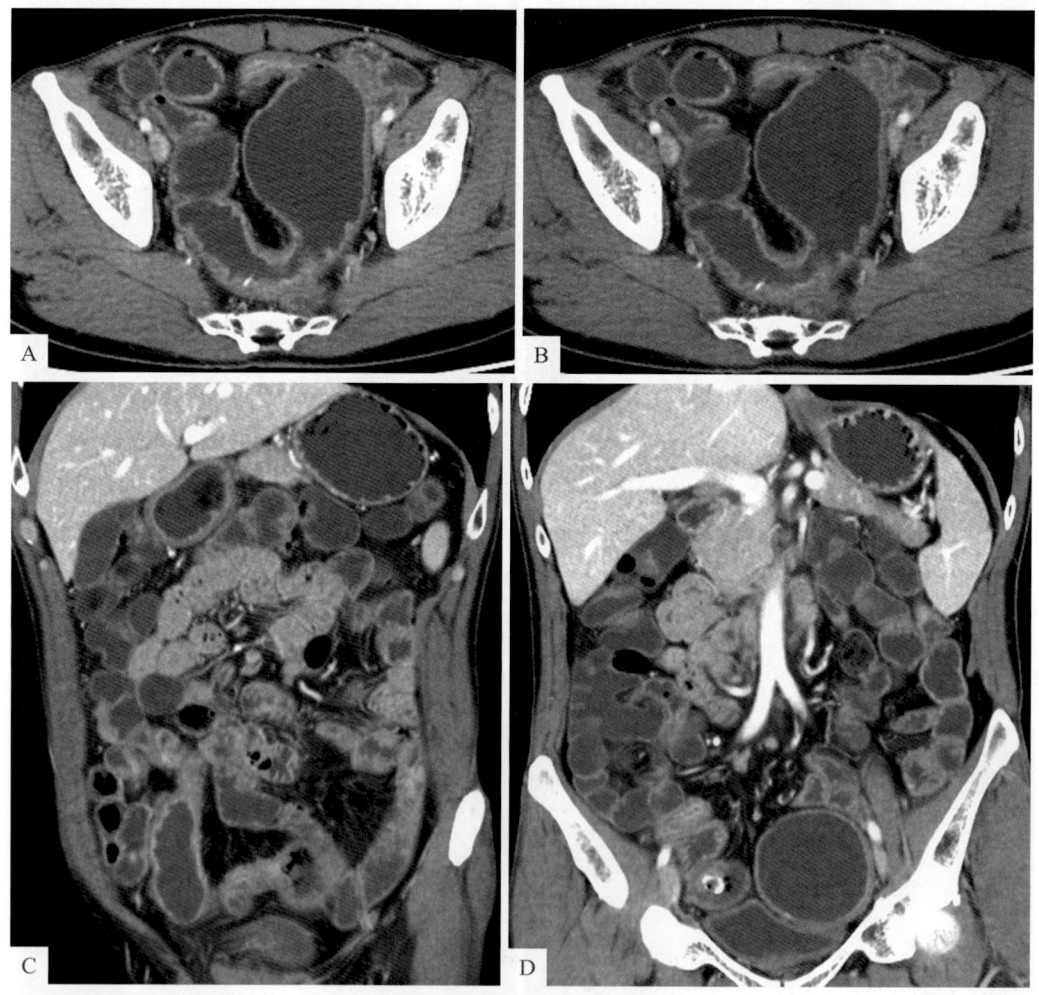

图 3-2-20 空肠、回肠克罗恩病伴肠腔狭窄（纤维增生狭窄）

门脉期横断面 CT 增强图像（A、B）、冠状面 CT 重建图像（C、D）显示空肠、回肠节段性肠壁增厚，肠腔狭窄，近端肠管明显扩张，增强扫描肠壁呈均匀一致强化改变，提示纤维性狭窄。

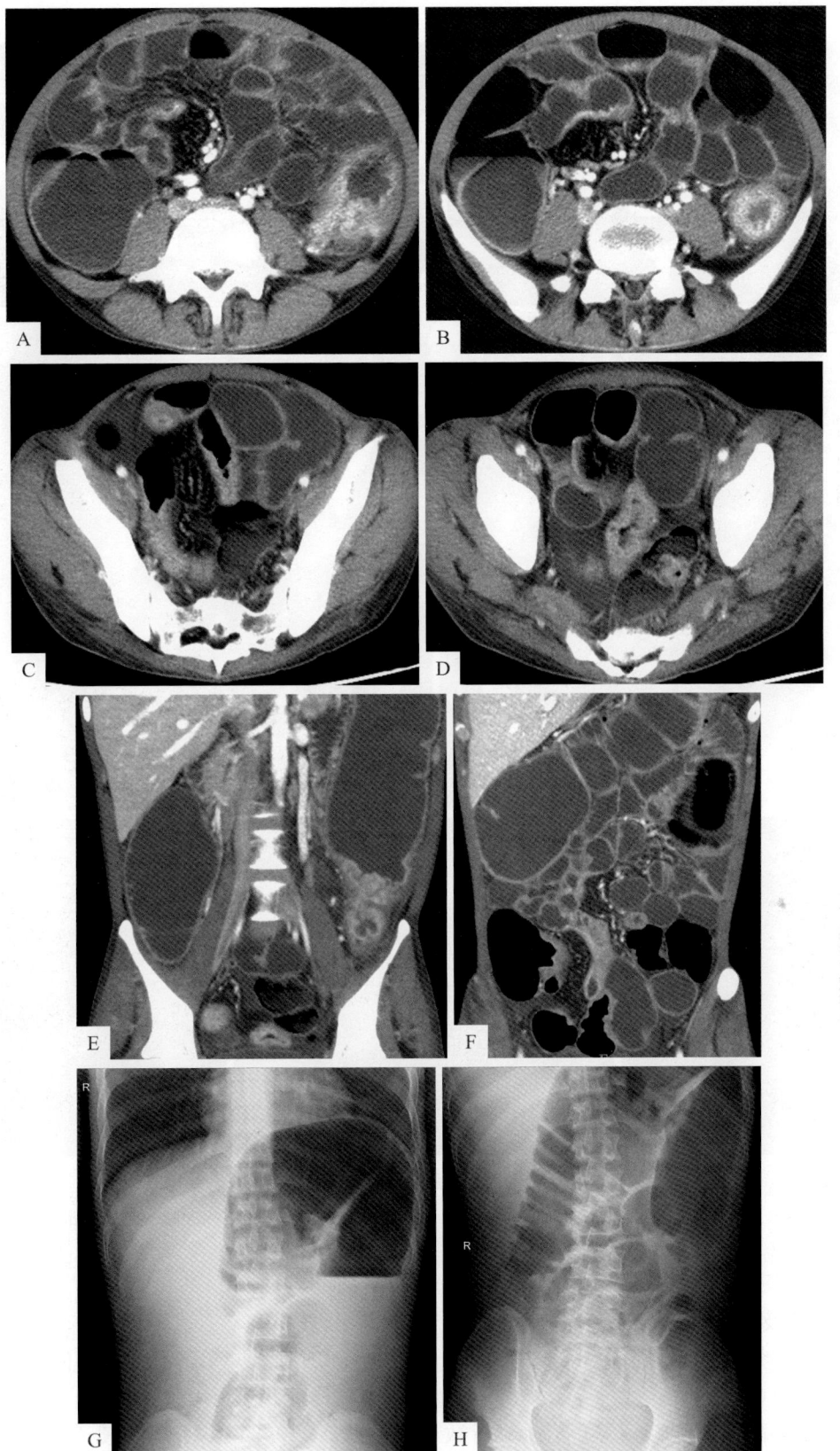

图 3-2-21　小肠、结肠克罗恩病伴结肠肠腔狭窄（肉芽增生）

门脉期横断面CT增强图像（A～D）显示小肠、结肠节段性肠壁增厚，肠腔狭窄，降结肠远端黏膜呈"假息肉样改变"；门脉期冠状面CT重建图像（E、F）更加清晰显示受累肠管的范围及肠腔狭窄原因，可见降结肠远端肠管内增生性肉芽肿生成，近端横结肠肠管明显扩张；腹部立卧位X线平片（G、H）显示结肠肠腔明显扩张，可见气液平面改变，提示结肠梗阻。

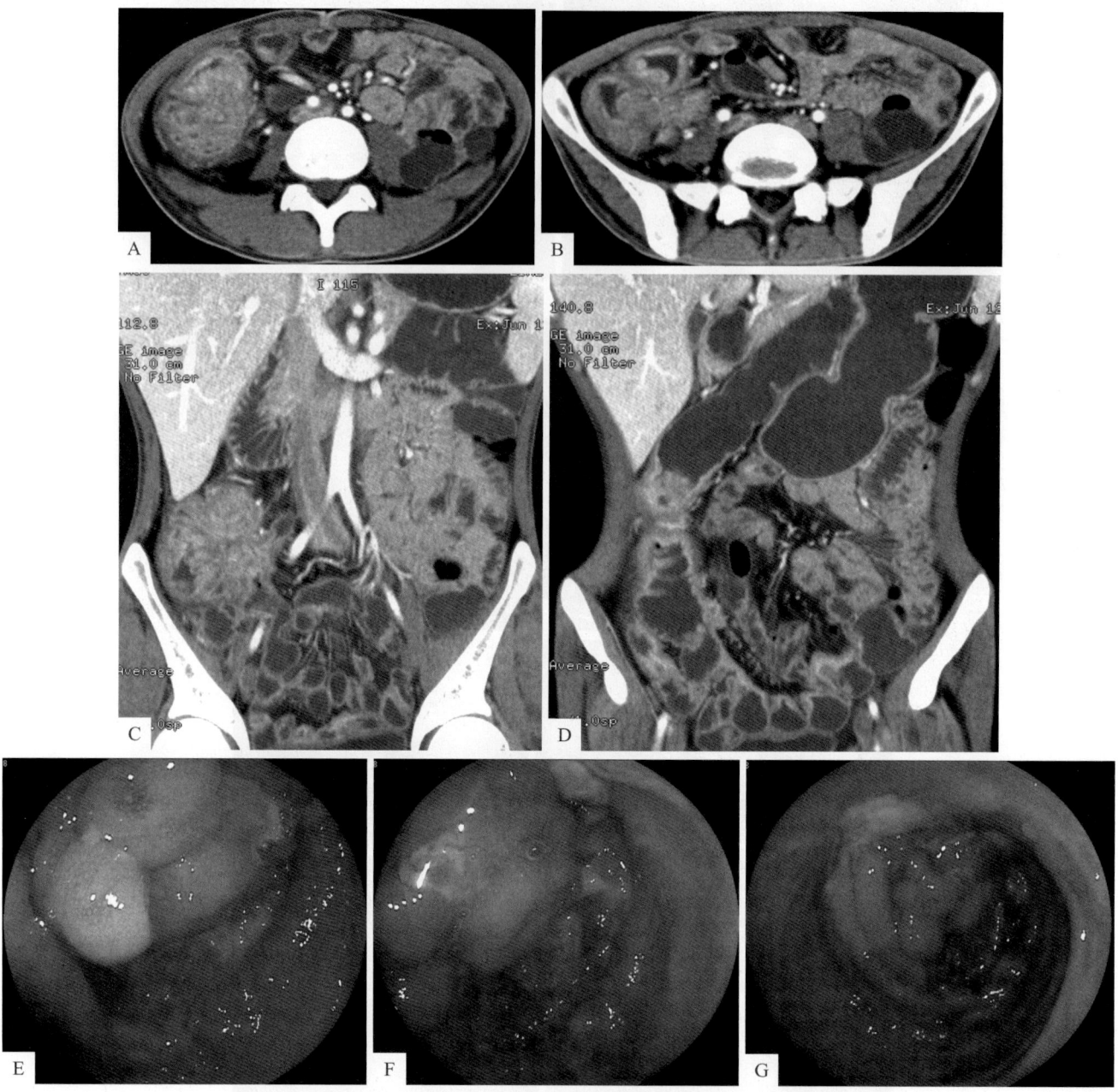

图 3-2-22 小肠、结肠克罗恩病,回盲部腔内巨大肉芽增生

门脉期横断面 CT 增强图像(A、B)、门脉期冠状面 CT 重建图像(C、D)显示回盲部、右半结肠、横结肠腔内巨大软组织影,堵塞肠腔,提示肉芽增生。肠镜图像(E~G)显示纵行溃疡及肉芽增生填充肠腔。(见彩色插页)

(2) T2SSFSE 及 FIESTA 序列上肠壁出现高信号:克罗恩病患者,炎症累及的肠管 T2WI 上较正常肠管呈层状高信号(图 3-2-24),提示水肿或炎症存在。T2WI 上呈高信号与克罗恩病活动指数(Crohn's disease activity index,CDAI)、C 反应蛋白值有明显的相关性,可以加脂肪抑制序列来区分水肿和脂肪。

(3) 黏膜溃疡:小肠 MR 造影由于高的软组织分辨率,较小肠 CT 造影能清晰显示黏膜面的溃疡。在 true-FISP 或 FIESTA 序列上显示最清晰。纵行或裂隙样溃疡显示为线状的高信号,并伴有肠壁增厚(图 3-2-24)。溃疡继续透壁发展则形成瘘管。小肠 MR 造影对溃疡显示的敏感性和特异性分为 56% 和 96%。但小肠 MR 造影不能显示克罗恩病早期的黏膜红斑及鹅口疮样溃疡,只能显示深溃疡。

(4) 肠壁强化异常:克罗恩病炎症累及的肠段较

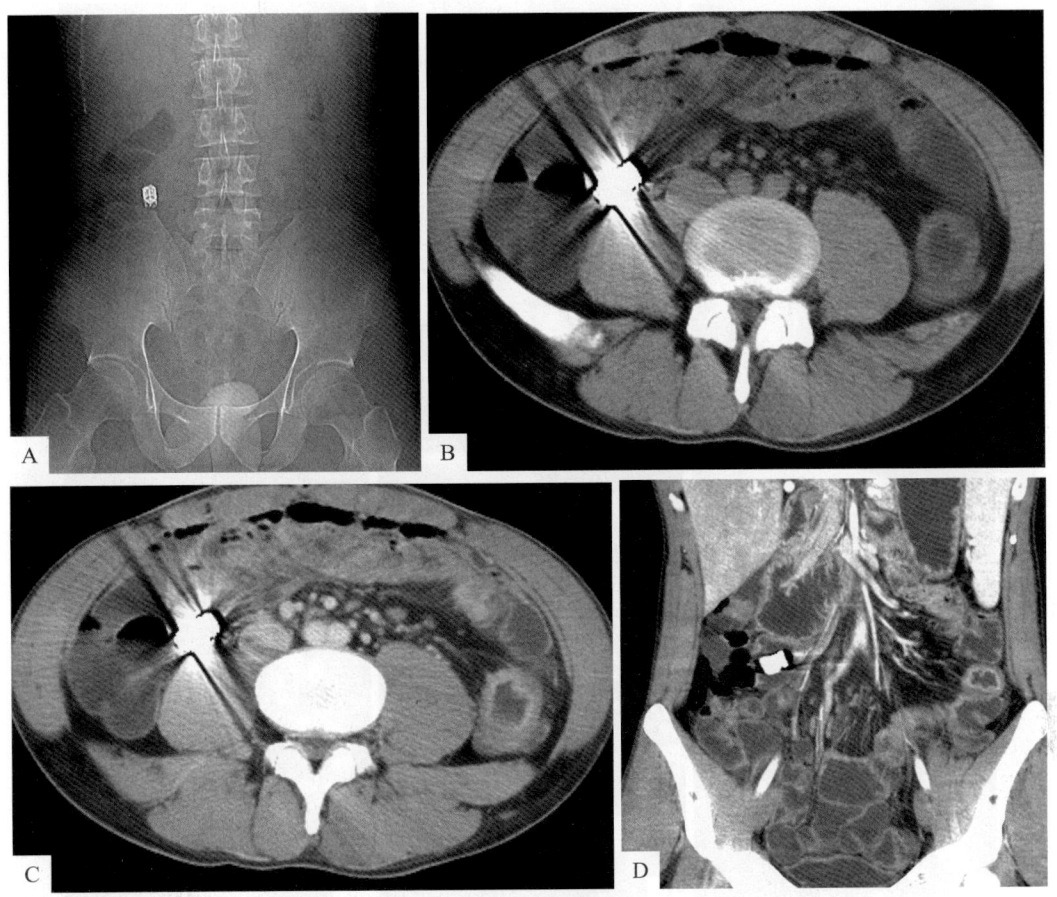

图 3-2-23 克罗恩病伴胶囊内镜滞留

CT scout 图像(A)显示右下腹椭圆形致密影,提示胶囊内镜滞留;CT 平扫图像(B)显示胶囊内镜滞留于右下腹,周围可见放射状金属伪影;门脉期 CT 增强图像(C)、冠状面 CT 重建图像(D)显示空肠、回肠及降结肠肠壁增厚伴异常强化,肠腔狭窄,胶囊内镜滞留于空回交界处。

正常肠段明显异常强化,肠壁常呈分层强化改变,肠壁的分层表现与疾病的活动度相关。肠壁的强化方式分为三种类型:①肠壁分层强化(黏膜层和浆膜层强化,黏膜下层强化减弱,呈低信号)(图 3-2-24);②仅仅黏膜层的强化;③肠壁均匀一致强化(图 3-2-25)。活动期克罗恩病常表现为第一种强化方式,而稳定期克罗恩病常表现为均匀一致强化。

(5) 梳状征:显示病变肠段的末端直小血管血供增加,因直小血管的排列像梳子的齿牙,因而得名"梳状征"。梳状征在 true-FISP 或 FIESTA 序列上显示最清晰(图 3-2-24),在 T1 增强序列上也可清晰显示。梳状征通常提示疾病的活动性。

(6) 肠系膜淋巴结肿大:克罗恩病患者通常伴有肠系膜淋巴结的肿大(>1cm),冠状面 true-FISP 或 FIESTA 序列显示淋巴结最清晰(图 3-2-24)。

(7) 并发症:①炎性肿块表现为加脂肪抑制 T2SSFSE 序列肠管周围的片状异常高信号,边缘模糊,增强扫描可有强化(图 3-2-26);②透壁性溃疡穿透邻近肠管、腹壁肌肉、体表皮肤、膀胱和阴道时形成瘘管,T1WI 增强扫描可清晰显示肠管与体表之间的条索状强化瘘管(图 3-2-27)、肠道膀胱瘘和肠管之间内瘘(图 3-2-28)以及肠道尿道瘘(图 3-2-29)。T2SSFSE 序列(通常加脂肪抑制)上可以清晰显示瘘管和脓肿因纤维化而增厚的管壁以及中央的相对高信号,这种高信号可以是液体成分,也可以是肉芽组织。MRI 对瘘管显示的敏感性和特异性分别为 78% 和 100%;③脓肿显示为中央低信号,T1WI 增强扫描显示脓肿壁环形强化呈高信号。

(8) 肠腔狭窄:狭窄可定义为在各个序列上肠腔变窄超过 50%。狭窄可以由于急性期炎性水肿,也可以由于慢性期肠壁纤维化所致。鉴别狭窄的原因是非常必要的,因为急性期炎性水肿通常采用内科药物治疗,而纤维性狭窄常需要手术切除。纤维性狭窄不强化或轻度强化(图 3-2-30),而炎性水肿所致狭窄增强扫描明显强化,狭窄导致近端肠管扩张,用动态 T2 thick slab TSE 水成像序列可以观察梗阻程度。

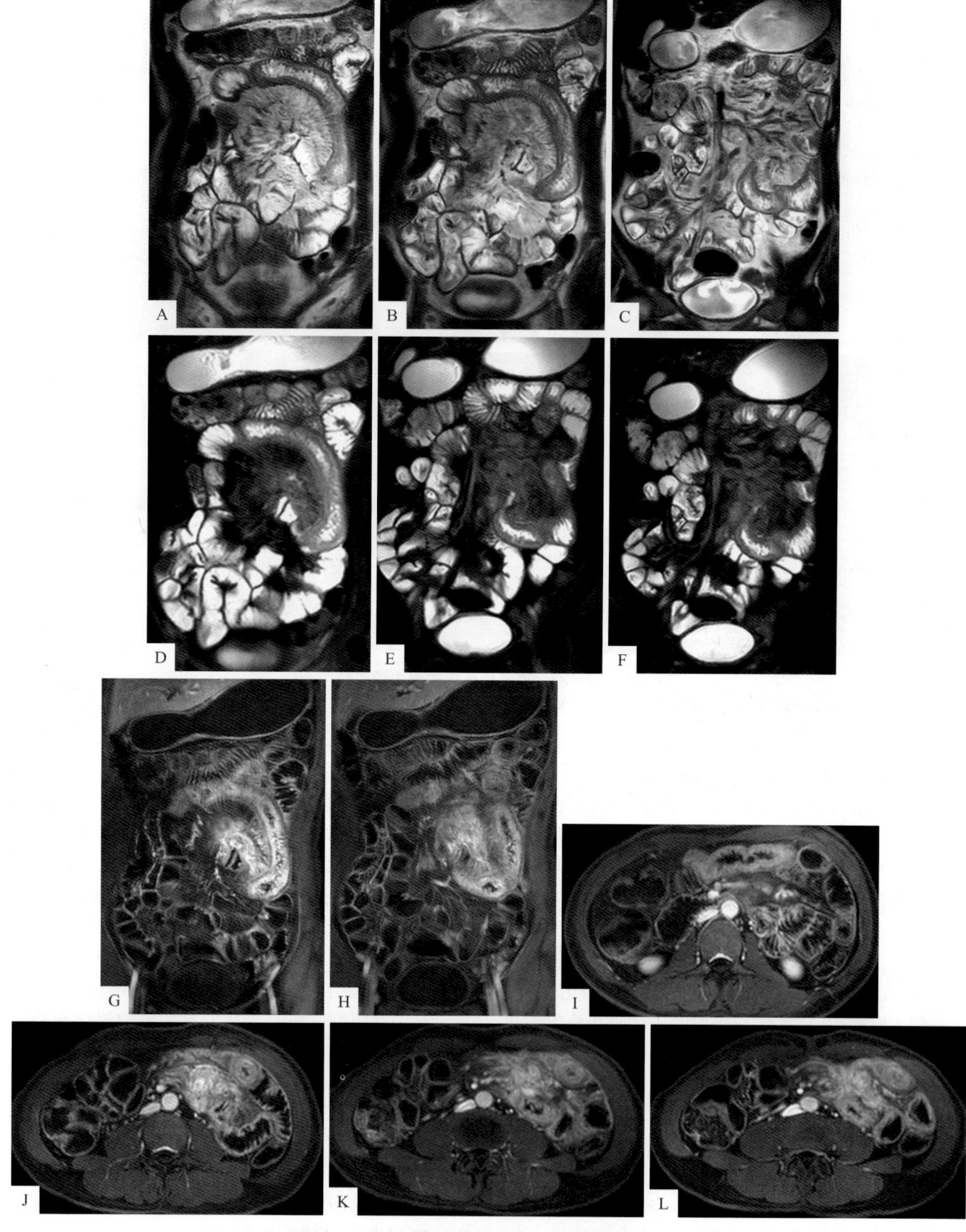

图3-2-24　空肠克罗恩病伴肠管周围蜂窝织炎

A~C. 冠状面 MR T2SSFSE 图像，显示空肠节段性肠壁增厚，呈分层改变，黏膜下见高信号；D~F 为 MR T2SSFSE（脂肪抑制）图像，显示黏膜下高信号未被抑制，提示水肿；G、H. 增强扫描冠状面 LAVA 图像，I~L. 增强扫描横断面 LAVA 图像，显示增厚空肠呈分层改变，黏膜层和浆膜层异常强化，呈高信号，黏膜下层水肿，呈低信号，肠管周围见片状异常强化灶，中央液化不明显，提示肠管周围炎性肿块。

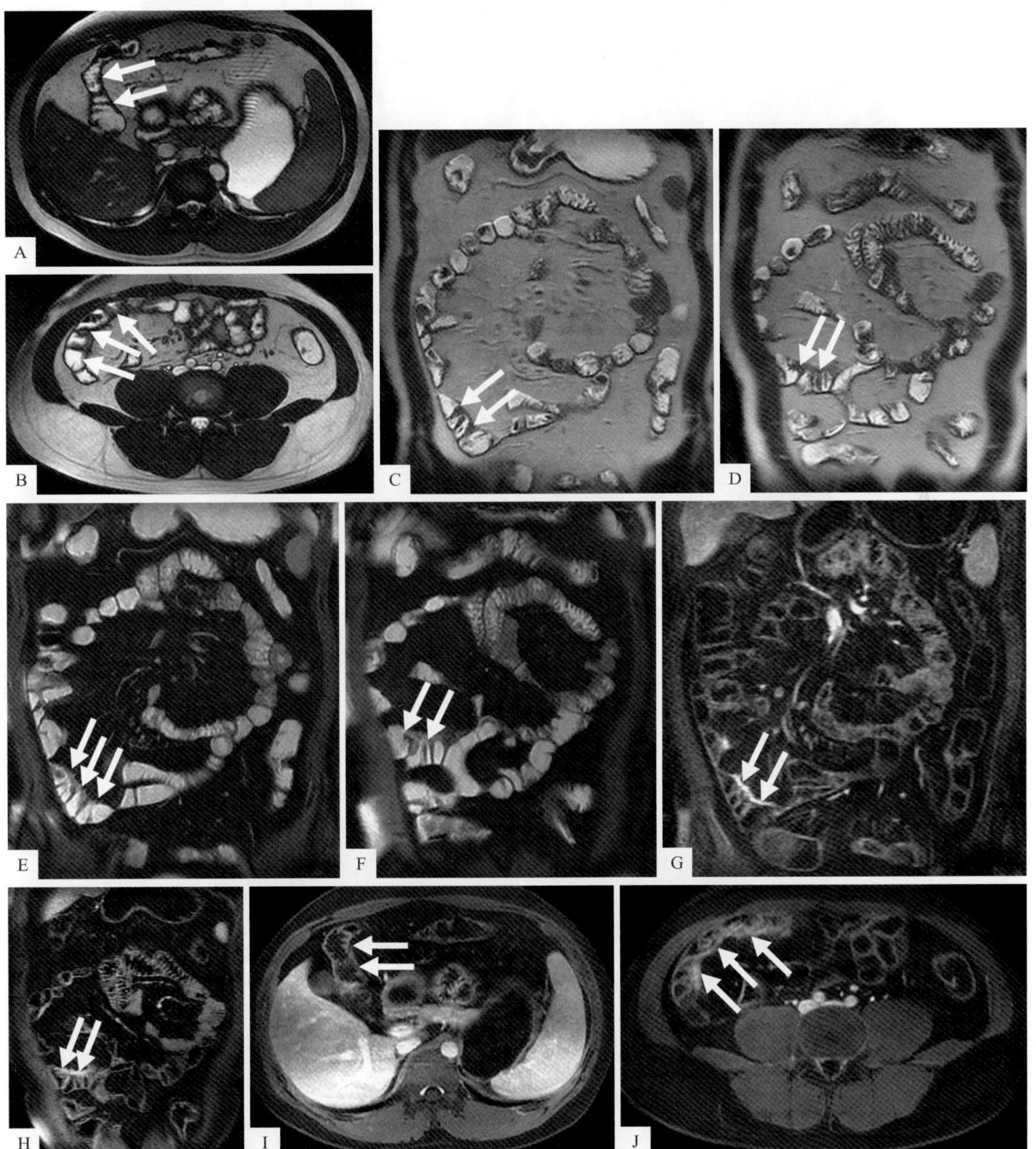

图 3-2-25 空肠远端、空回交界、回肠及升结肠克罗恩病

横断面 MR FIESTA 图像(A、B)、冠状面 T2SSFSE 序列图像(C、D)、冠状面 FIESTA 图像(加脂肪抑制)(E、F)显示空肠远端、空回交界、回肠及升结肠节段性肠壁略增厚,肠壁未见分层,呈均匀一致低信号改变(箭);LAVA 冠状面增强图像(G、H)、横断面增强图像(I、J)显示病变肠段呈均匀一致轻中度强化,肠壁信号均匀一致,肠管系膜缘缩短,游离缘呈囊袋状向外突出,提示假性憩室改变(箭)。

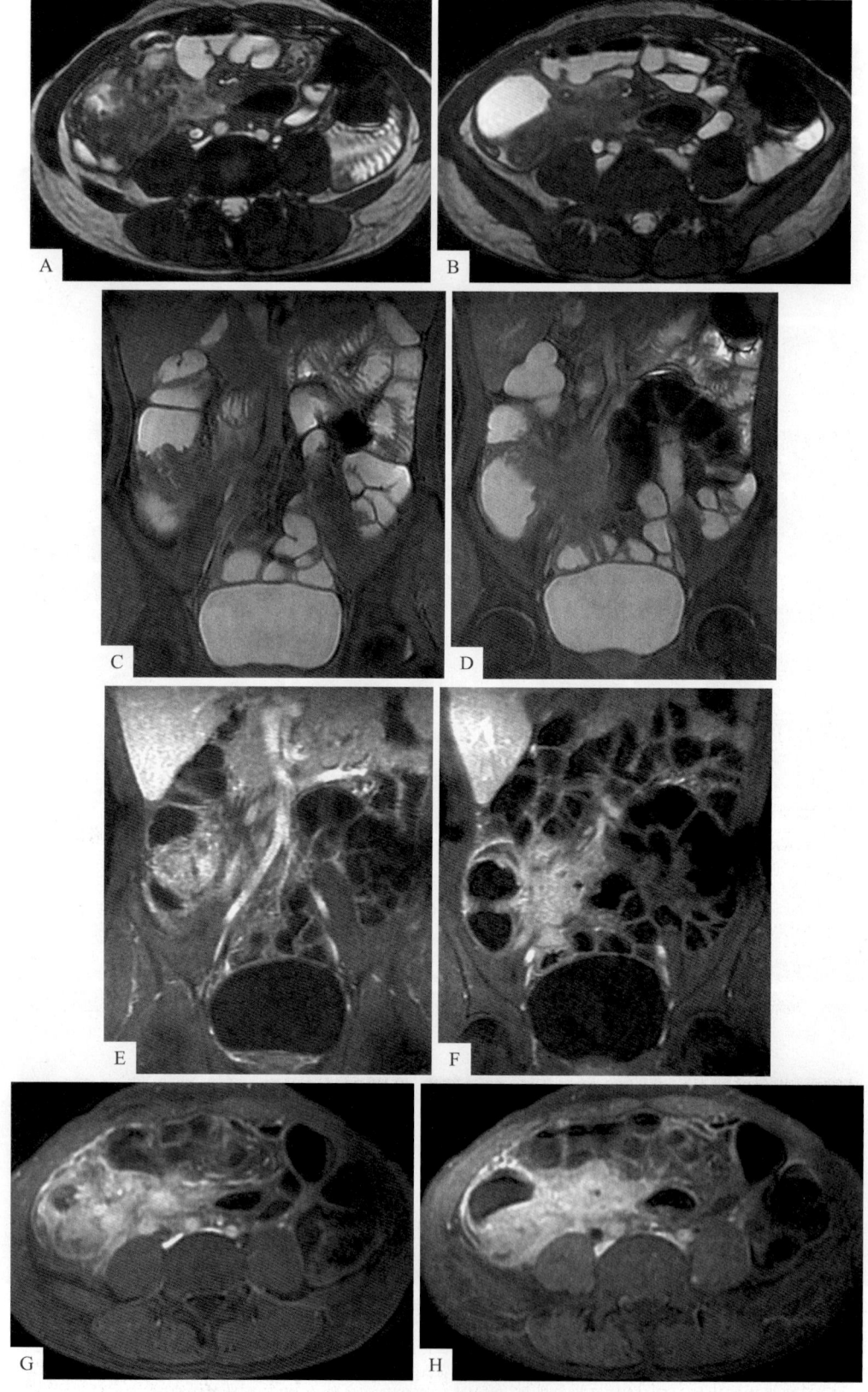

图 3-2-26　回盲部克罗恩病伴肠管周炎性肿块

横断面 MR FIESTA 图像（A、B）、冠状面 FIESTA 图像（加脂肪抑制）（C、D）显示回盲部肠壁增厚，肠管周围可见片状低信号影，回盲部黏膜呈"假息肉"样改变，提示腔内增生性肉芽肿生成；门脉期冠状面 LAVA 增强图像（E、F）、LAVA 横断面增强图像（G、H）显示回盲部肠壁异常强化，肠管片状病灶明显强化，提示肠管周围蜂窝织炎改变。

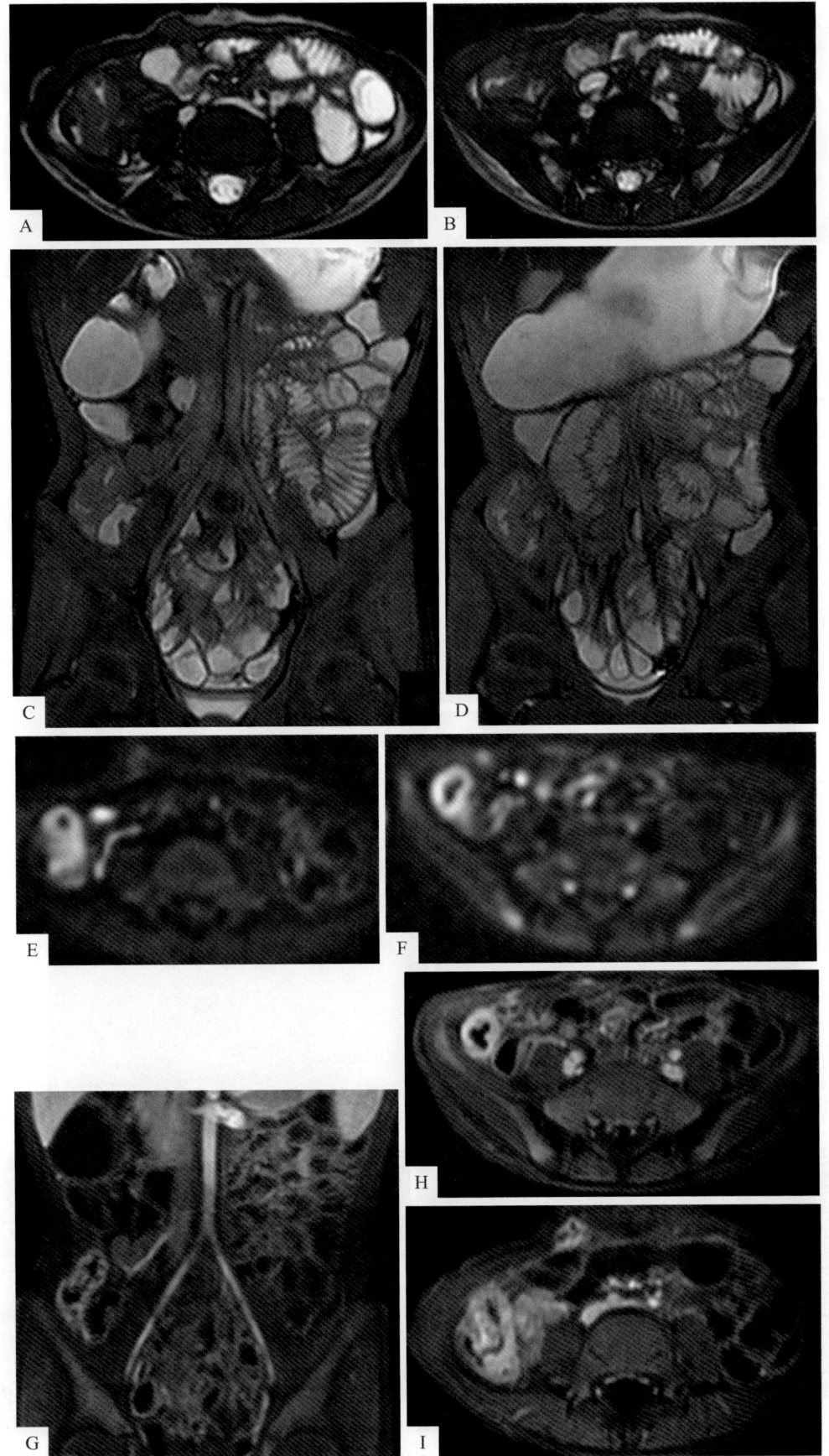

图3-2-27 回盲部及升结肠克罗恩病伴右侧腹直肌瘘

横断面 MR FIESTA 图像（A、B）显示回盲部肠壁明显增厚；冠状面 FIESTA 图像（加脂肪抑制）（C、D）；C. 显示右结肠动脉旁淋巴结增生肿大；D. 显示病变肠段黏膜面针尖样溃疡改变；DWI 图像（E、F）显示病变肠段呈异常高信号；冠状面和横断面 LAVA 增强图像（G、H）显示回盲部及升结肠肠壁异常强化；I. 可见右侧腹直肌瘘管形成，瘘管壁明显强化。

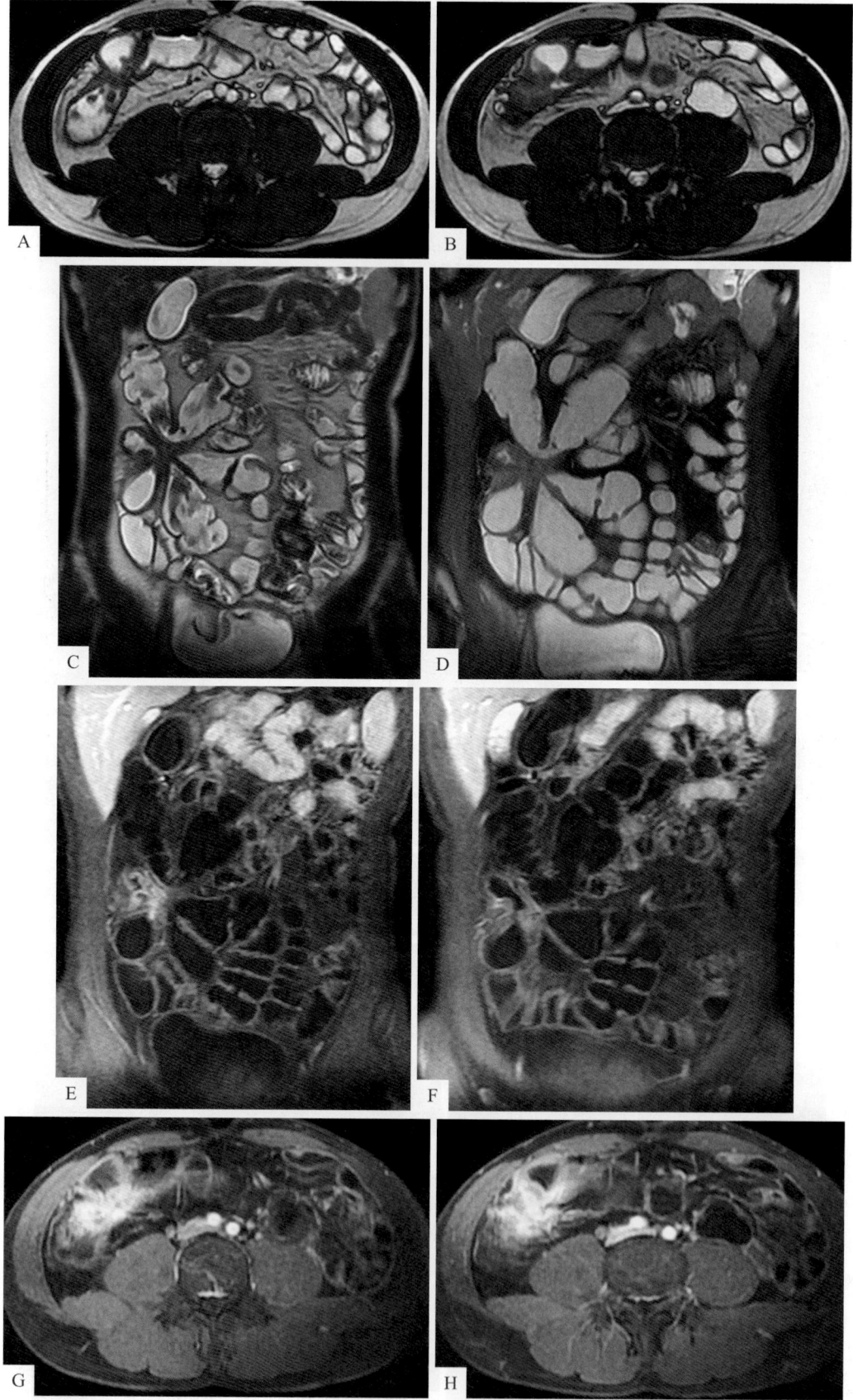

图 3-2-28　回肠、横结肠、乙状结肠克罗恩病伴内瘘形成

横断面 MR FIESTA 图像（A、B）、冠状面 T2SSFSE 图像（C）、冠状面 FIESTA 图像（加脂肪抑制）（D）、冠状面 LAVA 增强图像（E、F）、横断面 LAVA 增强图像（G、H）显示回肠与横结肠、乙状结肠形成"花瓣状"结构，提示内瘘形成。

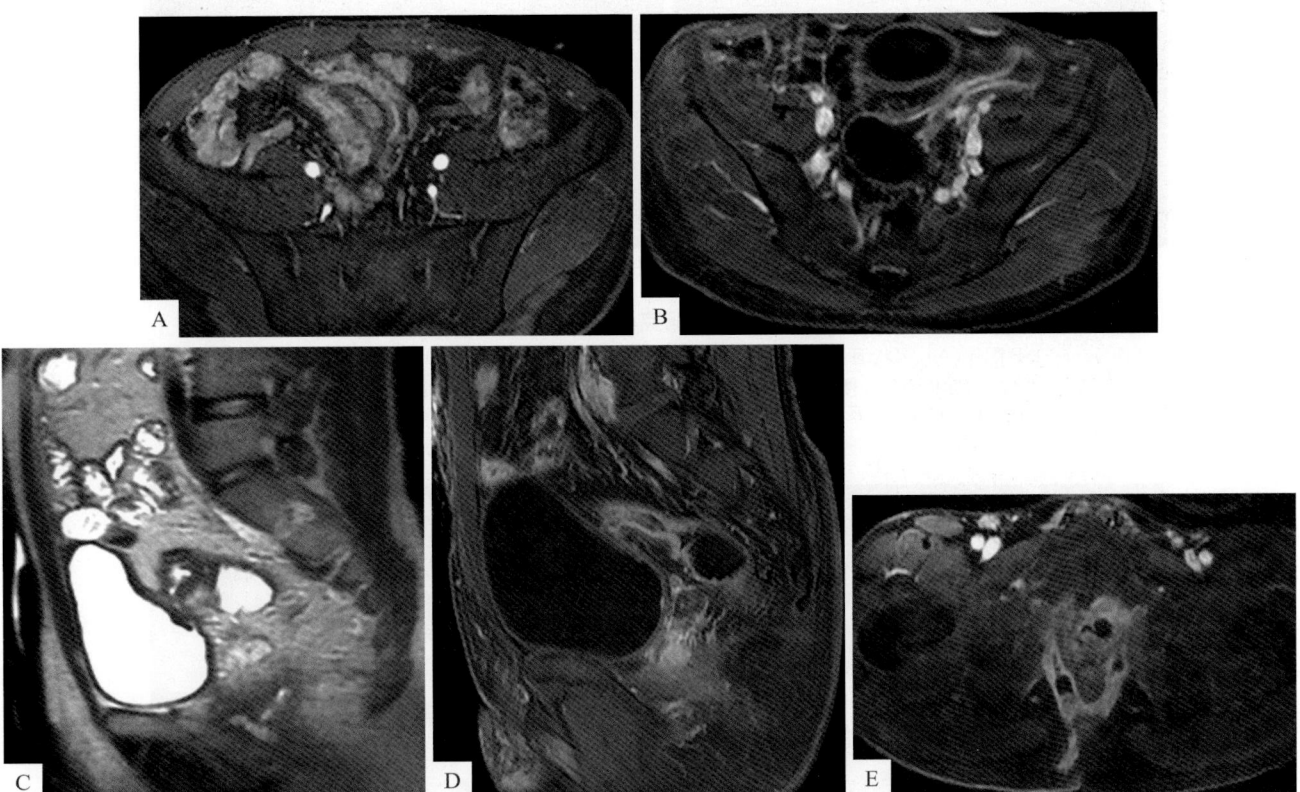

图3-2-29 末端回肠及乙状结肠克罗恩病伴乙状结肠膀胱瘘、直肠后尿道瘘及肛周多发脓肿和蜂窝织炎改变

横断面 MR LAVA 增强图像（A、B）显示末端回肠和乙状结肠节段性肠壁增厚，乙状结肠可见肠腔狭窄；矢状面 T2SSFSE 图像（C）、矢状面 LAVA 增强图像（D）显示乙状结肠与膀胱间管道样结构，增强扫描管壁异常强化，提示瘘管形成；横断面 LAVA 增强图像（E）显示直肠与后尿道形成管道样结构，其内可见气泡，提示直肠后尿道瘘，右侧肛周可见片状异常强化灶，提示肛周蜂窝织炎改变。

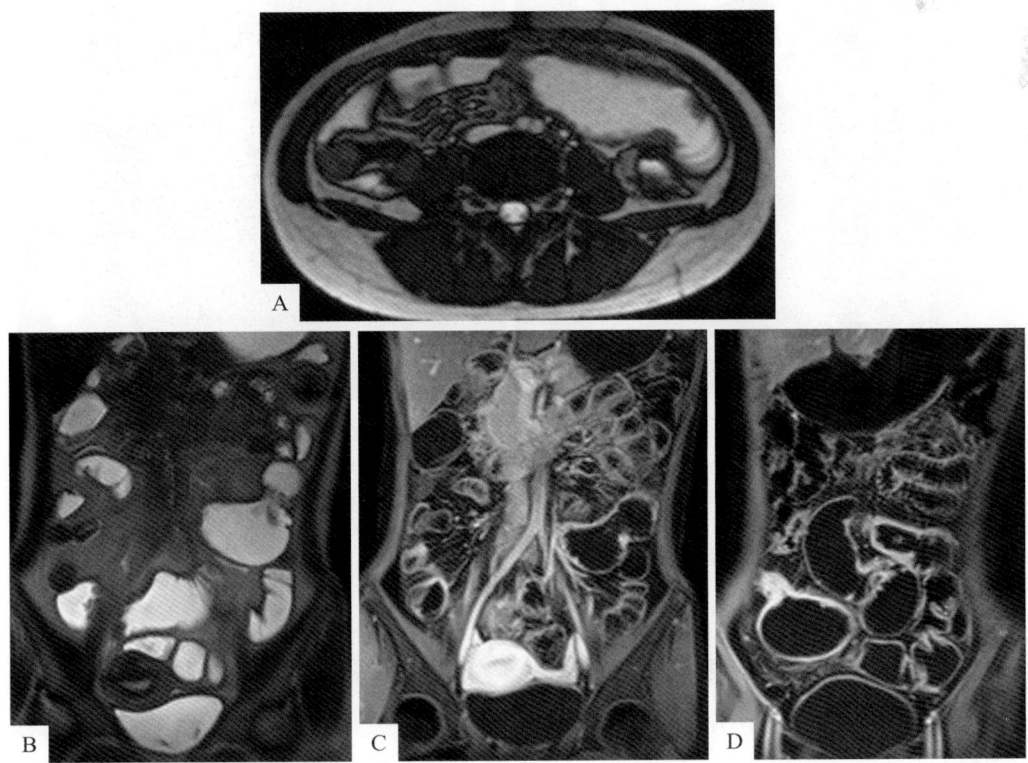

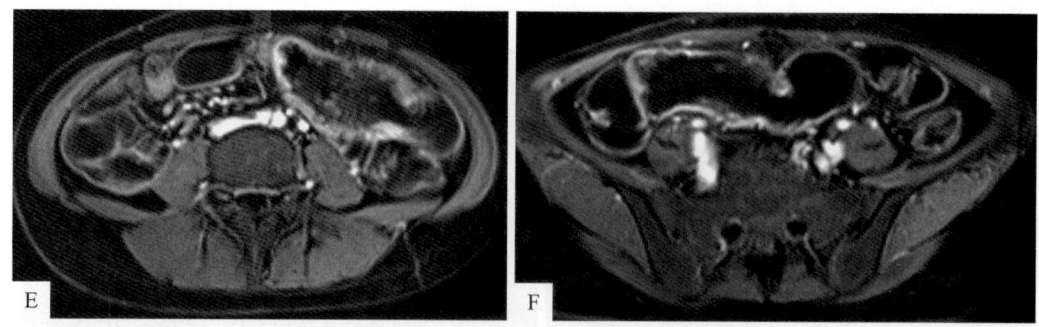

图 3-2-30　空肠、空回交界及回肠克罗恩病伴肠腔狭窄（纤维增生狭窄）

横断面 True-FISP 图像（A）、冠状面 HASTE 图像（B）显示空肠、回肠节段性肠壁增厚，肠壁在 HASTE 上未见分层，呈均匀一致信号；冠状面 VIBE 增强图像（C、D）、横断面 VIBE 增强图像（E、F）显示空肠、回肠呈均匀一致强化改变，未见分层，提示纤维性狭窄，系膜缘缩短，游离缘呈"囊袋状"向外凸出，提示假性憩室形成。

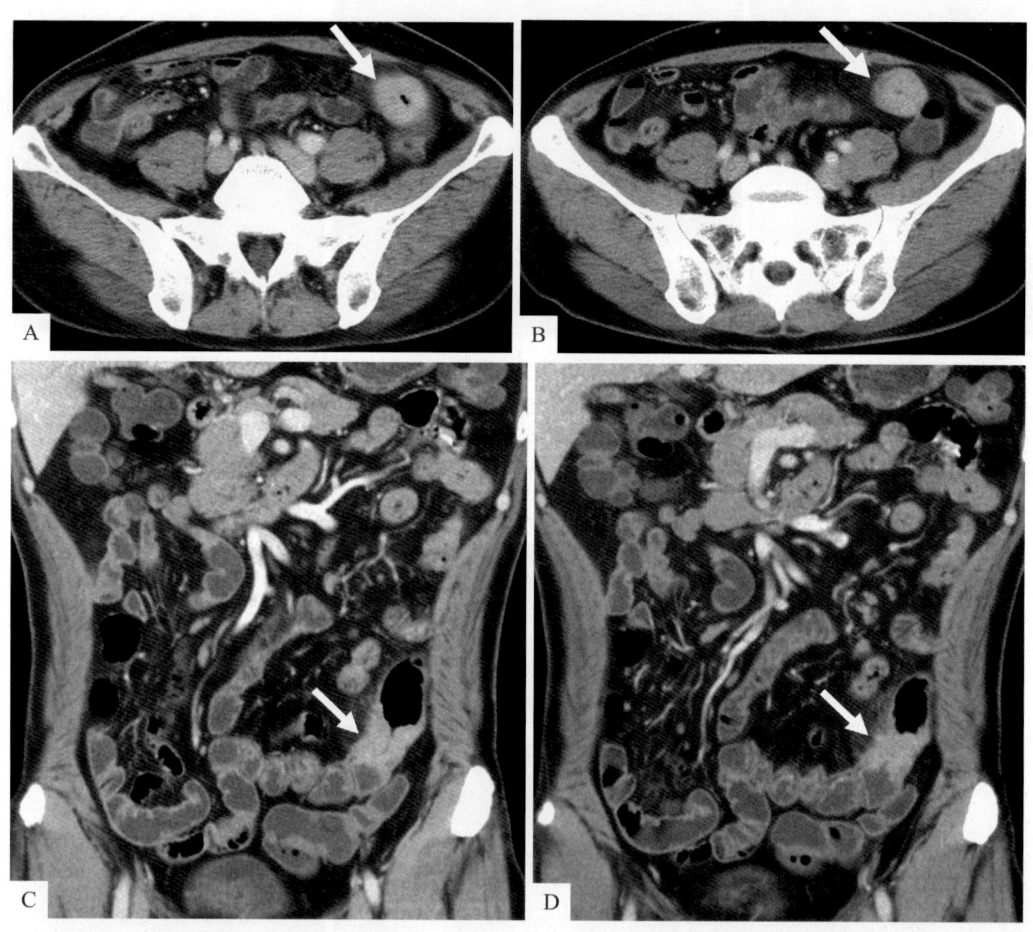

图 3-2-31　克罗恩病不典型表现类似腺癌

门脉期横断面 CT 增强图像（A、B）、门脉期冠状面 CT 重建图像（C、D）显示左下腹一段空肠肠壁增厚累及，肠段范围较短，系膜缘和游离缘均受累，肠管对称性狭窄，增强扫描明显强化，类似腺癌（箭），手术病理证实为克罗恩病。复盘该病例影像，可见多段肠壁增厚，部分呈均匀一致强化，部分呈分层强化，黏膜层和浆膜层强化，黏膜下层可见层状脂肪沉积影，提示克罗恩病，受累肠管呈多态性改变。

4. 克罗恩病的不典型表现　克罗恩病通常表现为多节段性改变，肠壁呈非对称性增厚，当肠壁环形增厚且异常强化而其他节段增厚不明显时，类似于腺癌（图 3-2-31）。

5. 活动期克罗恩病 CT 表现

（1）黏膜溃疡及肠壁分层状强化：与克罗恩病的活动度有关。黏膜溃疡表现为肠壁毛糙，呈锯齿状或凹凸不平改变。活动期的肠壁强化方式表现为肠壁呈三层改变，即最内面的黏膜层和最外面的浆膜层明显强化，中央的黏膜下层水肿，强化减弱而呈低密度，这种强化方式是提示克罗恩病活动性最敏感的征象。

（2）梳状征：当克罗恩病处于活动期时，病变肠管相应动脉末梢直小血管增粗扩张，呈梳状征改变，常合并体内C反应蛋白和ESR水平升高，更易合并溃疡，且病变范围更广，提示临床应采取积极治疗。有梳状征表现的肠壁通常增强扫描显示分层强化。

（3）肠外表现：肠系膜水肿、渗出和肠系膜淋巴结增生，多见于克罗恩病的活动期（图3-2-7，图3-2-8，图3-2-32）。

（4）并发症：炎性肿块、瘘管及脓肿形成均提示克罗恩病活动期改变（图3-2-9～图3-2-13）。

总之，肠壁分层、异常强化、溃疡是指示克罗恩病活动性最敏感的直接征象，梳状征以及肠系膜脂肪密度增高是提示克罗恩病活动性最特异的间接征象。

6. 缓解期克罗恩病CT表现

（1）肠壁均匀一致强化：随着病变迁延，肠壁系膜缘和游离缘均受累，肠壁呈均匀一致环形增厚，增厚肠壁的层次消失，增强扫描肠壁呈均匀一致中等强化（图3-2-5，图3-2-33），提示肠壁纤维化，为慢性期、稳定期改变。

（2）黏膜下脂肪沉积：黏膜强化程度减弱，也可呈分层强化，即最内面为中等强化的黏膜层，最外面为中等强化的浆膜层，黏膜下因纤维脂肪沉积而呈低密度（图3-2-5）。

（3）假性憩室：受累肠段的系膜缘常因纤维增生而挛缩变短，游离缘呈囊袋状假性憩室改变（图3-2-33）。

（4）肠段周围改变：受累肠段周围常伴有纤维脂肪增生，使该肠段与邻近肠段之间距离增宽（图3-2-33）。

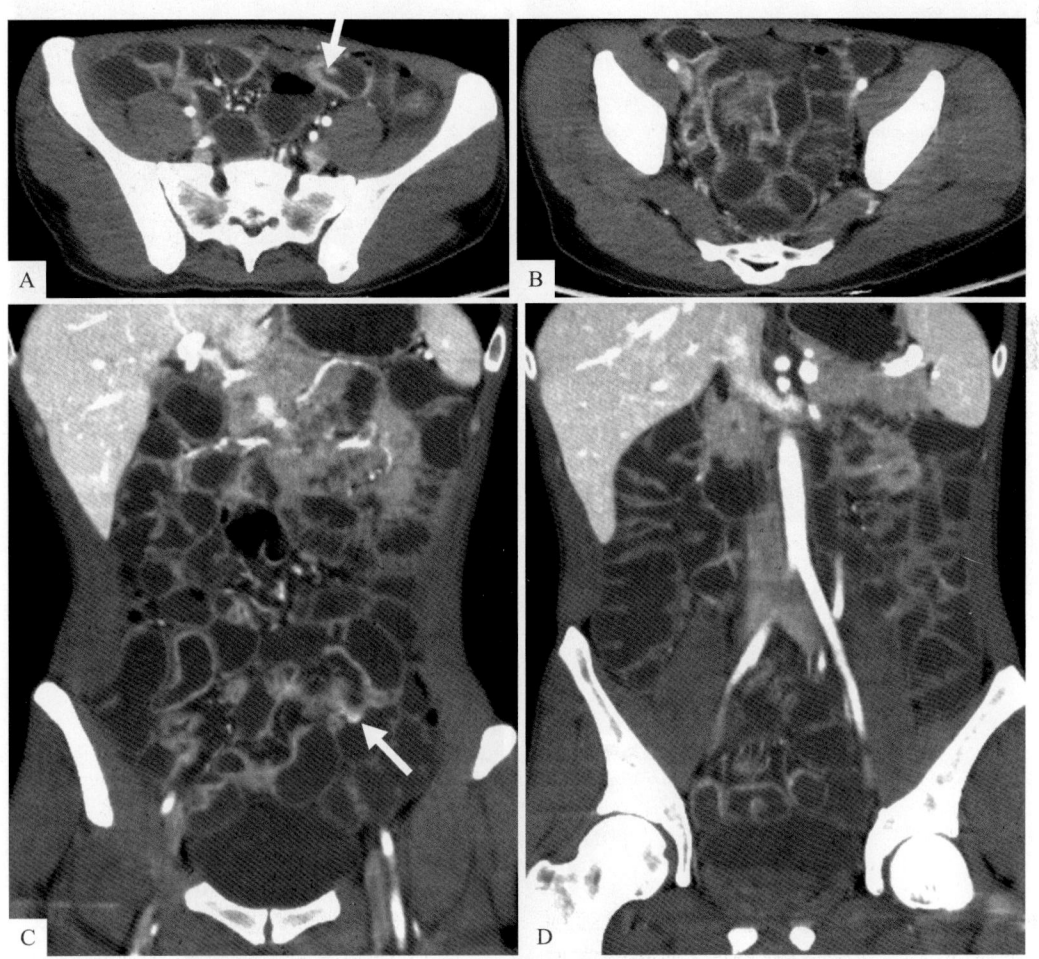

图3-2-32 克罗恩病活动期

门脉期横断面CT增强图像（A、B）、门脉期冠状面CT重建图像（C、D）显示回肠节段性肠肠壁增厚，呈非对称性增厚，增强扫描呈分层强化，黏膜见溃疡、肉芽增生及梳状征，提示活动期改变；可见回肠腔内炎性息肉，头端充血，增强扫描明显异常强化（箭）。

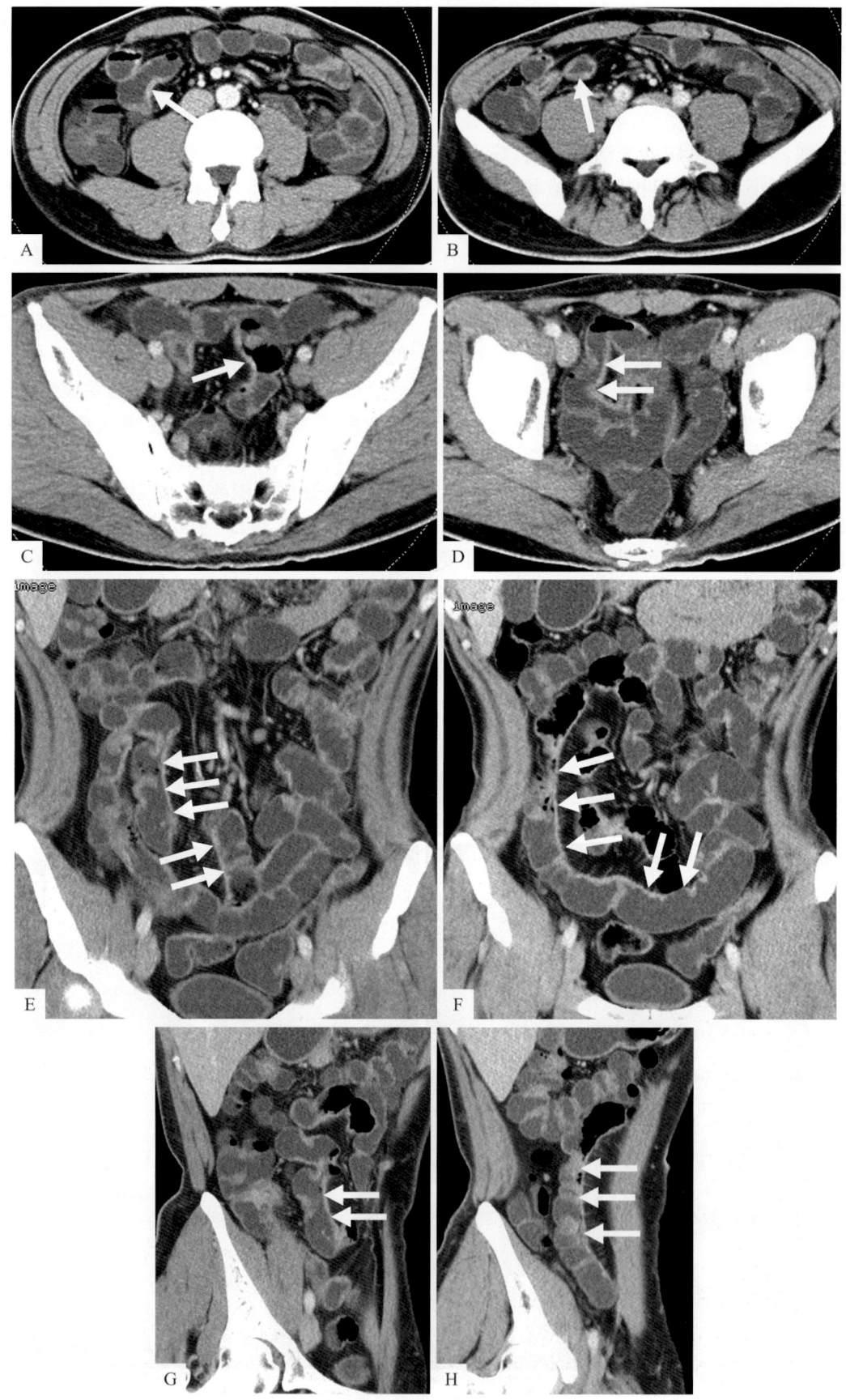

图 3-2-33 回肠克罗恩病缓解期改变

门脉期 CT 增强图像（A～D）、冠状面 CT 重建图像（E、F）、矢状面 CT 重建图像（G、H）显示回肠节段性肠壁略增厚，增强扫描显示肠管呈均匀一致强化改变，未见分层，病变回肠系膜缘缩短，游离缘呈囊袋状向外凸出影，提示假性憩室形成（箭）。

7. 活动期克罗恩病 MRI 表现

(1) 黏膜溃疡及 T2SSFSE 及 FIESTA 序列上肠壁分层：黏膜溃疡表现为黏膜凹凸不平；肠壁分层即黏膜层和浆膜层为等低信号，黏膜下层呈异常高信号，加脂肪抑制序列不被抑制，提示水肿。T1WI 增强扫描示黏膜层和浆膜层明显强化，而黏膜下层水肿呈低信号。肠壁的这种分层表现及分层强化方式是活动期克罗恩病的表现（图 3-2-24）。

(2) 肠系膜脂肪信号增高：表现为加脂肪抑制序列的 T2FSE、true-FISP 或 FIESTA 上肠管周围脂肪信号增高，边缘模糊，增强后可有强化，提示活动期克罗恩病（图 3-2-24）。

(3) 梳状征及肠系膜淋巴结肿大：均提示活动性（图 3-2-24）。

8. 缓解期克罗恩病 MRI 表现

(1) 慢性期肠壁呈纤维化：表现为在 T2SSFSE 及 FIESTA 序列上，肠壁分层不明显，呈均匀低信号，增强扫描肠壁全层均匀一致轻度强化（图 3-2-34）。

(2) 黏膜下层状脂肪沉积：表现为在 T2SSFSE、true-FISP 或 FIESTAT2 序列上肠壁分层，黏膜下呈异常高信号，加脂肪抑制序列被抑制，可以与急性期黏膜下水肿相鉴别。

(3) 假性憩室：受累肠段的系膜缘常因纤维增生而挛缩变短，游离缘呈囊袋状假性憩室改变（图 3-2-34）。

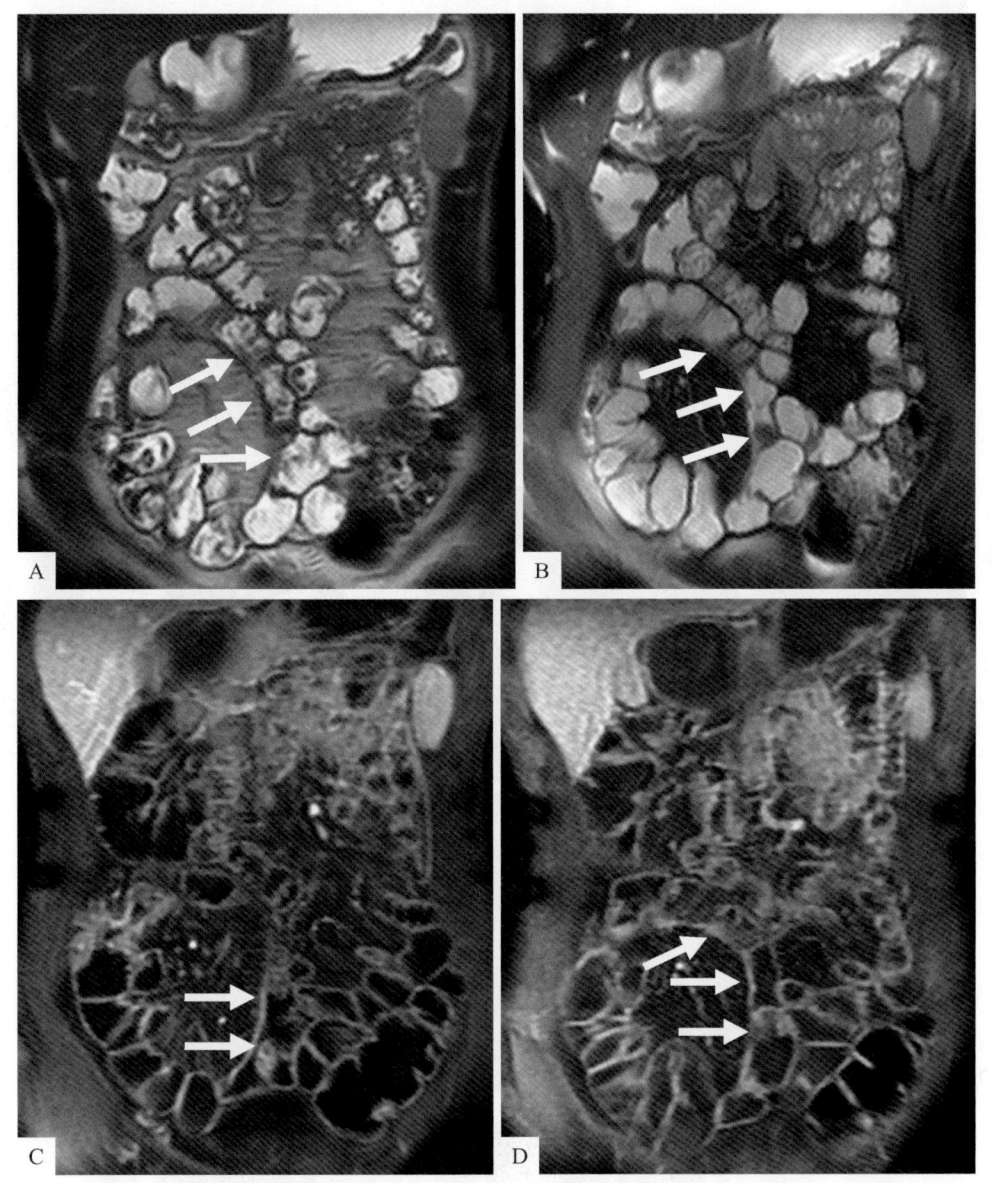

图 3-2-34 回肠克罗恩病缓解期改变

冠状面 MR T2SSFSE 图像（A）、冠状面 FIESTA 图像（加脂肪抑制）(B) 显示回肠节段性肠壁略增厚，部分肠管呈均匀一致低信号，肠壁未见分层（箭）；冠状面 LAVA 增强图像（C、D）显示病变回肠呈均匀一致轻中度强化，肠壁未见分层，肠管系膜缘缩短，游离缘呈囊袋状向外凸出，提示假性憩室改变（箭）。

（4）肠段周围纤维脂肪增生：受累肠段周围常伴有纤维脂肪增生，使该肠段与邻近肠段之间距离增宽（图3-2-34）。

9. 克罗恩病的演变过程及治疗前后改变

（1）克罗恩病趋于进展的表现：通常提示克罗恩病又处于活动期。有些第一次检查未发现明显异常或仅仅有末端回肠炎，之后的随访中表现出典型的克罗恩病征象（图3-2-35）。对于已经确诊的患者，疾病进展主要为受累肠段的厚度未见明显变小、受累肠段范围扩大、有明显的黏膜异常强化、梳状征以及并发症的出现，包括蜂窝织炎、脓肿、瘘管甚至肠梗阻（图3-2-36）。当手术切除病变肠段时，吻合口处最易再出现疾病的活动，表现为吻合口处肠壁增厚及强化异常，并伴有周围渗出等（图3-2-37）。

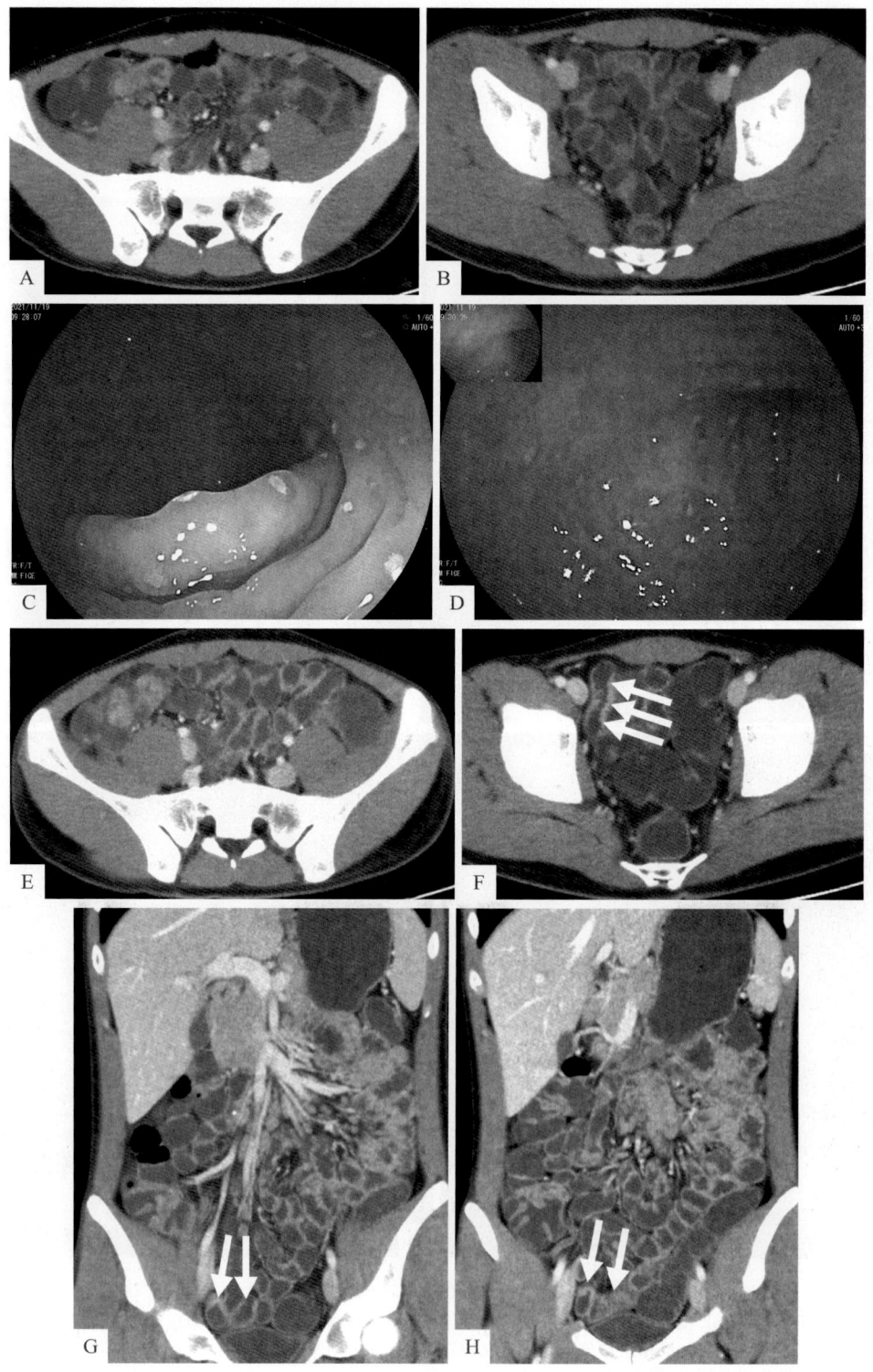

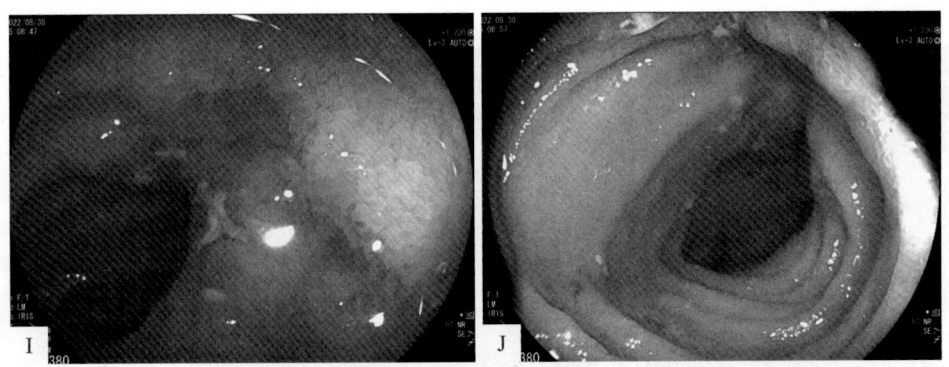

图 3-2-35 末端回肠克罗恩病

第一次 CT 小肠造影检查门脉期横断面 CT 增强图像(A、B)显示未见确切异常;第一次经肛双气囊小肠镜图像(C、D)显示末端回肠散在阿弗他溃疡;一年后复查,门脉期 CT 增强图像(E、F)、冠状面 CT 重建图像(G、H)显示回肠下段出现明显的非对称性增厚(箭),提示克罗恩病伴活动性炎症;双气囊小肠镜图像(I、J)提示明显纵行溃疡。(见彩色插页)

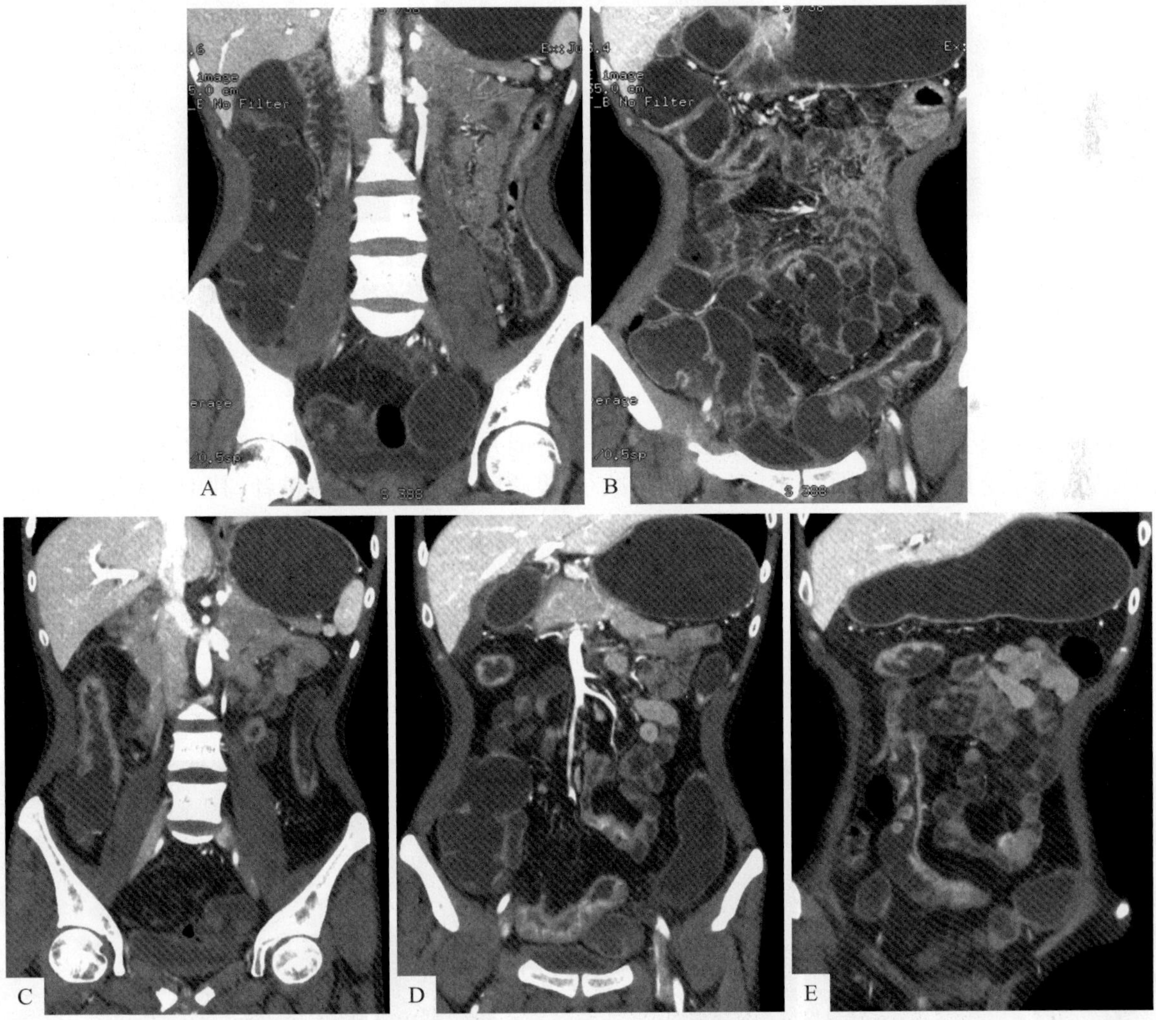

图 3-2-36 小肠、结肠克罗恩病进展

第一次小肠 CT 造影检查门脉期冠状面 CT 重建图像(A、B)显示小肠、结肠节段性肠壁增厚,呈非对称性增厚,见明显肉芽增生;第二次复查门脉期冠状面 CT 重建图像(C~E)病变范围扩大,右半结肠及多段小肠新出现肉芽增生改变。

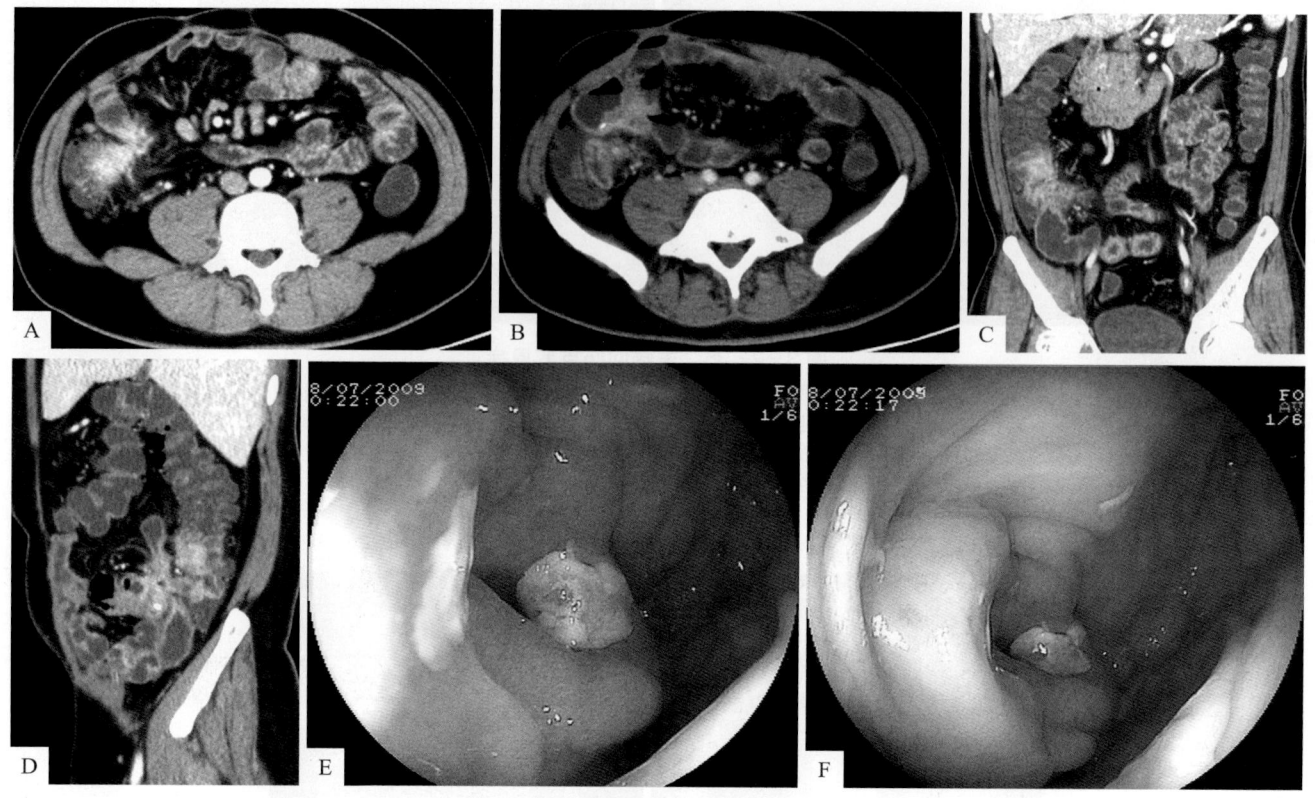

图 3-2-37 克罗恩病术后吻合口复发

门脉期横断面 CT 图像（A、B）、冠状面 CT 重建图像（C）、矢状面 CT 重建图像（D）显示小肠克罗恩病术后改变,见金属吻合线影,吻合口处可见增生性肉芽肿改变;肠镜图像（E、F）显示吻合口溃疡及增生性肉芽肿改变。(见彩色插页)

（2）克罗恩病趋于好转的表现：主要为受累肠段的肠壁厚度变小、受累肠段范围缩小、黏膜强化减弱、梳状征表现不明显、黏膜下出现脂肪沉积以及原有的蜂窝织炎及脓肿范围缩小等（图 3-2-38,图 3-2-39）。

（3）克罗恩病癌变：小肠克罗恩病炎性反应部位可能并发癌变和其他恶性肿瘤（图 3-2-40）。我们曾遇到 3 例克罗恩病患者,其中 2 例恶变,是在长期服用免疫抑制剂之后发生,我们认为克罗恩患者服用免疫抑制剂后应重点监测病变有无癌变；另 1 例合并发生了淋巴瘤（图 3-2-41）。

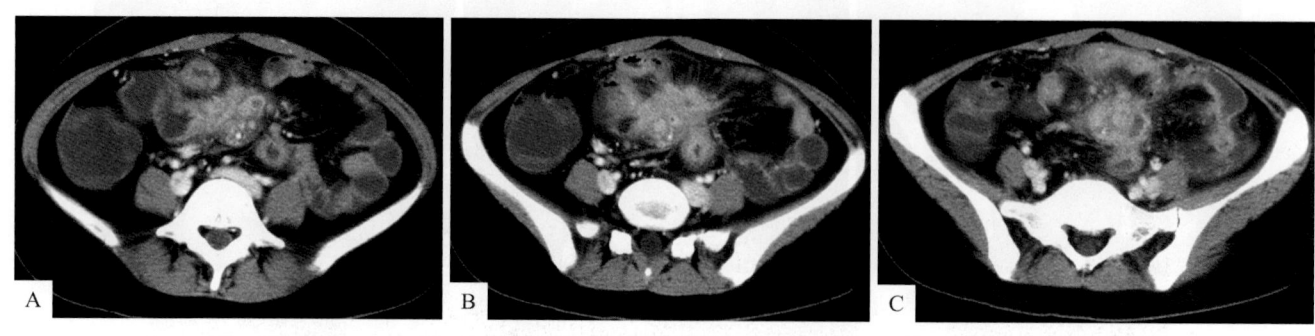

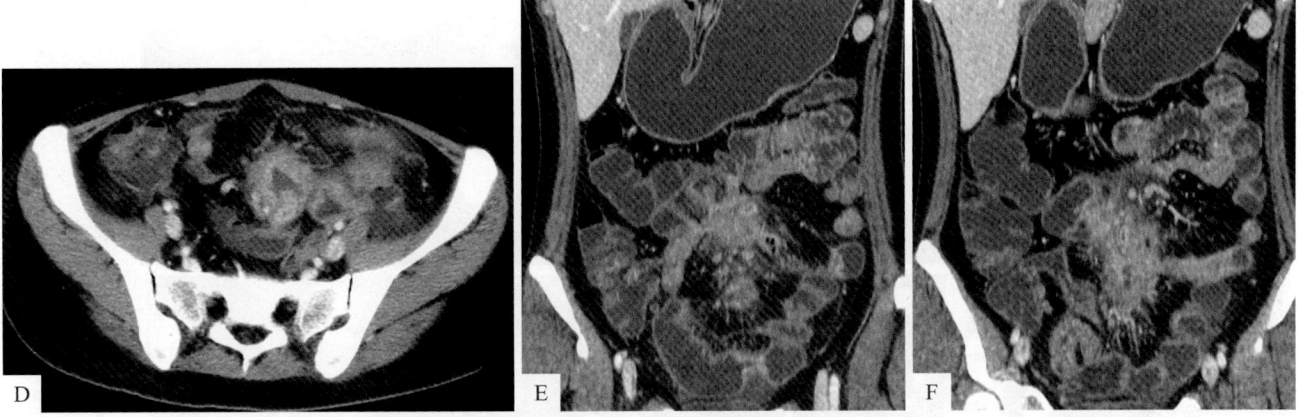

图 3-2-38 空肠、回肠克罗恩病伴肠管周围蜂窝织炎及脓肿

治疗前:门脉期横断面 CT 图像(A~D)、门脉期冠状面 CT 重建图像(E、F)显示空、回肠节段性肠壁增厚,增强扫描肠壁呈分层强化,黏膜层异常强化,黏膜下层水肿,强化减弱。肠管周围可见片状异常强化灶及环形强化灶,提示肠管周围蜂窝织炎及脓肿。

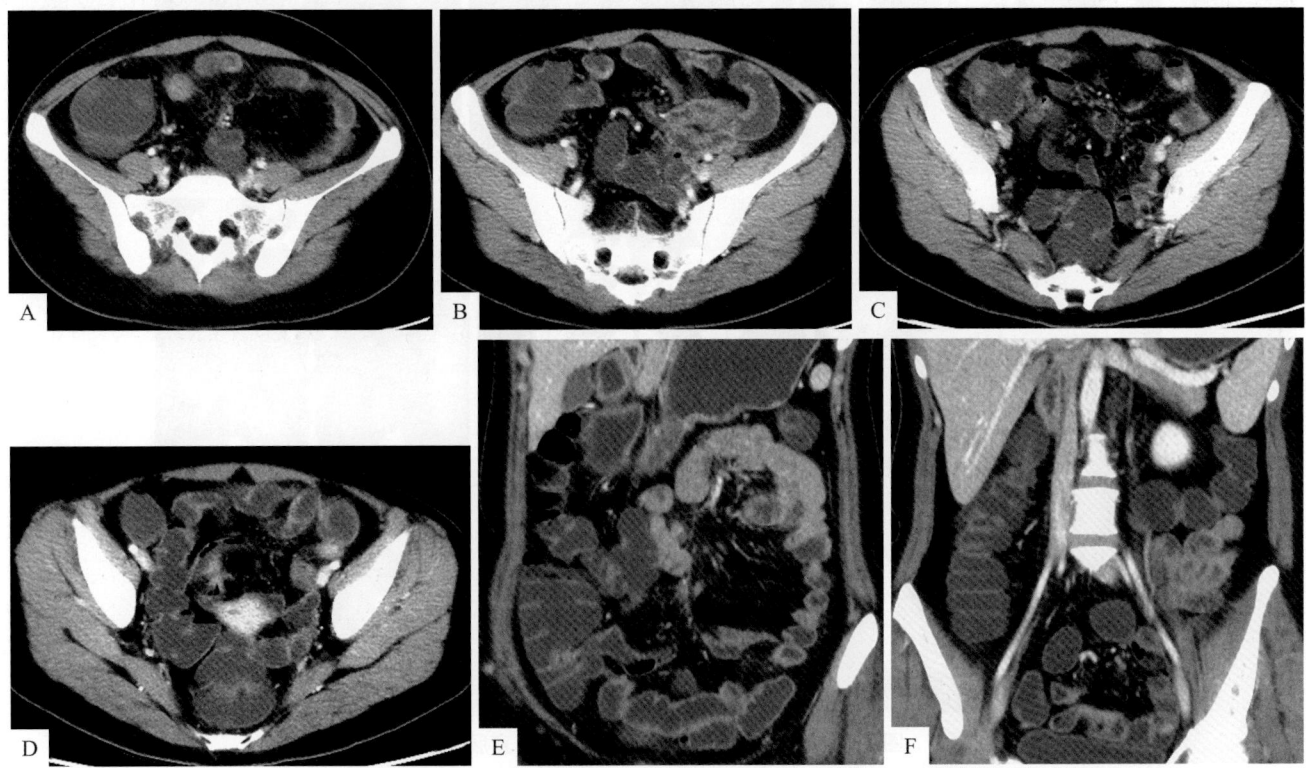

图 3-2-39 空肠、回肠克罗恩病伴肠管周围蜂窝织炎及脓肿

与图 3-2-38 为同一患者。治疗后:显示增厚肠壁变薄,肠管累及范围缩小,肠管周围蜂窝织炎及脓肿吸收(A~F)。

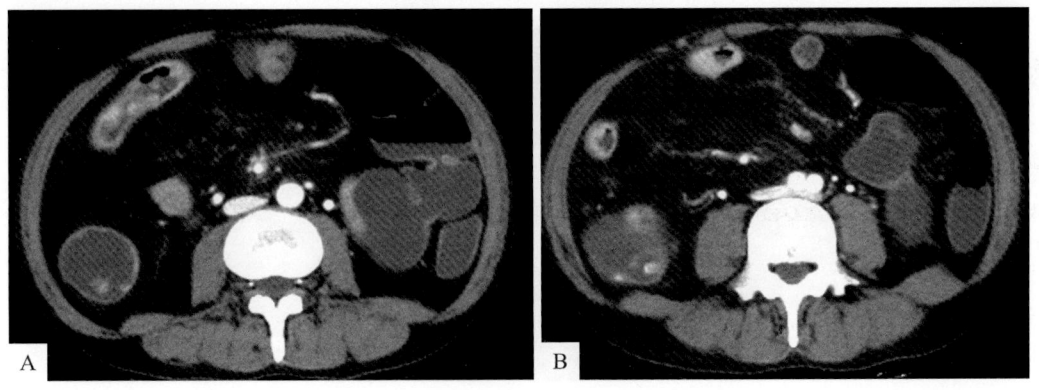

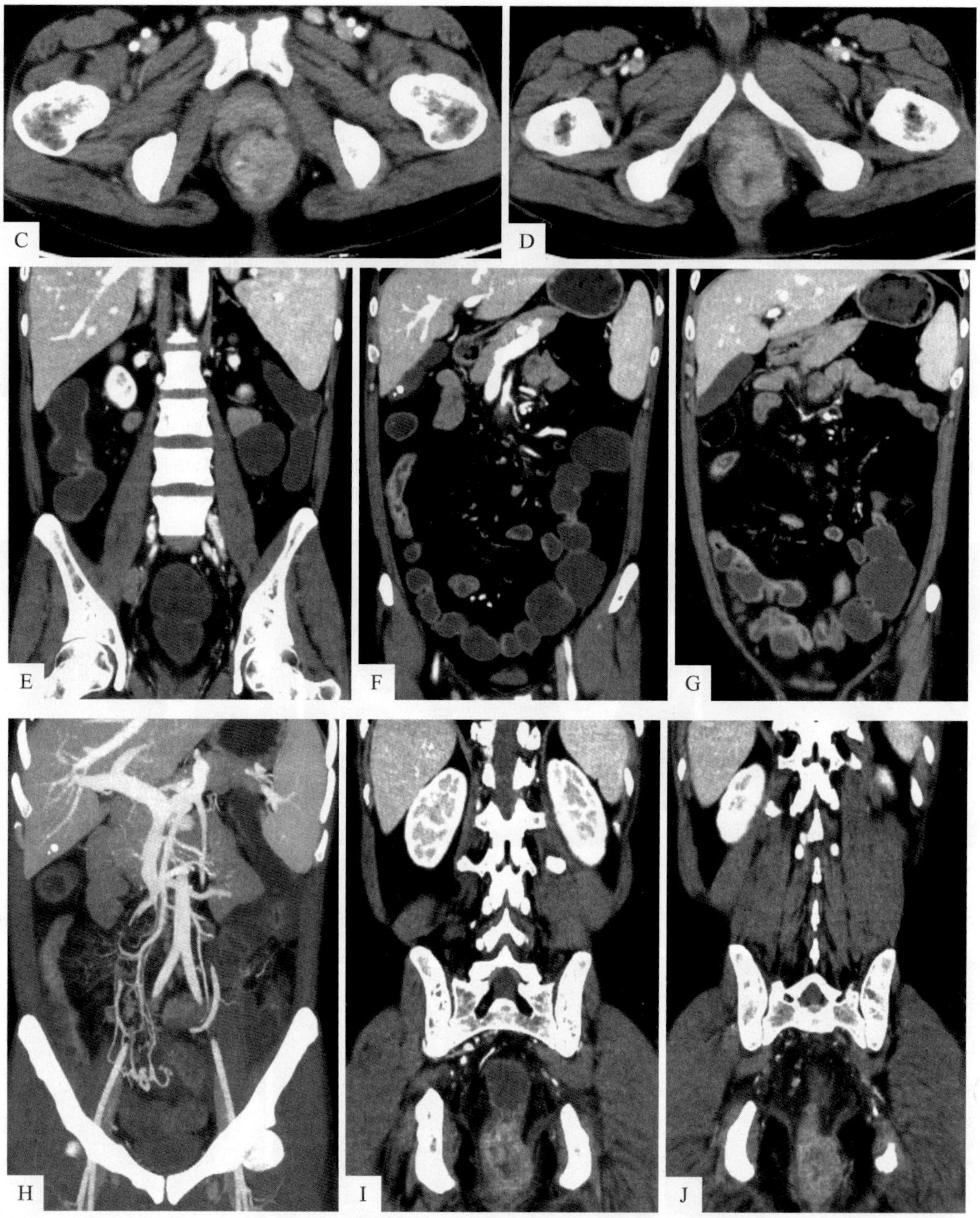

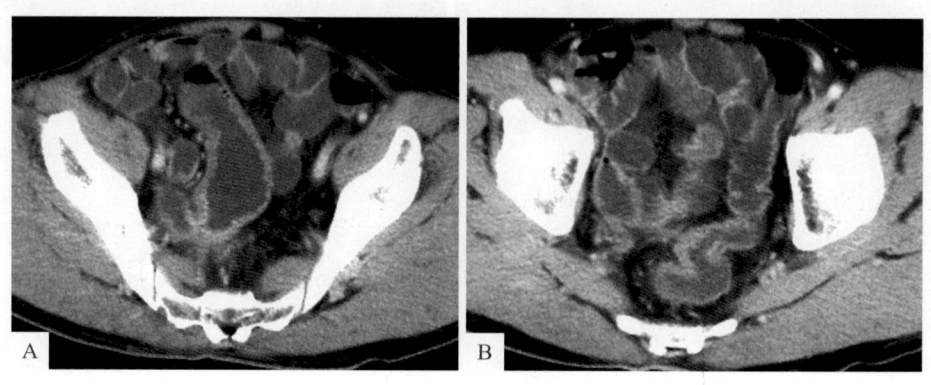

图 3-2-40 小肠、结肠型克罗恩病,直肠癌变

门脉期横断面 CT 增强图像(A、B)显示小肠、结肠节段性肠壁增厚伴异常强化,浆膜见肉芽增生,肠管周围脂肪增生、间距增宽;门脉期横断面 CT 增强图像(C、D)显示直肠软组织肿块,增强扫描强化不均;门脉期冠状面 CT 重建图像(E~G、I、J)显示小肠、结肠节段性肠壁增厚、黏膜溃疡及肉芽增生、系膜缘缩短,游离缘假性憩室形成,直肠肠壁明显偏心性增厚,部分凸出腔外,提示癌变;门脉期 MIP 重建图像(H)显示肠系膜静脉狭窄伴曲张。

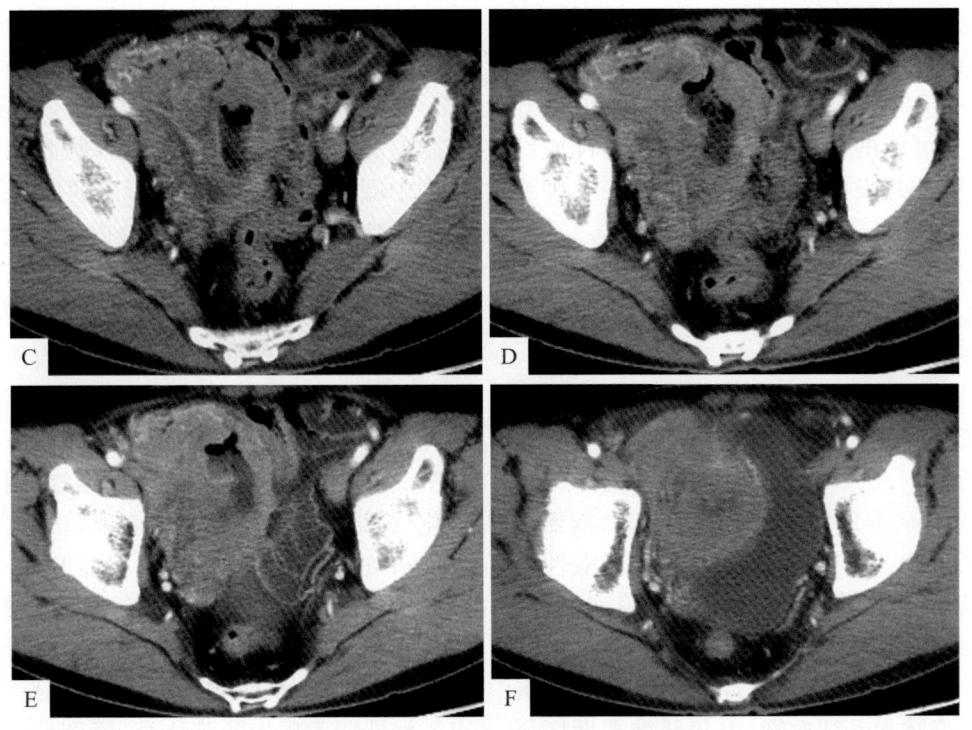

图 3-2-41 克罗恩病演变成淋巴瘤

2011-11-05 日第一次 CT 小肠造影检查,门脉期横断面 CT 增强图像(A、B)显示末端回肠节段性肠壁增厚,肠腔略变窄,邻近肠管略扩张。2013-03-07 日随访,门脉期横断面 CT 增强图像(C~F)显示末端回肠肠壁浸润性明显增厚,肠腔呈"动脉瘤样"扩张改变,提示淋巴瘤。小肠肠段切除标本显示小肠弥漫性大 B 细胞性淋巴瘤,浸润肠壁全层。

10. 克罗恩病的影像技术比较 各种检查方法均有各自的优缺点,具体见以下四个方面(表 3-2-1)。

(1) 小肠 X 线钡剂造影:该检查敏感性低,已被小肠 CT 造影或小肠 MR 造影所代替,但对无条件进行小肠 CT 造影检查的医疗单位则仍是小肠病变检查的重要技术。该检查对狭窄的动态观察可与小肠 CT 造影或小肠 MR 造影互补,必要时可两种检查方法同用。X 线所见为多发性、跳跃性病变,病变处见裂隙状溃疡、卵石样改变、假息肉、肠腔狭窄、僵硬,可见瘘管。

(2) 胶囊内镜:对发现小肠黏膜异常相当敏感,但对一些轻微病变的诊断缺乏特异性,且有发生滞留的危险,主要适用于疑诊克罗恩病但结肠镜及小肠放射影像学检查阴性者。胶囊内镜检查阴性,倾向于排除克罗恩病;阳性结果需综合分析并常需进一步检查证实。

(3) 小肠镜:该检查可直视下观察病变、取活检及进行内镜下治疗,但为侵入性检查,有一定并发症的风险。小肠镜检查主要适用于其他检查(如小肠胶囊内镜或放射影像学检查阴性者)发现小肠病变,或尽管上述检查阴性但临床高度怀疑小肠病变需

表 3-2-1 克罗恩病各种检查方法的比较

	优点	缺点
小肠 X 线钡剂造影	简单易行,价格低廉,能清楚显示黏膜面改变	不能显示黏膜下及肠腔外的病变
胶囊内镜	简单易行,易被患者接受,能清楚显示黏膜面改变	不能准确定位,在肠腔狭窄处易滞留
小肠镜	能清楚显示黏膜面改变且可以钳取组织活检及内镜下治疗	不能显示黏膜下及肠腔外的病变,对操作者有一定的要求,有穿孔等并发症
小肠 CT 造影	空间分辨率高,能同时显示腔内、腔外病变	有散射线,软组织分辨率不够高,对比剂风险
小肠 MR 造影	无辐射,软组织分辨率高,多序列、多参数、多期相成像,对比剂相对安全	扫描时间长,扫描范围有限,空间分辨率差

进行确认或鉴别者,或已确诊克罗恩病需要小肠镜检查以指导或进行治疗者。

(4) 小肠 CT 造影或小肠 MR 造影:是迄今评估

小肠克罗恩病的标准影像学检查,有条件的单位应将此检查列为克罗恩病诊断的常规检查。该检查可以反映肠壁炎性反应改变、病变分布的部位和范围、狭窄的存在及其可能的性质(炎性反应活动性或纤维性狭窄)、肠腔外并发症如瘘管形成、腹腔脓肿或蜂窝织炎等。

小肠CT造影与小肠MR造影评估小肠炎性病变的准确性相似,后者较费时、设备和技术要求较高,但无放射线暴露之虑。

盆腔磁共振检查有助于确定肛周病变的位置和范围,了解瘘管类型及其与周围组织的解剖关系。

【鉴别诊断】

(1) 当克罗恩病表现为多个肠段受累时,需要与血管炎(包括系统性红斑狼疮、肠白塞病)、嗜酸性胃肠炎、缺血性肠病、T细胞淋巴瘤、多节段腺癌、放射性肠炎以及肠结核相鉴别。

1) 血管炎:血管炎病理上表现为免疫复合物沉积在小动脉、小静脉和毛细血管,引起纤维素性坏死性血管炎,小血管壁增厚、坏死,血管狭窄、闭塞,血栓形成及小血管出血,同时伴有黏膜下层及浆膜血管明显增生、增多、扩张和充血。血管炎通常广泛弥漫性累及小肠,引起小肠壁明显水肿、增厚,肠系膜肿胀,脂肪密度增高混浊,肠系膜淋巴结肿大。通常还伴有多个系统的病变,包括心包积液、胸腔积液、腹水、肝脾肿大及肾盂积水等表现。

2) 嗜酸性胃肠炎:以胃肠道弥漫性或局限性嗜酸性粒细胞浸润为特点。表现为胃肠道分层,肠壁水肿增厚,黏膜皱襞粗大,甚至呈结节状、假息肉状及葡萄状,在空肠最具特点。当嗜酸性粒细胞浸润肌层时肠腔可狭窄,僵硬甚至胃出血及小肠梗阻。嗜酸性粒细胞浸润浆膜层时会出现嗜酸性无菌性腹水,这种腹水经过1~2d随访会发现腹水量变化显著。

3) 缺血性肠炎:通常患者年龄较大,且多有冠心病、糖尿病和高血压等心脑血管病史。好发于左半结肠,表现为肠系膜动脉有明显的钙化斑块及血栓,增强扫描肠壁强化程度减弱;静脉病变者表现为肠壁淤血,肠系膜水肿增厚,肠系膜分支小血管增粗、聚集。一般无炎性肿块或脓肿。

4) T细胞淋巴瘤:又称为肠病相关性T细胞淋巴瘤,最典型的表现为空肠黏膜皱襞减少,回肠黏膜皱襞增多,也称为回肠空肠化改变。表现为单独的一段肠管受累,但受累长度很长,通常长度>10 cm,肠管不狭窄,部分表现为回肠扩张,肠腔>3 cm,以及肠系膜淋巴结肿大和肠套叠改变,极易穿孔导致腹膜炎及脓毒症。

5) 多节段腺癌:多段腺癌较为少见,但每一段均有腺癌的特点,肠管管壁增厚,肠腔狭窄,增强扫描轻到中度强化,小肠CT造影双期增强扫描可以观察肠管的蠕动情况,腺癌所累及的肠管通常形态、位置固定,可以与克罗恩病鉴别。

6) 肠结核:回结肠型克罗恩病需与肠结核相鉴别。肠结核好发于回盲部,多以回盲瓣为中心,累及邻近的右半结肠和回肠,多呈连续性分布。回盲瓣呈开放状,回盲部挛缩变形,肠管多呈对称性、环形狭窄。结核干酪样坏死的淋巴结增强扫描多呈环形强化,为结核较为特异性的表现。

7) 放射性肠炎:多发生在盆腔、小肠,往往有盆腔肿瘤放疗病史。急性期表现为照射野的小肠肠壁明显水肿增厚和黏膜面溃疡等改变,肠道张力减退以及肠腔积液、扩张等,增强扫描肠壁呈分层强化特点。慢性期表现为肠腔狭窄,管壁僵硬,肠管位置相对固定,肠管周围由于纤维组织增生而导致肠管间距增宽,肠管间可呈互相粘连改变。增强扫描肠壁分层强化方式消失,而呈均匀一致中度强化改变。

(2) 克罗恩病表现为单个肠段病变时,需与肠结核、淋巴瘤、间质瘤、腺癌、非特异性肠炎及放射性肠炎相鉴别。

1) 肠结核:肠结核好发于回盲部,回盲瓣口张开,回盲部挛缩变形。肠结核的溃疡为环形溃疡,肠腔多呈对称性狭窄。肠管周围常有渗出,表现为肠系膜脂肪密度增高,并伴有肠系膜淋巴结肿大、钙化,强化欠均匀,典型者中央呈干酪样坏死而呈环形强化。小肠MR造影增强扫描可更清晰显示干酪样坏死淋巴结的环形强化特点,较小肠CT造影更为敏感。结合临床PPD试验以及T-spot有助于明确诊断。

2) 淋巴瘤:淋巴瘤好发于末端回肠,最典型的表现为肠壁环形增厚,呈动脉瘤样扩张改变。受累肠段较长或见多发节段性病灶,增强扫描肠壁轻到中等强化,多伴有腹膜后及肠系膜淋巴结多发肿大。

3) 间质瘤:间质瘤多表现为腔内生长或外生性生长肿块,肿瘤多呈圆形或类圆形,也可呈不规则形或分叶状。低度风险者,肿块直径多<5 cm,密度均匀,边缘锐利,其内可出现钙化。增强扫描动脉期明显均匀强化,门脉期肿瘤持续均匀强化。高度风险者,肿瘤多>5 cm,边界欠清晰,常与周围组织粘连,可呈现分叶,中央极易出现坏死、囊变,增强扫描肿瘤周边实性成分明显强化。肝脏、肺可出现转移灶，且间质瘤的转移灶通常呈低密度。MIP 重建可以清晰显示供血动脉为肠系膜血管。

4）腺癌：腺癌多发生在十二指肠及空肠近段，尤以十二指肠乳头周围多见。表现为局部腔内生长软组织肿物或肠壁环形或不规则增厚，肠腔变窄，近端肠管扩张。增强扫描不规则中等强化，黏液腺癌类型肠壁强化较低。晚期可发生肠系膜淋巴结及远处脏器的转移，累及的淋巴结中央可发生坏死。

5）非特异性肠炎：多表现为孤立肠段的肠壁增厚以及增强后的异常强化，多与肠道感染有关。

（赵雪松　缪飞）

◆ 参考文献 ◆

1. Wilkins T, Jarvis K, Patel J. Diagnosis and management of Crohn's disease [J]. Am Fam Physician, 2011, 84(12): 1365-1375.
2. Lichtenstein GR, Loftus EV, Isaacs KL, et al. ACG clinical guideline: management of Crohn's disease in adults [J]. Am J Gastroenterol, 2018, 113(4): 481-517.
3. Kappelman MD, Moore KR, Allen JK, et al. Recent trends in the prevalence of Crohn's disease and ulcerative colitis in a commercially insured US population [J]. Dig Dis Sci, 2013, 58(2): 519-525.
4. Wang YR, Loftus EV, Cangemi JR, et al. Racial/ethnic and regional differences in the prevalence of inflammatory bowel disease in the United States [J]. Digestion, 2013, 88(1): 20-25.
5. Ananthakrishnan AN. Epidemiology and risk factors for IBD [J]. Nat Rev Gastroenterol Hepatol, 2015, 12(4): 205-217.
6. Bounthavong M, Li M, Watanabe JH. An evaluation of health care expenditures in Crohn's disease using the United States Medical Expenditure Panel Survey from 2003 to 2013 [J]. Res Social Adm Pharm, 2017, 13(3): 530-538.
7. Soon IS, Molodecky NA, Rabi DM, et al. The relationship between urban environment and the inflammatory bowel diseases: a systematic review and meta-analysis [J]. BMC Gastroenterol, 2012, 12: 51.
8. Cholapranee A, Ananthakrishnan AN. Environmental hygiene and risk of inflammatory bowel diseases: a systematic review and meta-analysis [J]. Inflamm Bowel Dis, 2016, 22(9): 2191-2199.
9. Pineton de Chambrun G, Dauchet L, Gower-Rousseau C, et al. Vaccination and risk for developing inflammatory bowel disease: a meta-analysis of case-control and cohort studies [J]. Clin Gastroenterol Hepatol, 2015, 13(8): 1405-1415.e1.
10. Danese S, Fiorino G, Mary JY, et al. Development of red flags index for early referral of adults with symptoms and signs suggestive of Crohn's disease: an IOIBD initiative [J]. J Crohns Colitis, 2015, 9(8): 601-606.
11. El-Chammas K, Majeskie A, Simpson P, et al. Red flags in children with chronic abdominal pain and Crohn's disease — a single center experience [J]. J Pediatr, 2013, 162(4): 783-787.
12. Cummings JR, Keshav S, Travis SP. Medical management of Crohn's disease [J]. BMJ, 2008, 336(7652): 1062-1066.
13. Gomollón F, Dignass A, Annese V, et al. 3rd European evidence-based consensus on the diagnosis and management of Crohn's disease 2016: part 1: diagnosis and medical management [J]. J Crohns Colitis, 2017, 11(1): 3-25.
14. Waugh N, Cummins E, Royle P, et al. Faecal calprotectin testing for differentiating amongst inflammatory and non-inflammatory bowel diseases: systematic review and economic evaluation [J]. Health Technol Assess, 2013, 17(55): xv-xix.
15. Mosli MH, Zou G, Garg SK, et al. C-reactive protein, fecal calprotectin, and stool lactoferrin for detection of endoscopic activity in symptomatic inflammatory bowel disease patients: a systematic review and meta-analysis [J]. Am J Gastroenterol, 2015, 110(6): 802-819.
16. Abegunde AT, Muhammad BH, Ali T. Preventive health measures in inflammatory bowel disease [J]. World J Gastroenterol, 2016, 22(34): 7625-7644.
17. Feuerstein JD, Nguyen GC, Kupfer SS, et al. American Gastroenterological Association Institute Clinical Guidelines Committee. American Gastroenterological Association Institute guideline on therapeutic drug monitoring in inflammatory bowel disease [J]. Gastroenterology, 2017, 153(3): 827-834.
18. Shergill AK, Lightdale JR, Bruining DH, et al. American Society for Gastrointestinal Endoscopy Standards of Practice Committee. The role of endoscopy in inflammatory bowel disease [J]. Gastrointest Endosc, 2015, 81(5): 1101-1121.e13.
19. Pennazio M, Spada C, Eliakim R, et al. Small-bowel capsule endoscopy and device-assisted enteroscopy for diagnosis and treatment of small-bowel disorders: European Society of Gastrointestinal Endoscopy (ESGE) clinical guideline [J]. Endoscopy, 2015, 47(4): 352-376.
20. Panés J, Bouzas R, Chaparro M, et al. Systematic review: the use of ultrasonography, computed tomography and magnetic resonance imaging for the diagnosis, assessment of activity and abdominal complications of Crohn's disease [J]. Aliment Pharmacol Ther, 2011, 34(2): 125-145.
21. Gionchetti P, Dignass A, Danese S, et al. 3rd European evidence-based consensus on the diagnosis and management of Crohn's disease 2016: Part 2: surgical management and special situations [J]. J Crohns Colitis, 2017, 11(2): 135-149.
22. Sandborn WJ. Crohn's disease evaluation and treatment: clinical decision tool [J]. Gastroenterology, 2014, 147(3): 702-705.
23. Dignass A, Van Assche G, Lindsay JO, et al. European Crohn's and Colitis Organisation (ECCO). The second European evidence-based consensus on the diagnosis and management of Crohn's disease: current management [published correction appears in J Crohns Colitis. 2010; 4(3): 353] [J]. J Crohns Colitis, 2010, 4(1): 28-62.
24. 中华医学会消化病学分会炎症性肠病学组. 炎症性肠病诊断和治疗的共识意见[J]. 中华消化杂志, 2012, 32: 796-809.
25. Guglielmo FF, Anupindi SA, Fletcher JG, et al. Small Bowel Crohn Disease at CT and MR Enterography: Imaging Atlas and Glossary of Terms [J]. Radiographics, 2020, 40(2): 354-375.
26. Li X, Zhang N, Hu C, et al. CT-based radiomics signature of visceral adipose tissue for prediction of disease progression in patients with Crohn's disease: A multicentre cohort study [J]. eClinicalMedicine, 2022, 56: 101805.
27. Tong J, Feng Q, Zhang C, et al. CT enterography for evaluation of disease activity in patients with ileocolonic Crohn's disease [J]. BMC Gastroenterol, 2022, 22(1): 324.
28. Bouguen G, Levesque BG, Feagan BG, et al. Treat to target: a proposed new paradigm for the management of Crohn's disease [J]. Clin Gastroenterol Hepatol, 2015, 13(6): 1042e-1050e.

第三节 感染性疾病

一、肠结核

肠结核（intestinal tuberculosis）是结核分枝杆菌引起的肠道慢性特异性感染疾病，是最常见的肺外结核病之一，本病一般见于中青年，女性稍多于男性。

肠结核一般都由人型结核分枝杆菌引起，偶有因饮用带菌牛奶或乳制品罹患牛型结核者。结核分枝杆菌侵犯肠道的主要途径有：①胃肠道感染为肠结核的主要感染方式，回盲部即成为肠结核的好发部位；②血行播散；③邻近结核病灶播散。

【病理】 肠结核好发于回盲部，结核菌侵入肠道后，其病理变化随人体对结核分枝杆菌的免疫力与过敏反应的情况而定。当感染菌量多，毒力大，机体过敏反应强时，病变往往以渗出为主，可有干酪样坏死并形成溃疡，称为溃疡型肠结核；若感染较轻，机体免疫力（主要是细胞免疫）较强时，病变常为增生型，以肉芽组织增生为主，形成结核结节并进一步纤维化，称为增生型肠结核。实际上兼有溃疡与增生两种病变者，并不少见，此称为混合型或溃疡增生型肠结核。

【临床表现】 多数起病缓慢，病程较长，大多数肠结核患者缺乏特异性临床表现，主要的临床表现归纳如下。

1. 腹痛 因病变常累及回盲部，故疼痛最常见于右下腹，增生型肠结核并发肠梗阻时，腹痛主要为绞痛，并有肠梗阻的相应症状。

2. 腹泻与便秘 腹泻是溃疡型肠结核的主要症状之一。

3. 腹部肿块 主要见于增生型肠结核，肠壁局部增厚形成肿块。

4. 全身症状 溃疡型肠结核常有结核毒血症，增生型肠结核多无结核中毒症状，病程较长，全身情况较好。

【实验室检查】

1. 血象与ESR 白细胞总数一般正常，淋巴细胞常偏高，红细胞及血红蛋白常偏低，呈轻、中度贫血，以溃疡型患者为多见。在活动性病变患者中，ESR常增快。

2. 粪便检查 增生型肠结核粪便检查多无明显改变。溃疡型肠结核粪便镜检可见少量脓细胞和红细胞。粪便浓缩找结核菌，只有痰菌阴性时才有意义。

3. 纤维结肠镜 可直接观察全结肠、盲肠及回盲部的病变，并可行活检或取样做细菌培养。

4. 小肠镜 对累及小肠不同节段的病变，可选择经口或经肛小肠镜检查，并可行活检或取样做细菌培养。

【影像学表现】

1. X线表现

（1）溃疡型主要表现

1）多发小溃疡：表现为管腔轮廓不光滑呈毛刺状。各种形态、大小不同的溃疡，点状、袋状、全周性形成"面"状，可见瘢痕带（图3-3-1）。

2）肠管痉挛性狭窄：严重时出现"跳跃征"，以形成全周性狭窄为主，常继发近端肠管的明显扩张。

3）黏膜皱襞增粗紊乱：表现为黏膜皱襞增粗，钡剂涂布不良。

4）瘘管形成：溃疡穿破可形成瘘管，钡剂排泄到瘘管时有对比剂外溢现象。

（2）增生型主要表现

1）肠管内肉芽组织增生：表现为管腔不规则狭窄，此时小肠排泄迟缓，通过障碍。肉芽组织过多时，表现为多发小息肉样充盈缺损。

2）肠管狭窄挛缩：表现为回盲部位置升高远离髂窝。

3）回盲瓣变形：表现为回盲瓣肥大，瓣口张开，与盲肠呈直线改变。

2. CT表现

（1）肠壁增厚，肠腔狭窄：病变可以仅累及回盲部（图3-3-2），也可以回盲部为中心，可累及邻近结肠及末端回肠（图3-3-3）。肠壁多为连续性增厚，累及的肠段范围较长。肠壁多为环形增厚，系膜缘和游离缘均受累，少数见盲肠内侧偏心性增厚。部分患者回盲部可发生肿块，边界不规则。增强后肠壁可呈分层强化，也可均匀一致强化。慢性期回盲部肠管呈不规则狭窄，肠管呈锯齿状改变。回盲瓣挛缩变形，回盲瓣口张开，与盲肠呈直线改变（图3-3-2）。也可累及近端空肠，较为少见（图3-3-4）。

（2）肠管周围改变：肠管周围渗出，表现为脂肪密度增高(图3-3-2)。可有结核性腹水,腹水因蛋白质含量高而密度增高,小肠肠管常粘连成团。慢性期肠管周围可有纤维脂肪增生,与周围肠管间距增宽(图3-3-3)。

(3) 多发淋巴结肿大:淋巴结多发钙化,并呈干酪样坏死,增强扫描呈环形强化,为结核最为特异性的表现(图3-3-4),尤其是在肝门、胰头周围这些部位出现(图3-3-5)。

(4) 肠外结核表现:可能伴有肺结核(图3-3-4E)和其他肠外结核。

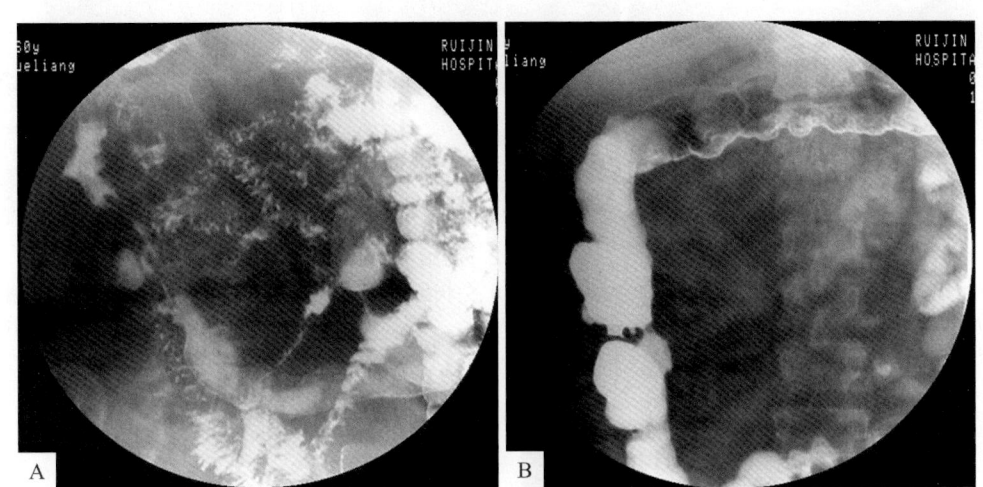

图3-3-1 肠结核

小肠X线钡剂造影图像(A、B)显示回盲部及邻近升结肠、横结肠及末端回肠连续性肠壁增厚,肠腔狭窄,黏膜紊乱、破坏,见多发小溃疡。

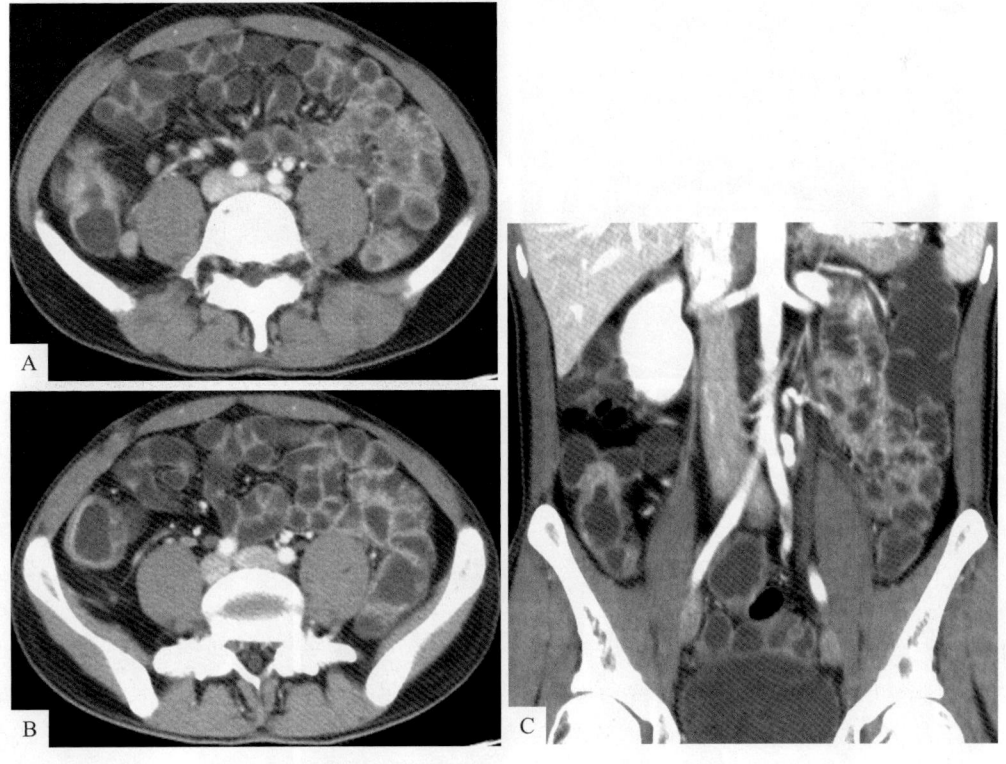

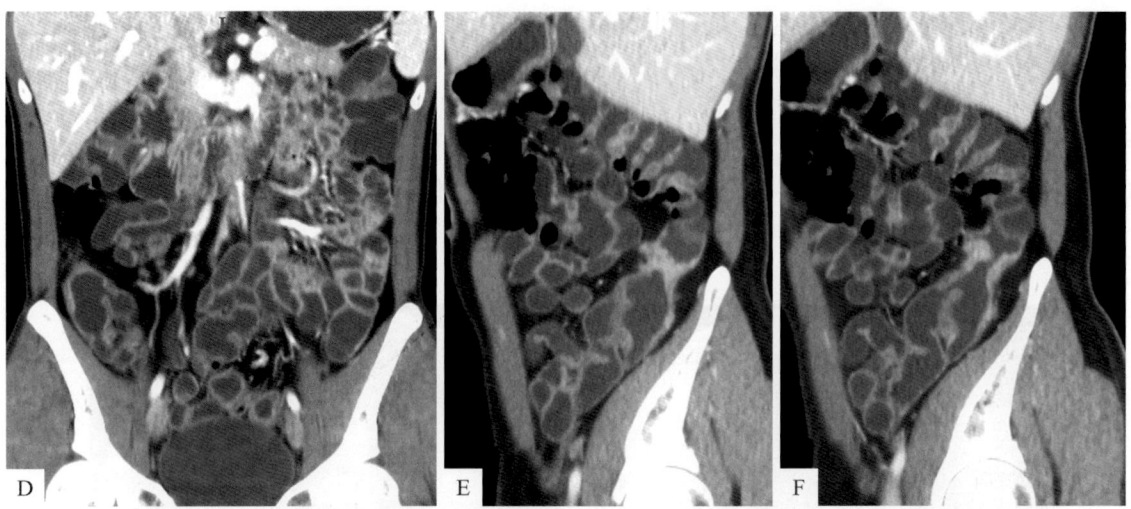

图 3-3-2 肠结核

门脉期横断面 CT 增强图像（A、B）、冠状面 CT 重建图像（C、D）、矢状面 CT 重建图像（E、F）显示回盲部肠壁增厚，增强扫描肠壁呈分层强化改变，黏膜层异常强化，黏膜下层水肿，强化减弱。增厚肠壁呈环形增厚改变，黏膜凹凸不平，提示溃疡改变，回盲瓣畸形，回盲瓣口呈"鱼嘴样"固定开口改变。

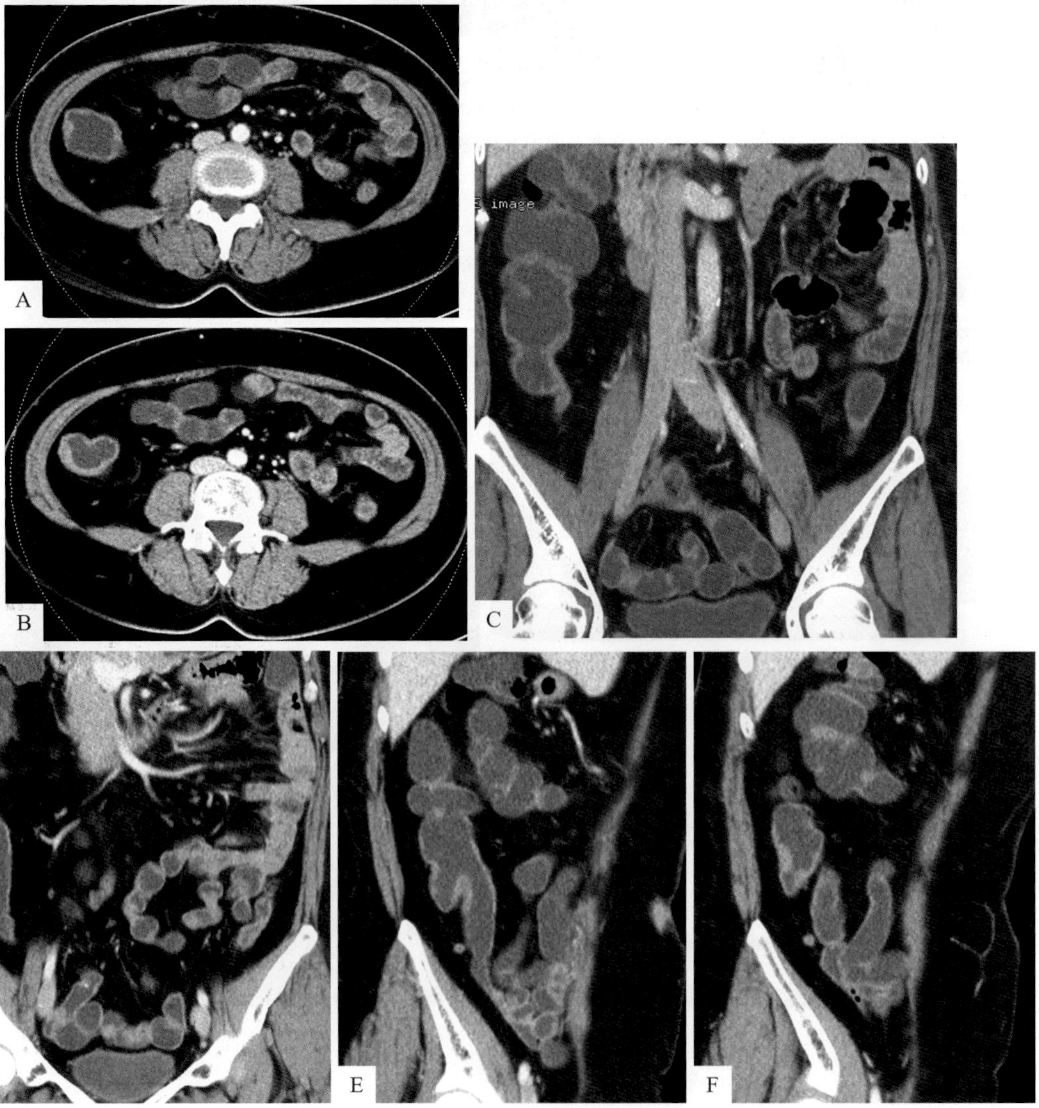

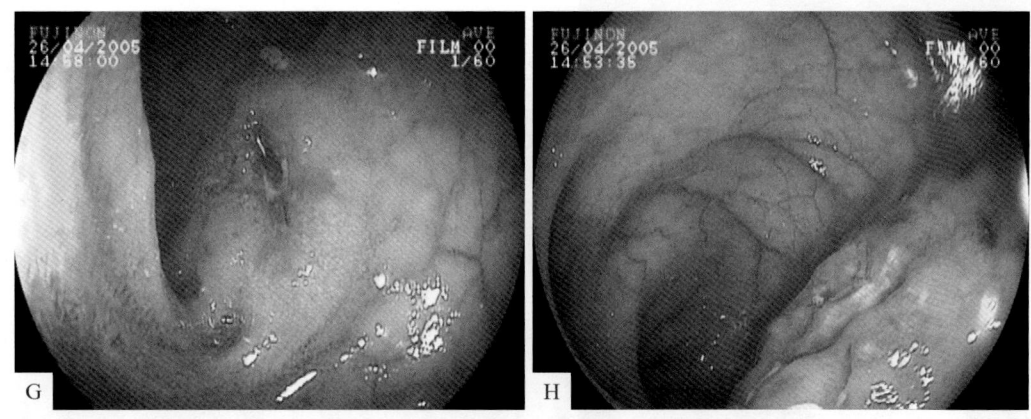

图 3-3-3 肠结核

门脉期横断面 CT 增强图像(A、B)、门脉期冠状面 CT 重建图像(C、D)、矢状面 CT 重建图像(E、F)显示回盲部及邻近末端回肠连续性肠壁略增厚,增强扫描肠壁均匀一致强化改变,未见分层,回盲瓣口呈"鱼嘴样"张开,呈固定开口改变,提示陈旧性肠结核;肠镜图像(G、H)显示末端回肠不规则浅溃疡病灶伴周边黏膜隆起充血及结节样隆起,图 H 见溃疡边缘清楚且呈"虫蚀样"改变。(见彩色插页)

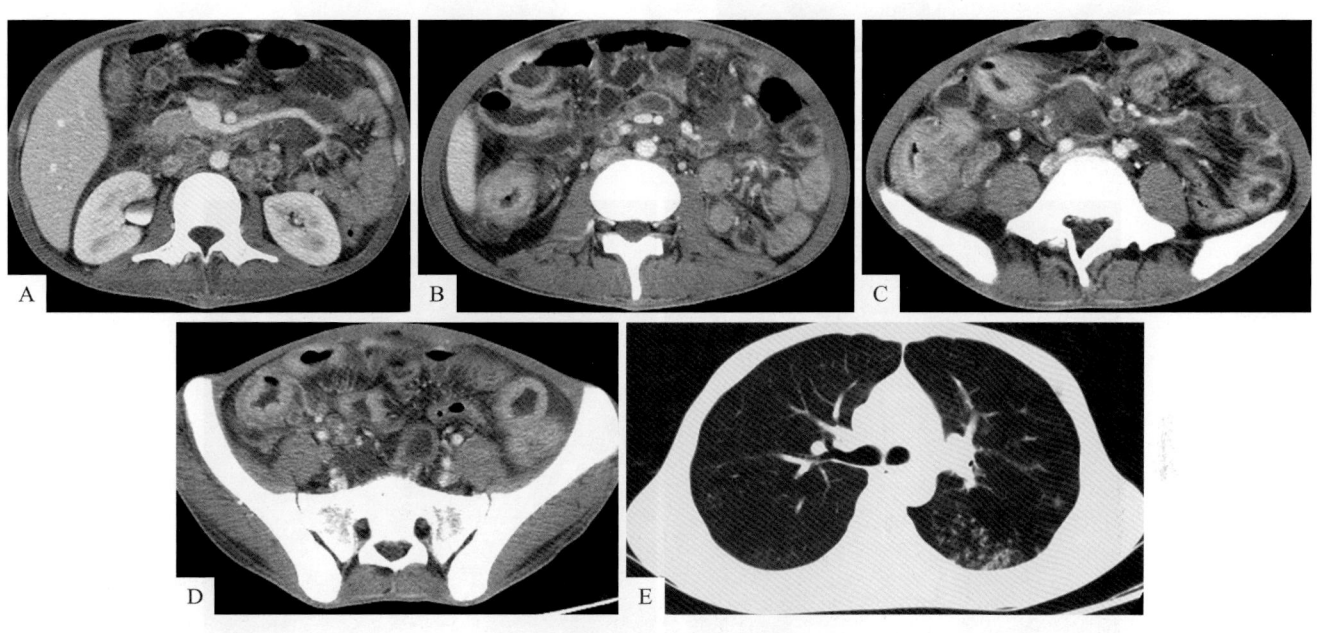

图 3-3-4 肠结核

横断面 CT 增强图像(A~D)显示回盲部及邻近较大范围内的回肠连续性肠壁增厚,肠壁系膜缘和游离缘均受累,肠管呈环形增厚改变,增强扫描肠壁呈分层强化,黏膜层异常强化,黏膜下层水肿,强化减弱。肠系膜淋巴结呈环形强化改变,提示干酪样坏死;胸部 CT 图像(E)显示肺内多发结核灶。

3. MRI 表现

(1) 肠壁增厚,肠腔狭窄:病变可以仅累及回盲部(图 3-3-6),也可以回盲部为中心,累及邻近结肠及末端回肠(图 3-3-7)。肠壁多为连续性增厚,累及的肠段范围较长。肠壁多为环形增厚,系膜缘和游离缘均受累,少数见盲肠内侧偏心性增厚。增厚的肠壁 T2SSFSE 及 FIESTA 图像上呈分层改变,黏膜层和浆膜层呈低信号,黏膜下层水肿,呈高信号。黏膜层可见多发凹凸不平溃疡改变。慢性期回盲瓣挛缩变形,回盲瓣口张开(图 3-3-6)。

(2) 肠壁异常强化:表现为受累肠段增强扫描较正常肠段强化增加,可呈分层强化改变,表现为黏膜层和浆膜层异常强化呈高信号,黏膜下层水肿,强化减弱而呈低信号(图 3-3-7,图 3-3-8)。

(3) 淋巴结呈干酪样坏死:增强扫描增生、肿大淋巴结呈环形强化改变,为结核最为特异性的表现,且较 CT 显示更清晰(图 3-3-6~图 3-3-8)。

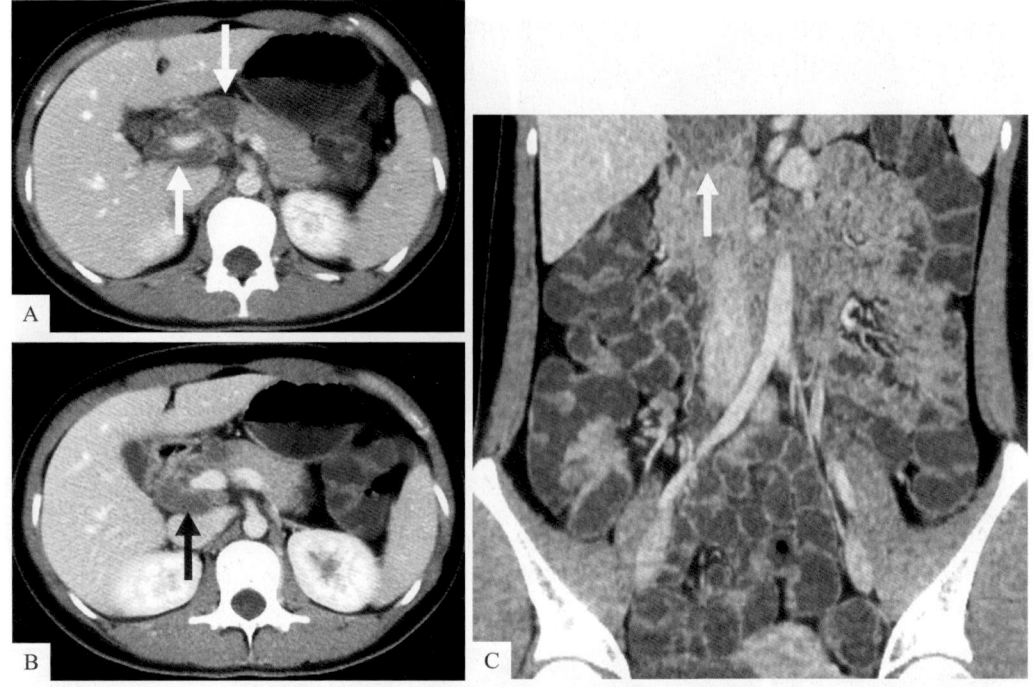

图 3-3-5 肠结核

门脉期横断面 CT 增强图像(A、B)、冠状面 CT 重建图像(C)显示肝门部及胰头周围多发肿大淋巴结影,呈环形强化改变,提示干酪样坏死(箭),回盲部肠壁明显增厚,回盲瓣畸形改变。

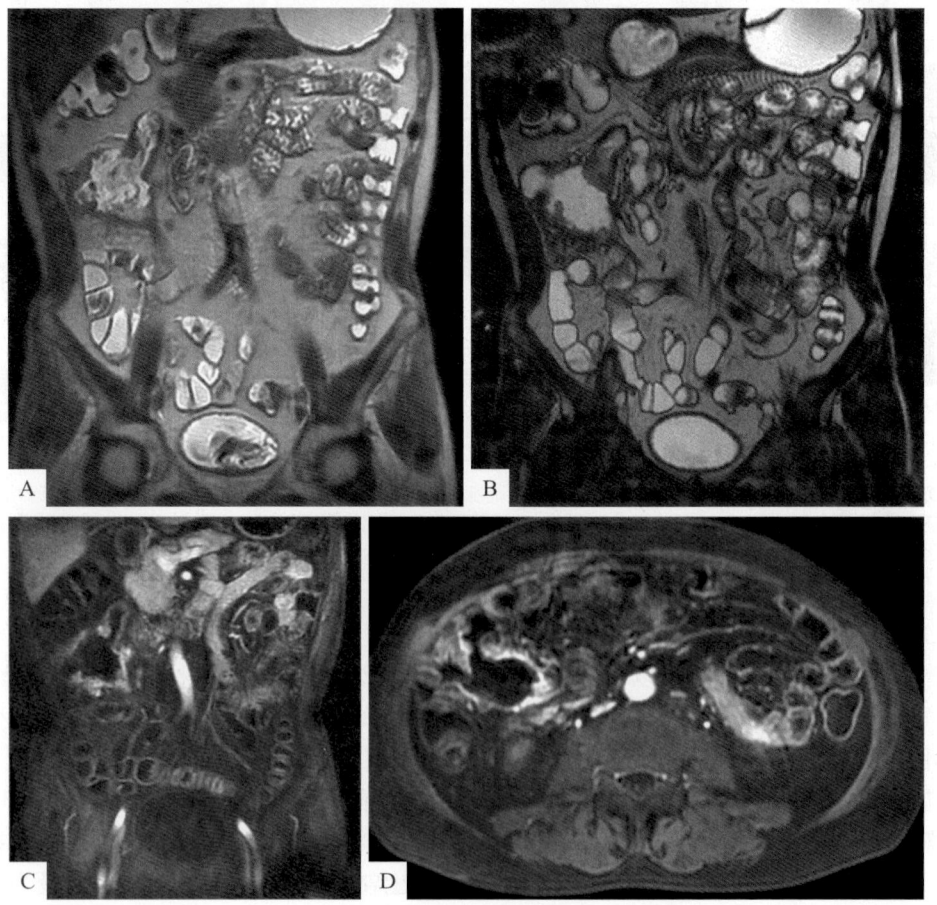

图 3-3-6 肠结核

冠状面 MR T2SSFSE(A)、冠状面 MR FIESTA(B)、冠状面及横断面 MR LAVA 增强图像(C、D)显示回盲部挛缩变形、位置上提,肠壁增厚,增强扫描异常强化,黏膜面可见凹凸不平溃疡改变,回盲瓣口张开。

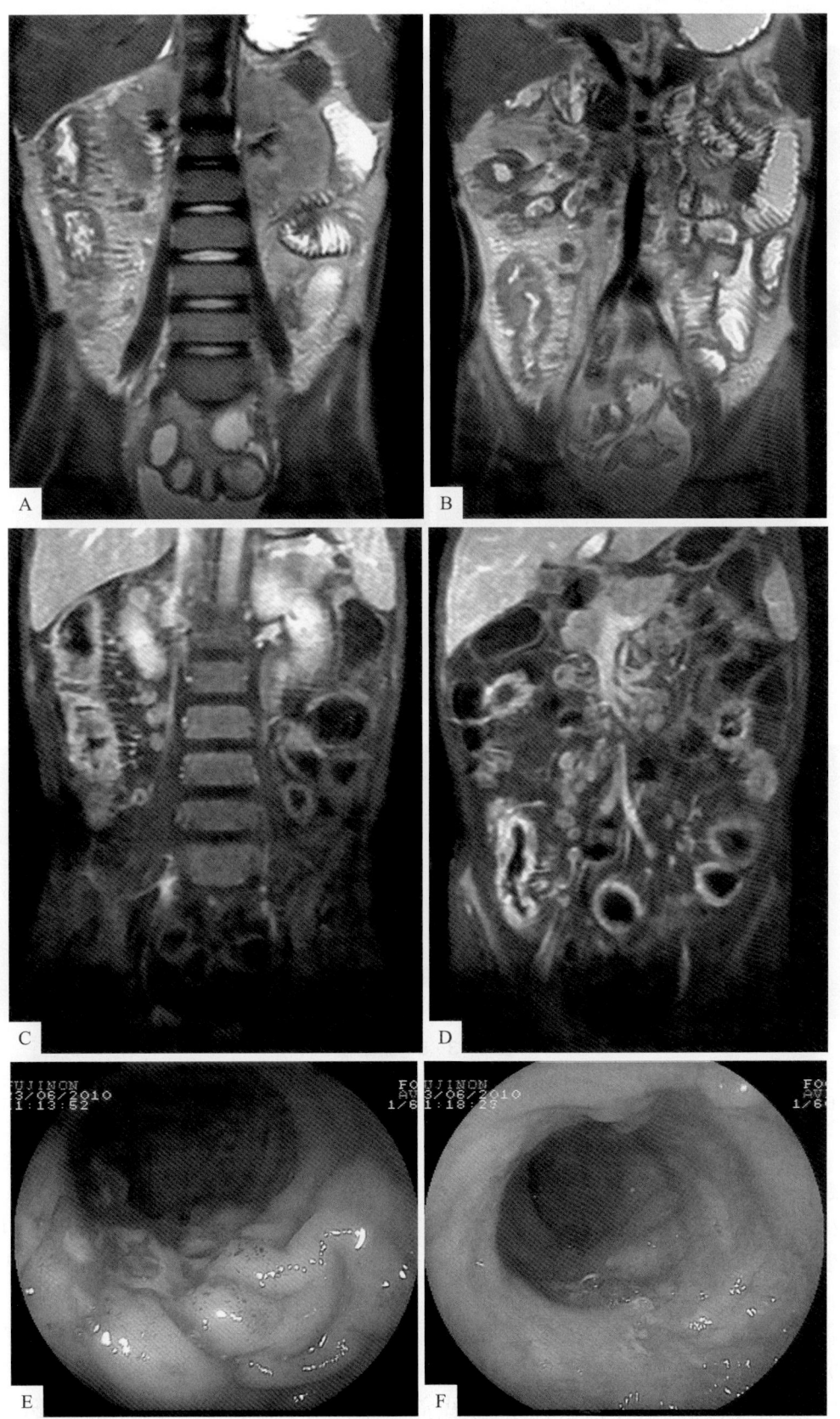

图3-3-7 肠结核

冠状面MR T2SSFSE图像（A、B）显示广泛小肠、末端回肠、回盲部及邻近右半结肠肠壁增厚，肠壁呈三层改变，黏膜层和浆膜层呈低信号，黏膜下层水肿呈高信号，黏膜面呈凹凸不平溃疡改变；冠状面LAVA增强图像（C、D）显示病变肠段强化呈三层，黏膜层和浆膜层明显强化，黏膜下层水肿呈低信号，肠管周围可见多发环形强化淋巴结，提示干酪样坏死；结肠镜图像（E、F）显示黏膜不规则溃疡表现，溃疡周边结节样隆起，溃疡边缘清晰并呈"虫蚀样"。（见彩色插页）

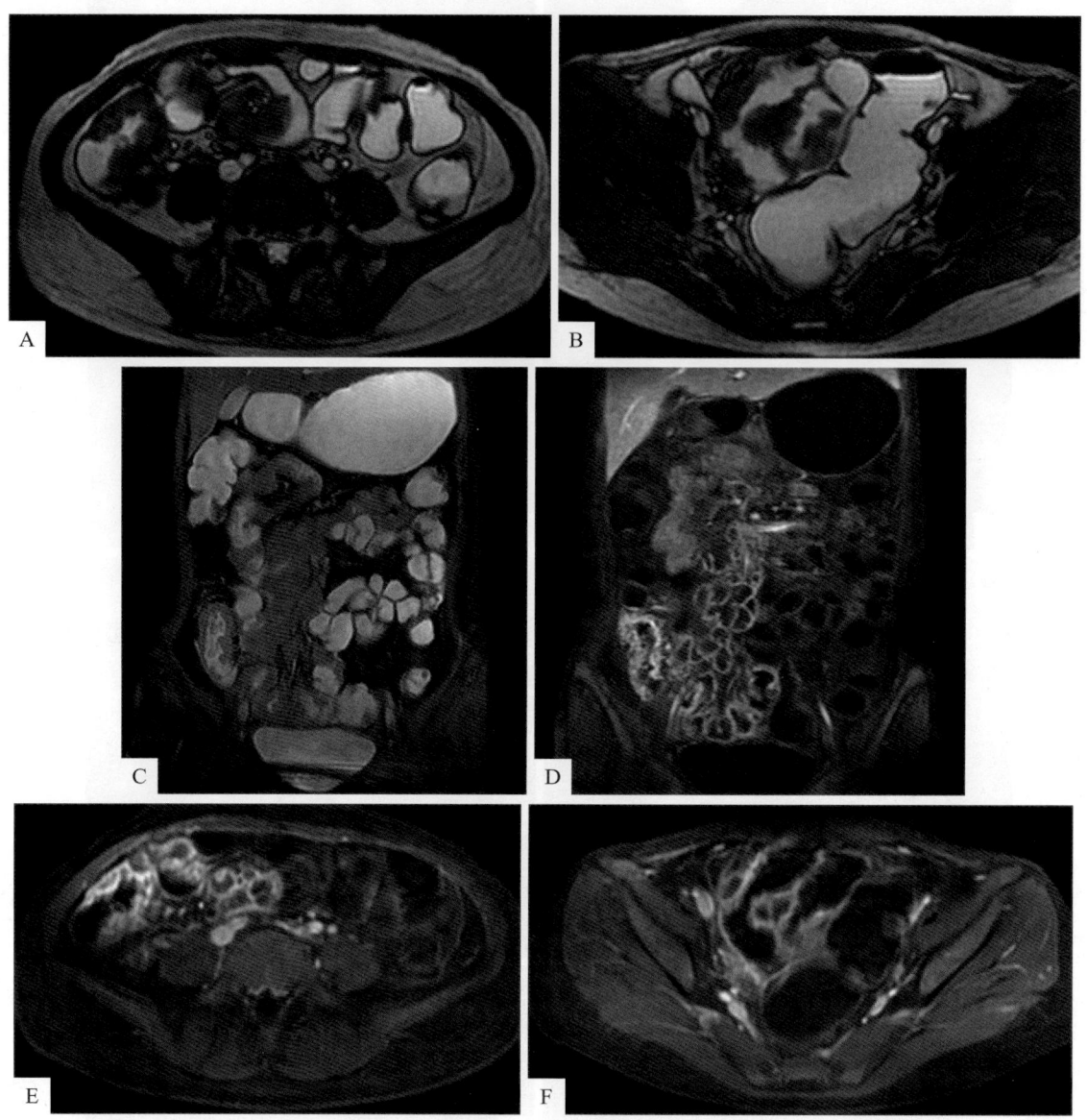

图 3-3-8 肠结核

横断面 MR FIESTA(A、B),显示回盲部及邻近末段回肠肠壁增厚,肠腔狭窄,黏膜面可见凹凸不平溃疡改变;C. 冠状面 MR FIESTA(加脂肪抑制)显示回结肠血管引流区多发肿大淋巴结,呈低信号;冠状面及横断面 LAVA 增强图像(D~F)显示病变肠段明显强化,淋巴结呈环形强化改变,提示干酪样坏死。

【鉴别诊断】 肠结核需与克罗恩病、淋巴瘤、右侧结肠癌以及阿米巴或血吸虫病性肉芽肿相鉴别。

1. 克罗恩病 本病的临床表现和X线征象与肠结核极为酷似,有时甚难鉴别,可借助下列几点协助诊断:①本病无肺结核或肠外结核病史;②病程一般更长,不经抗结核治疗可出现间断缓解;③粪便及其他体液及分泌物检查无结核菌;④X线检查可见病变以末端回肠为主,有多段肠曲受累,并呈节段性分布,CT表现克罗恩病首先出现系膜缘肠壁的增厚;⑤肠梗阻、粪瘘等并发症较肠结核更为多见;⑥切除病变肠段病理检查无干酪样坏死,镜检与动物接种均无结核分枝杆菌。

2. 淋巴瘤 受累小肠肠壁增厚更明显,管腔一般不窄,可见动脉瘤样扩张,肿大淋巴结常密度均匀,坏死即环形强化少见。

3. 右半结肠癌 ①本病发病年龄多为40岁以上中老年人;②无长期低热、盗汗等结核毒血症及结核病史;③病情进行性加重,消瘦、苍白、无力等全身症状明显;④腹部肿块开始出现时移动性稍大且无压痛,但较肠结核肿块表面坚硬,结节感明显;⑤X线检查主要有钡剂充盈缺损,病变局限,不累及回肠;⑥肠梗阻较早、较多出现;⑦纤维结肠镜检可窥见肿瘤,活检常可确诊。在临床上结肠癌的发病率较肠结核为高。

4. 阿米巴或血吸虫病性肉芽肿　肠阿米巴或血吸虫病可形成肉芽肿病变,在鉴别诊断上应注意。该类疾病无结核病史,脓血便较常见,粪便中发现有关的病原体,结肠镜检查常可证实诊断,相应的特异性治疗有效。

二、肠伤寒

肠伤寒也叫伤寒,是由沙门伤寒杆菌引起的急性全身性传染病,主要经水及食物传播。夏秋两季发病多。病情常较严重。

【病理】　伤寒杆菌进入消化道──→肠道淋巴组织的巨噬细胞吞噬并在其中繁殖──→菌血症──→毒素和细菌再次入血──→败血症(第一期)──→胆囊内的大量细菌随胆汁再次入小肠──→小肠淋巴组织过敏导致组织坏死,溃疡形成(第二、三期)──→随机体免疫力增强、细菌被消灭──→病变愈合而告痊愈(第四期)。

【临床表现】　伤寒杆菌由口进入消化道,侵犯小肠黏膜的淋巴组织,在淋巴结内繁殖增多,再进入血液引起发热、困倦、头痛、全身不适及恶心、呕吐、腹泻等症状,此时称菌血症期,如做血培养,可见伤寒杆菌生长。细菌随血流带到各个脏器,但主要病变在肠道。发病第1周,小肠壁的淋巴结皆肿胀;第二、第三周,在肿胀的基础上,局部坏死、结痂,结痂脱落即形成溃疡,溃疡达到一定深度、大小,可以引起出血和穿孔。肠出血为比较常见的并发症。发生肠穿孔时病情危重,多发生在病程第3周。

【实验室检查】

1. 血常规　白细胞计数增高,1/3 以上的患者超过 $10 \times 10^9/L$,个别可达 $20 \times 10^9/L$ 以上(腹膜炎期)。

2. 血清伤寒凝集试验(肥达试验)　O 抗体效价 1:80 以上、H 抗体效价 1:160 以上具有诊断价值。

3. 细菌学培养　发现伤寒杆菌。

【影像学表现】

1. X 线表现　有 70% 以上的患者腹部立位平片可见膈下游离气体。

2. CT 表现(图 3-3-9)

(1) 末端回肠、回盲部肠壁不规则增厚及出现结节状黏膜皱襞。

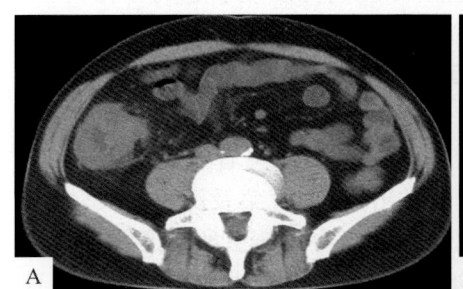
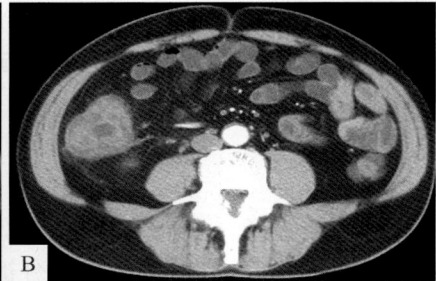
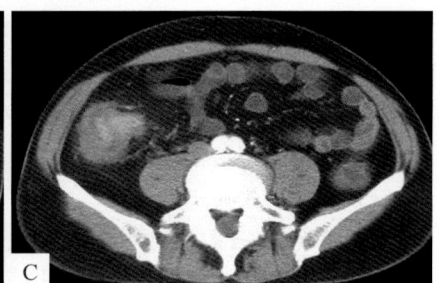
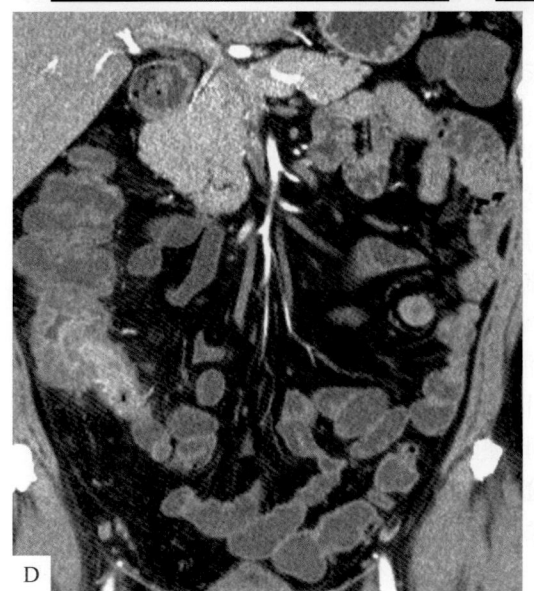

图 3-3-9　肠伤寒
横断面 CT 平扫图像(A)显示回盲部肠壁增厚,肠管周围渗出;门脉期横断面 CT 增强图像(B、C)见末端回肠、回盲部连续性肠壁水肿增厚,呈分层样强化,黏膜皱襞隆起,呈结节状改变,肠管周围渗出;治疗后 3 个月随访(D),肠管周围渗出及水肿较前有吸收好转,但仍可见黏膜异常强化。

(2) 类似于克罗恩病,但伤寒回肠病变多为对称性,多无跳跃征及瘘管形成,脾肿大是其常见的征象。

(3) 治疗后小肠通常恢复正常(但也可出现纤维愈合甚至狭窄)。

三、寄生虫感染

(一) 小肠阿米巴病

小肠阿米巴病(intestinal amebiasis)又称阿米巴痢疾(amebic dysentery),是由致病性溶组织阿米巴原虫侵入结肠壁后所致的以痢疾症状为主的消化道传染病。病变多在回盲部、结肠,易复发变为慢性。原虫亦可由肠壁经血流—淋巴或直接迁徙至肝、肺、脑等脏器成为肠外阿米巴病,尤以阿米巴肝脓肿最为多见;临床上以腹痛、腹泻、暗红色果酱样大便为特征。阿米巴痢疾分布遍及全球,以热带和亚热带地区为多见。

【病因及发病机制】 寄生在人类结肠中的阿米巴原虫主要有4种,其中只有溶组织内阿米巴与人类疾病有关。人类阿米巴病即是由致病型溶组织内阿米巴感染所致。

溶组织内阿米巴生活史一般分包囊期和滋养体期。发病机制:①机械性损伤和吞噬作用;②接触溶解作用;③细胞毒素作用;④免疫抑制和逃避。此外,宿主对病原体的易感性增加和抵抗力下降,合并其他肠道细菌感染等,都有利于阿米巴滋养体的侵袭和致病。

【病理】

1. 急性期病变 早期在肠黏膜表面可见多数隆起的灰黄色针头大小的点状坏死或浅溃疡,周围有充血出血带包绕。病变进展时,坏死灶增大,呈圆形纽扣状。滋养体突破黏膜肌层进入黏膜下层,由于黏膜下层组织疏松,阿米巴易向四周蔓延,坏死组织液化脱落后,形成口小底大的烧瓶状溃疡(flask shaped ulcer),边缘呈潜行性,对本病具有诊断意义。

2. 慢性期病变 病变甚为复杂。由于新旧病变共存,坏死、溃疡和肉芽组织增生及瘢痕形成反复交错发生,导致黏膜增生形成息肉,最终可使肠黏膜完全失去正常形态。肠壁可因纤维组织增生而增厚变硬,甚至引起肠腔狭窄。有时可因肉芽组织增生过多,而形成局限性包块,称为阿米巴瘤(ameboma),多见于盲肠。

【临床表现】 潜伏期平均1~2周(4d至数月),急性期起病缓慢,可有发热、腹痛、腹泻、里急后重,有脓血便或典型的果酱样大便。慢性期通常为急性期未经彻底治疗的延续。有时表现有低热、大便次数多、腹胀等不适,久病后有消瘦、营养不良。临床表现有不同类型:无症状型、普通型、轻型、暴发型、慢性型、其他型。并发症分肠内、肠外两大类。

(1) 肠内并发症:肠出血及肠穿孔,急性穿孔可发生弥漫性腹膜炎或腹腔脓肿。慢性穿孔较急性穿孔多见,亦可引起阑尾炎。阿米巴瘤(结肠肉芽肿)不常见,为结肠壁慢性炎性增生反应,形成肉芽肿,可致肠套叠或肠梗阻。活检有助于诊断。

(2) 肠外并发症:以肝脓肿最为多见,脓肿穿破可延及附近组织器官。经血路可直接累及脑、肺、睾丸、前列腺、卵巢等。

【实验室检查】

1. 外周血象 白细胞总数早期多增高,后期可降至正常。粪便检查原虫阳性率不高。此时十二指肠引流管胆汁中可见滋养体。

2. 乙状结肠镜检查 肠镜下在阿米巴肠炎可见小溃疡,活检可见肠黏膜有炎症并可找到阿米巴滋养体。

【影像学表现】 小肠阿米巴病一般通过实验室检查可确诊,影像学检查的目的在于早期发现小肠阿米巴病的并发症,如肠内并发症引起的穿孔、腹膜炎、腹腔脓肿等以及肠外并发症如肝脓肿等。

(二) 小肠蛔虫病

小肠蛔虫病是最常见的肠道寄生虫病。

【病因】 传染源是蛔虫病患者和感染者,大量的虫卵随患者粪便排出,污染蔬菜及泥土,在适宜的温湿度下,约经2周,发育为成熟虫卵。成熟虫卵经口到胃,大部分被胃酸杀死,少数进入小肠孵化发育为幼虫。

【临床表现】 小肠中有少数蛔虫感染时可无症状,称蛔虫感染者,大量感染而引起疾病称蛔虫病。肠道蛔虫常引起反复发作的上腹部或脐周腹痛。引起消化道功能紊乱和异性蛋白反应,如纳差、恶心、呕吐、腹泻和荨麻疹。儿童严重感染者,可引起营养不良、精神不安、失眠、磨牙、夜惊等。

肠内蛔虫一般处于安静状态,但受到各种刺激(如高热、消化不良、驱虫不当等)后易使蛔虫骚动及钻孔,可引起严重的并发症,常见的有胆道蛔虫症以及蛔虫性肠梗阻。

【实验室检查】 粪便直接涂片检查可确诊。

【影像学表现】

1. X线表现 消化道造影可见小肠腔内可见单个或者多个长条状或蚯蚓状充盈缺损,边缘清楚;如果钡剂填充蛔虫的消化道,可见线样钡影;一团螺旋状盘旋的蛔虫可形成腔内孤立的充盈缺损(图3-3-10,图3-3-11)。

2. CT表现 在阳性对比剂的衬托下,当虫体与扫描层面平行时表现为相对低密度的细长条影,虫体吸收对比剂后,虫体中央有细线样高密度,为虫体的消化道显影,这种表现较有特征性(图3-3-12)。

(三) 小肠血吸虫病

系由寄生于肠系膜下静脉的血吸虫成虫所产的卵逆行、栓塞于肠壁黏膜下层所引起的一种寄生虫病,往往伴有血吸虫性肝脏病变和肝硬化。

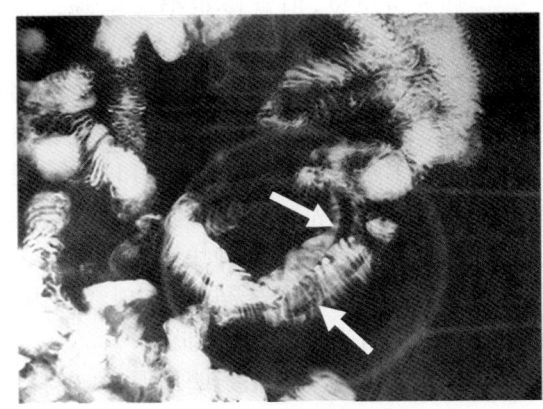

图3-3-10 小肠蛔虫病

小肠X线钡剂造影显示小肠腔内多个长条状充盈缺损,边缘清楚(箭)。

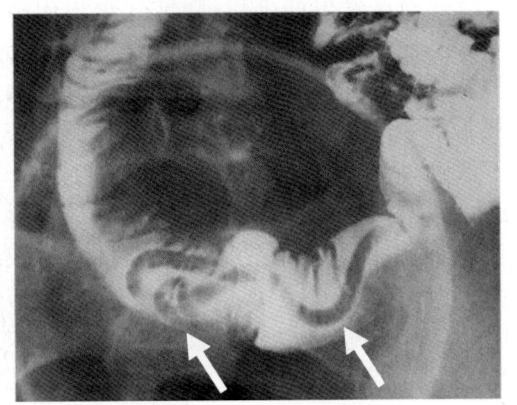

图3-3-11 小肠蛔虫病

小肠X线钡剂造影显示肠腔内多个扭曲的长条状充盈缺损,边缘清楚(箭)。

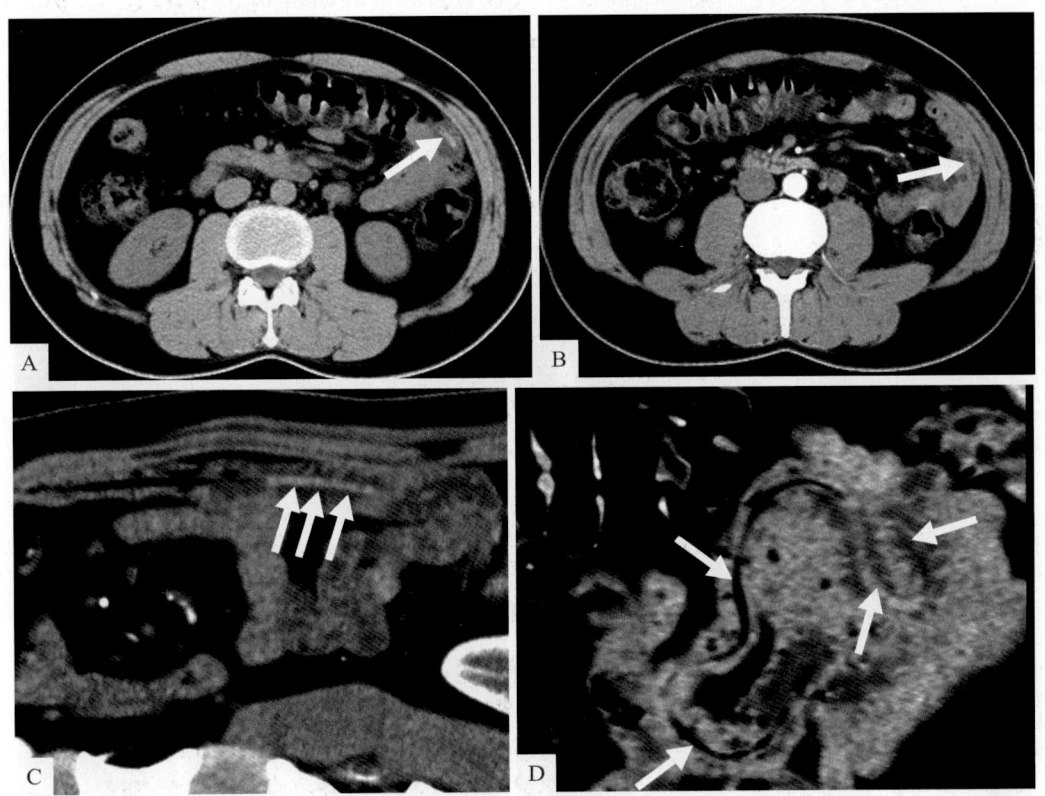

图3-3-12 小肠蛔虫病

CT平扫图像(A)、CT增强图像(B)显示空肠腔内肠条状高密度影(箭);曲面CT重建图像(C、D)显示空肠腔内扭曲的长条状高密度蛔虫影(箭)。

【病理】

1. 大体病理 主要累及直肠、乙状结肠及降结肠,累及小肠的较少见。沉积的虫卵主要位于黏膜固有层以及黏膜下层。根据病变发展过程可以分为急性和慢性。

(1) 急性:病变黏膜红肿,可见散在灰黄或棕黄色颗粒状病灶以及浅表小溃疡。

(2) 慢性:因为反复虫卵沉积,肠壁纤维组织增生呈不规则增厚,重者可导致肠腔狭窄、肠梗阻。肠黏膜面呈颗粒状或伴有多发息肉形成,或表现为黏膜萎缩、黏膜皱襞消失。

2. 镜下表现

(1) 急性:黏膜和黏膜下层可见急性虫卵结节形成,也称为嗜酸性脓肿,肠黏膜见浅表性溃疡。嗜酸性脓肿可见肠腔破溃,虫卵及其坏死组织进入肠腔,随粪便排出体外。随病变发展,未破溃的嗜酸性脓肿逐渐向慢性虫卵结节过渡。

(2) 慢性:肠壁各层见慢性虫卵结节形成(假结核结节),肠黏膜呈成簇小息肉状。

【临床表现】 经过潜伏期后出现发热、咳嗽、肝脾肿大、乏力、腹痛、腹泻等症状。慢性感染病例可出现腹部肿块、肝脾肿大、腹痛、腹胀、腹水、呕血等症状。粪便中可查出虫卵或孵化出的尾蚴。1‰~2‰病例中,慢性血吸虫病的肉芽肿发生恶性病变而成为结肠腺癌。血吸虫病晚期肝硬化较难治疗。

【影像学表现】

1. X线表现 急性期一般不做X线检查。慢性期病变,早期可出现结肠炎改变,晚期可见溃疡、黏膜增生、肠腔狭窄等改变。慢性期早期表现为功能紊乱、结肠动力增快、肠管痉挛、结肠袋多而深、黏膜皱襞粗乱。晚期病变主要累及乙状结肠、降结肠,其次是横结肠、升结肠。

病变可单发,但常侵犯多段结肠。黏膜溃疡形成,呈大小不一的腔外龛影,息肉状黏膜增生,多在乙状结肠,可呈鱼鳞状。晚期肠管狭窄,多位于降结肠的中、下段,狭窄段与正常肠段逐渐移行。肠管僵直和缩短多出现在降结肠下段和乙状结肠,黏膜大多消失或粗大紊乱,甚至息肉样增生和溃疡并存。

肉芽肿可形成腔内肿块和周围肿块,前者多见,常发生在乙状结肠和降结肠,表现在腔内充盈缺损,邻近肠腔内常有多个小息肉。

2. CT表现 可见肠壁增厚、线条样钙化,肉芽肿形成,病变常在结肠,累及小肠非常罕见。笔者遇到1例血吸虫肠病,累及回肠,肠壁表现为线样钙化(图3-3-13)。此外,可见肝脾肿大、肝硬化腹水、食管胃底静脉曲张等。

3. MRI表现 可显示腹部包块、肝脾肿大、肝硬化、腹水、食管胃底静脉曲张等。

【鉴别诊断】 血吸虫肠病主要与溃疡性结肠炎相鉴别。前者息肉样改变发生率更高且严重,后者病变范围更弥漫广泛。此外,还应与结肠癌相鉴别。

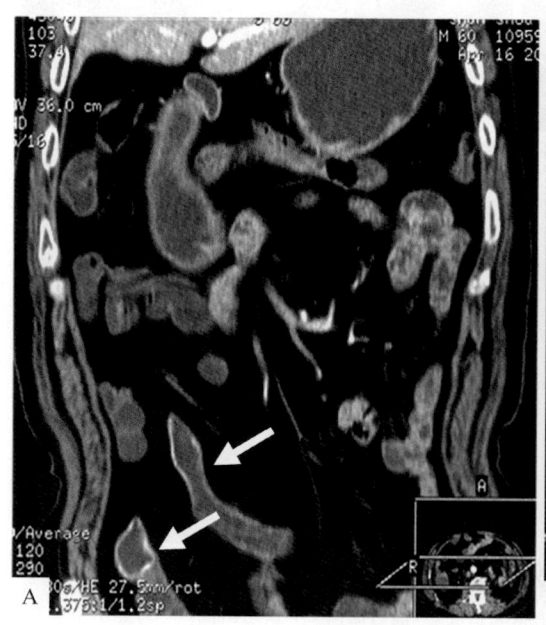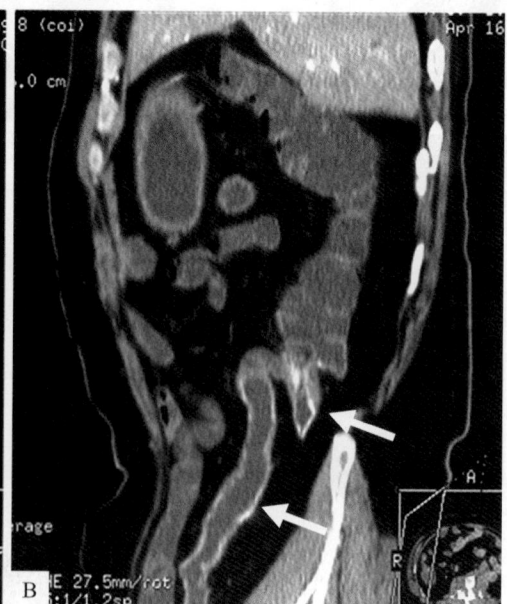

图3-3-13 血吸虫肠病

门脉期冠状面(A)及矢状面CT重建图像(B)显示回盲部及回肠末端肠壁呈线样钙化改变(箭)。

结肠癌黏膜破坏明显，充盈缺损大，有巨大而浅平的溃疡，周边有指压迹，癌变处与邻近肠管之间的分界清晰。

（四）钩虫病

【病因】 钩虫病是由钩虫寄生人体小肠所引起的疾病。寄生于人体的两种钩虫的生活史相同，虫卵随粪排出后，在温暖潮湿的土壤中 1~2 d 就可孵化出杆状蚴，然后 5~8 d 内转化为细长的丝状蚴。丝状蚴钻入人皮肤后随血流到达肺，然后沿呼吸道爬至会厌被吞入消化道，幼虫吸附于小肠并发育为成虫，长期吸血。成虫寿命 2~10 年。

幼虫的致病作用：幼虫侵入人体皮肤可引起钩蚴性皮炎，局部皮肤可出现小的红色丘疹。

成虫引起的损害：钩虫成虫以口囊吸附在小肠黏膜绒毛上，以摄取黏膜上皮及血液为食。成虫经常更换吸附部位，并分泌抗凝血物质，故被钩虫吸附的黏膜不断渗血，引起慢性失血和血浆蛋白丢失。

【临床表现】 钩虫病的症状主要由钩蚴及成虫所致，但成虫所致的症状较为长久和严重。

1. 钩蚴虫所致的症状

（1）皮炎：钩蚴侵入处皮肤，初有奇痒和烧灼感，继而出现小出血点、丘疹和小疱疹。皮炎多发生在手指或足趾间、足背、踝部等，数日内可消失。抓痒可继发细菌感染，局部淋巴结肿大，偶可出现一过性荨麻疹。

（2）呼吸系统症状：受染后 3~5 d，患者常有咳嗽、喉痒、声哑等；重者呈剧烈干咳和哮喘发作，表现为嗜酸性粒细胞增多性哮喘，痰内可出现血丝。X 线检查可见肺纹理增加或肺门阴影增生，偶可发现短暂的肺浸润性病变。

2. 成虫引起的症状 粪便中有钩虫卵而无明显症状者称"钩虫感染"，粪便中有钩虫卵又有慢性临床症状者称"钩虫病"。

（1）消化系统症状：患者大多于感染后 1~2 个月逐渐出现上腹部不适或疼痛、食欲减退、腹泻、乏力、消瘦等。

（2）循环系统症状：①贫血。重度感染后 3~5 个月逐渐出现进行性贫血，表现为头晕、耳鸣、心悸、气促等。长期严重贫血可发生贫血性心脏病，表现为心脏扩大、心率加快等。严重贫血常伴有低蛋白血症，出现下肢或全身水肿。②循环系统症状：贫血的程度直接影响循环系统，特别是心脏代谢功能。患者皮肤黏膜苍白，下肢轻度水肿，不劳动也感气急、心悸、四肢无力、耳鸣、眼花、头昏、智力减退等。重度感染者全身水肿显著，轻度活动后感严重气急、心悸及心前区疼痛，脉搏快而弱，全心扩大，有明显收缩期杂音以至舒张期杂音。出现心功能不全时尚见有肝肿大、压痛、肺部啰音、腹水等。

3. 其他 儿童重症患者可有生长发育障碍、智力减退、性发育不全、侏儒症等表现。成年患者也常有闭经、阳痿、性欲减退、不育等；严重感染的孕妇易引起妊娠中毒症、早产、死胎等。

【影像学检查】 CT 表现为肠腔内相对低密度的条状或点状影（图 3-3-14）。

四 真菌感染

侵犯肠道的真菌包括病原性真菌，如组织胞浆菌、副球孢子菌，以及条件致病性真菌，如念珠菌、曲霉、毛霉、地丝菌等。病原性真菌主要引起外源性感染，既可侵犯免疫功能低下者，亦常侵犯免疫功能正常者。条件致病性真菌则多见于内源性感染，发病与人体免疫力降低和肠道菌群失调有关。

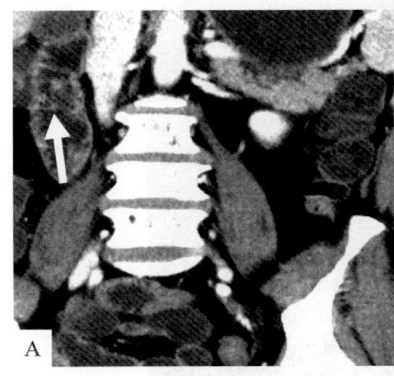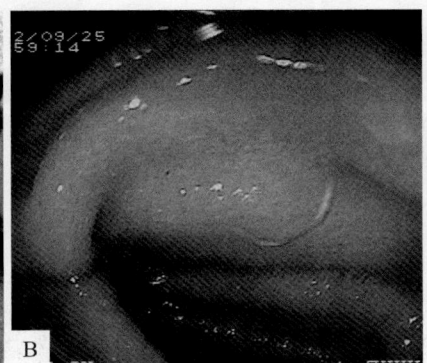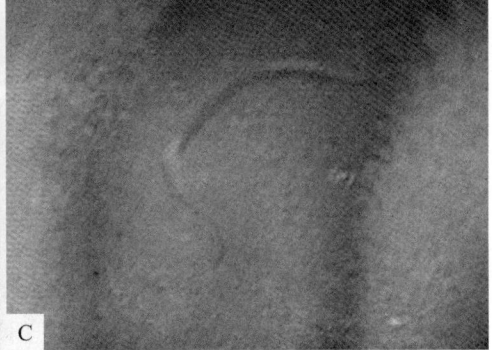

图 3-3-14 钩虫病

患者有反复消化道出血病史。门脉期冠状面 CT 重建图像（A）显示十二指肠腔内点状、条状高密度影（箭）；术中小肠镜图像（B，C）见十二指肠降段乳头对侧钩虫。

【病因】 真菌性肠炎主要由白念珠菌寄生于肠黏膜引起炎症而致病。但在下列情况时易继发本病：①当机体患严重肝肾疾病、粒细胞缺乏症或恶性肿瘤时引起恶质体，均可导致机体免疫功能降低。②真菌性肠炎还是继发于消化道某些疾病，如痢疾、肠梗阻、食管脓肿等。

【临床表现】

1. 念珠菌肠炎 最常见，好发于儿童，尤其是营养不良或严重衰竭的婴儿。主要表现为腹泻，可伴有腹胀、低热，甚至呕吐，但腹痛少见。

2. 曲霉肠炎 好发于有基础疾病的体力劳动者，多为烟曲霉所致。曲霉肠炎的临床表现以腹痛和血便为主，可引起消化道大出血。

3. 毛霉肠炎 因摄入被真菌孢子污染的食物所致，好发于营养不良的儿童或有胃肠道慢性疾病的患者。其特点是血管栓塞后引起黏膜溃疡甚至穿孔的表现，多伴有胃的感染和胃溃疡，可出现腹痛、腹泻、呕血和黑便，或肠穿孔导致腹膜炎，或侵入胃肠血管导致血行播散，病情发展快，病死率高。

4. 组织胞浆菌肠炎 具有地方流行性，多见于艾滋病患者或儿童，因吸入或摄入来自污染土壤中的孢子所致。临床经过酷似局限性肠炎或溃疡性结肠炎。起病缓慢，有发热、消化不良、腹泻、黑便、腹痛，有时呕吐。常伴有肺部感染灶，但以肠炎为主要表现。

5. 副球孢子菌肠炎 继发于肺部感染灶或经血行播散而感染。病变多在回盲部，引起有脓肿形成的溃疡性肉芽肿。病原菌可通过淋巴播散至局部淋巴结、肝、脾。主要症状是腹痛，右下腹可触及肿块，伴腹泻、呕吐，往往由于出现腹水和腹腔淋巴结肿大而易误诊为结核或肿瘤。

6. 地丝菌肠炎 和念珠菌相似，是一种内源性条件致病菌。地丝菌肠炎多见于有免疫缺陷的慢性病患者和应用免疫抑制药、抗生素或糖皮质激素者。症状有腹痛、腹泻、脓血便或黏液便，与痢疾相似，但脓血便中可查到大量地丝菌和长方形关节孢子。患者多伴有口腔地丝菌病，类似鹅口疮。

【临床诊断】 真菌性肠炎的诊断比较困难，临床病例多数被漏诊或误诊，有些直到尸检时才被发现。一是由于临床症状一般不严重，缺乏特征性表现，少数甚至无明显腹泻，如曲霉肠炎；二是由于实验室检查中具确诊意义的项目不多，有些项目又难以推广应用。因此，真菌性肠炎的诊断需要运用多种方法。

【影像学表现】 查阅文献，真菌性肠炎的影像学表现国内外未见报道，笔者遇到1例确诊为曲霉感染的病例，CT表现为可累及多段肠管，受累肠段范围可较广，肠壁明显增厚，肠腔未见明显狭窄，周围未见渗出，未见淋巴结肿大（图3-3-15，图3-3-16）。

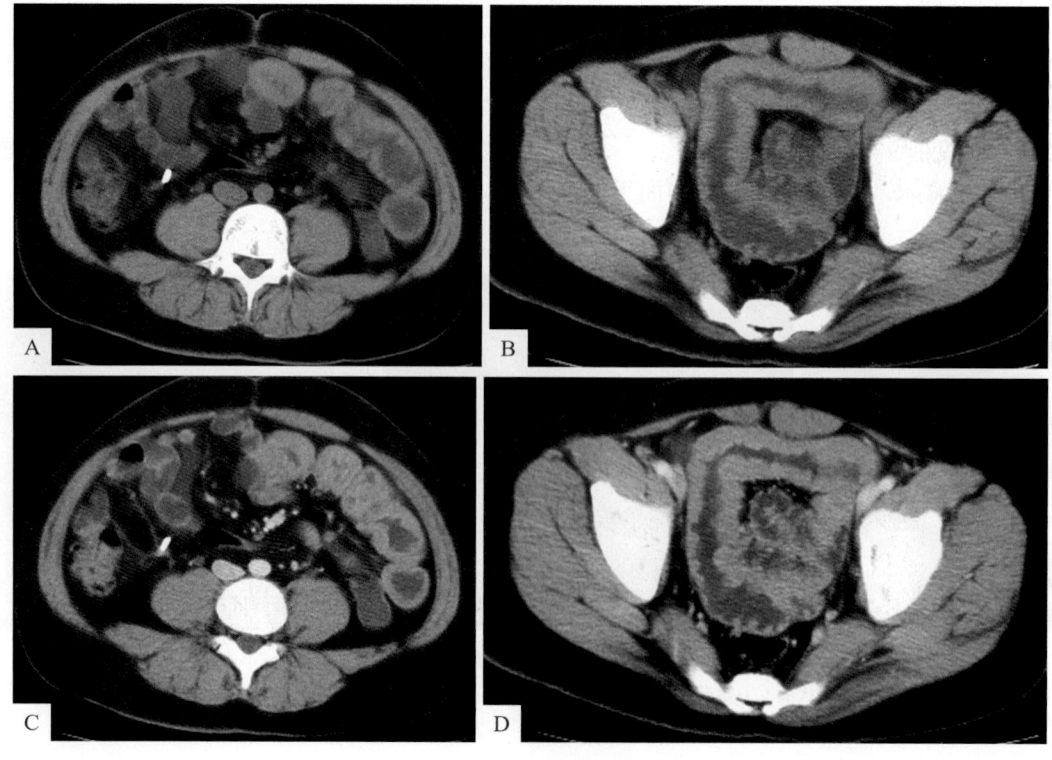

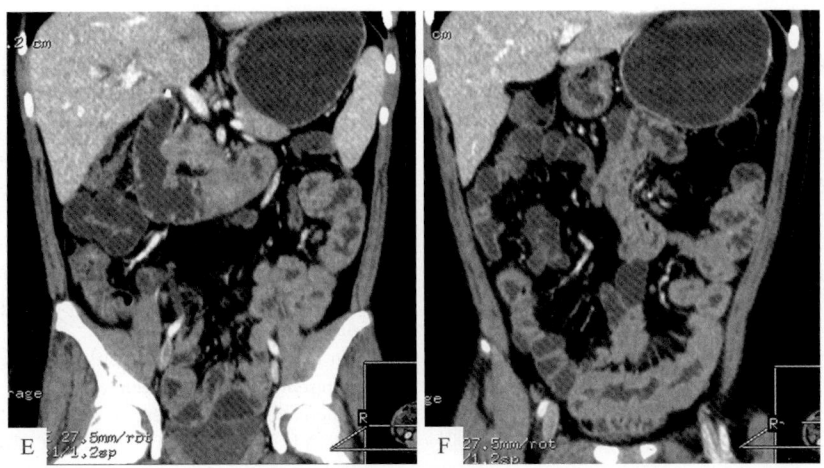

图 3-3-15 小肠真菌感染

CT 平扫图像（A、B）和 CT 门脉期增强图像（C、D）、门脉期冠状面 CT 重建图像（E、F）显示多段小肠肠壁增厚，受累肠段范围可较广，肠壁明显增厚，黏膜面呈结节状改变，周围未见渗出，未见淋巴结肿大（箭）。

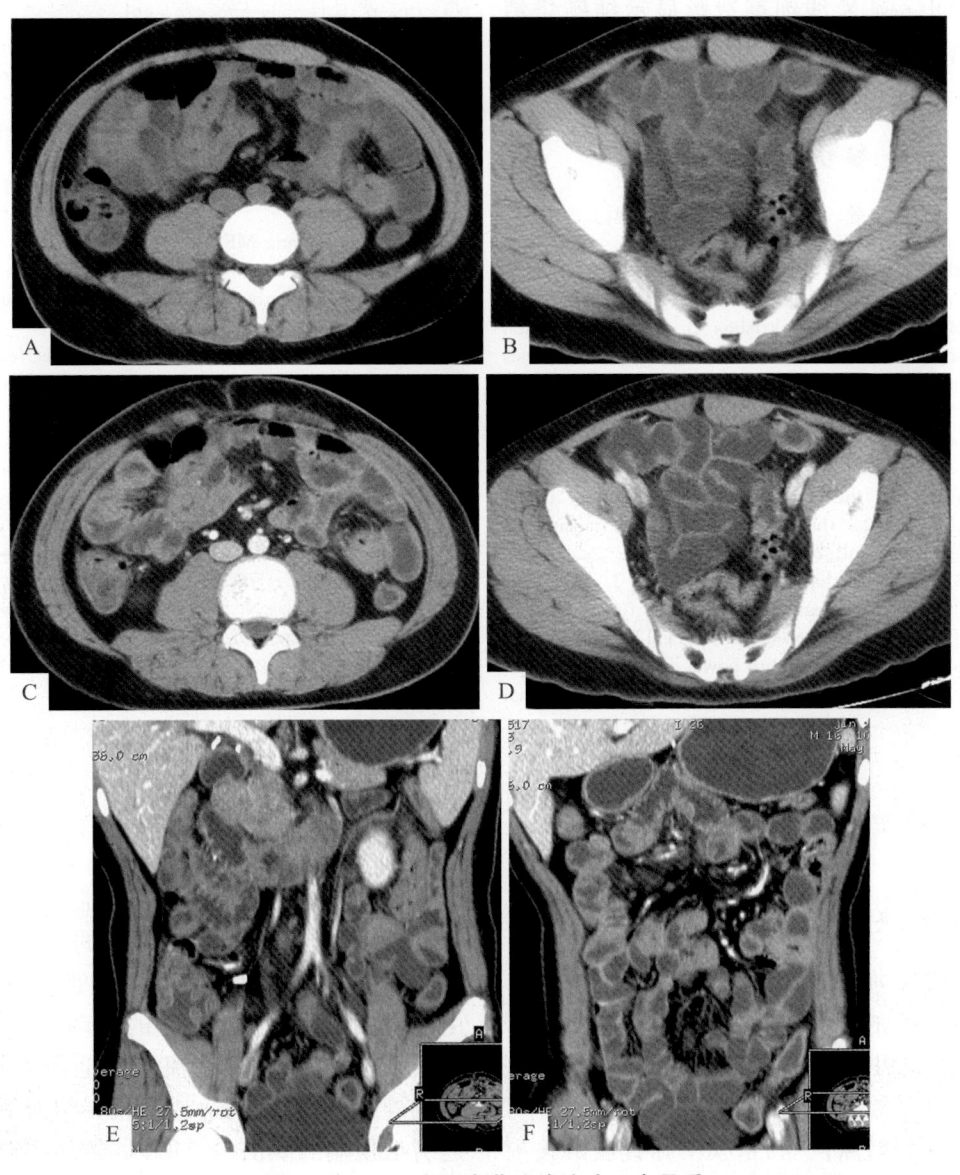

图 3-3-16 小肠真菌感染治疗 5 个月后

与图 3-3-15 为同一患者，多段受累肠段增厚的肠壁厚度恢复正常，仍可见十二指肠水平段及空肠近段肠壁增厚（箭）。

【鉴别诊断】

1. 淋巴瘤 真菌感染引起的肠壁增厚与淋巴瘤累及小肠时肠壁增厚相似，但淋巴瘤肠壁增厚程度更明显，伴"夹心面包征"样肠系膜淋巴结肿大的肠壁增厚是小肠原发性恶性淋巴瘤的主要特征性CT表现。

2. 克罗恩病 通常病史漫长，有明显发作与缓解交替出现的现象。X线钡剂造影显示病变以回肠末端为主，有边缘不全的线条状阴影，病变呈节段分布，间以扩张的肠曲，即所谓脱漏征。

3. 溃疡性结肠炎 临床表现为反复发作的腹泻、脓血便，可伴有发热。病变以乙状结肠、直肠最为严重，或累及整个结肠。肠镜检查可见肠黏膜充血、水肿及溃疡形成，黏膜松脆易出血。粪培养无致病菌生长。晚期病例X线钡剂造影显示结肠袋消失，肠管呈铅管样变化。

（赵雪松　王明亮　缪飞）

◆ 参考文献 ◆

1. 李雪丹,孙应实,苏洪英,等. 小肠蛔虫病的CT表现[J]. 中国医学影像技术, 2003, 19: 435-436.
2. Harisinghani MG, McLoud TC, Shepard JA, et al. Tuberculosis from head to toe [J]. Radiographics, 2000, 20: 449-470.
3. Pulimood A B, Peter S, Ramakrishna B, et al. Segmental colonoscopic biopsies in the differentiation of ileocolic tuberculosis from Crohn's disease [J]. Gastroentreol Hepatol, 2005, 20: 688-696.
4. Omran A. The epidemiologic transition theory revisited thirty years later [J]. World Health Stat Q, 1998, 51: 99-119.
5. Kedia S, Ahuja V. Is the emergence of inflammatory bowel disease a prime example of "the third epidemiological transition?" [J]. Indian J Gastroenterol, 2018, 37: 183-185.
6. Pulimood AB, Amarapurkar DN, Ghoshal U, et al. Differentiation of Crohn's disease from intestinal tuberculosis in India in 2010 [J]. World J Gastroenterol, 2011, 17: 433-443.
7. Ahuja V, Tandon RK. Inflammatory bowel disease in the Asia-Pacific area: a comparison with developed countries and regional differences [J]. J Dig Dis, 2010, 11: 134-147.
8. Singh P, Ananthakrishnan A, Ahuja V. Pivot to Asia: inflammatory bowel disease burden [J]. Intest Res, 2017, 15: 138-141.
9. Adada H, Valley MA, Nour SA, et al. Epidemiology of extra-pulmonary tuberculosis in the United States: high rates persist in the post-HIV era [J]. Int J Tuberc Lung Dis, 2014, 18: 1516-1521.
10. Makharia GK, Srivastava S, Das P, et al. Clinical, endoscopic, and histological differentiations between Crohn's disease and intestinal tuberculosis [J]. Am J Gastroenterol, 2010, 105: 642-651.
11. Yu H, Liu Y, Wang Y, et al. Clinical, endoscopic and histological differentiations between Crohn's disease and intestinal tuberculosis [J]. Digestion, 2012, 85: 202-209.
12. Lee YJ, Yang SK, Byeon JS, et al. Analysis of colonoscopic findings in the differential diagnosis between intestinal tuberculosis and Crohn's disease [J]. Endoscopy, 2006, 38: 592-597.
13. Pulimood AB, Peter S, Rook GW, et al. In situ PCR for Mycobacterium tuberculosis in endoscopic mucosal biopsy specimens of intestinal tuberculosis and Crohn disease [J]. Am J Clin Pathol, 2008, 129: 846-851.
14. Amarapurkar DN, Patel ND, Rane PS. Diagnosis of Crohn's disease in India where tuberculosis is widely prevalent [J]. World J Gastroenterol, 2008, 14: 741-746.
15. Limsrivilai J, Shreiner AB, Pongpaibul A, et al. Meta-analytic bayesian model for differentiating intestinal tuberculosis from Crohn's disease [J]. Am J Gastroenterol, 2017, 112: 415-427.- PMC
16. Cheng L, Huang MF, Mei PF, et al. The clinical, endoscopic and pathologic features of Crohn's disease in the differentiation from intestinal tuberculosis [J]. Zhonghua Nei Ke Za Zhi, 2013, 52: 940-944.
17. Almadi MA, Ghosh S, Aljebreen AM. Differentiating intestinal tuberculosis from Crohn's disease: a diagnostic challenge [J]. Am J Gastroenterol, 2009, 104: 1003-1012.
18. Dutta AK, Sahu MK, Gangadharan SK, et al. Distinguishing Crohn's disease from intestinal tuberculosis-a prospective study [J]. Trop Gastroenterol, 2011, 32: 204-209.
19. Watermeyer G, Thomson S. Differentiating Crohn's disease from intestinal tuberculosis at presentation in patients with tissue granulomas [J]. S Afr Med J, 2018, 108(5): 399-402.
20. Krishna S, Kalra N, Singh P, et al. Small-bowel tuberculosis: A comparative study of MR enterography and small-bowel follow-through. AJR, 2016, 207(3): 571-577.

第四节　小肠血管淋巴管疾病

一、急性肠系膜缺血

急性肠系膜缺血（acute mesenteric ischemia, AMI）是缺血性肠病的一种，它是由肠道动脉供血不足或静脉回流障碍引起的缺血性疾病，总病死率为60%～80%，由动脉原因所致的AMI更为常见。

【肠系膜的血流特点】 肠系膜动脉直接由腹主动脉发出，因此血供丰富，在静息时接受内循环血流的25%，在餐后接受内循环血流的35%。30%的血流分布于肌层和浆膜层，70%的血流分布于肠黏膜层和黏膜下层。可以说小肠的血流非常丰富，但是由于供应每一肠绒毛中心的小动脉和小静脉呈发夹襻式结构，使动脉血在流向绒毛顶端时氧不断地扩散到静脉血中，使到达绒毛顶端的血氧含量较低，到达绒毛顶端的氧供少。所以，肠黏膜对缺血、缺氧非常敏感。

【病因】 AMI的病因很多，主要有以下四类。

1. 肠系膜上动脉栓塞 占40%~50%，为最常见的原因。导致动脉栓塞的常见原因主要是心肌梗死、心内膜炎、心肌病、房颤及心瓣膜病引起的附壁血栓脱落。

2. 肠系膜上动脉血栓形成 占25%~30%，几乎所有患者皆有动脉粥样硬化病史。大宗的尸检报告称肠系膜血栓的形成常伴随其他部位的动脉粥样硬化以及梗阻，如脑血栓、冠心病等。

3. 非闭塞性肠系膜缺血 约占25%，这部分患者不是由于血管阻塞导致的缺血，而是由于失血、药物、神经等因素导致SMA持续性痉挛引起的肠系膜缺血。其主要的危险因素有年龄>50岁、心肌梗死病史、充血性心力衰竭、肝肾疾病、腹部和心血管大手术等。

4. 肠系膜静脉血栓形成 约占5%~15%，主要发生在肠系膜上静脉；很少发生在肠系膜下静脉，是AMI中较为少见的类型，约占10%。随着诊断技术的提高，肠系膜静脉血栓形成日益受到重视，其病死率并不亚于前几种情况。其主要的危险因素为凝血机制的异常导致，主要发生在肠系膜上静脉，肠系膜下静脉则较少受累。

【病理】 不同原因导致的AMI发生和发展过程完全不同。肠壁血供不足首先累及黏膜层，再扩展到黏膜下层、肌层及浆膜层，最终可达肠壁全层。病理上分为三个阶段：第一阶段为可逆性小肠炎或结肠炎，以黏膜坏死、糜烂和溃疡形成为主，伴或不伴出血；第二阶段，缺血性损伤扩展到肠壁更深处，致黏膜下层、肌层坏死，病变修复后可留有肠壁的纤维化。前两个阶段属于部分肠壁损伤坏死，第三阶段为全肠壁坏死，病死率高，需要外科急诊手术。

组织病理改变缺乏特异性，多可见水肿、出血、中性粒细胞浸润、毛细血管扩张、巨噬细胞内含铁血黄素沉着、腺体结构破坏、肉芽组织形成等，严重者可见广泛的透壁性纤维化和黏膜萎缩。

【临床表现】 AMI的症状和体征缺乏特异性，与急腹症相似。大多数AMI患者最突出的早期表现是突发的剧烈腹痛，呈绞痛或持续性钝痛，定位不确切，可局限或弥漫，局限者多位于脐周，但腹部检查时却无明显腹膜刺激征，症状和体征分离，这是AMI诊断的重要线索。

肠系膜静脉血栓形成者初始症状较轻，后渐加重，常伴恶心、呕吐、腹泻、呼吸急促、脱水、心率快等。

肠系膜上动脉栓塞者常表现为急性剧烈腹痛、器质性心脏病及强烈的胃肠道排空症状（即恶心、呕吐、腹泻三联征），一般腹痛后24h出现便血，这是肠梗死的可靠征象，无前驱症状，来势猛，进展快。

上述表现虽无特异性，但对该病的早期诊断有提示作用，对有易患因素如高血压、动脉粥样硬化、冠状动脉性心脏病、心力衰竭、房颤者，一旦腹痛持续2h以上，尤其症状和体征不相称者，应考虑AMI，争取早期诊断和治疗。

【实验室检查】 较常见的是血浓缩异常、白细胞增多、阴离子间隙增高，疾病进展时患者可能出现酸中毒，淀粉酶、谷草转氨酶水平可能升高。但这些血清学变化对诊断AMI的敏感度和特异度均较低。有研究认为，存在动脉纤维化的女性若D-二聚体>3.17μg，提示AMI，敏感度和特异度分别为94.7%和78.6%。高磷酸盐血症和高钾血症多为AMI的晚期表现，且与肠坏死有关。

【影像学表现】

（一）腹部X线

因肠壁缺血所致的肠壁肌层运动动能失调，以致肠内容物滞留，不能向远端推进。腹部平片最常见者为反射性淤滞的X线表现，即肠腔均舒张或轻微扩大，从上到下大小相仿，并可见积气和液平（图3-4-1）。在此基础上，还可以显示一些反映肠壁水肿、出血和坏死所造成肠壁增厚、皱襞粗大和肠腔内积液等表现；有时肠系膜缘肠壁局限性增厚，可形成指压迹表现。

（二）CT表现

CT检查对全面评价AMI及肠道缺血的范围和程度有较高价值，可大幅度提高肠系膜缺血性疾病的诊断准确率，还可排除由其他原因引起的腹痛和肠穿孔。有荟萃分析提出，CT应成为肠系膜缺血的首选影像学检查。肠系膜血管栓塞的直接征象是指肠系膜血管内血栓或栓塞，是肠系膜缺血最可靠的征象。间接征象包括以下几个方面。

1. 肠壁厚度变化 因病因和病理生理不同，急性肠系膜缺血的肠壁厚度变化可以为增厚或变薄，以前者多见。

（1）肠壁增厚：是AMI最常见的征象，约占26%~96%。肠壁增厚是由于肠壁水肿、出血以及继发感染所致，CT平扫和增强均能显示，以增强扫描显示为佳。肠壁厚度取决于肠壁扩张程度，肠管蠕动或收缩状态下，结肠壁厚度>5mm即为异常；小肠在肠管良好扩张情况下，肠壁厚度>3mm可判断为肠壁增厚（图3-4-2）。

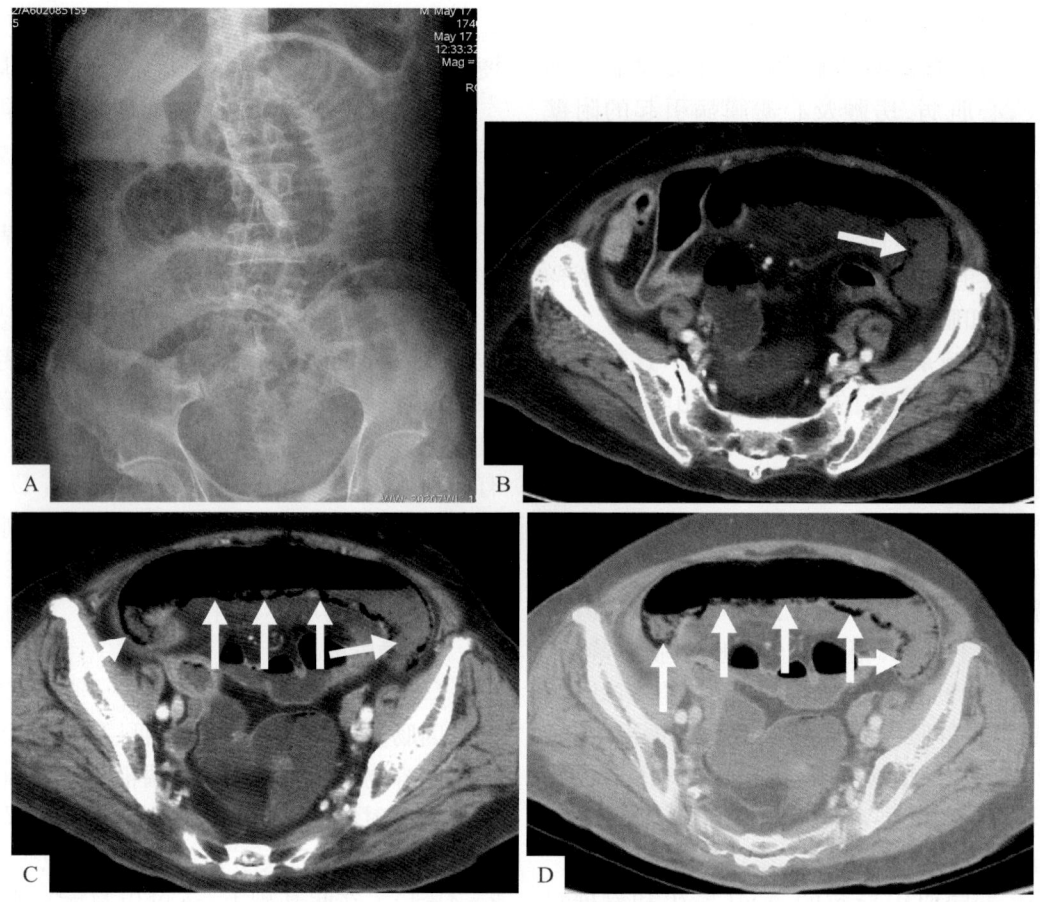

图 3-4-1　急性肠坏死伴肠道气囊肿症

腹部卧位 X 线片（A）显示小肠积气、积液扩张，可见气液平面改变，提示肠梗阻；横断面 CT 增强图像（B、C）显示小肠肠壁薄如纸样，增强扫描未见强化，黏膜下可见囊样积气改变（箭）；气腹窗（D）更加清晰显示黏膜下呈囊样改变的气体。

CT 平扫增厚的肠壁常显示呈单一的密度，除非伴有黏膜下脂肪沉积、出血或发生肠囊样积气。静脉阻塞所致肠壁增厚不伴出血时，常因为黏膜下水肿而密度较低。静脉阻塞、动脉阻塞和非血管阻塞性肠缺血与梗死均可伴有出血，常发生于黏膜下层，以致肠壁增厚的密度可为局限性或弥漫性增高。

（2）肠壁变薄：当肠系膜动脉阻塞，静脉血流通畅时，常不出现肠壁增厚，而表现为肠壁变薄，甚至可以"薄如纸样"（图 3-4-1，图 3-4-3）。主要是因为肠壁间神经、血管以及肌肉结构被破坏。

2. 肠腔扩张积液　肠腔扩张积液很可能由于急性小肠缺血和梗死的肠壁液体渗出所致，对诊断急性小肠缺血和梗死具有一定的特异性（图 3-4-3）。

3. 肠系膜缆绳征、积液和腹水　缆绳征是由于肠系膜血管充血水肿所致，表现为肠系膜血管增粗，边缘毛糙，呈"缆绳样"改变（图 3-4-4，图 3-4-5）。肠系膜积液表现为肠系膜密度弥漫性增高。腹水系膜静脉阻塞后液体渗出所致。

4. 肠壁积气和门静脉及其属支积气　肠壁积气表现为肠壁内圆形囊泡状的气体积聚，即为肠道气囊肿症。门静脉及其属支积气表现为少量气体影存在于肠系膜静脉或门静脉的肝内分支内，积气一般可达肝脏的边缘。如肠壁积气和门静脉及其属支积气同时出现，提示全层肠壁坏死（图 3-4-1，图 3-4-2，图 3-4-6）。

5. CT 增强表现　增强扫描主要是了解肠壁各层强化程度，肠系膜上动脉、肠系膜上静脉以及门静脉内有无血栓等。

（1）缺血肠壁过度增强：即为缺血肠壁增强程度高于其他肠壁增强程度。缺血肠壁充血和过度灌注是两个主要原因。充血主要发生于肠系膜静脉阻塞所造成的血液流出受阻；缺血肠壁过度灌注主要见于非血管阻塞性小肠缺血后激发的再灌注。缺血肠壁充血和过度灌注所致的肠壁过度增强大多累及肠壁全层,少数也可以仅累及肠壁的黏膜层。

(2) 靶征:增强扫描时与肠管垂直的层面呈三层改变,即为靶征。内层为强化相对较多、密度相对较高的黏膜层;中间层为不强化或强化程度较小的密度较低的黏膜下层,因为黏膜下层最疏松,因此水肿最严重;最外层为强化相对较多、密度较高的肌层和浆膜层,也有人认为最外层为浆膜层(图3-4-2)。

(3) 晕环征:增强扫描时与肠管垂直的层面呈两层改变,即为"晕环征"。内层密度与平扫时相仿,最外层的密度高于平扫时肌层的密度。内层肠壁增强较少或不增强,与平扫时密度相仿的原因为:各种不同原因引起的肠壁灌注严重低下或丧失,以及黏膜层坏死或脱落。因此内层可能代表灌注低下或无灌注的黏膜层和黏膜下层,有时还包括部分灌注低下或无灌注的肌层,有时因黏膜层已坏死脱落而仅包括灌注低下或无灌注的黏膜下层或黏膜下层和部分肌层(图3-4-2)。

(4) 缺血肠壁强化减弱:表现为受累肠段的肠壁不强化或者强化程度低于其他肠段。强化减弱的肠壁可同时伴有肠壁增厚(图3-4-2,图3-4-7),也可表现为肠壁变薄(图3-4-3,图3-4-5,图3-4-6)。这与疾病的发展过程有关。在小肠缺血时,增强扫描先显示为肠壁增厚伴靶征,随着病情的恶化,继而转变为肠壁变薄伴肠壁强化减弱。

(5) 肠系膜上动脉及其分支变细或其内充盈缺损:动脉期显示最佳。肠系膜上动脉内血栓形成常见于邻近肠系膜上动脉从腹主动脉分出后的一段短段,而肠系膜上动脉血管栓塞则常见于邻近肠系膜上动脉分出中结肠动脉或其远端的肠系膜上动脉及其分支。血栓形成和血栓栓塞显示为对比剂充盈的肠系膜上动脉或其分支变细或其内有充盈缺损,或一段肠系膜上动脉或其分支完全无对比剂充盈(图3-4-3)。

(6) 肠系膜血管呈漩涡状:肠系膜扭转表现为肠系膜上动脉及上静脉呈漩涡状改变,重建图像显示更加清晰。

(7) 肠系膜上静脉内充盈缺损:门脉期显示最佳,表现为门脉期肠系膜上静脉内血栓所造成的充盈缺损或一段肠系膜上静脉内无对比剂充盈(图3-4-4),静脉阻塞远端肠系膜上静脉分支因血流淤滞而增粗扩张。

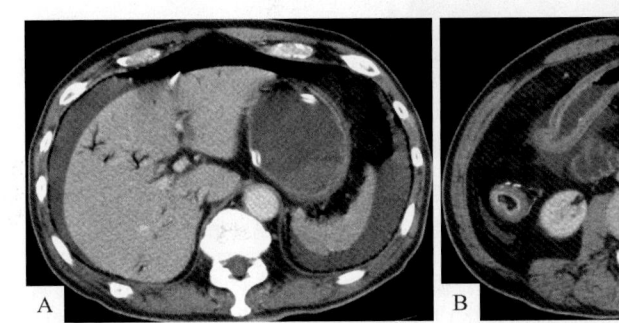 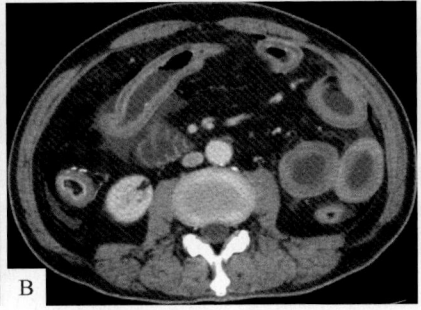 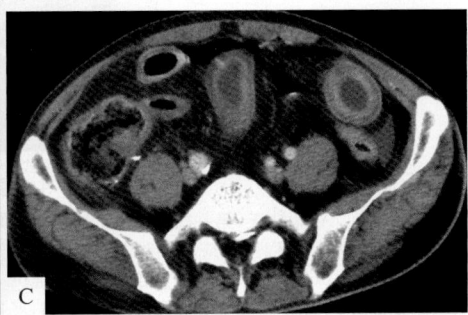

图3-4-2 静脉硬化性肠炎急性肠系膜缺血(部分肠坏死)

门脉期横断面CT增强图像(A~C)显示结肠壁均匀增厚,相应肠系膜静脉明显钙化,提示静脉硬化性肠炎;肝脏门静脉积气,腹腔内见游离气体,并可见液体密度影,小肠壁明显水肿增厚,呈"晕状"改变,黏膜强化减弱。

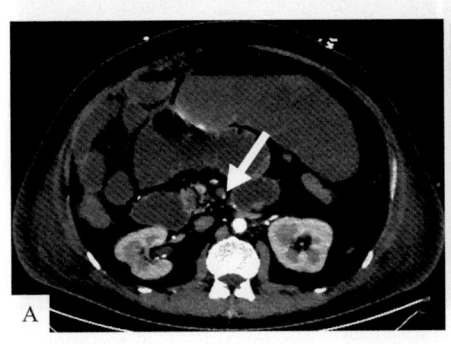 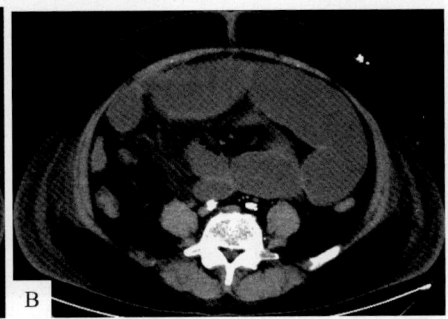 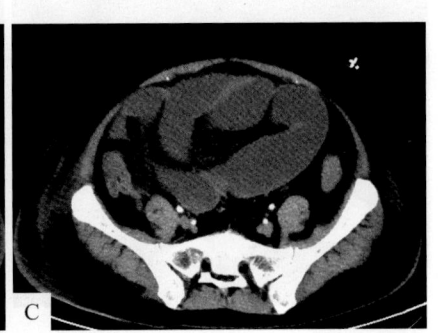

图3-4-3 急性肠系膜缺血(肠系膜上动脉栓塞伴肠坏死)

门脉期横断面CT增强图像(A~C)显示小肠广泛积液扩张,肠壁薄如纸样,黏膜强化减弱及不强化,其中图A显示肠系膜上动脉主干充盈缺损(箭),提示肠系膜上动脉栓塞导致肠坏死。

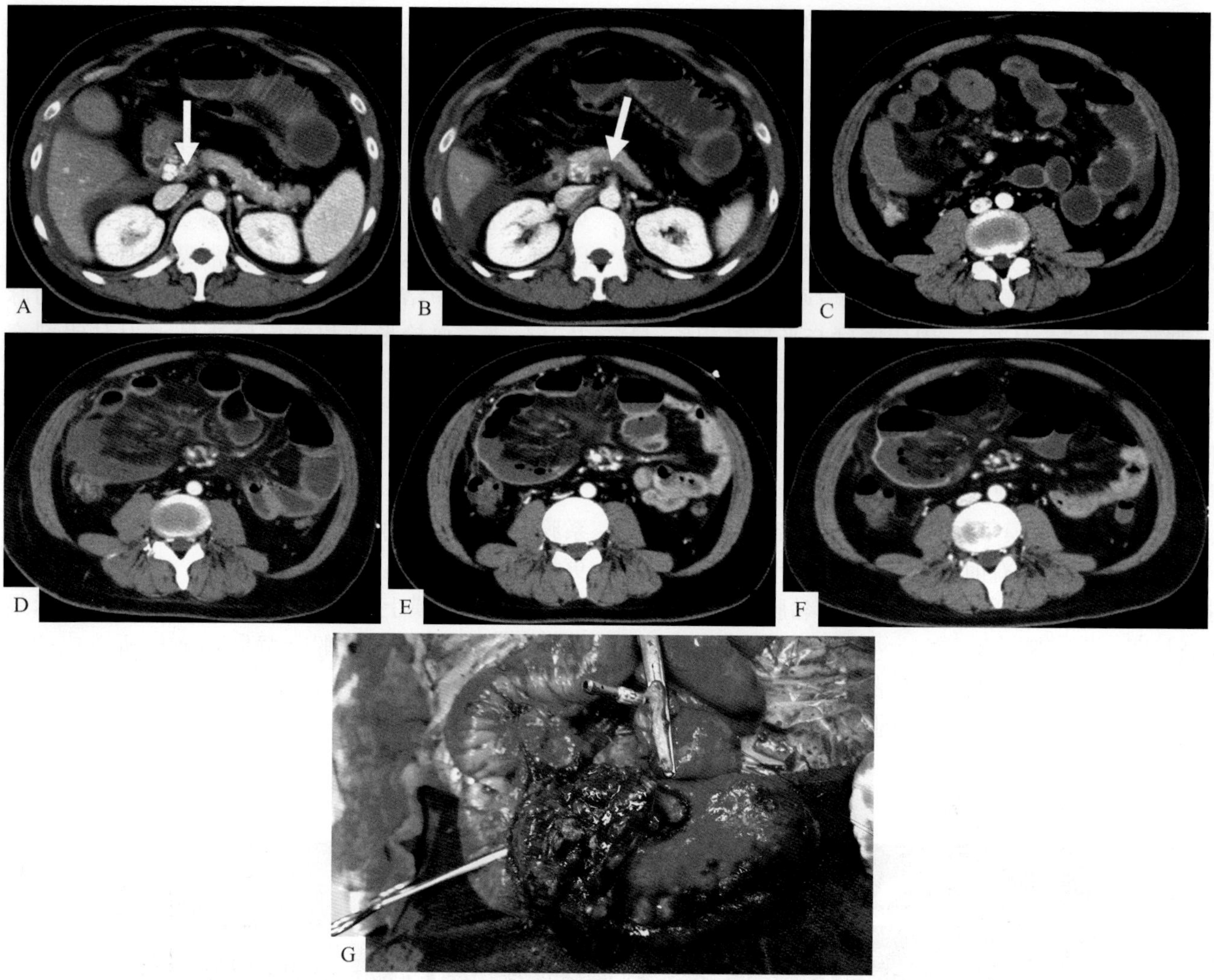

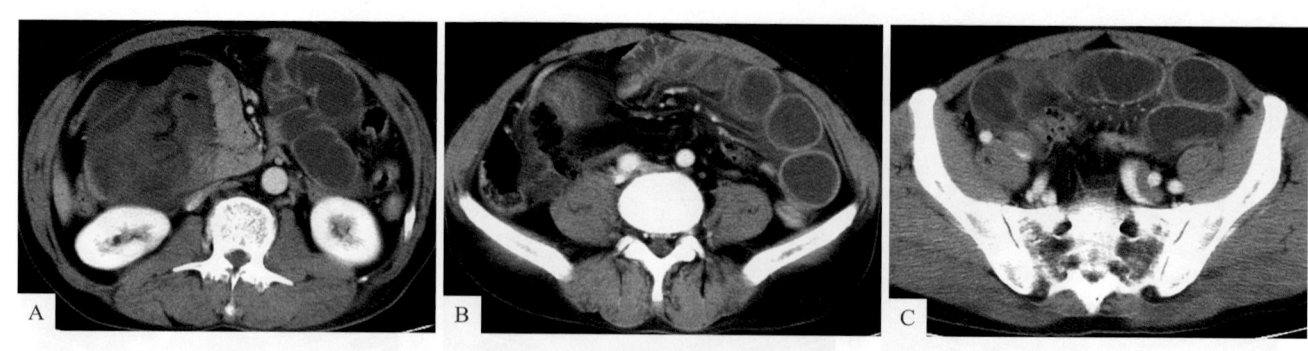

图3-4-4 急性肠系膜缺血（肠系膜上静脉栓塞）及变化过程

患者为易栓症，AT3缺乏，第一次门脉CTA扫描图像（A～C）显示肠系膜上静脉及脾静脉栓塞（箭），右中腹部小肠肠壁增厚，肠腔积液，肠壁强化不明显，提示肠坏死，相应肠系膜明显肿胀，呈"缆绳征"改变，同时见左中腹部小肠明显积液、积气、扩张，呈梗阻改变；保守治疗后1周门脉CTA复查图像（D）显示原右中腹部坏死小肠肠壁变薄，肠壁边界显示不清晰，肠腔积液；继续保守治疗后1周门脉CTA复查图像（E）显示原右中腹部坏死小肠肠壁继续变薄，浆膜面中断，肠道周边呈明显线状异常强化；继续保守治疗1周门脉CTA复查图像（F）显示原坏死肠壁已失去正常肠管形态，成为一团周边异常强化病灶，中央见包裹液体。体现了从静脉淤血坏死➡动脉缺血坏死➡肠穿孔、包裹的过程；手术图片（G）见坏死肠管呈黑色，与术前CT图像相吻合。

图3-4-5 急性肠系膜缺血（腹内疝）

门脉期横断面CT增强图像（A～C）显示部分小肠肠腔积液，肠壁变薄，增强扫描强化减弱；图A所示右上腹小肠未见强化，提示肠坏死改变。

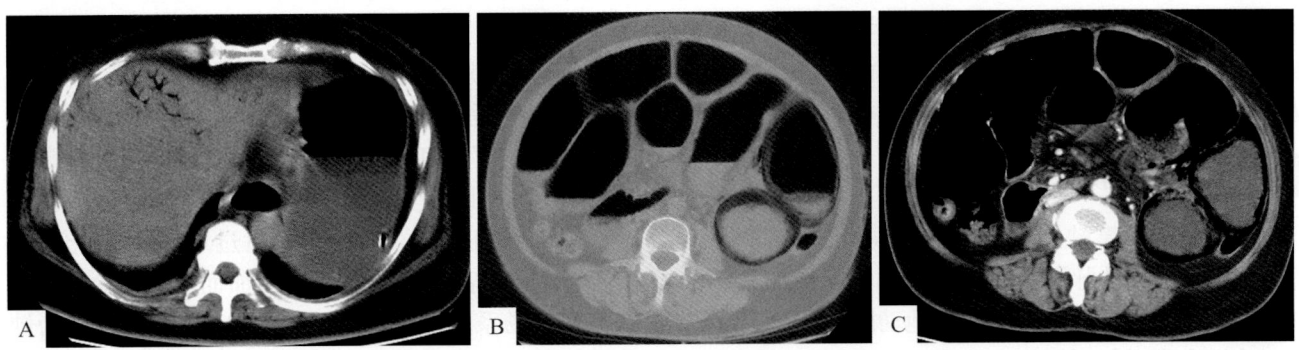

图3-4-6 急性肠坏死(肠道气囊肿症)

CT横断面平扫图像(A)显示门静脉积气改变;气腹窗(B)显示中上腹小肠肠腔积气,肠壁呈囊样积气改变;增强图像(C)显示肠壁薄如纸样,未见强化,肠壁呈囊样积气改变,提示肠坏死。

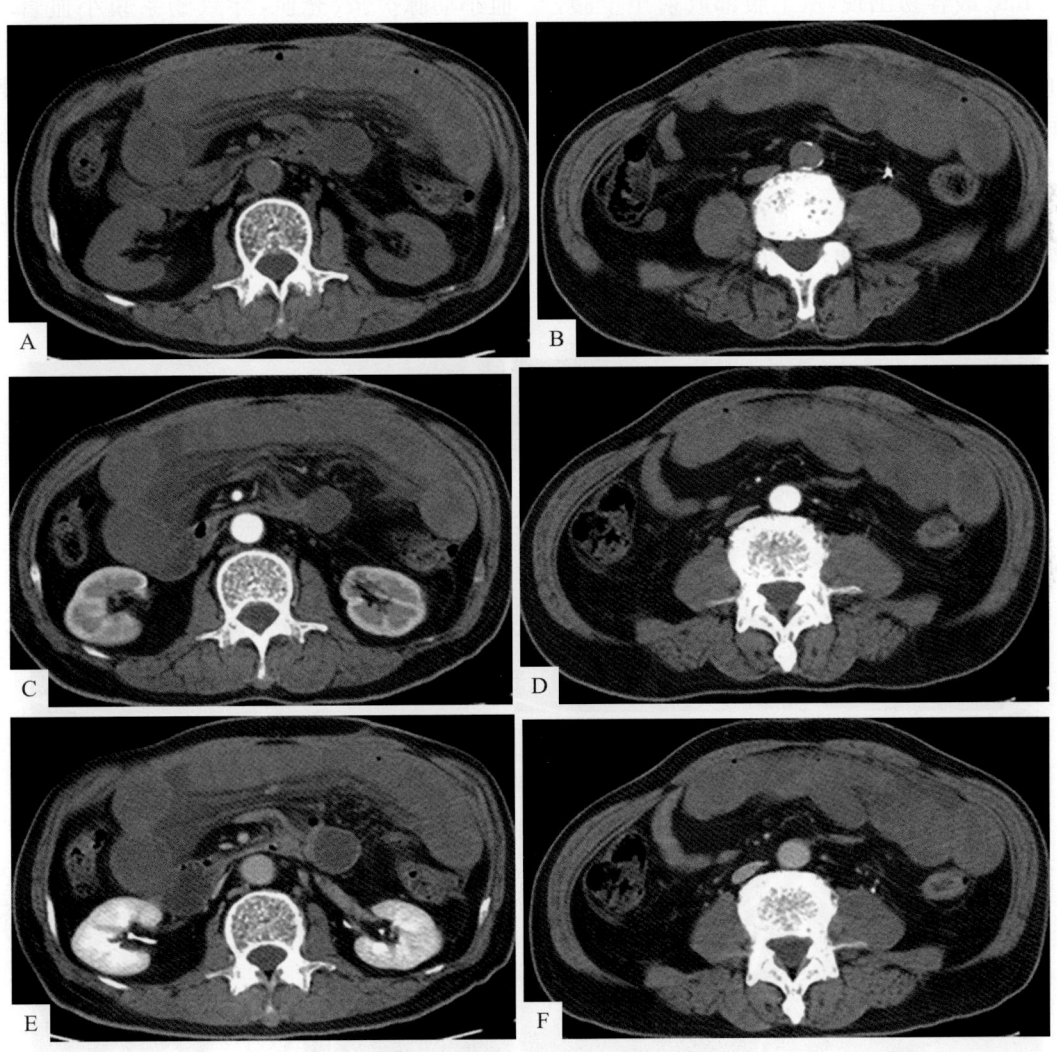

图3-4-7 急性肠系膜缺血

CT平扫图像(A、B)显示小肠弥漫性肠壁增厚,肠壁层次欠清,肠系膜水肿密度增高,呈"缆绳征"改变;动脉期CT增强图像(C、D)、门脉期CT增强图像(E、F)显示受累小肠未见强化,肠系膜明显水肿,提示肠坏死。

(三) 小肠血管造影表现

小肠血管造影是诊断肠系膜缺血性疾病的金标准,能直接显示内脏血管,是诊断闭塞性和非闭塞性AMI的重要方法,不但可以明确病变部位、病变程度和侧支循环情况,还可以进行治疗。

血管造影显示肠系膜上动脉和(或)其分支管腔

不规则狭窄或闭塞,常伴动脉粥样硬化、腹主动脉迂曲、管腔不规则等。小肠血管造影可提供几个互补或独立的治疗方法,如动脉内注射血管扩张剂、溶栓及带或不带支架的血管成形术。

二、慢性肠系膜缺血

慢性肠系膜缺血(chronic mesenteric ischemia, CMI)约90%为动脉粥样硬化所致之小肠供血动脉缓慢发生的狭窄引起,另10%为其他动脉疾病所引起。

【临床表现】 慢性肠系膜缺血临床上表现为间断性发作的突发性和阵发性剧烈腹痛,称为肠绞痛。其典型的表现为进食后腹痛(腹痛可能很强烈),尤其在餐后30 min最容易出现,从上腹部放射至全腹,限制饮食可减少疼痛,常伴有恶心和呕吐,随后可出现腹泻、便血等症状,患者常害怕吃东西而导致体重减轻。因症状并无特异性,通常延误诊断和治疗。

【影像学表现】

1. CT 表现

(1) 肠壁增厚,强化减弱:当动脉供血减低或静脉淤血时,黏膜水肿、坏死及溃疡形成,并逐渐累及黏膜下层和肌层,由于黏膜下层最疏松,水肿最明显,增厚最严重,CT 增强扫描后强化减弱而呈低密度,黏膜层和浆肌层因充血而强化增加呈高密度,表现为与肠管垂直的层面呈"靶征",与肠管平行的层面呈"轨道征"改变(图3-4-8)。但黏膜层和黏膜下层均水肿明显,呈低密度,肌层因充血而呈高密度时,称为"晕环征"。但血流再通后,可引起充血、高灌注,这时表现为肠壁强化增加而无分层。

(2) 肠系膜静脉血管增多、增粗:通常表现为缺血肠壁相应的肠系膜静脉血管增多、增粗,呈"梳齿样"改变,其机制为各种病变引起肠系膜静脉狭窄、阻塞或静脉即动脉均有狭窄或阻塞,小静脉淤血,供血小动脉扩张、充血,导致肠系膜小血管增粗、增多(图3-4-9)。

(3) 小肠无异常改变,仅为肠系膜血管变细、稀疏:其机制为动脉阻塞引起肠系膜血流灌注减少,并且缺血引起血管痉挛变细,而静脉回流通常,因此肠系膜血管变细、稀疏。CT平扫仅能发现腹主动脉及肠系膜上动脉的钙化等。增强扫描可以显示血管内的充盈缺损。CT血管造影及其后处理技术(如MIP、

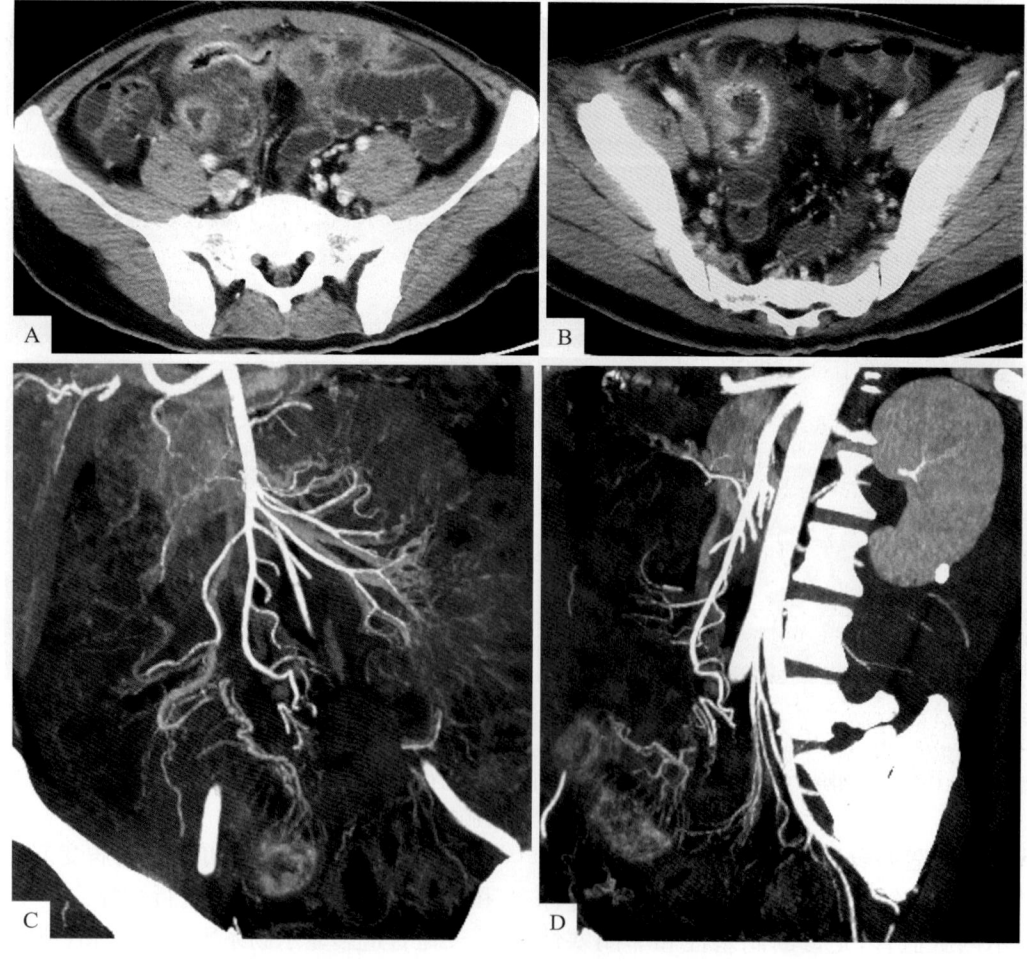

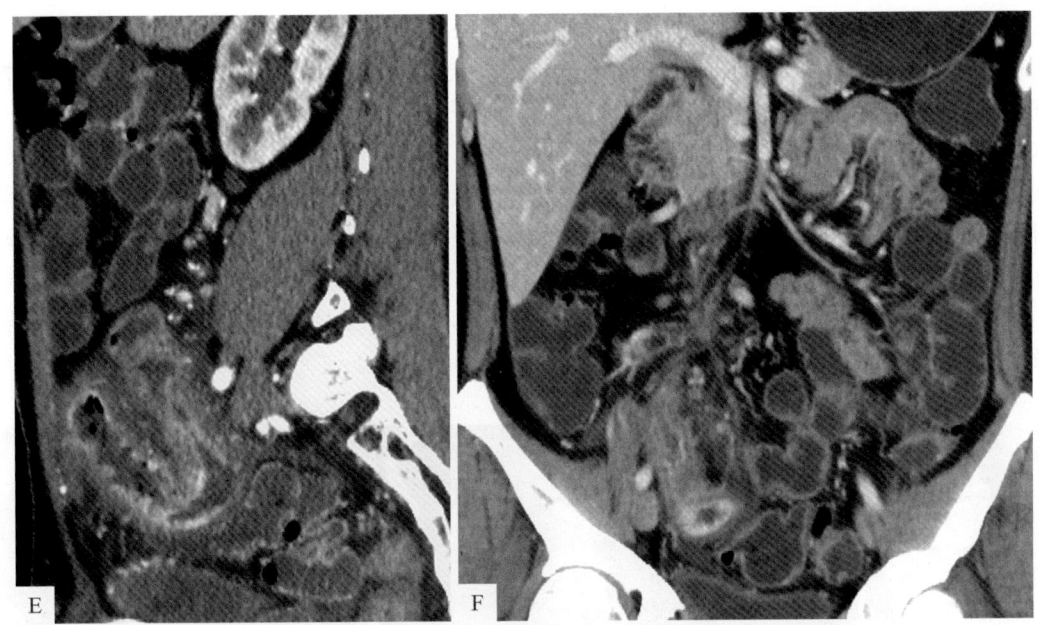

图 3-4-8 慢性肠系膜缺血

小肠肿瘤切除术后,门脉期横断面 CT 增强图像(A、B)、矢状面及冠状面重建图像(E、F)显示右下腹较长一段小肠连续性肠壁增厚,增强扫描呈分层强化改变,黏膜层异常强化,黏膜下层水肿,强化减弱,肠管周围呈渗出改变;动脉期 MIP 重建图像(C、D)显示增厚肠段末梢血管增粗、聚集改变,血管呈粗细不均改变。

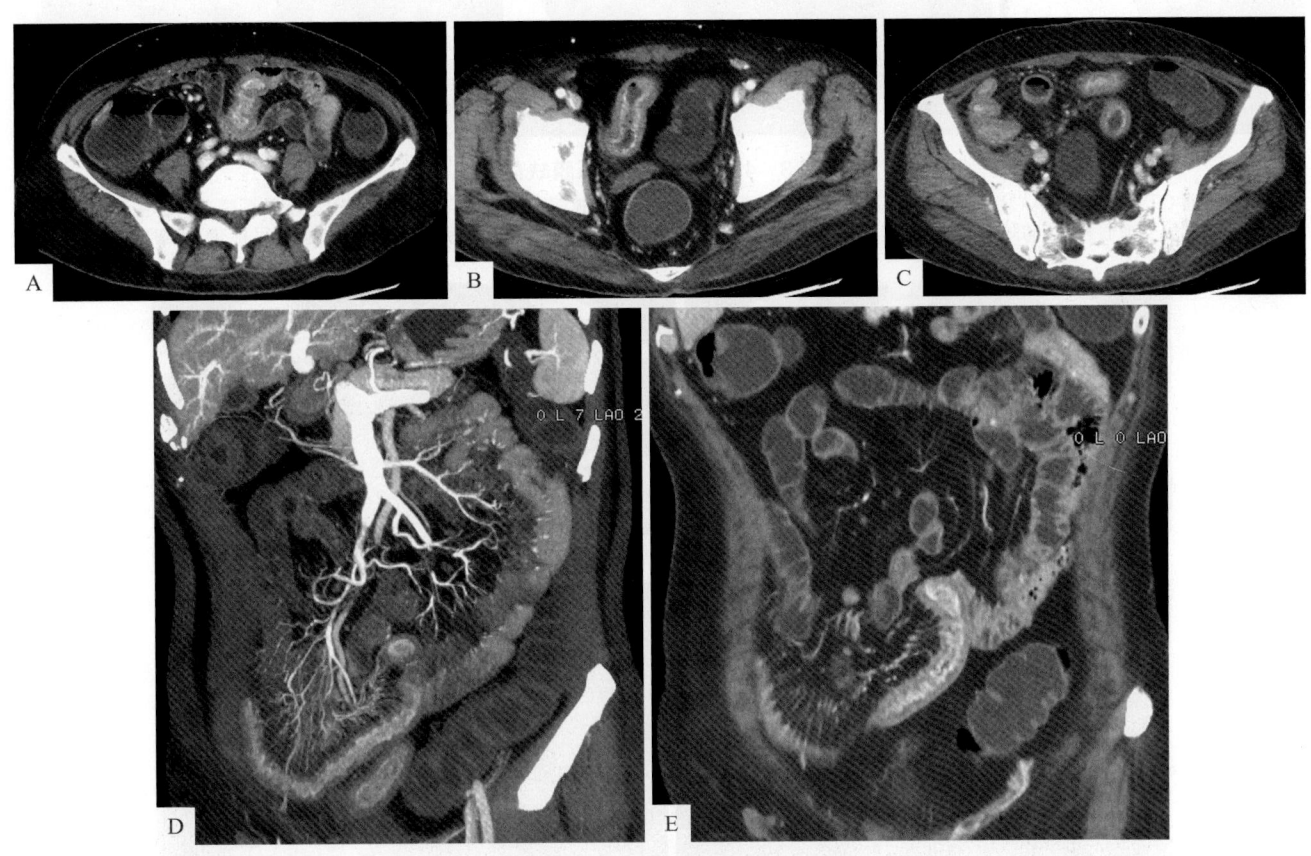

图 3-4-9 慢性肠系膜缺血

门脉期 CT 增强图像(A～C)显示一段较长范围的小肠肠壁增厚,增强扫描呈三层,黏膜层和浆膜层异常强化,黏膜下层水肿,强化减弱;冠状面 MIP 重建图像(D)显示回结肠静脉末梢静脉增粗扩张;冠状面重建图像(E)更加清晰显示病变肠段范围,以及肠管末梢静脉增粗扩张改变。

VR)能显示动脉狭窄的情况(图3-4-10)。

(4)肠系膜密度增高:表现为肠系膜水肿、浑浊,密度增高,结构模糊(图3-4-8)。

2. MRI表现 MRI为无创性检查,可显示AMI的多种征象。但MRI检查时间长、禁忌证多、检查费用相对较高,故较少用于AMI的诊断。

(1)肠系膜血管异常:血管内流空信号消失,T1WI可见高信号的血栓,T2WI上呈中等信号,增强后血管狭窄或闭塞,肠系膜血管稀疏变细或扩张,扭转则表现为肠系膜呈漩涡状改变(图3-4-11)。

(2)肠系膜异常:肠系膜水肿,表现为加脂肪抑制序列的T2信号增高,边缘模糊(图3-4-12)。

(3)肠壁缺血:肠壁水肿增厚,肠管扩张、积气及积液,平扫时病变肠壁可见分层,表现为T2WI上黏膜层和浆肌层呈低信号,黏膜下层因水肿而呈高信号;增强扫描肠壁强化减弱,即强化相对较高的黏膜层和浆肌层呈高信号,水肿的黏膜下层呈低信号(图3-4-12)。

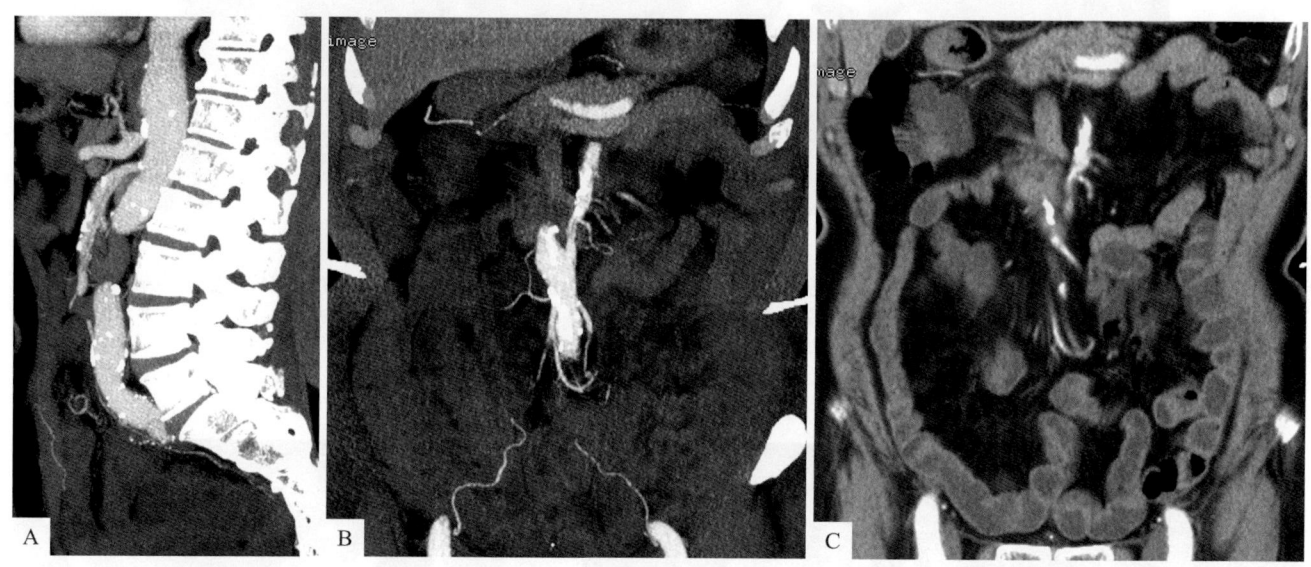

图3-4-10 慢性肠系膜缺血

动脉期矢状面CT重建图像(A)显示腹主动脉、肠系膜上动脉管壁广泛钙化;动脉期冠状面CT重建图像(B)显示肠系膜上动脉主干广泛钙化,肠系膜上动脉分支血管稀疏;动脉期冠状面CT重建图像(C)显示肠系膜上动脉供血区域小肠强化减弱,末梢血管弓稀疏、变细。

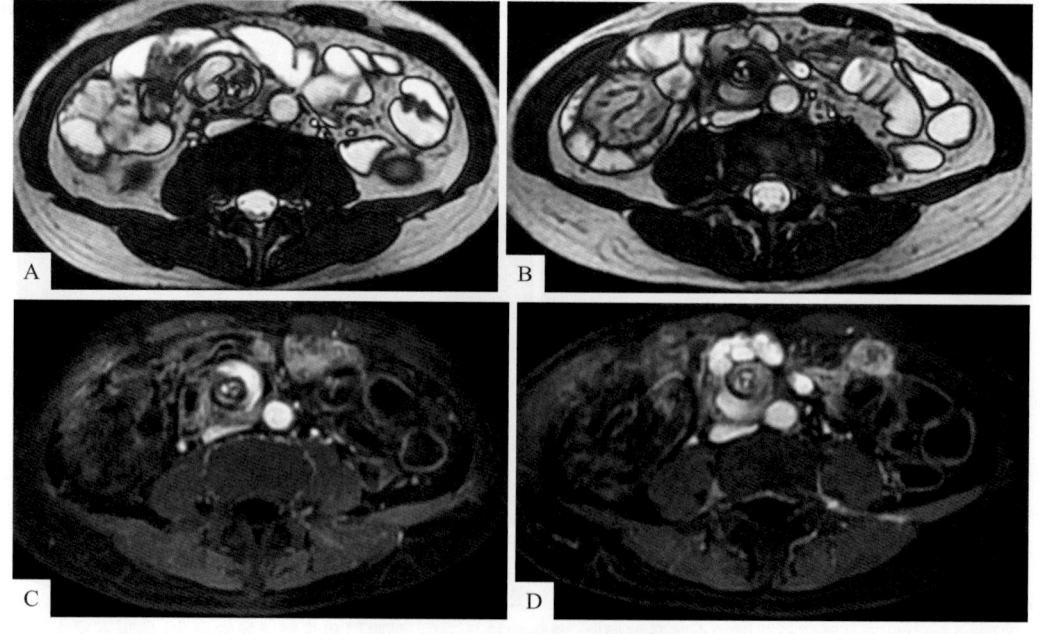

图3-4-11 慢性肠系膜缺血

患者反复腹痛2年余,横断面MR FIESTA图像(A、B)、LAVA横断面增强图像(C、D)显示空肠及其系膜扭转,呈"漩涡征"改变,提示肠系膜扭转。

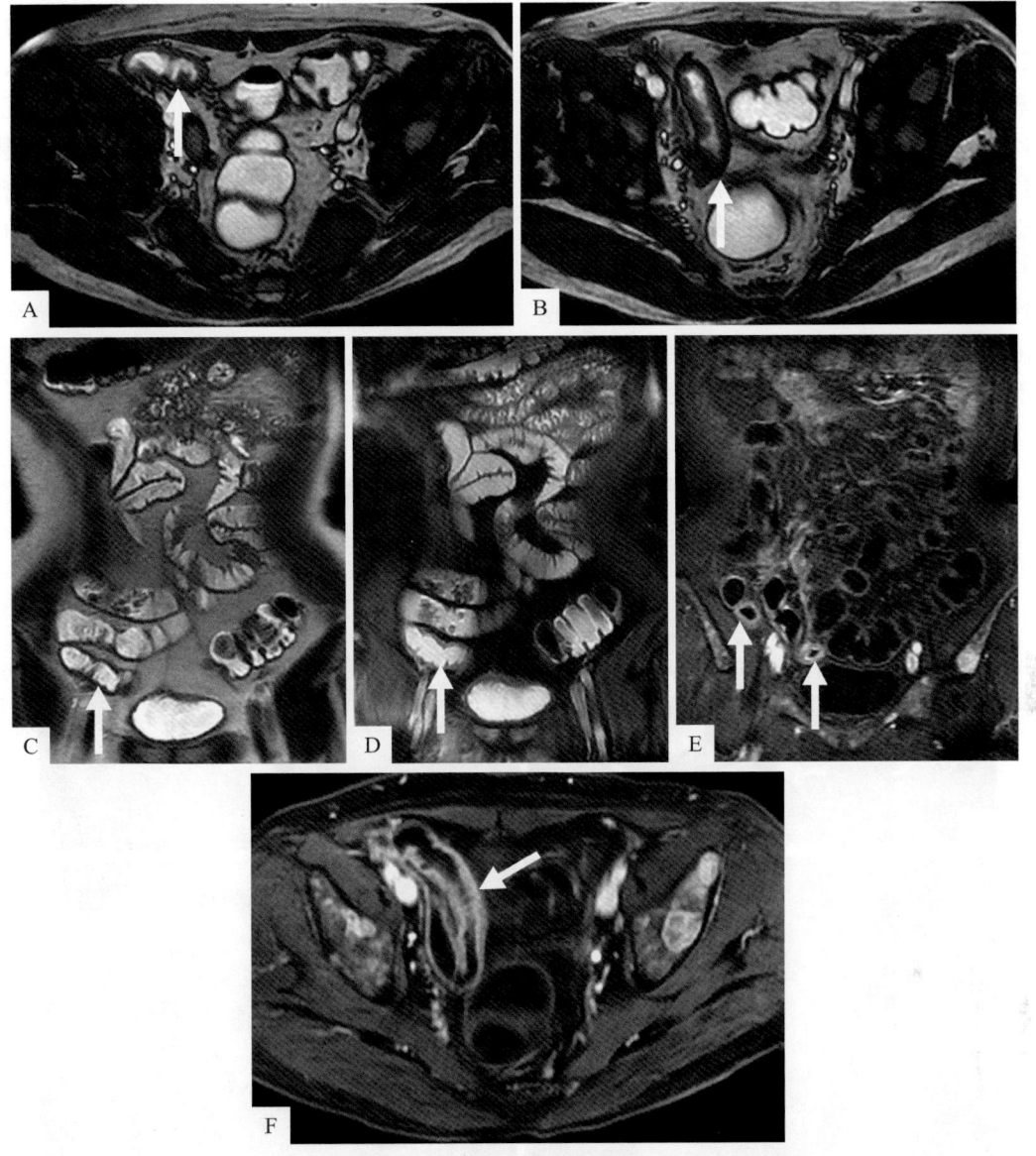

图 3-4-12 慢性肠系膜缺血

横断面 MR FIESTA 图像(A、B)、冠状面 T2SSFSE 图像(C)、冠状面 FIESTA(加脂肪抑制)图像(D)显示右下腹较长的小肠肠壁增厚,黏膜呈"结节样"改变(箭);LAVA 冠状面增强图像(E)、LAVA 横断面增强图像(F)显示增厚肠壁呈分层强化改变,黏膜层异常强化呈高信号,黏膜下层水肿,呈低信号。

三 特发性肠系膜静脉肌内膜增生

特发性肠系膜静脉肌内膜增生(idiopathic myointimal hyperplasia of the mesenteric veins, IMHMV)是一种罕见的慢性肠壁缺血性病变,通常由肠系膜或肠壁内小至中等大小静脉的非炎症性闭塞所致,其病因和发病机制尚不明确。该病由 Genta 等于1991年首次提出。常发生于中年男性,主要累及乙状结肠和直肠,小肠 IMHMV 十分罕见,国内仅个例报道。

【临床表现】 临床常表现为反复发作的腹痛、便血等,个别病例可出现进食后腹痛现象,病程持续数月至数年不等,部分病例被误诊为 IBD 且经长期药物治疗未见好转。随着疾病的进展,小肠受累患者常因出现肠道狭窄、梗阻症状前来就诊。患者缺乏潜在基础疾病,亦无自身免疫性疾病、系统性血管炎、药物性肠炎等证据,实验室检查无特殊。

【病理表现】 IMHMV 通常在手术切除标本中才能明确诊断,其特征性病理表现是病变区肠壁黏膜下层、固有肌层和肠系膜内小到中等大小静脉的内膜出现平滑肌增生。受累静脉内膜可呈环周性或偏心性肥厚并缺乏血管炎,进一步发展可导致血管腔完全或部分阻塞,从而引起肠壁缺血。免疫组化显示增生的内膜 SMA 阳性,证实 IMHMV 是静脉内膜平滑肌增生。弹力纤维染色可显示在增厚的静脉内膜外周残存的弹力纤维,部分病例中弹力纤维可因增生内膜的破坏而缺如。在活检标本中,病变表面肠黏膜通常表现为非特异性慢性肠炎或缺血性改变。Yantiss 等观察到活检标本中病变区肠黏膜出现毛细血管管壁增厚(动脉化)、透明变性和血管内皮下纤维蛋白样物沉积,有助于 IMHMV 与其他缺血性病变相鉴别,但本例活检标本未检出上述组织学异常变化。

【影像学表现】 缺乏特异性,需结合临床病史。小肠 CT 造影表现为受累肠段肠壁增厚、肠腔狭窄,周围肠系膜静脉明显迂曲增粗,排列紊乱,环绕在肠管周围,肠管周围渗出、纤维脂肪增生,甚至出现慢性穿透性改变,表现为肠管周围片状低密度影,呈周边环形强化,这种改变有别于克罗恩病的肠管周围脓肿。患者病变肠管增厚并不十分显著,但肠腔狭窄却很明显,表现为肠壁增厚与肠腔狭窄不相符,且增厚狭窄肠管形态极其不规则,失去肠管本身的管状形态(图 3-4-13)。

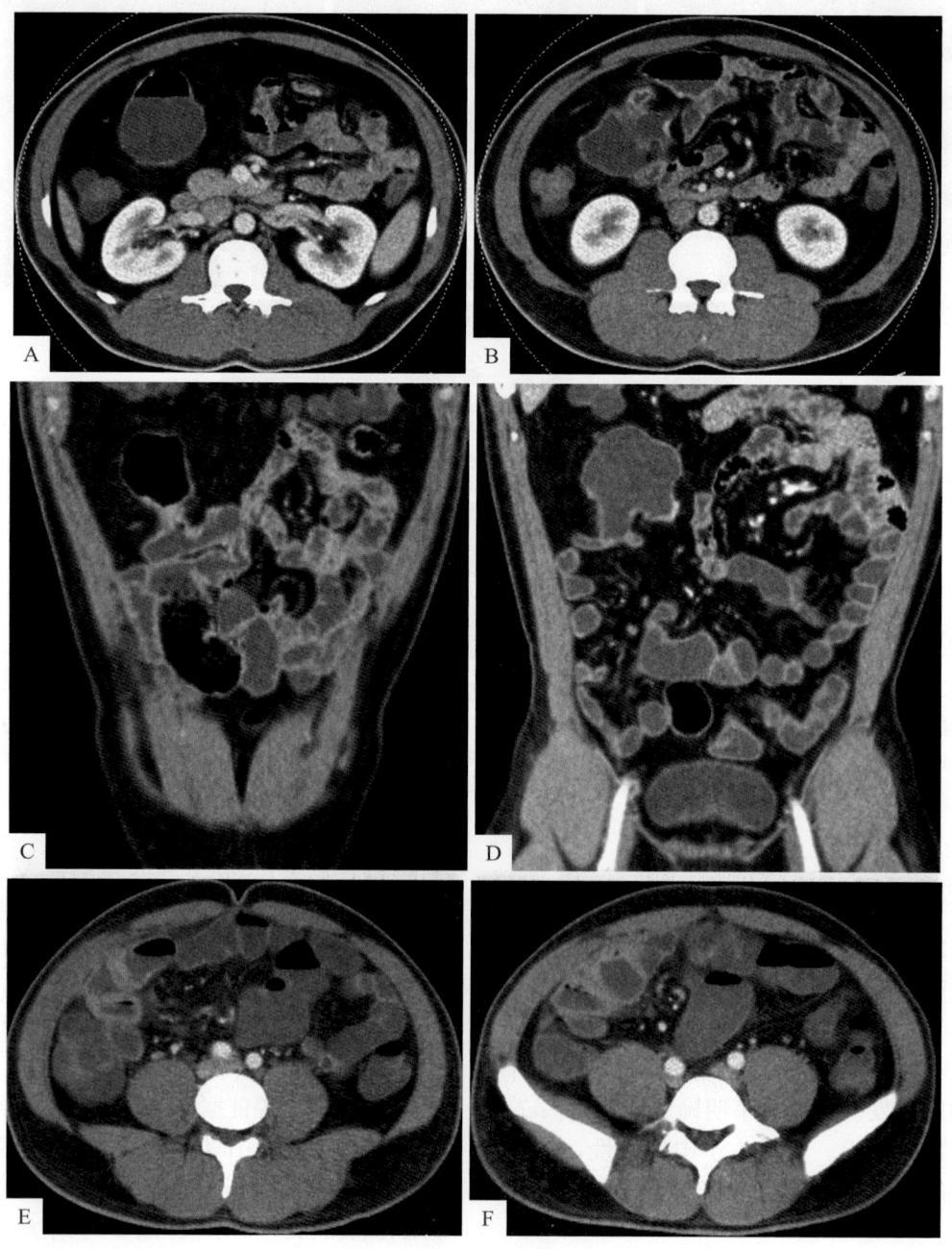

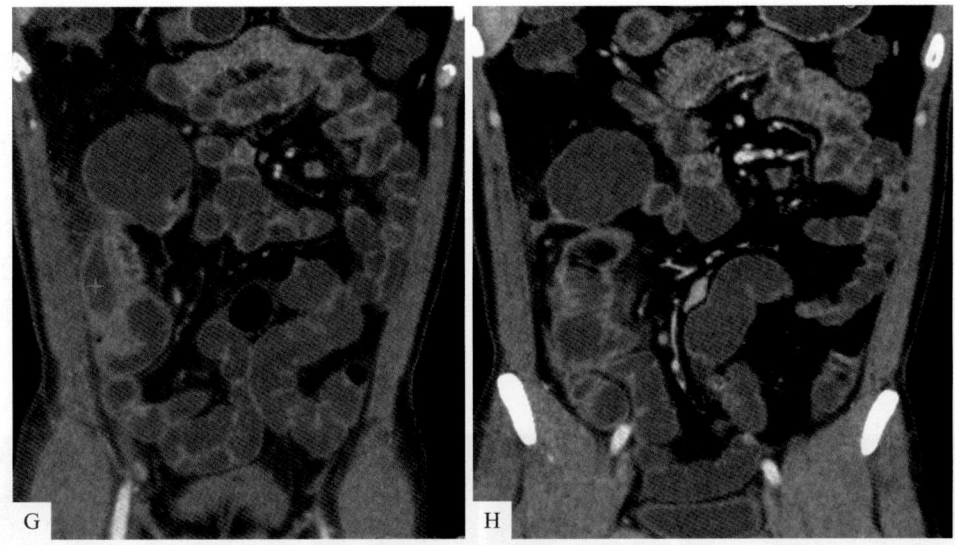

图 3-4-13 特发性肠系膜静脉肌内膜增生

2021年第一次小肠CT造影检查，门脉期横断面CT增强图像(A、B)、门脉期冠状面CT重建图像(C、D)显示回肠下段多节段肠壁增厚、狭窄，近端肠管扩张，增厚狭窄肠管形态欠规则，类似"孤岛状"，肠管周围脂肪增生，溃疡形态极不典型；2023年第二次小肠CT造影检查，门脉期横断面CT增强图像(E、F)、门脉期冠状面CT重建图像(G、H)显示回肠下段肠壁增厚，范围较前片增大，肠壁呈分层改变，黏膜异常强化，肠腔扩张，呈不全梗阻，肠壁增厚与肠腔狭窄不成比例；肠管周围见包裹性改变，呈周边环形强化(橘星)，提示穿透性改变，邻近回肠呈粘连改变，粘连于右侧腹壁。

【鉴别诊断】 鉴于多种肠道疾病均可出现类似 IMHMV 的血管病变，故需要密切结合临床病史、影像和实验室检查进行鉴别。

（1）小肠结肠淋巴细胞性静脉炎（enterocolic lymphocytic phlebitis，ELP）：ELP 通常表现为仅累及右半结肠和（或）小肠的孤立性单器官血管炎，由于病灶中部分受累静脉可出现类似 IMHMV 的管壁平滑肌性增生，导致血管狭窄或闭塞，因此有学者认为两者属于同一疾病谱系，其中 IMHMV 为 ELP 的终末阶段。然而，ELP 好发于老年人，常伴有基础疾病，典型病理特征是累及中小口径静脉的淋巴细胞性静脉炎，偶可见新鲜或机化的静脉内血栓，亦可观察到以受累静脉为中心的管壁周围纤维化。而 IMHMV 发病年龄较轻，缺乏基础疾病，常累及左半结直肠或小肠，病理缺乏血管炎、静脉管周纤维化等可资鉴别。

（2）肠系膜动静脉发育不良或血管病：多数病例发生于老年女性，小肠多见，主要病理表现为肠系膜动静脉中膜偏心或中心性平滑肌增生，常破坏动脉壁弹力纤维层，伴有不同程度的内膜增生和外膜纤维化。

（3）血管纤维平滑肌发育不良：该病多见于儿童，除累及中等大小血管外，主要波及近端大血管，由于血管狭窄和平滑肌丢失导致动脉缩窄与扩张交替出现，常可在血管造影时观察到"串珠状"改变。

（4）发生于小肠的 IMHMV 还需与 CD 鉴别。CD 亦可出现血管改变，包括血管壁纤维化、中膜肥厚等，但较少出现血管壁平滑肌组织增生，且经广泛取材常显示特征性的透壁性炎症、"跳跃性"黏膜病变和非坏死性上皮样肉芽肿。

（5）肠白塞病：通常伴有全身多系统累及，肠道病变可累及全消化道，但以回盲部多见；内镜下典型表现为圆形或卵圆形深凿状溃疡，病理表现主要为小到中等大小血管伴有中性粒细胞或淋巴细胞浸润。此外，有文献报道长期服用氢氯噻嗪和肠溶氯化钾的高血压病患者以及既往接受肠道手术患者的小肠和肠系膜标本中，亦发现类似 IMHMV 的血管病变，同样的病理改变也见于冠状动脉搭桥手术的大隐静脉移植物中。

总之，小肠 IMHMV 较为罕见，针对反复治疗无效的炎症性肠道疾病、影像学出现进行性肠壁水肿性增厚伴周围血管扩张，需考虑到 IMHMV 的可能性，而病理医生则需要通过对活检和手术标本的精细检查给出提示性的诊断和鉴别诊断意见。

四 小肠血管病变

（一）动静脉畸形

动静脉畸形（arteriovenous malformation）的病

理特征是局限性肠壁增厚,黏膜下或肠壁全层可见大量扩张及扭曲的血管,血管壁厚薄不一(提示病变起源于较大的动脉和静脉),常见正常组织破坏,局部肠黏膜有糜烂或溃疡形成。

【临床表现】 小肠动静脉畸形好发于年轻人,可发生于肠道的任何部位,以空肠及回肠较为多见。临床表现为慢性、间歇性消化道出血。

【影像学表现】

1. CT 表现　CT 多期动态增强扫描的动脉期或动脉晚期即可显示小肠动静脉畸形的供血动脉和引流静脉,供血动脉多发自肠系膜动脉的分支,局部血管迂曲扩张;引流静脉一般回流至门静脉属支,较邻近正常静脉粗大。CTA 重建可以直观地显示畸形血管的全貌(图 3-4-14)。

2. 小肠血管造影　血管造影是诊断小肠动静脉畸形的金标准,表现为小肠局部血管迂曲扩张,可见增粗的供血动脉和与之伴行的粗大静脉,动脉期静脉提早显影(图 3-4-15)。

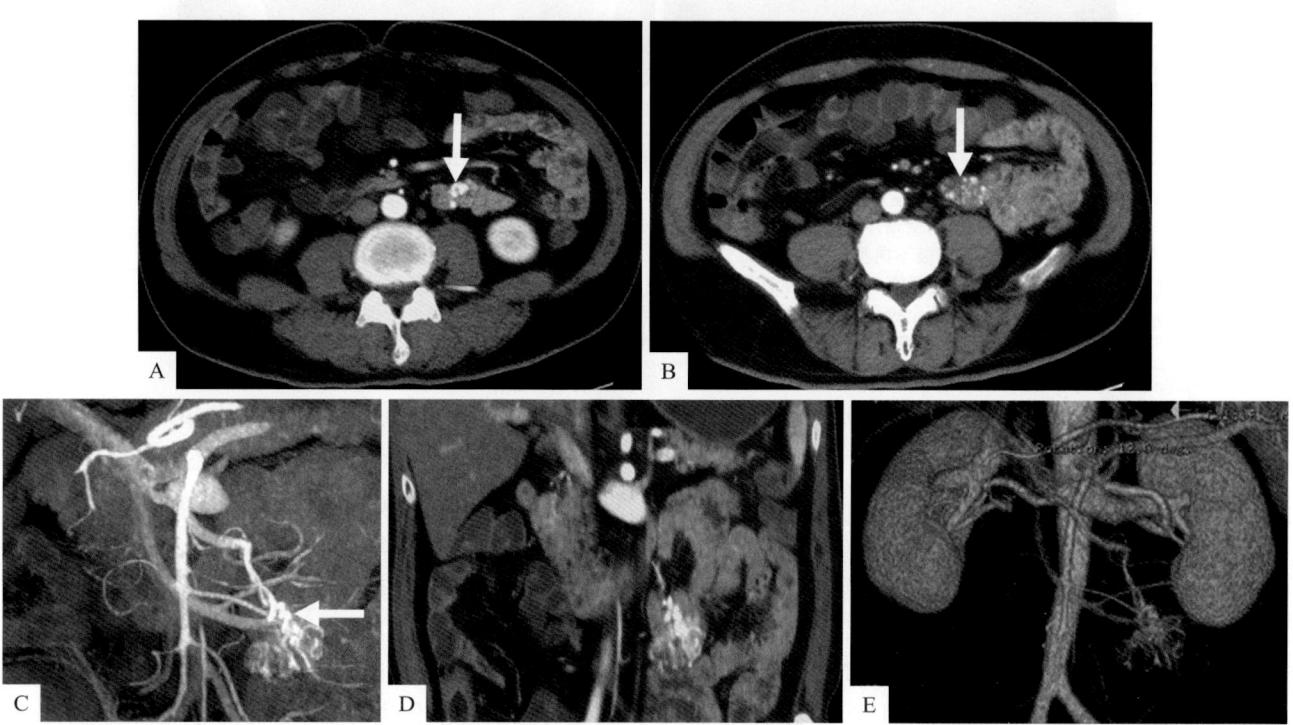

图 3-4-14　空肠动静脉畸形

动脉期横断面 CT 增强图像(A、B)显示空肠肠腔内异常血管影,呈结节状改变,并见提前显影粗大引流静脉(箭);动脉期冠状面 MIP 重建图像(C)显示异常血管与第一支空肠动静脉关系密切(箭);门脉期冠状面重建图像(D)更加清晰显示空肠肠腔内结节状异常强化灶;动脉期 VR 重建图像(E)更加清晰显示空肠肠腔内异常血管影。

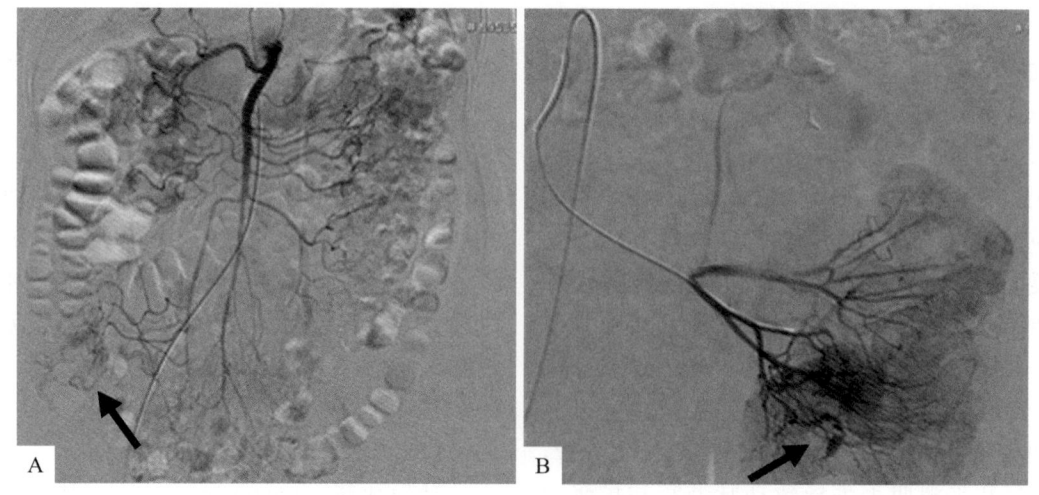

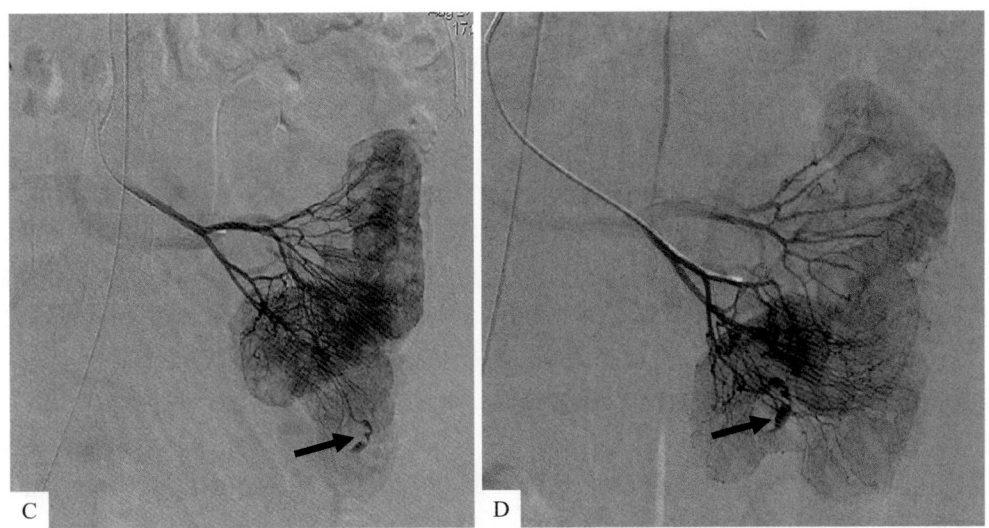

图 3-4-15 动静脉畸形 DSA 图像

选择性插管至肠系膜上动脉开口处造影。A. 回结肠动脉远端动静脉畸形（黑箭）。选择性插管至空肠动脉分支造影；B~D. 另一患者，空肠动静脉畸形（黑箭）。均表现为迂曲增粗的供血动脉和粗大的引流静脉，静脉提早显影。

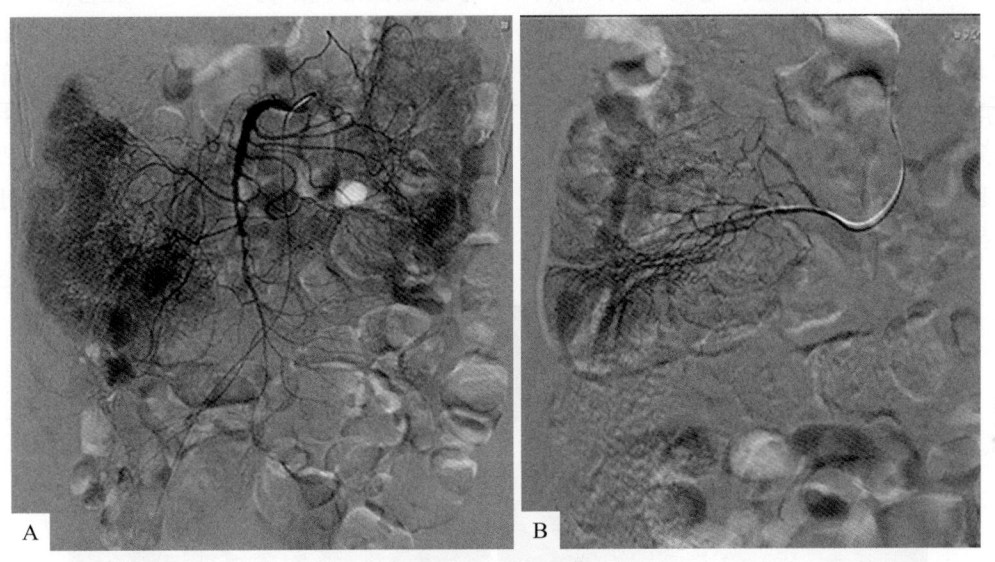

图 3-4-16 毛细血管扩张症

小肠血管造影（A、B）显示空肠小血管明显增多，肠壁染色浓密，可见多个血管湖。

（二）毛细血管扩张症

小肠毛细血管扩张症（telangiectasis）常与先天性或遗传性综合征有关，包括遗传性出血性毛细血管扩张症、Klippel-Trenaunay 综合征和蓝色橡皮疱痣综合征等。

【临床表现】 小肠毛细血管扩张症多见于老年人，多表现为消化道出血，以"柏油样大便"多见。

【影像学表现】 小肠血管造影是诊断小肠毛细血管扩张症的最好方法，与正常肠段相比受累肠段小血管明显增多，肠壁染色浓密，供血动脉早期充盈，可见血管湖，表现为多发、斑点状染色结节散布于小肠上。如为进展期病变，可见血管迂曲和动静脉分流（图 3-4-16）。

（三）小肠血管瘤

小肠血管瘤（hemangioma of small intestine）少见，约占小肠良性肿瘤的 10%~15%，常与先天性或遗传性综合征有关。多数为很小的息肉状肿物，凸出或悬垂于肠腔内，亦可环绕肠管生长。病灶界限清楚，无包膜，主要由毛细血管和薄壁的静脉组成，也可见动脉。

【病理】 在组织病理上，海绵状血管瘤最多，其次为毛细血管瘤及混合型血管瘤各占一半。海绵状血管瘤起源于黏膜下血管，肿瘤体积差异极大，直径从数毫米到 36cm，最重者重达 5kg。肉眼观，海绵状血管瘤呈蓝色、紫红色、酒红色甚至鲜红色,质软。多数为弥漫型,极少数为孤立型。弥漫型海绵状血管瘤呈受累肠段增厚,体积较大者可呈环形浸润肠壁,致肠腔狭窄梗阻。孤立性海绵状血管瘤呈息肉样凸向肠腔。镜下观察,海绵状血管瘤来自更大动脉和静脉,形成薄壁的海绵状血管腔,腔内充满血液或因挤压流失,形成空腔。管腔内衬一层扁平的内皮细胞。有时,腔内见血栓形成,继而可发生磨玻璃样变和钙化。血管壁有极少或没有肌层及弹力层。血管间间质很少。与血管瘤相应的黏膜虽然未见肿瘤直接侵犯,但常有糜烂或溃疡性改变。

关于"血管瘤病"的定义,病理医生普遍赞成血管瘤病指的是身体多处发生血管畸形病变。Rao和Weiss先后发现好发于婴儿及幼儿的一组"血管瘤病",更具有同源性,临床预后主要与肿瘤的实质成分有关。为了方便临床分析,重新定义"血管瘤病"为:组织学为良性的血管病变,累及相邻的组织器官,可以垂直侵犯多种组织(如皮下组织、肌肉、骨)或累及同一组织(如多处肌肉组织)。镜下观察各种血管杂乱无章地增生,尤其是大静脉增生显著,后者管壁不规则变薄,内膜相对增厚。最明确但不一定出现的构象是静脉壁上或旁边看见毛细血管丛。由于小肠血管瘤常多发,是否多发性小肠血管瘤就可诊断为血管瘤,还是个悬而未决的问题。

【临床表现】 小肠血管瘤可发生于任何年龄,女性较男性多见。90%以上发生于空、回肠,其中以空肠最多,其次为回肠,十二指肠最少。部分患者无特殊症状,部分患者可有腹部隐痛和消化道出血,出血量一般较少,表现为间歇性黑便、柏油样便或仅有大便隐血试验阳性,长期出血可导致失血性贫血。少数血管瘤可引起肠梗阻或肠套叠。

【影像学检查】

1. 气钡双对比小肠造影表现 血管瘤多表现为肠壁腔内局限突起半月形结节,表面膜毛糙不整,管壁柔软。

2. 小肠CT造影表现 小肠CT造影检查为不明原因消化道出血的首选检查,有作者报道CT诊断小肠出血准确率为88.5%。血管瘤CT主要表现为黏膜下来源向腔内突起的结节影,增强扫描表现为动脉期和门脉期呈结节样强化,与血管强化方式一致。最直接征象是增强扫描肠腔内高密度外溢对比剂或异常增粗血管团影。MIP重建能直观显示异常增粗的畸形血管,有助于定位及定性诊断(图3-4-17,图3-4-18)。

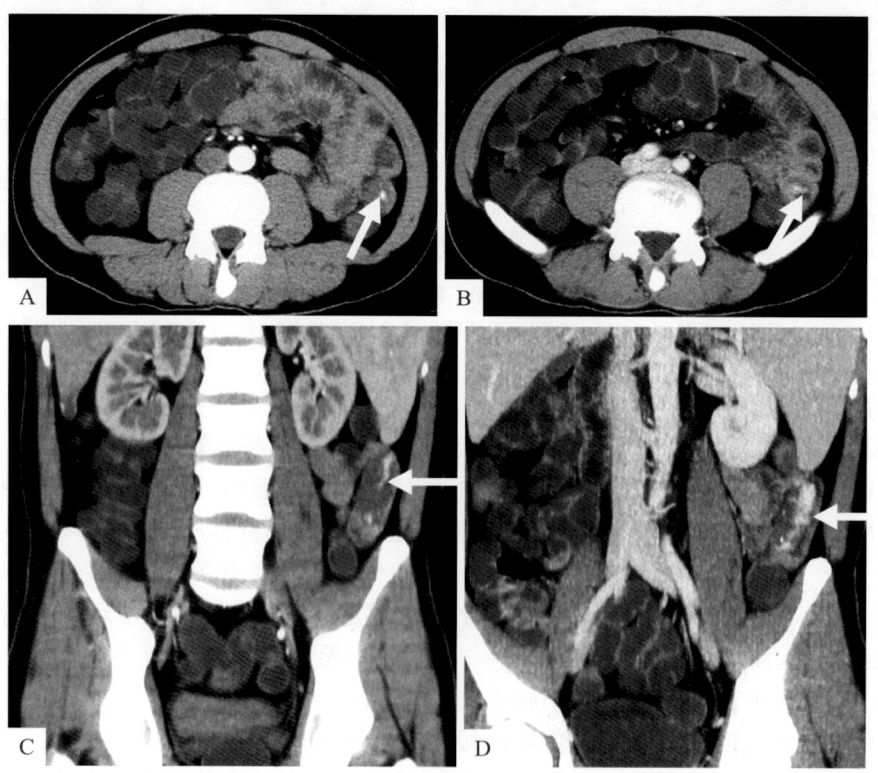

图3-4-17 空肠血管瘤

动脉期横断面CT增强图像(A)、门脉期CT增强图像(B)、动脉期和门脉期冠状面CT重建图像(C、D)显示左上腹空肠肠腔内点状异常强化灶,病灶延迟强化及条状异常血管影(箭)。

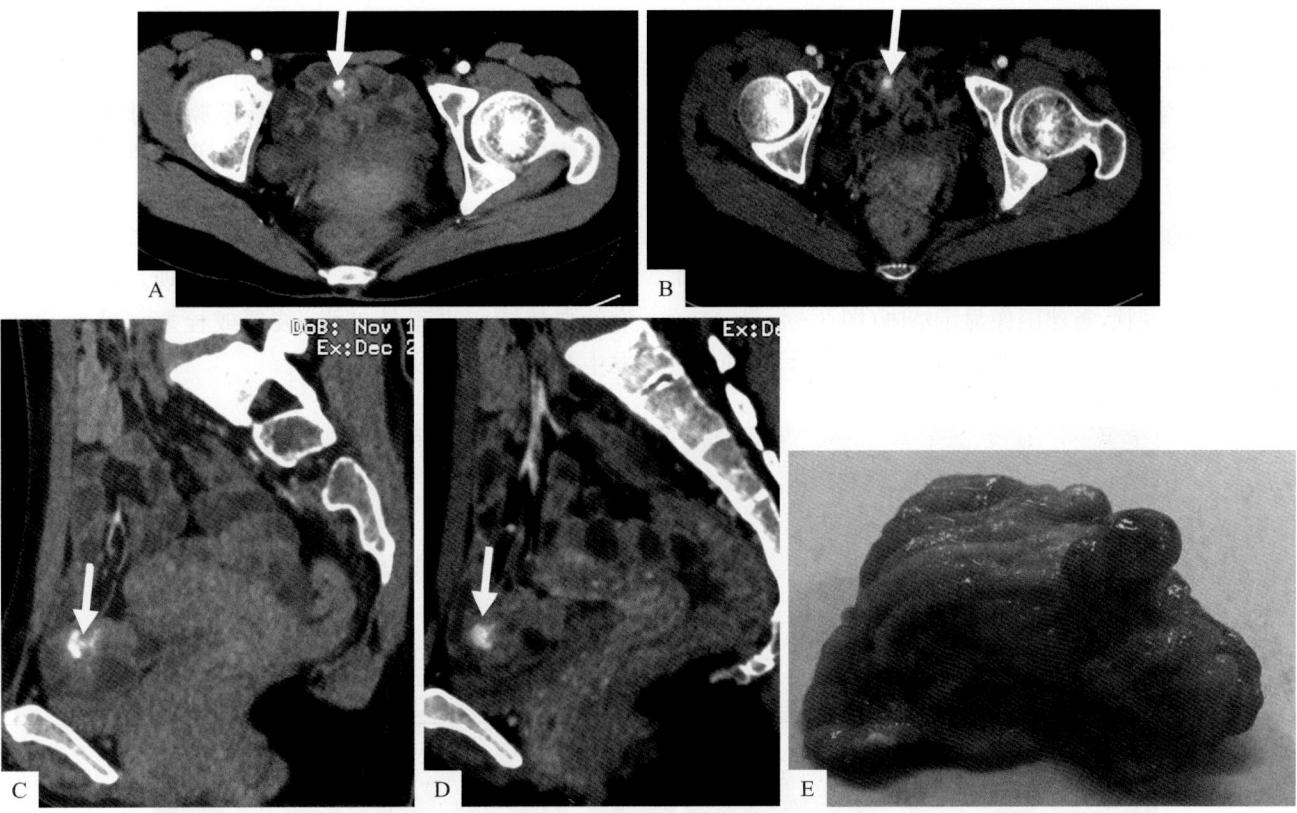

图 3-4-18 小肠血管瘤

动脉期和门脉期横断面 CT 增强图像(A、B)、动脉期和门脉期矢状面 CT 重建图像(C、D)显示回肠腔内结节状异常强化灶,延迟强化(箭);E.手术标本。

3. 小肠 MR 造影表现　血管瘤 MR 造影主要表现为黏膜下来源类似息肉样病灶,增强扫描与 CT 的表现一致。血管畸形表现为动脉期和门脉期斑片状或结节样强化病灶,延迟期对比剂退去,提示对比剂外渗改变。

4. 选择性肠系膜上动脉造影表现　多用于诊断怀疑血管畸形引起的出血,其定位能力强,兼具治疗作用,是小肠血管病变确诊的金标准,但仅限于活动性出血(出血量≥0.5 mL/min)。动静脉畸形造影多表现为蘑菇样血管扩张,通常由曲折增粗的动脉供血,并且粗大的静脉与之伴行,静脉可以快速充盈,在动脉期显影,或仅仅表现为早期静脉显影。

【鉴别诊断】　小肠血管瘤主要与小肠息肉以及小肠间质瘤伴血管畸形相鉴别。

1. 小肠息肉　息肉表现为黏膜来源类圆形或分叶状软组织影,边界清晰,可带蒂,增强扫描表现为动脉期和门脉期明显强化,MIP 重建图像可观察到供血血管为肠系膜动脉的分支;而小肠血管瘤 CT 平扫通常显示不清,增强扫描呈斑片状或结节状对比剂外渗改变,不表现为软组织肿块。

2. 间质瘤伴血管畸形　间质瘤多表现为黏膜下来源外生性生长的软组织肿块,边界清晰,CT 平扫可有钙化,大的肿瘤中央可形成溃疡、囊变及坏死。增强扫描呈延迟强化特点。肿瘤内可形成动静脉瘘,MIP 重建图像上动脉期可见供血动脉及粗大的引流静脉,类似动静脉畸形表现;小肠血管瘤不表现为软组织肿块,仅表现为增强扫描斑片状或结节状对比剂外渗改变。

另外,小肠 CT 造影检查具有全面观察肠腔内、肠壁和肠腔外的特点,并且检查速度快、空间分辨率高,且可以对图像进行 MIP、MPR 等后处理,可以准确定位出血部位和出血动脉,可多方位显示病变与小肠关系,为小肠血管瘤的首选方法,只要观察到肠腔内高密度对比剂外渗的直接征象,就可以诊断血管瘤。需要注意以下两点:①患者在检查前一天应避免食用豆制品等产气较多的食物,因为气体会造成肠道内异常高密度伪影,与异常血管畸形难以鉴别;②增强扫描的速率要至少 4 mL/s 以上。

(四) 小肠静脉曲张

小肠静脉曲张(varicosis of small intestine)多和

肝硬化、门静脉高压有关,非常罕见,确切发病率还不清楚。病灶常较大,易导致破裂出血,出血是小肠静脉曲张患者死亡的主要原因。

【影像学检查】

1. X线钡剂造影表现　定性诊断困难,表现为息肉样或巨大皱襞样充盈缺损,须与息肉和肠道黏膜下肿瘤鉴别。

2. CT表现　肠系膜静脉狭窄变细,远端回流静脉扩张呈卷发状,重建图像显示清晰(图3-4-19)。

3. 小肠血管造影表现　局部静脉增粗、迂曲、扩张,出血明显时可见对比剂漏出血管外。血管造影如发现病变部位,还可后续行栓塞术。

(五) 动脉瘤

肠系膜动脉瘤比较少见,肠系膜动脉瘤和腹腔动脉瘤一般由动脉粥样硬化、感染、退行性病变或外伤引起。

【临床表现】　部分患者表现为腹痛,部分患者没有明显症状,为影像学检查偶然发现。这些动脉瘤的自然转归进程是扩张、破裂或栓塞。破裂往往发生在没有钙化形成的瘤体。

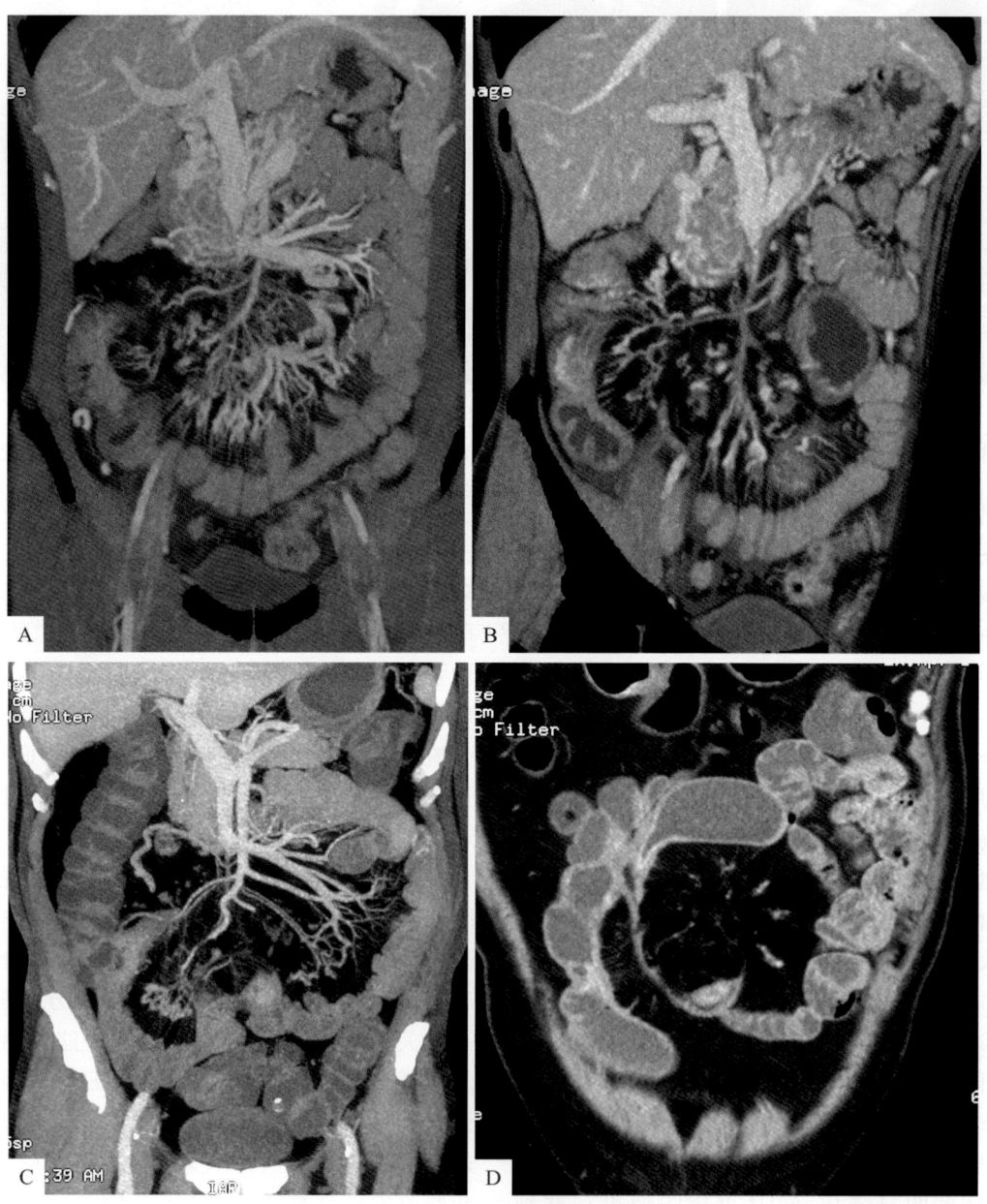

图3-4-19　小肠静脉曲张

克罗恩病。门脉期冠状面MIP重建图像(A~C)显示肠系膜静脉狭窄,远端小静脉回流受阻、迂曲增粗,呈"卷发状";门脉期冠状面CT重建图像(D)显示狭窄肠系膜静脉所在肠段明显狭窄,系膜缘缩短,游离缘呈假性憩室改变。

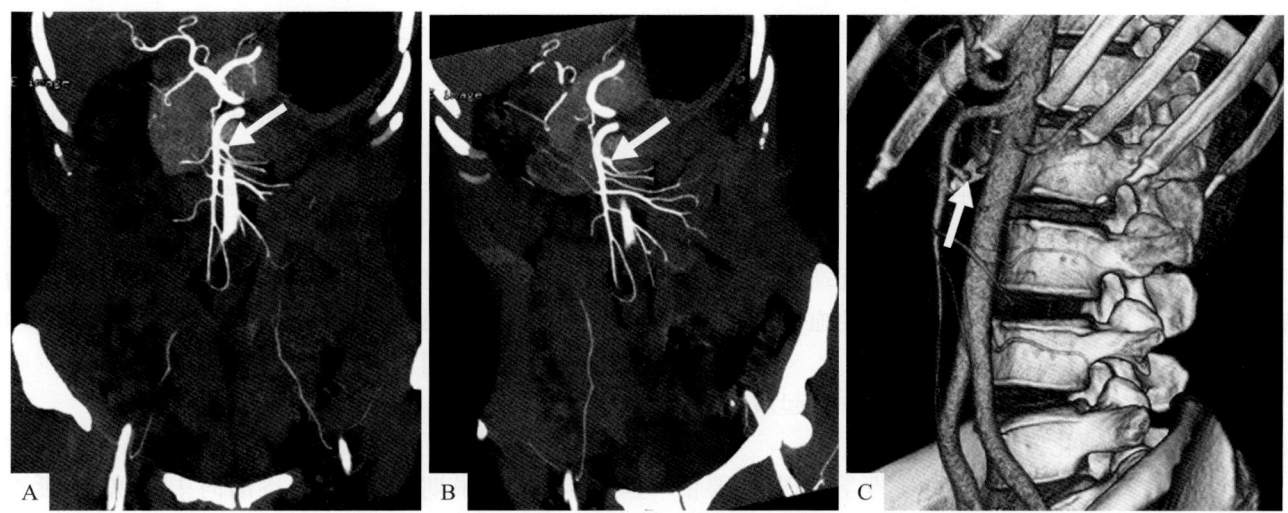

图 3-4-20 空肠动脉瘤

冠状面 CT MIP 重建图像(A、B)、矢状面 CT VR 重建图像(C)显示空肠动脉第一分支呈梭形瘤样扩张(箭)。

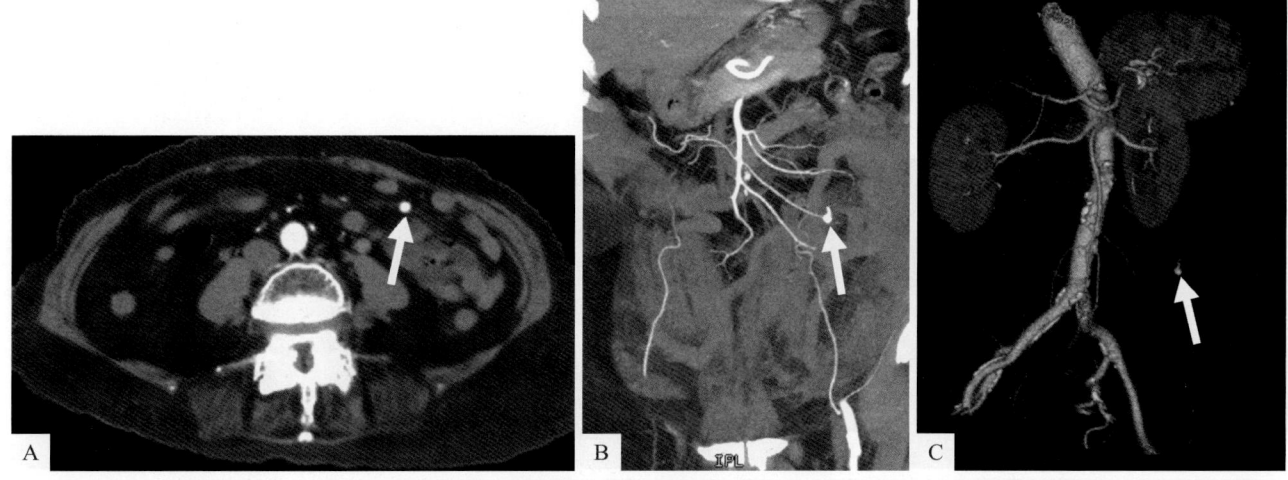

图 3-4-21 空肠动脉瘤

动脉期横断面 CT 增强图像(A)、动脉期冠状面 CT MIP 重建图像(B)、动脉期冠状面 CT VR 重建图像(C)显示第三支空肠动脉呈瘤样扩张,形成类似"葫芦形"。

【影像学表现】 与其他部位动脉瘤一样,小肠动脉瘤也表现为局部动脉增粗,呈瘤状扩张,CTA、MRA 和小肠血管造影均可显示瘤体形态(图 3-4-20,图 3-4-21)。

(六)蓝色橡皮疱痣综合征

蓝色橡皮疱痣综合征(blue rubber bleb nevus syndrome,BRBNS)又称为蓝色大疱病,指存在于皮肤和胃肠道的海绵状或毛细血管状血管瘤,是一种罕见的先天性静脉血管畸形疾病,男女均可发病,以男性多见。1958 年由 Bean 首先描述,故称 Bean 综合征,其发生率为 1:14000,系胚胎期分化发育障碍所致,为常染色体显性遗传性疾病。其发生机制可能与 9 号染色体上短臂基因的突变、*c-kit* 的表达上调和 *TIE2* 基因的突变有关。其特点是皮肤及消化道同时发生海绵状或毛细血管性血管瘤,瘤表现为蓝色斑痣样,如发生破裂,则可导致出血。

【病理】 大的海绵状血管瘤取代了正常组织,影响重要生命器官并阻塞管状结构,如肠道、气管等;血囊为覆盖于薄层皮肤的蓝色橡皮样乳头;不规则蓝色斑,有时呈点状,侵犯周围正常皮肤,因而由蓝黑色、蓝色、淡蓝色而向正常皮肤颜色侵犯的各种色素变化。与淀粉遇碘时的反应相似,故称之为淀粉样物质。淀粉样物质常沉积于小血管的基底膜下和细胞之间,或沿网状纤维支架分布。在 HE 染色切片中为淡红色均质状,电镜下则为纤细的丝状(直径 10~15nm),长度不定,相互交织排列形成海绵状的支架结构。

【临床表现】 根据病变累及部位的不同而有所差异,最常见的是胃肠道和皮肤表现。

(1)皮肤病变:多见于躯干和上肢,病灶可呈现为以下3种类型:①蓝色橡皮乳头最常见,触之柔软,压迫可消失;②较大的海绵状血管瘤;③不规则的蓝/黑色斑点。

(2)胃肠道病变:多见于小肠及远端结肠,最常见的症状是胃肠道出血(呕血、黑便、便血)及缺铁性贫血。

(3)其他并发症:肠梗阻,肠套叠引起腹痛、腹胀、恶心、呕吐等消化道症状。

【诊断】 BRBNS无特殊的病理学表现,主要依靠临床诊断,病理活检一般不作为常规检查。对于长期不明原因消化道出血、贫血的患者,内镜发现胃肠道多发血管瘤,并伴有皮肤等部位多发病变,应考虑本病。CT、MRI主要用于进一步筛查其他器官和组织病灶,以及并发症的诊断。

【影像学表现】

1. X线钡剂造影表现 表现为多发息肉状的充盈缺损。

2. CT表现 表现为肠腔内多发软组织结节,部分可伴钙化(静脉石)。增强扫描多呈均匀强化,或静脉期周边强化,延迟期均匀强化,少数中心强化(图3-4-22,图3-4-23)。

3. MRI表现 T2WI压脂相显示良好,表现为肠腔内多发T1低、T2高信号结节,增强扫描多呈均匀强化,或静脉期周边强化,延迟期均匀强化,少数呈中心强化(图3-4-24)。

4. 实质脏器/软组织病变 增强扫描常呈较均匀强化,或者早期周边强化,逐渐向中央填充,延迟期呈均匀强化(类似肝脏海绵状血管瘤)(图3-4-22,图3-4-24)。

5. 其他 有与该病相关的胰腺及腹膜后淋巴管瘤的报道。

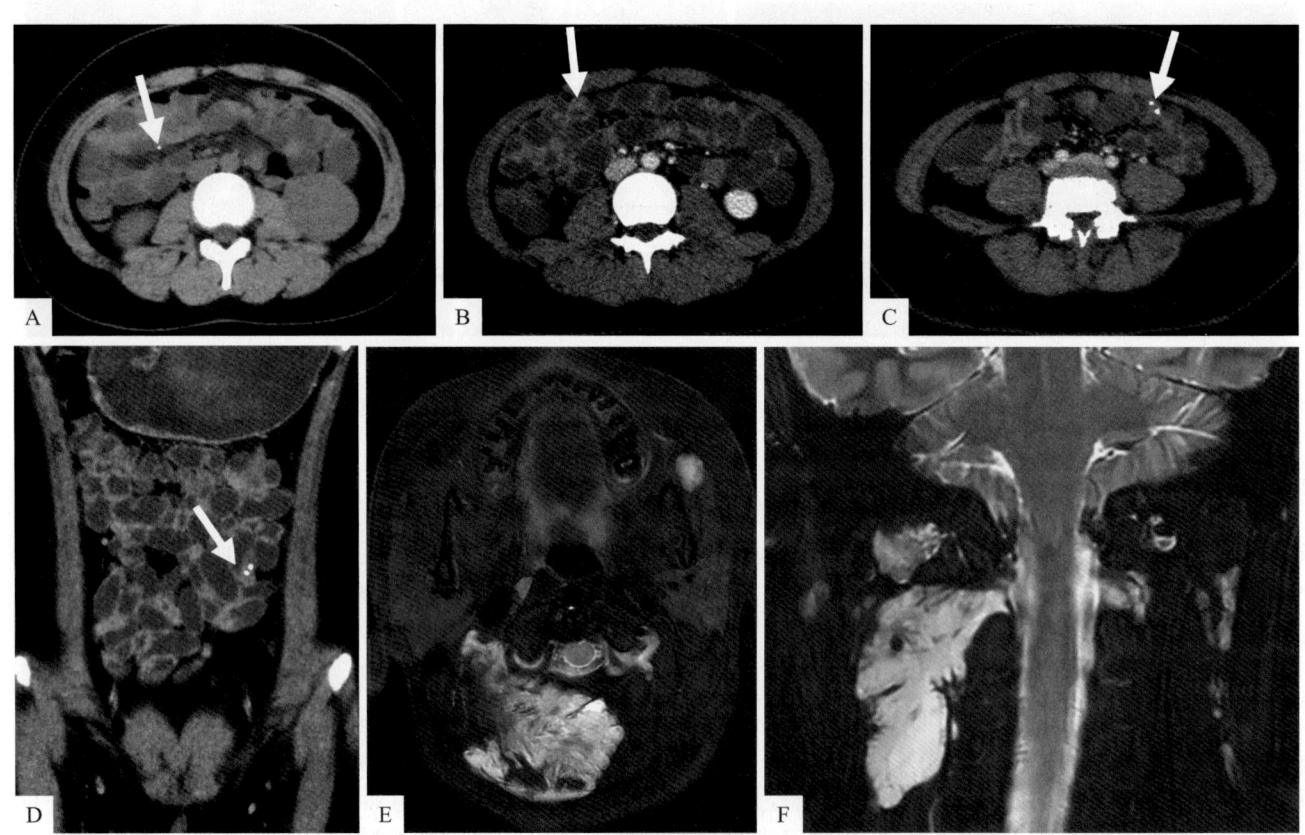

图3-4-22 蓝色橡皮疱痔综合征

横断面CT图像(A)显示小肠内点状钙化灶(箭);横断面CT增强图像(B、C)、门脉期冠状面CT重建图像(D)显示肠腔内黏膜下多发结节样隆起,增强扫描结节中央呈点状明显强化(箭);颈部横断面MR T2WI(脂肪抑制)(E)、冠状面MR T2WI(脂肪抑制)(F)显示右侧颈部片状高信号,中央呈混杂低信号,提示血管瘤。

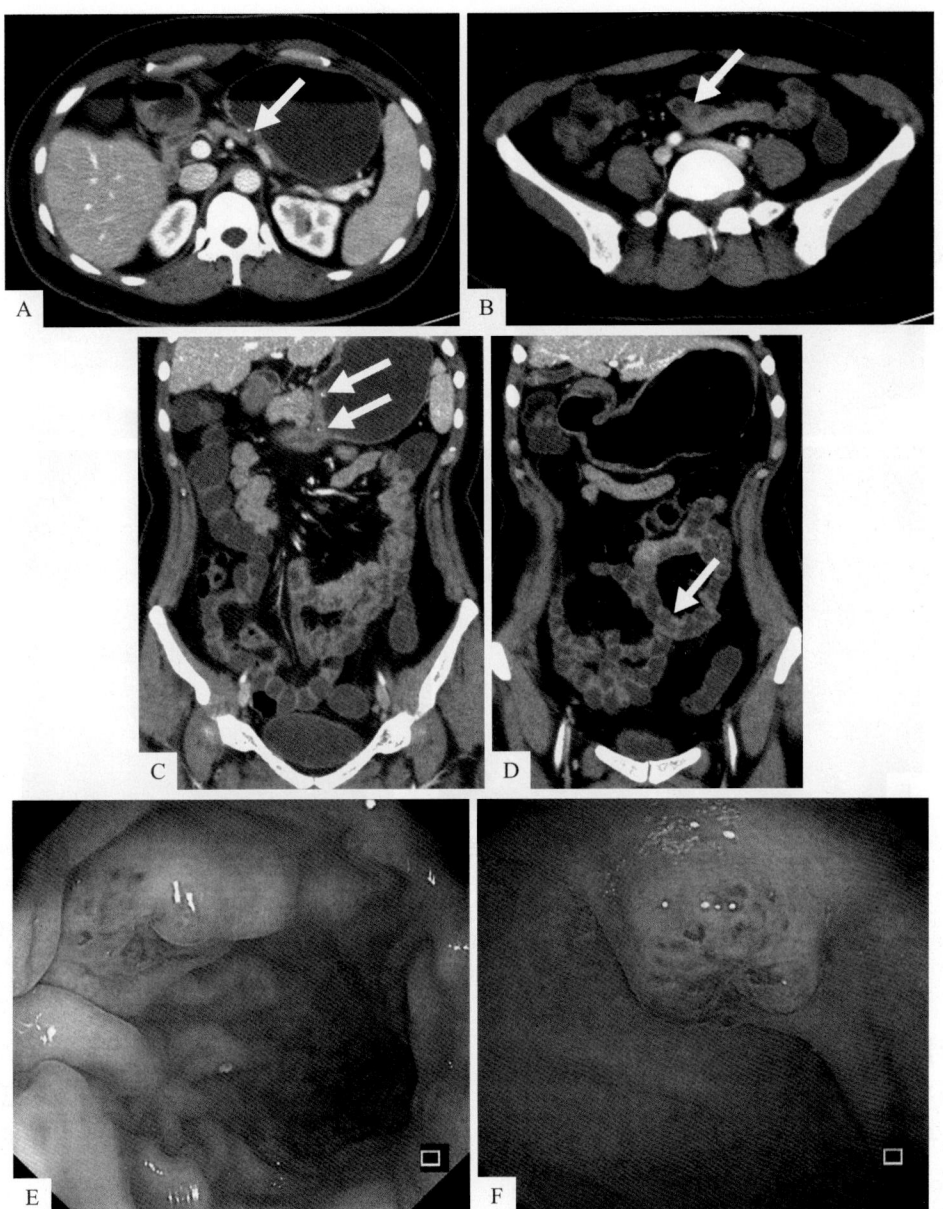

图 3-4-23 蓝色橡皮疱痣综合征

门脉期横断面 CT 增强图像（A、B）、门脉期冠状面 CT 重建图像显示胃、小肠肠腔内黏膜下多发结节样隆起，增强扫描结节中央呈点状强化（箭）；胃镜和肠镜图像（E、F）显示黏膜下多发血管瘤，呈"蓝莓状"及"树莓状改变"。（见彩色插页）

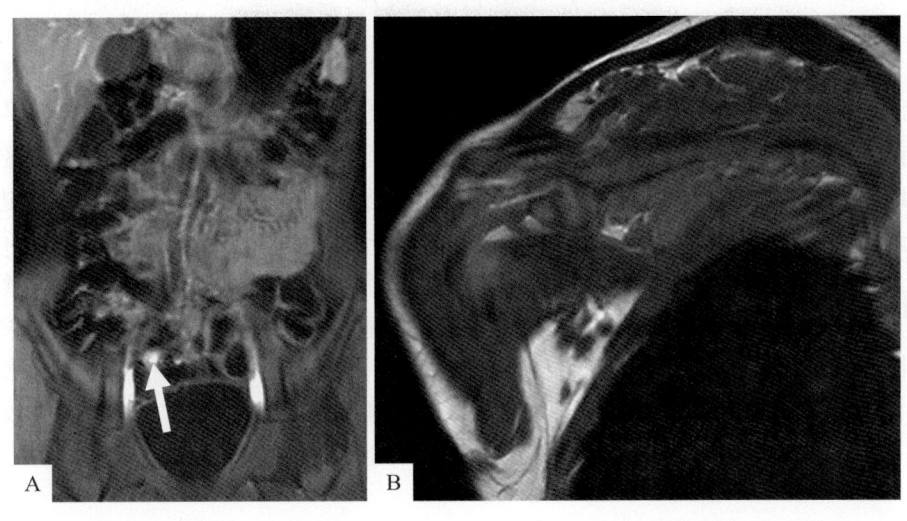

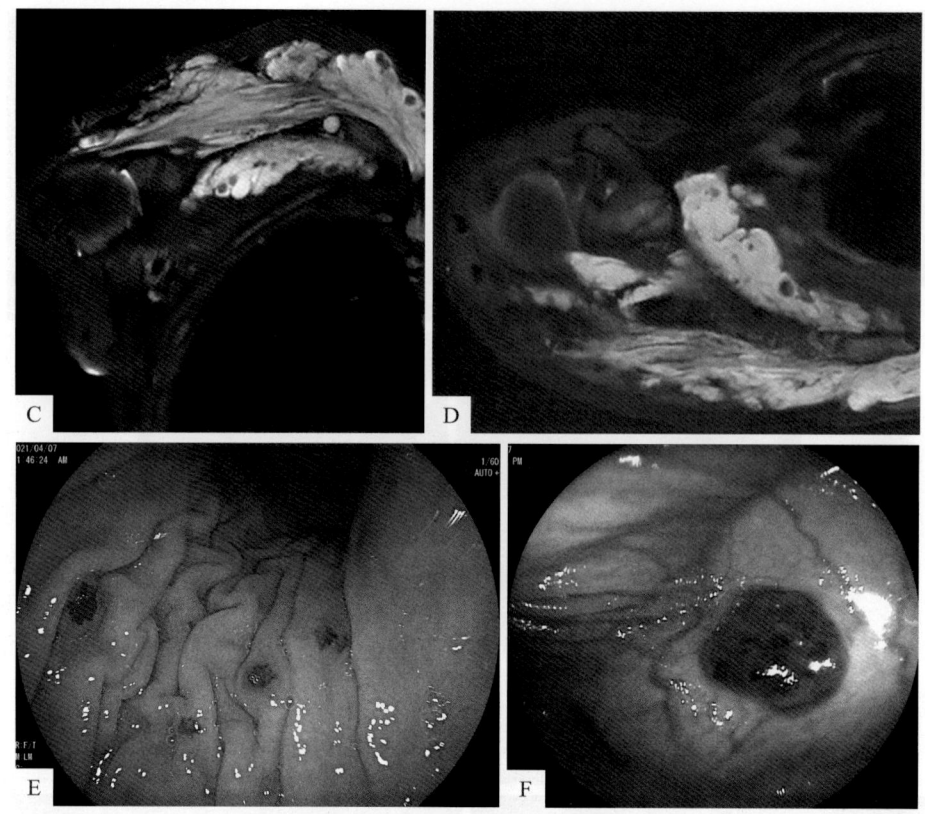

图 3-4-24 蓝色橡皮疱痣综合征

冠状面 MRI 增强图像（A）显示末端回肠腔内异常强化结节（箭）；右侧肩关节 MR T1WI（B）、冠状面和横断面 MR T2WI（脂肪抑制）（C、D）显示右侧胸壁及肩背部片状异常信号，呈 T1 低信号，fsT2WI 上呈高信号，中央见散在结节状低信号，提示血管瘤；胃镜和肠镜图像（E、F）显示黏膜下多发血管瘤，呈"蓝莓状"及"树莓状改变"。（见彩色插页）

【鉴别诊断】

BRBNS 需与以下疾病鉴别。

1. 遗传性毛细血管扩张症　两者均可累及皮肤和胃肠道，鉴别点为：①家族史；②鼻出血常见；③皮肤病变多见于口唇和手背部，表现为集簇细小的毛细血管扩张表现（病变范围更小，为鲜红或紫红色）。

2. Maffucci 综合征　两者均伴多部位血管畸形，鉴别点为：①有软骨发育障碍表现；②胃肠道出血少见。

3. P-J 综合征　两者均可累及皮肤和胃肠道，鉴别点为：①多有家族遗传病史；②皮肤黏膜色素沉着，不高出黏膜和皮肤表面；③胃肠道多发息肉，增强扫描明显强化。

五 原发性小肠淋巴管扩张症

小肠淋巴管阻塞可以是原发或继发，继发性小肠淋巴管扩张症的原因很多，包括广泛的腹部肿瘤或腹膜后淋巴瘤、腹膜后纤维化、慢性胰腺炎、肠系膜结核或结节病、克罗恩病，甚至缩窄性心包炎和慢性充血性心力衰竭。原发性小肠淋巴管扩张症也称为 Milroy 病，是因淋巴管的发育畸形所引起，常同时累及身体其他部位的淋巴管。

原发性小肠淋巴管扩张症（primary enteric lymphangiectasis）的特征是小肠黏膜淋巴管结构缺陷，从而导致淋巴管扩张和功能性阻塞，不能正常地接受乳糜微粒和淋巴回流。

【病理】　先天性小肠淋巴管引流的阻塞，使绒毛内乳糜管和其他小肠淋巴管如浆膜层段和肠系膜的淋巴管扩张，范围取决于阻塞水平，因阻塞而致肠淋巴管内压力增高，损害了乳糜微粒和脂溶性维生素的吸收，也阻碍了小肠淋巴细胞进入外周血液的再循环，大量小肠淋巴液漏入肠腔，可以形成真正的淋巴管-小肠瘘，小肠淋巴液、乳糜微粒、蛋白质和淋巴细胞直接引流入肠腔，引起蛋白质和淋巴细胞的丢失，乳糜微粒隔绝于固有膜和扩张的淋巴管内，浆膜和肠系膜的淋巴管扩张，渗漏可致乳糜腹水，胸导管的阻塞则致乳糜胸腔积液。

【临床表现】

1. 水肿　水肿开始是间歇性,以后转为持续性,少数病例的水肿为非对称性。

2. 腹泻　大多数患者有轻度脂肪泻和吸收不良综合征。

3. 腹腔或胸腔乳糜积液　表现为低胆固醇血症。

4. 并发症　脂肪泻引起的低钙性抽搐和黄斑水肿引起失明。

【实验室检查】

1. 免疫学检查　免疫球蛋白的丢失,使血中IgA、IgM和IgG显著降低,只有正常人的50%,但患者对抗原的应答完好,能产生相应的抗体。

2. 血常规　淋巴细胞的溢漏可引起外周血淋巴细胞减少,这是一种具有特征性的临床表现,淋巴细胞的丢失主要是T细胞,可严重影响细胞免疫功能,虽然免疫功能低,机会感染却少见。

3. 肝功能　低蛋白血症表现,肠道蛋白质的丢失可用I^{131}或Cr^{51}-清蛋白来检测。

4. 小肠黏膜活检　病理上见到肠绒毛结构严重扭曲,绒毛的中央乳糜小管明显扩张,其中含有充满脂质的巨噬细胞,电镜下可见肠细胞之间和固有层细胞外间隙中有乳糜微粒。本病的确诊有赖于小肠黏膜活检。

【影像学表现】

1. X线表现　钡剂造影检查显示小肠(回肠)黏膜皱襞增粗、增多,边缘不整,局限性或弥漫性隆起、呈多个结节状充盈缺损是病变相对特征性表现。另外,由于肠分泌增多致使钡剂稀释沉淀,小肠钡剂涂布可表现为分节、雪片状改变。

2. CT表现　小肠肠壁广泛性增厚,呈晕轮征,腹水,甚至在腹水中看到脂肪密度,能提高诊断准确率;肠系膜血管迂曲增宽,可出现小肠淤张(图3-4-25)。

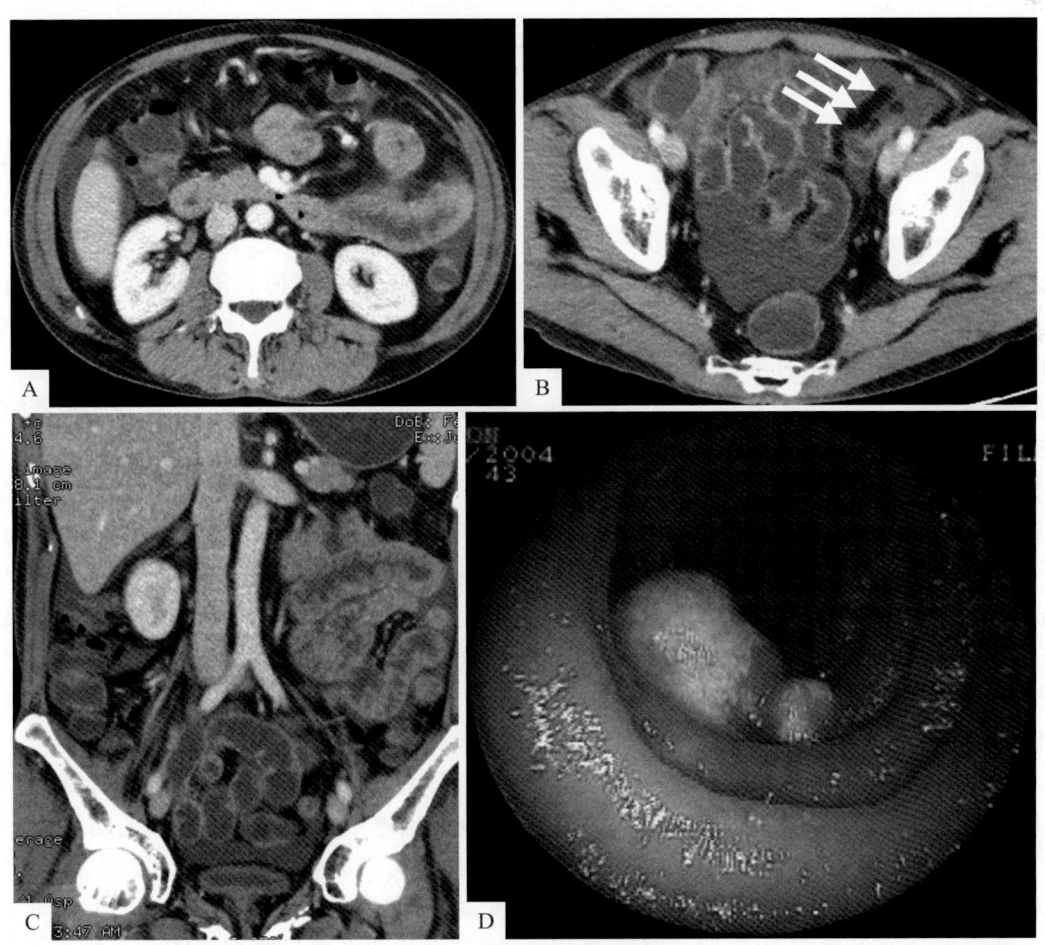

图3-4-25　原发性小肠淋巴管扩张症

门脉期横断面CT增强图像(A、B)、门脉期冠状面CT重建图像(C)显示小肠弥漫性肠壁水肿增厚,空肠为著,黏膜呈结节状改变,同时见腹水,液体内见条片状脂肪密度影(箭),高度提示小肠淋巴管扩张症;双气囊小肠镜图像(D)显示为空肠黏膜水肿,呈白色斑点、斑块样改变。

3. 淋巴管造影及放射核素淋巴管显像 观察到肠系膜淋巴管狭窄、曲张，常伴其他淋巴管异常。

(赵雪松 缪飞 严福华)

◆ 参考文献 ◆

1. Blachar A, Barnes S, Adam S, et al. Radiologists' performance in the diagnosis of acute intestinal ischemia, using MDCT and specific CT findings, using variety of CT protocols [J]. EmergRadiol, 2011, 18:385-394.
2. Jang KM, Min K, Kim MJ, et al. Diagnostic performance of CT in the detection of intestinal ischemia associated with small-bowel obstruction using maximal attenuation of region of interest [J]. AJR, 2010, 194:957-963.
3. Hol PM, Paulson EK, Thompson WM Pneumatosis intestinalis in the adult: benign to life-threatening causes [J]. AJR, 2007, 188:1604.
4. Lassandro F, di Santo M, Stefano ML, et al. Intestinal pneumatosis in adults: diagnostic and prognostic value [J]. Emerg Radiol, 2010, 17:361-365.
5. Wasnik A, Kaza RK, Al-Hawary M, et al. Multi-detector CT imaging in mesenteric ischemia — pearls and pitfalls [J]. Emerg Radiol, 2011, 18:145-156.
6. Horton KM, Fishman EK. Multidetector CT angiography in the diagnosis of mesenteric ischemia [J]. Radiol Clin North Am, 2007, 45:275-288.
7. 陈星荣,陈九如主编.消化系统影像学[M].上海:上海科学技术出版社,2010;378-384.
8. 杨艳丽,李铭,任庆国,等.急性肠系膜缺血的诊断和治疗进展[J].中华消化杂志,2012,32;876-877.
9. Chung SY, Ha HK, Kim JH, et al. Radiologic findings of Behcet syndrome involving the gastrointestinal tract [J]. Radiographics, 2001, 21:911-924.
10. 蒋莉莉,刘卫平,陈代云.小肠血管瘤及血管畸形[J].中华病理学杂志,2004,33;565-568.
11. Skef W, Hamilton MJ, Arayssi T. Gastrointestinal Behçet's disease: a review [J]. World J Gastroenterol, 2015, 21(13): 3801-3812.
12. Zhang Z, He F, Shi Y. Behçet's disease seen in China: analysis of 334 cases [J]. Rheumatol Int, 2013, 33:645-648.
13. Ye JF, Hou CC, Bao HF, et al. New insight into the features of Behçet's disease with gastrointestinal ulcer: a cross-sectional observational study [J]. Orphanet J Rare Dis, 2021, 16(1):444.
14. Sonoda A, Ogawa R, Mizukami K, et al. Marked improvement in gastric involvement in Behçet's disease with adalimumab treatment [J]. Turk J Gastroenterol, 2017, 28(5):405-407.
15. Chen Y, Liu WJ, Zou J, et al. Intestinal pathological changes in Behçet's disease: a clinical retrospective study [J]. Fudan Univ J Med Sci, 2017, 44:493-497.

第五节　全身性疾病累及小肠

一、淀粉样变性

淀粉样变性(amyloidosis)是指各种使淀粉样物质在身体器官或组织内异常沉积的一类罕见疾病的总称。淀粉样物质有的出现于局部，但更多的是系统地出现于全身各种器官，特别是存在于脾脏、肝脏、肾脏等处的间质中，细胞虽因此受压而萎缩，但并不出现细胞浸润。

【病理】 淀粉样变性是指淀粉样物质在某些器官的网状纤维、血管壁或组织间沉着的一种病理过程，淀粉样物质为一种结合黏多糖的蛋白质，遇碘时被染成赤褐色，再加硫酸则呈蓝色，与淀粉遇碘时的反应相似，故称之为淀粉样物质。淀粉样物质常沉积于小血管的基底膜下和细胞之间，或沿网状纤维支架分布。在 HE 染色切片中为淡红色均质状，电镜下则为纤细的丝状（直径 10～15nm），长度不定，相互交织排列形成海绵状的支架结构。

【临床表现】 淀粉样变性的症状和体征是非特异性的，由所受累的器官和系统所决定。肾脏受累表现最为强烈，早期有轻度的蛋白尿，可发展至全身水肿、低蛋白血症和大量的蛋白尿。肝脏淀粉样变性时肝肿大，但少有黄疸，肝功能常正常，偶有门静脉高压。小血管淀粉样变性引起紫癜。心脏受累很常见，出现心脏扩大、难治性心衰及常见的心律失常，也可见心房停搏。消化道淀粉样变性可引起腹痛，食管动力异常，胃张力迟缓，大、小肠蠕动异常，吸收不良，出现消化道出血或假性梗阻。此外，淀粉样变性还可累及血液、关节、肺等多个器官。

【影像表现】
1. 小肠 X 线钡剂造影表现　典型表现为消化管扩张不良和蠕动减弱。胃的病变范围较广，从胃体到胃窦，常伴有食物残渣存留。小肠的黏膜形态像粗糙，可见局部狭窄及扩张。胃排空及小肠通过时间都明显延长。大肠的影像表现为结肠袋消失，整个结肠僵直。其他表现有十二指肠壶腹部或回肠终末部息肉样改变(3-5-1A)。

2. CT 表现　在整个小肠中可以看到弥漫的、不规则增厚的黏膜皱襞;受累的肠管管壁对称性增厚，部分可伴有管腔扩张或分泌增多;肠壁弥漫性轻度强化，黏膜高强化（图 3-5-1～图 3-5-4）。MIP 重建图像可见肠系膜末梢血管增粗、增多改变。少数可见肠系膜、大网膜多发结节，典型表现伴发粗糙的钙化。

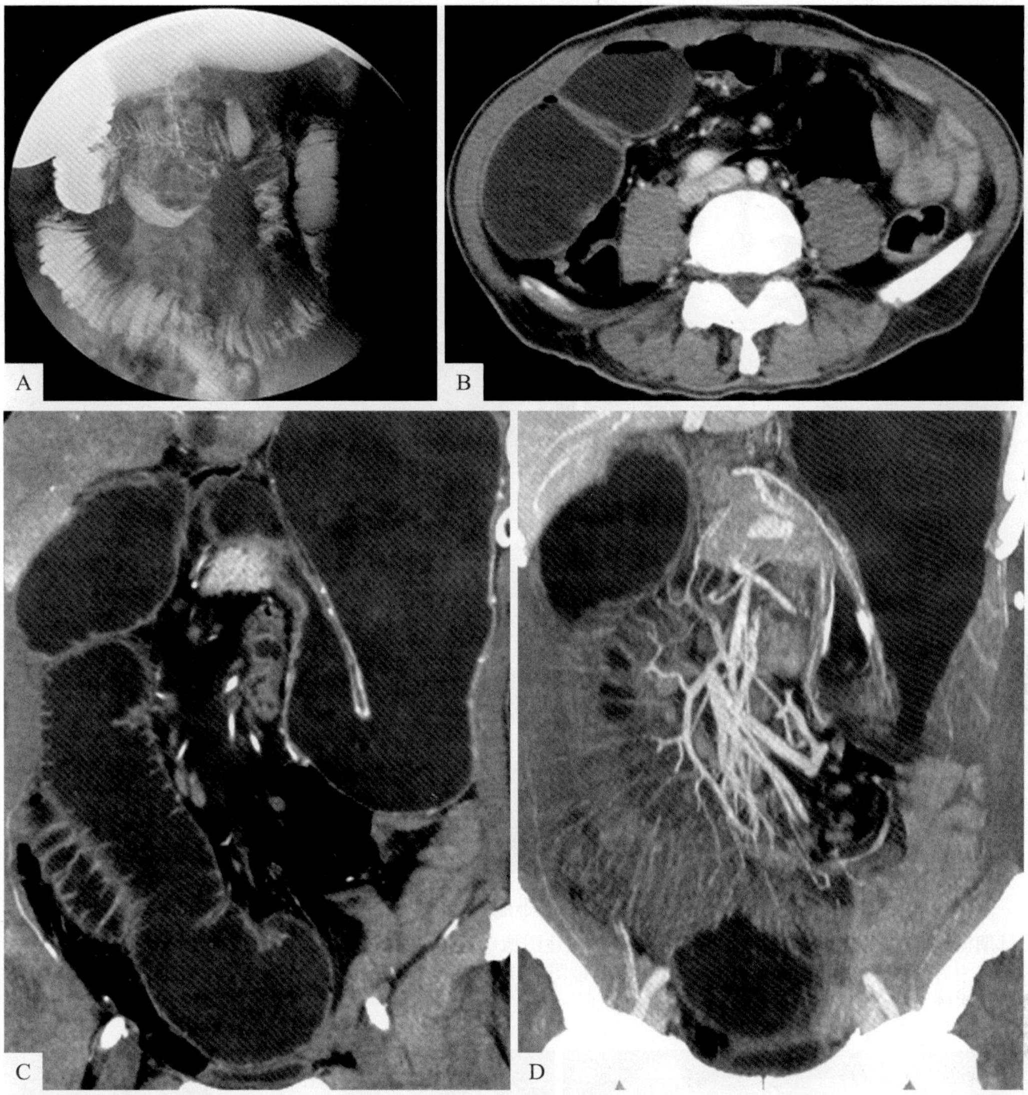

图 3-5-1　小肠淀粉样变性

插管法小肠 X 线钡剂造影检查（A）显示病变累及多个小肠节段，部分狭窄，部分扩张；门脉期 CT 增强图像（B）、冠状面重建图像（C）显示小肠管壁多处不规则增厚，部分管腔狭窄，邻近肠管扩张，肠系膜肿胀，脂肪密度增高；MIP 重建图像（D）显示病变肠段末梢静脉增粗、扩张改变。

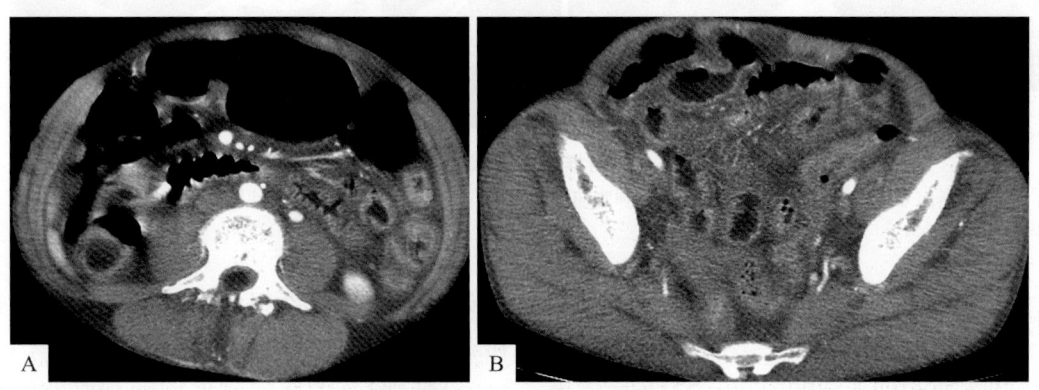

图 3-5-2　小肠淀粉样变性

CT 增强图像（A、B）显示小肠弥漫性肠壁增厚，部分肠腔狭窄，邻近肠管积气扩张，肠系膜明显肿胀，肠系膜脂肪密度明显增高。

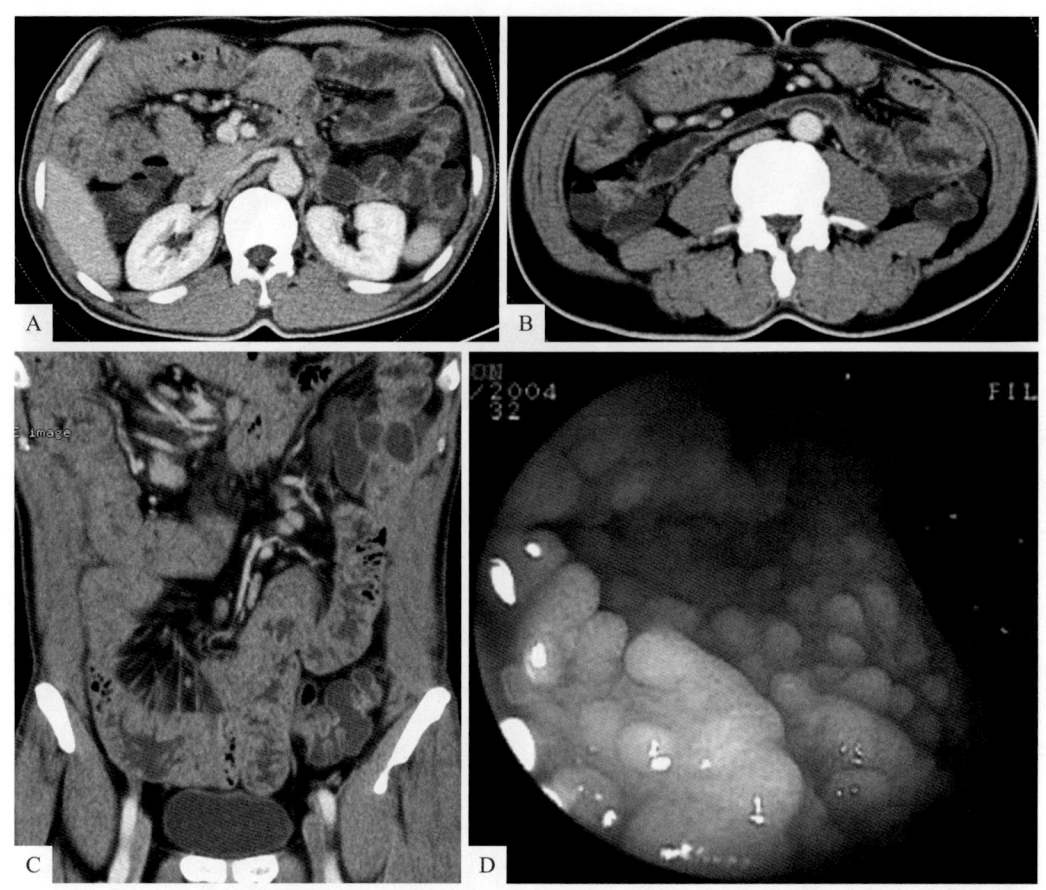

图 3-5-3 小肠淀粉样变性

门脉期横断面 CT 增强图像（A、B）、门脉期冠状面重建图像（C）显示小肠弥漫性肠壁增厚，黏膜结节样增粗，以空肠病变为著，肠系膜多发淋巴结增大；双气囊小肠镜图像（D）显示内镜下空肠黏膜色泽发黄，黏膜皱襞可见颗粒样隆起伴水肿。

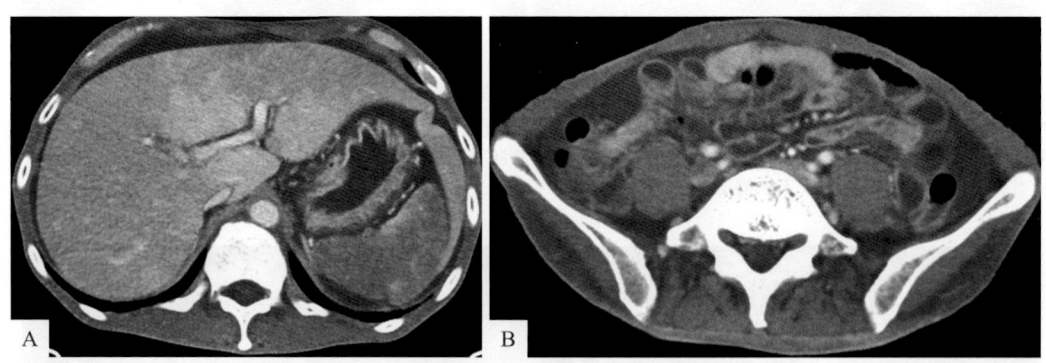

图 3-5-4 淀粉样变性累及肝脏、脾脏和小肠

门脉期横断面 CT 增强图像（A、B）显示肝脏、脾脏明显强化不均，灌注减低，小肠弥漫性黏膜皱襞水肿、增粗，并可见腹水。

二、干燥综合征

干燥综合征（Sjögren's syndrome，SS）是一个主要累及外分泌腺体的慢性炎症性自身免疫病。本病分为原发性和继发性两类，前者指排除其他诊断明确的结缔组织病的干燥综合征，后者是指发生于另一诊断明确的结缔组织病如系统性红斑狼疮、类风湿关节炎等的干燥综合征。

【病理】 干燥综合征的病理改变主要有两种。一种是柱状上皮细胞组成的外分泌腺有大量淋巴细胞浸润，往往形成淋巴滤泡样结构。它可出现在唾液腺、泪腺、肾间质、肺间质、消化道黏膜、肝汇管

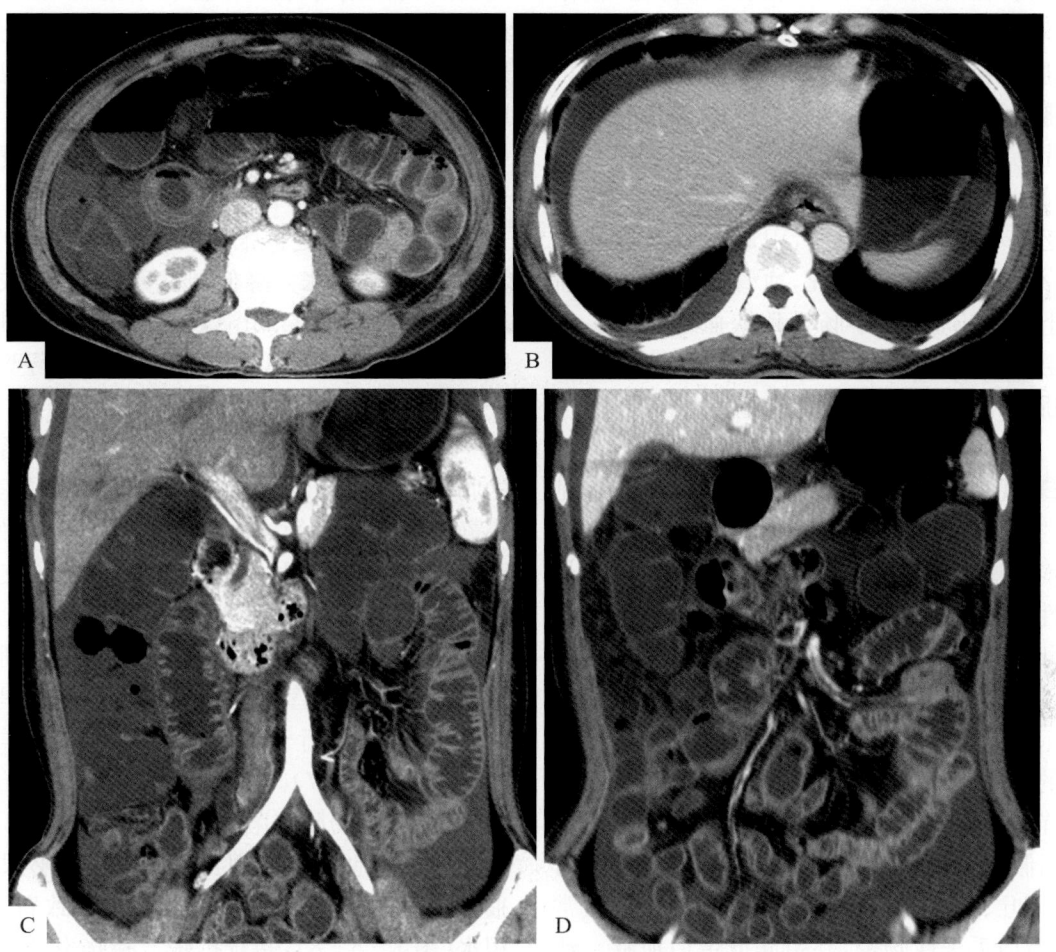

图 3-5-5 干燥综合征

门脉期横断面 CT 增强图像（A、B）、动脉期冠状面 CT 重建图像（C）、门脉期冠状面 CT 重建图像（D）显示小肠弥漫性肠壁增厚，黏膜肿胀，肠壁强化减弱，部分肠壁黏膜层和浆膜层呈稍高密度，黏膜下层水肿呈低密度，呈"靶征"改变；多浆膜腔积液。

区及淋巴结等，最终导致局部导管和腺体的上皮细胞增生，继以退化、萎缩、破坏，代之以纤维组织，丧失其应有的功能。另一种病变为血管炎，这种血管炎往往因冷球蛋白血症、高球蛋白血症或免疫复合物沉积而引起，它们是并发肾小球肾病、周围及中枢神经系统病变、皮疹、雷诺现象的病理基础。

【临床表现】 本病女性多见，男女比为 1∶9～1∶20。发病年龄多在 40～50 岁，也见于儿童。本病起病多隐匿，临床表现多样。患者常有乏力和低热，临床除有唾液腺和泪腺受损功能下降而出现口干、眼干外，尚有腺体外其他器官受累而出现多系统损害的症状，包括皮肤、骨骼肌肉、肾、肺、神经、血液和消化等多个系统。其中消化系统因黏膜层的外分泌腺体病变而可能出现萎缩性胃炎、胃酸减少、消化不良等非特异性症状，部分患者有肝脏损害，也可发生慢性胰腺炎，其血清有多种自身抗体和高免疫球蛋白血症。

【影像学表现】 CT 表现与慢性缺血性肠病类似，表现为肠壁增厚，增强扫描示肠壁强化减弱，黏膜和浆肌层强化，黏膜下层水肿轻微强化，可见靶征。肠系膜水肿表现为肠系膜脂肪密度增高、浑浊，可伴有浆膜腔积液改变（图 3-5-5）。

三、系统性红斑狼疮

系统性红斑狼疮（systemic lupus erythematosus, SLE）是自身免疫介导的，以免疫性炎症为突出表现的弥漫性结缔组织病。SLE 累及肠道引起狼疮性肠炎（lupus enteritis, LE），其发病机制如下。①血管炎：SLE 形成的自身免疫复合物广泛沉积于直径<100μm 的小动脉、小静脉和毛细血管，引起纤维素性坏死性血管炎。②肌源性损害：SLE 可引起内脏平滑肌损害，即肌炎；累及肠管导致肠壁张力减低，蠕

动减弱,肠管扩张;累及泌尿系引起两侧肾盂、输尿管扩张、积水、膀胱扩张;狼疮性膀胱炎也可引起膀胱壁增厚,膀胱容积缩小。③神经源性损坏:SLE可引起肠壁自主神经损坏,导致肠管扩张、蠕动减弱,形成麻痹性肠梗阻。

【病理】 SLE病理变化涉及全身多种脏器,最常见为广泛中小血管炎性改变,引起纤维素性坏死性血管炎,小血管壁增厚、坏死、血管狭窄、闭塞、血栓形成及小血管出血,在小肠导致缺血性肠炎。肠壁黏膜下层及浆膜血管明显增生、增多、扩张和充血,肠壁和肠系膜水肿、出血,严重者发生肠梗死,但比较少见。

【临床表现】 SLE好发于生育年龄女性,多见于15~45岁,男女比例为1∶7~1∶9。SLE患者常出现发热,在鼻梁和双颊部呈蝶形分布的红斑是SLE特征性的改变。血清中出现以抗核抗体为代表的多种自身抗体和多系统累及是SLE的两个主要临床特征,可累及骨肌、肾脏、神经、血液、呼吸、消化等多个系统。

SLE的发生率为9.7%~53%,部分SLE以消化道症状首次就诊,临床无特异性,容易误诊为炎症性肠炎或因假性肠梗阻而行不必要的剖腹探查。可出现恶心、呕吐、腹痛、腹泻或便秘,其中以腹泻较常见,可伴有蛋白丢失性肠炎,并引起低蛋白血症。活动期SLE可出现肠系膜血管炎,其表现类似急腹症,甚至被误诊为胃穿孔、肠梗阻。当SLE有明显的全身病情活动,有胃肠道症状和腹部阳性体征(反跳痛、压痛),除外感染、电解质紊乱、药物、合并其他急腹症等因素,应考虑本病。SLE还可并发急性胰腺炎。SLE常见转氨酶增高,仅少数出现严重肝损害和黄疸。

【影像学表现】 结缔组织疾病累及小肠的影像学表现、缺血性肠病及肠梗阻的表现与肠系膜及肠壁血管炎、肠壁肌炎和肠壁神经系统受累有关,以肠道运动功能障碍为特征,以肠道内容物通过迟缓、肠腔扩张、腹胀、腹痛、便秘或腹泻等为主要临床表现。

小肠CT造影是最常用的检查方法,表现为以下征象。

(1) 广泛肠壁增厚及强化异常:由于SLE免疫复合物广泛沉积于血管壁,食管至直肠的全胃肠道均可发生血管炎,导致胃和广泛肠壁缺血、水肿和出血,CT表现为胃肠道壁水肿、增厚。由于黏膜下层疏松,水肿最严重,增强后强化减弱或不强化呈低密度,黏膜层及浆肌层因小血管增生、扩张而强化相对或绝对增加呈高密度,与扫描层面垂直的肠壁呈环形的靶征(target sign);如果黏膜下层和黏膜层均水肿明显呈低密度,肠壁呈高低两层密度的双晕征(double halo),与扫描层面平行的肠壁呈纵行的轨道样(图3-5-6~图3-5-8)。

(2) 肠管广泛扩张:以肠壁肌源性和神经源性损坏为主时,肠壁张力降低,肠管蠕动功能减弱,CT表现为肠管广泛扩张、积液,而肠壁水肿、增厚较轻,或既有缺血引起的肠壁明显水肿,又有肠壁肌炎和神经源性损害引起的肠管广泛扩张(图3-5-7)。

(3) 肠系膜充血、水肿、腹水:由于直径<100μm的肠系膜小动脉、小静脉和毛细血管血管炎,肠系膜小静脉和毛细血管淤血、出血,小动脉继发性扩张、充血,肠系膜动脉和静脉的主干及大分支或属支无血管炎,多层CT冠状面MIP重建图像上大分支血管无狭窄及充盈缺损。缺血的肠系膜水肿浑浊,充血的肠系膜小血管在垂直于扫描层面上呈密集的点状高密度影,平行于扫描层面上呈梳齿样或栅栏样排列(图3-5-7)。腹水量多少不等,位于肝周、脾周、腹腔及直肠膀胱陷凹(图3-5-6,图3-5-8)。

(4) 其他系统表现:SLE常侵犯泌尿系统引起狼疮性肾炎、输尿管炎和膀胱炎,导致肾盂、输尿管积水(图3-5-8),膀胱扩张。膀胱炎亦可表现为膀胱壁增厚,膀胱缩小。

【诊断和鉴别诊断】 SLE的发病机制可能为肠壁血管炎、肌炎和神经源性损害,引起肠壁缺血水肿、肠壁扩张,肠系膜小血管充血,系膜脂肪水肿浑浊。有SLE病史,根据这些表现,容易诊断为SLE;无SLE病史,以消化道症状就诊的患者,尤其伴有胃窦、十二指肠和直肠这些部位的肠壁缺血水肿及肠管扩张而无梗阻部位,肠系膜小血管充血,须考虑血管炎引起的缺血性肠病。若同时伴有泌尿系统损害和腹水,尤其要考虑SLE。

SLE血管炎引起的缺血性肠病与常见的肠系膜血管栓塞或血栓形成引起的有所不同,血管栓塞或血栓形成常不引起胃、十二指肠和直肠缺血,因为这些部位有两支或两支以上不同来源的血管供血。血管炎可累及多支不同起源的血管,这些少见部位在SLE也可发生缺血,引起相应肠壁或胃壁水肿、增厚,这是血管炎较特异的征象,但不能肯定为SLE,因为巨细胞动脉炎、结节性动脉炎、Wegener肉芽肿、白塞综合征、糖尿病、风湿性血管炎等也可引起小血管炎而累及胃肠道。

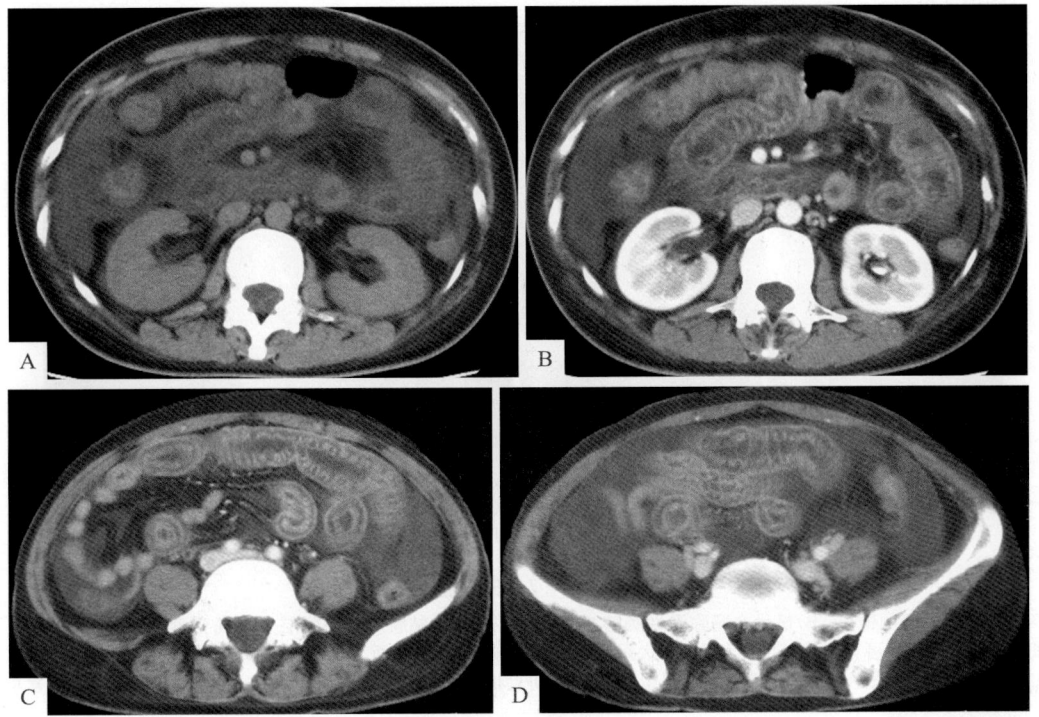

图 3-5-6 SLE 肠炎

CT 平扫图像（A）显示空肠弥漫性肠壁增厚，呈三层改变，黏膜下层明显水肿，呈靶征改变；门脉期 CT 增强图像（B～D）显示肠壁强化减弱，呈三层改变，黏膜层和浆膜层呈稍高密度，黏膜下层水肿呈低密度，在肠管横切面上呈"靶征"，纵切面上呈"轨道征"改变，空肠黏膜皱襞肿胀、增粗，腹腔内可见大量液体密度影。

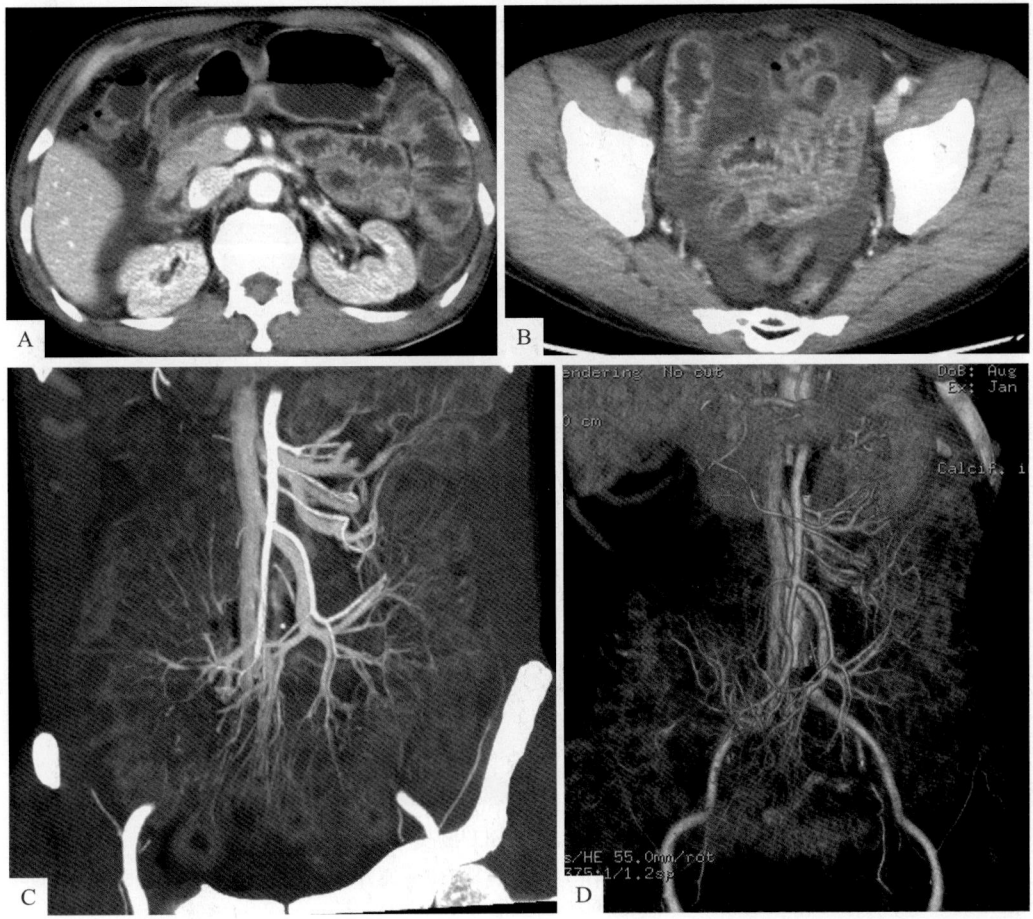

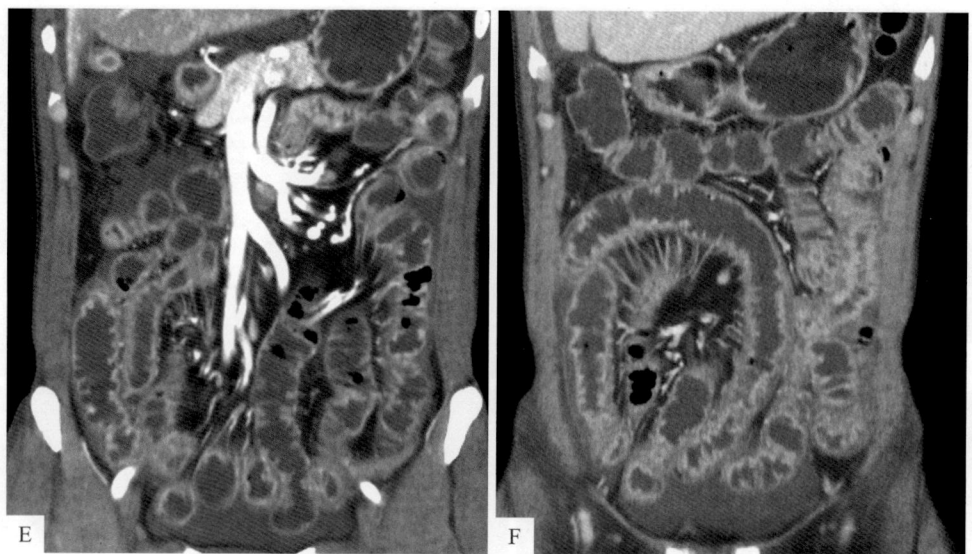

图 3-5-7 SLE 肠炎

门脉期 CT 增强图像（A、B）显示小肠弥漫性肠壁增厚，呈三层改变，黏膜层和浆膜层呈稍高密度，黏膜下层水肿呈低密度，腹盆腔内可见液体密度影积聚；冠状面 MIP 重建图像（C）、冠状面 VR 重建图像（D）清晰显示受累小肠末梢动静脉增粗、扩张；动脉期冠状面重建图像（E）、门脉期冠状面重建图像（F）更加清晰显示受累小肠范围，受累小肠黏膜皱襞增粗。

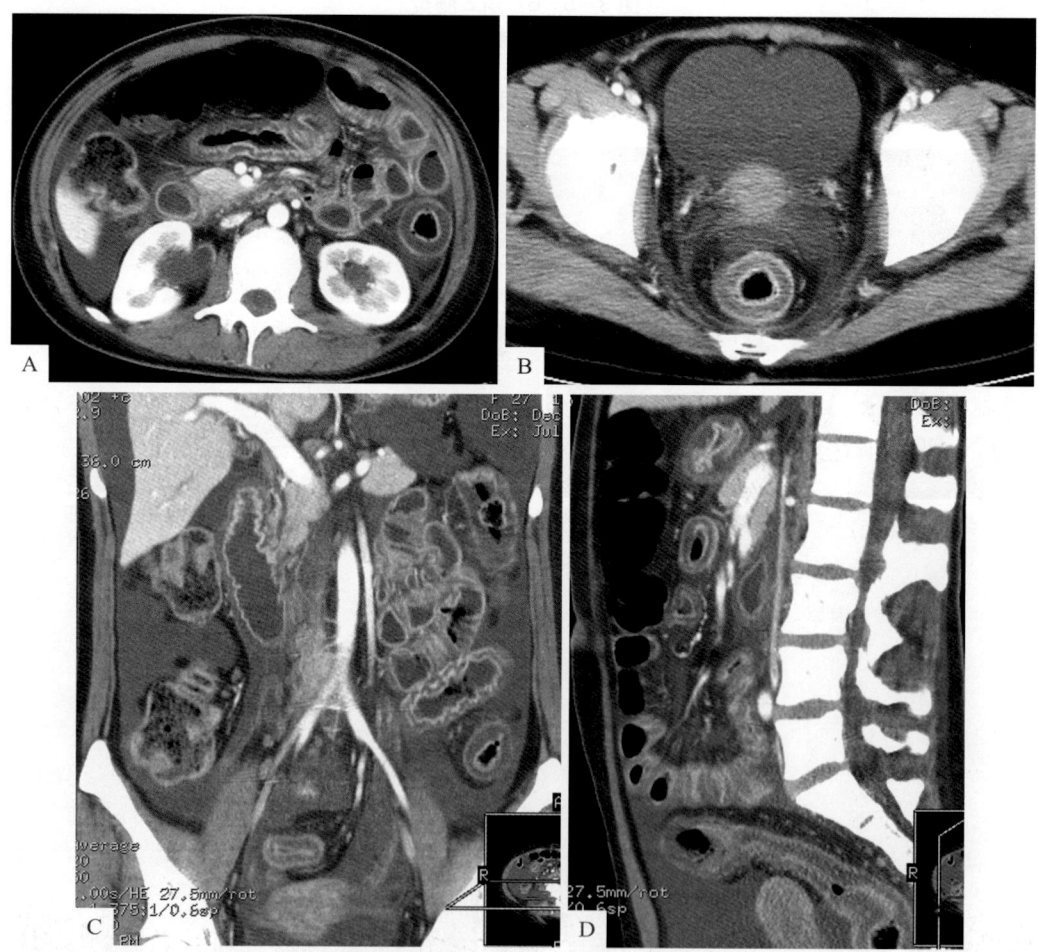

图 3-5-8 SLE 肠炎

门脉期 CT 增强图像（A、B）、门脉期冠状面重建图像（C）、门脉期矢状面重建图像（D）显示小肠、直肠弥漫性肠壁增厚，增强扫描呈分层强化，黏膜下层水肿，强化减弱，腹盆腔内可见液体密度影。

四 肠白塞病

白塞综合征(Behçet syndrome,BS)亦称贝赫切特综合征,是一种全身性、慢性、血管炎症性疾病,可累及全身血管。主要临床特征为复发性口腔溃疡、生殖器溃疡、眼炎及皮肤损害,也可累及神经系统、消化系统、关节、肺、肾、附睾等。引起消化道损害时称为肠白塞病,发生率约为10%～15%。肠白塞病的诊断标准参考2011年的《中华医学会风湿病学分会·白塞病诊断和治疗指南》:①反复口腔溃疡;②反复外阴溃疡;③眼病变;④皮肤病变;⑤针刺实验阳性。具备①项及②、③、④、⑤四者中任两项,并除外关节痛、皮下静脉栓塞、消化道溃疡等疾病即可确诊。

【病理】 与其他血管炎疾病不同,它累及全身各大、中、小血管,其中以静脉受累最多。组织病理学改变是血管周围淋巴单核细胞浸润,血管壁可有IgG、IgM和C3沉积,大静脉血栓形成,大动脉由于变性、坏死而形成的血管瘤。血管炎有渗出和增生两种病变,渗出性改变为血管腔出血、管壁水肿、内皮细胞肿胀、纤维蛋白沉积等,增生性病变是内皮细胞和外膜细胞增生,管壁增厚,有时有肉芽肿形成。

【临床表现】 任何年龄均可患病,发病高峰年龄为16～40岁。我国以女性居多,男性患者血管、神经系统及眼受累较女性多且病情重。主要临床表现为复发性口腔溃疡、生殖器溃疡、眼炎及皮肤损害,也可累及血管、神经系统、消化道、关节、肺、肾、附睾等器官,为系统性疾病;累及消化道又称为肠白塞病,从口腔到肛门的全消化道均可受累,溃疡可为单发或多发,深浅不一,可见于食管下端、胃部、回肠远端、回盲部、升结肠,但以回盲部多见。患者上腹饱胀、嗳气、吞咽困难、中下腹胀满、隐痛、阵发性绞痛、腹泻、黑便、便秘等。严重者可有溃疡穿孔,甚至可因大出血等并发症而死亡。

【影像学表现】

1. 小肠X线钡剂造影表现 钡剂造影可见单发或多发散布的溃疡,局部肠管黏膜皱襞明显增厚,这些溃疡的表现与胃或十二指肠溃疡相仿。当溃疡很小时,这些溃疡可能不能被发现,只可以看见黏膜皱襞增厚、局部肠管轮廓异常、管腔狭窄等非特异征象。

2. CT表现

(1)肠壁增厚:全消化道均可受累,但以回盲部多见(图3-5-9～图3-5-14)。可单发或多发,多发病灶溃疡形态可不一致(图3-5-11)。增强后肠壁可呈分层强化,也可均匀一致强化;回盲瓣口可表现为扩大、张开样改变。溃疡形态深大,呈"火山口样"(图3-5-9,图3-5-11～图3-5-13),周围黏膜呈结节状隆起,黏膜纠集呈"握拳状",类似"假息肉"(图3-5-10,图3-5-13),治疗后,肠壁变薄,回盲瓣可呈"鱼嘴样"张开改变(图3-5-13)。

(2)肠管周围改变:肠管周围脂肪密度增高,呈锯齿状改变(图3-5-12,图3-5-13)。

(3)淋巴结:可表现为回结肠血管引流区域淋巴结增大,增强扫描均匀一致强化。

(4)并发症:易穿孔和大出血(图3-5-14)。

3. MRI表现 同CT表现类似(图3-5-15)。

五 系统性硬化

系统性硬化(systemic sclerosis,SSc)是一种导致皮肤和内脏器官纤维化的自身免疫性疾病。发病机制不明,主要表现为皮肤及内脏缓慢进展的炎症、纤维化及萎缩。它以胶原增生、炎症细胞浸润、血管阻塞、缺血萎缩、免疫异常等为特点,主要发病年龄为30～60岁。

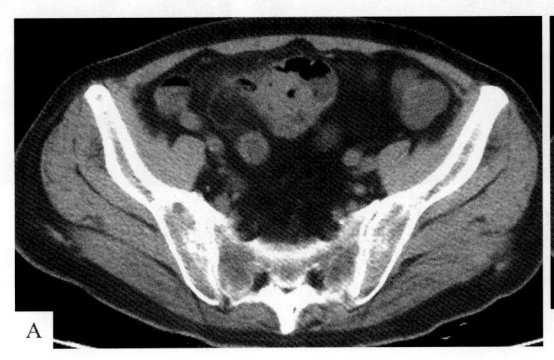
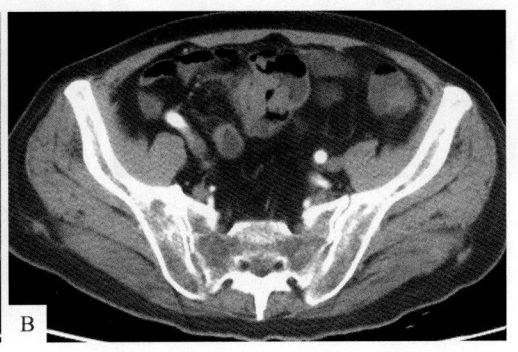

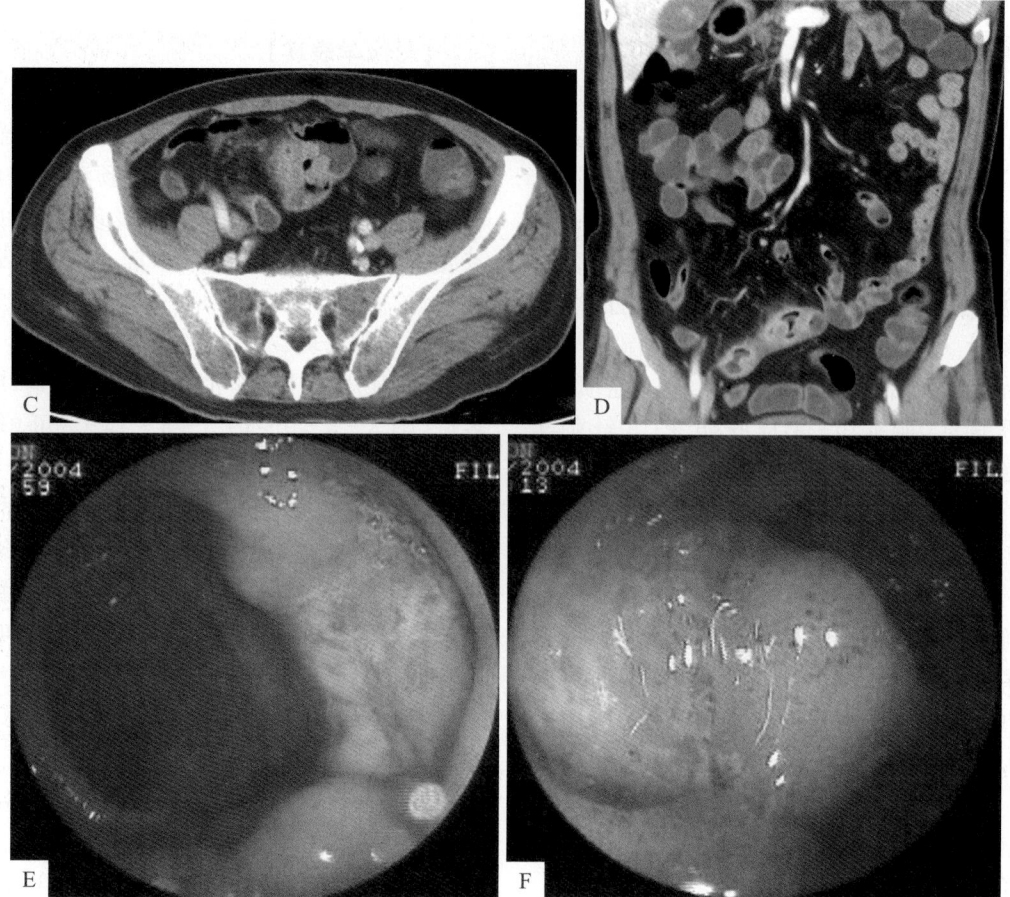

图 3-5-9 肠白塞病

CT 平扫图像(A)、动脉期 CT 增强图像(B)、门脉期 CT 增强图像(C)、门脉期冠状面 CT 重建图像(D)显示回肠下段肠壁增厚,黏膜溃疡,溃疡局部管壁增厚伴异常强化,如火山口状,溃疡内见小液平,未见肉芽增生。肠管周围渗出,脂肪密度增高。回肠下段小肠镜图像(E、F)可见"深凿样"溃疡,边界清楚光滑,周围干净,未见肉芽增生。(见彩色插页)

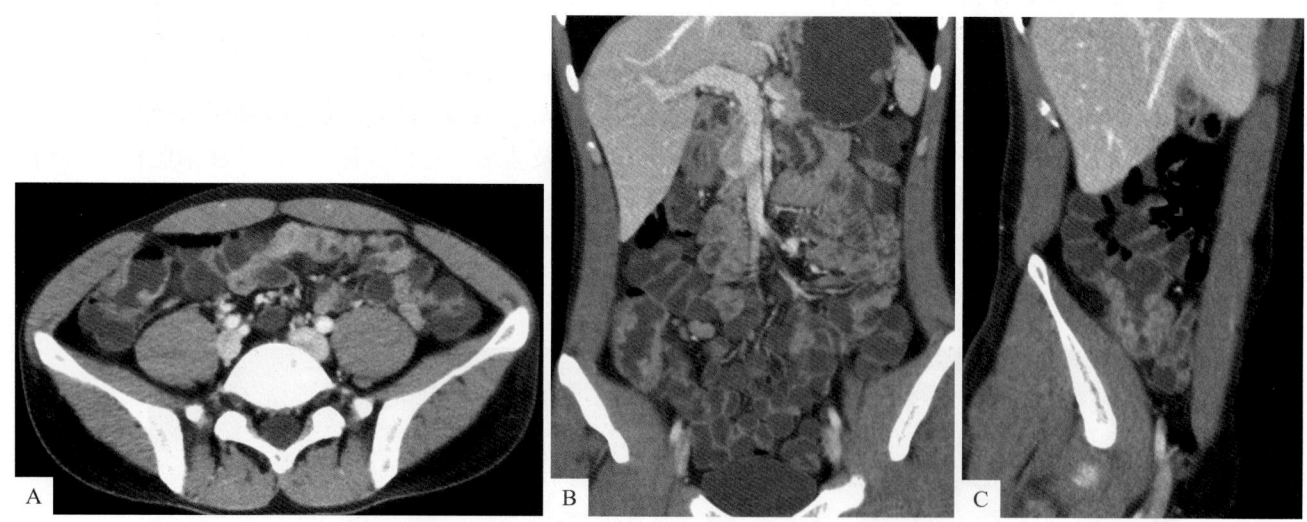

图 3-5-10 肠白塞病

小肠门脉期横断面 CT 增强图像(A)、门脉期冠状面 CT 重建图像(B)、门脉期矢状面 CT 重建图像(C)显示回盲部肠壁增厚,增强扫描明显强化,基本对称,黏膜面深大溃疡,周围黏膜呈结节状隆起,呈"假息肉样改变",回盲瓣口肿胀、闭塞。回结肠血管旁多发淋巴结增大,强化均匀,未见融合。

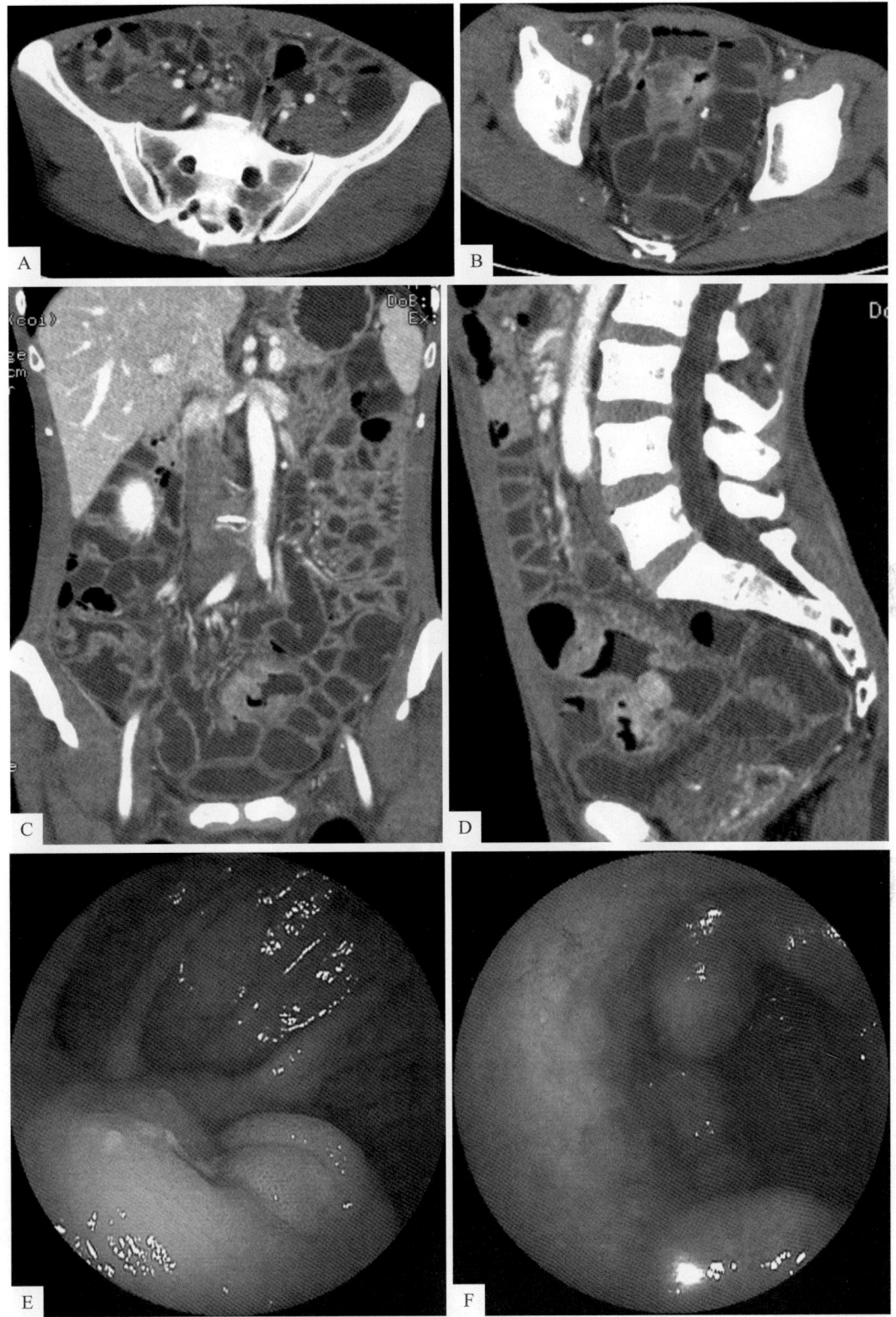

图 3-5-11 肠白塞病

门脉期横断面 CT 增强图像(A、B)、门脉期冠状面 CT 重建图像(C)、门脉期矢状面 CT 重建图像(D)显示回盲瓣、回肠下段多发溃疡,其中回肠下段较大深溃疡,周围黏膜呈隆起样改变;小肠镜图像(E、F)显示回盲瓣圆形溃疡,回肠下段多发巨大溃疡,溃疡底部平整,周边黏膜隆起,最深处溃疡绕肠腔 3/4 周,肠腔轻度狭窄。(见彩色插页)

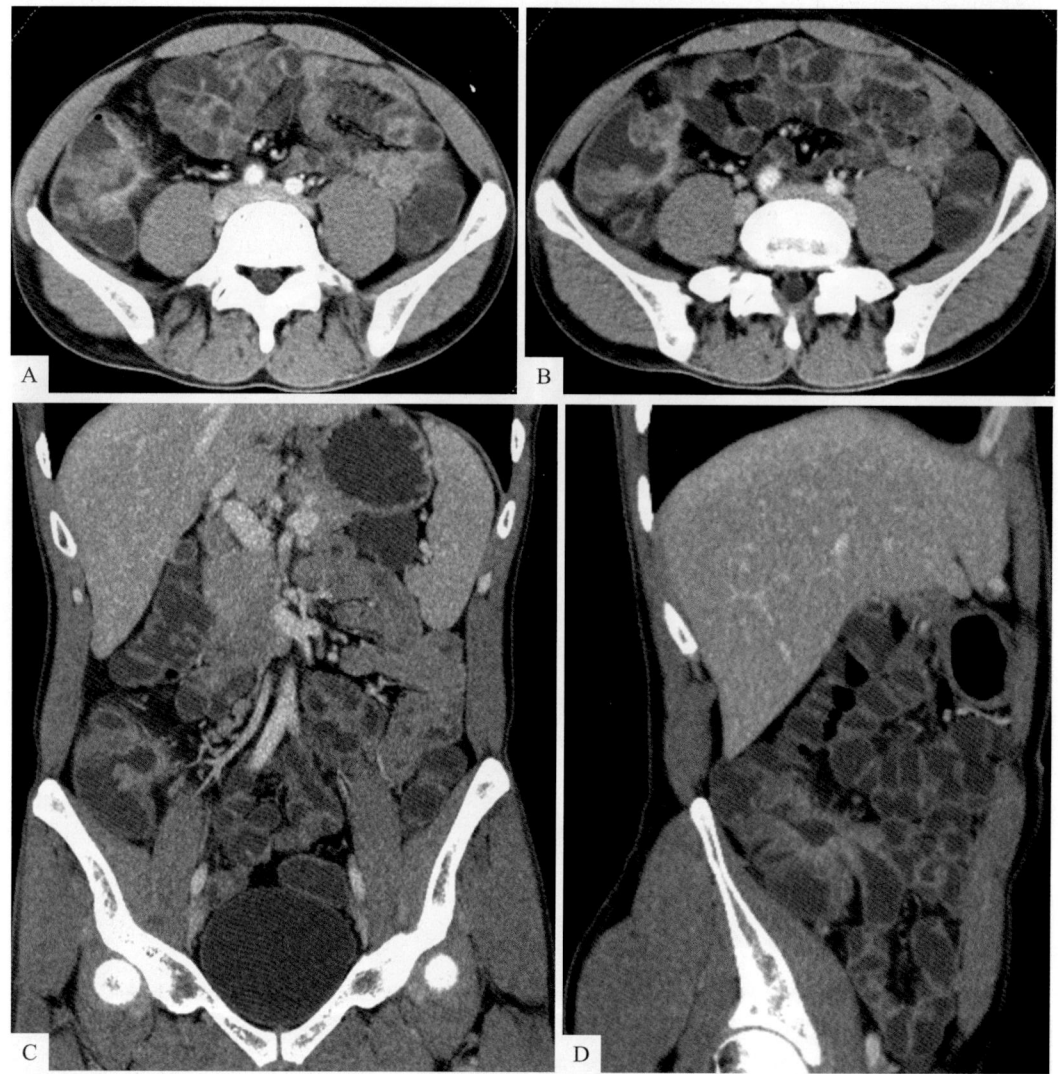

图 3-5-12 肠白塞病

门脉期横断面小肠 CT 增强图像(A、B)、门脉期冠状面 CT 重建图像(C)、门脉期矢状面 CT 重建图像(D)显示回盲部肠壁不规则增厚,黏膜见深大溃疡,呈火山口样,未见明显肉芽增生,回盲瓣畸形。

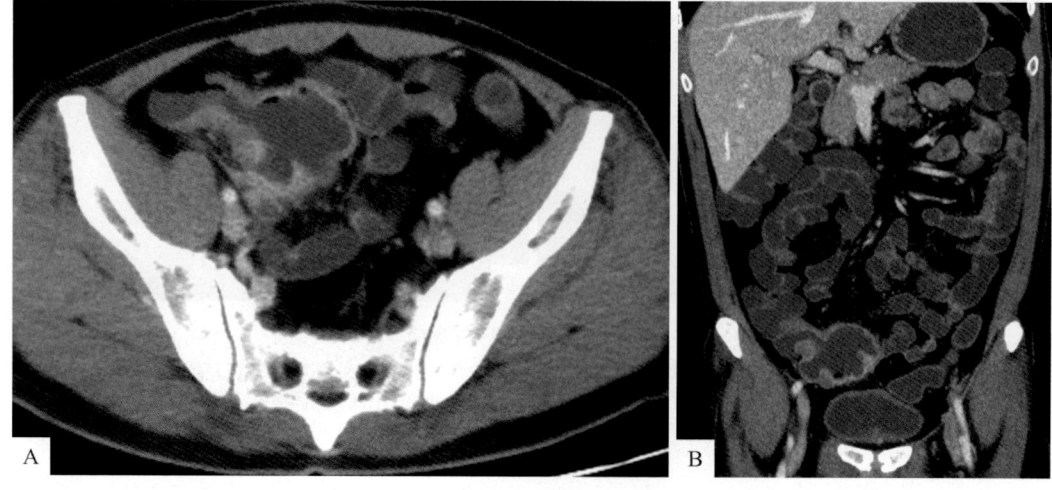

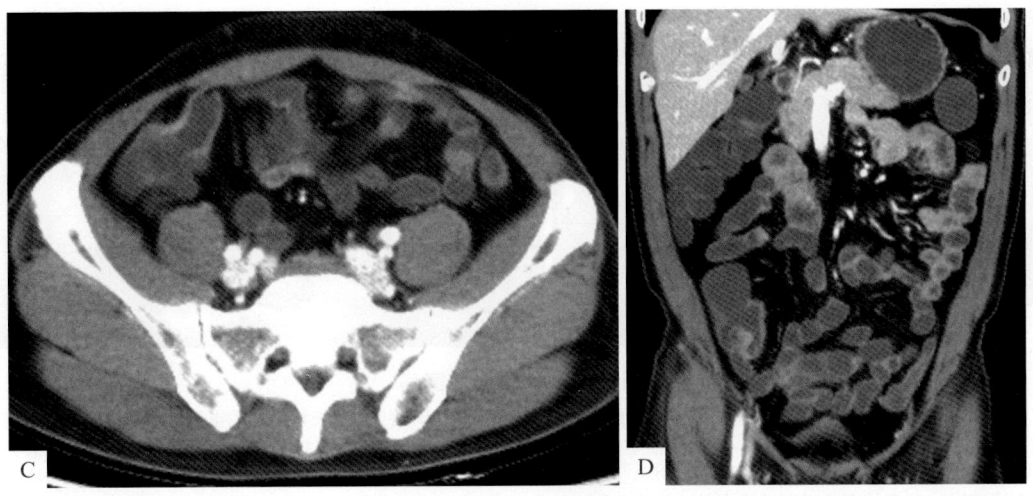

图 3-5-13 肠白塞病

门脉期横断面 CT 增强图像(A)、门脉期冠状面 CT 重建图像(B)显示回盲部肠壁不规则增厚,增强扫描呈分层强化,黏膜见深大溃疡,呈火山口样,周围黏膜呈明显纠集、隆起样改变,未见明显肉芽增生,回盲瓣畸形;C、D. 治疗后改变,提示黏膜溃疡较前明显好转,局部呈结节样隆起,回盲瓣畸形,瓣口呈"鱼嘴样"张开改变。

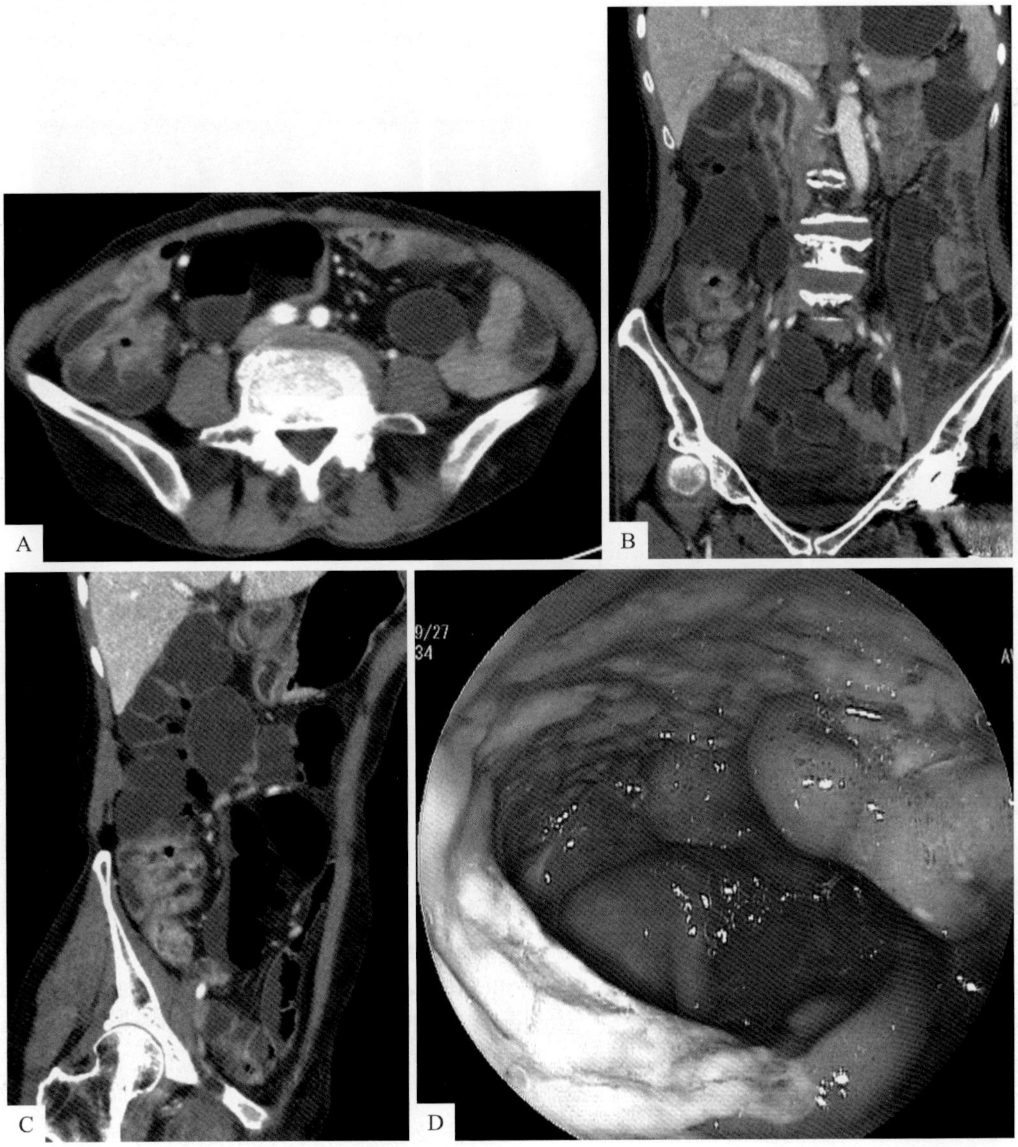

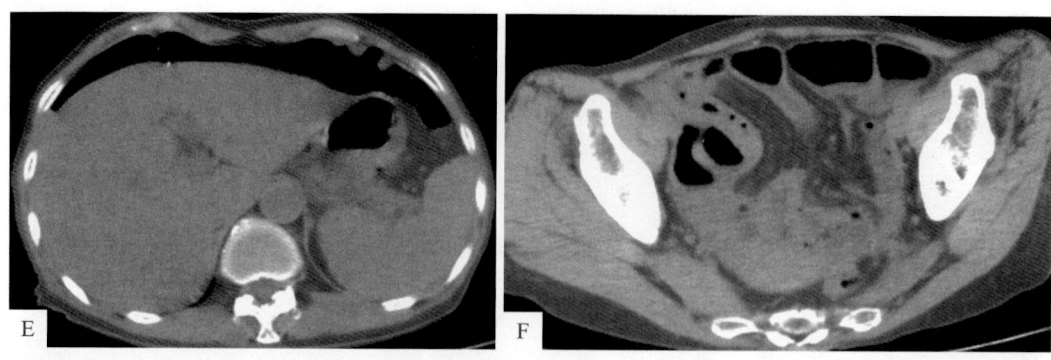

图 3-5-14 肠白塞病

门脉期横断面小肠 CT 增强图像（A）、门脉期冠状面 CT 重建图像（B）、门脉期矢状面 CT 重建图像（C）显示回盲部及右半结肠连续性肠壁明显增厚，增强扫描呈分层样强化，黏膜溃疡，周围黏膜结节状隆起，呈"握拳样"及"假息肉样改变"；肠镜图像（D）显示明显深大溃疡，呈"火山口样"改变，周围黏膜隆起；几天后急诊 CT 平扫（E、F）提示消化道穿孔，腹腔内见大片游离气体，回盲部及盆组回肠肠壁明显水肿增厚，肠系膜肿胀。

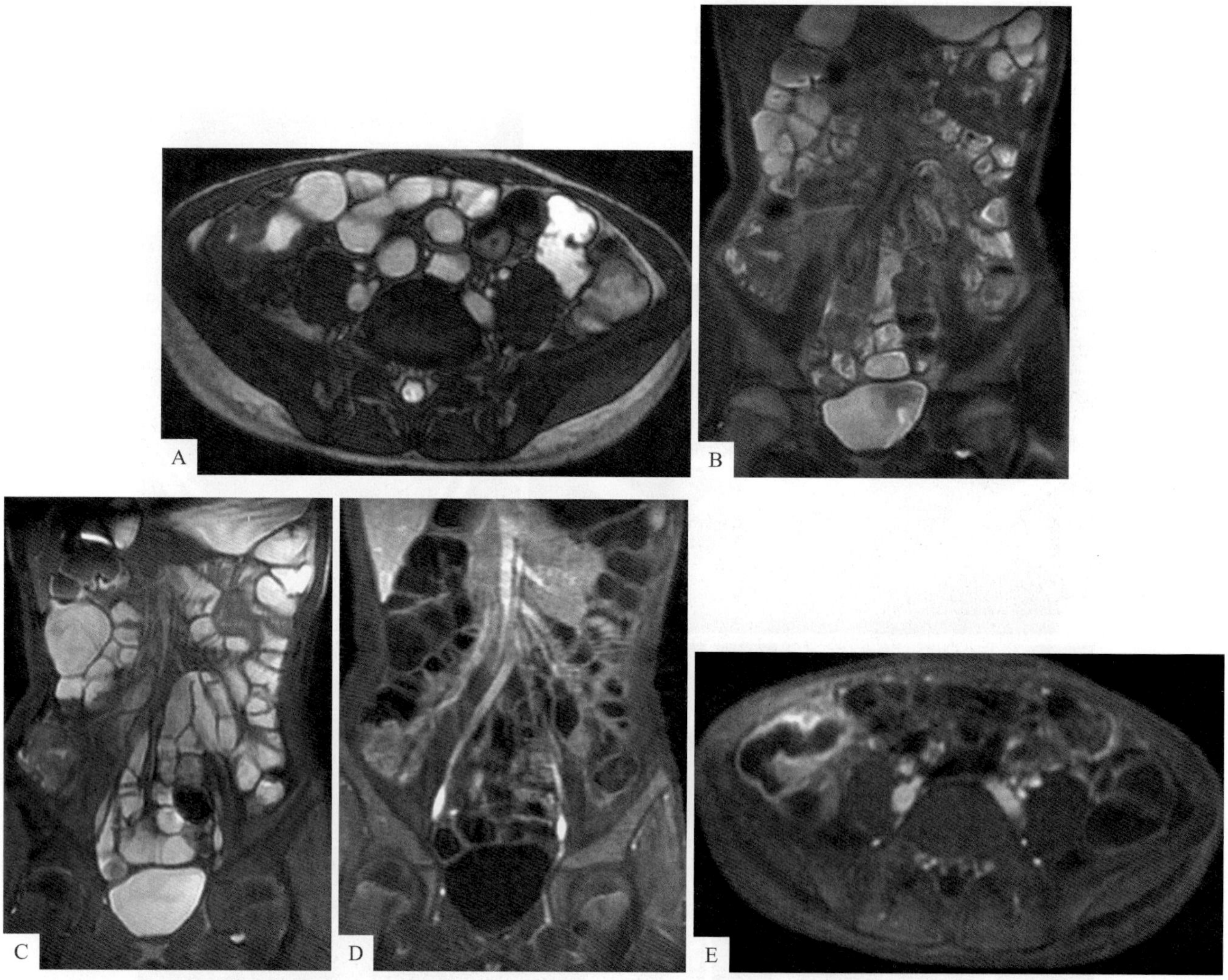

图 3-5-15 肠白塞病

横断面 MR FIESTA 图像（A）、冠状面 MR T2SSFSE 图像（B）、冠状面 MR FIESTA 图像（加脂肪抑制）（C）显示回盲部肠壁增厚，黏膜凹凸不平，提示溃疡改变；冠状面 LAVA 增强图像（D）、横断面 LAVA 增强图像（E）显示回盲部肠壁明显强化，回盲瓣畸形。

【病因及发病机制】 其发病机制是在基因易感性基础上，由于环境因素刺激而激活机体免疫系统，进而造成异常的免疫应答，从而导致血管内皮细胞损伤及血管结构功能紊乱，诱导多种免疫介质及细胞因子释放,造成成纤维细胞持续活化,过量的胶原蛋白、细胞外基质在皮肤、心脏、肺等组织器官合成并沉积,造成组织器官纤维化。

【病理改变】 硬变皮肤活检可见网状真皮致密胶原纤维增多,表皮变薄,表皮突消失,皮肤附属器萎缩。真皮和皮下组织内(也可在广泛纤维化部位)可见 T 淋巴细胞大量聚集。甲襞毛细血管显微镜下显示毛细血管襻扩张与正常血管消失。

【临床表现】 本病女性多见,发病率大约为男性的 4 倍,儿童相对少见。本病的严重程度和发展情况变化较大。最多见的初期表现是雷诺现象、隐袭性肢端和面部肿胀,并有手指皮肤逐渐增厚。皮肤病变可分为水肿期、硬化期和萎缩期。水肿期皮肤呈非可凹性肿胀,触之有坚韧的感觉;硬化期皮肤呈蜡样光泽,紧贴于皮下组织,不易捏起;萎缩期浅表真皮变薄变脆,表皮松弛。此外,还有肾脏、心脏、肺、骨和关节及消化系统等多处病变。消化道受累为硬皮病的常见表现,仅次于皮肤受累和雷诺现象。消化道的任何部位均可受累,其中食管受累最为常见(90%),肛门、直肠次之(50%～70%),小肠和结肠较少(40% 和 10%～50%)。小肠受累及时常可引起轻度腹痛、腹泻、体重下降和营养不良。偶可出现假性肠梗阻,表现为腹痛、腹胀和呕吐。纤维化和肌肉萎缩是产生这些症状的主要原因。肠壁黏膜肌层变性,空气进入肠壁黏膜下面之后,可发生肠壁囊样积气征。

【影像学表现】 系统性硬化的小肠影像学表现为血管炎的非特异性改变,小肠 CT 可显示小肠管壁增厚,增强后黏膜强化明显。肠系膜小血管呈密集的点状高密度影或梳齿样排列(图 3-5-16)。

文献报道表现为肠腔弥漫性扩张,在空肠表现最为显著,空肠黏膜皱襞因肠壁硬化收缩而呈环抱状改变(图 3-5-16)。另外,肠系膜积气是其典型表现,表现为小肠系膜局部气体密度影,但患者却没有消化道穿孔腹腔积气的其他表现。该征象出现概率较小。

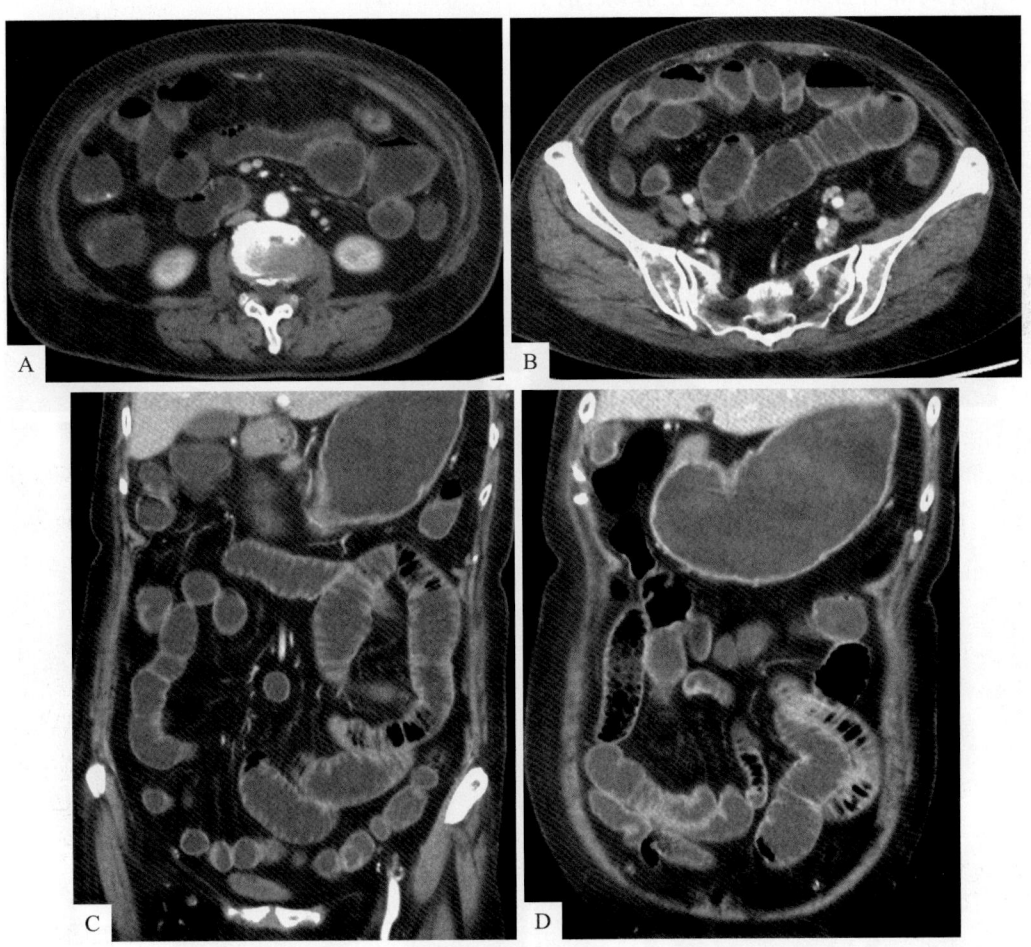

图 3-5-16 系统性硬化累及小肠

门脉期横断面 CT 增强图像(A、B)、冠状面 CT 重建图像(C、D)显示小肠肠腔弥漫性扩张,肠壁未见明显增厚,部分小肠腔内见食糜潴留,空肠黏膜纠集,呈"环抱状"改变。

六 过敏性紫癜

过敏性紫癜（anaphylactoid purpura）是一种较常见的微血管变态反应性出血性疾病，由于病原体感染、某些药物作用、过敏等原因，体内形成 IgA 或 IgG 类循环免疫复合物，沉积于真皮上层毛细血管而引起血管炎。

【病理】 过敏性紫癜表现为广泛的毛细血管和小动脉炎性改变，毛细血管壁通透性增加，使血细胞和血浆进入组织间隙，引起水肿和出血。过敏性紫癜小肠病变的病理改变即为小肠毛细血管和小动脉的血管炎改变。

【临床表现】 儿童及青少年较多见，男性较女性多见，起病前1～3周往往有上呼吸道感染史。皮肤症状表现为皮肤淤点，多出现于下肢关节周围及臀部，紫癜呈对称分布、分批出现、大小不等、颜色深浅不一，可融合成片，一般在数日内逐渐消退，但可反复发作。可有单个或多发性游走性关节肿痛或关节炎，有时局部有压痛，多发生在膝踝、肘、腕等关节。一般于紫癜2～4周出现肉眼血尿或镜下血尿、蛋白尿和管型尿，也可出现于皮疹消退后或疾病静止期，通常在数周内恢复。重症可发生肾功能减退、氮质血症和高血压脑病。少数病例血尿、蛋白尿或高血压可持续2年以上。约2/3患者可出现消化道症状，以腹部阵发性绞痛或持续性钝痛为主，同时可伴有呕吐、呕血或便血，严重者为血水样大便，临床称腹型过敏性紫癜，常见并发症可有肠套叠、肠梗阻、肠穿孔、出血性坏死肠炎、颅内出血、多发性神经炎、心肌炎、急性胰腺炎、睾丸炎及肺出血等。

【影像学表现】 过敏性紫癜小肠影像学表现为血管炎的非特异性改变，小肠CT可显示长段的小肠管壁增厚，增强后黏膜强化明显，黏膜下组织由于水肿而显示为低密度；肠系膜可见肿胀，充血的肠系膜小血管在垂直于扫描层面上呈密集的点状高密度影，平行于扫描层面上呈梳齿样或栅栏样排列；局部淋巴结可增大；有时可见少量腹水（图3-5-17～图3-5-19）。

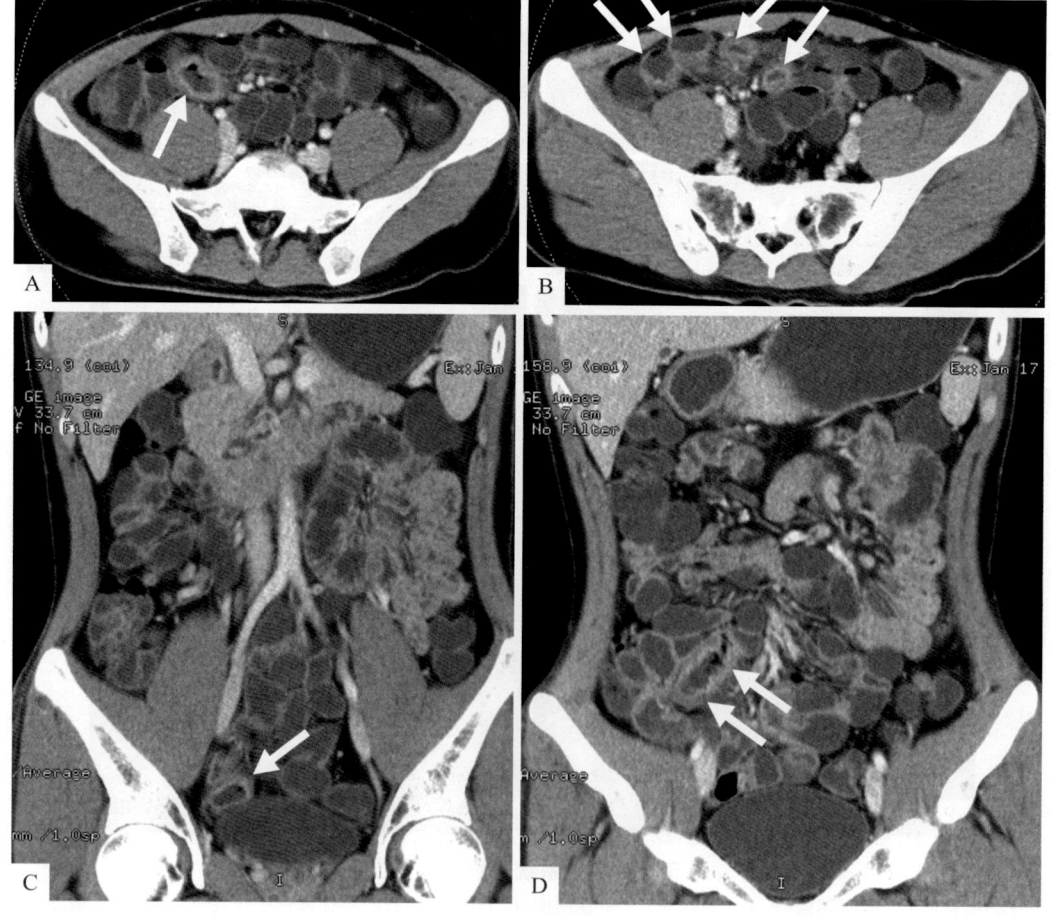

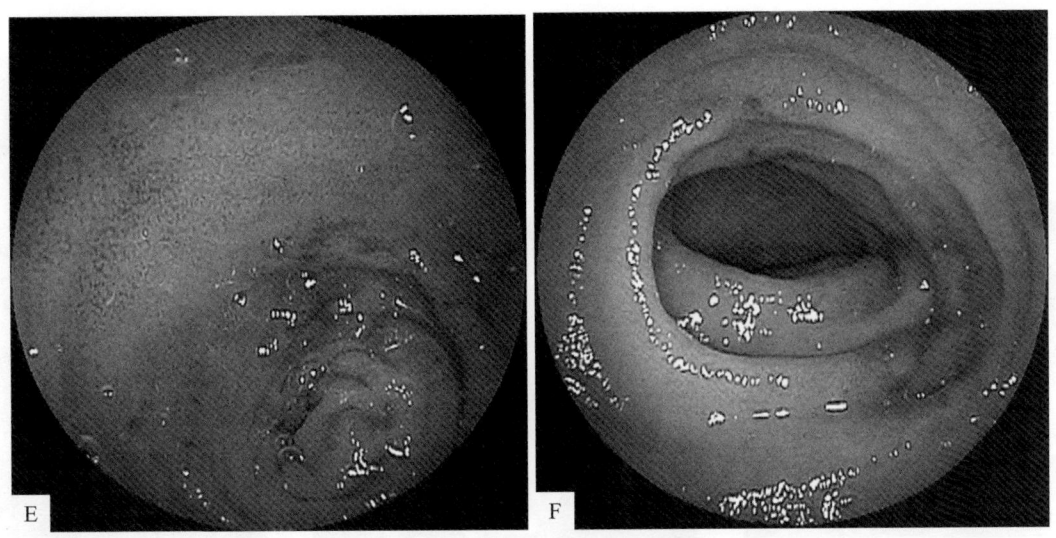

图 3-5-17 过敏性紫癜性血管炎

门脉期横断面 CT 增强图像（A、B）、门脉期冠状面 CT 增强图像（C、D）显示空肠、回肠较长一段范围小肠管壁连续性水肿、增厚及黏膜异常强化，以回肠下段和末端回肠病变为著（箭）；小肠镜图像（E、F）显示黏膜皱襞充血、水肿及红斑。（见彩色插页）

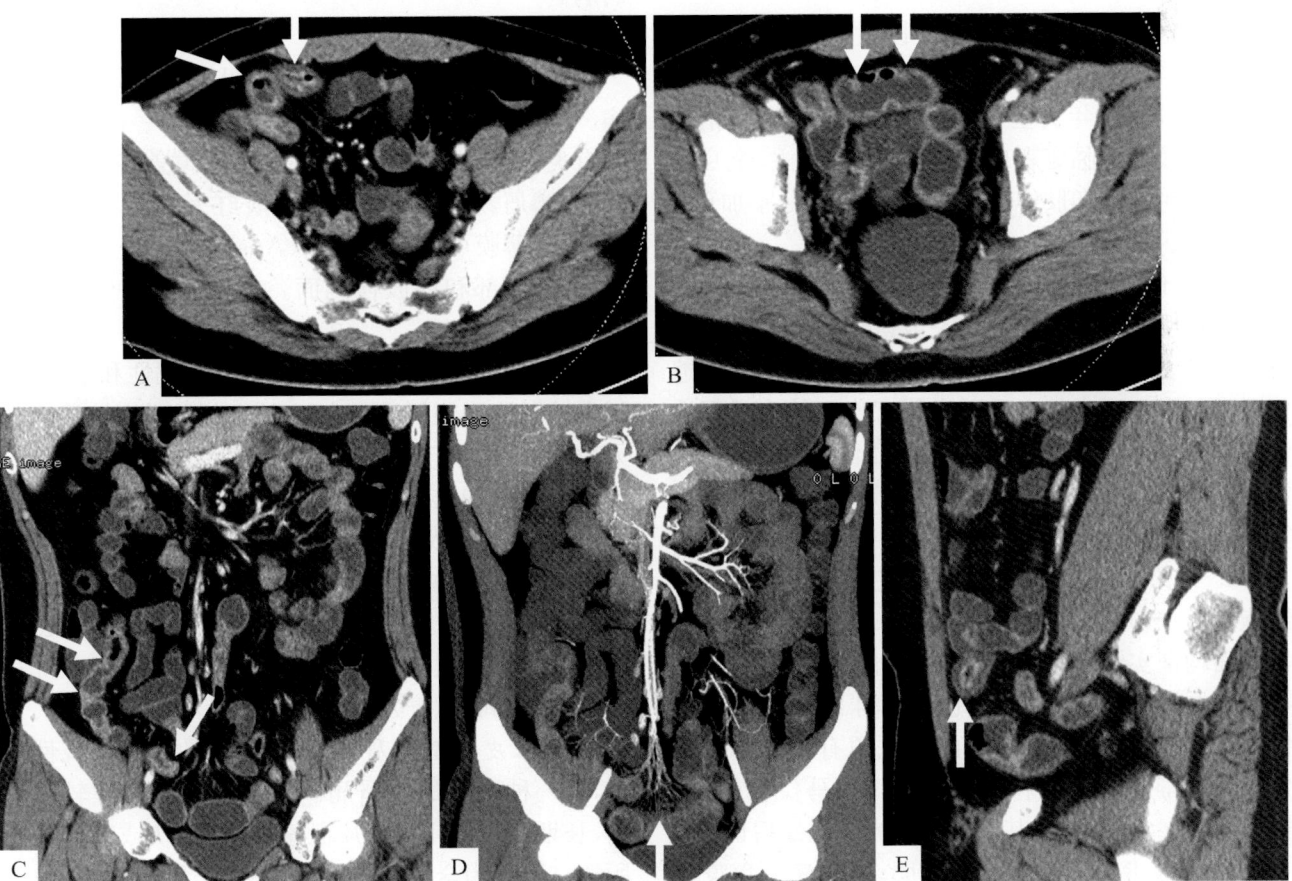

图 3-5-18 过敏性紫癜性血管炎

门脉期 CT 增强图像（A、B）、门脉期冠状面 CT 重建图像（C）、矢状面 CT 重建图像（E）显示较长的一段回肠肠壁连续性增厚，增强后呈分层强化，黏膜强化明显，黏膜下水肿，强化减弱（箭）；动脉期 MIP 重建图像（D）显示回肠动脉末梢血管增粗，聚集增多。

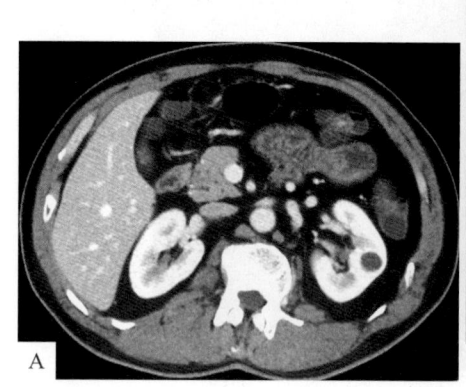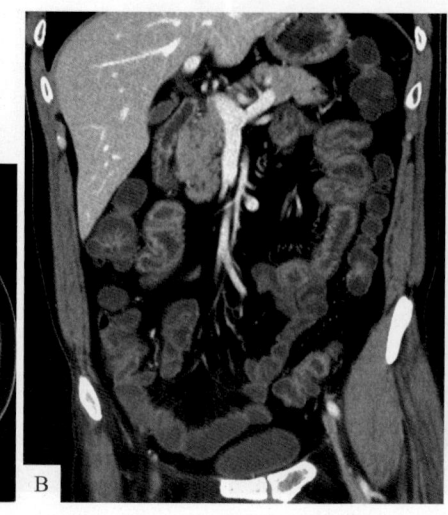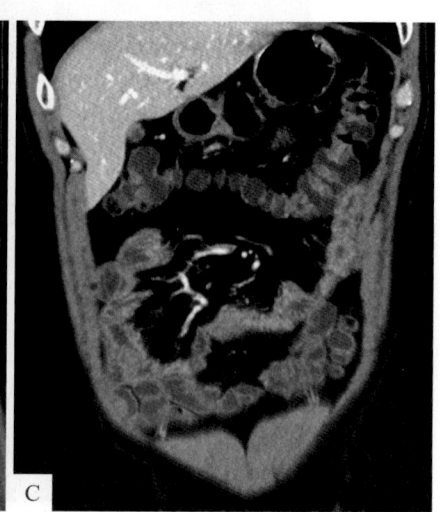

图 3-5-19 过敏性紫癜性血管炎
门脉期横断面 CT 增强图像(A)、门脉期冠状面 CT 重建图像(B、C)显示小肠弥漫性肠壁水肿增厚,增强后呈分层强化。

七 银屑病

银屑病俗称牛皮癣,是一种慢性炎症性皮肤病,病程较长,有易复发倾向,有的病例几乎终生不愈。该病发病以青壮年为主,对患者的身体健康和精神状况影响较大。临床表现以红斑、鳞屑为主,全身均可发病,以头皮、四肢伸侧较为常见,多在冬季加重。

【病因】

1. **遗传** 相当一部分患者有家族性发病史,有的家族有明显的遗传倾向。一般认为有家族史者约占 30%。发病率在不同人种差异很大。银屑病是遗传因素与环境因素等多种因素相互作用的多基因遗传病。本病患者的某些 HLA 抗原出现率显著增高。银屑病与其他疾病(如类风湿关节炎、特应性皮炎等)遗传位点可能存在重叠。

2. **感染** 许多学者从体液免疫(抗链球菌组)、细胞免疫(外周血及皮损 T 细胞)、细菌培养和治疗等方面均证实链球菌感染与银屑病发病和病程迁延有关。在银屑病患者,金黄色葡萄球菌感染可使皮损加重,这与金葡菌外毒素的超抗原有关。本病的发生与病毒(如 HIV 病毒)和真菌(如马拉色菌)感染虽然有一定关系,但其确切机制尚未能最后证实。

3. **免疫异常** 大量研究证明,银屑病是免疫介导的炎症性皮肤病,其发病与炎症细胞浸润和炎症因子有关。

4. **内分泌因素** 部分女性患者妊娠后皮损减轻甚至消失,分娩后加重。

5. **其他** 精神神经因素与银屑病的发病有一定关系,饮酒、吸烟、药物和精神紧张可能会诱发银屑病。

【临床表现】

1. **寻常型银屑病** 为最常见的一型,多急性发病。典型表现为境界清楚、形状大小不一的红斑,周围有炎性红晕,稍有浸润增厚,表面覆盖多层银白色鳞屑,鳞屑易于刮脱,刮净后淡红发亮的半透明薄膜,刮破薄膜可见小出血点(Auspitz 征)。皮损好发于头部、骶部和四肢伸侧面。部分患者自觉不同程度的瘙痒。

2. **脓疱型银屑病** 较少见,分泛发性和掌跖性。泛发性脓疱型银屑病是在红斑上出现群集性浅表的无菌性脓疱,部分可融合成脓湖。全身均可发病。以四肢屈侧和皱褶部位多见,口腔黏膜可同时受累。急性发病或突然加重时常伴有寒战、发热、关节疼痛、全身不适和白细胞计数增多等全身症状。多呈周期性发作,在缓解期往往出现寻常型银屑病皮损。掌跖脓疱病皮损局限于手足,对称发生,一般状况良好,病情顽固,反复发作。

3. **红皮病型银屑病** 又称银屑病性剥脱性皮炎,是一种严重的银屑病。常因外用刺激性较强药物,长期大量应用糖皮质激素,减量过快或突然停药所致。表现为全身皮肤弥漫性潮红、肿胀和脱屑,伴有发热、畏寒、不适等全身症状,浅表淋巴结肿大,白细胞计数增高。

4. **关节病型银屑病** 又称银屑病性关节炎。银屑病患者同时发生类风湿关节炎样的关节损害,可累及全身大小关节,但以末端指(趾)节间关节病变

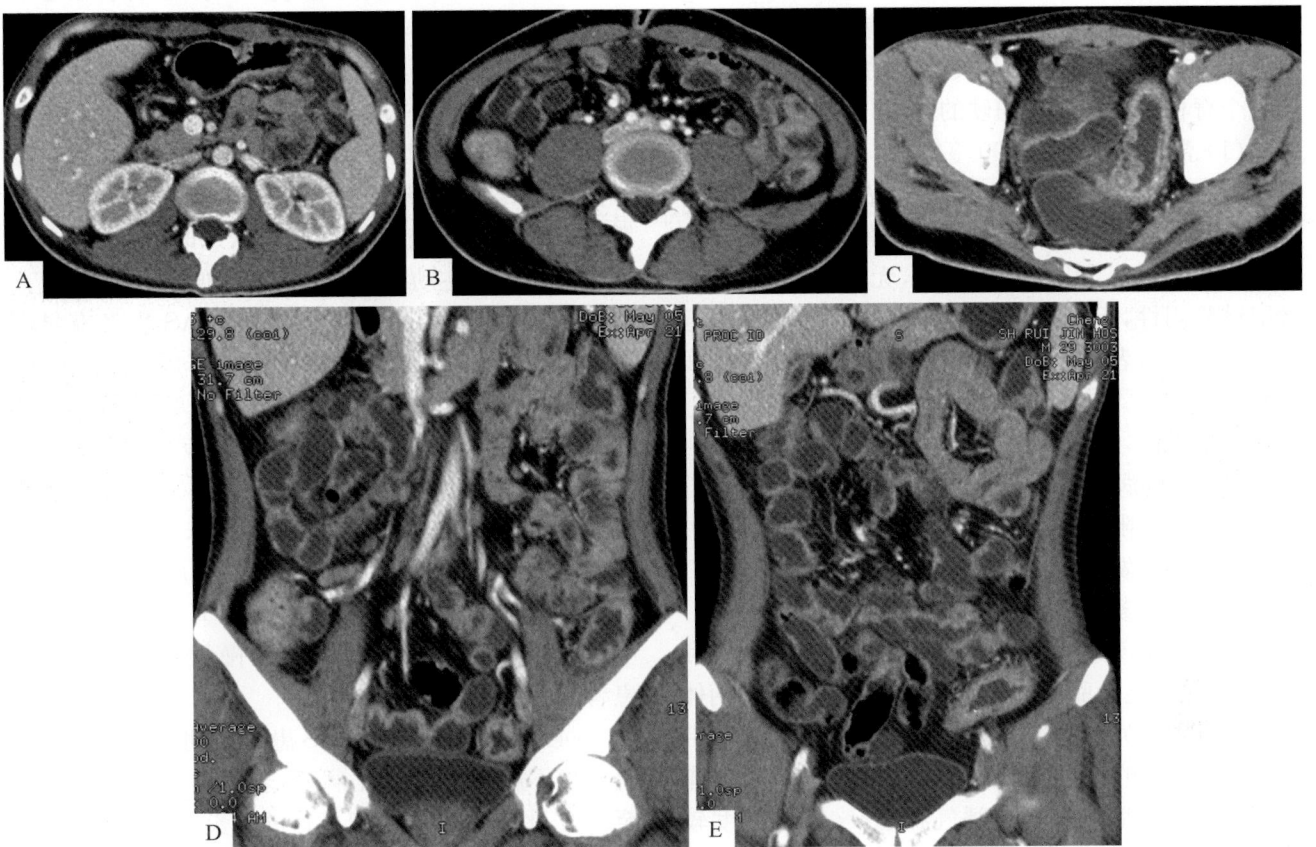

图 3-5-20 银屑病累及小肠

门脉期横断面 CT 增强图像（A～C）、冠状面 CT 重建图像（D、E）表现为小肠、结肠多发肠壁增厚，黏膜呈结节状、花边状改变及凹凸不平溃疡改变，增强扫描明显强化，可呈对称性或非对称性增厚改变

最具特征性。受累关节红肿疼痛，关节周围皮肤也常红肿。关节症状常与皮肤症状同时加重或减轻。血液类风湿因子阴性。

【影像学表现】 CT 表现为肠壁弥漫性增厚，黏膜呈结节状、花边状改变及凹凸不平溃疡改变，增强扫描明显强化，可呈对称性或非对称性增厚改变（图 3-5-20），但需结合典型临床病史。

八 强直性脊柱炎

强直性脊柱炎（ankylosing spondylitis，AS）是以骶髂关节和脊柱附着点炎症为主要症状的疾病。与 HLA-B27 呈强关联。某些微生物（如克雷白杆菌）与易感者自身组织具有共同抗原，可引发异常免疫应答，引起四肢大关节、椎间盘纤维环及其附近结缔组织纤维化和骨化，以及关节强直为特点的慢性炎性疾病。强直性脊柱炎属风湿病范畴，病因尚不明确，是以脊柱为主要病变部位的慢性病，累及骶髂关节，引起脊柱强直和纤维化，造成不同程度眼、肺、肌肉、骨骼病变，是自身免疫性疾病。

【病因】 很可能在遗传因素基础上受环境因素（包括感染）等多方面的影响而致病。遗传因素在 AS 的发病中具有重要作用。一般认为和 HLA-B27 有直接关系，HLA-B27 阳性者 AS 发病率为 10%～20%，免疫因素也是其中一个病因，有人发现 60% AS 患者血清补体增高，大部分病例有 IgA 型类湿因子，血清 C4 和 IgA 水平显著增高。创伤、内分泌、代谢障碍和变态反应等亦被疑为发病因素。

【临床表现】

1. 初期症状 对于 16～25 岁青年，尤其是青年男性。强直性脊柱炎一般起病比较隐匿，早期可无任何临床症状，有些患者在早期可表现出轻度的全身症状，如乏力、消瘦、长期或间断低热、厌食、轻度贫血等。由于病情较轻，患者大多不能早期发现，致使病情延误，失去最佳治疗时机。

2. 关节病变表现 AS 患者多有关节病变，且绝大多数首先侵犯骶髂关节，以后上行发展至颈椎。少数患者先有颈椎或几个脊柱段同时受侵犯，也可侵犯周围关节，早期病变处关节有炎性疼痛，伴有关节周围肌肉痉挛,有僵硬感,晨起明显。也可表现为夜间疼,经活动或服止痛剂缓解。随着病情发展,关节疼痛减轻,而各脊柱段及关节活动受限和畸形,晚期整个脊柱和下肢变成僵硬的弓形,向前屈曲。

(1) 骶髂关节炎:约90% AS患者最先表现为骶髂关节炎。以后上行发展至颈椎,表现为反复发作的腰痛,腰骶部僵硬感,间歇性或两侧交替出现腰痛和两侧臀部疼痛,可放射至大腿,无阳性体征,伸直抬腿试验阴性,但直接按压或伸展骶髂关节可引起疼痛。有些患者无骶髂关节炎症状,仅X线检查发现有异常改变。约3% AS颈椎最早受累,以后下行发展至腰骶部,7% AS几乎脊柱全段同时受累。

(2) 腰椎病变:腰椎受累时,多数表现为下背部和腰部活动受限。腰部前屈、背伸、侧弯和转动均可受限。体检可发现腰椎脊突压痛,腰椎旁肌肉痉挛,后期可有腰肌萎缩。

(3) 胸椎病变:胸椎受累时,表现为背痛、前胸和侧胸痛,最常见为驼背畸形。如肋椎关节、胸骨柄体关节、胸锁关节及肋软骨间关节受累时,则呈束带状胸痛,胸廓扩张受限,吸气咳嗽或打喷嚏时胸痛加重。严重者胸廓保持在呼气状态,胸廓扩张度较正常人降低50%以上,因此只能靠腹式呼吸辅助。由于胸腹腔容量缩小,造成心肺功能和消化功能障碍。

(4) 颈椎病变:少数患者首先表现为颈椎炎,先有颈椎部疼痛,沿颈部向头部臂部放射。颈部肌肉开始时痉挛,以后萎缩,病变进展可发展至颈胸椎后凸畸形。头部活动明显受限,常固定于前屈位,不能上仰、侧弯或转动。严重者仅能看到自己足尖前方的小块地面,不能抬头平视。

(5) 周围关节病变:约半数AS患者有短暂的急性周围关节炎,约25%有永久性周围关节损害。一般多发生于大关节,下肢多于上肢。肩关节受累时,关节活动受限,疼痛更为明显,梳头、抬手等活动均受限。侵犯膝关节时则关节呈代偿性弯曲,使行走、坐立等日常生活更为困难,极少侵犯肘、腕和足部关节。

此外,耻骨联合亦可受累,骨盆上缘、坐骨结节、股骨大粗隆及足跟部可有骨炎症状,早期表现为局部软组织肿、痛,晚期有骨性粗大。一般周围关节炎可发生在脊柱炎之前或以后,局部症状与类风湿关节炎(RA)不易区别,但遗留畸形者较少。

3. 关节外表现　AS的关节外病变大多出现于脊柱炎后,偶有骨骼肌肉症状之前数月或数年发生关节外症状。AS可侵犯全身多个系统,并伴发多种疾病。

(1) 心脏病变:以主动脉瓣病变较为常见。临床有不同程度主动脉瓣关闭不全者约1%;约8%发生心脏传导阻滞,可与主动脉瓣关闭不全同时存在或单独发生,严重者因完全性房室传导阻滞而发生阿-斯综合征。当病变累及冠状动脉口时,可发生心绞痛。少数发生主动脉肌瘤、心包炎和心肌炎。

(2) 眼部病变:长期随访,25% AS患者有结膜炎、虹膜炎、眼色素层炎或葡萄膜炎,后者偶可并发自发性眼前房出血。虹膜炎易复发,病情越长发生率愈高,但与脊柱炎的严重程度无关,有周围关节病者常见,少数可先于脊柱炎发生。眼部疾病常为自限性,有时需用皮质激素治疗,有的未经恰当治疗可致青光眼或失明。

(3) 耳部病变:在发生慢性中耳炎的AS患者中,其关节外表现明显多于无慢性中耳炎的AS患者。

(4) 肺部病变:少数AS患者后期可并发上肺叶斑点状不规则的纤维化病变,表现为咳痰、气喘,甚至咯血,并可能伴有反复发作的肺炎或胸膜炎。

(5) 神经系统病变:由于脊柱强直及骨质疏松,易使颈椎脱位和发生脊柱骨折,从而引起脊髓压迫症,如发生椎间盘炎则引起剧烈疼痛。AS后期可侵犯马尾,发生马尾综合征,而导致下肢或臀部神经根性疼痛,骶神经分布区感觉丧失,跟腱反射减弱及膀胱和直肠等运动功能障碍。

(6) 淀粉样变:为AS少见的并发症。

(7) 肾及前列腺病变:与RA相比,AS极少发生肾功能损害,但也有发生IgA肾病的报道。AS并发慢性前列腺炎较对照组增高,其意义不明。

【影像学表现】　CT表现为末端回肠连续性肠壁增厚,黏膜呈结节状及凹凸不平溃疡改变,增强扫描明显强化,形态基本对称(图3-5-21),需结合典型临床病史。

九　内分泌及代谢障碍性疾病

脂肪代谢是体内重要且复杂的生化反应,指生物体内脂肪,在各种相关酶的帮助下,消化吸收、合成与分解的过程,加工成机体所需要的物质,保证正常生理功能的运作,对于生命活动具有重要意义。脂类是身体储能和供能的重要物质,也是生物膜的重要结构成分。脂肪代谢异常引发的疾病为现代社会常见病。

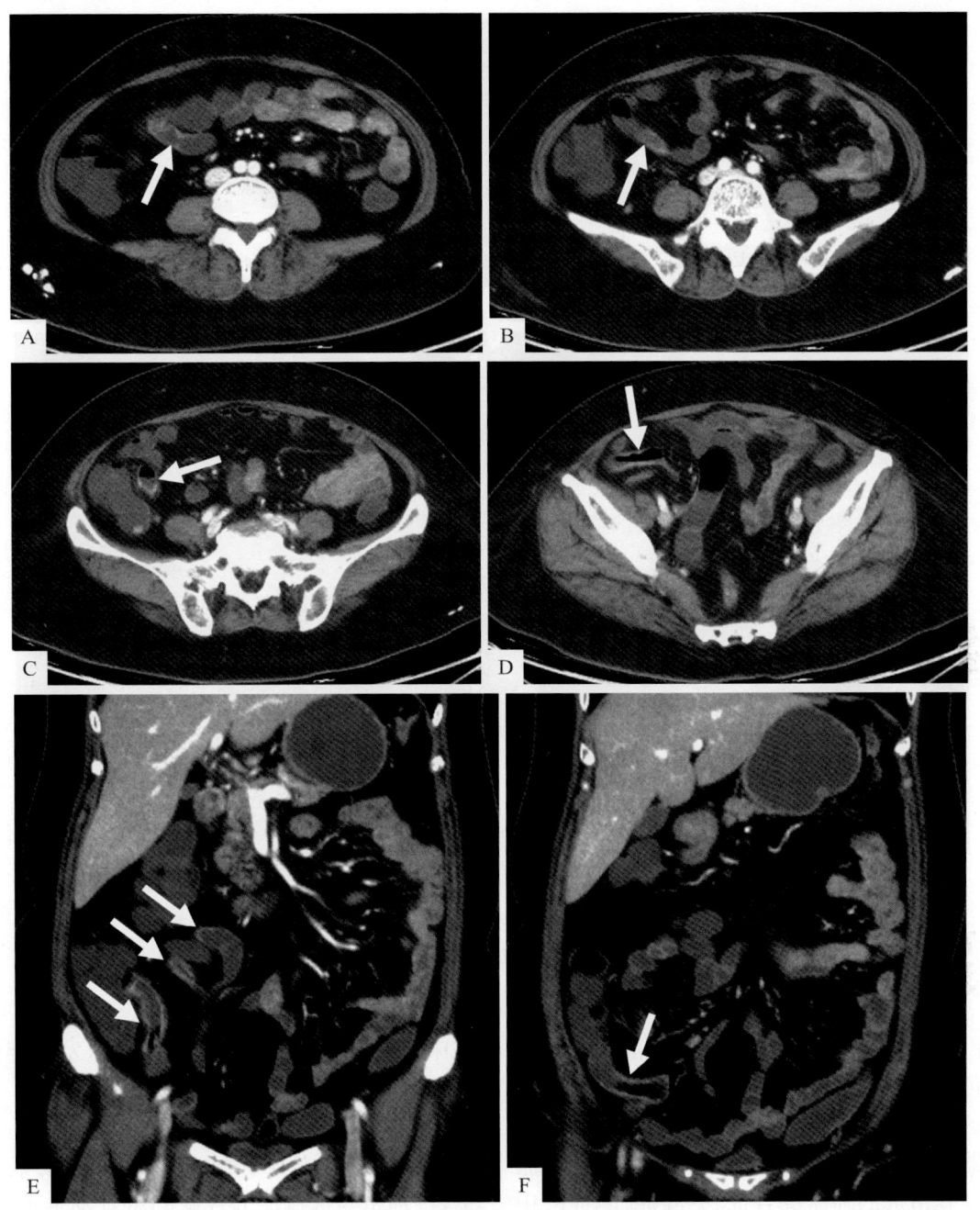

图 3-5-21 强直性脊柱炎累及小肠

门脉期横断面 CT 增强图像（A~D）、冠状面 CT 重建图像（E、F）显示回肠下段、末端回肠连续性肠壁增厚，黏膜呈凹凸不平溃疡改变，形态基本对称，增强扫描黏膜明显强化（箭）。

脂肪的消化主要在小肠上段经各种酶及胆汁酸盐的作用，水解为甘油、脂肪酸等。脂类的吸收有两种：中链、短链脂肪酸构成的甘油三酯乳化后即可吸收，经由门静脉入血；长链脂肪酸构成的甘油三酯与载脂蛋白、胆固醇等结合成乳糜微粒，最后经由淋巴入血。

脂质代谢紊乱是指先天性或获得性因素造成的血液与其他组织器官中脂质（脂类）及其代谢产物和量的异常。脂质的代谢包括脂类在小肠内消化、吸收，由淋巴系统进入血循环（通过脂蛋白转运），经肝脏转化，储存于脂肪组织，需要时被组织利用。生物酶 HICIBI 调节，完善脂质代谢紊乱。脂质在体内的主要功用是氧化供能，脂肪组织是机体的能量仓库，脂肪也能协同皮肤、骨骼、肌肉保护内脏，防止体温散发和帮助食物中脂溶性维生素的吸收。磷脂是所有细胞膜的重要结构成分，胆固醇是胆酸和类固

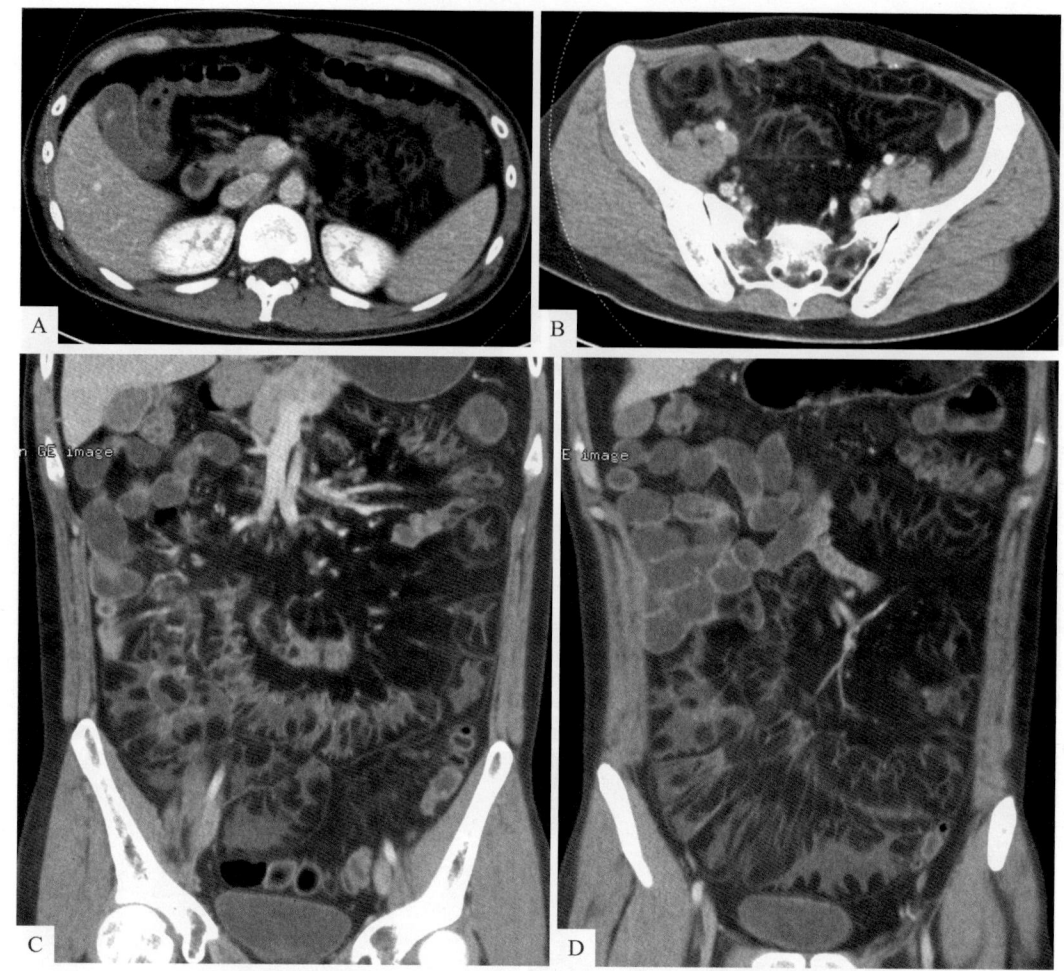

图 3-5-22　脂肪分布异常（空肠黏膜下广泛脂肪沉积）

门脉期横断面CT增强图像（A、B）、门脉期冠状面CT重建图像（C、D）显示空肠肠壁弥漫性增厚，呈分层强化，黏膜下见脂肪沉积，腹腔内脂肪分布增多。

醇激素（肾上腺皮质激素和性腺激素）的前体。脂类代谢受遗传、神经体液、激素、酶以及肝脏等组织器官的调节。当这些因素有异常时，可造成脂代谢紊乱和有关器官的病理生理变化，如高脂蛋白血症、脂质贮积病及其造成的临床综合征、肥胖症、酮症酸中毒、脂肪肝和新生儿硬肿症等。

【影像学表现】　CT 表现为广泛小肠黏膜下低密度影，呈脂肪密度影，明显分层样强化（图 3-5-22）。

十　普通变异型免疫缺陷病

普通变异型免疫缺陷即普通常见变异型免疫缺陷病（common variable immunodeficiency，CVID），是一种常见的低丙种球蛋白血症，曾被称为获得性（或成人型、迟发性）低丙种球蛋白血症。为一组病因不同的，主要影响抗体合成的原发性免疫缺陷病。临床表现呈多样性，男女均可患病，发病年龄可在幼儿期，但更常发于学龄期，甚或成人期。

【病因】

1. 分子遗传学机制　CVID 有部分病例有家族史，特别是与选择性 IgA 缺陷患者发生于同一家庭。推测 CVID 和选择性 IgA 缺陷病是由于某个或某几个基因突变或缺失所致。

(1) 第 6 对染色体主要组织相容性复合体（MHC）Ⅲ 补体基因 *C4A* 基因缺乏，并常有特殊的人类白细胞抗原（HLA）或肿瘤坏死因子（TNF-α）基因多态性；MHC Ⅱ 的 DQ 位点多态性与该病有关，可能是其候选基因组。

(2) 第 9 对染色体 PAX5 基因编码 B 细胞——特异性活化蛋白（BSAP），影响免疫球蛋白的类别转换；该基因失活可致小鼠免疫球蛋白缺陷，尚无资料表明也引起人类疾病。

(3) 第 18 对染色体 第 18 对染色体缺失可发生 CVID。

2. B 细胞缺陷　多数患者外周血及淋巴组织中 B 淋巴细胞数量大致正常，但未成熟 B 淋巴细胞不能分化为产生免疫球蛋白的浆细胞。少数患者外周血 B 细胞数量减少甚至难以测出。B 细胞存在的内在缺陷使其完全不能分泌免疫球蛋白或仅能分泌 IgM，不能向 IgG 转换。导致 B 细胞功能障碍的确切机制尚不清楚。

3. T 细胞缺陷　许多 CVID 的发病与 T 细胞功能缺陷密切相关，包括 T 细胞对 B 细胞的辅助不足或对 B 细胞的直接抑制。

【临床表现】

1. 感染　常见反复细菌性感染，如急、慢性鼻窦炎，中耳炎，咽炎，气管炎和肺炎，可导致支气管扩张。病原菌为嗜血流感杆菌、链球菌、葡萄球菌、肺炎球菌等，其他病原体如支原体、念珠菌、卡氏肺囊虫、单纯疱疹和水痘-带状疱疹病毒也可感染 CVID 患者。少部分患者合并中枢神经系统感染，如慢性化脓性脑膜炎和病毒性脑炎等。感染常呈慢性发病，病程持续日久，可造成病变组织的器质性损害。部分病例可形成非干酪性肉芽肿，受累部位为肺、肝、脾和皮肤。

2. 消化道症状　包括慢性吸收不良综合征、脂肪泻、叶酸和维生素 B_{12} 缺乏、乳糖不耐受症、双糖酶缺乏症、蛋白质丢失性肠病等。肠梨形鞭毛虫感染是引起肠道症状的一个重要病因。结节性淋巴组织增生见于部分病例，内镜检查发现小肠固有层多发性淋巴滤泡和生发中心，消化道造影显示肠黏膜粗糙、凹凸不平或息肉样影像。肠黏膜活检显示黏膜固有层浆细胞明显减少，甚至缺如。

3. 少数患者可出现淋巴结和脾肿大　腹部肿大的淋巴结有时可被误诊为淋巴瘤。

4. 自身免疫性疾病和肿瘤　CVID 易并发多种自身免疫性疾病如自身免疫性溶血性贫血、血小板减少性紫癜、系统性红斑狼疮、皮肌炎等。并发恶性肿瘤的概率也较高，发生率为 8.5%～10%，包括白血病、淋巴网状组织肿瘤、胃癌和结肠癌等。

【检查】

1. 免疫球蛋白和抗体反应　血清免疫球蛋白含量普遍降低。绝大多数 CVID 患者血清 IgG 含量不超过 3 g/L(300 mg/dl)，个别病例可达到 5 g/L (500 mg/dl)，血清 IgM 和 IgA 水平也甚低。对各种抗原刺激缺乏免疫应答，血清同族血凝素效价低下。噬菌体 Φx174 抗体反应显示可产生少量中和抗体，抗体类别仅限于 IgM，很少向 IgG 转换。

2. B 细胞计数　多数 CVID 患者外周血 B 细胞数大致正常，少数病例 B 细胞减少。B 细胞表面标记正常。外周血 B 细胞呈未成熟状态。

3. T 细胞计数和功能　外周血 T 细胞数大致正常，1/3 的病例 T 细胞亚群出现异常，表现为 CD8T 细胞升高，CD4/CD8T 细胞比值下降（低于 1.0），这些病例多伴有脾、淋巴结肿大和支气管扩张症。外周血 T 细胞经丝裂原(PHA)诱导的增殖反应和分化功能均低下，产生细胞因子的能力不足。

【影像学表现】　CT 表现为广泛小肠黏膜粗糙，凹凸不平或息肉样改变，以回肠病变为著，肠系膜多发淋巴结增大（图 3-5-23）。

十一 肠道气囊肿症

肠道气囊肿症(pneumatosis cystoides intestinalis, PCI)是一种罕见的消化道疾病，主要特点是肠道黏膜下和(或)浆膜下形成充满气体的囊肿。胃肠道的各个部分均可发生，发生于小肠者占 42%，结肠占 36%，两者同时受累占 22%。病因不十分清楚，可以原发，但 85% 多为继发。与其相关的病理情况有：急、慢性炎症性病变，如克罗恩病、溃疡性结肠炎；肠道梗阻；憩室性病变；血液系统疾病；器官移植以及肠

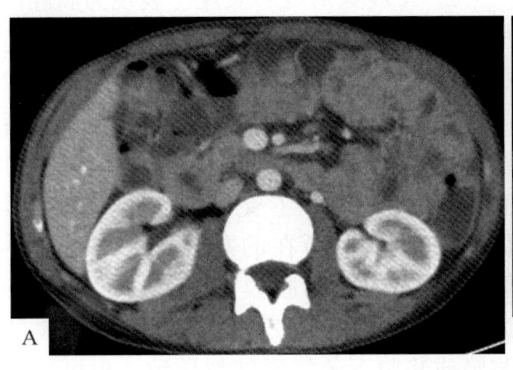

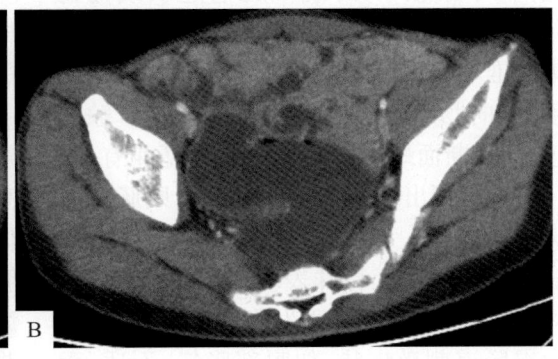

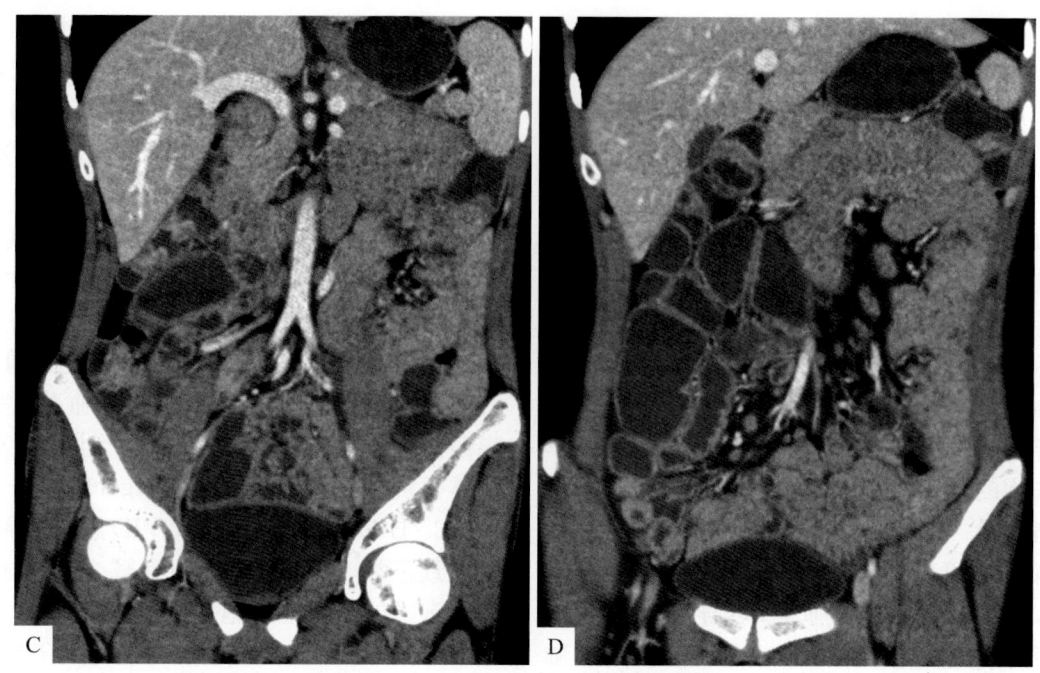

图 3-5-23　CVID 小肠 CT 表现

患者,男,23 岁,反复腹泻。门脉期横断面 CT 增强图像(A、B)、门脉期冠状面 CT 重建图像(C、D)显示小肠广泛黏膜粗糙,呈凹凸不平或密集息肉样改变,尤以回肠病变为著,肠系膜多发淋巴结增大。

缺血等。目前确切的原因尚不清楚,主要有两个理论学说,一个是机械因素的理论假说,是指由于压力增加(如肠梗阻或是肺气肿)肠腔内的气体进入肠壁或肺泡内的气体通过纵隔进入肠壁。另外一种是产气细菌理论,即产气细菌通过黏膜破裂处进入黏膜或黏膜的通透性增加,致使在肠壁内产生气体。

【病理】　本病发生部位以小肠多见,结直肠相对少见。囊肿位于肠壁中,呈球形,大小不等,直径由数毫米到数厘米。有时多个囊肿如葡萄状散布在黏膜下,如同无蒂之多发息肉,气囊肿所在的黏膜正常。夹破或切开囊壁时有气体释出,气体成分 50% 以上是氢气,因为氢气是细菌新陈代谢的产物。囊肿内壁衬有单层扁平细胞或立方细胞、多核细胞,囊肿间为增生的肉芽组织。

临床上观察气囊肿症分为三型。①Ⅰ型:浆膜下型,气囊肿位于浆膜下,外观似肥皂泡状或葡萄状,大小不一,悬殊甚大,小则数毫米,大至数厘米,单发或聚集成堆,此型多见;②Ⅱ型:黏膜下型,气囊肿位于黏膜下,向肠腔凸出,从肠外不易看到,触之犹如海绵感,肠管断面蜂窝状;③Ⅲ型:两型兼有,囊肿破裂,气体外溢,可出现气腹;囊壁陷落,则肠表面遗留白色斑纹。

【临床表现】　本病无特殊表现,约 85% 的患者同时伴有其他疾病,其症状主要为伴发疾病的表现。主要表现为胃肠道刺激症状,如腹部胀气、不适、无固定部位的疼痛以及排便习惯改变,腹泻是最常见的症状。少数严重者可有消化道出血、梗阻、穿孔和气腹等表现。

【实验室检查】　无症状的患者通常实验室检查无异常,合并肠缺血实验室检查通常显示酸中毒,血液的 pH<7.3,血液淀粉酶>200 IU/L,血清碳酸氢盐<20 mmol/L,血清乳酸>2 mmol/L,最新的研究表明 PCI 合并血清乳酸>2 mmol/L 有 80% 的致死率。

【影像学表现】　腹部 X 线平片和 CT 检查是最常用的两种检查手段,CT 的敏感性更高。

1. 腹部 X 线平片表现　表现为多个大小不等、气泡状透明区沿肠管分布。发现膈下游离气体,而又无腹膜炎体征,应考虑本病的可能。若发现肝与横膈间有小肠襻者提示肠道气囊肿症。

2. X 线钡剂造影表现　表现为肠腔内无蒂息肉样的,多发性充气性缺损,缺损区透光度超过软组织的透明度应考虑肠道气囊肿症(图 3-5-24)。

3. CT 表现　多排螺旋 CT 具有较高的空间分辨率以及多平面重建技术,因此对 PCI 的诊断具有高的敏感性。CT 主要表现为肠壁内圆形泡状的气体积聚,气囊肿所在的黏膜正常。可合并腹膜或腹膜后积气,表现为腹膜或腹膜后泡状或条片状异常游离气体。气腹的发生可以自发,通常是由于肠壁浆膜或浆膜下的气囊破裂导致。也可以是致命的原因，如肠系膜动脉栓塞导致肠缺血，CT 表现为肠壁变薄如纸样，黏膜强化减弱、肠管扩张以及门静脉或肠系膜静脉积气等（图 3-5-25，图 3-5-26）。门脉积气或肠系膜静脉积气也可发生在非肠缺血的状态，如肠系膜脓肿形成、肠系膜血栓性静脉炎、脓毒症、腹部创伤、急性肠炎、胆管炎、慢性胆囊炎、胰腺炎、炎症性肠病、憩室炎、胃肠道手术后或肝移植术后、化疗后等（图 3-5-27～图 3-5-29）。

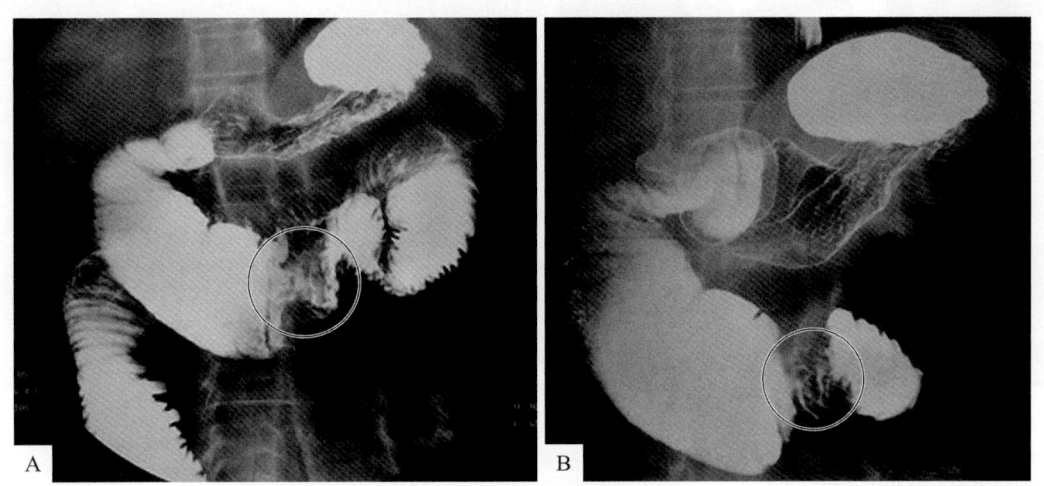

图 3-5-24　肠道气囊肿症
小肠 X 线钡剂造影图像（A、B）显示十二指肠近空肠区充盈缺损（圈）。

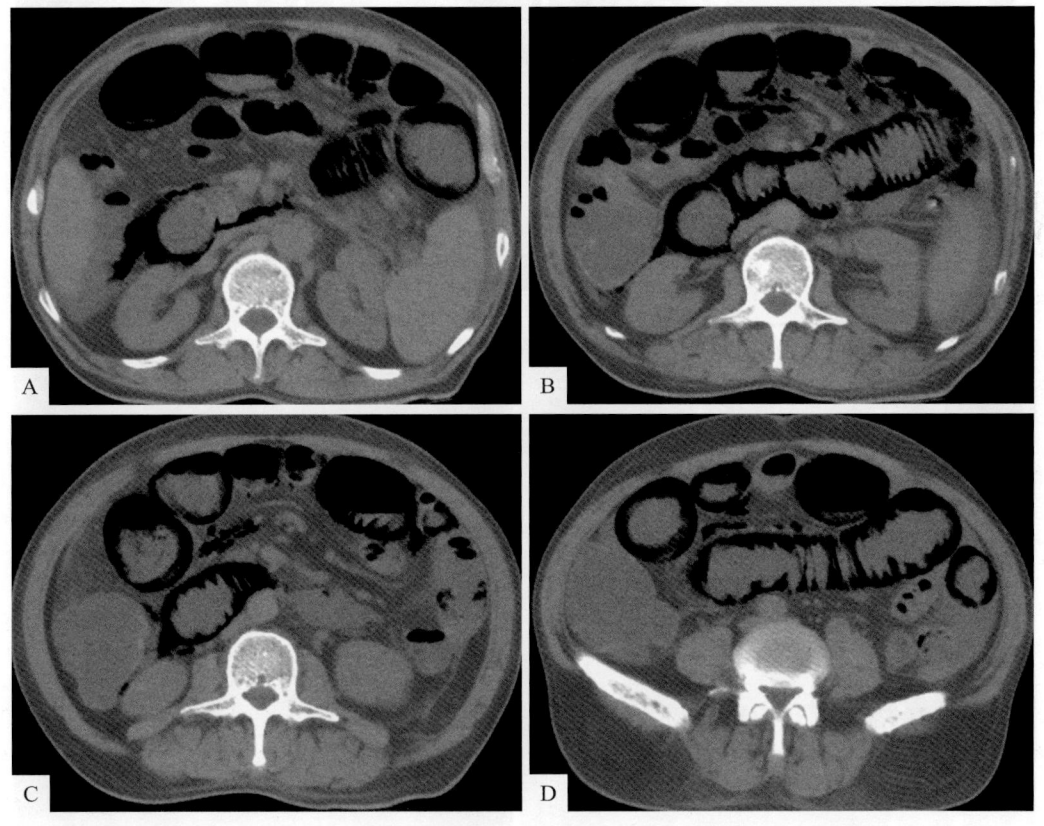

图 3-5-25　肠道气囊肿症
肠道穿孔后。横断面 CT 平扫图像（A～D）显示小肠肠壁黏膜下层可见串珠样及弧形积气改变。

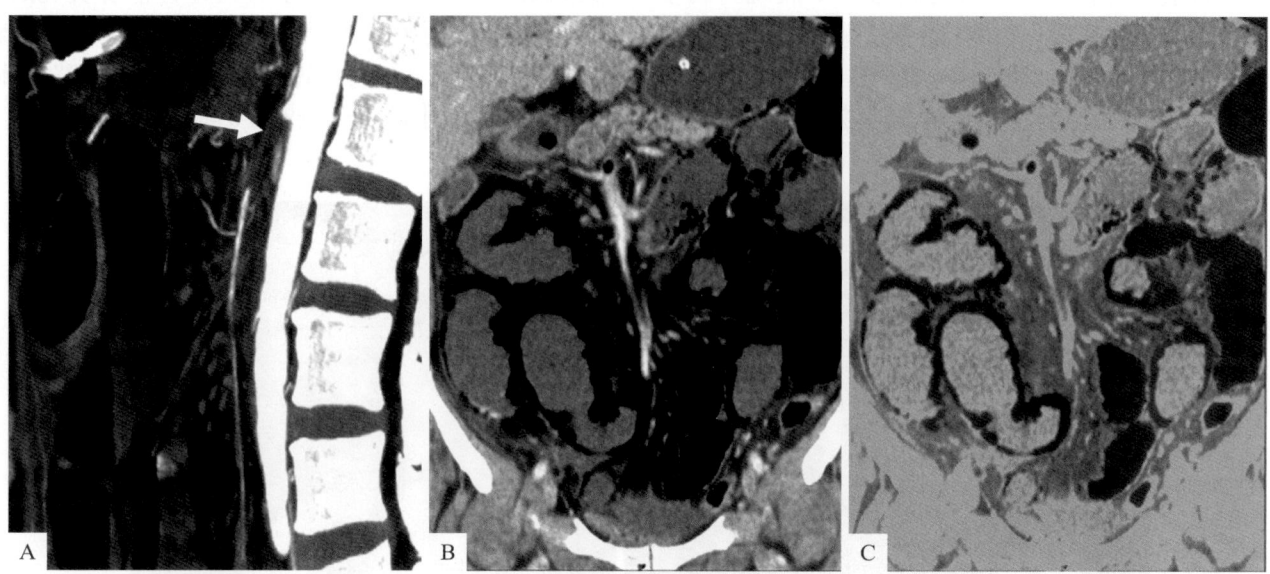

图 3-5-26 肠道气囊肿症

肠系膜上动脉栓塞致肠坏死。矢状面 CT MIP 重建图像（A）显示肠系膜上动脉主干充盈缺损（箭）；冠状面 CT 重建图像（B、C）显示肠壁明显变薄，串珠样积气以及肠系膜条片状积气改变。

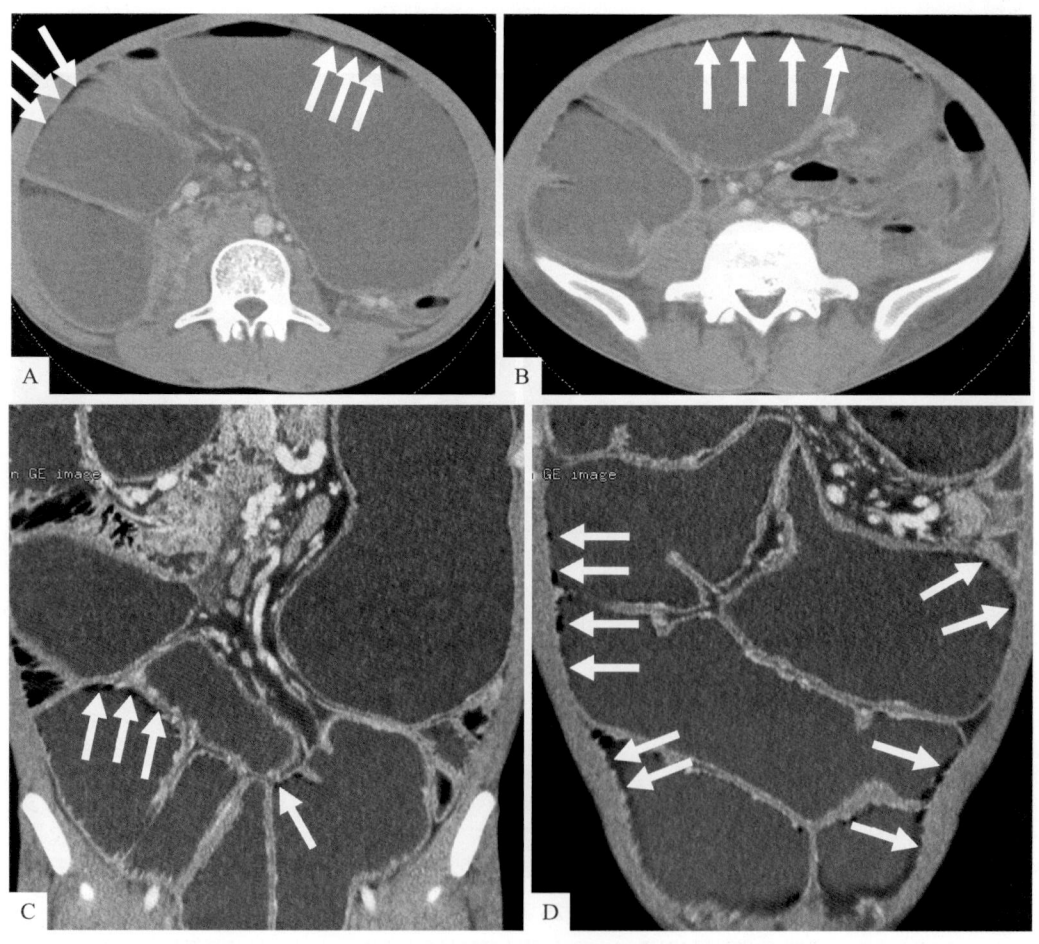

图 3-5-27 肠道气囊肿症

低位小肠梗阻。门脉期 CT 增强图像（A、B）、冠状面 CT 重建图像（C、D）显示小肠广泛积液、扩张，提示肠梗阻改变，肠壁黏膜下层可见串珠样及弧形积气改变（箭）。

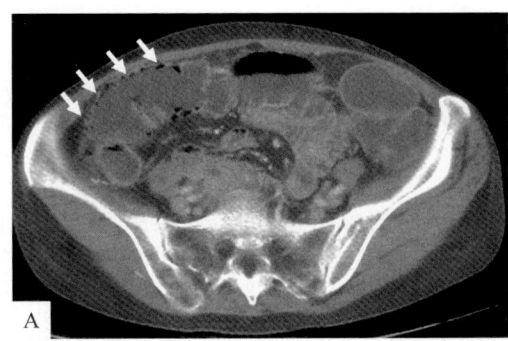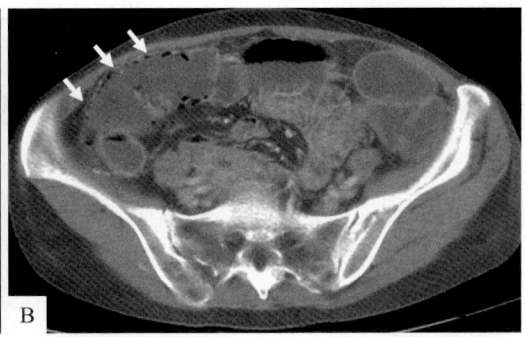

图 3-5-28 肠道气囊肿症

小肠克罗恩病术后改变。横断面 CT 增强图像(A、B)气腹窗显示小肠明显积液扩张,肠壁呈串珠样积气改变(箭)。

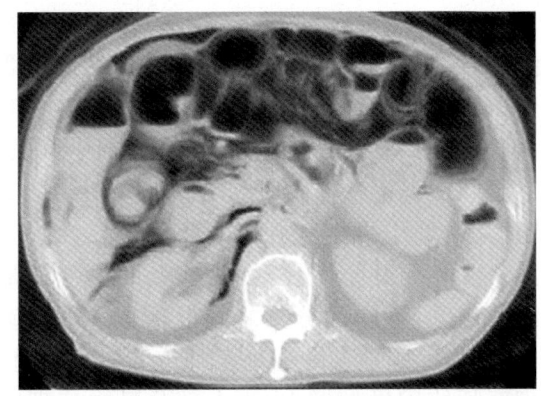

图 3-5-29 肠道气囊肿症

静脉滴注化疗药物后,气腹窗显示小肠肠腔扩张,肠壁呈串珠样积气改变。

4. 超声 多表现为肠壁内局灶性或连续性的回声光环。

【诊断与鉴别诊断】 PCI 是一种症状,而非一种疾病,凡有消化道梗阻、炎症性肠病、慢性肺部疾病应注意本症的存在,遇有消化道症状而无急腹症体征,X 线检查腹腔有游离气体者,应想到本症。无症状的气囊肿症,无需特殊治疗,临床观察多数可自行消失,有症状者可进行吸氧或高压氧治疗,继发性气囊肿症主要是针对原发疾病进行治疗,若有肠梗阻、肠穿孔,则根据病情行手术治疗。

(赵雪松 吴志远 徐学勤 缪飞)

参考文献

1. Guglielmo FF, Anupindi SA, Fletcher JG, et al. Small bowel Crohn disease at CT and MR enterography: imaging atlas and glossary of terms [J]. Radiographics, 2020, 40(2): 354-375.
2. Zamboni GA, Raptopoulos V. CT enterography [J]. Gastrointest Endosc Clin N Am, 2010, 20(2): 347-366.
3. Gajendran M, Loganathan P, Catinella AP, et al. A comprehensive review and update on Crohn's disease [J]. Dis Mon, 2018, 64(2): 20-57.
4. Tochetto S, Yaghmai V. CT enterography: concept, technique, and interpretation [J]. Radiol Clin North Am, 2009, 47(1): 117-132.
5. Kwapisz L, Bruining DH, Fletcher JG. Using MR Enterography and CT enterography for routine Crohn's surveillance: How we do it now, and how we hope to do it in the future [J]. Korean J Radiol, 2022, 23(1): 1-5.
6. Sokhandon F, Al-Katib S, Bahoura L, et al. Multidetector CT enterography of focal small bowel lesions: a radiological-pathological correlation [J]. Abdom Radiol (NY), 2017, 42(5): 1319-1341.
7. 陈星荣,陈九如主编.消化系统影像学[M].上海:上海科学技术出版社,2010:378-384.
8. 杨艳丽,李铭,任庆国,等.急性肠系膜缺血的诊断和治疗进展[J].中华消化杂志,2012,32:876-877.
9. Sheedy SP, Kolbe AB, Fletcher JG, et al. Computed tomography enterography [J]. Radiol Clin North Am, 2018, 56(5): 649-670.
10. Tong J, Feng Q, Zhang C, et al. CT enterography for evaluation of disease activity in patients with ileocolonic Crohn's disease [J]. BMC Gastroenterol, 2022, 22(1): 324.
11. Tang YH, Wu YW, Zong J, et al. Imaging features of small intestinal amyloidosis: a case report [J]. Abdom Imaging, 2011, 36: 694-697.
12. Johnson PT, Horton KM, Fishman EK. Case 127: Henoch-Schonlein purpura [J]. Radiology, 2007, 245: 909-913.
13. Ishida H, Konno K, Hamashima Y, et al. Small bowel varices: report of two cases [J]. Abdom Imaging, 1998, 23: 354-357.
14. Waltman AC, Jang GC, Athanasoulis CA, et al. Emergency gastrointestinal angiography [J]. Geriatrics, 1974, 29: 48-52.
15. Muscal E, Traipe E, de Guzman MM, et al. MR imaging findings suggestive of posterior reversible encephalopathy syndrome in adolescents with systemic lupus erythematosus [J]. Pediatr Radiol, 2010, 40: 1241-1245.
16. Monk JE, Smith BA, O'Leary JP. Arteriovenous malformations of the small intestine [J]. South Med J, 1989, 82: 18-22.
17. Eckstein MR, Athanasoulis CA. Gastrointestinal bleeding. An angiographic perspective [J]. Surg Clin North Am, 1984, 64: 37-51.
18. Lock G. Acute intestinal ischaemia [J]. Best Pract Res Clin Gastroenterol, 2001, 15: 83-98.
19. Geboes K, Geboes KP, Maleux G. Vascular anatomy of the gastrointestinal tract [J]. Best Pract Res Clin Gastroenterol, 2001, 15: 1-14.
20. 蒋莉莉,刘卫平,陈代云.小肠血管瘤及血管畸形[J].中华病理学杂志,2004,33:565-568.
21. 罗明珠,徐涛,薛秀红,等.核因 κB2 基因突变致普通变异型免疫缺陷病一例并文献复习[J]. 中华儿科杂志, 2018, 56(8):5.
22. Andersen IM, Jørgensen SF. Gut inflammation in CVID: causes and consequences [J]. Expert Rev Clin Immunol, 2022, 18(1): 31-45.

第六节　肿瘤及肿瘤样病变

小肠约占胃肠道总长度的75%,其黏膜面积占消化道总面积的90%,但小肠肿瘤却比较少见,约占消化道肿瘤的10%,其中约60%为良性,消化道良性肿瘤中约25%发生在小肠。小肠原发性恶性肿瘤更为少见,约占全身恶性肿瘤的0.1%~0.3%,而小肠原发性恶性肿瘤仅占胃肠道恶性肿瘤的1%~3.6%。一般认为,小肠肿瘤发病率较低可能与下列因素有关:①小肠黏膜中含有大量淋巴样组织,分布着大量免疫细胞,免疫细胞产生的分泌性IgA在肠道局部发挥高效的免疫功能,使许多致癌因子对小肠上皮不起作用。临床上发现,患者发生免疫缺陷或接受免疫抑制治疗者,小肠恶性肿瘤发生率明显增加。②小肠内的Paneth细胞具有很多保护和分泌功能,包括分泌很多酶蛋白、IgA、IgG、防御素以及抗肿瘤因子等。在小肠恶性肿瘤患者中,有Paneth细胞减少的现象,这可能是小肠黏膜恶性变的重要机制之一。③小肠内存在对一些致癌物去毒的酶系统,如苯并芘羟化酶,其水平及活性明显比胃及结肠内高,且小肠内pH偏碱性,此环境不适于肿瘤生长。④小肠蠕动快,分泌功能强,其内容物吸收快,使黏膜与致癌物质接触时间短,接触机会少。⑤小肠内细菌数量,尤其是厌氧菌,远较结肠内少,使某些需要细菌参与代谢的致癌物(如胆酸),在小肠内不易发挥作用。⑥小肠内容物为液体,对黏膜的机械性刺激作用相对较小。⑦人类小肠黏膜上皮更新很快,每16 min就有1 g小肠黏膜细胞被更新,一些损伤或者突变的小肠上皮细胞很快掉入肠腔,被新生的上皮细胞所代替。⑧此外,小肠干细胞位于小肠隐窝深部,较少受细菌分解产物及其他致癌物质的直接侵袭。

一、新版WHO消化系统肿瘤分类概述

新版WHO肿瘤分类消化分册经过多次及多个专业的共识会议定稿,最终于2010年11月正式出版发行,书名也由《消化系统肿瘤病理学与遗传学分类》更改为《消化系统肿瘤WHO分类》。本次新旧版间隔长达10年时间,由来自22个国家超过100多为学者编写,内容有较大的变化。新增和调整了部分疾病的命名和分类,充实更新了大量流行病学、病因学、临床检测、免疫组织化学和分子遗传学资料,比旧版增加了约1/3内容。

1. 消化系统上皮内瘤变和异型增生概念及分类的变化　消化系统中的恶性前驱病变(premalignant lesions)一直以来都备受关注,正确的早期诊断和治疗具有十分重要的临床意义。旧版试图用"上皮内瘤变(intraepithelial neoplasia)"替代"异型增生(dysplasia)"这一名词,之后的维也纳分类也沿袭了这一做法,意图在于统一大家对浸润癌前驱病变的认识,但事实上新名词的使用并未解决不同观察者之间甚至同一观察者不同时间之间的诊断结果的差异,特别是对处于再生和肿瘤之间的交界性改变更是如此。实际上并不奇怪,因为病变的本身就是一个连续的谱系,不同的分类之间很难有一个明确的界限。同时,不同地域的病理医师依旧各行其道,欧美病理医师使用异型增生,而大部分日本病理医师使用上皮内瘤变,这种情况反而导致了名词使用上的混乱,尤其临床医师对此有很大的困惑。因此,在本次更新中,消化道浸润性癌前驱病变部位不同而采用不同的名词,在食管、胃和结肠,异型增生和上皮内瘤变作为等同该改变使用;在胰腺、肛门等以往已经统一使用上皮内瘤变的部位也出现了不同的名词,一些病变使用上皮内瘤变,如PanINs,而在黏液囊性肿瘤和导管内乳头状黏液肿瘤中统一使用异型增生这一名词。

本次新版发布之前的共识会议不再倡导使用统一的名词,理由为:①不同器官和解剖部位的上皮形态、生物学特点以及恶性潜能不尽相同,因此发生的浸润前驱病变的细胞学和结构异常也不尽相同;②大量有关肿瘤转化过程中分子改变的时相、类型和序贯的研究表明,细胞增殖和分化异常可以出现在形态学异常变化之前,典型的例子包括Barrett食管、炎症性肠病和广基锯齿状腺瘤/息肉,其异倍体的出现和 TP53、CDKN2A 突变有着密切的关系。在此基础上,强调上皮内瘤变通常是(但不全部是)基于恶性转化分子改变的细胞学和结构异常,强调其肿瘤的性质,而非绝对是肿瘤的形态,即并非绝对

的不典型(atypia)，诸如在广基锯齿状腺瘤/息肉中则没有显著的细胞和结构的异常变化，同时强调不同部位的病变特点有所不同，而异型增生与上皮内瘤变的主要区别在于前者更注重强调细胞的肿瘤形态学特征。总之，随着分子机制研究的不断深入，越来越多的前驱病变被人们认识，同时也认识到基因型和表型之间的非平行关系，肿瘤的形态异常特征并不一定是前驱病变判定的绝对要素。

对于原位癌，新版建议不使用这一诊断名词，尤其是在柱状上皮病变中更是如此，而建议使用高级别异型增生或高级别上皮内瘤变，有一个例外就是本次新增的遗传性弥漫型胃癌，在这部分内容的描述中，原位印戒细胞癌已成为一个标准诊断术语，对于不典型性上皮(epithelial atypia)这一诊断术语，由于缺乏共识，而且容易导致临床医师误解，因此在消化系统中避免使用，而建议使用不确定的异型增生或上皮内瘤变作为描述性用语，而非诊断名词，以引起临床医师的注意。

根据2010年3月举行的IARC/WHO委员会关于ICD-O编码会议讨论的结果，消化系统腺上皮的异型增生(上皮内瘤变)新增了ICD-O编码，低级别和高级别的生物学行为编码分别为0和2，进一步明确了高级别异型增生(上皮内瘤变)的肿瘤生物学本质，强调所有异型增生必须经胃肠道病理医师的确认后方可实施。此外，在消化道上皮内瘤变的治疗分组、预后判断等部分，强调黏膜切除在早期病变治疗中的意义。

2. 消化系统神经内分泌肿瘤命名和分类的变化

神经内分泌肿瘤命名和分类是新版中变化较大的一部分内容，变化之一是将内分泌肿瘤变更为神经内分泌肿瘤，因为这些肿瘤细胞除了具有典型的内分泌细胞的特征和表型外，尚表达神经标志物。变化之二是在名词和分类尚作了较大的调整，并且简化了分类，更具有操作性。

以往在神经内分泌肿瘤患者处置方面存在的主要问题是在名词和疾病的分辨方面缺乏可广泛接受的标准，旧版初步建立了与预后相关的名词和分类标准，但在美国并未得到广泛接受，原因包括：①在分级系统中植入分期信息；②复杂的临床-病理分类体系；③无论病理医师还是临床医师，对于"不确定生物学行为"的分类持有异议，同时依旧广泛使用的类癌的概念容易引起良性病变的歧义。在此基础上，欧洲神经内分泌肿瘤学会(ENETS)建立了两种互补的分类方法，分界分类法和部分特异性分期系统，旨在从以下几个方面改进旧版的分类系统：①肿瘤异质性，即不同部位起源的肿瘤性质不同；②肿瘤在细胞不同分化状态时差异较大；③恶性特征，即长期随访资料显示神经内分泌肿瘤术语恶性肿瘤范畴，因此采用相应的分级和分期系统。新版中试图填补上述两种系统之间的沟壑，并采用神经内分泌肿瘤(neuroendocrine tumor，NET)和神经分泌癌(neuroendocrine carcinoma，NEC)这两个已在欧美同行广为接受的名词，同时将neuroendocrine neoplasm和neuroendocrine tumor作为同义词。

峰面积的形态学和增殖指数标准采用ENETS体系，且仅在前肠起源肿瘤有证据显示增殖指数与预后的关系，包括胃、十二指肠和胰腺，目前采用三级分类法：G1[核分裂象＜2/10 HPF和(或)Ki-67阳性指数≤2%]，G2[核分裂象2～20/10 HPF和(或)Ki-67阳性指数3%～20%]，G3[核分裂象＞20/10 HPF和(或)Ki-67阳性指数＞20%]，如核分裂象计数与Ki-67阳性指数之间有差异，以高者为准。另外一个特点是不同的部位采用不同的分期系统，以更好地提示预后，但目前尚有很多欠缺，未来需要更多工作来完善。

3. 消化系统各章节的变化

(1) 壶腹部肿瘤单独设章：第4版新分类中将壶腹部肿瘤单列一章进行详细讲述，主要内容为该部位的癌前病变和癌的类型。与以往相比，第4版分类新增了伴有低度或高度上皮内瘤变/异型增生的胰胆管非浸润性乳头状肿瘤以及胰胆管型腺癌这三种组织学类型，并列出其新的ICD-O编码。壶腹部癌前病变最常见的类型为肠型腺瘤，包括管状、管绒毛状和绒毛状腺瘤，三者中绒毛状腺瘤进展为癌的风险最大。

(2) 小肠癌与结直肠癌的鉴别诊断：小肠癌主要应与累及小肠的结直肠癌鉴别，两者从形态学上很难区分，但免疫表型上有时有助于鉴别。小肠癌CK7有50%呈阳性表达，CK20仅有20%病例阳性；而结直肠癌则CK7阴性、CK20常呈阳性，少量CK20阴性的病例则趋向MSI-显型。并且AM-ACR/p504s在结直肠癌中常阳性。小肠腺癌的前驱病变除了腺瘤外，还有慢性炎症性病变如克罗恩病和腹腔疾病等引起的上皮内瘤变/异型增生。

2010版消化系统肿瘤组织学分类之小肠肿瘤部分见表3-6-1。

表 3-6-1　WHO 消化系统肿瘤分类(2010 年)

上皮肿瘤(epithelial tumors)	
癌前病变(premalignant lesions)	
腺瘤(adenoma)	8 140/0
管状(tubular)	8 211/0
绒毛状(villous)	8 261/0
管状绒毛状(tubulovillous)	8 263/0
异型增生(上皮内瘤变),低级别[dysplasia (intraepithelial neoplasia), low grade]	8 148/0
异型增生(上皮内瘤变),高级别[dysplasia (intraepithelial neoplasia), high grade]	8 148/2
错构瘤(hamartomas)	
幼年性息肉(juvenile polyp)	
Peutz-jeghers 息肉(Peutz-Jeghers polyp)	
癌(carcinoma)	
腺癌(adenocarcinoma)	8 140/3
黏液腺癌(mucinous adenocarcinoma)	8 480/3
印戒细胞癌(signet ring cell carcinoma)	8 490/3
腺鳞癌(adenosquamous carcinoma)	8 560/3
髓样癌(medullary carcinoma)	8 510/3
鳞状细胞癌(squamous cell carcinoma)	8 070/3
未分化癌(undifferentiated carcinoma)	8 020/3
神经内分泌肿瘤(neuroendocrine neoplasms)	
神经内分泌瘤(NET)(neuroendocrine tumor)	
NET G1(类癌)(carcinoid)	8 240/3
NET G2	8 249/3
神经内分泌癌(NEC)(neuroendocrine carcinoma)	8 246/3
大细胞 NEC(large cell NEC)	8 013/3
小细胞 NEC(small cell NEC)	8 041/3
混合腺神经内分泌癌(mixed adenoneuroendocrine carcinoma)	8 244/3
EC 细胞,5-羟 Sean 生成性神经内分泌瘤	8 241/3
神经节细胞性副神经节瘤(gangliocytic paraganglioma)	8 683/0
胃泌素瘤(gastrinoma)	8 153/3
L 细胞,胰高血糖素样肽和 PP/PYY 生成性肿瘤	8 152/1
生长抑素生成性神经内分泌瘤	8 156/3
间叶性肿瘤(mesenchymal tumors)	
平滑肌瘤(leiomyoma)	8 890/0
脂肪瘤(lipoma)	8 850/0
血管肉瘤(angiosarcoma)	9 120/3
胃肠道间质瘤(gastrointestinal stromal tumor)	8 936/3
Kaposi 肉瘤(kaposi sarcoma)	9 140/3
平滑肌肉瘤(leiomyosarcoma)	8 890/3
淋巴瘤(lymphomas)	
继发性肿瘤(secondary tumors)	

注:按医学名词分类(systematized nomenclature of medicine)和国际肿瘤学疾病分类(international classification of diseases for oncology)的形态学编码(ICD-O),肿瘤行为编码为:"/0"为良性肿瘤;"/1"为非标定的、边界性的、或不确定的行为;"/2"为原位癌和Ⅲ级上皮内瘤形成;"/3"为恶性肿瘤。

二、小肠良性肿瘤与肿瘤样病变

(一)腺瘤

小肠腺瘤是小肠的良性上皮性肿瘤,亦称腺瘤性息肉。见于小肠各段,以十二指肠和空肠为常见,亦可累及全部小肠。其发生率占小肠良性肿瘤的 30%~35%。Sellner 综合了 1957—1986 年有关文献,提出小肠和大肠一样,存在腺瘤—癌的演变顺序,其主要依据是:①大约 1/3 小肠腺瘤可找到癌变,许多小肠腺癌内可残留腺瘤组织;②腺瘤患者的平均年龄低于腺癌患者的平均年龄;③腺瘤与腺癌在小肠的分布部位一致;④较大腺瘤具有较高恶变潜能。

临床上,根据病变的数量和分布,将小肠腺瘤分为:①弥漫结节型:腺瘤呈界限不清的多发性结节,弥漫分布。②多发结节型:表现为多个散在孤立的结节。③单发腺瘤型:为有蒂或无蒂的单个息肉样腺瘤。

【病理】　根据组织学结构,小肠腺瘤可分成三种类型:管状腺瘤、绒毛状腺瘤、混合型腺瘤。

1. 管状腺瘤　以发生于十二指肠最多,其次是回肠,空肠较少,是十二指肠内最常见的良性肿瘤。可以单发或多发,镜下表现可为有蒂、亚蒂或无蒂型。管状腺瘤腺上皮细胞数增多,核细长,如笔杆状,可呈假复层,排列呈大小形态不一的腺管状结构,腺管上皮细胞可出现不同程度的排列紊乱、失去极性等异型性改变。

2. 绒毛状腺瘤　又称乳头状腺瘤,较少见。镜下观呈绒毛状、分叶状,绒毛表面覆以分化成熟的单层柱状上皮细胞。

3. 混合型腺瘤　又称管状绒毛状腺瘤,具有管状腺瘤和绒毛状腺瘤的结构,容易癌变。

【临床表现】　多数腺瘤患者无症状。出现症状者以出血较多,表现为黑便或粪便隐血试验阳性,长期慢性出血可导致贫血,亦可表现为腹部不适或疼痛、嗳气及呕吐。少数腺瘤患者因瘤体较大而发生机械性肠梗阻。

【实验室检查】　多无特异性表现。出血可导致大便潜血试验阳性,由于长期慢性出血可导致白蛋白降低等。

【影像学表现】　小肠 X 线钡剂造影主要表现如下。

(1)肠腔内软组织影,呈现边界锐利、有蒂或无蒂宽基底的圆形、类圆形或分叶状充盈缺损。

(2) 绒毛状腺瘤表现为较为典型的肥皂泡样征象,为钡剂涂布在肿瘤分叶皱襞和绒毛间隙之间所形成的征象。

(3) 带蒂肿物可见蒂与肠壁相连,压迫肿物可移动,移动的幅度大小与蒂的长短有关,长者活动幅度大。不带蒂腔内肿物在切线位可见肿物凸入腔内形成充盈缺损,基底部较宽,用力压迫肿物不能上下移动。

(4) 肿块周围黏膜规则、肠壁柔软,可以扩张。

(5) 多发性腺瘤的形态与单发基本相似,表现为多发的如葡萄串样充盈缺损,边界清楚光滑,大部分腺瘤的基底部是宽基底或广基底,带长蒂者少见,移动度小。

腺瘤恶变仅靠 X 线征象诊断价值有限,恶变病灶往往较小,可发生在肿瘤的任何部位。一般认为结合 CT,出现以下征象要考虑腺瘤恶变的可能。

1) 体直径较大,>2cm,边缘不规则,并出现明显的分叶状改变,CT 可见肿瘤有明显的坏死,甚至囊变。

2) 瘤体表面可见明显的裂隙征象或肿瘤较大,因而供血不足而导致瘤内出现溃疡,表现为不规则的龛影。

3) 如肿瘤已侵犯肌层可引起肠腔狭窄,肠壁僵硬,蠕动消失。

4) 肿瘤短期随访出现迅速增大或远处转移,可诊断为恶变。

小肠 CT 造影对小的腺瘤检出率较低,大的腺瘤表现为凸入肠腔内的软组织肿块,相邻肠壁无增厚,增强扫描肿块有轻到中度的强化(图 3-6-1,图 3-6-2)。如腺瘤恶变累及肌层,则表现为局部肠壁增厚,肠腔狭窄,肠壁蠕动差,肿块强化较明显。肿瘤周围强系膜受累表现为相应肠系膜脂肪密度增高、浑浊改变。

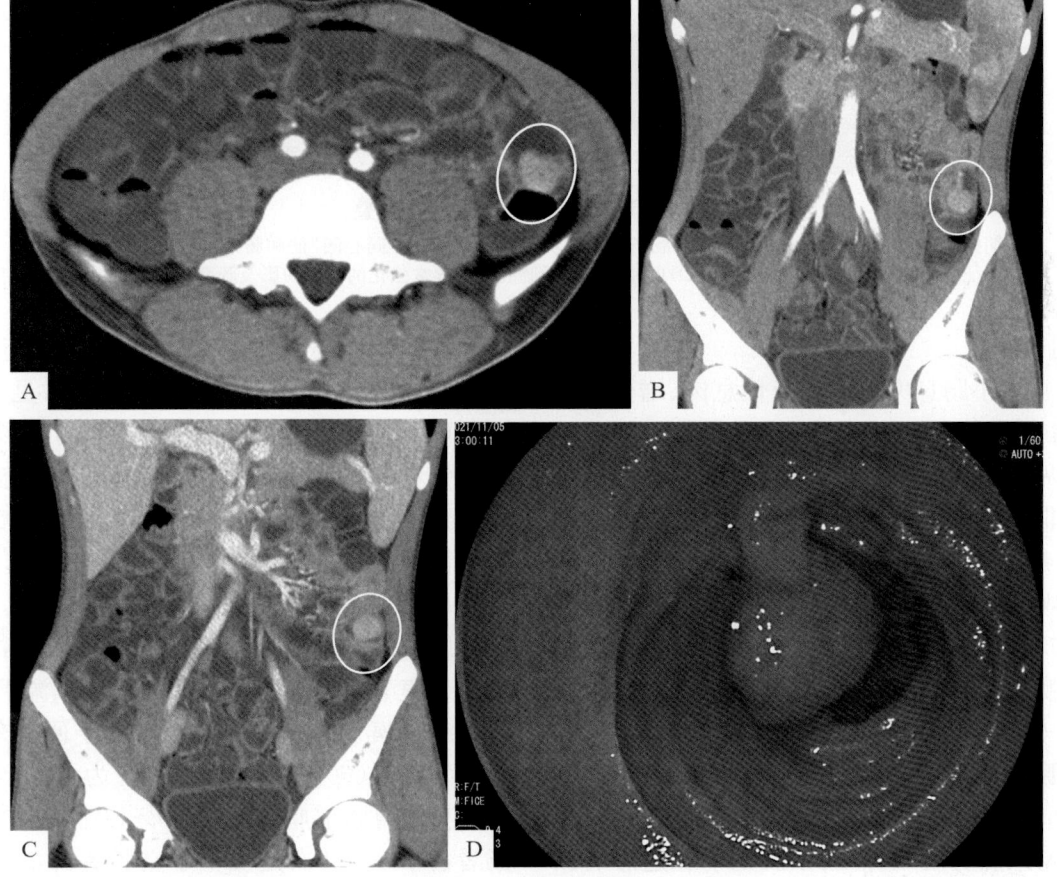

图 3-6-1 空肠腺瘤

门脉期横断面 CT 增强图像(A)、动脉期和门脉期冠状面 CT 重建图像(B、C)显示左中腹空肠腔内类圆形软组织影,明显均匀强化(圈),并可见蒂;小肠镜图像(D)显示空肠腔内带蒂腺瘤样隆起灶,表面可见腺管开口。(见彩色插页)

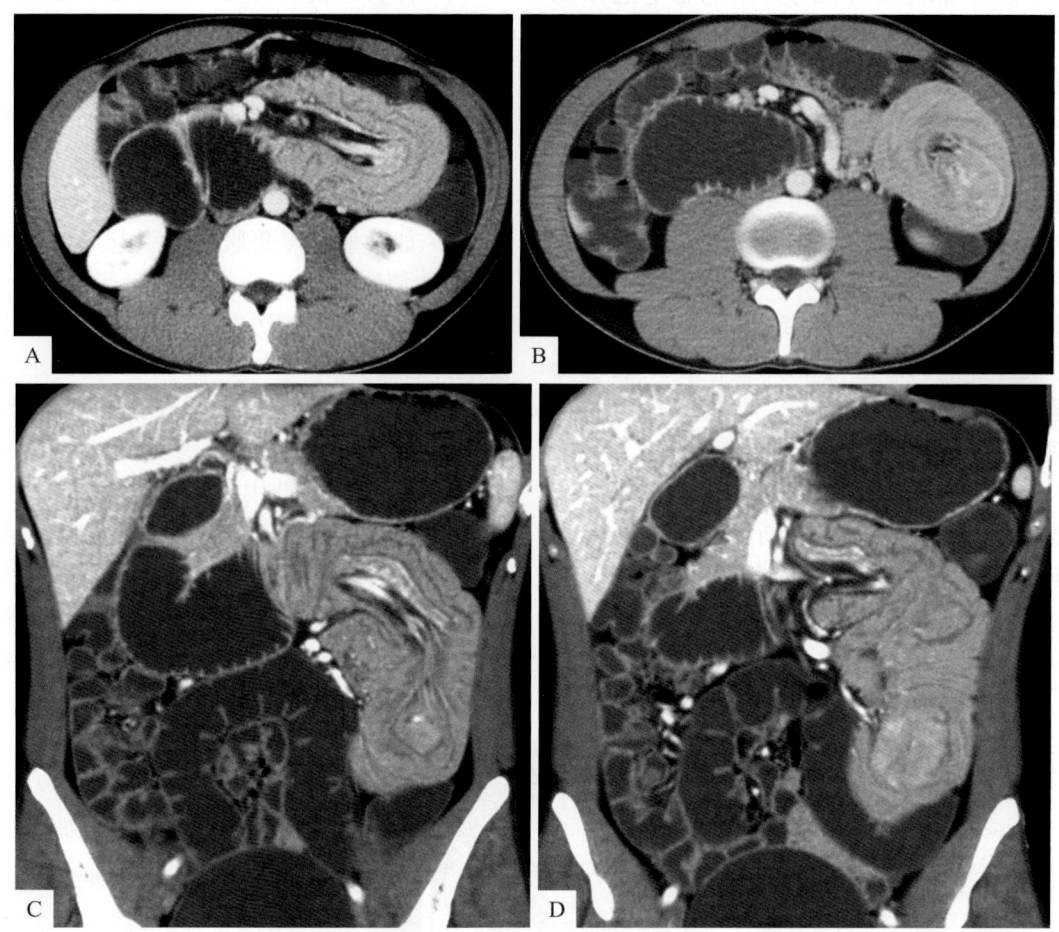

图3-6-2 空肠管状腺瘤伴套叠

门脉期横断面CT增强图像（A、B）显示空肠肠腔内团块状软组织影，见"同心圆"征和肠系膜血管包埋其中的"血管卷入征"；门脉期冠状面重建图像（C、D）更加清晰显示肠腔内见异常强化的软组织影及肠套叠改变。

【鉴别诊断】

1. 息肉　小肠息肉可分为炎性息肉、增生性息肉、错构瘤性息肉等，腺瘤属于肿瘤性息肉，影像学检查鉴别两者较为困难，组织病理学可鉴别腺瘤与其他小肠非肿瘤性息肉。

2. 腺癌　腺癌多表现为腔内不规则软组织肿块或肠壁不规则增厚，有时可见龛影，肿瘤所在肠管管壁僵硬，蠕动消失，肿块强化较明显。肠管周围肠系膜脂肪密度增高浑浊。

3. 间质瘤　间质瘤多呈腔外生长，腔内生长间质瘤需与腺瘤相鉴别。间质瘤起源于黏膜下组织，增强扫描呈延迟强化改变，动脉期MIP重建可见供血血管为肠系膜分支动脉，肠系膜上动脉造影有助于诊断，主要从肿瘤的供血动脉和肿瘤染色情况来判断。

4. 异位胰腺　发生于十二指肠腺瘤应与十二指肠内异位胰腺相鉴别。异位胰腺是因胚胎发育时期残留于肠壁的胰腺结节，由于肠道的纵行生长而被带入胃肠道，位于十二指肠黏膜下最常见，也可异位在肌层。X线钡剂造影可见十二指肠圆形或卵圆形边缘锐利的充盈缺损，约有50%病例在充盈缺损中心见到细小钡点，它相当于胰腺导管开口部，此征象具有诊断意义。

（二）脂肪瘤

脂肪瘤为界限明显的脂肪组织肿块，95%以上位于黏膜下向腔内生长，另有5%可来源于肌壁间或是位于浆膜下向腔外生长。好发于回肠末端，多见于老年患者（60~70岁），以男性为多。小肠脂肪瘤约占整个胃肠道脂肪瘤的90%以上，其中发生于回肠者占54%，其次是发生于空肠者占25%，发生于十二指肠者占12.5%。脂肪瘤也可发生于阑尾及结肠。脂肪瘤常为单发，也可为多发，一般血管少，血管丰富的脂肪瘤称为血管脂肪。

【病理】　脂肪瘤通常表现为黏膜下有包膜的圆

形或卵圆形的肿物凸入腔内,肿瘤边界清晰,呈淡黄色。肿瘤所在黏膜为黄色是由于潜在的沉积脂肪所致。黏膜面有时可以有溃疡形成。镜下脂肪瘤由成熟的脂肪细胞构成,肿瘤内可以有坏死及溃疡,可以有炎性纤维增生以及纤维间隔形成贯穿在脂肪组织中。

对于小肠脂肪瘤的组织发生目前尚无一致意见,主要有以下几种观点:①强调炎症和刺激可能起主要作用;②可能由结缔组织变性引起;③可能是由于纤维小梁的管周脂肪浸润的结果;④Alveoli 推测脂肪组织的堆积,是由于局部脂肪的淋巴供应和血液循环发育不良造成;⑤Borsf 则认为是由于结缔组织进入各种脂肪组织时的化生。

【临床表现】 肿瘤较小时,常无症状,多为偶尔发现。肿瘤较大时主要表现为阵发性腹痛、黑便或便血,大便隐血试验阳性。腹痛可以继发于肠套叠,表现为腹痛、呕吐、发热、寒战及腹部包块等。对于继发性肠套叠或肠梗阻的患者,应仔细检查有没有原发性脂肪瘤的存在。

【实验室检查】 无特异性,脂肪瘤可能会使覆盖黏膜发生溃疡造成明显消化道出血,表现为黑便、大便隐血试验阳性。伴发肠道套叠时,有白细胞计数增高等。

【影像学表现】

1. 腹部 X 线平片表现　腹部 X 线平片对脂肪瘤的诊断有限,仅能看到肠梗阻等间接征象。

2. X 线钡剂造影表现　X 线钡剂造影尤其是小肠钡剂灌肠,有助于小肠脂肪瘤的诊断,肿瘤通常表现为圆形、卵圆形或分叶状边界清晰的腔内充盈缺损(图 3-6-3A)。"挤压征象"是指肿瘤的形状由于肠道蠕动或外来压力而变形,某些带蒂的脂肪瘤可随体位的改变而移动位置。"牛眼征"即由于溃疡而在射线穿过的充盈缺损处形成小龛影,小肠的蠕动正常,黏膜完整。但钡剂检查仍然在很多方面存在缺陷:①肠道的重叠导致显示不佳以及误诊;②与其他显示充盈缺损的肿瘤难以区分;③对于小的脂肪瘤显示不佳;④对于肠梗阻或肠套叠患者的钡剂检查是禁忌证。

3. CT 表现　小肠 CT 造影对小肠脂肪瘤的诊断具有决定性的价值。显示腔内规则圆形或类圆形的低密度肿块,边界清晰,边缘光滑,CT 大约为 $-50\sim100$ HU。肿瘤密度可以均匀,也可以因有条状的分隔而密度不均匀。增强扫描时肿瘤无明显强化,条状分隔可有轻度强化改变(图 3-6-4)。脂肪瘤大多数起源于黏膜下层,也可发生于平滑肌间(图 3-6-4)。肠道内脂肪瘤易发生肠套叠,可显示套叠的邻近肠管(图 3-6-5)。脂肪瘤也可多发(图 3-6-6)。

4. MRI 表现　表现为 T1 及 T2 发生或起源于肠壁的高信号,边界清晰,脂肪抑制序列上高信号被抑制,呈低信号。LAVA 动态增强检查表现为无强化的低信号肿块,若有条状分隔可有轻度强化改变(图 3-6-4)。

5. 超声表现　大的脂肪瘤表现为高或低回声的肿块,或不规则的海绵状肿块。脂肪瘤伴发肠套叠时表现为中央高回声,周边低回声。由于肠道气体的影响,有时超声表现为一定的局限性。

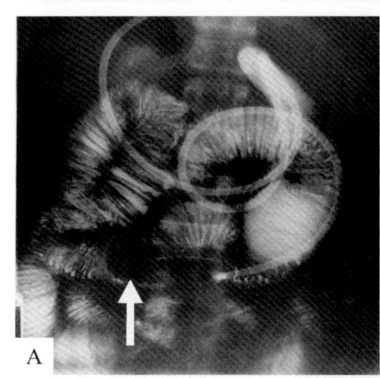 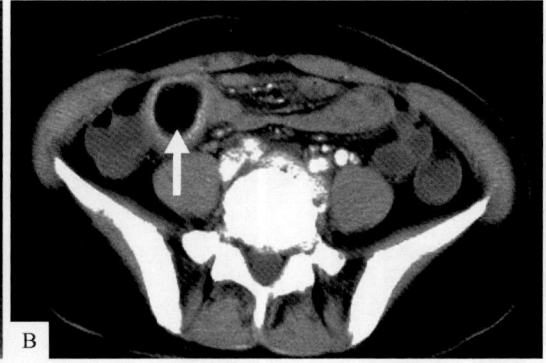 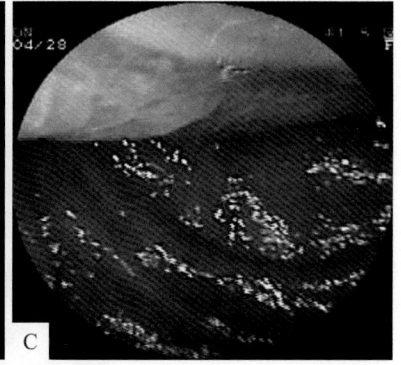

图 3-6-3　空肠脂肪瘤

小肠 X 线钡剂造影图像(A)显示空肠腔内类圆形充盈缺损(箭);CT 增强图像(B)显示空肠腔内脂肪密度肿块(箭);双气囊小肠镜图像(C)显示脂肪瘤为黏膜下来源向腔内凸起病灶,略呈黄色。(见彩色插页)

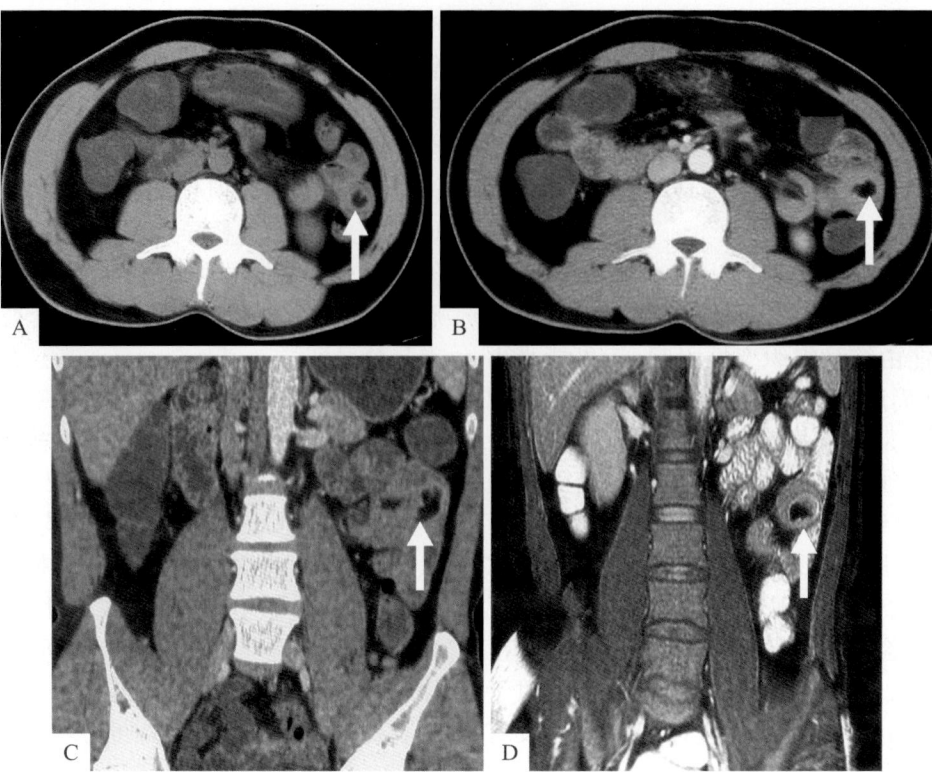

图3-6-4 空肠肌间脂肪瘤

A. CT平扫图像显示空肠腔内软组织肿块,呈脂肪密度,其内可见条状分隔(箭);B. 门脉期横断面CT增强图像,C. 门脉期冠状面CT重建图像,显示肿块未见强化,条状分隔轻度强化(箭);D. 冠状面MR FIESTA图像(加脂肪抑制序列)显示肿块信号被抑制,呈低信号(箭)。

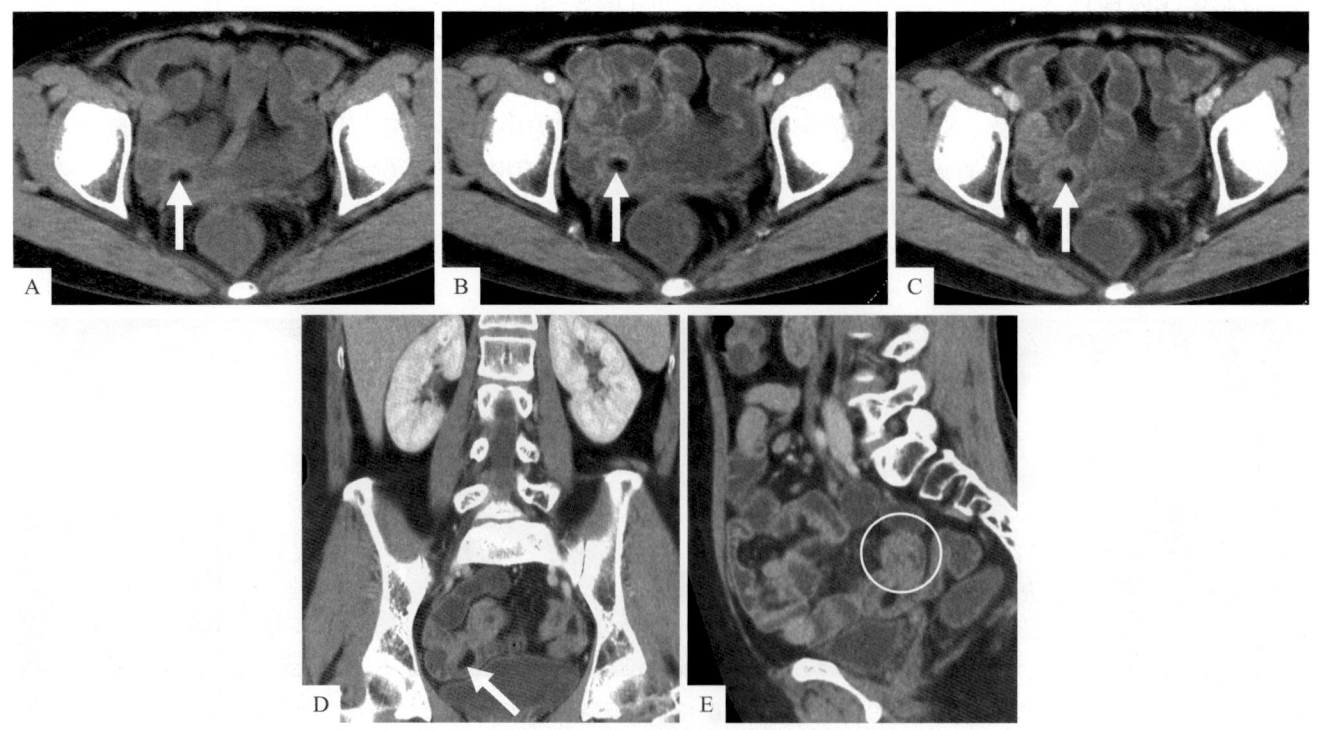

图3-6-5 回肠脂肪瘤伴套叠

CT平扫图像(A)显示回肠腔内软组织肿块(箭),呈脂肪密度;动脉期横断面CT增强图像(B)、门脉期横断面CT增强图像(C)、门脉期冠状面CT增强(D)和矢状面CT重建图像(E)显示回肠内脂肪密度肿块,近端肠管呈套叠改变(圈)。

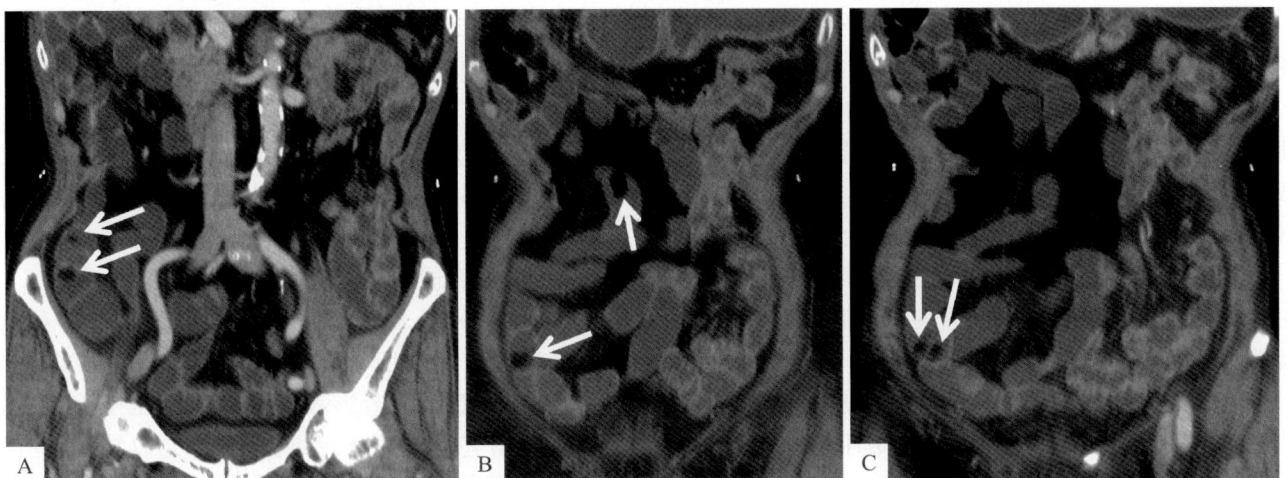

图 3-6-6　小肠多发脂肪瘤

冠状面 CT 重建图像（A～C）显示小肠内多发类圆形脂肪密度肿块影，边界清晰（箭）。

【鉴别诊断】　常规 X 线区分小肠脂肪瘤和其他小肠良性肿瘤具有一定的困难，CT 对脂肪瘤的诊断具有决定性的作用，故鉴别诊断不难。值得注意的是肠道要适当充盈，并且要有适当的窗宽、窗位，以避免把脂肪瘤误认为肠道内的气体。对于那些脂肪瘤导致肠套叠的患者，须仔细观察，以免与肠系膜的脂肪相混淆。还应与回盲部脂肪堆积（图 3-6-7）以及肠道内的口服石蜡油相鉴别（图 3-6-8）。

（三）平滑肌瘤

小肠平滑肌瘤以现代病理学的诊断标准，这类

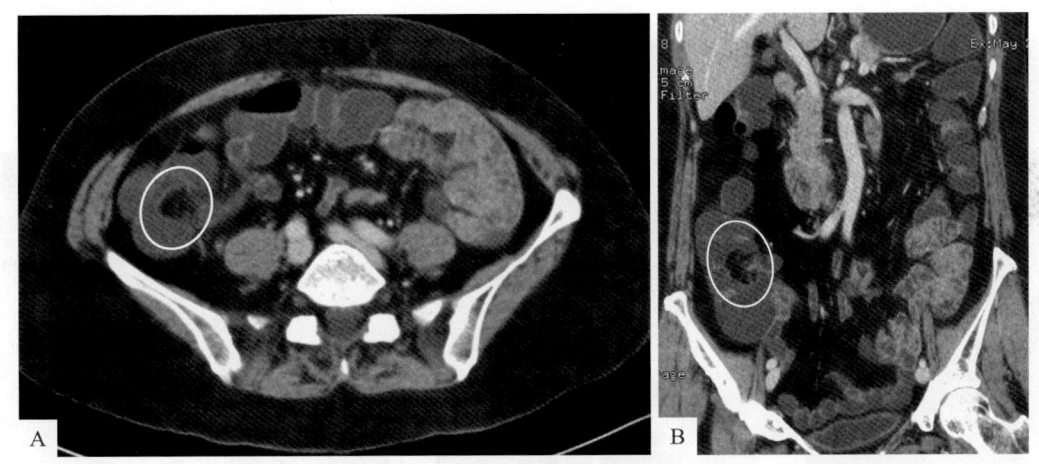

图 3-6-7　回盲部脂肪堆积

门脉期横断面 CT 增强图像（A）、冠状面 CT 重建图像（B）显示回盲部片状脂肪密度影堆积（圈），而非脂肪瘤。

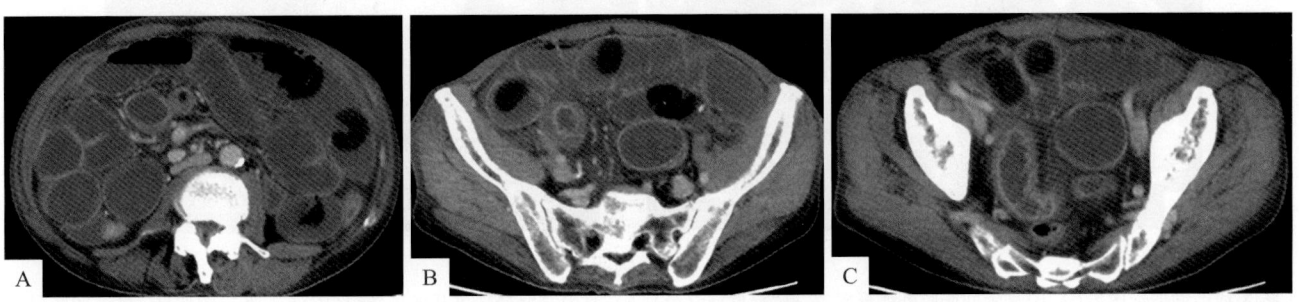

图 3-6-8　不全性肠梗阻患者肠腔内石蜡油

肠梗阻患者 CT 增强图像（A～C）显示小肠广泛积液扩张，肠腔内充满片状脂肪密度影，为口服的石蜡油，而非脂肪瘤。

肿瘤主要来源于胃肠道固有肌层、黏膜肌层或血管有关的平滑肌细胞,类似于子宫、食管和其他部位的平滑肌肿瘤。

【病理】 平滑肌瘤好发于空肠与回肠,多单发,由类似正常肌肉的平滑肌组成。肿瘤质地坚韧,外观灰色、分叶状。尽管肿瘤边界很清楚,但无包膜。约15%~20%的平滑肌瘤可发生恶性变。

可分为腔内、壁间、腔外及腔内外四种生长方式,以腔内生长多见。腔内型肿瘤突向肠腔表面,可造成黏膜糜烂和溃疡,瘤体多在数厘米以内;壁间型一般较小,直径常在1cm以下;腔外型多见,瘤体较大;腔内-腔外型可同时向腔内外生长,形成哑铃状。肿瘤呈扩张性生长,常因供血不足发生溃疡、糜烂、出血,或由于向浆膜面生长而发生肠套叠,肿瘤扭转导致肠梗阻。

瘤结节多为圆形、质硬、边界清楚,无包膜,切面呈编织状改变。组织结构其瘤细胞近似于正常平滑肌细胞,呈梭形,胞质丰富红染,核呈端棒状两头钝圆。细胞成分成熟,无异型性,核分裂罕见。细胞排列成短束状,通常被纤维血管分隔成小结节状,而形成独特的器官样结构。肿瘤供血不足可出现坏死、囊性变而穿孔。

免疫组化证实有平滑肌肌动蛋白和结蛋白,同时神经源性标记及CD34,CD117等多阴性表达,超微结构证实胞饮小泡,质膜下致密斑及胞质微丝伴有局灶性密点。

【临床表现】 早期无特异性临床表现,有的仅表现为上腹部或不适、乏力及体重减轻,主要表现为上消化道出血、肠梗阻、腹部肿块、肠套叠等。

【影像学表现】

1. 常规X线表现 主要是胃肠钡剂造影和插管小肠造影。平滑肌瘤多发生于回肠,大多数为单发,腔外生长者小肠造影表现为肠管受压推移改变,肠曲间距增宽;腔内生长者则表现为充盈缺损,局部黏膜皱襞撑开变平(图3-6-9A、B)。

2. CT表现 CT平扫肿瘤多呈圆形或类圆形,少数周边可呈分叶状改变。肿瘤密度多均匀,边界清楚。增强扫描肿瘤呈均匀中度或明显强化,呈延迟强化改变,以门脉期显示较为明显。肿块内出血、坏死、囊变等改变不多见(图3-6-9C)。

3. 小肠MR造影检查 肿瘤形态与CT表现类似,肿瘤内由于出血、坏死、囊变等致信号欠均匀(图3-6-9D)。

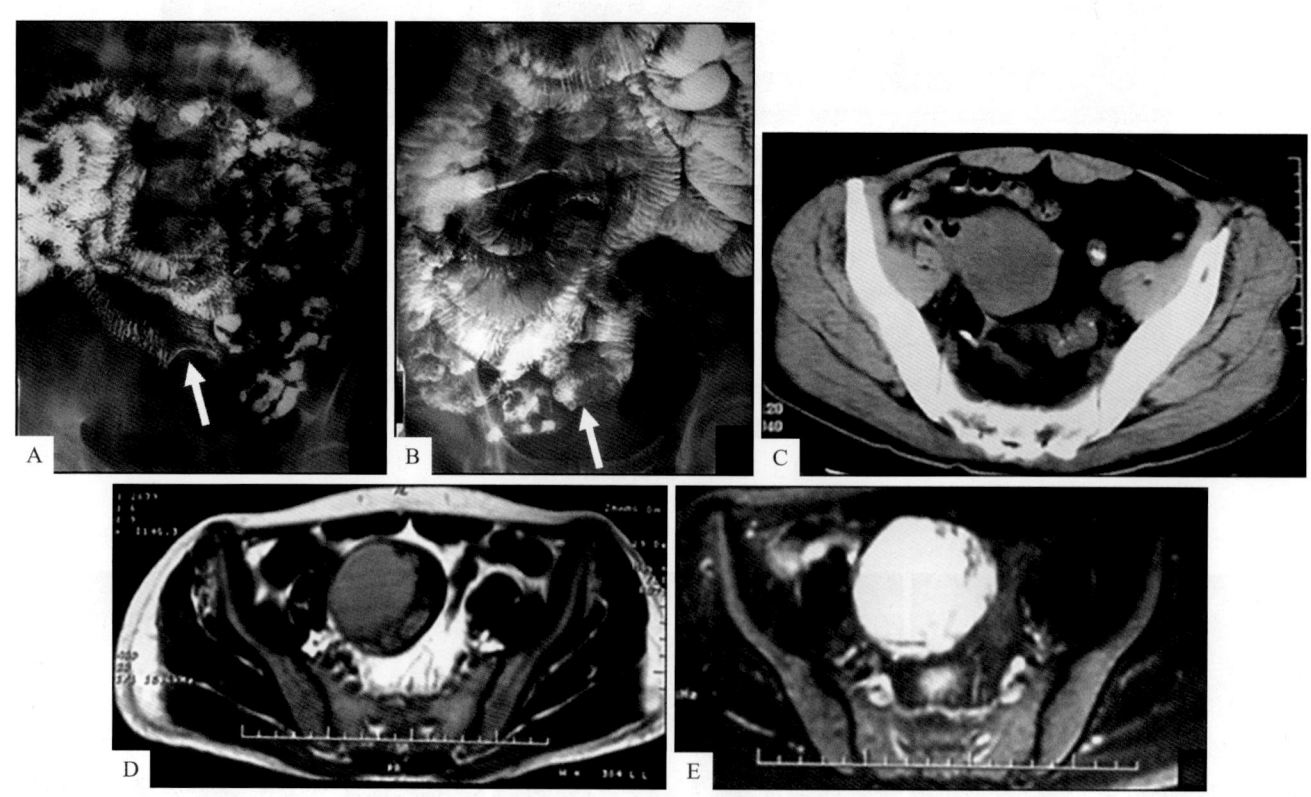

图3-6-9 小肠平滑肌瘤

小肠X线钡剂造影图像(A、B)显示回肠腔外弧形压迹,呈"抱球征"(箭)(A),黏膜皱襞局部撑开展平(箭)(B);CT平扫图像(C)显示回肠黏膜下来源外生性生长肿块,边界清晰,呈类圆形。横断面MR T2WI图像(D)显示肿块呈等低混杂信号;横断面LAVA增强图像(E)显示肿块明显异常强化。

【鉴别诊断】 平滑肌类肿瘤与GIST很相似,两者的鉴别诊断较为困难。即使是病理学检查,单纯依靠HE切片水平的观察也无法做出可靠的诊断。因此,平滑肌类肿瘤与GIST的鉴别诊断须依靠免疫组化或电镜检查。

(四)神经源性肿瘤

神经源性肿瘤较为少见,占小肠良性肿瘤的5%~10%,以回肠较多见(47.6%),其次为空肠(37.5%),十二指肠较少见(13.1%)。包括神经鞘瘤、神经纤维瘤以及胃肠道自主神经肿瘤(gastrointestinal autonomic nerve tumor, GANTs)等,可能源于胃肠道神经丛的施万细胞或神经细胞。

【病理】

1. 组织学特征　大体上肿瘤边界清楚,无真正包膜,切面呈实性,灰黄或灰白色,无囊性变。低倍镜下肿瘤外周可见到淋巴细胞套,并可伴有淋巴滤泡及生发中心形成。高倍镜下梭形的肿瘤细胞排列成束,细胞核具有一定的异型性,并排列成模糊的栅栏状。细胞核的异型性是一种退行性改变,并非肿瘤恶性程度的反应。核分裂少见提示该瘤的增殖活力不高。

2. 免疫表型和遗传学　瘤细胞弥漫性强阳性表达S-100蛋白和炎性表达GFAP,部分灶性表达nestin,不表达CD34、CD117、DOG1和SMA,可与消化道其他间叶性肿瘤相鉴别。遗传学上,神经鞘瘤无c-kit基因和PDGFRA基因的突变,在分子水平上提示神经鞘瘤和间质瘤的发病机制不同,应为两种不同的肿瘤。另外,神经鞘瘤也不同于一般的神经鞘瘤,无NF2基因突变,常有NF1基因突变。

【临床表现】 临床症状通常不典型,多为腹痛和腹部不适,少数因肿块较大黏膜溃疡而出现黑便或肠梗阻。

【影像学表现】

1. 常规X线表现　主要是胃肠钡餐造影和插管小肠造影。神经鞘瘤多发生于回肠,大多数为单发,腔外生长者小肠造影表现为肠管受压推移改变,肠曲间距增宽;腔内生长者则表现为充盈缺损,局部黏膜皱襞撑开变平。

2. CT表现　CT平扫肿瘤多呈圆形或类圆形,少数周边可呈分叶状改变。肿瘤密度多均匀,边界清楚。增强扫描肿瘤呈均匀中度或明显强化,呈延迟强化改变,以门脉期显示较为明显。肿块内出血、坏死、囊变等改变不多见。

3. MRI表现　T1WI和T2WI表现为黏膜下来源软组织肿块,边界清晰,与肌肉等信号,增强扫描与CT小肠造影表现相同。

4. 超声　Jung等认为边缘光晕和均质性低回声有助于神经鞘瘤的诊断,且内镜超声引导下的细针穿刺对明确消化道黏膜下肿块的诊断有较大帮助。

【鉴别诊断】 神经鞘瘤需与下述肿瘤相鉴别。

1. 间质瘤　间质瘤可发生于小肠任何部位,以胃和空肠较为多见,CT平扫可出现钙化,高度风险者肿块内多伴有出血、坏死和囊性变;腔外生长者当溃疡与肠腔相通时,可见气液平面改变,MIP重建图像可清晰显示肿块供血血管,有助于诊断。免疫组化间质瘤100%CD117阳性,部分CD34阳性、SMA和desmin灶阳性和S-100阴性或弱阳性表达可与神经鞘瘤相鉴别。

2. 平滑肌类肿瘤　平滑肌类肿瘤与神经源性肿瘤的影像学表现类似,影像学表现鉴别两者较为困难,须依靠免疫组化或电镜检查。平滑肌类肿瘤免疫组化显示弥漫性SMA和desmin强阳性。值得注意的是胃神经源性肿瘤可同时合并平滑肌瘤。

3. 炎症性肌纤维母细胞性肿瘤　好发于儿童和青少年,最常见的部位是肺、肠系膜和网膜,也可见于胃肠道。肥胖或梭形肌纤维母细胞排列疏松,水肿黏液样背景中除浆细胞和淋巴细胞浸润外,还可见酸性细胞浸润。梭形细胞SMA和MSA从局灶至弥漫性阳性,多数病例desmin阳性和S-100阳性可与神经源性肿瘤相鉴别。

(五)淋巴管瘤

淋巴管瘤是胚胎时期原始淋巴囊及淋巴系统发育异常或所形成的一种错构瘤,是起源于间胚叶组织的一类良性肿瘤,最常发生在头、颈部或腋区,发生在胃肠道者较为少见,约占全部肠系膜肿瘤的3%,肠系膜淋巴管瘤属肠系膜肿瘤性囊肿,约占全部肠系膜肿瘤的30%。肿瘤通常发生5岁以下小孩,男孩多见。病因上分为原发性及继发性淋巴管瘤。原发性淋巴管瘤是淋巴管系统先天发育异常,胚胎塑形不良的淋巴组织与大循环之间的淋巴管通路闭塞导致肿瘤形成。继发性淋巴管瘤可由外上或手术引起淋巴管损伤,导致淋巴液引流不畅最终发展而成。

【病理】 按其病理学分类可分为四类:单纯性淋巴管瘤,海绵状淋巴管瘤,囊状淋巴管瘤(囊状水瘤)及弥漫性淋巴管瘤(淋巴管瘤性巨肢症)。Matsuda等报道了279例患者中的148例患者,囊性淋巴管瘤有 104 例，海绵状淋巴管瘤占 43 例，单纯性淋巴管瘤仅例。因此，囊性淋巴管瘤占大多数。

肉眼观呈大小不等乳白囊状结构，直径为数毫米至 1cm。镜下囊壁由单层淋巴管内皮细胞与纤维结缔组织构成，偶有少量平滑肌纤维。少数囊肿管壁可并发慢性炎症或钙化。囊肿内常含有黄色透明的淋巴液或乳糜液，出血时则为血性液体。黏膜下病灶表现为黏膜下息肉样的或囊样的隆起，表面不规则，包含牛奶样的液体。囊壁包含平滑肌细胞和纤维细胞，内壁覆盖扁平内皮细胞，并伴有淋巴细胞的浸润。肠道的固有肌层含有大量扩张的淋巴管或上皮样组织。淋巴管瘤的重要形态学特点是沿着疏松结缔组织间隙生长蔓延。

【临床表现】 约 50%的淋巴管瘤患者无症状，只是在无意中被发现。主要临床表现有急性腹痛、腹泻、反酸、慢性贫血、黑便、咯血、肿瘤大者引起肠扭转和套叠。腹块、腹痛是常见的表现。小的囊肿可无症状，增大后囊内出血或感染时可引起腹痛。腹块通常具有侧向自由移动，而纵向移动受限的特点。囊肿压迫肠管引起肠梗阻，多具有慢性间歇性发作的特点。囊肿破裂则引起腹膜炎表现。在儿童患者，60%出现急腹痛及消化道症状，常误诊为其他急腹症。

【影像学表现】

1. X 线钡剂造影表现　淋巴管瘤 X 线钡剂造影表现为充盈缺损，边缘光滑，黏膜皱襞平展，也可表现为囊肿带蒂；也可显示肠管的受压和移位，对诊断有间接帮助。

2. CT 表现　淋巴管瘤多为单发，也可多发，平扫表现为病灶所在肠管肠壁增厚，肠腔不狭窄，邻近的肠管无扩张，可以有少许钙化（图 3-6-10A）。增强表现为黏膜下边界清楚、边缘光整的圆形或卵圆形的囊性密度无强化病灶，密度均匀，壁很薄，无分隔，病灶被强化的黏膜层和浆膜层所覆盖，其所在的黏膜完整（图 3-6-10，图 3-6-11）。发生于肠系膜者多在肠管的系膜缘，冠状面重建图像表现为呈扇形张开的囊样病灶，其间有肠系膜脂肪、血管走行，增强扫描肠系膜血管强化，病灶本身无强化，邻近肠管呈受压推移改变（图 3-6-10）。大的病灶可导致肠扭转和肠套叠。

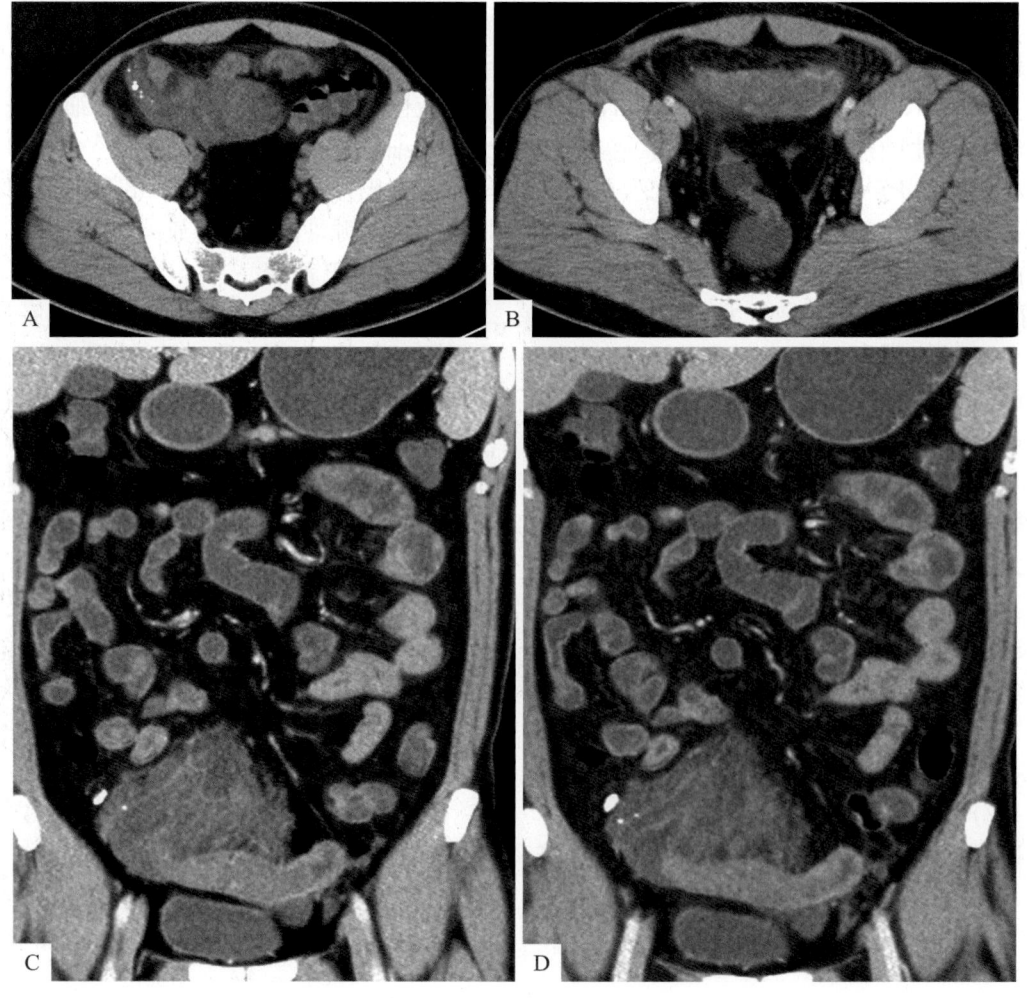

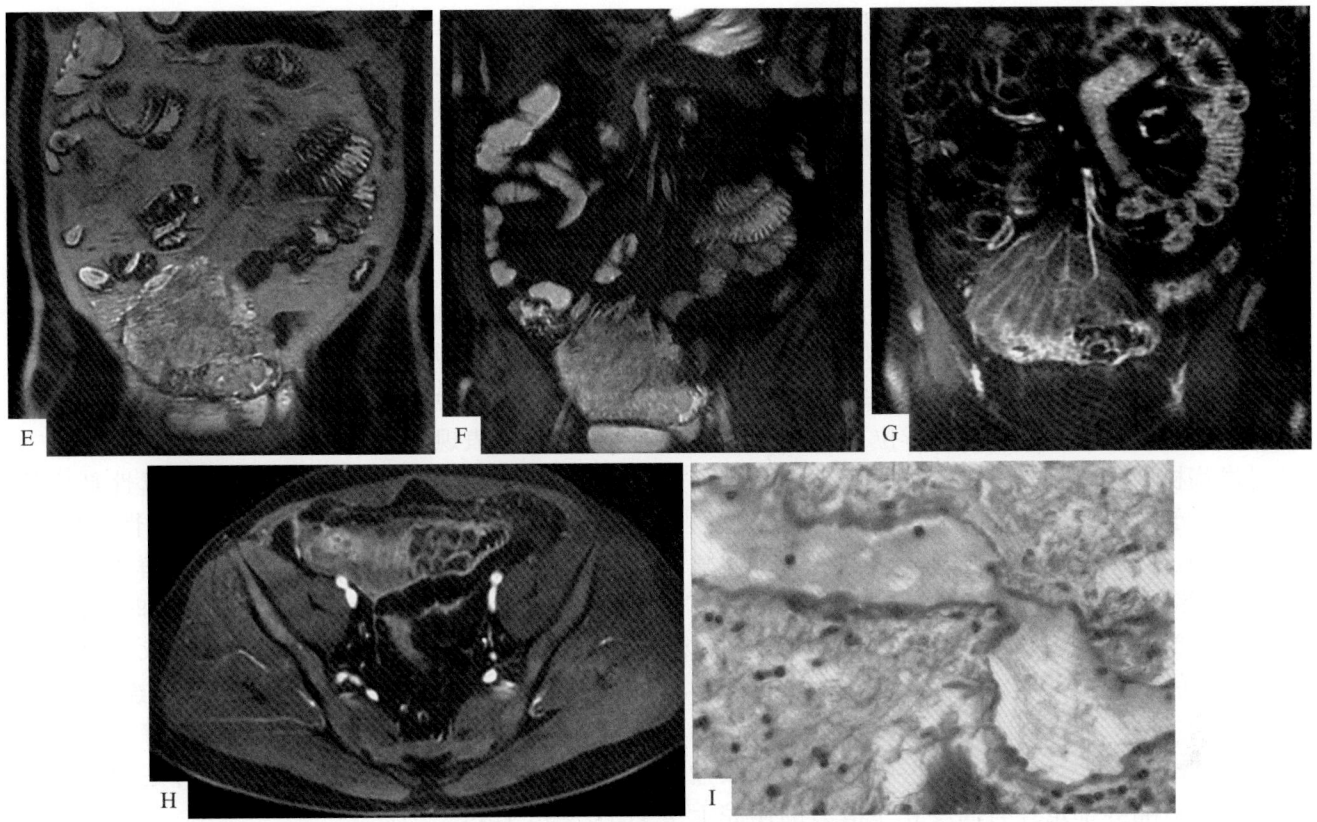

图 3-6-10 空肠及其系膜淋巴管瘤

CT平扫图像(A)显示空肠系膜囊样稍低密度影,并可见斑片状钙化灶;门脉期CT增强图像(B)、动脉期(C)和门脉期(D)冠状面CT重建图像显示远段空肠黏膜下囊样稍低密度影,肠系膜可见呈扇形展开轻度强化病灶,其内可见肠系膜血管穿梭其中;冠状面MR T2SSFSE图像(E)显示空肠黏膜下异常高信号,其系膜亦可见囊样高信号病灶;冠状面FIESTA图像(加脂肪抑制)(F)显示空肠黏膜下及其系膜病灶未被抑制,仍呈高信号;冠状面MR LAVA增强图像(G)、横断面增强图像(H)清晰显示空肠黏膜下结节灶呈低信号,未见强化,表面所覆盖黏膜异常强化,系膜病灶呈"扇形"张开,其间可见肠系膜血管穿梭;I. 病理图片(HE×40)。

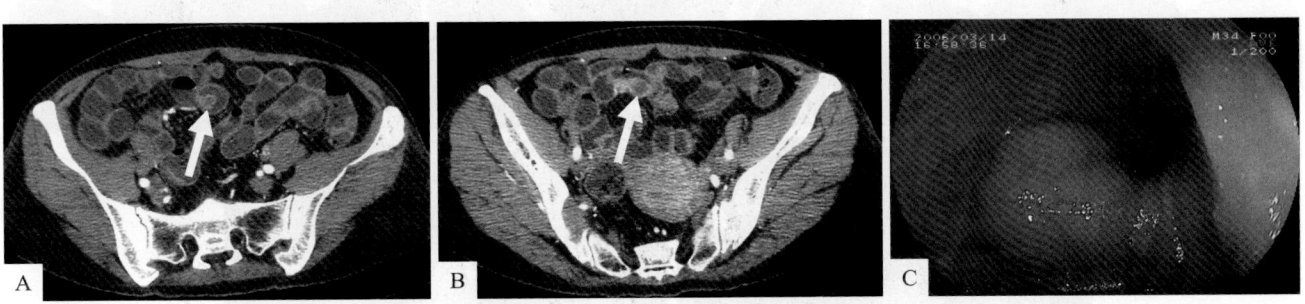

图 3-6-11 回肠淋巴管瘤

门脉期CT增强图像(A、B)显示回肠腔内黏膜下来源腔内隆起性病灶,增强扫描病灶表面黏膜层强化稍增加,病灶内可见条状分隔强化(箭);双气囊小肠镜图像(C)显示黏膜下来源隆起性病灶,亚蒂,表面所覆盖黏膜光整,部分黏膜略红肿。

3. MRI表现 小肠MR造影多序列、多参数成像以及高的软组织分辨率对小肠淋巴管瘤的显示优于小肠CT造影,有定性诊断的作用。淋巴管瘤在MR FIESTA序列上表现为肠壁增厚,肠腔不狭窄,邻近肠管无扩展,肠管可见分层,黏膜层和浆膜层呈等低信号,黏膜下表现为圆形或卵圆形的高信号,病灶所在的黏膜完整,无溃疡。脂肪抑制FIESTA或T2WI有助于诊断,尤其是冠状面图像,可清晰显示黏膜下高信号不被抑制,呈水样信号,肠管的系膜缘呈扇形展开的异常高信号,而病灶内正常走行的肠系膜血管呈等低信号。DWI上病灶呈稍高信号。冠状面LAVA动态增强显示病灶被异常强化的黏膜层和浆膜层所覆盖,病灶呈水样低信号改变,边界清晰,病灶所在黏膜完整,无溃疡缺损形成,病灶所在其他肠管正常强化。位于肠系膜者表现为包绕的肠系膜血管明显强化,病灶本身无强化(图3-6-10)。

【鉴别诊断】 腹腔内巨大囊性淋巴管瘤应与肠系膜囊肿、卵巢囊肿相鉴别。虽然没有报告淋巴管瘤恶变的病例，并发症如穿孔、回肠炎或出血，提示这些病灶可能会发生增殖或局限性浸润的过程。小肠 CT 和 MR 造影以及内镜检查对于诊断淋巴管瘤具有重要意义，尤其是小肠 MR 造影检查。

（六）小肠子宫内膜异位症

子宫内膜异位症是指具有活性的子宫内膜组织出现在子宫腔以外的部位，是常见的妇科疾病之一。多见于育龄期妇女，好发年龄在 30～40 岁，绝经后妇女的发病率在 10% 左右，多数异位在盆腔内。

【发病机制】 发病原因不明，目前有几种学说。

1. 子宫内膜种植学说 月经期脱落的子宫内膜碎屑随经血逆流，经输卵管进入腹腔，种植于卵巢表面或其他部位。

2. 淋巴及静脉播散学说 子宫内膜碎屑通过淋巴或静脉播散种植，可造成远隔器官的子宫内膜异位症。

3. 体腔上皮化生学说 卵巢生发上皮、腹膜盆腔、直肠阴道隔等都是具有高度化生潜力的体腔上皮分化而来，具有潜力化生为子宫内膜样组织。

4. 免疫学说 由异位内膜病灶作为异物，激活了集体免疫系统造成的。

【临床表现】 具体的临床表现与异位的位置相关。肠道内异位常出现腹痛、腹泻、便秘、便血或肠痉挛，严重时可出现肠梗阻。

【病理表现】 病变常累及黏膜下层，很少累及肠壁全层。大体形态上呈息肉状隆起，大小不一，常有粘连形成，典型者内有巧克力状物，周围有结缔组织增生；组织学检查可发现子宫内膜。

【影像学表现】

1. CT 表现 平扫可见盆腔部位囊性低密度灶，一般中等大小，壁薄或厚薄不均，多房性，囊内液体密度取决于囊内积血时间的长短，新鲜出血则密度较高，陈旧性出血密度较低。由于出血时期不同，密度可不均匀，边缘常不规则，表现为大囊周围伴有小囊肿，"卫星囊"，与子宫或周围有粘连，如近期有出血可见分层现象；增强扫描后，囊壁和囊内容物不规则强化，与周围组织分界不清是常见征象（图 3-6-12）。

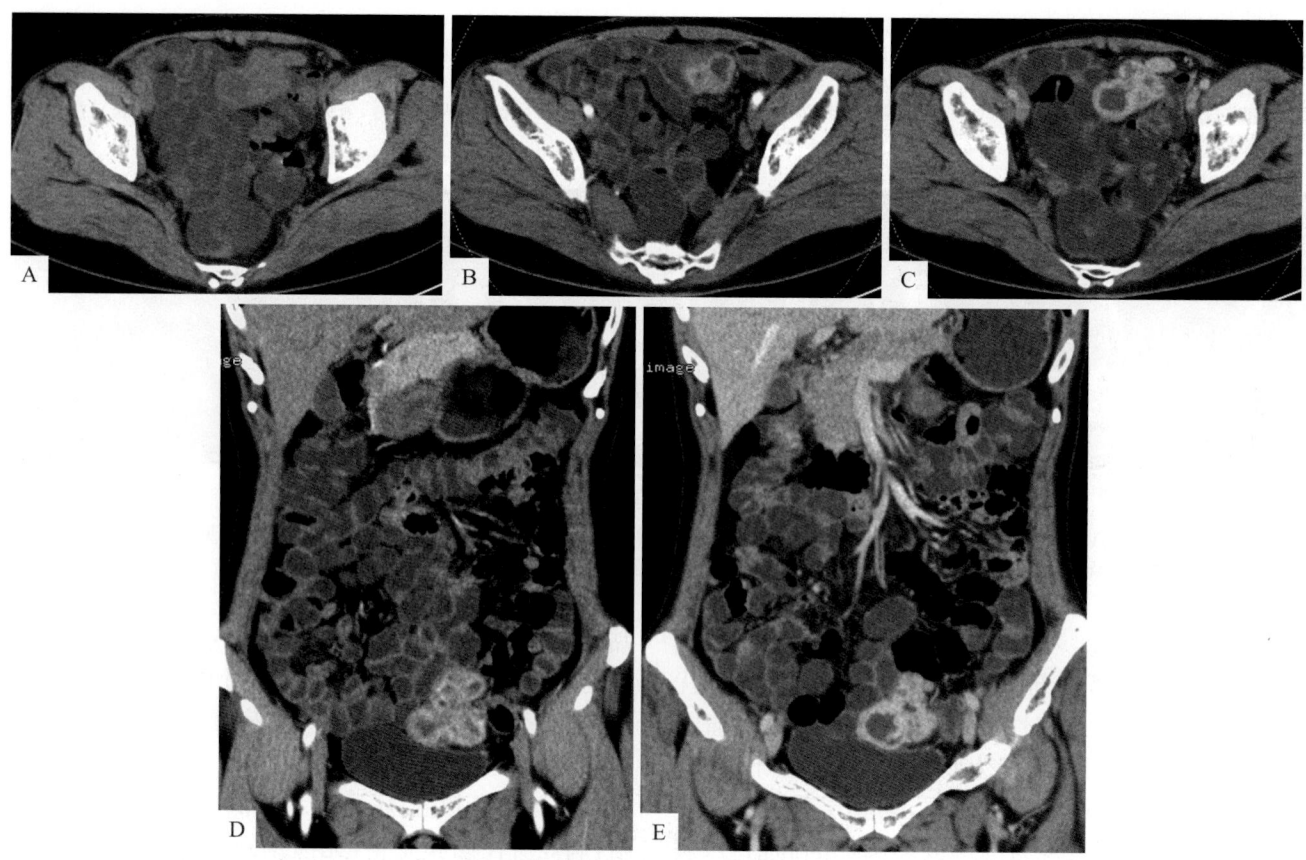

图 3-6-12 小肠子宫内膜异位症

横断面 CT 平扫图像（A）、动脉期横断面 CT 增强图像（B）、门脉期横断面 CT 增强图像（C）、动脉期冠状面 CT 重建图像（D）、门脉期冠状面 CT 重建图像（E）显示盆组左侧小肠囊实性软组织影，呈多房分叶状改变，边界稍欠清晰，增强扫描实性成分呈延迟强化。

2. MRI表现　T1WI上高信号提示出血，T2WI上高信号提示异位的子宫内膜腺体及间质或出血；T1、T2低信号，提示炎性结节、纤维化、组织粘连。①多发囊肿或囊内分隔：由于囊肿反复出血，压力增高，可导致囊壁破裂，囊液外渗后被重新包裹，有时可在囊周形成不同数量及大小的子囊；②液-液平面：红细胞破裂后细胞碎屑沉积于囊肿底部，T2WI上下层低信号，上层高信号；增强扫描表现为周围粘连带和囊内分隔强化。

（七）小肠炎性假瘤

炎性假瘤（inflammatory pseudotumor，IPT）是一种以纤维结缔组织增生伴大量慢性炎性细胞浸润的局造性增生性病变，首先由Spencer1937年报道，因其在大体病理观察时类似肿瘤团块而得名。IPT可以发生于任何年龄，常无明显临床症状，多数于体检时发现。其发病原因及发病机制目前尚不明确，可能与病毒感染、贫血、损伤及自身免疫等因素有关，也有学者认为本病是一种内源性或外源性过敏原引起的变态反应。病变多发生在肺部和眼部，也可发生在脾脏、膀胱、胰腺、肝脏、胆管中枢神经系统等全身各处，发生在小肠者少见。

【病理】　肿块大多单发，边界清楚或局部模糊，可压迫周围组织形成假包膜。组织病理以增生的血管和纤维结缔组织为主要成分，伴有淋巴细胞、浆细胞及中性粒细胞浸润。

【影像学表现】　小肠炎性假瘤的影像学表现与肿块内纤维组织和炎性肉芽组织的含量多少有关。

1. CT平扫表现　CT平扫时病灶形态为圆形、类圆形或不规则形。病灶可为等密度、稍低密度或低密度，密度均匀或不均匀，密度不均者可见散在斑点状高密度出血灶或小片状的密度坏死区，可有钙化。病灶边缘清楚或模糊。

2. CT增强表现　动态增强扫描时动脉期病灶无明显强化或仅有轻度强化。门脉期病灶渐进性持续强化，延迟扫描时病灶仍持续强化，部分病例内可见粗大的供血血管。部分病例在动态增强扫描时无明显强化可能与病灶内含有较多纤维组织有关（图3-6-13，图3-6-14）。

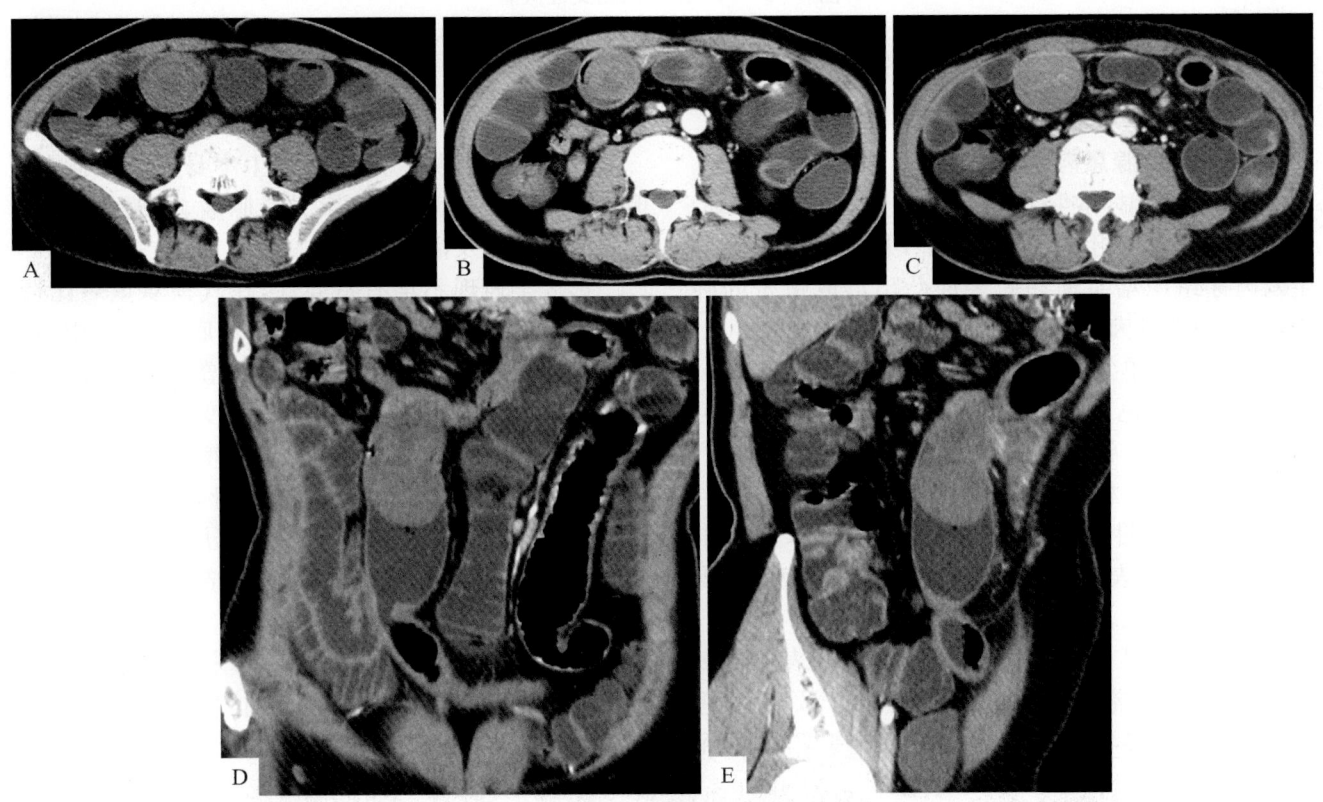

图3-6-13　小肠炎性假瘤伴肠套叠

CT平扫图像（A）、动脉期CT增强图像（B）、门脉期CT增强图像（C）、门脉期冠状面（D）和矢状面（E）CT重建图像显示回肠腔内椭圆形肿块，边界清晰，平扫密度较均匀，增强扫描门脉期呈延迟强化改变，肿块邻近肠管呈套叠改变。

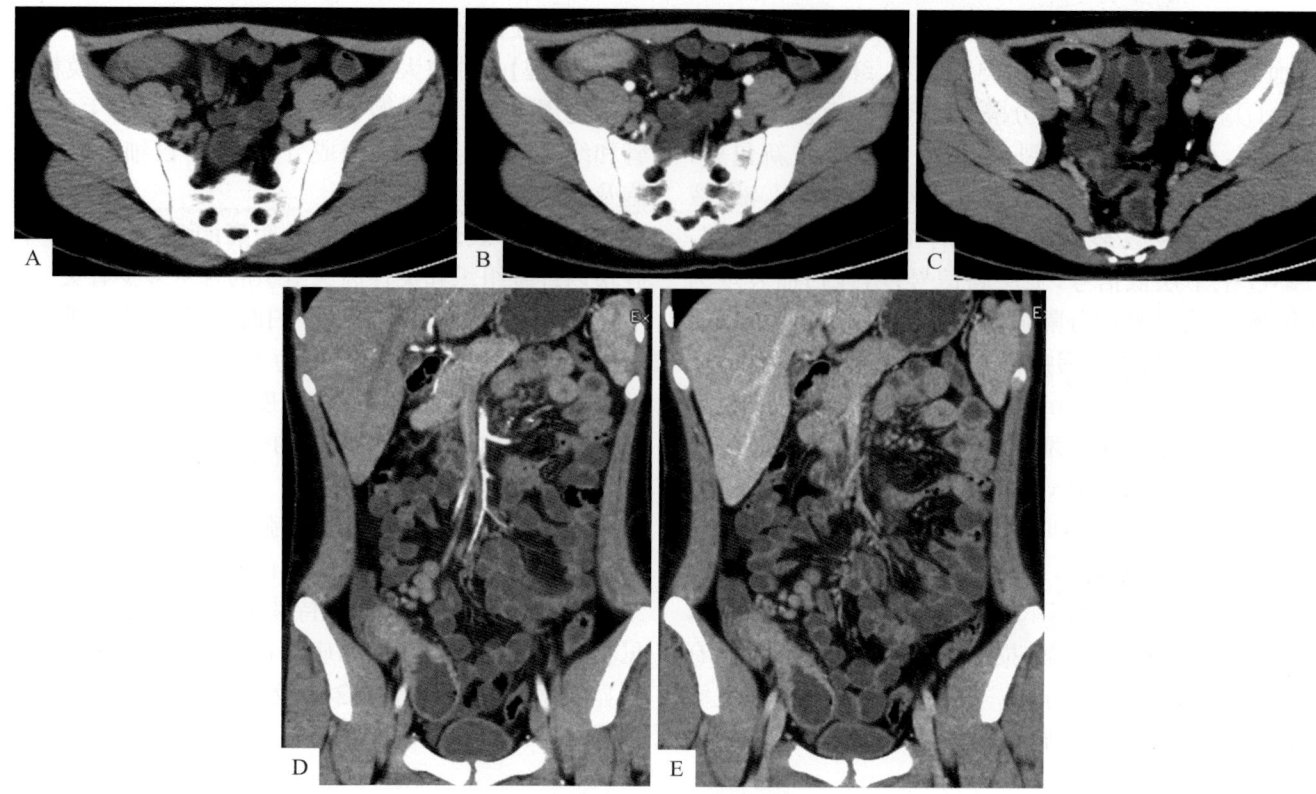

图3-6-14 末端回肠炎性假瘤

横断面平扫CT图像(A)、动脉期横断面CT增强图像(B)、门脉期横断面CT增强图像(C)、动脉期(D)和门脉期(E)冠状面CT重建图像显示末端回肠、回盲部肠壁均匀增厚，增强扫描明显强化，呈延迟强化，肠管周围可见小片状渗出，回盲瓣口肿胀、闭塞，回结肠血管旁多发淋巴结增大，未见融合，均匀强化。

（八）小肠腺息肉样增生

小肠腺息肉样增生（intestinal polypoid hyperplasia）一般指由于黏膜组织的慢性炎症，黏膜组织过度增生及肉芽组织增生向黏膜表面凸出形成带蒂的肿物，又称炎性息肉或假息肉。

【病理】 单发或多发，无蒂，体积较小，直径一般小于5mm，色多较浅。也可有蒂，病程较长时可增大至几厘米。镜下见腺体变长伴腺腔内反折，形成锯齿状外观。核分裂活性增加仅见于基底部，上皮细胞具有不明显的、位于基底的细胞核，胞质丰富，充满黏液。表面上皮下的基底膜增厚，表面上皮呈微乳头状外观。

【临床表现】 临床缺乏特异性症状，表现可多样，以腹痛最为常见，其次为腹胀、上腹部不适、恶性、呕吐，少数症状不典型，如乏力、消瘦等，也可无任何症状。

李曦等对68例十二指肠息肉病例统计，十二指肠息肉中以炎性息肉最常见（48/68例），且分布于十二指肠球部者居多（46/68例）。对于小肠其他各段的息肉样增生报道甚少。

【影像学表现】 息肉样增生本身无恶变倾向，但由于难以与发育异常（罕见）、腺瘤、腺癌相鉴别，必须通过内镜及活检确诊。

影像学表现不均有特异性，在气钡双重对比造影上表现为类圆形充盈缺损，广基底与肠壁相连；CT、MRI上表现为软组织结节影，增强扫描明显异常强化（图3-6-15），并能了解病变的大小、范围、形态及与肠壁的关系。由于息肉样增生一般是由慢性炎症，因此除息肉样增生病变本身表现外，还伴随炎症性肠病的改变，如肠壁增厚、水肿，内膜面多发溃疡形成，肠系膜肥厚，系膜间淋巴结增大等。

（九）小肠异位胃息肉

异位胃息肉即胃黏膜异位，可发生在消化道及内胚层分化形成的器官。小肠异位胃息肉指胃底腺组织出现在各段小肠黏膜固有层内。

胃息肉异位是一种罕见的先天性病变，发病机制不明，多数认为与胚胎层分化异常有关，也可能与慢性炎症刺激、高浓度酸环境有关。

【病理】 胃息肉异位诊断基于组织学检查，病变区发现胃黏膜，特别是基底层，含有壁细胞和主细

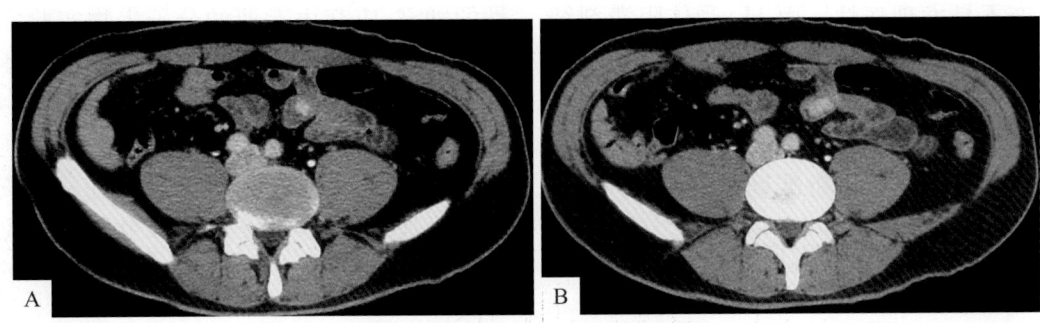

图 3-6-15 小肠腺息肉样增生
横断面CT增强图像(A、B)显示小肠腔内软组织结节影,呈浅分叶,明显强化。术后病理证实为小肠黏膜息肉样增生伴肉芽肿形成。

胞。病理诊断通常较容易,但有时会误诊为胃化生,后者常为后天性,出现于胃肠道化生的好发区。

【临床表现】 可发生于人体任何部位:舌、咽、食管、胆囊、胰腺消化道、气管、甲状肾上腺、脊膀胱等,发生于消化道的,以位于食管、十二指肠球部、直肠较多。小肠异位胃息肉多发生于近端空肠或末端回肠,其中以空肠梅克尔憩室多见,其次为十二指肠结节样增生或息肉合并其他病理过程。临床表现根据其发生部位不同而有所不同,发生于小肠者可无症状或出现腹部隐痛或顽固性疼痛、消化道溃疡、穿孔、出血或瘘道形成、肠梗阻等表现;发生于儿童,可伴有间歇性肠套叠。

【影像学表现】 术前诊断较困难,肠道影像学检查难以发现,亦不具有特异性影像学征象,主要表现为空肠于屈氏韧带以远几厘米处或回肠末端、梅克尔憩室内、肠道重复畸形肠段内软组织结节或肠壁增厚、黏膜突起等(图3-6-16),可伴有间接征象,如小肠憩室、肠套叠、肠梗阻等。小肠镜或胶囊

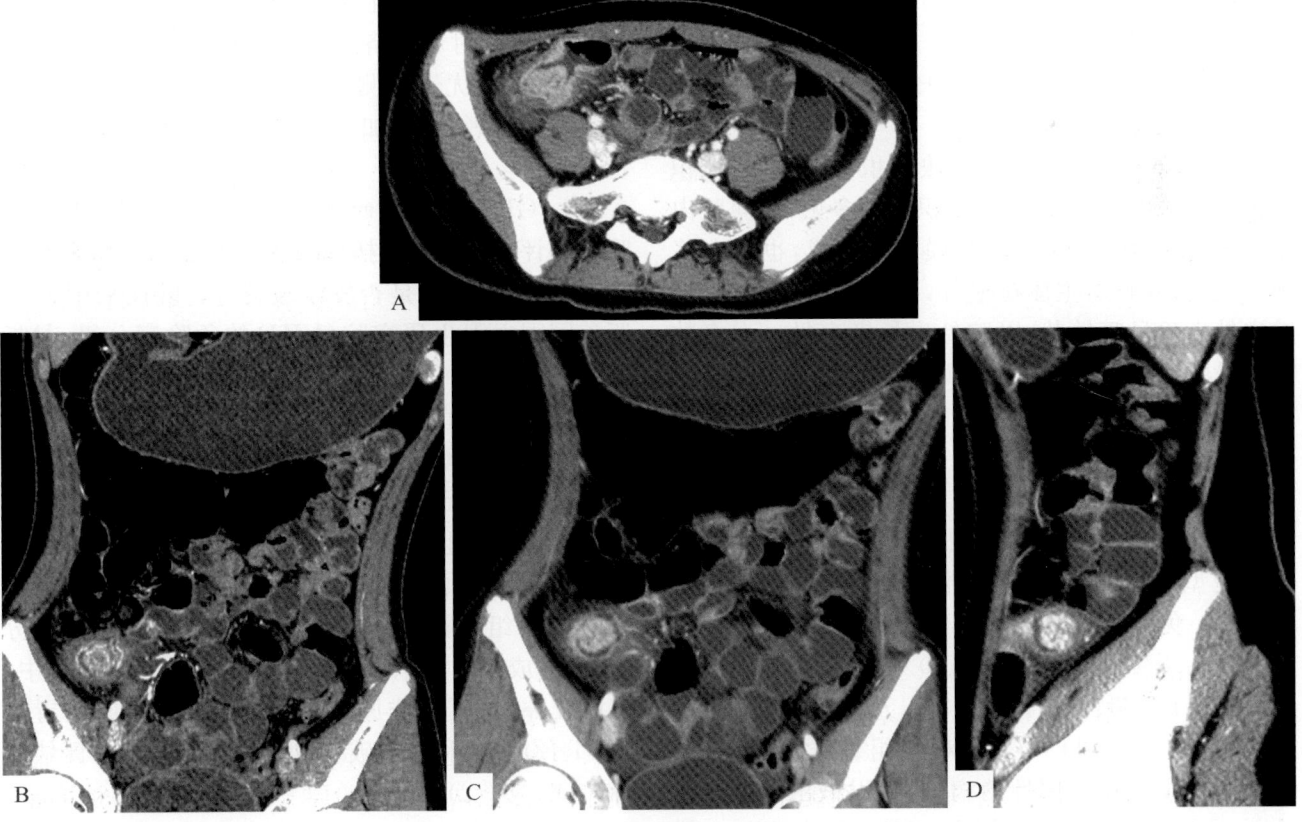

图 3-6-16 回肠异位胃息肉
门脉期横断面CT增强图像(A)、动脉期冠状面CT重建图像(B)、门脉期冠状面(C)和矢状面(D)CT重建图像显示回肠腔内结节状软组织密度影,与邻近肠壁广基底相连,分界不清,强化方式同邻近肠壁黏膜层。术后病理证实为回肠异位胃息肉。

胃肠镜检查亦不易发现病灶。而 H_2 受体阻滞剂结合同位素高锝酸盐(^{99m}Tc)闪烁扫描法对于异位胃息肉检出率比较高，因 ^{99m}Tc 对胃黏膜壁层细胞具有特殊亲和力，并能在血液中被摄取，只要是含胃黏膜的组织，均能产生浓聚，其诊断准确率可达 70%～80%。

三 间变性及恶性肿瘤

（一）间质瘤

胃肠道间质瘤（gastrointestinal stromal tumors，GIST）的定义：GIST 是胃肠道最常见的间叶来源肿瘤，由突变的 *c-kit* 或血小板源性生长因子受体α（PDGFRA）基因驱动；组织学上多由梭形细胞、上皮样细胞偶或多形性细胞，排列成束状或弥漫状图像，免疫组化检测通常为 CD117 或 DOG-1 表达阳性。间质瘤最好发生于胃（60%），其次是小肠（30%）。

【病理】 GIST 的病理诊断必须依据组织学和免疫组织化学检测做出。手术后的标本必须及时固定，标本离体后应在 30min 内送至病理科，采用足够的中性 10% 福尔马林液（至少 3 倍于标本体积）完全浸泡固定。对于长径≥2cm 的肿瘤组织，应该每隔 1cm 予以切开，达到充分固定。固定时间应为 12～48h，以保证后续的免疫组化和分子生物学检测的可行性和准确性。

1. **大体病理学特征** 肿块体积可大可小，体积范围可以从微小到巨大，以体积大者多见，可向腔内生长，使黏膜隆起，常继发黏膜溃疡形成，也可向浆膜外生长，或肿瘤主体在壁外，有蒂与肠壁相连，或腔内外生长呈哑铃状，以腔外生长者多见。大多数肿瘤呈膨胀性生长，圆形、卵圆形，切面平坦，灰白色或鱼肉状，质地较软，可有出血坏死、囊性变、黏液样变及钙化。

2. **组织病理学特征** 在组织学上，依据细胞形态可将 GIST 分为 3 大类：梭形细胞型（70%）、上皮样细胞型（20%）和梭形细胞/上皮样细胞混合型（10%）。免疫组化检测 CD117 阳性率约 95%，DOG-1 阳性率 98%，CD34 阳性率 70%，α-SMA 阳性率 40%，S-100 蛋白阳性率 5%，以及 Desmin 阳性率 2%。诊断思路和标准：①对于组织学形态符合 GIST，同时 CD117 阳性的病例，可以做出 GIST 的诊断；②对于组织学形态符合 GIST，但是 CD117 阴性和 DOG-1 阳性的肿瘤，可以做出 GIST 的诊断；③组织学形态符合 GIST、CD117 和 DOG-1 均为阴性的肿瘤，应交由专业的分子生物实验室检测是否存在 *c-kit* 或 *PDGFRA* 基因突变的病例，如果能够排除平滑肌肿瘤、神经源性肿瘤等其他肿瘤，可以做出 GIST 可能的诊断。

3. **GIST 的基因检测** 应该在符合资质的实验室进行基因检测，推荐采用聚合酶链式反应（PCR）扩增-直接测序的方法，以确保检测结果的准确性和一致性。

基因突变检测十分重要，有助于一些疑难病例的诊断、预测分子靶向治疗药物的疗效和指导临床治疗。存在以下情况时，应该进行基因学分析：①所有初次诊断的复发和转移性 GIST，拟行分子靶向治疗；②原发可切除 GIST 手术后，中-高度复发风险，拟行伊马替尼辅助治疗；③对疑难病例应进行 *c-kit* 或 *PDGFRA* 突变分析，以明确 GIST 的诊断；④鉴别 NF1 型 GIST、完全性或不完全性 Carney 三联症、家族性 GIST 以及儿童 GIST；⑤鉴别同时性和异时性多原发 GIST。

检测基因突变的位点，至少应包括 *c-kit* 基因的第 11、9、13 和 17 号外显子以及 *PDGFRA* 基因的第 12 和 18 号外显子。由于大多数 GIST（65%～85%）的基因突变发生在 *c-kit* 基因的第 11 号或第 9 号外显子，对于经济承受能力有限的患者，在鉴别诊断时，可以优先检测这两个外显子；但是，对于继发耐药的患者，宜增加检测 *c-kit* 基因的 13、14、17、18 外显子。

4. **GIST 危险度的评估** 对于局限性 GIST 危险度的评估，应该包括原发肿瘤的部位、肿瘤的大小、核分裂象以及是否发生破裂等。既往采用 2002 版美国国立卫生研究院（NIH）的危险度分级，包括肿瘤的大小和每 50 个高倍镜视野下的核分裂数（数据依据物镜数值孔径为 0.65 的显微镜镜头；强调必须计数核分裂象较丰富的 50 个高倍视野）。多项回顾性研究也已证实上述两项指标与 GIST 的预后明显相关；同时也发现，仅仅依赖这两项指标预测 GIST 患者的预后是不充分的。因此，2008 年 4 月，NIH 专家组重新讨论了原发 GIST 切除后的风险分级，并达成新的共识；在 2008 版新的危险度分级中，将原发肿瘤部位（非原发于胃的 GIST 较原发胃的 GIST 预后差）和肿瘤破裂也作为预后的基本评估指标（表 3-6-2）。

完整切除的局限性 GIST，可以依据形态学特征区分为良性、潜在恶性和恶性。诊断恶性 GIST 的最低标准为出现以下形态特征之一：①瘤细胞显著异

表3-6-2 NIH原发GIST切除后的风险分级(2008版)

危险度分级	肿瘤大小(cm)	核分裂数(/50 HPF)	肿瘤原发部位
极低	≤2	≤5	任何部位
低	>2~≤5	≤5	任何部位
中等	≤2	6~10	任何部位
	>2~≤5	6~10	胃
	>5~≤10	≤5	胃
高	任何	任何	肿瘤破裂
	>10	任何	任何部位
	任何	>10	任何部位
	>5	>5	任何部位
	>2~≤5	>5	非胃原发
	>5~≤10	≤5	非胃原发

型,肿瘤性坏死,肌层浸润,围绕血管呈古钱币样生长,核分裂象≥10个/50 HPF;②黏膜浸润、神经浸润、脂肪浸润、血管浸润和淋巴结转移等;具有以上指征越多,其恶性程度越高。如果没有上述形态学特点,但是瘤体较大、细胞较丰富和出现少量核分裂象者,可视为潜在恶性GIST。至于瘤体积小、细胞稀疏和无异型的GIST,往往合并于消化道上皮性恶性肿瘤,可视为良性GIST。这一形态学规律与生物学行为的关系有助于指导辅助治疗和评估预后,但是还需要进一步的循证医学证据的充分支持和结合临床情况。

【临床表现】 GIST最常累及的部位为胃和小肠,结肠和直肠相对少见。肿瘤可以单发也可以多发。小肠间质瘤的临床表现各异,但以消化道出血最为常见,其次为腹块和腹痛,较小肿瘤者可无明显的临床症状。

【影像学表现】

1. X线表现 主要是胃肠钡剂造影和小肠插管造影。GIST可发生于小肠的任何部位,绝大多数单发,小肠造影表现主要是腔内生长者表现为充盈缺损,局部黏膜皱襞撑开展平(图3-6-17),中央可以产生溃疡;腔外生长者主要表现为邻近肠管受压推移,形成"指压迹"(图3-6-18)或"抱球征"改变(图3-6-19)。肿块中央可形成溃疡(图3-6-17),但溃疡与肠管相通时,其内可出现气液平面,少数肿瘤可以引起肠套叠或肠梗阻。

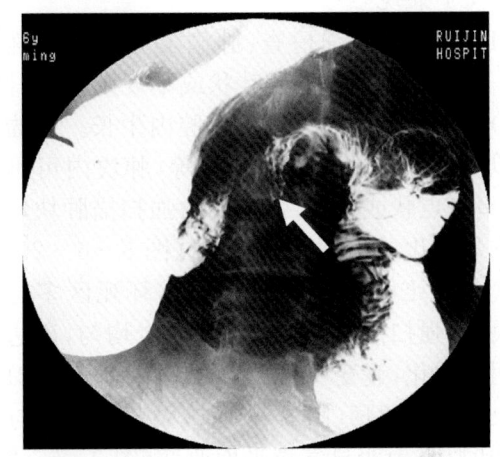

图3-6-17 空肠腔间质瘤(腔内生长)
小肠X线钡剂造影图像显示空肠腔内充盈缺损,局部黏膜撑开展平(箭)。

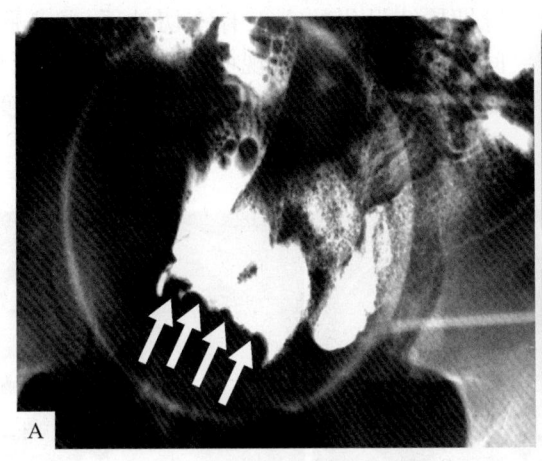 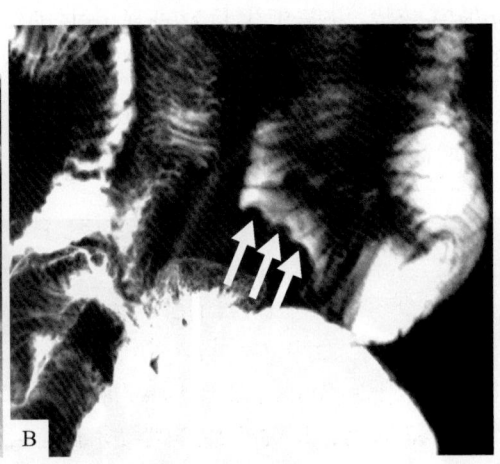

图3-6-18 空肠间质瘤(腔外生长)
小肠X钡剂造影图像(A、B)显示空肠生长来源肿块,呈指压迹样改变(箭)。

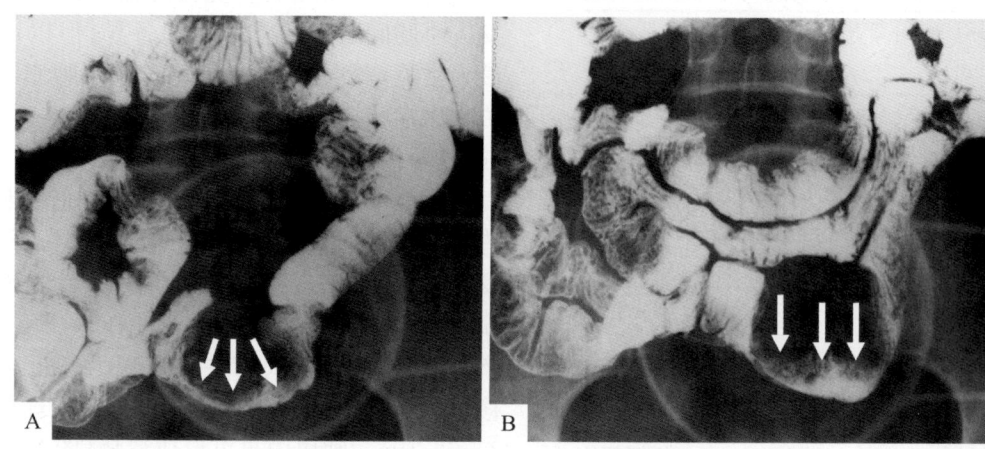

图 3-6-19 空肠间质瘤（腔外生长）

小肠 X 线钡剂造影图像（A、B）显示空肠腔外来源病灶，呈"抱球征"改变（箭）。

2. CT 表现

（1）平扫及增强检查：肿瘤多呈圆形或椭圆形（图 3-6-20），少数呈分叶状或不规则形状（图 3-6-21），多呈腔外生长，也可在腔内生长。肿瘤的直径可以从几厘米到十几厘米不等，肿块内可出现钙化，多呈斑点状或环形、弧形。增强扫描肿块动脉期显著均匀强化，门脉期延迟强化（图 3-6-20）。肿块因囊变坏死可呈现不均匀强化，坏死区多位于肿块中央，增强扫描表现为肿块强化欠均匀，周边实性部分明显强化，囊变坏死区无强化（图 3-6-21）；肿块中央可发生溃疡（图 3-6-22），当坏死区与胃肠道相通时，显示明显气液平面改变（图 3-6-23，图 3-6-24），也可发生在服用伊马替尼治疗后，表现为肿块中央出现空洞及气液平面，表面凹凸不平。肿瘤本身也可以坏死后继发感染形成脓肿，患者通常以腹痛、发热来就诊，需要与单纯的感染相鉴别，前者通常壁厚薄不均，甚至有结节状凸出。肿瘤周围的肠管呈受压推移或受侵犯改变。肿块附近肠系膜密度可有增高，呈"磨玻璃样"改变，增强可呈线、点状轻到中度强化。高度风险间质瘤常出现远处脏器转移，以肝脏最为常见，转移灶常呈低密度（图 3-6-24），也可发生腹膜及腹腔种植转移（图 3-6-25）。肺也可出现转移灶，少数甚至发生肾上腺及骨转移，淋巴结转移少见。多发 GIST 的表现与单发的肿瘤表现相似，可以是多个部位同时生长，也可以同一部位生长多个肿瘤（图 3-6-26）。需要注意的是，由于小肠系膜活动度较大，有的小肠间质瘤可以随系膜的活动而发生位置的改变，需要仔细观察（图 3-6-27）。

（2）小肠间质瘤的 CT 表现及其病理基础：①本病是一种实体肿瘤，绝大多数呈梭形细胞型，大多呈交叉串状和栅栏状排列，良性者通常呈车轮状紧密排列；②肿瘤血窦丰富，无动静脉瘘形成，窦内血流缓慢，以上两点与肿瘤实质部分动脉期明显强化，静脉期持续强化的表现有密切关系；③小肠高度风险间质瘤间质中常出现明显的出血、胶原化、黏液样变，常合并坏死、囊变，这是造成肿瘤密度不均匀的主要原因。

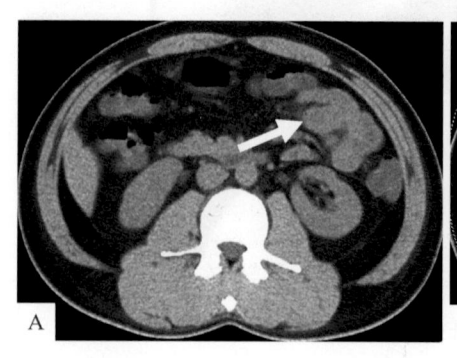
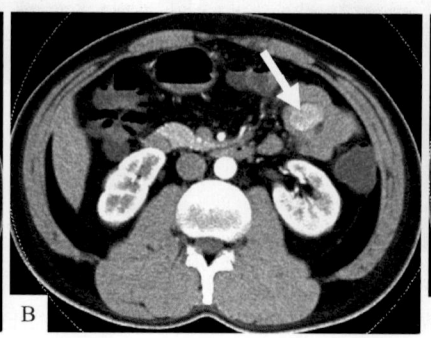
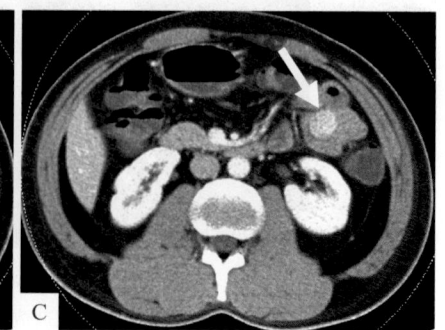

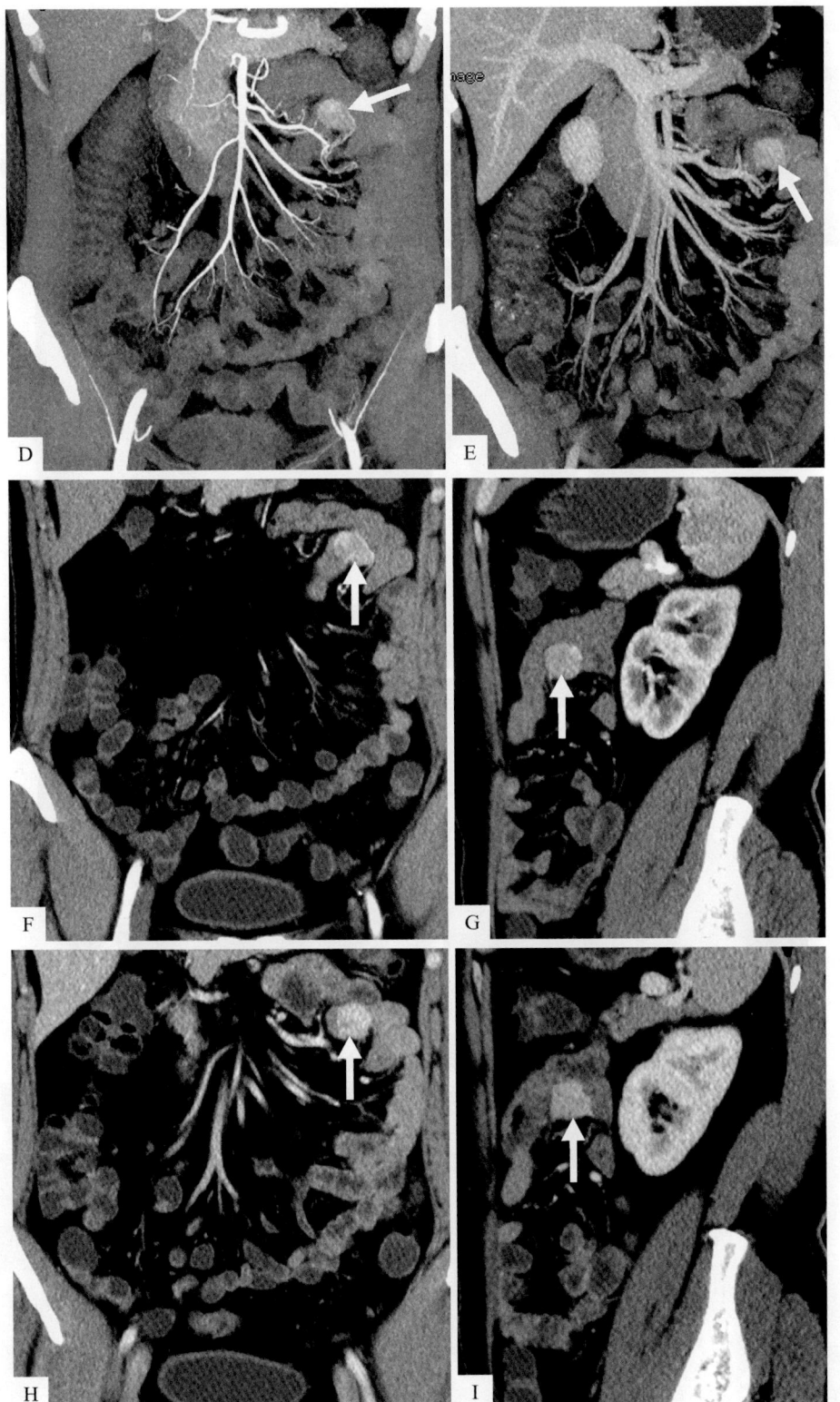

图 3-6-20 空肠间质瘤(低度风险)

横断面 CT 平扫图像(A)显示空肠黏膜下来源腔外生长肿块,呈类圆形,边界清晰;动脉期(B)和门脉期(C)CT 增强图像、动脉期冠状面(F)和矢状面(G)CT 重建图像、门脉期冠状面(H)和矢状面(I)CT 重建图像显示肿块呈延迟强化改变(箭);动脉期(D)和门脉期(E)CT MIP 重建图像清晰显示肿块由第三支空肠动静脉供血和引流(箭)。

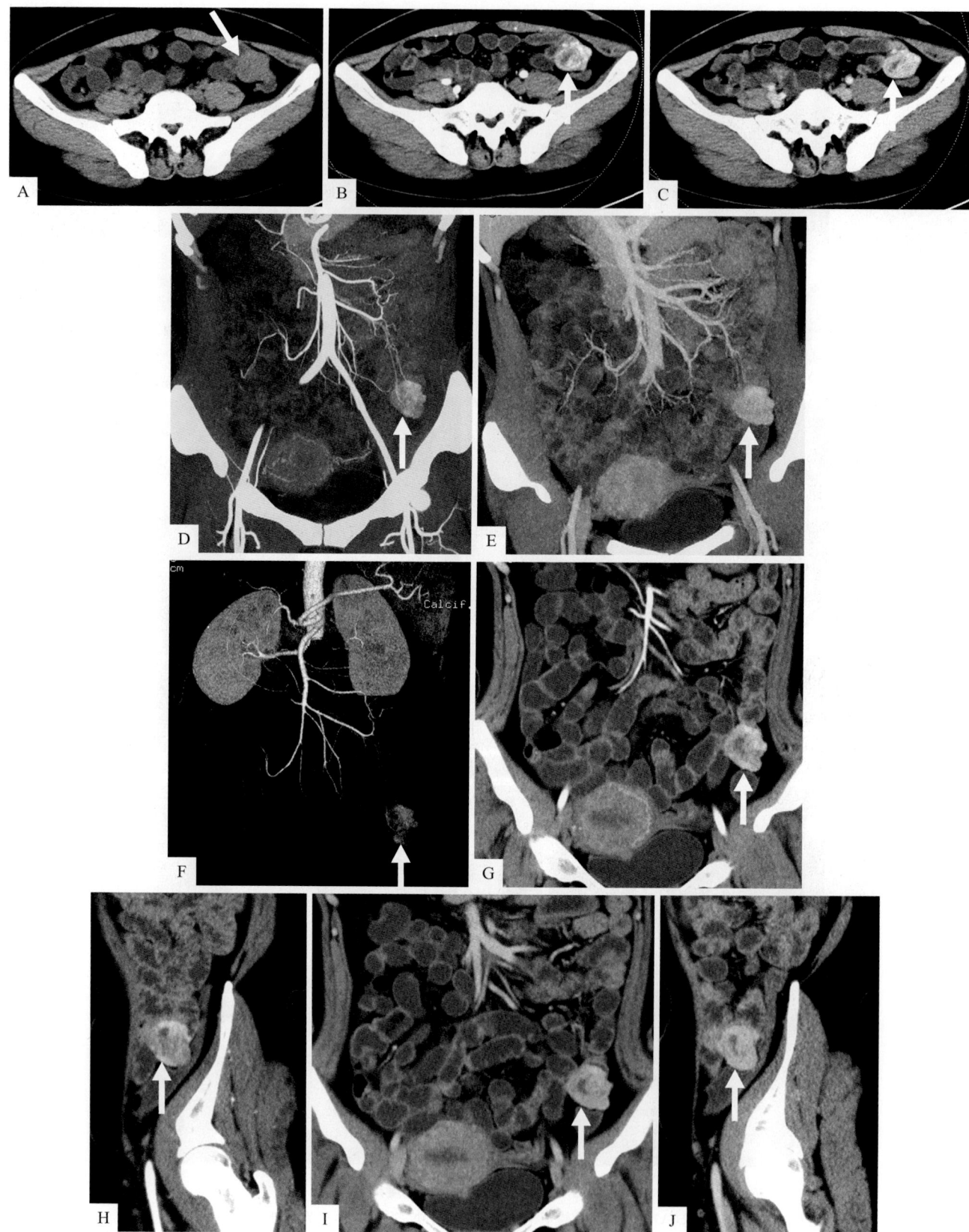

图 3-6-21 空肠间质瘤(低度风险)

CT 平扫图像(A)显示空肠黏膜下来源腔外生长肿块,呈分叶状(箭);动脉期(B)和门脉期(C)CT 增强图像、动脉期冠状面(G)和矢状面(H)CT 重建图像、门脉期冠状面(I)和矢状面(J)CT 重建图像显示左上腹空肠腔外生长分叶状软组织肿块,边界清晰,平扫密度欠均匀,中央可见囊变坏死区,动脉期和门脉期肿块实质部分延迟强化,中央囊变坏死区未见强化(箭);动脉期(D)和门脉期(E)冠状面 CT MIP 重建图像、动脉期 CT VR 图像(F)显示肿块由第三支空肠动脉供血(箭)。

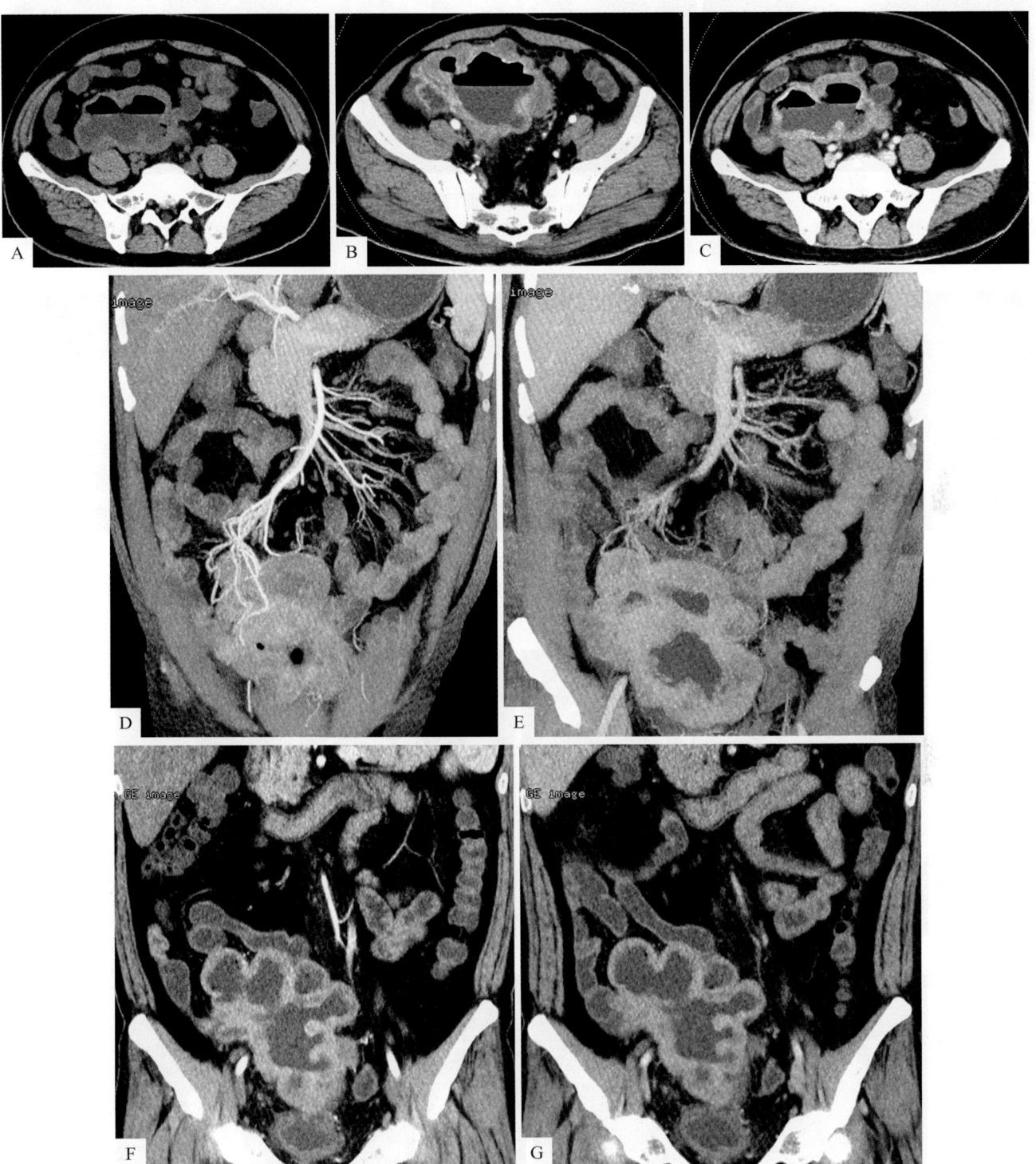

图 3-6-22 回肠间质瘤（高度风险）

CT平扫图像（A）显示回肠黏膜下来源腔外生长肿块，肿块呈分叶状，中央形成溃疡，并与肠腔相通，可见气液平面改变（箭）；动脉期横断面CT增强图像（B）、门脉期横断面CT增强图像（C）、动脉期冠状面CT重建图像（F）、门脉期冠状面CT重建图像（G）显示肿块实性成分呈延迟强化改变；动脉期（D）和门脉期（E）冠状面MIP重建图像显示肿块由回肠动、静脉供血和引流。

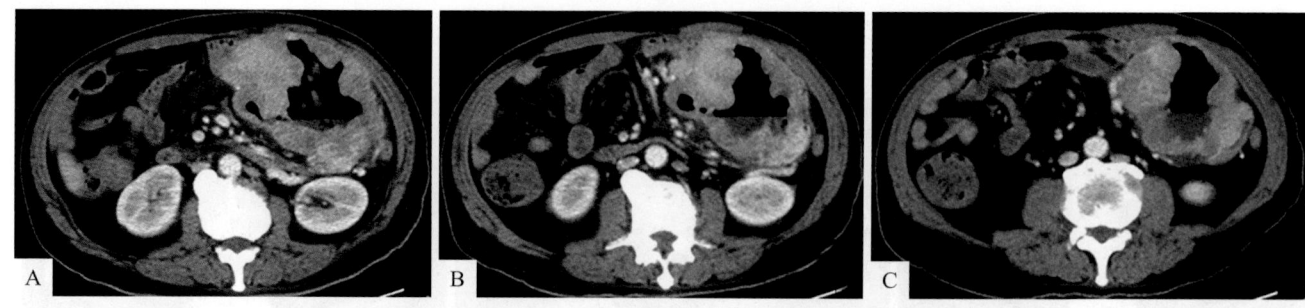

图 3-6-23 空肠间质瘤（高度风险）

门脉期CT增强图像（A～C）显示左上腹空肠巨大软组织肿块，肿块边缘不规则，呈分叶状，肿块实质部分呈不均匀强化，肿块中央形成溃疡，可见与邻近肠管相通，形成气液平面。

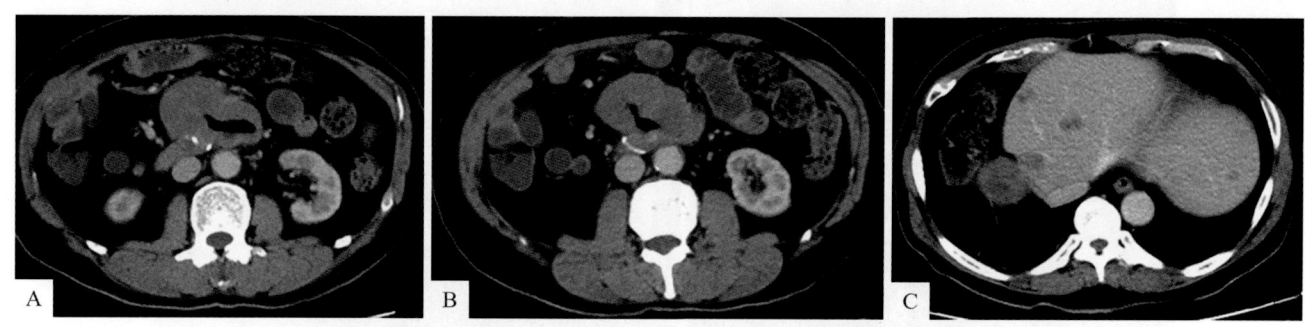

图 3-6-24 肠系膜根部巨大间质瘤（高度风险）

门脉期CT增强图像（A～C）可见肿块实质部分不均匀强化，肿块中央产生溃疡，图C可见肝脏内多发类圆形转移灶，肝周亦可见类圆形转移灶。

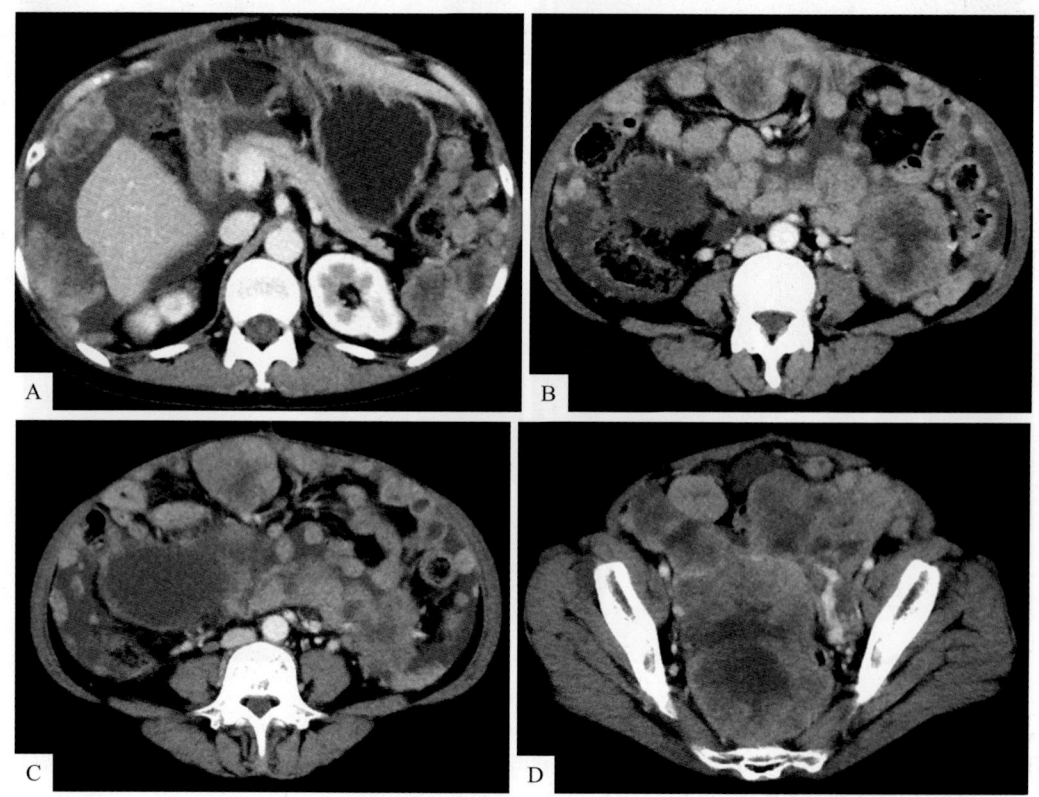

图 3-6-25 间质瘤（高度风险）伴胸膜、腹膜、腹及盆腔多发转移

门脉期CT增强图像（A～D）显示胸膜、腹膜、腹腔及盆腔内多发类圆形转移灶。

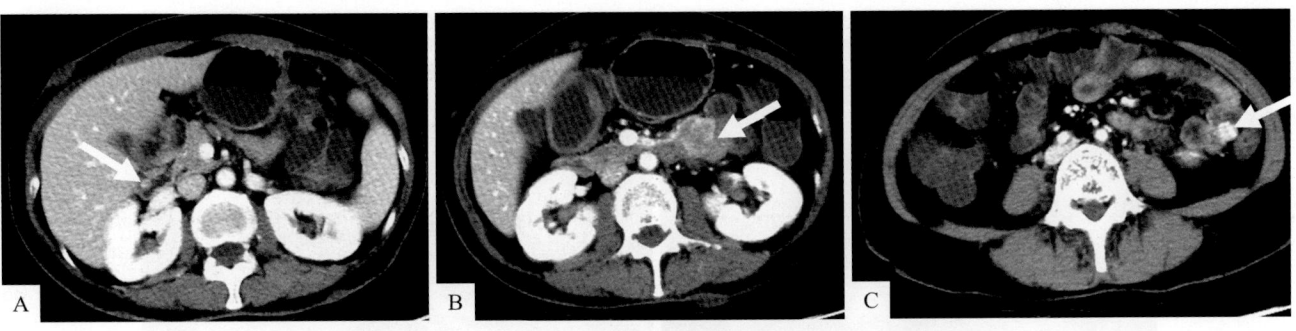

图 3-6-26 多发间质瘤

门脉期 CT 增强图像（A～C）显示十二指肠降段肠腔内、空肠腔外以及腔内生长软组织肿块，十二指肠腔及空肠腔内肿块均匀强化，空肠腔外生长病灶呈不均匀强化改变（箭）。

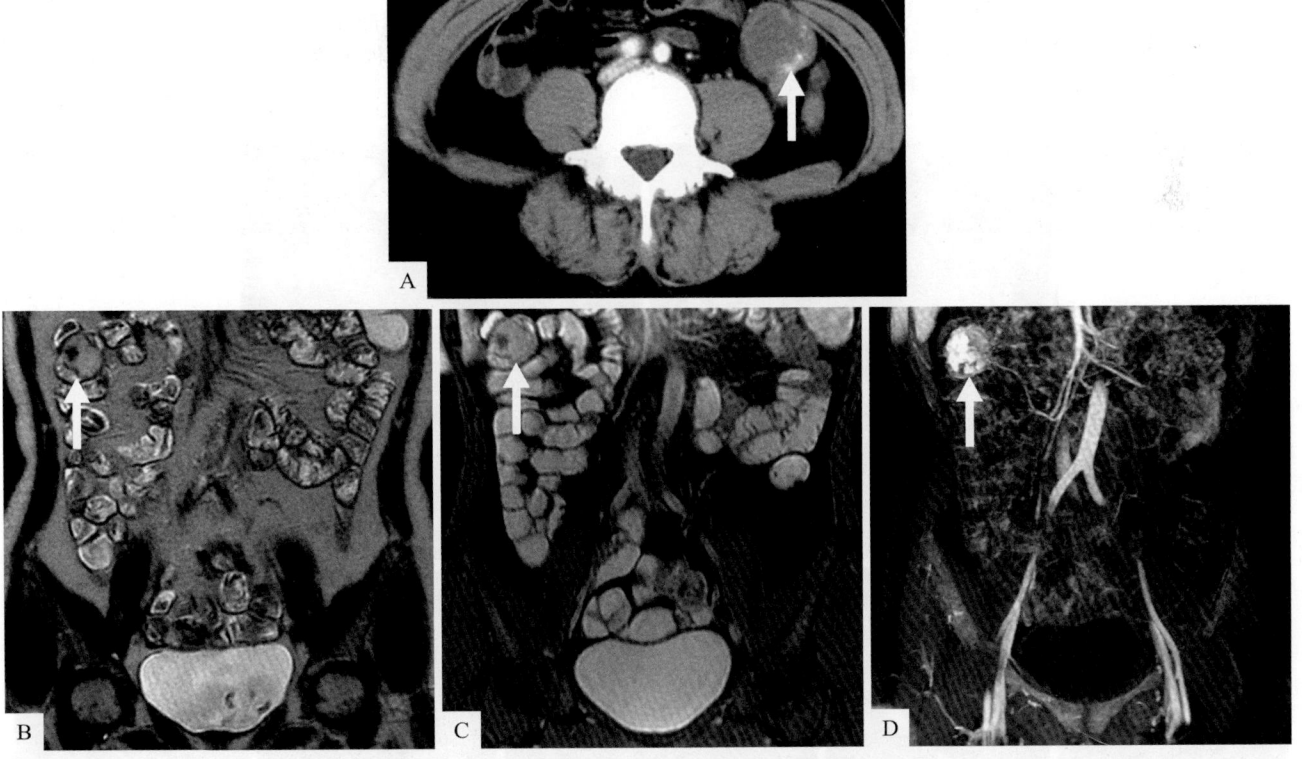

图 3-6-27 肠系膜过长，"可移动的"空肠间质瘤

A. 2006 年 5 月 4 日门脉期 CT 增强图像，显示左中腹部空肠腔外生长肿块，增强扫描不均匀强化，周边实质部分明显强化（箭）；B～D. 1 天后冠状面 MR T2SSFSE（B）、冠状面 FIESTA（C）、LAVA 增强图像（D）显示肿块"移动"至右上腹部，边界清晰，增强扫描明显不均匀强化（箭）。

（3）CT 重建技术的应用：间质瘤通常由肠系膜动脉供血，MIP 重建技术可以清晰显示肿瘤的供血动脉和引流静脉均为肠系膜血管，多数可见引流静脉提前显影。多平面重建技术尤其是冠状面重建图像可以清楚显示肿瘤的部位、数量，与肠管及邻近结构的关系，有助于间质瘤的定性诊断（图 3-6-28）。

3. MRI 表现　GIST 的 MR 信号较为复杂。低度风险的肿块多呈圆形或类圆形，边界清晰，T1WI 上与肌肉信号类似，呈均匀等或低信号，T2WI 上呈均匀等信号或略高信号；体积较大肿瘤，内部出现坏死、囊变或出血时，肿瘤 T1WI 和 T2WI 上信号常混杂，可以是 T1 不均匀等低信号，T2 不均匀等高混杂信号或低信号，也可以在 T1WI、T2WI 上均呈现不均匀等低或高低混杂信号。DWI 上呈高信号。增强扫描肿瘤强化方式同 CT 小肠造影基本类似（图 3-6-29）。

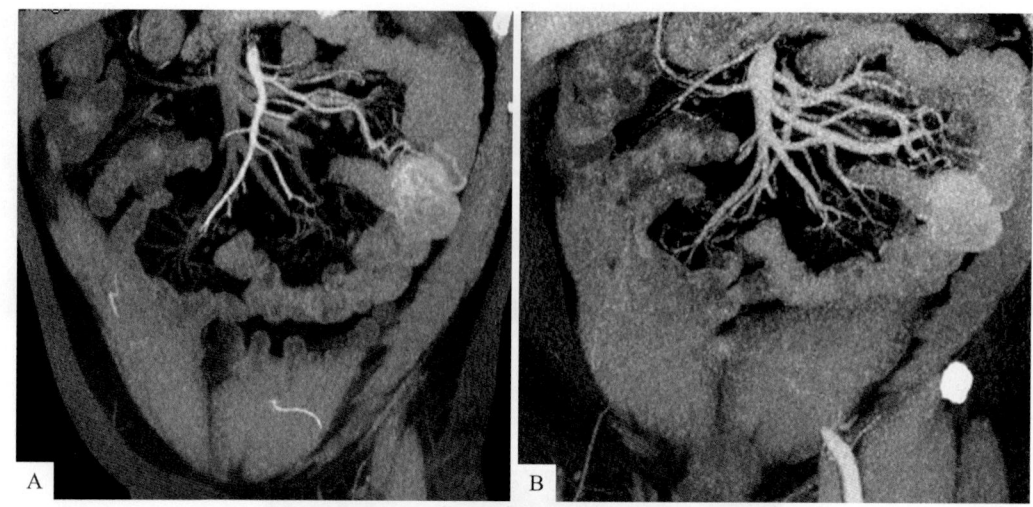

图 3-6-28　MIP 重建图像显示间质瘤动脉供血和引流静脉

动脉期冠状面 CT 重建图像(A)、门脉期冠状面 CT 重建图像(B)均清晰显示间质瘤的供血动脉和引流静脉为空肠动静脉,有助于间质瘤的诊断。

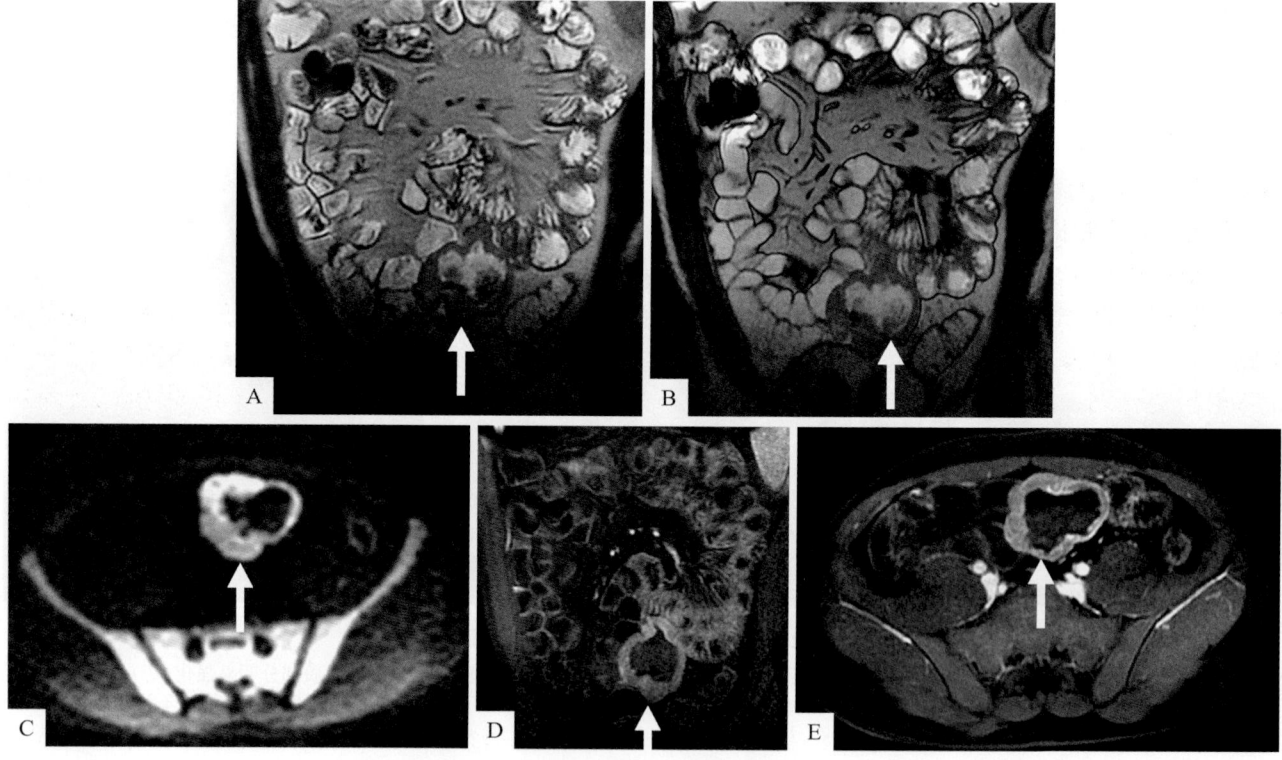

图 3-6-29　空肠间质瘤(中度风险)

冠状面 MR T2SSFSE 图像(A)显示空肠黏膜下来源腔外生长肿块,边界清晰,实性呈等低信号,中央形成溃疡坏死,呈高信号(箭);冠状面 MR FIESTA 图像(B)显示肿块呈低信号(箭);DWI 图像(C)显示肿块实性成分呈异常高信号(箭);冠状面 MR LAVA 动态增强图像(D)、横断面 MRI 增强图像(E)显示肿块实性成分明显强化(箭)。

4. 选择性肠系膜动脉造影表现　GIST 的血管造影表现不完全相同,一般而言,低度风险者,肿瘤染色呈圆形或类圆形,均匀一致,边界锐利清楚,肿瘤供血动脉稍显增粗,肿瘤周围血管呈抱球状,有可见静脉提前显影;高度风险者,肿瘤供血动脉明显增粗,肿瘤血管增多、紊乱、中断,部分血管边缘模糊,整个肿瘤呈乱发状或蜘蛛网状,失去正常血管分布规律(图 3-6-30)。有时肿瘤中心对比池明显,有时中心区可见血管减少或空白区,这主要是由于肿瘤中央坏死、液化所致。

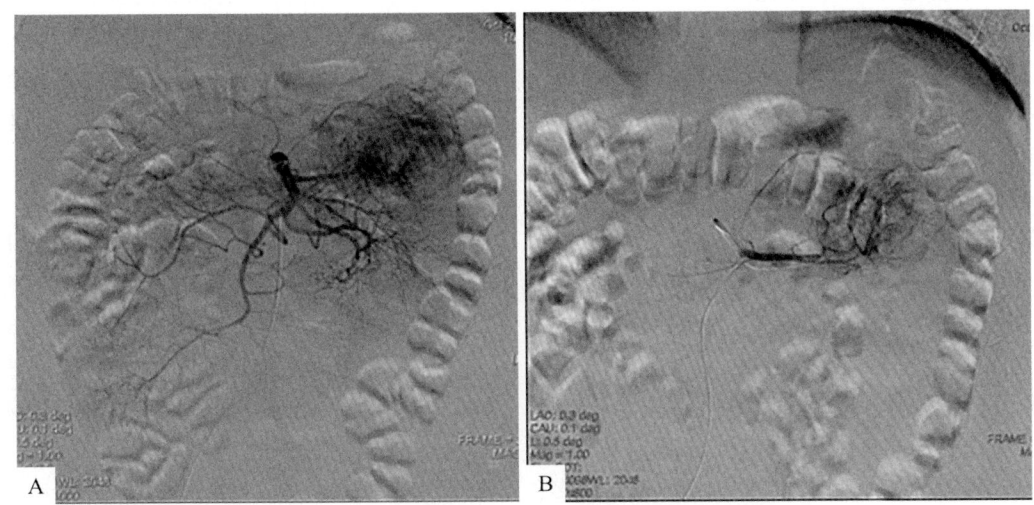

图 3-6-30 空肠间质瘤(高度风险)DSA 图像

选择性肠系膜上动脉造影图像显示空肠软组织肿块由空肠动脉供血,呈"抱球征",肿块内血管呈乱发状或蜘蛛网状改变。

【诊断与鉴别诊断】

1. GIST 影像学检查方法比较　GIST 的检查方法很多,X 线检查(胃肠钡餐造影、小肠插管气钡双重造影)、小肠 CT 造影、小肠 MR 造影、选择性肠系膜动脉造影及小肠镜检查。尽管各种检查方法各有优缺点,总的来说,以 CT 小肠造影为最佳检查方法。小肠间质瘤好发中年人,临床症状以消化道出血为主,小肠 CT 造影以饮水法充盈肠腔并做增强后双期扫描,可以更好地显示肿瘤形态、大小、边缘及内部密度变化以及肿块与周围结构的关系,熟悉小肠间质瘤的 CT 表现,运用恰当的检查方法,对术前正确诊断,术后密切随访有重大指导意义。

2. 鉴别诊断　小肠间质瘤需与小肠腺癌、淋巴瘤、胃肠道平滑肌类肿瘤及神经源性肿瘤和异常血管畸形相鉴别。

(1) 小肠腺癌:多见于十二指肠及空肠,CT 平扫检查显示肿瘤浸润的增厚肠壁伴有凸入肠腔的软组织肿块,增强显示病灶中等强化,病变肠腔环形狭窄。

(2) 小肠淋巴瘤:形态多样,CT 显示肠壁浸润增厚,典型的表现为肠腔呈动脉瘤样扩张,或呈息肉状凸向肠腔,CT 增强显示病灶强化程度较低,多伴有腹腔、肝门、后腹膜淋巴结肿大并融合成团,包绕肠系膜血管。小肠高度风险间质瘤,当肿块较大与肠腔相通时,中央常出现气液平面,类似于扩张的肠腔,这时与淋巴瘤的诊断较为困难,但间质瘤强化较淋巴瘤明显。

(3) 胃肠道平滑肌类肿瘤及神经源性肿瘤:影像学表现与间质瘤类似,需要依赖免疫组化或电镜检查。平滑肌类肿瘤通常表达平滑肌肌动蛋白(SMA)和结蛋白(desmin),而神经源性肿瘤通常表达 S100。

(4) 异常血管畸形:表现为增强扫描异常迂曲血管团影,通常不显示实体肿瘤。

(二) 腺癌

原发性小肠恶性肿瘤略多于小肠良性肿瘤,占全消化道恶性肿瘤的 0.8%~3%。可发生于任何年龄,以老年人居多,平均发病年龄约 50 岁,男性多于女性,笔者发现一例小肠腺癌年龄为 28 岁,提示小肠腺癌发病有年轻化的趋势。腺癌常见于十二指肠和空回肠上段。克罗恩病可以并发腺癌(发生率 3%~6%),发生部位以回肠为主。有 30% 左右的病例,肿瘤发生于因克罗恩病进行旁路手术的肠段内。乳糜泻和大肠癌切除术后的病例,小肠腺癌的发生率比正常对照人群明显增高。小肠腺癌可发生于 Lynch 综合征(遗传性非息肉病性结直肠癌)Ⅱ的患者,也可发生在 roux-en-Y 形成食管空肠吻合术的空肠段,以及功能消失的回肠膀胱成形术的回肠段。

【病理】　腺癌起自于黏膜上皮组织,组织学上分为腺癌、黏液癌及未分化癌,以分化较好的腺癌最多见。空回肠腺癌多呈环形生长,引起肠腔缩窄,少数呈息肉状或蕈伞状向肠腔内凸出,可能起自先前存在的腺瘤性息肉或绒毛状腺瘤。小肠腺癌有时可同时有两个原发癌灶,另一个癌灶可位于结肠、乳腺、胰腺及肾脏等器官。

镜下，这些肿瘤通常为中分化腺癌，产生黏液，CEA呈阳性反应，溶酶菌也可呈阳性反应，提示有向潘氏细胞局灶性分化的倾向。此外，还能经常发现散在的内分泌细胞，尤其是回肠癌，这些内分泌细胞嗜铬素和5-羟色胺呈阳性反应，还可与多种肽激素呈阳性免疫反应，包括生长抑制素、YY肽、神经紧张素、胰高血糖素及肠高血糖素。超微结构显示明显的微绒毛。

腺癌容易发生区域淋巴结转移，晚期时可造成肝转移并穿透浆膜侵犯邻近脏器。

【临床表现】 空回肠腺癌占小肠腺癌的50%～60%。空肠及回肠癌的大体形态亦可分为息肉型、浸润溃疡型、缩窄型和弥漫型，其中以缩窄型最多见。空肠癌好发于近端空肠，回肠癌常发生于回肠远端。主要临床表现有：

1. 梗阻 由于空肠、回肠癌大部分为缩窄型癌，故约有2/3的患者首先出现梗阻症状。症状常随进食而加剧，包括上腹部饱胀、恶心、呕吐。空肠癌好发于Treitz韧带附近的空肠，故呈高位梗阻症状，患者腹部平坦或呈舟状腹，无肠型可见，但呕吐频繁。回肠癌引起的梗阻则呈典型的小肠梗阻症状，包括阵发性腹痛、恶心、呕吐。体检时可发现腹胀、肠鸣音亢进或有气过水声等典型梗阻征象。

2. 出血 约有95%的患者大便隐血试验阳性，肉眼可见的出血或黑便占20%左右，大出血者少见。

3. 排便习惯改变 部分患者有便秘和腹泻交替出现，有时伴有黏液便，易被误诊为慢性结肠炎。

4. 腹块 有20%～25%的患者出现质地坚硬、可推动的腹部肿块，但年轻患者病情发展迅速，由于癌肿浸润邻近组织、器官时，腹块常固定而不能推动，并常伴有压痛。

5. 穿孔 浸润溃疡型癌可穿孔而引起急性腹膜炎，慢性穿孔累及邻近空腔脏器时可引起内瘘。

6. 其他 当病灶浸润邻近器官可引起一系列压迫症状，如压迫输尿管导致肾盂积水，压迫髋部血管引起下肢或会阴部水肿，压迫膀胱和直肠时引起排尿或排便困难，晚期患者发生肝、肺等转移时可出现相应的症状和体征。

【影像学表现】

1. X线表现 主要是口服小肠造影和小肠钡灌肠，以后者为佳。主要表现为肠腔内不规则充盈缺损和显示龛影的髓样型或溃疡型（图3-6-31）以及沿管壁浸润生长的缩窄型，可以发现肠管局部黏膜破坏，肠管僵硬，蠕动消失。后期局部肠管位置固定，推移受限。

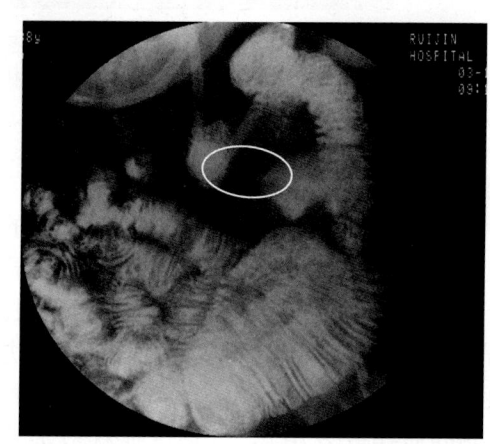

图3-6-31 空肠腺癌
小肠X线钡剂造影图像显示空肠肠腔狭窄，黏膜面破坏，见不规则充盈缺损（圈）。

2. CT表现 空回肠腺癌的小肠CT造影表现可分为4型，即缩窄型、息肉肿块型、溃疡浸润型、弥漫型。另外，黏液腺癌又有其特征性CT表现。

（1）缩窄型：肠壁呈环形或不规则增厚，局部肠腔狭窄、变形，管壁僵硬，动态增强扫描显示肠管形态大致相同，蠕动消失，其近端肠管不同程度扩张，常伴有肠梗阻（图3-6-32，图3-6-33）。

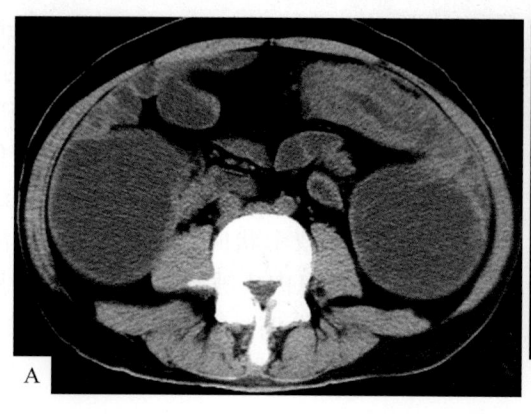
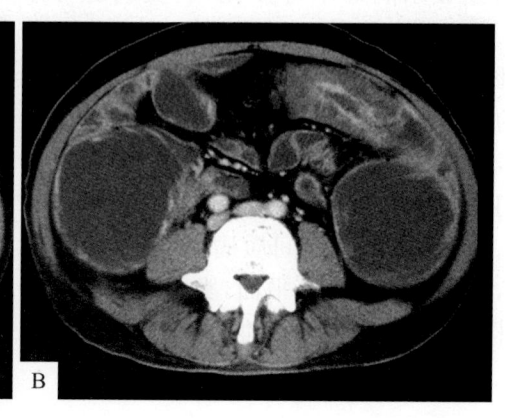

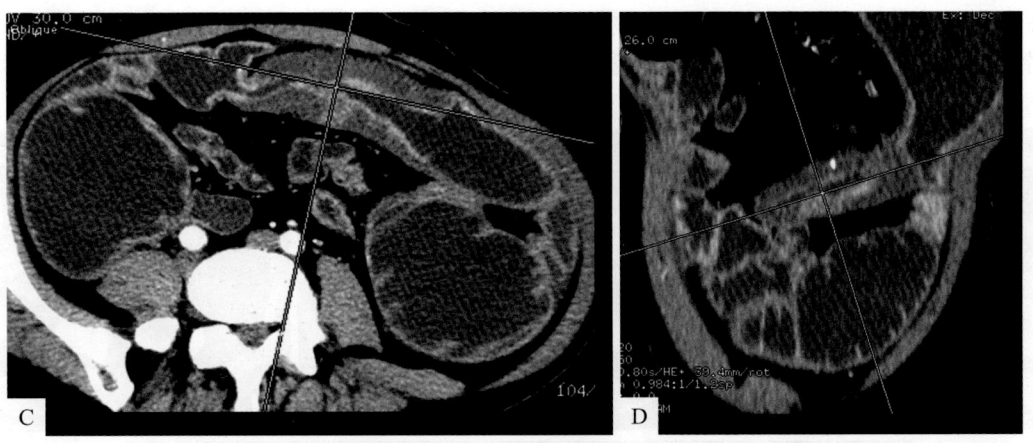

图 3-6-32　空肠腺癌（缩窄型）

CT 平扫图像（A）显示空肠肠壁明显增厚，管腔狭窄，近端肠管明显扩张形成梗阻；门脉期 CT 增强图像（B）、多平面重建图像（C、D）均显示受累肠管管壁僵硬，蠕动消失，管腔明显缩窄。

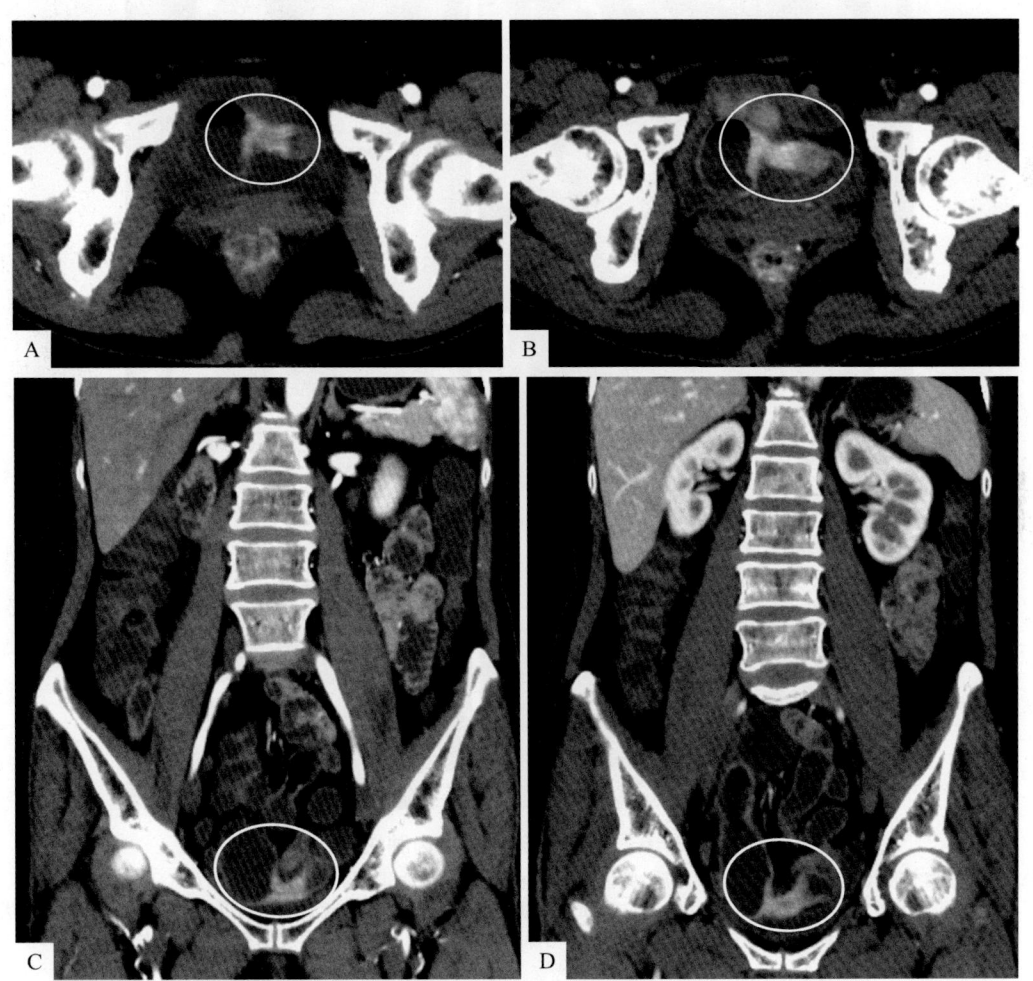

图 3-6-33　空肠腺癌（缩窄型）

动脉期（A）和门脉期（B）横断面 CT 增强图像、动脉期（C）和门脉期（D）冠状面 CT 重建图像显示回肠下段管壁增厚，管腔明显狭窄，增强扫描强化明显（圈），近端回肠明显梗阻、扩张。

（2）息肉肿块型：表现为息肉样或分叶状软组织肿块隆起于肠腔内，肿块较小时，密度均匀，较大时常伴坏死。双期增强扫描多表现为轻中度强化，也可表现为动脉期轻度强化，门脉期中等或明显强化（图 3-6-34，图 3-6-35）。

（3）溃疡浸润型：肿块所在肠管管壁均匀增厚，

肿块表面黏膜面不连续,凹凸不平,可显示不规则溃疡,病变肠管常扩张。肿块浸润肠管的近端肠管通常呈弥漫性水肿改变(图3-6-36,图3-6-37)。

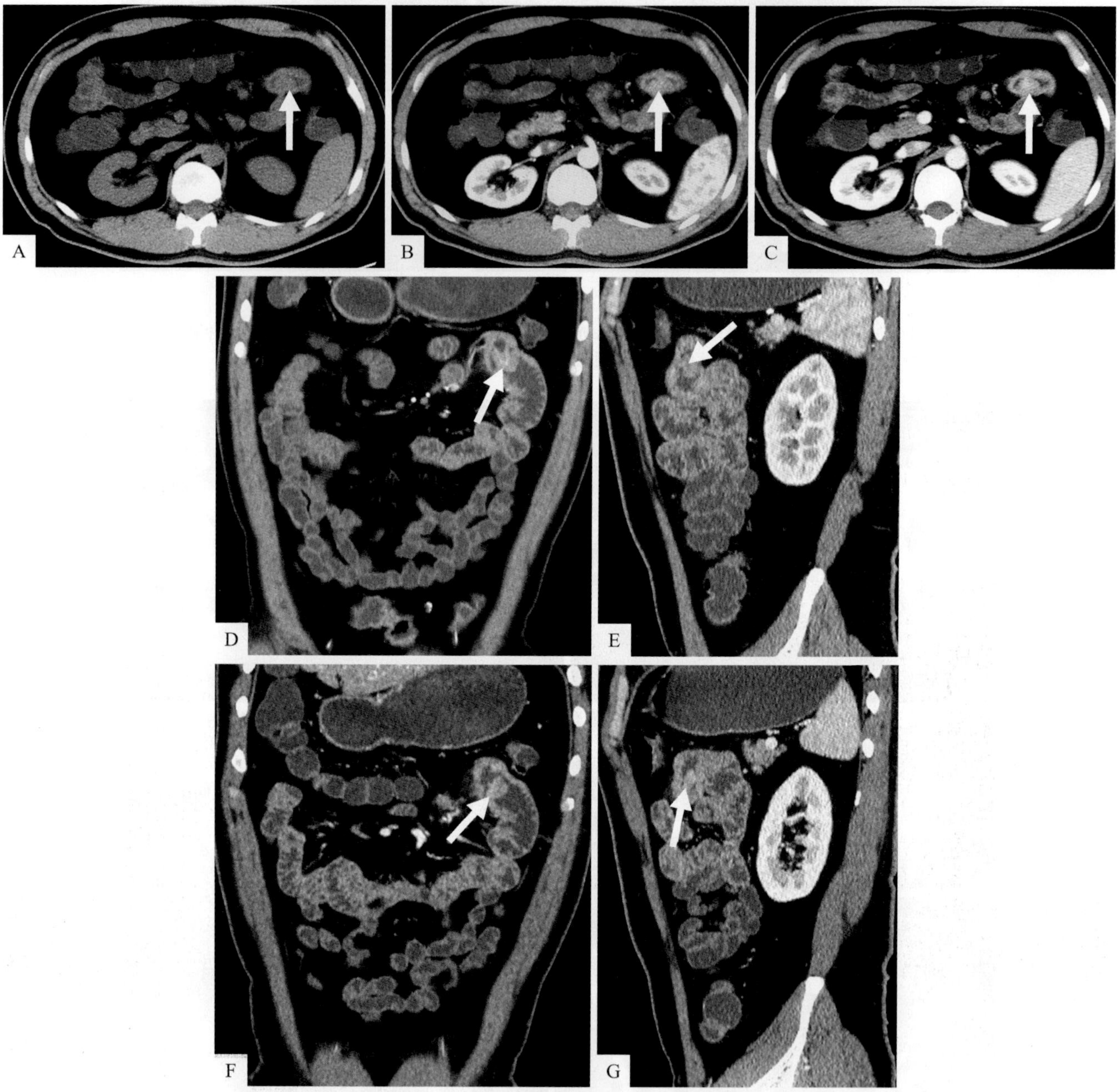

图3-6-34 空肠腺癌(息肉肿块型)

CT平扫图像(A)显示近段空肠肠壁呈结节状不规则增厚,腔内见息肉样软组织肿块影(箭);动脉期横断面CT增强图像(B)、门脉期横断面CT增强图像(C)、动脉期冠状面CT重建图像(D)、动脉期矢状面CT重建图像(E)、门脉期冠状面CT重建图像(F)、门脉期矢状面CT重建图像(G)清晰显示增厚肠壁及肠腔内软组织肿块中等强化,并延迟强化(箭),肠管周边系膜脂肪密度增高,并见肿大淋巴结影。

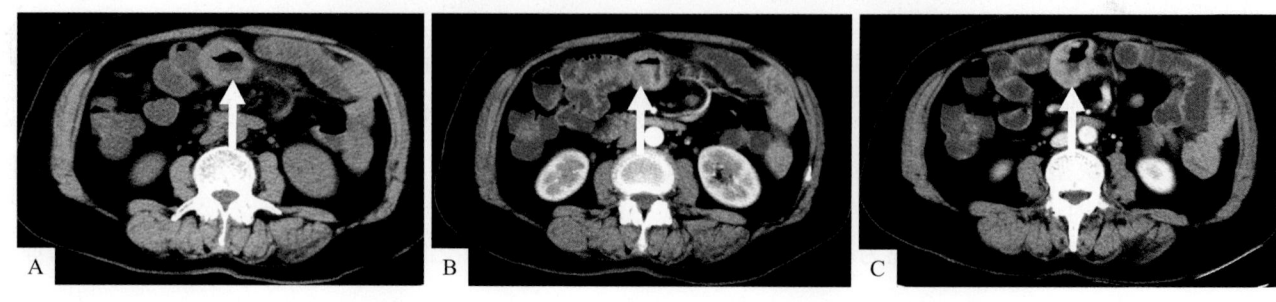

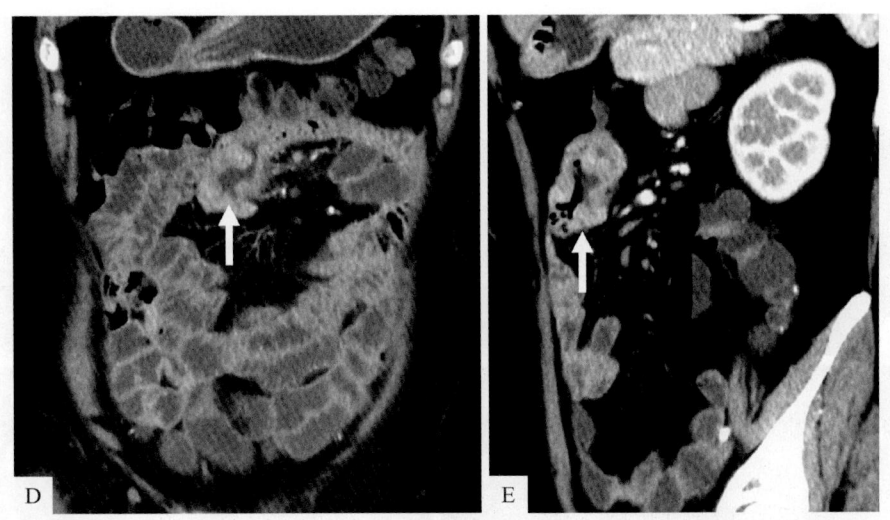

图 3-6-35　空肠腺癌（息肉肿块型）

CT 平扫图像（A）显示空肠肠壁不规则增厚，肠腔略变窄（箭）；动脉期（B）和门脉期（C）CT 增强图像、门脉期冠状面（D）和矢状面 CT 重建图像（E）显示增厚肠壁呈中等强化，黏膜面呈不规则结节样隆起改变（箭），肠壁周围脂肪密度增高，并可见多个淋巴结影。

（4）弥漫型：病变常侵袭性生长，直接向周围侵犯，可累及肾脏、输尿管肠系膜及血管，引起腹腔内种植转移及后腹膜淋巴结转移。有时可见多节段病灶（图 3-6-38）。

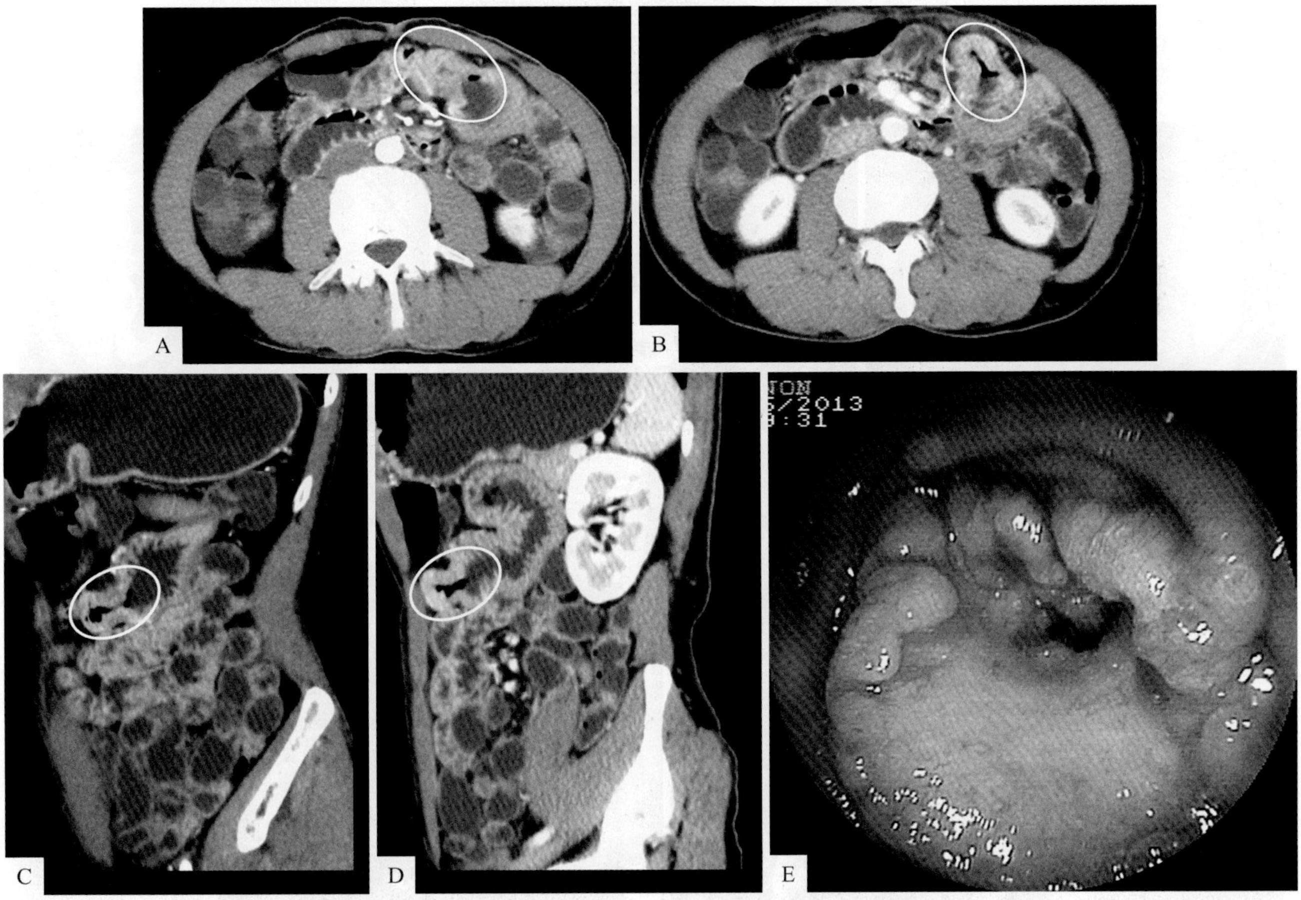

图 3-6-36　空肠腺癌（溃疡浸润型）

动脉期（A）和门脉期（B）横断面 CT 增强图像、动脉期（C）和门脉期（D）矢状面 CT 重建图像显示空肠肠壁增厚，肠腔狭窄，黏膜欠规则，呈凹凸不平溃疡改变，管壁僵硬（圈），近端空肠肠腔明显扩张，黏膜皱襞水肿、粗大，提示水肿、缺血改变；双气囊小肠镜图像（E）显示空肠腔内增殖性病灶，肠腔狭窄，表面可见大片溃疡凹陷改变。（见彩色插页）

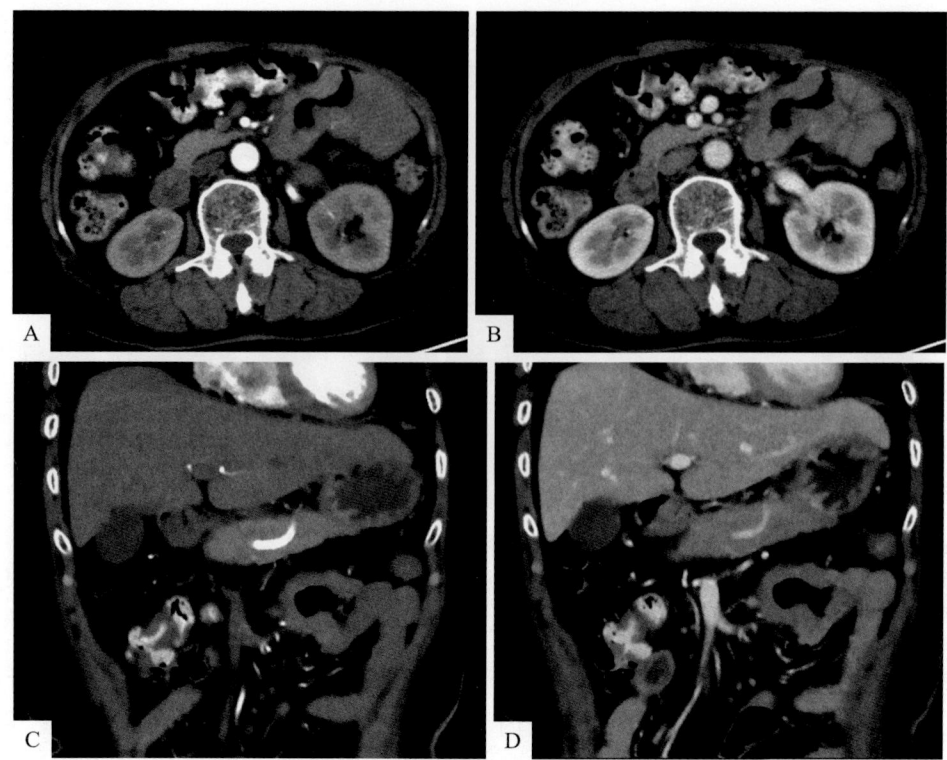

图 3-6-37 空肠腺癌（溃疡浸润型）

动脉期横断面 CT 增强图像（A）、门脉期横断面 CT 增强图像（B）、动脉期冠状面 CT 重建图像（C）、门脉期冠状面 CT 重建图像（D）显示近端空肠肠壁呈浸润性增厚，黏膜破坏，肠壁僵硬，增强扫描肠壁轻度不均匀强化。

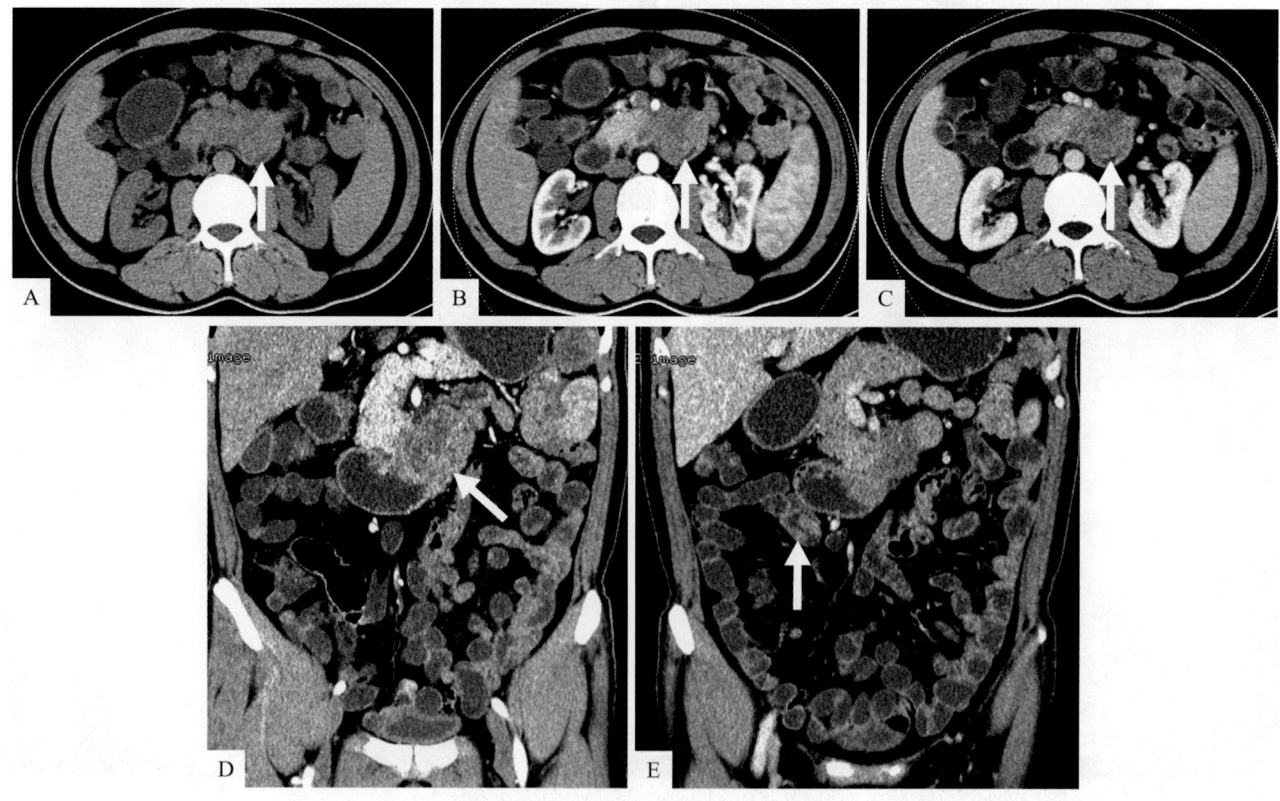

图 3-6-38 十二指肠、空肠多发腺癌

CT 平扫图像（A）显示十二指肠水平段肠壁增厚，肠腔变窄（箭）；动脉期横断面 CT 增强图像（B）、门脉期横断面 CT 增强图像（C）、动脉期冠状面 CT 重建图像（D）、门脉期冠状面 CT 重建图像（E）显示十二指肠及空肠黏膜增厚，呈腔内不规则隆起改变，增强扫描中等强化（箭），肠腔变窄，近端十二指肠肠腔明显扩张。

(5) 黏液腺癌：50%平扫时肿块实质内显示散在点状钙化（图3-6-39A），肿块边缘可见片状低密度"黏液湖"，增强后门脉期肿块周边明显强化，管壁不规则增厚。肿块常发生淋巴结转移，增强扫描淋巴结呈环形强化特点，中央形成"黏液湖"（图3-6-39）。病变突破浆膜，侵犯肠系膜时，增强后浆膜下、肠系膜可见多发高密度结节伴网膜饼形成，常提示腹膜转移，因此如小肠CT造影发现肿瘤沿小肠壁浸润性生长，肠壁不规则增厚伴有散在点状钙化，门脉期肿块明显强化，肿块边缘出现片状低密度"黏液湖"时，常提示小肠黏液腺癌。与病理对照"黏液湖"为肿瘤细胞分泌黏液积聚所致，CT表现上与肿瘤坏死灶较难鉴别，文献报道MR T2WI能清楚地显示肿瘤内高信号的"黏液湖"，有利于两者鉴别。

(6) 并发症及合并症：可并发急性腹膜炎、肠穿孔、肠套叠等，可伴有其他疾病，如结肠腺瘤、慢性胰腺炎及肝硬化等。

3. MRI表现　MRI因其检查时间长、空间分辨率不高以及检查费用高等问题，应用不及CT广泛。但MRI的优点在于软组织分辨率高，多平面、多序列成像，无射线辐射，可清晰显示腺癌黏膜面的溃疡，动态增强检查可以提供肠管的动力学状态，亦可敏感显示病变对肠管周围的侵犯等（图3-6-40，图3-6-41）。

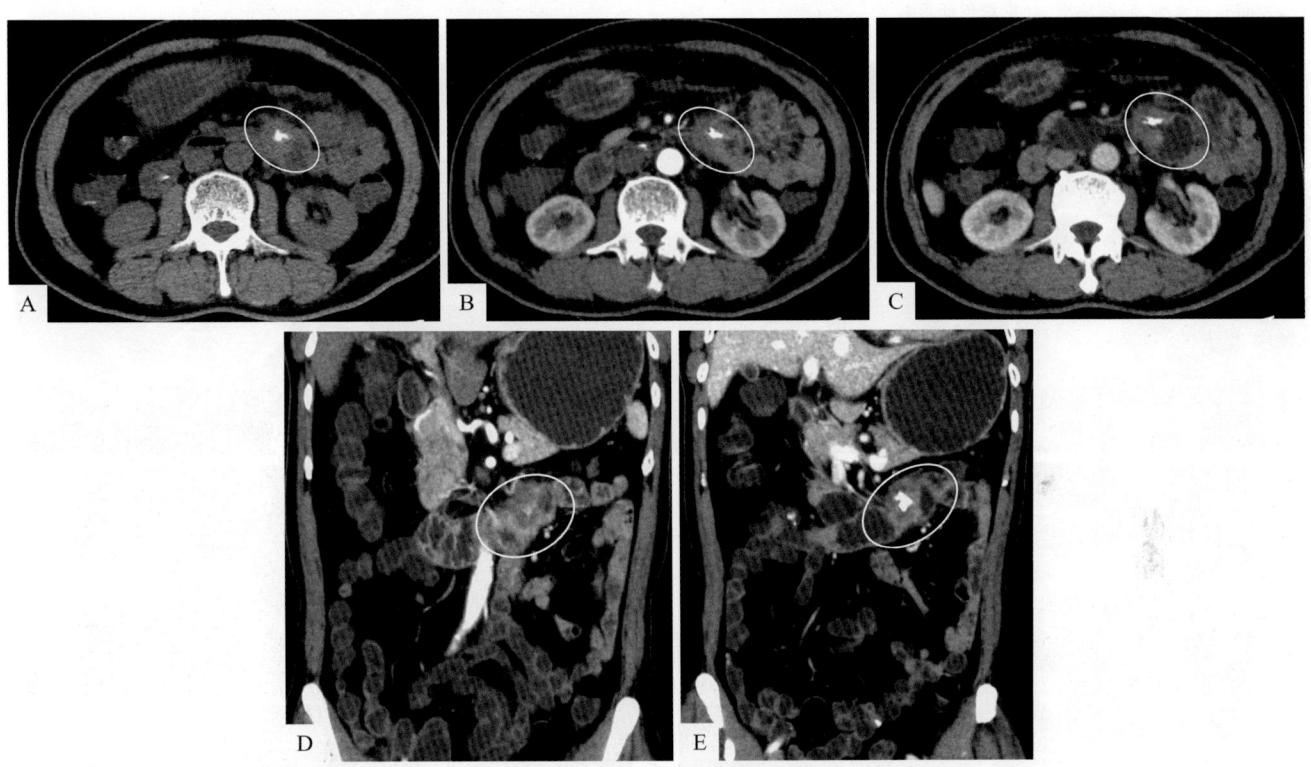

图3-6-39　空肠黏液腺癌

CT平扫图像（A）显示空肠近屈氏韧带处肠壁明显增厚伴钙化，肠腔狭窄（圈）；动脉期（B）和门脉期（C）CT增强图像、动脉期（D）和门脉期（E）冠状面CT重建图像显示增厚肠壁中等强化，呈不均匀强化，可见带状低密度影，提示"黏液湖"（箭）。

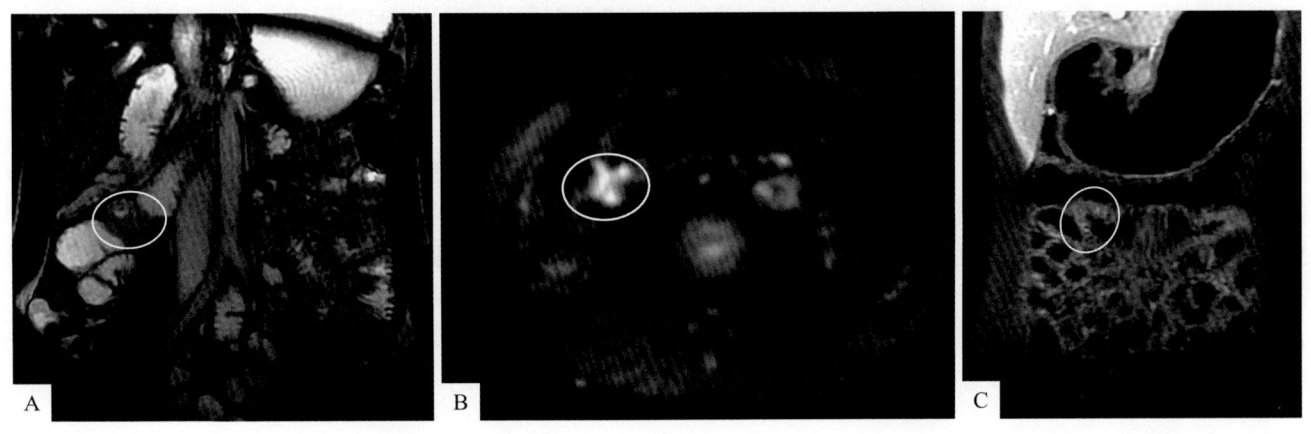

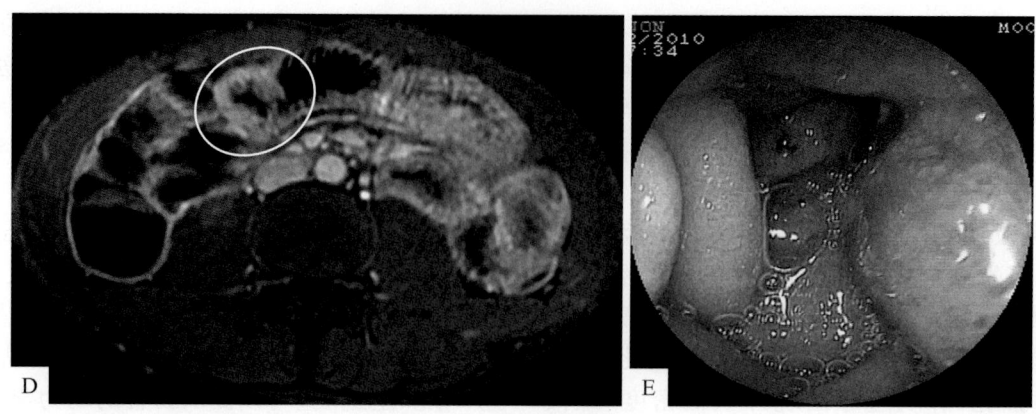

图 3-6-40 空肠腺癌

冠状面 MR FIESTA 图像（加脂肪抑制）（A）显示空肠肠壁环形增厚，肠腔狭窄，增厚肠壁呈低信号（圈）；DWI 图像（B）显示增厚肠壁呈异常高信号（圈）；冠状面（C）和横断面（D）MR LAVA 增强图像显示增厚肠壁异常强化，近端肠管明显扩张（圈）；小肠镜图像（E）显示肠腔隆起糜烂灶，表面充血水肿，肠腔狭窄。（见彩色插页）

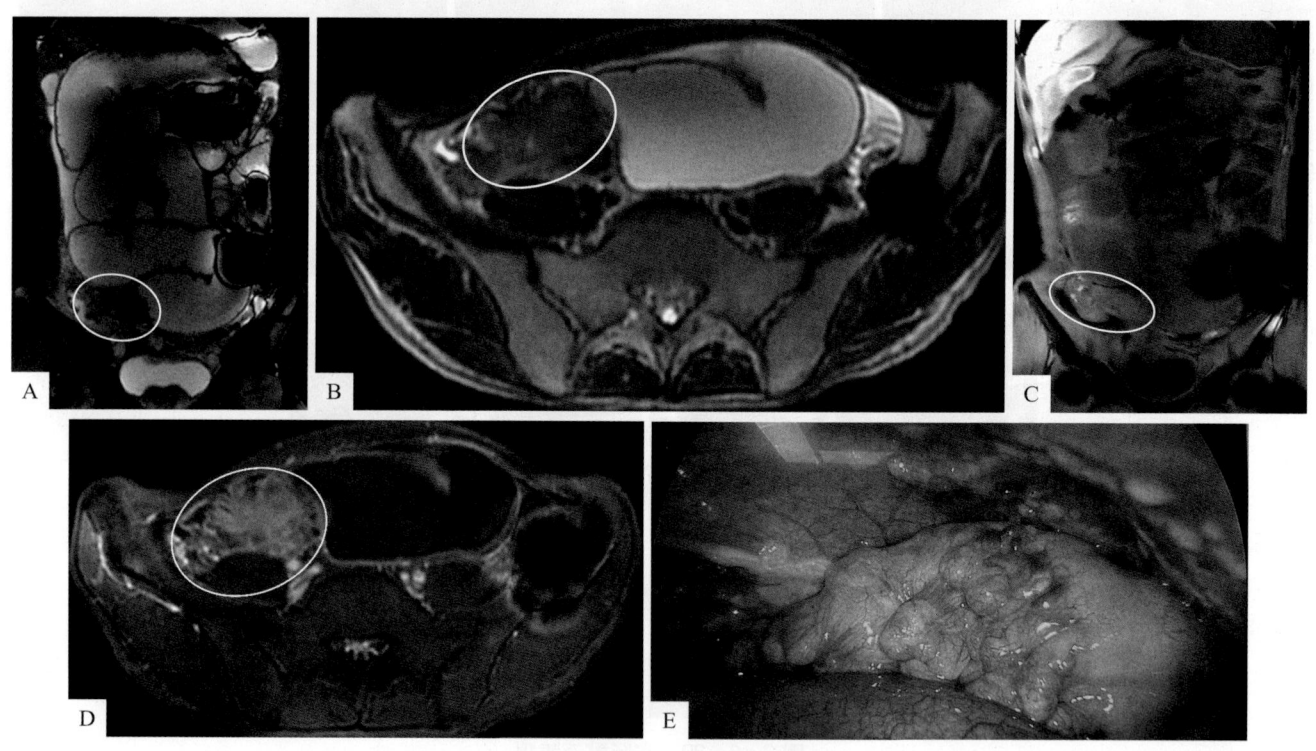

图 3-6-41 末端回肠腺癌

冠状面 MR FIESTA 图像（加脂肪抑制）（A）、横断面 MR T2SSFSE 图像（B）显示回肠肠壁明显增厚，呈低信号（圈），近端小肠广泛扩张，腹部左侧可见小肠减压管低信号伪影；冠状面 MRI 平扫图像（C）、动态增强横断面 MRI 图像（D）显示增厚肠壁呈延迟强化，管壁僵硬（圈），全小肠广泛扩张，呈梗阻改变，腹膜明显增厚，呈结节样强化，提示腹膜转移；术中探查图像（E）显示腹膜广泛白色转移结节。（见彩色插页）

【鉴别诊断】

1. 小肠淋巴瘤　淋巴瘤好发于远端小肠，病变的肠管能保持一定的扩张度和柔软度，很少引起肠腔狭窄和梗阻，典型的小肠淋巴瘤常表现为受累肠壁明显增厚，受累肠管腔呈动脉瘤样扩张，常伴有肠系膜及腹膜后淋巴结肿大，并融合成团，包绕肠系膜血管，病灶边界较光滑，肠周脂肪层常存在；小肠腺癌好发于近端小肠，管壁形态僵硬，管腔易呈向心性狭窄，边缘多不规则，向周围呈浸润性生长。

2. 高度风险间质瘤伴中央溃疡形成　小肠高度风险间质瘤病灶密度不均匀，中央多见坏死囊变，且以向腔外生长为多，增强后肿瘤实质部分明显强化，病变常侵犯周围脏器及组织，但淋巴结转移罕见；小肠腺癌好发于近端小肠，平扫检查显示肿瘤浸润的增厚肠壁伴有突入肠腔的软组织肿块，增强显示病灶轻到中度强化，管腔环形狭窄，病变向周围呈浸润性生长,常见肠周、肠系膜及后腹膜淋巴结转移。

3. 腺瘤及息肉　后者常呈向腔内生长的软组织肿块,体积较小,边界清楚,密度均匀,周围黏膜正常,无邻近肠壁增厚。

4. 克罗恩病　小肠克罗恩病多表现为肠壁增厚,肠腔狭窄以及黏膜面的溃疡形成,急性期肠管常因为炎性刺激而表现为蠕动增加,双期增强扫描炎变肠段形态不固定;小肠腺癌受累肠管则表现为黏膜破坏,肠管相对固定,蠕动消失。

(三) 淋巴瘤

原发性小肠淋巴瘤(primary small intestinal lymphoma,PSIL)系原发于小肠壁淋巴组织的恶性肿瘤,这有别于全身淋巴瘤侵及肠道所继发的病变。胃肠道是淋巴结外淋巴瘤最常发生的部位,占所有胃肠道原发淋巴瘤的20%~30%。原发性小肠淋巴瘤须符合Dawson标准:①无浅表淋巴结肿大;②胸片证实无纵隔淋巴结肿大;③外周血无异常及幼稚细胞;④肿瘤局限于小肠或仅侵犯邻近淋巴结;⑤无肝脾肿大。原发性小肠淋巴瘤好发于中老年男性,病变部位以回肠和空肠多见,病理诊断绝大多数为NHL,B细胞来源为主,组织学类型以弥漫大B细胞淋巴瘤最常见。发病原因可能与环境因素、病毒感染、遗传因素及免疫缺陷有关。炎症性肠病也增加原发性胃肠道淋巴瘤的危险。溃疡性结肠炎与原发性结肠淋巴瘤(主要发生在乙状结肠和直肠)有关。

【病理】　小肠原发性淋巴瘤起源于小肠黏膜下的淋巴滤泡或淋巴丛,大约80%位于回肠,生长方式为纵向浸润生长,肿瘤大小常由数厘米到数十厘米。

1. 肉眼观察　大体可分为4种类型。①肿块型:肠壁内的肿块可凸入肠腔,表面黏膜可正常,肿块巨大时可导致黏膜糜烂或浅表溃疡;②溃疡型:多发生于肿瘤中心,因缺血所致,多为单一的巨大溃疡;③浸润型:肿瘤在黏膜下浸润生长,肠壁变硬、增厚、失去弹性,逐渐扩展呈动脉瘤样,表面呈暗红或灰白色,肠管扩张;④结节型:表现为黏膜表面多发性结节形成,伴浅表糜烂。

2. 光镜观察　光镜下肠壁正常结构破坏,腺体明显减少,大量肿瘤性淋巴细胞浸润性生长。

3. 主要病理分型及组织学特点　①弥漫大B细胞淋巴瘤:肿瘤性淋巴细胞多类似中心母细胞,体积较大,胞质相对丰富,核具有明显多形性及异型性,弥漫成片浸润;②黏膜相关淋巴组织(MALT型)B细胞淋巴瘤:主要特征是肿瘤性小淋巴细胞(中心细胞样或单核细胞样)浸润腺上皮,形成所谓的"淋巴上皮病变"及出现反应性淋巴滤泡;③外周T细胞淋巴瘤:大多表现为中到大且具高度多形性的肿瘤性淋巴细胞为主的混合性淋巴样细胞弥漫片状浸润;④自然杀伤(NK)/T细胞淋巴瘤:肿瘤性淋巴细胞大小不等,亲血管现象明显,常伴有大片坏死;⑤肠病相关性T细胞淋巴瘤(EATL):又称淋巴瘤继发于长期乳糜泻或其他吸收不良综合征,主要特征为绒毛萎缩、黏膜变平、腺管增生,固有层浆细胞在增多以及上皮内淋巴细胞(属于T细胞)数目增加,呈明显多形性、多核瘤细胞,伴有明显炎症现象,有大量嗜酸性细胞浸润,恶性程度较高。

4. 免疫组化　原发性小肠淋巴瘤均表达CD45,AE1/AE3均阴性,B细胞淋巴瘤EMA呈弱阳性。B细胞淋巴瘤均表达CD20和CD79α,7例T细胞淋巴瘤均表达CD3和CD45RO。NK/T细胞淋巴瘤还表达CD56和TIA-1。弥漫大B细胞淋巴瘤和MALT型B细胞淋巴瘤中还可表达Bcl-2和MIB-1阳性。

【临床表现】　小肠淋巴瘤临床表现多样,主要表现为腹痛、腹块、腹胀等三大症状,其次为腹泻、发热、肠出血、恶心、呕吐等表现。

1. 腹痛　出现较早,多数患者常为间歇性疼痛,多在进食后发生,弥漫性肠壁浸润及进行性肠梗阻,可致慢性痉挛性疼痛;肠套叠及穿孔则可引起急性腹痛。

2. 腹块　近半数患者可扪及腹块,多在脐周或右下腹。多数可推动移位,少数有触压痛。

3. 腹泻、腹胀　有1/3病例有腹胀、腹泻或脂肪泻,但此种腹泻无里急后重或肉眼可见血便。腹胀、腹泻可能和肿瘤广泛浸润而阻塞肠系膜淋巴管及肠腔内细菌过度繁殖有关。

4. 腹水　常为乳糜性,多为肠系膜广泛浸润或腹膜后肿瘤浸润。

5. 肠出血　表现为间歇性黑便及慢性贫血,偶有消化道大出血。

6. 吸收不良　弥漫性小肠淋巴瘤有明显的吸收不良,出现腹泻或脂肪泻、蛋白丢失性肠病、低蛋白血症、体重下降、营养不良及电解质紊乱。

7. 一般症状　不规则发热,也可周期性发热。全身乏力、厌食、消瘦。

【分型】　根据小肠淋巴瘤的病理分型和影像学表现,笔者提出以下7种分型。

1. 浸润型　表现为受累肠管较长,肠壁呈不规则增厚,肠管局部僵硬,蠕动消失。

2. 肠腔动脉瘤样扩张型　表现为受累肠管肠壁明显增厚,但肠腔不狭窄,反而呈动脉瘤样特征性改变。

3. 息肉肿块型　表现为肠腔较大的息肉样软组织肿块,肠腔变窄,邻近肠管管壁增厚。

4. 肠系膜型　表现为肠系膜圆形、卵圆形或分叶状肿块或结节状相互融合病灶,肠管本身无明显受累。

5. 混合型　表现为肠系膜型合并浸润型、动脉瘤样扩张型或息肉肿块。

6. 肠腔内外肿块型　肿瘤向肠腔外生长,形成巨大软组织肿块,常累及邻近结构,肿块可以坏死并与肠腔相通。

7. 弥漫性回肠空肠化型　为T细胞淋巴瘤所特有,表现为回肠黏膜弥漫性空肠化,范围较广,受累肠壁可轻度水肿增厚,多合并肠系膜淋巴结肿大。

【影像学表现】

1. 常规X线表现　X线钡剂造影不仅有助于发现病变,还有利于确定病变范围。常用少量钡剂逐段检查的方法,阳性率可达50%~60%。X线特征性表现为肠壁增厚僵硬,蠕动减弱或消失,肠黏膜粗糙紊乱、破坏,单个或多个息肉样充盈缺损及肠系膜动脉瘤样扩张等。

(1) 扩张性病变:肿瘤所在肠段不规则扩张,扩张范围超过病变范围,黏膜不同程度增宽、变平,蠕动消失,肠壁僵硬,钡剂停留时间过长,可有大小不等的充盈缺损。

(2) 狭窄性病变:可为中心性、偏心性和外压性狭窄。中心性狭窄黏膜皱襞细若线条(图3-6-42);偏心性狭窄肠管一侧有大块充盈缺损凸入肠腔,使肠腔变细(图3-6-43);外压性狭窄肠腔变细可有移位,局部黏膜正常。

(3) 弥漫性病变:病变广泛累及全小肠,正常黏膜皱襞消失或多个息肉状充盈缺损(图3-6-44,图3-6-45)。

(4) 肠套叠改变:多由于回肠末端息肉样病变引起。

(5) 肠瘘:极少数病例显示小肠结肠瘘或小肠小肠瘘。

2. CT表现　小肠CT造影对PSIL的定位诊断准确率很高,特别是检查后的MPVR及MIP重建图像,其大体解剖显示清晰,能清楚地显示血管与肿瘤的关系、病变所累及的肠段及其范围,在定位诊断上具有明显的优势。另外,小肠CT造影还可清楚地显示肠管形态和肠壁增厚状况、病灶强化程度和肠腔外、肠系膜及后腹膜的改变等,对判定有无周围脏器的侵犯和转移、有无肠道穿孔和肠套叠等并发症也具有相当的优势,能够指导临床术前评估和手术及治疗方案的制定。

(1) 浸润型:肠壁呈不规则增厚,可有结节状表现,肠壁边缘欠光整,肠段可有轻度狭窄,受累肠管较长,病变近端肠管无明显扩张。病变肠段呈多发节段性分布,黏膜常不连续(图3-6-46~图3-6-48)。

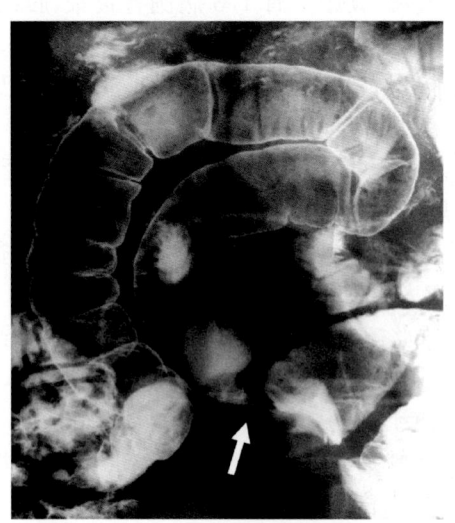

图3-6-42　回肠弥漫大B细胞淋巴瘤
小肠X线气钡双对比造影图像显示回肠肠腔呈中心性狭窄,黏膜皱襞细若线条样(箭)。

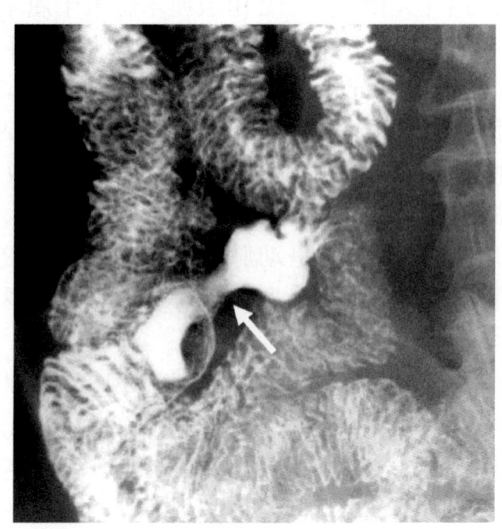

图3-6-43　空肠弥漫大B细胞淋巴瘤
小肠X线钡剂造影图像显示空肠肠腔呈偏心性狭窄(箭)。

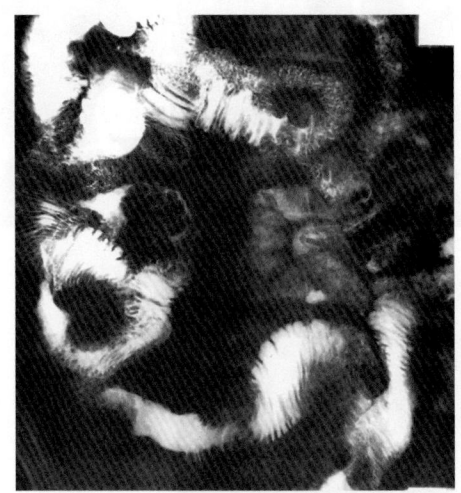

图3-6-44 空肠弥漫大B细胞淋巴瘤

小肠X线钡剂造影图像显示空肠多处肠管呈中心性狭窄。

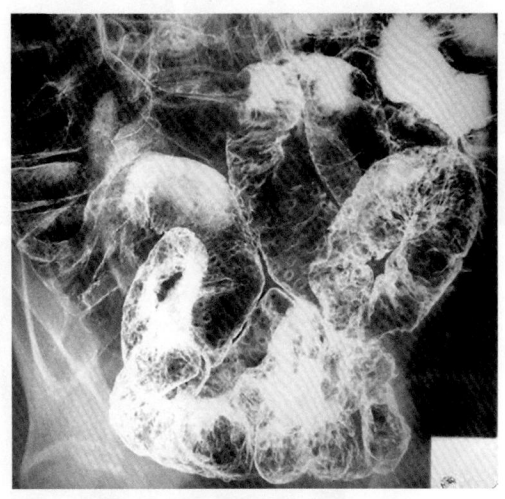

图3-6-45 小肠多发淋巴瘤

小肠X线钡剂造影图像显示空肠皱襞呈弥漫性结节状改变。

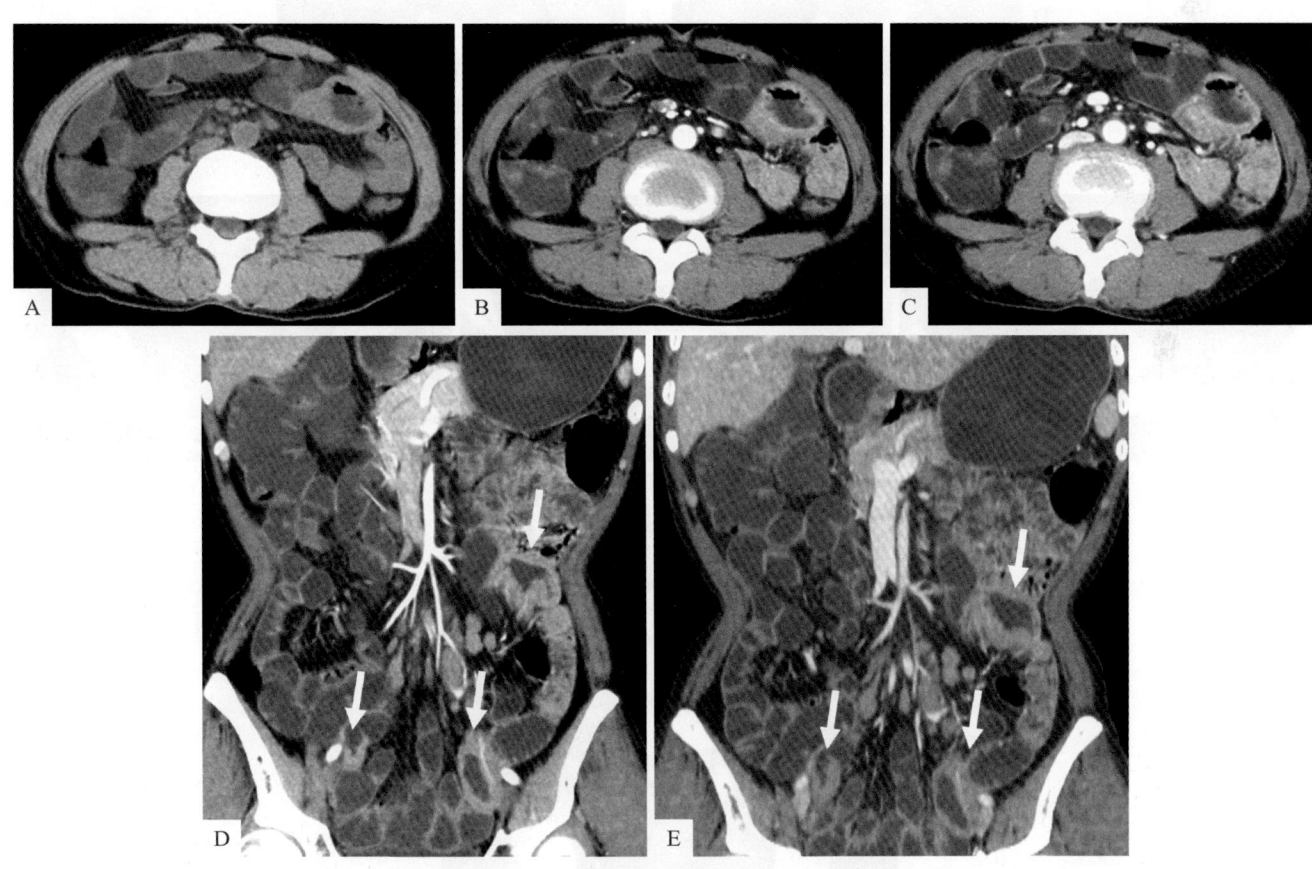

图3-6-46 小肠弥漫大B细胞淋巴瘤(浸润型)

CT平扫图像(A)显示两段小肠肠壁浸润性增厚,肠腔未见狭窄;动脉期CT增强图像(B)、门脉期CT增强图像(C)显示增厚肠壁轻度强化;动脉期冠状面CT重建图像(D)、门脉期冠状面CT重建图像(E)更加清晰显示增厚肠管的形态(箭),肠系膜血管走行区可见多发肿大淋巴结影。

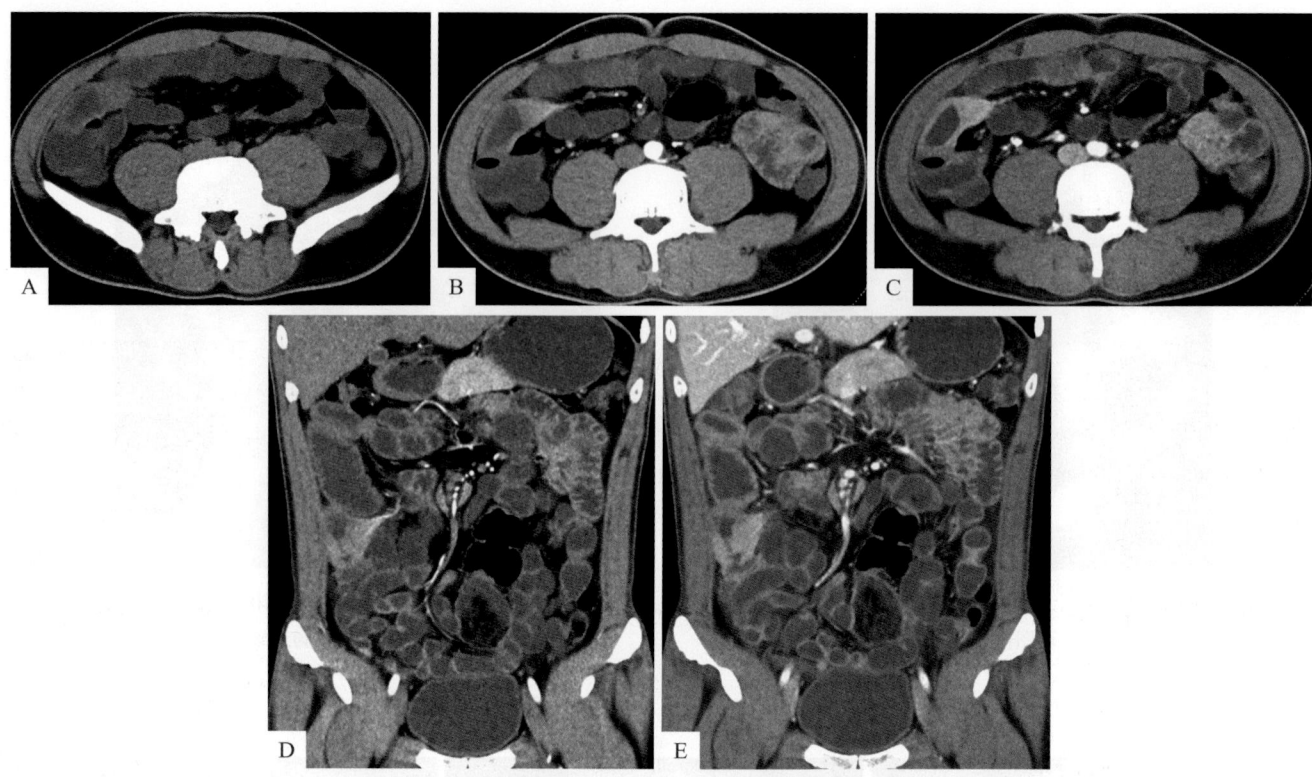

图3-6-47 空肠弥漫大B细胞淋巴瘤(浸润型)

CT平扫图像(A)、动脉期CT增强图像(B)、门脉期CT增强图像(C)、动脉期冠状面CT重建图像(D)、门脉期冠状面CT重建图像(E)显示空肠远段一段肠壁浸润性增厚,肠腔不窄,增强扫描肠壁中等强化,见相应肠系膜血管在肿块中穿行。

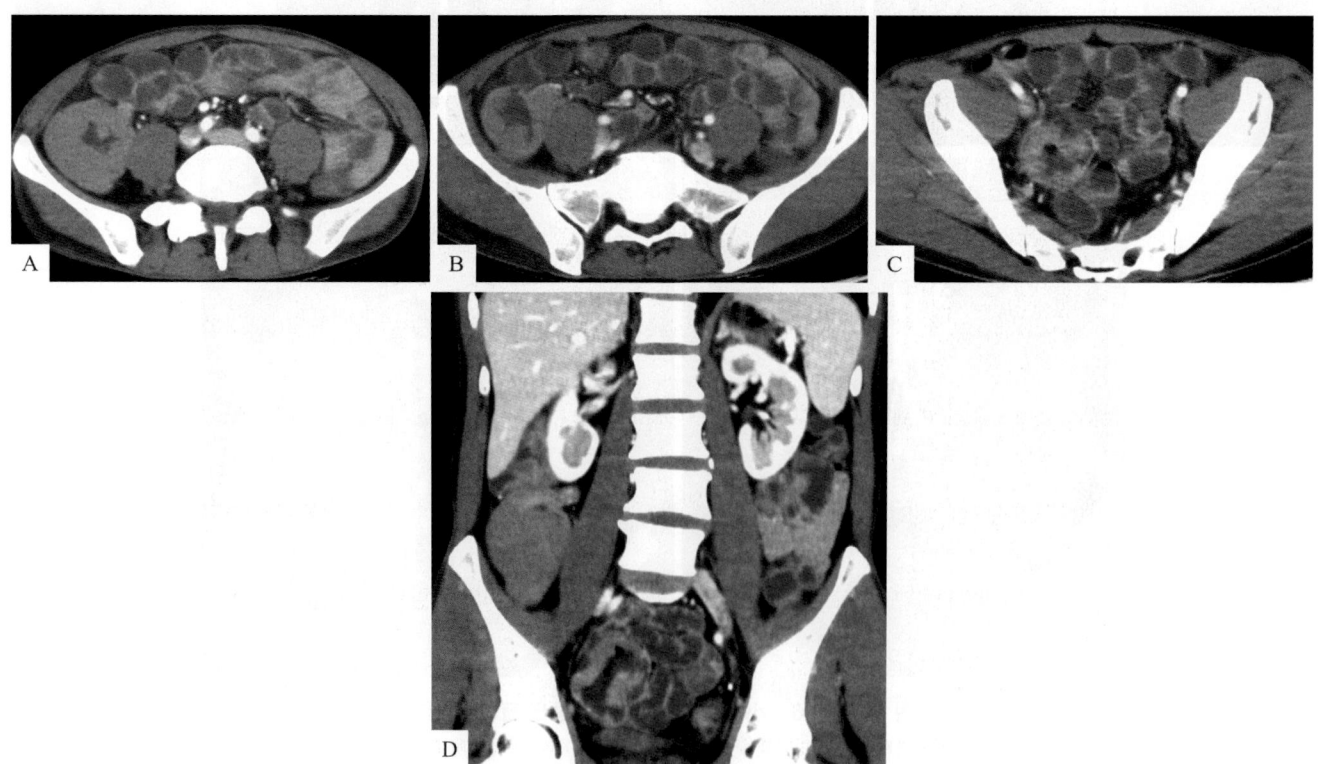

图3-6-48 回盲部和末端回肠两段弥漫大B细胞淋巴瘤(浸润型)

CT平扫图像(A)、动脉期CT增强图像(B)、门脉期CT增强图像(C)、门脉期冠状面CT重建图像(D)显示回盲部和末端回肠两段肠壁浸润性增厚,肠腔不窄,未见明显梗阻征象,增强扫描肠壁轻度强化。

（2）肠腔动脉瘤样扩张型：为原发性小肠淋巴瘤的特征性表现。受累肠管有明显的肠壁增厚，但管腔不出现狭窄，反而明显扩张，呈动脉瘤样特征性改变。这是由于淋巴瘤侵犯了固有肌层并且破坏自主神经丛，引起肠管张力减弱和顺应性降低，导致管腔明显扩张。增强扫描肠黏膜中断、不连续，显示宽大气液平面（图3-6-49）。

（3）息肉肿块型：表现为典型肠腔内较大的息肉样软组织肿块，呈分叶状，累及1/3~1/2肠周，致肠腔变窄，相邻肠管管壁增厚，病灶中央形成溃疡时，可表现为"牛眼征"（图3-6-50，图3-6-51）。

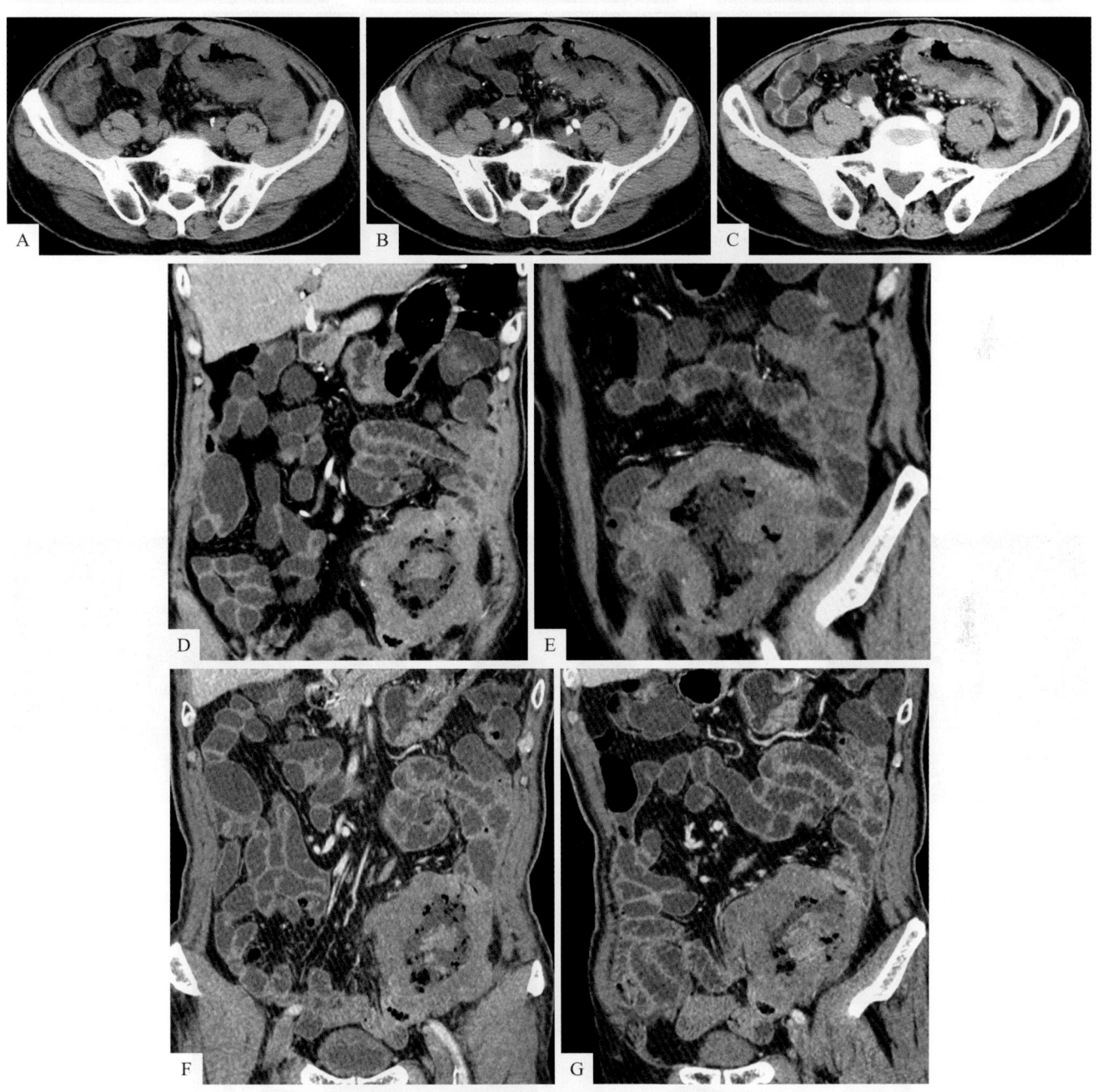

图3-6-49 回肠弥漫大B细胞淋巴瘤（动脉瘤样扩张型）

CT平扫图像（A）显示回肠肠壁浸润性不规则增厚，肠腔呈"动脉瘤样"扩张改变；动脉期CT增强图像（B）、门脉期CT增强图像（C）、动脉期冠状面CT重建图像（D）、动脉期矢状面CT重建图像（E）、门脉期冠状面CT重建图像（F）、门脉期矢状面CT重建图像（G）显示增厚回肠肠壁中等强化，黏膜欠规则，呈凹凸不平溃疡改变，肠腔呈"动脉瘤样"扩张改变。

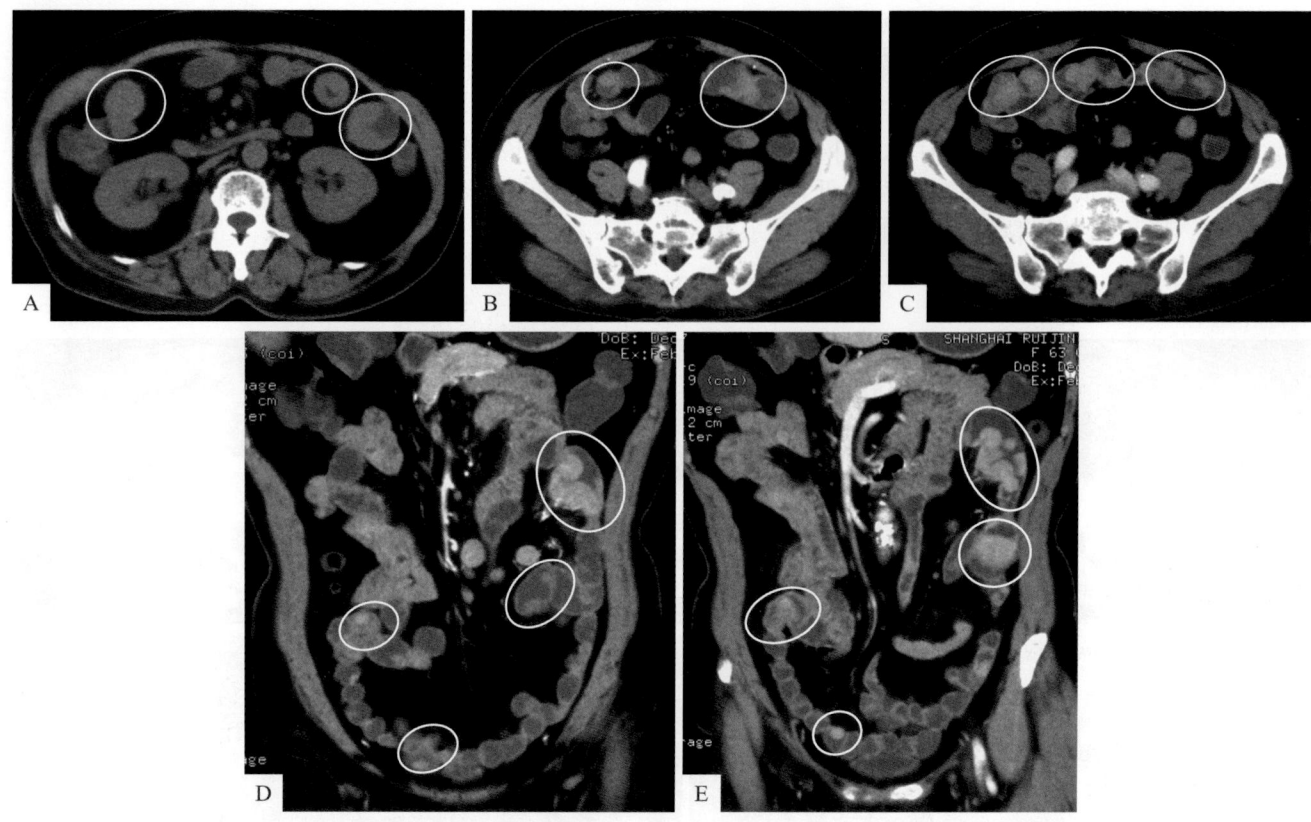

图 3-6-50 小肠多灶弥漫大 B 细胞淋巴瘤(息肉样肿块型)

CT 平扫图像(A)、动脉期横断面 CT 增强图像(B)、门脉期横断面 CT 增强图像(C)、动脉期冠状面 CT 重建图像(D)、门脉期冠状面 CT 重建图像(E)显示小肠多节段肠壁增厚,呈息肉肿块样改变凸入肠腔内(圈),肠系膜根部多发淋巴结增大,未见融合。

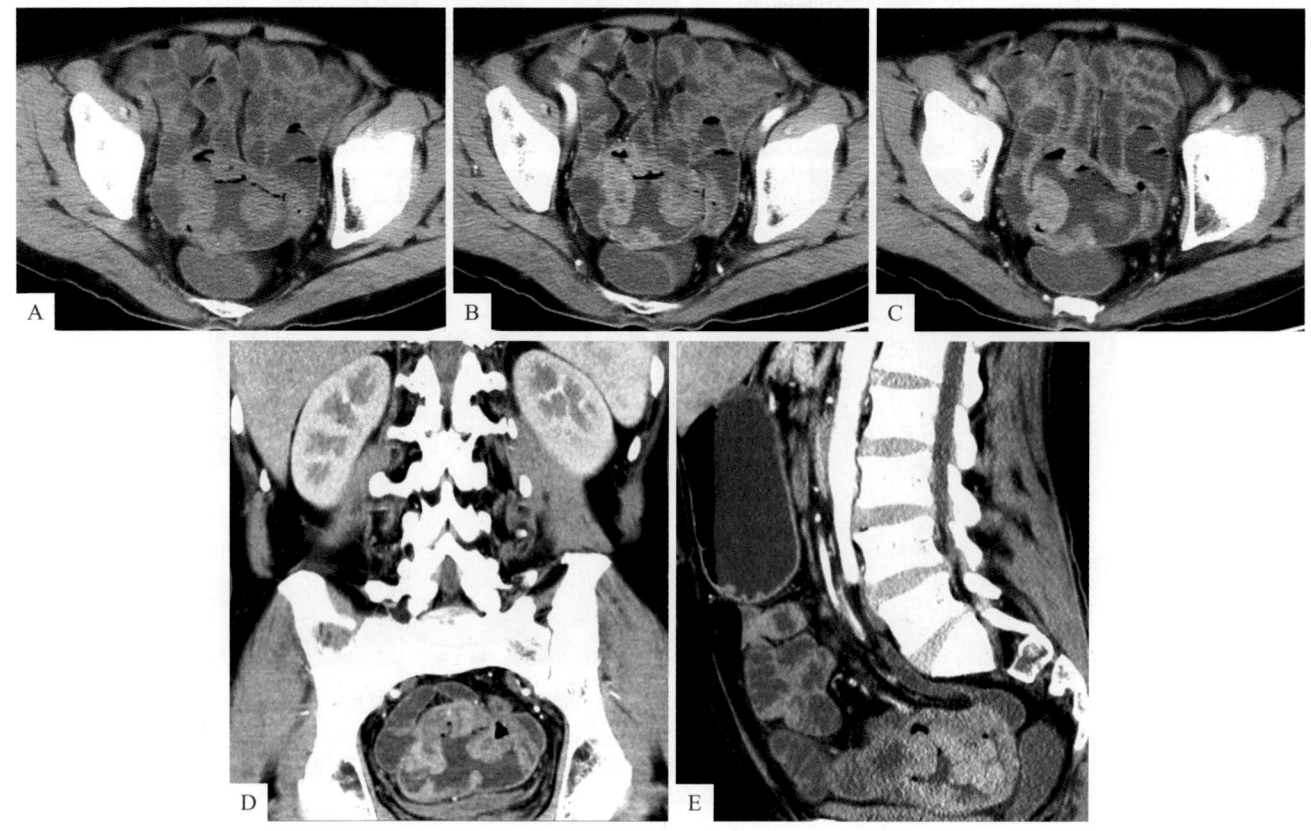

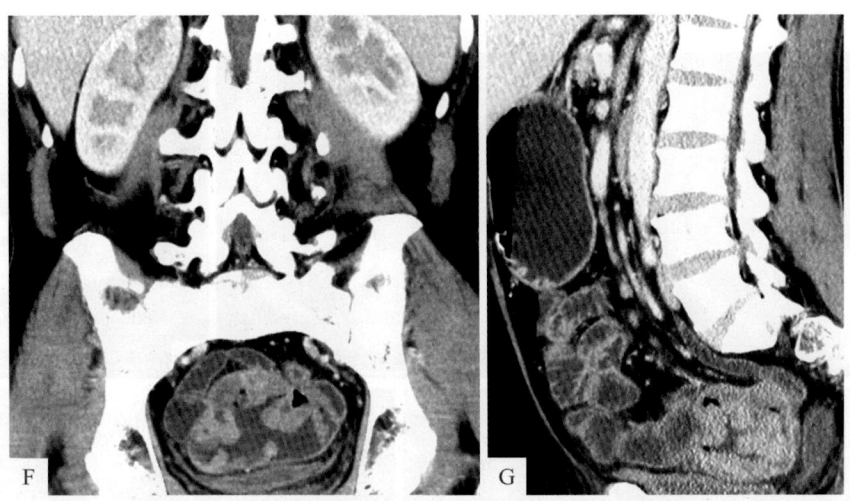

图 3-6-51 末端回肠弥漫大 B 淋巴瘤（息肉样肿块型）

CT 平扫图像（A）显示回肠肠壁结节不规则增厚，呈"息肉肿块样"改变；动脉期 CT 增强图像（B）、门脉期 CT 增强图像（C）、动脉期冠状面（D）和矢状面（E）CT 重建图像、门脉期冠状面（F）和矢状面（G）CT 重建图像，显示增厚肠壁轻度强化，黏膜呈"息肉肿块样"改变。

（4）肠系膜型：肠壁外沿肠系膜分布的圆形、卵圆形或分叶状肿块或结节状相互融合病灶，肠系膜脂肪密度消失，表现为"夹心面包征"或"三明治征"，即肠系膜肿块呈轻到中度不均匀强化，中间包埋着显著强化的肠系膜血管和无强化的肠系膜脂肪。邻近肠管可受压移位。肿块也可呈囊实性改变，边界多不规则，囊壁可见钙化，增强后实性部分中等强化，囊性部分呈低密度，肿块多侵犯、包埋邻近肠管及肠系膜，表现为受累肠腔变细，肠周可见多个小结节状病灶，部分融合，即"肠管包埋征"（图 3-6-52，图 3-6-53）。

（5）混合型：多为肠系膜型合并浸润型、肠腔动脉瘤样扩张型及息肉肿块型，也可为浸润型合并肠腔动脉瘤样扩张和肠系膜型（图 3-6-54）。

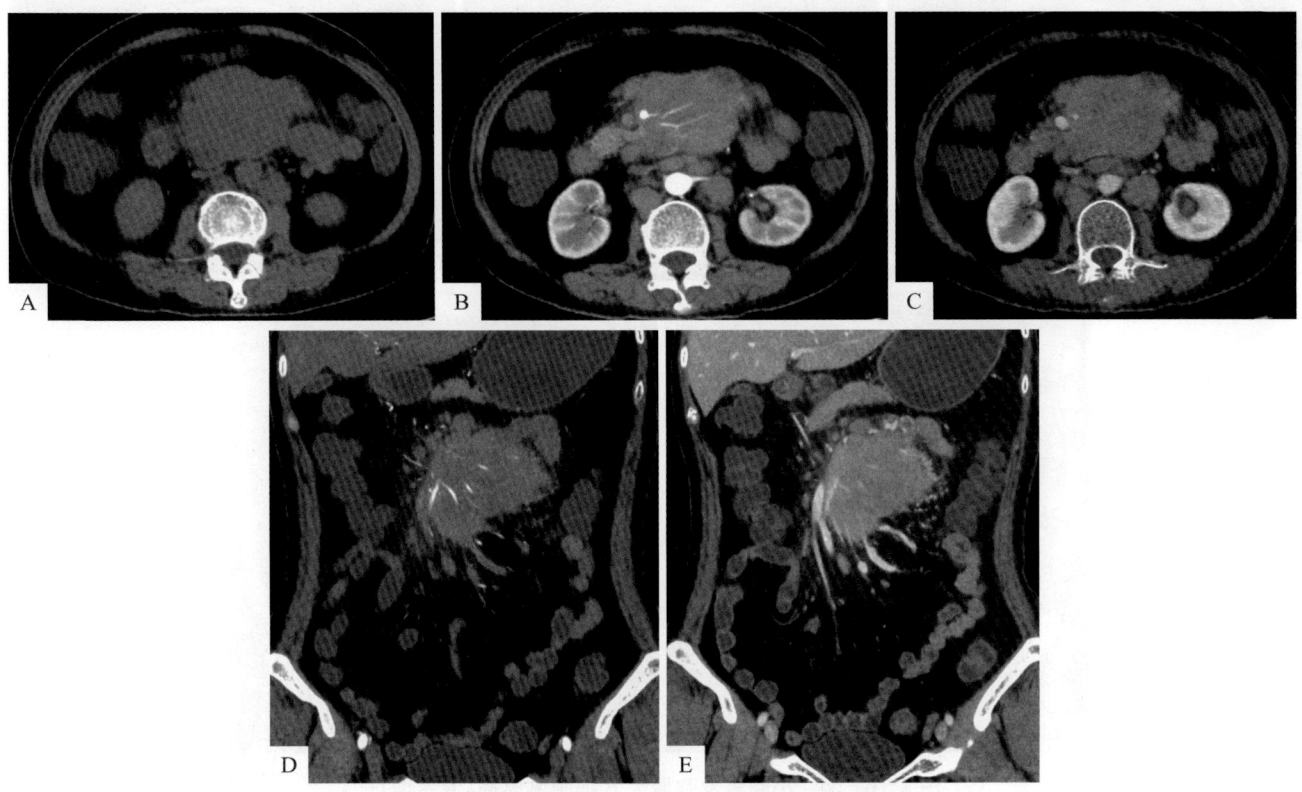

图 3-6-52 弥漫大 B 细胞淋巴瘤（肠系膜型）

CT 平扫图像（A）显示肠系膜根部团块状软组织影；动脉期（B）和门脉期（C）CT 增强图像、动脉期（D）和门脉期（E）冠状面 CT 重建图像显示肠系膜根部淋巴结肿大并融合成团，包绕肠系膜动静脉血管，形成典型的"夹心面包"征象。

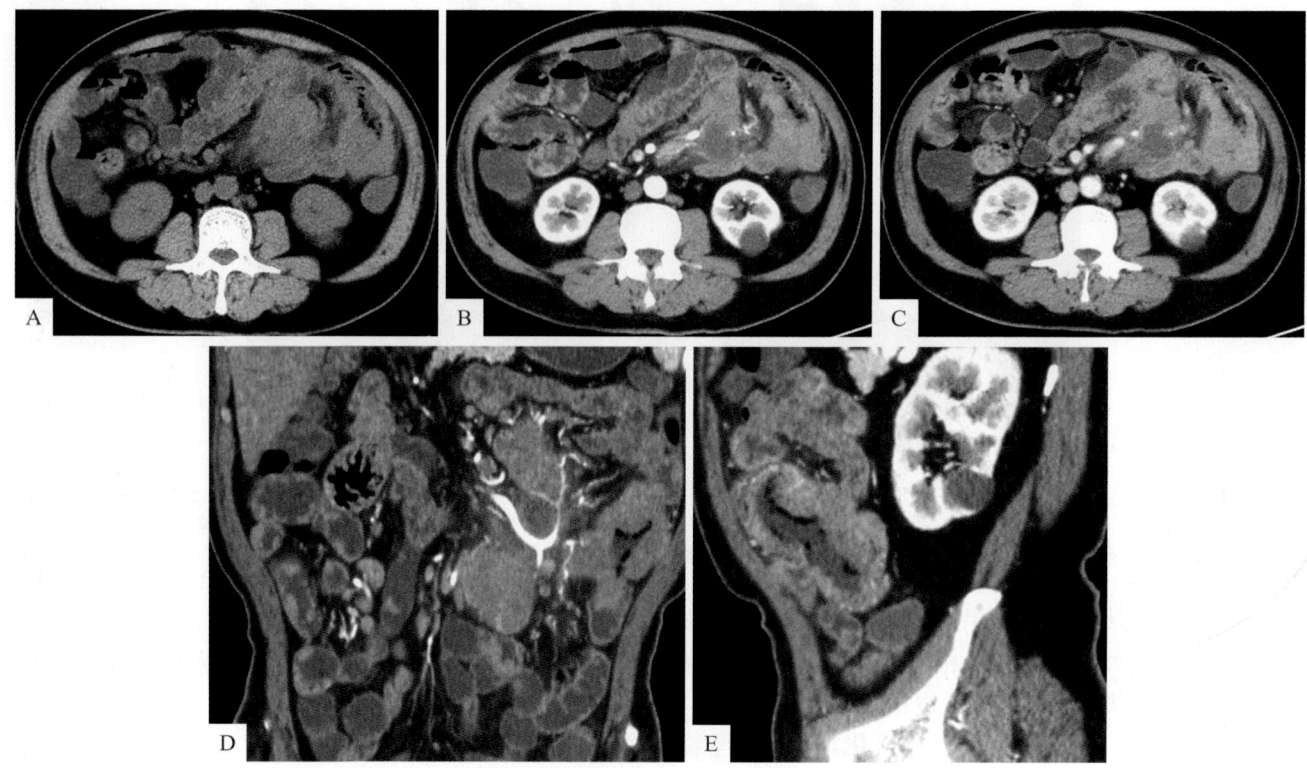

图 3-6-53　空肠弥漫大 B 细胞淋巴瘤(混合型)

CT 平扫图像(A)显示空肠肠壁浸润性不规则增厚;动脉期 CT 增强图像(B)、门脉期 CT 增强图像(C)、动脉期冠状面(D)和矢状面(E)CT 重建图像显示空肠肠壁中等强化,黏膜欠规则,肠管周围可见多发肿大淋巴结影,呈融合改变,包绕空肠动脉。

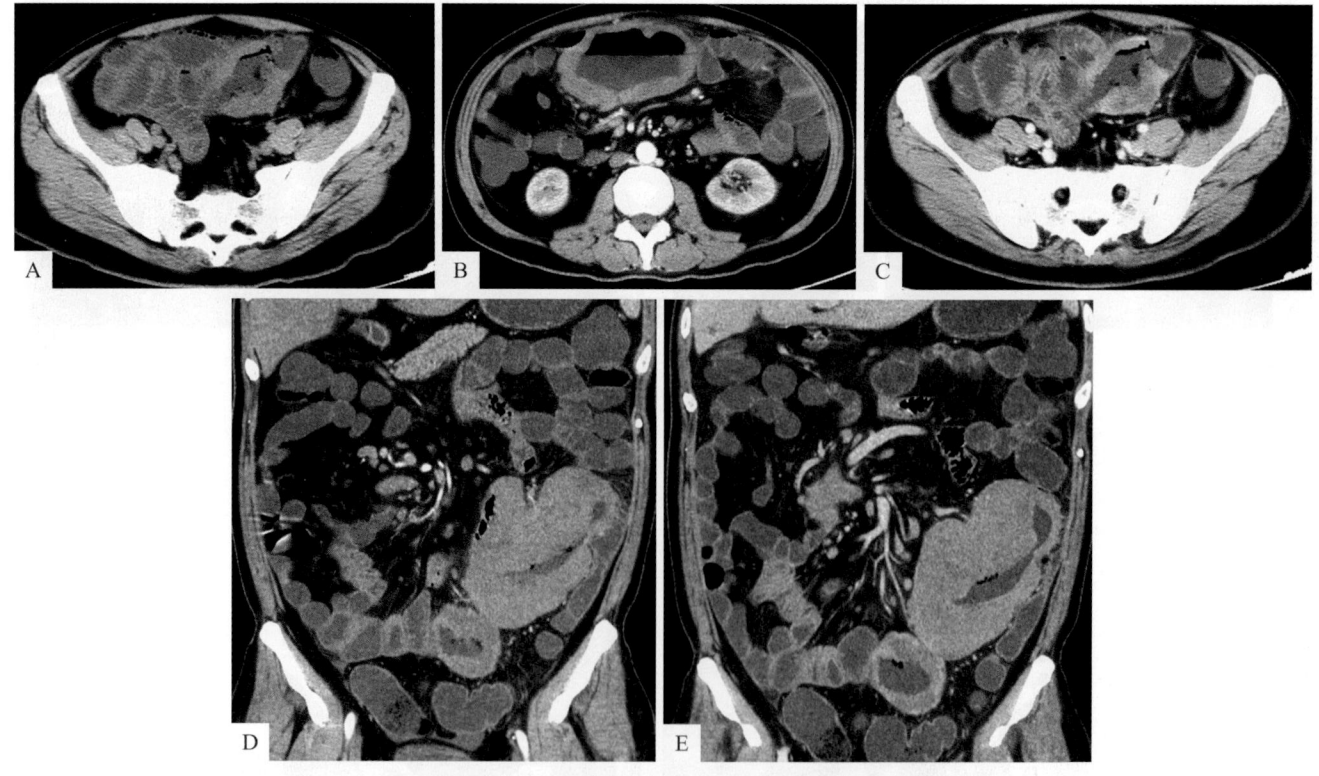

图 3-6-54　小肠多发弥漫大 B 细胞淋巴瘤(混合型)

CT 平扫图像(A)显示多段小肠肠壁增厚,部分肠腔呈"动脉瘤样"扩张,部分肠腔呈"息肉样肿块"改变;动脉期 CT 增强图像(B)、门脉期 CT 增强图像(C)、动脉期冠状面 CT 重建图像(D)、门脉期冠状面 CT 重建图像(E)显示肠壁轻度强化,肠壁黏膜呈凹凸溃疡改变。

(6) 肠腔内外肿块型：肿瘤向管腔外侵犯，包绕邻近肠管，肿块内有时可见小斑点状空气影（图3-6-55）。

(7) 弥漫性回肠空肠化型：为T细胞淋巴瘤的典型特点。受累范围较广，呈连续性改变，表现为受累肠段肠壁轻度增厚，肠腔不狭窄，回肠黏膜皱襞粗大增多，类似于空肠黏膜，肠系膜淋巴结多肿大（图3-6-56）。

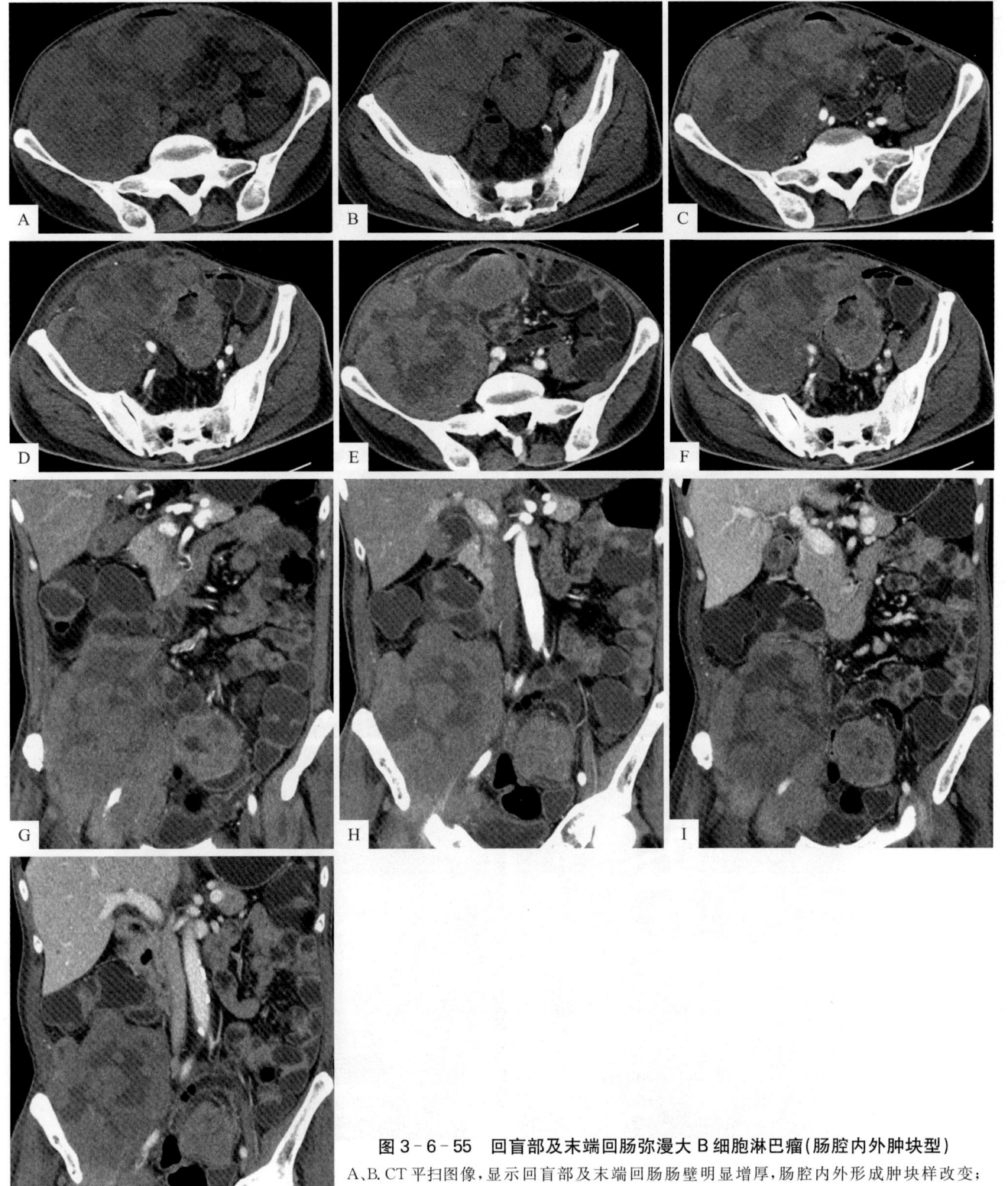

图3-6-55　回盲部及末端回肠弥漫大B细胞淋巴瘤（肠腔内外肿块型）

A、B. CT平扫图像，显示回盲部及末端回肠肠壁明显增厚，肠腔内外形成肿块样改变；C、D. 动脉期CT增强图像，E、F. 门脉期CT增强图像，G、H. 动脉期冠状面CT重建图像，I、J. 门脉期冠状面CT重建图像，显示增强扫描中等强化，肿瘤向肠管外侵犯。

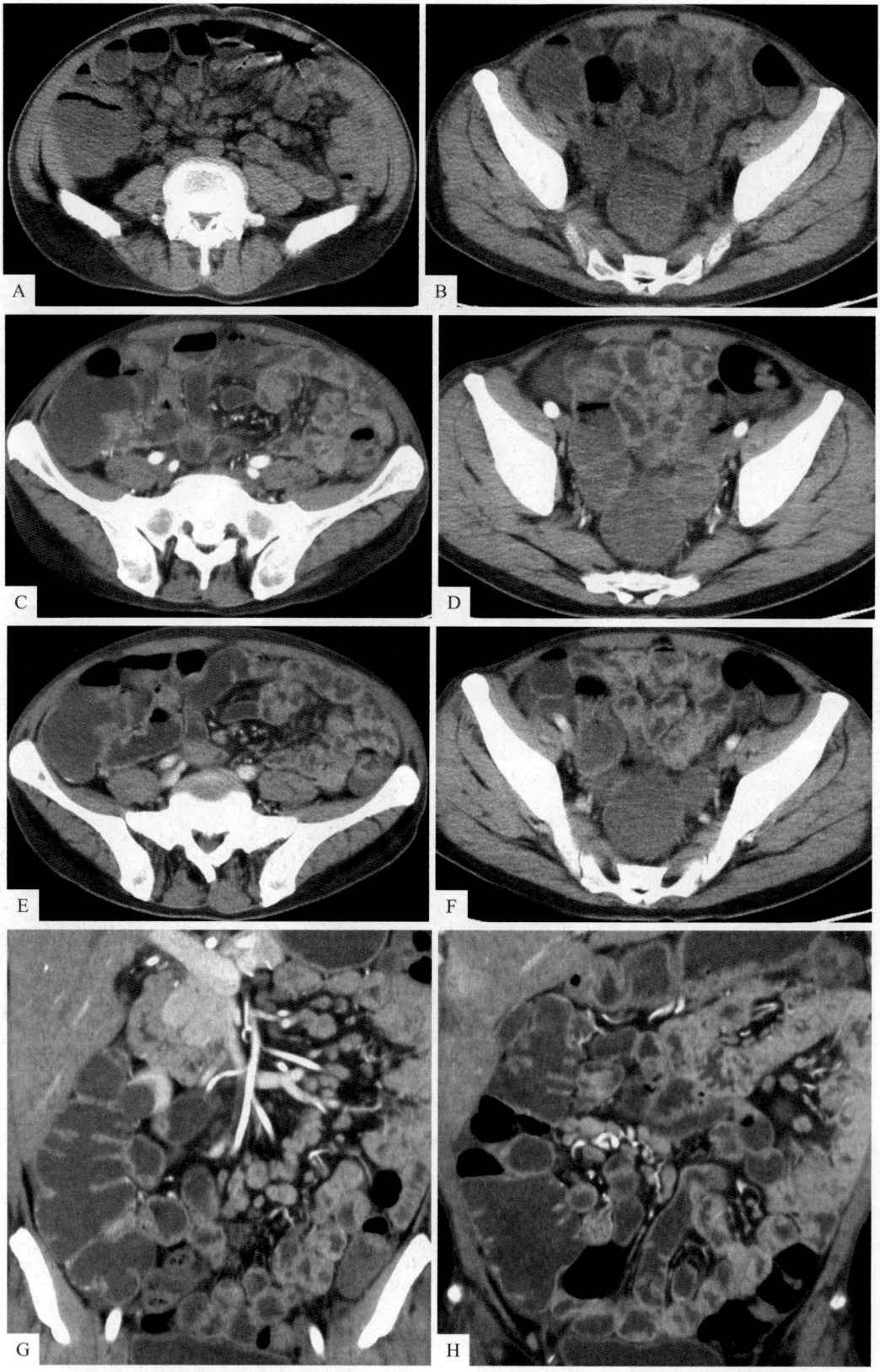

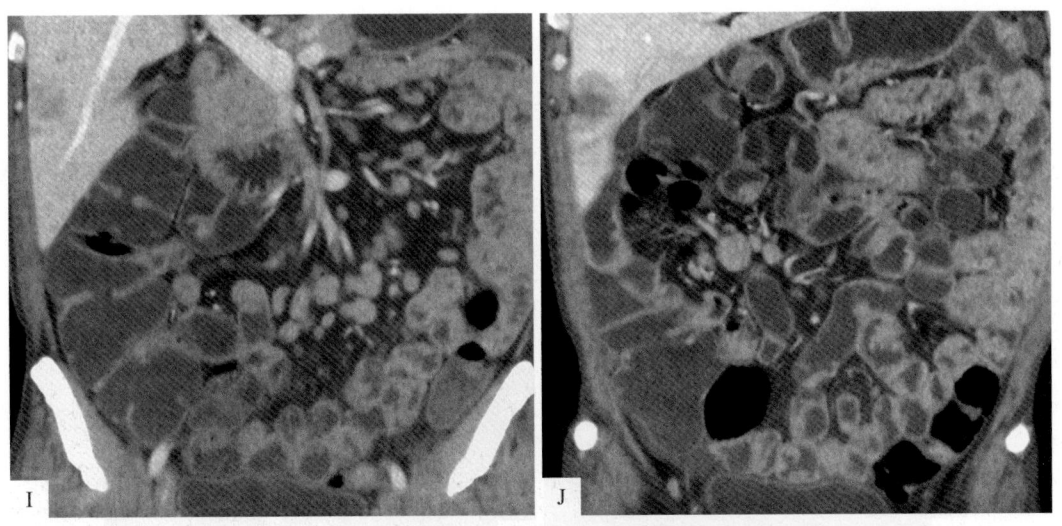

图 3-6-56　回肠外周 T 细胞淋巴瘤（回肠空肠化型）

A、B. CT 平扫图像，显示肠系膜走行区多发淋巴结肿大（A），盆腔内回肠黏膜增厚（B）；动脉期 CT 增强图像（C、D）、门脉期 CT 增强图像（E、F）、动脉期冠状面 CT 重建图像（G、H）、门脉期冠状面 CT 重建图像（I、J）显示很长的一段回肠黏膜皱襞增多，与空肠黏膜皱襞相仿，即为回肠黏膜"空肠化"改变。

（8）并发症：外周 T 细胞淋巴瘤患者可并发肠穿孔及急性腹膜炎。浆母细胞性淋巴瘤可伴有肠梗阻的发生（图 3-6-57）；息肉型常伴发肠套叠，肠系膜脂肪及小血管分支套入，形成典型的"靶征"（图 3-6-58）。发生于十二指肠的息肉肿块型可引起胆道梗阻。

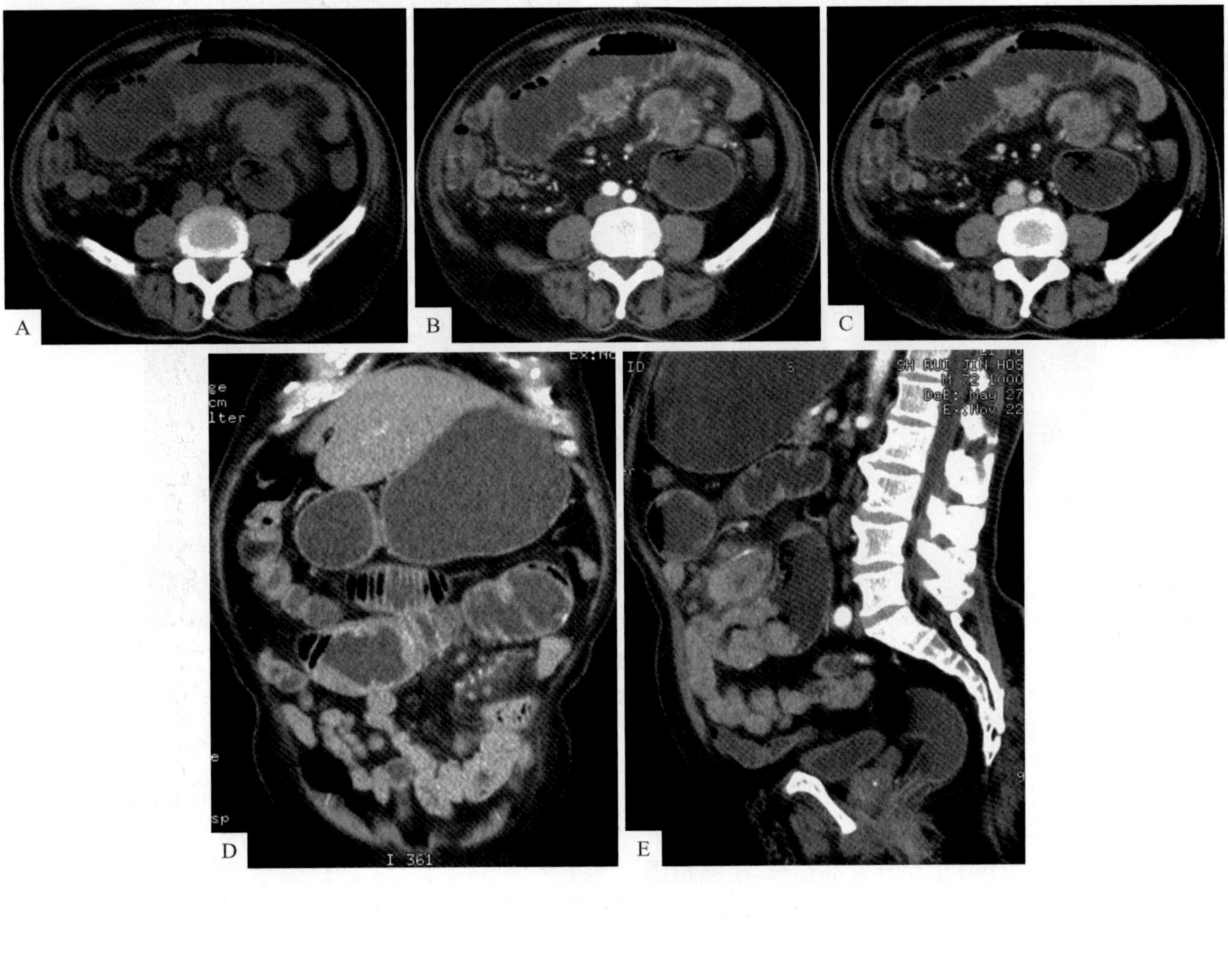

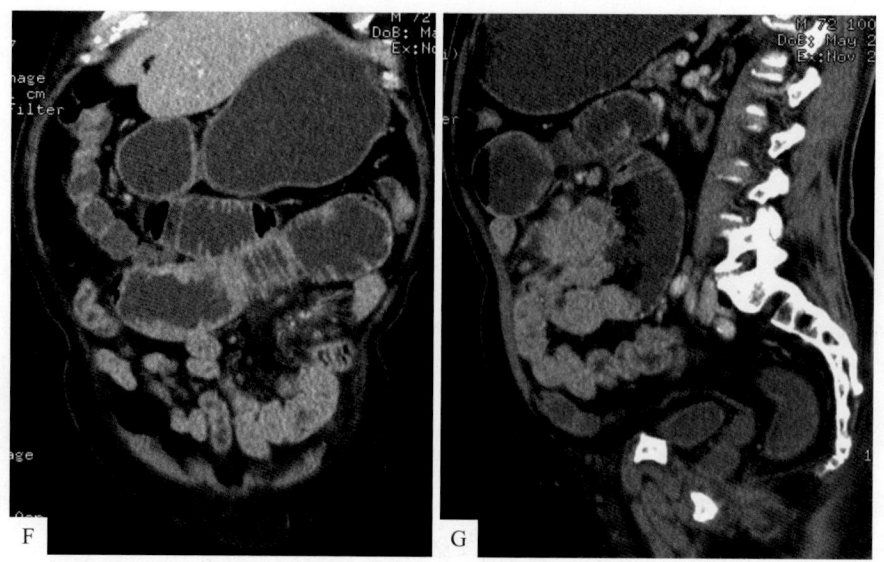

图 3-6-57　浆母细胞性淋巴瘤伴梗阻

横断面 CT 平扫图像(A)、动脉期横断面 CT 增强图像(B)、门脉期横断面 CT 增强图像(C)、动脉期冠状面(D)和矢状面(E)CT 重建图像、门脉期冠状面(F)和矢状面(G)CT 重建图像显示空肠多段肠壁浸润性增厚,黏膜溃疡、隆起,局段呈息肉肿块样改变,增强扫描轻度强化,肠腔狭窄,近端空肠肠腔明显扩张,呈不全梗阻改变。沿肠系膜走行区见多发肿大淋巴结影,且增大淋巴结明显强化不均。

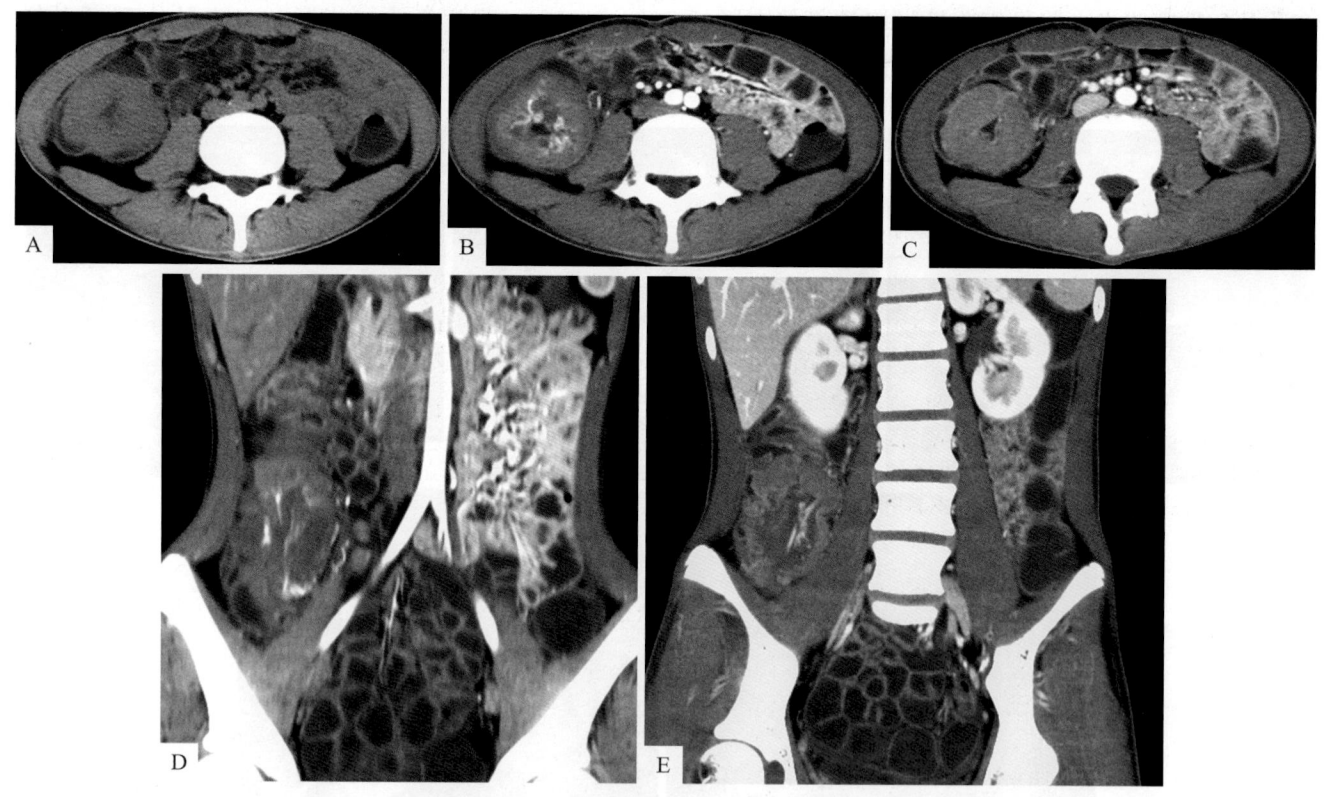

图 3-6-58　回盲部弥漫大 B 细胞淋巴瘤伴套叠

CT 平扫图像(A)显示回盲部肠壁明显增厚;动脉期 CT 增强图像(B)、门脉期 CT 增强图像(C)、动脉期(D)和门脉期(E)冠状面 CT 重建图像显示回盲部呈套叠改变,可清晰显示套叠肠管三层结构,肠管周围可见肿大淋巴结。

3. MRI 表现　小肠淋巴瘤的 MRI 表现分型与小肠 CT 造影类似,T1WI 上呈等低信号,T2WI 上呈中等或稍高信号,DWI 上呈异常高信号,增强扫描轻到中度强化。黏膜面呈结节状凹凸不平改变。外周 T 细胞淋巴瘤 MRI 表现见图 3-6-59。

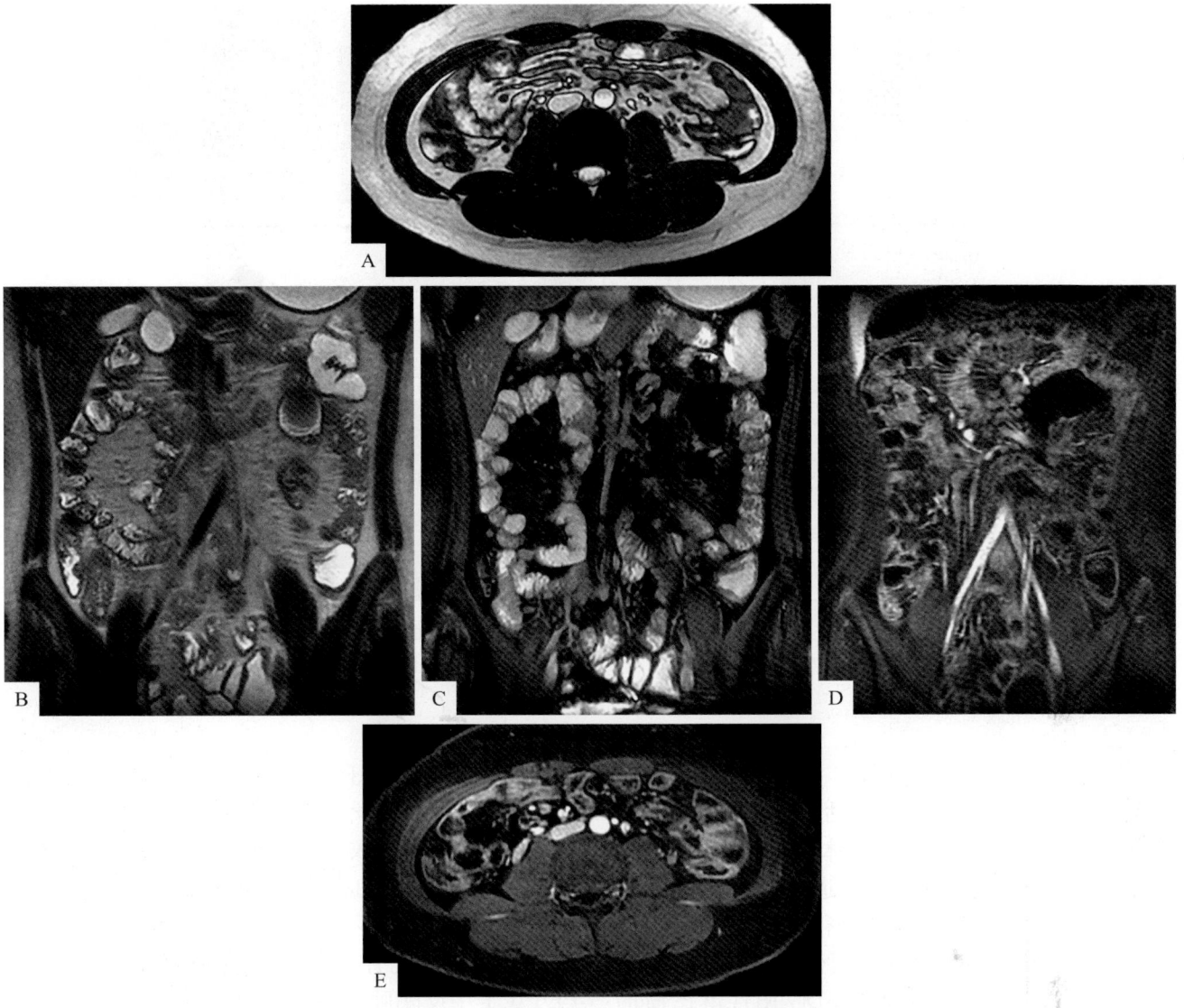

图 3-6-59 回肠外周 T 细胞淋巴瘤(回肠空肠化型)

MR FIESTA 图像(A)显示肠系膜走行区淋巴结增生,盆腔内回肠黏膜皱襞增多、增厚;冠状面 MR T2SSFSE 图像(B)、冠状面 MR FIESTA 图像(加脂肪抑制)(C)清晰显示沿肠系膜走行区淋巴结增生,回肠黏膜异常增多;MR LAVA 冠状面增强图像(D)、MR LAVA 横断面增强图像(E)显示回肠黏膜皱襞与空肠黏膜皱襞相仿,即为回肠黏膜"空肠化"改变。

4. PET/CT 表现　淋巴瘤约占小肠肿瘤的 15%～20%,包括小肠原发淋巴瘤和肠外淋巴瘤浸润小肠。常见的病理类型包括弥漫大 B 细胞淋巴瘤(DLBCL)、黏膜相关淋巴瘤(MALT)、Burkitt 淋巴瘤、套细胞淋巴瘤(MCL)、滤泡淋巴瘤(FL)、T 细胞淋巴瘤、NT/T 细胞淋巴瘤,而霍奇金淋巴瘤相对少见。

小肠淋巴瘤常见于末端回肠,分为肠壁增厚型与腔内肿块型,肠壁广泛增厚,多超过 1 cm,病变与正常组织分界不清,黏膜连续;病变肠管周围脂肪间隙清晰,腹腔及腹膜后淋巴结肿大,包绕血管;由于小肠淋巴瘤通常为"软"性肿瘤,极少出现肠梗阻,可伴溃疡、坏死、穿孔,典型表现为肠壁"动脉瘤样"扩张。在 ^{18}F-FDG PET/CT 显像时,侵袭性淋巴瘤恶性程度高、生长速度快,多表现为局灶或弥漫的放射性摄取增高(图 3-6-60);而惰性淋巴瘤病程长、进展缓慢,常见类型包括滤泡性淋巴瘤、套细胞淋巴瘤等,在进行 PET/CT 显像时放射性摄取低于侵袭性淋巴瘤;但是不同类型惰性淋巴瘤之间也存在区别,如胃肠道低级别的滤泡性淋巴瘤仍常表现为弥漫性的放射性浓聚,而胃肠道 MALT 淋巴瘤往往放射性浓聚并不明显。

^{18}F-FDG PET/CT 目前已成为淋巴瘤诊疗过程中不可缺少的评估手段,没有证据显示常规剂量 CT 扫描和增强扫描能够提高淋巴瘤分期判断的准确性,因此,PET/CT 在进行淋巴瘤评估时,推荐采

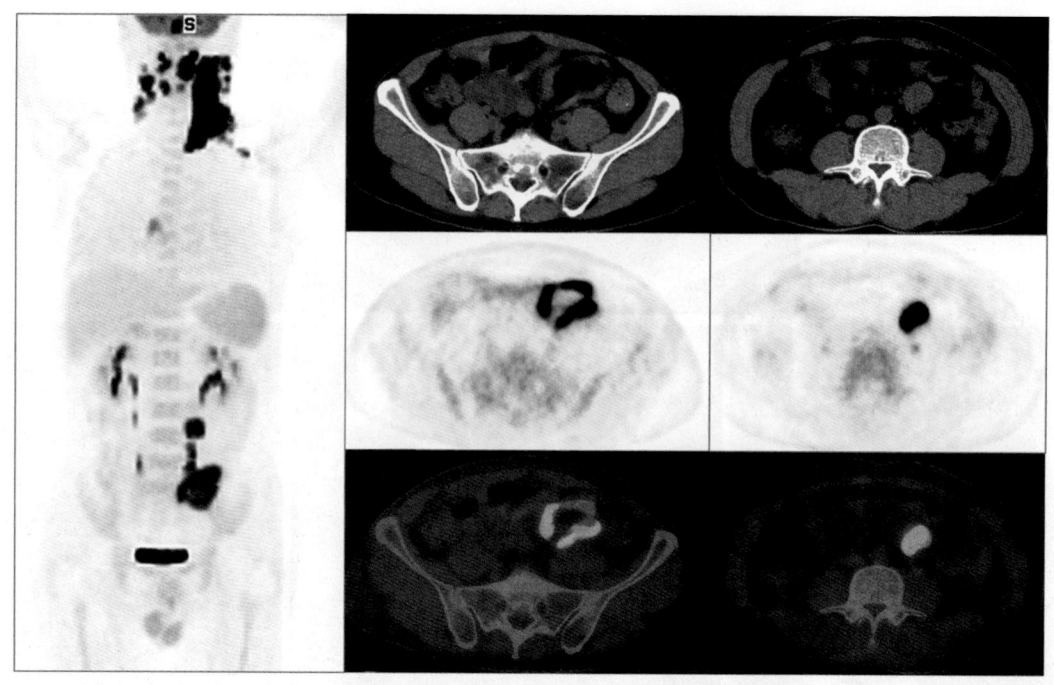

图 3-6-60 NK/T 淋巴瘤 PET/CT 显像

颈部淋巴结肿大,活检病理示 NK/T 细胞淋巴瘤。全身 PET/CT 显像可见左下腹回肠肠壁增厚,肠腔呈"动脉瘤样"扩张,代谢显著增高,SUVmax 47.7;腹腔内多发淋巴结肿大,短径 0.4~2.7 cm,放射性摄取显著增高,SUVmax 35.3。

用低剂量、不包含对比剂的 CT 扫描。PET/CT 主要用于淋巴瘤的分期和疗效评估。相比于传统增强 CT 检查,PET/CT 的主要优势体现在小淋巴结病灶和结外浸润(如骨髓、脾脏、胃肠道受累等)检出的敏感性。回顾性研究显示,由于进行 PET 显像而更改治疗方案的淋巴瘤患者多达 25%。因此,国际指南推荐采用 PET/CT 进行所有 FDG 阳性淋巴瘤的分期。

小肠淋巴瘤治疗方案的选择目前尚存在争议,其主要问题在于是否有必要进行手术治疗,以及在接受了扩大性手术切除后是否需要推迟化疗,因此 PET/CT 的准确分期对小肠淋巴瘤治疗方案的选择具有重要的指导意义。

针对不同病理类型的淋巴瘤,^{18}F-FDG PET/CT 疗效评估的目的也存在一定的区别。侵袭性淋巴瘤的临床目标为治愈;PET/CT 的主要作用在于评估治疗结束时的缓解情况,以确定是否需要进行挽救性化疗或选择二线治疗。惰性淋巴瘤的治疗目的在于控制病情进展、维持患者正常生活;PET/CT 可以预测高肿瘤负荷的滤泡状淋巴瘤患者接受了诱导化疗后的预后情况;此外,部分惰性 B 细胞淋巴瘤可能向侵袭性淋巴瘤转化,当 PET/CT 发现病灶增多和(或)较以往 SUVmax 值明显增高时,常提示可能出现了病理类型的转化,应在 PET/CT 引导下对代谢明显增高的病灶进行活检和组织确认,以进一步明确是否出现转化。

目前公认且临床常用的淋巴瘤 PET/CT 疗效评价标准为以 Deauville 5 分法为基础的 Lugano 疗效评估标准,该标准通过将病灶与纵隔和肝脏血池的 SUVmax 值对比评估治疗后的代谢反应。此外,PET/CT 中反映肿瘤负荷的肿瘤代谢体积(MTV)也正在被探索作为淋巴瘤的潜在预后指标。PET 是 CT 的补充手段。

【诊断和鉴别诊断】 总结小肠淋巴瘤的小肠 CT 造影表现,可以发现以下特点:①病变肠管的黏膜面多连续光整,少数黏膜呈现凹陷、不光整,肠壁不规则增厚,以黏膜下层和肌层为主,大多累及肠管 3/4 周径以上;②不同时相显示大多病变肠管形态可变,仍能保持一定的扩张度和柔软度,这可能与淋巴瘤不引起纤维组织增生有关;③淋巴瘤的强化方式为轻到中度强化,有学者对各种离体小肠淋巴瘤的标本进行研究,认为小肠淋巴瘤血供相对较少,无明显血管增多、增粗现象,多表现为分布紊乱、扭曲、中断及系膜淋巴结肿大等;④小肠淋巴瘤可致肠梗阻,因病变的肠壁不引起纤维组织增生,故梗阻多由肠套叠引起,且多由腔内息肉状肿块诱发,套叠肠段范围较大;⑤小肠淋巴瘤易穿孔,尤其是 T 细胞淋巴瘤,当临床遇到不明原因肠套叠伴梗阻或穿孔时,应考虑到小肠淋巴瘤的可能。

小肠淋巴瘤主要应与腺癌、间质瘤、平滑肌肉瘤以及克罗恩病相鉴别。

PSIL在以肠壁增厚为主要表现时需与小肠腺癌相鉴别；小肠腺癌好发于近端小肠，管壁形态僵硬，蠕动消失，肠管位置相对固定，管腔易呈向心性狭窄。淋巴瘤好发于远端小肠，病变的肠壁能保持一定的扩张度和柔软度，很少引起肠腔狭窄和梗阻，常特征性地表现为受累肠管管腔呈动脉瘤样扩张，累及肠壁可明显增厚；小肠淋巴瘤病灶边界较光整，肠腔周围脂肪层常存在，而小肠腺癌边缘多不规则，向周围呈浸润性生长。

PSIL表现为肠腔内息肉状肿块时，应与肠腔内的腺瘤及向腔内生长的间质瘤等鉴别。小肠淋巴瘤一般呈分叶状，其相邻部位的肠壁常明显增厚，邻近淋巴结常明显增大，其增强后病灶的强化程度较低；小肠腺瘤及向腔内生长的间质瘤一般边缘较光整，强化较明显，有时可见肿瘤的蒂部，附近肠壁无明显增厚，一般肠系膜根部和附近无明显淋巴结肿大。

PSIL肠系膜受累型需与小肠平滑肌肉瘤相鉴别。后者特征性表现为肠襻间有巨大的软组织肿块影，中央见低密度坏死区，增强后呈明显不均匀强化；而小肠淋巴瘤表现为肠外沿肠系膜分布的圆形、卵圆形或分叶状肿块影或结节状相互融合病灶，肠系膜脂肪密度消失，瘤体内很少出现液化、坏死。

T细胞淋巴瘤当表现为节段性肠壁增厚时，应与克罗恩病、肠结核相鉴别。T细胞淋巴瘤可表现为节段性肠壁增厚，肠腔狭窄，增强扫描肠壁明显异常强化（图3-6-61，图3-6-62），但T细胞淋巴瘤极易穿孔，导致弥漫性腹膜炎。克罗恩病很少发生穿孔，多是瘘管或窦道形成。

当T细胞淋巴瘤表现为弥漫性回肠空肠化时，需与嗜酸性胃肠炎相鉴别，两者的病变范围都较弥散，嗜酸性胃肠炎肠壁更为水肿增厚，增强扫描常呈典型的"靶征"，即黏膜层和浆膜层明显强化，呈高密度，黏膜下层水肿强化减弱，呈低密度。嗜酸性胃肠炎浆膜型常出现腹水，且腹水量短期随访变化显著，有助于两者的鉴别。

（四）神经内分泌肿瘤

神经内分泌肿瘤是一组起源于肠嗜铬细胞的内分泌肿瘤，1908年德国物理学家Merling首先描述此病；可发生于胃肠道和肺中的肠嗜铬细胞，以胃肠道最常见，约占85%，可发生于胃肠道各部，其中以阑尾、回肠多见，其次为直肠；是小肠主要恶性肿瘤之一，占全部小肠恶性肿瘤的45%。最常见的发生部位为回肠，约占84%，特别是回盲瓣附近；其次是空肠10%、十二指肠5%、Meckel憩室1%。29%~35%为多发性。发病率男女比例为女性较为多见，

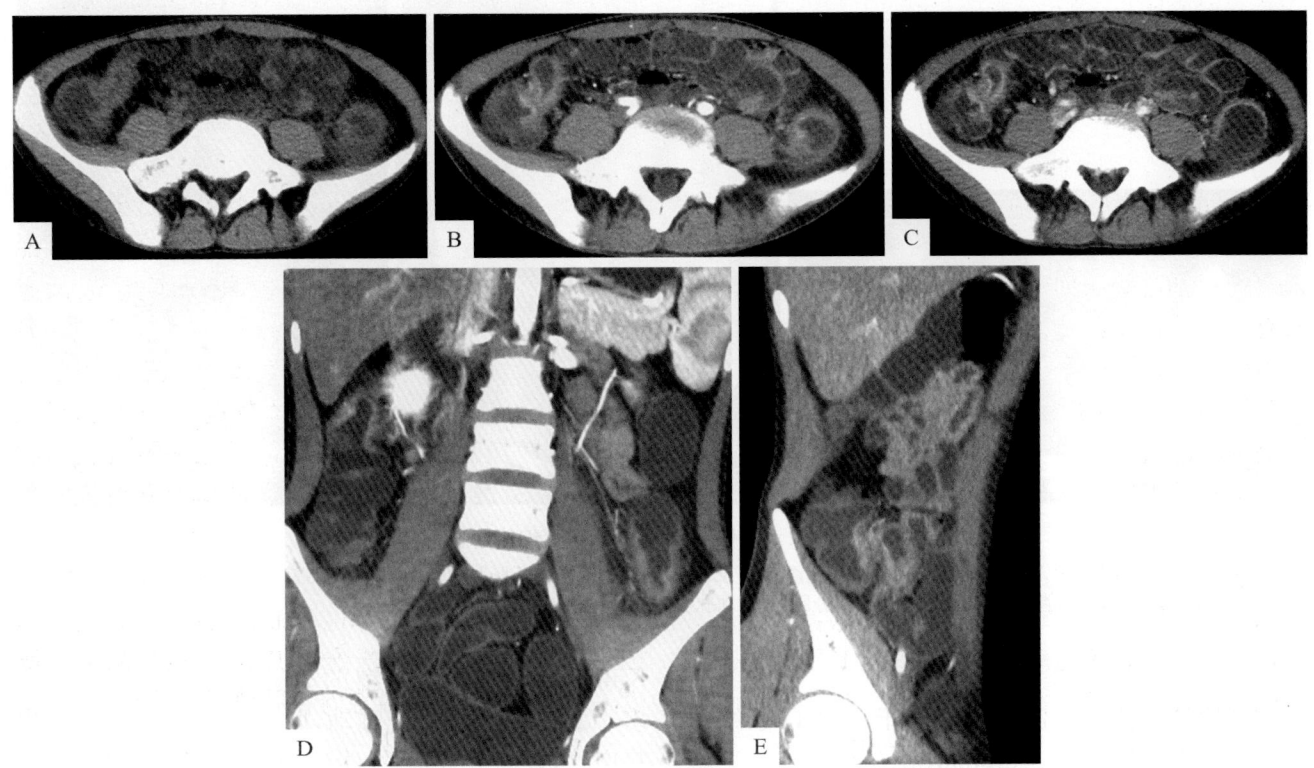

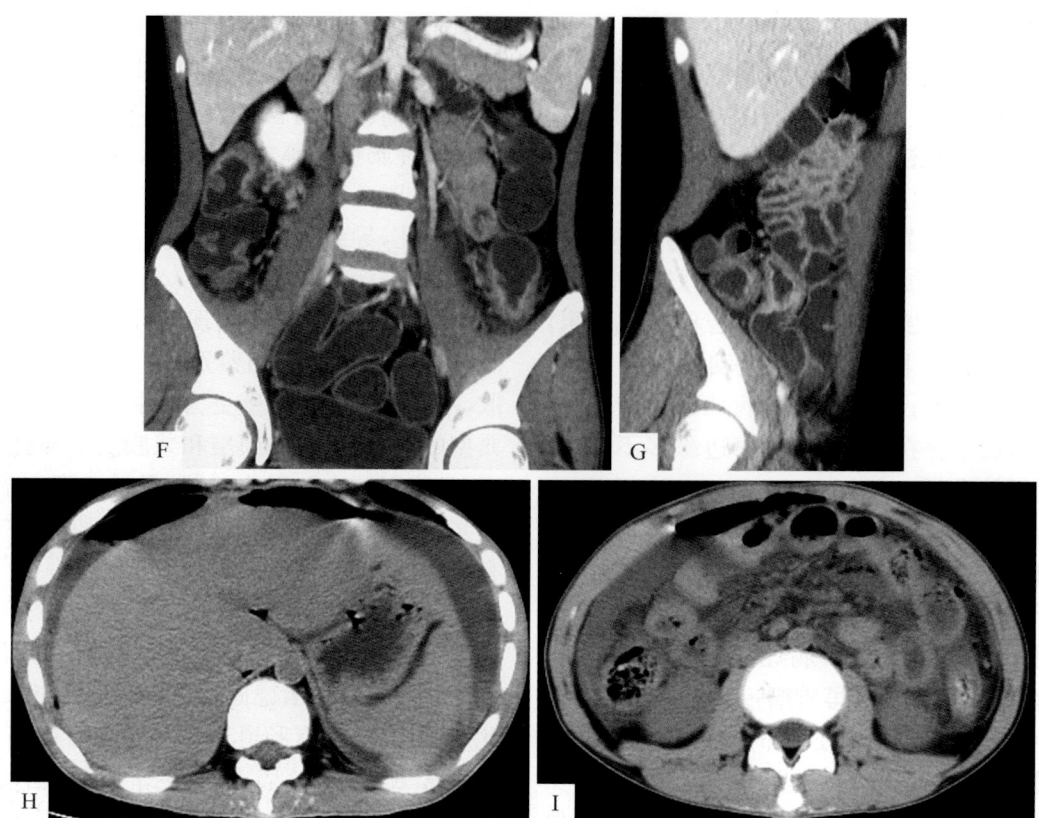

图 3-6-61　类似克罗恩病的外周 T 细胞淋巴瘤

CT 平扫图像(A)显示回盲部、升结肠及降结肠多节段肠壁增厚;动脉期 CT 增强图像(B)、门脉期 CT 增强图像(C)、动脉期冠状面(D)和矢状面(E)CT 重建图像、门脉期冠状面(F)和矢状面(G)CT 重建图像显示回盲部、升结肠及降结肠肠壁增厚,增强扫描肠壁呈两层,动脉期明显强化,黏膜下层水肿,强化减弱,黏膜面可见凹凸不平溃疡改变,类似"克罗恩病";患者在随访的过程中,突然腹痛,CT 平扫图像(H、I)显示消化道穿孔,腹腔内可见条片状游离气体影,并可见大量腹水。术后病理证实为外周 T 细胞淋巴瘤。

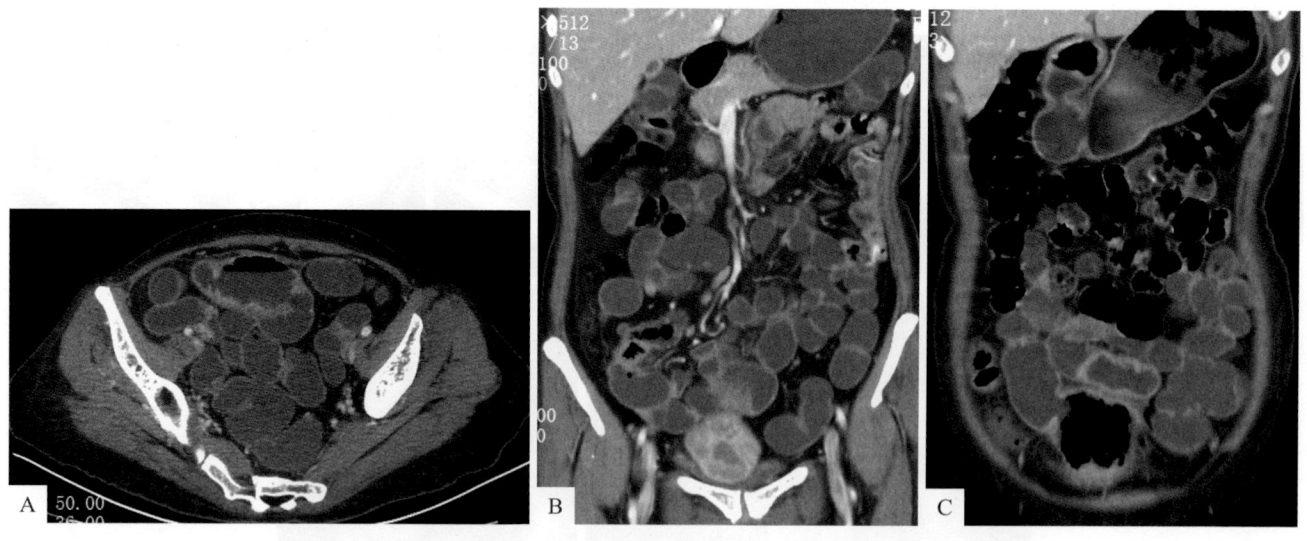

图 3-6-62　类似肠结核的外周 T 细胞淋巴瘤

门脉期横断面 CT 增强图像(A)、门脉期冠状面 CT 重建图像(B、C)显示回肠下段多段小肠肠壁轻中度增厚,黏膜呈凹凸不平溃疡改变,部分呈结节状隆起,形态极不规则,类似"肠结核",但注意部分肠腔呈"动脉瘤样扩张"改变,符合淋巴瘤表现。

平均发病年龄在 64.2 岁。

【病理】　神经分泌肿瘤起源于 APUD 系统中的肠嗜铬细胞(enterochromaffin cell,EC),又名 Kulchitsky 细胞。典型的为黏膜下小结节,直径多<2.0cm,质硬,可移动,肿瘤增大后呈结节状或息肉状,表面可有糜烂、溃疡,剖面灰黄色,肿瘤绕肠

周浸润,可形成狭窄。

1. 光镜 最常见的形态是在纤维间质中存在由均匀一致的多角形细胞或三角形细胞形成的实性癌巢,也可成管状或腺泡样,细胞巢边缘的细胞为柱状,呈栅栏样排列形如基底细胞癌。很少有多形性、胞核着色过深或核分裂象。瘤细胞质内含有嗜酸性颗粒,嗜银阳性。间质纤维组织增生。

2. 免疫组化 除一般神经内分泌细胞标记如嗜铬粒蛋白A、NSE、突触蛋白等阳性外,可分泌5-羟色胺和多种肽类激素。

3. 电镜 可有神经内分泌颗粒,核心电子密度高,形态不规则,大小不一,直径约为300 nm。小肠类癌细胞内含有较大而多形的颗粒,银染色反应阳性,故为嗜银性。

【临床表现】 小肠神经内分泌肿瘤通常较阑尾大,但多数直径<2 cm,少数直径>4 cm。原发病灶一般在黏膜下,然后侵犯肌层、浆膜,再至肠系膜,引起肠系膜纤维化,形成瘢痕组织收缩,使小肠系膜缘固定,导致肠管的纠集和不全性肠梗阻。有时病灶侵犯肠系膜和腹腔淋巴结时将小肠动脉包埋而引起出血,最终可致小肠坏死,这是致死相当常见的原因。多发性神经内分泌肿瘤多发于小肠的系膜对侧缘。小肠神经内分泌肿瘤30%有第二个原发肿瘤存在,最常见的第二个原发癌发生部位为结肠、胃和前列腺。

1. 一般消化道反应 早期症状多不明显,随着肿瘤进展可出现腹部不适、腹胀、恶心、呕吐及便血等非特异性表现。

2. 局部肿块引起的症状 可引起肠梗阻,出现腹痛、腹胀、肠鸣、恶心、呕吐等症状。侵犯周围组织及转移,常出现腹肿块。

3. 全身症状及副肿瘤综合征 副肿瘤综合征是典型的全身性症状,由肿瘤细胞分泌的多种激素如组胺、缓激肽、血清素、P物质、前列腺素、生长抑素、多巴胺及血管活性肠肽(VIP)等进入循环所致的一系列临床症状,表现为面部皮肤潮红、腹痛、腹泻、哮喘、指间关节痛、低血压以及内膜病变、精神失常等。

小肠神经内分泌肿瘤发生副肿瘤综合征亦较其他部位多见。其特点是:①往往具有典型的阵发性皮肤血管性症状;②原发灶以位于回肠内较多;③症状的出现多发生于肝转移以后;④多数患者尿内5-HIAA水平升高。

【影像学表现】

1. X线钡剂造影表现 小的病变可以无阳性发现,大的肿瘤主要有以下表现。

(1) 息肉样腔内肿块型:早期病变可能为壁内新生物,沿黏膜下生长,多为1~3 cm的黏膜下结节,呈广基息肉状,被覆有正常肠黏膜,发现时常较大,X线所见为充盈缺损可规则或分叶状,缺损中部有时可见钡斑,代表中央溃疡。

(2) 孤立性壁内充盈缺损:表现为黏膜下层局限性增厚或呈息肉状隆起,充盈缺损较小,肿瘤表面覆盖正常黏膜,中心部可有表浅溃疡,但X线不一定能显示(图3-6-63)。

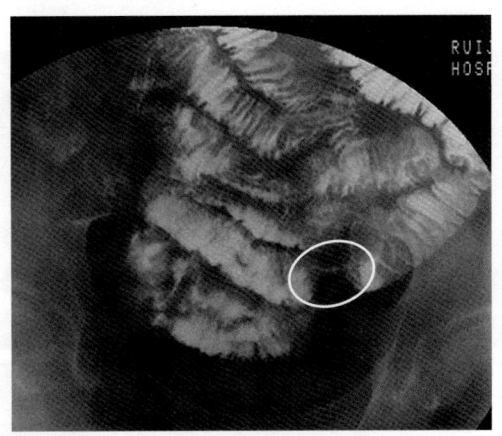

图3-6-63 空肠神经内分泌肿瘤
小肠X线钡剂造影图像显示空肠肠壁对称性环形增厚,肠腔狭窄,黏膜呈"线样"改变(圈)。

(3) 癌样表现:可呈较弥漫的浸润,肠壁增厚,肠腔狭窄,晚期病变与侵袭性腺癌的X线表现相似,影像学表现两者很难鉴别。

2. CT表现 当肿瘤在壁内生长时,CT检查可无异常表现。但若患者已出现明显的临床症状时,CT检查常能显示病变的征象。

(1) 肠腔内软组织肿块:表现为腔内类圆形境界清楚、外形规则,强化均匀明显的软组织肿块。偶尔可显示肿块的表面溃疡,这种表现在神经内分泌肿瘤的CT表现中并不多见,肿块钙化常见。

(2) 黏膜下来源软组织肿块:表现为黏膜下来源向腔外生长的境界清晰、外形规则,强化均匀明显的软组织肿块(图3-6-64~图3-6-66)。肿块钙化常见(图3-6-64)。

(3) 癌肿弥漫性浸润肠管,肠壁不均匀增厚,肠腔变窄,类似小肠腺癌的表现,增强扫描明显强化。晚期可发生远处种植转移(图3-6-67)。

(4) 典型的表现为边界清晰或不规则的肠系膜软组织肿块,周边形成星芒状或辐条形状向肠系膜浸润。这些星芒状或辐条样改变既包含了沿神经血管束向肠系膜浸润的肿瘤本身,也包含纤维化成分,大部分是纤维化成分。有研究表明纤维化程度与CT扫描中星芒状的程度呈明显正相关。这种明显的促结缔组织增生反应是由于激素的有效物质,尤其是类癌肿瘤分泌的5-羟色胺所致。这种物质也促进肠壁纤维结缔组织增生。病灶内可见局灶性钙化,主要有3种类型,即:①小的,斑点状钙化;②粗糙的、密集的钙化;③弥漫性钙化,有时肿块因弥漫性钙化而呈现高密度。病灶中的高密度有时也可为骨化,CT上难以鉴别钙化与骨化,骨化的原因可能是由于肿瘤产生某种成骨因子或激素导致局部骨化。类癌因其血供丰富,因此坏死较少见,大片的坏死常归因于血管闭塞而导致的梗死。肝脏是最常见的转移脏器,转移灶为明显强化结节,大的转移灶由于中央坏死而呈强化不均匀(图3-6-64,图3-6-66)。

(5)肿瘤所分泌的5-羟色胺常导致肠壁纤维组织增生,肠系膜血管阻塞,从而肠壁缺血、水肿,表现为局限性或较弥漫的肠壁增厚,肠腔向心性狭窄,肠壁明显强化,可致肠梗阻(图3-6-64,图3-6-66)。

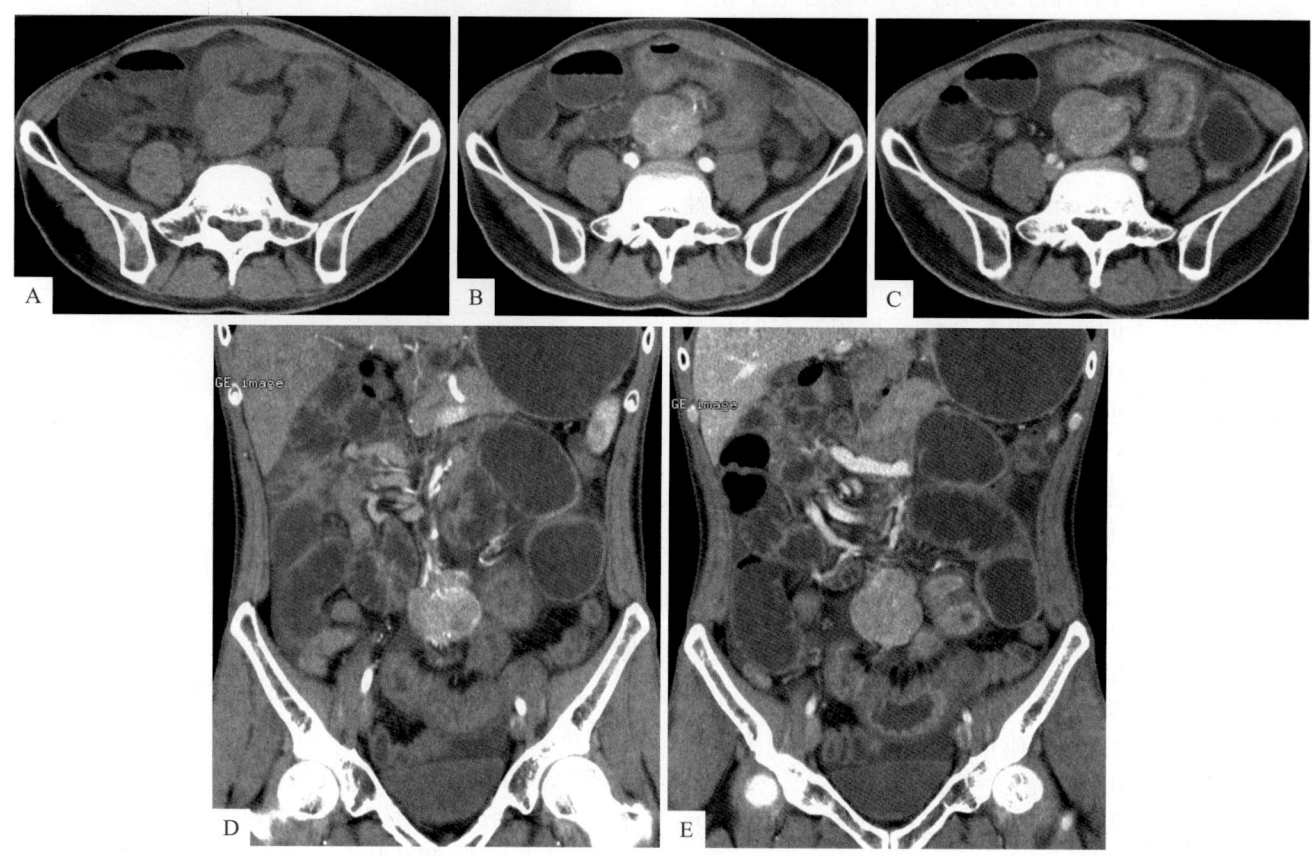

图3-6-64 小肠神经内分泌肿瘤

横断面CT平扫图像(A)见肠系膜类圆形软组织影,中央可见点状钙化,并见邻近小肠肠壁增厚;动脉期横断面CT增强图像(B)、门脉期横断面CT增强图像(C)、动脉期冠状面CT重建图像(D)、门脉期冠状面CT重建图像(E)显示肿块动脉期明显强化,门脉期对比剂廓清,肿块向肠系膜呈蟹足样浸润,周边呈放射状改变,邻近肠管明显扩张,黏膜肿胀伴分层强化,提示肠缺血改变。

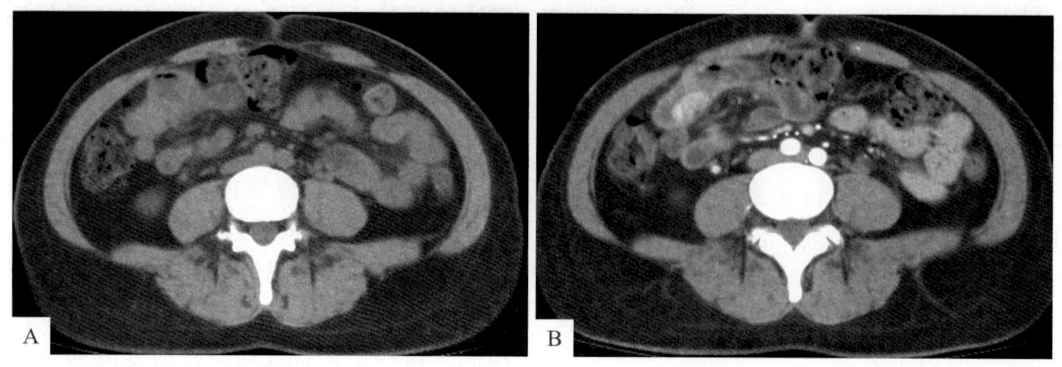

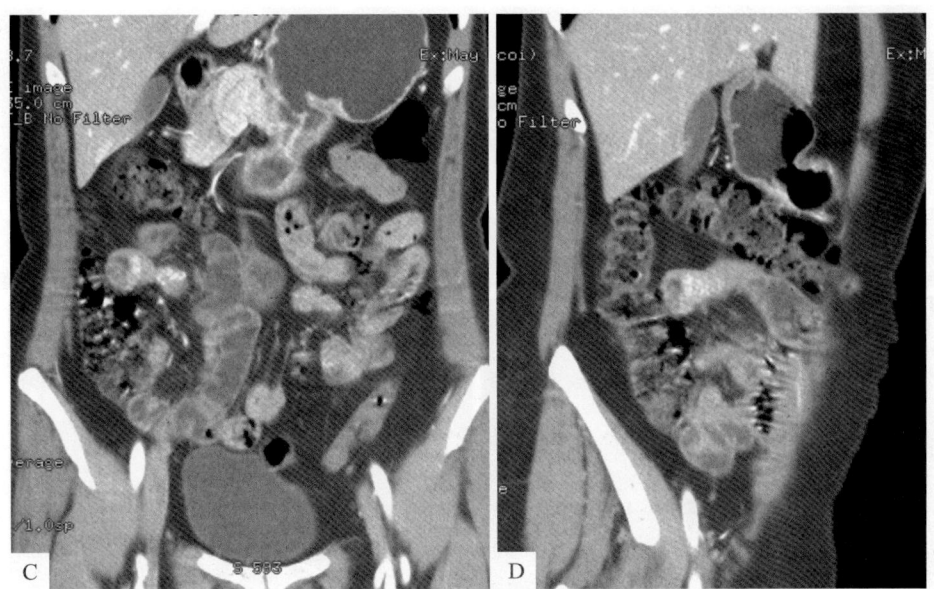

图 3-6-65　小肠神经内分泌肿瘤

横断面 CT 平扫图像(A)、门脉期横断面 CT 增强图像(B)、门脉期冠状面 CT 重建图像(C)、矢状面 CT 重建图像(D)见右中腹回肠黏膜下及肠系膜软组织影,增强扫描明显强化,强化较均匀,肿块向肠系膜呈辐射状浸润改变。

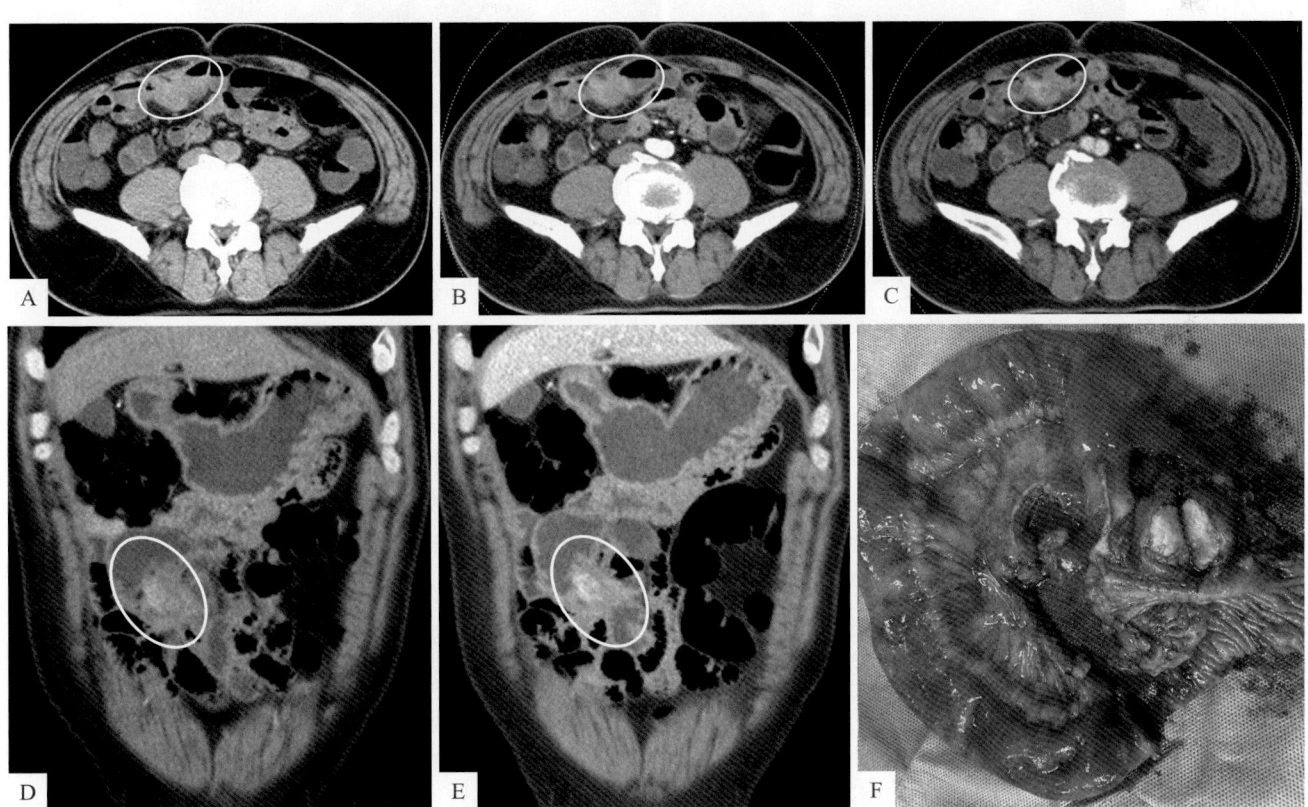

图 3-6-66　小肠神经内分泌肿瘤

横断面 CT 平扫(A)、动脉期(B)和门脉期(C)增强图像、动脉期(D)和门脉期(E)冠状面 CT 重建图像显示右中腹回肠黏膜下来源软组织影(圈),增强扫描动脉期明显强化,门脉期对比剂廓清,肿块向邻近肠系膜浸润,周边呈放射状改变,邻近肠管明显扩张、挛缩,肠腔扩张;F.手术标本照片。(见彩色插页)

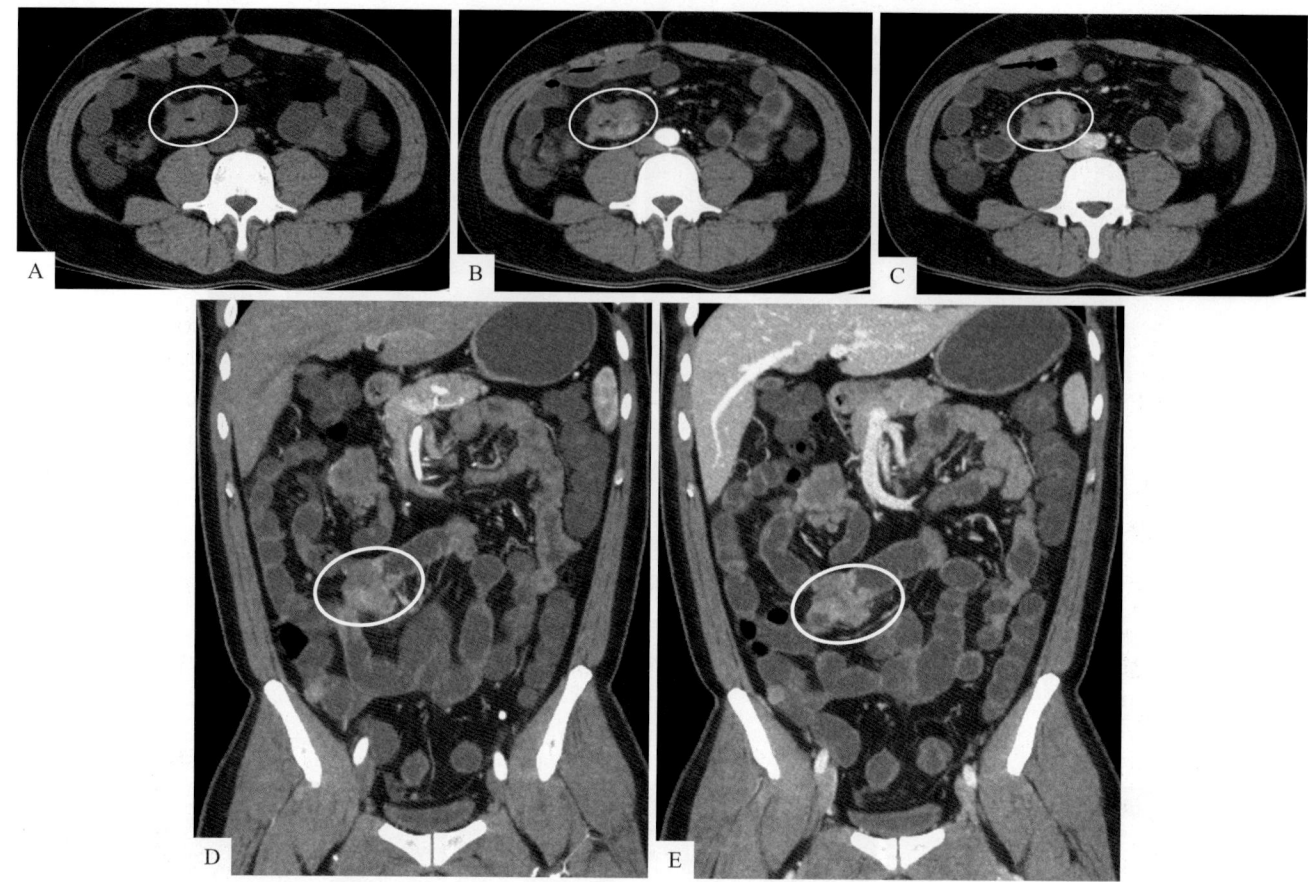

图3-6-67 空肠神经内分泌肿瘤伴腹腔多发种植转移

CT平扫(A)、动脉期(B)和门脉期(C)横断面CT增强图像、动脉期(D)和门脉期(E)冠状面CT重建图像显示空肠一段肠壁浸润性增厚,并向肠系膜生长,增强扫描呈延迟强化,强化不均(圈)。另见腹腔内多发异常强化软组织影,提示种植转移灶。

3. MRI表现　MRI表现与CT表现类似,通常表现为发生在远端回肠黏膜下来源肿块,T1WI和T2WI上肿块信号强度与肌肉信号大致相仿,增强扫描明显强化。典型的类癌表现为发生于肠系膜的肿块,肿块周围呈星芒状或车轮状向肠系膜浸润。邻近小肠通常有缺血表现,表现为肠壁增厚,T2WI上可见黏膜下的高信号水肿带(图3-6-68)。

4. PET/CT、PET/MRI表现　神经内分泌肿瘤(neuroendocrine neoplasms, NENs)是一类异质性较强的肿瘤,可发生于人体多个部位,且通常发病隐匿。常规的影像学检查如超声、CT、MRI等诊断特异性低,临床难以准确定位及诊断,为NENs诊治带来极大的困难。小肠肿瘤中神经内分泌肿瘤约占30%,PET/CT在这类肿瘤的诊治中具有重要价值。

常规的^{18}F-FDG PET/CT显像利用恶性肿瘤糖代谢旺盛的原理,被广泛用于恶性肿瘤的诊断;然而,该显像方法并不推荐作为神经内分泌肿瘤的一线诊断手段,除非病理提示为分化较差的G3级神经内分泌肿瘤或神经内分泌癌。研究显示,^{18}F-FDG PET/CT在G1和G2级胃肠胰NENs中的敏感度仅为40%~60%,而在G3级NENs中的敏感度高达95%。这主要是因为低级别NENs的恶性程度较低,糖代谢活性低,基于糖代谢原理的^{18}F-FDG PET/CT无法有效显示病灶,而在高级别NENs中糖代谢活性大大增加,因而可以在^{18}F-FDG PET/CT中呈现为高浓聚灶。因此,^{18}F-FDG PET/CT更推荐用于高级别NENs的诊断。然而,尽管^{18}F-FDG PET/CT在探测低-中级神经内分泌肿瘤病灶的价值有限,但是该方法在预后判断中具有独特的优势。^{18}F-FDG PET/CT中病灶的SUV值与肿瘤的病理分级有显著的相关性,表现为随着病理分级提高,病灶SUV值越大。基于神经内分泌肿瘤的异质性,肿瘤的病理分级越高,预后越差;同样地,研究显示^{18}F-FDG PET/CT中病灶的SUV值越高,患者的预后越差,且该方法相比于病理诊断还具备无创和全身探测两大优势,因而^{18}F-FDG PET/CT

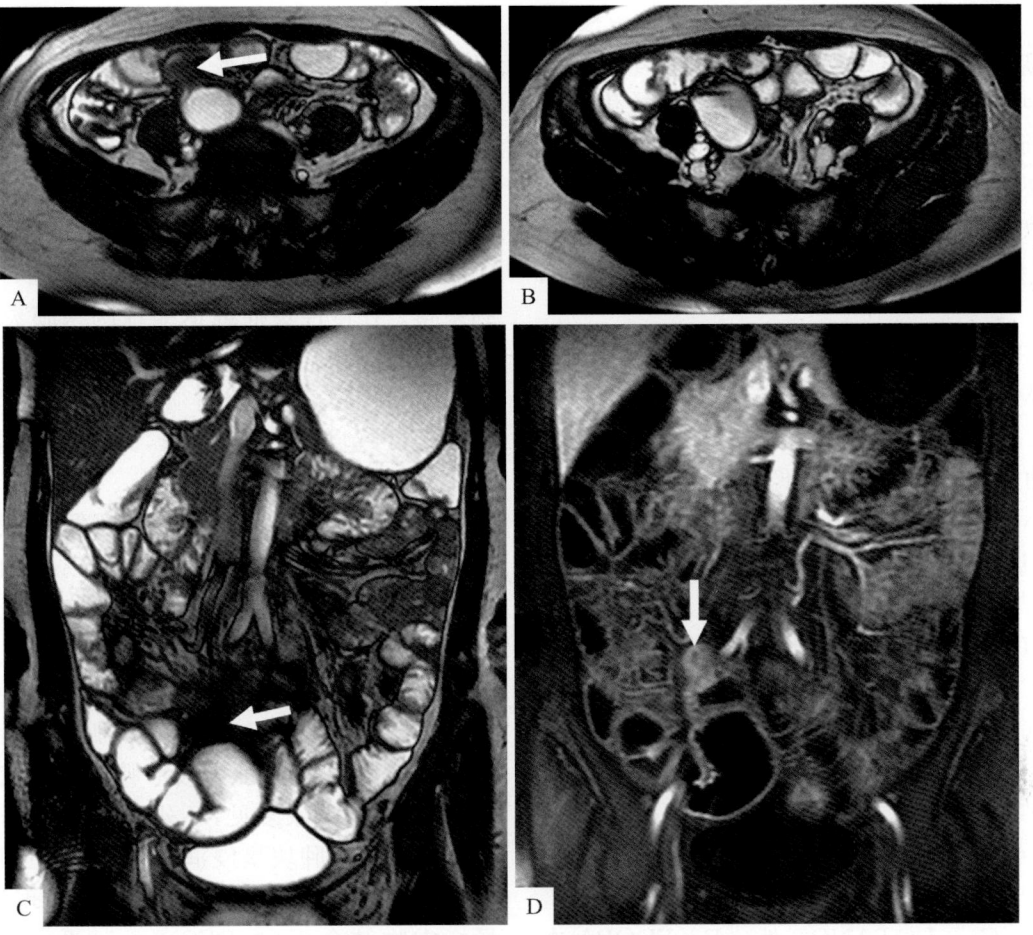

图 3-6-68　回肠神经内分泌肿瘤

A、B. 横断面 MR FIESTA 图像，显示回肠黏膜下来源腔外生长肿块，呈低信号（箭）(A)；肿块近端肠管扩张，黏膜皱襞水肿、增粗(B)；冠状面 MR FIESTA 图像(C)、冠状面 MR LAVA 增强图像(D)显示肿块异常强化（箭），肿块近端肠管明显扩张，黏膜皱襞水肿增粗，提示缺血改变。

对神经内分泌肿瘤的预后判断具有很好的参考价值。

神经内分泌肿瘤特异性显像在这类肿瘤的诊疗中的优势显著，其中最为突出的是 ^{68}Ga 或 ^{18}F 标记的生长抑素受体激动剂（^{68}Ga-labeled somatostatin analogs，^{68}Ga-SSAs）。大多数神经内分泌肿瘤细胞表面表达生长抑素受体（somatostatin receptor，SSTR），由于其配体奥曲肽可以与 SSTR 特异性结合且具有很高的亲和性，因此通过放射性核素标记的奥曲肽探针（如 ^{68}Ga-DOTATATE、^{68}Ga-DOTATOC、^{68}Ga-DOTANOC 等），进行 NENs 特异的 PET 多模态显像（PET/CT 或 PET/MR），可以作为 NENs 的精确诊断、疾病分期、疗效评估以及预后判断等强有力的工具。多项研究证实，采用 ^{68}Ga-SSAs 显像会改变 20%～55% NENs 患者的治疗决策。美国 FDA 已经正式批准 ^{68}Ga-DOTATATE 用于 NENs 的定位诊断；同时 ^{68}Ga-DOTATATE PET 作为 NENs 功能影像的金标准已经写入欧洲 ENETS 指南；但 ^{68}Ga-DOTATATE PET 检查在国内的开展起步晚、普及慢，与国外尚存在差距。

^{68}Ga-SSAs PET 或 PET/CT 在神经内分泌肿瘤中的诊断灵敏度和特异度分别为 93% 和 91%，显著高于常规的 CT 和 MRI，对原发肿瘤的定位及较小转移灶的探测具有重要价值。^{68}Ga-SSAs PET/CT 与肿瘤的分级也具有一定的关系，G3 级神经内分泌肿瘤和神经内分泌癌的 SUV 值明显低于 G1 和 G2 级神经内分泌肿瘤，但是 G1 和 G2 级神经内分泌肿瘤之间 SUV 值的高低尚存在争议。此外，^{68}Ga-SSAs PET/CT 是神经内分泌肿瘤患者选择是否进行基于 SSTR 的肽受体放射性核素治疗（peptide receptor radionuclide therapy，PRRT）的重要工具。^{68}Ga-SSAs PET/CT 的 SUV 值与肿瘤表面 SSTR 的表达水平密切相关，SUV 值越大，患者接受

PRRT 治疗后的缓解率越高；肿瘤病灶 ^{68}Ga-SSAs PET/CT 显像放射性浓聚程度较低，而 ^{18}F-FDG PET/CT 中呈强阳性，则首先推荐进行传统化疗或靶向治疗，而非 PRRT 治疗。近来多项研究显示，将 ^{18}F-FDG 和 ^{68}Ga-SSAs PET/CT 联合使用的双核素 PET/CT 显像，可以有效提高单一核素显像在肿瘤诊断、病理分级、预后及疗效判断中的诊断效能。

^{18}F-FDOPA 也是神经内分泌肿瘤 PET 显像常用的特异性显像剂，与 ^{68}Ga-SSAs 同为欧洲核医学协会（ENAM）神经内分泌肿瘤指南首要推荐用于胃-肠-胰神经内分泌肿瘤的影像学诊断手段。研究发现，在小肠原发的神经内分泌肿瘤中，^{18}F-FDOPA 的诊断效能优于 ^{68}Ga-SSAs。在一项纳入 41 名回肠高分化神经内分泌肿瘤的回顾性研究中，^{18}F-FDOPA 的病灶检出率明显优于 ^{68}Ga-DOTATOC（96% $vs.$ 80%，$P<0.001$）；对所涉及的 605 处病灶的分析中，有 20% 病灶为仅 ^{18}F-FDOPA 可以显示，而仅有 4% 病灶为仅 ^{68}Ga-DOTATOC 可以显示的。另一项研究显示 ^{18}F-FDOPA 在小肠的肿瘤分期和再分期中也具有重要价值，除了 ^{18}F-FDOPA 在小肠原发病灶的病灶检出率中高于 ^{68}Ga-DOTANOC 外，^{18}F-FDOPA 在肝脏转移灶的显示中具有更好的肿瘤靶-本比，从而解释了肝脏转移灶中高于 ^{68}Ga-DOTANOC 的病灶检出率。因此，^{18}F-FDOPA PET/CT 或 PET/MR 显像是小肠 NENs 的诊断和分期的重要影像学手段。此外，^{18}F-FDOPA 还可能与 NENs 的内分泌功能有一定关系。不过，^{18}F-FDOPA 在指导 PRRT 治疗、预后判断方面并不具备 ^{18}F-FDG 和 ^{68}Ga-SSAs 的优势，不推荐应用于治疗选择和预后判断。

【鉴别诊断】 表现为发生于肠系膜的异常强化软组织肿块，周边呈星芒状或辐射状向肠系膜浸润并伴有钙化，高度提示类癌。类癌的鉴别诊断较为困难，需要与以下发生于肠系膜的肿瘤相鉴别。

1. 肠系膜型韧带样纤维瘤　亦可表现为边界清晰或不清晰的软组织肿块，边缘呈放射状向肠系膜浸润，形成车轮状纤维化进入肠系膜脂肪。纤维瘤通常体积较大，常伴有坏死区域而导致低密度。

2. 胃肠道间质瘤　边界清晰的软组织肿块，增强扫描明显强化，MIP 重建可由肠系膜动脉供血，一般无肠系膜血管的包埋及浸润，且肝脏的转移灶为低密度。

3. 肠系膜型淋巴瘤　表现为肠系膜及腹膜后淋巴结肿大、融合，包埋肠系膜血管，呈典型的夹心面包征改变，增强扫描轻度强化。

4. 硬化性肠系膜炎　是一种少见的肠系膜炎症状态，原因不明，多发生在肠系膜根部。当炎症表现为肠系膜脂膜炎时，表现为肠系膜局灶性密度增高区域，肠系膜脂肪被一团假包膜所包围，被称为雾状肠系膜。在慢性炎症或退缩性肠系膜炎时，纤维化占主导，表现为软组织肿块可伴有钙化。肿块边界不清晰，并伴有增厚的胡须状组织向周围肠系膜脂肪浸润，可包埋肠系膜血管，并可累及邻近的实质器官。

5. 胰腺癌侵犯肠系膜　表现为肠系膜不规则的软组织肿块，增强扫描无强化，肠系膜血管走行扭曲，局部血管变细。

（五）平滑肌肉瘤

平滑肌肉瘤是起源于平滑肌组织（包括血管平滑肌）的恶性肿瘤，在腹部多个脏器及组织均可发生，其组织病理学特征为梭形肿瘤细胞成束状、编织状排列，核分裂象多见，坏死常见，可见分支状薄壁肿瘤血管生长肿块呈浸润性生长，周围组织及血管易受累。平滑肌肉瘤免疫组化通常表现为肌源性特异标志物结合蛋白（DES）(+)、平滑肌肌动蛋白（SMA）(+)，而 CD117(−)、CD34(−)。

【影像学表现】

1. X 线钡剂造影表现　腔内生长者表现为肠腔内充盈缺损，局部黏膜皱襞撑开展平，中央可以产生溃疡；腔外生长者主要表现为肠管受压推移，形成"指压迹"或"抱球征"改变（图 3-6-69）。肿块中央可形成溃疡，但溃疡与肠管相通时，其内可出现气液平面，少数肿瘤可以引起肠套叠或肠梗阻。

2. CT 表现　肿块常呈分叶状，钙化少见，坏死多见（表现为大片状或散在多发小片状低密度灶），大多数肿瘤边界清楚（累及邻近脏器时边界不清），并且周围血管易受累。增强扫描肿块实质部分延迟强化，并且动脉期可见肿瘤内血管显示。平滑肌肉瘤由于生长迅速常呈分叶状，且肿瘤延迟强化具有一定特征性（图 3-6-70）。平滑肌肉瘤淋巴结转移少见，常见转移方式为种植转移和血行转移（图 3-6-71）。

【鉴别诊断】 小肠平滑肌肉瘤较为少见，需与淋巴瘤和间质瘤相鉴别，淋巴瘤为轻到中度强化，坏死少见。与间质瘤影像上鉴别较为困难，需依靠免疫组化鉴别。

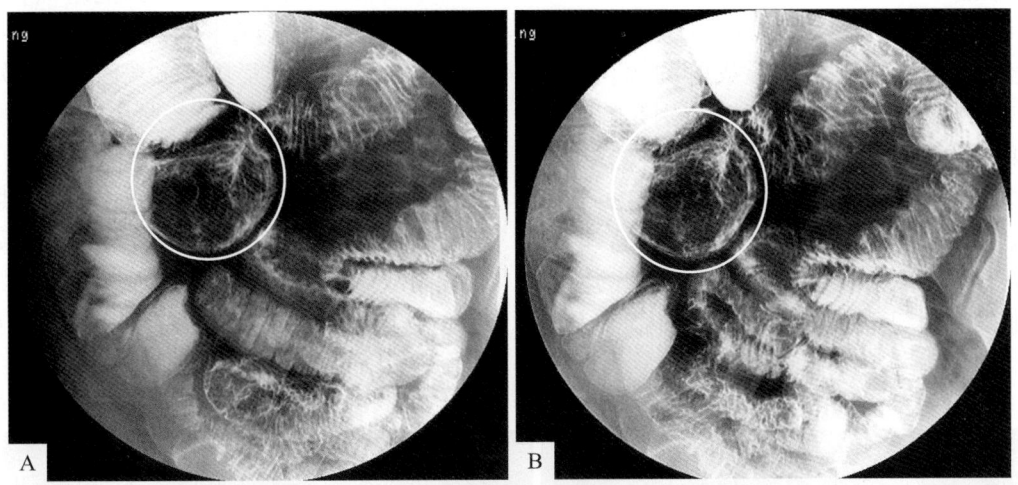

图 3-6-69 空肠平滑肌肉瘤

小肠 X 线钡剂造影图像显示空肠黏膜皱襞展平撑开,呈"抱球征"改变(圈)。

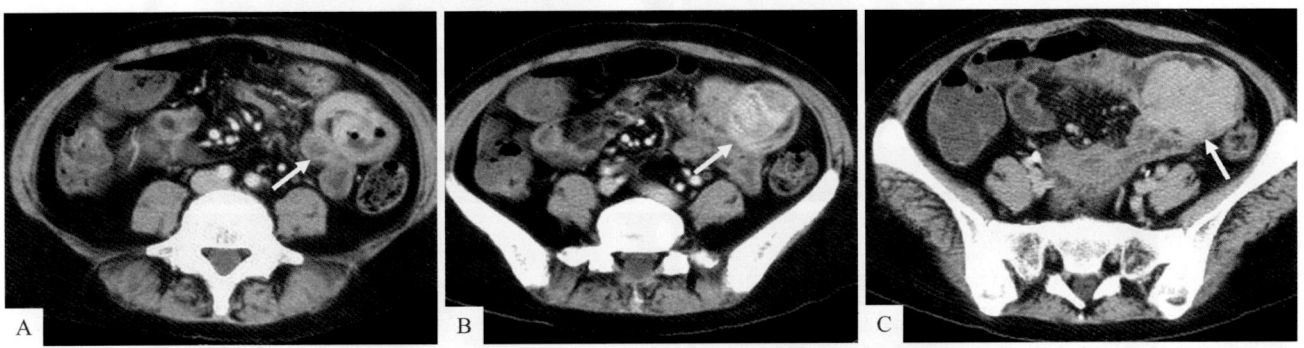

图 3-6-70 空肠平滑肌肉瘤

与图 3-6-69 为同一患者。门脉期 CT 增强图像(A~C)显示空肠腔内生长肿块,边缘呈分叶状,增强扫描明显不均匀强化(箭)。

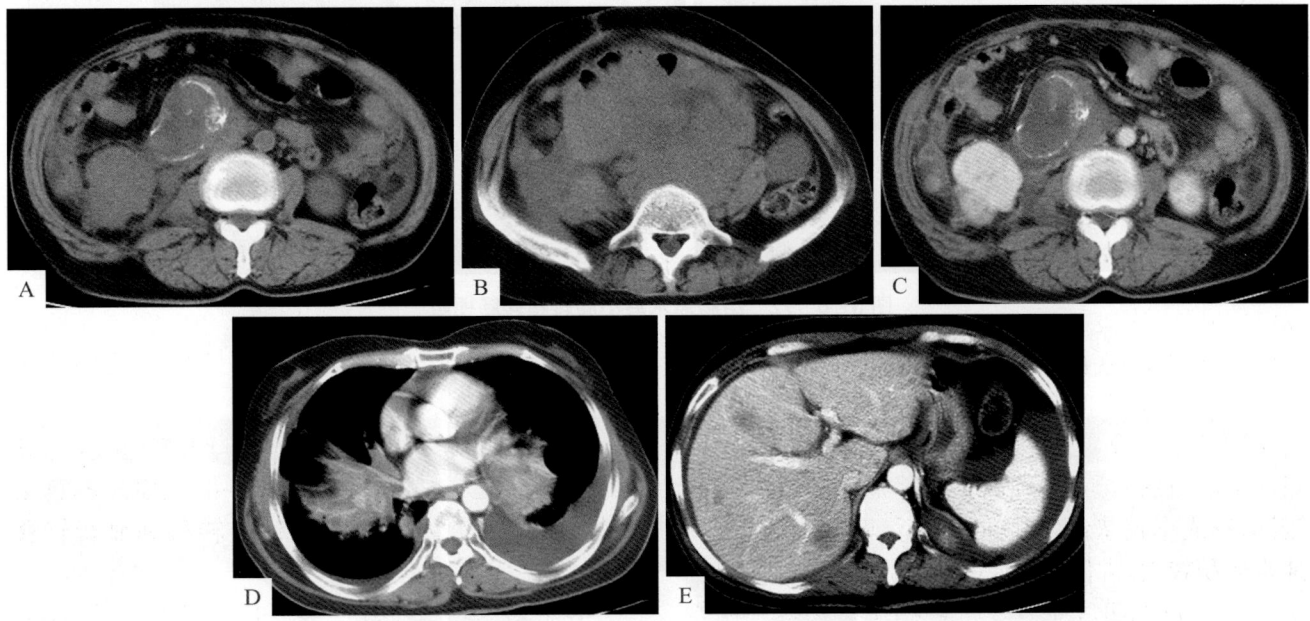

图 3-6-71 平滑肌肉瘤复发

CT 平扫图像(A、B)、CT 增强图像(C~E)显示回肠平滑肌肉瘤术后;C. 术区肿块复发,增强扫描异常强化,腹、盆腔内多发转移灶伴大量腹水;D. 显示两肺门多发转移灶,两侧胸腔积液;E. 显示肝脏多发转移瘤,呈低密度。

（六）转移瘤

小肠转移性肿瘤是指小肠以外组织和器官的原发性恶性肿瘤转移到小肠而形成的肿瘤。许多常见的肿瘤晚期都可出现小肠转移，特别是腹腔内恶性肿瘤，如胃癌、结肠癌、卵巢癌、肝癌等。不仅如此，一些腹腔外肿瘤也可发生小肠转移，可转移至小肠的腹腔外肿瘤有恶性黑色素瘤、肺癌、乳腺癌、子宫颈癌、甲状腺癌和肾癌等。白血病的小肠病变、小肠继发性淋巴瘤实际上也属于小肠转移性肿瘤。

小肠转移性肿瘤可来自其他组织和器官的恶性肿瘤直接浸润、血行转移、淋巴转移或者腹腔种植等途径，多见于回肠，尤其是末端回肠，其次为空肠，十二指肠少见。可单发，以多发常见。

【影像学表现】

1. CT表现　与原发肿瘤相似，小肠转移瘤一般出现在浆膜或者肠壁。当转移至肠系膜，可使小肠成角或使小肠狭窄而引起肠梗阻（图3-6-72）。也有发生黏膜下转移，形成息肉样病变，引起溃疡和出血，或引起肠套叠（图3-6-73～图3-6-75）。

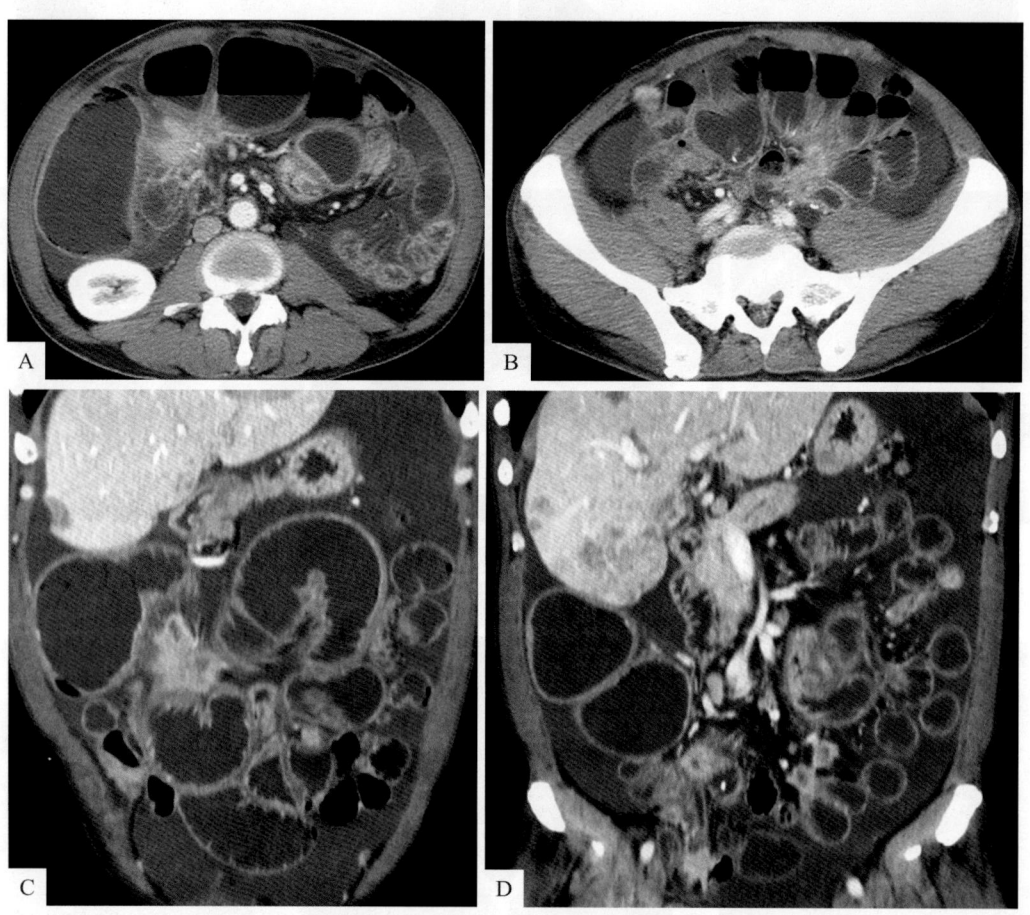

图3-6-72　结肠癌术后小肠转移伴肠梗阻

CT增强图像（A、B）、冠状面CT重建图像（C、D）显示小肠系膜转移灶伴异常强化，小肠明显扩张，呈肠梗阻改变，腹腔内大量腹水，肝脏可见多发转移灶。

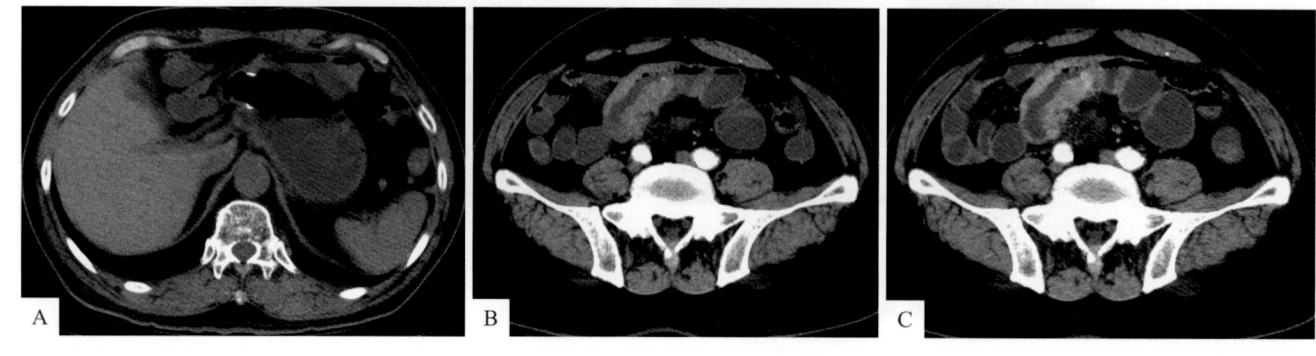

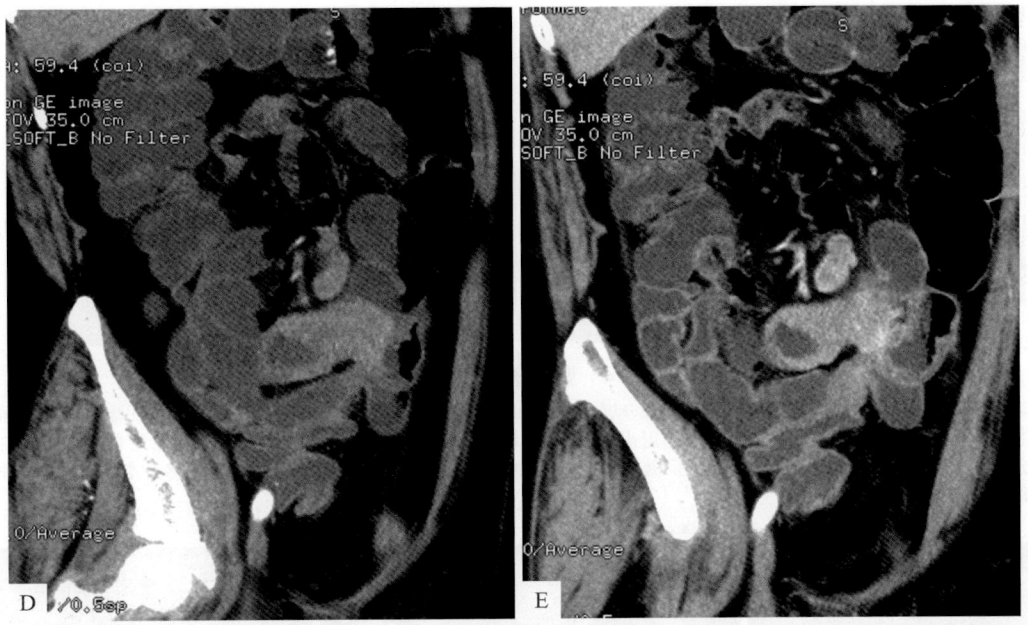

图3-6-73 胃癌术后小肠转移伴肠梗阻

横断面CT平扫图像(A)见胃大部切除术后,金属吻合线影;动脉期横断面CT增强图像(B)、门脉期横断面CT增强图像(C)、动脉期(D)和门脉期(E)矢状面CT重建图像显示回肠上段肠壁增厚,增厚肠壁明显强化,有从浆膜向内浸润感,同时可见病灶周围淋巴结增大,且明显强化及强化不均。

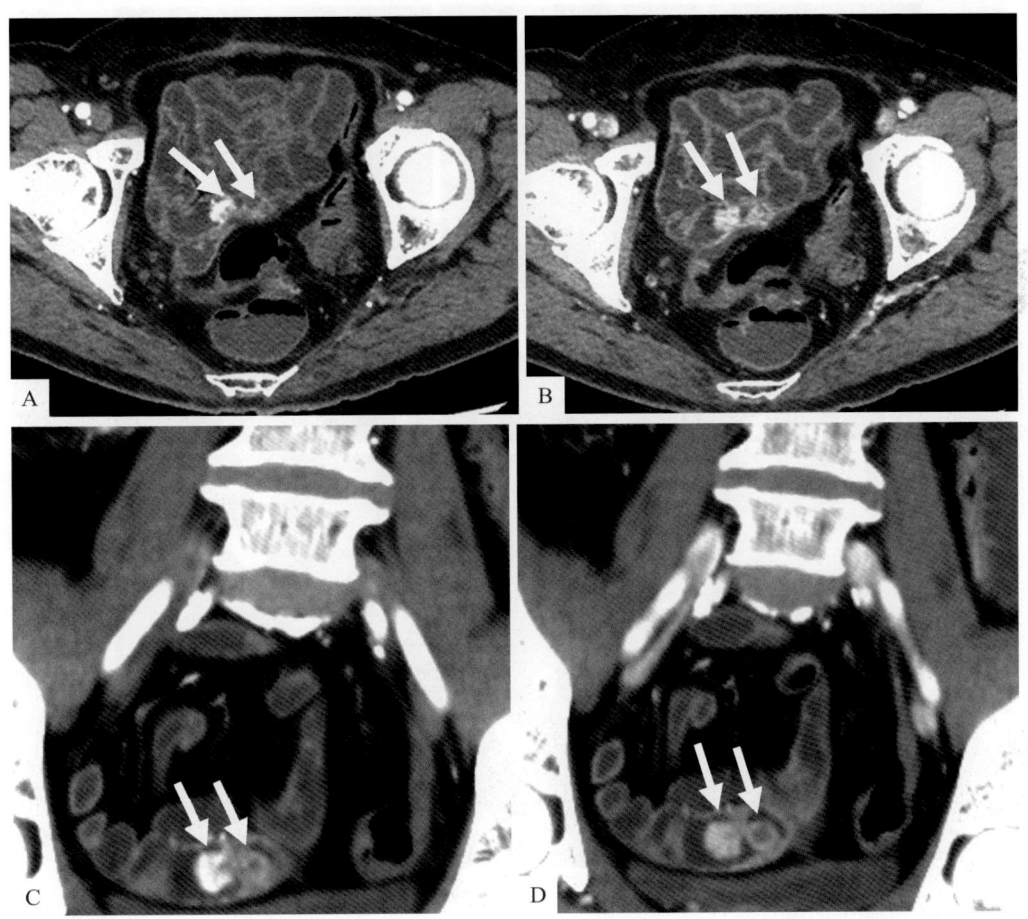

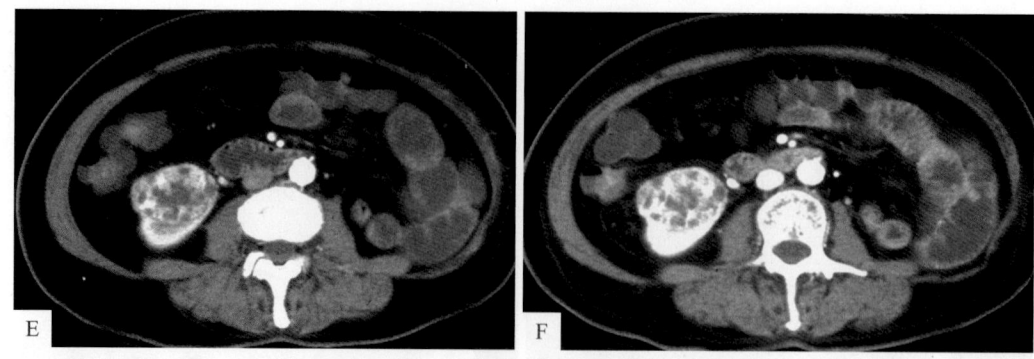

图 3-6-74　肾脏透明细胞癌小肠转移

动脉期（A）和门脉期（B）横断面 CT 增强图像、动脉期（C）和门脉期（D）冠状面 CT 重建图像显示盆组回肠腔内异常强化结节，动脉期明显强化，门脉期见对比剂退出（箭）；动脉期（E）和门脉期（F）横断面 CT 增强图像见右肾富血供占位，动脉期明显强化，门脉期对比剂退出，提示右肾透明细胞癌，综合考虑右肾透明细胞癌转移至小肠，术后病理证实。

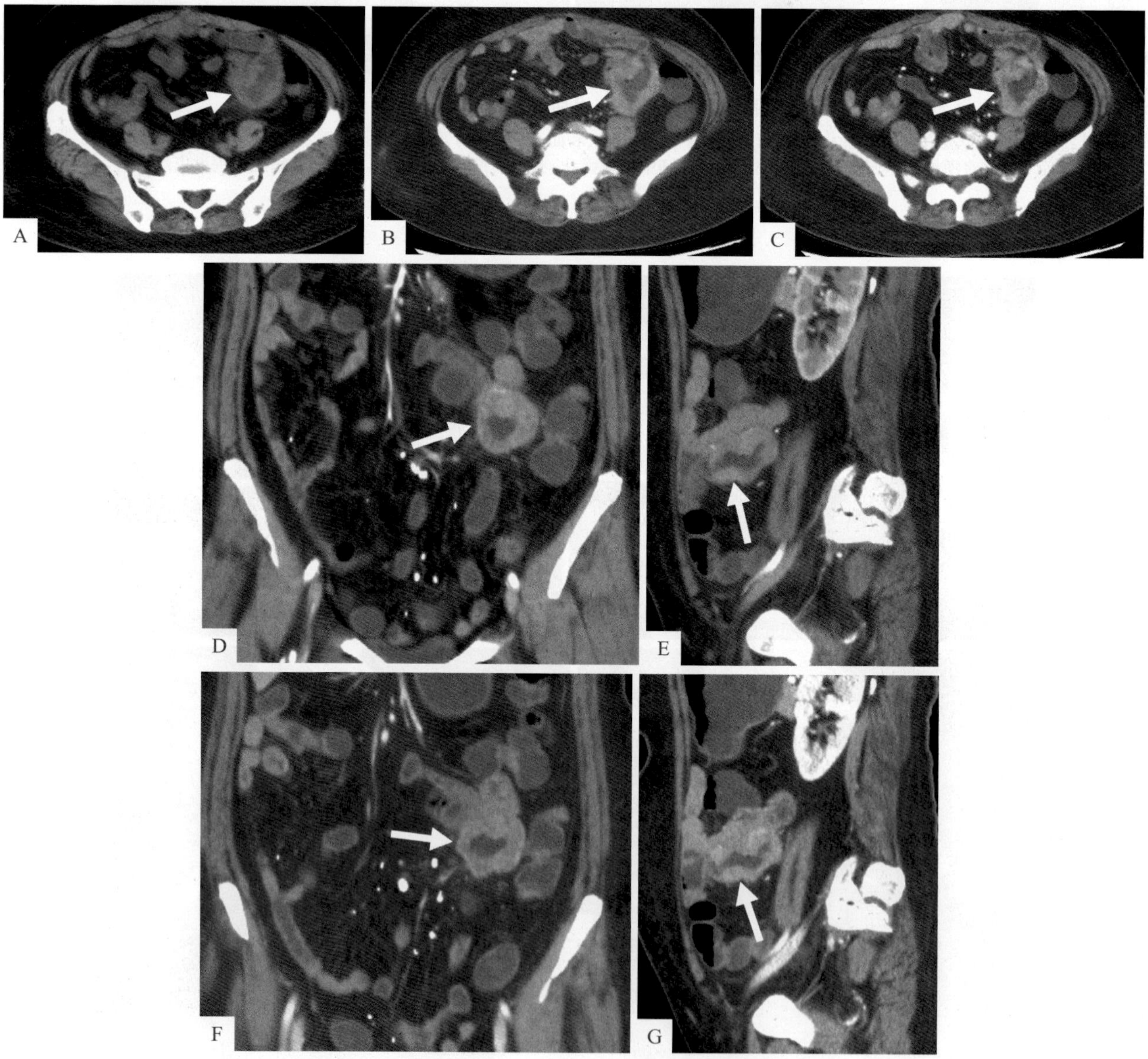

图 3-6-75　子宫内膜癌小肠转移

CT 平扫（A）、动脉期（B）和门脉期（C）横断面 CT 增强图像及动脉期冠状面（D）和矢状面（E）CT 重建图像、门脉期冠状面（F）和矢状面（G）CT 重建图像显示空肠远段肠壁呈浸润性增厚改变，增强扫描肠壁呈延迟强化，肠腔未见明显狭窄（箭）。术后病理证实为子宫内膜癌小肠转移。

恶性黑色素瘤是腹腔外肿瘤中最常转移至小肠的肿瘤。40%～60%的黑色素瘤有肠管的转移,通常是多发性的。一旦发生胃肠道转移,预后极差。小肠的原发性黑色素瘤极为罕见。

肺癌是第二个易发生小肠转移的腹腔外肿瘤。发生小肠转移的原发癌约60%为鳞癌(图3-6-76)。

2. PET/CT表现　小肠继发性肿瘤的发生概率与小肠原发肿瘤基本相仿。常见类型有两种,一类为结肠、卵巢、子宫和胃的原发性肿瘤直接侵犯小肠或腹膜转移,另一类为乳腺、肺的原发肿瘤和黑色素瘤通过血行播散转移至小肠。而后者因为与原发灶距离较远且临床症状隐匿,常难及时发现。PET/CT全身显像对这类小肠转移病灶具有很好的检出率,小肠转移瘤通常表现为与原发肿瘤相似的高^{18}F-FDG摄取,因而全身显像时可以准确定位(图3-6-77)。肿瘤小肠转移常提示病情进展、预后不佳。

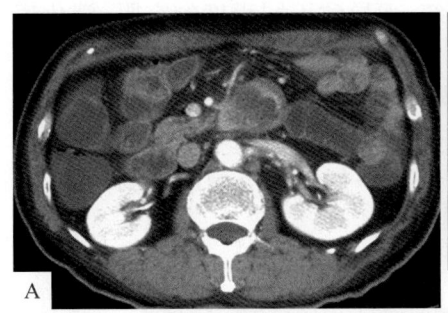
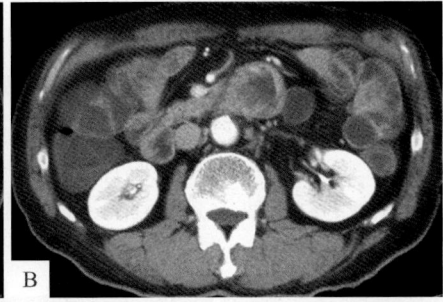
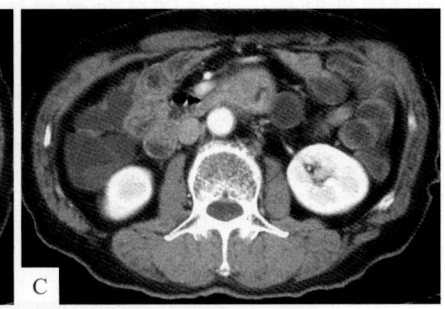

图3-6-76　右肺鳞癌小肠转移
CT增强图像(A~C)显示肠系膜根部类圆形病灶,增强扫描明显不均匀异常强化,术后病理证实为肺鳞癌小肠转移。

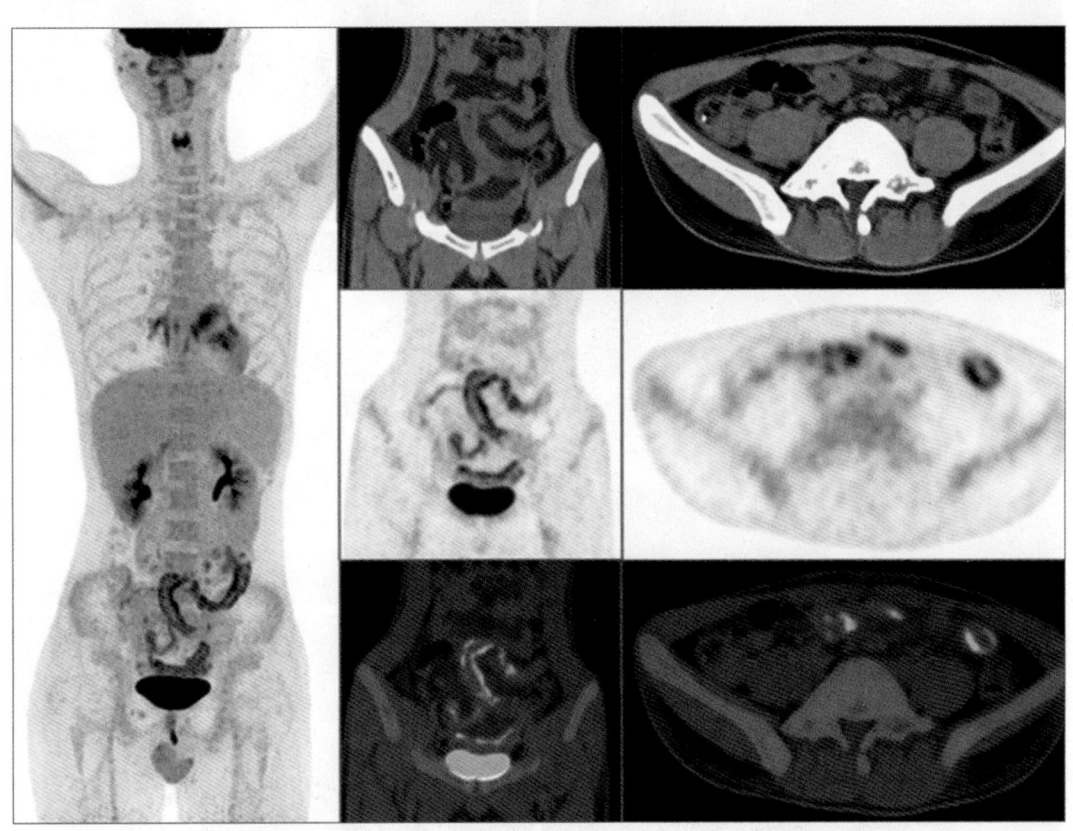

图3-6-77　肺鳞状细胞癌小肠转移PET/CT显像
患者便血3个月,既往诊断肺鳞状细胞癌伴脑转移,曾因肾衰竭行肾移植。PET/CT见左下腹小肠局部肠壁不规则增厚伴代谢增高,SUVmax18.7;纵隔数枚肿大淋巴结显示,代谢增高,SUVmax7.3。小肠病变手术病理结合免疫组化最终确诊为肺鳞状细胞癌转移。

转移性小肠肿瘤术前诊断困难,常见于恶性肿瘤晚期或广泛转移者。好发年龄为50岁左右。常因原发灶未被注意而肠道转移首先出现临床表现,有时可引起消化道出血,偶尔可并发肠套叠,或表现为腹部包块。对恶性肿瘤晚期或手术后患者不明原因的阵发性腹痛、腹部包块,出现不完全肠梗阻症状者,应警惕转移瘤的可能。

(七)髓系肉瘤

髓系肉瘤(myeloid sarcoma,MS)是由髓系原始细胞或未成熟髓系细胞在髓外增生和浸润所形成的局限性肿瘤。常伴随各种骨髓增生性疾病而发生,但也可作为首发症状。由于髓系肉瘤发生时常累及全身各部位,在形态学上难以和其他小细胞肿瘤鉴别,因此病理诊断较困难。髓系肉瘤的发病机制尚不明确,还需进一步研究。

【分类】 根据细胞类型及分化程度将髓系肉瘤基本分为三种类型。①粒细胞肉瘤:这是髓系肉瘤最常见的类型。②原始单核细胞肉瘤:主要细胞构成成分为原始单核细胞。③三系造血细胞髓系肉瘤:可出现粒、红、巨核三系造血细胞增殖的髓系肉瘤。

【临床表现】 髓系肉瘤可发生于各个年龄阶段,多见于儿童及青年人,且男性发生率多于女性。常表现为不同组织或器官的单个肿块,或大小不均一的多发结节,而主要临床表现也因发病部位的不同而各异。如髓系肉瘤可侵犯眼眶、消化道、硬膜外甚至中枢神经系统,而导致不同程度的突眼、消化道出血、黄疸、截瘫及神经系统症状等。

【影像学表现】 CT、MRI对髓系肉瘤的诊断并没有特异性,目前并没有建立影像学的诊断标准,笔者在临床工作中遇到一例髓系肉瘤的小肠MRI表现见图3-6-78。

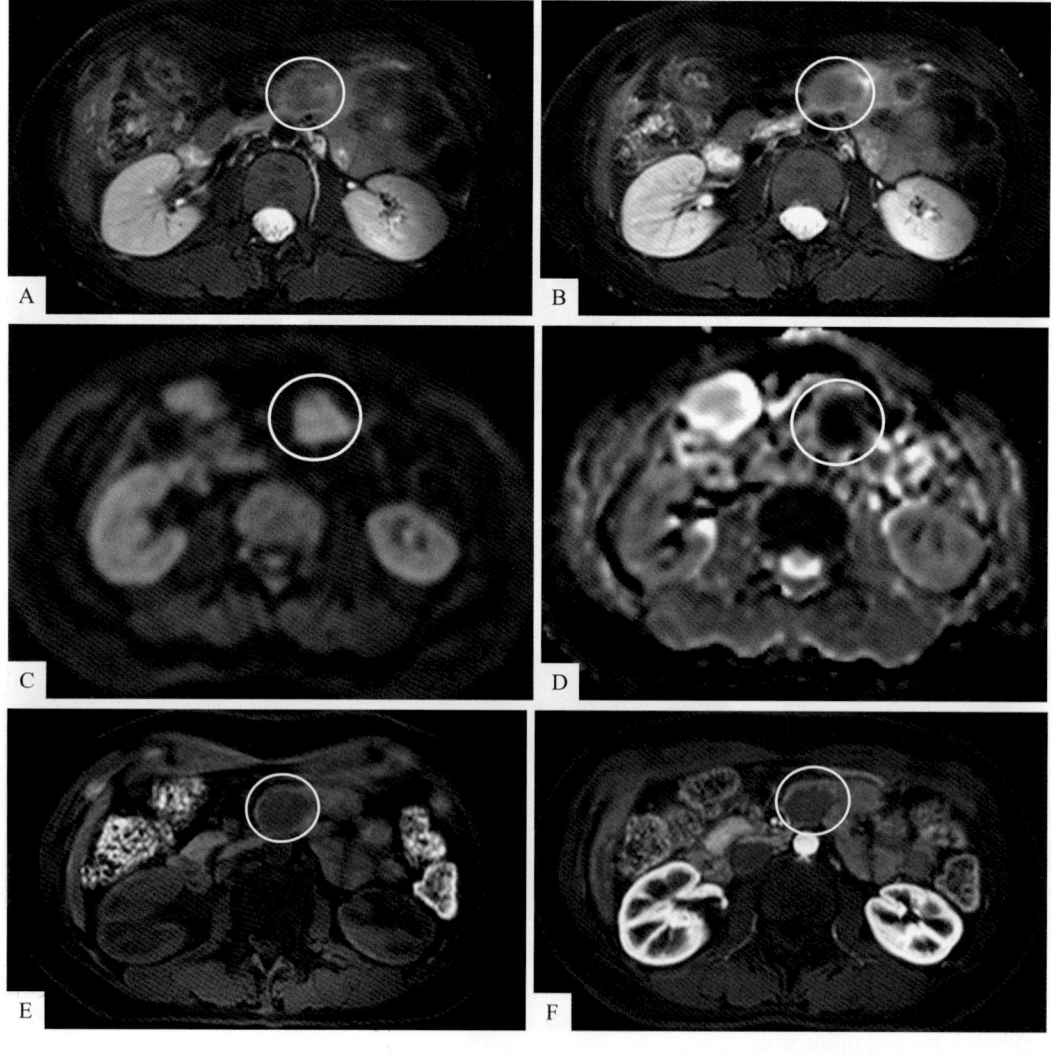

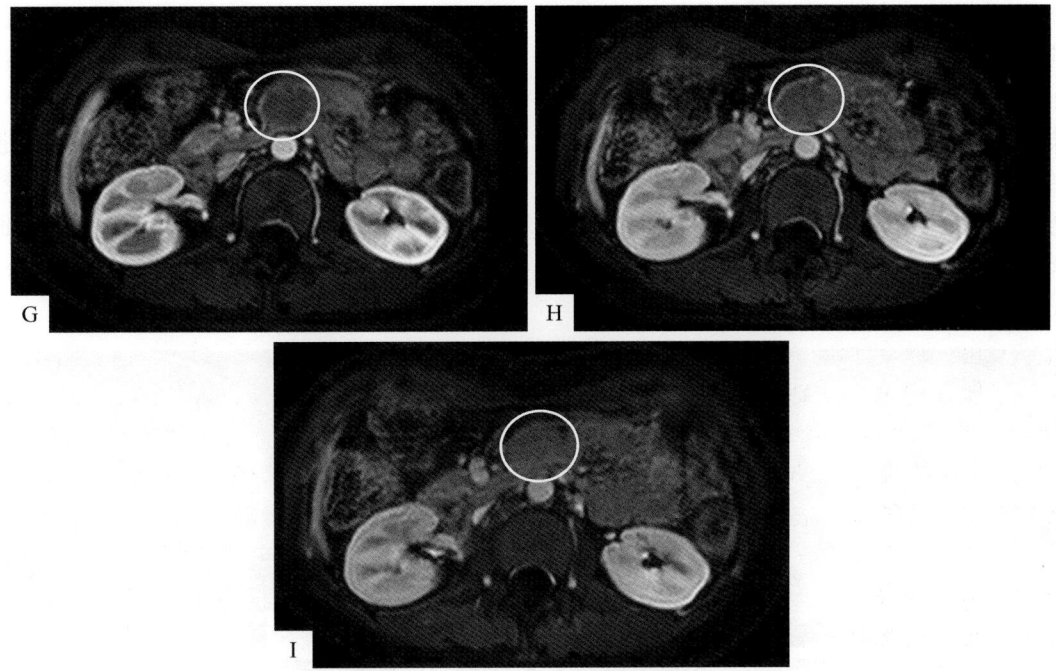

图 3-6-78 空肠上段髓系肉瘤

A、B. 横断面 MR T2WI(加脂肪抑制)图像显示空肠上段腔内软组织影,呈低信号;C、D. 分别为横断面 DWI 图像和 ADC 图,显示弥散受限;横断面 MR LAVA 图像(E)及 MRI 增强扫描动脉期(F)、门脉期(G)、延迟期(H)及平衡期(I)图像显示平扫呈低信号,增强扫描呈延迟强化改变,最终与邻近肠黏膜信号大致相当(圈)。

(八) 侵袭性纤维瘤

肠系膜纤维瘤病是韧带样纤维瘤病的一种,也称为侵袭性纤维瘤(aggressive fibrous tumors,ATF)或硬纤维瘤,属于 2020 年 WHO 软组织肿瘤分类中纤维母细胞与肌纤维母细胞肿瘤大类。韧带样纤维瘤病较为罕见,发病率约(2~4)/100 万,占<3% 的所有软组织肿瘤和约 0.03% 的所有肿瘤,具有浸润性生长、局部复发倾向但不具有转移能力的特点。

女性略常见,可发病于 15~60 岁,好发于 30~50 岁。在年轻患者中,肿瘤侵袭性更强,复发率可达 87%。病变可位于:①腹腔内(28%~69%),如肠系膜、盆腔,常见于 Gardner 综合征患者,小肠系膜最常见;②腹壁:主要累及腹壁肌肉;③腹外:肩部及双上肢(33%)、臀部及双下肢(30%)、胸壁及乳腺(17%)以及头颈部(10%),大部分病变为单发,约 15% 病例为多发。

【病因及发病机制】

(1) 遗传因素:与染色体异常有关,通常是 γ 染色体缺失或 8/20 号染色体出现三倍体。散发的肠系膜纤维瘤病与 CTNNB1 基因外显子 3 突变有关。约 1/3 的 Gardner 综合征[家族性腺瘤样息肉病(FAP)合并软组织肿瘤、骨瘤]患者可有继发的肠系膜纤维瘤病。

(2) 损伤因素:妊娠、分娩、创伤及手术引起腹壁肌纤维的损伤及血肿形成,为肿瘤发生提供了条件。

(3) 内分泌紊乱:有研究发现,雌激素是肠系膜纤维瘤病重要的刺激因子。

【病理特征】 ①切面粗糙呈灰白色或暗红色,类似瘢痕状纹理;②显微镜下肿瘤内部由大小不同的梭形或肌纤维母细胞组成,间质内含有大量的胶原纤维、显著扩张的裂隙状血管;肿瘤细胞与胶原纤维均呈束状排列;③免疫组化可确诊,β-catenin 阳性有较高敏感性及特异性,可支持韧带样纤维瘤病的诊断,但并非该病特有表现,β-catenin 阴性也不能除外该病诊断。

【临床表现】 ATF 常表现为无痛、进展较慢的软组织肿块;如肿物体积较大,可因对周围器官的侵袭或压迫导致并发症的出现,如肠梗阻、肠缺血、尿路积液扩张等;患者出现腹部胀痛、恶心、呕吐等消化道梗阻症状以及贫血、消瘦、腰背部疼痛等表现;体格检查于患者腹部可扪及质韧且边界欠清的巨大肿块。

【影像学表现】 CT 及 MRI 为主要影像学检查方法。

1. CT 表现(图 3-6-79) ①大多数肠系膜纤

维瘤病位于肠系膜的根部,生长缓慢,多数为单发,呈圆形或椭圆形病灶,周围无明显肿大淋巴结及腹水;②平扫呈等或低密度的肿块影,密度大致均匀,边界较清晰,如发生坏死液化或继发感染可形成复杂囊实性改变;③增强扫描显示瘤体内部多数可见轻中度延迟性强化,可能与 MAF 含有丰富的梭形细胞和胶原纤维,导致对比剂进入细胞受限、缓慢有关;④肿瘤边界可清晰,也可浸润肠管、血管等周围组织,表现为边缘模糊、分界不清的特征。如肿瘤内出现气体,表明侵犯肠壁。

2. MRI 表现(图 3-6-80)　根据肿瘤成分,MRI 信号多变。主要成分为梭形细胞、胶原以及黏液基质,胶原纤维束越多,T2 信号越低,细胞成分越少,致密胶原纤维形成的低信号条带呈"条带征"。

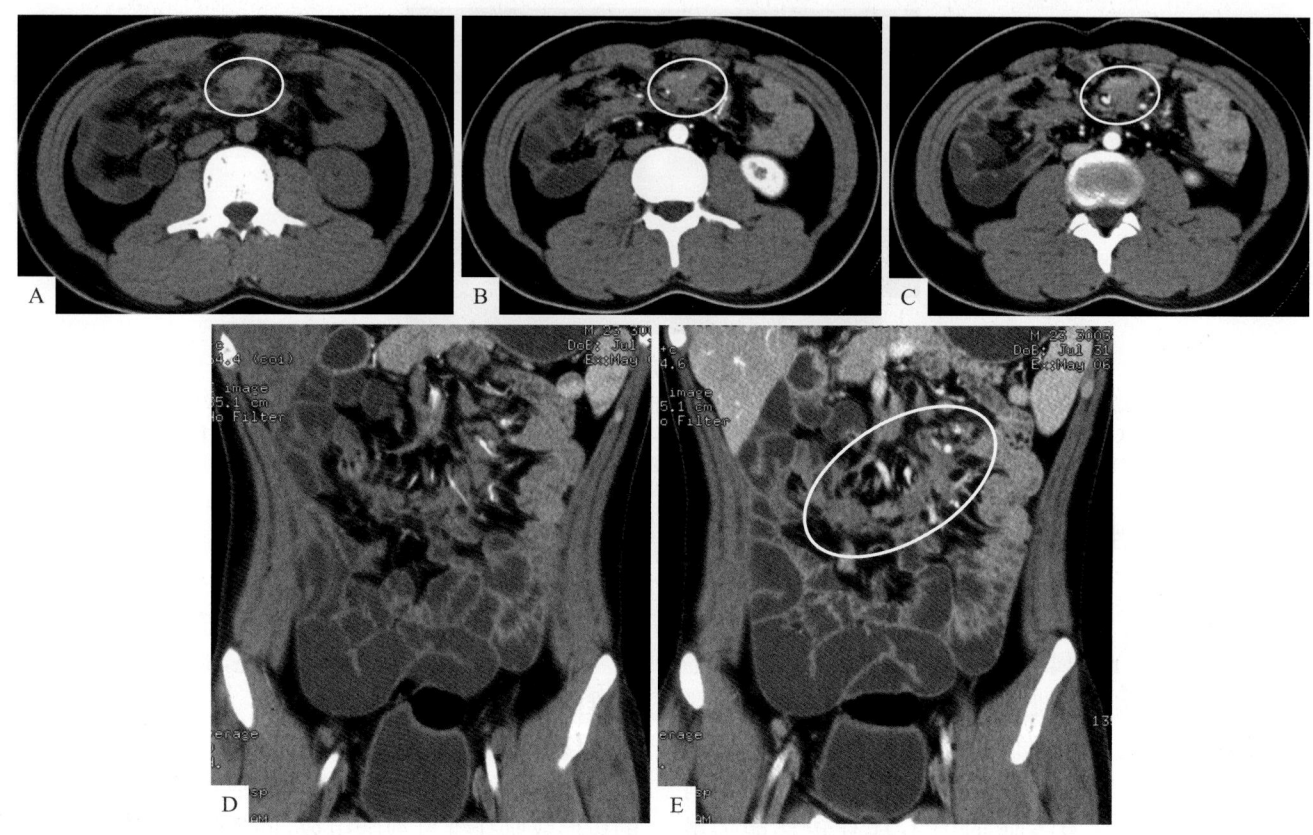

图 3-6-79　空肠上段侵袭性纤维瘤

患者为 Gardner 综合征,结肠切除术后。A~C. 分别为 CT 平扫、动脉期和门脉期横断面 CT 增强图像;D. 动脉期冠状面 CT 重建图像;E. 门脉期冠状面 CT 重建图像,见空肠中段肠系膜椭圆形和条束状软组织影,形态欠规则,增强扫描呈轻度延迟强化,并可见肠系膜动静脉进入,肿块与邻近空肠中段粘连改变(圈)。

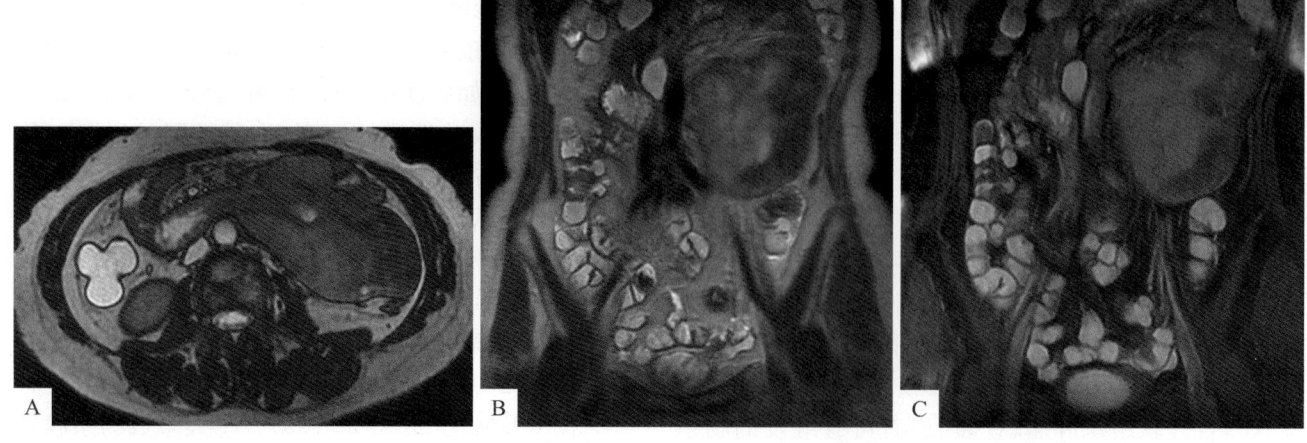

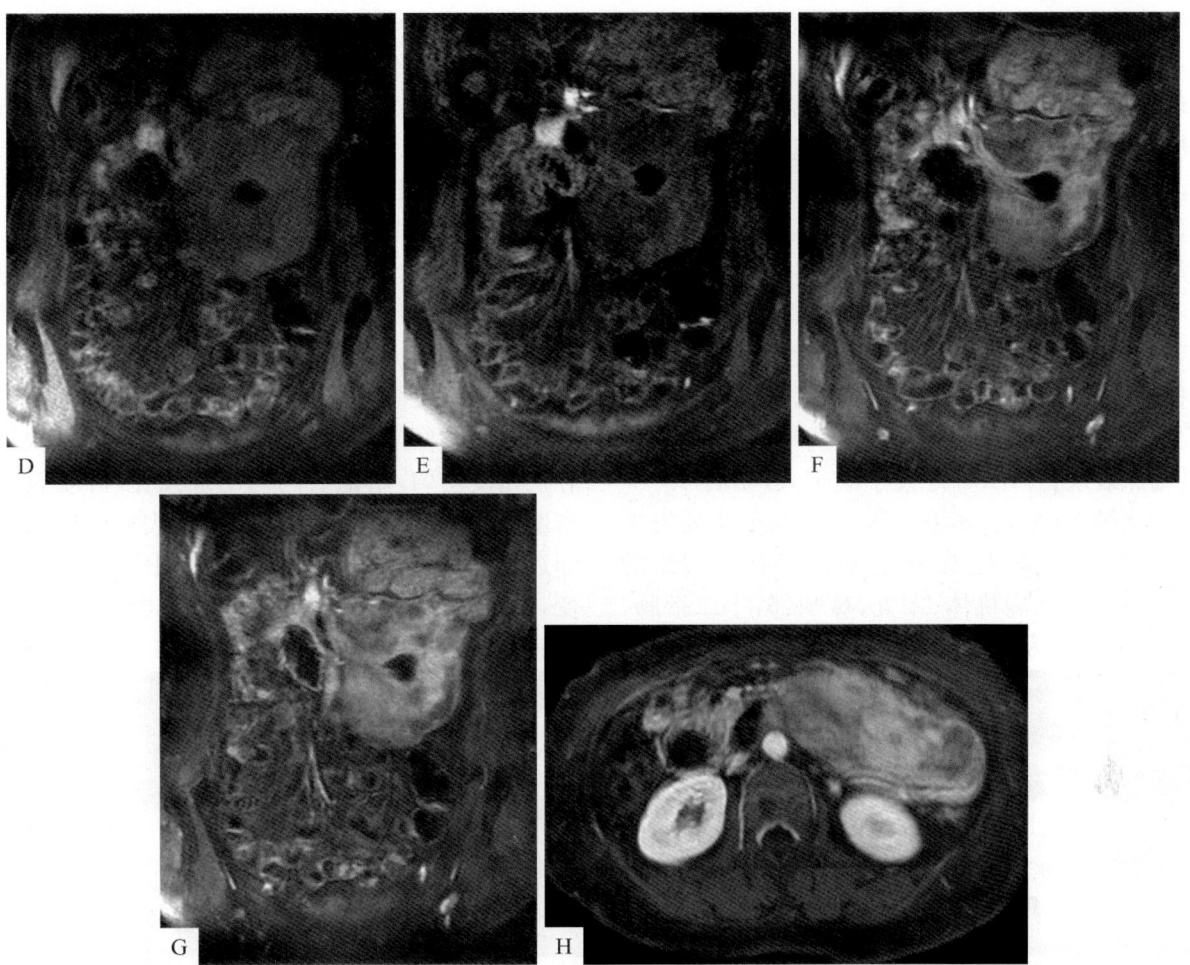

图 3-6-80 空肠侵袭性纤维瘤

横断面 MR FIESTA 图像（A）、冠状面 MR T2WI 图像（B）、冠状面 MR FIESTA 图像（加脂肪抑制）（C）显示空肠巨大软组织信号影，边界不清，形态欠规则，T2WI 上呈高低混杂信号，与邻近空肠分界不清；MRI 平扫（D）、动脉期（E）、门脉期（F）和延迟期（G）冠状面增强图像、横断面增强扫描图像（H）显示肿块内实性成分呈中等延迟强化改变，始终强化欠均匀。

【鉴别诊断】 MAF 的 CT 表现主要需与间质瘤和淋巴瘤相鉴别。

1. 间质瘤 间质瘤是腹腔内常见的间叶来源性肿瘤。此外，长径＞5 cm 的 GIST 常表现为分叶状，CT 平扫多见出血、坏死、囊变及钙化，增强扫描多为显著强化。但当间质瘤表现不典型或 MAF 侵犯胃肠道时，两者鉴别困难，需要依靠免疫组化检查进行鉴别。MAF 表达 Vimentin 和 β-Catenin，而不表达 CD34 和 CD117。而间质瘤 Vimentin 多呈阴性，CD117 几乎为阳性，CD34 阳性率为 70%～90%。部分疑难病例可通过检测 c-kit 或 *PDGFRA* 基因（GIST）、*CTNNB1* 基因（MAF）协助诊断。

2. 淋巴瘤 腹腔淋巴瘤也可表现为肠系膜区巨大软组织肿块，且病灶可包绕肠系膜动静脉，呈"夹心面包征"，多伴后腹膜多发淋巴结肿大。

（九）其他恶性肿瘤（指状树突细胞肉瘤、多形性肉瘤、血管内皮瘤）

指状树突细胞肉瘤（Interdigitating dendritic cell sarcoma，IDCS）

树突细胞是一大类重要专职抗原呈递细胞，可分为朗格汉斯细胞、滤泡树突细胞、纤维母细胞网状细胞和指状突树突细胞（IDC）。IDC 来源于骨髓造血组织，位于淋巴组织 T 细胞区。IDCS 于 1981 年由 Feltkamp 等首先报道，2002 年徐位顿等在国内首先报道 IDCS，截至 2010 年国内外报道共 50 余例，大多为个案报道。

IDCS 病因和发病机制尚不完全清楚。遗传学表明，IDCS 患者的免疫球蛋白肿瘤基因和 T 细胞受体基因的 β、δ、γ 链处于胚系状态。

【病理】 病理诊断为金标准。光镜下肿瘤细胞呈梭形、卵圆形或上皮样，边界不清，胞质丰富、透亮或淡嗜酸性，瘤细胞较大，卵圆形、空泡状，比分见有核沟，核分裂象不一，呈巢片状、束状、漩涡状排列，可出现散在多核巨细胞，部分病例可出现坏死、出血，巢间较多淋巴细胞（以T淋巴细胞为主），浆细胞浸润。免疫组化，肿瘤细胞表达S-100蛋白、CD68、波形蛋白。IDCS生物学行为从低度恶性到高度恶性不等。肿瘤常局部复发及全身转移，恶性程度高，预后不良，对单发肿瘤完整切除可能是治愈IDCS的有效手段之一。放、化疗对肿瘤的治疗有一定影响，文献报道中多采用非霍奇金淋巴瘤化疗方案进行治疗，仅有20%患者完全缓解。

【临床表现】 IDCS好发于成年人，年龄2～86岁，平均年龄46岁，男：女1.3：1。病变主要发生在淋巴结，单发或多发，结外侵犯少见，结外侵犯的常见部位有皮肤、扁桃体、睾丸、鼻咽部、十二指肠、肠系膜及膀胱等。临床表现多样，缺乏特异性症状，可因发生部位不同症状各异。发生于小肠者可出现恶心、呕吐、腹部肿块、腹痛、小肠梗阻、消化道出血等。

【影像学表现】 影像学表现的报道较少，多为个案报道，Shirley等报道为分叶状、不规则肿块，CT示多灶性、环状胃、空肠肠壁增厚，无肠梗阻，无肝脾肿大，余肠管、肠系膜未见异常改变。Nonaka等报道的原发小肠IDCS，为位于末端回肠软组织肿块，伴肠梗阻。大多结外IDCS（包括肠道）病例报道中所描述的影像学表现为单发、多发软组织肿块，较小肿块密度均匀，增强后均匀明显强化，肿块较大，则密度不均匀，强化程度不一，可伴有出血坏死和浸润邻近组织（图3-6-81）；也可表现为弥漫浸润性病变，肠壁增厚；可有或无全身多发淋巴结转移。

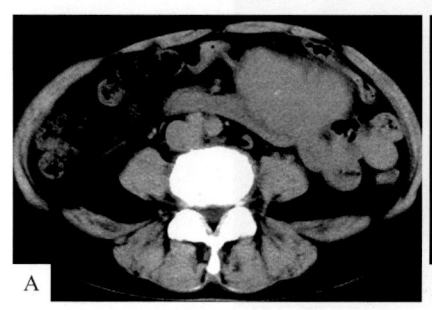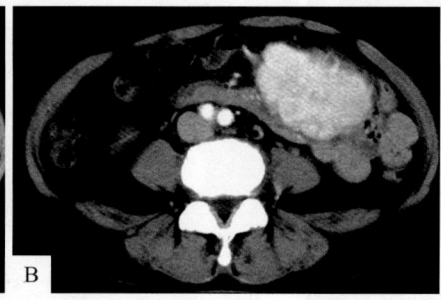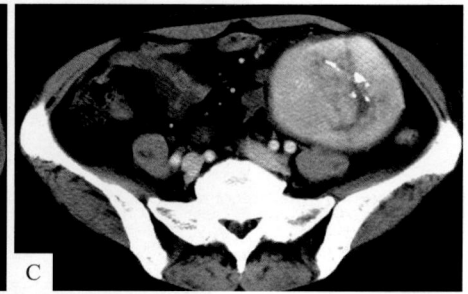

图3-6-81 指状树突细胞肉瘤
CT平扫图像（A）显示左中腹部小肠软组织肿块，边缘呈浅分叶状，平扫密度不均，其内可见钙化；CT增强图像（B、C）显示肿块周边低密度包膜，增强后肿块不均匀强化，内部可见坏死成分，周围包膜延迟强化。术后病理证实为指状树突细胞肉瘤。

多形性肉瘤

多形性肉瘤（pleomorphic sarcoma）曾称为恶性纤维组织细胞瘤（malignant fibrosis histiocytoma，MFH），是中老年人常见的高度恶性软组织肿瘤，好发于四肢、皮下及腹膜后，原发小肠者罕见。MFH由Brein和Stout在1964年首先作为独立类型的恶性肿瘤进行描述。1978年Weiss正式命名为MFH。

2002年WHO软组织肿瘤病理学和遗传学分类重新定义，认为其是组织学来源及分化方向仍然不明确的未分化多形性肉瘤，包括多形性MFH、巨细胞性MFH、炎症性MFH三种组织亚型。

【病理】 病理表现为原发性肠道MFH多起源于黏膜下层，呈肿块样表现，多为外向型生长。肉眼所见肿瘤多为单发或多发，息肉腺瘤样，境界较清楚，可有假包膜，大多数表面灰红色，光滑，质韧，切面呈灰白色，鱼肉样，常伴有出血坏死，镜下见肿瘤细胞多种，形态多变，可分为5型：车辐状多形性型、黏液样型、巨细胞型、炎症型和血管瘤样型。其中以第1型最常见，多形性型以纤维细胞排列成典型的席纹状或轮辐状结构为特征。

车辐状多形性型与黏液样型这两种亚型倾向于高分化，而其他亚型通常是低分化肉瘤。免疫组织化学上，MFH常表达Vit、AAT、KP-1和Feritin，有的表达肌动蛋白、结蛋白和溶菌酶，少数还表达CK，但这些指标均无特异性。

【临床表现】 多形性肉瘤的临床表现与其他小肠恶性肿瘤一样，早期缺乏特异性表现，故早期诊断困难，晚期以腹痛、体重下降、腹部包块及贫血为最常见症状，尤以腹痛最突出。MFH恶性程度高，预后不佳，与肿瘤部位深浅、大小、分化程度、组织学亚型以及治疗是否彻底等因素有关。局部复发率40%～60%，远处转移率25%～50%。Weiss统计2年以上生存率仅60%。

炎症型恶性纤维组织细胞瘤旧称腹膜后黄色肉

芽肿,曾认为是一种良性炎症性病变,实质上是多形性肉瘤的一个亚型,可发生于任何年龄,以40岁以上的中老年人多见,主要表现为腹痛和腹部肿块。患者预后较好,但此肿瘤易与周围组织粘连,常因切除不彻底而局部复发。

【影像学表现】 CT检查可作为MFH的诊断主要手段,能很好显示MFH肿块部位、形态、大小以及与周围组织器官的关系,特别是对于肿瘤的定位及与主要大血管的关系显示良好,以便于估计手术切除的难度及手术方案的制定。发生于肠系膜的MFH在CT上主要表现为:①软组织肿块常较大,多不规则,且多伴有坏死,可有钙化;②增强后肿块呈明显不均匀强化;③MFH易侵犯邻近组织器官(图3-6-82)。

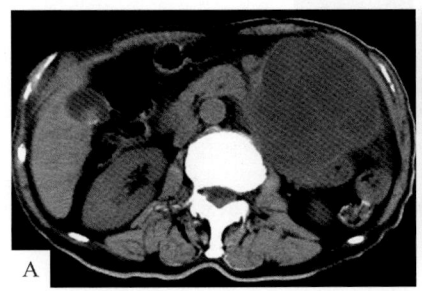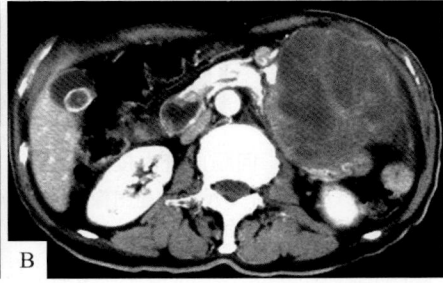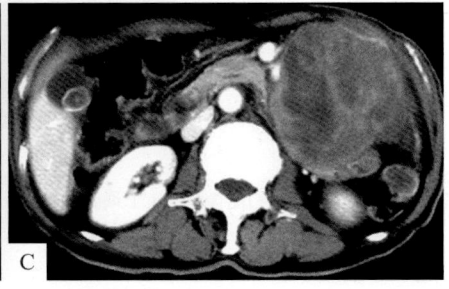

图3-6-82 多形性肉瘤

CT平扫图像(A)显示密度不均匀,中央可见囊变坏死区,并可见条状分隔影;CT增强图像(B、C)显示肿块周边不规则包膜,增强后不均匀强化,实质部分及分隔明显强化,囊变坏死区未见强化,与肠系膜上血管分界不清。

血管内皮瘤

血管内皮瘤(haemangioendothlioma,HE)由血管内皮细胞增生形成的肿瘤。

【病理】 病理上分为4个亚型:上皮样型、梭形细胞型、血管内乳头型、卡波样型。上皮样血管内皮瘤主要见于成人,儿童罕见,镜下由短索或巢状排列的上皮样内皮细胞及独特的黏液透明基质组成。2000年Nayler等认为,血管内皮瘤中,除梭形细胞型外,都具有不同程度恶性,同一标本中可含有不同成分,有时很难分辨亚型,因而主张用"复合型"代替。恶性血管内皮瘤又称为血管肉瘤,发病率占软组织肉瘤的0.8%,多见于成人。其诊断应具备以下条件:①瘤细胞为不典型增生的血管内皮细胞;②瘤细胞有形成血管腔的趋势。

【临床表现】 血管内皮瘤为非常少见的交界性或低度恶性肿瘤,发病原因不清。可发生于任何年龄,但大多数病例报道为30岁以下的患者;男女发生比例相当。可发生于任何部位,肿瘤既可位于浅表、深部软组织,也可位于肺、骨、脑、肝和小肠等脏器。临床症状因患病部位而异。一般为单发、孤立性病灶。小肠血管内皮瘤无特征性临床表现,大多在发生肠梗阻、肠套叠、肠出血后发现。以手术扩大切除为主,对放疗敏感。

【影像学表现】 肿瘤大小0.5~15cm,小肠血管内皮瘤表现为肠腔内软组织结节影,CT平扫密度同血管密度,增强后动脉期可呈明显强化,较大者呈周边强化,也有病例不强化;门脉期逐渐进一步强化,延迟期持续强化或填充呈等密度影。肠系膜血管内皮瘤CT表现为实性占位,分叶状,与周围组织分界不清,瘤体密度不均匀,可见钙化及囊变坏死区,增强后肿块实质部分强化明显,并持续强化(图3-6-83)。

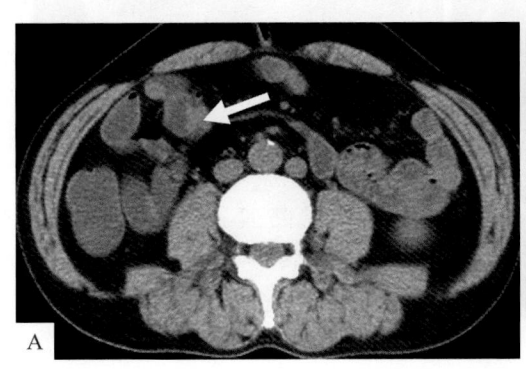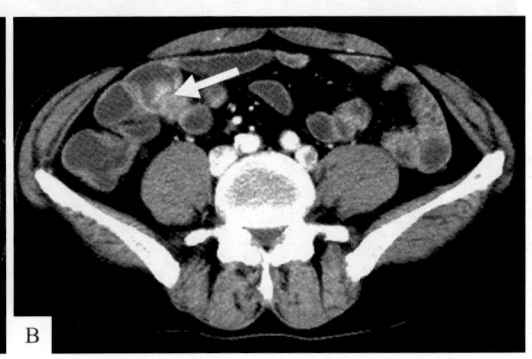

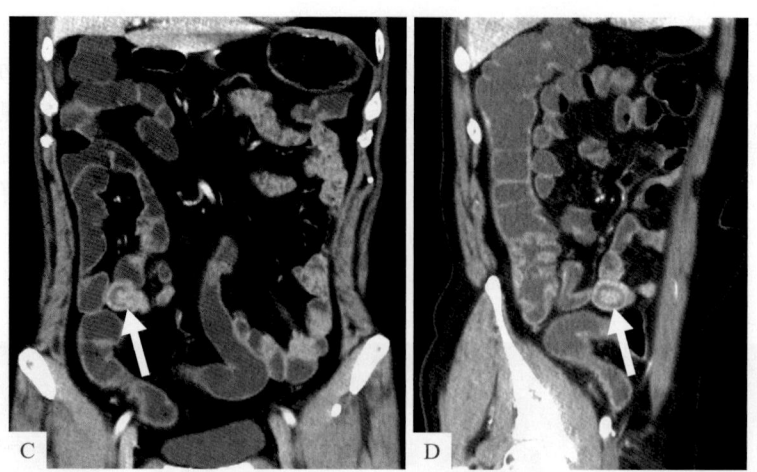

图 3-6-83 回肠血管内皮瘤

CT 平扫图像(A)、CT 增强图像(B)、冠状面(C)及矢状面(D)CT 重建图像显示回肠肠腔内类圆形软组织密度影,密度均匀,增强扫描明显强化(箭)。术后病理证实为回肠血管内皮瘤。

(十)小肠肿瘤影像学诊断中应注意的问题

在我们的临床工作中,深深体会到应注意以下几个问题,有助于我们做出正确的影像学诊断。

(1) 与肠管等密度的肿瘤:与肠管等密度的肿瘤平扫不易发现,极易漏诊(图 3-6-84)。

(2) 可随肠系膜移动的肿瘤:某些间质瘤生长于肠系膜缘,可随肠系膜的移动而位置发生改变,应仔细寻找,以免漏诊(图 3-6-27)。

(3) 肿瘤强化程度与肠黏膜相仿:某些小肠肿瘤强化程度与肠黏膜相仿,CT 平扫图像不易看出,冠状面 CT 重建图像可以清晰显示(图 3-6-85)。

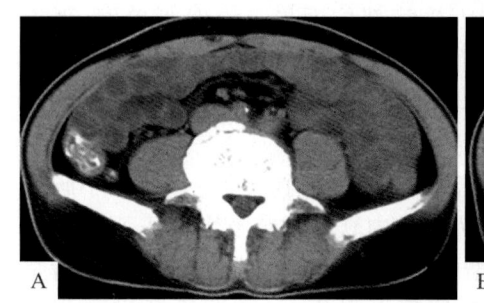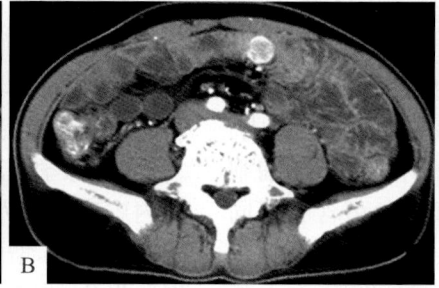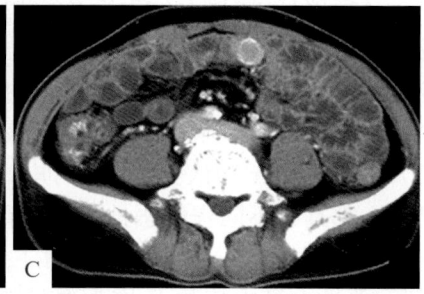

图 3-6-84 空肠间质瘤(低度风险)

CT 平扫图像(A)显示肿块与肠管等密度,未见任何病灶;动脉期(B)和门脉期(C)CT 增强图像显示空肠腔内类圆形异常强化灶,术后病理证实为间质瘤。

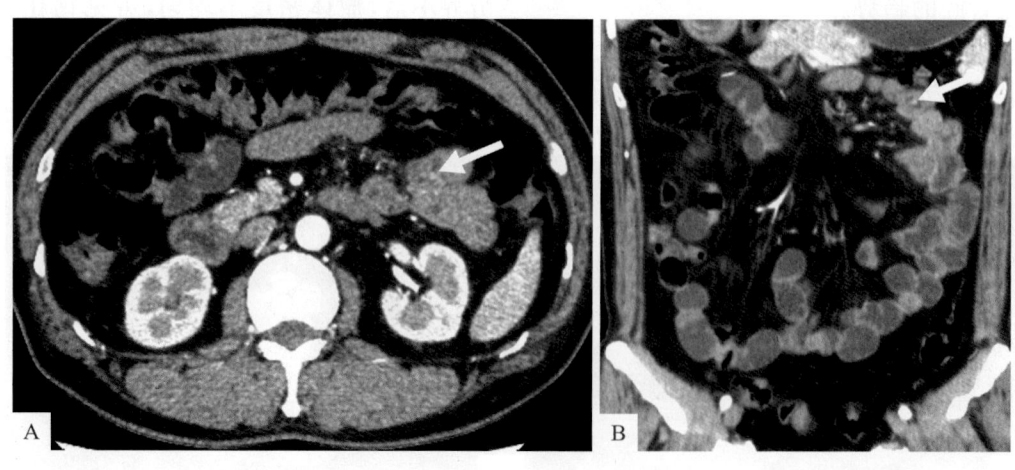

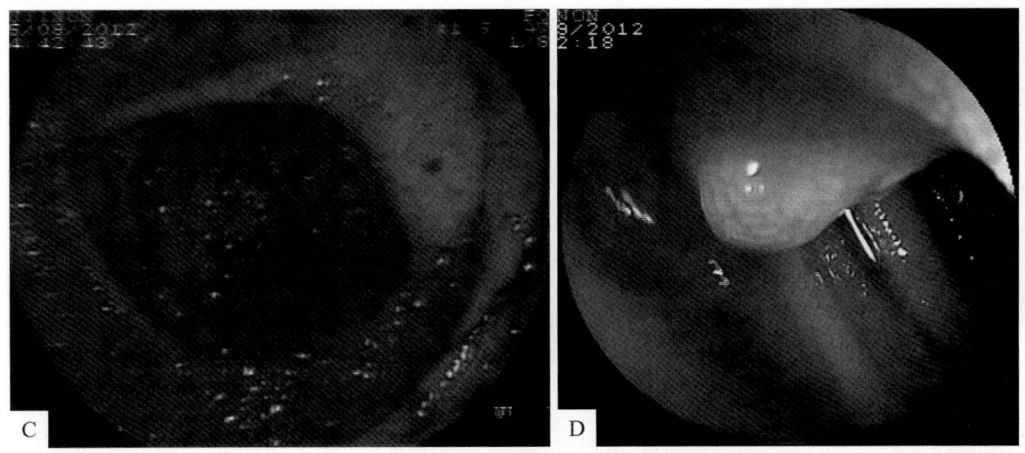

图 3-6-85 空肠内小息肉强化程度与肠黏膜相仿

A. 动脉期 CT 增强薄层图像,层厚为 1.25 mm,显示近端空肠腔内异常强化结节(箭);B. 冠状面 CT 重建图像更加清晰显示腔内异常强化结节灶(箭);C. 显示肠腔内陈旧性出血;D. 显示病灶为带蒂息肉。(见彩色插页)

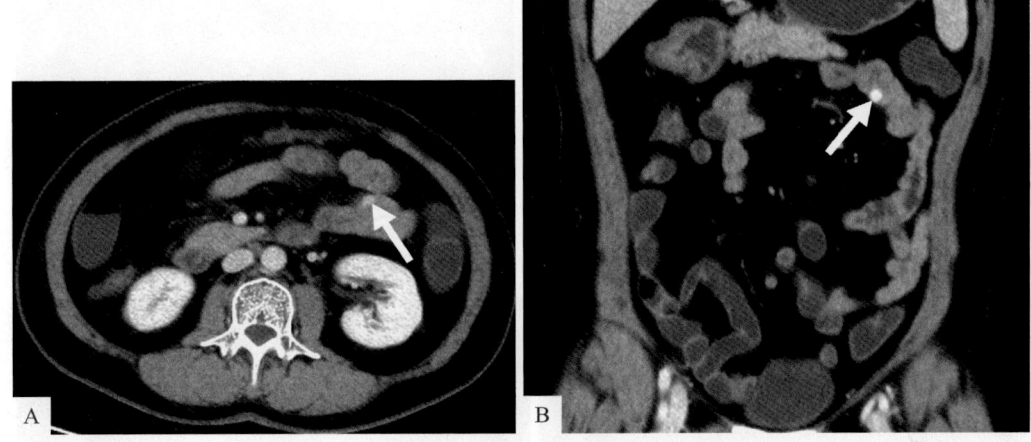

图 3-6-86 空肠微小间质瘤

门脉期 CT 增强图像(A)、冠状面 CT 重建图像(B)显示空肠腔内生长结节状异常强化灶,直径约为 7 mm(箭)。

(4) 微小的肿瘤:微小的肿瘤应沿肠管走行,仔细寻找,以免漏诊(图 3-6-86)。

(5) 多个肿瘤:不能满足于仅找到一个肿瘤,有些病例同时生长 2 个以上肿瘤。

(6) 小肠肿瘤伴有其他肿瘤病变(图 3-6-87)。

我们曾遇到一例小肠间质瘤伴肝内胆管细胞癌。

(7) 空肠因未充盈而聚集成团,易被误认为肿瘤(图 3-6-88)。

(8) 膀胱肿瘤向外侵犯易被误诊为间质瘤(图 3-6-89)。

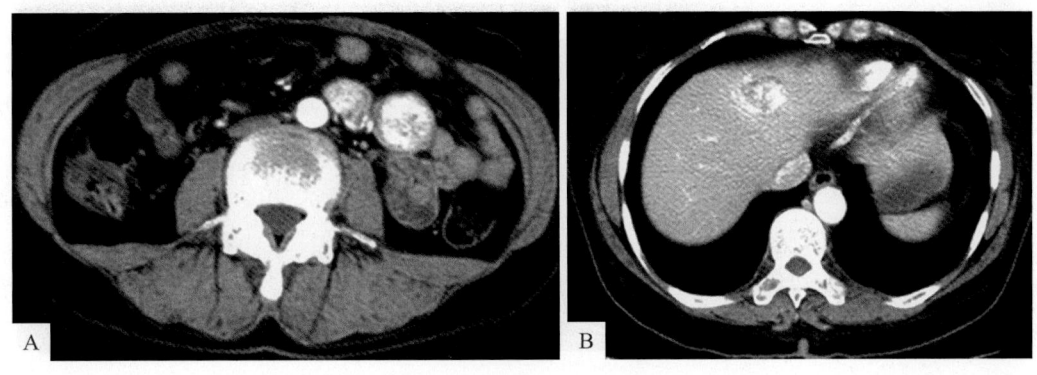

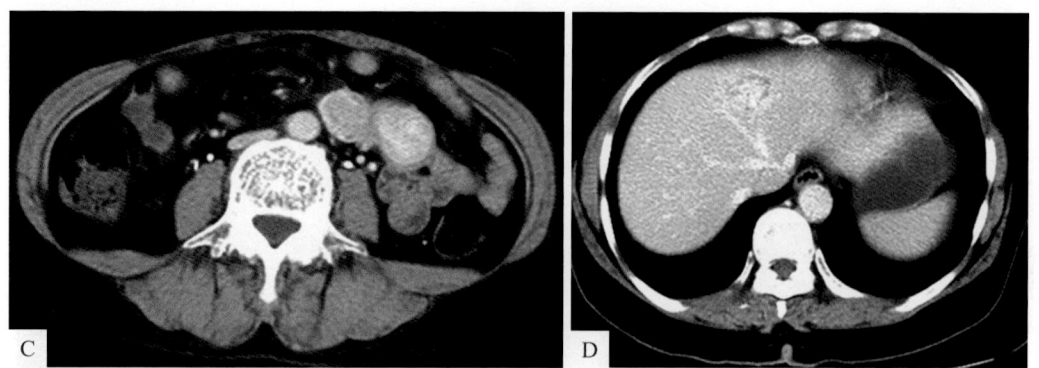

图 3-6-87 小肠间质瘤伴肝脏胆管细胞癌

动脉期 CT 增强图像(A、B)、门脉期 CT 增强图像(C、D)显示空肠腔外生长肿块,增强扫描呈延迟均匀强化;肝左叶类圆形病灶增强扫描延迟强化。术后病理证实为空肠间质瘤与肝脏胆管细胞癌。

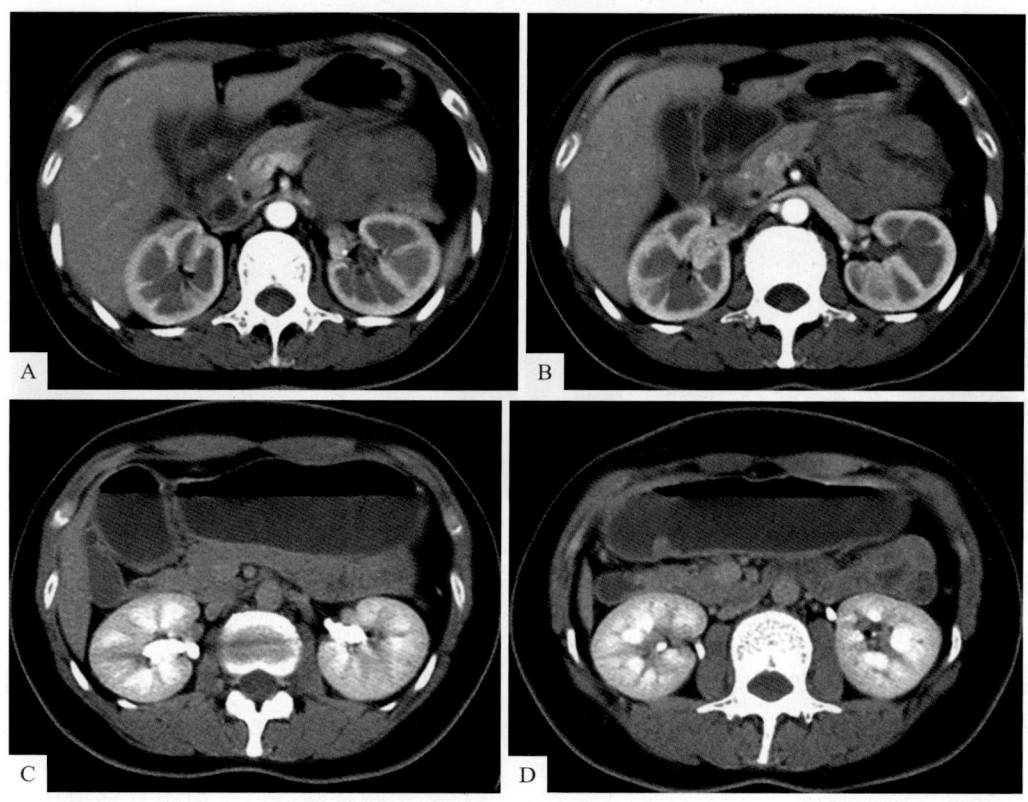

图 3-6-88 未充盈的空肠误认为肿瘤

CT 增强图像(A、B)显示左上腹团块状影;13 d 后随访 CT 增强图像(C、D)显示原左上腹团块状影为未充盈的空肠。

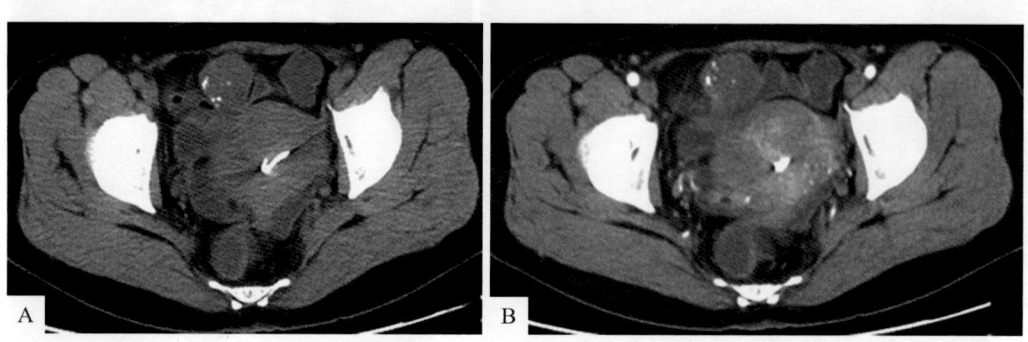

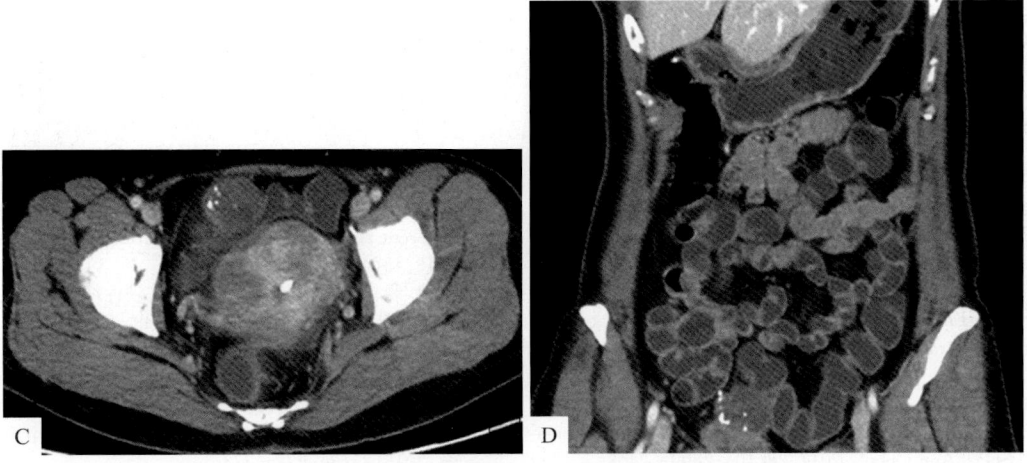

图 3-6-89 膀胱腺癌误诊为乙状结肠间质瘤

CT 平扫图像(A)、动脉期 CT 增强图像(B)、门脉期 CT 增强图像(C)、冠状面 CT 重建图像(D)显示乙状结肠浆膜外生长肿块,边界清晰,呈类圆形,平扫可见钙化,增强扫描延迟强化,术前诊断为乙状结肠间质瘤,术后病理证实为膀胱腺癌侵犯。

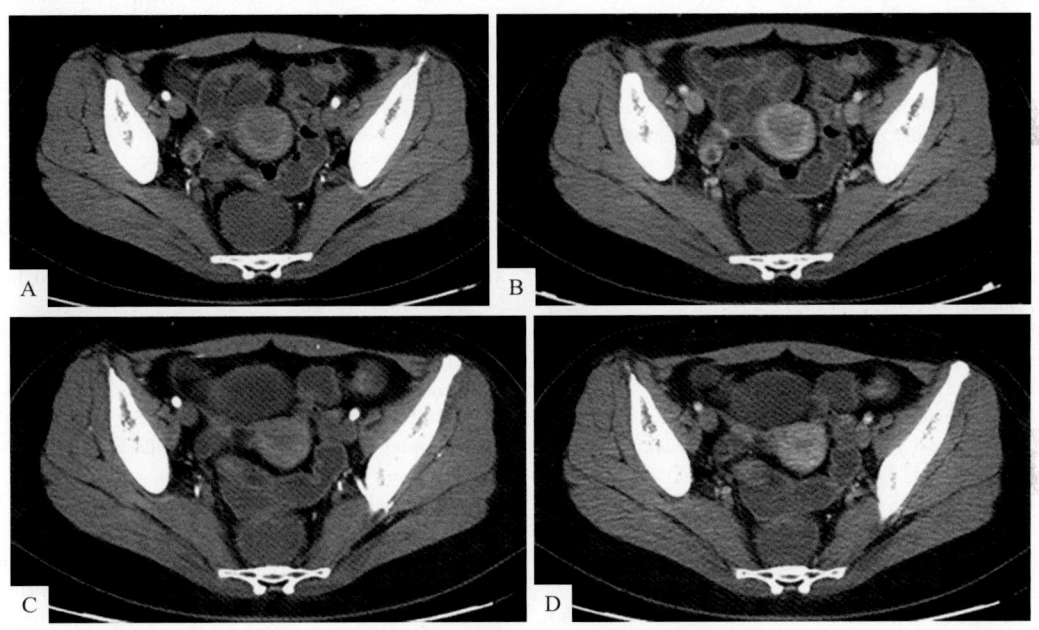

图 3-6-90 附件卵泡囊肿误认为小肠间质瘤

小肠 CT 动脉期(A)、门脉期(B)显示盆腔右侧类圆形异常强化灶,诊断为间质瘤;C、D.3 个月后随访复查小肠 CT 造影图像,C 图为动脉期图像,D 图为门脉期图像,显示病灶消失,为正常卵泡囊肿,而非间质瘤。

(9)附件卵泡囊肿易误诊为间质瘤,要定期随访观察(图 3-6-90)。

(赵雪松　缪飞　周金鑫　白亚亚　林晓珠)

◆ 参考文献 ◆

1. Antic T, Staerkel G. Mediastinal epithelioid hemangioendothelioma metastatic to lymph nodes and pleural fluid: report of a case [J]. Diagn Cytopathol, 2010, 38: 113-116.
2. Amzallag-Bellenger E, Oudjit A, Ruiz A, et al. Effectiveness of MR enterography for the assessment of small-bowel diseases beyond Crohn disease [J]. RadioGraphics, 2012; 32: 1423-1444.
3. Kamaoui I, De-Luca V, Ficarelli S, et al. Value of CT enteroclysis in suspected small-bowel carcinoid tumors [J]. AJR, 2010, 194: 629-633.
4. Kloppel G, Perren A, Heitz PU. The gastroentero-pancreatic neuroendocrine cell system and its tumours: the WHO classification [J]. Ann N Y Acad Sci, 2004, 1014: 13-27.
5. Scarsbrook AF, Ganeshan A, Statham J, et al. Anatomic and functional imaging of metastatic carcinoid tumour [J]. RadioGraphics, 2007, 27: 455-477.
6. Romano S, De Lutio E, Rollandi GA, et al. Multidetector computed tomography enteroclysis with neutral enteral and IV contrast enhancement in tumour detection [J]. Eur Radiol, 2005, 15: 1178-1183.

7. 赵润泽,张一帆. ^{18}F - FDG 和 ^{68}Ga - DOTA - SSA 双示踪剂 PET/CT 在神经内分泌肿瘤中的临床应用[J]. 国际放射医学核医学杂志,2021,45(9):585 - 590.
8. Imperiale A, Meuter L, Pacak K, et al. Imaging of Small Intestine Neuroendocrine Neoplasms: Is SSTR PET the Holy Grail? [J]. J Nucl Med, 2021, 62(10):1347 - 1348.
9. Bozkurt MF, Virgolini I, Balogova S, et al. Guideline for PET/CT imaging of neuroendocrine neoplasms with ^{68}Ga - DOTA-conjugated somatostatin receptor targeting peptides and ^{18}F - DOPA [J]. Eur J Nucl Med Mol Imaging, 2017, 44(9):1588 - 1601.
10. Kasper B, Baumgarten C, Garcia J, et al. An update on the management of sporadic desmoid-type fibromatosis: a European Consensus Initiative between Sarcoma Patients EuroNet (SPAEN) and European Organization for Research and Treatment of Cancer (EORTC)/Soft Tissue and Bone Sarcoma Group (STBSG). Ann Oncol, 2017, 28(10):2399 - 2408.
11. Crago AM, Denton B, Salas S, et al. A Prognostic nomogram for prediction of recurrence in desmoid fibromatosis [J]. Ann Surg, 2013, 258(2):347 - 353.
12. Mullen JT, Delaney TF, Kobayashi WK, et al. Desmoid tumor: analysis of prognostic factors and outcomes in a surgical series [J]. Ann Surg Oncol, 2012, 19(13):4028 - 4035.
13. Bonvalot S, Tzanis D, Bouhadiba T. Desmoid tumors: Are there still any surgical indications? [J]. Bull Cancer, 2020, 107(3):364 - 370.
14. He XD, Zhang YB, Wang L, et al. Prognostic factors for the recurrence of sporadic desmoid-type fibromatosis after macroscopically complete resection: Analysis of 114 patients at a single institution [J]. Eur J Surg Oncol, 2015, 41(8):1013 - 1019.
15. Martínez-Trufero J, Pajares-Bernad I, Torres-Ramón I, et al. Desmoid-type fibromatosis: Who, when, and how to treat [J]. Curr Treat Options Oncol, 2017, 18(5):29.
16. Fiore M, Colombo C, Radaelli S, et al. Hormonal manipulation with toremifene in sporadic desmoid-type fibromatosis [J]. Eur J Cancer, 2015, 51(18):2800 - 2807.
17. Couto Netto SD, Teixeira F, Menegozzo CAM, et al. Sporadic abdominal wall desmoid type fibromatosis: treatment paradigm after thirty two years [J]. BMC Surg, 2018, 18(1):37.
18. Tremblay KR, Lea WB, Neilson JC, et al. Percutaneous cryoablation for the treatment of extra-abdominal desmoid tumors [J]. J Surg Oncol, 2019, 120(3):366 - 375.
19. Penel N, Coindre JM, Bonvalot S, et al. Management of desmoid tumours: a nationwide survey of labelled reference centre networks in France [J]. Eur J Cancer, 2016, 58:90 - 96.
20. Meazza C, Belfiore A, Busico A, et al. AKT1 and BRAF mutations in pediatric aggressive fibromatosis [J]. Cancer Med, 2016, 5(6):1204 - 1213.
21. Ning B, Jian N, Ma R. Clinical prognostic factors for pediatric extra-abdominal desmoid tumor: analyses of 66 patients at a single institution [J]. World J Surg Oncol, 2018, 16(1):237.
22. Timbergen MJM, Janssen ML, Verhoef C, et al. Wnt targets genes are not differentially expressed in desmoid tumors bearing different activating β-catenin mutations [J]. Eur J Surg Oncol, 2019, 45(4):691 - 698.
23. 黄鹏,裴新红,马瑞雪. β-catenin 在硬性纤维瘤中的研究进展[J]. 中华小儿外科杂志,2019,40(1):88 - 91.
24. Hong H, Nadesan P, Poon R, et al. Testosterone regulates cell proliferation in aggressive fibromatosis (desmoid tumour)[J]. Br J Cancer, 2011, 104(9):1452 - 1458.
25. 马冬捷,张志庸,李单青. 侵袭性纤维瘤病的诊治进展[J]. 北京医学,2015,37(3):272 - 275.
26. Grignol VP, Pollock R, Howard JH. Management of desmoids [J]. Surg Clin North Am, 2016, 96(5):1015 - 1030.
27. DE Marchis ML, Tonelli F, Quaresmini D, et al. Desmoid tumors in familial adenomatous polyposis [J]. Anticancer Res, 2017, 37(7):3357 - 3366.
28. Penel N, Chibon F, Salas S. Adult desmoid tumors: biology, management and ongoing trials [J]. Curr Opin Oncol, 2017, 29(4):268 - 274.
29. 张鑫鑫,徐立斌,赵振国,等. 四肢与躯干侵袭性纤维瘤病的治疗与预后影响因素分析[J]. 中国骨与关节杂志,2015,4(1):26 - 30.
30. Isik A, Soyturk M, Süleyman S. Correlation of bowel wall thickening seen using computerized tomography with colonoscopies: A preliminary study [J]. Surg Laparosc Endosc Percutan Tech, 2017, 27(3):154 - 157.
31. Chaudhary P. Mesenteric fibromatosis [J]. Int J Colorectal Dis, 2014, 29(12):1445 - 1451.
32. 马金山,顾翔. CT 和 MRI 对肌肉中硬纤维瘤的影像分析及鉴别[J]. 中国现代医学杂志,2019,29(19):120 - 124.
33. Penel N. β-catenin and desmoid tumors: The ideal biomarker? [J]. Bull Cancer, 2017, 104(3):205 - 207.
34. Colombo C, Bolshakov S, Hajibashi S, et al. 'Difficult to diagnose' desmoid tumours: a potential role for CTNNB1 mutational analysis [J]. Histopathology, 2011, 59(2):336 - 340.
35. Turner B, Alghamdi M, Henning JW, et al. Surgical excision versus observation as initial management of desmoid tumors: A population based study [J]. Eur J Surg Oncol, 2019, 45(4):699 - 703.

第七节　其他小肠炎性疾病

放射性肠炎

放射性肠炎(radiation enteritis, RE)是腹腔、盆腔及腹膜后肿瘤,尤其是妇科肿瘤及前列腺肿瘤放疗常见的放射性损伤,可累及小肠、结肠及直肠,其中以小肠为腹腔中对放射线最为敏感的器官,发生率为 5%～17%。

【病理】　放疗引起的肠壁毛细血管内皮细胞损伤是引起放射性肠炎的起始原因。已经有明确的证据表明,放疗会造成局部血液高凝状态,包括血管内皮细胞肿胀、渗透性增加、间质纤维沉积及血栓形成。放射线也会促进内皮细胞凋亡、炎性细胞黏附及迁出、纤溶作用减弱、促凝血作用增强等。放射线对肠道屏障功能、机械屏障、免疫屏障、化学屏障及生物屏障等造成损伤,从而引起肠道炎症改变,可分为急性、亚急性、慢性病变等 3 个阶段。急性病变在照射期或照射后 2 个月内发生,放射线可导致上皮细胞增殖和成熟异常,隐窝细胞有丝分裂减少,小肠黏膜变薄,绒毛缩短,毛细血管扩张、水肿、炎性细胞浸润;亚急性病变约发生在照射后 2~12 个月,黏膜下小动脉内皮细胞肿胀,形成闭塞性脉管炎,黏膜下层纤维增生,平滑肌透明变性;慢性病变发生在照射 12 个月后,出现受累肠黏膜的糜烂、溃疡,肠壁增厚,肠腔狭窄,肠系膜缩短僵硬,直至肠壁穿孔或瘘管形成。急性放射性肠炎发生的程度与慢性肠炎有密切关系,急性放射性肠炎肠道黏膜屏障的损害,对慢性放射性肠炎的继发创造了条件,其中血管放射损伤及炎症因子的表达与慢性放射性肠炎的纤维化密切相关。

【临床表现】

1. 局部症状 放射性肠炎的发生率因接受放射的方式、部位、剂量、时间的不同而有差异,临床表现轻重不一,轻者症状可持续数周,可以自行好转。急性者多出现在放疗期间,迟发者可发生在治疗后 6 个月,大部分在放疗后 1~2 年。临床上可出现腹痛、腹胀、里急后重、便血,严重者可出现顽固性恶心、呕吐、腹泻,导致脱水,血管性衰竭和死亡。

2. 全身症状 多表现为全身感染和吸收障碍及营养不良的症状。

【实验室检查】 多有血象变化,如白细胞和血小板的减少。

【影像学表现】

1. 小肠 X 线钡剂造影表现 在肠道各组织中,淋巴组织对放射线极度敏感,由于回肠末端含有丰富的集合淋巴小结,因此小肠放射性肠炎通常以回肠末端为主,发生率占 30%~50%。在放射性肠炎早期,腹部 X 线平片可显示功能性肠梗阻。X 线钡剂造影常显示黏膜水肿、增粗、紊乱、破坏或伴有溃疡形成,肠襻扩张和张力减退。水肿严重时,黏膜皱襞增厚、变直,呈尖耸外观,并可使肠襻分开。慢性期尚有弥漫性溃疡存在,黏膜皱襞可呈针刺状。若进一步发生纤维化,则可见肠腔变窄、肠道固定,并呈管状,可有一段或几段肠管的扩张性较差,黏膜皱襞消失,狭窄段与上下肠管呈移行性改变。这种 X 线表现很像克罗恩病或结肠缺血性病变引起的肠狭窄。由于动力功能障碍,可以发生功能性小肠梗阻。肠管可因粘连牵拉形成芒刺状阴影,肠壁由于增厚可致肠曲间距增宽。

2. CT 表现 急性期放射性肠炎表现为照射野的小肠肠壁明显水肿增厚、黏膜面溃疡、肠道张力减退以及肠腔积液扩张等,增强扫描肠壁分层强化特点,黏膜层和浆膜层明显强化,黏膜下层水肿,强化减弱(图 3-7-1)。慢性期放射性肠炎表现为肠腔狭窄,管壁僵硬,肠管位置相对固定,肠管周围由于纤维组织增生而导致肠管间距增宽,肠管间可呈互相粘连。增强扫描肠壁分层强化方式消失,而呈均匀一致中度强化(图 3-7-2,图 3-7-3)。

3. MRI 表现 急性期放射性肠炎表现为照射野的小肠肠壁明显水肿增厚,T2WI 可见分层,黏膜层和浆膜层呈低信号,黏膜下水肿呈高信号,增强扫描也可见分层强化,黏膜层和浆膜层明显强化,黏膜下层水肿呈低信号,黏膜层呈连续的结节样改变。受累肠段的张力减退以及肠腔积液扩张。慢性期放射性肠炎表现为肠腔狭窄,管壁僵硬,肠管位置相对固定,肠管周围由于纤维组织增生而导致肠管间距增宽,肠管间可互相粘连,常伴有不全性肠梗阻,增强扫描肠壁分层强化方式消失,而呈均匀一致中度强化。照射野小肠可形成瘘管,表现为盆腔内液体积聚,瘘管壁明显强化(图 3-7-4)。

4. 肠系膜动脉造影检查 小动脉损伤伴缺血性改变是造成放射性肠狭窄的病理基础,肠系膜动脉造影片可见肠系膜小动脉分支异常。

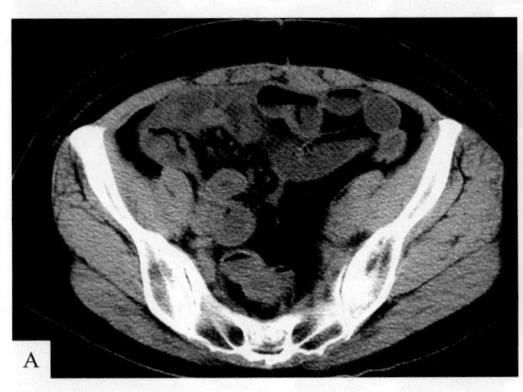
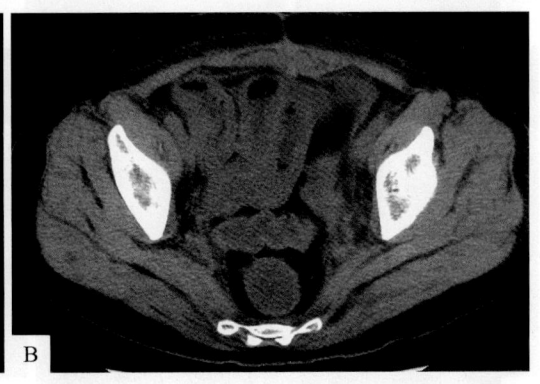

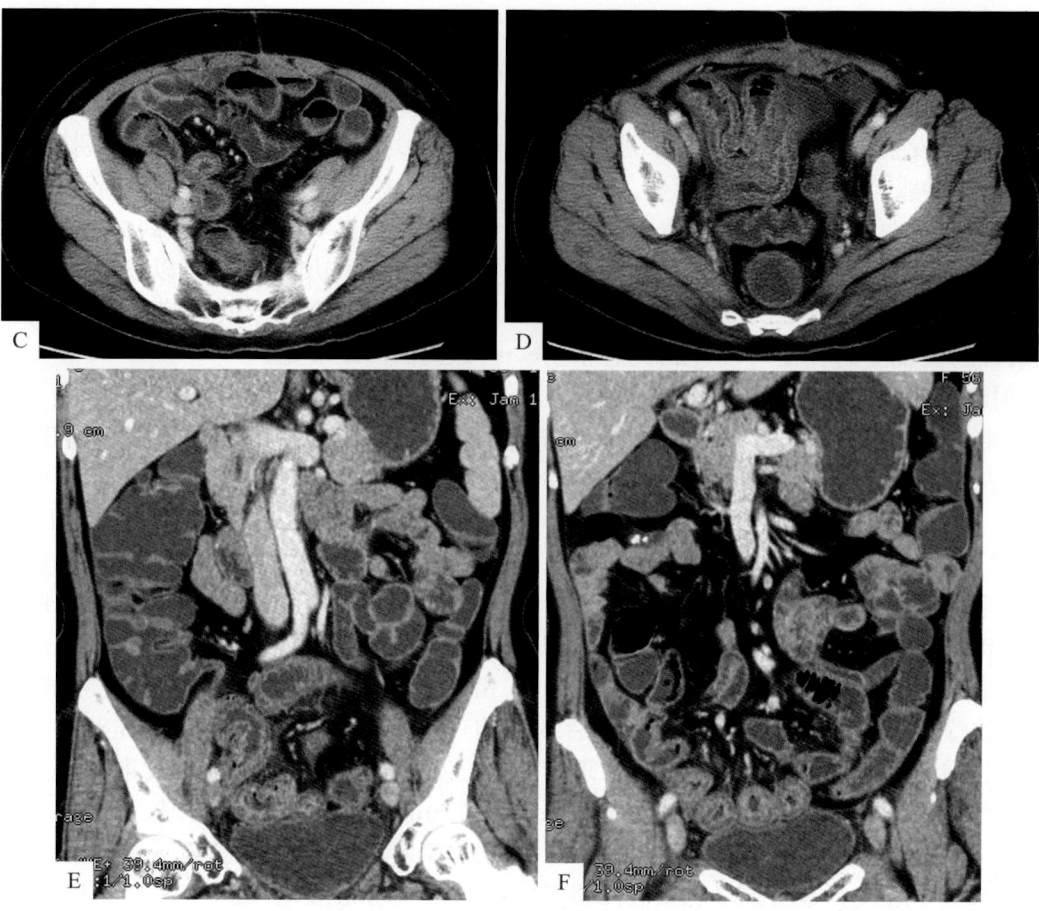

图 3-7-1 放射性肠炎急性期

CT 平扫图像（A、B）显示子宫内膜癌子宫切除术后改变，前腹壁见术后瘢痕影，盆腔内回肠肠壁弥漫性增厚；门脉期 CT 增强图像（C、D）、冠状面 CT 重建图像（E、F）显示照射野小肠肠壁增厚，增强扫描呈三层，黏膜层和浆膜层异常强化，黏膜下层水肿强化减弱，黏膜面呈结节样溃疡改变，肠管周围可见渗出，脂肪密度增高，提示放射性肠炎急性期。

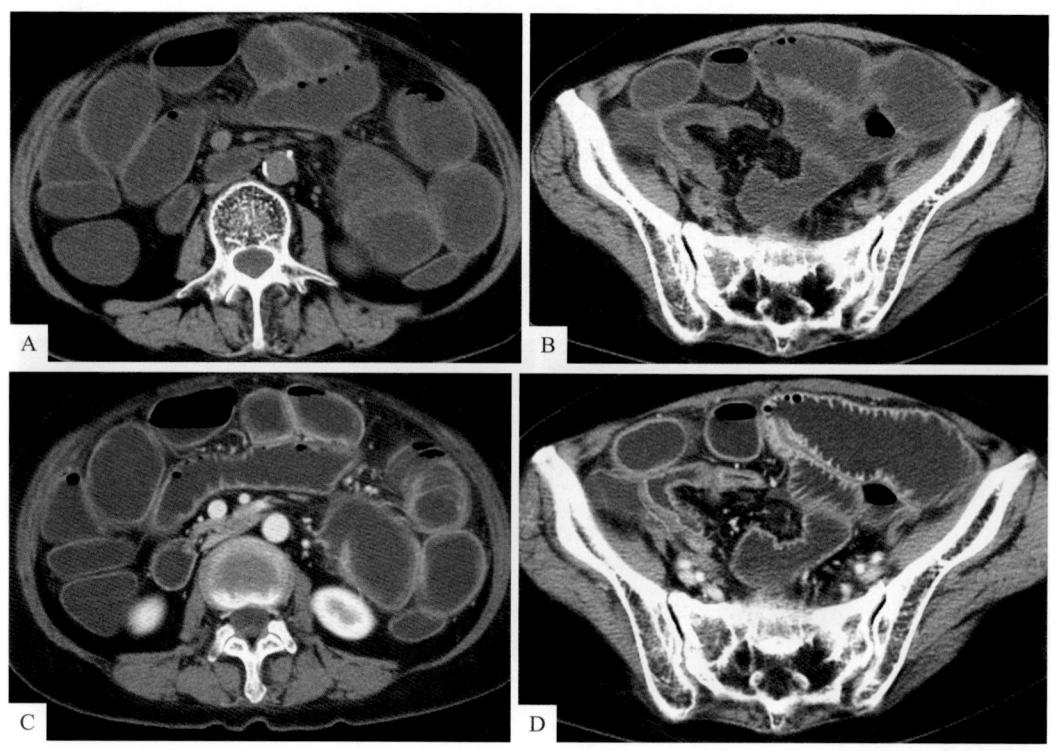

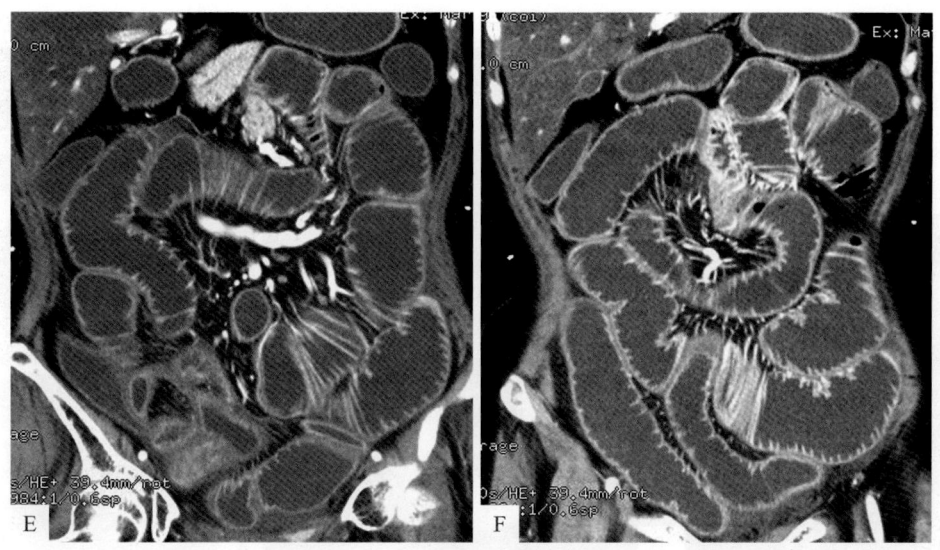

图 3-7-2　放射性肠炎慢性期

CT 平扫图像（A、B）显示中下腹小肠肠壁略增厚，肠管积液扩张，肠管间互相粘连；门脉期 CT 增强图像（C、D）、冠状面 CT 重建图像（E、F）显示小肠粘连，小肠壁轻度增厚，肠腔扩张，肠管位置相对固定，提示不全梗阻改变，增强扫描大部分呈均匀一致强化，提示放射性肠炎慢性期。

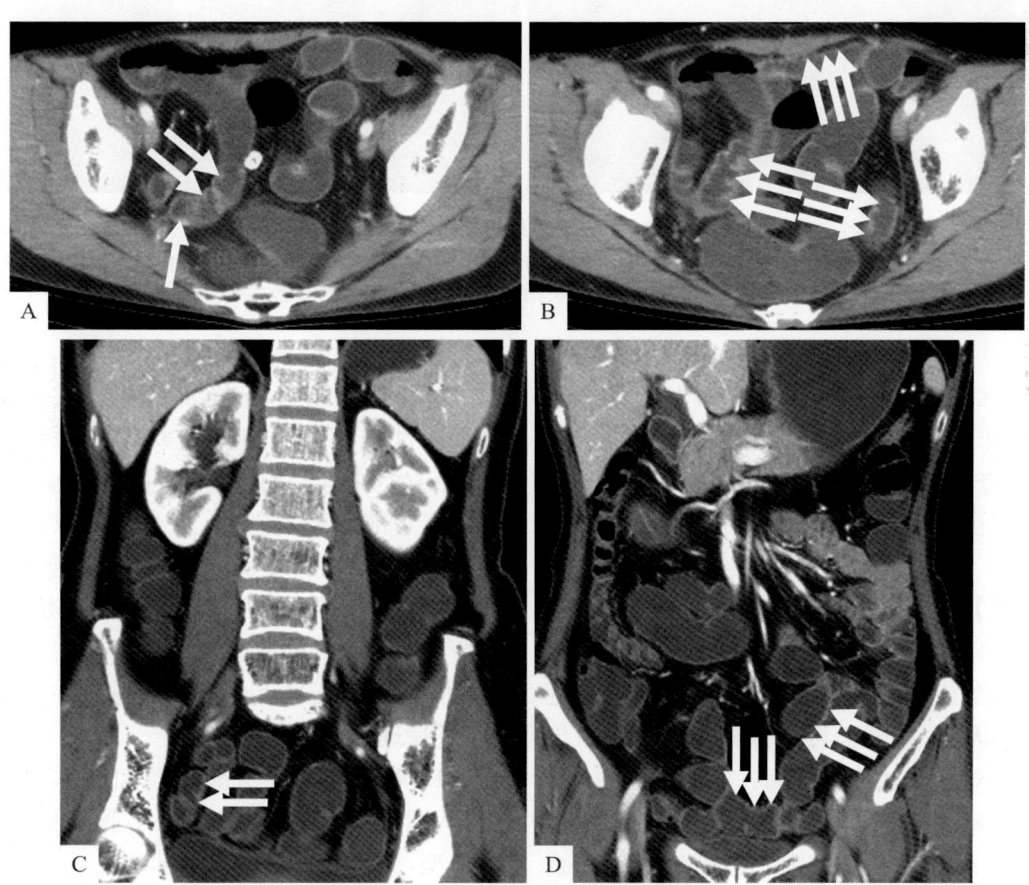

图 3-7-3　放射性肠炎慢性期

门脉期横断面 CT 增强图像（A、B）、门脉期冠状面 CT 重建图像（C、D）显示盆组肠壁略增厚，黏膜呈"玫瑰花刺"样溃疡（箭），且肠管粘连成角，肠腔扩张，肠壁呈均匀一致强化，提示放射性肠炎慢性期。

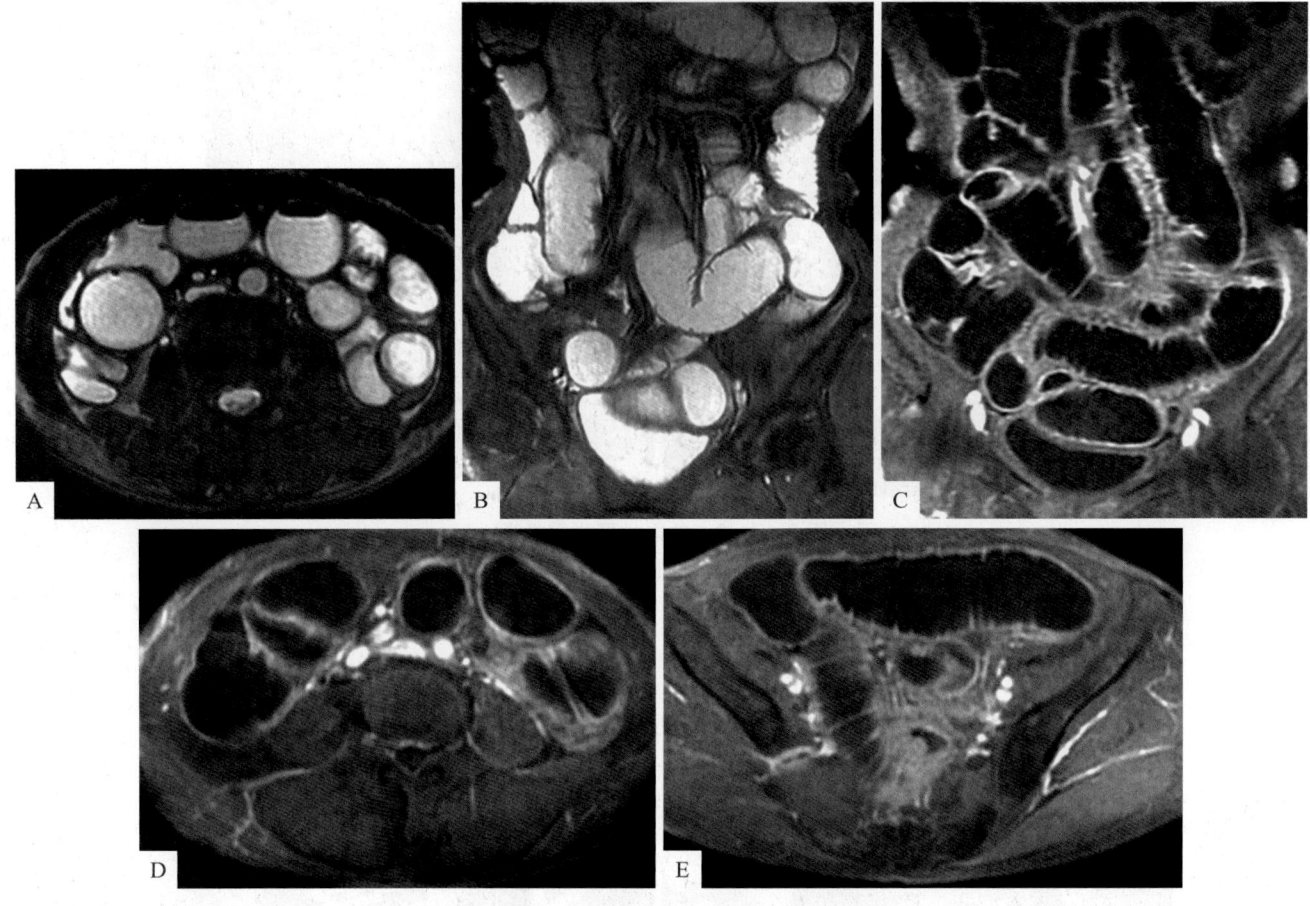

图3-7-4 放射性肠炎慢性期

横断面MR FIESTA(加脂肪抑制)图像(A)、冠状面FIESTA(加脂肪抑制)(B)、冠状面LAVA增强图像(C)、横断面LAVA增强图像(D、E)显示小肠粘连,小肠壁轻度增厚,肠腔扩张,肠管位置相对固定,提示不全梗阻,增强扫描大部分呈均匀一致强化,黏膜呈"刺样"改变,提示放射性肠炎慢性期。

5. 放射性核素检查 测定放射性γ标记的胆酸吸收率,判断末端回肠的功能,测定对大分子如铬-EDTA通透性的增加对诊断急性放射性小肠炎有一定价值,但由于这些检查的特异性不高,临床上应用尚不广泛。

【鉴别诊断】

1. 伪膜性肠炎 患者无放射性物质照射史,多于病前使用广谱抗生素,一般多在抗生素治疗过程中开始出现症状,少数患者可于停药1~10d后出现,大便培养为难辨梭状芽孢杆菌。

2. 急性缺血性肠炎 多发生于年长者或口服避孕药妇女,临床表现为突发腹痛和便血,结肠镜检查可见病变肠段黏膜的充血水肿、糜烂及出血,多为一过性,少数可遗留肠管狭窄。

二、嗜酸性胃肠炎

嗜酸性胃肠炎(eosinophilic gastroenteritis, EG)又称为嗜酸性肠炎,是以嗜酸性粒细胞弥漫性或局限性浸润胃肠道为主要特征的变态反应性疾病,伴或不伴有外周血嗜酸性粒细胞的增高。通常累及胃窦部和近端空肠,累及结肠以盲肠和升结肠多见,也可以累及腹膜,甚至累及食管、肝胆系统(罕见)等。该病的发病机制至今尚不清楚,可能与过敏反应有关。Talley等报道,约50%患者伴有过敏症状,如荨麻疹、湿疹和哮喘,也支持这一推论。

【病理】

1. 基本变化 嗜酸性粒细胞在胃肠道浸润甚广,从咽部至直肠,但以胃和小肠多见,分局限型和弥漫型,并且局限型以胃窦部多见。

2. 组织学特点 ①由纤维母细胞与胶原纤维所构成的黏膜下基质水肿;②基质有大量嗜酸性粒细胞和淋巴细胞浸润;③黏膜下血管、淋巴管、肌层、浆膜和肠系膜淋巴结均可受累,伴有黏膜溃疡与有蒂或无蒂的肉芽肿。

【临床表现】 嗜酸性粒细胞可广泛浸润消化道黏膜层至浆膜层，Klein等根据受累胃肠道的层面及深度的不同将该病分为三种，即黏膜型、肌层型和浆膜型，另外还有混合型。黏膜型的主要表现为腹痛、腹泻、蛋白丢失性肠病、贫血及吸收不良综合征，本型最常见；肌层型主要表现为胃出口及小肠梗阻，相对少见；浆膜型主要是嗜酸性腹水和腹胀；混合型多表现为腹痛、腹泻、腹胀、少量及微量腹水。

【实验室检查】 实验室检查最突出的是外周血嗜酸性粒细胞增高，高达15%~18%。有的也可在正常范围，但腹水脱落细胞学检查有大量嗜酸性粒细胞支持该病的诊断。少数患者IgE升高，血浆蛋白降低，大便常规隐血试验阳性，红细胞沉降率可正常或轻度增高。

【影像学表现】

1. 小肠X线钡剂造影表现

(1) 钡剂涂布不良：由于肠壁炎症导致水分吸收减少或分泌增加，肠腔液体增多，钡剂涂布不良，呈斑片状或雪花状。

(2) 黏膜皱襞增粗：黏膜皱襞水肿，有的呈不规则结节状，肠管边缘呈锯齿状(图3-7-5)。

(3) 小肠动力改变：早期动力加速、排空快，晚期动力减慢，小肠张力减低，管腔扩张。

(4) 肠壁增厚，肠腔可广泛狭窄，近端肠管扩张，肠系膜淋巴结肿大压迫肠壁呈"指压迹"样改变。

2. CT表现

(1) 胃肠道分层状水肿增厚，黏膜皱襞粗大：这主要与黏膜水肿、嗜酸性粒细胞的浸润、肌纤维束的肥大和纤维化有关。由于黏膜下层疏松，水肿最明显，增厚最严重，因而CT扫描增强后强化减弱而呈低密度，黏膜层及肌层因充血强化增加而呈高密度。在CT上表现为与层面垂直的肠段肠壁呈环形的"靶征"，与层面平行的肠段肠壁呈纵行的"轨道征"(图3-7-6)。黏膜皱襞由于水肿而变得粗大，水肿严重

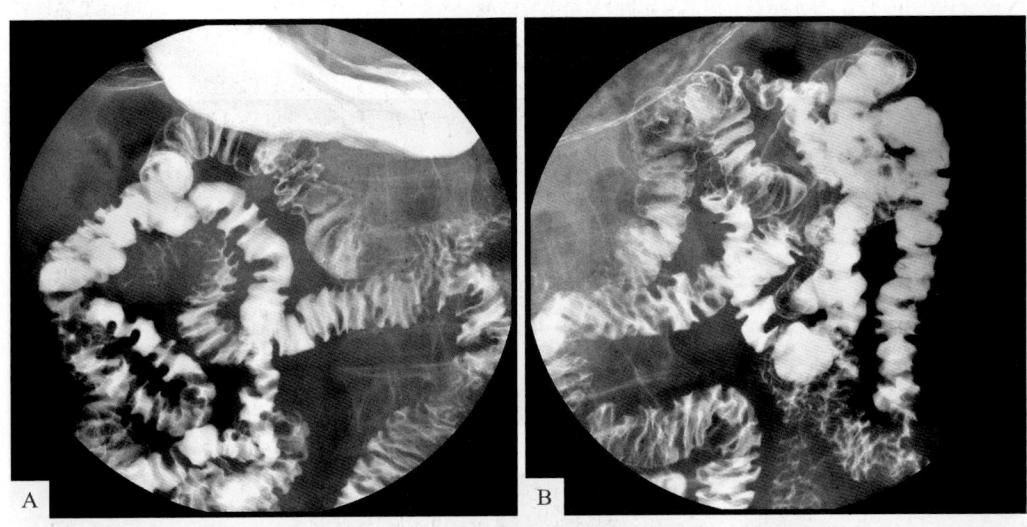

图3-7-5 嗜酸性胃肠炎X线图像
小肠X线钡剂造影图像(A、B)显示空肠黏膜皱襞弥漫性增粗，钡剂涂布不良。

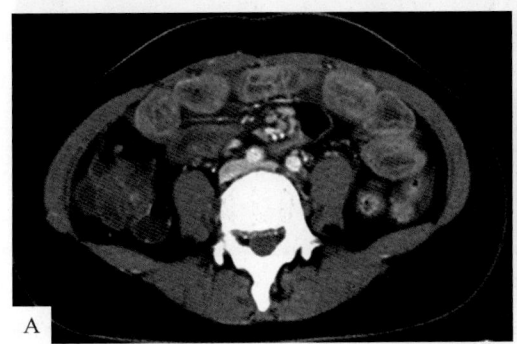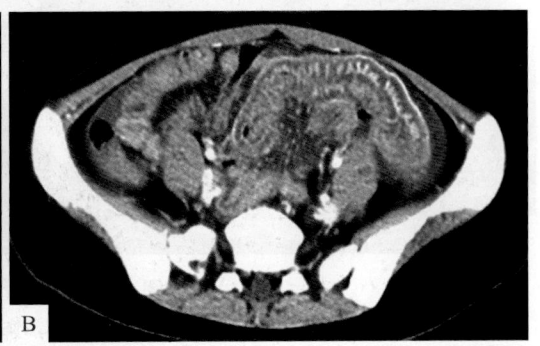

图3-7-6 嗜酸性胃肠炎
门脉期CT增强图像(A、B)显示空肠肠壁弥漫性增厚，肠壁强化减弱，呈三层改变，黏膜层和浆膜层呈稍高密度，黏膜下层水肿，强化减弱，图A显示横断面呈"靶征"，图B显示纵切面呈"轨道征"。

者甚至呈结节状、假息肉状及葡萄状,这种表现在空肠最具特点,表现为粗大黏膜皱襞内充盈的水呈"蜘蛛足"样浸润(图3-7-7,图3-7-8)。受累肠管的系膜缘和游离缘一致,通常在受累的胃肠道上呈连续性分布(图3-7-8,图3-7-9)。

(2)肠腔狭窄可伴梗阻:为嗜酸性粒细胞浸润肌层的表现,表现为肠腔狭窄,僵硬甚至胃出口及小肠梗阻。Kshirsagar等和Shin等报道了由于嗜酸性粒细胞浸润肌层而导致肠套叠各1例。肠腔狭窄但未出现梗阻,提示狭窄主要与炎性痉挛有关。小肠张力减低,肠腔积液扩张,这主要是由于肠壁的炎症导致水分吸收减少及消化液分泌增加(图3-7-10)。

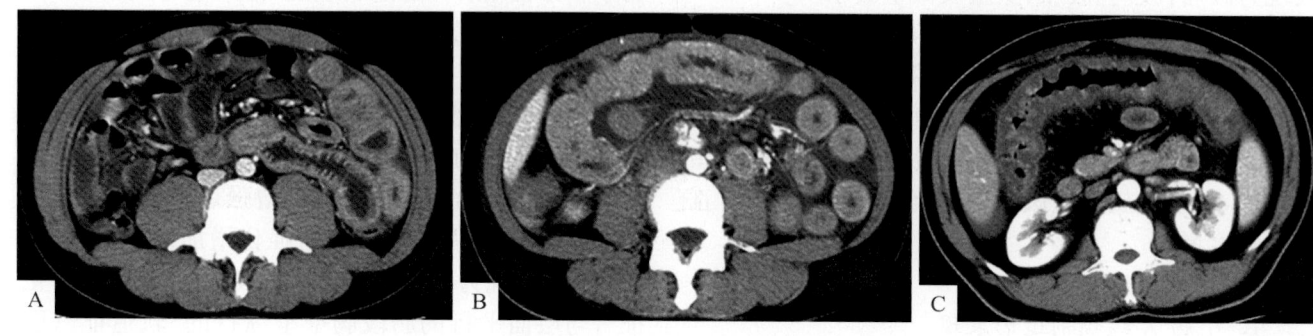

图3-7-7 嗜酸性胃肠炎

门脉期CT增强图像(A、B)显示空肠肠壁弥漫性增厚,增强扫描呈分层强化。A. 显示空肠黏膜皱襞肿胀粗大呈"蜘蛛足"样浸润;B. 显示肠壁水肿增厚呈"靶征"改变;C. 另一患者,显示结肠黏膜皱襞水肿,呈结节样改变。

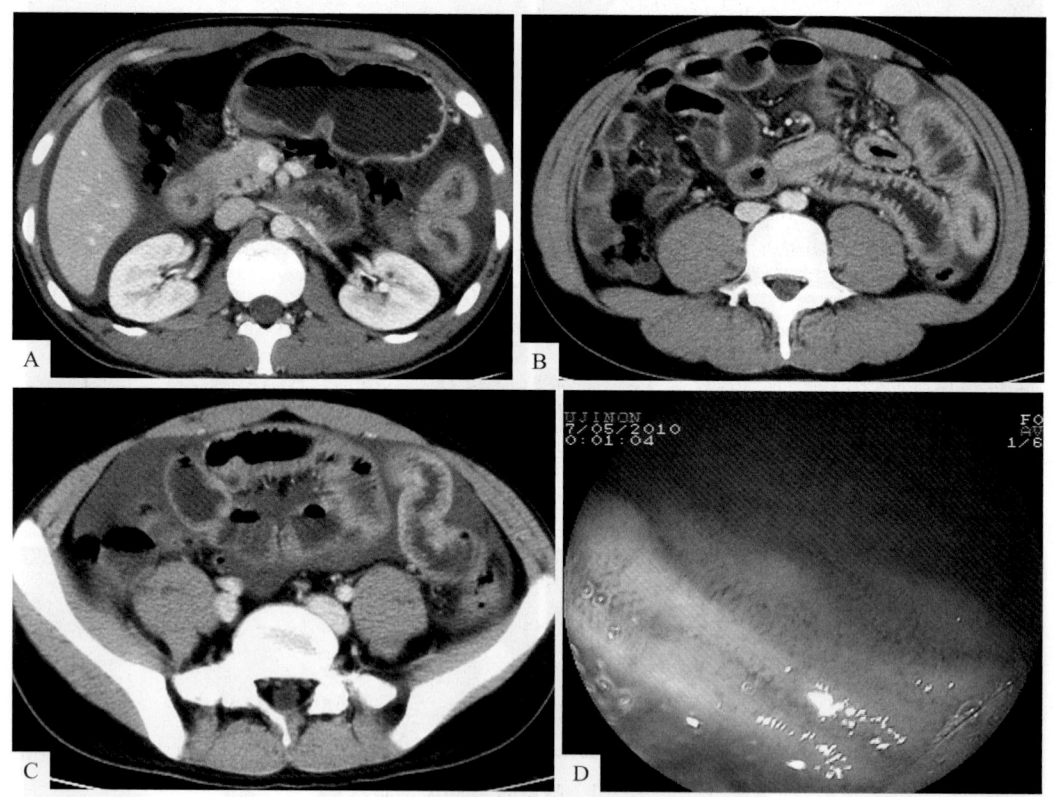

图3-7-8 嗜酸性胃肠炎

门脉期横断面CT增强图像(A~C)显示小肠及结肠弥漫性肠壁水肿增厚,呈分层强化改变,空肠黏膜皱襞呈"蜘蛛足"样增粗,腹盆腔内可见液体密度影;肠镜图像(D)显示黏膜明显水肿及散在红斑。(见彩色插页)

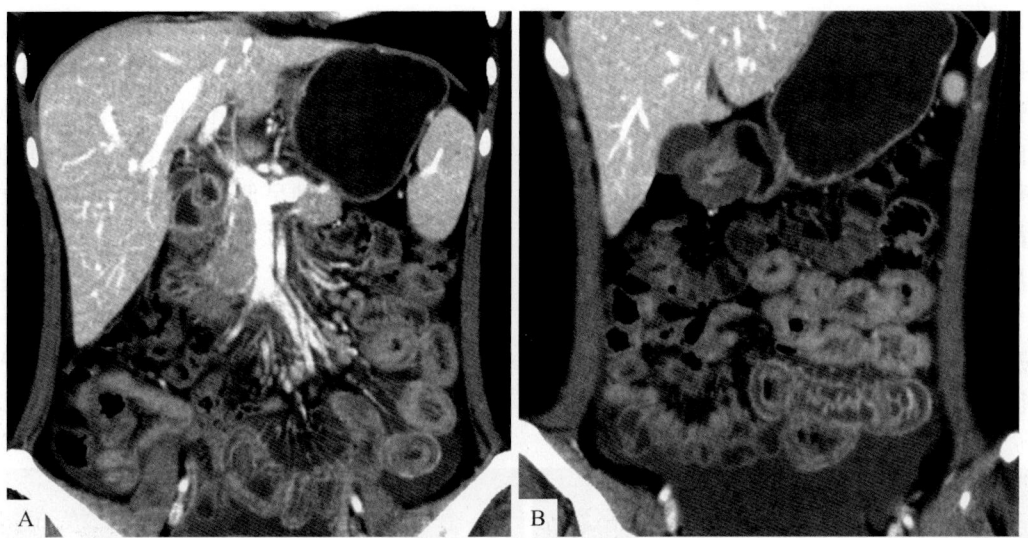

图 3-7-9 嗜酸性胃肠炎

门脉期冠状面 CT 重建图像(A、B)除显示小肠壁连续性水肿、增厚外,图 A 还可显示肠系膜根部淋巴结增生肿大,呈树枝状分布,可见腹水。

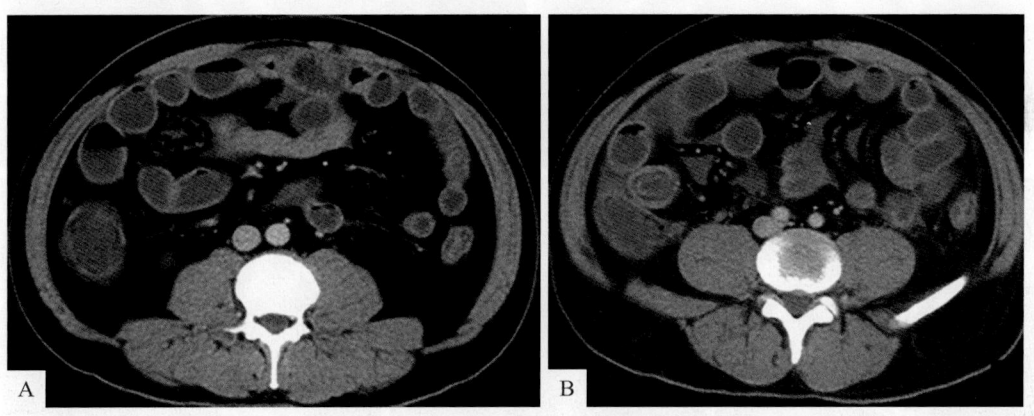

图 3-7-10 嗜酸性胃肠炎

CT 增强图像(A、B)显示在未喝水充盈的情况下,肠腔积液扩张,提示消化液分泌增加。

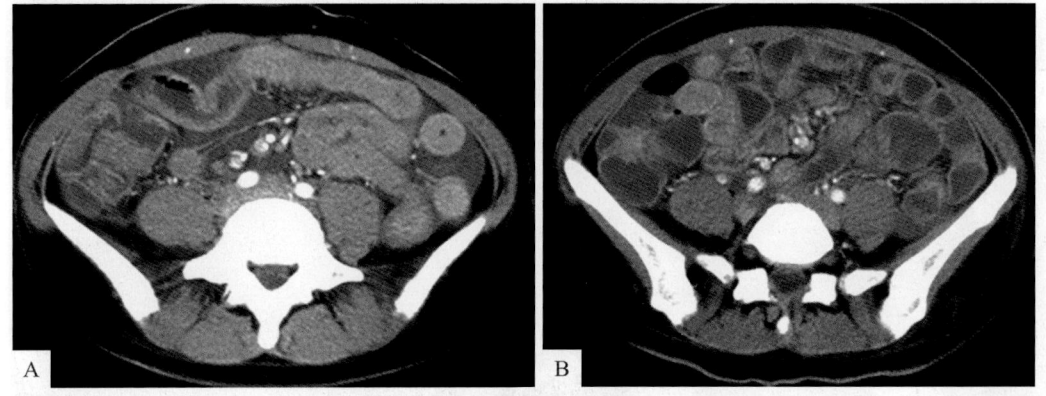

图 3-7-11 嗜酸性胃肠炎伴腹水

门脉期 CT 增强图像。A. 显示肠襻间液体密度影;B. 1 周后复查,腹水消失。

(3)腹水:嗜酸性粒细胞浸润浆膜层时会出现嗜酸性无菌性腹水,一般为少量腹水,大量腹水少见(图3-7-9)。这种嗜酸性腹水经过1~2d短期随访会发现,腹水量波动变化显著,则为支持本病的诊断依据(图3-7-11)。

(4)肠系膜多发淋巴结肿大:为肠系膜淋巴结炎

性增生的表现。增大的淋巴结沿系膜根部血管呈辐射状分布,肿大的淋巴结呈椭圆形(图3-7-9),可呈均匀中等强化,也可呈环形强化,环形强化提示坏死性嗜酸性肉芽肿。

(5) 嗜酸性胰腺炎及胰头肿物: Lvngbaek 等报道过1例嗜酸性胃肠炎患者,由于嗜酸性粒细胞浸润胰腺导致反复发作嗜酸性胰腺炎; Cay 等报道过1例,CT 表现为胰头肿物,胆囊增大,胆总管及胰管扩张,与胰腺癌难以鉴别,最终经手术病理证实为大量嗜酸性粒细胞浸润。

3. MRI 表现　MRI 表现与 CT 类似,表现为小肠肠壁弥漫性、连续性明显水肿增厚,T2WI 可见分层,黏膜层和浆膜层呈低信号,黏膜下水肿呈高信号,增强扫描可见分层强化,黏膜层和浆膜层明显强化,黏膜下层水肿呈低信号(图3-7-12)。

【诊断标准】

1. 嗜酸性胃肠炎的临床诊断标准　由于该病黏膜型最常见,且病变黏膜通常呈斑片状分布,因此内镜下活检取组织时一定要多点取材,至少5点以上,以避免假阴性的结果。嗜酸性胃肠炎的最终确诊依

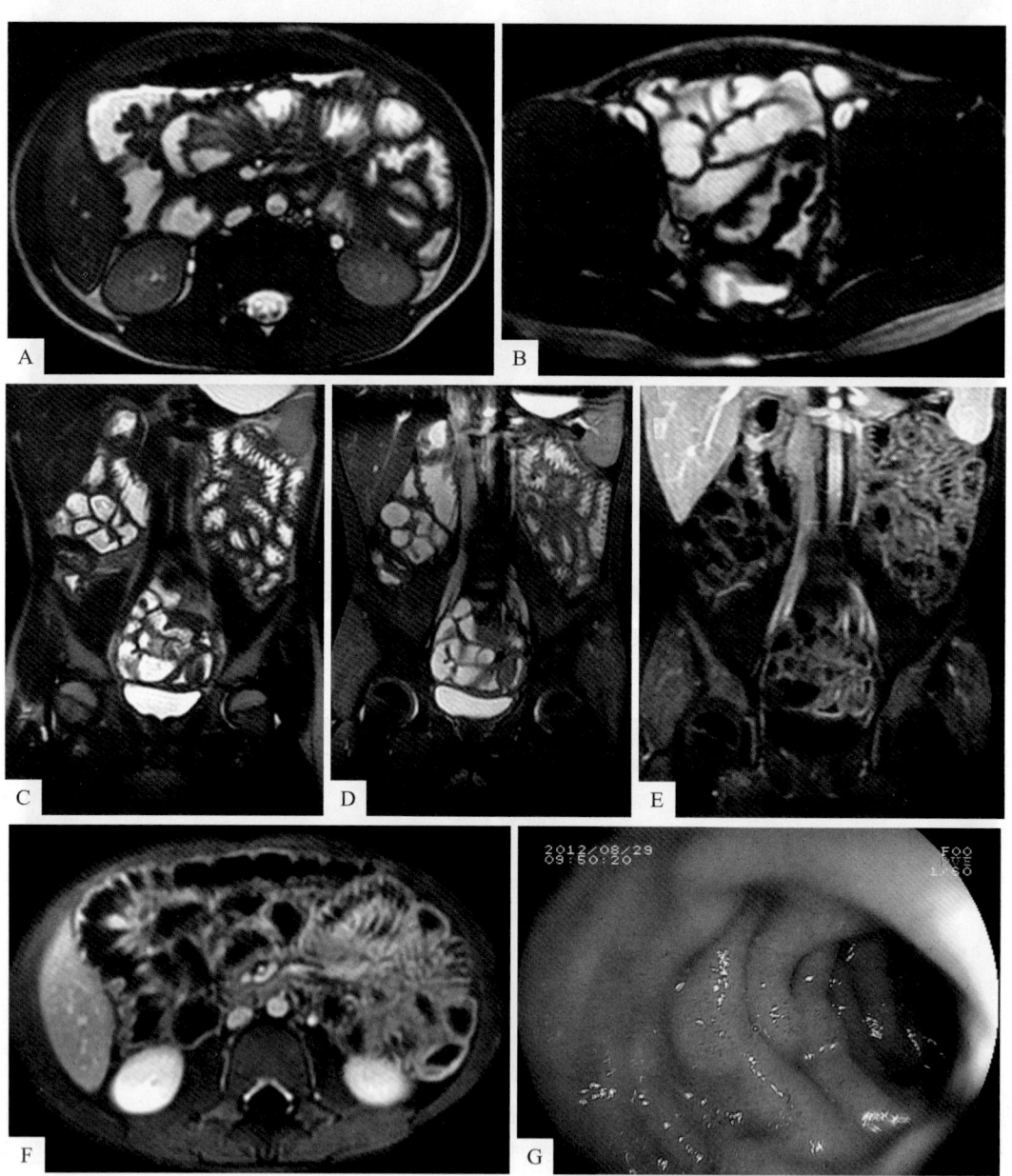

图3-7-12　嗜酸性胃肠炎

横断面 MR FIESTA 图像(A、B)、冠状面 MR T2SSFSE 图像(C)、冠状面 MR FIESTA 图像(加脂肪抑制)(D)、冠状面 LAVA 增强图像(E)、横断面 LAVA 增强图像(F)显示小肠及结肠弥漫性肠壁水肿,增强扫描呈分层强化,黏膜层异常强化,呈高信号,黏膜下层水肿,强化减弱,呈低信号;G. 内镜图像显示黏膜水肿及散在红斑。(见彩色插页)

靠组织病理学证实有大量嗜酸性粒细胞浸润,高倍镜下视野中大于20个嗜酸性粒细胞具有诊断意义。诊断标准主要有3条:①胃肠道症状;②胃肠道嗜酸性粒细胞浸润(≥20/HP);③除外寄生虫感染和其他可引起外周血嗜酸性粒细胞增多的疾病,包括药物过敏、结缔组织病、嗜酸性粒细胞增多症、炎症性肠病、过敏性哮喘及肿瘤等。外周血嗜酸性粒细胞增高和血清IgE水平升高并不是诊断依据。

2. 嗜酸性胃肠炎的CT诊断标准 ①胃肠道分层状水肿增厚,黏膜皱襞粗大甚至呈结节状、假息肉状或葡萄串样;②短期随访,腹水量变化显著。结合典型CT特征以及外周血嗜酸性粒细胞增多和过敏史,提示本病的诊断。

【鉴别诊断】 需要鉴别的疾病主要有:自身免疫性血管炎,包括系统性红斑狼疮、白塞综合征及干燥综合征等;缺血性肠病以及高嗜酸性粒细胞增多症累及胃肠道。

1. 自身免疫性血管炎 病理上表现为自身免疫复合物广泛沉积于直径<100μm的小动脉、小静脉和毛细血管,引起纤维素样坏死性血管炎,小血管壁增厚、坏死,血管狭窄、闭塞,血栓形成及小血管出血,同时伴有黏膜下层及浆膜血管明显增生、增多、扩张和充血。血管炎通常广泛累及小肠,引起空回肠、十二指肠或伴有结肠、直肠壁水肿增厚。肠系膜脂肪肿胀,密度增高。肠系膜淋巴结肿大。通常还伴有多系统的病变,包括心包积液、胸腔积液、腹水、肝脾肿大以及肾盂积水等表现。

2. 缺血性肠病 通常患者年龄较大,且多有冠心病、糖尿病和高血压等心脑血管病史。多发生在左半结肠,表现为肠壁淤血,水肿增厚,肠系膜分支小血管增粗、聚集。

3. 高嗜酸性粒细胞增多症累及胃肠道 和嗜酸性肠炎的CT表现类似,但前者表现为外周血嗜酸性粒细胞大于1.5×10^9/L持续6个月以上,通常伴有多个靶器官的损害,例如心脏、皮肤以及神经系统的损害等。

三 自身免疫性肠病

自身免疫性肠病(autoimmune enteropathy,AIE)是一种病因不明,临床上较为罕见的以小肠黏膜上皮绒毛萎缩为主的自身免疫性疾病。

临床特点为顽固性腹泻、重度营养吸收不良、低蛋白血症,病理组织学改变主要是小肠绒毛萎缩、黏膜固有层淋巴细胞浸润、隐窝上皮内凋亡小体增多,血清学可检出抗肠上皮细胞(anti-enterocyte,AE)抗体或抗杯状细胞(anti-goblet cell,AG)抗体。

AIE主要发生于3岁以内的婴幼儿,成人病例罕见。1978年McCarth等在报道1例肠道黏膜严重萎缩患儿并在其血中检出肠上皮细胞抗体时最早提出了AIE的概念。1985年,Unswarth等根据其所总结观察的AIE患者临床和病理学特点,提出了小儿AIE的诊断标准:要点是病理学检查有严重的小肠黏膜上皮萎缩,膳食疗法(包括无麦胶饮食)无效,血清学检测可见AE抗体和(或)AG抗体阳性,未见明确的全身性免疫缺陷。1997年,Corazza等首次报道了2例具有小儿AIE临床特征的成人患者,并将之称为成人AIE,同时提出小肠绒毛上皮萎缩与抗肠上皮抗体之间存在相关性。此后成人AIE病例也陆续见诸文献。2007年Akram等在总结报道15例成人AIE研究和治疗结果时,提出了成人AIE的诊断标准。

【流行病学】 成人AIE罕见,迄今为止,文献报道仅百余例。西方国家统计的患者年龄范围在30～60岁,平均年龄54岁,男女发病比例基本相同。2007年,梅奥医学中心Akram等总结报道了15例成人AIE,其中7例为女性,8例为男性,平均发病年龄为55岁(42～67岁),从出现症状到确诊时间平均为1.5年(1～4.5年)。2009年上海交通大学医学院附属仁济医院报道3例成人AIE。

【临床表现】 AIE的主要临床表现是顽固性腹泻和营养吸收不良。患儿往往因营养吸收障碍常导致发育不良,体质量多低于同龄正常儿童,部分患者甚至需要行全胃肠外营养。在成人AIE中,患者多表现为无明显诱因的间断反复腹泻,腹泻次数平均每天可达10次以上,多为水样便,很少表现为黏液便、脓血便或脂肪泻。部分患者可伴有腹部不适、腹胀、肠鸣,少数病例可有脐周、上腹或全腹部的间歇性隐痛,也有个别病例因肠梗阻而表现为剧烈腹痛。非特异性临床表现有消瘦、乏力、贫血、低蛋白血症等。

随着AIE病例报道的增多,发现有的AIE患者还可伴发多种自身免疫性疾病,文献报道的有类风湿关节炎、干燥综合征、系统性红斑狼疮、甲状腺炎、肾炎及肾病综合征、自身免疫性溶血性贫血、特发性血小板减少性紫癜、原发性硬化性胆管炎、自身免疫性肝炎、门脉纤维化、特发性湿疹、重症肌无力、自身免疫性肌病及淋巴瘤等。

【发病机制】 AIE 的发病机制目前还不清楚。小肠作为机体黏膜免疫的重要器官,小肠黏膜免疫系统在防御外源致病性病原体,防止异源性抗原引起变态反应中有重要作用。小肠的黏膜免疫功能也参与全身的免疫调节。一旦小肠黏膜免疫功能失调或有缺陷,就可能引起消化道甚或全身性的病理改变和疾病发生。

【影像学表现】

1. 小肠 CT 表现　小肠弥漫性肠壁水肿,以后空肠黏膜水肿为著,增强扫描肠壁呈分层状强化,黏膜层和浆膜轻中度强化,黏膜下层水肿,强化减弱,以空肠水肿为著,黏膜形态萎缩、数量减少,间距增宽(图 3-7-13)。

2. 小肠 MRI 表现　MRI 表现与 CT 表现类似,MRI 因其软组织分辨率高,可以清晰显示肠壁分层结构,在 T2WI 上可见分层,黏膜层和浆膜层呈低信号,黏膜下水肿呈高信号,增强扫描呈分层强化,黏膜层和浆膜层中等强化,黏膜下层水肿呈低信号,以空肠水肿为著,黏膜形态萎缩、数量减少,间距增宽。上海交通大学医学院附属瑞金医院 1 例 AIE 患者的小肠 MRI 见图 3-7-14、图 3-7-15,患者因严重肺部感染、电解质紊乱死亡(图 3-7-16)。

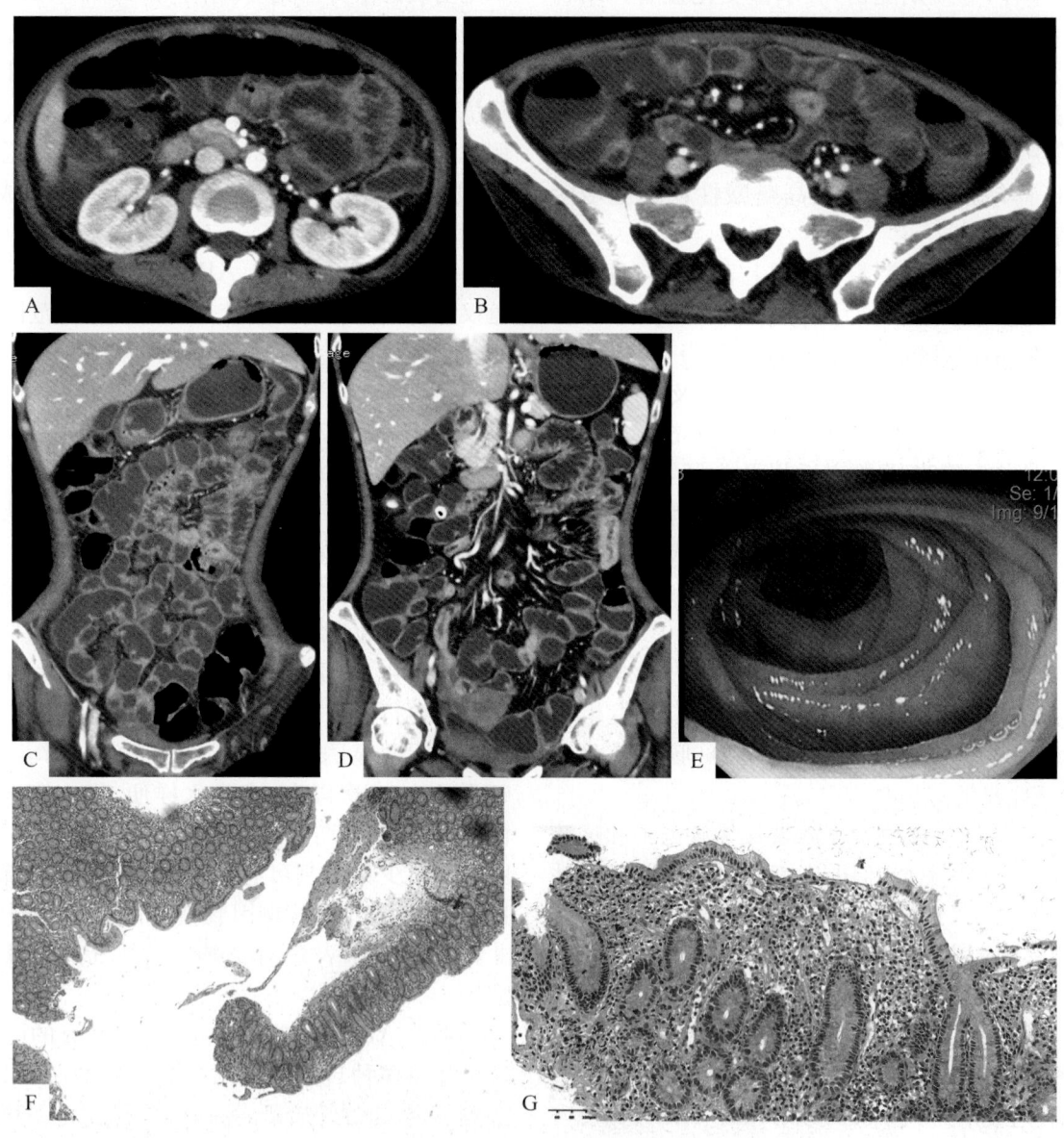

图 3-7-13　自身免疫性肠病

患者反复腹泻 10 年,明显消瘦。门脉期横断面 CT 增强图像(A、B)、门脉期冠状面 CT 重建图像(C、D)显示患者皮下脂肪层明显消失,空肠黏膜皱襞水肿增粗,数量减少,间距增加;小肠镜图像(E)显示十二指肠降段和空肠上段绒毛完全消失;病理图片(F、G)显示空肠绒毛完全萎缩,上皮层未见杯状细胞。(见彩色插页)

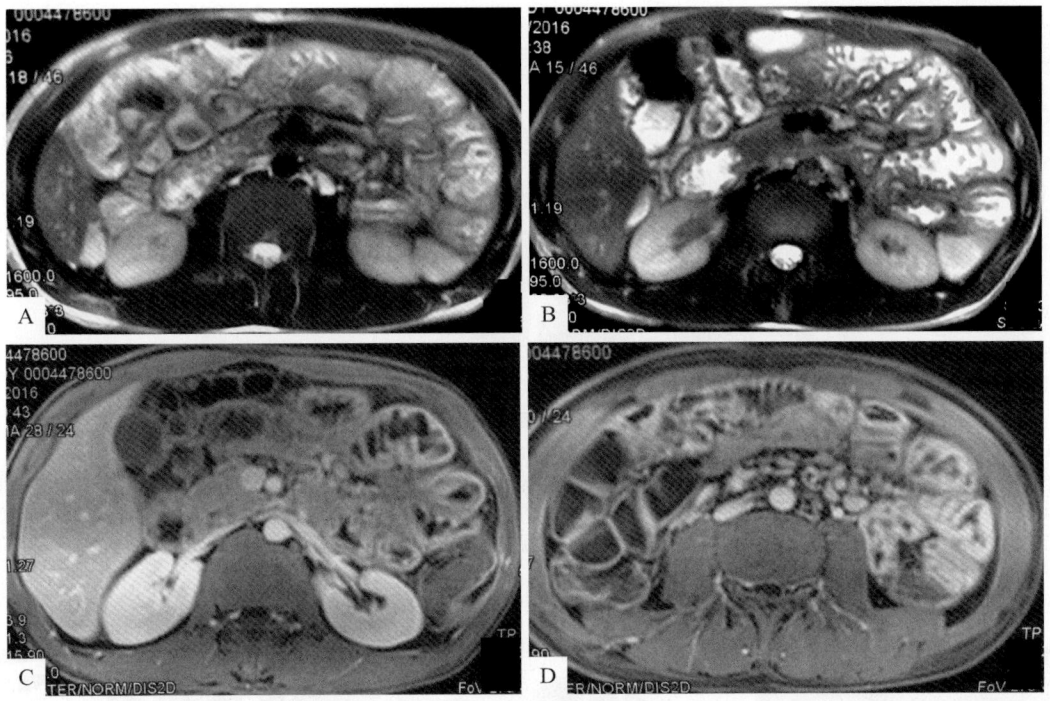

图 3-7-14 自身免疫性肠病

患者反复腹泻 8 年,明显消瘦。患者入院时外院小肠 MRI 检查,门脉期横断面 T2WI(A、B)显示空肠弥漫性黏膜水肿,呈分层改变,黏膜层和浆膜层呈低信号,黏膜下水肿呈高信号;门脉期横断面 MRI 增强图像(C、D)显示增强扫描呈分层强化,黏膜层和浆膜层中等强化,黏膜下层水肿呈低信号,黏膜间距增宽。

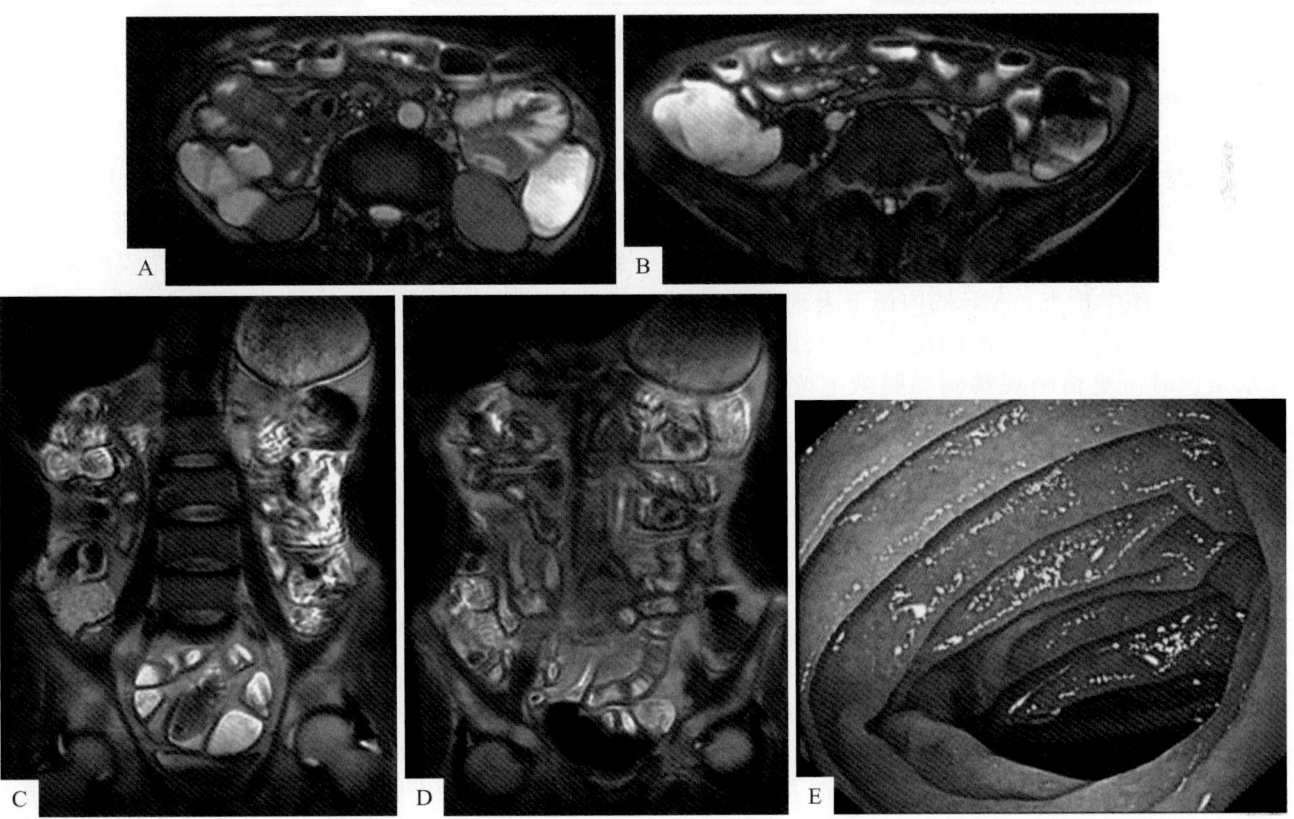

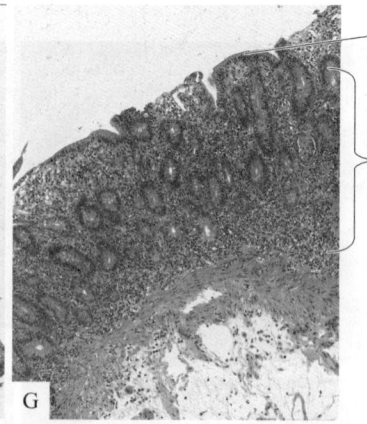

图 3-7-15 自身免疫性肠病

与 3-7-14 为同一患者,患者入院 5d 后复查小肠 MRI,因虚弱、屏气不佳,图像见呼吸伪影。门脉期横断面 MR FIESTA 图像(A、B)、冠状面 MR T2WI 图像(C、D)显示空肠、回肠弥漫性黏膜水肿,呈分层改变,黏膜层和浆膜层呈低信号,黏膜下水肿呈高信号,空肠黏膜皱襞数量明显减少,甚至消失,如"回肠黏膜"样改变;小肠镜图像(E)显示空肠绒毛几乎完全萎缩;病理图片(F、G)显示空肠黏膜看似像结膜黏膜:没有绒毛,隐窝增生,淋巴细胞浸润明显;上皮层:缺乏杯状细胞;黏膜固有层:绒毛变钝,隐窝增生,淋巴浆细胞浸润增加,在隐窝处完全缺乏 Paneth 细胞。(见彩色插页)

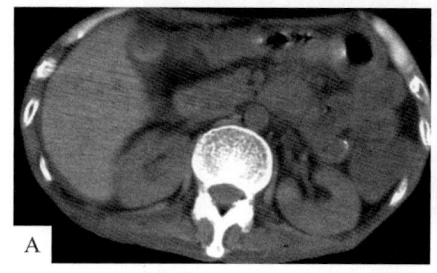
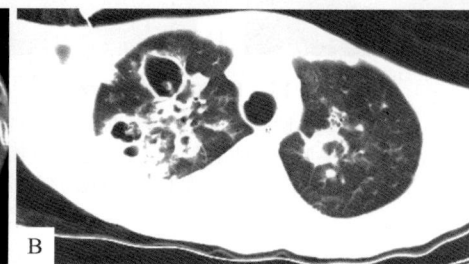
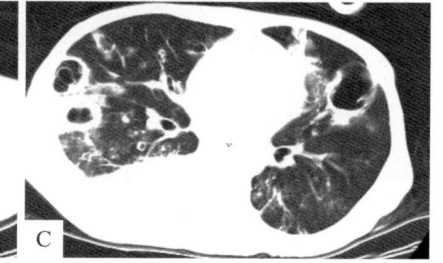

图 3-7-16 自身免疫性肠病

与图 3-7-14 为同一患者,上腹部 CT 平扫图像(A)显示小肠弥漫性肠壁水肿增厚,空肠黏膜皱襞几乎消失,显示不清;胸部 CT 平扫图像(B、C)显示两肺散在渗出、实变,且中央见空洞,提示组织破坏极强烈的病原菌感染所致。

【内镜表现】 随着消化内镜技术的发展,气囊辅助小肠镜可作为诊断 AIE 的重要手段。气囊辅助小肠镜不仅可直接观察小肠黏膜,还可活检小肠黏膜行病理组织学检查。AIE 的内镜下表现为小肠环形皱襞减少、变平,黏膜表面出现裂隙、凹槽,镜下注水染色时可更清晰观察到黏膜绒毛改变包括绒毛短钝、增粗、倒伏及剥脱以至消失(图 3-7-13E,3-7-15E)。大片黏膜受损时可见因水肿和萎缩相间形成的颗粒样隆起。此外,AIE 患者在内镜检查时还可发现部分患者存在胃和结肠黏膜的炎症改变。

【病理表现】 AIE 患者小肠黏膜活检组织病理学改变主要有绒毛萎缩、隐窝脓肿及增生、隐窝上皮内凋亡小体和黏膜固有层的淋巴细胞性弥漫浸润、数量增多,可有隐窝脓肿及增生,上皮内淋巴细胞(intestinal intraepithelial lymphocytes,iIEL)相对少(图 3-7-13F、G,3-7-15F、G)。AIE 的病理组织学特点与 CD、淋巴细胞性结肠炎、淋巴瘤的鉴别要点主要是 AIE 上皮淋巴细胞隐窝内多,表面上皮内少,而 CD、淋巴细胞性结肠炎、淋巴瘤则淋巴细胞在上皮内多,隐窝内少。AIE 患者黏膜隐窝内凋亡小体增多,而 CD、淋巴细胞性结肠炎、淋巴瘤则凋亡小体稀少或无凋亡小体存在。不同于 CD,AIE 患者的小肠组织仅可见少量表达 T 细胞受体 αβ(T cell receptor-αβ,TCR-αβ)的 iIEL(<40 个淋巴细胞/100 上皮细胞),而 CD 患者小肠上皮组织中可见淋巴细胞的比例则远高于此。

【诊断标准】 1982 年,Unswarth 和 Walker-Smith 提出了小儿 AIE 的诊断标准,强调小肠黏膜萎缩,无麸质饮食无效,血清学检查可有抗肠上皮细胞抗体和(或)抗杯状细胞抗体且无明确全身性免疫缺陷。对于成人 AIE 的诊断,目前主要依据 Akram 等于 2007 年根据对临床数据的研究分析所提出诊断标准:①成年发病且慢性腹泻持续时间>6 周;②有吸收不良综合征临床表现;③小肠黏膜特征性病理学改变,即部分或完全的黏膜上皮绒毛粗大、深部淋巴隐窝增多、隐窝细胞凋亡增多和内皮下的淋巴细胞浸润增多；④排除其他可引起小肠上皮绒毛萎缩的疾病，如麦胶性肠病、小肠淋巴瘤及难治性腹泻等；⑤AE和（或）AG抗体阳性。上述前4项是成人AIE确诊的必要条件，而AE和（或）AG抗体阳性仅对诊断起支持作用，即抗体阴性也不能排除成人AIE。

【鉴别诊断】 成人AIE临床少见，临床表现以顽固性腹泻、营养不良为主，因此在诊断成人AIE时主要需与其他以慢性腹泻为临床特点的疾病鉴别。

1. 麦胶性肠病　麦胶性肠病在西方国家较为常见，又称为非热带口炎性腹泻、特发性脂肪泻等。临床典型表现为慢性腹泻、腹痛、腹胀，大便性状多为油脂状。本病有明显遗传因素，其发病与位于6号染色体的人类白细胞抗原Ⅱ型D区的HLA-DQ8密切相关。当患者进食含麸质饮食后引起小肠黏膜免疫应答，病理特征为小肠绒毛萎缩，小肠上皮内淋巴细胞（iIEL）浸润和隐窝增生，但隐窝内凋亡小体少或无，隐窝iIEL少而表面iIEL多，此与AIE的病理改变明显不同。

2. 小肠淋巴管扩张症　小肠淋巴管扩张症的发病是由于小肠淋巴管回流受阻，小肠淋巴管和乳糜管扩张、破裂，导致富含蛋白质、脂肪和淋巴细胞的淋巴液漏出，因此临床上以慢性腹泻、低蛋白血症、低球蛋白血症、低脂血症、淋巴水肿、浆膜腔积液和淋巴细胞减少等表现为特征，本病可分为继发性和原发性。小肠镜检查可见小肠黏膜水肿增厚，大小不等增生性息肉样的黄白色结节，重者可见小肠狭窄。黏膜病理检查见绒毛中央乳糜管明显扩张。根据临床表现特点以及小肠内镜检查，小肠淋巴管扩张症与AIE不难鉴别。

3. 嗜酸性胃肠炎　患者存在恶心、呕吐、腹痛、腹泻、体重下降和腰背痛胃肠道症状。活检病理显示从食管到结肠的胃肠道有1个或1个以上部位的嗜酸性粒细胞浸润。

4. AIDS　患者常有迁延性腹泻和体重下降等症状，其中最常见的是由隐孢子虫引起的慢性消耗性腹泻，常合并全身多种并发症。

其他临床上表现为反复迁延的腹泻，并有营养不良、消瘦等表现的疾病，如淋巴细胞性结肠炎、淋巴瘤、艾滋病等，要注意与AIE鉴别。重点在于详细的病史询问和系统的体格检查，选择相应的辅助检查方法如小肠镜、小肠CT/MR造影以及有关实验室检查，在排除其他引起慢性腹泻的疾病，结合小肠黏膜活检病理有AIE特征性改变时，可做出AIE的诊断。

四 肿瘤模拟小肠血管炎

恶性肿瘤模拟血管炎（malignancy mimic vasculitis，MMV）是指恶性肿瘤模拟或继发各种原发性系统性血管炎表现的一类疾病。据报道，其在恶性肿瘤患者中的发生率约2.3%～8%。相较血液系统恶性肿瘤，实体肿瘤（如肺、直肠、肾脏恶性肿瘤）相关血管炎的发生率更低。小肠受累即可表现为小肠血管炎。

【病理】 在恶性肿瘤患者中，血管炎的发生可能和感染、药物反应、免疫反应等有关。同时，肿瘤本身也可以是血管炎发生的危险因素。关于两者之间的相互关系有很多假说，总而言之，恶性肿瘤会导致血管的通透性增加及血管扩张，血管内皮细胞功能紊乱，血管周围炎症细胞聚集，血小板聚集，血管内纤维蛋白沉积，最终导致血管炎样表现。

【临床表现】 患者可以表现为多系统受累，与潜在恶性肿瘤相关的副肿瘤综合征相仿，如发热、皮肤黏膜、神经系统、肾脏损害等。因小肠受累临床上可出现腹泻、腹痛、腹胀。

【实验室检查】 若潜在恶性肿瘤为血液系统恶性肿瘤，则实验室检查多有血象变化。

【影像学表现】

1. CT表现　小肠的血管炎改变影像表现多样，如小肠管壁节段性或弥漫性增厚，CT平扫黏膜层及浆膜层呈稍高密度，而黏膜下层水肿呈低密度，增强后黏膜强化明显，黏膜下层水肿强化较弱，表现为"靶征"或者"轨道征"改变；病变小肠黏膜皱襞肿胀、增粗，部分管腔狭窄，上游肠腔积气扩张，肠系膜脂肪间隙模糊、密度增高，肠管周围渗出及腹盆腔内液体密度影；MIP重建图像可见肠系膜血管呈"梳齿状"改变，病变肠段末梢动静脉增粗、增多（图3-7-17）。

2. MRI表现　与CT类似，但是都缺乏特异性，小肠肠壁明显水肿增厚，T2WI上可见分层，黏膜层和浆膜层呈低信号，黏膜下水肿呈高信号，增强扫描也可见分层强化，黏膜层和浆膜层明显强化，黏膜下层水肿呈低信号，受累肠段的张力减退以及肠腔积液扩张（图3-7-18）。

【鉴别诊断】 肿瘤模拟小肠血管炎需要与炎症性肠病相鉴别,炎症性肠病典型影像学表现为:肠壁增厚,受累肠管多呈跳跃式出现;受累肠管黏膜强化明显提示病变处于活动期;脂肪纤维性增生使肠系膜增厚、肠管移位聚拢、肠间距扩大;增强后病变肠襻见肠系膜血管增多扩张、扭曲、间距增宽,即呈"梳齿征";肿瘤模拟小肠血管炎往往呈连续性,患者其原发肿瘤切除后,小肠血管炎就会随之消失。

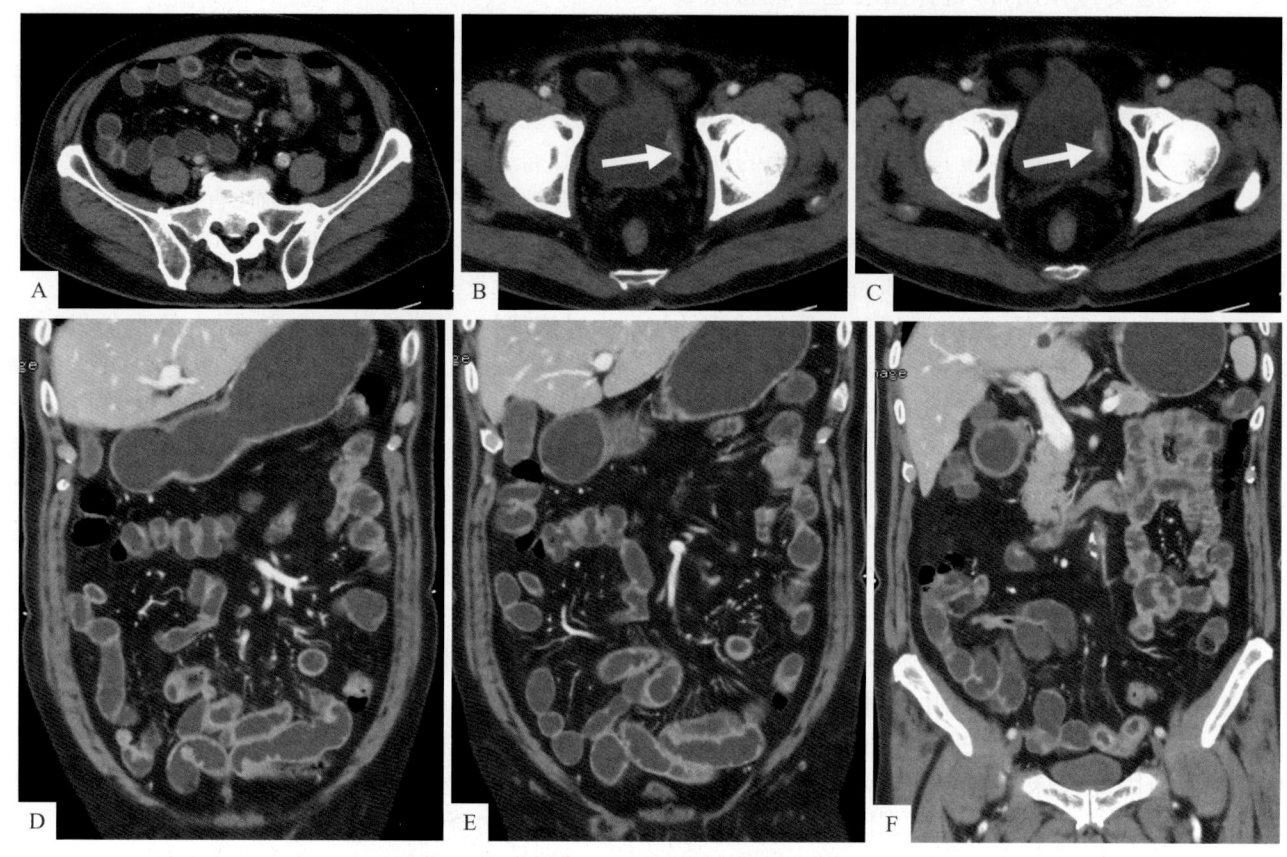

图3-7-17 肿瘤模拟小肠血管炎

门脉期横断面CT增强图像(A～C)见回肠连续性肠壁增厚,呈分层强化,黏膜面毛糙,并可见膀胱左侧壁"菜花状"隆起,明显强化,提示膀胱癌(箭);门脉期冠状面CT重建图像(D～F)见回肠连续性肠壁增厚,呈分层强化,黏膜面毛糙,肠系膜血管迂曲增粗扩张,类似"梳齿状"改变。

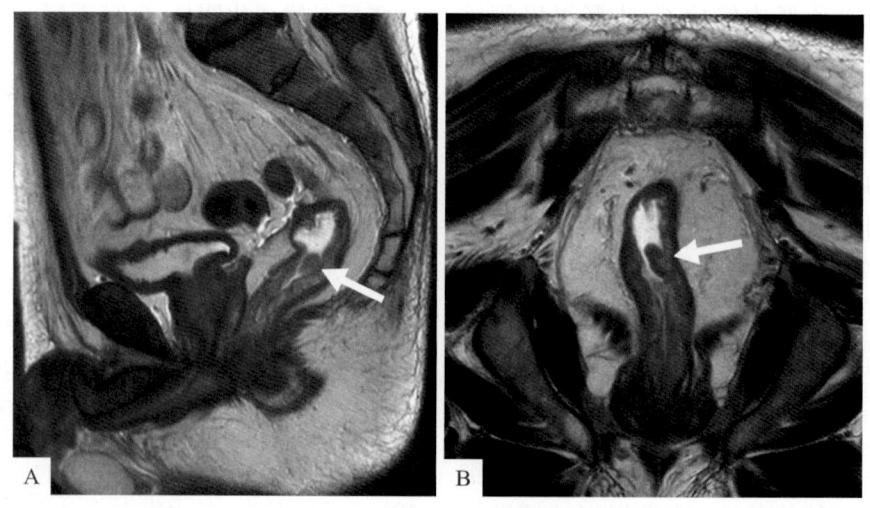

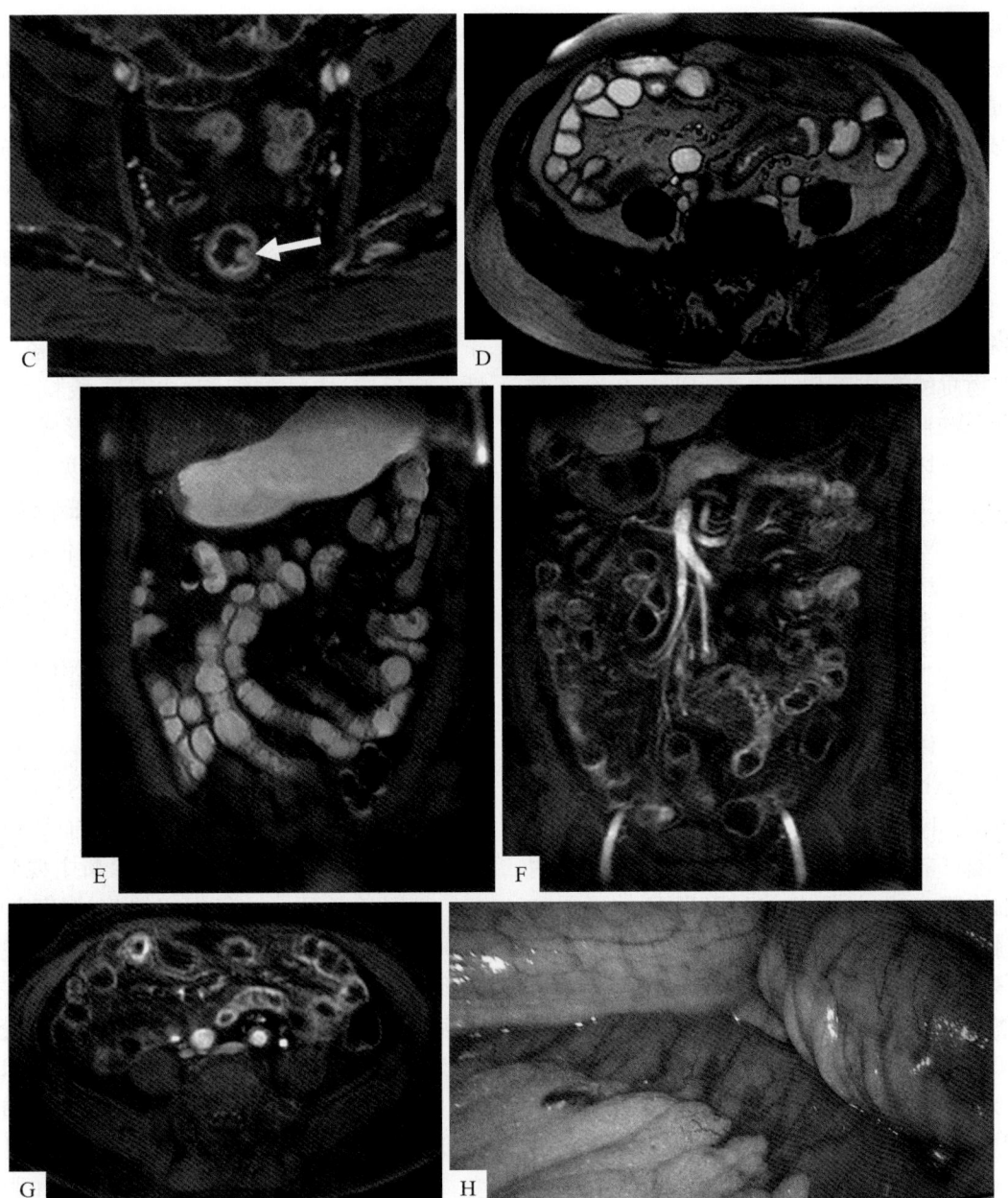

图3-7-18 肿瘤模拟小肠血管炎

与图3-7-17为同一患者。矢状面MR T2WI图像(A)、冠状面T2WI图像(B)、横断面MRI增强图像(C)显示直肠黏膜隆起,增强扫描中等强化(箭),为直肠癌,即该患者同时患有膀胱癌和直肠癌;横断面MR FIESTA图像(D)、冠状面FIESTA图像(加脂肪抑制)(E)、冠状面MRI增强图像(F)、横断面MRI增强图像(G)显示回肠弥漫性黏膜水肿,呈分层改变,黏膜呈凹凸不平改变,肠系膜血管聚集增多,呈"梳齿状"改变,增强扫描增厚肠壁呈分层强化,黏膜层和浆膜层强化,黏膜下层水肿;H.显示直肠癌切除术中探查回肠肠壁血管明显充血、增粗,符合血管炎改变。(见彩色插页)

五 隐源性多灶性溃疡狭窄性小肠炎

隐源性多灶性溃疡狭窄性小肠炎(cryptogenic multifocal ulcerous stenosing enteritis, CMUSE)是一种罕见的小肠多发溃疡性疾病,由Debray等于1964年首先提出。

【病因及发病机制】 CMUSE的病因和发病机制目前尚不清楚,推测其主要是启动各种炎性反应通路,导致小肠纤维组织的过度增生以及胶原的降解紊乱,从而表现为慢性反复发作的小肠纤维狭窄,这也与患者的炎性指标通常不高相符。促炎性反应细胞因子(IL-6、IL-8和TNF-α)、成纤维细胞生长因子、粒细胞/巨噬细胞集落刺激因子、转化生长因子β、促血小板生长因子和结缔组织生长因子等都可促进小肠纤维组织的增生。Perlemuter 等推测 CMUSE 是一种主要累及肠道的特殊类型的结节性多动脉炎,或一种尚未明确分类的血管炎。2008 年,Adler 等发现 CMUSE 患者存在细胞质磷脂酶 A2‐α(cytosolic phospholipase A2‐α, cPLAα2)基因的杂合错义突变。2014 年,Brooke 等还发现了 *PLA2G4A* 基因新的纯合突变,随后又进一步证实了这种纯合突变导致 CMUSE 患者细胞合成 cPLAα2 时缺乏 43 个氨基酸,蛋白质的表达异常导致类花生酸物质的合成障碍。由于 cPLAα2 途径是人血小板及白细胞合成类花生酸的最主要途径,所以其突变最终破坏了小肠黏膜的完整性。国外研究认为,根据病因 CMUSE 可能分为两种亚型,一种是血管炎相关的 CMUSE,采用糖皮质激素治疗可能有效;另一种是特发性的 CMUSE,其病因尚在探索中,如已发现的 *cPLAα2* 基因的突变,对大部分糖皮质激素治疗无效。

日本学者 Umeno 等在 16 例 CNSU 患者检出编码前列腺素转运体的溶质载体有机阴离子转运蛋白家族成员 2A1(solute carrier organic anion transporter family member 2A1, SLCO2A1)基因功能缺失性突变。前列腺素转运体在小肠黏膜血管内皮细胞的细胞膜表达,可调节前列腺素 E 的摄取和清除,前列腺素 E 通过抗炎作用对肠道黏膜发挥保护作用,前列腺素转运体功能缺失导致前列腺素 E 摄取障碍,引发小肠炎症、溃疡和狭窄。鉴于此,他们认为 CNSU 是常染色体隐性遗传病,*SLCO2A1* 基因突变为其病因,并且提出将 CNSU 更名为 *SLCO2A1* 突变相关慢性肠病(chronic enteropathy associated with SLCO2A1 gene, CEAS)。文献报道,CEAS 糖皮质激素治疗效果较差,免疫抑制剂治疗也通常无效。

【临床表现】 CMUSE 患者的临床表现缺乏特异性,反复发作的不完全性肠梗阻是其最常见的首发表现,腹泻及消化道出血也不少见。个例报道还有发热、关节痛、雷诺现象、多发神经病等肠外表现。还有报道发现 1 例 CMUSE 患者同时存在 X 染色体遗传相关的隐形网状色素性疾病,但这两种疾病是否相关尚无定论。

【实验室检查】 CMUSE 诊断要点包括红细胞沉降率(ESR)和 C 反应蛋白(CRP)等炎症反应指标在正常参考值范围内,但少数可因肠梗阻引起急性炎症反应而增高,大多数患者粪便隐血试验阳性,可伴有小细胞低色素性贫血、低蛋白血症等。部分患者可有自身免疫指标阳性,包括抗中性粒细胞胞质抗体阳性以及抗双链 DNA 抗体阳性。

【病理特征】 CMUSE 以累及空肠和回肠为主,大体病理表现为小肠多发、短节段、环形狭窄,狭窄处可伴浅溃疡形成,溃疡多呈横行,形态可呈环形、圆形、线形或不规则状;病灶之间黏膜正常,无透壁溃疡、瘘管或铺路石样改变。组织学表现为局限于黏膜和黏膜下层的浅表溃疡,伴有轻中度非特异性炎症反应,中性粒细胞、少量嗜酸粒细胞、浆细胞和淋巴细胞浸润,部分有淋巴滤泡形成;纤维化和炎性浸润可达深层组织;部分病例可见小静脉内膜增厚、血栓形成或静脉内膜炎。无巨细胞性肉芽肿、绒毛萎缩、隐窝脓肿、淋巴增殖和阿弗他或裂隙样溃疡等表现。

【诊断标准】 CMUSE 目前尚无统一的诊断标准。2001 年 Perlemuter 等提出 CMUSE 的诊断要点:①不明原因的小肠狭窄和梗阻;②病理显示黏膜和黏膜下层浅表溃疡;③慢性病程,反复发作,尤其术后易复发;④ESR 和 CRP 等炎症反应指标在正常参考值范围内;⑤糖皮质激素治疗有效;⑥除外其他小肠溃疡性疾病。CMUSE 的诊断主要是排他性诊断。韩国学者 Chung 等报道的 20 例患者中,90% 曾被误诊为 CD。吴东等报道的 10 例患者中 8 例曾被误诊。仅累及小肠的 CD 是 CMUSE 需主要鉴别的疾病,CD 为慢性炎性肉芽肿性疾病,病变黏膜呈纵行溃疡和鹅卵石样外观,累及肠道全层,以腹痛、腹泻、体质量下降为主要临床表现,可因透壁性炎性病变而形成瘘管,伴有肛周脓肿和肛裂等肛周病变,亦可有皮肤结节性红斑、关节炎和眼病等肠外表现。NSAID 引起的肠炎亦是 CMUSE 重要的鉴别诊断要点,NSAID 引起的肠炎患者有 NSAID 使用史,且停药后症状明显改善是其最重要的特征。其他鉴别诊断包括淋巴瘤、血管炎累及肠道和创伤引起的肠炎等。

【影像学表现】

1. X 线表现 钡剂灌肠示病变肠段中央扩张,一端或两端可见狭窄改变,边界清晰且固定,呈隔膜样改变,其近端扩张改变,压迫相可见病变位置固定(图 3-7-19,图 3-7-20)。

2. CT 表现 常规腹部 CT 扫描中难以发现异常。小肠 CT 造影显示病变在空肠、回肠的中段或远段,狭窄处小肠肠壁呈环形增厚,肠壁增厚是均匀对称的,CT 平扫呈相对于正常肠壁的等密度,增强呈大部分均匀一致强化,邻近小肠扩张(图3-7-20~图3-7-22),部分可见黏膜下脂肪沉积,黏膜溃疡不明显,黏膜面基本光整(图3-7-23,图3-7-24)。肠系膜血管成像未见异常。也可以显示邻近肠系膜,肠系膜血管和淋巴结肿大,这可能有助于排除其他潜在原因的肠狭窄。

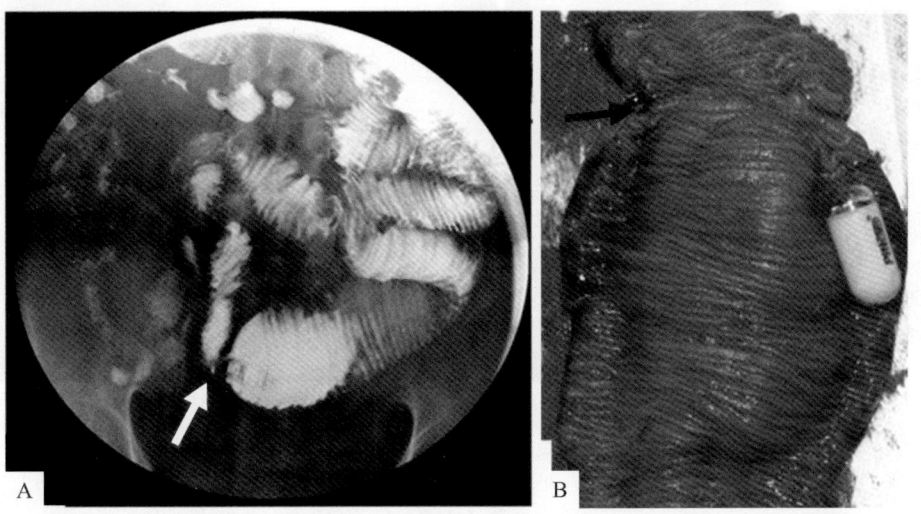

图3-7-19 隐源性多灶性溃疡狭窄性小肠炎(单发)

小肠X线钡剂造影图像(A)显示盆组小肠见胶囊内镜滞留,胶囊所在肠段远端明显横膈样狭窄(箭),边界清晰且固定,呈横膈样,其近端肠管明显扩张;手术切除标本(B)可见肠管纵切面狭窄垂直于肠管长轴,邻近肠壁水肿。(见彩色插页)

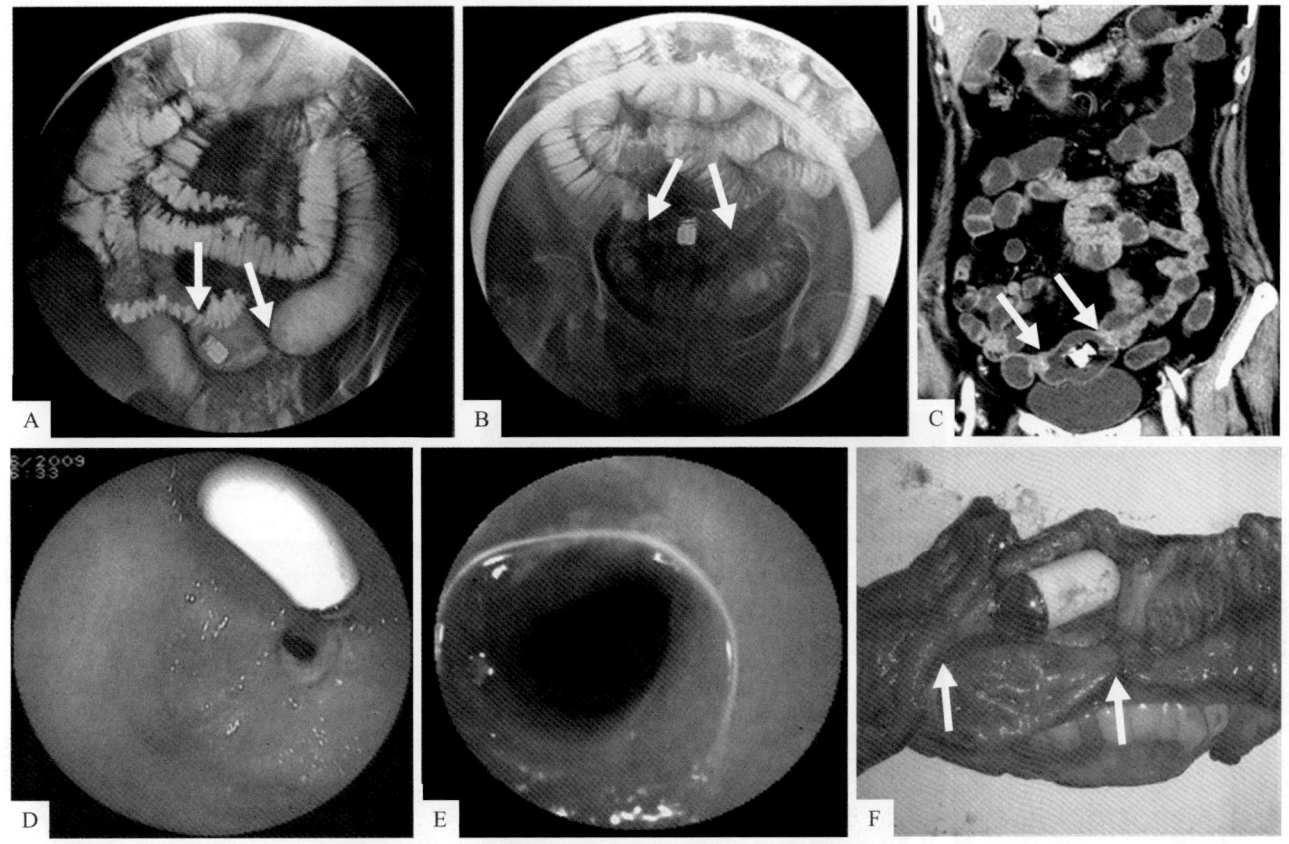

图3-7-20 隐源性多灶性溃疡狭窄性小肠炎(两节段)

小肠X线钡剂造影图像(A、B)显示胶囊内镜滞留,胶囊所在肠段中央扩张,两端可见狭窄(箭),边界清晰,呈横膈样,其近端肠管轻度扩张,狭窄肠段固定,滞留的胶囊内镜仍不能通过狭窄口;冠状面CT重建图像(C)显示回肠肠壁局限性增厚,伴环形狭窄,狭窄间小肠肠腔扩张伴胶囊内镜滞留;双气囊小肠镜图像(D)显示小肠肠腔明显扩张伴胶囊内镜滞留;胶囊内镜图像(E)显示回肠局部肠黏膜大片环状分布糜烂,表面覆白苔,肠管狭窄。手术切除标本(F)纵切面显示狭窄垂直于肠管长轴,邻近肠壁水肿。(见彩色插页)

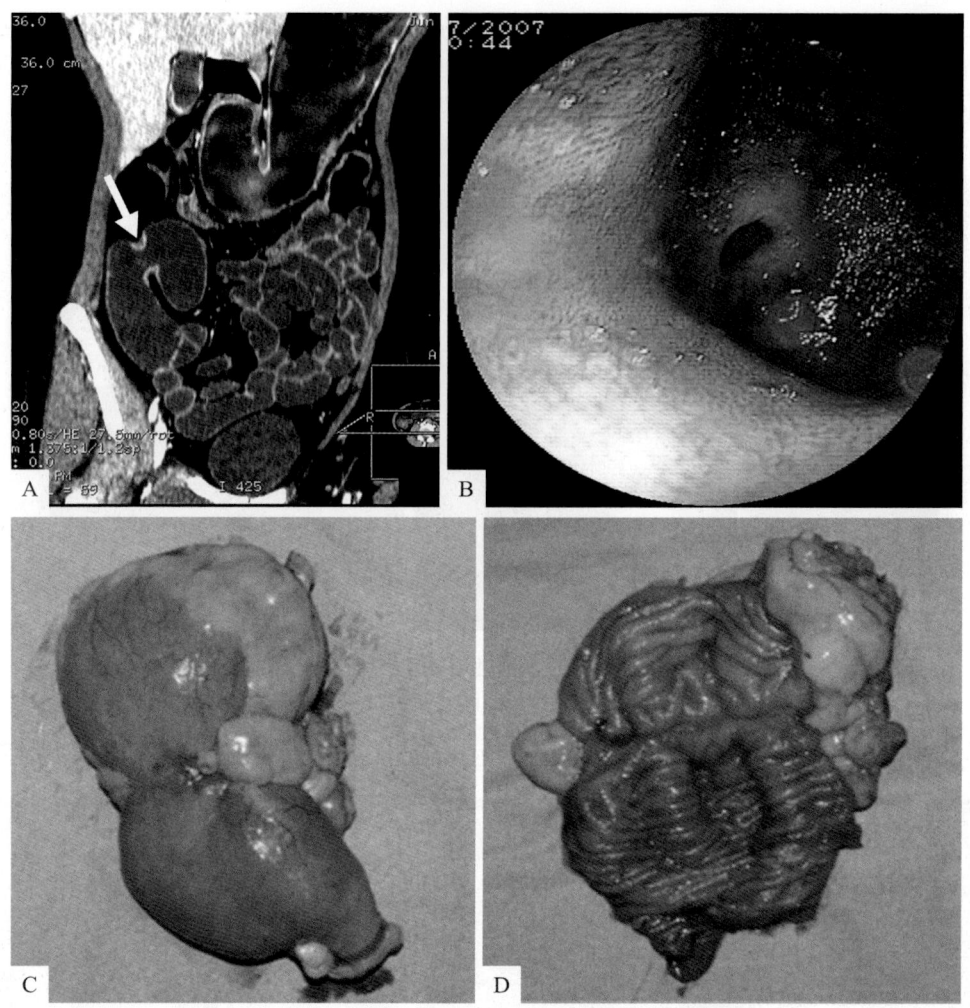

图 3-7-21 隐源性多灶性溃疡狭窄性小肠炎(单发)

门脉期矢状面 CT 重建图像(A)显示回肠末端的局限性环形狭窄(箭),近端小肠肠腔轻度扩张;双气囊小肠镜图像(B)显示腔内的环形狭窄;手术切除标本(C)显示肠管的环形狭窄,标本(D)纵切面显示狭窄垂直于肠管长轴,邻近肠壁水肿。(见彩色插页)

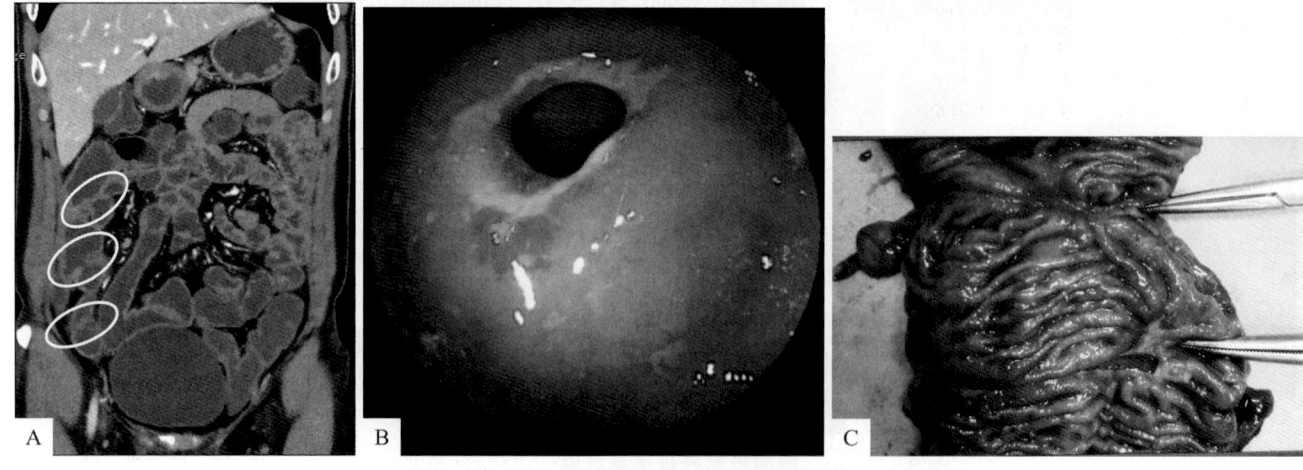

图 3-7-22 隐源性多灶性溃疡狭窄性小肠炎(三段)

门脉期冠状面 CT 重建图像(A)显示回肠上段 3 处肠壁轻度增厚,肠腔狭窄,呈环形改变,增强扫描呈均匀一致强化(圈);小肠镜图像(B)见回肠环形溃疡,溃疡较浅,肠腔狭窄;手术标本图像(C)显示 3 段环形溃疡狭窄。(见彩色插页)

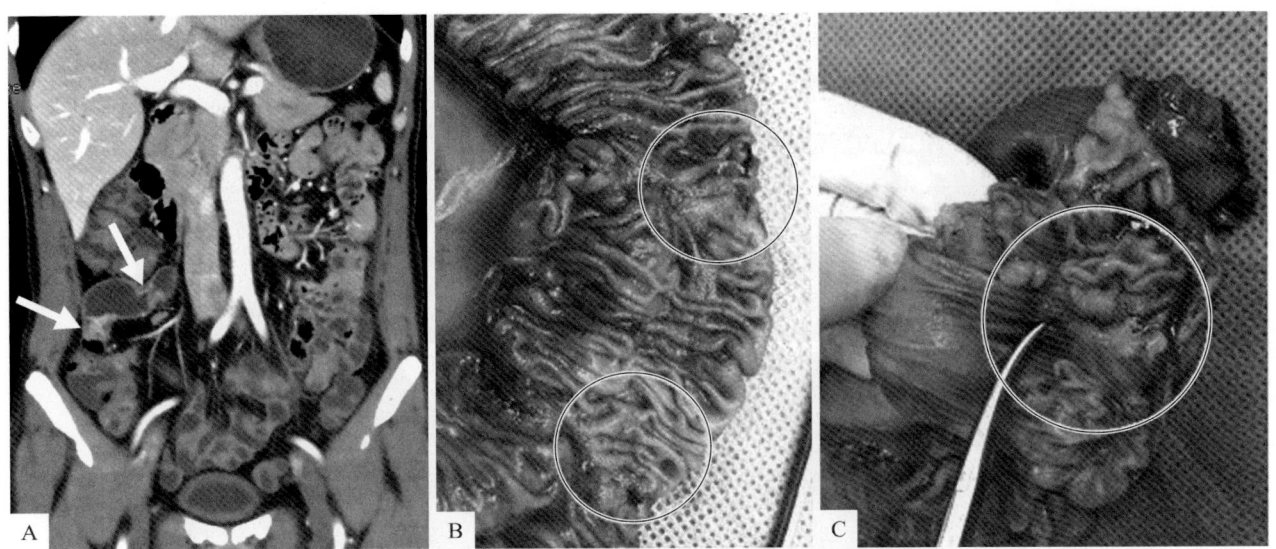

图 3-7-23　隐源性多灶性溃疡狭窄性小肠炎（两段）

门脉期冠状面 CT 重建图像（A）显示回肠中上段多处肠壁增厚狭窄，呈环形增厚，增强扫描增厚肠壁黏膜下见脂肪沉积（箭）；手术图片（B、C）显示小肠两段环形溃疡（圈）。

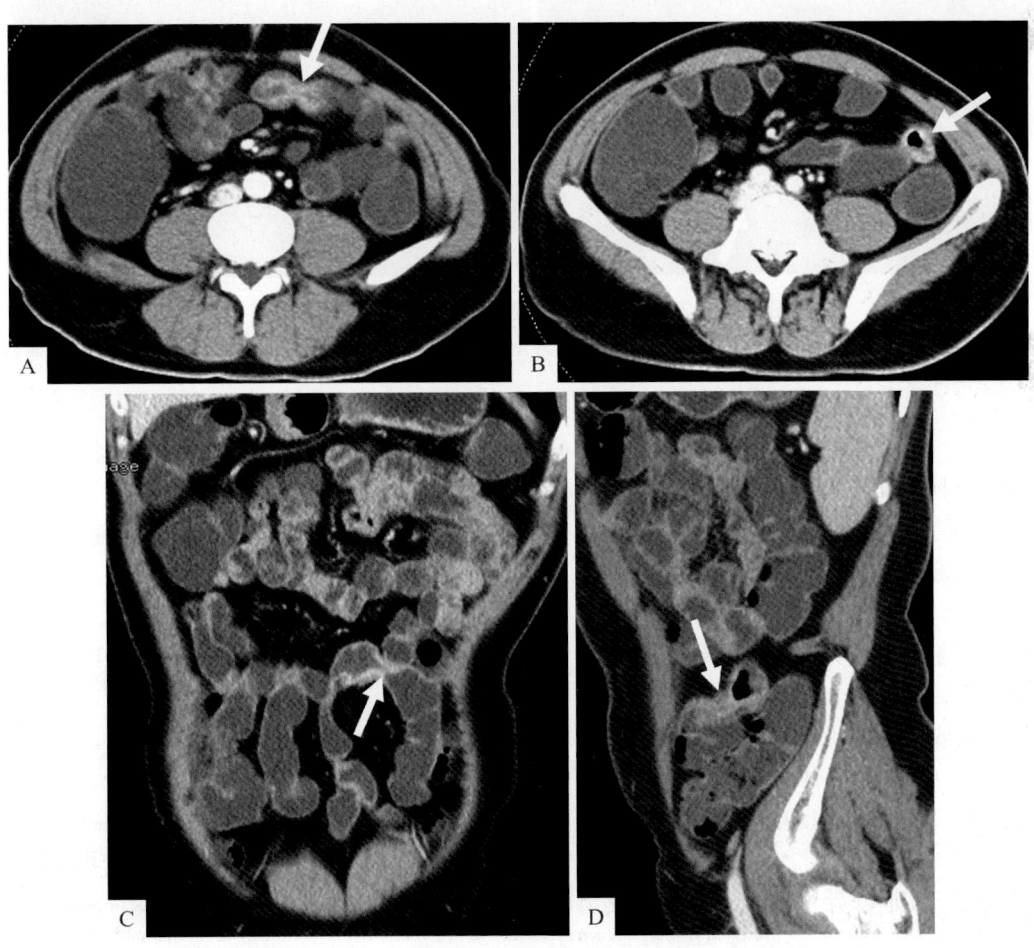

图 3-7-24　隐源性多灶性溃疡狭窄性小肠炎（多发）

门脉期横断面 CT 增强图像（A、B）、门脉期冠状面和矢状面 CT 重建图像（C、D）显示回肠两处环形狭窄，增强扫描呈分层强化，黏膜下见脂肪沉积（箭）。

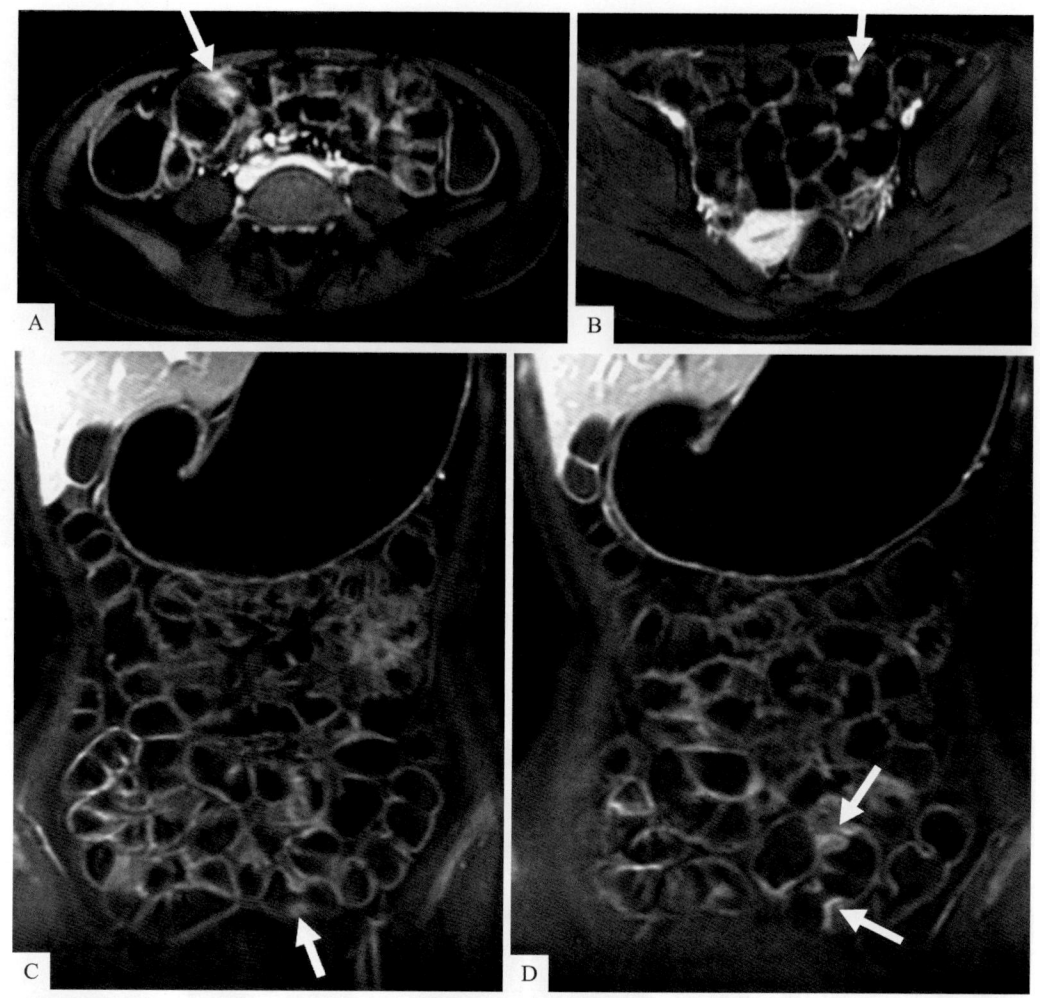

图 3-7-25 源性多灶性溃疡狭窄性小肠炎（多发）

横断面 MR LAVA 增强图像（A、B）、冠状面 MR LAVA 增强图像（C、D）显示回肠多处环形狭窄改变，增强扫描黏膜明显强化（箭）。

3. MRI 表现　与小肠 CT 表现类似。显示病变在空肠、回肠的中段或远段，狭窄处小肠肠壁呈环形增厚，肠壁增厚是均匀对称的，增强大部分呈均匀一致强化，邻近小肠可扩张（图 3-7-25）。

【鉴别诊断】

1. 非甾体类消炎药（NSAID）小肠损害　有长期使用 NSAID 史，可累及全部胃肠道，以回肠最明显，病变可为单发或多发黏膜糜烂、溃疡、穿孔及肠道、狭窄、梗阻。其中以膈膜样狭窄为其特征，可能与溃疡继发瘢痕形成有关，病理组织学可见黏膜下纤维肌性增生。

2. 克罗恩病　为非特异性小肠炎，可累及全部肠道，多见于回肠远段。临床多表现为慢性肠梗阻及反复、间歇发作的腹痛。影像学表现以病变多节段发病和跳跃式分布为特征，肠壁不对称性增厚，以系膜缘为甚；局部肠腔可以狭窄；肠系膜淋巴结增大；肠系膜血管增粗扩张呈"梳齿状"改变；晚期可并发内外瘘及脓肿形成。

（赵雪松　孙菁　何相宜　陈芳莹　缪飞）

◆ 参考文献 ◆

1. Manohar M, Verma AK, Singh G, et al. Eosinophilic pancreatitis: a rare or unexplored disease entity？［J］. Prz Gastroenterol, 2020, 15(1):34-38.
2. Manohar M, Verma AK, Venkateshaiah SU, et al. Pathogenic mechanisms of pancreatitis［J］. World J Gastrointest Pharmacol Ther, 2017, 8:10-25.
3. Manohar M, Verma AK, Venkateshaiah SU, et al. Chronic pancreatitis associated acute respiratory failure［J］. MOJ Immunol, 2017, 5:00149.
4. Manohar M, Verma AK, Venkateshaiah SU, et al. Immunological responses involved in promoting acute and chronic pancreatitis［J］. J Clin Immunol Res, 2017, 1:1-7.
5. Manohar M, Verma AK, Venkateshaiah SU, et al. Food-induced acute pancreatitis［J］. Dig Dis Sci, 2017, 62:3287-3297.
6. Zheng L, Xue J, Jaffee EM, et al. Role of immune cells and

immune-based therapies in pancreatitis and pancreatic ductal adenocarcinoma [J]. Gastroenterology, 2013, 144: 1230 - 1240.
7. Kinoshita Y, Ishihara S. Eosinophilic gastroenteritis: epidemiology, diagnosis, and treatment [J]. Curr Opin Allergy Clin Immunol, 2020, 20(3): 311 - 315.
8. Hui CK, Hui NK. A prospective study on the prevalence, extent of disease and outcome of eosinophilic gastroenteritis in patients presenting with lower abdominal symptoms [J]. Gut Liver, 2018, 12: 288 - 296.
9. Pesek RD, Reed CC, Muir AB, et al. Increasing rates of diagnosis, substantial co-occurrence, and variable treatment patterns of eosinophilic gastritis, gastroenteritis, and colitis based on 10-year data across a multicenter consortium [J]. Am J Gastroenterol, 2019, 114: 984 - 994.
10. Jensen ET, Martin CF, Kappelman MD, et al. Prevalence of eosinophilic gastritis, gastroenteritis, and colitis: estimates from a national administrative database [J]. J Pediatr Gastroenterol Nutr, 2016, 62: 36 - 42.
11. Ishihara S, Shoda T, Ishimura N, et al. Serum biomarkers for the diagnosis of eosinophilic esophagitis and eosinophilic gastroenteritis [J]. Intern Med, 2017, 56: 2819 - 2825.
12. Dellon ES, Liacouras CA, Molina-Infante J, et al. Updated international consensus diagnostic criteria for eosinophilic esophagitis: proceedings of the AGREE conference [J]. Gastroenterology, 2018, 155: 1022 - 1033.e10.
13. Gentile NM, Murray JA, Pardi DS. Autoimmune enteropathy: a review and update of clinical management [J]. Curr Gastroenterol Rep, 2012, 14: 380 - 385.
14. Unsworth DJ, Walker-Smith JA. Autoimmunity in diarrhoeal disease [J]. J Pediatr Gastroenterol Nutr, 1985, 4: 375 - 380.
15. Akram S, Murray JA, Pardi DS, et al. Adult autoimmune enteropathy: Mayo Clinic Rochester experience [J]. Clin Gastroenterol Hepatol, 2007, 5: 1282 - 1290.
16. Corazza GR, Biagi F, Volta U, et al. Autoimmune enteropathy and villous atrophy in adults [J]. Lancet, 1997, 350: 106 - 109.
17. Ahmed Z, Imdad A, Connelly JA, et al. Autoimmune enteropathy: an updated review with special focus on stem cell transplant therapy [J]. Dig Dis Sci, 2019, 64: 643 - 654.
18. Ensari A, Kelsen J, Russo P. Newcomers in paediatric GI pathology: childhood enteropathies including very early onset monogenic IBD [J]. Virchows Arch, 2018, 472: 111 - 123.
19. Singhi AD, Goyal A, Davison JM, et al. Pediatric autoimmune enteropathy: an entity frequently associated with immunodeficiency disorders [J]. Mod Pathol, 2014, 27: 543 - 553.
20. Montalto M, D'Onofrio F, Santoro L, et al. Autoimmune enteropathy in children and adults [J]. Scand J Gastroenterol, 2009, 44: 1029 - 1036.
21. Ruemmele FM, Brousse N, Goulet O. Autoimmune enteropathy: molecular concepts [J]. Curr Opin Gastroenterol, 2004, 20: 587 - 591.
22. Wosen JE, Mukhopadhyay D, Macaubas C, et al. Epithelial MHC class II expression and its role in antigen presentation in the gastrointestinal and respiratory tracts [J]. Front Immunol, 2018, 9: 2144.
23. Sanderson IR, Phillips AS, Spencer J, et al. Response to autoimmune enteropathy to cyclosporin A therapy [J]. Gut, 1991, 32: 1421 - 1425.
24. Martín-Villa JM, Camblor S, Costa R, et al. Gut epithelial cell autoantibodies in AIDS pathogenesis [J]. Lancet, 1993, 342: 380.
25. Barzaghi F, Passerini L, Bacchetta R. Immune dysregulation, polyendocrinopathy, enteropathy, X-linked syndrome: a paradigm of immunodeficiency with autoimmunity [J]. Front Immunol, 2012, 3: 211.
26. Kadakia S, Farnaes L, Dimmock D, et al. Diagnosis and treatment of a boy with IPEX syndrome presenting with diabetes in early infancy [J]. Clin Case Rep, 2019, 7: 2123 - 2127.
27. Murguia-Favela L, Kim VH, Upton J, et al. IPEX syndrome caused by a novel mutation in FOXP3 gene can be cured by bone marrow transplantation from an unrelated donor after myeloablative conditioning [J]. Lympho Sign Journal, 2015, 2: 31 - 38.
28. Bacchetta R, Barzaghi F, Roncarolo MG. From IPEX syndrome to FOXP3 mutation: a lesson on immune dysregulation [J]. Ann N Y Acad Sci, 2018, 1417: 5 - 22.
29. Seidel MG, Boztug K, Haas OA. Immune dysregulation syndromes (IPEX, CD27 deficiency, and others): always doomed from the start? [J]. J Clin Immunol, 2016, 36: 6 - 7.
30. Barzaghi F, Amaya Hernandez LC, Neven B, et al. Long-term follow-up of IPEX syndrome patients after different therapeutic strategies: an international multicenter retrospective study [J]. J Allergy Clin Immunol, 2018, 141: 1036 - 1049.
31. Charbonnier LM, Janssen E, Chou J, et al. Regulatory T-cell deficiency and immune dysregulation, polyendocrinopathy, enteropathy, X-linked-like disorder caused by loss-of-function mutations in LRBA [J]. J Allergy Clin Immunol, 2015, 135: 217 - 227.
32. Vignoli M, Ciullini Mannurita S, Fioravanti A, et al. CD25 deficiency: a new conformational mutation prevents the receptor expression on cell surface [J]. Clin Immunol, 2019, 201: 15 - 19.
33. Agha A, Bateman H, Sterrett A, et al. Myelodysplasia and malignancy-associated vasculitis [J]. Curr Rheumatol Rep, 2012, 14(6): 526 - 531.
34. 施宏莹,赵丽丹,徐东,等. 恶性肿瘤模拟血管炎 24 例临床分析 [J]. 中华风湿病学杂志,2015,19(8):534 - 539.
35. 缪飞. 小肠影像学[M]. 上海:上海科学技术出版社,2013.
36. 缪飞,钟捷. 小肠影像学诊断图谱:X 线、CT、MRI、内镜[M]. 上海:上海科学技术出版社,2015.
37. Buggiani G, Krysenka A, Grazzini M, et al. Paraneoplastic vasculitis and paraneoplastic vascular syndromes [J]. Dermatologic Therapy, 2010, 23(6): 597 - 605.
38. Park H J, Ranganathan P. Neoplastic and paraneoplastic vasculitis, vasculopathy, and hypercoagulability [J]. Rheum Dis Clin North Am, 2011, 37(4): 593 - 606.
39. Debray C, Besancon F, Hardouin JP, et al. Cryptogenetic plurifocal ulcerative stenosing enteritis [J]. Arch Mal Appar Dig Mal Nutr, 1964, 53: 193 - 206.
40. Matsumoto T, Iida M, Matsui T, et al. Chronic nonspecific multiple ulcers of the small intestine: a proposal of the entity from Japanese gastroenterologists to Western enteroscopists [J]. Gastrointest Endosc, 2007, 66(3 Suppl): S99 - 107.
41. Perlemuter G, Chaussade S, Soubrane O, et al. Multifocal stenosing ulcerations of the small intestine revealing vasculitis associated with C2 deficiency [J]. Gastroenterology, 1996, 110(5): 1628 - 1632.
42. Perlemuter G, Guillevin L, Legman P, et al. Cryptogenetic multifocal ulcerous stenosing enteritis: an atypical type of vasculitis or a disease mimicking vasculitis [J]. Gut, 2001, 48(3): 333 - 338.
43. Kohoutová D, Bures J, Tycová V, et al. Severe cryptogenic multifocal ulcerous stenosing enteritis. A report of three cases and review of the literature [J]. Acta Medica (Hradec Kralove), 2010, 53(1): 25 - 29.
44. Brooke MA, Longhurst HJ, Plagnol V, et al. Cryptogenic multifocal ulcerating stenosing enteritis associated with homozygous deletion mutations in cytosolic phospholipase A2 - α [J]. Gut, 2014, 63(1): 96 - 104.
45. Hathorn K, Qazi T, Caton MT, et al. Cryptogenic multifocal ulcerative sclerosing enteritis: a curious case of intestinal obstruction in the setting of human immunodeficiency virus [J/

OL]. ACG Case Rep J, 2019,6(5):e00070.
46. Umeno J, Hisamatsu T, Esaki M, et al. A hereditary enteropathy caused by mutations in the SLCO2A1 gene, encoding a prostaglandin transporter [J/OL]. PLoS Genet, 2015,11(11): e1005581.
47. Hu P, He HQ, Dai N, et al. Chronic enteropathy associated with SLCO2A1 gene: a case report and literature review [J]. Clin Res Hepatol Gastroenterol, 2019,43(5):e68 - e72.
48. Chung SH, Park SU, Cheon JH, et al. Clinical characteristics and treatment outcomes of cryptogenic multifocal ulcerous stenosing enteritis in Korea [J]. Dig Dis Sci, 2015,60(9):2740 - 2745.
49. 陈丹,钱家鸣,吴东. 隐源性多灶性溃疡性狭窄性小肠炎[J]. 中华内科杂志,2017,56(8):621 - 623.
50. Chang DK, Kim JJ, Choi H, et al. Double balloon endoscopy in small intestinal Crohn's disease and other inflammatory diseases such as cryptogenic multifocal ulcerous stenosing enteritis (CMUSE) [J]. Gastrointest Endosc, 2007, 66 (3Suppl): S96 - 98.
51. Kwon SO, Kim YS, Kim SY, et al. A case of cryptogenic multifocal ulcerous stenosing enteritis: differential diagnosis from Crohn's disease [J]. J Gastrointestin Liver Dis, 2012, 21(3): 309 - 312.
52. 吴东,朱丽明,钱家鸣等. 水肿、消化道出血、胶囊内镜嵌顿[C]//2011年北京医学会消化系病学术年会论文集. 北京:北京医学会,2011:72 - 74.
53. 李文坤,刘揆亮,吴静. 隐源性多灶性溃疡狭窄性小肠炎临床特征分析[J]. 中国全科医学,2018,21(36):4527 - 4530.
54. Hussey S, Bourke B, Broderick A, et al. Cryptogenic, multifocal, ulcerous, and stenosing enteritis as a manifestation of enterocolic venopathy [J]. J Pediatr Gastroenterol Nutr, 2008, 47(1):107 - 109.
55. 吴东,陈丹,刘炜,等. 隐源性多灶性溃疡性狭窄性小肠炎10例临床特点分析[J]. 中华消化杂志,2017,37(2):79 - 83.
56. Yang Y, Zhao L, Zhang Y. A steroid-resistant cryptogenic multifocal ulcerous stenosing enteritis [J]. Niger J Clin Pract, 2018,21(5):678 - 680.
57. De Schepper H, Macken E, Van Marck V, et al. Infliximab induces remission in cryptogenic multifocal ulcerous stenosing enteritis: first case [J]. World J Gastroenterol, 2013, 19(10): 1661 - 1664.

第八节 小肠其他疾病

一、小肠吸收不良

各种原因引发单一或多种营养物质在小肠不能够充分消化吸收,通过粪便过量排泄,导致营养不良、消瘦等一系列症状,称为小肠吸收不良综合征。原发性小肠吸收不良较少见,主要有脂肪痢及热带性腹泻。继发性小肠吸收不良较多见,主要原因为消化道手术,克罗恩病等小肠本身病变,糖尿病、甲亢等内分泌病变及乳糖酶缺乏等,分为消化不良、黏膜吸收不良及肠道细菌过度生长等。

【病理】 本病病理表现为小肠绒毛缩短变平、相互融合甚至部分消失,上皮下层炎性细胞浸润腺体增生;部分病例黏膜增厚,或仅有轻度炎性细胞的浸润。肠腔不同程度扩张,肠道运动及分泌功能紊乱。

【临床表现】 本病通常起病缓慢,主要表现为腹痛、腹泻、消瘦、乏力以及腹水、水肿等,尤以脂肪吸收障碍所致的脂肪泻为常见。

【实验室检查】 表现为原发病的相应改变及由于脂肪吸收障碍及蛋白质大量流失所致的低胆固醇和低蛋白血症。

【影像学表现】

1. X线小肠钡剂造影表现 小肠吸收不良主要表现为小肠张力和动力异常、黏膜纹的改变以及分泌增加吸收障碍。小肠张力和动力增强时,小肠X线钡剂造影显示管腔缩小,肠段痉挛收缩,蠕动增强;小肠动力增快,钡剂到达回盲部和排空时间明显缩短;小肠黏膜纹呈纵行改变。小肠张力和动力减弱时,小肠X线钡剂造影显示小肠管径增宽,肠段舒张扩大,蠕动减弱;动力减弱,钡剂滞留肠段,通过和排空时间明显延长;小肠分泌增加,肠腔内肠液积聚,钡剂涂布困难,肠壁轮廓模糊,黏膜纹呈分散的雪花状;小肠吸收障碍,肠腔内气体积聚,与钡剂共同形成双重造影。

2. CT表现 可显示小肠肠壁水肿增厚,呈分层改变(图3-8-1,图3-8-2)。部分可表现为小肠壁变薄,空肠黏膜皱襞稀少(图3-8-3)。增强扫描肠壁强化减弱,受累小肠边缘模糊,肠腔扩张,肠系膜脂肪密度增高。肠系膜末梢血管增粗扩张,常合并腹水形成。

【鉴别诊断】 小肠吸收不良综合征主要需与Whipple病相鉴别。Whipple病为罕见的全身多系统疾病,多见于欧美人群。临床以脂肪泻和关节痛为特征,或伴有腹痛及消化道出血症状。小肠X线钡剂造影显示黏膜增厚、钡剂涂布分散、分节或聚集。CT显示肠系膜及腹膜后淋巴结肿大。活检显示病变组织黏膜固有层内存在大量PAS阳性的巨噬细胞浸润。

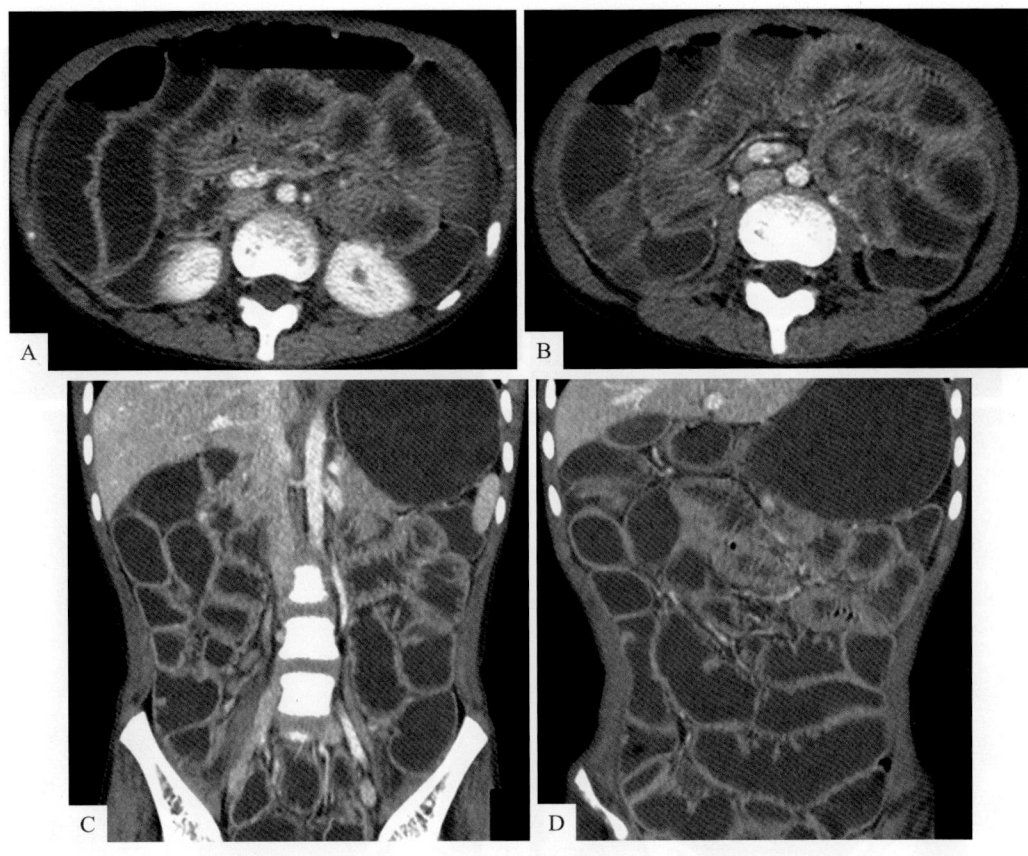

图 3-8-1 小肠吸收不良

门脉期CT增强图像（A、B）、门脉期冠状面CT重建图像（C、D）显示小肠肠壁弥漫性增厚，增强扫描肠壁强化减弱，可见分层强化改变。

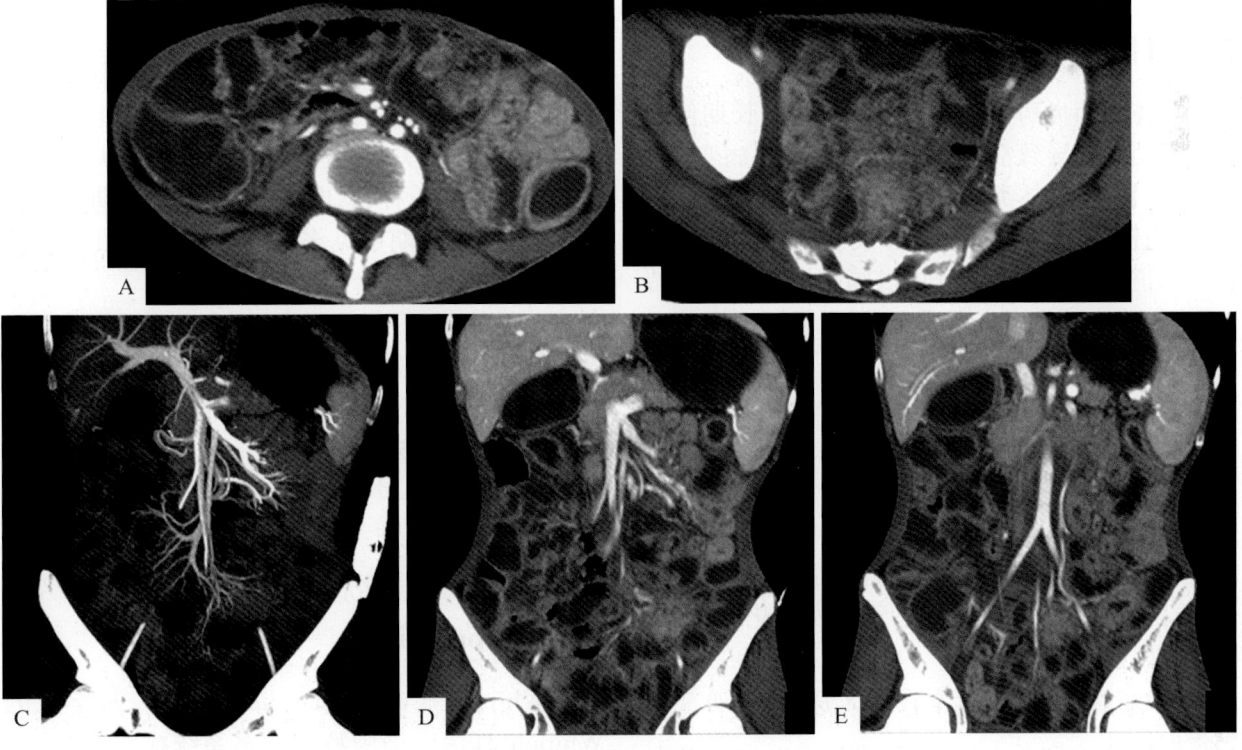

图 3-8-2 小肠吸收不良

门脉期CT增强图像（A、B）、门脉期冠状面CT重建图像（D、E）显示小肠壁弥漫性略增厚，增强扫描肠壁强化减弱。冠状面CT MIP重建图像（C）显示回肠静脉末梢静脉略增粗扩张。

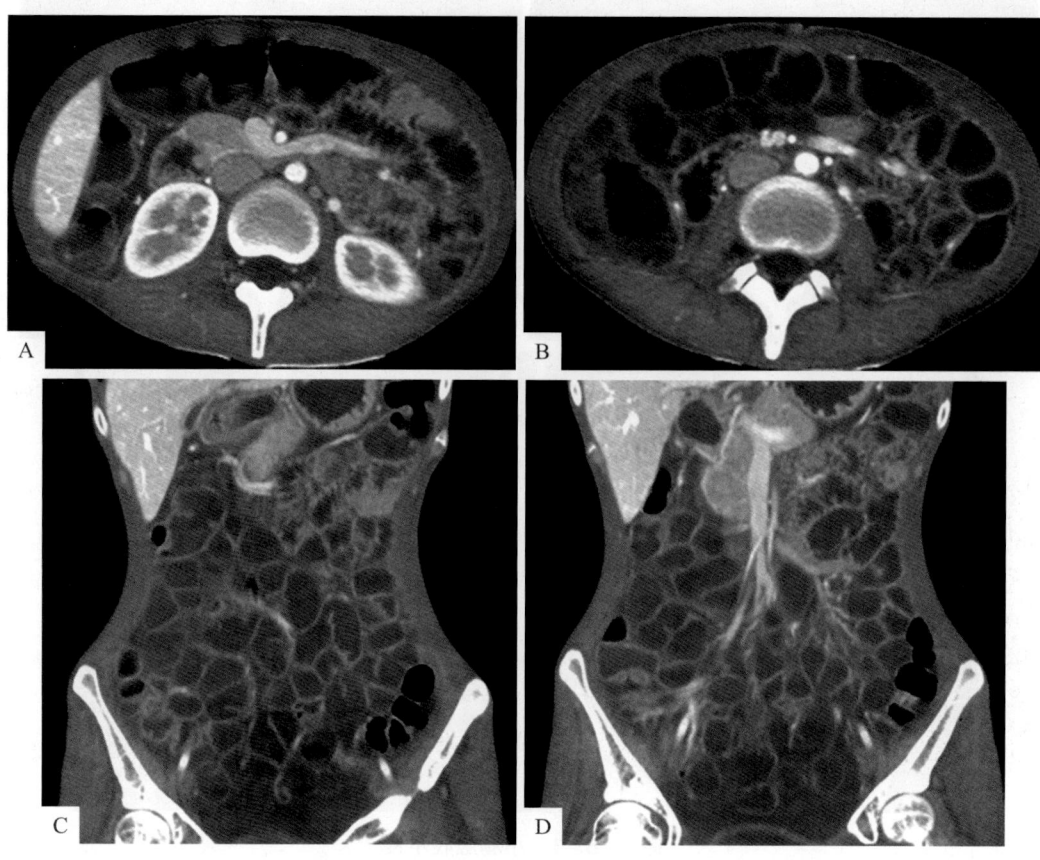

图 3-8-3 小肠吸收不良

门脉期 CT 增强图像(A、B)、冠状面 CT 重建图像(C、D)显示小肠弥漫性肠壁变薄,增强扫描强化减弱。

二、非甾体类消炎药导致的小肠疾病

非甾体类消炎药导致的小肠疾病是指长期使用非甾体类消炎药导致空肠、回肠黏膜炎症性病变。

【病理】 非甾体类消炎药导致的小肠黏膜炎症性改变,内镜下表现为单发或多发黏膜糜烂、溃疡、穿孔及肠道、狭窄、梗阻。其中以膈膜样狭窄为其特征,可能与溃疡继发瘢痕形成有关,常呈同心圆状或环形狭窄。

病理组织学上表现为病灶表面中性粒细胞浸润,黏膜水肿,黏膜出血,淋巴管扩张,纤维肌性增生,肌黏膜凸起,潘氏细胞化生。

【临床表现】 非甾体类消炎药导致的小肠疾病临床症状无特异性,个体差别显著。主要为腹痛、腹泻、低蛋白血症及贫血。严重者可并发消化道出血、溃疡及梗阻症状。

【实验室检查】 实验室检查无特异性,通常有肌钙蛋白增高。

【影像学表现】 非甾体类消炎药导致的小肠疾病影像学表现无特异性,主要表现为非特异性溃疡,以回肠为多见。

1. 小肠 X 线钡剂造影表现 显示小肠黏膜增粗、减少、消失;钡剂分布分散、分节;肠段固定、僵硬、局部蠕动消失;充盈相可见锯齿状或尖刺状突出的龛影或鹅卵石样、息肉样充盈缺损;早期肠腔无狭窄改变,病变晚期可见多发性、环形、隔膜样挛缩及线样不规则肠腔狭窄,肠壁间距增宽。

2. CT 及 MRI 表现 显示肠壁增厚、异常强化及溃疡形成,黏膜皱襞减少、消失,肠腔多发、环形、隔膜样狭窄(图 3-8-4),肠段僵硬固定,肠系膜血管增粗,可并发肠梗阻。

【鉴别诊断】 本病临床症状、病理学表现及影像学表现无特异性,鉴别诊断主要依据患者长期服用非甾体类消炎药病史。

三、Whipple 病

Whipple 病(Whipple disease)是一种罕见的以 Whipple 杆菌感染为特征的多系统疾病,多见于欧美人群。全身多系统均可受累,以小肠受累最多见,胃肠道症状明显。

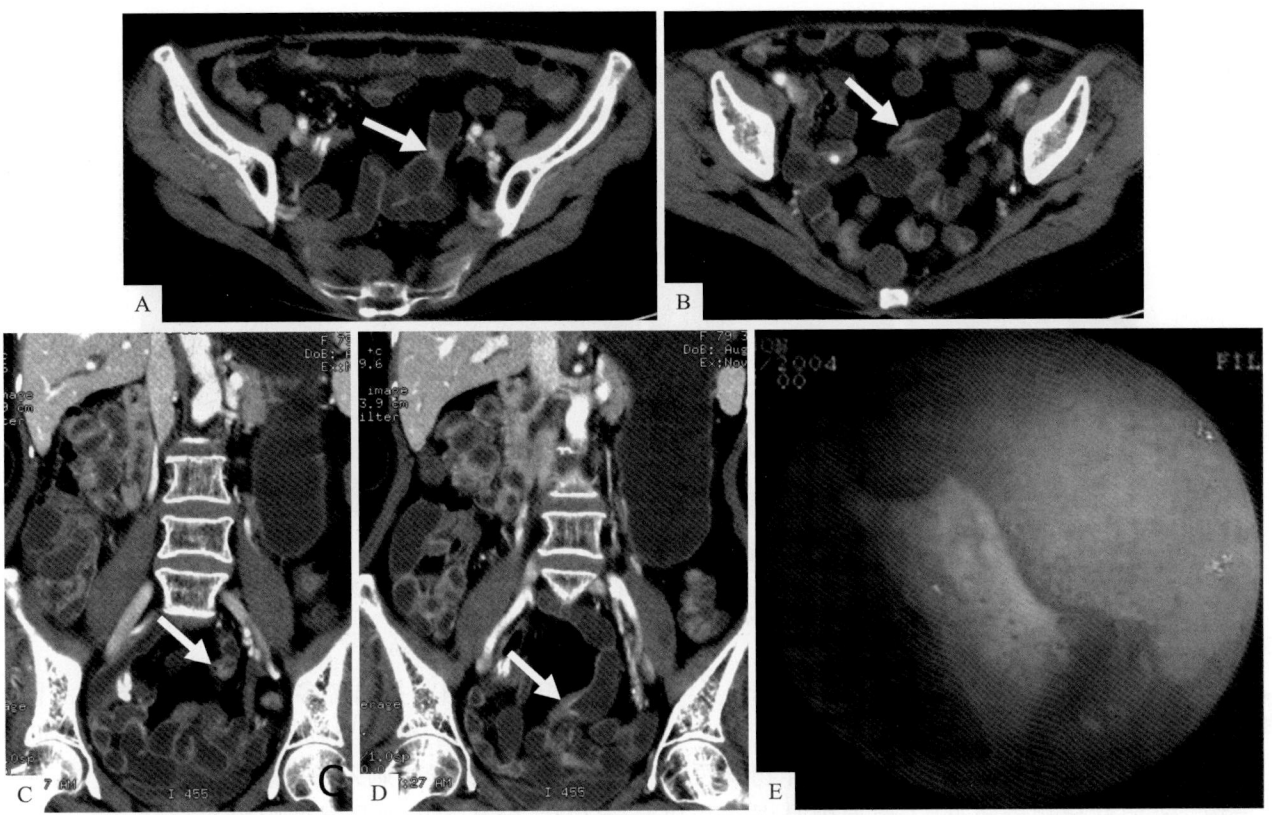

图 3-8-4　非甾体类消炎药所致小肠溃疡

门脉期横断面 CT 增强图像（A、B）、冠状面 CT 重建图像（C、D）显示回肠两段肠壁增厚，肠腔狭窄，呈对称性增厚改变，增强扫描见黏膜面明显强化（箭）；小肠镜图像（E）显示小肠黏膜较大片溃疡，溃疡边缘清晰，不规则溃疡，溃疡表面覆白苔，周边黏膜充血。（见彩色插页）

【病理】　病变多累及十二指肠、空肠及回肠末端，很少累及全小肠。肉眼观察病变小肠僵硬肥厚，黏膜呈灰暗色伴散在黄色斑块；镜下显示小肠绒毛缩短、萎缩，以黏膜固有层出现 PAS 染色阳性的巨噬细胞及黏膜下淋巴管扩张为特征。

【临床表现】　起病隐匿，以进行性脂肪泻及反复发作的游走性关节痛为特征，同时可伴有低蛋白血症及神经系统异常。严重者可出现恶病质。

【实验室检查】　无特异性，主要表现为小肠吸收障碍引起的低胆固醇、低血钾、低血钙及低蛋白血症。

【影像学表现】

1. 小肠 X 线钡剂造影表现　小肠 X 线钡剂造影显示小肠黏膜增粗、小肠充盈钡剂分散、分节或聚集现象；小肠钡剂灌注显示黏膜表面出现散在或聚集成片的直径约 1～2mm 的微小结节，但黏膜厚度正常。

2. CT 表现　显示病变小肠肠壁弥漫性水肿、增厚，肠系膜及腹膜后淋巴结肿大，淋巴管扩张（图 3-8-5）。

【鉴别诊断】　Whipple 病主要应与小肠吸收不良相鉴别。小肠吸收不良为多种原因引起的小肠消化吸收障碍。临床以脂肪泻最为多见。影像学表现为小肠黏膜增厚，肠腔扩张，肠动力异常、肠系膜脂肪密度增高及肠系膜血管增粗。病理学检查显示小肠黏膜固有层大量 PAS 阳性的巨噬细胞浸润。

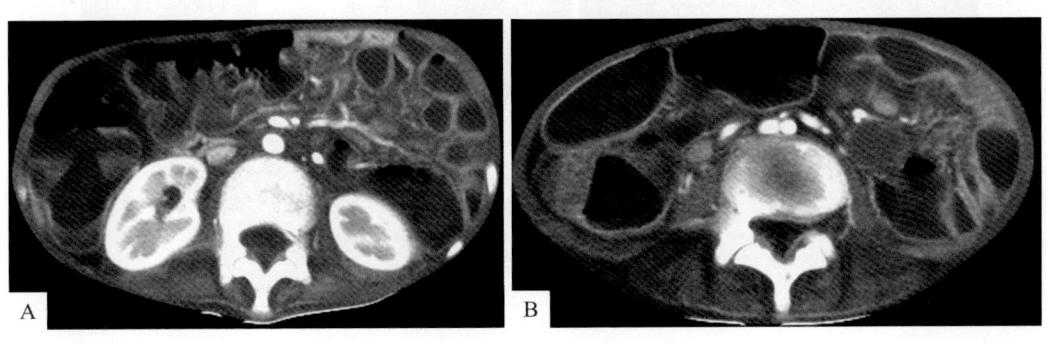

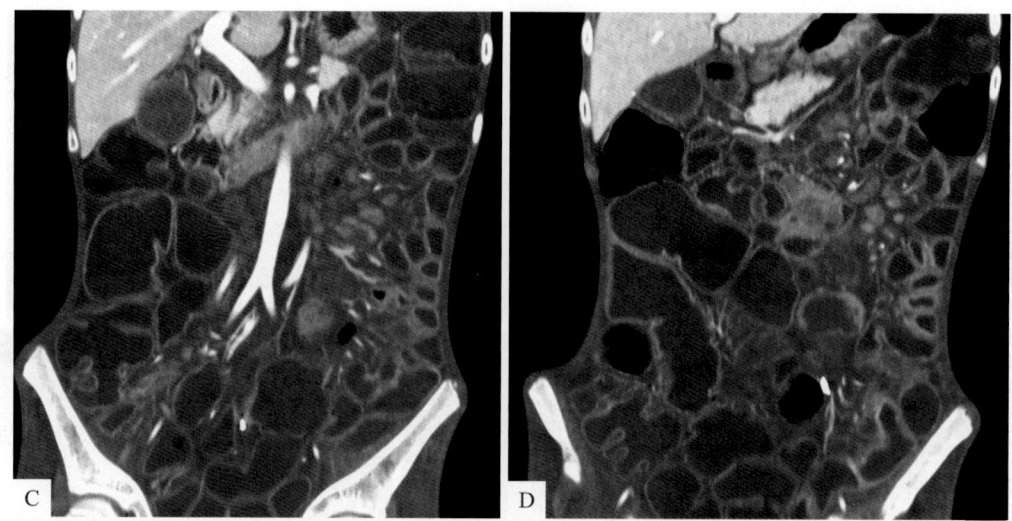

图 3-8-5 Whipple 病

门脉期横断面 CT 增强图像(A、B)、门脉期冠状面 CT 重建图像(C、D)显示小肠壁弥漫性变薄,增强扫描强化减弱,沿肠系膜走行区可见肿大淋巴结影。

四 小肠异物

小肠异物分为内源性异物、外源性异物及医源性异物。外源性异物最多见,主要原因是误吞和故意吞入。误吞主要见于小儿、老年人或精神病患者,误吞物为果核、发夹、假牙、牙签等。故意吞入主要见于企图自杀者和毒贩,吞入物包括刀片、金银首饰、毒品等。内源性异物多见蛔虫进入小肠形成的蛔虫团。医源性异物最常见的是滞留于小肠无法自行排出的胶囊内镜。

【病理】 异物周围小肠黏膜水肿增厚,局部炎性细胞浸润,尖锐异物刺入肠壁长期滞留局部可形成肉芽肿、脓肿,严重者可穿孔。

【临床表现】 临床表现与异物形状、大小、材质密切相关,可自行排出者多无自觉症状,异物滞留可出现相应症状。钝性异物引起梗阻表现为腹痛、腹胀、便秘,尖锐异物刺入肠壁表现为腹痛、发热、便血等症状,穿孔者出现急慢性腹膜炎症状。毒品包装破裂则有相应中毒症状。

【影像学表现】 小肠异物多滞留于幽门、回盲瓣及憩室内。不透光异物 X 线平片即可定位(图 3-8-6A,图 3-8-7A),不透光异物需小肠 CT 造影定位。

CT 扫描可显示异物的形状、结构及异物与肠壁的关系。蛔虫团为"绒线团"状结构,毒品为光滑囊状物,牙签为两头尖锐针状物,首饰则呈不规则链状或环形,胶囊内镜呈内含细微电子结构的椭圆形胶囊状(图 3-8-6,图 3-8-7),金器(图 3-8-8)、假

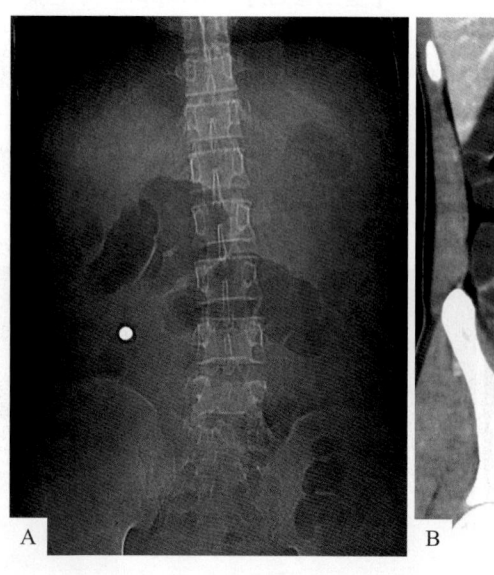
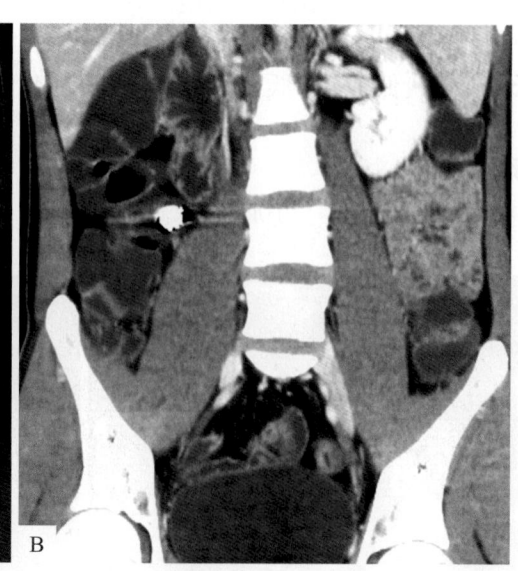

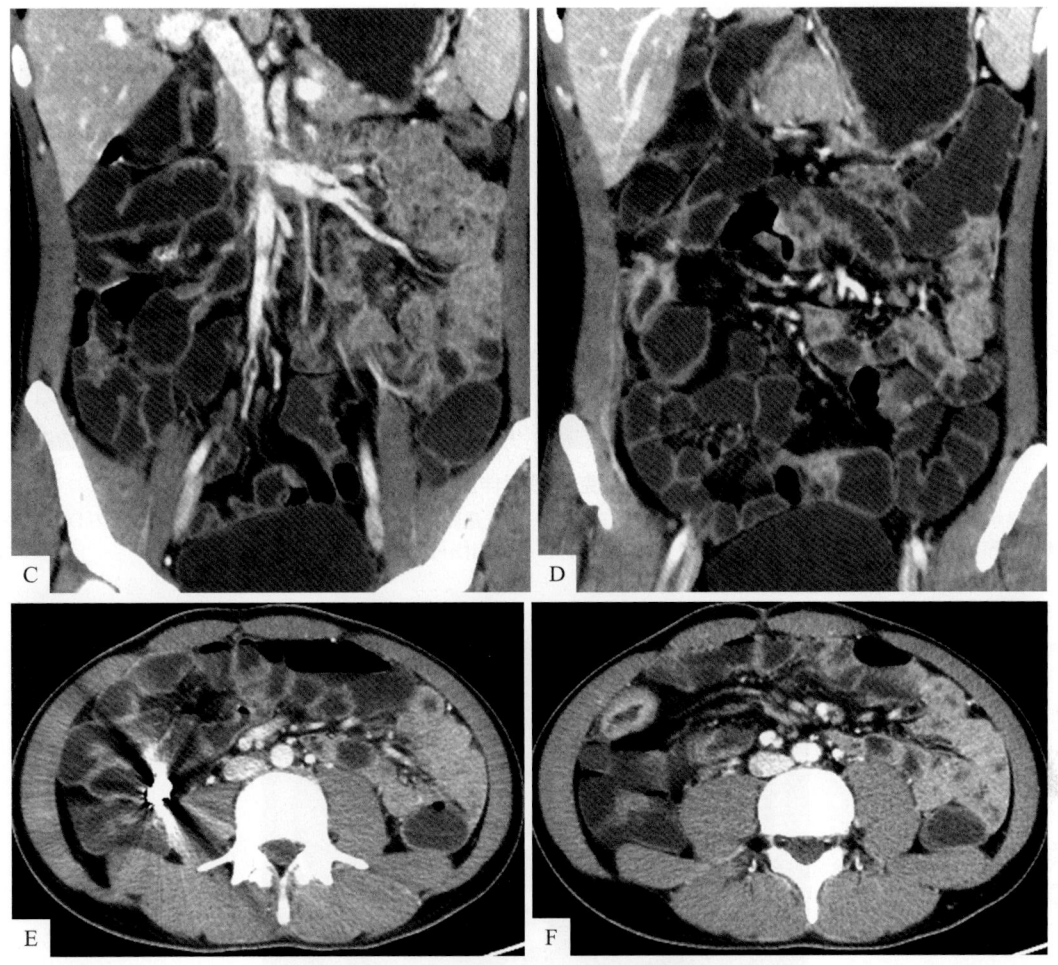

图 3-8-6 克罗恩病伴胶囊内镜滞留

CT 定位图像(A)显示右中下腹小肠腔内高密度异物影;门脉期冠状面 CT 重建图像(B~D)、门脉期横断面 CT 增强图像(E、F)显示小肠节段性肠壁增厚,伴肠腔狭窄,增强扫描黏膜异常强化,图 B、E 可见胶囊内镜滞留,周围可见放射状金属伪影。

牙、刀片、果核表现为相应形状(图 3-8-9)。尖锐异物如牙签刺入肠壁,周围肠壁黏膜增厚水肿、异常强化;刺破肠壁引发穿孔,可见肠壁全层水肿、轮廓模糊,周围脂肪间隙密度增高,淋巴结肿大,肠系膜增厚,出现腹腔游离气体等急慢性腹膜炎、脓肿、内瘘等,并可出现梗阻(图 3-8-10~图 3-8-12)。

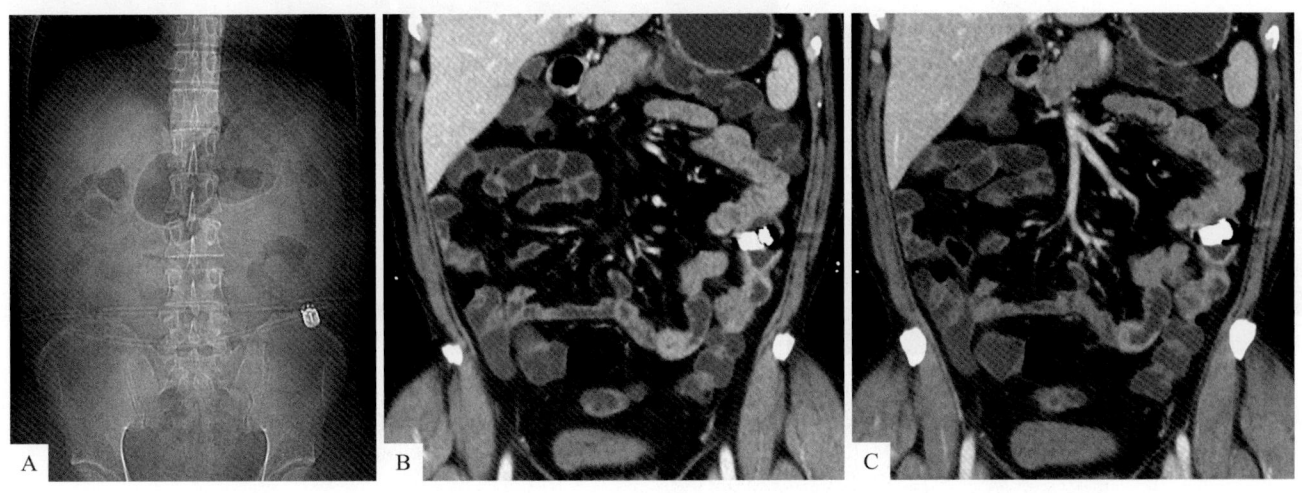

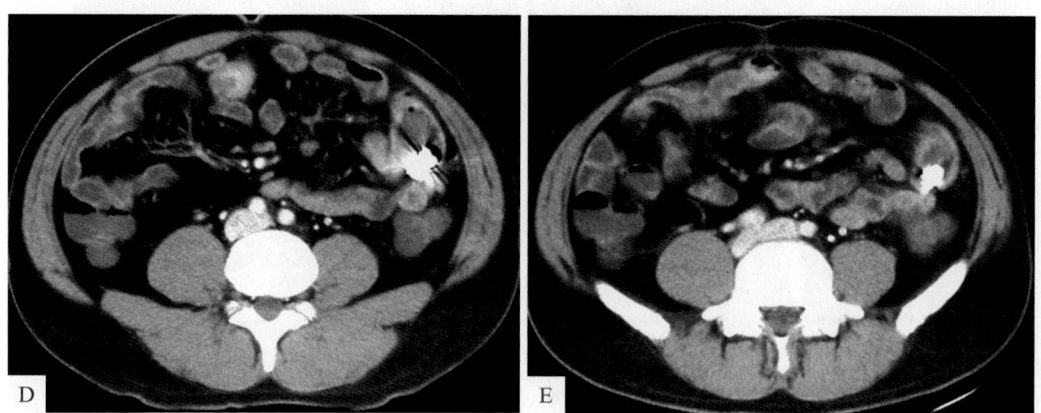

图 3-8-7　克罗恩病伴胶囊内镜滞留

CT 定位图像（A）显示左中下腹小肠腔内高密度异物影；门脉期冠状面 CT 重建图像（B、C）、门脉期横断面 CT 增强图像（D、E）显示小肠节段性肠壁增厚，伴肠腔狭窄，增强扫描黏膜异常强化，图 B、D 可见胶囊内镜滞留，周围可见放射状金属伪影。

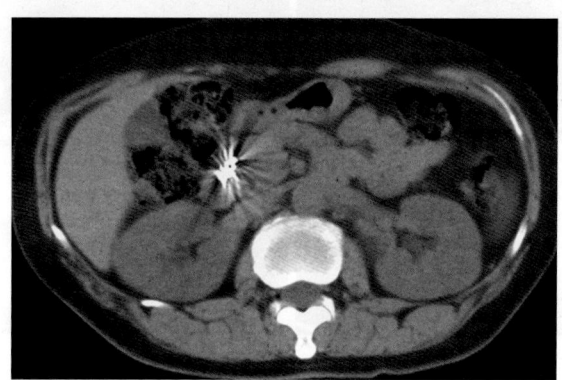

图 3-8-8　小肠异物（金项链滞留）

患者企图自杀，CT 平扫显示金属异物滞留于十二指肠降段。

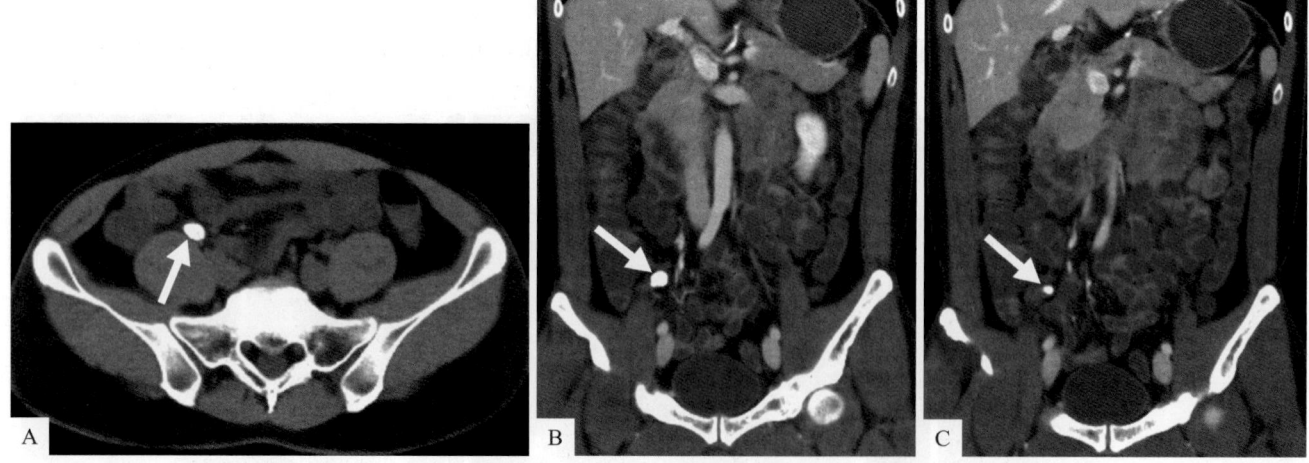

图 3-8-9　小肠异物（假牙）

横断面 CT 平扫图像（A）见右下腹回肠腔内见高密度影，形态类似一颗牙齿样；门脉期冠状面 CT 重建图像（B、C）显示异物所在小肠肠壁未见增厚，周围未见渗出，未见明显炎性反应。

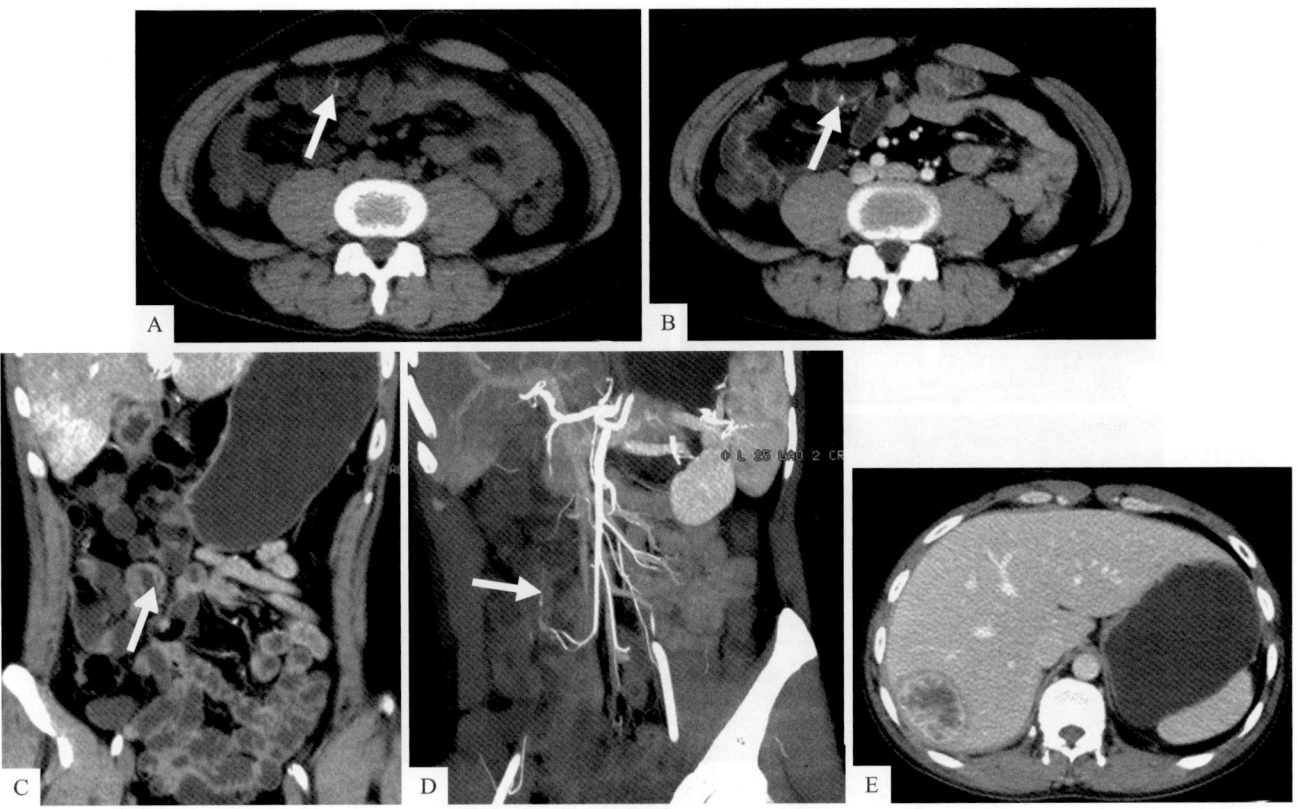

图 3-8-10 小肠异物（牙签滞留）

CT 平扫图像（A）显示中腹部小肠腔内线状异常高密度影（箭）；CT 增强图像（B）、冠状面 CT 重建图像（C）显示异物所在小肠肠壁异常强化（箭）；CT MIP 重建图像（D）可清晰显示牙签全貌（箭）；E. 显示肠内异物造成逆行感染，肝右叶可见类圆形病灶，周边异常强化，外周可见环状水肿带，中央可见液化坏死区，提示肝脓肿。

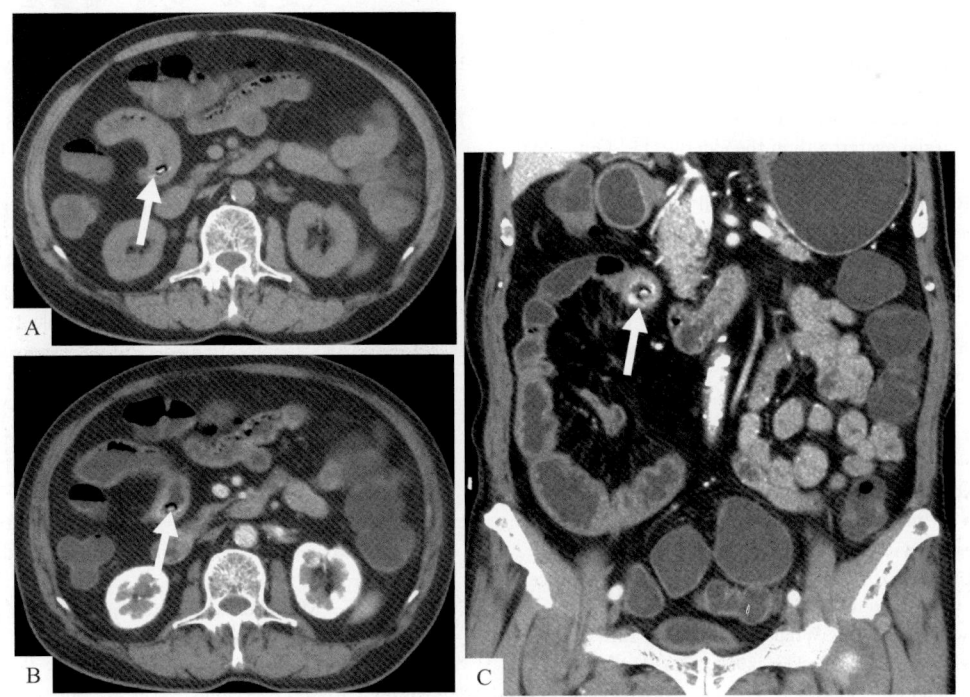

图 3-8-11 小肠异物（枣核嵌顿）

CT 平扫图像（A）见回肠上段腔内异物，中央呈空心状改变，类似枣核（箭）；门脉期横断面 CT 增强图像（B）、门脉期冠状面 CT 重建图像（C）显示枣核所在肠段黏膜明显异常强化，肠腔变窄，周围渗出，近端小肠明显扩张，黏膜增多、增粗呈缺血改变。

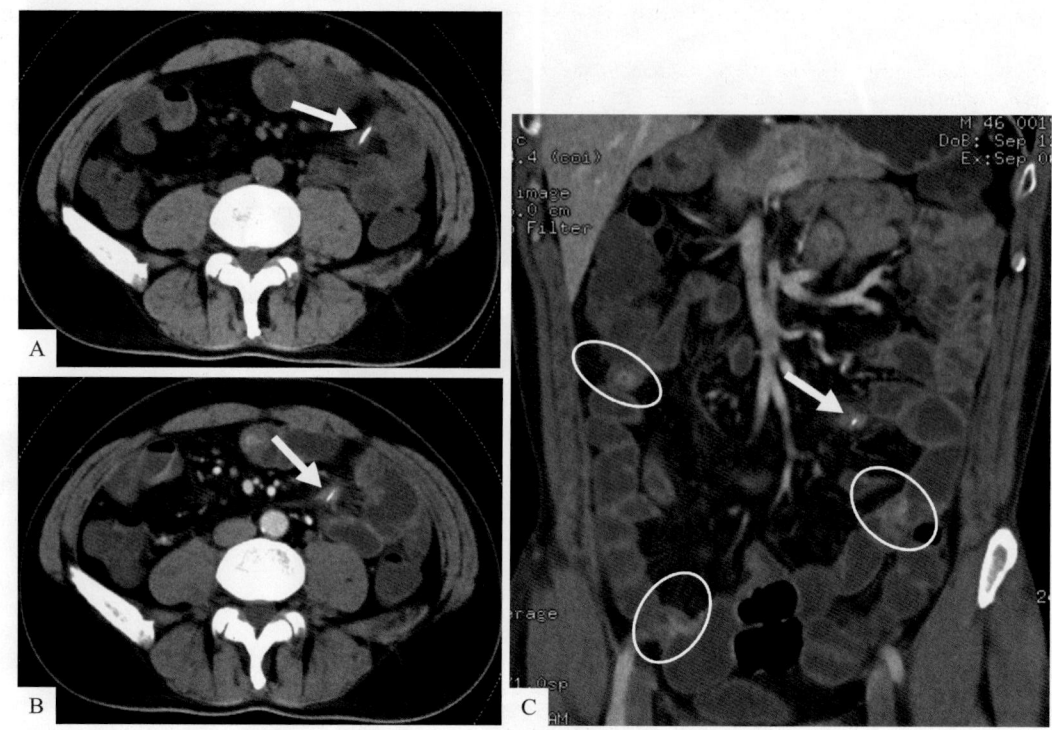

图 3-8-12　小肠异物（鱼刺）

CT 平扫图像（A）、门脉期横断面 CT 增强图像（B）见空肠远段腔内条状高密度异物（箭），并向肠系膜穿破、包裹，呈周边环形强化；门脉期冠状面 CT 重建图像（C）除显示异物之外，还见回肠上段多发环形溃疡、狭窄（圈），提示 CMUSE 伴鱼刺滞留、穿破。

（赵雪松　范婧　徐嘉旭　陈憩　缪飞）

◆ 参考文献 ◆

1. Haboubi NY, Montgomery RD, Asguith P, et al. Significance of small bowel bacterial overgrowth in the elderly [J]. Gut, 1990, 31:1194.
2. Rubersin SE, Rubin RA, Herlinger H. Small bowel malabsorption: clinical perspectives [J]. Radiology, 1992, 184:297-305.
3. 陈星荣，陈九如主编. 消化系统影像学[M]. 上海：上海科学技术出版社，2010:400-405.
4. Naganuma M, Iwao Y, Inoue N, et al. Analysis of clinical course and nonsurgical patients with intestinal Behçet's disease [J]. Am J Gastroenterol, 2000, 95:2848-2851.
5. Kobayashi T, Sudo Y, Okamura S, et al. Monozygotic twins concordant for intestinal Behçet's disease [J]. J Gastroenterol, 2005, 40:421-425.
6. Turan M, Koyuncu A, Koyuncu E, et al. Sigmoid Colon Perforation as an unusual Complication of Behçet's syndrome: Report of a case [J]. Surg Today, 2003, 33:383-386.
7. Naganuma M, Iwao Y, Kashiwagi K, et al. A case of Behçet's disease [J]. J Gastroenterol Hepatal, 2002, 17:105-108.
8. Marth T. New insights into Whipple's disease-a rare intestinal inflammatory disorder [J]. Dig Dis, 2009, 27:494-501.
9. Comer GM, Brando LJ, Abissi CJ. Whipple's disease: A review [J]. Am J Gastroenterol, 1983, 78:107.
10. Ramaish C, Boynton RF. Whipple's disease [J]. Gastroenterol Clin North Am, 1998, 27:683.
11. Fleming JL, Wiesner RH, Short RG. Whipple's disease: Clinical biochemical and bistoparthology features and assessment of treatment in 29 patients [J]. Mayo Clin Proc, 1988, 63:539.
12. Spigelman AD, Arese P, Phillps RKS. Polyposis: the Peutz-Jeghers syndrome [J]. Br J Surg, 1995, 82:1311-1314.
13. Spigelman AD, Murday V, Phillps RKS. CancerandPeutz-Jeghers syndrome [J]. Gut, 1989, 30:1588-1590.
14. Giardiello FM, Welsh SB, Hamilton SR, et al. Increase risk of cancer in the Peutz-Jeghers syndrome [J]. N Engl J Med, 1987, 316:1511-1514.
15. Lang J, Price AB, Levi AJ, et al. Diaphragm disease: pathology of disease of the small intestine induced by nonsteroidal antiinflammatory drugs [J]. J Clin Pathol, 1988, 41:516.
16. Banerjee AK, Enteropathy induced by nonsteroidal antiinflammatory drugs. Br Med J, 1989, 298:1539.
17. 周红宇，周国华，陈叶青. 非甾体类抗炎药致慢性末端回肠炎 1 例并文献复习[J]. 实用放射学杂志，2009，25：1119-1120.
18. 钱瑾. 非甾体类抗炎药与肠道损伤研究进展[J]. 浙江临床医学，2010，2：203-205.
19. Orlando A, Renna S, Perricone G, et al. Gastrointestinal lesions Associated with Spondyloarthropathies. Word J Gastroenterol, 2009, 15:2443-2448.
20. Kelly ME, Mcmahon Le, Jaroszewski, DE, et al. Small bowel diaphragm disease: seven surgical case [J]. Arch Surg, 2005, 140:1162-1166.
21. Coco C, Rizzo G, Manno A, et al, Surgical treatment of small bowel neoplasms [J]. Eur Rev Med Pharmacol Sci, 2010, 14:327-333.
22. Sandrasegaran K, Maglinte DD. Imaging of small bowel-related complications following major abdominal surgery. Eur J Radiol, 2005, 53:374-386.

23. Engin G. Computed tomography enteroclysis in the diagnosis of intestinal diseases [J]. J Comput Assist Tomogr, 2008, 32: 9 - 16.
24. Sandrasegaran K, Maglinte DD, Lappsa JC, et al. Small-bowel complications of major gastrointestinal tract surgery [J]. AJR, 2005, 185: 671 - 681.
25. Lappas JC. Imaging of the postsurgical small bowel [J]. Radiol Clin North Am, 2003, 41: 305 - 326.
26. Lall CG, Sandrasegaran K, Maglinte DT, et al. Bowek complications seen on CT after pancreas transplantation with enteric drainage [J]. AJR, 2006, 187: 1288 - 1295.
27. Quigley S, Colledge J, Mukherjee S, et al. Bariatric surgery: a review of normal postoperative anatomy and complications [J]. Clin Radiol, 2011, 66: 903 - 914.
28. Sandrasegaran K, Maglinte DD, Rajesh A, et al. CT findings for postsurgical blind pouch of small bowel [J]. AJR, 2006, 186: 110 - 113.
29. Mahmood NS, Suresh HB, Hegde V. Blind pouch syndrome following enterocolic anastomosis-multidetector computed tomographic findings [J]. Indian J Gastroenterol, 2009, 28: 142.
30. Andres M, Perez M, Roldan J, et al. Roux-en-Y gastric bypass: major complication [J]. Abdom imaging, 2007, 32: 613 - 618.
31. Husain S, Ahmed AR, Johnson J, et al. Small-bowel obstruction after laparoscopic Roux-en-Y gastric bypass: etiology, diagnosis, and management [J]. Arch Surg, 2007, 142: 986 - 993.
32. Khoury W, Ben-Yehuda A, Ben-Haim M, et al. Abdominal computed tomography for diagnosing postoperative lower gastrointestinal tract leaks [J]. J Gastrointest Surg, 2009, 13: 1454 - 1458.
33. Doeksen A, Tanis PJ, Wust AF, et al. Radiological evaluation of colorectal amastomoses [J]. Int J Colorectal Dis, 2008, 23: 863 - 868.
34. Zissin R, Osadchy A, Gayer G. Abdominal CT findings of delayed postoperative complications [J]. Can Assoc Radiol J, 2007, 58: 200 - 211.
35. Maglinte DD, Sandrasegaran K, Chiorean M, et al. Radiologic investigations complement and add diagnostic information to casule endoscopy of small-bowel diseases [J]. AJR, 2007, 189: 306 - 312.
36. Carucci LR, Turner MA, Shaylor SD. Internal hernia following Roux-en-Y gastric bypass surgery for morbid obesity: evaluation of radiographic findings at small-bowel examination [J]. Radiology, 2009, 251: 762 - 770.

第九节 小肠急腹症

一 小肠穿孔

小肠穿孔(small intestine perforation)是指含十二指肠、空回肠肠管病变穿透肠管壁导致肠内容物溢出至腹膜腔的过程,是许多肠道疾病的严重并发症之一,引起严重的弥漫性腹膜炎,主要表现为剧烈腹痛、腹胀、腹膜炎等症状体征,严重者可导致休克及死亡。

【病因】 小肠穿孔多为十二指肠消化性溃疡,炎症性肠病,小肠憩室,小肠肿瘤,肠系膜缺血性疾病,小肠绞窄性肠梗阻,小肠嵌顿疝,医源性、自发性或外伤性肠穿孔等引起。

【临床表现】 小肠穿孔主要临床表现为腹痛、腹胀。腹痛常突然发生呈持续性刀割样疼痛,并在深呼吸与咳嗽时加重。疼痛范围与腹膜炎扩散的程度有密切相关,如有全身感染中毒症状时可有发热、寒战、心率加快、血压下降等中毒性休克表现。

【影像学表现】
1. X线表现 在X线片上,腹膜内游离气体是小肠穿孔的主要征象。X线摄片直立位的膈下区域、仰卧位上腹壁下、肝脾间隙及肠管壁外等正常解剖位置外可以见到游离气体(图 3 - 9 - 1)。
2. CT表现 在CT上表现为前腹壁下、肝门肝裂、小网膜囊内等部位的游离气体影(图 3 - 9 - 2,图

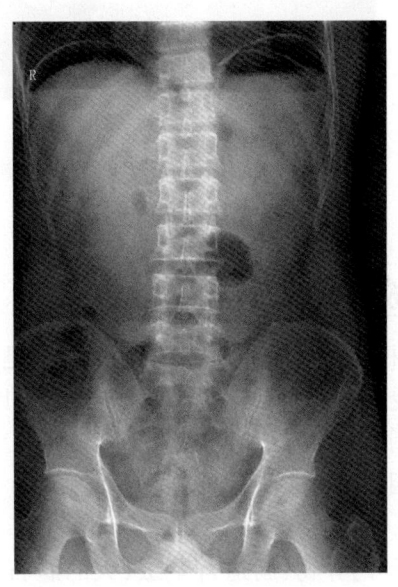

图 3 - 9 - 1 小肠穿孔
腹部立位X线片显示膈下新月形游离气体影,手术证实为十二指肠球部溃疡穿孔。

3 - 9 - 3);如局部肠壁增厚边缘模糊,则有助于穿孔部位的确定,腹膜内游离液体以及肠麻痹是胃十二指肠穿孔的次要征象,腹水多聚集在肝肾间隙、脾肾间隙、肠间隙等部位。肠麻痹则表现为肠蠕动减少或消失、肠腔积气等,这在超声检查中具有特别重要的诊断学意义。

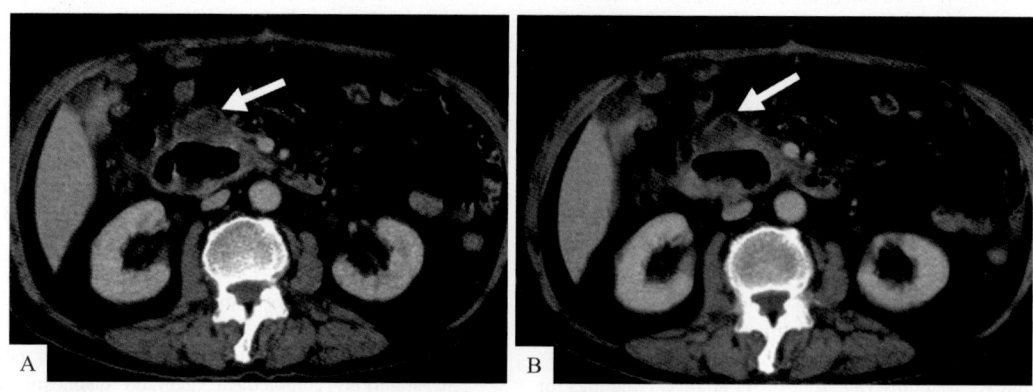

图 3-9-2 十二指肠穿孔

CT 增强图像(A、B)显示十二指肠肠腔积气扩张,周围包裹性液体密度影,周边呈环形强化改变(箭),术后病理证实为十二指肠穿孔伴感染。

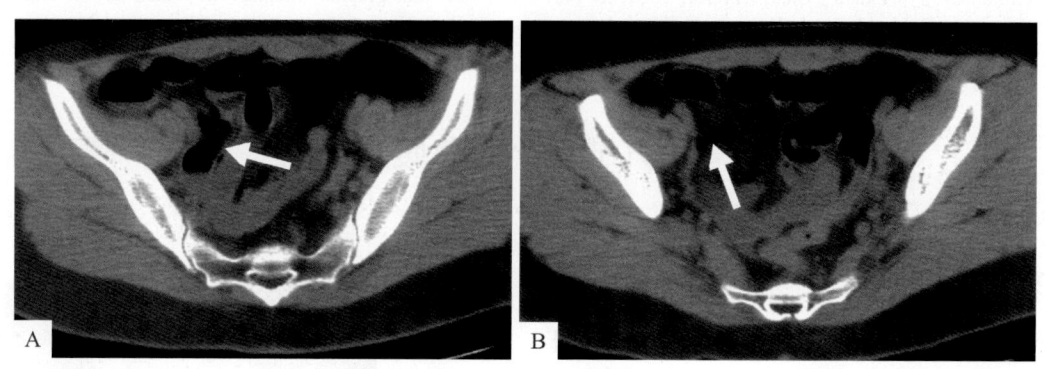

图 3-9-3 回肠穿孔

CT 增强图像(A、B)显示肠系膜内斑片状游离气体影,范围较为局限(箭),周围回肠肠腔积液,肠壁增厚,术中探查见回肠穿孔。

二、小肠梗阻

小肠梗阻(small bowel obstruction)是由肠腔堵塞、肠管受压、肠壁病变等多种病因引起,其中粘连、嵌顿疝和肿瘤是造成梗阻的主要因素。

【病因】

1. 机械性肠梗阻　其原因如下。

(1) 肠内异物:肠道寄生虫、大的胆石及粪块堵塞或嵌顿。

(2) 肠道内息肉样新生物:引起肠道堵塞。

(3) 肠套叠:部分小肠功能不全,动力减少,引起小肠套叠。成人肠套叠常因肿瘤引起。

(4) 肠先天性异常:包括先天性肠闭锁、Meckel 憩室狭窄等肠先天性异常,一般较少见。

(5) 肠道或腹膜炎症性病变:如肠结核、克罗恩病、结核性腹膜炎、放射性肠炎、药物导致的肠道炎性溃疡所引起的狭窄等。

(6) 肠粘连:常因腹腔或盆腔手术后或腹腔内慢性炎症性病变(如结核性腹膜炎、克罗恩病等)所致,以小肠粘连居多。

(7) 疝:如腹股沟斜疝、腹内疝及股疝等发生嵌顿。

(8) 肠扭转:扭转多因肠系膜肿瘤或其基底部狭窄等所致。

(9) 肠管外肿瘤等压迫:如腹腔内网膜、肠系膜的巨大肿瘤,腹膜后巨大肿瘤,胰腺假性囊肿等均可使肠管受压,严重者发生肠梗阻。

2. 绞窄性肠梗阻　肠管的血供发生障碍所致。常可造成肠壁肌肉活动消失,如肠管血供不能及时恢复则肠管极易发生坏死,尤其是经终末支供血的肠管。血供发生障碍多见于各种原因所致的肠系膜动脉、静脉血栓形成或栓塞。

【临床表现】　腹痛、呕吐、腹胀,无排便和无肛门排气是肠梗阻的主要临床表现。这些症状的出现和梗阻发生的急缓、梗阻部位的高低、肠腔堵塞的程度有密切关系。

1. 腹痛　单纯性机械性肠梗阻一般为阵发性剧烈绞痛,由于梗阻以上部位的肠管强烈蠕动所致。这类疼痛可有以下特点:①波浪式的由轻而重,然后又减轻,经过平静期再次发作。②腹痛发作时可感有气体下降,到某一部位时突然停止,此时腹痛最为剧烈,然后有暂时缓解。③腹痛发作时可出现肠型或肠蠕动,患者自觉似有包块移动。④腹痛时可听到肠鸣音亢进,有时患者自己可以听到。绞窄性肠梗阻由于有肠管缺血和肠系膜的嵌闭,往往为持续性腹痛伴有阵发性加重,疼痛也较剧烈。有时肠系膜发生严重绞窄,可引起持续性剧烈腹痛,除腹痛外其他体征都不明显,可以造成诊断上的困难。麻痹性肠梗阻腹痛往往不明显,阵发性绞痛尤为少见。结肠梗阻除非有绞窄,腹痛不如小肠梗阻时明显,一般为胀痛。

2. 呕吐　呕吐在梗阻后即可发生,在早期为反射性的,呕吐物为食物或胃液。然后即进入一段静止期,再发呕吐时间视梗阻部位而定,如为高位小肠梗阻,静止期短,呕吐较频繁,呕吐物为胃液、十二指肠液和胆汁。如为低位小肠梗阻,静止期可维持1～2d,之后再呕吐,呕吐物为带臭味的粪样物。如为绞窄性梗阻,呕吐物可呈棕褐色或血性。结肠梗阻时呕吐少见。

3. 腹胀　腹胀一般在梗阻发生一段时间以后开始出现。腹胀程度与梗阻部位有关,高位小肠梗阻时腹胀不明显,低位梗阻则表现为全腹膨胀,常伴有肠型。麻痹性肠梗阻时全腹膨胀显著,但不伴有肠型。闭襻型肠梗阻可以出现局部膨胀,叩诊鼓音。因回盲瓣关闭,结肠梗阻可以显示腹部高度膨胀而且往往不对称。

4. 排便排气停止　在完全性梗阻发生后排便、排气即停止。在早期由于肠蠕动增加,梗阻以下部位残留的气体和粪便仍可排出,所以早期少量的排气、排便不能排除肠梗阻的诊断。在某些绞窄性肠梗阻如肠套叠、肠系膜血管栓塞或血栓形成,可自肛门排出血性液体或果酱样便。

【影像学表现】

腹内疝

腹内疝是小肠通过腹膜或肠系膜的正常或异常的孔道、裂隙离开原有位置而进入腹腔内的某一解剖间隙。腹内疝的疝孔分为先天性和后天性,先天性包括正常的孔或由腹膜附着和内部旋转异常引起的,后天性多由炎症、创伤和手术引起。如果不治疗,会迅速演变为绞窄和缺血,总体病死率高达50%。准确的影像学评估有助于早期诊断和及时干预。CT能够检测肠襻和疝环,识别周围结构移位,观察疝环及疝囊周围重要的血管,已成为首选成像技术,在术前诊断和制订手术计划中发挥着重要作用。图3-9-4展示了常见腹内疝的解剖部位。

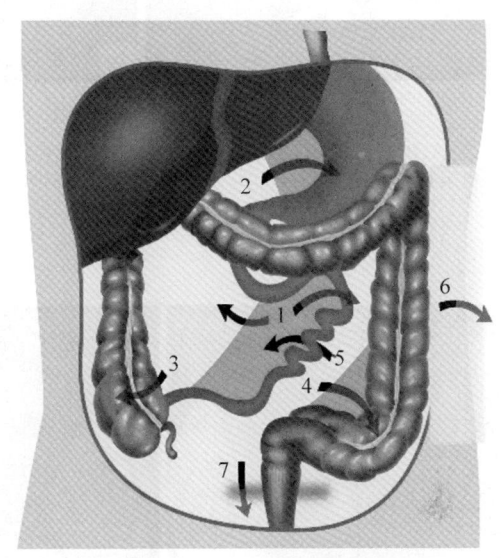

图3-9-4　腹内疝解剖部位示意图
1.十二指肠旁疝;2.网膜孔疝;3.盲肠周围疝;4.乙状结肠周围疝;5.经肠系膜疝;6.网膜疝(方块区域示意大网膜向旁侧展开);7.盆腔疝及膀胱上疝。

1. X线钡剂造影表现　表现为梗阻以上肠管积气、积液与肠管扩张。疝入肠管肠腔扩张,肠管位置相对固定。

2. CT表现

(1) 肠道形态:小肠梗阻时,位于异常解剖位置内的囊状肿块或扩张的小肠襻簇。

(2) 肠系膜异常:疝孔处血管和肠系膜脂肪汇聚,关键肠系膜血管移位,如果出现绞窄,可见肠系膜血管充血、聚拢、扭曲、拉伸。

(3) 周围脏器位置:疝囊周围结构移位。

(4) 腹内疝分类。

1) 十二指肠旁(左侧或右侧)疝(53%):最常见的腹内疝,大约3/4发生在左侧。男性比女性明显好发,两者的比率约3:1。左侧十二指肠旁疝CT表现为左肾旁前间隙水平的囊状成簇扩张的小肠肠襻,可在胃和胰腺之间的十二指肠空肠连接处或横结肠和左肾上腺之间。右侧十二指肠旁疝表现为位于右中腹、十二指肠降段外侧和下方的一簇扩张小肠襻,肠系膜上动脉和右侧结肠静脉位于小肠疝的前内侧(图3-9-5)。

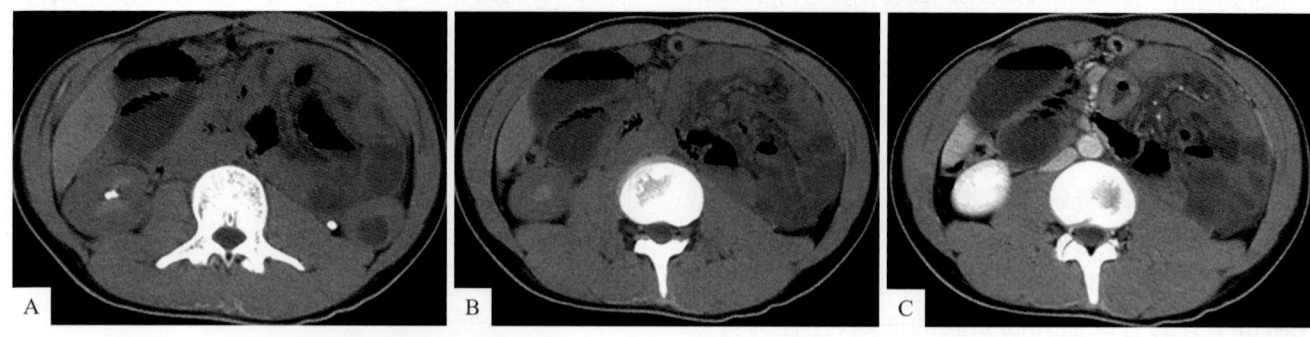

图 3-9-5　左侧十二指肠旁疝

CT 平扫图像(A、B)显示左上腹小肠包裹粘连成团,似"囊实性肿块",小肠明显扩张积液;CT 增强图像(C)显示包裹成团的小肠增强扫描肠壁未见强化,提示肠坏死。

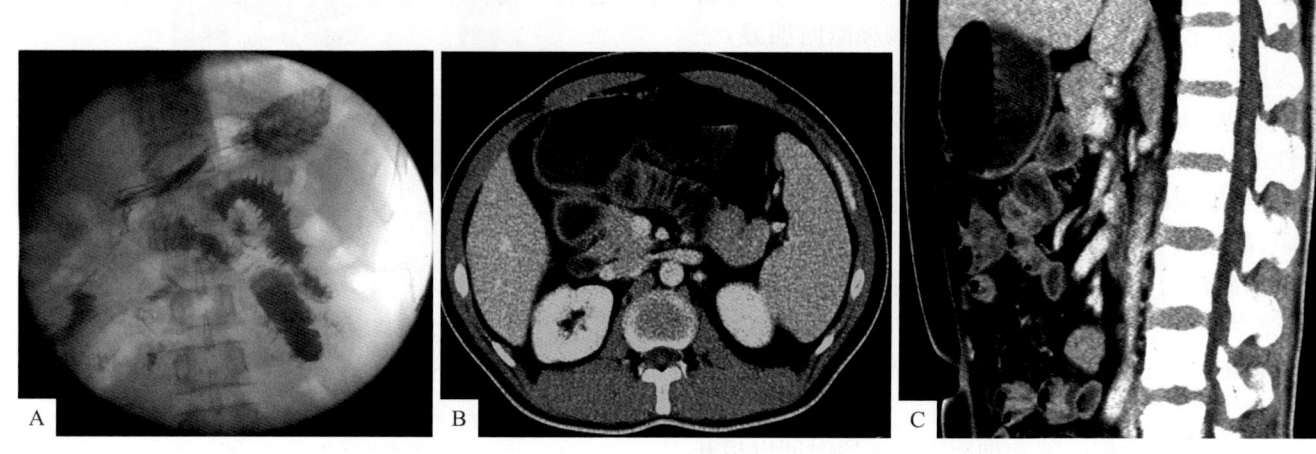

图 3-9-6　网膜孔疝

X 线钡剂造影(A)显示一段空肠疝入小网膜囊内,疝入肠管肠腔扩张,位置相对固定;门脉期 CT 增强图像(B)、矢状面 CT 重建图像(C)显示部分空肠疝入小网膜囊内,疝入空肠肠管积液、扩张(手术证实)。

2) 盲肠周围疝(13%):急性期常表现为右下腹剧烈疼痛,与阑尾炎或肠粘连导致肠梗阻的症状类似。CT 表现为盲肠外侧或升结肠后方的簇状扩张的小肠肠襻,占据右侧结肠旁沟,右半结肠受压向前内方移位。

3) 网膜孔疝(8%):又称 Winslow 孔疝,为小肠或其他脏器经 Winslow 孔疝入网膜囊内。CT 表现为门腔静脉间隙、胃与胰之间多发充气的肠襻,管腔内可见气液平面,朝向 Winslow 孔的肠襻逐渐变尖呈"鸟嘴征",且肠系膜血管拉直、进入网膜孔内,胃受压向前移位(图 3-9-6)。

4) 经肠系膜疝(8%):分为经结肠系膜疝和经小肠系膜疝,前者较为常见。该型是儿童腹内疝最常见的类型,多发生在 Treitz 韧带附近或回盲瓣处。近年来随原位肝移植及胃分流术等伴有 Roux-en-Y 吻合术式的广泛应用,经肠系膜疝发病率增加。可位于腹膜腔内任何潜在腔隙,好发于右中腹。CT 表现为疝入的肠襻紧邻腹壁,无网膜脂肪被覆。疝口处肠管受压、拥挤,肠系膜血管呈"缆绳征"改变(图 3-9-7,图 3-9-8)。

5) 盆腔疝及膀胱上疝(6%):盆腔疝最常见的是阔韧带疝,CT 表现为盆腔内扩张积气积液肠管,肠襻向后外侧压迫乙状结肠,向前压迫子宫(图 3-9-9)。膀胱上疝 CT 表现为膀胱周围簇状积聚的扩张、积气、积液肠管,疝口处肠管可见狭窄和管壁增厚肿胀。

6) 乙状结肠周围疝(6%):分为 3 种类型即乙状结肠间疝、经乙状结肠系膜疝和乙状结肠系膜内疝。CT 可显示扩张的小肠肠管疝入乙状结肠的左后方,乙状结肠受压向右前移位,疝口多位于乙状结肠与左侧腰大肌之间,或乙状结肠肠襻之间。

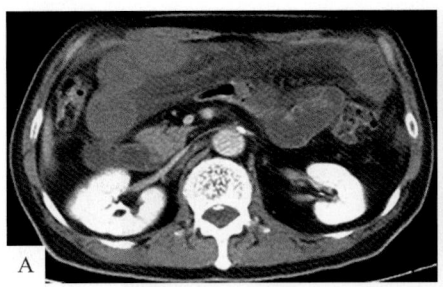
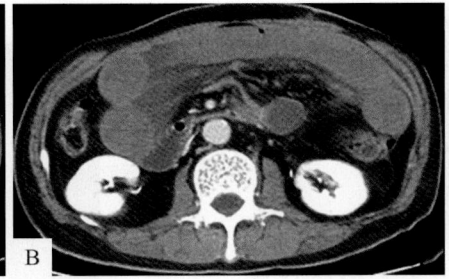
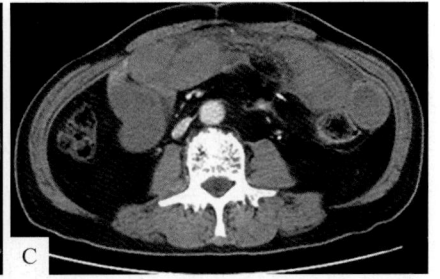

图 3-9-7 经肠系膜疝

CT 增强图像（A～C）显示中上腹小肠明显积液扩张，增强扫描未见强化，提示肠坏死，相应肠系膜明显水肿，呈"缆绳征"改变，密度增高。

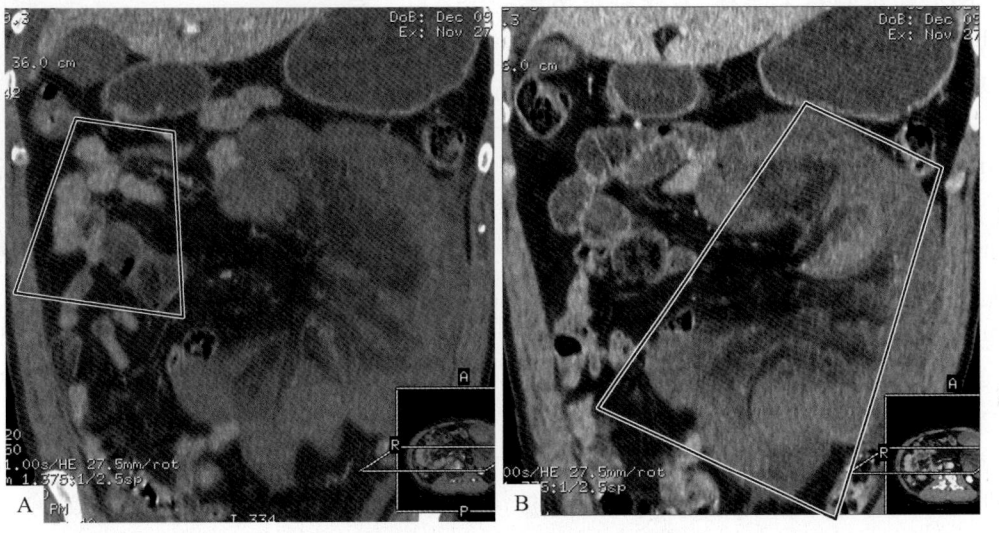

图 3-9-8 经肠系膜疝

CT 增强图像（A、B）显示左中上腹小肠明显积液扩张，增强扫描未见强化（B，梯形），提示肠坏死，相应肠系膜明显水肿，呈"缆绳征"改变，密度增高，右上腹见部分正常强化小肠（A，梯形）。

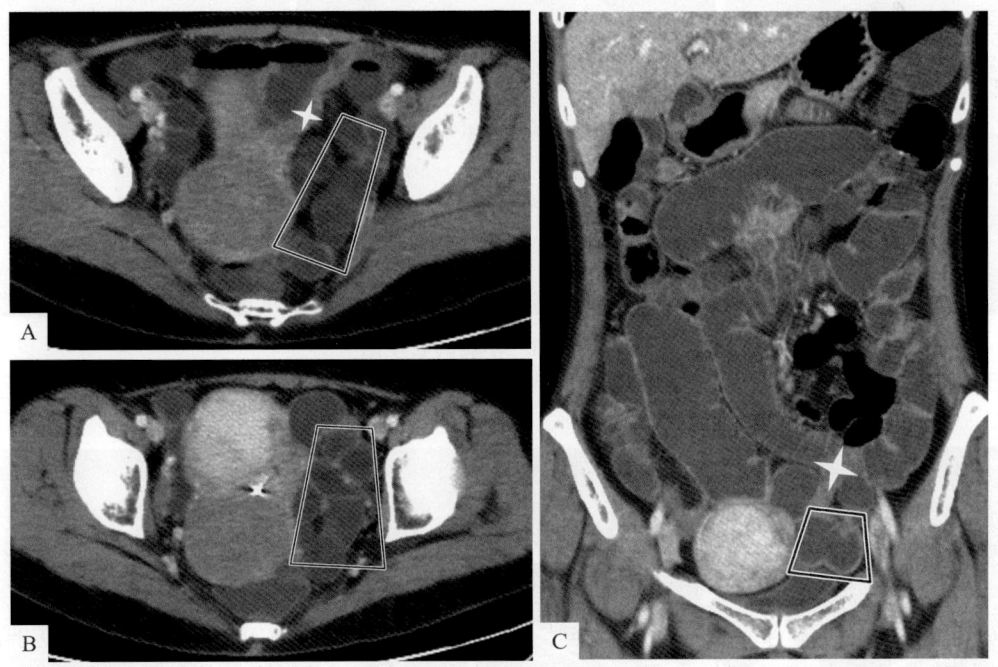

图 3-9-9 子宫阔韧带疝

门脉期 CT 增强图像（A、B）、门脉期冠状面 CT 重建图像（C）显示盆腔左侧子宫阔韧带影（星），部分回肠位于左侧子宫阔韧带后方（梯形），其近端小肠肠腔扩张明显。

7) 网膜疝(1%～4%)：可分为两型，第一型指肠管经大网膜游离部的一个缺损疝出，相对常见；第二型指肠管经胃结肠韧带的一个缺损疝入网膜囊内，较少见。疝入肠管可为小肠、盲肠或乙状结肠，临床及影像学表现均与经肠系膜疝相似。

小肠粪石

小肠粪石梗阻是一种少见病，由于早期该病表现不典型，酷似急性胃炎的症状，如腹痛伴呕吐，并可有暂时的缓解假象，因此，首诊常在内科，易被误诊。小肠粪石的发病机制尚不清楚，有文献报道粪石可由枣核、异物等组成。

1. X线表现　早期不典型，如不透光异物粪石时，腹部立卧X线平片可以看到稍高密度异物，并梗阻以上肠管积气、积液与肠管扩张；如透光异物粪石时，腹部立卧X线平片只能看到梗阻以上肠管积气、积液与肠管扩张影（图3-9-10）。

2. CT表现　CT扫描可应用于任何肠梗阻或怀疑肠梗阻患者的诊断，尤适用于怀疑绞窄的病例。如有条件，最好行增强CT扫描。由于肠腔内积气、积液、肠管充盈，扫描时一般不需要口服对比剂。不过，口服对比剂可更精确地显示梗阻的部位和程度。小肠直径超过2.5cm即为异常；近段肠襻扩张，而远端肠襻瘪陷即可诊断为小肠梗阻。小肠粪石征(feces sign)见于梗阻的近端，虽不常见，但它是机械

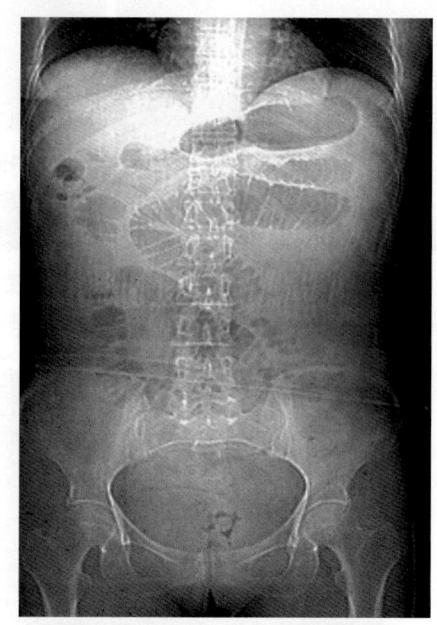

图3-9-10　粪石性小肠梗阻

腹部立位X线片显示中上腹小肠明显积气扩张，未见明显气液平面。

性肠梗阻的可靠征象（图3-9-11，图3-9-12）。扩张与管腔狭窄肠襻的移行处便是梗阻的部位。管腔狭窄肠襻的凹陷程度和梗阻远端残余肠内物的量反映了梗阻的程度，假若口服对比剂进入凹陷的肠段，提示梗阻是部分性或不完全性的。

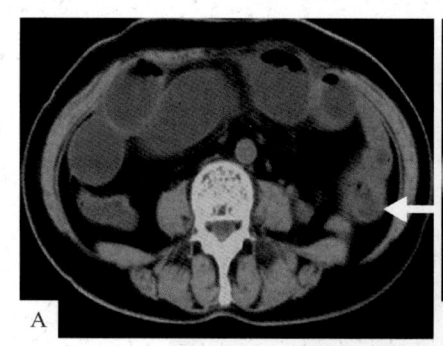 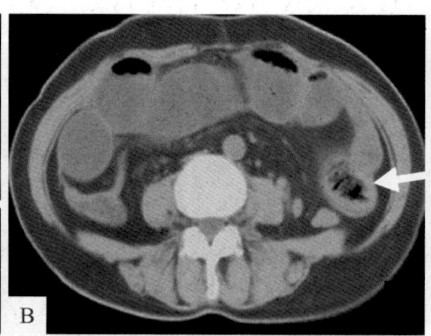 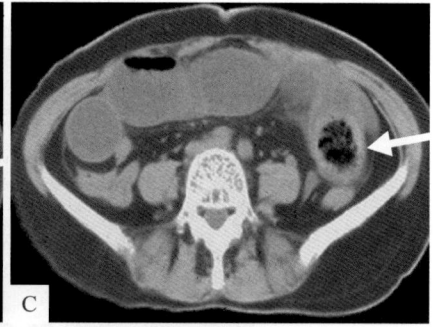

图3-9-11　小肠粪石梗阻

CT平扫图像(A)、CT增强图像(气腹窗)(B,C)显示中上腹小肠腔内容物类似粪石样(箭)，近端小肠明显积气、积液、扩张。

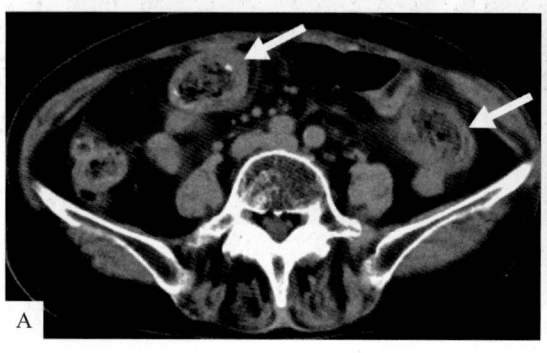 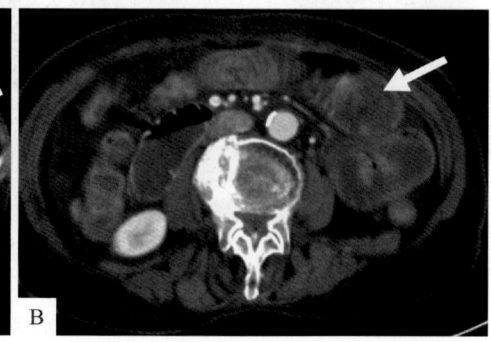

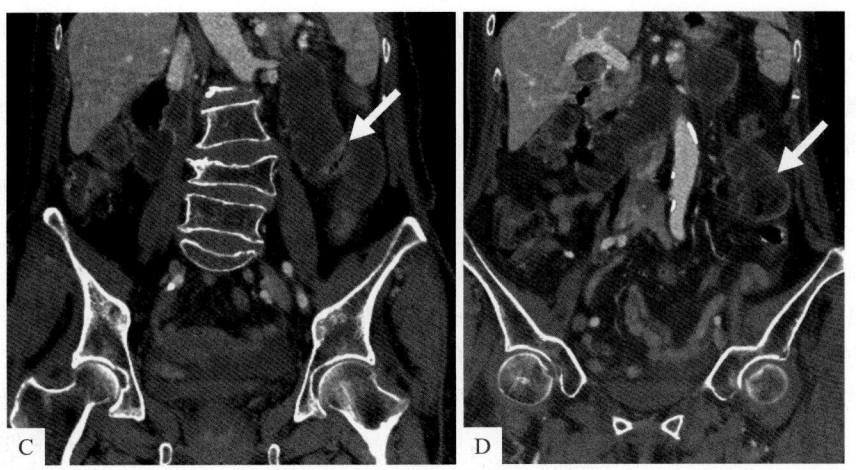

图 3-9-12　小肠粪石多发梗阻

CT 平扫图像(A)见空肠上段肠腔内粪石影(箭),中间间隔肠腔明显积液扩张;门脉期横断面 CT 增强图像(B)、门脉期冠状面 CT 重建图像(C、D)清晰显示粪石嵌顿,嵌顿处肠腔狭窄,近端小肠明显积液、扩张,肠壁水肿增厚,呈分层强化,提示缺血。

3. **胆石性肠梗阻**　胆石性肠梗阻是一种由于腔内异位胆结石引起的机械性肠梗阻,临床罕见。其病因可能是胆结石引起胆囊或胆总管内压力逐渐增加,从而使胆囊(管)壁变薄而出现部分消蚀形成胆肠内瘘,之后结石在肠道内连续向远端移动所致。瘘管可以在胆囊和胃肠道的任何部位(包括胃和结肠)之间形成,最常发生在胆囊和十二指肠之间,若导致十二指肠梗阻,则称为 Bouveret 综合征。另一常见的梗阻部位是回肠末端和回盲瓣,多由 > 2.5cm 的胆结石引起,可出现完全性肠梗阻表现,引起腹痛、呕吐、腹胀等,若不及时处理,病情可进一步发展为脱水、电解质紊乱、休克。

CT 是最可靠的诊断方法,优于平片和超声。胆道系统积气、异位胆结石和小肠梗阻的影像学表现构成 Rigler 三联征(图 3-9-13)。此外,胃肠钡餐有助于发现胆肠内瘘口或扩张的胆胰壶腹括约肌开口;纤

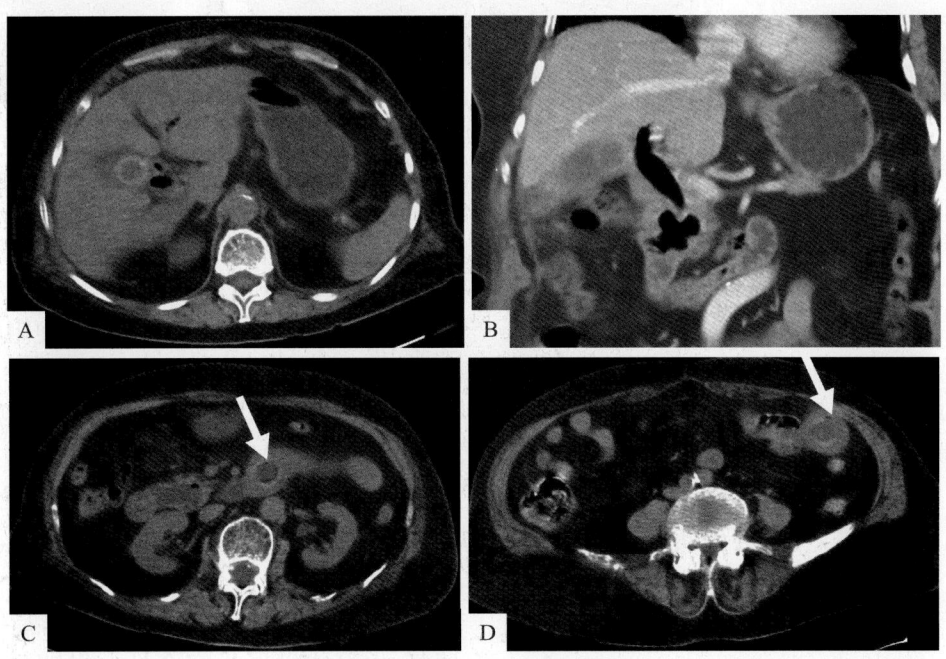

图 3-9-13　小肠胆石梗阻

患者老年女性,主诉右侧腹痛 10d,横断面 CT 平扫图像(A)、增强扫描冠状面 CT 重建图像(B)见胆囊结石,肝内外胆管积气,十二指肠憩室,予对症支持治疗后好转。两年后患者因呕吐 4d 入院,CT 平扫图像(C)显示十二指肠与空肠交界处粪石影(箭),原胆囊结石未见显示;4d 后再次复查 CT(D)见结石已转至左下腹小肠内,近端小肠壁增厚水肿。术中探查空肠近段内可见明显质硬结石,结石致空肠肠腔完全梗阻,近端小肠水肿扩张。

维十二指肠镜或结肠镜也可发现胆肠内瘘口或嵌顿结石；腹部B超可以显示嵌顿结石和瘘口的位置。

4. 输入襻梗阻

（1）小肠急性完全性输入襻梗阻：多见于结肠前Billroth Ⅱ式输入襻对胃小弯吻合术后的患者。

病因有以下两个方面。①输入及输出襻空肠呈交叉状：输出襻在前，若其系膜牵拉过紧形成索带压迫输入襻肠管，即可造成急性完全性输入襻梗阻；②输入襻过长：穿过输入襻和横结肠系膜之间的间隙形成内疝，因其为闭襻性梗阻，所以易致绞窄而引起肠管坏死与穿孔。

临床表现为突发性上腹部剧烈疼痛，呕吐频繁但量不大，也不含胆汁，呕吐后症状不缓解。上腹部有压痛，甚至可触及可疑包块。病情进展快，不久即出现烦躁、脉快、血压下降等休克表现。

（2）慢性不完全性输入襻梗阻：发生在Billroth Ⅱ式输入襻对胃小弯的术式较为多见。

导致慢性不完全性部分梗阻的原因如下。①吻合时胃肠组织翻入过多：输入襻过短牵拉成锐角或过长致扭曲、粘连。②进食间期胆汁、胰液和十二指肠液潴留在输入襻内：进食后这些消化液分泌明显增多，使输入襻内压突然增高并激发肠管加强收缩，暂时克服了梗阻。

临床表现为进食后30 min左右即感上腹部胀痛或绞痛，并放射到肩胛部，随即突然喷射性呕吐大量不含食物的胆汁样液，呕吐后症状消失。

腹部平片常显示为正常。小肠X线钡剂造影显示输入襻充盈扩张淤积（不完全梗阻）或输入襻不充盈（完全梗阻）。CT扫描显示邻近胰腺的两个或多个薄壁囊状结构及"U"形的管径粗细均匀的输入襻；肠系膜上动脉前移；胆囊及胆道由于梗阻部位肠腔压力增高而囊性扩张（图3-9-14）。超声检查显示输入襻扩张呈囊性管状结构。同位素^{99m}Tc检查显示输入襻持续性蠕动。

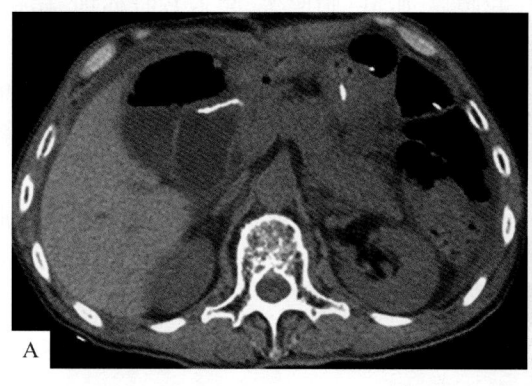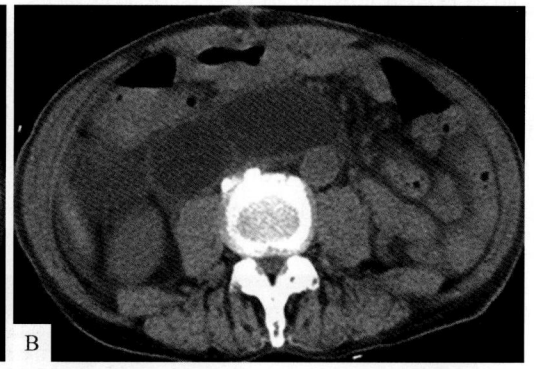

图3-9-14 输入襻梗阻

胃大部切除术后，CT平扫图像（A、B）显示两个薄壁圆形囊状结构与胰腺相邻，囊状结构内明显积液扩张，提示输入襻梗阻。

【鉴别诊断】

1. 肠扭转　两者均可见肠管移位，肠系膜血管呈漩涡影，均可见肠梗阻征象；肠扭转无疝口，而小肠内疝有。

2. 粘连性肠梗阻　两者均可见梗阻肠管，前者有肠管及其附属血管聚集、疝口，后者无。

3. 腹茧症　本病极少见，是指部分肠管被纤维包膜包裹，造成肠管闭襻，可见类似疝口、肠管集束、肠梗阻征象，以及假"包膜"。小肠内疝无假"包膜"。

三 小肠扭转

小肠扭转（small bowel volvulus）的儿童患者多为肠道发育畸形所致，成年患者多继发于一定的病理基础之上，如手术后局部的粘连、肠系膜肿瘤、系膜过长等，小肠扭转多为顺时针方向，通常超过270°。小肠扭转发生后是否有肠梗阻的表现还与发生扭转的肠襻长短和扭转的度数有一定的关系。一般而言，如扭转的肠襻短小更容易出现梗阻，而肠襻较长时，一般需要扭转180°~360°以上时才会造成梗阻。小肠扭转发生后其系膜也随之发生扭转，肠系膜血管被扭曲压迫，影响肠襻的血运，容易发生肠穿孔和腹膜炎。

扭转可为完全性或不完全性，后者有时可自行回复，也可能发展为完全性。扭转可涉及部分小肠或全部小肠，也常见于乙状结肠。扭转使系膜绞窄，先压迫静脉，回流受阻，组织充血水肿；继而发生动脉供血障碍。肠管早期肿胀，呈紫红色，颜色逐渐转暗,最后成为黑色,失去弹性和光泽,并有血性渗出及臭味。肠腔有较多血性液。肠系膜水肿增厚,可有出血。

【临床表现】 小肠扭转表现为急性机械性肠梗阻症状。常有饱食后剧烈活动等诱发因素,发生于儿童者则常与先天性肠旋转不良等有关。表现为突然发作剧烈腹部绞痛,多在脐周围,常为持续性疼痛阵发性加重;腹痛常牵涉腰背部,患者往往不敢平仰卧,喜取胸膝位或蜷曲侧卧位;呕吐频繁,早期腹胀不明显,压痛较轻,无明显腹肌紧张和反跳痛;可以没有高亢的肠鸣音,随时间的推移腹胀明显并逐渐加剧,有时呈不对称性腹胀,腹部压痛和肌紧张。腹部有时可扪及压痛的扩张肠襻。

【影像学表现】

1. X线表现　小肠扭转X线表现为梗阻以上肠管积气、积液与肠管扩张。在气液充盈的前提下,小肠肠襻直径超过3 cm,即可诊断为小肠梗阻。扭转小肠上方肠腔内可见液平面,一般在梗阻5~6 h后出现;立位检查可见到阶梯样长短不一的液平面;卧位检查时可见到胀气肠襻的分布情况,小肠居中央,结肠占据腹部外周(图3-9-15)。高位空肠扭转梗阻时,胃内出现大量的气体和液体。低位小肠扭转梗阻,则液平面较多。

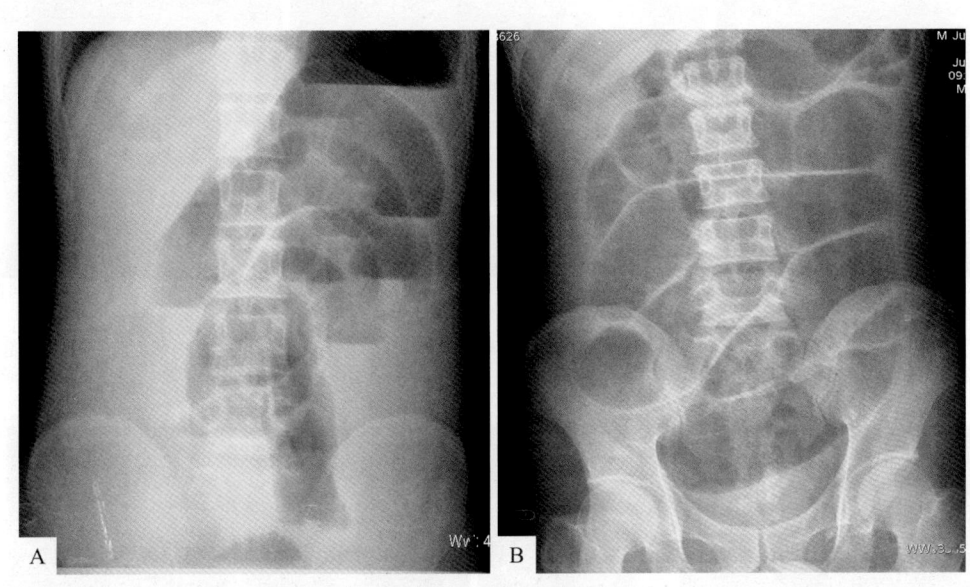

图3-9-15　小肠扭转
A.腹部立位X线平片显示阶梯样长短不一的液平面;B.腹部卧位X线平片显示胀气肠襻的分布情况,小肠居中央,结肠占据腹部外周,提示小肠扭转。

怀疑有小肠扭转梗阻的患者首先应立位拍片。休克或休克前期的危重患者不适合X线平片检查,特殊情况下,患者可采取仰卧位,拍侧位X线片。大约完全梗阻3~5 h后,才会出现扩张的肠襻,因此,腹痛3 h之内施行X线检查,可能出现阴性结果,应于3~5 h之后拍片或复查。

2. CT表现　CT扫描典型者显示闭襻型肠梗阻,闭襻内肠管扩张、充气明显,有液平面,根据肠粘连形态,可判断空肠、回肠位置发生了置换。在不同层面,可出现U形或C形的小肠襻,汇聚于扭转部位的放射状系膜及其内被拉伸的血管,紧紧扭曲的血管有人称之为旋转征(whirl sign)(图3-9-16)。在梗阻部位的肠襻呈圆形、卵圆形或三角形;从扭转的纵轴切面看,呈鸟嘴征(beak sign),即梗阻的部位肠管纺锤样变细(图3-9-17)。如梗阻时间较长时肠系膜水肿,呈弥漫性肿胀、模糊表现;增强扫描可发现肠壁增强延迟、较弱或不增强。晚期病例可出现肠壁积气(pneumatosis intestinalis),提示坏死和大量腹水等。CT血管造影(CT angiography, CTA)和DSA可直接显示血管闭塞、狭窄和肠缺血(图3-9-18)。

3. 超声表现　小肠扭转时彩色多普勒超声可有特征性表现:①小肠、十二指肠及胃扩张,内充满液体或以液体为主的内容物;②肠系膜根部血管位置移动,表现为静脉"包绕"肠系膜上动脉,彩色多普勒检查表现为顺时针方向的"漩涡征"。小肠扭转诊断一般不用血管造影,偶尔因其他原因进行选择性肠系膜上动脉造影,如该动脉梗阻或痉挛,可见动脉随系膜扭转成圈。

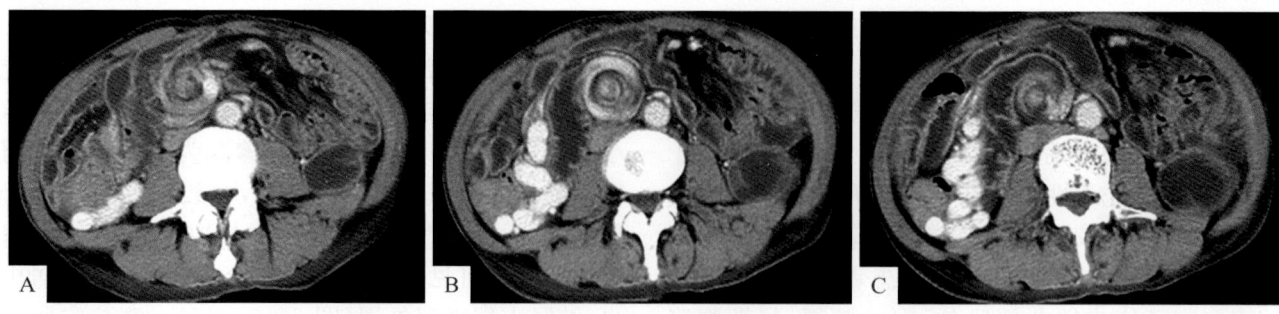

图 3-9-16 小肠扭转

A~C. CT 增强图像显示中上腹小肠肠管扩张、充气明显,有液平面,空肠、回肠位置发生了置换,可清楚显示汇聚于扭转部位的放射状系膜及其内被拉伸的血管。

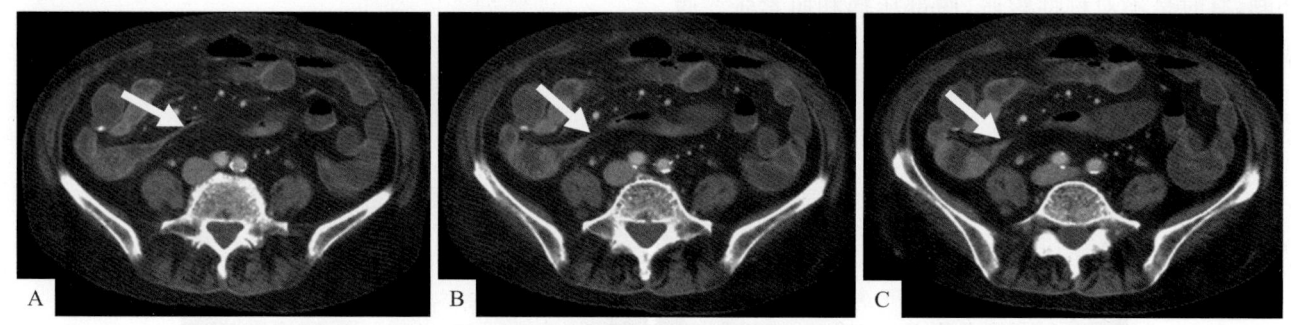

图 3-9-17 小肠扭转

CT 增强图像(A~C)显示中上腹小肠明显积液、扩张,梗阻部位的小肠肠襻呈卵圆形或三角形,扭转的纵轴切面显示梗阻的部位肠管纺锤样变细,呈鸟嘴样改变(箭)。

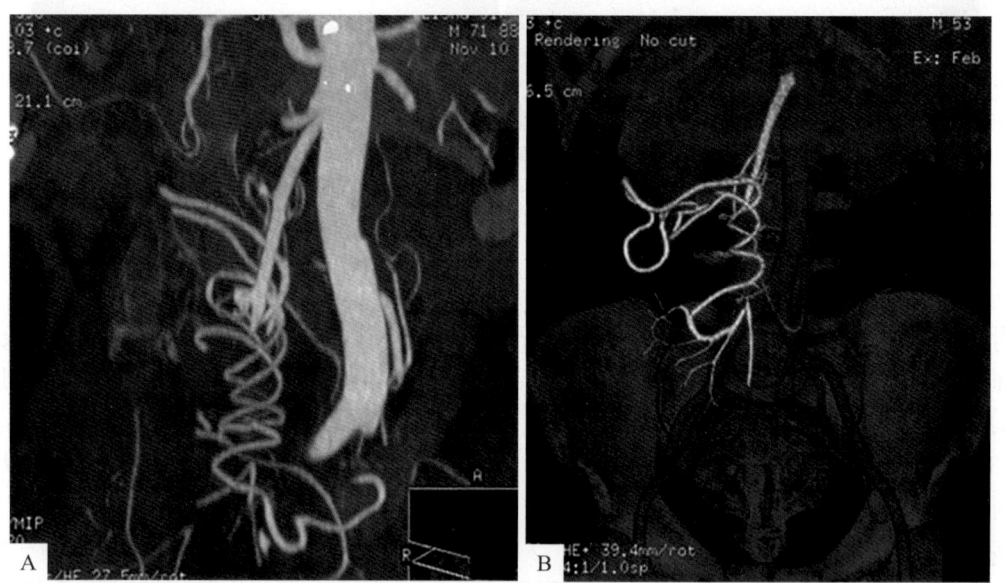

图 3-9-18 小肠扭转

CT MIP(A)及 VR(B)重建图像显示小肠扭转时,肠系膜血管呈"龙卷风样"旋转改变,更能清晰显示血管闭塞、狭窄部位。

【鉴别诊断】 肠扭转患者均应考虑有肠梗阻征象,X 线检查均可证实诊断,但需和肠套叠、机械性肠梗阻、粪便嵌塞、肿瘤等进行鉴别。

四 肠套叠

肠套叠(small bowel intussusception)是指一段肠管套入邻近的另一段肠腔内,是婴儿时期的急性病,多发生于 4~12 个月的健康婴儿,成人也可以发生。

【病因】 小肠肠套叠分原发性和继发性两种,95% 为原发性,多为婴幼儿,病因迄今尚未完全清楚,在腹腔内发生肠套叠的肠段及其附近均找不出显著的器质性因素。有人认为婴儿回盲部系膜固定未完善,活动度较大是引起肠套叠的原因。约 5% 病例为继发性,多为年长儿,发生肠套叠的肠管可见明显的机械原因,如梅克尔憩室翻入回肠腔内,成为肠套叠的起点。肠息肉、肠肿瘤、腹型紫癜致肠壁血肿等均可牵引肠壁而发生肠套叠。有些促进因素可导致肠蠕动的节律发生紊乱,从而诱发肠套叠,如饮食改变、腹泻及其病毒感染等均与之有关。

肠套叠可发生于肠管的任何部位。大多数病例套叠部位起于回肠末端套入结肠(回盲型)。少数为小肠套入小肠(小肠型)、结肠套入结肠(结肠型)及回肠先套入远端回肠,然后整个再套入结肠内形成复套(回-回、结肠型)。被套入的肠段进入鞘部后,其顶点可继续沿肠管推进,肠系膜也被牵入,肠系膜血管受压。

【临床表现】 肠套叠可致腹部绞痛,表现为原先安静的患儿突然出现明显烦躁不适,可有全身强直。双腿向腹部屈曲,表情痛苦,症状突发突止;无法表达的小婴儿则出现阵发性哭吵,发作间隙表现正常或安静入睡。随着病情进展,腹痛间歇可出现淡漠、嗜睡。常见呕吐,开始为不消化食物,继而吐胆汁样物,呕吐后可有全身扭动,屏气表现。肠套叠初期,患儿排出少量正常粪便,后期粪便中出现血迹,随之因肠缺血坏死而排暗红色血块或果酱样大便。

【影像学表现】

1. X 线表现 在空气灌肠前先做腹部正侧位全面透视检查,观察肠内充气及分布情况。注气后可见在套叠顶端有致密软组织肿块呈半圆形,向结肠内突出,气体前端形成明显杯口影,有时可见部分气体进入鞘部形成不同程度钳状阴影(图 3-9-19)。诊断明确的同时也可加压进行复位治疗。

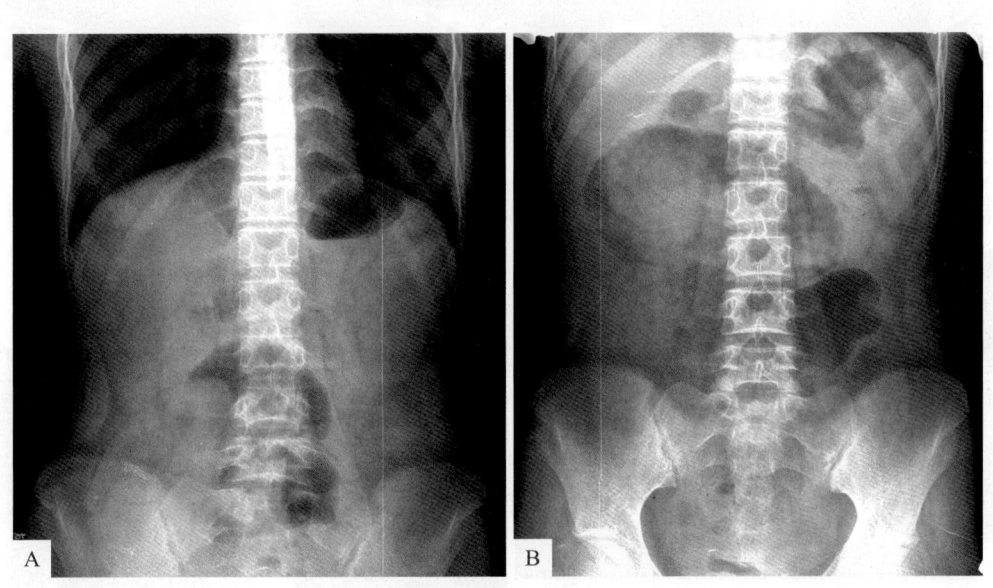

图 3-9-19 肠套叠
腹部立卧位 X 线图像(A、B)显示中下腹部肠管明显积气、扩张,套叠顶端有致密软组织肿块。

2. CT 表现 肠套叠特征性的 CT 表现为"靶征、同心圆征"。肠套叠的部分由三层肠壁组成:外层为鞘部(外筒),中间层为套叠肠段的折入部(中筒),最内层为套叠肠段的返回部(内筒)(图 3-9-20~图 3-9-22)。肠系膜附着于肠壁的一侧,随套入肠段进入中筒与内筒之间,而且能够进一步明确引起肠套叠的病因,对临床治疗有指导意义。有些成人慢性复发性肠梗阻时一般为不全性肠梗阻,症状较轻,多表现为阵发性腹痛,由于套叠可自行复位,发作后检查常为阴性,所以应当在发作时做 CT 扫描。

3. 超声表现 为首选检查方法,可以通过肠套叠的特征性影像协助临床确定诊断。在肠套叠横断面上显示为"同心圆"或"靶环"征,纵切面上呈"套筒"征。

【鉴别诊断】 急性肠套叠临床症状和体征不典型时,注意与下列疾病鉴别。

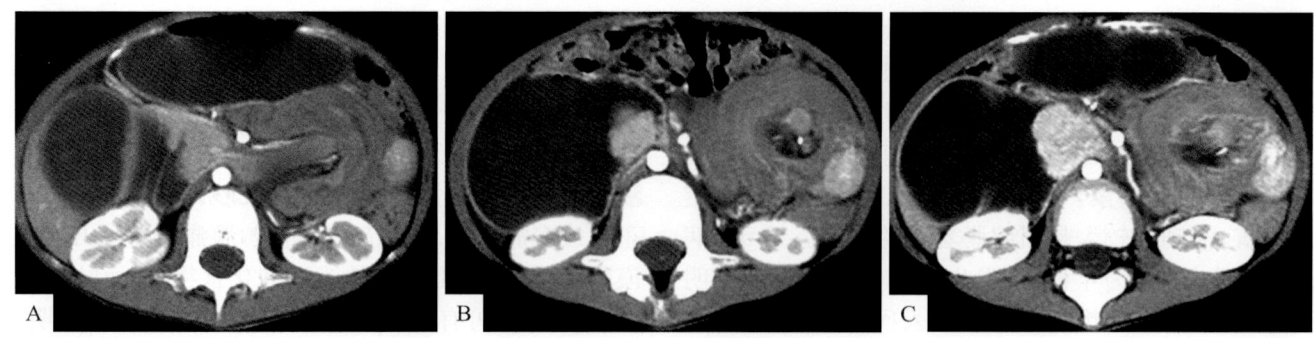

图 3-9-20 肠套叠

CT 增强图像（A～C）显示左上腹空肠呈套叠改变，形成同心圆状，并可见套叠的肠管及周围肠管扩张，其内可见类圆形异常强化软组织影，提示小肠多发息肉伴套叠改变。

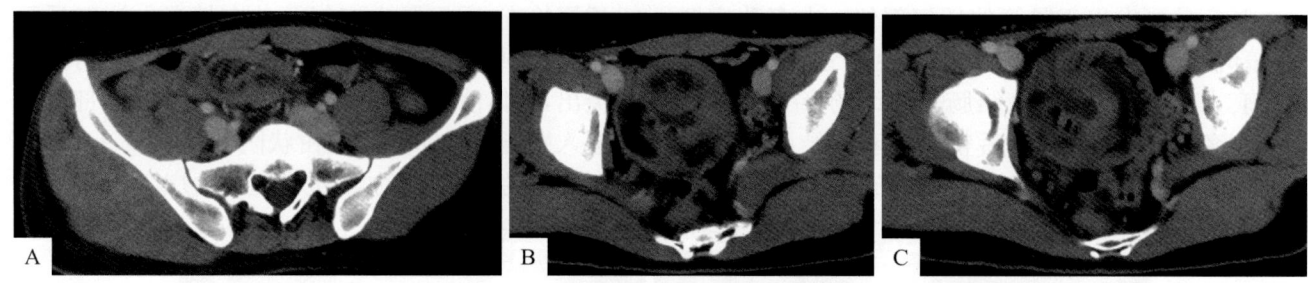

图 3-9-21 肠套叠

CT 增强图像（A～C）显示末端回肠腔内较大条状脂肪密度影，增强扫描其内可见条状分隔呈延迟强化，其近端小肠呈轨道状和同心圆状，且肠道明显水肿增厚，符合脂肪瘤伴套叠改变。

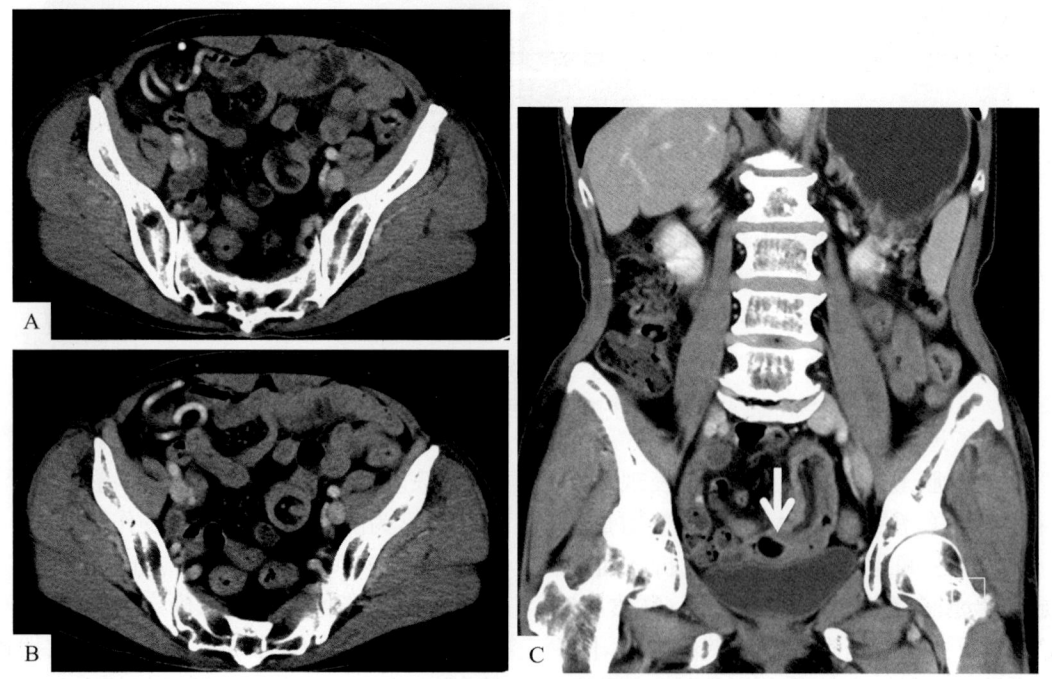

图 3-9-22 肠套叠

CT 增强图像（A、B）、冠状面重建图像（C）显示左下腹回肠套叠，横断面呈"靶环"征，纵切面呈"套筒"征，套叠起始端见脂肪瘤（箭）。

1. 细菌性痢疾 菌痢多见于夏季,常有不洁饮食史;早期即可出现高热,体温达39℃或更高;黏液脓血便伴里急后重,大便常规见到大量脓细胞,如细菌培养阳性,即可确诊;腹部触不到腊肠样包块;B型超声见不到肠套叠的典型影像。但偶尔菌痢腹泻时,因肠蠕动紊乱,可引起肠套叠。

2. 急性坏死性小肠炎 以腹泻为主,大便呈洗肉水样或红色果酱样,有特殊腥臭气味;高热,呕吐频繁,明显腹胀,严重者吐咖啡样物;全身情况较肠套叠恶化得快,严重脱水,皮肤花纹和昏迷等休克症状。

3. 过敏性紫癜 腹型紫癜患儿有阵发性腹痛及呕吐,有腹泻或便血,呈暗红色,有时因肠管水肿出血而增厚,可在右下腹触及肿块。注意患儿是否双下肢出血性皮疹、膝关节和踝关节肿痛等,部分病例可有血尿。有报道25%腹型紫癜可伴发肠套叠,此时应做B超或空气灌肠检查协助诊断。

4. Meckel憩室 Meckel憩室溃疡出血系突然发生。便血量往往很多,严重者可出现休克;出血时并无腹痛或仅有轻微腹痛。但Meckel憩室也可引发肠套叠,与原发性肠套叠很难鉴别,多在手术中发现。

5. 蛔虫性肠梗阻 多见于幼儿及儿童,阵发性腹痛,可有呕吐、便蛔虫史;腹部包块多在脐周呈条索状或面粉团样,压之可变形;临床很少有便血;患儿在发病前多有驱虫不当史;腹部超声显示肠腔内蛔虫影像。

五 小肠损伤

小肠在腹腔内占据的位置最大、分布面广、相对表浅,缺少骨骼的保护容易受到损伤。在开放性损伤中小肠损伤率占25%~30%,闭合性损伤中占15%~20%。

【病因】 小肠损伤是由直接暴力和间接暴力将小肠挤压于腰椎体造成,经挤压肠管内容物急骤向上下移动,上至Treitz韧带,下到回盲瓣,形成高压闭襻性肠段。主要见于腹部钝器伤、由高处坠落或突然减速等造成的空回肠破裂。一般可分为闭合性肠损伤、开放性肠损伤和医源性肠损伤。少数因腹肌过度收缩或医源性原因所造成。

【临床表现】 小肠损伤的临床表现取决于损伤的程度、受伤的时间及是否伴有其他脏器损伤。肠壁挫伤或血肿一般在受伤初期可有轻度或局限性腹膜刺激症状,患者全身无明显改变,随着血肿的吸收或挫伤炎症的修复,腹部体征可以消失,但也可因病理变化加重而造成肠壁坏死、穿孔引起腹膜炎症。

肠破裂、穿孔时,肠内容物外溢,腹膜受消化液的刺激,患者可表现为剧烈的腹痛,伴有恶心、呕吐。查体可见患者面色苍白、皮肤厥冷、脉搏微弱、呼吸急促、血压下降。可有全腹压痛、反跳痛、腹肌紧张、移动性浊音阳性及肠鸣音消失,随着受伤时间的推移,感染中毒症状会加重。

小肠破裂后只有部分患者有气腹,如无气腹表现,不能否定小肠穿孔的诊断。有部分患者由于小肠损伤后裂口不大或受食物残渣、纤维素或突出的黏膜堵塞可能在几小时或十几小时内无明确的腹膜炎症表现,称为症状隐匿期,应注意观察腹部体征的变化。

小肠损伤可合并有腹内实质脏器破裂,造成出血及休克,也可合并多器官和组织损伤,应强调认真了解伤情,做出明确诊断。

【影像学表现】

1. X线表现 腹部X线检查价值有限,立位或侧卧位进行腹部X线透视或摄片,仅少数病例可见膈下游离气体,出现膈下游离气体或侧腹部游离气体是诊断小肠闭合性损伤合并穿孔的最有力的依据,但阳性率仅为30%;或者仅表现为小肠肠管广泛积气改变(图3-9-23)。

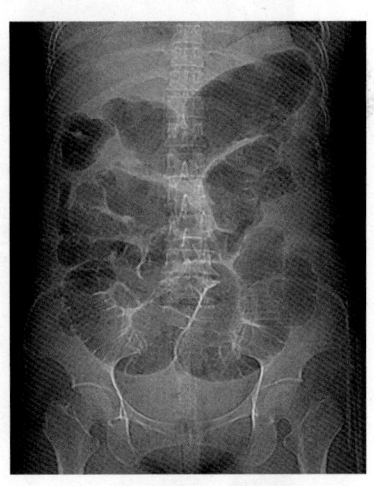

图3-9-23 小肠撕裂伤
腹部立位X线片显示中上腹小肠广泛积气扩张,肠管周围可见片状游离气体影。

2. CT表现 CT是小肠损伤的首选检查手段。CT表现为腹腔内条片状游离气体影;小肠内容物流出,腹腔内可见包裹性积液;肠系膜广泛渗出,表现为脂肪密度增高、浑浊;小肠广泛积气、积液改变(图3-9-24,图3-9-25)。

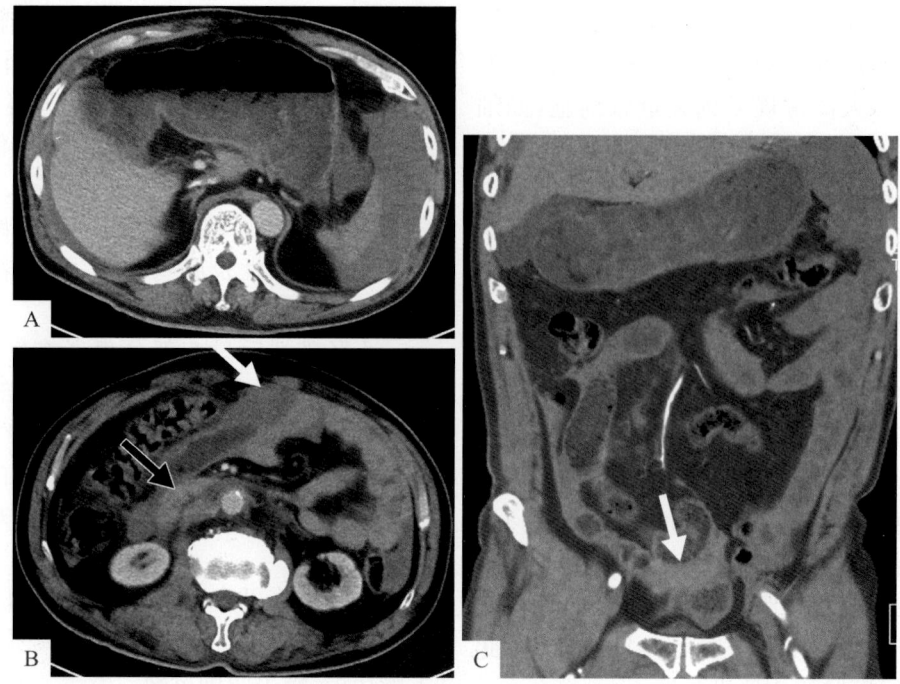

图 3-9-24 车祸所致小肠撕裂伤

CT 增强图像（A、B）显示肝周、脾周及脾胃间隙积血；肠系膜积血（白箭）及后腹膜血肿（黑箭）；冠状面 CT 重建图像（C）显示肠管间积血（箭）和右侧结肠旁沟积血。急诊术中所见腹腔大量积血约 2 000 mL，小肠多发破裂伤，距屈氏韧带 3.70 cm 处小肠系膜广泛撕裂，系膜根部血管损伤伴活动性出血，部分小肠血供不佳，回盲部结肠系膜撕裂。腹盆腔后腹膜血肿。

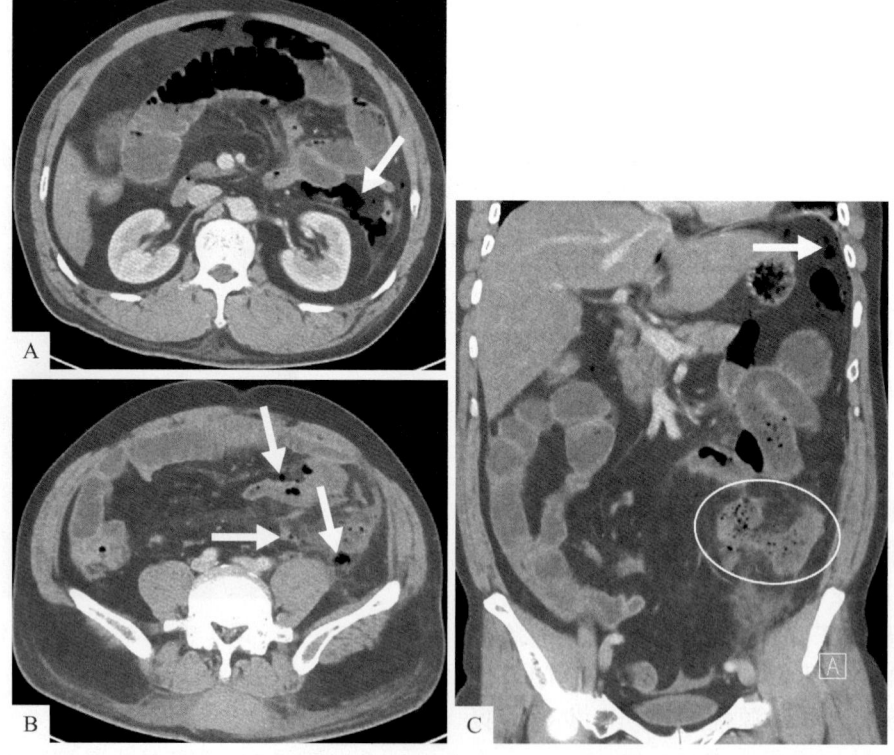

图 3-9-25 车祸所致小肠、结肠破裂伤

患者车祸伤。CT 增强图像（气腹窗）（A、B）、冠状面 CT 重建图像（C）显示左下腹小肠破裂伴其旁游离气体（白箭），局部肠管纠集，腹腔散在游离气体（白箭），降结肠破裂，周围脂肪间隙模糊，其旁见肠内容物流出（圈）。术中见左下腹肠管纠集水肿，钝性分离粘连肠管见大量血凝块及粪便，降结肠下段及邻近小肠破裂，系膜血肿。

3. **超声检查** 超声对人体没有损害、设备简单、费用低廉,可以反复在床旁进行,也可指导具体的穿刺部位行介入诊断,对腹部损伤的诊断有重要作用。有报道,B超所能发现的最少腹水量在 200 mL 左右,可在腹腔的隐窝、凹陷或间隙表现出局部低回声的液性暗区,其后伴声影。腹腔内有气体时,可利用气体在腹腔内有较大的移动度、比重轻和对超声形成散射的特点发现在重力的反对侧呈天幕状、紧贴于腹壁且随体位移动的气体声影。B超检查显示血肿部位之肠管壁增厚及液性暗区,周围显示强光团反射伴不稳定性声影。

【**鉴别诊断**】 本病与胃损伤、脾脏损伤、肾脏损伤相鉴别。

1. **胃损伤** 由于胃活动度大,且受肋弓保护,单纯胃损伤的发生率在腹部钝性伤中仅占腹内脏器伤的 1%~5%;但在穿透性腹部伤中(尤其枪弹伤),胃损伤率就较高,约占 10%~13%,居内脏伤第四位。由于解剖关系,胃损伤常合并其他内脏伤,腹部穿透伤尤其如此,合并肝损伤占 34%、脾损伤占 30%、小肠损伤占 31%、大肠损伤占 32%、胰损伤占 11%。单纯胃损伤的病死率为 7.3%,有合并伤的病死率高达 40% 以上。

2. **肝脏损伤** 肝脏是腹腔内最大的实质性器官,担负人体的重要生理功能。肝细胞对缺氧的耐受力较差,故有肝动脉和门静脉提供丰富的血液供应,并有大小胆管与血管伴行输送胆汁。它位于右上腹的深部,有下胸壁和膈肌的保护。但由于肝脏体积大,质地脆,一旦遭受暴力容易损伤,发生腹腔内出血或胆汁泄漏,引起出血性休克或胆汁性腹膜炎,后果严重,必须及时诊断和正确处理。

3. **肾脏损伤** 肾脏位置较深,且有脂肪囊和周围组织结构的保护,受伤机会较少。肾脏损伤多由火器伤、刺伤以及局部直接或间接暴力所致。依创伤的程度分为挫伤、撕裂伤、碎裂伤和肾蒂伤四种类型。肾脏损伤约占所有泌尿生殖道损伤的 65%,原因有钝性损伤(80%)、贯通伤(战争期间及高犯罪地区增加)以及医源性损伤(由于手术、体外震波碎石或肾活检),并发症包括出血不止、尿外渗、脓肿形成和高血压。

(屠建春 涂慧娟 缪飞)

◆ 参考文献 ◆

1. Kim HR, Lee Y, Kim J, et al. Closed loop obstruction of small bowel: CT signs predicting successful non-surgical treatment [J]. Eur J Radiol, 2023, 161:110716.
2. Millet I, Taourel P, Ruyer A, et al. Value of CT findings to predict surgical ischemia in small bowel obstruction: A systematic review and meta-analysis [J]. Eur Radiol, 2015, 25 (6):1823-1835.
3. 顾海燕,冯琦,成芳,等. 多层螺旋CT对小肠梗阻病因的诊断价值[J]. 医学影像学杂志,2008,18:132-135.
4. Maung AA, Johnson DC, Piper GL, et al. Eastern Association for the Surgery of Trauma. Evaluation and management of small-bowel obstruction: an Eastern Association for the Surgery of Trauma practice management guideline [J]. J Trauma Acute Care Surg, 2012,73(5 Suppl 4):S362-S369.
5. Teke E, Besler E. Predictive markers in estimating the need for early intensive care in patients with adhesive small bowel obstruction in the emergency department [J]. J Minim Access Surg, 2023,19(4):535-539.
6. 范洪波,许葵,李林辉,等. 肠系膜上动脉夹层临床分析[J]. 中华消化杂志,2009,30:274-275.
7. Yoon JB, Lee SH. The neutrophil-to-lymphocyte ratio has feasible predictive value for hospital mortality in patients with small bowel obstruction in the emergency department [J]. Am J Emerg Med, 2021,44:428-433.
8. Ten Broek RP, Krielen P, Di Saverio S, et al. Bologna guidelines for diagnosis and management of adhesive small bowel obstruction (ASBO): 2017 update of the evidence-based guidelines from the world society of emergency surgery ASBO working group [J]. World J Emerg Surg, 2018,13:24.
9. Cohen Hoffing R, Karvelis P, Rupprechter S, et al. The influence of feedback on task-switching performance: A drift diffusion modeling account [J]. Front Integr Neurosci, 2018,12:1.
10. Tapper EB, Volk M. Strategies to reduce 30-day readmissions in patients with cirrhosis [J]. Curr Gastroenterol Rep, 2017,19:1.
11. Sumi T, Katsumata K, Tsuchida A, et al. Evaluation of sequential organ failure assessment score for patients with strangulation ileus [J]. Langenbecks Arch Surg, 2010,395:27-31.
12. Faris FM, Fattah AH, Abdel AM, et al. C-reactive protein/albumin ratio in correlation to sequential organ failure assessment score: Predictive value in early postoperative abdominal sepsis [J]. Egypt J Crit Care Med, 2021,8:73-77.
13. Labgaa I, Joliat GR, Kefleyesus A, et al. Is postoperative decrease of serum albumin an early predictor of complications after major abdominal surgery? A prospective cohort study in a European centre [J]. BMJ Open, 2017,7:e013966.
14. Millet I, Taourel P, Ruyer A, et al. Value of CT findings to predict surgical ischemia in small bowel obstruction: A systematic review and meta-analysis [J]. Eur Radiol, 2015,25:1823-1835.

第十节 小肠相关罕见病

一、P-J综合征

P-J综合征（Peutz-Jeghers syndrome，P-J综合征）为常染色体显性遗传病，又称黑斑息肉综合征或黑斑综合征。以胃肠道多发性错构瘤性息肉，口唇周围、手掌及足底皮肤黏膜密集的色素沉着为特征，无种族、性别差异性，确诊平均年龄约20岁。

【病理】 P-J综合征的胃肠道息肉为错构瘤性，由错构的平滑肌和黏膜组成，非肿瘤性，有肿瘤样增殖的特点，但恶变率低。息肉数量、大小、分布个体差异较大，以小肠受累最为显著。

【临床表现】 最常见的临床表现是由于肠套叠引起的频繁发作性腹痛，部分患者可出现便血、贫血。由于息肉多位于小肠，正常小肠肠腔较窄，易为较大息肉阻塞而引起肠梗阻。近年文献显示P-J综合征患者伴发消化道或消化道外恶性肿瘤的概率较高。

【影像学表现】 息肉分布于胃、小肠及结肠，以小肠受累最为显著。息肉数量、大小个体差异较大，可有蒂或无蒂，多数成簇，也可散在分布。

1. 小肠X线造影表现 显示小肠腔内多发大小不一的充盈缺损，有蒂或无蒂，其间肠黏膜显示正常。息肉较大时，X线造影显示对比剂通过受阻。并发肠套叠时，X线造影显示对比剂受阻，前端呈凹入的杯口状改变。

2. CT表现 CT表现为小肠腔内黏膜来源的多发类圆形肿块，较大者常呈分叶状改变，并可见蒂与肠壁相连（图3-10-1~图3-10-3）。增强扫描肿块明显强化，MIP重建图像可见肠系膜动脉直接供血（图3-10-2）。多发息肉易引起肠套叠，表现为同心圆状结构（图3-10-1），常可引起梗阻，表现为近端肠管明显扩张。

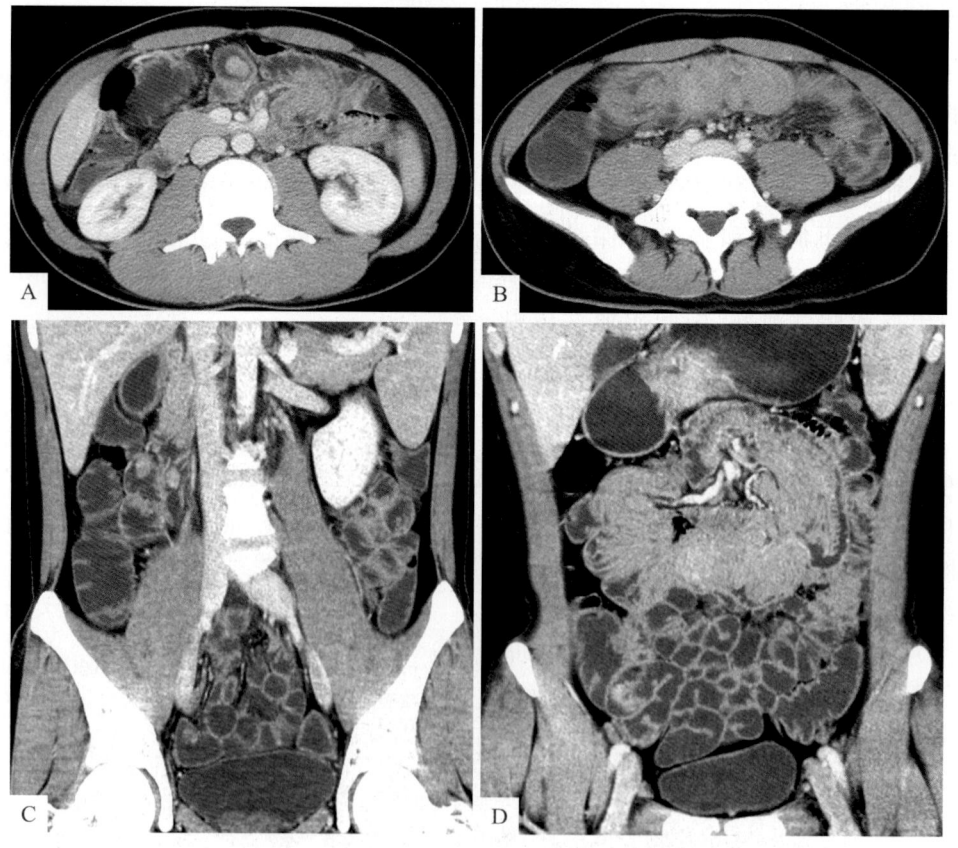

图3-10-1 P-J综合征

门脉期CT增强图像（A、B）、门脉期冠状面CT重建图像（C、D）显示小肠内多发软组织肿块影，强化明显，部分可见带蒂与肠壁相连，邻近肠管套叠改变。

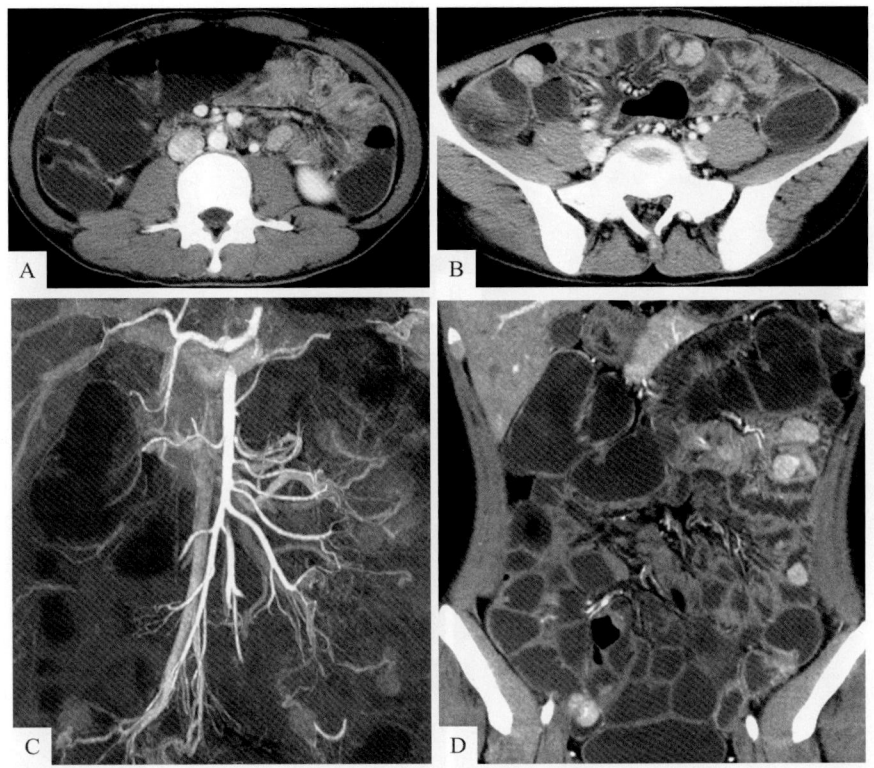

图3-10-2 P-J综合征

门脉期横断面CT增强图像(A、B)、门脉期冠状面CT重建图像(D)显示空回肠内多发类圆形软组织影,增强扫描明显强化;冠状面CT MIP重建图像(C)显示息肉供血动脉为肠系膜上动脉分支小动脉。

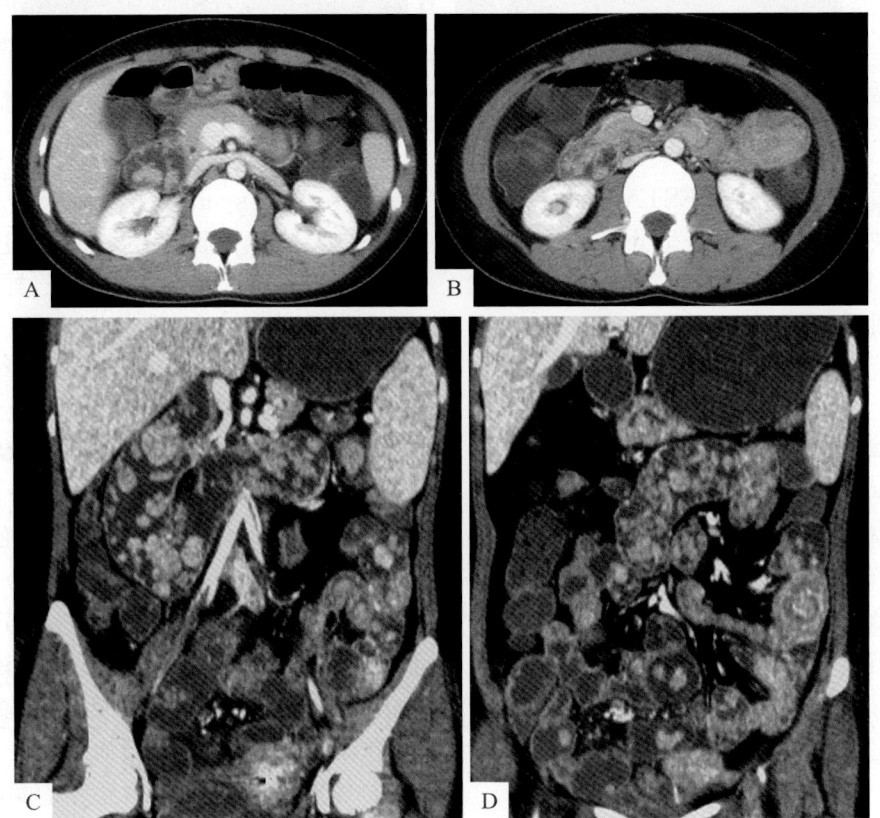

图3-10-3 P-J综合征

门脉期CT增强图像(A、B)、门脉期冠状面CT重建图像(C、D)显示小肠内多发簇状软组织影,增强扫描异常强化,另图D显示肠套叠改变。

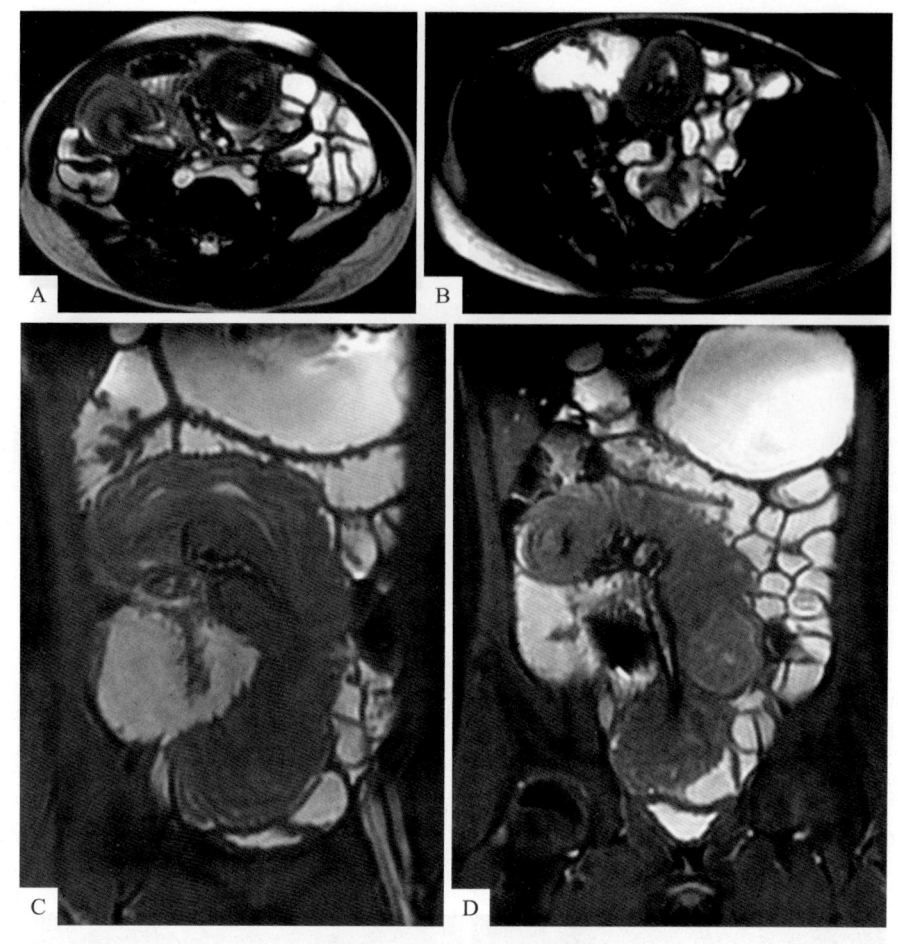

图 3-10-4 P-J 综合征
横断面 MR FIESTA 图像(A、B)、冠状面 MR FIESTA(加脂肪抑制)图像(C、D)显示肠腔内软组织肿块呈低信号,以及肠管呈同心圆状改变,清晰显示肠套叠三层结构。

3. MRI 表现　T2WI 及 FIESTA 上表现为多发类圆形的充盈缺损,大的肿块可呈分叶状改变,增强扫描明显强化(图 3-10-4)。常引起肠套叠改变,表现为同心圆样(图 3-10-4),与 CT 表现类似。

【鉴别诊断】

1. 家族性腺瘤性息肉病　常染色体遗传病,好发欧美人种。主要累及结肠,尤其是左半结肠,息肉较小、密集分布,癌变率极高。

2. 家族性幼年性结肠息肉病　约 1/4 患者为常染色体遗传,多数幼年发病,平均发病年龄约 10 岁,无皮肤黏膜色素沉着。息肉也为错构瘤性,但主要累及结肠。

二 Cronkhite-Canada 综合征

Cronkhite-Canada 综合征(Cronkhite-Canada's syndrome,CCS)又称息肉-色素沉着-脱发-爪甲营养不良综合征(polyposispig-mentation-alopecia-onycholrophia syndrome),临床极为罕见。病因尚不清楚,临床以胃肠道多发息肉伴皮肤色素沉着、脱发、指(趾)甲萎缩等为主要特征,缺乏特异性治疗方法,主要是对症治疗、营养支持和激素治疗。

【流行病学】　据 1985 年石藤统计,日本发病率最高,其次为北美洲和欧洲。其地理分布与人口密度成正比。发病年龄为 26~85 岁,平均 61 岁,约 80% 患者初发年龄已过 50 岁。欧美报道男女发病率无差异,但日本报道男女之比为 2.3:1。

【病因及发病机制】　病因迄今未明。大部分患者有发病诱因,如精神刺激、过度劳累、长期服药或手术等,其与胃及十二指肠溃疡的诱因有相似之处。全消化道息肉病可能与炎症有关,因小肠内细菌繁殖,缺乏迟发型免疫反应,血浆免疫球蛋白 IgM 值降低,而免疫球蛋白 IgA 值正常。免疫荧光检查显示小肠产生 IgA 的细胞减少,而产生 IgG 的细胞却增多,可能与细菌或病毒感染有关。由于小肠二糖酶(disaccharidase)缺乏,细菌可使肠道内停留较久的碳水化合物转变为短链脂肪酸,并因其渗透压作用而引起腹泻。

【病理】 多数学者认为本病的息肉属于幼年型错构瘤样息肉。息肉有上皮细胞覆盖,腺体增生而呈囊性扩张,分泌亢进,内含蛋白样液或黏液。黏膜固有层血管充血,有慢性炎症水肿和明显的嗜酸性细胞浸润。息肉可分布在从食管到直肠的全消化道中的任何部位。

【临床特征】 一项我国 83 例 CCS 统计分析显示,CCS 的平均发病年龄为 53.94 岁(18～80 岁),以男性居多,男:女=2.61:1,呈散发性,其中以北京在全国的占比最高,约为 26.5%。CCS 临床主要表现为胃肠道多发性息肉、消化道症状和外胚层改变,CCS 患者的实验室检查多呈非特异性改变,包括缺铁性贫血、低蛋白血症等,本例患者表现为贫血和低蛋白血症,与文献报道一致。CCS 常伴发自身免疫疾病如甲状腺功能减退症、重症急性胰腺炎、系统性红斑狼疮、类风湿关节炎、硬皮病、白癜风和膜性肾病等,偶尔伴有骨髓增生异常综合征、骨巨细胞瘤、精神分裂症、肺栓塞甚至癌变倾向,外胚层异常改变可能与长期吸收功能障碍引发的营养不良相关。本例患者经过近一年的治疗,达到临床缓解,内镜下取活检未发现癌变。

日本学者 Goto 根据 CCS 的首发症状及发病过程,将其分为 5 型:Ⅰ型为腹泻型;Ⅱ型为味觉异常型;Ⅲ型为口腔干燥型;Ⅳ型为腹部不适型,表现为除腹泻以外的腹部症状,如慢性胃灼热感、非特异性腹痛等;Ⅴ型为毛发脱落型,表现为头发、胡须、眉毛、睫毛、腋毛及阴毛脱落,指(趾)甲萎缩(图 3-10-5)。

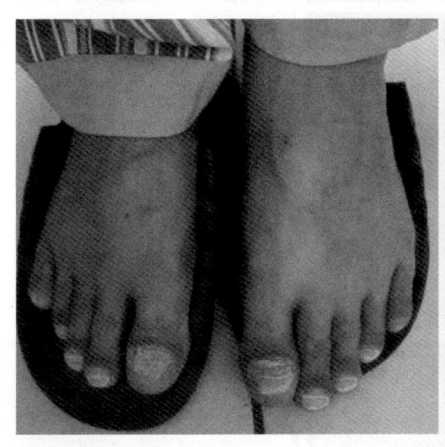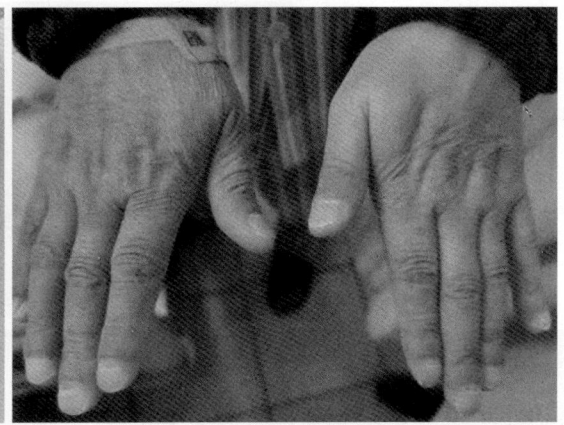

图 3-10-5 CCS
指(趾)甲萎缩,甲板从甲床远端虫蚀样脱落。

【影像学表现】 息肉分布于胃、小肠及结肠,以小肠受累最为显著。

1. 小肠 X 线造影表现 显示胃内有多发性结节状或息肉样充盈缺损,大小不等,大者可至 3 cm。胃黏膜皱襞广泛粗大,有时可被误诊为 Menetrier 病,即巨型肥厚性胃炎;小肠则显示广泛性息肉样充盈缺损或肠黏膜粗厚,其中以十二指肠内最多。钡剂灌肠或气钡双重造影,结肠、直肠内息肉广泛存在。有时息肉密集丛生,使结直肠腔内无正常黏膜可见。

2. CT 表现 小肠 CT 造影作为一种无创性检查手段,不仅可看到肠腔内的病变,而且还可以同时观察到肠腔外、肠壁和肠系膜的病变。目前尚未见文献报道 CCS 的小肠 CT 造影表现,上海交通大学医学院附属瑞金医院首次总结其表现如下(图 3-10-6,图 3-10-7)。

(1) 息肉的发病部位除食管外,布满整个消化道。

(2) 息肉的大小不等,小者 4 mm,大者可达到 2 cm,小肠的病变以末端回肠息肉较大,大肠则以右半结肠为著。

(3) 息肉的形态呈圆形、椭圆形、指状,基底较宽,蒂并不明显。

(4) 息肉呈弥漫性均匀分布、地毯式覆盖整个消化道黏膜。

(5) 息肉与消化道黏膜分界不清,在胃及末端回肠形成巨大息肉样黏膜皱襞。

(6) 增强扫描明显强化,末端回肠强化更明显,这可能与末端回肠淋巴滤泡增生有关。

(7) 未见明显肠系膜动脉分支与息肉相连。

(8) 肠套叠、癌变等并发症。

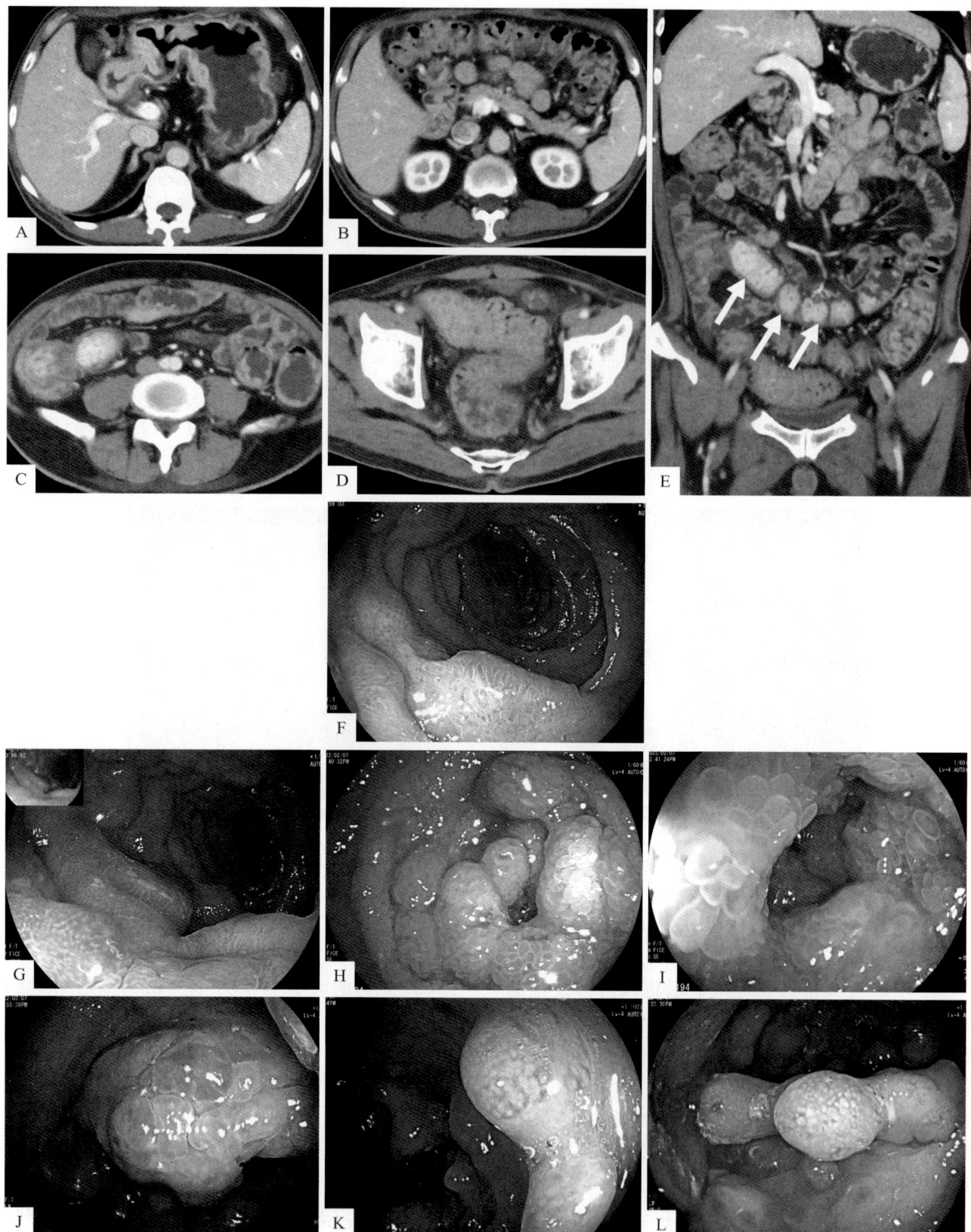

图3-10-6 Cronkhite-Canada综合征

与图3-10-5为同一患者。门脉期横断面CT增强图像(A~D)依次显示胃体、十二指肠球降段、末端回肠、乙状结肠和直肠黏膜多发息肉样增生，呈弥漫性分布，胃体和末端回肠呈息肉样黏膜皱襞；冠状面CT重建图像(E)更加清晰显示息肉分布范围、形态，以及末端回肠黏膜息肉样增生强化更明显（白箭）；内镜图像(F~L)依次显示胃体、十二指肠球降段、末端回肠、回盲部、升结肠、乙状结肠、直肠黏膜多发黏膜水肿样隆起病变，无蒂或亚蒂，密集或散在分布。（见彩色插页）

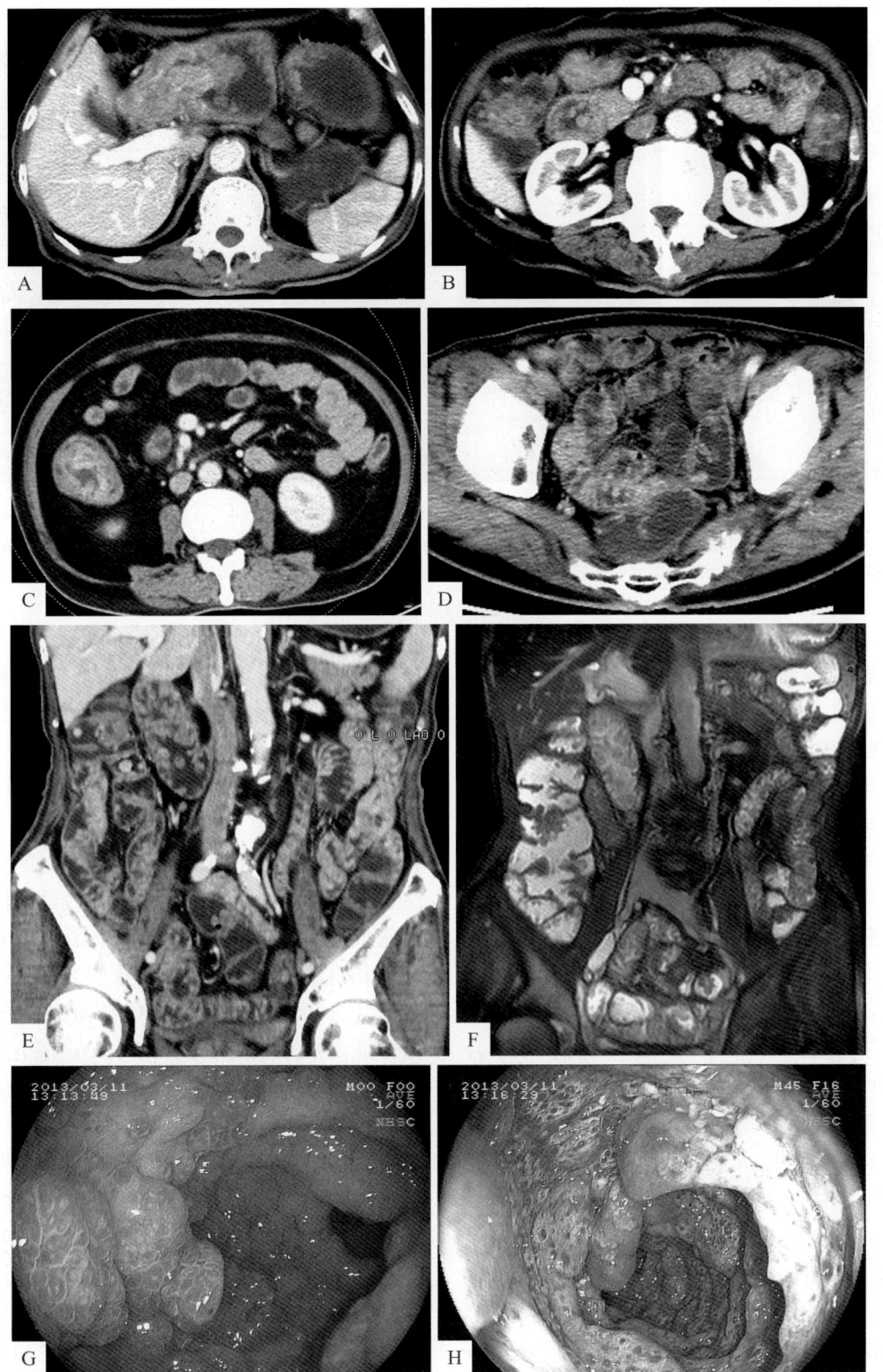

图 3-10-7 Cronkhite-Canada 综合征

门脉期横断面 CT 增强图像(A~D)、门脉期冠状面 CT 重建图像(E)、冠状面 MR FIESTA(加脂肪抑制)图像(F)显示胃、十二指肠、空肠、回肠、结肠多发软组织肿块,大小不等,胃内肿块较大,小肠内较小;胃肠道黏膜皱襞异常增粗、肥大;小肠镜(G、H)显示肠壁多发息肉,广基底,无蒂,部分息肉呈簇状分布,分叶状,表面清亮。(见彩色插页)

3. MRI 表现 T2WI 及 FIESTA 上表现为息肉呈弥漫性均匀分布、地毯式覆盖整个消化道黏膜,呈低信号,增强扫描与肠黏膜强化程度大致相当,但明显分界不清(图 3-10-8)。

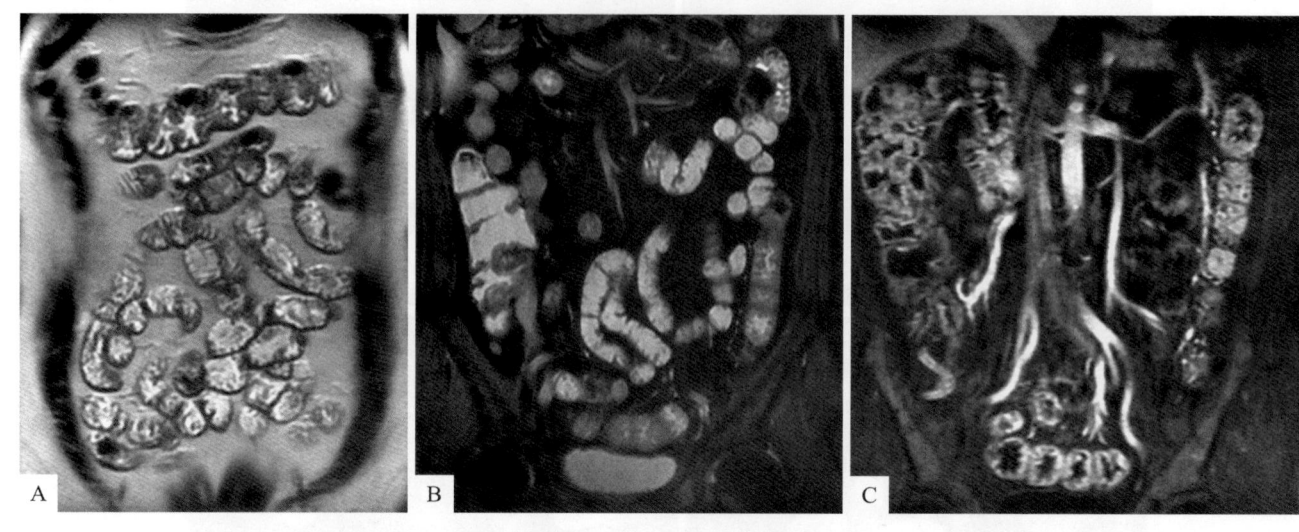

图 3-10-8 Cronkhite-Canada 综合征

冠状面 MR T2SSFSE 图像(A)、冠状面 MR FIESTA(加脂肪抑制)图像(B)显示小肠、结肠弥漫性黏膜皱襞增粗,呈息肉样隆起改变,呈低信号;冠状面 MRI 增强扫描图像(C)显示增粗黏膜明显强化,呈"地毯式"覆盖小肠、结肠黏膜,以结肠病变为主。

【诊断与鉴别诊断】 CCS 的诊断应依据病史、体格检查、内镜检查和病理组织学结果综合考虑,以胃肠道弥漫性息肉、指(趾)甲营养不良、脱发、皮肤色素沉着、腹泻、体重减轻和味觉障碍为表现的患者需要考虑本病。国内有学者提出,中老年起病、无遗传背景、临床表现、内镜表现和病理改变为 CCS 诊断五要素。我们提出在内镜检查前先行小肠 CT 造影这项无创性检查,高度怀疑 CCS,提示其 CT 表现具有一定特征性,可将其作为一项诊断参考意见。

CCS 常需与 Menetrier 病以及其他息肉综合征鉴别,如幼年息肉病、P-J 综合征、Cowden 综合征、Turcot 综合征和家族性腺瘤性息肉病。①Menetrier 病又称为巨大肥厚性胃炎,是一种罕见的胃黏膜腺体增生病,由于胃黏膜的过度增生而使胃壁广泛增厚。它是一种罕见的慢性病,最常累及胃体大弯侧及胃底部,少数累及胃窦部,多见于 30～60 岁的男性。②幼年息肉病是肠道错构瘤性息肉,是儿童最常见的息肉类型,以学龄前及学龄儿童多见,少数可见于青少年,息肉数目多,体积大小不等,表现为有蒂或亚蒂的球形息肉,主要分布在直肠和远段结肠,少数见于小肠或胃。③P-J 综合征以儿童、青少年多发。典型表现为皮肤和黏膜特定部位出现色素斑,同时胃肠道多发性息肉,息肉可发生于全消化道,但以小肠居多,大小不等,多数<1cm,小肠 CT 造影表现为肠腔内圆形或分叶状软组织影,与黏膜分界清晰,宽基底或带蒂,重建图像可见肿块由肠系膜动脉直接供血,息肉所在肠段常因缺血而呈肠壁水肿表现,多发息肉常引起肠套叠,呈同心圆结构。④Cowden 综合征又称为多发性错构瘤综合征,是一种以胃肠道多发性息肉伴面部丘疹、口腔黏膜乳头状瘤以及肢端角化为特征的常染色体显性遗传性疾病,Cowden 为患者家族之姓,而非通常的发现者或报道者。息肉可见于整个消化道,尤其是乙状结肠和直肠,大小数毫米到数厘米不等,本病需要临床综合分析,并参考基因检测和家族史。⑤Turcot 综合征由加拿大外科医师 Turcot 最先报道,是一种肠道腺瘤病合并中枢神经系统恶性肿瘤为特征的常染色体显性遗传疾病,也称为胶质瘤-息肉病综合征。息肉数量多数在 100 个以内,但多数直径在数厘米,常并发肠梗阻和恶变。⑥家族性腺瘤性息肉病为 APC 基因种系突变导致的青少年时期发病,以结肠为主的常染色体显性遗传病。息肉在结肠内分布具有弥漫性密集状特征,大多数在 1 cm 以内,无蒂或半球状,并有远端结肠重,近端结肠轻的特点。

三、SLCO2A1 相关慢性肠病(CEAS)

【概述】 人类 SLCO2A1 基因位于染色体的 3q22.1-q22.2 区,由 14 个外显子组成,编码一种由 643 个氨基酸组成,具有 12 跨膜结构域的 OATP2A1 蛋白,又称为前列腺素转运体(prostaglandin transporter，PGT）。

OATP2A1主要位于细胞膜，在人体和多种动物的肺、胃肠道、肾、肝、子宫、中枢神经系统、血管内皮等多种组织和器官内广泛表达，主要作用是通过"内流模式"将细胞外间隙的前列腺素（主要是PGE2）摄取转运至细胞内，进一步被15-羟前列腺素脱氢酶（15-hydroxyprostaglandin dehydrogenase，15-HPGD）降解为15-oxo-PGE2，此为介导前列腺素失活的关键限速步骤。因此，OATP2A1功能缺失或受抑制会导致细胞外前列腺素水平的升高。OATP2A1在特定条件下还可发挥"外流模式"或"双向模式"，即也可将细胞内的部分前列腺素转运至细胞外，进而发挥炎症调节作用；在动物实验中，OATP2A1可通过"矢量释放"的模式将肺泡上皮的PGE2由上皮细胞的顶侧转运至基底侧，进一步发挥作用。

循环中约90%的PGE2在经过肺和肝脏时被清除，肺部PGE2的代谢主要是通过血管内皮细胞的OATP2A1"内流模式"的转运作用实现的。另外，在气道和肺泡上皮细胞表达的OATP2A1可通过直接摄取（"内流模式"）和跨上皮转运（"矢量释放"）的方式，调节肺泡腔和肺间质内的PGE2浓度，从而起到抗纤维化的作用。OATP2A1在肾间质不同细胞中的表达可调节PGE2水平，进而起到维持体内的水和电解质平衡的作用。OATP2A1拮抗剂可降低血管内皮细胞对PGE2的摄取，从而导致血管扩张、血压降低；PGE2水平升高还可促进血管生成，加快组织修复。子宫宫腔上皮表达的OATP2A1可通过"外流模式"或"双向模式"转运前列腺素，从而调节黄体溶解；而分布于子宫内膜组织的OATP2A1可能通过"内流模式"调节前列腺素的胞外和胞内浓度，促进蜕膜化，在月经周期和妊娠中起到调节作用。OATP2A1以"内流模式"调节前列腺素在眼部的分布，从而起到调节眼压的作用。阿尔茨海默病患者大脑中OATP2A1的表达显著降低，表明OATP2A1可能在大脑的神经炎症反应中发挥作用。动物实验表明，OATP2A1通过"矢量释放"的模式，清除脑脊液和血液中过量的前列腺素，从而影响到下丘脑的体温调节和炎症反应。OATP2A1在人体胃肠道黏膜的血管内皮细胞有表达，但其维持胃肠道结构及功能平衡的具体机制仍有待研究。

【类型】目前明确与SLCO2A1突变相关的疾病主要是原发性肥厚性骨关节病（primary hypertrophic osteoarthropathy，PHO）和CEAS，关于这两种疾病的致病机制和内在关联仍有待阐明。动物实验表明，SLCO2A1基因敲除小鼠的胚胎可因动脉导管未闭而在出生后死亡，如给予吲哚美辛治疗可使子鼠存活，但未见到因SLCO2A1突变导致的人类动脉导管未闭的报道。另外，近年来的研究表明，SLCO2A1基因在肿瘤的发生和进展中可能也起到一定的作用。

1. **原发性肥厚性骨关节病** PHO又名厚皮骨膜增生症（pachydermoperiostosis），是一种常染色体隐性遗传病，主要临床特点包括皮肤增厚、杵状指和骨膜增厚。PHO分为PHOAR1型和PHOAR2型。其中，PHOAR1型是由于编码前列腺素降解酶的15-HPGD突变所致，PHOAR2型是由于SLCO2A1基因突变所致，这两种基因突变均可引起PGE2降解障碍，而PGE2水平升高可促进骨形成和骨修复，促进角质细胞增殖，油脂腺、汗腺肥大，导致PHO相应的组织病理学改变。到目前为止，在不同种族中已报道至少50个位点的SLCO2A1的纯合子或复合杂合子突变。这些突变导致SLCO2A1功能缺失，主要是OATP2A1"内流模式"丧失，造成PGE2清除不足。PHOAR2型患者的血清及尿液的PGE2和PGE-M（前列腺素代谢产物）水平均有不同程度的升高，而PHOAR1型则表现为血清及尿液的PGE2水平升高、PGE-M水平减低。

相对于PHOAR1型患者，PHOAR2型患者的发病年龄相对较晚，多在青春期发病，而且男性比例远高于女性。文献报道国内PHOAR2型患者绝大多数为男性，同一个PHO家系中存在SLCO2A1基因突变的女性通常也不会表现出典型的PHO临床特征，但可以存在贫血或消化道症状，提示性激素在SLCO2A1基因突变的表型调控中可能起到重要作用。另外，PHOAR2型患者更容易发生胃肠道受累和骨髓纤维化，表现为贫血、低白蛋白血症等。有文献荟萃国内158例PHO患者的临床资料，PHO患者胃肠道受累的比例为17.2%，其中PHOAR2型发生胃肠道受累的比例高达36.1%，而PHOAR1型仅为15.4%；胃肠道受累患者的骨髓纤维化比例也显著高于无胃肠道受累者，提示SLCO2A1基因突变导致胃肠道病变和骨髓纤维化的发生，但其具体机制仍不明确。关于PHO的治疗，除了针对皮肤增厚的整形美容手术和关节炎的对症治疗之外，环氧合酶-2（cyclooxygenase-2，COX-2）抑制剂可通过抑制PGE2的合成、降低PGE2水平发挥治疗作用。文献报道 PHO 患者口服 COX-2 抑制剂依托考昔 60 mg/d 治疗 3～6 个月后，皮肤和骨骼症状可获得显著改善。

2. CEAS 2015 年日本学者 Umeno 等首先报道慢性非特异性多发性溃疡性小肠病（CNSU）患者存在 *SLCO2A1* 基因突变，并将这类肠病命名为 CEAS。近年来，随着对 CEAS 的认识，国内及国外对该类疾病的报道日趋增多，既往一部分临床诊断为克罗恩病（Crohn's disease，CD）或隐源性多灶性溃疡性狭窄性小肠炎（cryptogenic multifocal ulcerous stenosing enteritis，CMUSE）的患者，进行基因检测后发现实际诊断是 CEAS。

【流行病学】 随着各国学者对 CEAS 的认识，其病例报道日益增多，但迄今为止，该疾病的大多数病例报道来自日本。根据日本 2017 年的一项全国性流行病学调查结果，CEAS 患病率为百万分之 3.1。2018 年，韩国首例 CEAS 被报道。2019 年，浙江大学医学院附属邵逸夫医院首次报道了 CEAS，到目前为止，国内病例报道数仅 12 例。CEAS 通常在青少年时期起病，男女起病年龄无明显差异，其中年龄最小的确诊病例为 4 岁 5 月龄，来自中国。据统计，28% 的 CEAS 患者其双亲为近亲结婚。

关于 CEAS 患者在性别分布上有无差异，目前有两种不同统计结果。其一，根据 2017 年 Oba 等统计结果，男女比例为 1∶1.06，提示 CEAS 在性别分布上无差异。其二，根据 2021 年 Nakanishi 等统计结果，男女比例为 1∶2.5～1∶3.3，比起男性，女性更容易受到 CEAS 的影响。分析以上不同的统计结果，Oba 等统计数据来自 2029 家医院，包括 388 例患者，病例数多，涉及地域广，但数据收集截止日期为 2018 年 5 月，缺乏近 4 年数据；Nakanishi 等统计数据来自 2001—2021 年，时间跨度大，数据新，但病例数少，仅 119 例，故确定 CEAS 在性别分布上有无差异，需更多来自不同国家、不同级别医院、不同时间段的研究。

【临床表现】 目前文献报道的样本量最大的一组病例是日本 2012—2016 年诊断的 46 例 CEAS 患者，以贫血为最常见的临床表现，其次为腹痛、水肿、腹泻、便血或黑便；内镜下表现为小肠多发浅溃疡并狭窄形成；病变部位以回肠为主，通常不累及末端回肠，其次为十二指肠、空肠、胃；内镜活检的组织病理学不具有特异性表现。

【实验室检查】 CEAS 患者血常规血红蛋白降低，且呈小细胞低色素性，白细胞和血小板在正常范围内，同时还可出现白蛋白降低、大便隐血试验阳性，炎性指标包括红细胞沉降率、超敏 C 反应蛋白正常或略有升高，尿 PGE2 水平升高。Matsuno 等指出，尿液中 PGE-M 水平（经尿肌酐浓度校正）高于 48.9 μg/g 时诊断 CEAS 的敏感性为 95.0%、特异性为 79.6%。

【病理特征】 CEAS 小肠病变部位以回肠为主，其次为十二指肠、空肠，其中回肠末端黏膜通常是完整的。内镜活检的组织病理学可表现为：①溃疡的深度仅限于黏膜或黏膜下层；②黏膜下纤维化仅限于黏膜缺陷的区域；③轻度炎症细胞浸润；④溃疡边缘可见部分再生黏膜。

【肠外表现】 *SLCO2A1* 除是 CEAS 的致病基因，也是 PHO 亚型的致病基因。PHO 是以杵状指（趾）、骨膜肥大和肥厚皮肤变化为特征的遗传性疾病。因具有相同致病基因，CEAS 和 PHO 具有高度相关性，在临床表现上有重叠情况。Li 等对 36 例检测出 *SLCO2A1* 基因的 PHO 患者进行了统计，其中 22 例患有水样腹泻，11 例患有贫血，表明这些患者中可能存在消化道病变，然而，这些患者都没有接受 CE 或 BAE 检查小肠的形态变化。Wang 等回顾了 2000 年 1 月 1 日至 2018 年 4 月 30 日发表的关于中国人群中 PHO 的研究文献，根据对 158 例 PHO 患者的系统评价，共 26 例（17.2%）患者出现胃肠道受累，包括腹泻、腹痛、慢性胃炎、胃溃疡、肥厚性胃病、十二指肠溃疡、十二指肠息肉和隐匿性消化道出血，在接受基因检测的 15 例胃肠道受累患者中，有 13 例（86.7%）具有 *SLCO2A1* 突变，此结果提示大多数 PHO 胃肠道并发症患者有 *SLCO2A1* 突变。同时，部分 CEAS 患者也具有 PHO 的临床表现，可出现关节疼痛、颜面部及手足皮肤增厚、粗糙，或痤疮、多汗、皮肤溢脂。

【影像学表现】 CEAS 为非特异性小肠炎性表现，管壁增厚、轻度强化、多发肠系膜淋巴结肿大等，极易误诊为 CD。因为两者治疗方案不同，所以鉴别非常重要。*SLCO2A1* 基因相关慢性肠病表现为多发圆形、偏斜形、条带形的表浅小溃疡，仅局限于黏膜或黏膜下层，边缘清晰，系膜缘与反系膜缘病变程度相似；CT 或 MRI 小肠成像仅显示局限性、对称性小肠管壁增厚且明显强化（图 3-10-9）。

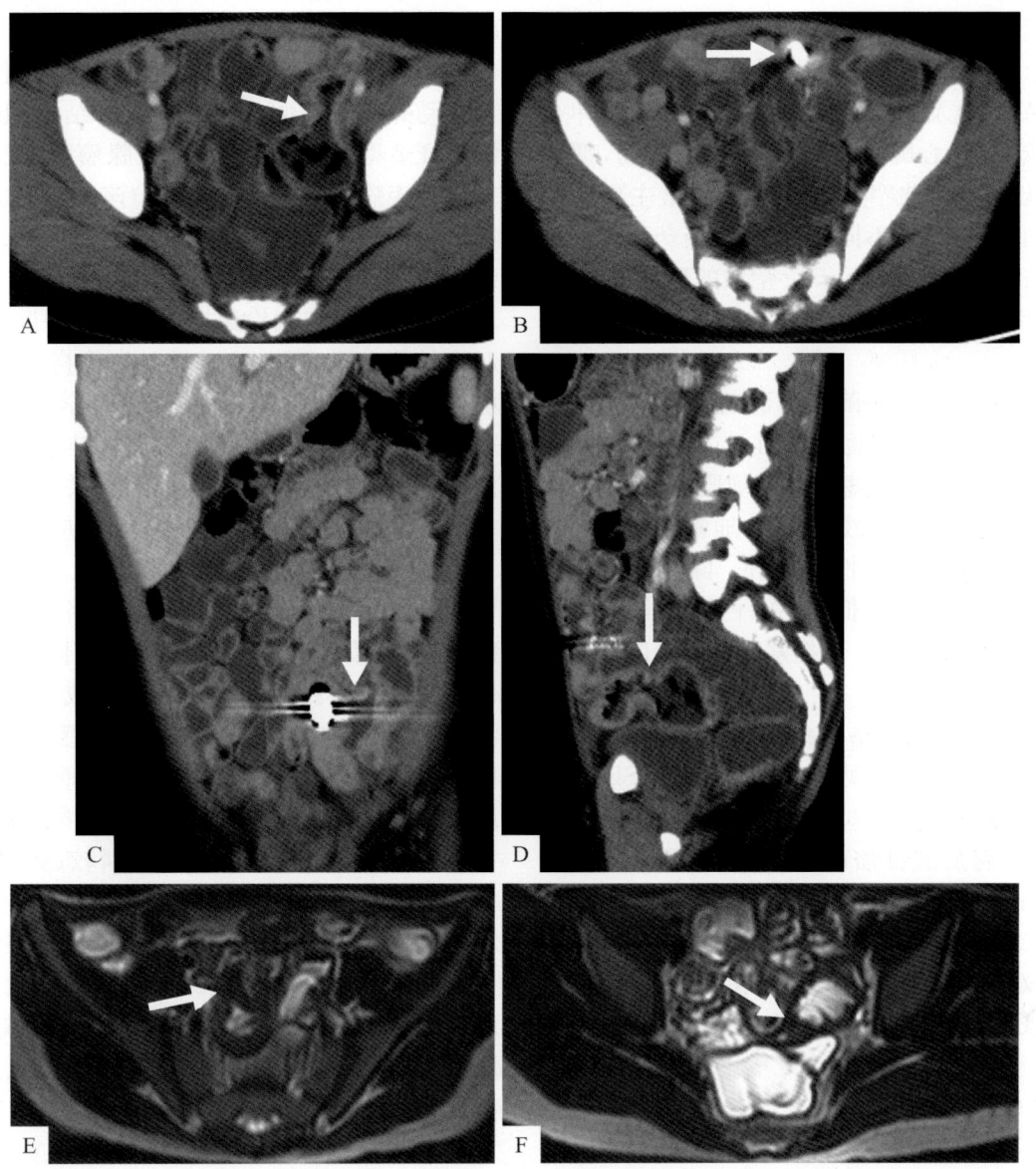

图 3-10-9 CEAS

门脉期横断面CT增强图像(A、B)、门脉期冠状面(C)和矢状面(D)CT重建图像显示回肠中段两处肠壁环形增厚、狭窄(箭),并可见胶囊内镜滞留;横断面MR T2WI(E、F)显示回肠中段两处肠壁增厚,肠腔狭窄,肠壁呈稍低信号(箭)。

【诊断】 既往CNSU诊断标准为:①持续性隐性消化道出血;②肉眼、影像学、镜下可见特异性病灶环周或斜形排列;与周围正常黏膜界限分明;地图形或斜形病灶;多个病灶间距<4 cm;不侵及肌层;愈合期可见溃疡瘢痕。自CEAS被报道存在 SLCO2A1 基因突变,目前CEAS的诊断主要基于基因检测、CE或BAE识别特异性溃疡以及临床特征、实验室检查及病理学特征。如前所述,CEAS和PHO具有高度相关性,Sonoda等提出特征性面部外观可能对CEAS诊断有帮助。

【鉴别诊断】

1. 克罗恩病(CD) 因CEAS与CD存在共同的临床特征,如青春期易感、多个小肠溃疡、贫血和低白蛋白血症,故部分CEAS患者可能被误诊为CD。与CEAS不同,CD的小肠溃疡通常是纵向的,回肠末端黏膜受累更突出,且使用氨基水杨酸制剂及糖皮质激素治疗是有效的。目前仅根据小肠病变的形态学特征、部位及疗效来明确区分CD和CEAS很难,根据对胃肠道活检标本中SLCO2A1蛋白进行免疫组织化学染色有助于区分。

2. **非甾体抗炎药相关性肠病** 非甾体抗炎药因具有抗炎、解热镇痛、抗血小板聚集等作用,被广泛应用于临床,但长期使用可导致胃肠道的损伤,同样可出现腹痛、贫血及蛋白质丢失,内镜检查可见单个或多个表浅的、同心圆形或针尖样大小溃疡,部分患者也可出现肠道狭窄;同样的,回肠是主要受累部位。然而,与CEAS不同,非甾体抗炎药相关性肠病的溃疡往往发生在Kerckring褶皱的顶部,并且很少斜对齐,且在致病药物停用后胃肠道症状可显著改善。

3. **肠结核** 分枝杆菌属可引起胃肠道慢性炎症,发展为多发性环状溃疡。然而,与CEAS溃疡不同,肠结核患者的小肠溃疡边缘不规则、表面有致密的黏液渗出物、周围黏膜绒毛萎缩,通常伴有多发性瘢痕,且具有特征性干酪性肉芽肿。除溃疡特征不同外,肠结核患者还具有低热、盗汗、咳嗽等结核感染表现,结核菌素试验、γ-干扰素释放试验阳性也有助于诊断。

4. **隐源性多灶性溃疡性狭窄性肠炎** 两者在肠道内镜下表现和病理表现颇为类似,CMUSE的病例报道常有空肠受累,且对糖皮质激素治疗反应良好;如果不伴有皮肤骨骼改变,基因检测可对两者进行鉴别;有研究者认为CMUSE的发生与*PLA2G4A*基因突变有关。CMUSE的诊断来源于形态学定义,随着测序技术的应用,既往临床结合病理诊断CMUSE的方法可能会得到进一步的修正。

四 *MYH11* 基因突变的相关假性肠梗阻

慢性假性肠梗阻(chronic intestinal pseudo-obstruction,CIPO)是指因肠道神经、肌肉和(或)Cajal间质细胞病变引起的肠道运动功能障碍性疾病,具有反复发作或持续存在的肠梗阻症状和体征,但缺乏机械性梗阻证据和影像学特征的一种综合征。CIPO是胃肠道动力功能障碍最严重的一类疾病,最终因肠功能衰竭而死亡。

CIPO根据病因可分为特发性和继发性两种,其中以后者最常见,常继发于肿瘤、病毒感染、结缔组织病、神经系统疾病和内分泌疾病等多种疾病;特发性CIPO又称原发性CIPO,原发于肠道的CIPO根据发生的部位分为内脏肌病性、神经病性和间质细胞病变性,临床上又以内脏肌病较多见。

*MYH11*基因位于人类染色体16p13.11,包含43个外显子,是肌球重链蛋白的亚型之一,参与机体信号传导、细胞器运动、肌肉收缩等活动。*MYH11*基因突变会引起平滑肌细胞收缩功能、信号传导和细胞运动的异常,与内脏肌病2型、家族性胸主动脉及主动脉夹层4型、巨大膀胱-小结肠-肠蠕动迟缓综合征2型、肺癌、大肠癌、乳腺癌、膀胱癌、髓样白血病等疾病的发生密切相关。该患者除引起假性肠梗阻外,还有尿潴留症状,可能与*MYH11*基因突变致平滑肌细胞功能异常有关。

全外显子组测检测技术作为一种近年来新发展起来的精准医疗技术,通过对生物样本中提取的核酸进行高通量测序,利用生物信息学进行比对分析,获取样本中包含的微生物种类和丰度信息,能够检测到外显子区绝大部分疾病的相关变异,已在临床基因检测和基因诊断中逐渐被推广应用。

【临床表现】 CIPO主要表现为慢性或反复发作的恶心、呕吐、腹痛、腹胀。腹痛常位于上腹部或脐周,呈持续性或阵发性,常伴有不同程度的腹泻或便秘,有的腹泻和便秘交替出现,或有吞咽困难,尿潴留,膀胱排空不完全和反复尿道感染,体温调节功能障碍,瞳孔散大等。体格检查有腹胀、压痛,但无肌紧张,可闻及振水音,肠鸣音减弱或消失。体重下降,营养不良常见。本病诊断较困难,常是在反复剖腹探查后,未发现机械性肠梗阻病因时才考虑本病。

【影像学表现】 局部肠腔明显扩大,以十二指肠为主,最大径可达10cm以上,正常黏膜皱襞消失,肠壁变薄,内有潴留物,未见明确梗阻点;膀胱明显扩大,有张力。

【病例介绍】 一例*MYH11*基因突变导致的内脏肌病型假性肠梗阻。

患者,男,43岁,因"反复腹胀不适15年,加重2月"于2021年10月收住上海交通大学医学院附属瑞金医院消化内科。

患者于15年前无明显诱因下出现腹胀难忍,在当地住院治疗,完善相关检查诊断为肠梗阻,肠系膜上动脉压迫综合征,并行肠系膜上动脉压迫综合征松解粘连复位+上段空肠部分切除术,术程顺利,术后营养支持后好转出院。患者10余年来仍有腹胀不适,肛门排气排便存在,无恶心、呕吐,未予特殊处理;患者于2021年7月再次因腹胀不适入住当地医院,诊断为小肠梗阻,十二指肠淤积,轻度营养不良,尿潴留,予对症补液促进胃肠动力后症状改善不明显,拟诊"小肠梗阻"收住院;患者自发病以来,神清,精神胃纳尚可,大便3~4次/日,不成形便,小便无殊,体重无明显减轻。已婚已育,育有2子,均体健,母亲自诉有十二指肠肿大病史,具体不详。

入院体格检查:体温36.7℃,脉搏80次/分,呼吸18次/分,血压87/52 mmHg,身高160 cm,体重44 kg,BMI 17.19 kg/m²。神清,精神可,体型消瘦,上腹部可见长约10 cm纵行陈旧性手术瘢痕,腹部明显膨隆,腹围110 cm,未见肠型及蠕动波,无压痛、反跳痛,无肌紧张,叩诊呈鼓音,肠鸣音亢进(10余次/分),移动性浊音阴性,余未见明显异常。

实验室检查:红细胞计数$3.62×10^{12}$/L,血红蛋白116 g/L;血气分析示酸碱度7.29,氧分压16.63 kPa,二氧化碳分压4.00 kPa,氧饱和度98.4%,氢离子浓度51.3 nmol/L,标准碳酸氢根15.9 mmol/L,实际碳酸氢根14.1 mmol/L,标准剩余碱-10.8 mmol/L;24 h尿蛋白1168 mg/24 h;24 h尿钾19.49 mmol/24 h,24 h尿钙7.74 mmol/24 h,24 h尿磷12.18 mmol/24 h;内分泌系统、免疫系统、结缔组织、肿瘤指标等相关检查未见明显异常。

影像学检查:小肠CT提示十二指肠、盲肠肠腔明显扩张,十二指肠管径约为12.68 cm,正常黏膜皱襞消失,未见明显梗阻点;膀胱明显扩大(图3-10-10)。

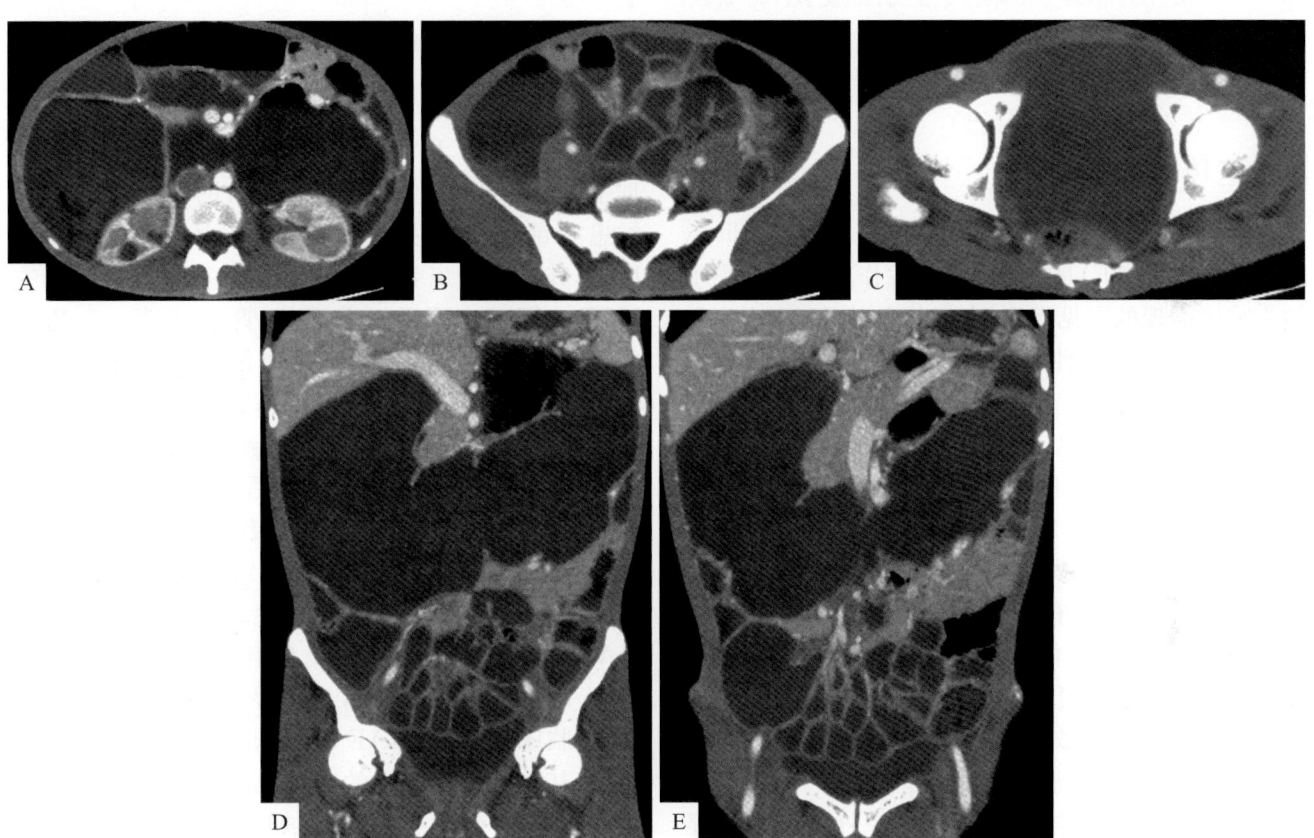

图3-10-10 *MYH11*基因突变导致的内脏肌病型假性肠梗阻
门脉期横断面CT增强图像(A~C)。A.显示十二指肠肠腔明显扩张,肠壁变薄,黏膜皱襞消失;B.显示盲肠肠腔明显扩张,肠壁变薄;C.显示膀胱明显扩张。门脉期冠状面CT重建图像(D、E)更加清晰显示十二指肠及盲肠扩张,符合慢性假性肠梗阻CT表现。

后采用全外显子组测序技术将患者及其母亲的16号染色体缺失区域进行了精细定位,最终基因检测结果明确诊断为:MYH11;NM_001040113.1:c.5819delC(p.Pro1940Hisfs*91)杂合基因突变的原发性家族型内脏肌病2型慢性假性肠梗阻(图3-10-10),明确了染色体拷贝数缺失区域及缺失片段所涉及的关键基因(图3-10-11),得出了CIPO的直接实验证据。

在临床工作中,*MYH11*基因突变导致的内脏肌病型假性肠梗阻罕见,在本病例中,首先排除机械性肠梗阻,并排除假性肠梗阻的继发原因,通过小肠CT检查明确病变的部位、性质及程度,最终全外显子组测序检测明确病因。

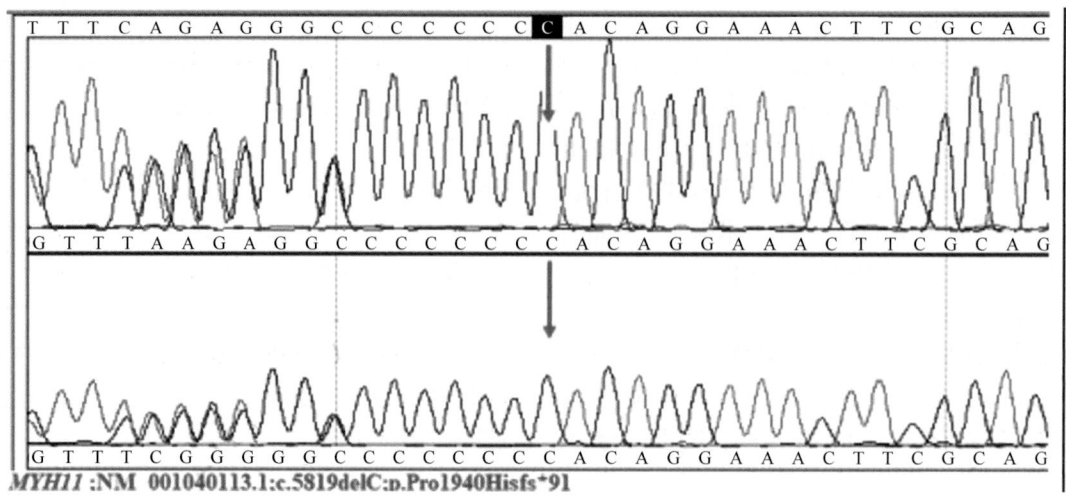

图 3-10-11 全外显子组测序检测提示 *MYH11* 基因杂合突变

五 遗传性血管性水肿

【概述】 遗传性血管性水肿（hereditary angioedema，HAE）是一种以反复发作皮肤和黏膜水肿为临床表现的罕见疾病，大部分患者（HAE 1 型和 2 型）为常染色体显性遗传病，主要是 11 号染色体上 *SERPING1* 基因发生突变所致。*SERPING1* 基因表达 C1 酯酶抑制物（C1-inhibitor，C1-INH），由于基因突变，C1-INH 的浓度和（或）功能降低，导致激肽释放酶激活失控，缓激肽生成增加，毛细血管扩张，最终导致水肿的发生。水肿常急性发作，呈非对称性和非可凹性，具有一定自限性，常于 3~5d 自然缓解，可累及身体任何部位，以四肢、颜面、生殖器、呼吸道和胃肠道黏膜较为常见，皮肤水肿最为常见，但喉部水肿可以导致窒息死亡，消化道黏膜水肿可表现为剧烈腹痛，伴恶心、呕吐等。

【病因和流行病学】 HAE 是一种常染色体显性遗传病，主要表现为反复发生的皮肤和黏膜水肿。文献报道患病率约 1.5/100 000。

目前所知，HAE 发病是由于 C1-INH、FXII、ANGPT1、PLG 基因突变，导致相应的蛋白质水平和（或）功能异常，进而引起缓激肽等水平增高，毛细血管扩张，最终导致水肿的发生。部分患者发病机制至今不明。根据致病机制不同，目前国际上将 HAE 分为 C1-INH 缺乏型（HAE-C1-INH）和非 C1-INH 缺乏型（HAE-nC1-INH）。HAE-C1-INH 型是由于 C1-INH 基因突变导致 C1-INH 水平降低或者功能缺陷，临床上分为 1 型和 2 型。HAE 1 型患者 C1-INH 浓度及功能均降低，约占 85%；HAE 2 型患者 C1-INH 浓度正常或增高，但功能降低，约占 15%。2000 年德国学者 Bork 等发现了 C1-INH 浓度和功能均正常的 HAE 患者，此类患者绝大多数发生于女性，称为 HAE-nC1-INH，其中部分患者是由于 *FXII* 基因突变所致的 HAE-FXII。最近又发现血管生成素-1 基因（*ANGPT1*）突变和纤溶酶原基因（*PLG*）突变导致的 HAE，而且发现 HAE-PLG 患者以面部和舌体肿胀为多见。此外，还有些患者致病基因不明。

2021 年北京协和医院支玉香教授团队发表的研究显示，在 107 例中国 HAE 患者中，77 例（72%）患者有过胃肠道发作的经历，腹部发作频率为 4.6 次/年（范围，0.12~26 次/年），患者从首次症状发作至 HAE 确诊的平均时间为 14.2 年（0~50 年），我国患者 HAE 1 型比例更高，占 98.73%；2 型仅占 1.27%。

【临床表现】 HAE 的临床表现具有很大的异质性，甚至同一家系中的患者也有很大差异。HAE 通常在 30 岁前起病，青春期加重，水肿常呈急性发作。临床上以反复发作、难以预测的皮肤和黏膜下水肿为特征。水肿的特点是发作性、自限性，一般 3~5d 自然缓解，呈非对称性、非可凹性。水肿可累及身体任何部位，以四肢、颜面、生殖器、呼吸道和胃肠道黏膜较为常见。其中最致命的是上呼吸道黏膜水肿（upper airway angioedema，UAE），可因喉水肿迅速进展导致呼吸困难或窒息，如抢救不及时可窒息死亡，致死率高达 11%~40%，是 HAE 的主要死因之一。消化道黏膜水肿发作表现为剧烈腹痛，伴恶心、呕吐，因此常被误诊为急腹症，包括肠胃炎、阑尾炎、胰腺炎、肾脏疾病、腹膜炎、胃穿孔等，甚至有患者接受了不必要的阑尾切除术或其他剖腹手术。

1. 临床病程 症状通常在最初的 24 h 内恶化,并在接下来的 48～72 h 内消退;发作可能持续至 5 d,并且可能在缓解之前扩散到另一部位。

2. 发作诱因 许多发作没有明确诱因,常见诱因包括机械创伤、精神压力和气道感染;相同的诱因可能并不总是引起发作。

【影像学表现】 在腹痛急性发作期,肠壁水肿增厚,呈分层样改变,黏膜层和浆膜层见强化,黏膜下层水肿,强化减弱,伴腹水,水肿的肠段可呈现类似腺癌浸润的僵硬感,水肿的黏膜皱襞呈"琴键"样改变,即强化的黏膜和水肿的黏膜下层交错出现(图 3-10-12,图 3-10-13),周围渗出;水肿的肠段可以是一段或者几段,但不表现为弥漫性分布;发作间期水肿、腹水消退,短期变化很快(图 3-10-12,图 3-10-13)。

随着病程时间的延长,患者腹痛发作频率逐渐增加,肠壁水肿的范围可逐步扩大(图 3-10-12,图 3-10-14);水肿肠段粘连成团,肠腔狭窄(图 3-10-14)。

随着病程时间的延长,除了肠壁水肿之外,可出现其他脏器的累及,包括肝、脾肿大,肾脏肿大、积水(图 3-10-14)。

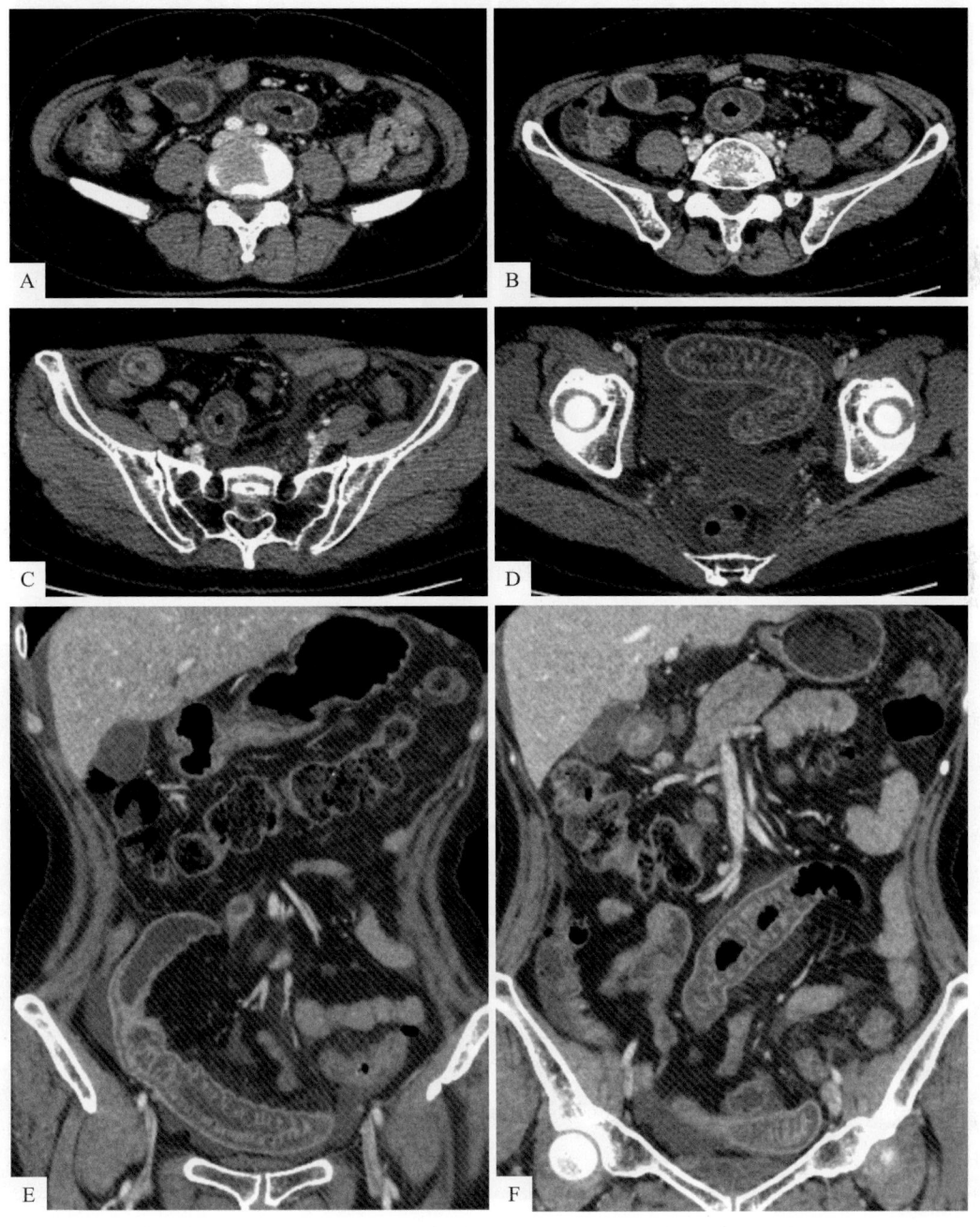

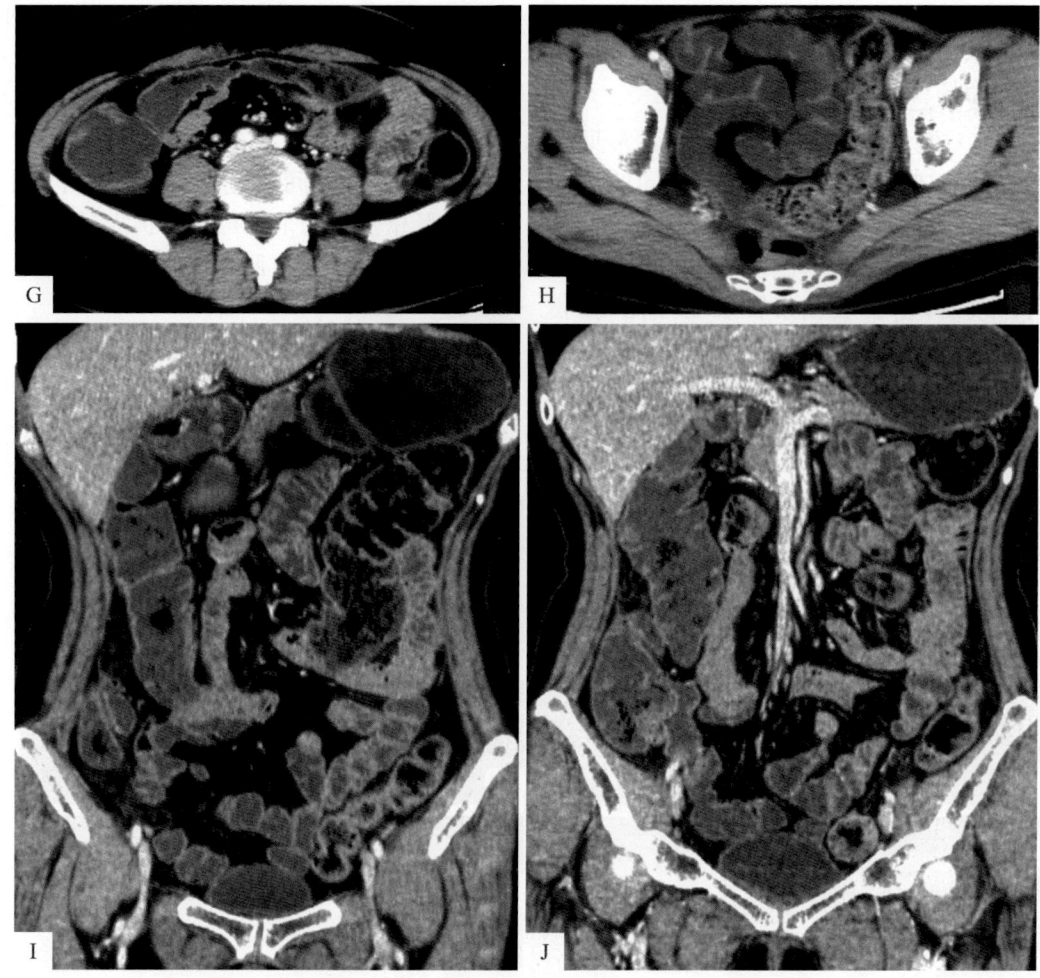

图 3-10-12 遗传性血管性水肿 1 型（发作期）

门脉期横断面 CT 增强图像（A～D）、冠状面 CT 增强图像（E、F）见腹痛急性发作期，盆组小肠肠壁明显水肿增厚，分层样强化，呈"靶征"，黏膜层和浆膜层见强化，黏膜下层水肿，强化减弱，并可见腹、盆腔积液；4 天后，患者腹部症状缓解，门脉期横断面 CT 增强图像（G、H）、冠状面 CT 增强重建图像（I、J）见肠壁水肿和腹水均消失。

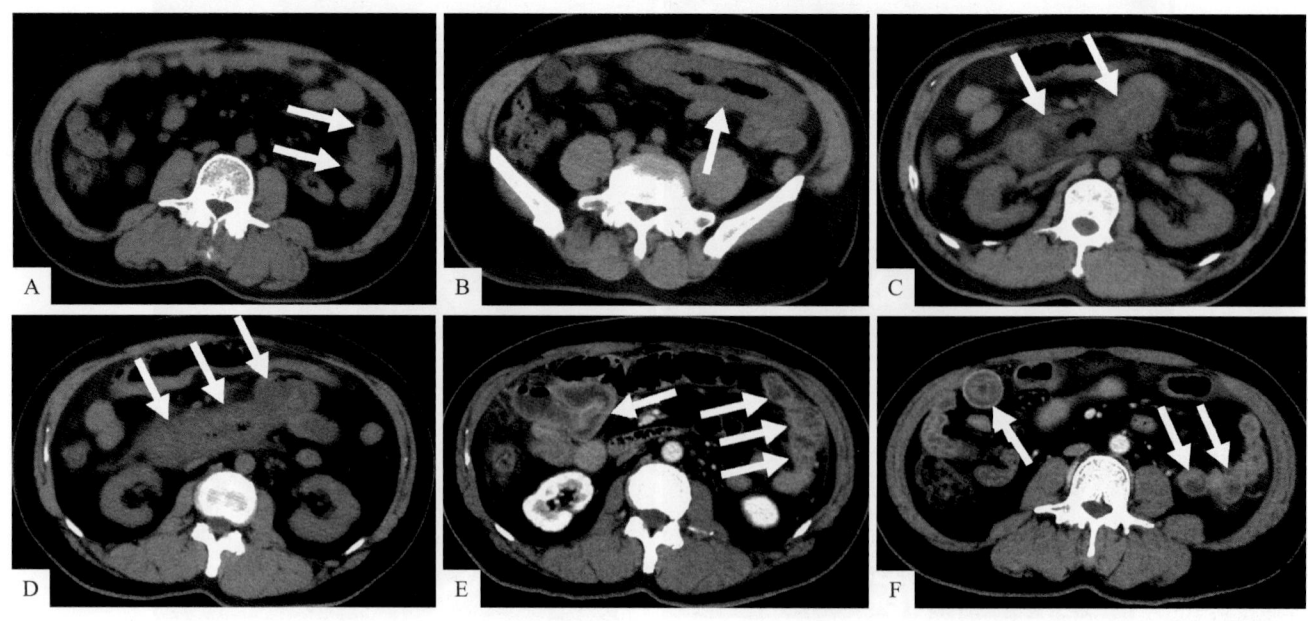

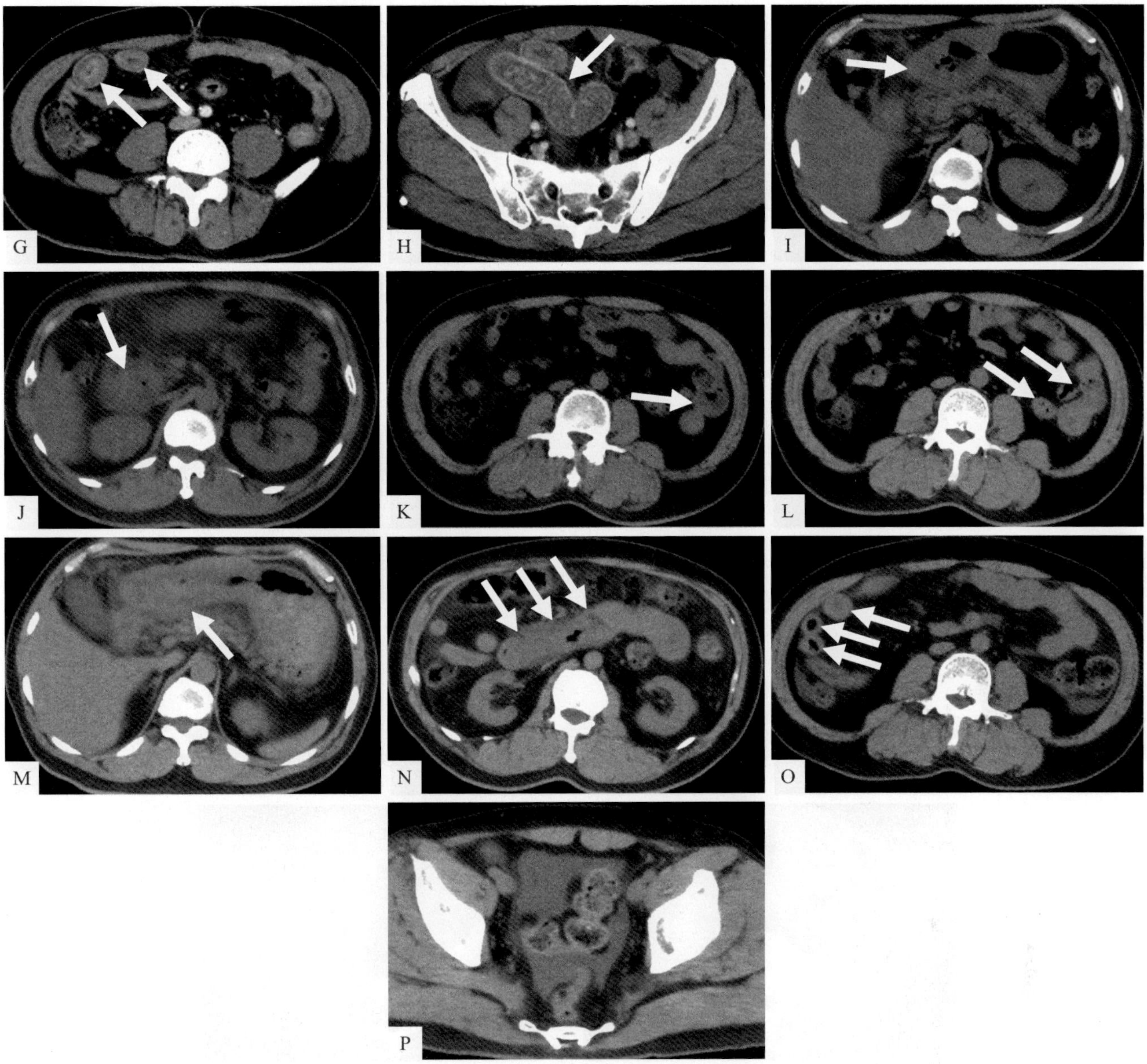

图 3-10-13 遗传性血管性水肿 1 型

图 A、B 为 2021 年 6 月急诊 CT 平扫图像,见左中下腹一段空肠明显肠壁水肿增厚,肠壁有类似腺癌的僵硬感(箭);图 C、D 为 2022 年 7 月急诊 CT 平扫图像,见十二指肠水平段至空肠上段明显肠壁水肿增厚,周围渗出(箭);图 E~H 为 2022 年 12 月急诊 CT 增强图像,见中下腹空肠明显水肿增厚,呈分层强化(箭),其中图 H 见水肿黏膜皱襞呈"琴键"样改变,同时见腹水;图 I~L 为 2023 年 10 月急诊 CT 平扫图像,见胃窦、十二指肠及空肠上段水肿增厚,周围渗出(箭);图 M~P 为 2024 年 2 月急诊 CT 平扫图像,见胃窦、十二指肠及空肠上段水肿增厚(箭),周围渗出,图 P 见腹水。总结该患者病情变化特点,发作频率逐步增加,程度进行性加重,肠壁水肿的影像学表现也在进展,范围逐渐增大,从最初的空肠累及➡️十二指肠水平段累及➡️胃、十二指肠、空肠累及,伴腹水,鉴于该患者的影像学高度提示遗传性血管性水肿,患者血检验指标提示 HAE 1 型。

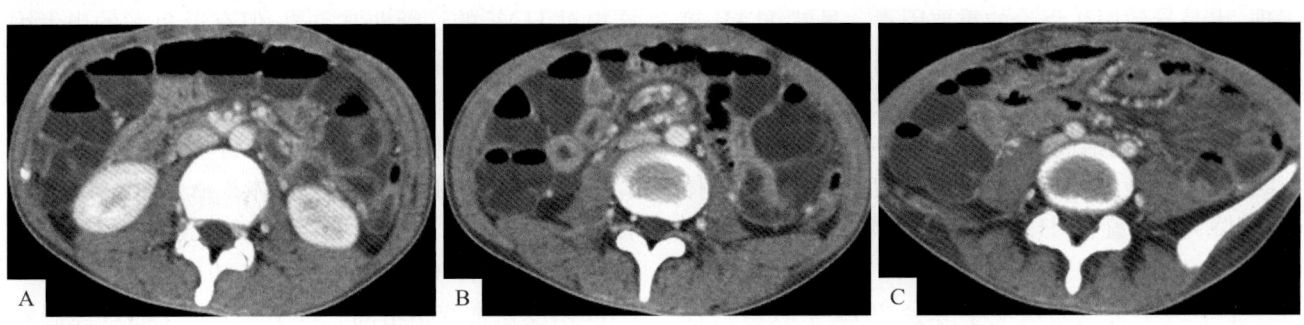

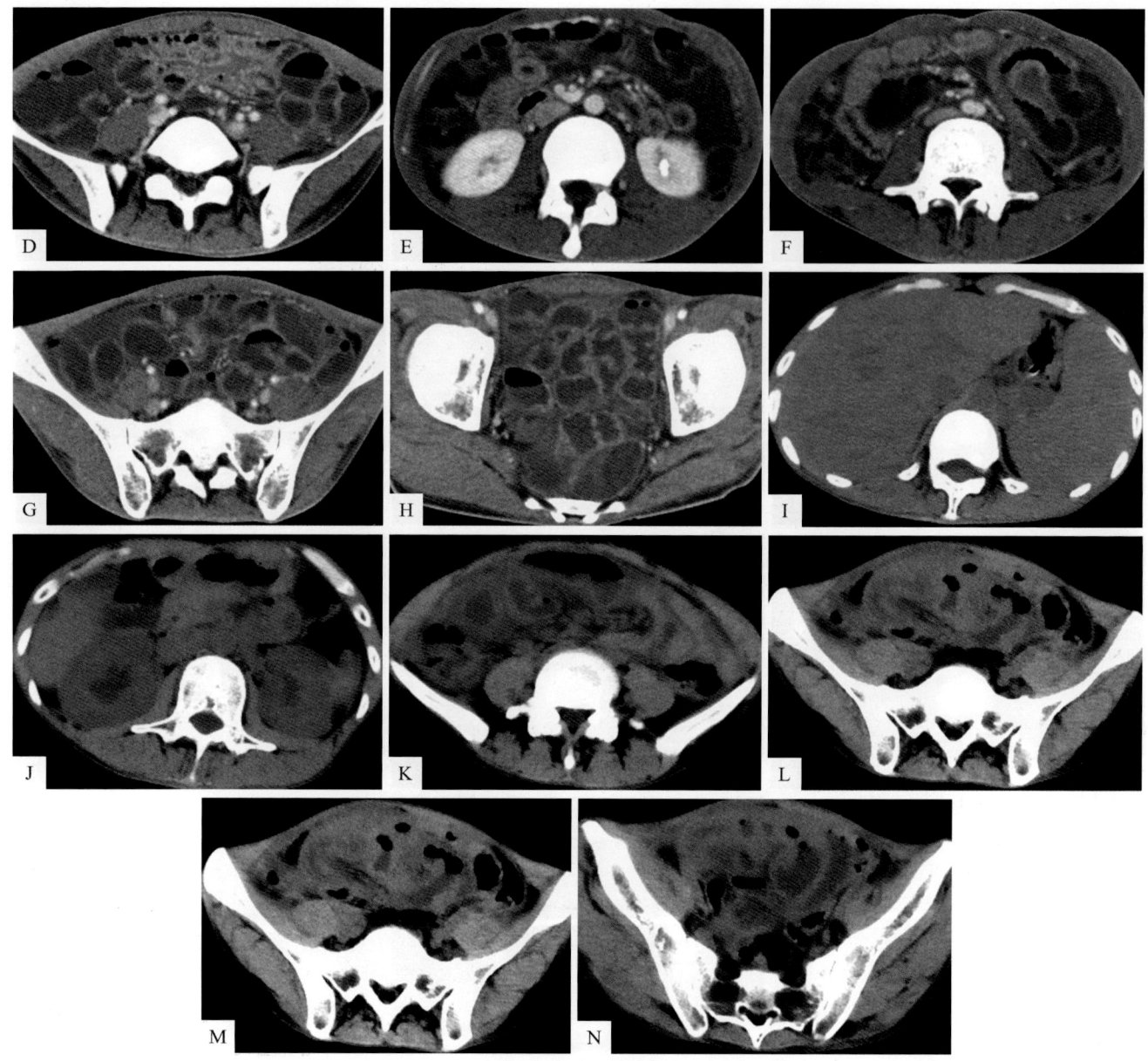

图 3-10-14 遗传性血管性水肿（*KNG1* 基因突变）

图 A～D 为 2014 年第一次小肠 CT 造影图像，见部分空肠肠壁连续性水肿，黏膜皱襞增粗，呈分层状强化；图 E～H 为 2015 年第二次 CT 小肠造影图像，见空肠、回肠连续性肠壁水肿增厚，部分肠壁重度增厚，病变范围及肠壁厚度均较 1 年前进展，见腹水；图 I～N 为 2021 年腹部 CT 平扫图像，见肝脾增大、肾脏增大、积水，小肠弥漫性肠壁水肿、增厚，腹腔积液，肠管与肠管之间分界不清，肠管粘连呈团，肠腔狭窄，呈不全梗阻改变。

【诊断】 HAE 腹部发作时，诸如白细胞计数、CRP、D-二聚体水平也都可能升高，这些非特异性表现，也是导致医生误诊的重要因素。虽然 HAE 较为罕见，但在临床实践中，遇到有阳性家族史、10～30 岁出现症状，反复发作的不明原因腹痛、反复皮肤/黏膜水肿（包括面部、四肢、上呼吸道）、症状可自行缓解、抗过敏治疗无效时，其他临床指征（如补体 C4 下降）提示疑似 HAE，或许就能帮助患者早日诊断。

中华医学会变态反应学分会 2019 年版遗传性血管性水肿诊疗指南见图 3-10-15。

（1）家族史：HAE 是常染色体显性遗传，因此家族史对 HAE 的诊断非常重要，但有近 25% 的患者因自发突变所致，因此这部分患者没有 HAE 家族史。

（2）典型的临床表现：反复发作性的皮肤和黏膜水肿，且抗组胺药、糖皮质激素和肾上腺素均无效。

（3）C1 酯酶抑制物及补体检查 1 型 HAE 患者，血清补体 C4、C1-INH 浓度和功能均低下；2 型患者，血清补体 C4 和 C1-INH 功能低下，但 C1-INH 浓度正常或稍增高。HAE-nC1-INH 型患者

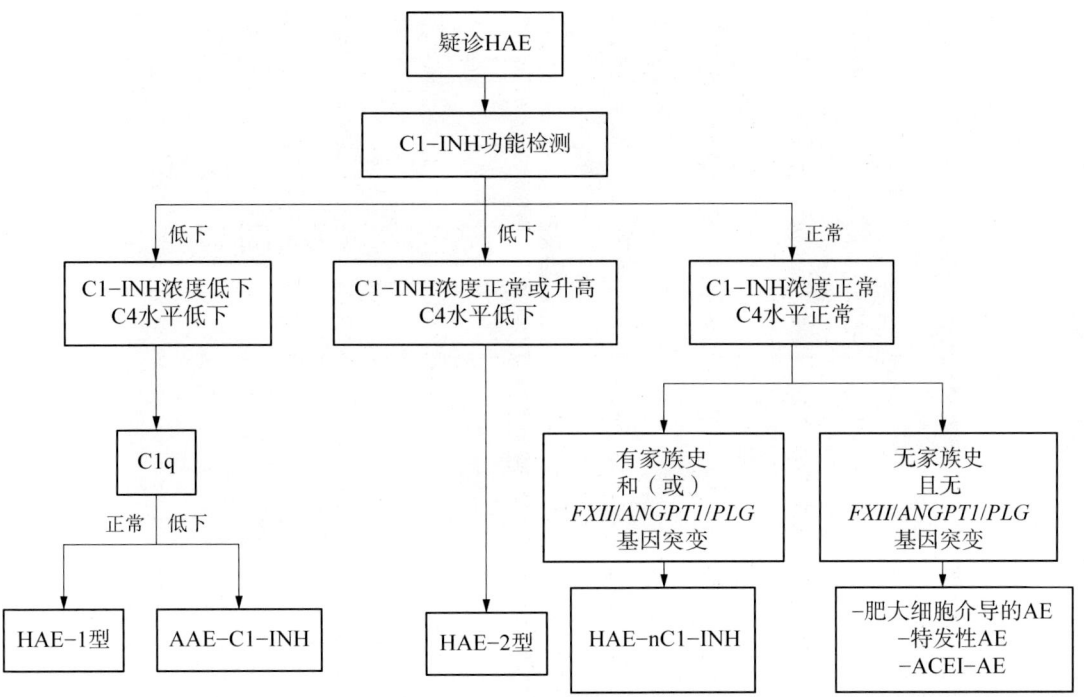

图3-10-15 遗传性血管性水肿诊断流程

HAE：遗传性血管性水肿；C1-INH：C1酯酶抑制物；C4：补体C4；ACEI：血管紧张素转换酶抑制剂；AE：血管水肿。

血清C4水平，C1-INH浓度和功能均正常。以上补体检查均需重复1次。

（4）基因检测：对于HAE-nC1-INH患者，需要进行相关基因（*HAE-FXII、ANGPT1、PLG*）的检测，以明确诊断。对于1岁以下婴幼儿，C1-INH浓度及功能正常不能排除HAE的诊断，需在满1岁后重复检查。

【鉴别诊断】

1. 嗜酸性胃肠炎　影像学上表现类似，可以有肠壁水肿和腹水，且短期随访，腹水消失，病情变化很快，但实验室检查有外周血嗜酸性粒细胞增高以及IgE升高等病史。

2. 血管紧张素转换酶抑制剂导致的血管水肿（angiotensin converting enzymeinhibitor-induced angioedema，ACEI-AE）　此类水肿多发生在面部、口唇和舌部，较少累及胃肠道和四肢。累及胃肠道时，主要表现为十二指肠球降段水肿及胰头周围的渗出，类似沟槽胰腺炎改变（图3-10-16），但这

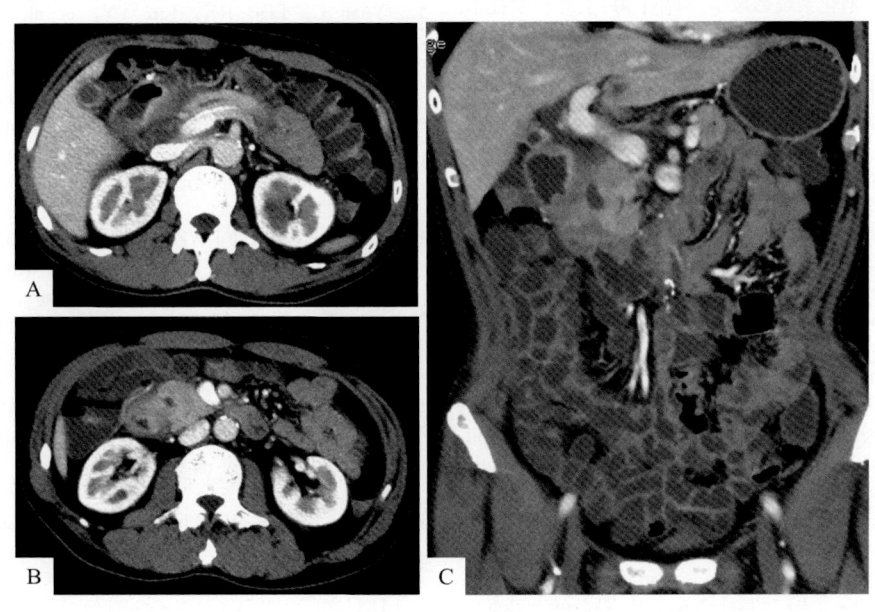

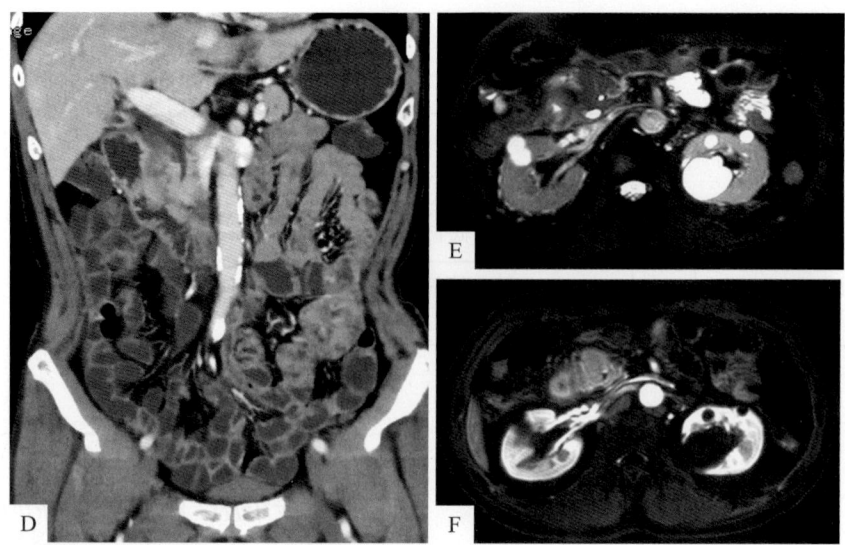

图3-10-16 ACEIs类降压药所致十二指肠球部水肿,胰头十二指肠沟槽胰腺炎

患者男性,54岁,长期服用降压药(ACEIs类降压药),反复腹痛,原因不明;小肠门脉期横断面CT增强图像(A、B)、门脉期冠状面CT重建图像(C、D)见十二指肠球降段肠壁明显增厚、水肿,胰头十二指肠沟槽见积液渗出,胰头肿胀增大,胆总管胰头段呈受压变窄,上游胆总管轻度扩张;横断面MR T2WI(加脂肪抑制)图像(E)见十二指肠球降段肠壁明显水肿增厚,黏膜下水肿呈明显高信号,肠管周围积液渗出;横断面MRI增强图像(F)见增厚肠段呈分层强化,黏膜下水肿呈低信号。

类患者有明确的ACEIs用药史,最常见的为ACEIs类降压药,实验室检查C1-INH抗原浓度和功能均正常,C4和C1q水平亦正常。

3. SLE累及肠道 影像表现为肠道弥漫性水肿增厚,呈"靶征",多浆膜腔积液,但多好发于青中年女性,有相关免疫指标的异常。

(李娜 何杰 李志 陈炽华
孙菁 赵雪松 缪飞)

◆ 参考文献 ◆

1. 陈星荣,陈九如主编. 消化系统影像学[M]. 上海:上海科学技术出版社,2010:400-405.
2. 陈鑫,李变霞,朱兰平,等. 罕见的息肉病-Cronkhite-Canada综合征[J]. 世界华人消化杂志,2019,27(16):7.
3. Iqbal U, Chaudhary A, Karim MA, et al. Cronkhite-Canada Syndrome: A Rare Cause of Chronic Diarrhea [J]. Gastroenterology Research, 2017,10(3):196-198.
4. 晁帅恒,李修岭,张梦婷,等. Cronkhite-Canada综合征83例临床分析[J]. 中国临床研究,2018,31(3):3.
5. Taylor SA, Kelly J, Loomes DE. Cronkhite-Canada syndrome: sustained clinical response with anti-TNF therapy [J]. Case Reports in Medicine, 2018,2018:1.
6. Wang J, Zhao L, Ma N, et al. Cronkhite-Canada syndrome associated with colon cancer metastatic to liver: A case report [J]. Medicine, 2017,96(38):e7466.
7. Piraccini BM, Rech G, Sisti A, et al. Twenty nail onychomadesis: An unusual finding in Cronkhite-Canada syndrome [J]. Journal of the American Academy of Dermatology, 2010,63(1):172-174.
8. Ueyama H, Fu K, Ogura K, et al. Successful treatment for Cronkhite-Canada syndrome with endoscopic mucosal resection and salazosulfapyridine [J]. Techniques in Coloproctology, 2014,18(5):503-507.
9. Umeno J, Hisamatsu T, Esaki M, et al. A hereditary enteropathy caused by mutations in the SLCO2A1 gene, encoding a prostaglandin transporter [J]. PLoS Genet, 2015, 11 (11):e1005581.
10. Sonoda A, Wada Y, Togo K, et al. Characteristic facial appearance was the key to diagnosing chronic enteropathy associated with SLCO2A1-associated primary hypertrophic osteoarthropathy: a case report [J]. Intern Med, 2020,59(4):491-494.
11. Hou Y, Lin Y, Qi X, et al. Identification of mutations in the prostaglandin transporter gene SLCO2A1 and phenotypic comparison between two subtypes of primary hypertrophic osteoarthropathy (PHO): a single-center study [J]. Bone, 2018,106:96-102.
12. Yuan L, Liao RX, Lin YY, et al. Safety and efficacy of cyclooxygenase-2 inhibition for treatment of primary hypertrophic osteoarthropathy: A single-arm intervention trial [J]. J Orthop Translat, 2018,18:109-118.
13. Zhang Z, He JW, Fu WZ, et al. Mutations in the SLCO2A1 gene and primary hypertrophic osteoarthropathy: a clinical and biochemical characterization [J]. J Clin Endocrinol Metab, 2013, 98(5):E923-E933.
14. Li SS, He JW, Fu WZ, et al. Clinical, biochemical, and genetic features of 41 Han Chinese families with primary hypertrophic osteoarthropathy, and their therapeutic response to etoricoxib: results from a six-month prospective clinical intervention [J]. J Bone Miner Res, 2017,32(8):1659-1666.
15. Wang Q, Li YH, Lin GL, et al. Primary hypertrophic osteoarthropathy related gastrointestinal complication has distinctive clinical and pathological characteristics: two cases report and review of the literature [J]. Orphanet J Rare Dis, 2019,14(1):297.
16. Zhang Z, Xia W, He J, et al. Exome sequencing identifies SLCO2A1 mutations as a cause of primary hypertrophic osteoarthropathy [J]. Am J Hum Genet, 2012, 90(1):125-132.

17. Yuan L, Chen X, Liu Z, et al. Novel SLCO2A1 mutations cause gender differentiated pachydermoperiostosis [J]. Endocr Connect, 2018, 7(11): 1116-1128.
18. Yanai S, Yamaguchi S, Nakamura S, et al. Distinction between chronic enteropathy associated with the SLCO2A1 gene and Crohn's disease [J]. Gut Liver, 2019, 13(1): 62-66.
19. Yamaguchi S, Yanai S, Nakamura S, et al. Immunohistochemical differentiation between chronic enteropathy associated with SLCO2A1 gene and other inflammatory bowel diseases [J]. Intest Res, 2018, 16(3): 393-399.
20. Matsuno Y, Umeno J, Esaki M, et al. Measurement of prostaglandin metabolites is useful in diagnosis of small bowel ulcerations [J]. World J Gastroenterol, 2019, 25(14): 1753-1763.
21. Jackstadt R, Sansom OJ. The Wae to repair: prostaglandin E2 (PGE2) triggers intestinal wound repair [J]. EMBO J, 2017, 36(1): 3-4.
22. Montrose DC, Nakanishi M, Murphy RC, et al. The role of PGE2 in intestinal inflammation and tumorigenesis [J]. Prostaglandins Other Lipid Mediat, 2015, 116-117: 26-36.
23. 王强, 李玥, 吴东, 等. 疑难病例评析第480例皮肤增厚—关节痛—腹泻—便血 [J]. 中华医学杂志, 2019, 99(40): 3189-3192.
24. Bujok K, Glaeser H, Schuh W, et al. Interplay between the prostaglandin transporter OATP2A1 and prostaglandin E2-mediated cellular effects [J]. Cell Signal, 2015, 27(3): 663-672.
25. Nakanishi T, Tamai I. Roles of organic anion transporting polypeptide 2A1 (OATP2A1/SLCO2A1) in regulating the pathophysiological actions of prostaglandins [J]. AAPS J, 2017, 20(1): 13.
26. Zhang Z, Xia W, He J, et al. Exome sequencing identifies SLCO2A1 mutations as a cause of primary hypertrophic osteoarthropathy [J]. Am J Hum Genet, 2012, 90(1): 125-132.
27. Umeno J, Esaki M, Hirano A, et al. Clinical features of chronic enteropathy associated with SLCO2A1 gene: a new entity clinically distinct from Crohn's disease [J]. J Gastroenterol, 2018, 53(8): 907-915.
28. Sonoda A, Wada Y, Togo K, et al. Characteristic facial appearance was the key to diagnosing chronic enteropathy associated with SLCO2A1-associated primary hypertrophic osteoarthropathy: a case report [J]. Intern Med, 2020, 59(4): 491-494.
29. Mandery K, Bujok K, Schmidt I, et al. Influence of cyclooxygenase inhibitors on the function of the prostaglandin transporter organic anion-transporting polypeptide 2A1 expressed in human gastroduodenal mucosa [J]. J Pharmacol Exp Ther, 2010, 332(2): 345-351.
30. Shirasaka Y, Shichiri M, Kasai T, et al. A role of prostaglandin transporter in regulating PGE2 release from human bronchial epithelial BEAS-2B cells in response to LPS [J]. J Endocrinol, 2013, 217: 265-274.
31. Nakanishi T, Takashima H, Uetoko Y, et al. Experimental evidence for resecretion of PGE2 across rat alveolar epithelium by OATP2A1/SLCO2A1-mediated transcellular transport [J]. J Pharmacol Exp Ther, 2019, 368(2): 317-325.
32. Nakanishi T, Hasegawa Y, Mimura R, et al. Prostaglandin transporter(PGT/SLCO2A1) protects the lung from bleomycin-induced fibrosis [J]. PLoS One, 2015, 10(4): e0123895.
33. Olesen ET, Fenton RA. Is there a role for PGE2 in urinary concentration? [J]. J Am Soc Nephrol, 2013, 24(2): 169-178.
34. Chi Y, Jasmin JF, Seki Y, et al. Inhibition of the prostaglandin transporter PGT lowers blood pressure in hypertensive rats and mice [J]. PLoS One, 2015, 10(6): e0131735.
35. Liu Z, Benard O, Syeda MM, et al. Inhibition of prostaglandin transporter (PGT) promotes perfusion and vascularization and accelerates wound healing in non-diabetic and diabetic rats [J]. PLoS One, 2015, 10(7): e0133615.

第四章

阑尾及阑尾病变

第一节 概述

阑尾属于腹膜内器官，位于盲肠后下端，呈一细长的盲管状结构。其远端为盲端，而近端开口于回盲瓣下方约 2～3 cm（图 4-1-1）。阑尾一般长约 5～7 cm，个别可长达 20 cm，少数短至 2 cm。阑尾直径约 0.5～0.6 cm，少数正常阑尾直径也可达 1 cm。成年人阑尾壁（相对）较厚，而小儿阑尾壁（相对）较薄，因此在阑尾炎症时小儿阑尾更容易发生穿孔。

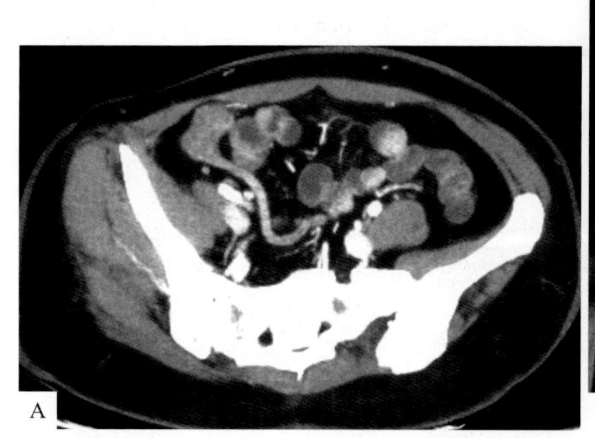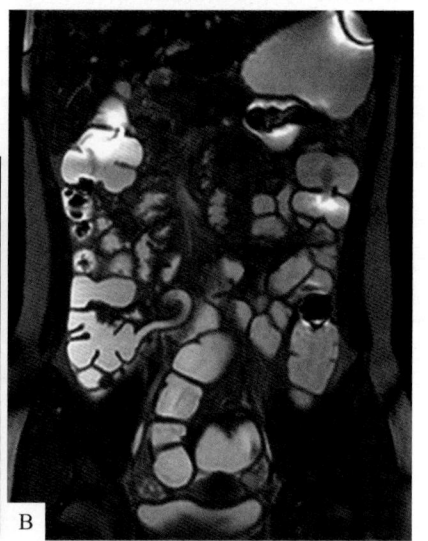

图 4-1-1 阑尾形态

门脉期斜横断面 CT 重建图像（A）显示阑尾全貌，呈盲管样；冠状面 MR FIESTA（B）显示阑尾全貌，呈盲管样，阑尾壁呈低信号，管腔内充满等渗甘露醇溶液呈高信号。

阑尾的功能目前依然有争议。以往认为阑尾无功能，但近年来的研究表明阑尾黏膜与肠道黏膜一样覆盖有生物膜。该生物膜含对消化功能至关重要的免疫球蛋白和共生菌。当发生腹泻时，结肠黏膜表面的生物膜被冲刷破坏，导致结肠黏膜暴露于致病原。而阑尾内生物膜更黏稠，并得以保存，有助于结肠生物膜的恢复。发展中国家的人群易暴露于腹泻病原菌，阑尾生物膜的功能有助于减少病毒和细菌对免疫功能的损害。而发达国家人群很少暴露于腹泻病原菌，一旦发生感染，可引起局部淋巴滤泡过度增生阻塞阑尾腔，或黏膜损伤细菌感染形成阑尾炎，这有助于解释为什么发达国家阑尾炎发病率高于发展中国家。

阑尾一般位于右髂窝内，阑尾根部的表面投影通常为脐与右髂前上棘连线的中外 1/3 交界处，即 McBurney 点。阑尾炎时该处常有明显压痛，称为麦氏征阳性。

（夏进东 曹文新 徐伟兴 缪飞）

◆ 参考文献 ◆

缪飞.小肠影像学[M].上海：上海科学技术出版社，2013.

第二节 阑尾位置和走行异常

阑尾的常见位置有以下几种。①回肠前位(占28%):阑尾在回肠前方,其尖端指向左上方。②盆位(占26.1%):阑尾超过腰大肌(图4-2-1,图4-2-2)、髂外血管,尖端有的可达闭孔内肌。③盲肠(或结肠)后位(占24.1%):阑尾在盲肠或升结肠的后面,尖端指向上方或上外方。④回肠后位(占8.3%):阑尾在盲肠与回肠后方,尖端指向右下方。少数有其他特殊位置:如阑尾可居肝脏的下方,称为高位阑尾(图4-2-3);可部分或完全位于壁腹膜的后面,称为腹膜外位阑尾(图4-2-4,图4-2-5)等;⑤阑尾冗长:阑尾位置甚至越过腹部中线(图4-2-6)。

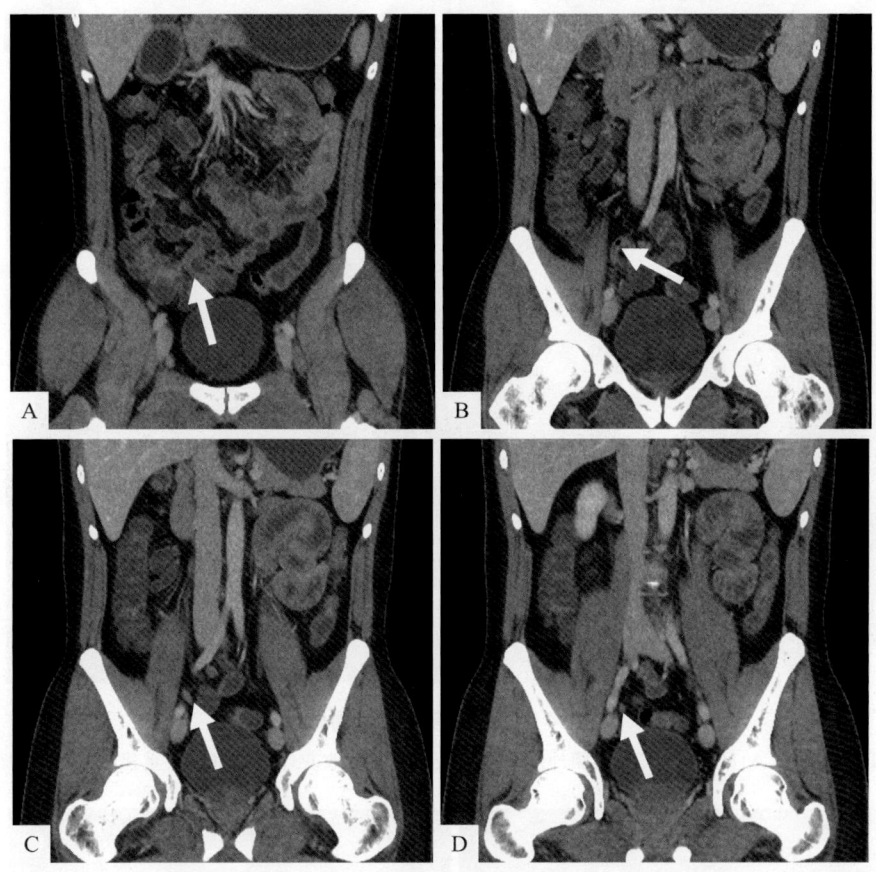

图4-2-1 盆位阑尾
门脉期冠状面CT增强重建图像(A~D)连续层面显示回盲瓣位置较低,阑尾位于盆腔内(箭)。

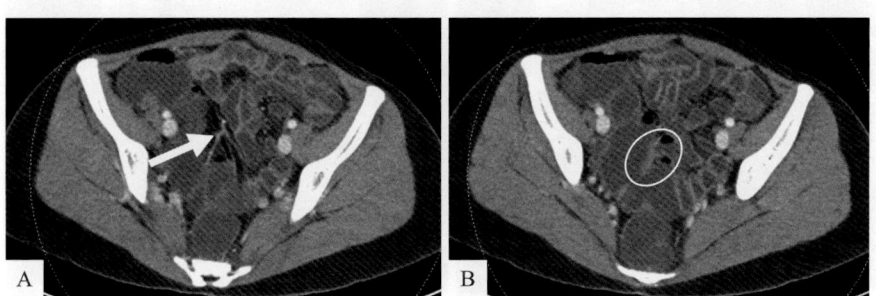

图4-2-2 盆位阑尾
门脉期横断面CT增强重建图像(A、B),图A显示阑尾位于盆腔内,阑尾腔积气(箭),图B显示回盲瓣位置较低(圈)。

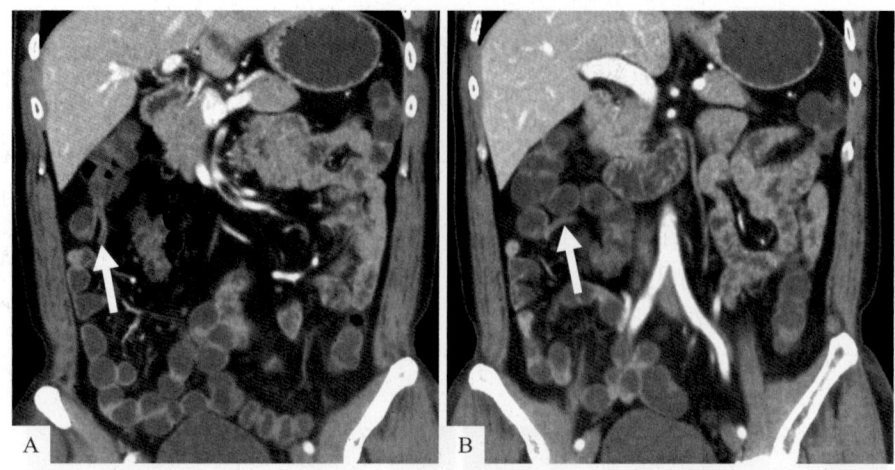

图 4-2-3　高位阑尾

门脉期冠状面 CT 重建图像(A、B)连续层面显示阑尾位置较高(箭)。

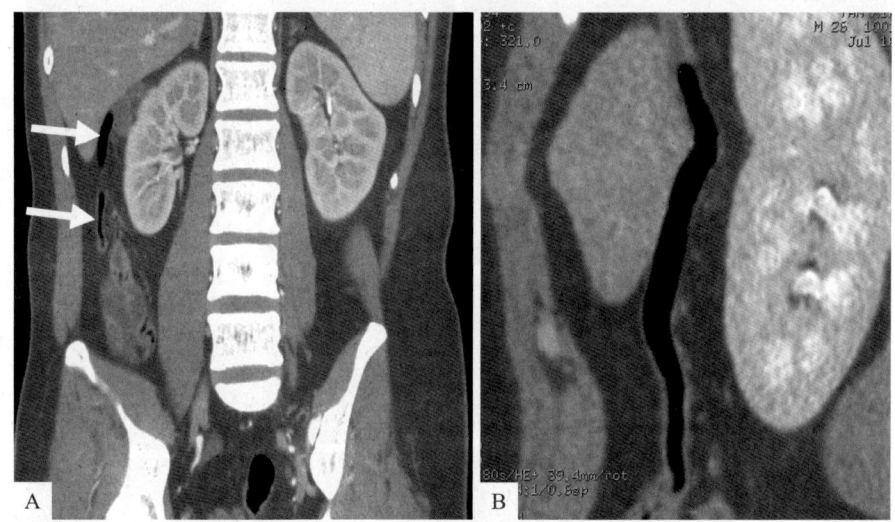

图 4-2-4　腹膜外位阑尾

门脉期冠状面 CT 重建图像(A)显示阑尾位于腹膜外围,其内可见条状充气改变(箭);曲面 CT 重建图像(B)清晰显示阑尾全貌。

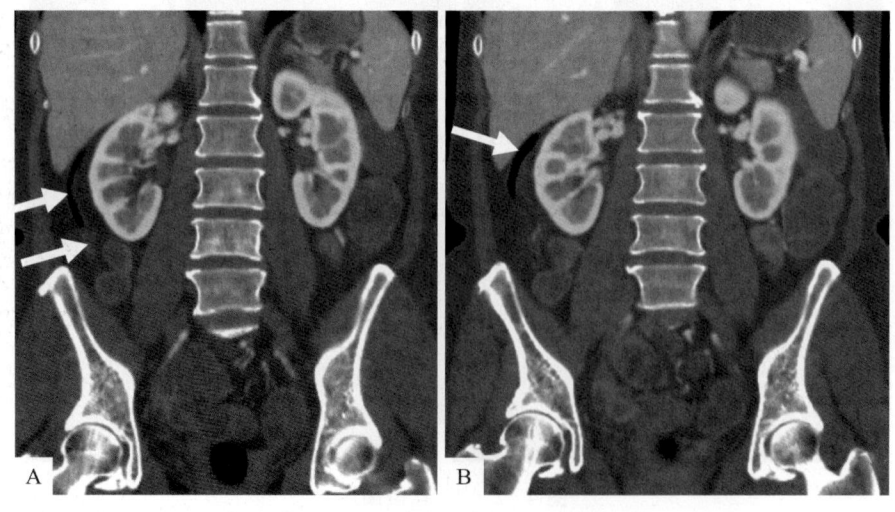

图 4-2-5　腹膜外位阑尾

门脉期冠状面 CT 重建图像(A、B),调整至气腹窗,显示阑尾位于腹膜外围,其内可见条状充气改变(箭)。

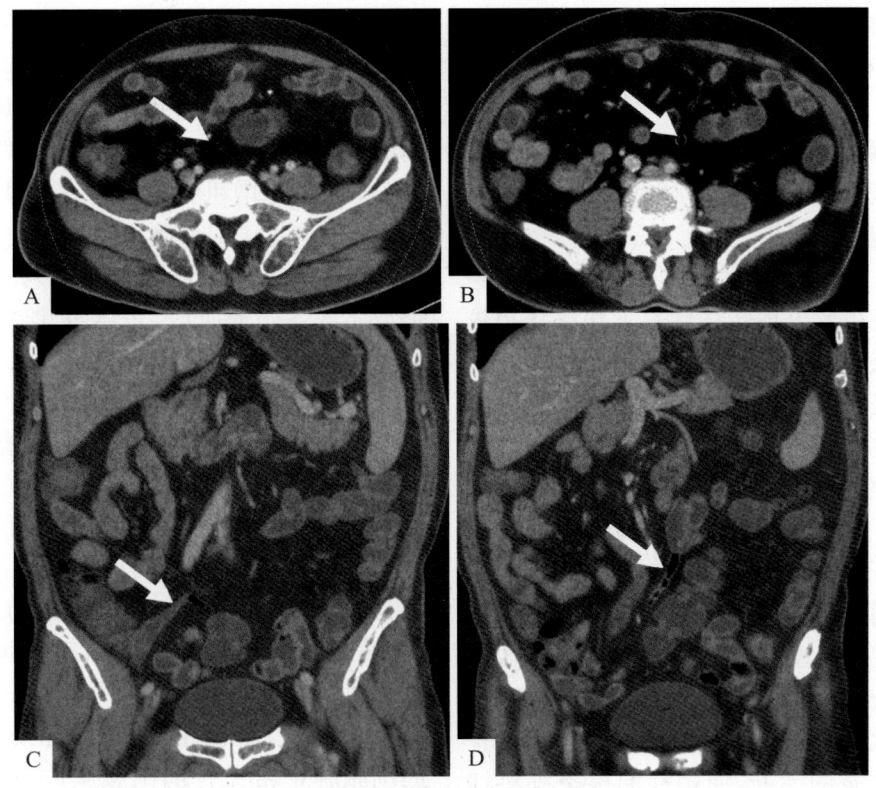

图 4-2-6　阑尾冗长
门脉期横断面 CT 增强(A、B)、门脉期冠状面 CT 重建图像(C、D)显示阑尾冗长,管腔积气,并越过腹部中线(箭)。

(吴颖为　顾婧潇　李卫侠　缪飞)

◆ 参考文献 ◆

缪飞.小肠影像学[M].上海：上海科学技术出版社,2013.

第三节　阑尾炎症

一、急性阑尾炎

阑尾炎是外科最常见的急腹症之一,发病率约 233/10 万。阑尾炎发病年龄高峰为 10～19 岁,男女性别比 1.4：1,男性略多见。多数阑尾炎依靠临床病史、体格检查和实验室检查可以明确诊断。但对于小于 3 岁的儿童、孕妇和 60 岁以上的老年患者,以及位置异常的阑尾炎如高位阑尾炎,及时准确诊断的难度增加。常有许多的阑尾炎患者可能在确诊之前已经发生阑尾穿孔。而影像学检查可以早期发现和诊断阑尾炎,有助于外科及时干预或手术处理,从而降低阑尾穿孔等并发症的发生。

【病因与病理】　急性阑尾炎的发病因素尚不肯定,但多数意见认为由多种因素综合而发生,包括阑尾阻塞、细菌感染等。病理上,局部阑尾壁炎症可导致阑尾缺血、穿孔、脓肿和局限性腹膜炎。

阑尾管腔阻塞曾经被认为阑尾炎的主要病因。阑尾管腔阻塞时,管腔内压和管壁压力增高,造成局部小血管闭塞和血栓形成,局部淋巴引流淤滞。随着阑尾肿大,局部内脏神经刺激传递至 T7～T10 脊髓,引起脐周或下腹部疼痛。当局部腹膜受刺激时出现局限性疼痛。即使没有管腔阻塞,阑尾炎依然可能发生。有研究证实未穿孔的阑尾炎仅有 1/3 伴有管腔内压力增高。阑尾管腔阻塞常见原因有粪石、结石、淋巴增生、感染和良恶性肿瘤,年轻患者多因粪石或淋巴滤泡增生导致；而老年患者多见于阑尾纤维化、粪石和肿瘤。事实上,阑尾炎患者仅 1/3 伴有粪石,且即使有粪石的阑尾,其组织学检查可为正常,因此粪石存在与否和阑尾炎的发生没有必然联系。

阑尾炎细菌感染,早期以厌氧菌为主,晚期多为混合感染。阑尾炎坏疽和穿孔可由大肠杆菌、消化链球菌属和假单胞菌等感染。

【临床表现】 腹痛是阑尾炎常见临床表现,约 50%～60% 阑尾炎患者出现转移性右下腹疼痛是较为典型的临床特点,其他临床症状包括食欲不振、恶心和呕吐等。但是很多阑尾炎患者的临床表现不典型,如出现消化不良、胃肠胀气、大便不规律、腹泻和全身不适等。阑尾位置和患者的临床症状有关,如盲肠前位可表现明显右下腹痛,而盲肠后位因为肠管覆盖,疼痛表现不明显。

【影像学表现】 阑尾炎诊断主要依靠临床病史和体检。临床表现不典型,或怀疑阑尾炎穿孔时,可以选择影像学检查方法,包括 X 线平片、胃肠造影、B 超和 CT 等。近 10 年来,随着 B 超和 CT 越来越普遍地用于急性阑尾炎的诊断,使阴性阑尾炎外科切除比率明显降低。

1. **X 线表现** 阑尾炎患者在腹部 X 线平片可以观察到高密度粪石。结肠反射性淤张表现为结肠积气扩张(图 4-3-1),炎症可以导致右侧腰大肌影消失。而阑尾穿孔的极少数患者可见膈面下游离气体。胃肠道钡餐造影中约 1/3 患者的阑尾未见钡剂充盈,同时可见盲肠内侧壁增厚等征象。

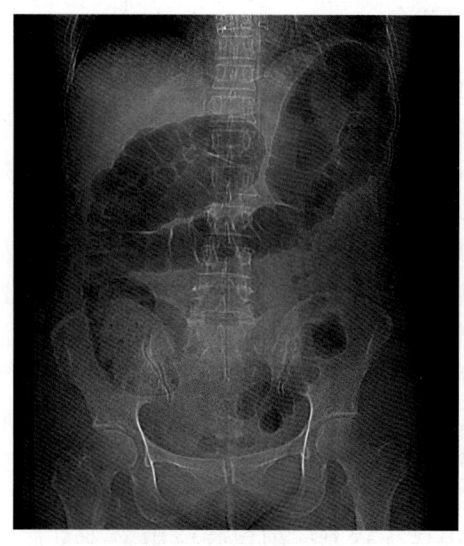

图 4-3-1 阑尾炎
腹部立位 X 线平面显示升结肠及横结肠反射性积气淤张,右侧腰大肌影消失。

2. **CT 表现** 在横断面观察阑尾的基础上,通过 MPR、CPR 重建技术能够从不同角度整体观察阑尾及其周围情况,做到观察的连续性和完整性。MSCT 对急性阑尾炎的准确性取决于对阑尾解剖结构的了解和正常及病变阑尾的认识。

(1) 阑尾增粗肿胀:通常把阑尾外径>6 mm 作为急性阑尾炎 CT 诊断的主要标准之一,急性阑尾炎时,阑尾外径>6 mm 约占 90%～96%。在阑尾脓肿形成之前各病理阶段,三维重建上最常见的征象是阑尾肿大(图 4-3-2～图 4-3-6)。急性单纯性阑尾炎和急性化脓性阑尾炎,阑尾通常均匀增粗,而急性坏疽性阑尾炎多表现不匀称性增粗。阑尾增粗的程度与病情的严重程度有明显的关系,阑尾越粗,化脓、坏疽的可能性越大,尤其是阑尾呈不均匀性增粗,高度提示阑尾坏疽可能性。

(2) 阑尾周围腹膜改变:阑尾周围脂肪条纹征,表现为阑尾周围脂肪内斑点状及条纹状、斑片状模糊影(图 4-3-3～图 4-3-7),发生率约为 70%～94%,在急性化脓性、坏疽性阑尾炎和阑尾周围脓肿中常见。周围腹膜改变可以作为诊断阑尾炎一个重要征象,但对诊断急性阑尾炎不具有特异性,因为此征象也可见于回盲部炎症、结核、憩室炎及盆腔炎。

(3) 盲肠壁水肿增厚:表现为盲肠末端局部肠壁水肿增厚(图 4-3-5),阑尾开口处呈漏斗状改变,即"箭头征",是指盲肠对比剂对称圆隆形充填于已阻塞的盲肠尖中,认为这种征象有较高的特异性,其中在急性化脓性阑尾炎并发盲肠壁增厚最多。邻近肠管反射性淤张,表现为回肠部肠管积液、积气,部分见多发小气液平面,在穿孔性阑尾炎及阑尾周围脓肿发生率较高。

(4) 盆腔积液:多表现为右侧结肠旁沟和盆腔底部液性密度影积聚(图 4-3-5)。

3. **急性阑尾炎不同病理分型的 CT 表现**

(1) 急性单纯性阑尾炎:单纯阑尾增粗 6～10 mm,呈均匀性,周围无腹膜渗出,周围肠管淤张,淋巴结反应性增生程度较小及阑尾腔积气,通常提示急性单纯性阑尾炎(图 4-3-2)。

(2) 急性化脓性阑尾炎:阑尾增粗达 10～20 mm,密度较均匀,阑尾腔积气少见,伴邻近腹膜渗出、周围淋巴结反应性增生和周围肠管淤张,通常提示急性化脓性阑尾炎(图 4-3-3～图 4-3-5)。

(3) 急性坏疽阑尾炎:阑尾增粗直径 10～22 mm,头体尾不均匀性增粗,伴阑尾腔积气及粪石,周围斑片条纹影、淋巴结反应性增生和肠管淤张,通常提示急性坏疽性阑尾炎(图4-3-6)。

(4)阑尾穿孔:若急性阑尾炎未及时治疗,可发生阑尾穿孔。B超可见右下腹炎性改变,多数阑尾显示不清。增强CT若出现下列表现提示阑尾穿孔。①局部阑尾壁缺失和未强化:表现为增强扫描阑尾壁不强化(图4-3-7)。②游离粪石:表现为阑尾粪石位于阑尾外(图4-3-8)。③游离气体:表现为阑尾周围游离气泡影(图4-3-8)。④阑尾周围脓肿:阑尾炎如果未及时治疗可穿孔,形成阑尾周围脓肿和包块。蜂窝织炎表现为阑尾周围片状近似软组织密度影,增强扫描伴有强化;阑尾周围脓肿或盆腔积脓表现为大片包裹性液体密度影,其内可有气泡,若脓液稠厚,密度可近似软组织密度(图4-3-8~图4-3-10)。MRI对于脓肿的显示优于CT,表现为液体信号影伴周边明显强化(图4-3-8)。其中增强阑尾壁局部缺失敏感性最高(96%~100%);游离气体和阑尾周围明显炎性改变提示穿孔;如发现阑尾外粪石伴周围明显炎性改变,即使未见阑尾也高度提示阑尾穿孔。

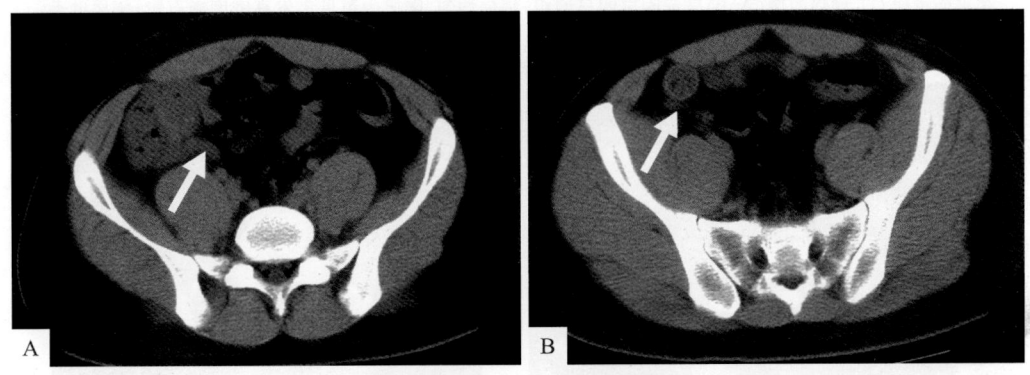

图4-3-2 单纯性阑尾炎
CT平扫图像(A、B)显示阑尾均匀增粗,周围未见明显渗出(箭),邻近结肠反射性淤张积气改变。

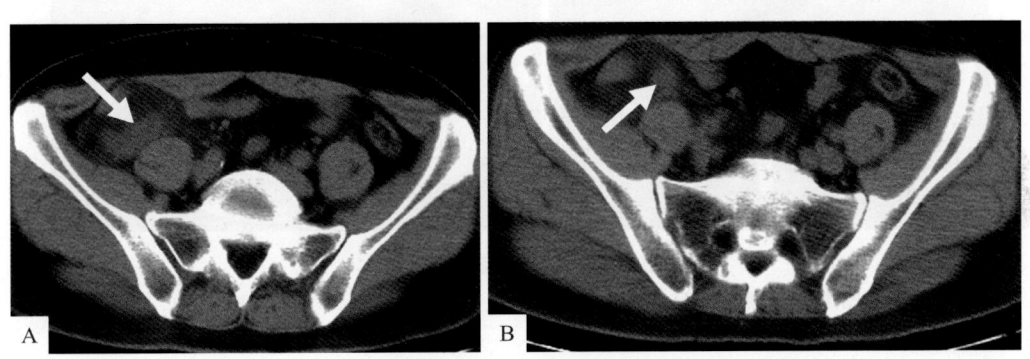

图4-3-3 化脓性阑尾炎
CT平扫图像(A、B)显示阑尾明显增粗,阑尾壁显示不清,阑尾周围可见片状渗出影,系膜脂肪密度增高(箭)。

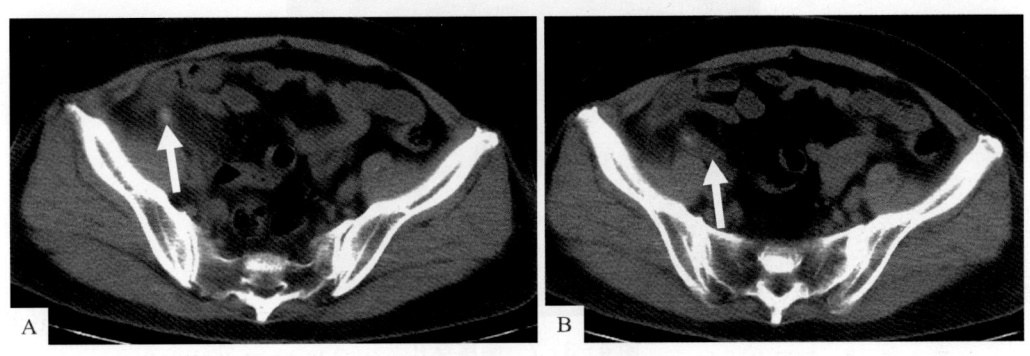

图4-3-4 化脓性阑尾炎
CT平扫图像(A、B)显示阑尾明显增粗,阑尾内可见条状粪石影嵌顿,阑尾周围渗出,系膜脂肪密度增高。

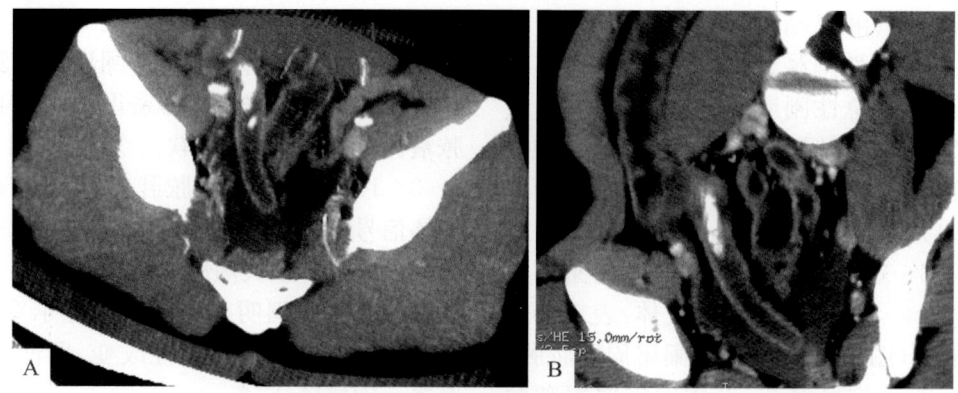

图 4-3-5 化脓性阑尾炎

多平面重建 CT 增强图像（A、B）显示阑尾明显增粗，稍欠均匀，阑尾内可见多发高密度粪石影，阑尾壁毛糙；盆腔内可见液体密度影。

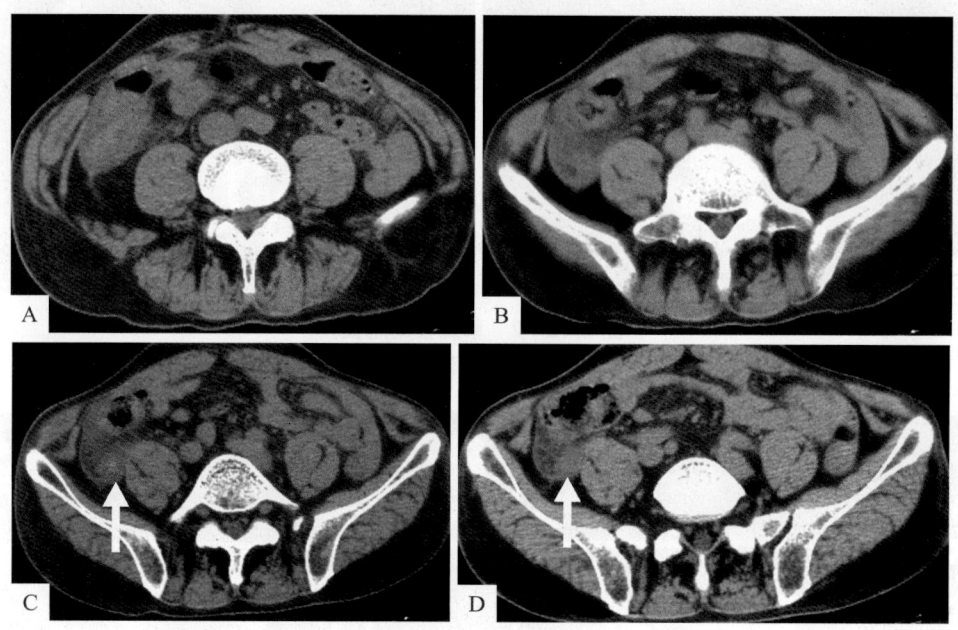

图 4-3-6 坏疽性阑尾炎

A、B. CT 平扫图像显示盲肠壁明显水肿增厚，右侧结肠旁沟内可见片状渗出及积液；C、D. 显示阑尾正常形态未见，阑尾内可见点状粪石影（箭）。

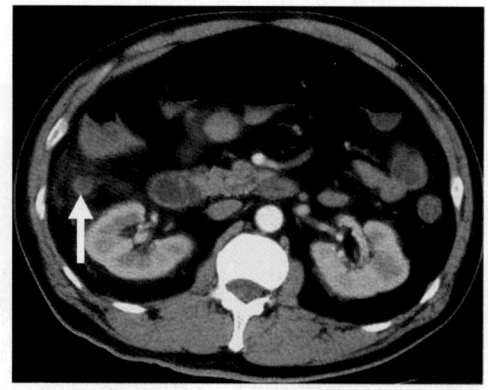

图 4-3-7 阑尾穿孔

CT 增强图像显示阑尾壁明显增粗，增强扫描未见强化（箭），阑尾周围可见片状渗出影，脂肪密度增高。

【鉴别诊断】

1. 肠系膜淋巴结炎 右下腹肠系膜可见成簇状增大淋巴结,阑尾正常。若炎症波及末端回肠,可见局部回肠壁增厚。肠系膜淋巴结炎为排除性诊断,必须首先排除阑尾及其他病变后诊断。

2. 急性回结肠炎 如克罗恩病累及或肠道感染。

3. 盆腔炎 影像学检查 CT 或 B 超可见附件肿块,输卵管扩张伴液-液平,提示输卵管积脓或积水。子宫外形模糊。

4. 盲肠憩室炎 影像学检查 CT 或 B 超可见盲肠憩室伴盲肠壁增厚,盲肠周围炎性改变,可进一步形成盲肠周围脓肿。

5. 阑尾肿瘤 CT 或 B 超可见阑尾软组织肿块伴或不伴有阑尾腔梗阻,可伴有周围炎症。

6. 盲肠癌 盲肠肿块可能阻塞阑尾开口,阑尾可扩张但不伴有阑尾周围炎症。

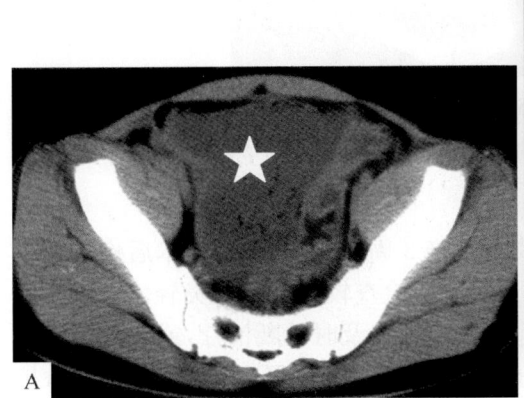
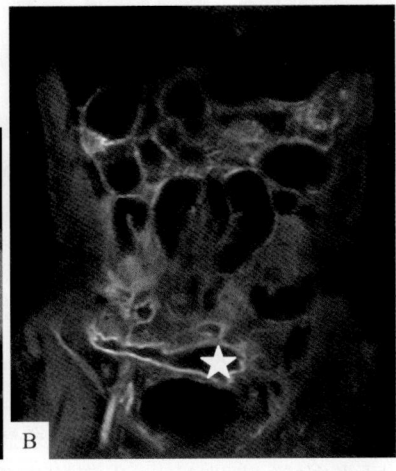
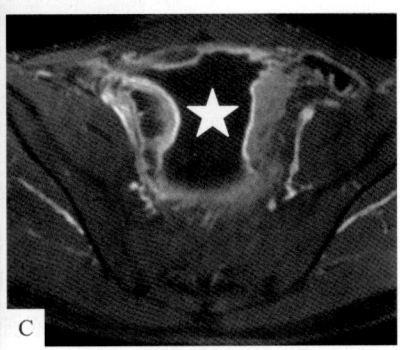

图 4-3-8 阑尾穿孔及盆腔巨大脓肿

CT 平扫图像(A)显示盆腔内可见大片液体密度影,其内可见多发气泡影(星),盆组小肠积气、积液、扩张,呈不全梗阻改变;冠状面(B)和横断面(C)MRI 增强图像显示右下腹小肠互相粘连,且强化明显,小肠肠腔明显扩张,形成不全性梗阻;盆腔积脓,脓肿壁明显强化(星)。

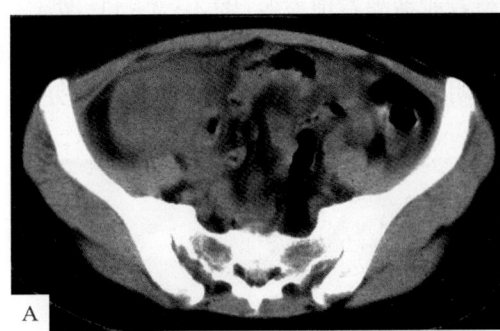
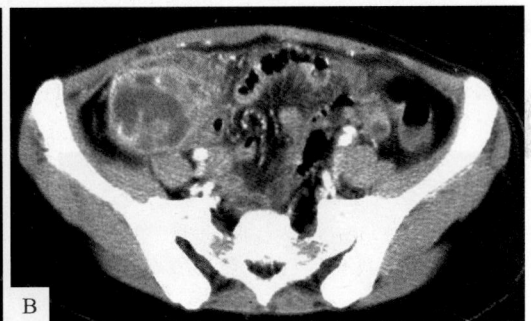

图 4-3-9 阑尾周围脓肿

CT 平扫图像(A)显示右下腹团块影,密度不均,中央可见液化坏死区;CT 增强图像(B)显示右下腹肿块影呈环形强化改变,周围可见渗出,脂肪密度增高,提示阑尾周围脓肿。

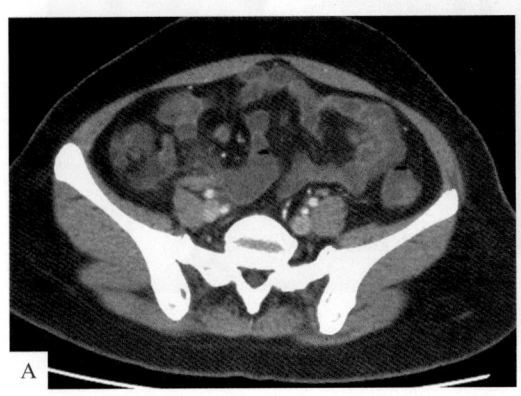
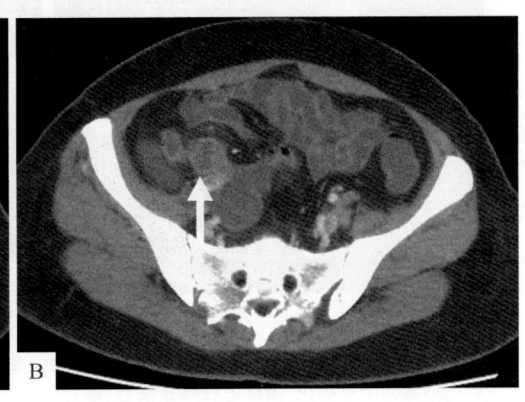

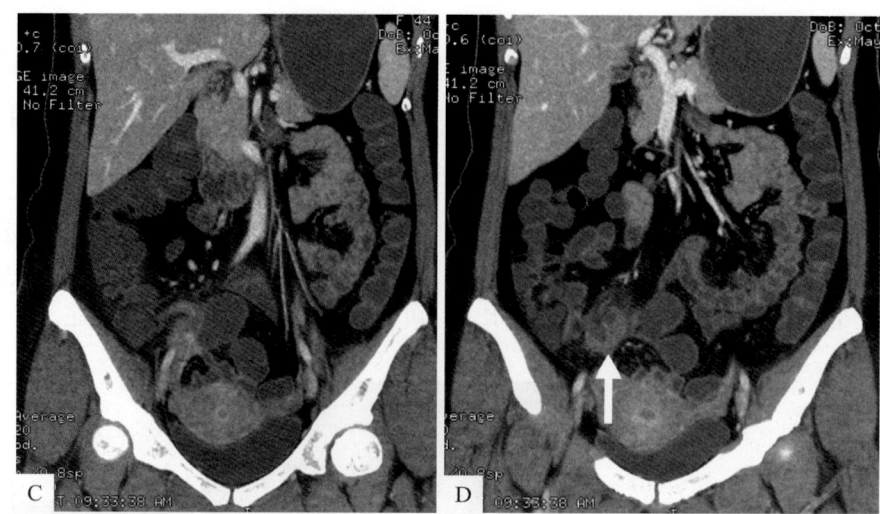

图 4-3-10 阑尾周围脓肿

门脉期横断面 CT 增强图像（A、B）、冠状面 CT 重建图像（C、D）显示阑尾明显增粗，游离缘正常形态显示不清，周围可见片状低密度影，呈环形强化，提示阑尾周围脓肿（箭）。

【影像检查方法】 对儿童、体格消瘦年轻患者和孕妇首选 B 超检查，避免放射性辐射。实时超声显示不可压缩阑尾直径＞6mm、McBurney 征阳性、粪石、右下腹水、蜂窝织炎及脓肿；彩色多普勒显示阑尾壁血流异常等征象诊断阑尾炎的敏感性达 85%，特异性达 90%。对 B 超检查阴性、肥胖患者或怀疑阑尾穿孔者可选 CT 检查。CT 征象如上所述。

二、慢性阑尾炎

慢性阑尾炎症状表现轻微，主要依据临床诊断，包括右髂窝处疼痛 3 周以上，阑尾切除术后疼痛完全缓解，临床及实验室检查较急性阑尾炎轻。慢性阑尾炎可能为急性阑尾炎未及时诊断治疗，或在儿童怀疑为泌尿系感染，成人怀疑为结肠憩室炎等情况下，抗生素治疗不彻底所致；病理检查可见阑尾壁炎性改变，阑尾壁可伴有纤维化改变。影像学无特征性诊断，多表现为阑尾增粗，阑尾壁均匀增厚，阑尾内多发粪石或被粪石填充等（图 4-3-11，图 4-3-12）。嵌顿的粪石可导致邻近阑尾壁增厚呈软组织影，增强扫描明显强化，呈慢性炎性肉芽肿样改变（图 4-3-13）。

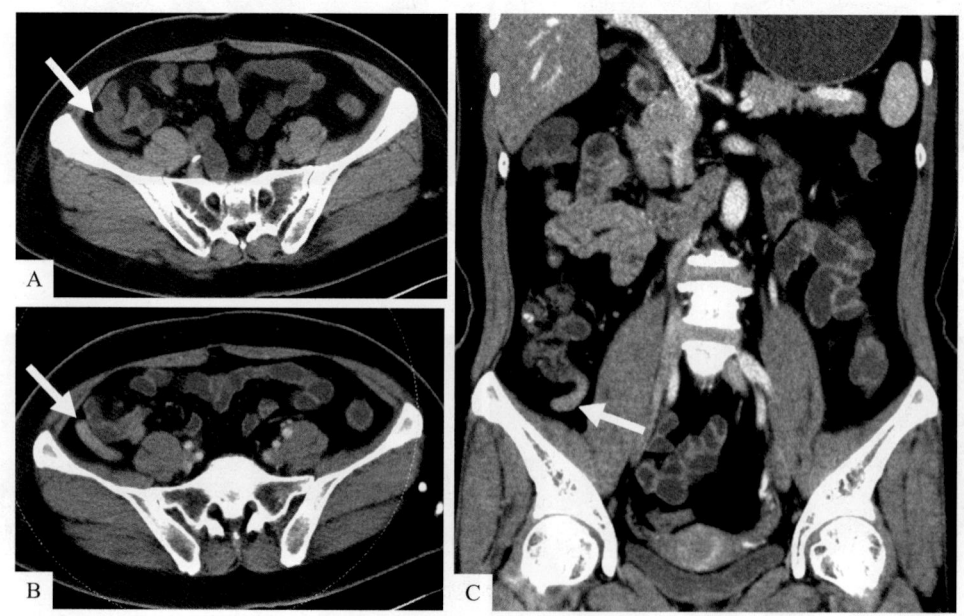

图 4-3-11 慢性阑尾炎

CT 平扫图像（A）、门脉期横断面 CT 增强图像（B）、冠状面 CT 重建图像（C）显示阑尾均匀增粗，阑尾壁均匀增厚伴中等强化，阑尾走行略显僵直（箭）。

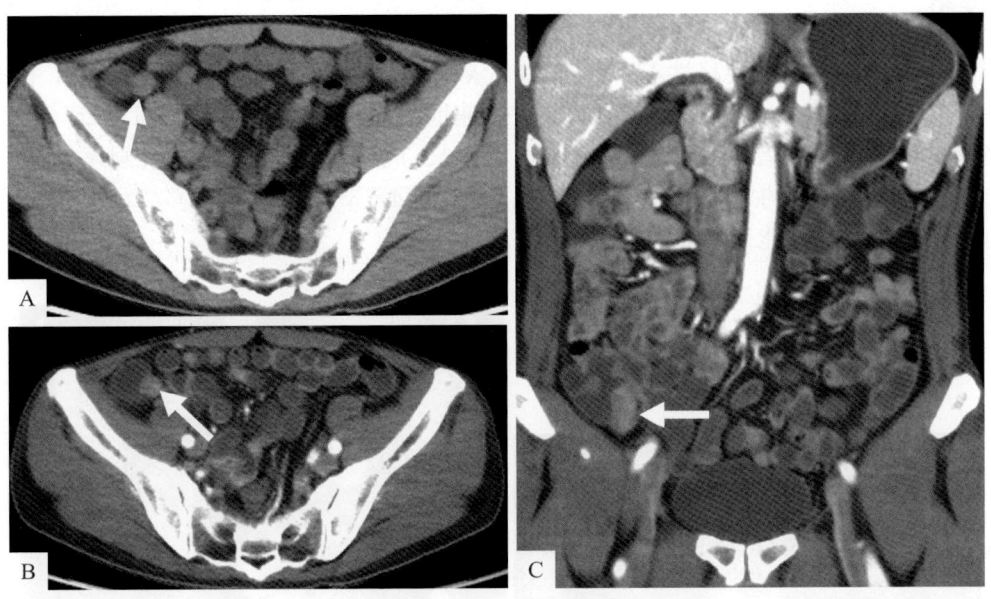

图 4-3-12　慢性阑尾炎

CT 平扫图像（A）、门脉期横断面 CT 增强图像（B）、门脉期冠状面 CT 重建图像（C）显示阑尾均匀增粗，阑尾壁均匀增厚伴中等强化，阑尾走行略显示僵直（箭）。

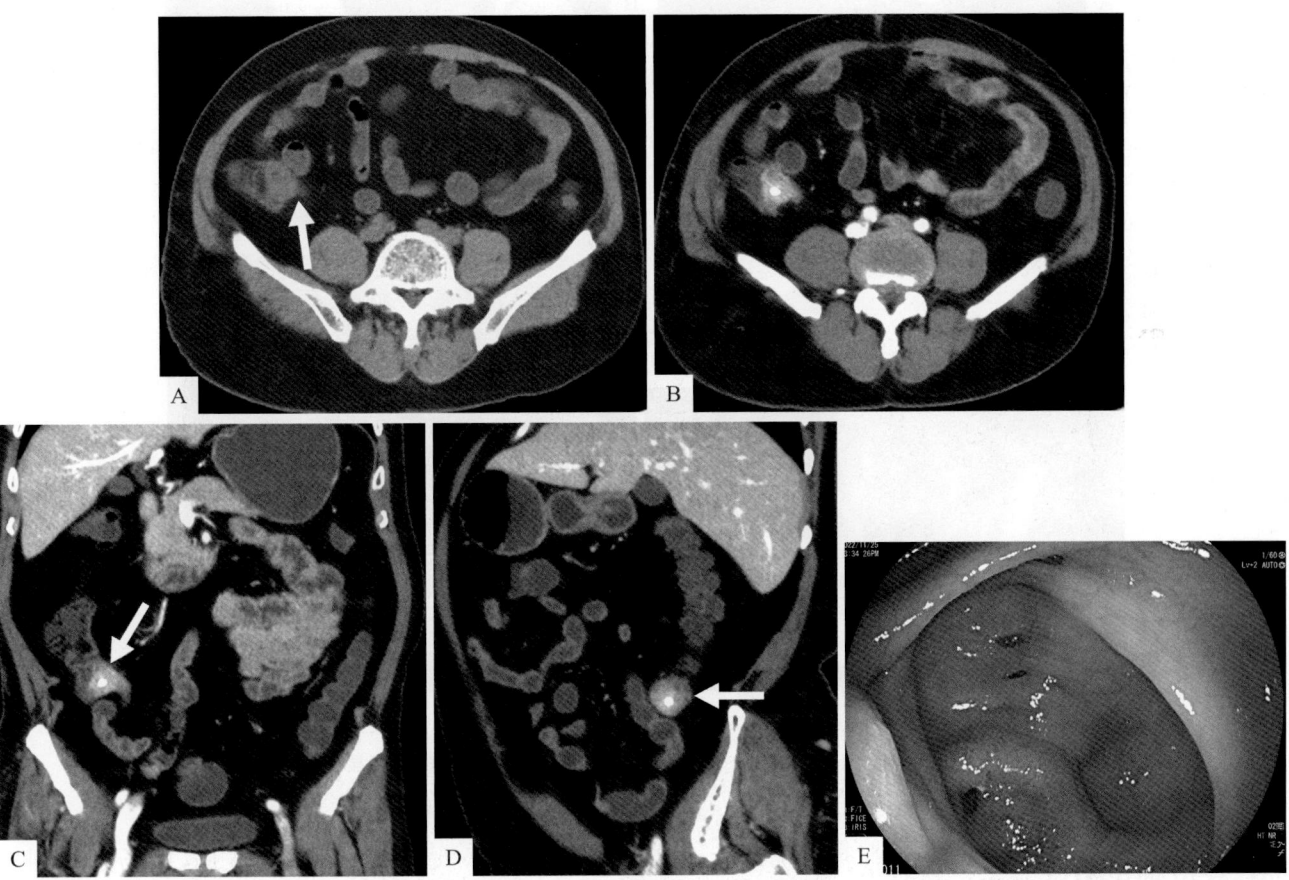

图 4-3-13　阑尾慢性炎性肉芽肿

CT 平扫图像（A）显示阑尾根部增厚、肿胀，并可见粪石影（箭）；门脉期横断面 CT 增强图像（B）、门脉期冠状面 CT 重建图像（C）、门脉期矢状面 CT 重建图像（D）显示阑尾根部明显增厚，呈软组织样，增强扫描明显强化，余阑尾壁均匀增粗，阑尾壁中等强化；肠镜图像（E）显示阑尾开口充血、肿胀（箭）。（见彩色插页）

三、阑尾残株炎

阑尾残株炎临床上多表现为转移性右下腹痛和以麦氏点为中心的压痛等症状,与阑尾炎有相同的临床表现。当阑尾切除术后患者再次出现类似阑尾炎临床表现,或出现无法解释的右下腹持续性疼痛时,应考虑到阑尾残株炎的可能。实验室检查白细胞计数大于正常值。

【影像学表现】 B超提示回盲部炎症等检查结果,有助于阑尾残株炎的诊断。CT 检查可安全、迅速地明确阑尾残株炎的诊断。CT 可显示阑尾残端过长,周围炎性改变和残余阑尾壁强化(图 4-3-14,图 4-3-15)。

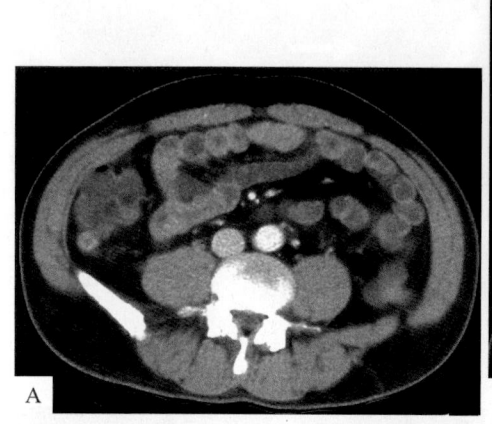
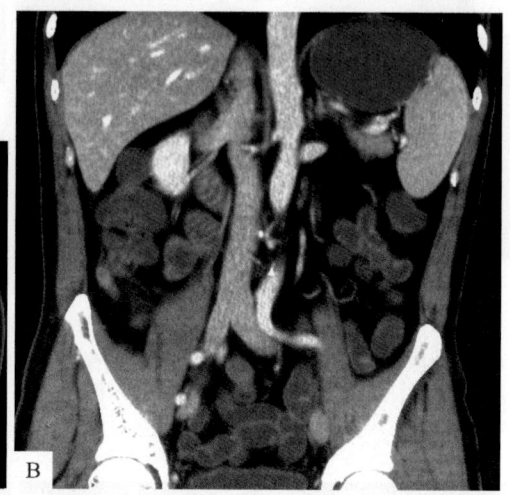

图 4-3-14 阑尾残株炎

阑尾切除术后,腹痛再发。CT 增强图像(A)、冠状面 CT 重建图像(B)显示阑尾切除术后,阑尾残株明显增粗伴异常强化,周围可见渗出,脂肪密度增高。

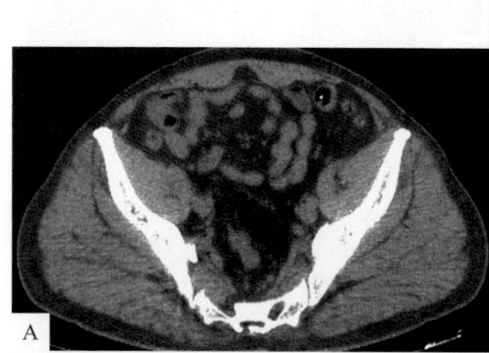
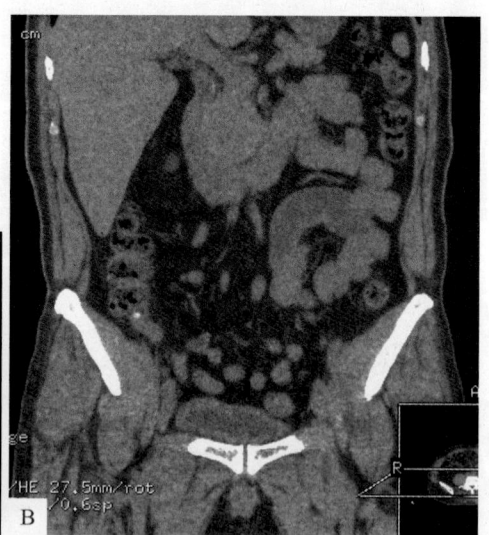

图 4-3-15 阑尾残株炎

阑尾切除术后,腹痛再发。CT 平扫图像(A)显示阑尾增粗;冠状面 CT 重建图像(B)显示阑尾残株增粗,根部可见粪石嵌顿,周围未见渗出改变。

四、异位阑尾炎

异位阑尾包括腹膜外位阑尾、高位阑尾、盆位阑尾、左位阑尾等几个类型,异位阑尾发生阑尾炎,便可成为异位阑尾炎。

【病因】 人体胚胎发育第6周,中肠远侧侧支对系膜缘出现1个锥形盲囊,此后便发育成为盲肠与阑尾,阑尾为盲囊部发育而成,在第10周,脐带中肠返回腹腔,开始逆时针旋转,若中肠不转或旋转不全,盲肠与阑尾则可能位于旋转途中的某一个部位,形成异位阑尾,此外中肠固定不完全也可能导致阑尾处于游状态形成异位阑尾。

【临床表现】 异位阑尾炎与正常阑尾炎基本相同,早期出现厌食、恶心等胃肠道症状及腹痛、乏力等全身症状,但因阑尾炎处于异位,在进行体格检查时,可能与异位部位正常组织病变相混淆。

【CT表现】 CT首先表现为阑尾位置异常,其次是阑尾炎的典型CT表现:阑尾增粗肥大、阑尾腔内高密度粪石、回盲部或阑尾周围脂肪间隙模糊、阑尾周围低密度团块影、阑尾壁异常强化等典型征象,穿孔时周围有游离气体影(图4-3-16)。

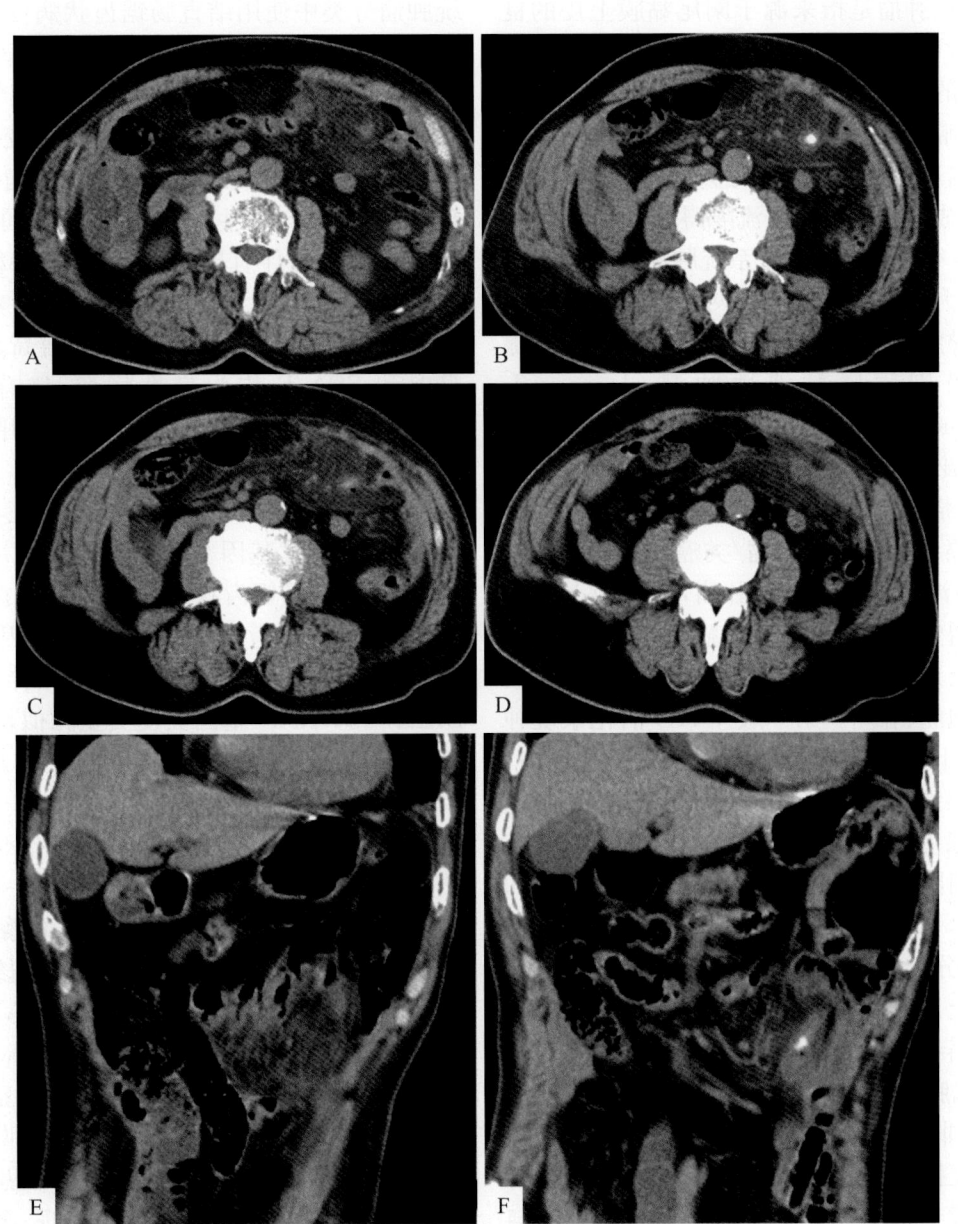

图4-3-16 异位坏疽性阑尾炎伴穿孔

横断面CT平扫图像(A~D)、冠状面CT重建图像(E、F)显示阑尾异位至腹腔左侧,阑尾形态明显肿胀,腔内见粪石影,周围见大片渗出影,脂肪密度增高,脂肪间隙模糊并可见微小气泡影。

(夏进东 曹文新 赵雪松 缪飞)

◆ 参考文献 ◆

1. 季敏,乔中伟,帕米尔,等.急诊疑似阑尾炎VCT平扫与术后病理诊断对照准确性研究及影像学特征[J].中国循证儿科杂志,2010,6:436-441.
2. 周洪影,缪飞,王明亮,等.急性阑尾炎MSCT平扫表现及诊断[J].中国医学计算机成像杂志,2011,17:338-342.

第四节 阑尾肿瘤与肿瘤样病变

一、概述

阑尾上皮性肿瘤是指来源于阑尾黏膜上皮的良性和恶性肿瘤，临床上比较少见，多为偶然发现，阑尾上皮性肿瘤的发生率约为1%（0.78%~1.24%）。阑尾上皮性肿瘤发生率虽然不高，但其分类系统繁多，病理诊断名称不统一，且变化频繁，给病理医师及临床医师造成很多困惑和交流障碍。

2010年第4版WHO消化系统肿瘤分类将阑尾上皮性肿瘤分为恶性前病变和癌两大类。恶性前病变包括腺瘤、异型增生和锯齿状病变；而癌则包括腺癌[包括低级别阑尾黏液性肿瘤（low grade appendiceal mucinous neoplasm，LAMN）]、未分化癌和神经内分泌肿瘤。《Lewin胃肠道病理学》中将阑尾上皮性肿瘤分为腺瘤、锯齿状病变、黏液性肿瘤、非囊性腺癌和杯状细胞肿瘤/类癌/癌几个大类。PSOGI共识不涉及神经内分泌肿瘤，将其他上皮肿瘤分为腺瘤、增生性息肉和锯齿状病变、黏液性肿瘤（低级别和高级别）、黏液腺癌、伴有印戒细胞的黏液腺癌、印戒细胞癌、腺癌。第5版WHO消化系统肿瘤分类将阑尾上皮性肿瘤分为锯齿状病变和息肉、黏液性肿瘤、腺癌（黏液腺癌、印戒细胞癌）、未分化癌、杯状细胞腺癌和神经内分泌肿瘤六大类。新分类反映对阑尾肿瘤生物学行为和遗传改变的认识和研究进展。

尽管不同分类肿瘤名称有一定区别，但从病变性质上，阑尾上皮性肿瘤不外乎腺瘤、锯齿状病变、黏液性肿瘤、癌和神经内分泌肿瘤几大类。

（一）阑尾腺瘤

阑尾腺瘤非常少见，为局限于阑尾、黏膜肌层完整、无浸润性证据的良性肿瘤，病理组织类型可为管状腺瘤、管状绒毛状腺瘤及绒毛状腺瘤，形态结构与结直肠腺瘤相同，一般呈低级别细胞学形态。阑尾腺瘤为良性肿瘤，阑尾切除即可治愈。由于阑尾腺瘤很少见，如果发现阑尾有腺瘤存在时，临床应注意除外家族性腺瘤性息肉病。

（二）锯齿状病变和息肉

第4版WHO消化系统肿瘤分类将锯齿状病变定义为隐窝形态上具有锯齿状、波浪状或星状结构的一组异质性病变，包括增生性息肉、广基（无蒂）锯齿状腺瘤/息肉（sessile serrated adenoma/polyp，SSA/P）和传统锯齿状腺瘤。第5版WHO消化系统肿瘤分类中使用结直肠锯齿状病变和息肉替代锯齿状病变，但学术界对于使用锯齿状病变替代SSA/P尚有不同的意见，中华医学会病理学分会消化学组建议保留目前第4版锯齿状病变的概念，保留SSA/P作为诊断名词。阑尾锯齿状病变常为偶然发现，病理形态与发生于结直肠者相同，黏膜肌层完好。SSA/P可伴有异型增生，形态特征或呈普通腺瘤样或呈锯齿状，也可以呈传统锯齿状腺瘤样。伴有异型增生的SSA/P癌变概率增高。阑尾增生性息肉和SSA/P均为良性病变，伴有异型增生的SSA/P属于浸润前病变，阑尾手术切除为有效的治疗方法。

尽管阑尾锯齿状病变形态学特征与大肠锯齿状病变相似，但其基因突变的性质和频率与发生于大肠者不同，结肠锯齿状病变有90%存在BRAF基因突变，而阑尾锯齿状病变BRAF基因突变率很低，约为4%；阑尾锯齿状病变伴有和不伴有异型增生者BRAF和KRAS基因突变类型相似，发生率无明显差异；阑尾锯齿状病变TP53突变极少，未见β-catenin突变。

（三）阑尾黏液性肿瘤

阑尾黏液性肿瘤是阑尾特有的一类肿瘤，是一种没有浸润性侵犯、呈推挤样生长的黏液性肿瘤，其发生率近年来有上升趋势。依据肿瘤细胞异型性程度，阑尾黏液性肿瘤可进一步分为LAMN和高级别阑尾黏液性肿瘤（high grade appendiceal mucinous neoplasm，HAMN）。阑尾黏液性肿瘤可产生大量黏液在腹膜腔集聚，形成腹膜假黏液瘤（pseudomyxoma peritonei，PMP）。患者出现阑尾炎临床症状，可伴有阑尾穿孔表现；各年龄均可发病，但以60岁患者居多。

1. LAMN　LAMN为阑尾黏液性肿瘤的一个亚型，其同义词有阑尾黏液性囊腺瘤、阑尾黏液囊肿、恶性潜能未定黏液性肿瘤、阑尾交界性肿瘤等。这些命名均已经不再推荐使用。第4版WHO分类将其归类于低级别腺癌，国际疾病肿瘤学分类编码为8480/1，第5版WHO分类中将LAMN单列以突出其生物学行为的独特性。LAMN的组织学特征为肿瘤细胞呈低级别形态改变,固有膜和黏膜肌层消失,黏膜下层纤维化,肿瘤向阑尾壁呈"推挤"生长模式,形成膨胀性或憩室样结构,没有细胞成分的黏液(无细胞黏液)进入阑尾壁,肿瘤分期高者,阑尾壁外可见无细胞黏液或含有肿瘤性黏液上皮细胞的黏液。LAMN 是引起腹腔假黏液瘤的主要原因,但一般不会引起局部淋巴结或者腹膜外远处转移。LAMN 预后与分期密切相关,肿瘤局限于阑尾者预后良好。LAMN 早期一般采用原发部位切除,晚期患者可行高温腹腔内化疗联合完全性细胞减灭术,能够明显提高生存率。有腹膜播散者预后差异较大,其预后取决于腹膜黏液性肿瘤细胞的分级、疾病范围和肉眼病变能否完全切除。早期或伴有推挤性侵犯时,手术切除原发部位预后很好,无需扩大切除,甚至有局限性腹膜转移的患者完全切除肿瘤后其复发风险也较低。

LAMN 微卫星稳定,常有 KRAS 和 GNAS 基因突变,其中 KRAS 基因突变频率较高,约为 78%,有半数以上可见 GNAS 基因突变,另外,还可见一些低频的基因突变,如 PIK3CA(5%～11%)、SMAD4(14%～17%)和 TP53(5%～27%)。

LAMN 肿瘤 T 分期是决定预后的关键因素,肿瘤局限于固有肌层者为 Tis 期,完全切除即可治愈,没有复发危险。阑尾脏层腹膜表面出现无肿瘤细胞黏液沉积者为 T4a 期,肿瘤复发危险很小,约为 3%;阑尾脏层腹膜表面出现含有肿瘤细胞的黏液沉积时为 T4b 期,发生播散性疾病及腹腔假黏液瘤的危险明显增加(>30%)。对 T4b 期 LAMN 患者,实施扩大手术和(或)高温腹腔内化疗灌注治疗的价值尚无定论。无细胞黏液或肿瘤性黏液上皮细胞累及浆膜下层或阑尾系膜但脏层腹膜未受累的 LAMN 为 T3 期,目前尚无 T3 期 LAMN 自然史的文献,建议 T3 期 LAMN 患者密切长期随访以评价腹膜转移的发生情况。有学者认为阑尾壁穿孔、阑尾外有黏液或肿瘤细胞,或黏液和肿瘤细胞同时存在均与阑尾异时性腹膜转移风险增高无关。

有关阑尾切除近端切缘状态的意义近年来研究结果颇多争论。国外学者分析了 16 例阑尾切除近端切缘受累的 LAMN,其中 9 例黏液中有肿瘤细胞成分,7 例黏液中无肿瘤细胞成分;6 例患者行盲肠切除,10 例未行进一步扩大手术。全组患者平均随访 4.7 年,均未见腹腔假黏液瘤复发,结果提示,LAMN 阑尾切除标本近端切缘受累者无需进一步手术。但有学者报道了一个 Tis 期 LAMN 病例,阑尾切缘可见腔内无细胞黏液,患者 3 个月后肿瘤于盲肠腔内复发,病理证实仍为 LAMN。阑尾切除时切缘阳性、血清癌胚抗原、糖类抗原 19-9 或糖类抗原 125 升高者无疾病生存时间明显降低。

2. HAMN　为原发性阑尾黏液性肿瘤的少见亚型,组织结构特点包括固有层和黏膜肌层缺失,黏膜下层纤维化等与 LAMN 相同,但肿瘤细胞呈高级别表现,表现为细胞异型性大,呈微乳头状、筛状或堆积成团结构,细胞核多形性、核分裂增多,可见异常核分裂及单个细胞坏死。第 5 版 WHO 消化系统肿瘤分类和 PGSOI 分类共识中均将其作为独立病理类型。HAMN 极为少见,其自然史尚不明确。从临床处理方式上,HAMN 至少应当行阑尾切除,保证切缘阴性,如果 HAMN 阑尾切除标本发现近端切缘受累,需扩大手术保证肿瘤全部切除。应当对患者进行长期的密切临床随访,定期行腹部和盆腔影像学检查确定腹膜复发情况。

值得注意的是,阑尾黏液性肿瘤的诊断和分期必须对全部阑尾进行详细组织学检查后才能做出。同时,阑尾黏液性肿瘤的诊断必须与术中观察密切结合,手术医师应仔细检查阑尾外是否有病变,并注意右下腹区域外是否受累的证据。

(四)阑尾腺癌

阑尾腺癌是侵犯超过黏膜肌层的恶性上皮性肿瘤,包括非黏液腺癌和黏液腺癌。黏液腺癌为细胞外黏液成分占肿瘤病变>50%的腺癌,如果癌组织中印戒细胞成分>50%,则为印戒细胞癌。阑尾腺癌的发生率约占切除阑尾中的 0.1%～0.2%,常见于 50～70 岁患者,印戒细胞癌女性略多,临床表现往往与急性阑尾炎不易区别,部分表现为腹部及盆腔包块。

分子病理学研究表明,阑尾腺癌很少出现微卫星不稳定(0～3%),KRAS 基因突变率为 55%,黏液腺癌 KRAS 基因突变率为 65%,而非黏液腺癌为 47%,印戒细胞癌非常低(0～7%),提示不同组织学亚型各自有不同的分子特征。腺癌 GNAS 基因突变率较 LAMN 低,总体为 16%(黏液腺癌为 30%、非黏液腺癌为 6%)。阑尾腺癌 BRAF 基因突变率为 8%,较大肠腺癌(9%～22%)低。各种类型阑尾腺癌 TP53 基因突变率约为 24%～26%。少数黏液腺癌可见 APC 基因突变(7%),伴有印戒细胞癌 APC 基因突变率可达 27%。

阑尾黏液腺癌进展呈侵袭性,常发生腹膜转移。诊断时大多数已经侵破阑尾壁,累及阑尾脏层腹膜,甚至伴有腹腔腹膜和（或）盆腔转移。淋巴结转移情况评价是阑尾腺癌合理治疗的依据。单独阑尾切除术不能获得足够淋巴结样本，因此，所有阑尾腺癌均应行右半结肠切除术，术后治疗方案同结直肠癌。阑尾腺癌5年生存率为19%~55%，黏液腺癌患者的预后优于非黏液性腺癌。

除腺癌外，阑尾也可见未分化癌，阑尾非黏液腺癌和阑尾未分化癌与发生于大肠者相似。

（五）阑尾杯状细胞腺癌

阑尾杯状细胞腺癌是一种由杯状细胞样细胞和潘氏细胞等分泌表型细胞以及数量不等的内分泌细胞组成的双重分泌性肿瘤。肿瘤细胞排列成类似小肠隐窝的小管状是其特征性结构。杯状细胞腺癌的分类经历了诸多变化，原来归类为类癌的一个亚型，称作杯状细胞类癌。研究表明，杯状细胞类癌的组织学特征和生物学行为与神经内分泌肿瘤不同，但与腺癌更为类似，因此，第5版WHO消化系统肿瘤分类中将其命名为杯状细胞腺癌，不再使用杯状细胞类癌、隐窝细胞癌、微腺癌和腺类癌等名称作为此肿瘤的诊断术语。阑尾杯状细胞腺癌通常表现为阑尾炎或非特异性腹痛症状，也可在因其他原因切除阑尾时偶然发现；患者发病年龄以50~60岁多见，无明显性别差异。

阑尾杯状细胞腺癌可按肿瘤中低级别和高级别生长方式的比例分为3级。小管状或簇状生长为低级别生长方式，而缺少管状或簇状生长、出现单个黏液性肿瘤细胞或非黏液肿瘤细胞浸润、复杂的吻合腺管、筛状细胞团、片状肿瘤细胞和杯状细胞样或印戒细胞样肿瘤细胞为高级别生长方式。低级别生长方式>75%为1级，50%~75%为2级，<50%为3级。

分子病理学研究表明，阑尾杯状细胞腺癌与已知结直肠癌癌变机制不同，表现为所有病例微卫星稳定，TP53、KRAS、SMAD4和APC基因很少或无突变，但可见WNT通路基因USP9X、NOTCH1、CTNNA1、CTNNB1、TRRAP和染色质重塑基因ARID1A、ARID2、KDM6A、KMT2D/MLL2突变。

阑尾杯状细胞腺癌TNM分期与普通腺癌相同，其预后取决于肿瘤分期和肿瘤分级。多数为低级别，临床分期Ⅰ或Ⅱ期，有报道约1/3低级别患者发生转移，高级别患者50%~70%为Ⅳ期。阑尾杯状细胞腺癌最常见转移部位为腹膜、大网膜、腹壁和卵巢。低级别患者总生存时间为84~204个月，高级别和播散性肿瘤侵袭性强，总生存时间为29~45个月。细胞减灭术和腹腔内热化疗不能改善高级别阑尾杯状细胞腺癌患者的生存期。

（六）阑尾神经内分泌肿瘤

阑尾神经内分泌肿瘤是具有神经内分泌分化的阑尾上皮性肿瘤，包括分化良好的神经内分泌瘤（neuroendocrine tumor，NET）、神经内分泌癌和混合性神经内分泌-非神经内分泌肿瘤。阑尾神经内分泌肿瘤分类和分级与胃肠胰腺神经内分泌肿瘤相同。阑尾NET发生率在胃肠道NET发生率中居第5位，发病年龄较低，多<40岁。阑尾NET根据其激素分泌情况还可进一步分为L细胞瘤、产生胰高血糖素样肽肿瘤等多种类型，总体上以分化良好（G1）为主，预后良好，患者可长期生存。阑尾神经内分泌-非神经内分泌肿瘤按照定义神经内分泌和非神经内分泌成分均应在30%以上，属于新分类。NET多发生于阑尾顶端，而神经内分泌癌没有特殊好发部位。NET的临床表现多没有特异性，80%因急性阑尾炎手术偶然发现。阑尾神经内分泌肿瘤患者除肿瘤转移外，出现类癌综合征者极少。与其他阑尾癌相似，阑尾神经内分泌癌在发现时多为晚期。

NET中没有其他阑尾和大肠肿瘤中的基因突变。二代测序研究显示，KRAS基因突变率为9%，GNAS基因突变率为3%，SMAD基因突变率为13%，TP53基因突变率为11%。神经内分泌癌较为罕见，混合型神经内分泌-非神经内分泌肿瘤属于新分类，尚缺少相关分子病理学资料。

阑尾NET的外科处理或为单纯阑尾切除或更广泛的肿瘤手术，包括右半结肠切除术。目前仍然缺乏规范的NET长期随访资料，但多数NET患者预后非常好，阑尾切除即可治愈。有研究表明，阑尾NET的10年生存率达92%，甚至达到97%~99%；有1.4%~8.8%发生转移，一般累及局部淋巴结，局部淋巴结转移的意义尚不明确。有学者建议，如果肿瘤>2cm或>1cm合并其他危险因素（如阑尾系膜或淋巴管血管侵犯、高增殖活性等）的患者需要终生观察。阑尾神经内分泌癌和混合型神经内分泌-非神经内分泌肿瘤均为高级别恶性肿瘤，其预后与消化道其他部位相同肿瘤相似。

（七）腹膜假黏液瘤

PMP是一种具有独特生物行为的复杂疾病，通常来源于阑尾黏液性肿瘤，偶可源于胰腺的黏液性肿瘤、脐尿管、卵巢畸胎瘤。KRAS和GNAS基因突变共存是阑尾来源的PMP的特点。PMP临床特点为腹膜腔和(或)盆腔局限性或弥漫性黏稠胶状物质蓄积。腹腔黏液蓄积的特征是其再分布现象,即黏液及其所含的肿瘤细胞在腹腔内按照腹腔液体正常流向流动,在腹腔内再分布到液体吸收部位,多蓄积于盆腔、结肠旁沟、大网膜和肝被膜等部位。PMP通过腹膜扩展形成腹膜外转移很少见。值得注意的是,PMP实际上是临床应用的描述词,不能作为组织学诊断。

病理学角度,PMP可分为4个组织学亚型:①无细胞黏液型PMP,组织学表现为丰富的黏液,无肿瘤性上皮;②播散性腹膜腺黏液沉积病(disseminated peritoneal adenomucinosis,DPAM),组织学特征为丰富的黏液沉积中含有低级别黏液上皮。肿瘤性黏液细胞稀少,低于肿瘤体积的20%,且无高级别细胞形态表现、无腹膜下方组织侵犯、无血管淋巴管或神经周围侵犯和无印戒细胞成分;③腹膜黏液性癌病(peritoneal mucinous carcinomatosis,PMCA),组织学上具有高级别细胞特征,有腹膜下方组织侵犯,肿瘤细胞丰富,但无印戒细胞成分是诊断要点之一;④伴有印戒细胞的腹膜黏液腺癌病(peritoneal mucinous carcinomatosis with signet ring cells,PMCA-S)组织学特点为存在印戒细胞成分,同时存在腹膜下组织侵犯,肿瘤性黏液上皮细胞丰富(占肿瘤体积20%以上)。治疗方法上,无细胞黏液型和DPAM一般采用肿瘤细胞减灭术和腹腔热灌注化疗治疗,无细胞黏液型PMP复发风险非常低,DPAM腹膜内复发常见,非腹膜转移少见,5年生存率为60%~90%,10年生存率约为50%。而PMCA和PMCA-S治疗方法与结直肠癌相同,有治疗反应者可选择肿瘤细胞减灭术+腹腔热灌注化疗。PMCA和PMCA-S腹腔内腹膜复发常见,可出现远处转移。PMCA 5年生存率约为30%~60%,PMCA-S 5年生存率约为10%~40%,10年生存率约为10%~20%。

阑尾上皮性肿瘤比较少见,多为偶然发现,阑尾某些肿瘤和息肉与发生于大肠者在形态学上相似,使用同样的名称,但实际上除少数肿瘤外,阑尾多数肿瘤与大肠肿瘤在生物学行为上具有明显差异。阑尾常见良性上皮病变为锯齿状病变,阑尾普通腺瘤非常少见,与发生于大肠者无明显差异。阑尾锯齿状病变中增生性息肉较少,无蒂锯齿状腺瘤/息肉较多,可以伴有异型增生,其形态学特征与发生于大肠者相似,但其*BRAF*基因突变率很低。阑尾腺瘤和锯齿状病变采用阑尾切除术即可治愈。阑尾黏液性肿瘤是阑尾特有的肿瘤,由于可以引起PMP而备受关注。*KRAS*和*GNAS*基因突变是其常见分子改变。阑尾黏液性肿瘤中以低级别黏液性肿瘤最为常见,其预后与肿瘤分期密切相关,肿瘤局限于固有肌层内者预后非常好,阑尾切除术切除即可治愈。阑尾浆膜表面有黏液沉积时应特别关注其中细胞成分,如果其中可见黏液性肿瘤细胞则其复发概率明显增加。HAMN很少见,疾病自然史尚不明确,保证切缘阴性的阑尾切除是基本治疗。阑尾腺癌很少出现微卫星不稳定,*GNAS*基因突变率比阑尾黏液性肿瘤低。阑尾杯状细胞腺癌为新命名,原来归类于阑尾类癌的一个亚型(杯状细胞类癌),其生物学行为与腺癌相似。阑尾腺癌和杯状细胞腺癌的临床治疗及预后与结直肠癌相同。阑尾是神经内分泌肿瘤的好发部位之一。阑尾神经内分泌肿瘤以高分化(G1)NET多见,阑尾切除后预后良好。阑尾神经内分泌癌和混合型神经内分泌-非神经内分泌肿瘤均为高级别恶性肿瘤,其预后与消化道其他相同肿瘤相似。

二 腺瘤

【病理】 阑尾腺瘤非常少见,为局限于阑尾、黏膜肌层完整、无浸润性证据的良性肿瘤;细胞为非黏液上皮、黏膜结构相对完整。病理组织类型可为管状腺瘤、管状绒毛状腺瘤及绒毛状腺瘤,形态结构与结直肠腺瘤相同,一般呈低级别细胞学形态。阑尾腺瘤为良性肿瘤,阑尾切除即可治愈。由于阑尾腺瘤很少见,如果发现阑尾存在腺瘤时临床应注意除外家族性腺瘤性息肉病。

【CT表现】 阑尾腔扩大,腔内类圆形或椭圆形隆起,增强扫描明显强化,类似结直肠腺瘤(图4-4-1)。

三 锯齿状病变和息肉

【定义】 阑尾的锯齿状病变和息肉是黏膜上皮息肉,其特征是隐窝腔缘的锯齿状(锯齿状或星形)结构,整个阑尾均可出现锯齿状病变和息肉。

【流行病学】 阑尾锯齿状息肉在男性和女性的发生率大致相等。虽然年龄范围很广,但患者一般都是老年人,年龄在60~80岁。

【发病机制】 增生性息肉和黏膜增生可见于炎症修复,包括急性阑尾炎发作后、阑尾憩室疾病和阑尾切除术中。然而,基因的应用使原来的息肉诊断转变为肿瘤。在一些增生性病变中发现了*KRAS*

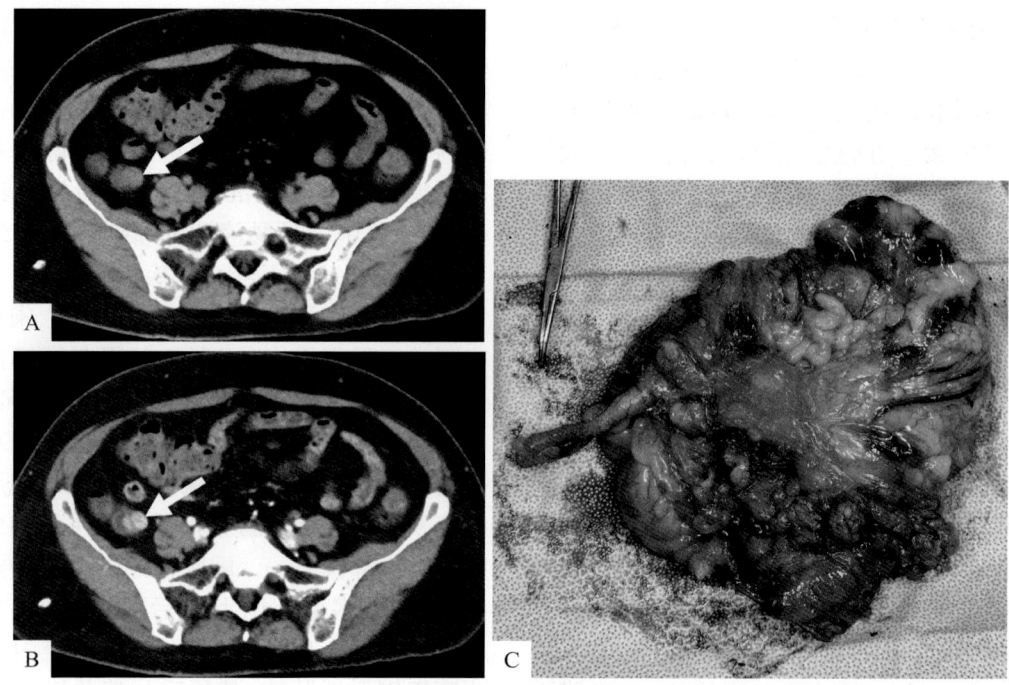

图 4-4-1 阑尾腺瘤

CT 平扫图像（A）见阑尾腔扩大，腔内见软组织影（箭）；门脉期 CT 增强图像（B）显示明显强化，强化均匀，类似结直肠腺瘤；C. 手术标本。（见彩色插页）

或 BRAF 基因突变，KRAS 基因突变在阑尾的锯齿状息肉中很常见，特别是在具有异型增生的锯齿状息肉中。BRAF 基因突变相对少见，但已在锯齿状息肉的一个亚群中发现 BRAF 基因突变。一些研究表明，KRAS 在阑尾中意义可能比在生物学上更重要，锯齿状病变的致癌通路在阑尾中的相关性比在结肠中低。

【组织病理】 诊断标准见表 4-4-1。

表 4-4-1 锯齿状病变和息肉的组织病理学特征

息肉类型	组织学特征			分子特征	
	隐窝	细胞学异常	结构	KARS 突变	BRAF 突变
增生性息肉	直的或"V"形隐窝，锯齿状结构限于隐窝的浅表	无	散发息肉或周围黏膜受累；罕见绒毛状生长	常出现	很少出现
锯齿状病变，无异型增生	隐窝扩张（基底扩张），锯齿状结构延伸到基底部，并存在异位隐窝，呈倒"T"和"L"形异常隐窝结构状	无	常累及周围黏膜；绒毛状生长不常见	经常存在	很少出现
锯齿状病变伴异型增生	隐窝扩张（基底扩张），锯齿状结构延伸到基底部，并存在异位隐窝，呈倒"T"和"L"形	存在	常累及周围黏膜；绒毛状生长不一	经常存在	很少出现

(1) 阑尾增生性息肉与结肠增生性息肉相似，黏膜隐窝拉长，杯状细胞和柱状细胞微泡状混合。隐窝的腔缘部分显示出锯齿状的隐窝轮廓。细胞学表现为轻度非典型，通常在隐窝深处，并且可归类为反应性改变，不存在细胞学异型性。

(2) 在无异型增生的锯齿状病变中，黏膜表现为隐窝增生异常，表现为拉长的、锯齿状的隐窝。锯齿状形态和扩张延伸到形状不规则的隐窝底部，主要呈 L 形和倒 T 形，可以看到不同程度的绒毛结构。发育不良的杯状细胞可能会出现轻度的细胞学异型性，并且核分裂的数量可能会比增生性息肉中的多，管腔内黏液丰富。

（3）在伴有异型增生的锯齿状病变中，异型增生可以呈传统的腺瘤样锯齿状或传统的锯齿状腺瘤样异型增生的形式，并且在单个息肉内可以观察到多种不同形态的异型增生。异型增生的成分可与锯齿状息肉的非异型增生区域有很明显的区别。传统的腺瘤样异型增生与结直肠腺瘤类似，通常呈绒毛状生长模式，其核拉长、深染、假复层化，核分裂和凋亡小体增加。锯齿状异型增生的隐窝呈锯齿状结构，但隐窝上皮为立方状到柱状细胞，核增大、深染，胞质黏液减少，核分裂增加。

（4）传统的锯齿状腺瘤样异型增生显示复杂的锯齿状和绒毛状生长模式，绒毛衬覆嗜酸性细胞质的高柱状细胞，细胞核拉长，轻度核深染，但异型性小于传统的腺瘤样异型增生。绒毛的侧边可有流产型隐窝，这在结直肠的传统型锯齿状腺瘤中也有描述。异型增生可分为低级别或高级别。

（5）与锯齿状病变和息肉一样，LAMN 可以显示锯齿状结构，但它们通常显示无锯齿状结构的丝状-绒毛状结构。与经常导致固有层和黏膜肌层缺失以及阑尾壁纤维化的 LAMN 相反，锯齿状息肉保留了阑尾的正常结构，通常具有完整的黏膜肌层和固有层。此外，具有推挤式浸润和黏膜下纤维化或像假性黏液瘤样向腹膜扩散的肿瘤可能是 LAMN，不应归类为锯齿状息肉。一些肿瘤是异质性的，某些区域类似于锯齿状息肉，而其他区域则类似于 LAMN。在这种情况下，病变最好分类为 LAMN。

【CT 表现】 阑尾腔扩大，附壁形成"T"字形隆起，类似空肠黏膜样，平行排列，增强扫描中等强化（图 4-4-2）。

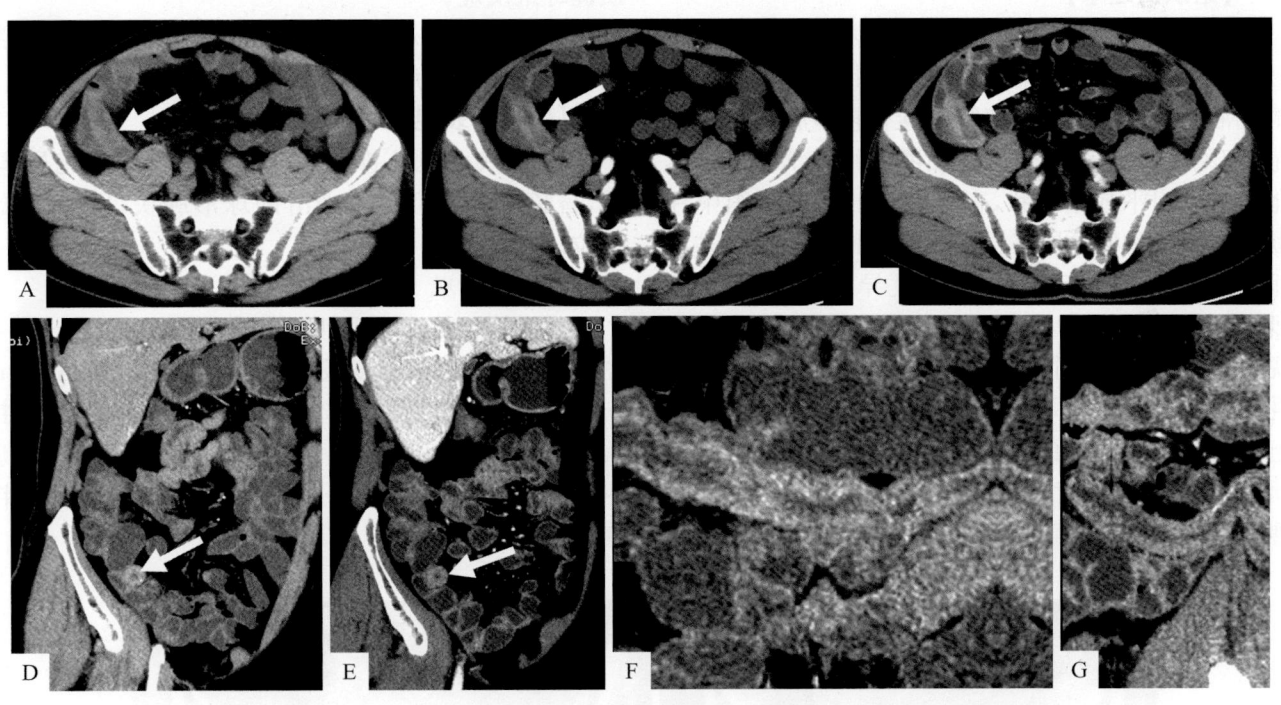

图 4-4-2 阑尾锯齿状腺瘤
CT 平扫（A）、动脉期（B）和门脉期 CT 增强图像（C）、动脉期矢状面 CT 重建图像（D）、门脉期矢状面 CT 重建图像（E）显示阑尾均匀增粗，腔内附壁呈"T"字形隆起，类似空肠黏膜，增强扫描中等延迟强化（箭）；动脉期（F）和门脉期（G）曲面 CT 重建清晰显示病变阑尾全貌。

四 阑尾黏液性肿瘤

【定义】 阑尾黏液性肿瘤是一种伴有细胞外黏液和推挤性肿瘤边缘的黏液上皮增生性阑尾肿瘤，原来的黏液囊肿、黏液性囊腺瘤/癌已不推荐使用。

【临床表现】 患者可表现为阑尾炎的特征，有或无阑尾穿孔。腹膜播散患者的临床表现可能包括进行性腹胀，新发脐疝或腹部、盆腔检查可触及肿块。CT 或超声检查可显示阑尾软组织肿块，其中似充满液体。管壁的曲线钙化增加了特异性，但仅出现在一半左右的病例。

【流行病学】 阑尾黏液性肿瘤多发生于50～60岁的成人，但年龄范围很广。它们在男女性中的发病率大致相等。

【发病机制】 绝大多数LAMN均具有KRAS基因突变，且大多数具有GNAS基因突变。然而，GNAS基因突变在高级别黏液性肿瘤中不太常见，这表明它们可能不是由低级别肿瘤发展而来的。GNAS基因突变可能在这些肿瘤大量产生黏液中发挥主要作用。结直肠癌的典型基因突变，如APC、TP53和SMAD4基因突变，在阑尾黏液性肿瘤中并不常见，而在高级别肿瘤中更常见。在少数病例中还存在其他基因突变，包括FAT4、SMAD2、AKT1、MET、JAK3、PIK3CA、STK11和RB1的突变。突变图谱显示过量的C→T转变，表明5-甲基胞嘧啶脱氨基是这些肿瘤的突变机制。微卫星不稳定性、BRAF突变和DNA错配修复蛋白质表达的缺失不是LAMN的特征。

【组织病理学】

1. LAMN LAMN在镜下可表现为多种模式。经典的模式是正常的阑尾黏膜被丝状或绒毛状增生的黏液上皮取代。肿瘤细胞多具有较多胞质黏液空泡，细胞核被挤压，形成富于黏液的细胞学形态。其他形态呈扁平或扇贝状，在纤维化的黏膜组织中柱状上皮细胞呈假复层核。一些典型特征是单层黏液上皮细胞变薄或变平。细胞轻度异型，通常类似于低级别结肠异型增生。阑尾的淋巴组织通常不可见。阑尾壁可有不同程度的纤维化、透明样变和钙化。黏液可穿透阑尾的结构并播散至腹膜表面或引起阑尾破裂。阑尾的腺上皮侵入或穿透阑尾壁，呈圆滑的、推挤性模式。如果观察到浸润性生长模式，则为腺癌。浆膜表面可见黏液，也可由细胞外黏液相关的低级别黏液上皮细胞条索组成。

2. HAMN 罕见。它的组织学特征与LAMN相似，包括上皮下纤维化，推挤性边缘或前进式推挤方式浸润，可出现阑尾破裂和腹膜扩散，肿瘤上皮具有明确的高级别特征。从结构上看，肿瘤上皮可表现出微乳头状、筛状或乳头簇，但多数情况下为单层细胞。HAMN的上皮细胞核增大、深染和多形性，核分裂象常见，包括不典型的核分裂象。上皮细胞可能有较多的单细胞坏死或阑尾腔坏死物。

3. 阑尾憩室破裂 常表现为黏液挤压阑尾下层，伴有黏膜呈增生性改变，常被误诊为LAMN。阑尾憩室具有黏膜增生性改变，但保留了有固有黏膜的隐窝及淋巴组织，并且固有层中常有施万细胞增生。

4. 锯齿状息肉 通常具有复杂的锯齿状结构，缺乏丝状-绒毛状或波浪状黏膜模式。锯齿状息肉常保持阑尾黏膜的正常结构。黏液腺癌至少表现出局灶性破坏或浸润性特征，其典型特征是黏液池中漂浮簇状或带状上皮细胞团，筛状癌性腺体引起间质促纤维反应。

5. 其他 HAMN和黏液性腺癌均可向腹膜腔播散，这不应作为区分两者的唯一因素。

【影像学表现】

1. X线表现 钡剂灌肠显示钡剂无法充盈阑尾，盲肠内侧壁可见壁光滑的球形肿块，回肠末端移位。

2. CT表现

（1）良性表现：阑尾明显粗大膨隆（图4-4-3～图4-4-6）；囊液密度较均匀，增强后无明显强化；囊壁均匀菲薄，增强后均匀强化，囊壁钙化为特征性表现（图4-4-3～图4-4-5），有时可见周围稍高密度黏液外溢改变（图4-4-7），肿瘤较大时，可伴套叠（图4-4-8）。

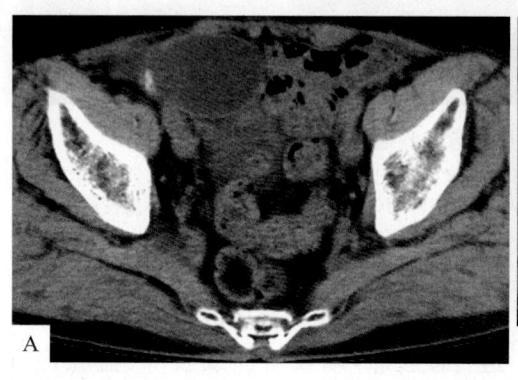 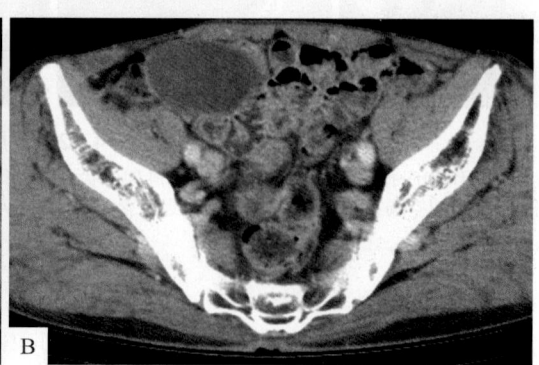

图4-4-3 LAMN

CT平扫图像（A）、门脉期CT增强图像（B）显示阑尾明显增大，呈囊状，囊内液体密度均匀，囊壁可见小片状钙化，增强扫描囊壁厚薄均匀一致，轻度延迟强化。

（2）恶性表现：病灶边缘欠清晰伴周围渗出；囊壁厚薄不均，内壁不光整，可见壁结节，部分病例见颗粒状钙化，增强后囊壁轻度均匀强化，也可见肿瘤根蒂或囊壁结节影强化；囊内液体密度欠均匀，增强后静脉期出现条絮状、分隔样强化（图4-4-8，图4-4-9）。

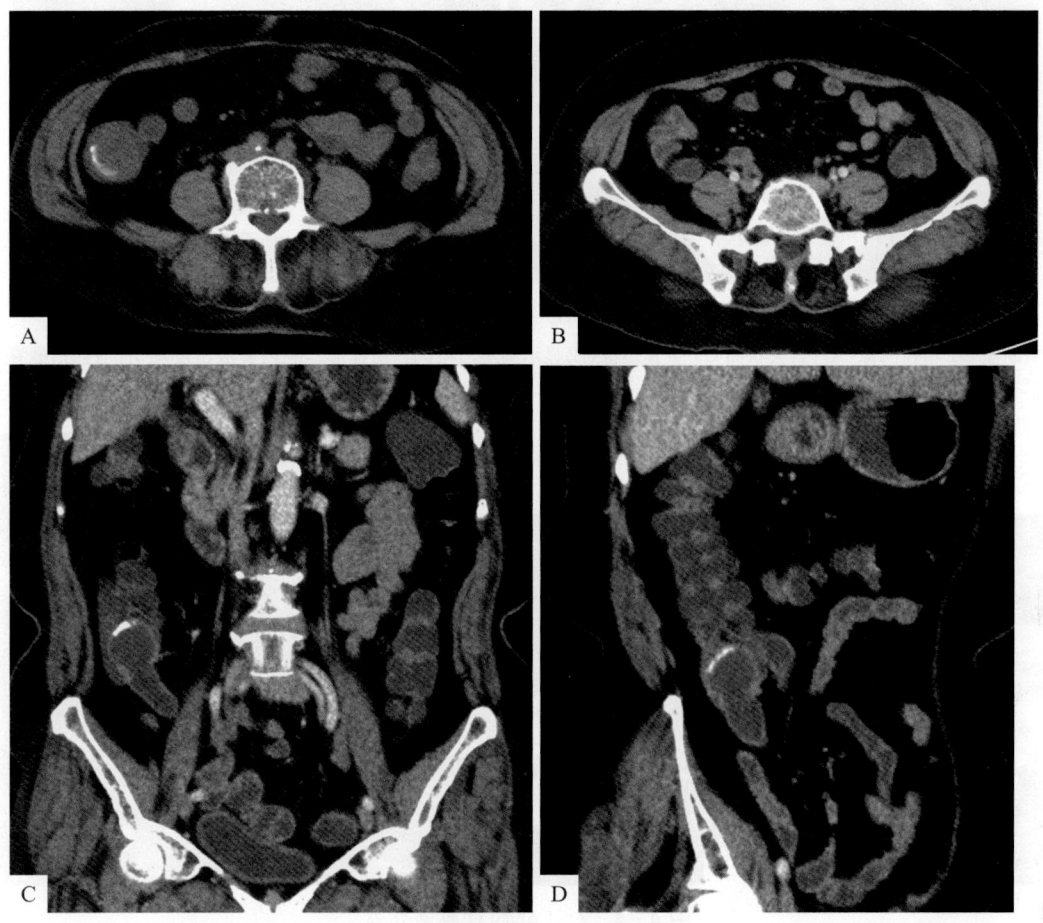

图4-4-4　LAMN

CT平扫图像（A）显示阑尾增粗，粗细不均，根部增粗呈圆形，边缘见线状钙化；门脉期横断面CT增强图像（B）、门脉期冠状面（C）和矢状面（D）CT重建图像显示阑尾增粗呈"胡萝卜样"，腔内囊液密度均匀，增强扫描囊壁均匀强化，厚薄一致。

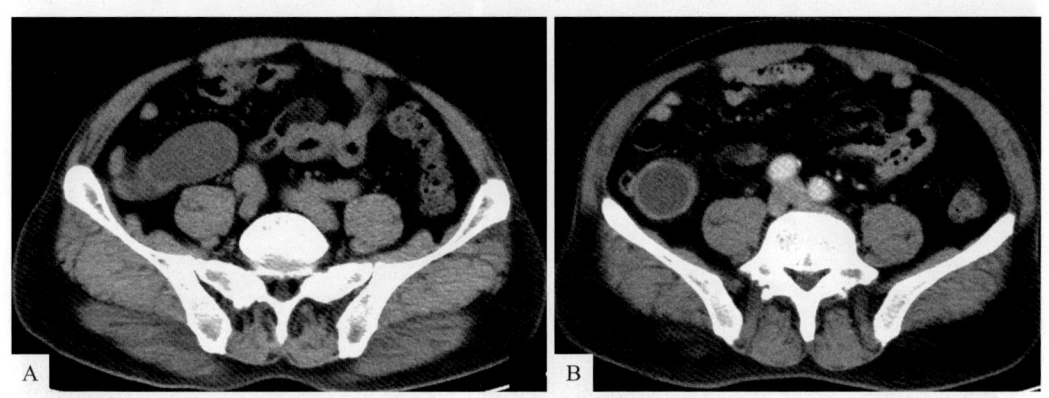

图4-4-5　LAMN

CT平扫图像（A）显示阑尾增粗，呈"茄子形"，边缘见弧形薄层钙化；门脉期横断面CT增强图像（B）显示腔内囊液密度均匀，增强扫描囊壁均匀强化，厚薄一致。

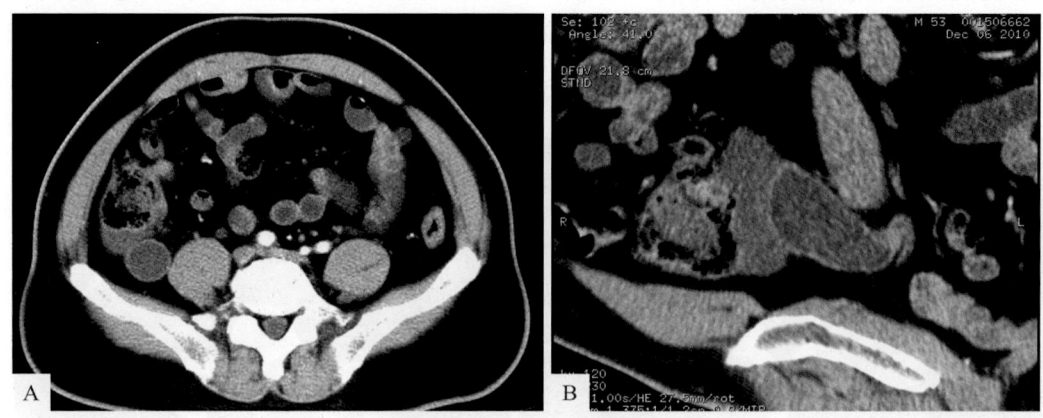

图 4-4-6 LAMN

横断面 CT 增强图像(A)、斜矢状面 CT 重建图像(B)显示阑尾增粗，呈"纺锤形"，腔内囊液密度均匀，增强扫描囊壁均匀强化，厚薄一致。

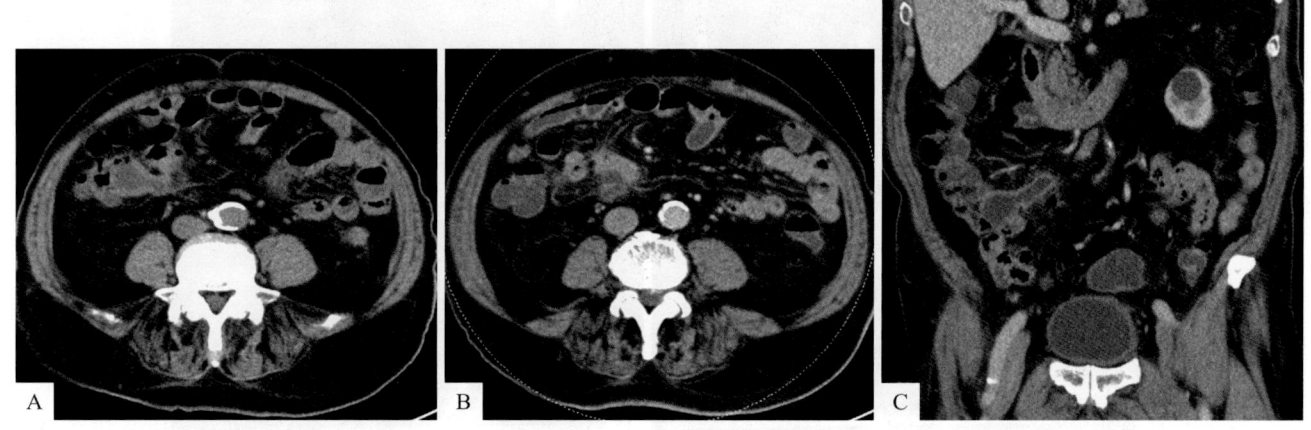

图 4-4-7 LAMN 伴黏液外溢

CT 平扫图像(A)、门脉期横断面 CT 增强图像(B)、门脉期冠状面 CT 重建图像(C)显示阑尾增粗，呈"胡萝卜形"，以根部增粗扩大为著，阑尾壁增厚毛糙，黏膜欠光整，增强扫描阑尾壁均匀强化，阑尾周围脂肪间隙模糊，呈片絮、条索状改变，提示黏液外溢。

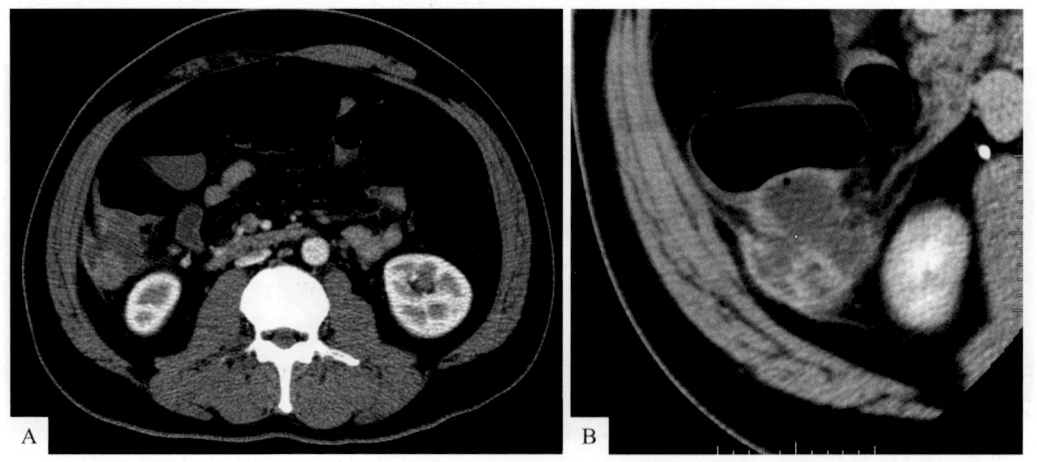

图 4-4-8 HAMN

CT 增强图像(A)、放大观察(B)显示阑尾正常形态消失，呈类圆形，周边可见分叶，增强扫描见强化附壁结节影及条索影。

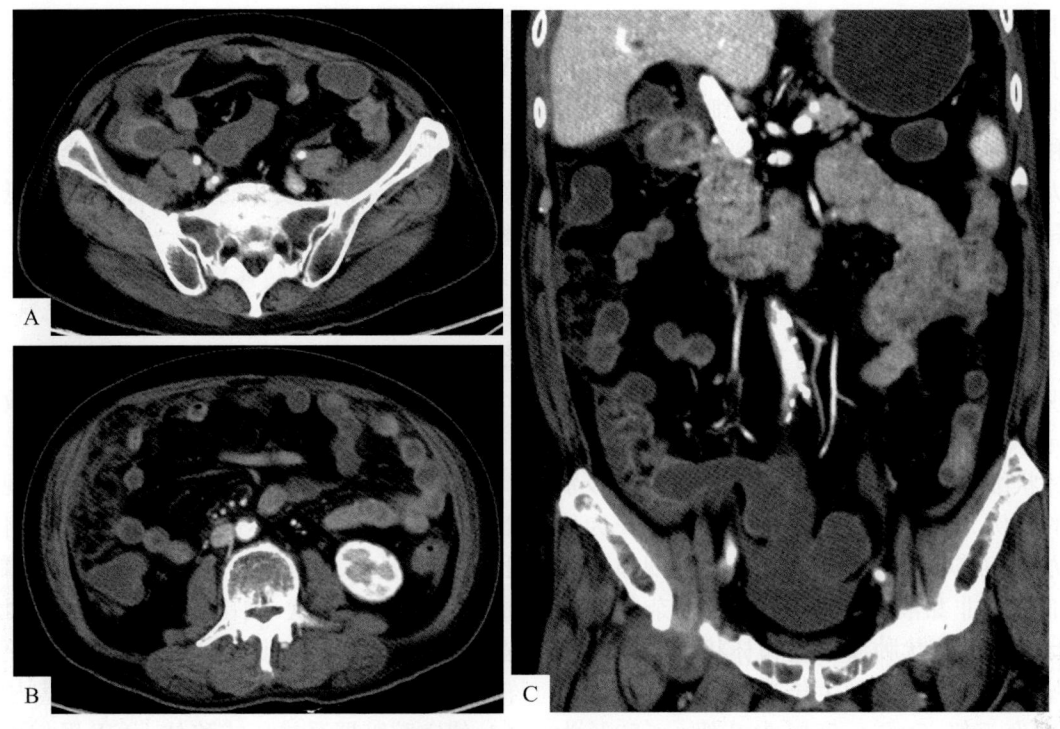

图4-4-9 HAMN

门脉期横断面CT增强图像(A、B)、门脉期冠状面CT重建图像(C)显示阑尾增粗扩大,呈"条状",阑尾壁轻度增厚,增强扫描中等强化,阑尾周围可见黏液样液体密度影,腹膜呈片絮状改变,肝周少量黏液。

无论良性或恶性,病灶破裂时均有可能形成PMP。

3. MRI表现

(1) 囊内信号强度多变,取决于黏蛋白浓度。病灶多呈T1低-轻度高信号、T2高信号。

(2) 优势:肿瘤实性成分如根蒂、壁结节、囊壁及囊液均匀性的分辨更加清晰,对囊壁的完整性和肿瘤边界判断更客观。

(3) 劣势:对钙化显示不敏感,较小的钙化或附壁蛋壳样钙化通常无法显示。

4. 超声表现 靠近盲肠尖部的无回声圆形或卵圆形囊性肿块或囊性伴间隔回声,直径为3~6cm。当囊肿有播散时回声增强,复杂囊肿可见钙化。

【鉴别诊断】

1. 急性阑尾炎(阑尾脓肿) 伴有更多的炎性改变,脓肿壁厚而不规则。

2. 阑尾淋巴瘤 表现为盲肠尖部的软组织肿块,增强扫描轻到中度强化。

3. 盲肠癌 可以引起阑尾扩张。

4. 卵巢囊性肿块 主要取决于肿块与子宫阔韧带及盲肠尖部的关系。

五 腺癌

【临床和病理】 阑尾腺癌是侵犯超过黏膜肌层的恶性上皮性肿瘤,包括非黏液腺癌和黏液腺癌。黏液腺癌为细胞外黏液成分占肿瘤病变>50%的腺癌,如果癌组织中印戒细胞成分>50%,则为印戒细胞癌。阑尾腺癌的发生率约占切除阑尾的0.1%~0.2%,常见于50~70岁患者,印戒细胞癌女性略多,临床表现往往与急性阑尾炎不易区别,部分表现为腹部及盆腔包块。

阑尾黏液腺癌进展呈侵袭性,常发生腹膜转移。诊断时大多数已经侵破阑尾壁,累及阑尾脏层腹膜,甚至伴有腹腔腹膜和(或)盆腔转移。淋巴结转移情况评价是阑尾腺癌合理治疗的依据。单独阑尾切除术不能获得足够淋巴结样本,因此,所有阑尾腺癌均应行右半结肠切除术,术后治疗方案同结直肠癌。阑尾腺癌5年生存率为19%~55%,黏液腺癌患者的预后优于非黏液性腺癌。

除腺癌外,阑尾也可见未分化癌,阑尾非黏液腺癌和阑尾未分化癌与发生于大肠者相似。

阑尾杯状细胞腺癌是一种由杯状细胞样细胞和潘氏细胞等分泌表型细胞以及数量不等的内分泌细

胞组成的双重分泌性肿瘤。肿瘤细胞排列成类似小肠隐窝的小管状是其特征性结构。杯状细胞腺癌的分类经历了诸多变化，原来归类为类癌的一个亚型，称作杯状细胞类癌。研究表明，杯状细胞类癌的组织学特征和生物学行为与神经内分泌肿瘤不同，但与腺癌更为类似，因此，第5版WHO消化系统肿瘤分类中将其命名为杯状细胞腺癌，不再使用杯状细胞类癌、隐窝细胞癌、微腺癌和腺类癌等名称作为此肿瘤的诊断术语。阑尾杯状细胞腺癌通常表现为阑尾炎或非特异性腹痛，也可在因其他原因切除阑尾时偶然发现；患者发病年龄以50～60岁多见，无明显性别差异。

阑尾杯状细胞腺癌可按肿瘤中低级别和高级别生长方式的比例分为3级。小管状或簇状生长为低级别生长方式，而缺少管状或簇状生长、出现单个黏液性肿瘤细胞或非黏液肿瘤细胞浸润、复杂的吻合腺管、筛状细胞团、片状肿瘤细胞和杯状细胞样或印戒细胞样肿瘤细胞为高级别生长方式。低级别生长方式＞75%为1级，50%～75%为2级，＜50%为3级。

分子病理学研究表明，阑尾杯状细胞腺癌与已知结直肠癌癌变机制不同，表现为所有病例微卫星稳定，*TP53*、*KRAS*、*SMAD4*和*APC*基因很少或无突变，但可见WNT通路基因*USP9X*、*NOTCH1*、*CTNNA1*、*CTNNB1*、*TRRAP*和染色质重塑基因*ARID1A*、*ARID2*、*KDM6A*、*KMT2D/MLL2*突变。

阑尾杯状细胞腺癌TNM分期与普通腺癌相同，其预后取决于肿瘤分期和肿瘤分级。多数为低级别，临床分期Ⅰ或Ⅱ期，有报道约1/3低级别患者发生转移，高级别患者50%～70%为Ⅳ期。阑尾杯状细胞腺癌最常见转移部位为腹膜、大网膜、腹壁和卵巢。低级别患者总生存时间为84～204个月，高级别和播散性肿瘤侵袭性强，总生存时间为29～45个月。细胞减灭术和腹腔内热化疗不能改善高级别阑尾杯状细胞腺癌患者的生存期。

【影像学表现】 黏液腺癌表现为不规则厚壁囊性肿块，或附有大而不规则壁结节的囊实性肿块，实性部分有钙化。当肿瘤破裂或直接穿破黏膜，则形成腹膜增厚结节状，周围小肠常粘连成团，类似"腹茧征"（图4-4-10，图4-4-11）。甚至形成假性黏液瘤，表现为大量腹水伴分隔形成，其内密度不均匀，使空腔脏器受推压或移位。CT平扫可显示腹水内线型或点状的间隔钙化。增强后CT表现为局灶性的腹水，在肝脏及脾脏形成扇形表面。

典型的腺癌CT表现为阑尾的局灶性软组织肿块，不伴有黏液囊肿形成。肿瘤可向周围浸润性生长（图4-4-12）。

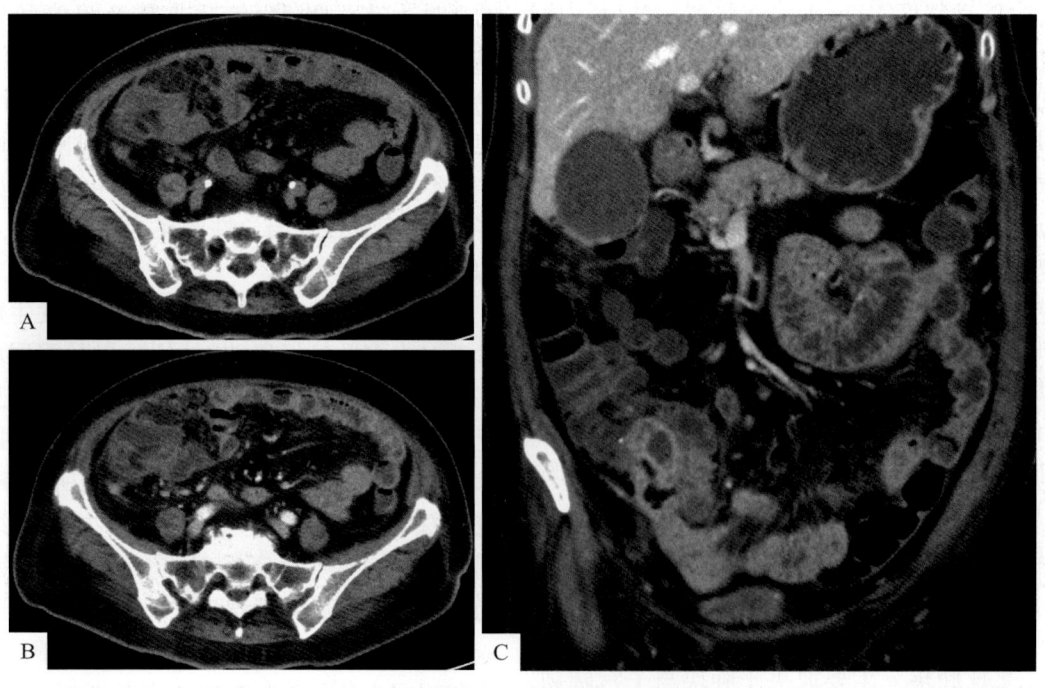

图4-4-10 阑尾黏液腺癌

CT平扫图像（A）、门脉期横断面CT增强图像（B）、门脉期冠状面CT重建图像（C）显示阑尾增粗扩大，阑尾壁明显不规则增厚，可见多发附壁结节影，腹膜呈明显片絮状改变，中上腹小肠粘连成团，类似"腹茧征"，提示腹膜转移。

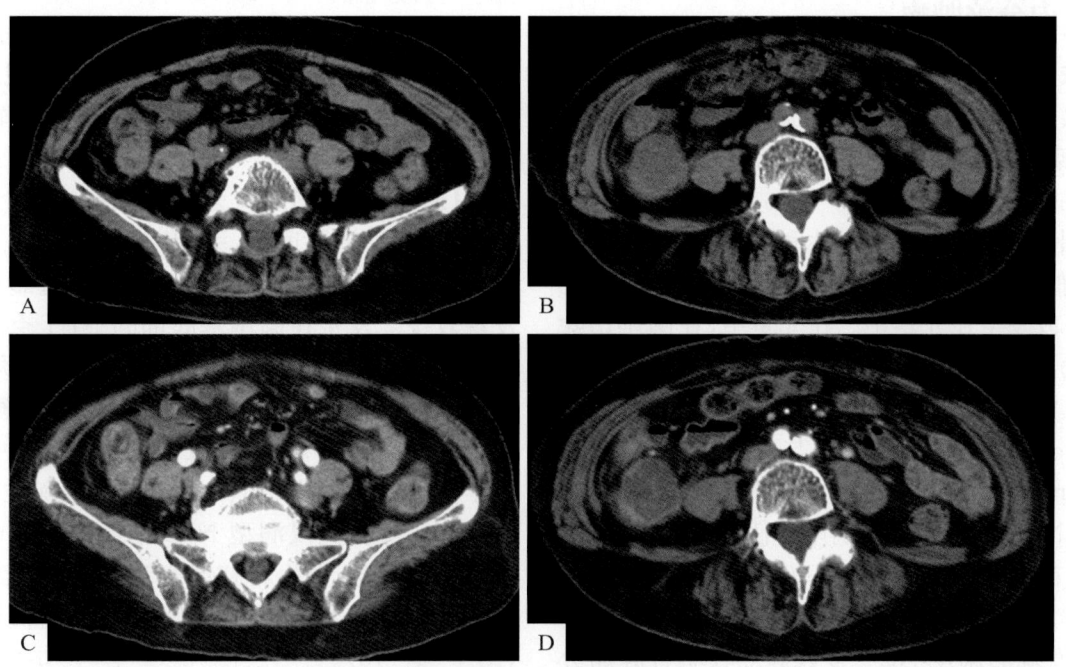

图 4-4-11 阑尾黏液腺癌

CT 平扫图像(A、B)、门脉期横断面 CT 增强图像(C、D)显示阑尾增粗扩大,游离缘膨隆为著,阑尾壁明显不规则增厚,可见多发附壁结节影及条索影,邻近腹膜见多发条索影。

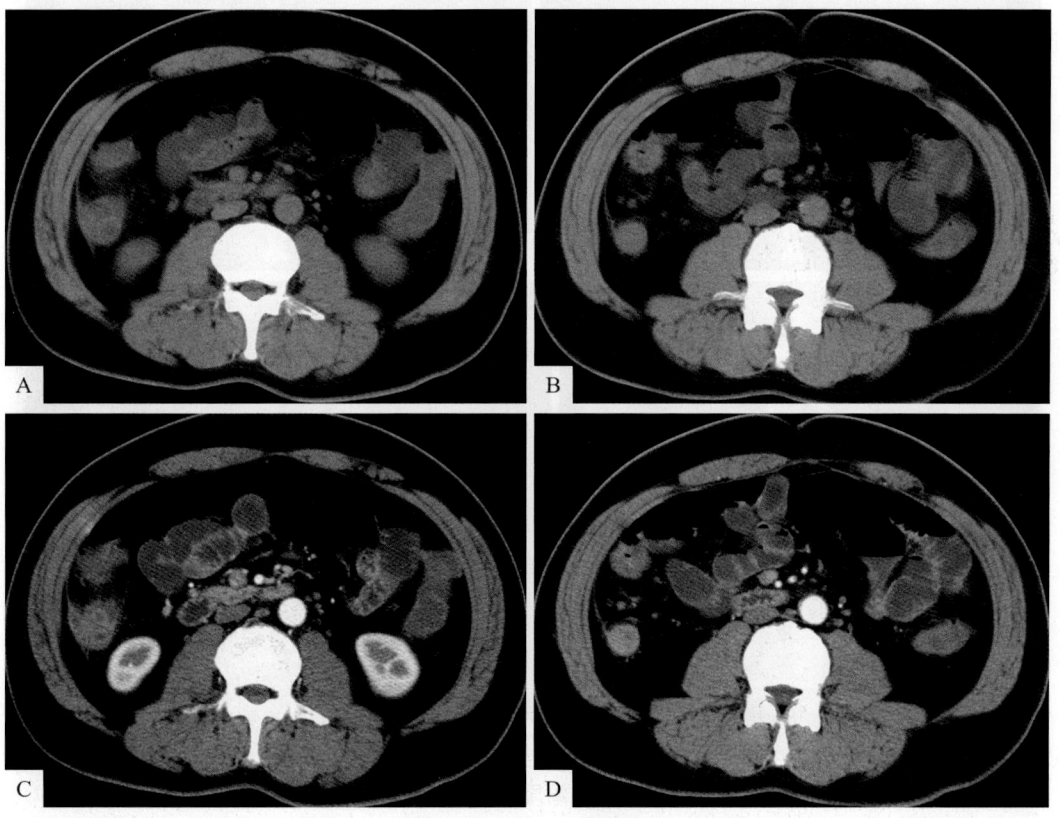

图 4-4-12 阑尾腺癌

CT 平扫图像(A、B)显示阑尾壁明显增厚,阑尾形态欠规则,阑尾周围可见片状渗出影,脂肪密度增高;横断面 CT 增强图像(C、D)显示阑尾壁明显强化,强化欠均匀,阑尾腔内显示不清。

六 神经内分泌肿瘤

【临床特点】 阑尾 NET 的病理和生物学行为不一,可以是偶然发现的惰性肿瘤,也可以是分化极差具有侵袭性的癌。阑尾肿瘤中最常见的是阑尾 NET,约占阑尾肿瘤的 60%~88%。阑尾也是胃肠道 NET 最常好发的部位,男性和女性的阑尾 NET 发病率相似。诊断年龄约在 33~51 岁,但是阑尾 NET 也可以发生在儿童中。在儿童中,在阑尾切除标本中发现 NET 的概率比成人略低,大概为 0.2%~0.9%。有研究统计儿童阑尾 NET 平均年龄为 12.5~13.8 岁,肿瘤大小与成人相似,大约为 6.5~7.0mm。

阑尾 NET 可以发生在阑尾的任何部位,60%~75% 发生在阑尾尖端,5%~20% 发生在阑尾中段,<10% 的病例发生在阑尾基底部。在阑尾切除术中偶然发现的阑尾 NET 多数病灶较小且肿瘤分期早,分级经常为 G1 或 G2。

尽管阑尾 NET 很少有临床症状,但是局部进展期肿瘤或伴有远处转移的患者可能会出现腹痛或肠梗阻表现。类癌症状极少出现,并且与转移病灶相关。

【影像学表现】 大多数典型的阑尾 NET 体积非常小,位于阑尾远端,引起并发症较少,所以虽然是阑尾最常见的非上皮肿瘤,但是通过影像学检查发现较少。发生在阑尾基底部的 NET 会导致阑尾腔梗阻,在 CT 和超声检查中表现为阑尾炎征象,而肿瘤本身可能无法显示;也可能形成黏液囊肿,但比较少见。当阑尾 NET 比较大时,或伴有钙化时,影像学方法容易检出。但 NET 的钙化有时与阑尾粪石相似。弥漫性浸润型 NET 在 CT 上表现为阑尾壁弥漫性增厚,发生转移时表现为肠系膜根部不规则软组织肿块,可侵犯周围组织,引起肠梗阻改变(图 4-4-13)。

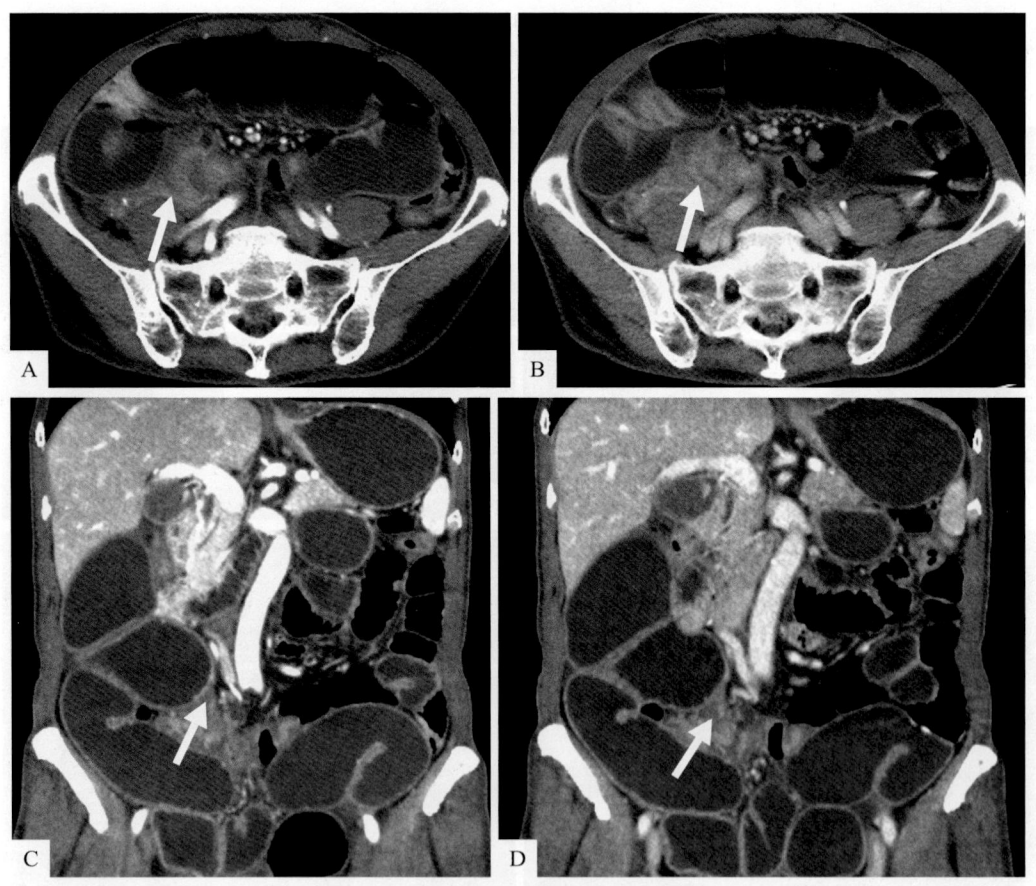

图 4-4-13 阑尾神经内分泌肿瘤

横断面 CT 增强图像(A、B)、冠状面 CT 重建图像(C、D)显示阑尾正常形态显示不清,阑尾区可见团块状异常强化灶,强化不均,边缘模糊,与邻近结构分界不清(箭),邻近小肠明显积液扩张,呈不全梗阻表现。

(夏进东 曹文新 徐伟兴 赵雪松 缪飞)

参考文献

1. Schwartz JA, Forleiter C, Lee D, et al. Occult appendiceal neoplasms in acute and chronic appendicitis: a single-institution experience of 1793 appendectomies [J]. Am Surg, 2017, 83(12):1381-1385.
2. Lietzén E, Grönroos JM, Mecklin JP, et al. Appendiceal neoplasm risk associated with complicated acute appendicitis-a population based study [J]. Int J Colorectal Dis, 2019,34(1):39-46.
3. Kunduz E, Bektasoglu HK, Unver N, et al. Analysis of appendiceal neoplasms on 3544 appendectomy specimens for acute appendicitis: retrospective cohort study of a single institution [J]. Med Sci Monit, 2018,24:4421-4426.
4. Carr NJ, Cecil TD, Mohamed F, et al. A consensus for classification and pathologic reporting of pseudomyxoma peritonei and associated appendiceal neoplasia: the results of the Peritoneal Surface Oncology Group International (PSOGI) modified delphi process [J]. Am J Surg Pathol, 2016,40(1):14-26.
5. Amin MB, Edge S, Greene F, et al. AJCC Cancer Staging Manual [M]. 8th ed. New York: Springer, 2017:237-281.
6. Lewin K, Riddell RH, Weinstein WM, et al. Lewin, Weinstein, and Riddell's gastrointestinal pathology and its clinical implications [M]. 2th ed. Philadelphia: Wolters Kluwer, 2014:828-874.
7. WHO Classification of Tumours Editorial Board. Digestive system tumours [M]. 5th ed. Lyon: IARC Press, 2019:135-156.
8. Gündoğar Ö, Kımıloğlu E, Komut N, et al. Evaluation of appendiceal mucinous neoplasms with a new classification system and literature review [J]. Turk J Gastroenterol, 2018,29(5):533-542.
9. 中华医学会病理学分会消化疾病学组.胃肠道腺瘤和良性上皮性息肉的病理诊断共识[J].中华病理学杂志,2020,49(1):3-11.
10. The Digestive Diseases Group of the Pathology Credits Society of the Chinese Medical Association. Consensus on pathological diagnosis of gastrointestinal adenoma and benign epithelial polyps [J]. Chin J Pathol, 2020,49(1):3-11.
11. Leeming A, Worrall D, Arends M. The molecular pathology of appendiceal neoplasms [J]. AJSP: Reviews & Reports, 2019,24(3):94-97.
12. Valasek MA, Pai RK. An update on the diagnosis, grading, and staging of appendiceal mucinous neoplasms [J]. Adv Anat Pathol, 2018,25(1):38-60.
13. Shaib WL, Assi R, Shamseddine A, et al. Appendiceal mucinous neoplasms: diagnosis and management [J]. Oncologist, 2017,22(9):1107-1116.
14. Umetsu SE, Shafizadeh N, Kakar S. Grading and staging mucinous neoplasms of the appendix: a case series and review of the literature [J]. Hum Pathol, 2017,69:81-89.
15. Nutu OA, Marcacuzco Quinto AA, Manrique Municio A, et al. Mucinous appendiceal neoplasms: Incidence, diagnosis and surgical treatment [J]. Cir Esp, 2017,95(6):321-327.
16. Li X, Zhou J, Dong M, et al. Management and prognosis of low-grade appendiceal mucinous neoplasms: a clinicopathologic analysis of 50 cases [J]. Eur J Surg Oncol, 2018,44(10):1640-1645.
17. Guaglio M, Sinukumar S, Kusamura S, et al. Clinical surveillance after macroscopically complete surgery for low-grade appendiceal mucinous neoplasms (LAMN) with or without limited peritoneal spread: Long-term results in a prospective series [J]. Ann Surg Oncol, 2018,25(4):878-884.
18. Shida D, Kanemitsu Y, Hamaguchi T, et al. Introducing the eighth edition of the tumor-node-metastasis classification as relevant to colorectal cancer, anal cancer and appendiceal cancer: a comparison study with the seventh edition of the tumor-node-metastasis and the Japanese classification of colorectal, appendiceal, and anal carcinoma [J]. Jpn J Clin Oncol, 2019,49(4):321-328.
19. Roxburgh CS, Fenig YM, Cercek A, et al. Outcomes of low-grade appendiceal mucinous neoplasms with remote acellular mucinous peritoneal deposits [J]. Ann Surg Oncol, 2019,26(1):118-124.
20. Arnason T, Kamionek M, Yang M, et al. Significance of proximal margin involvement in low-grade appendiceal mucinous neoplasms [J]. Arch Pathol Lab Med, 2015,139(4):518-521.
21. Givalos N, Manolidis G, Kochylas N, et al. Unusual case of intraluminal cecal recurrence of a low grade appendiceal mucinous neoplasm (LAMN)-Case report and brief literature review [J]. Int J Surg Case Rep, 2018,51:112-116.
22. Fournier K, Rafeeq S, Taggart M, et al. Low-grade appendiceal mucinous neoplasm of uncertain malignant potential (LAMN-UMP): prognostic factors and implications for treatment and follow-up [J]. Ann Surg Oncol, 2017,24(1):187-193.
23. Umetsu SE, Shafizadeh N, Kakar S. Grading and staging mucinous neoplasms of the appendix: a case series and review of the literature [J]. Hum Pathol, 2017,69:81-89.
24. Gahagan JV, Whealon MD, Phelan MJ, et al. Lymph node positivity in appendiceal adenocarcinoma: should size matter? [J]. J Am Coll Surg, 2017,225(1):69-75.
25. Zhang K, Meyerson C, Kassardjian A, et al. Goblet cell carcinoid/carcinoma: an update [J]. Adv Anat Pathol, 2019,26(2):75-83.
26. Yozu M, Johncilla ME, Srivastava A, et al. Histologic and outcome study supports reclassifying appendiceal goblet cell carcinoids as goblet cell adenocarcinomas, and grading and staging similarly to colonic adenocarcinomas [J]. Am J Surg Pathol, 2018,42(7):898-910.
27. Pawa N, Clift AK, Osmani H, et al. Surgical management of patients with neuroendocrine neoplasms of the appendix: appendectomy or more [J]. Neuroendocrinology, 2018,106(3):242-251.
28. Moris D, Tsilimigras DI, Vagios S, et al. Neuroendocrine neoplasms of the appendix: a review of the literature [J]. Anticancer Res, 2018,38(2):601-611.
29. 闫风彩,李鑫宝,林育林,等.卵巢来源腹膜假黏液瘤临床病理分析[J].中国肿瘤临床,2019,46(17):887-890.
30. Yan CF, Li XB, Lin YL, et al. Clinicopathological analysis of ovarian pseudomyxoma peritonei [J]. Chin J Clin Oncol, 2019,46(17):887-890.
31. 史冠军,夏奥,马瑞卿,等.34例非阑尾来源腹膜假黏液瘤诊治分析[J].中国肿瘤临床,2019,46(17):897-902.
32. Shi GJ, Xia A, Ma RQ, et al. Diagnosis and treatment of pseudomyxoma peritonei of extra-appendiceal origin: analysis of 34 cases [J]. Chin J Clin Oncol, 2019,46(17):897-902.
33. Matson DR, Xu J, Huffman L, et al. KRAS and GNAS co-mutation in metastatic low-grade appendiceal mucinous neoplasm (LAMN) to the ovaries: a practical role for next-generation sequencing [J]. Am J Case Rep, 2017,18:558-562.
34. Reghunathan M, Kelly KJ, Valasek MA, et al. Histologic predictors of recurrence in mucinous appendiceal tumors with peritoneal dissemination after HIPEC [J]. Ann Surg Oncol, 2018,25(3):702-708.
35. 赵连花,肖华亮."国际腹膜表面肿瘤组织关于腹膜假黏液瘤及相关阑尾肿瘤分类及病理报告的共识"的解读[J].诊断病理学杂志,2017,24(4):241-244.
36. Zhao LH, Xiao HL. Interpretation of "International consensus of peritoneal surface tumor tissue on the classification and pathology reports of peritoneal pseudo mucus tumors and related appendix tumors" [J]. J Diag Pathol, 2017,24(4):241-244.

第五章

腹膜及肠系膜疾病

腹膜由间皮和少量结缔组织构成，呈半透明状，是覆盖于腹、盆腔壁内和腹、盆腔脏器表面的一层薄而光滑的浆膜。系膜由壁、脏腹膜相互延续移行，形成腹膜的结构之一，将肠管系连固定于腹、盆腔的双层腹膜结构。临床上最常见的是小肠或者全身其他病变累及腹膜或者肠系膜，原发的腹膜、肠系膜疾病较少见。

第一节　腹膜/肠系膜解剖

【肠系膜的发现】　肠系膜是悬吊、固定肠管的腹膜的一部分。生在躯体左右两侧的腹膜在肠的背侧和腹侧相合，分别形成背侧肠系膜和腹侧肠系膜。腹膜的一部分，包在小肠和大肠的外面，把肠连接在腹腔的后壁上。

肠系膜可分为：①小肠系膜；②横结肠系膜；③乙状结肠系膜；④右结肠系膜；⑤直肠系膜（图5-1-1）。

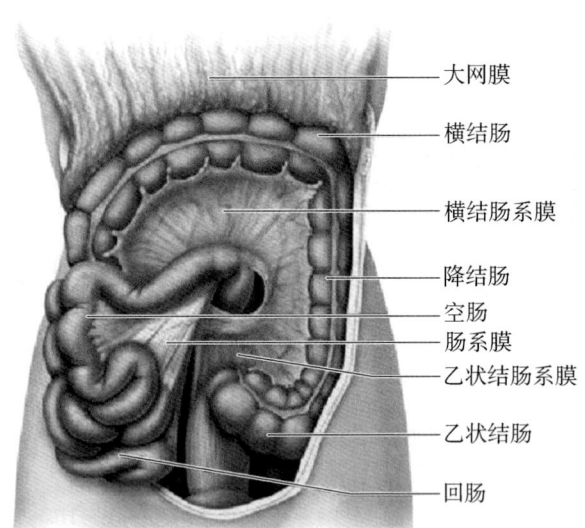

图5-1-1　肠系膜解剖图

100多年来，我们都认为连接肠道和腹部的肠系膜是由多个单独部分组成的碎片结构。爱尔兰研究人员新近认定，人体消化系统内"隐藏"有新器官——肠系膜。研究人员在英国《柳叶刀·肠胃病学和肝病学》杂志上报道，2012年，他们通过精细的电镜检查发现肠系膜事实上拥有连续结构；在过去4年间，他们又持续收集了证明肠系膜是独立器官的进一步证据。主导此项研究的爱尔兰利默里克大学医学院教授卡尔文·科菲在接受媒体采访时说，研究论文已经过同行评议，现在可以宣称人体内存在着这个此前未被承认的器官，"一百多年前流传至今的解剖描述是错误的"。

得益于这项研究，医学院的学生们自2016年开始就已经将肠系膜作为一个独立器官来学习研究。全球最著名的医学教科书《格氏解剖学》也已经更新了这一最新定义。

【肠系膜的主要功能】　肠系膜是悬吊、固定肠管的腹膜的一部分。生在躯体左右两侧的腹膜在肠的背侧和腹侧相合，分别形成背侧肠系膜和腹侧肠系膜。腹膜的一部分，包在小肠和大肠的外面，把肠连接在腹腔的后壁上。包括四大功能：①即固定和连接肠道；②通行动脉及静脉；③负责肠道的血供及回流；④通行淋巴管，回流淋巴液。肠系膜的功能在人的整个生命过程的不同时期和不同的解剖水平上有所不同。在发育过程中，肠系膜为腹部消化器官提供了孵育支持，部分是通过产生蛋白质因子，如骨形态发生蛋白。肠系膜淋巴血管生成先于肠系膜，然后诱导肠道淋巴血管生成。术语"肠系膜器官发生"概括了肠系膜与腹部消化器官之间的支持关系和孵育关系。肠系膜可维持器官和类器官，例如，副脾是脾脏的一种附属形式，见于10%的人，可发生于肠系膜框架的任何部位。在肠系膜不同的位置也可能发现异位胰腺、骨化、肠系膜畸胎瘤和异位妊娠。

肠系膜的支持能力在其不同区域之间有所不同,但不限于此。例如,肠系膜的小肠区比大网膜区发育快。肠系膜支持器官的能力也高于皮下脂肪等部位。肠系膜为能量底物转运和细胞迁移提供了支持。

发育中的肠道与邻近肠系膜之间的解剖关系是肠道形状和功能的决定因素。如果实验性地将肠系膜从发育中的肠道中切除,肠道会变直变长。以前相邻的肠系膜变平变短。在整个人体生命过程中,肠管和肠系膜持续延长。仅在克罗恩病的情况下,肠系膜以所谓的蠕动脂肪(或脂肪包裹)的形式包裹邻近的肠管。克罗恩病的肠系膜扩张可引起神经、肠壁的组织,淋巴和血管成分、结缔组织的明显增生。成人肠系膜功能也因区域而异。大网膜与上部区域的前壁相对应,附着在肠道炎症区域,阻断这些区域的活动,从而限制疾病扩散。如果发生肠穿孔,可通过大网膜粘连而局限于所受累的区域。因此,大网膜被称为腹部"警察"。肠系膜的这一区域还具有免疫和代谢功能。肠系膜的回盲部与中间区域褶皱的外周相对应,并含有大量淋巴组织。该区域是克罗恩病中最常见的感染区域,常见于全身性病毒感染(包括SARS-CoV-2)和多种类型细菌和寄生虫感染患者。肠系膜淋巴具有重要的免疫学作用,包括协调邻近肠道的黏膜免疫应答。

腹部消化器官的发生、发育都与肠系膜密切相关,因此腹部消化器官可称为肠系膜的终末器官。在组织水平,肠系膜和消化器官在交界处相连。在组织学水平上,交界处一侧的血管、神经和结缔组织元素与另一侧的对应元素是连续的。因此,肠系膜、肠、胰、脾、肝的功能很可能是高度整合的。

(汪登斌 侯亮 吕传国)

◆ **参考文献** ◆

1. Coffey JC, O'Leary DP. The mesentery: structure, function, and role in disease [J]. Lancet Gastroenterol Hepatol, 2016, 1: 238-247.
2. Coffey JC, Byrnes KG, Walsh D, et al. The mesentery and the mesenteric model of abdominal compartmentalisation. In: Standring S, ed. Gray's anatomy [M]. 42nd edn. London: Elsevier, 2020.
3. Coffey JC, Walsh D, Byrnes KG, et al. Mesentery-a 'new' organ [J]. Emerg Top Life Sci, 2020, 4:191-206.
4. Coffey CJ, Kiernan MG, Sahebally SM, et al. Inclusion of the mesentery in ileocolic resection for Crohn's disease is associated with reduced surgical recurrence [J]. J Crohn's Colitis, 2018, 12:1139-1150.
5. Coffey JC, O'leary DP. Defining the mesentery as an organ and what this means for understanding its roles indigestive disorders [J]. Expert Rev Gastroenterol Hepatol, 2017, 11:703-705.
6. Lightner AL, Vogel JD, Carmichael JC, et al. The American Society of Colon and Rectal Surgeons clinical practice guidelines for the surgical management of Crohn's disease [J]. Dis Colon Rectum, 2020, 63:1028-1052.
7. Stelzner S, Hohenberger W, Weber K, et al. Anatomy of the transverse colon revisited with respect to complete mesocolic excision and possible pathways of aberrant lymphatic tumor spread [J]. Int J Colorectal Dis, 2016, 31:377-384.
8. Coffey JC. Peritoneum, mesentery and peritoneal cavity. In: Standring S, Brennan P, Wiseman S, eds. Gray's surgical anatomy [M]. 1st edn. London: Elsevier, 2019:418-426.
9. Nerurkar NL, Mahadevan L, Tabin CJ. BMP signaling controls buckling forces to modulate looping morphogenesis of the gut [J]. Proc Natl Acad Sci USA, 2017, 114:2277-2282.
10. Mahadevan A, Welsh IC, Sivakumar A, et al. The left-right Pitx2 pathway drives organ-specific arterial and lymphatic development in the intestine [J]. Dev Cell, 2014, 31:690-706.
11. García-Arrarás JE, Bello SA, Malavez S. The mesentery as the epicenter for intestinal regeneration [J]. Semin Cell Dev Biol, 2019, 92:45-54.
12. Byrnes KG, McDermott KW, Coffey JC. Mesenteric organogenesis [J]. Semin Cell Dev Biol, 2019, 92:1-3.
13. Ndoye JM, Karume PS, Dial C, et al. Pancreatic heterotopia in mesentery [J]. Morphologie, 2020, 104:217-220.
14. Cappato S, Gamberale R, Bocciardi R, et al. Genetic and acquired heterotopic ossification: a translational tale of mice and men [J]. Biomedicines, 2020, 8: e611.
15. Wang L, Xu M, Jones O, et al. Use of the mesentery and peritoneum to facilitate the absorption of yolk sac nutrients into viscera of the developing chick: novel function for this organ [J]. Mesentery Peritoneum, 2020, 4:1.
16. Hen G, Sela-Donenfeld D. "A narrow bridge home": The dorsal mesentery in primordial germ cell migration [J]. Semin Cell Dev Biol, 2019, 92:97-104.
17. Yu Q, Du M, Zhang W, et al. Mesenteric neural crest cells are the embryological basis of skip segment Hirschsprung's disease [J]. Cell Mol Gastroenterol Hepatol, 2021, 12:1-24.
18. Mao R, Kurada S, Gordon IO, et al. The mesenteric fat and intestinal muscle interface: creeping fat influencingstricture formation in Crohn's disease [J]. Inflamm Bowel Dis, 2019, 25: 421-426.
19. Wang AW, Prieto JM, Cauvi DM, et al. The greater omentum- a vibrant and enigmatic immunologic organ involved in injury and infection resolution [J]. Shock, 2020, 53:384-390.

第二节　肠系膜脂膜炎

肠系膜脂膜炎(mesenteric panniculitis)是较少见的临床疾病,临床特征为慢性炎性细胞浸润、脂肪坏死和纤维组织形成"假肿瘤结节"。本病大多数为原因不明的特发性病变,具体病因尚不明确。多数学者认为,部分肠系膜脂膜炎与腹部手术、外伤、感染(除外胰腺炎)、溃疡病和局部缺血等所引起肠系膜损伤后的非特异性反应有关。据统计30%的肠系膜脂膜炎患者患有恶性肿瘤,其中50%为淋巴瘤,其余为慢性粒细胞性白血病、胸膜间皮瘤,子宫浆液性乳头状腺癌等。另有报道称肠系膜脂膜炎是自身免疫性疾病。其发生发展还与特发性腹膜后纤维化、多发性软骨炎、系统性红斑狼疮、Weber Christian病和Gardner综合征有关。术语肠系膜硬化、肠系膜脂膜炎和硬化性肠系膜炎通常可互换使用,以指代相同病理的一系列表现。在肠系膜硬化症中,肠系膜区域的器官被增厚的间皮包裹,这对患者来说是非常不利的,许多患者尽管进行了药物和手术治疗,但肠道功能仍持续恶化。肠系膜脂膜炎时,中胚层肠系膜发炎、增厚、短缩、易出血;在硬化性肠系膜炎中,这些现象如硬化性和炎性异常都更加明显。这些情况会导致反复肠梗阻最终引起衰竭。

【病理】

1. 病理标本　病灶呈橡胶样或坚硬的结节(60%为肠系膜根部单发结节、15%为多发结节、20%为广泛性系膜增厚)。肿物切面呈黄色或棕黄色,内可见散在不规则无色的坏死或液化脂肪组织。

2. 组织学　病灶由坏死、退变的脂肪组织、噬脂细胞(代表肠系膜内吞噬脂质的巨噬细胞)、淋巴细胞、浆细胞、嗜酸性细胞和不同程度的纤维组织组成,可见钙化(可能是脂肪组织坏死的结果)、出血和血管内血栓形成。这些病变常侵及肠系膜和浆膜下脂肪,并可扩展至肠壁肌层及黏膜下层,通常黏膜层是正常的,从而引起肠系膜淋巴管阻塞,导致黏膜下水肿的淋巴管扩张,或引起肠腔狭窄、乳糜胸水和腹水。

【临床表现】　本病好发于年龄50岁以上的人群。患者多为男性,男性发病率大约是女性的2~3倍。累及小肠系膜的患者占90%以上,其余偶尔累及乙状结肠系膜。少数患者可无腹部症状与体征,大部分患者的症状可表现为腹痛,并伴有恶心、发热、腹胀、体重减轻和胃肠道功能失调。腹部体征包括腹部肿块、腹膜刺激征、腹部膨隆、乳糜胸腔积液和腹水等。

【实验室检查】　大部分患者生化检查,血液、尿液和大便常规检查均为阴性结果。少部分表现为白细胞升高、ESR升高、缺铁性小红细胞性贫血、低白蛋白血症和C反应蛋白(CRP)升高。

【影像学表现】　CT和MRI是对肠系膜脂膜炎术前最有用的影像诊断方法。超声能显示病变,但敏感性较低。普通X线检查能间接反映病变情况。

1. CT表现　CT可明确显示病变的范围,是诊断肠系膜脂膜炎最为有效的方法之一。典型的CT表现为围绕系膜大血管(不受累及)、边界清楚、密度不均匀的单个或多个软组织密度肿块(与腹膜后脂肪密度相比),其内可见脂肪密度和低密度囊变区,大血管和肿块周围见"脂肪晕环",肠襻向四周移位(图5-2-1,图5-2-2)。其他表现为系膜根部围

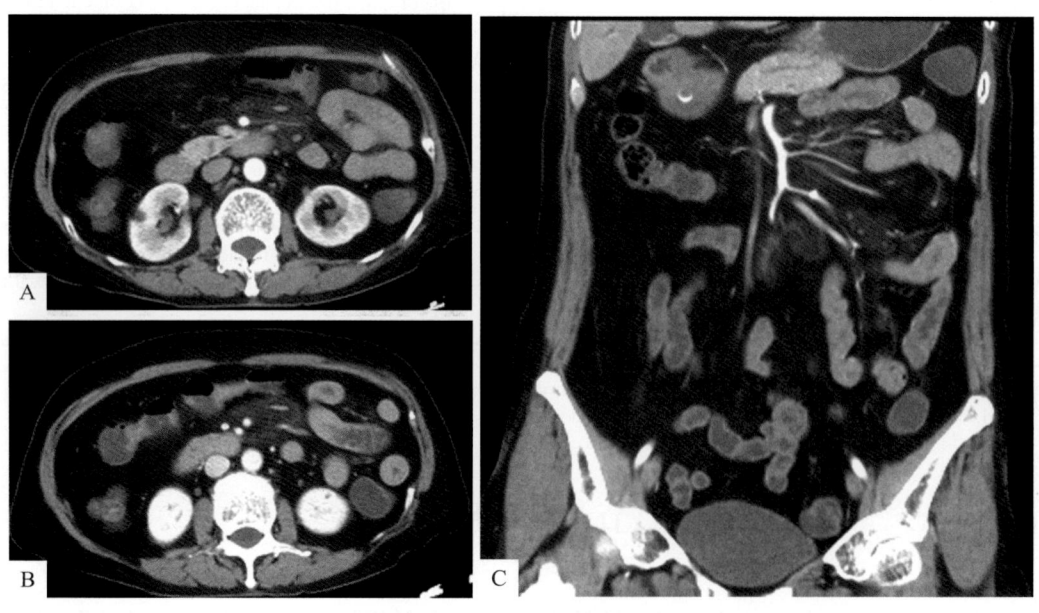

图5-2-1　肠系膜脂膜炎

门脉期CT增强图像(A、B)、冠状面CT重建图像(C)显示肠系膜根部脂肪密度增高、模糊,增强扫描轻度强化,呈"脂肪晕环"样改变,肠系膜淋巴结增生肿大。

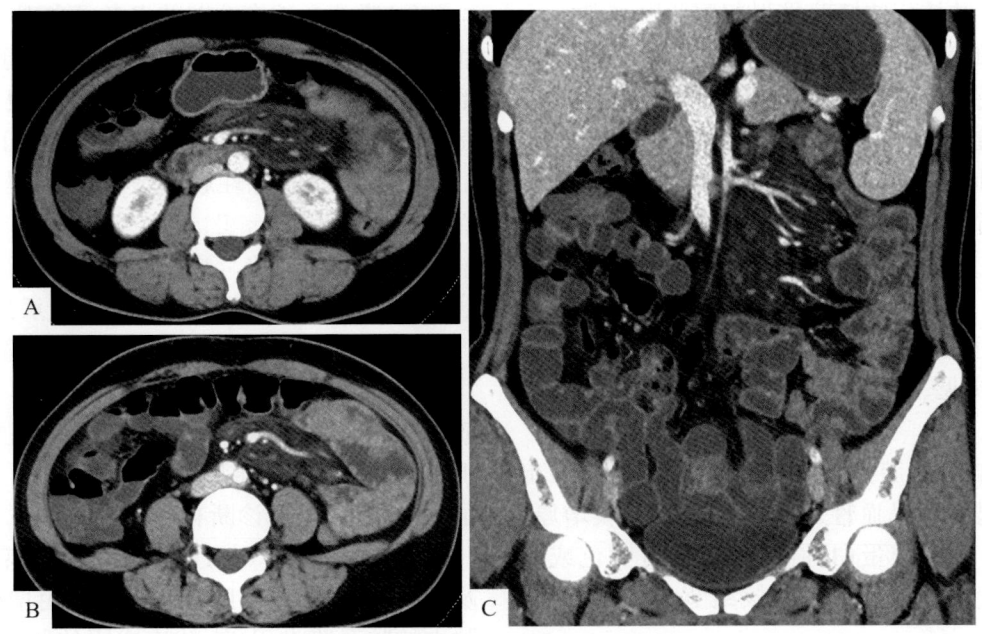

图 5-2-2　肠系膜脂膜炎
门脉期 CT 增强图像(A、B)、门脉期冠状面 CT 重建图像(C)显示肠系膜根部脂肪密度增高,呈"脂肪晕环"样改变,增强扫描轻度强化,肠系膜淋巴结增生肿大。

绕系膜血管单个或多个以脂肪成分为主的肿块,内有散在放射条索状或结节样软组织密度区。还有表现为有包膜的密度不均匀肿块,内有脂肪、水样或软组织密度影。有少部分由于淋巴管扩张而表现为多房囊性肿块,中心可见钙化。

2. MRI 表现　显示脂肪、软组织成分和血管优于 CT,是诊断肠系膜脂膜炎最有价值的影像学检查方法。MRI 可显示不同组织的信号特点,如以纤维组织为主的肿物,T2WI 上呈低信号。此外,MRI 可根据血管流空效应判断主要血管及其分支是否受累。

【鉴别诊断】　肠系膜脂膜炎常需与类癌、淋巴瘤、转移瘤、平滑肌瘤、纤维瘤、脂肪类肿瘤等鉴别。

1. 类癌　典型的类癌表现为肠系膜实性肿块,肿块周边呈星芒状或放射状向肠系膜浸润。常引起肝转移,表现为明显强化结节。

2. 淋巴瘤　多表现为腹膜后淋巴结肿大融合,包绕肠系膜脂肪、血管等结构。

3. 转移瘤　可发现原发肿瘤病史,肿物内无脂肪密度灶。

4. 平滑肌瘤　多起自胃肠黏膜下,呈外生性生长,不能与之分离。

5. 纤维瘤　易发生在手术、外伤处,而肠系膜脂膜炎常绕大血管(肠系膜上动静脉)生长。

6. 腹膜后脂肪类肿瘤　两者在 CT 上不易区别,此时可以结合临床和病理结果来鉴别。此外,由于该病常有弥漫性腹痛、腹胀合并有手术史,临床上易误诊为粘连性肠梗阻。有时扪及肿块,且往往有恶病质,可能误诊为结肠癌等消化道肿瘤。

(汪登斌　侯亮)

◆ **参考文献** ◆

1. 赵绍宏,赵红,蔡祖龙,等. 肠系膜脂膜炎的多层螺旋 CT 诊断[J]. 中华放射学杂志,2006,40:526-529.
2. 逢利博. MSCT 诊断肠系膜脂膜炎[J]. 中国医学影像技术,2011,27:2374-2375.
3. Zissin R, Metser U, Hain D, et al. Mesenteric panniculitis in oncologic patients: PET-CT findings [J]. Br J Radiol, 2006, 79: 37-43.
4. 施剑斐,陈本宝,潘细根,等. 肠系膜脂膜炎 CT 诊断[J]. 实用放射学杂志,2009,25:1759-1757.

第三节　腹膜结核

腹膜结核(peritoneal tuberculosis)发病率大约占全身结核病的 5%,仅次于肺结核和肠结核,是由结核分枝杆菌引起的弥漫性腹膜腔感染,可发生于任何年龄,以 20~40 岁最为常见,女性多于男性。

【病因】 结核分枝杆菌是引起腹膜结核的病原体,腹膜病变的来源主要有两种:第一,身体其他部位的结核病变直接蔓延,主要由肠结核、肠系膜淋巴结结核、输卵管结核等直接蔓延所致;第二,血行感染,由粟粒性肺结核或肺结核血行播散至腹膜,在腹膜形成潜在病灶,在机体抵抗力下降时导致结核性腹膜炎的发生。

【病理】 腹膜结核的病理改变可表现为渗出、粘连、干酪三型。其中以粘连型最多见,渗出型次之,干酪型最少见。临床上三型通常互相并存,称为混合型。

1. 渗出型 腹腔内多为浆液纤维蛋白性渗出液,草黄色,偶有微呈血性。脏层与壁层腹膜增厚、充血、水肿,附着纤维蛋白性渗出物,可有黄色或灰白色粟粒样大小不等的细小结核结节,也有融合成较大的斑块。

2. 粘连型 腹膜明显增厚,有少量浆液纤维蛋白性渗出液。大量纤维蛋白沉积与纤维组织增生使肠系膜、肠系膜淋巴结与肠管间发生广泛粘连,形成包块,从而压迫肠曲引起慢性肠梗阻。大网膜增厚、变硬成团块,严重者可致腹腔完全闭塞。

3. 干酪型 主要病变为腹膜干酪样坏死,肠管、大网膜、肠系膜或腹腔内脏之间互相粘连分隔成多个小房,积聚着少量混浊脓性渗出液。小房可向肠管、阴道或腹壁穿破而形成内瘘或阴道瘘,常见于晚期患者。伴有干酪坏死的肠系膜淋巴结可形成结核性脓肿。

【临床表现】 腹膜结核患者由于原发病灶和病理类型不同,机体反应性的差异性,所以起病缓急不一,临床表现也错综复杂。多数患者起病缓慢、隐匿,少数急性起病,且症状轻重不等。

1. 全身表现 最为常见的是发热与盗汗,约占67%~95%,热型以低热与中等热为主,约1/3患者呈弛张热,渗出型、干酪型病例或合并有严重的腹外结核的患者可呈稽留热,可伴严重盗汗。

2. 腹痛 约有2/3的患者可出现不同程度的腹痛,多为持续性隐痛或钝痛,疼痛多位于脐周或下腹部,有时弥漫全腹部。当患者出现急腹症时,应考虑是否因肠系膜淋巴结或腹腔其他结核干酪样坏死病灶溃破后引起的急性腹膜炎,也因考虑由肠结核急性肠穿孔等因素。

3. 腹胀与腹水 多数患者有腹胀感,此为结核病中毒症状或腹膜炎伴有的肠功能紊乱引起。约有1/3患者可出现腹水,常为小量至中等量。

4. 腹壁柔韧感 约半数患者有典型的腹部"柔韧感"体征,腹部触诊可以感受到揉面感,或橡皮样抵抗力,常见于粘连型结核性腹膜炎。该腹部体征虽无特异性,但对诊断有一定帮助。

5. 腹部肿块 粘连型及干酪型患者的腹部可触及肿块,多位于中下腹部。肿块是由增厚的大网膜、肿大的肠系膜淋巴结、粘连成团的肠曲或干酪样坏死脓性物积聚而成。

【实验室检查】 患者可伴轻、中度贫血,白细胞及分类常正常或稍高。结核菌素反应可为强阳性,多数患者ESR升高。腹腔穿刺可抽出草黄色液体,静置后会自然凝固,少数呈淡血色,偶见乳糜样。腹水化验多半为渗出液,部分严重患者因低蛋白血症或合并有肝硬化等疾病者可表现为漏出液。腹水病原学检查阳性率低,浓缩查抗酸杆菌较难进行。近年来开展的腹水中结核分枝杆菌PCR检测法大大提高了病原学检查的阳性率,但也可出现假阳性。

【影像学表现】 X线表现可发现多发性钙化灶、肠梗阻、结肠瘘及结肠外包块等征象,胃肠钡剂造影可见肠结核征象;B超检查可发现肠粘连等征象。

1. CT表现 CT是诊断结核性腹膜炎、肠系膜结核最常用的方法。CT常见表现为腹水为中少量,小肠常互相粘连,位置趋于集中。腹膜增厚呈线带状,并有强化。肠系膜呈团片状、污垢状改变,并伴有环状强化的肿大淋巴结(图5-3-1,图5-3-2)。

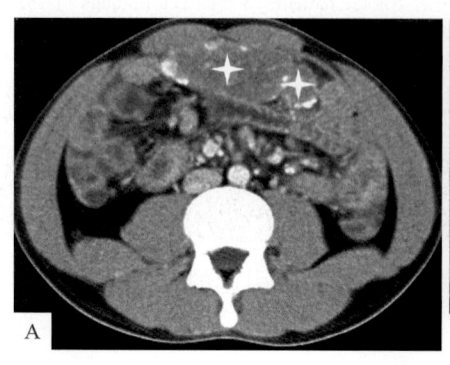
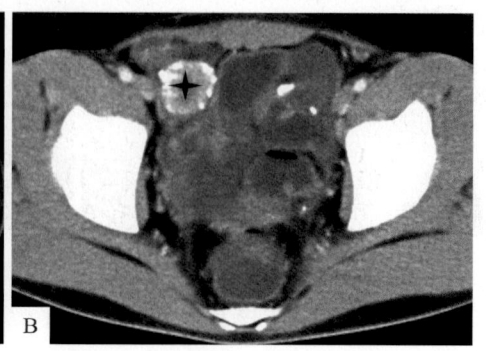

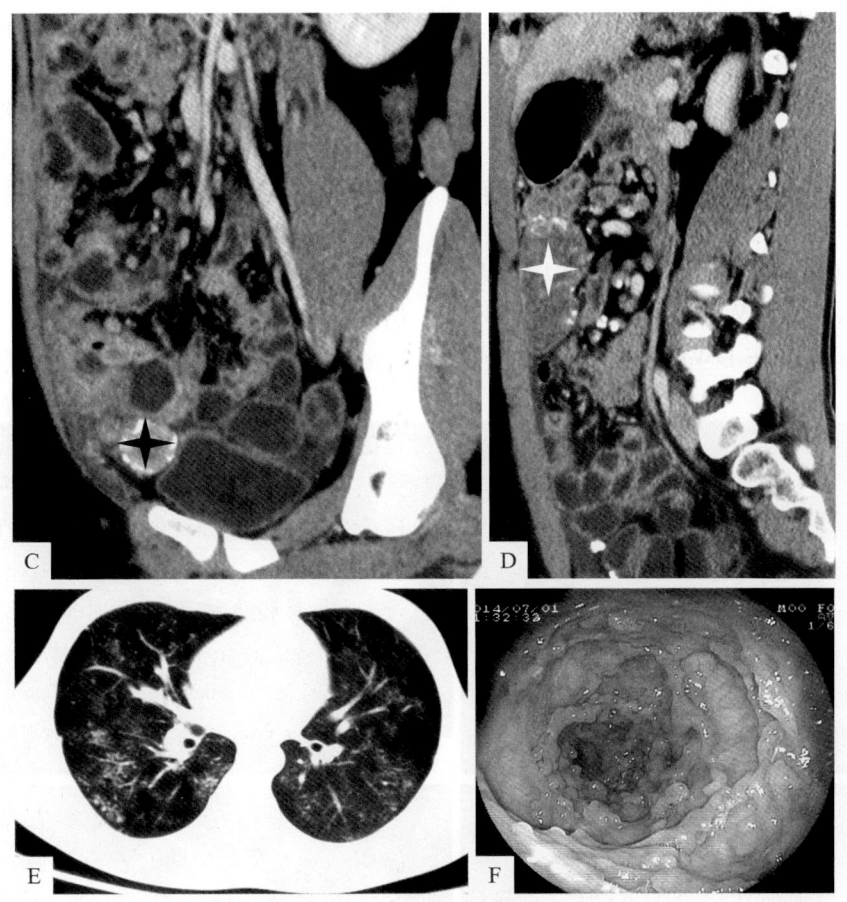

图 5-3-1 肠结核及腹膜结核

门脉期横断面CT增强图像（A、B）、门脉期冠状面CT重建图像（C）、门脉期矢状面CT重建图像（D）显示回盲部肠壁呈环形对称性增厚改变，腹腔内可见多个干酪样肉芽肿，增强扫描呈不均匀强化，并可见钙化（星）；胸部CT图像（E）显示肺内多发结核灶；肠镜图像（F）显示肠腔内环形溃疡及增生性肉芽肿，肠腔狭窄明显。（见彩色插页）

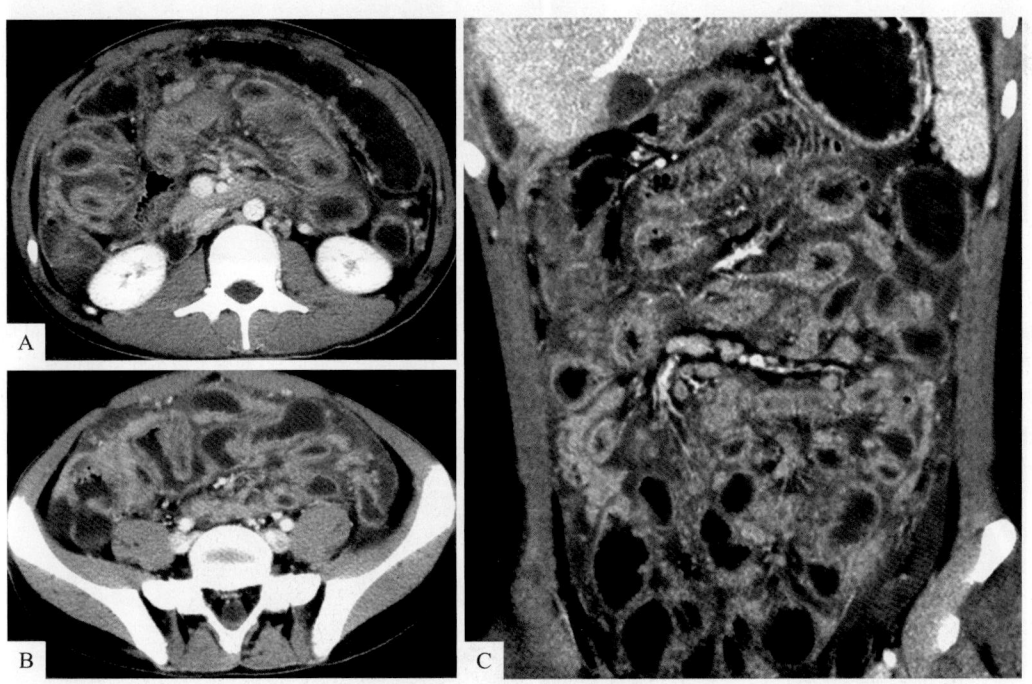

图 5-3-2 腹膜结核

门脉期横断面CT增强图像（A、B）、门脉期冠状面CT重建图像（C）显示腹膜弥漫性增厚，呈"饼状"及结节状，小肠互相粘连，呈团状，并可见腹水。

大网膜增厚、粘连,强化明显,部分呈饼状改变。结合患者年龄一般较为年轻,既往有结核病史者,临床表现以腹胀、腹痛、低热为主,病程较长,依靠 CT 可确立诊断。

2. MRI 表现　MRI 对于显示腹膜结核具有重要的价值。

(1) 腹膜弥漫性增厚伴异常强化:表现为腹膜弥漫性增厚呈饼状,在 T2WI 上呈低信号,抑脂 FIESTA 上呈稍高信号,在 DWI 上呈异常高信号。增强扫描增厚的腹膜明显强化,可呈环形强化改变(图 5-3-3,图 5-3-4)。

(2) 小肠粘连、纠集:累及肠系膜者,表现为小肠系膜增厚,小肠互相粘连、纠集,距离缩短。增强扫描受累的小肠系膜及小肠壁明显异常强化(图 5-3-4)。小肠壁可水肿、增厚,表现为在 T2WI 上呈分层改变,黏膜层和浆膜层呈低信号,黏膜下层呈片状高信号(图 5-3-3)。

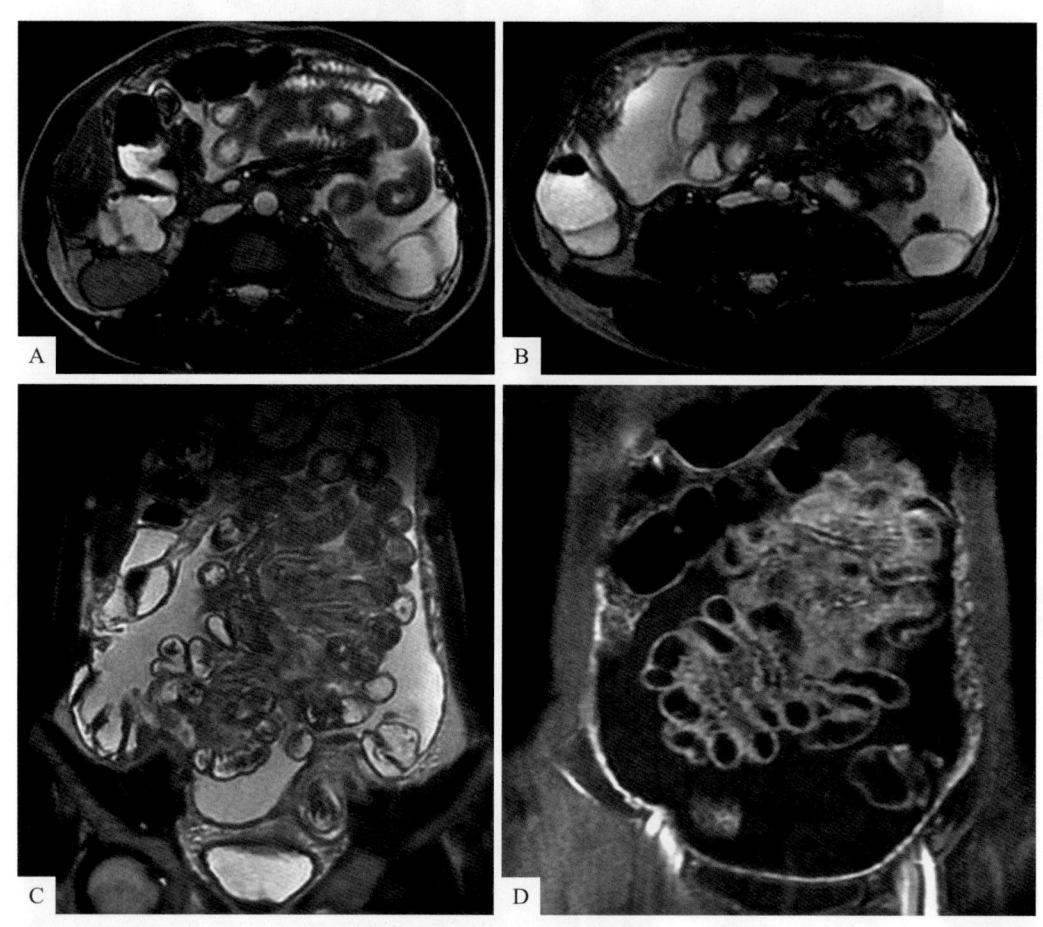

图 5-3-3　腹膜结核
横断面 MR FIESTA 图像(A、B)、冠状面 MR FIESTA 图像(C、D)显示腹膜及肠系膜呈结节样增厚,腹腔内可见大量液体信号,小肠呈粘连纠集改变,小肠壁增厚,呈分层,黏膜层和浆膜层呈低信号,黏膜下层水肿呈高信号。

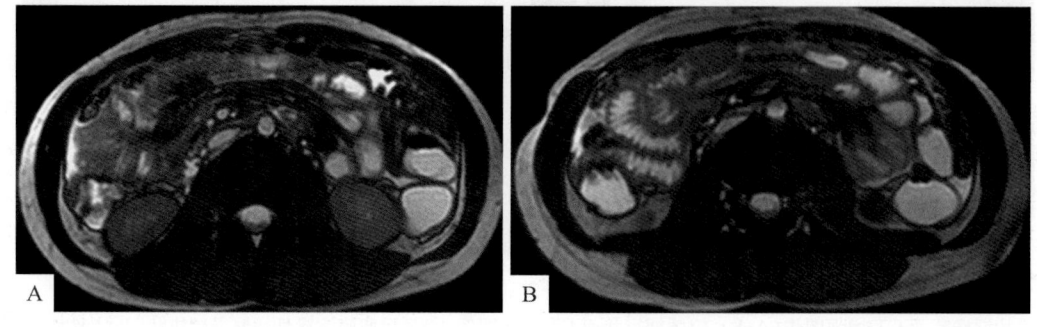

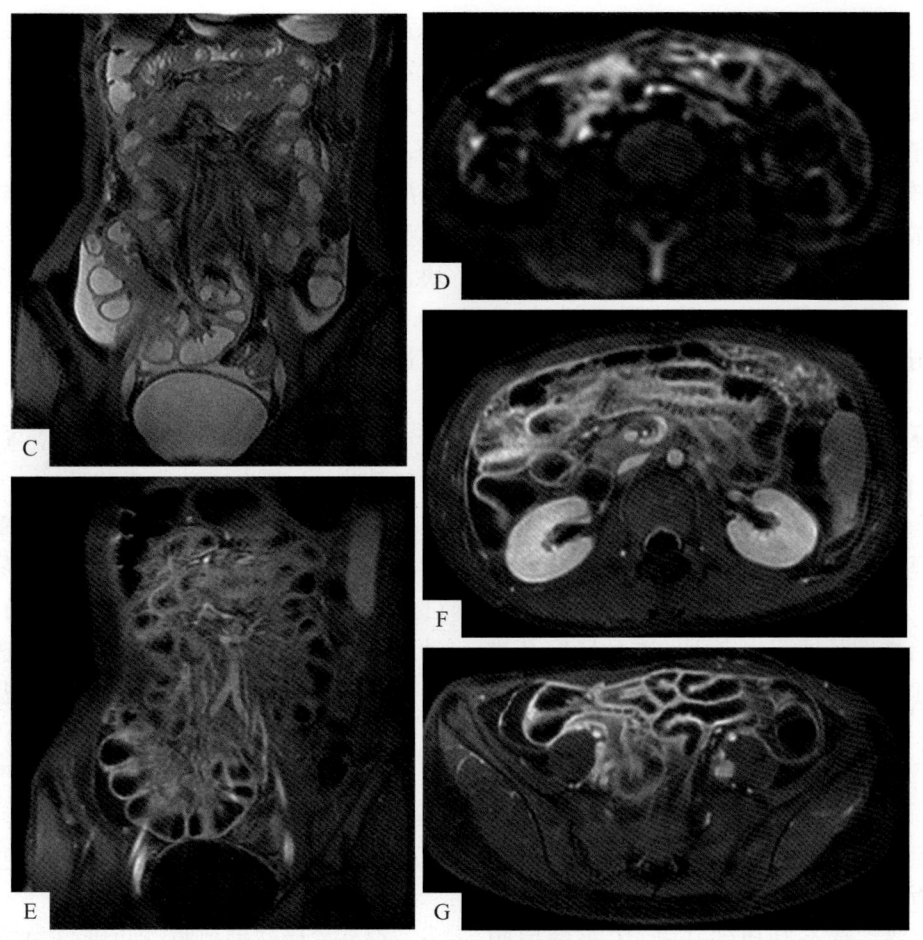

图 5-3-4 腹膜结核

横断面 MR FIESTA 图像(A、B)、冠状面 MR FIESTA 图像(加脂肪抑制)(C)显示腹膜弥漫性结节样增厚,小肠互相粘连纠集,小肠壁增厚,呈分层,黏膜层和浆膜层呈低信号,黏膜下层水肿呈高信号;DWI 图像(D)显示增厚的腹膜呈异常高信号;冠状面 MR LAVA 增强图像(E)、横断面 MR LAVA 增强图像(F、G)显示增厚的腹膜结节状强化,小肠互相粘连纠集,增强扫描肠系膜亦可见片状异常强化。

【鉴别诊断】 腹膜结核常与恶性肿瘤腹膜侵犯相混淆,两者鉴别困难,但两者也有不同点。腹膜结核患者一般腹壁腹膜光滑,轻度增厚,强化明显,腹水密度较高;而恶性肿瘤侵犯腹膜则表现为结节样增厚,腹水密度较低,其他部位可找到原发灶。

(汪登斌 侯亮)

◆ 参考文献 ◆

1. 袁明远,江治民,包相华,等.腹膜结核的 CT 表现对比分析及其鉴别诊断[J].放射学实践,2011,26:869-871.
2. Pereira JM, Madureira AJ, Vieira A, et al. Abdominal tuberculosis: imaging features [J]. Eur J Radiol, 2005, 55:173-180.
3. Na-ChiangMai W, Poichamarnwiputh S, Lertprasertsuke N, et al. CT findings of tuberculous peritonitis [J]. Singapore Med J, 2008, 49:488-491.

第四节 腹茧征

腹茧征(abdominal cocoon, AC)是一种临床罕见、病因不明、由纤维膜包裹部分或全部小肠造成完全性或不全性肠梗阻,以腹部包块为主要表现的腹部疾病。1978 年 Foo 等将其命名为"腹茧症"。其特点是腹腔全部或部分脏器被一层致密灰白色形似蚕茧、质韧的纤维膜所包裹,形似蚕茧,故也称为特发性硬化腹膜炎、腹腔茧状包裹症,或先天性小肠禁锢症、局限性小肠外膜包绕症、小肠节段性纤维包裹症、包膜内粘连性肠梗阻等。

【病因】 尚不清楚,目前认为可能与以下因素有关。

1. 腹膜先天性发育异常 术中见多数患者存在

大网膜缺如或缩短,推测病变纤维膜可能由大网膜变异而来。

2. 原发性腹膜炎（亚临床型非特异性腹膜炎性反应） 女性生殖道逆行感染、血源性或医源性腹腔感染及异物、结核、腹水等因素刺激腹膜引起纤维蛋白渗出,继而因成纤维细胞和毛细血管长入,机化形成纤维性包膜。

3. 药物因素 Seng等认为β受体阻滞剂（如盐酸普萘洛尔）可导致细胞过度增殖、胶原蛋白过量产生及腹腔纤维化。

4. 腹膜间皮细胞（PMC）的成骨性转化 有实验表明,PMC在体外培养可转化为成骨细胞系,制造胶原及钙化骨基质,其横向分化能力可能在腹膜钙化、胶原沉积等腹茧症病理改变过程中具有重要意义。

5. 其他 胎粪性肠梗阻患者因胎粪致肠穿孔进入腹腔引起无菌性化学性腹膜炎,或肝移植术后轻度腹腔内感染可导致AC。

【病理】

1. 肉眼观 包膜为蚕茧样,壁厚1～10mm,为一层灰白色、乳白色或淡黄色结缔组织,表面光滑,单腔或多房,可包裹部分小肠或全部小肠,甚至可包裹整个腹腔的脏器。整个肿块能活动,不受壁层腹膜的影响,肿块与腹膜壁层可有疏松的纤维样结缔组织粘连,易分离。由于小肠被局限包裹,小肠长度往往较正常短,肠系膜亦较短,并可有肠壁增厚、肠腔狭窄和扩张等。

2. 镜下观 所见包膜可为正常腹膜样组织,或为增厚的纤维结缔组织。可伴有胶原变化、玻璃样变及慢性炎性反应,非真菌、细菌和寄生虫等微生物感染。

【临床表现】 好发于青少年女性,多数在月经初潮后2年内发病。男性发病少于女性,有文献统计我国患者最大发病年龄为79岁,最小2岁,男女比例为1:1.35。多发生于热带及亚热带地区,一般无特异性临床表现或仅有轻微的腹部不适、消化不良及腹部肿块等,常与其他疾病手术中或尸检中偶然发现。有临床症状者多以腹部肿块、腹痛、腹胀、恶心、呕吐及肛门停止排气、排便等急性或亚急性肠梗阻症状为主要表现,病情容易反复且病程长短不一。综合文献资料有以下情况时临床应怀疑本病：①青少年患者,尤其是女性有月经不调史及不孕史者,出现肠梗阻症状而既往无手术史等明显原因者；②不明原因肠梗阻,既往有反复发作,但可自行缓解者；③常表现为腹痛及恶心、呕吐,但缺乏肠梗阻的腹痛、腹胀、恶心、呕吐及停止肛门排气、排便等四大典型症状者；④腹部触及无压痛、活动、性质软的肿块,边界不清,肠鸣音亢进或减弱者,据报道目前占19.3%；⑤既往病史中伴有腹水发生,或长期进行腹膜透析或腹腔化疗者。

【影像学表现】

1. X线平片表现 腹部立位X线平片可表现为肠梗阻,也可为正常或无特异性。

2. 小肠X线造影表现 可见腹部肿块内为折叠的小肠,肠襻排列成花菜状、手风琴状或拧麻花状（图5-4-1,图5-4-2）,加压后肠管不易分离,推动肿块时该段小肠随之移动。X线透视下可见钡剂通过小肠的时间明显迟滞,钡柱前进的形状呈"M"形,而正常情况下钡柱经过小肠时呈"Z"形。如果近段小肠扩张或有气液平面说明已有梗阻发生。Navani等、Sieck等认为菜花样征具有诊断意义,而Maguire等认为钡剂通过时间延长更具诊断意义。

3. CT表现

（1）茧样纤维包膜：即"拱门"形或类圆形肠管周围等或稍低密度结构（图5-4-3～图5-4-5）。若纤维膜厚度均匀一致可呈"新月形",若厚度不一致则呈"新月形"或"半圆形",增强扫描时该膜有延迟强化。

（2）小肠结肠袋征：为最典型的征象,是由于茧样纤维包膜覆盖在空回肠表面,并不完全分隔着,使空回肠形成类似结肠袋的改变,这种改变大都发生在系膜缘侧（图5-4-3,图5-4-4）。

（3）小肠纠集：表现为小肠排列呈外缘光整的扭麻花征及盘曲成团的肠管聚集征,肠壁粘连紧密（图5-4-3～图5-4-5）,在矢状面重建时观察更清楚。

（4）肠梗阻：可在茧状膜包裹前出现,也可在包膜内的小肠出现。

（5）肠系膜根部呈团块状：表现为肠系膜根部呈团块影,并与局部肠管有粘连征象,增强扫描有延迟强化,同时可出现少量腹水、肠系膜血管扩张等间接征象。

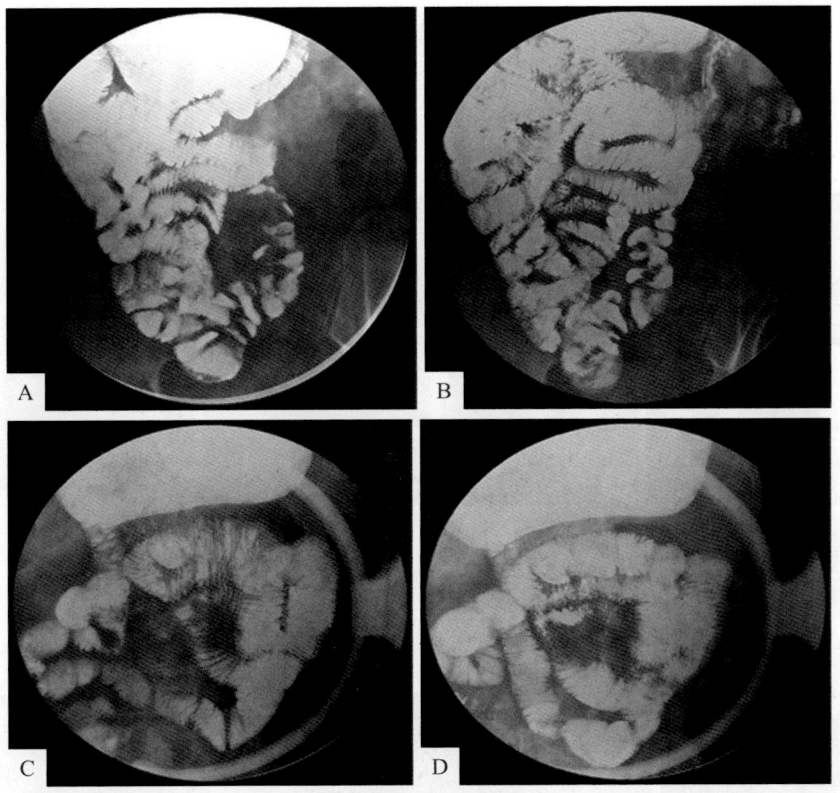

图 5-4-1 腹茧征

小肠 X 线钡剂造影图像显示小肠互相粘连,肠襻排列成手风琴状或拧麻花状(A、B);加压相(C、D)显示加压后肠管不易分离,推动肿块时该段小肠随之移动。

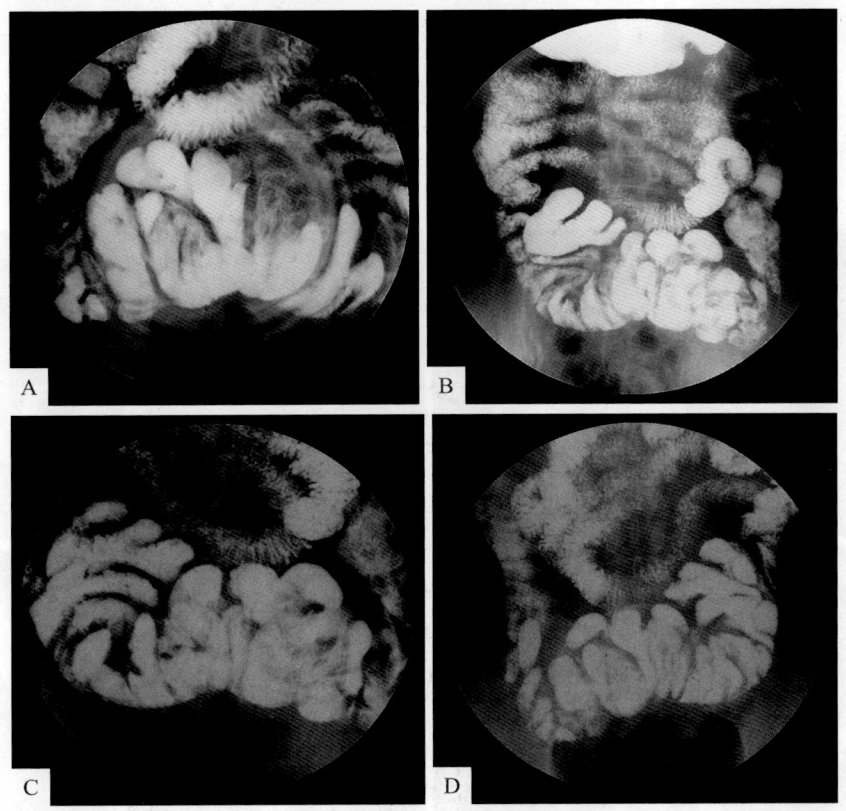

图 5-4-2 腹茧征

小肠 X 线钡剂造影图像(A~D)显示小肠互相粘连,肠襻呈"手风琴状"或"香蕉串样",显示小肠典型征象——"小肠结肠袋征"。

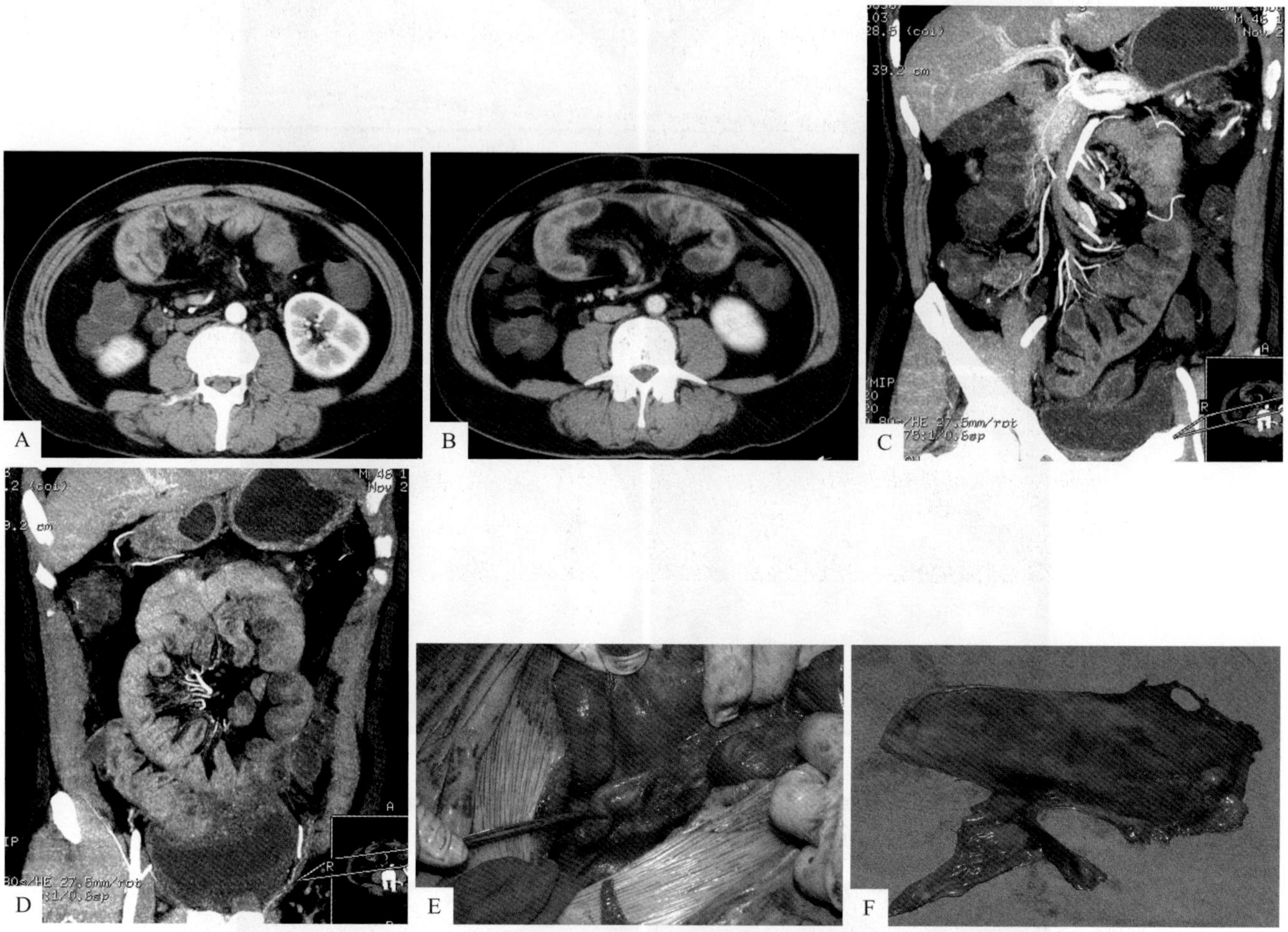

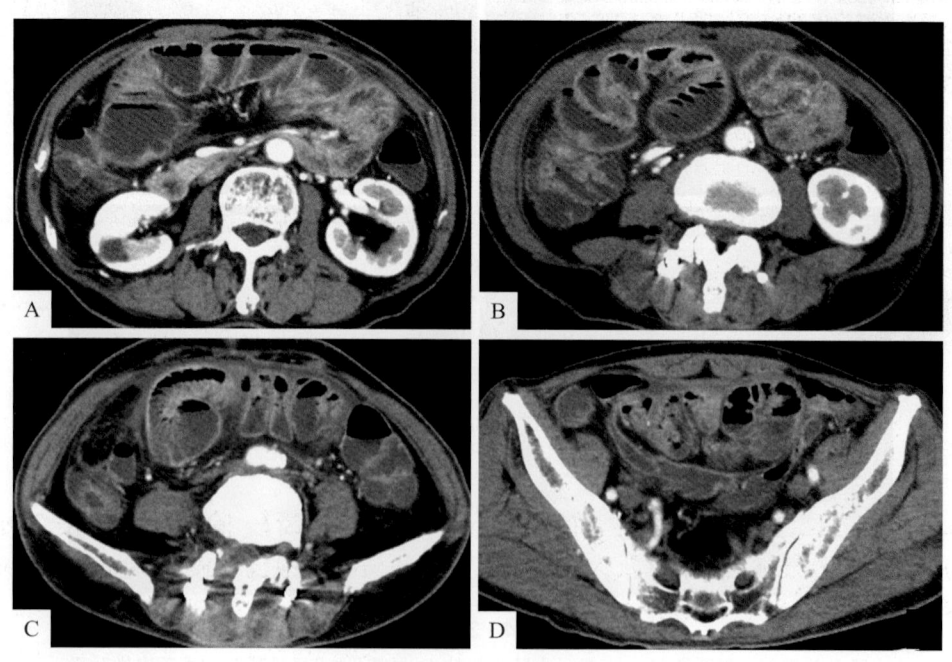

图 5-4-3 腹茧征

动脉期(A)和门脉期(B)CT 增强图像、动脉期(C)和门脉期(D)冠状面 CT 重建图像显示小肠盘曲成团,相互聚集,肠管浆膜面可见茧样纤维包膜,似"拱门"形;E. 术中所见肠管被纤维膜所包裹;F. 手术切除包膜标本。(见彩色插页)

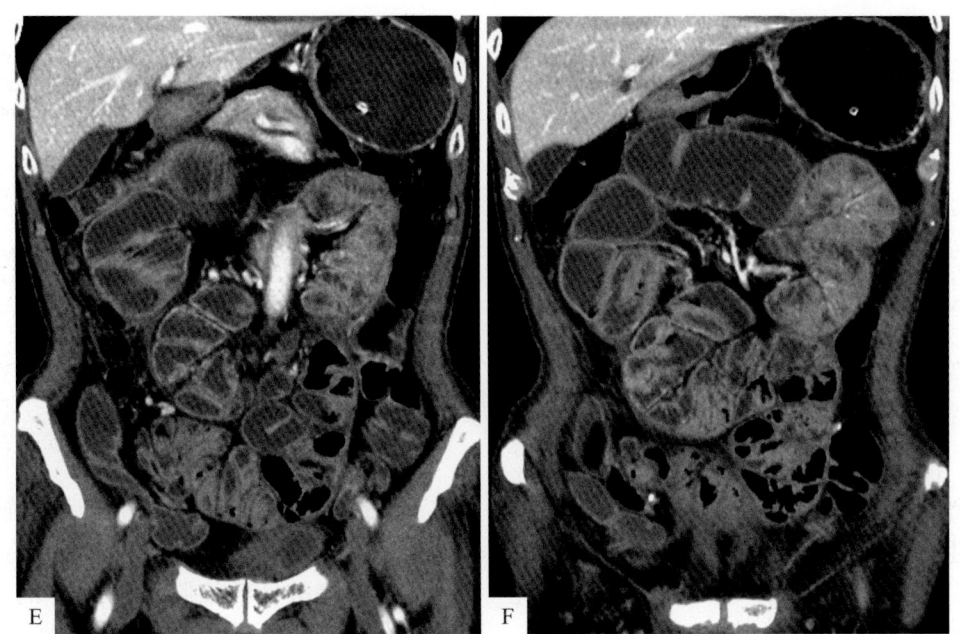

图 5-4-4 腹茧征

图 A~D 为门脉期横断面 CT 增强图像,图 E、F 门脉期冠状面 CT 重建图像,显示小肠、结肠互相粘连成团,肠管周围见线状薄膜包裹,肠襻呈"香蕉串状"或"拱门状"。

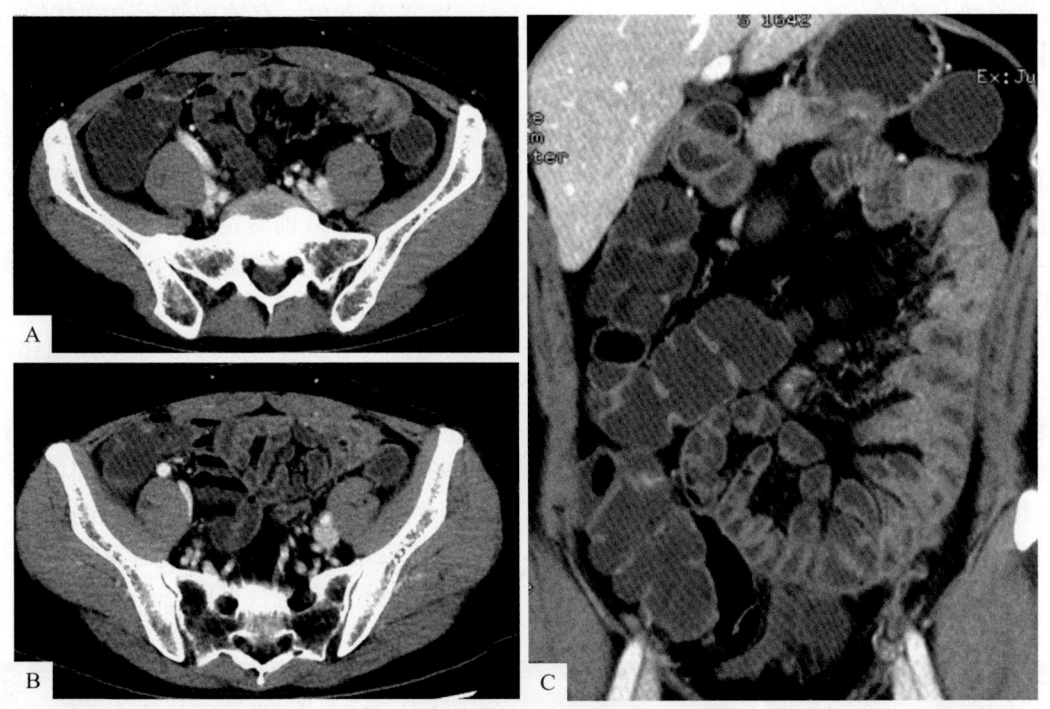

图 5-4-5 腹茧征

门脉期横断面 CT 增强图像(A、B)、门脉期冠状面 CT 重建图像(C)显示小肠、结肠互相粘连成团,肠管周围见线状薄膜包裹,肠襻呈"香蕉串状"。

4. MRI 表现　多方位、多参数成像能直接显示肥厚、迂曲的肠管,肠管内气体、液体以及大网膜的粘连情况,对本病有较高的诊断价值,为手术前提供更明确的依据。

【鉴别诊断】　除与肠梗阻、慢性阑尾炎等相鉴别外,还需与腹膜包裹症(peritoneal encapsulation,PE)鉴别。PE 患者小肠被包绕在一层相对正常的腹膜中,其来源是胚胎发育中脐囊残留,属发育异常。与

AC 不同之处在于 PE 的小肠外被膜与正常腹膜相似，其内壁与小肠管壁并无粘连，小肠近似位于一个较小的腹膜腔中，肠管蠕动不受限制，肠梗阻的发生率低。

（侯亮　汪登斌）

◆ 参考文献 ◆

1. 程邦君,赵登秋,邹叶锋.腹茧症的临床特点及诊疗进展[J]. 中华消化杂志,2012,32:68-70.
2. 朱先进,段建英.腹茧症的临床、病理及影像学诊断[J]. 临床放射学杂志,2008,27:1132-1133.
3. Navani S, Shah P, Panday S, et al. Abdominal cocoon the cauliflower sign on barium small bowel series [J]. Indian J Gastroenteml, 1995,14:19.
4. Sieck JO, Cowsill R, Larkworthy W. Peritoneal encapsulation and abdominal cocoon: case report and a review of the literature [J]. Gastroenterology, 1983,84:1598.
5. Magnire D, Srinivasan P, Grady J, et al. Sclerosing encapsulating peritonitis after orthotropic liver transplantation [J]. Am J Surg, 2001,182:151.

第五节　腹膜后纤维化

腹膜后纤维化（retroperitoneal fibrosis）以腹膜后纤维组织增生并导致腹膜后广泛纤维化为特征的疾病，由法国泌尿外科医生 Albrran 在 1905 年首先报道并使用了腹膜后纤维化这一概念。

【病因】　腹膜后纤维化的病因仍然不明，但是大量临床研究发现自身免疫缺陷、药物副作用、感染与炎症、恶性肿瘤、主动脉瘤、损伤外伤、石棉等因素可能与腹膜后纤维化有关。

【病理】　不同病因引起腹膜后纤维化的机制不同。感染与炎症会使淋巴管发生炎症并阻塞，淋巴液、浆细胞进入细胞间质，引起蛋白沉积和成纤维细胞释放，继而导致胶原化；肿瘤的转移灶刺激后腹膜引起结缔组织反应增生，形成纤维肿块；药物主要引起内源性 5-羟色胺升高，使易感患者发生类癌综合征样异常纤维化反应；但是，多数学者均认为本病是一种自身免疫性疾病，是机体对各种因素高度敏感，诱发免疫反应的结果。

【临床表现】　腹膜后纤维化临床表现无特异性，早期常被误诊。主要症状有腹背疼痛、疲乏、体重减轻及发热等症状，以及不明原因的腹、盆部包块。大多在腹膜后器官被阻塞而引起严重症状，如输尿管受压出现少尿和肾脏功能受损、甚至发生尿毒症时才发现，或行剖腹探查术后被确诊。

【实验室检查】　患者血常规可有红细胞、血红蛋白降低，嗜酸性粒细胞升高；1/3 的患者尿常规可检出尿蛋白；大部分患者 ESR 升高；患者的肾功能可呈不同程度损害，如血肌酐、尿素氮升高。以上实验室检查均无特异性。

【影像学表现】

1. X 线表现　有输尿管压迫症状的可行静脉尿路造影（IVU）检查可见典型征象的"三联征"：肾盂积水伴有上部输尿管扩张扭曲；输尿管向中心移位；输尿管受外部压迫。晚期双肾可均不显影。

2. CT 表现　为单发或多发密度均匀大小不等的软组织肿块影，前缘清楚而后缘不清，包绕腹主动脉及下腔静脉，若包绕输尿管则引起肾盂积水（图 5-5-1）。早期的腹膜后纤维化血管增生活跃，血供丰富，因此肿块增强后明显强化，晚期则强化程度很弱。

3. MRI 表现　MRI 优点不仅能显示腹膜后纤维化所形成肿块的形态，而且能通过血管内的流空现象来确定肿块与这些大血管之间的关系。MRU 可显示肾盂、输尿管积水等情况（图 5-5-2）。此外，肿块 T2 加权像呈密度不均匀的高信号，边缘较模糊，提示病变有恶性可能。

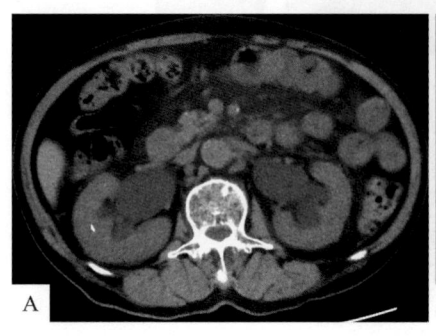
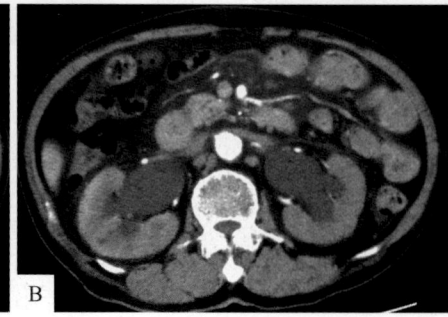
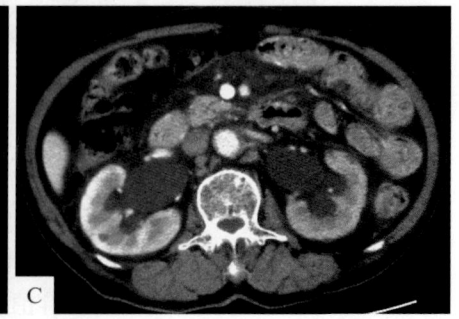

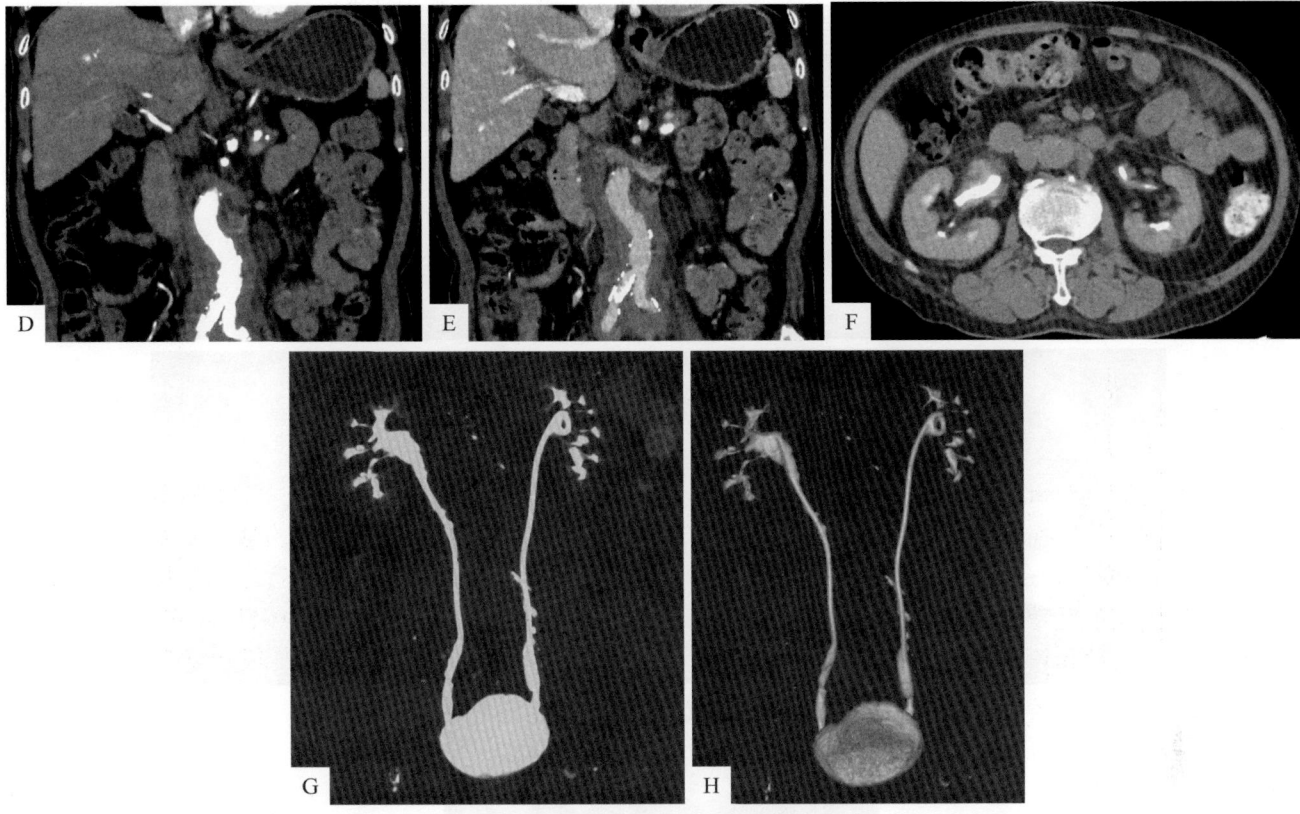

图 5-5-1 腹膜后纤维化

CT 平扫图像(A)显示双肾积水,腹主动脉及两侧髂动脉旁软组织影环绕;动脉期横断面 CT 增强图像(B)、门脉期横断面 CT 增强图像(C)显示软组织影呈延迟强化改变;动脉期(D)和门脉期(E)冠状面 CT 重建图像更加清晰显示腹主动脉及两侧髂动脉旁带状延迟强化灶;排泌期 CTU 平扫图像(F)显示双侧尿路 D-J 管留置中,双侧肾盂、输尿管旁软组织影环绕;冠状面 CT MIP 重建图像(G)和 CT VR 图像(H)显示肾盂、输尿管积水,管壁毛糙,双侧肾盏呈狭窄伴扩张改变。

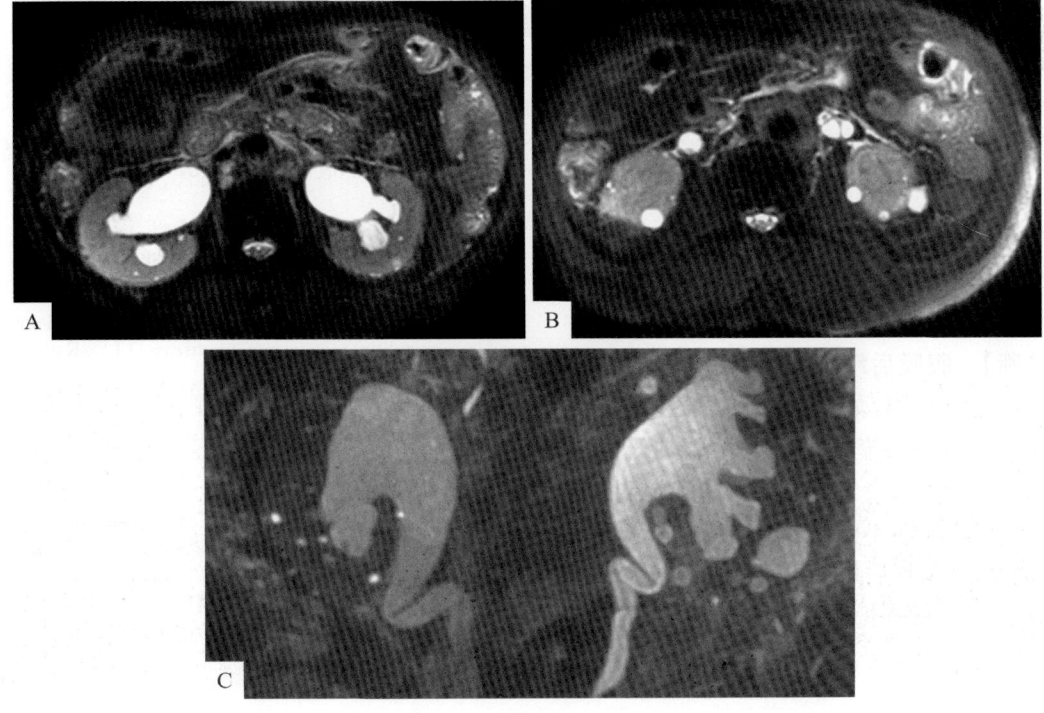

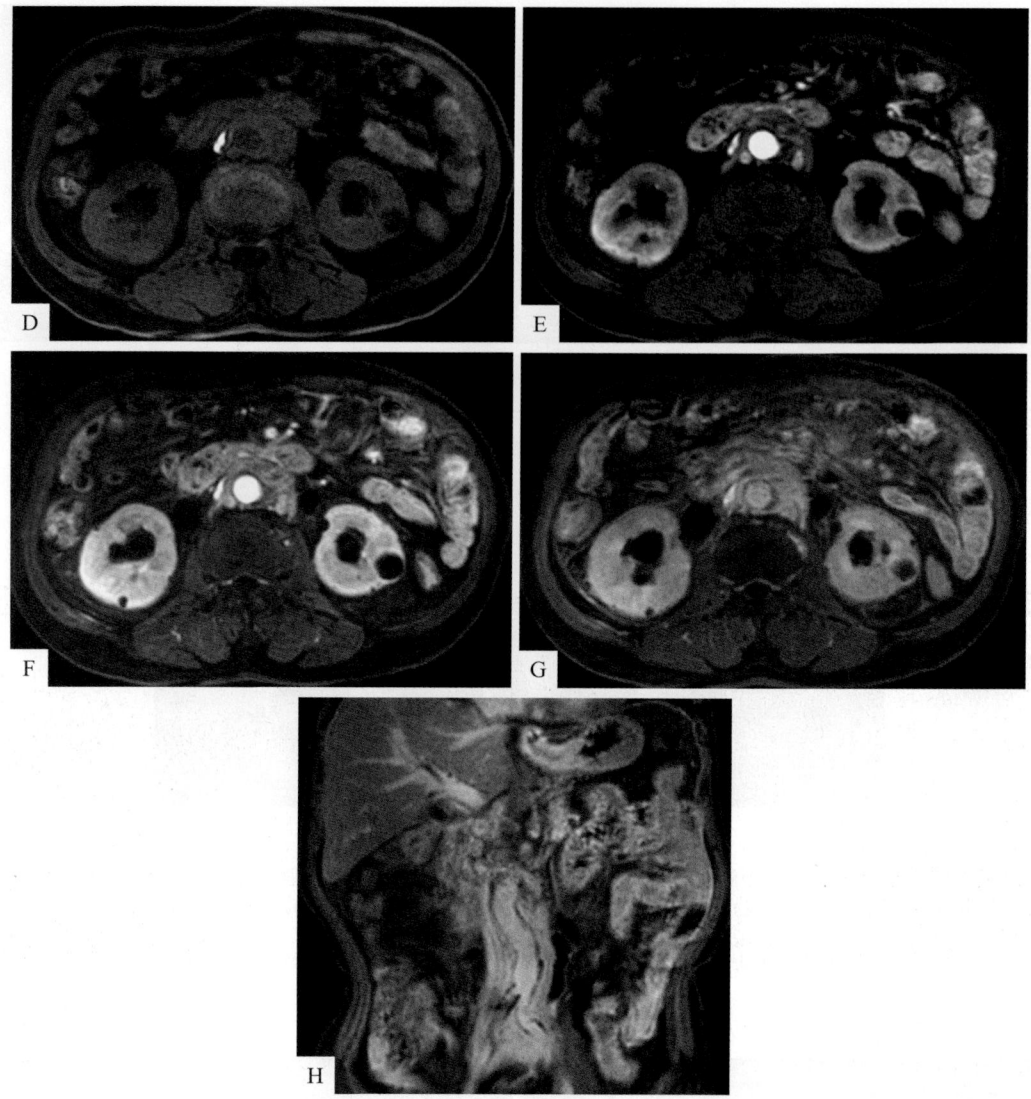

图 5-5-2 腹膜后纤维化

与图 5-5-1 为同一患者。横断面 MR T2WI（加脂肪抑制）图像（A、B）显示双肾积水，腹主动脉旁稍高信号影环绕；水成像图像（C）显示双侧肾盂、肾盏及输尿管明显积水扩张，呈粗带状；MRI 平扫及横断面动态增强扫描图像（D～G）、冠状面 MRI 增强扫描图像（H）显示腹主动脉及两侧髂动脉旁软组织信号呈延迟强化。

4. 超声表现　腹膜后纤维化在超声上的特征为双肾动脉水平至下腰椎或骶骨岬前缘可见边界清晰的低回声肿块，内部回声较均匀。

【鉴别诊断】　腹膜后纤维化应与同样会引起输尿管梗阻的疾病相鉴别，如腹膜后肿瘤、输尿管肿瘤、肾盂输尿管连接部狭窄、下腔静脉后输尿管、尿路结石等。腹膜后纤维化会累小肠或结直肠，当患者出现不明原因小肠慢性不全性梗阻或功能障碍、腹泻、便秘时，应想到腹膜后纤维化的可能，并与肠道功能性疾病或肿瘤相鉴别。

（汪登斌　侯亮）

◆ **参考文献** ◆

1. Horton KM, Lawler LP, et al. CT findings in sclerosing mesenteritis (panniculitis): spectrum of disease [J]. Radiographics, 2003, 23:1561-1567.
2. Choi CH, Kim CJ, Lee YY, et al. Peritoneal tuberculosis: a retrospective review of 20 cases and comparison with primary peritoneal carcinoma [J]. Int J Gynecol Cancer, 2010, 20:798-803.
3. Sheth S, Horton KM, et al. Mesenteric neoplasms: CT appearances of primary and secondary tumors and differential diagnosis [J]. Radiographics, 2003, 23:535-536.
4. 潘卫东, 赵荣国, 秦明伟, 等. 腹膜后纤维化的临床及影像学表现 [J]. 中华放射学杂志, 2005, 39:974-977.

第六节 非肿瘤性病变

一、血肿

肠系膜损伤引起的血肿非常少见，原因在于肠及肠系膜在腹腔内有一定活动度，可减轻外力的直接冲击。肠系膜血肿主要是腹部钝性外伤引起，如车祸、坠落伤、挤压伤等。本病早期临床症状、体征缺乏特征性，容易被其他脏器损伤所遮掩。如肠系膜血管破裂，可引起大出血、肠管坏死，临床预后较差，病死率高。

【影像学表现】 CT是首选的检查方式。肠系膜血管撕裂时可出现高密度血肿影，CT值常＞50HU，分布于肠系膜根部或肠管周围（图5-6-1），常提示损伤部位，又称为"哨兵血块征"（sentinel clot sign），出血量较少时呈点、片状，较多时呈椭圆形。增强CT检查时，如有对比剂外渗则提示有活动性出血。同时，CT往往可见伴随表现，如腹腔内游离气体、肠管壁增厚血肿等。

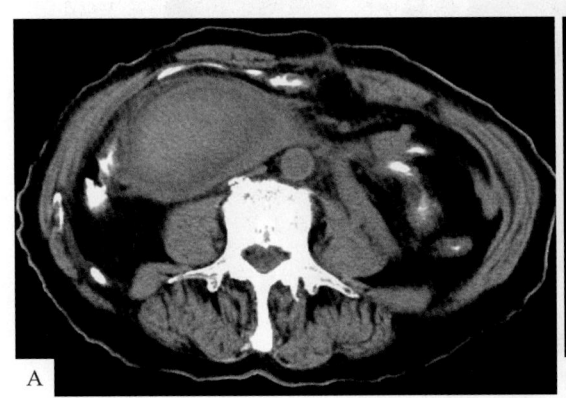 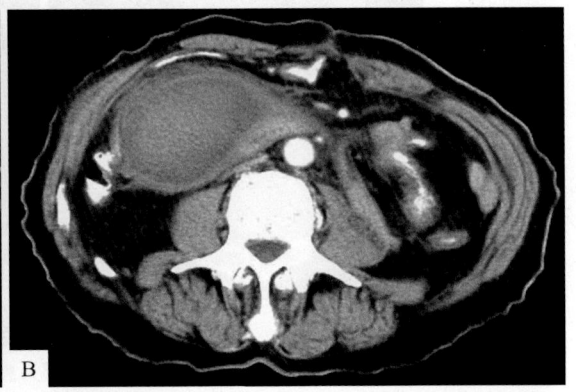

图5-6-1 肠系膜血肿

结肠术后患者，CT平扫图像（A）显示右中腹部梭形肿块，肿块内密度欠均匀，呈高低混杂密度，肿块周边可见渗出，系膜脂肪密度增高；CT增强图像（B）显示肿块周边强化，内部血肿未见强化，未见对比剂渗出。

【鉴别诊断】 患者往往有明确的外伤史或手术史，故根据病史可以做出诊断。

二、脓肿

原发性腹腔脓肿临床上并不多见，多与血行感染，机体免疫力降低有关。腹膜炎的渗出被系膜包裹也会形成局限性脓肿。脓肿多发生于肠系膜的系膜缘侧。临床表现多为腹痛、发热等急腹症症状。CT表现为腹腔的类圆形囊性肿块，边界不清，囊壁厚，囊性成分的CT值较高，且密度欠均匀。增强扫描后囊壁可见明显强化，内部囊性成分无明显强化（图5-6-2，图5-6-3）。

三、囊肿

腹膜后及肠系膜囊肿不常见，本病可发生于任何年龄组，以青年和儿童多见，女性发病多于男性。肠系膜囊肿病因尚不清楚，多数学者认为主要是淋巴系统病变，比较一致认为是淋巴回流障碍所致。单房囊肿较大，囊壁薄，张力低，病灶多局限。多房囊肿由数十个或百十小囊组成，并靠近系膜根部紧密包绕系膜血管，手术不能彻底切除，预后较差。囊内容物有浆液、乳糜液、血性液三种，以浆液为主。

【临床表现】 多数患者无明显临床症状。病灶增大时，可有复发性腹痛、腹胀、腹部肿物等症状。其他症状包括恶心、呕吐、食欲减退、便血、便秘或腹泻、白细胞升高，贫血及体重下降，这些症状多与囊肿压迫肠管或引起肠管扭转有关。当囊肿破裂、出血或合并感染时，可表现为急腹症症状，且有发热、白细胞升高。

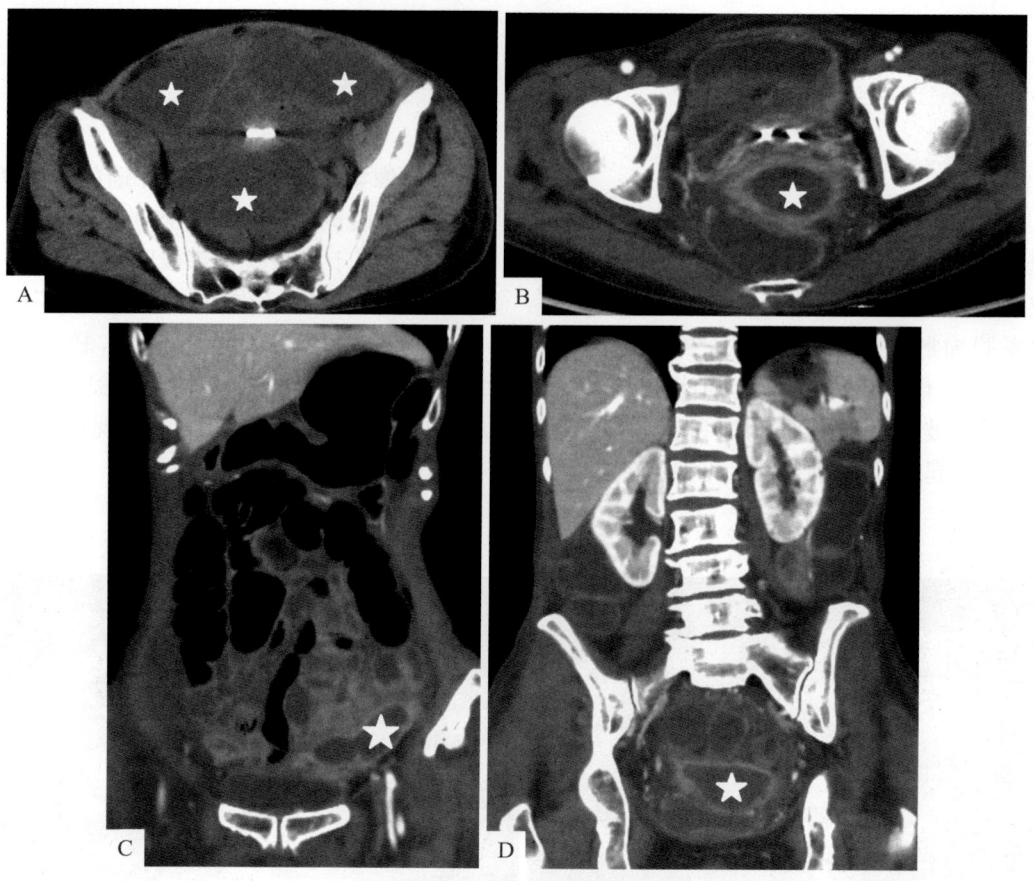

图 5-6-2 原发性腹腔脓肿

CT 平扫图像（A）见腹腔内多处低密度影，边界不清（星）；患者抗炎治疗 2 个月后复查小肠 CT，门脉期横断面 CT 增强图像（B）、冠状面 CT 重建图像（C、D）显示脓肿范围较前片明显缩小，脓肿壁明显增厚，厚薄均匀，明显强化（星）。

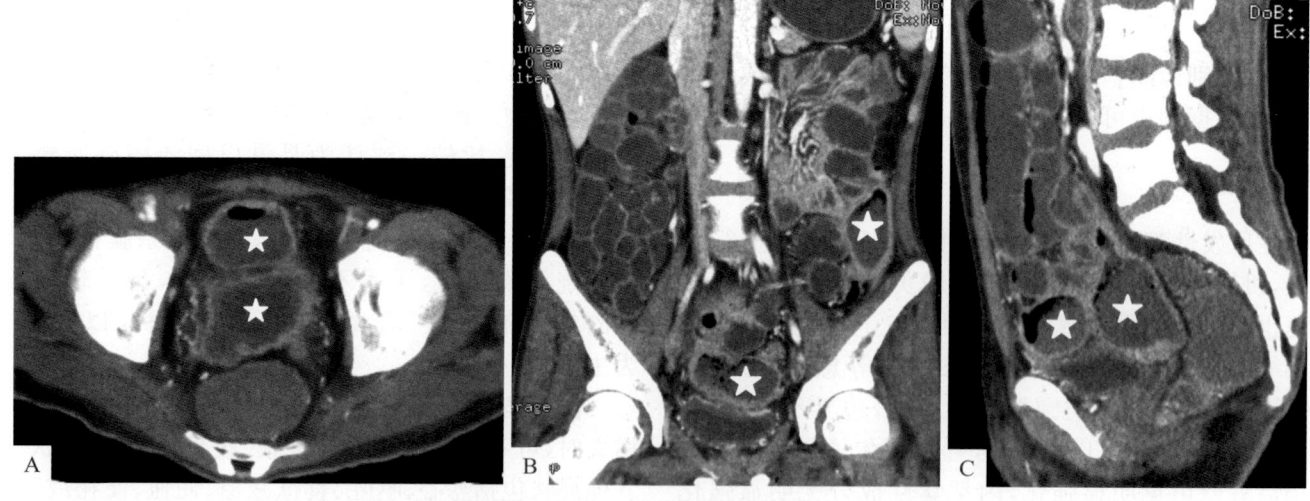

图 5-6-3 原发性腹腔脓肿

门脉期横断面 CT 增强图像（A）、冠状面 CT 重建图像（B）、矢状面 CT 重建图像（C）显示左侧结肠旁沟至盆腔内低密度影，壁较厚，呈周边环形强化，中央液体内可见气泡影，提示脓肿（星）。

【影像学表现】 CT 表现为腹腔内类圆形囊性肿块，单发多见，大小不一。囊内呈密度均匀水样密度，无强化。囊壁薄，边界清晰，无壁结节，增强后囊壁轻度强化或无强化（图 5-6-4，图 5-6-5）。较大囊肿可对周围肠管造成压迫及推移。

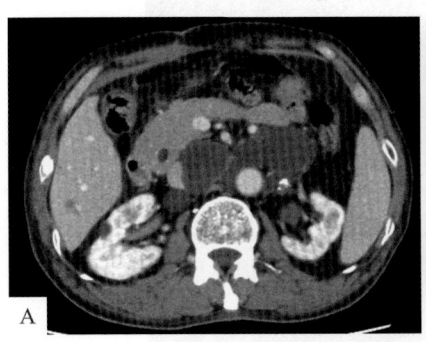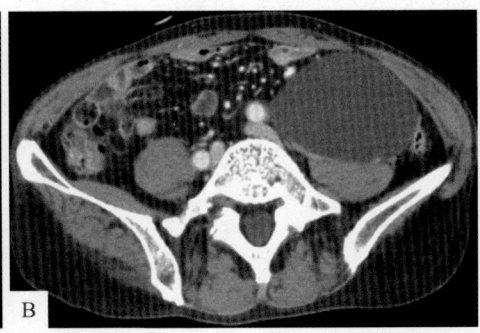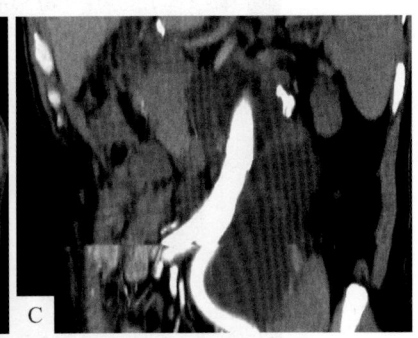

图 5-6-4　腹膜后多发囊肿

横断面CT增强图像(A、B)、冠状面CT重建图像(C)显示腹膜后见多个类圆形囊性病灶,边界清晰,增强扫描未见明显强化,与周围组织、血管界分界清晰。

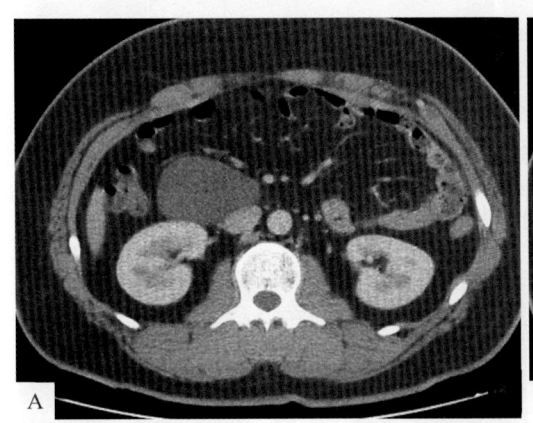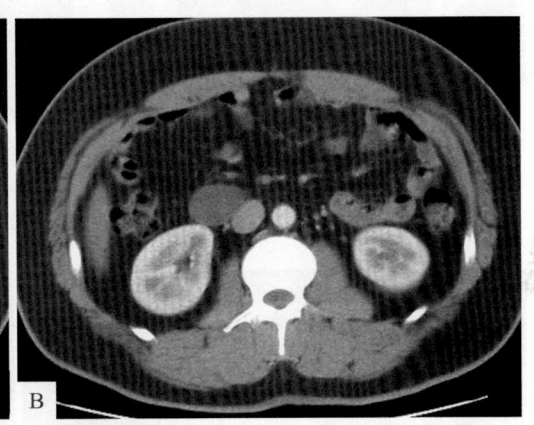

图 5-6-5　肠系膜囊肿

门脉期横断面CT增强图像(A)显示肠系膜根部囊样低密度影,边界清晰,增强扫描未见强化;5个月后随访图像(B)显示肠系膜囊肿缩小。

【鉴别诊断】

1. 胰腺假性囊肿　多有胰腺炎、外伤等病史,壁厚度均匀,可伴囊壁钙化,无壁结节,增强一般无强化。

2. 腹膜后囊性畸胎瘤　囊壁较厚,囊内密度不均匀可见钙化,有时可见脂肪成分,CT值低于水,比较容易区分。

3. 卵巢浆液性囊腺瘤　主要位于附件区,壁薄,密度均匀,可见分隔强化(图5-6-6)。

4. 恶性肿瘤伴凝固性坏死　位于肠系膜走行区,边界毛糙、欠清晰,囊变区密度欠均匀(图5-6-7)。

此外,还需要与肠系膜囊肿鉴别的病变有肠重复畸形、肝总管囊肿等疾病。

四　炎性假瘤

肠系膜炎性假瘤非常少见,容易与其他占位性病变混淆,故术前诊断困难。炎性假瘤是由细菌或

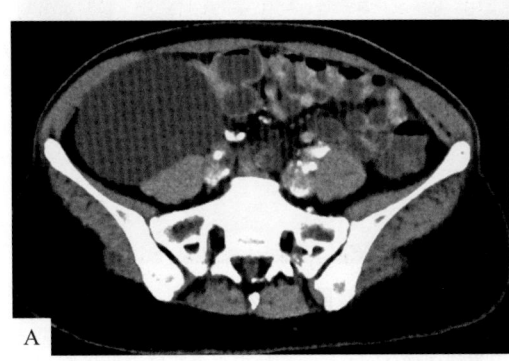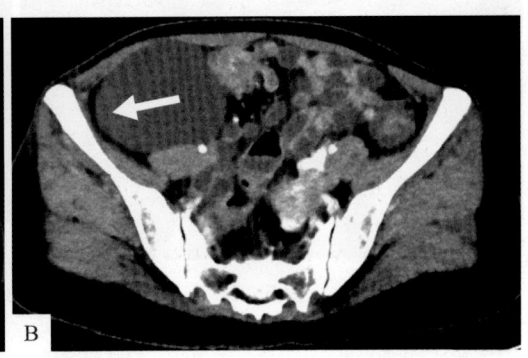

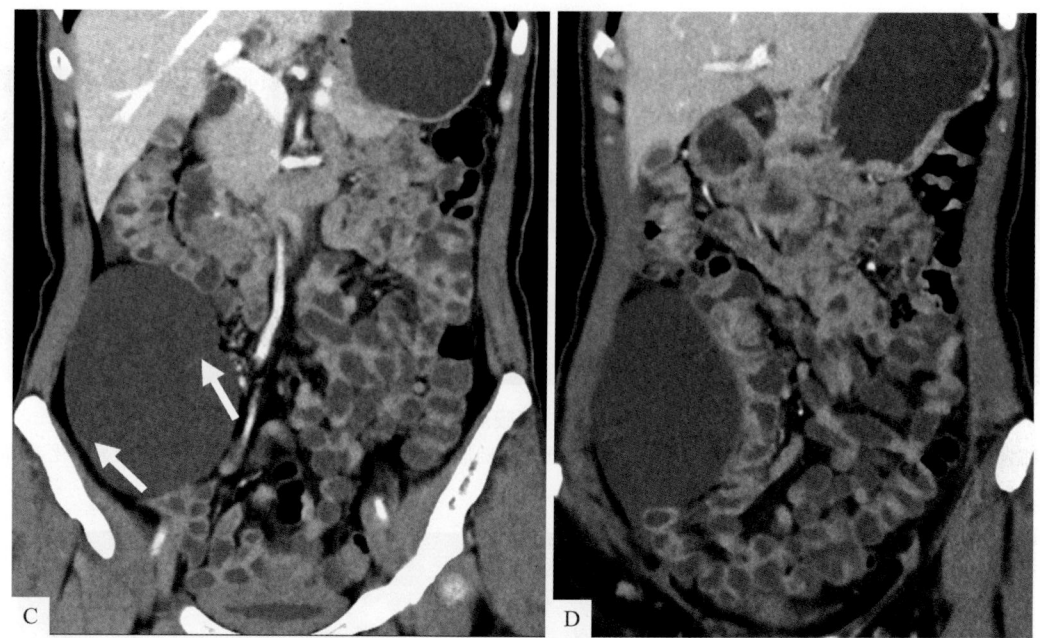

图 5-6-6　右侧卵巢浆液性囊腺瘤

门脉期横断面 CT 增强图像（A、B）显示右侧腰大肌旁囊样低密度影，边界清晰，其内可见线状分隔影（箭）；门脉期冠状面 CT 重建图像（C、D）显示囊性病灶旁右半结肠呈明显受压推移。

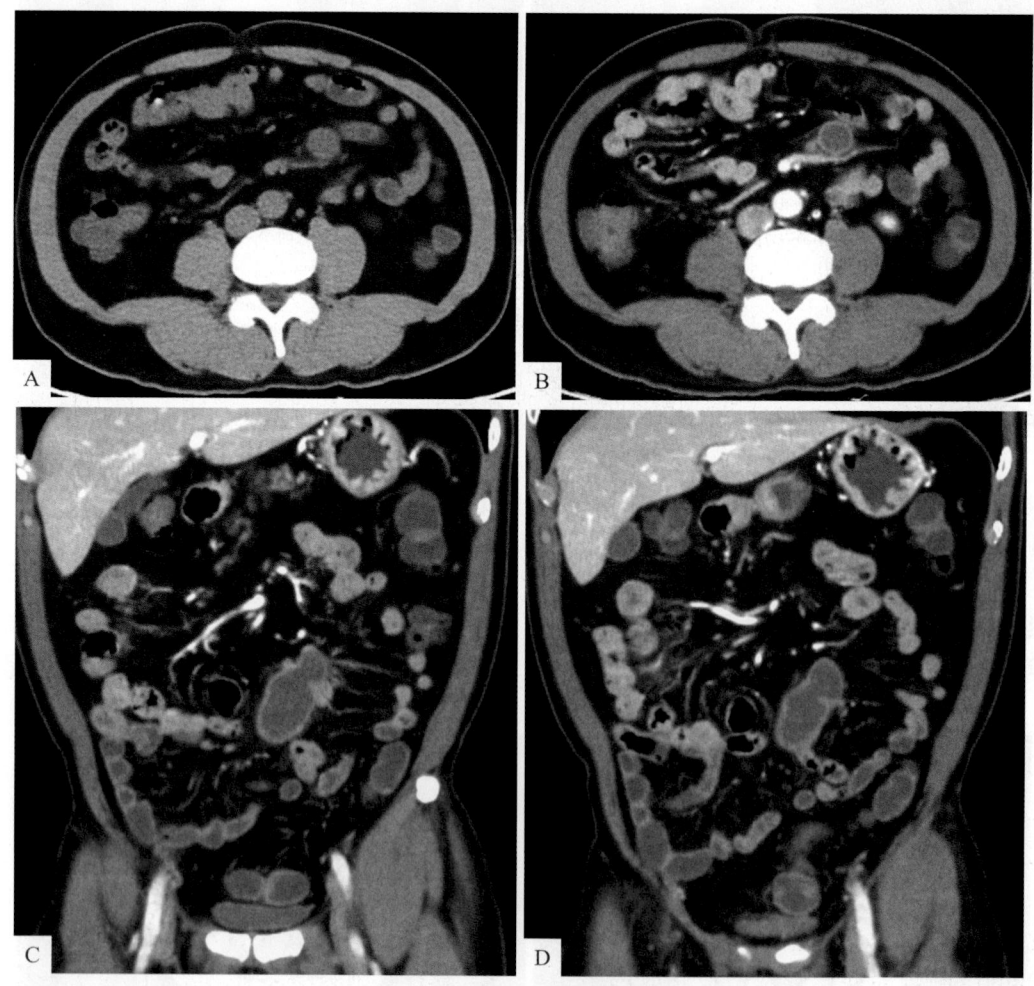

图 5-6-7　肠系膜弥漫大 B 细胞淋巴瘤伴凝固性坏死

CT 平扫图像（A）显示肠系膜间囊实性病灶，大部分囊变区位于中央，周边见实性结节，病灶边缘模糊，脂肪密度稍增高浑浊；门脉期横断面 CT 增强图像（B）、门脉期冠状面 CT 重建图像（C、D）显示病灶中央囊变区未见强化，实性成分呈轻度强化，术后病理证实为肠系膜弥漫大 B 细胞淋巴瘤伴凝固性坏死。

其他致病因子所引起的慢性局限性炎症,临床表现无特异性,通常以腹痛、腹胀、腹部包块等为首发症状。

炎性假瘤的影像学特征亦无特异性,CT 表现通常为肠系膜间类圆形软组织密度影,常为单发病灶,可呈分叶状。肿块无完整包膜,界限较清,密度较均匀,部分内见稍低密度灶,增强后不均匀强化(图 5-6-8)。由于炎性假瘤表现缺乏特异性,腹腔内肿瘤来源广泛,故需与腹腔淋巴瘤、巨大淋巴结增生、异位嗜铬细胞瘤、副神经节细胞瘤、神经纤维瘤、血管外皮细胞瘤、阑尾周围脓肿、平滑肌肉瘤等相鉴别。

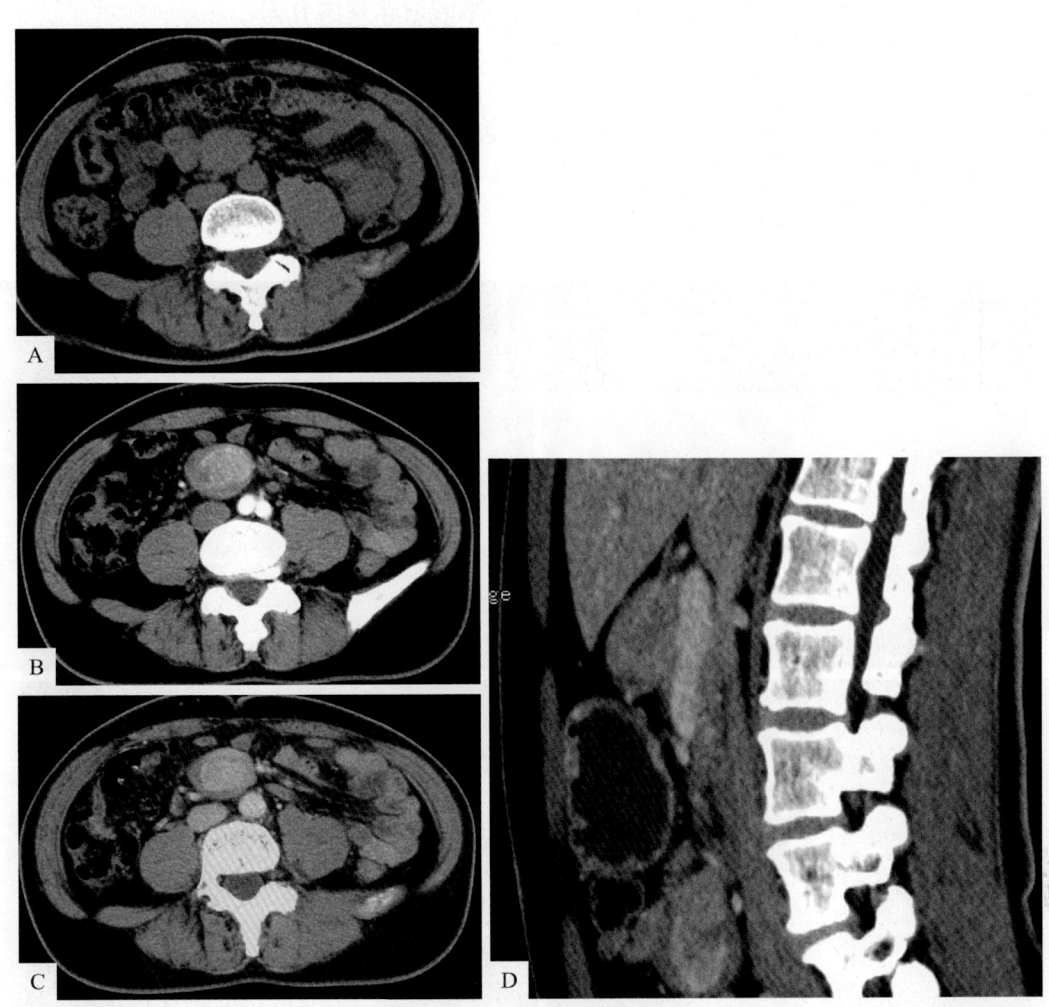

图 5-6-8 肠系膜炎性假瘤

CT 平扫图像(A)显示腹主动脉前方类圆形软组织影,单发,边界较清晰;动脉期(B)和门脉期(C)CT 增强图像、门脉期矢状面 CT 重建图像(D)显示动脉期肿块呈不均匀强化,门脉期延迟强化,与腹主动脉分界清晰。

五 髓外造血

髓外造血(extramedullary hematopoiesis, EMH)是一种多能干细胞异常增殖生成血细胞的方式,当机体正常的造血功能破坏或需求增加,骨髓外的某些组织会基于生理性补偿机制而产生造血功能。

本病发病机制可能是:①胚胎时期具有造血功能器官中的间叶细胞,为补偿骨髓造血功能的不足,重新恢复造血,似属"返祖"现象;②循环于患者周围血中的造血细胞,在特定条件下归巢于胚胎时期有过造血功能的器官,建立新的造血灶;③反应性增生,即骨髓造血组织功能不足时,处于休眠状态的造血干细胞同时被异常刺激,产生髓外造血。

EMH 可发生于 20~89 岁,无明显性别差异。病因包括骨髓增生过度活跃、骨髓耗竭或骨髓浸润,见于各种类型溶血性贫血,如地中海贫血、遗传性球形红细胞增多症、阵发性睡眠性血红蛋白尿等;骨髓功能异常,如骨髓异常增生综合征、再生障碍性贫血、真性红细胞增多症、原发性血小板增多症、骨髓纤维化等;髓性白血病;其他疾病,如多发性骨髓瘤、骨髓移植术后、恶性肿瘤骨转移、甲状旁腺功能亢进、佝偻病等。

【病理】 红系增生活跃，以中晚幼为多，易见双核红细胞，巨噬细胞可见，并有间皮细胞增生。骨髓象：骨髓增生明显活跃，粒红巨三系均增生活跃。由于髓外造血组织不完全具备正常的骨髓微循环功能，所形成的血细胞分化不成熟，因此为无效造血。

【临床表现】 EMH属于良性病变，对邻近组织主要为推压改变，除占位效应外，无恶性肿瘤浸润性生长的特征。

【影像表现】 髓外造血是一种罕见的疾病，各组织器官均可受累，表现为全身或局部多发病灶，单发病灶极为少见。通常位于后下纵隔、脾脏、肝脏以及淋巴结，其他部位也可发生，包括胸腺、肾脏、腹膜后、肺、乳腺、皮肤、大脑、肾上腺等。

检查方法包括胸部X线片、增强CT检查、MRI及^{99m}Tc放射性核素扫描。EMH的影像表现与造血细胞的活跃程度有关。

CT平扫，活动期病变呈等或稍高密度，缓解期呈低密度。发生于腹膜后淋巴结的活动期EMH表现为淋巴结增大增强后动脉期病变边缘呈环状及小结节状明显强化，可伴有其他部位病变（图5-6-9）。

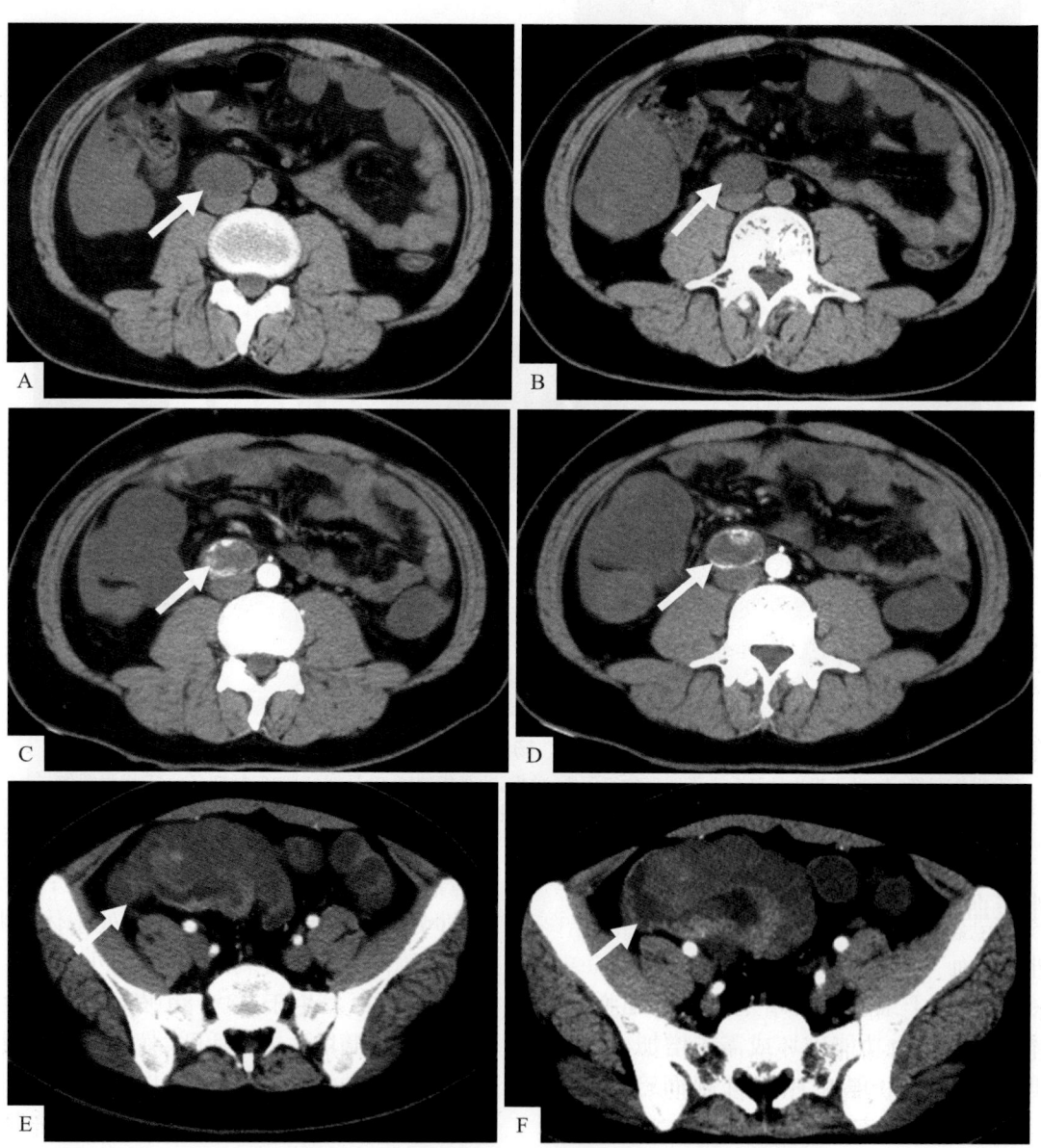

图5-6-9 腹膜后淋巴结髓外造血（活动期，同时合并末端回肠病变）

CT平扫图像（A、B）显示下腔静脉前方淋巴结增大，密度均匀略低于肌肉；动脉期CT增强图像（C~F）显示病变边缘呈环状及小结节状明显强化，同时见末端回肠肠壁增厚，增强扫描呈结节状强化，管腔稍扩张。

活跃的造血组织具有丰富的血供,病变在 MR T1WI 上呈等信号、T2WI 上呈高信号;不活跃的造血组织因含有铁质沉积在 T1WI 和 T2WI 上呈低信号,或由于脂肪变性而呈高信号。增强后,处于造血活动期的病变呈中度-明显强化,处于缓解期的病变由于脂肪变性无明显强化。一般无囊变和钙化。

【鉴别诊断】

1. 神经源性肿瘤 腹膜后神经源性肿瘤是比较常见的腹膜后肿瘤,仅次于间叶组织来源,在腹膜后肿瘤中居第二位。可源于腹膜后任何神经结构,主要位于腹膜后肾上腺区及脊柱两侧神经链分布区。包括节细胞神经瘤、嗜铬细胞瘤、神经鞘瘤、神经纤维瘤等。通常,节细胞神经瘤匍匐性生长,不侵犯周围组织及血管,密度低于肌肉,增强动脉期无明显强化,静脉期和延迟期有渐进性轻度强化;嗜铬细胞瘤内可见肿瘤血管,呈早期、进行性强化;神经鞘瘤易发生囊变、出血、坏死,肿瘤的密度、信号和强化程度取决于肿瘤内 Antoni A 区和 Antoni B 区;神经纤维瘤密度均匀,增强轻度强化。

2. 巨淋巴结增生症(透明血管型) 多表现为孤立性肿块,瘤内可有裂隙样坏死区或出血灶,部分病例出现点状、分支状钙化,为其特征性表现,增强后动脉期明显强化与血管接近。

3. 淋巴瘤 初期,淋巴结轻到中度增大,病变进展时受累淋巴结明显增大或相互融合呈分叶状团块,发生于腹主动脉和下腔静脉后方时可将血管向前推移、显示不清,呈现"主动脉淹没征"。CT 或 MRI 检查常表现为略低密度(或信号),增强后呈轻中度延迟强化。

(刘灵灵 赵雪松 缪飞)

◆ 参考文献 ◆

1. 陆建常. 纵隔髓外造血组织增生的影像表现(附2例报告并文献复习)[J]. 临床放射学杂志,2005,24(3):225-228.
2. 同济医科大学,中山医科大学. 外科病理学[M]. 武汉:湖北科学技术出版社,1999:627.
3. Moran CA, Suster S, Fishback N, et al. Extramedullary hematopoiesis presenting as posterior mediastinal mass: a study of four cases [J]. Mod Pathol, 1995,8(3):249-251.
4. 陆建常,李高忠,周立新,等. 胸部髓外造血组织增生的影像表现[J]. 中华放射学杂志,2007,41(7):706-708.
5. Zhou B, Yan S, Zheng S. Intrathoracic extramedullary hematopoiesis mimicking intrathoracic tumors: A case report [J]. Oncol Lett, 2014,7(6):1984-1986.

第七节 肿瘤性病变

腹膜及肠系膜肿瘤分为原发性及转移性,临床上大部分以转移性肿瘤为主,原发性肿瘤少见。主要包括假性黏液瘤、间质瘤、脂肪肉瘤、间皮瘤、纤维瘤等。

假性黏液瘤

腹膜假性黏液瘤(pseudomyxoma peritonei)病因不清,可能与卵巢或阑尾黏液囊肿、黏液腺瘤、黏液腺癌破裂有关。黏液及混在其中的上皮细胞流入腹腔,被腹膜包裹,同时上皮细胞继续分泌黏液而形成假性囊肿。

【病理】 在病理上,腹膜假性黏液瘤属于一种特殊的腹膜转移瘤,以黏液外分泌细胞在腹膜或网膜种植而导致腹腔内大量胶冻状黏液腹水为特征,胶冻状液体移动度差,密度较普通腹水高。本病具有低度恶性倾向,手术切除后可再复发。

【临床表现】 患者以腹部进行性肿大、腹部胀痛为主要症状,严重时引起粘连性肠梗阻。由于腹膜假性黏液瘤在腹腔内产生胶冻状黏液,故腹穿常抽不出腹水,当粗针吸出胶冻样黏液时,应怀疑本病。

【影像学表现】

1. CT 表现 可见腹腔内大量水样低密度影及弥漫囊性肿块。其 CT 值明显大于普通腹水,而增强扫描无明显强化。另一主要特征是肝脾边缘可呈多发扇形凹陷,肝脾体积受压变小,甚至肝脾内也见囊性低密度灶,无明显强化(图5-7-1)。腹腔内多发不规则钙化也较常见,而腹膜后淋巴结肿大、骨转移则少见。

2. MRI 表现 与 CT 相似,MRI 与 CT 相比显示腹水中的分隔更加清晰,MRI 的脂肪抑制序列能更好地区别肿瘤与正常组织。

3. 超声表现 B超可发现腹腔液性暗区,略呈灰白色,其内弥漫分布粗大光点光斑,并随着呼吸体位而缓缓变动,加压或冲击探查可见"礼花样"飘动应高度疑为腹膜假黏液瘤。

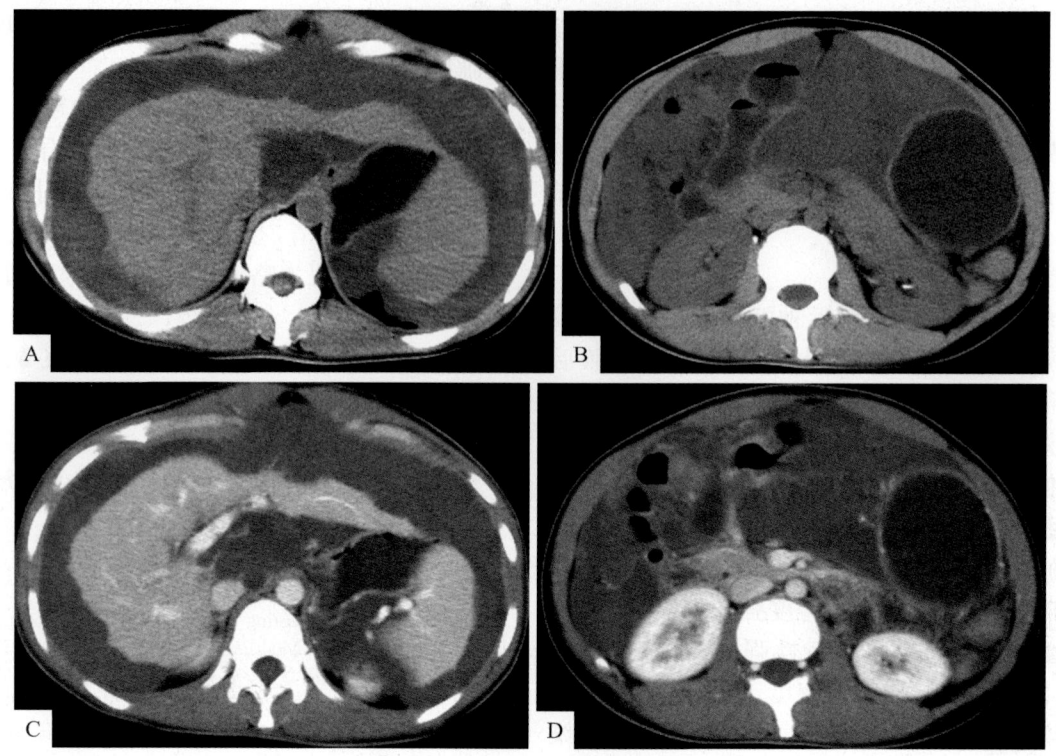

图 5-7-1 腹腔假性黏液瘤

CT 平扫图像（A、B）显示肝周、脾周以及肠襻间液体密度影，密度高于腹水密度，肝脾边缘可呈多发扇形凹陷，肝脾体积受压变小；CT 增强图像（C、D）显示液体密度未见强化，其内见条分隔影，可见强化。

【鉴别诊断】

1. 普通腹水　腹膜假性黏液瘤其内见细小分隔，CT 值略高于水，增强后出现边缘性强化；且肠管向中央聚拢或推压移位；改变体位时无腹水流动。而腹水无边界，水样密度，肠管向腹前壁漂浮，呈流动性；两者在 CT 上较易鉴别。

2. 结核性腹膜炎　结核性腹膜炎一般好发于青壮年，常继发于肺肠结核，临床上以低热、盗汗等结核毒血症为主诉。CT 上表现腹水外，常见腹膜光滑增厚，呈线带状；腹膜见结节；网膜及肠系膜广泛浸润性改变；增强上述均有明显强化。而假性黏液瘤一般好发于中晚年，临床上以腹痛、腹胀及腹部包块为主诉；假性黏液瘤一般有原发瘤的显示，且增强后呈轻度边缘性强化或不强化，与结核腹膜炎明显强化不符；同时部分肿瘤标志物一般升高。

3. 腹膜间皮瘤　多有石棉接触史，中年男性多见，影像表现以腹膜软组织肿块为主。

4. 转移性肿瘤　多有明确的原发肿瘤病史，且腹水以血性、液性多见，活动度好。

二、间质瘤

发生于肠系膜、网膜、后腹膜的胃肠道外间质瘤比较少见，其起源与肠壁及内脏浆膜面无关，但是它的组织形态、免疫表型与胃、小肠间质瘤相似。在病理上，肠系膜间质瘤主要由梭形细胞和上皮样细胞构成；免疫组化上，CD117 高表达，CD34 表达率也较高。

【临床表现】　系膜来源间质瘤发生于胃肠道外，故起初临床表现不明显，当临床出现症状时，肿瘤体积已经较大，往往体积会超过 10 cm。产生的主要症状为腹部肿块、腹胀、腹痛和腹部不适。

【影像学表现】　与胃肠道间质瘤相比，两者的影像学表现相似。在 CT 上低度风险者病灶平扫密度均匀，强化均匀；高度风险者平扫可见坏死、囊变，不均匀强化，部分病灶可见条状的肿瘤血管（图 5-7-2）。与胃肠道间质瘤不同的是，系膜来源间质瘤通常为单发病灶，体积比胃肠内间质瘤大（图 5-7-3），更易发生转移，预后较胃肠道间质瘤差。

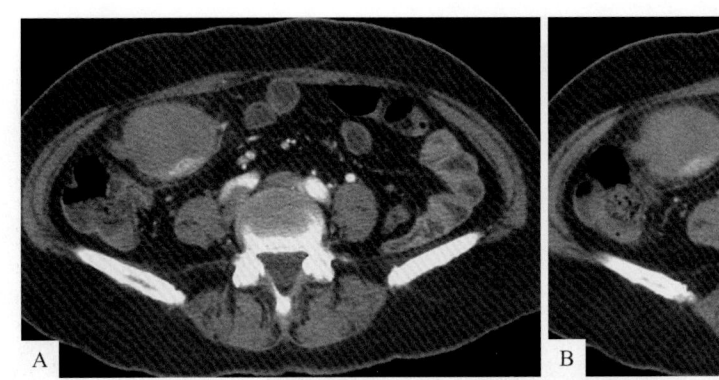

图 5-7-2　肠系膜间质瘤(低度风险)

动脉期 CT 增强图像(A)、门脉期 CT 增强图像(B)显示右下腹回肠系膜缘类圆形病灶,边界模糊,肿块壁不均匀增厚,可见壁结节强化,强化程度稍欠均匀,肿块周围可见片状渗出影,脂肪密度增高。

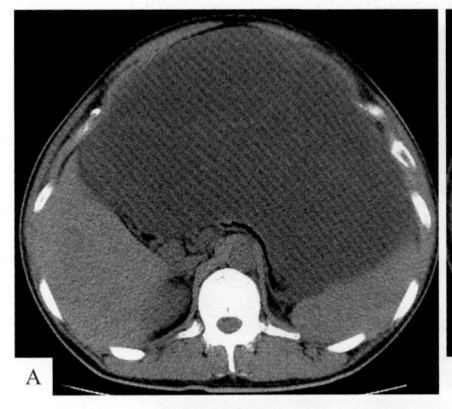
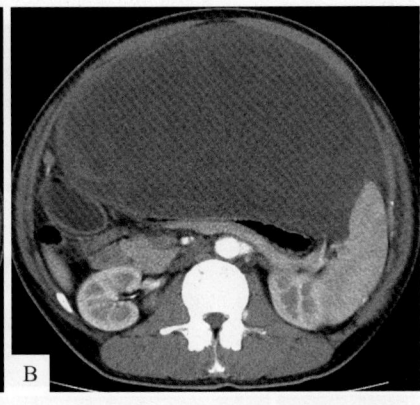
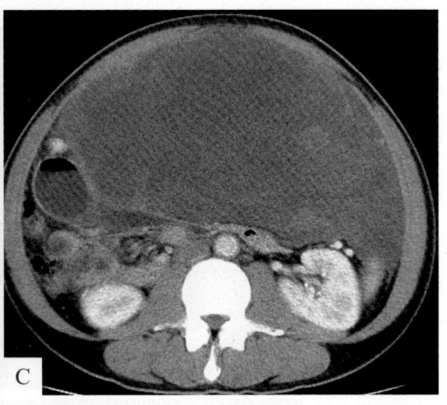

图 5-7-3　肠系膜间质瘤(高度风险)

CT 平扫图像(A)显示腹腔内巨大占位,单发,呈囊实性密度,内可见分隔,与周围脏器分界尚清晰;动脉期(B)和门脉期(C)CT 增强图像显示病灶轻度不均匀强化,呈延迟强化改变,分隔强化较明显。

【鉴别诊断】　首先明确定位,如确定肿瘤在胃肠道外,则需与纤维瘤、平滑肌瘤、神经鞘瘤、间皮瘤、淋巴瘤等鉴别。此类肿瘤往往鉴别较困难,需做免疫组化以进一步区分。

三、肉瘤

肠系膜及腹膜后起源的肉瘤以间叶组织来源最多见,主要有脂肪肉瘤(liposarcoma)、平滑肌肉瘤(leiomyosarcoma)、纤维肉瘤(fibrosarcoma)等。

【临床表现】　脂肪肉瘤发病年龄多为 40~60 岁,男性多见。病灶大多数为单发,早期临床症状不明显,且腹膜腔潜在间隙巨大,就诊时肿瘤已经生长较大。此时临床表现为腹部肿块、消瘦、腹胀、尿频、尿急等症状。平滑肌肉瘤以女性多见,好发年龄为 40~50 岁。患者早期亦无明显不适,发现肿瘤时已经较大,肿瘤呈软组织密度,多数有囊性改变。肿瘤较大时可有腹痛腹胀等症状。

【影像学表现】　由于间叶组织来源肉瘤均为恶性,生长迅速,往往发现时体积较大,边界不清,肿瘤常累及(或)包绕肠系膜上动静脉,周围肠管或其他器官粘连移位。

1. **脂肪肉瘤**　多见于系膜及腹膜后,占据部分腹腔、盆腔,以沿各间隙侵袭性生长为特点。肿瘤体积逐渐增大、质软。CT 值密度不均匀,脂肪密度在 $-100\sim 20$ HU,内可见条索状实性成分(图 5-7-4,图 5-7-5)。肿瘤分化程度与脂肪成分的多少有关,脂肪成分越多,分化程度越高;脂肪成分越少,分化越差(图 5-7-6)。MRI 上,典型的脂肪成分在 T1WI、T2WI 上均呈高信号,脂肪抑制序列上呈低信号,内伴有条索状异常软组织信号。当脂肪肉瘤分化较差,脂肪成分不明显时,较易误诊。

2. **平滑肌肉瘤**　体积较大,多数直径超过 5 cm,常见分叶状轮廓,大部分无包膜,与周围组织分界不清。起源于腹膜后的平滑肌肉瘤容易侵犯腹膜后大血管。在 CT 表现上肿瘤密度不均匀,与平滑肌瘤相比,肉瘤的坏死、囊变更加明显,增强扫描后肉瘤的实性部分强化更加明显(图 5-7-7,图 5-7-8)。

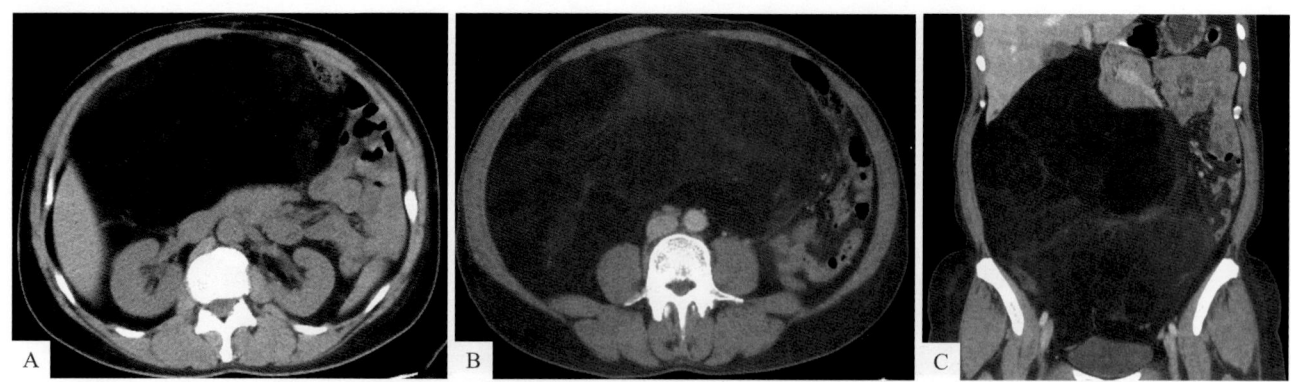

图 5-7-4　腹腔高分化脂肪肉瘤

CT 平扫图像（A）显示腹腔内巨大软组织肿块，与邻近组织分界不清，病灶大部分呈脂肪密度，部分呈片状、条索状稍高密度影；门脉期 CT 增强图像（B）、冠状面 CT 重建图像（C）显示肿块内片状、条索状分隔强化，周围组织明显受压推移改变。

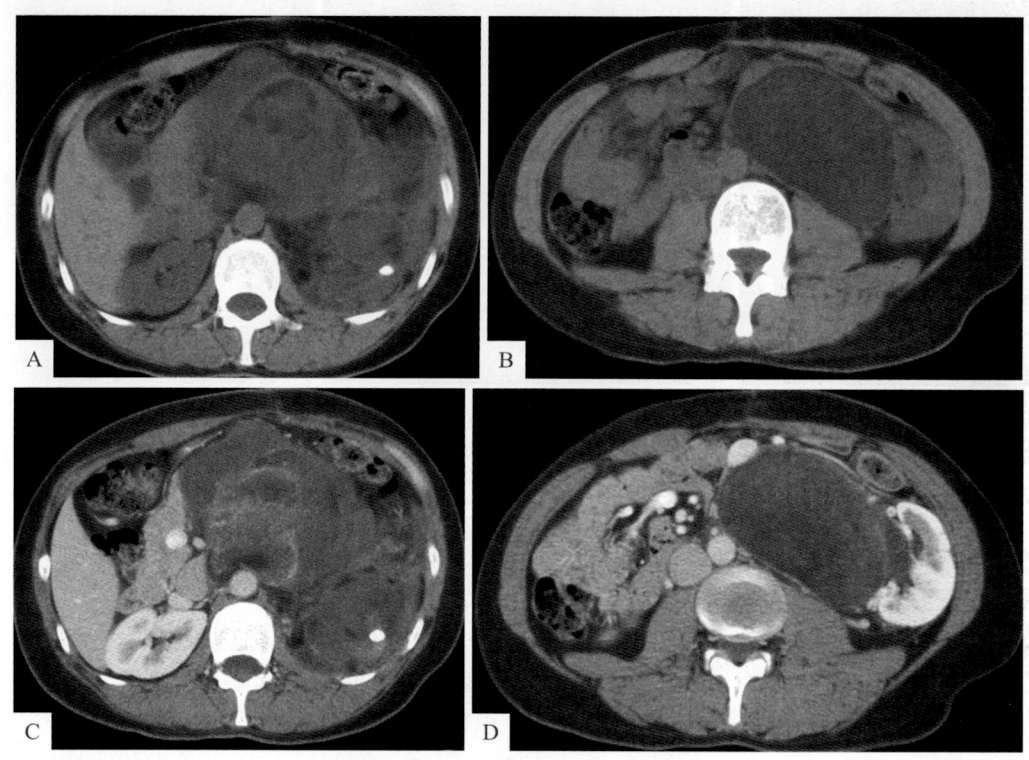

图 5-7-5　腹膜后中分化脂肪瘤

CT 平扫图像（A、B）显示腹膜后及腹腔内巨大软组织肿块，边界不清，平扫其内密度欠均匀，部分呈脂肪密度，部分呈软组织密度；门脉期 CT 增强图像（C、D）显示肿块内条索状强化改变，强化欠均匀，邻近组织见明显受压推移改变。

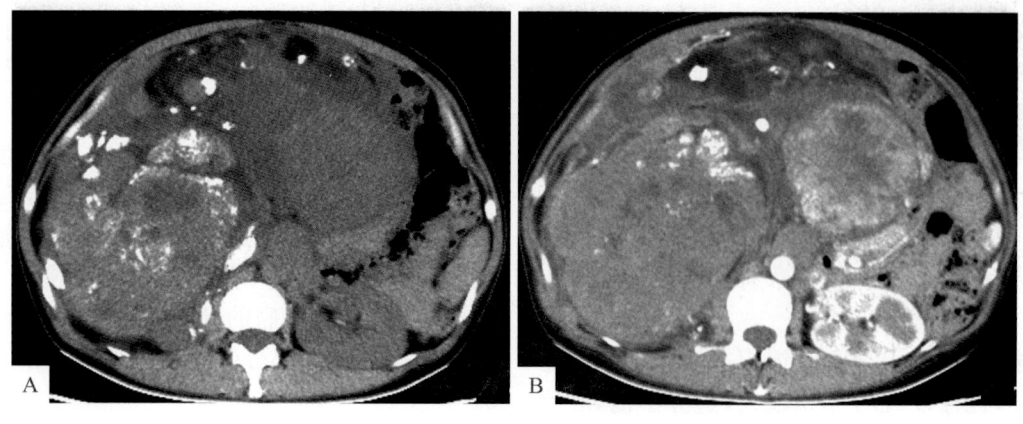

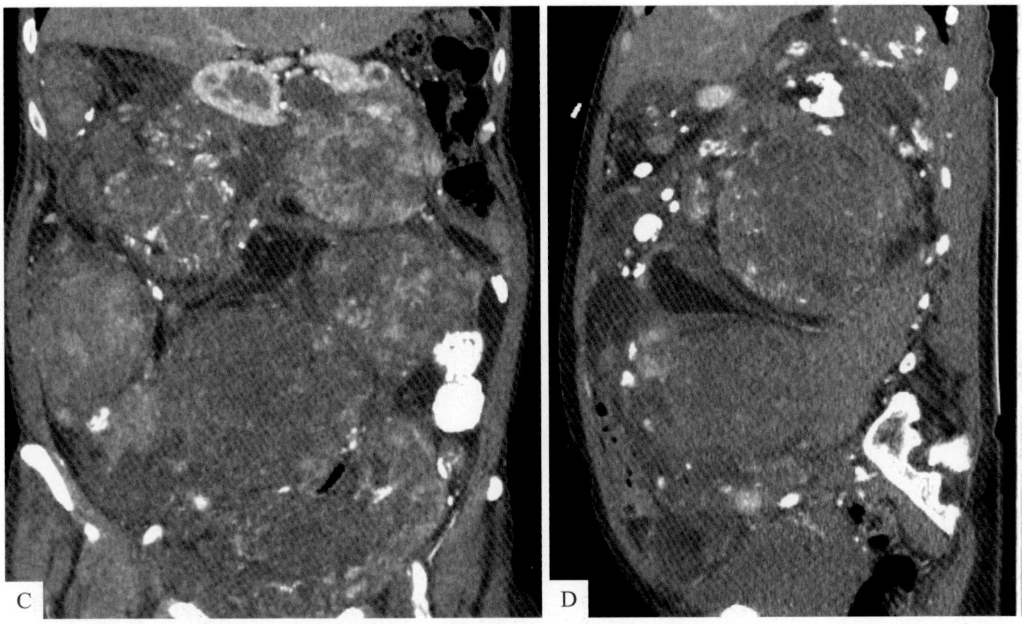

图 5-7-6 腹腔去分化脂肪肉瘤

CT 平扫图像（A）显示后腹膜及腹腔内巨大肿块，边界不清，肿块内密度欠均匀，可见小片状脂肪密度影，并可见软组织影以及散在斑点片状散在钙化灶；动脉期 CT 增强图像（B）、冠状面（C）及矢状面（D）CT 重建图像显示肿块边界欠清晰，增强扫描明显欠均匀强化，邻近组织明显受压推移。

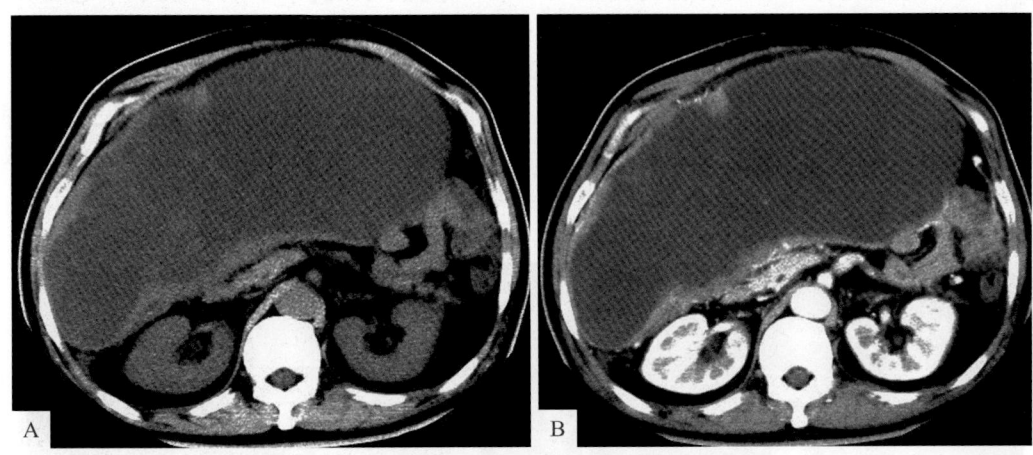

图 5-7-7 腹腔平滑肌肉瘤

CT 平扫图像（A）显示腹腔内巨大囊实性占位，囊变坏死明显；CT 增强图像（B）显示肿块实性部分明显强化以及其内条索状分隔强化。

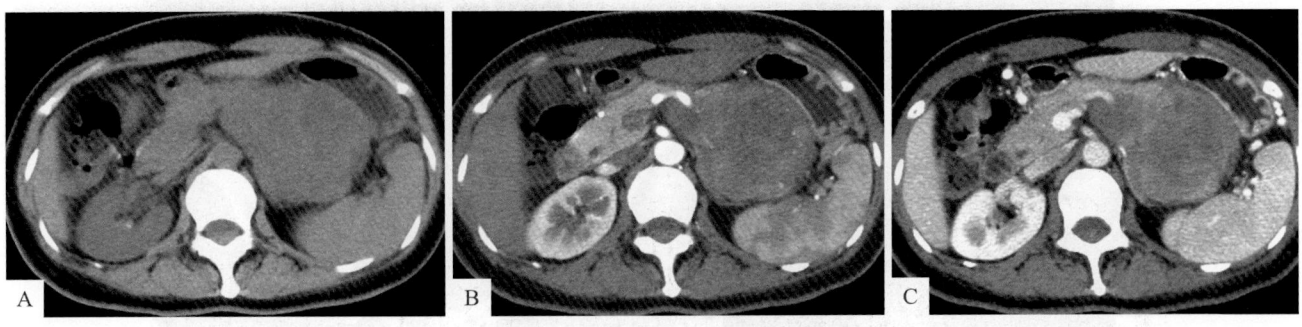

图 5-7-8 腹膜后横纹肌肉瘤

CT 平扫图像（A）显示后腹膜肿块影，胰尾部向前方受推压移位，平扫密度不均，可见稍低密度影；动脉期（B）和门脉期（C）CT 增强图像显示肿块实性部分延迟强化，中央囊变坏死区未见强化，肿块呈不均匀强化，脾动脉受侵，被病灶包绕。

3. 纤维肉瘤　影像学表现缺乏特征性,与平滑肌肉瘤相似,均为体积较大、边界不清的囊实性肿块,内见液化坏死,增强后实性部分强化,在影像学表现上不易鉴别。

四 转移瘤

腹膜或肠系膜转移是腹盆腔内各种恶性肿瘤的扩散途径之一,除了转移瘤的各种征象外,往往能找到原发灶。卵巢癌、结肠癌、胃癌、胰腺癌等最常转移至腹膜。腹膜转移瘤是腹部、盆腔恶性肿瘤选择性沿系膜、韧带直接蔓延、种植转移或淋巴血行转移而来。

【影像学表现】

1. 腹水　是最常见的影像学表现,常为肝脾周围、腹腔各脏器间水样密度影,腹水以中或大量为主,但该表现常缺乏特异性(图5-7-9,图5-7-10)。

2. 腹膜结节样增厚并强化　高度提示发生了腹膜转移,结节大小从数毫米至数厘米,常为多发。另外,大网膜、肠系膜可发生改变,表现为脂肪密度增高浑浊,弥漫性点状、小结节样改变,肠系膜血管增多,边缘毛糙不清,多发系膜淋巴结结节影(图5-7-9,图5-7-10)。

3. 其他征象　还包括小肠肠管增厚、粘连,腹腔内囊性占位等。

腹膜转移瘤的MRI表现与CT相似,MRI对系膜、子宫表面的微小转移灶更加敏感。通过脂肪抑制序列图像的前后对比,增强的脂肪抑制序列图像能发现较微小的病灶。

【鉴别诊断】　腹膜及肠系膜转移瘤需与结核性腹膜炎鉴别。结核性腹膜炎的腹壁增厚较规则,增强后强化更明显,环状强化的肿大淋巴结是其较特征性的表现。此外,结核性腹膜炎的患者有较明显的结核中毒症状,腹水少至中量,腹水结核菌素试验呈强阳性。

五 间皮瘤

腹膜间皮瘤(peritoneal mesothelioma)是一种原发于腹腔浆膜间皮和间皮下层的罕见恶性肿瘤。该病病因不清,可能与长期石棉接触有关,但非石棉致病因素也多有报道,如氟石接触、结核性瘢痕、外照射、亚硝胺、玻璃纤维、病毒感染、慢性炎症等。淋巴瘤患者发生此病的危险性亦增加。

【临床表现】　本病多发于中老年男性,临床表现无特异性,其起病隐匿,多以顽固性腹痛为首发症状,可伴有食欲减退、乏力、恶心、呕吐、腹泻或便秘、贫血、消瘦等。疾病晚期则多以发热、恶病质为突出表现。患者腹水征常为阳性,并可有腹部包块、腹壁结节感等体征。

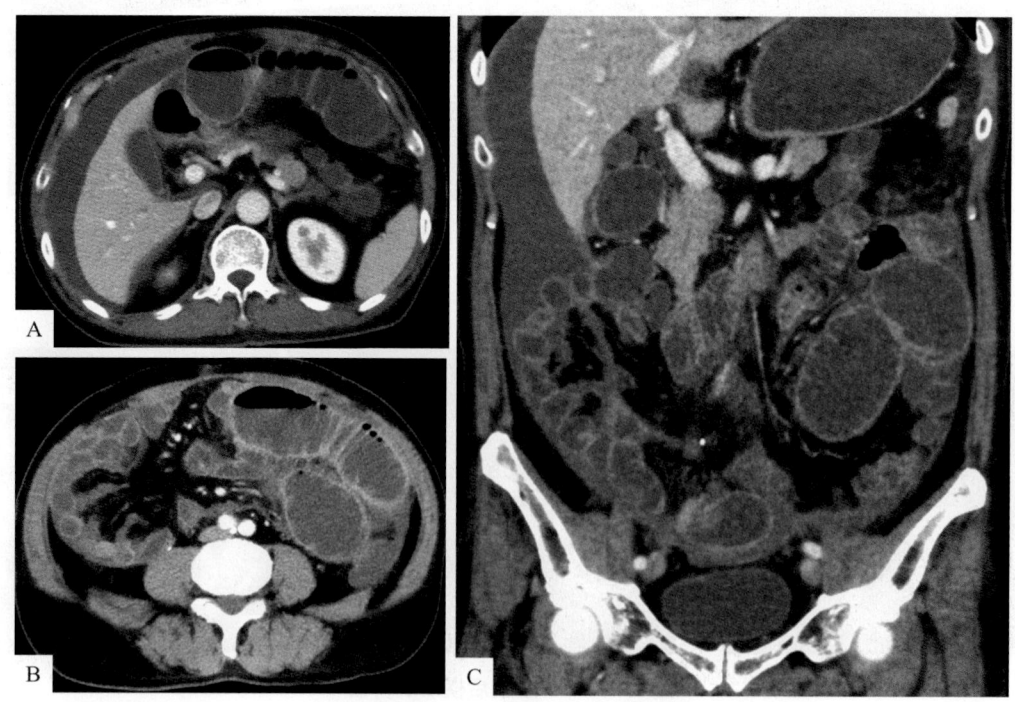

图5-7-9　直肠癌术后腹膜转移

门脉期横断面CT增强图像(A、B)、冠状面CT重建图像(C)显示直肠癌术后,两侧腹膜、小肠系膜多发结节影,强化不均,小肠粘连成团,部分肠腔明显扩张,呈小肠梗阻改变,腹水。

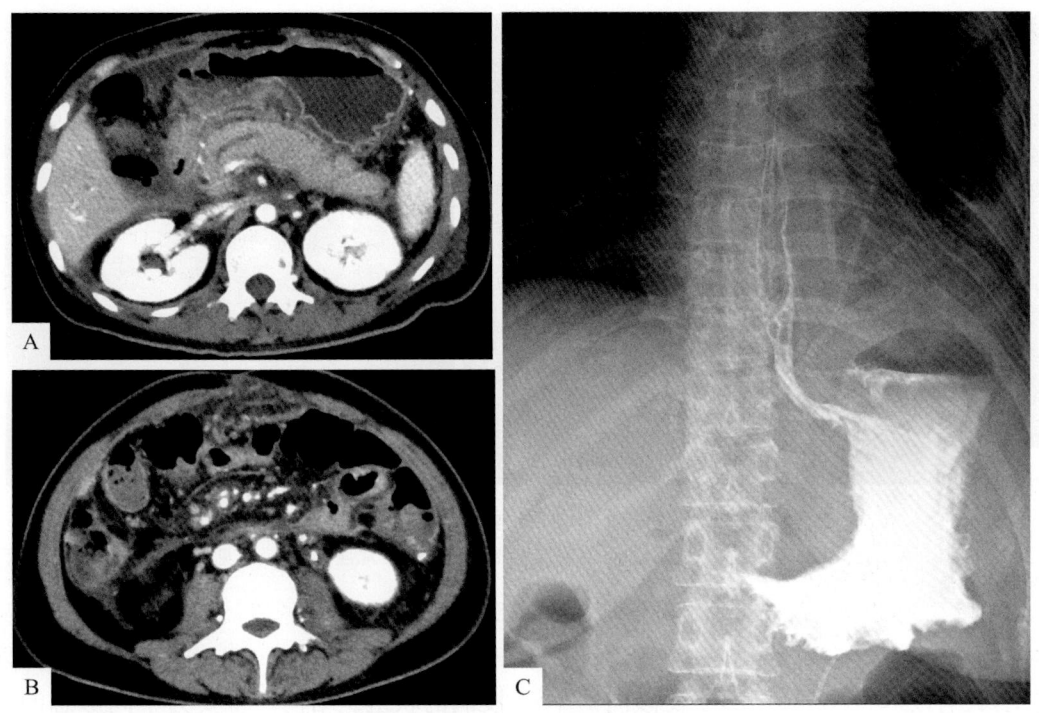

图 5-7-10 结肠癌术后腹膜转移

门脉期横断面 CT 增强图像(A、B)显示腹膜广泛增厚,呈结节状,胃壁水肿;口服水溶性对比剂后(C)显示胃内对比剂下行受阻,胃壁轮廓欠光整,轮廓呈牵拉感,提示腹膜转移所致胃动力障碍。

【实验室检查】 常规生化检查无特异性。大部分患者有腹水,故腹水常规检查简便易行。腹水常为血性黏稠或黄色渗出液,离心镜检见大量间皮瘤细胞及典型恶性间皮瘤细胞可确诊,但阳性率低。对于可疑患者可多次反复抽腹水送检以提高阳性率。

【影像学表现】 影像学检查无特异性,较易误诊为结核性腹膜炎和腹膜后转移瘤。CT 早期表现为腹水、腹膜增厚、肠系膜密度增高,晚期系膜内可见结节样病变,大网膜呈饼状并形成巨大肿块,肠管增厚固定,甚至引起不完全性肠梗阻(图 5-7-11,图 5-7-12)。

【鉴别诊断】 本病罕见,诊断较困难,首诊多误诊为结核性腹膜炎、腹腔转移瘤。确诊主要依靠腹腔镜检和剖腹手术。

六 纤维瘤病

肠系膜纤维瘤病(mesenteric fibromatosis)又称为硬纤维瘤、侵袭性纤维瘤病韧带样型纤维瘤病等,2002 年 WHO 新的软组织和骨肿瘤的病理学和遗传

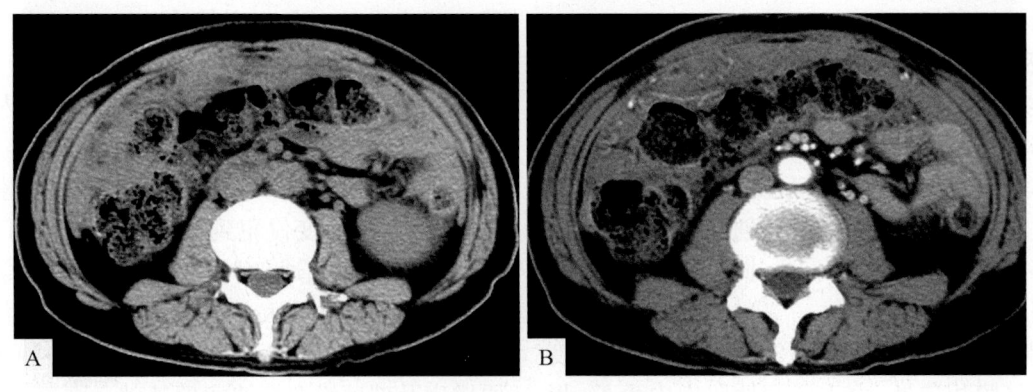

图 5-7-11 腹膜间皮瘤

CT 平扫图像(A)显示腹膜、肠系膜明显增厚,密度增高不均,未见明显腹水;CT 增强图像(B)显示增厚腹膜明显强化,可见穿行于其间的细小血管,病灶与肠壁分界不清。

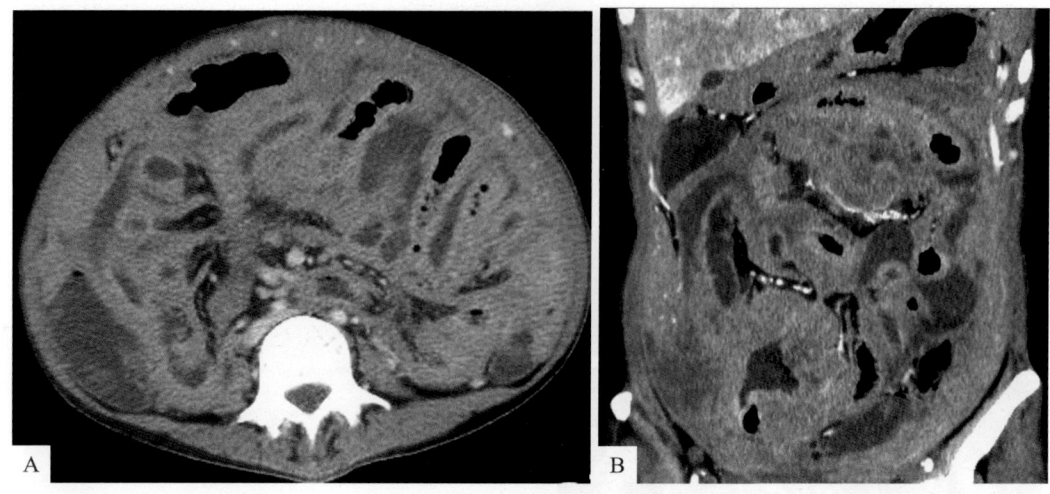

图 5-7-12 腹膜间皮瘤
CT 增强图像(A)、冠状面重建图像(B)显示腹膜、肠系膜弥漫性增厚伴异常强化,系膜内见多发结节样改变,肠管间分界不清。

学分类中将其定义为发生于深部软组织的克隆性纤维母细胞增生,具有浸润性生长、局部复发倾向但不具有转移能力的特点。

临床上根据其发生的解剖部位将其分为 3 类:腹部外型韧带样型纤维瘤病(约占 50%~60%)、腹壁韧带样型纤维瘤病(约 25%)和腹内韧带样型纤维瘤病(约 15%)。

1. 腹外型　好发生于浅表软组织,如头颈、四肢及躯干等处。

2. 腹壁型　是指肿瘤位于腹直肌鞘内,可有或无腹腔侵犯。

3. 腹腔内病变　多为肠系膜韧带样型纤维瘤病,散发或者与 Gardner 综合征相伴随,可表现为小的结节性病变或者复杂的病变,包绕肠襻或者胃。但有 Gardner 综合征的患者则有相对高的复发率及肿瘤相关性病死率,主要归因于合并肠梗阻、肠穿孔或者手术后的短肠综合征。

【病因及发病机制】　该病的发病机制尚不清楚,主要与以下因素有关。①遗传因素:肠系膜纤维瘤病常与 Gardner 综合征并存,Gardner 综合征为一种常染色体显性遗传病,特点为家族性腺瘤性息肉病合并软组织肿瘤、骨瘤等。②以创伤、手术史或服用雌激素等为诱因。③原因不明,非常罕见。

【病理】

1. 大体特点　一般直径在 3~20 cm,典型病变位于肌肉和筋膜相连处,由于浸润性肌肉内生长,形成巨大的边界不清的肿块,病变质地较硬,切面粗糙、苍白,有螺旋状纤维性纹理,像瘢痕组织。

2. 组织学特点　病变没有明显的界限,周围为浸润的软组织结构。主要为不同形态的梭形、细长、肥胖的纤维母细胞和肌纤维母细胞增生,衬在一个包含许多血管、黏液样区、血管周围水肿的胶原间质背景。

3. 免疫组化特点　两种细胞都表达波形蛋白,而肌纤维母细胞还不同程度地表达平滑肌肌动蛋白(SMA),结蛋白、S-100、CD34 则很少表达。

4. 其他　在某些情况下,部分肠系膜韧带样型纤维瘤病的部分细胞表达 CD117,在没有典型病理形态的基础上,与胃肠道间质瘤的鉴别比较困难。

【临床表现】　该病可见于任何年龄段,但仍以青壮年为主,女性略多于男性。本病临床症状隐匿,往往肿块增大到一定程度或出现并发症才就诊,主要表现为腹部肿块、腹胀、腹痛等,少数患者因穿孔、感染或出血等以急腹症就诊。

【影像学表现】

1. CT 表现　CT 平扫表现为腹腔内较大软组织肿块,形态常较规则,类圆形或分叶状。发生于肠系膜者可合并 Gardner 综合征。肿块可推移或侵犯周围肠管,当病变侵犯到肠管黏膜层时可产生溃疡,使肠管与病灶相通,而使病灶表现为囊实性。CT 增强扫描表现为肿瘤大部分轻到中度强化,仅见小斑片状明显强化灶散布于肿瘤内,这可能是肿瘤中大量胶原增生及玻璃样变性的病理基础。肿瘤可囊变、钙化少见,不产生腹水,无淋巴结肿大。肿瘤侵犯肠管穿孔,合并感染时,呈复杂囊实性改变,边界模糊,囊壁

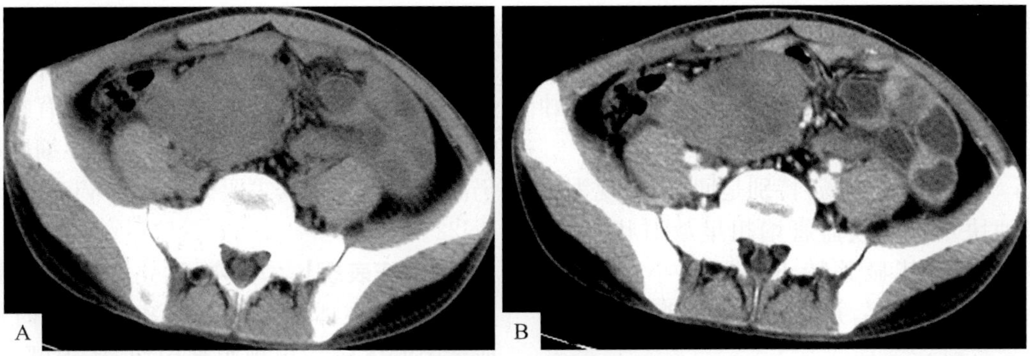

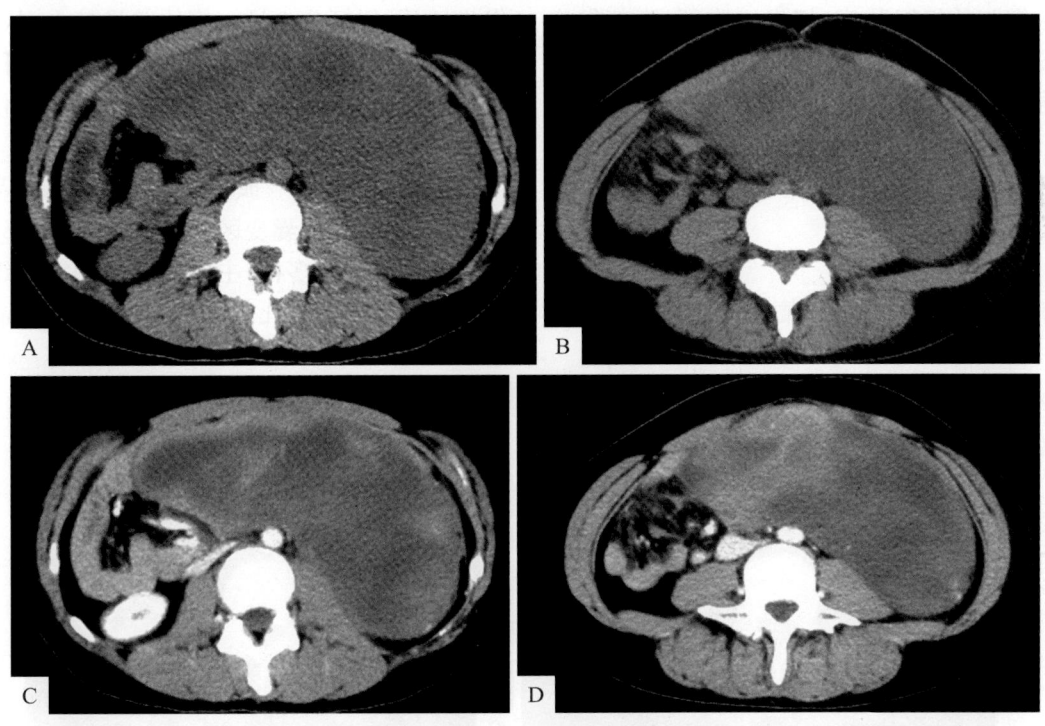

图 5-7-13　肠系膜纤维瘤病

CT 平扫图像（A）显示右下腹软组织肿块,边界尚清晰,平扫密度尚均匀;CT 增强图像（B）显示肿块中等强化,与周围组织分界清晰。

图 5-7-14　肠系膜纤维瘤病

CT 平扫图像（A、B）显示腹腔内巨大软组织影,边界尚清晰,平扫密度欠均匀;CT 增强图像（C、D）显示肿块实性部分明显强化,囊变坏死区未见强化。

明显强化（图 5-7-13,图 5-7-14）。

2. MRI 表现　具有较高的软组织分辨率,其信号特点反映了组织学基础。MRI 主要表现为肿瘤边界欠光整,以纤维母细胞成分为主的区域,T1WI 上呈低信号,T2WI 上呈高信号;以纤维细胞和胶原纤维成分为主的区域。T1WI 和 T2WI 上均呈略低信号。增强扫描肿瘤有强化,提示肿瘤血供尚丰富,且易累及邻近血管。

【鉴别诊断】　纤维瘤病属于良性肿瘤,虽具有局部复发倾向,但无远处转移,预后较好。该病主要和间质瘤、类癌、肠系膜神经纤维瘤、腹腔淋巴瘤等鉴别。

1. 间质瘤　肿瘤也可以较大,但当肿瘤直径＞5cm 时常呈分叶状,肿瘤内常见出血、坏死、囊变及钙化,肿瘤常于肠腔相通,肿块内气体积聚。显微镜下,间质瘤主要由梭形细胞构成,当间质瘤核分裂象较少时,须依赖免疫组化特点鉴别。侵袭性纤维瘤病肿瘤表达 Vimentin,而不表达 CD34 和 CD117,而间质瘤 Vimentin 多为阴性,CD117 阳性率约 100%,CD34 阳性率约 70%,这是两者的鉴别要点。

2. **腹腔淋巴瘤** 也可表现为巨大软组织肿块，包绕肠系膜动静脉，但常伴发腹膜多发淋巴结肿大。

3. **转移瘤** 网膜或肠系膜转移瘤常为多发，肿瘤呈浸润性生长，边界不清。

4. **类癌** 常发生于小肠，特别是回肠，表现为肠系膜软组织肿块及肠系膜血管增粗呈放射状，邻近常伴节段性增厚。其显著特点是肿瘤小，直径>2cm时，80%发生肝转移，并且常伴有后腹膜淋巴结肿大。

七、孤立性纤维瘤

孤立性纤维瘤（solitary fibrous tumor）是一种少见的梭形细胞软组织肿瘤，好发于胸部，腹部发病少见。多发生于40~70岁中老年人，无性别差异。孤立性纤维瘤多数为良性病变，大约10%~15%具有侵袭性行为。病变的良恶性可能与肿瘤大小相关，当病变直径>10cm时，恶性程度升高且转移概率增加。

【病理】

1. **大体病理** 孤立性纤维瘤在大体病理上多为实性肿块，质地较硬；因有假包膜形成而边界清晰。

2. **镜下病理** 瘤细胞呈梭形或短梭形，核分裂象少见，呈束状、编织状、漩涡状或不规则状排列，内见少量或大量胶原纤维，肿瘤间质可有黏液变性；肿瘤中血管较丰富，镜下常表现为梭形细胞肿瘤，确诊仍需免疫组化。其主要标记物为Vimentin、CD34及Bcl22。

【临床表现】 大多数孤立性纤维瘤临床上无明显症状，多在体检或因其他疾病就诊时偶然发现。或者因瘤体较大出现腹部包块、压迫邻近重要器官而就诊。

【影像学表现】

1. **CT表现** 平扫为中等密度软组织肿块，可发生坏死，但钙化少见。瘤体差异较大，从数厘米到数十厘米不等，边界多清楚，肿瘤较大时可呈分叶状改变。增强扫描后，肿瘤实性成分均匀强化，而坏死或胶原纤维成分不强化（图5-7-15）。

2. **MRI表现** 孤立性纤维瘤在T1WI上呈等或稍低信号，坏死囊变区则呈明显低信号。在T2WI上病灶信号变化多样，主要取决于肿瘤内组织成分。高信号反映肿瘤坏死区，略高信号反映肿瘤细胞密集

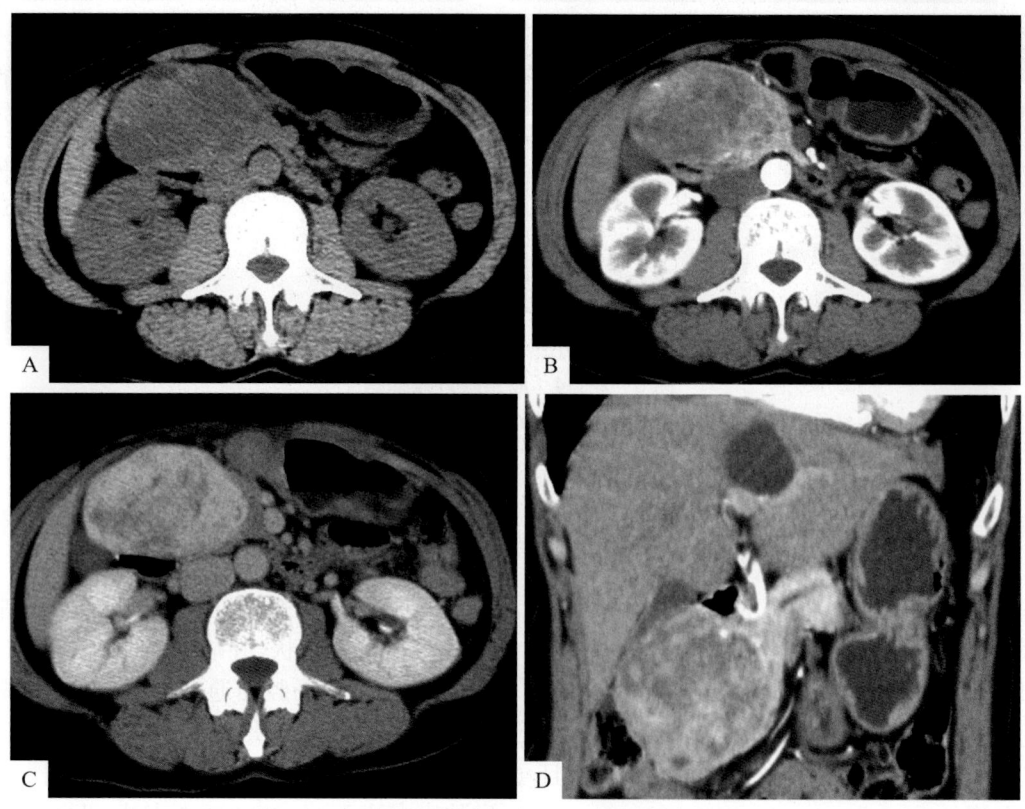

图5-7-15 孤立性纤维瘤

CT平扫图像（A）显示腹腔内类圆形软组织密度影，密度不均匀；动脉期（B）和门脉期（C）CT增强图像、冠状面重建图像（D）显示肿块呈延迟强化，并不均匀强化。

区,低信号区则反映致密胶原纤维,总体上病灶以稍高信号为主。增强后肿瘤呈轻中度强化。

【鉴别诊断】 位于肾上腺区的孤立性纤维瘤需与肾上腺肿瘤相鉴别。

1. 肾上腺腺瘤 含有脂质成分而密度较低,轻中度强化。

2. 嗜铬细胞瘤 有阵发性高血压病史及内分泌指标改变,病灶强化呈明显不均匀强化。

3. 肾上腺皮质癌 肿块体积较大,多>5 cm,增强扫描明显不均质强化,坏死多见。

4. 神经源性肿瘤 神经源性肿瘤强化程度较孤立性纤维瘤略低,易囊变。

5. 巨淋巴结增生症 特别是直径较小、孤立的、强化密度均匀的巨淋巴结增生症与孤立性纤维瘤鉴别有一定困难。

八 淋巴瘤

原发性肠系膜恶性淋巴瘤比较少见,约1%,男女之比约为2:1。其部位的分布以回肠系膜最多,其次为空肠系膜及小肠系膜根部。病灶一般都在局部扩展,表现为结节融合而形成大的肿块,或腹膜种植性生长,晚期才发生扩散。由于小肠系膜不受解剖的限制,系膜淋巴瘤即使体积较大,肠梗阻也可不明显。

【临床表现】 临床症状以腹痛及腹部包块为主,可伴有食欲减退、消瘦乏力、贫血、肠梗阻等症状。由于病变早期临床可无或症状轻微,不能早期发现。

【影像学表现】 肠系膜淋巴瘤与其他部位来源淋巴瘤表现相似。CT平扫见形态不规则软组织占位,边缘模糊,密度尚均匀。浸润腹膜及肠系膜表现为腹膜及肠系膜弥漫性增厚、包绕肠系膜血管。增强后肿瘤呈轻到中度强化(图5-7-16,图5-7-17)。MRI检查T1WI上肿瘤呈低信号,T2WI上呈稍高信号,内部信号可不均,DWI上呈异常高信号。增强后病灶无强化或轻度强化(图5-7-17)。

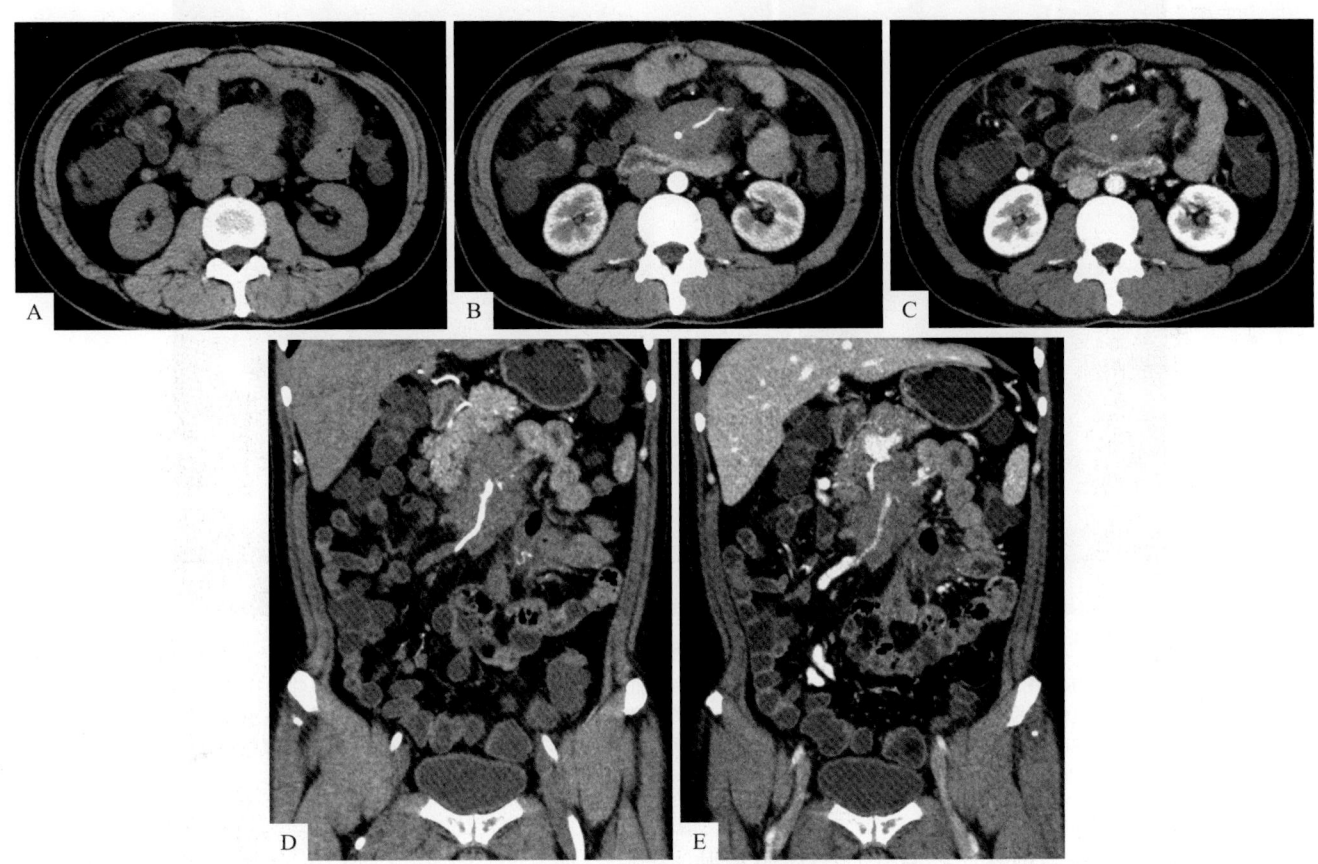

图5-7-16 淋巴瘤(肠系膜型)

CT平扫图像(A)显示肠系膜软组织肿块影;动脉期CT增强图像(B)、门脉期CT增强图像(C)、动脉期冠状面CT重建图像(D)、门脉期冠状面CT重建图像(E)显示肠系膜病灶轻度延迟强化,肠系膜血管从中穿行。

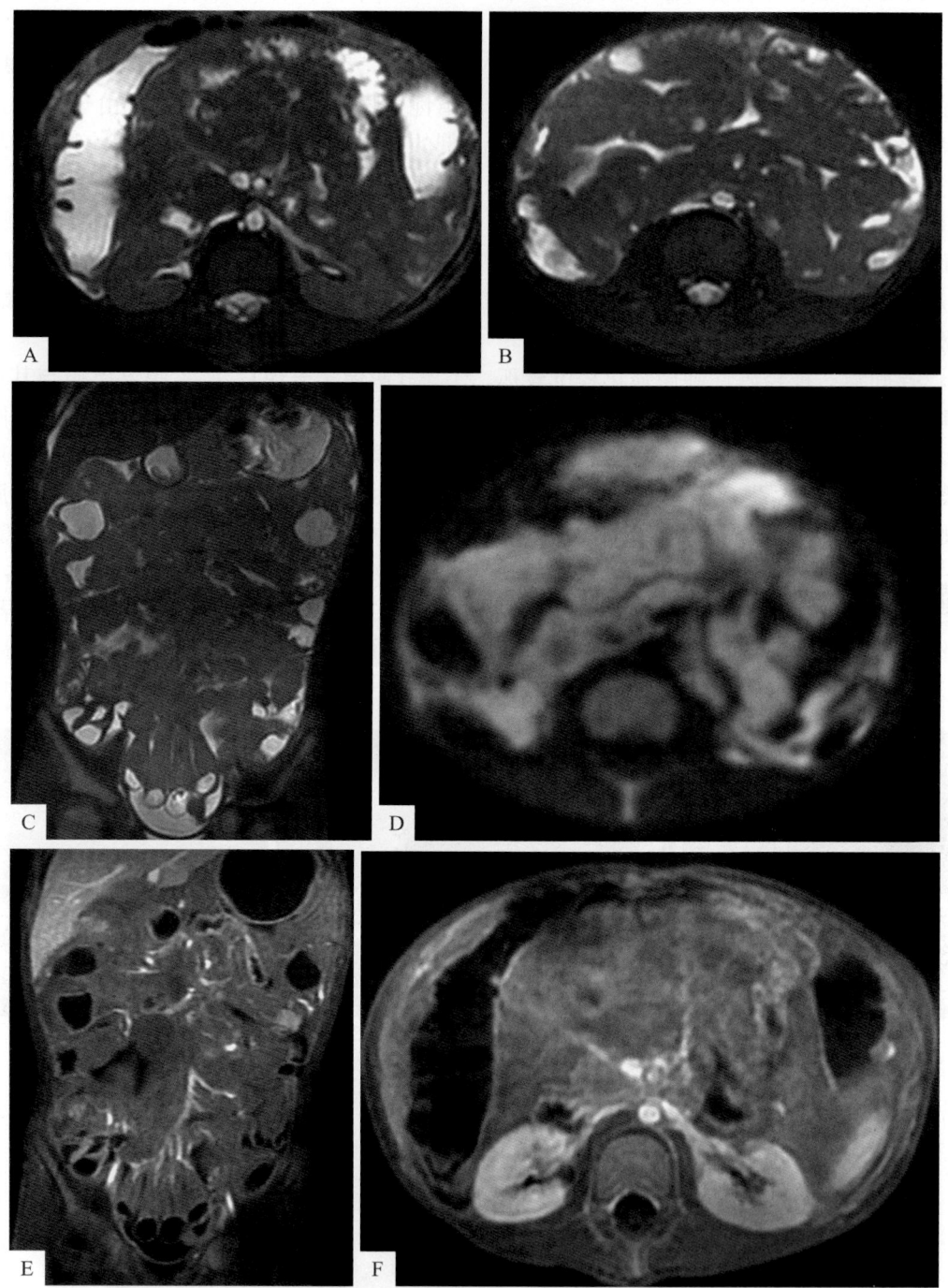

图 5-7-17　小肠及肠系膜弥漫大 B 细胞淋巴瘤

横断面 MR FIESTA 图像(A、B)、冠状面 FIESTA 图像(加脂肪抑制)(C)显示腹膜及肠系膜弥漫性增厚呈"饼状",呈低信号改变,肠管正常形态消失,肠管间分界不清;DWI 图像(D)显示增厚的腹膜及肠系膜弥散受限,呈异常高信号;冠状面 MR LAVA 增强图像(E)、横断面 MR LAVA 增强图像(F)显示增厚的腹膜及肠系膜轻到中等强化,包绕肠系膜血管,肠管明显分界不清。

【鉴别诊断】　肠系膜淋巴瘤首先应与腹膜后肿瘤鉴别,后者位置较固定,不受体位与呼吸运动的影响;另外,还可与腹膜结核、腹膜后肉瘤、小肠肿瘤、肠系膜脓肿等疾病鉴别。

九　淋巴管瘤

淋巴管瘤是因淋巴管过长或畸形而形成的一种良性肿瘤,可位于全身各个部位,但肠系膜来源的罕见。淋巴管瘤的病因目前不明确,从胚胎发育角度来说,原始淋巴囊应逐渐与淋巴系统融合贯通,而淋巴管瘤的形成可能是原始淋巴囊与淋巴系统隔绝,残存的淋巴组织增生,淋巴液逐渐聚集引起淋巴管囊状扩张。淋巴管瘤依据瘤内淋巴管的大小,分为毛细淋巴管瘤、海绵状淋巴管瘤和囊状淋巴管瘤三型,并且易与血管瘤合并发生。

【临床表现】 淋巴管瘤大部分发生于儿童,由于其是质地柔软的囊性包块,生长缓慢,故患者可无任何症状,只在体检时偶然发现。当包块逐渐增大时,可产生腹胀、腹痛等症状;当淋巴管瘤破裂、扭转时,则引起急腹症的症状。

【影像学表现】

1. CT表现 表现为圆形或类圆形囊性灶,病灶边界清晰,囊壁薄,密度尚均匀,部分囊内可见纤维分隔,CT值大多呈水样密度影(图5-7-18),呈"见缝就钻"特征性改变。

2. MRI表现 软组织分辨率更高,表现为较典型的囊性信号,T1WI上呈低信号,T2WI上呈高信号。囊内可见分隔或呈蜂窝样结构(图5-7-19,图5-7-20)。

3. B超表现 表现为不规则的囊性无回声区,囊内可见分隔或呈蜂窝样结构。

【鉴别诊断】 淋巴管瘤可与囊性转移癌鉴别,后者肿物常侵犯周边结构,分界不清,血管常受压或闭塞。淋巴管瘤还需与神经纤维鞘瘤囊变、卵巢囊肿鉴别。神经纤维鞘瘤囊变、卵巢囊肿囊内间隔相对淋巴管瘤少,没有淋巴管瘤向组织间隙生长的特性,神经纤维鞘瘤囊变囊壁相对较厚。

十 淋巴管平滑肌瘤病

淋巴管平滑肌瘤病(lymphangioleiomyomatosis)是一种罕见原因不明的以进行性淋巴管、血管及细支气管的平滑肌细胞异常增生为特点的疾病,可累及多系统,好发于育龄女性,以胸部病变多见,腹部肠系膜的淋巴管平滑肌瘤病罕见。其病理特征是淋巴管、小血管、小气道管壁及其周围的类平滑肌细胞

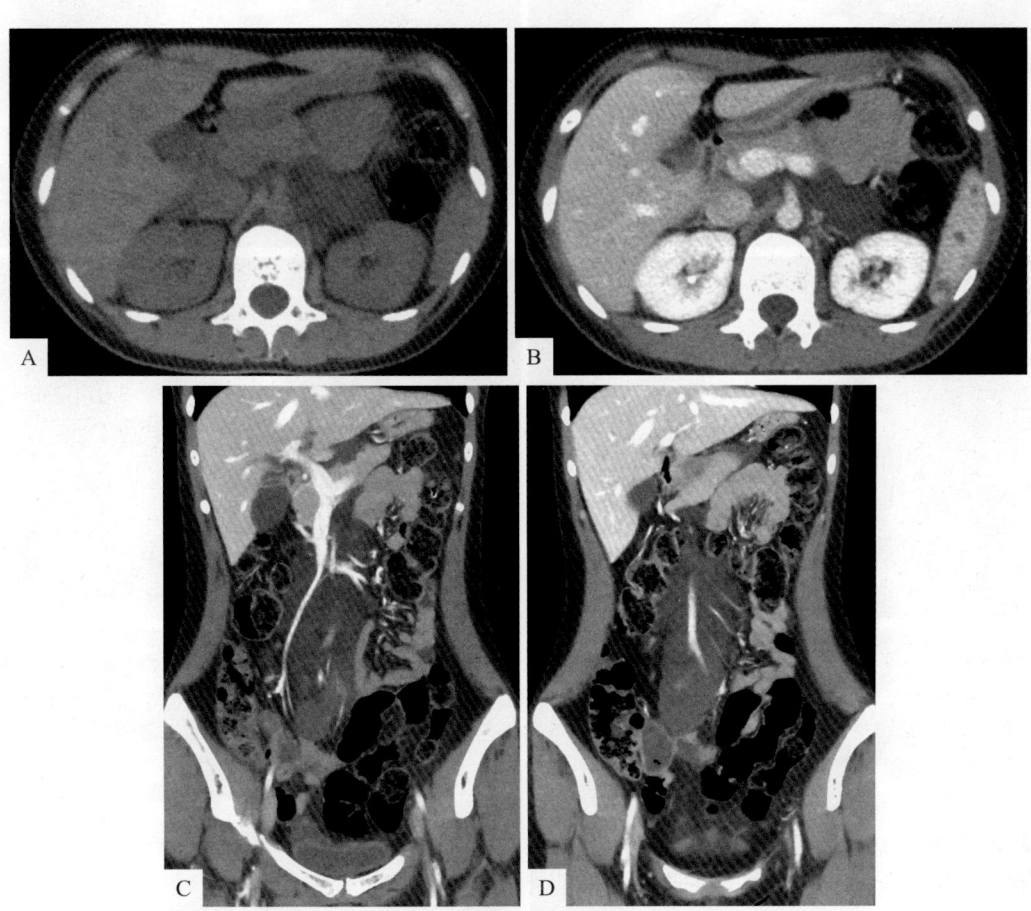

图5-7-18 腹膜后淋巴管瘤

CT平扫图像(A)、门脉期横断面CT增强图像(B)、门脉期冠状面CT重建图像(C、D)见腹膜后低密度影,边界清晰,增强扫描见囊性成分未见明显强化,其内见分隔影,轻度强化,病灶形态柔软,呈"见缝就钻"改变。

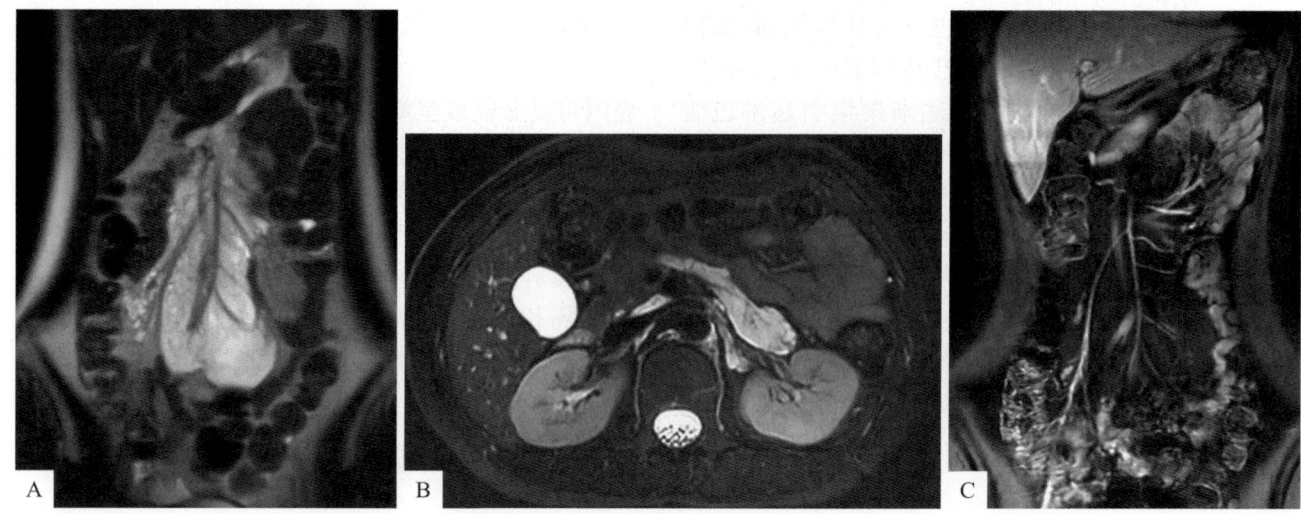

图 5-7-19　腹膜后淋巴管瘤

与图 5-7-18 为同一患者。冠状面 T2WI(A)、横断面 T2WI 图像(加脂肪抑制)(B)显示腹膜后异常信号,呈囊样高信号,其内见条状分隔,呈低信号;增强扫描冠状面图像(C)显示病灶囊性成分未见明显强化,分隔轻度延迟强化,病灶形态柔软,呈"见缝就钻"改变。

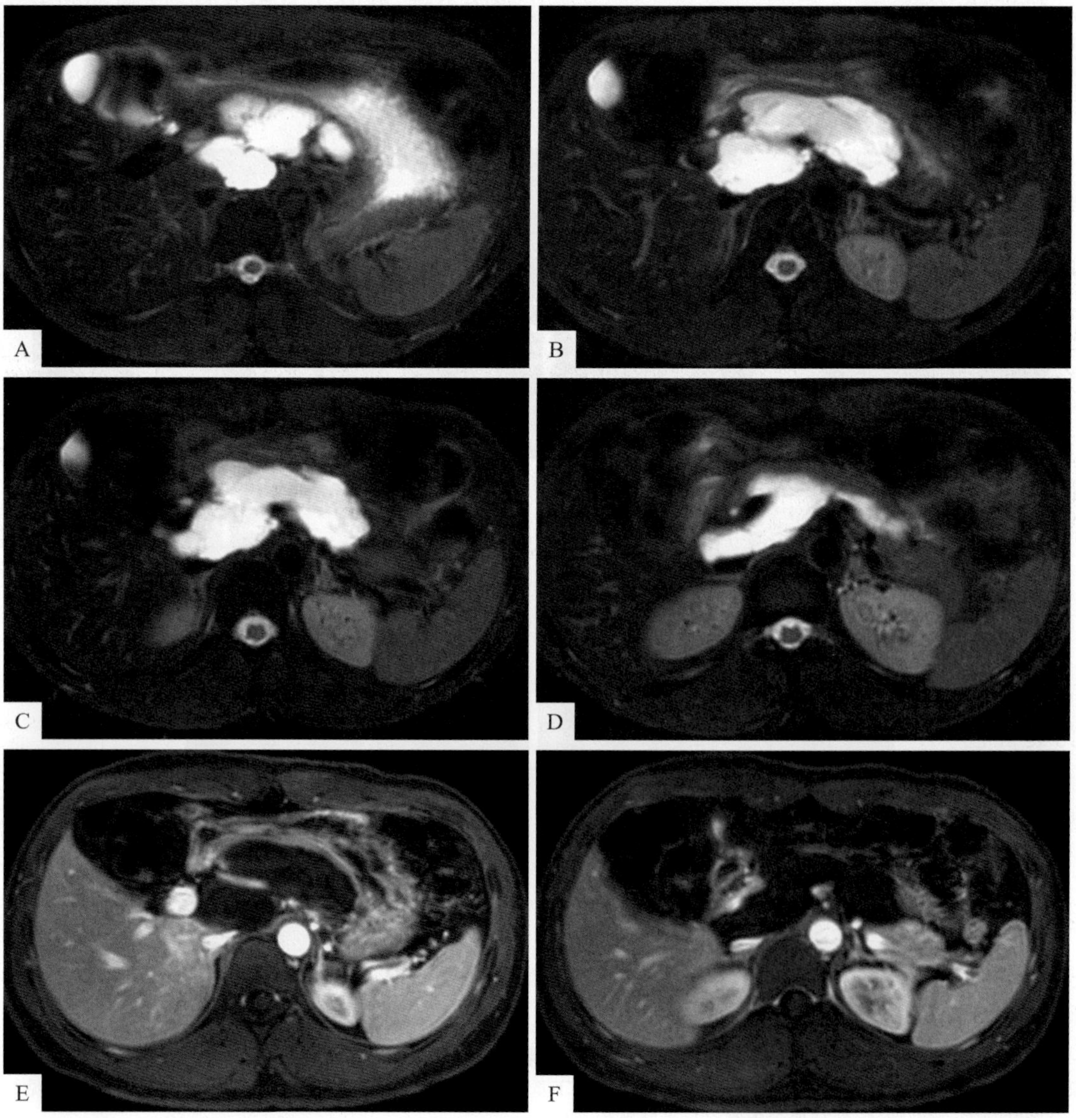

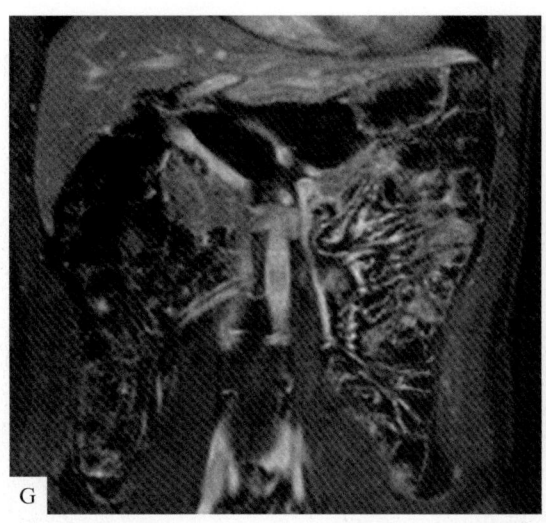
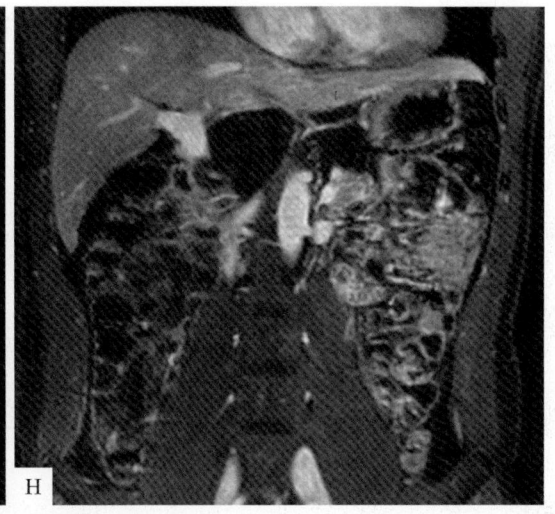

图 5-7-20 小网膜及腹膜后淋巴管瘤

横断面 MR T2WI(加脂肪抑制)(A~D)显示小网膜及腹膜后异常信号,呈囊样高信号,其内见条状分隔;横断面增强 MRI(E,F)、冠状面增强 MRI(G,H)显示病灶囊性成分未见明显强化,分隔轻度延迟强化,病灶形态柔软,呈"见缝就钻"改变。

进行性增生,类平滑肌细胞增生可形成结节或肿块,引起局部管道结构的狭窄或阻塞。

【临床表现】 多见于育龄期女性,男性非常少见。通常无明显的腹部症状,部分表现为腹部包块、腹痛、腹胀、呕吐等,并可为首发临床症状。

【影像学表现】 肠系膜淋巴管平滑肌瘤病 CT 上呈长条状囊实性肿物,瘤内呈低密度,增强后无强化,瘤壁及实性部分呈软组织密度,增强有明显强化,淋巴管平滑肌瘤病可并发破裂,CT 上为密度较高的乳糜样腹水(图 5-7-21)。

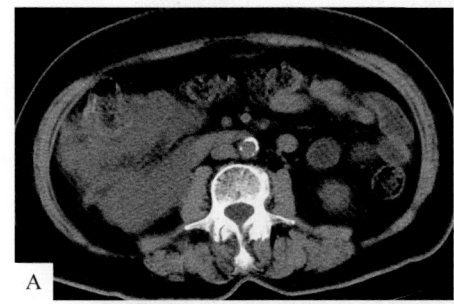
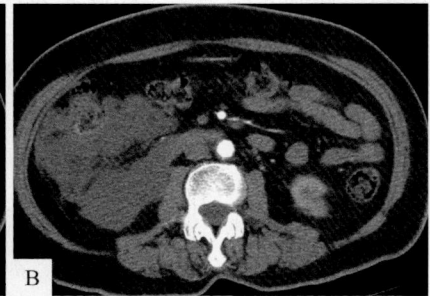
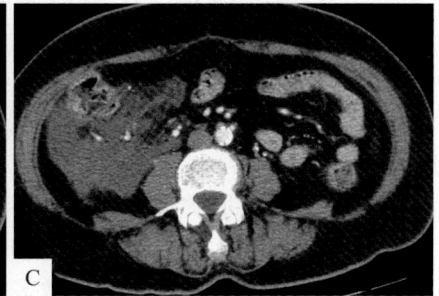

图 5-7-21 肠系膜淋巴管平滑肌瘤病

CT 平扫图像(A)显示右下腹密度不均匀软组织影,边界欠清;动脉期(B)和门脉期(C)CT 增强图像显示肿块增强后无明显强化。

【鉴别诊断】 主要与淋巴管瘤相鉴别。淋巴管瘤多表现为囊性包块、壁薄,多见于小儿;而淋巴管平滑肌瘤病呈长条状囊实性病变,囊壁可见结节样突起,多见于育龄期女性。

(赵雪松 缪飞 侯亮 汪登斌)

◆ 参考文献 ◆

1. 于海涛,胡智军等. 腹膜假黏液瘤影像诊断价值(附 25 例分析) [J]. 医学影像学杂志,2011,21:877-880.
2. Hokama A, Iraha A. Jejunal lymphangioma [J]. Rev Esp Enferm Dig, 2023,115(2):103-104.
3. Tominaga K, Tsuchiya A, Kawata Y, et al. Novel magnified single-balloon enteroscopy enables observation of jejunal white spots associated with lymphangiectasia [J]. Dig Dis, 2019, 37 (2):170-174.
4. Cappell MS, Edhi A, Amin M. Case report of primary intestinal lymphangiectasia diagnosed in an octogenarian by ileal intubation and by push enteroscopy after missed diagnosis by standard colonoscopy and EGD [J]. Medicine (Baltimore), 2018, 97 (3):e9649.
5. Shayesteh S, Salimian KJ, Fouladi DF, et al. Intra-abdominal lymphangioma: A case report [J]. Radiol Case Rep, 2020, 16 (1):123-127.
6. 张忠国,郝希山. 恶性腹膜间皮瘤 41 例诊治体会[J]. 中华肿瘤杂志,2004,26:631-633.

第六章 结肠病变

第一节 感染性病变

【病因】

1. 细菌 耶尔森菌、大肠埃希菌、分枝结核杆菌、放线菌、志贺菌、沙门菌等,在西方国家常见。
2. 病毒 巨细胞病毒(CMV)、轮状病毒等。
3. 真菌 组织胞浆菌等。
4. 寄生虫 血吸虫、阿米巴等,在不发达国家常见。

【临床表现】

(1) 常急性发病,除了结核(慢性)。
(2) 水性或血性腹泻,腹部痉挛痛和压痛,可触及腹部肿块。
(3) 发热,头痛,恶心,呕吐,体重减轻,贫血,乏力,皮疹。
(4) 关节炎,肺炎,癫痫,周围神经病,微血管病。
(5) 大肠埃希菌结肠炎:旅行者的腹泻,溶血性尿毒症。
(6) 血吸虫:肝脾大→门静脉高压。

【实验室检查】

(1) 细菌:中性粒细胞数量增多。
(2) 病毒:淋巴细胞增多(AIDS者减少)。
(3) 真菌、寄生虫。

【诊断】 大便培养,血培养,内镜下活检,血清学检查。

【CT表现】 局部或弥漫性结肠壁增厚伴有黏膜溃疡。①肠壁增厚,密度减低,黏膜和浆膜强化,腹水;②多发的气液平面,结肠周围脂肪炎症。③沙门菌:±小肠肠壁的增厚。④结核:淋巴结增大,明显中央低密度,肺部改变。⑤放线菌:大的炎性肿块。⑥CMV 结肠炎:严重病例可见深溃疡和显著增厚的肠壁;黏膜和浆膜强化,肠壁中间层增厚、低密度;出血可导致肠壁密度增高。⑦组织胞浆菌病:肠系膜淋巴结肿大,肝脾大。⑧血吸虫:肠系膜静脉或痔静脉、尿道、末端回肠的改变;±肠壁或肝脏的钙化。

少数传染性疾病的胃肠道影像学表现有一定特异性,如结核。多数病变缺乏特异性,要紧密结合临床病史、内镜、实验室检查和流行性调查资料,才能做出正确诊断。小肠 CT 和 MR 造影要充分充盈肠道,结合横断面及重建图像有利于提高诊断准确率。感染性疾病大多以内科治疗为主,对疑难病例要充分利用影像学综合诊断能力+穿刺活检,避免不必要手术创伤。

一、鲍氏志贺菌感染

影像学表现见图 6-1-1。

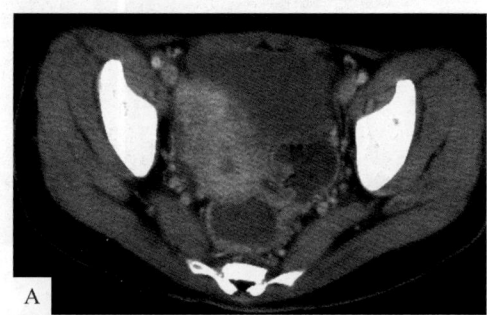
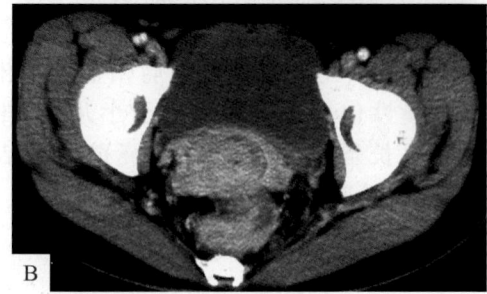

图 6-1-1 鲍氏志贺菌感染

女性,32岁,患者于疑似进食"路边摊"后出现腹泻,因症状轻微,未予处理,4d 后症状加重,为水样便,每日约 3～4 次,量约为 300 mL,1 周后因腹泻伴红色血样便就诊。血常规:白细胞 $13.9 \times 10^9/L$,中性粒细胞 86.0%,淋巴细胞 11.0%;粪常规:外观血水样,白细胞 50～60 个/HP;粪培养:鲍氏志贺菌。横断面 CT 增强图像(A、B)显示乙状结肠、直肠肠壁增厚伴异常强化,黏膜毛糙,见溃疡。

二 沙门菌感染

影像学表现见图 6-1-2。

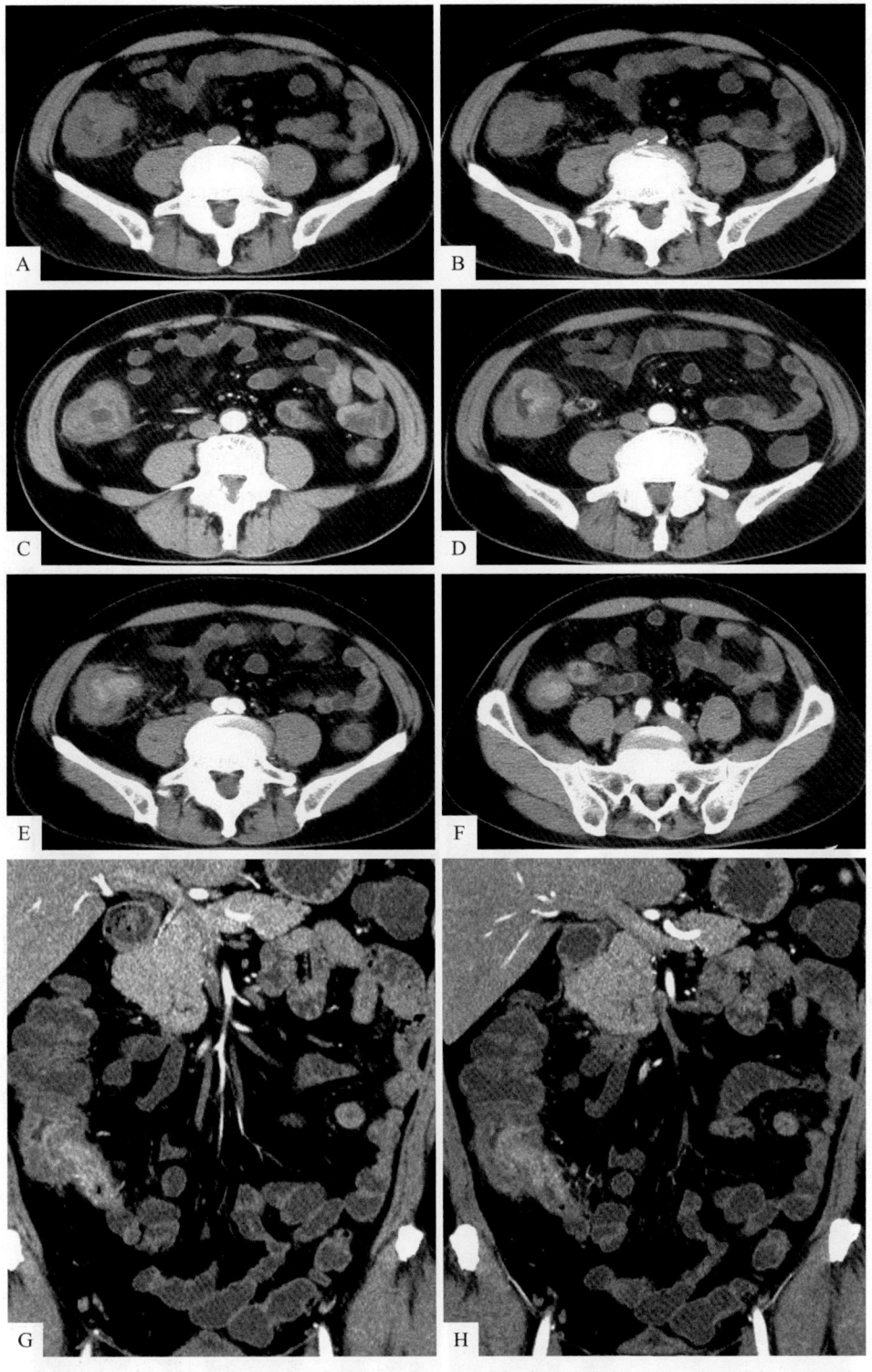

图 6-1-2 沙门菌感染

男,61岁,反复发热、右颌下淋巴结肿大半年,最高达 39.6℃,昼轻夜重,伴少许咳嗽及腹胀、腹痛,右颈部肿块穿刺:涂片见少量淋巴细胞及炎症细胞;后又出现高热,血培养 3 次,均提示沙门菌感染。CT平扫图像(A、B)、横断面 CT 增强图像(C~F)显示末端回肠至右半结肠肠壁明显增厚、水肿伴异常强化,回盲瓣形态肿胀,肠管周围可见片状渗出影。冠状面 CT 重建图像(G、H)显示患者治疗 3 个月后复查,炎性水肿及周围渗出吸收,肠壁仍可见增厚及异常强化。

三、伪膜性肠炎

【定义】 伪膜性肠炎又名抗生素性结肠炎、艰难梭状芽孢杆菌结肠炎,因艰难梭状芽孢杆菌产生的毒素导致结肠的急性感染。

【病因】 抗生素治疗或化疗后对结肠造成损害;腹部手术,结肠梗阻,尿毒症,长期的低血压或肠道的低灌注;严重的消耗性疾病(如淋巴瘤、白血病、AIDS)。

【发病机制】
(1)抗生素治疗(克林霉素)常在 2 d～2 周,较少达 6 个月。
(2)抑制和改变了正常的肠道菌群。
(3)肠道内耐药性梭状芽孢杆菌增殖。
(4)肠毒素(毒素 A)和细胞毒素(毒素 B)→黏膜的损伤。

【临床表现】
1. 轻度 水样腹泻。
2. 重度 急腹症表现,有发热、腹痛/压痛、心动过速、脱水、白细胞增多、脓毒症。

【诊断】
(1)粪便内梭状芽孢杆菌毒素的表现:典型的 48 h 之内证实。
(2)直肠乙状结肠镜检查或结肠镜检查:黏附的黄色斑块直径 2～10 mm。
(3)任何住院患者出现腹泻,都要首先怀疑伪膜性肠炎。

【CT 表现】 范围较广的结肠黏膜下层显著水肿。
(1)肠壁增厚呈结节样改变,与克罗恩病相比,增厚更加不规则和粗糙(图 6-1-3～图 6-1-5)。
(2)"手风琴"征:肠内对比剂潴留在增厚的结肠袋皱襞之间(图 6-1-4)。
(3)高密度(对比剂)+低密度(水肿的结肠袋)的交替带。
(4)可见于其他结肠感染和其他原因导致的结肠水肿,此征象无特异性。
(5)靶征:黏膜显著强化(充血)、增厚、无强化的黏膜下层,密度降低(水肿)(图 6-1-5)。
(6)结肠周围条索影(图 6-1-5)。
(7)腹水常见。
(8)±结肠壁内积气或肝内门静脉积气。
(9)少量的胸腔积液和皮下水肿。

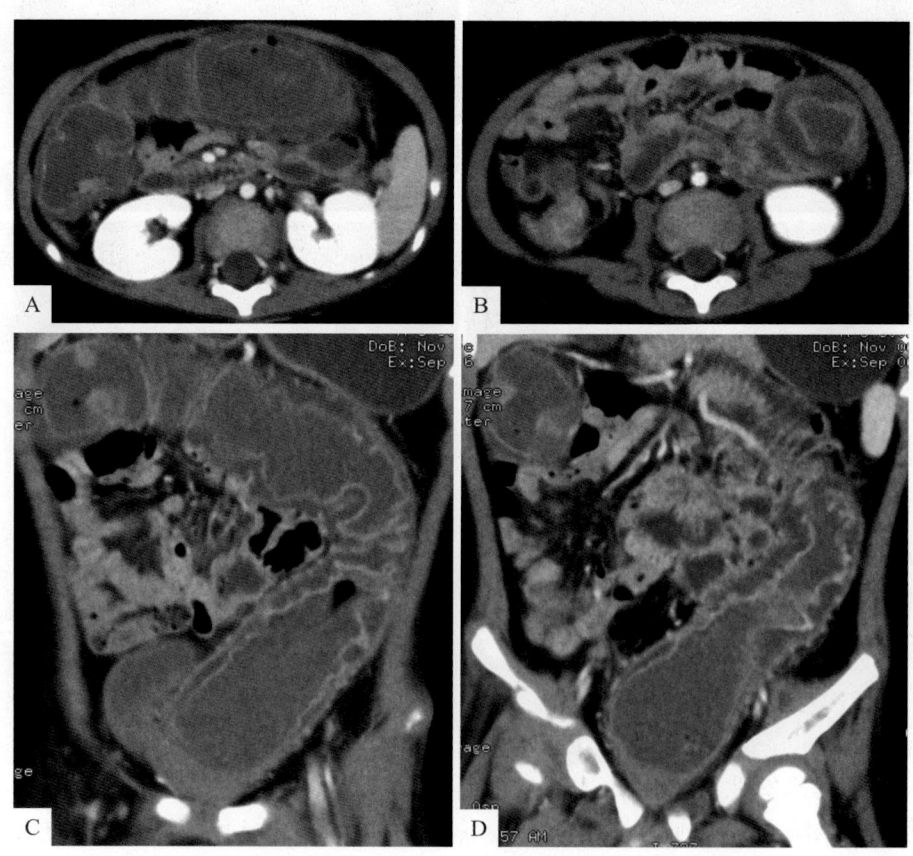

图 6-1-3 伪膜性肠炎

男,3 岁。门脉期横断面 CT 增强图像(A、B)、门脉期冠状面 CT 重建图像(C、D)显示全结肠弥漫性水肿增厚,以结肠脾曲及左半结肠增厚为著,增强扫描肠壁呈分层强化,部分黏膜中断、缺失。

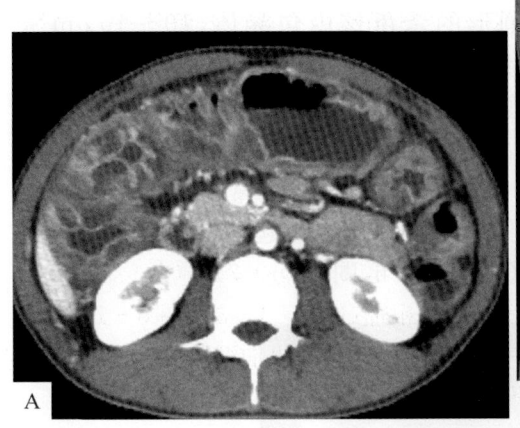
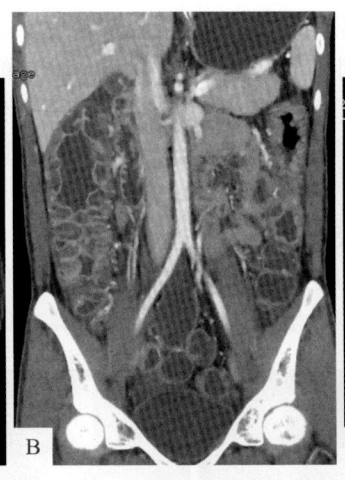
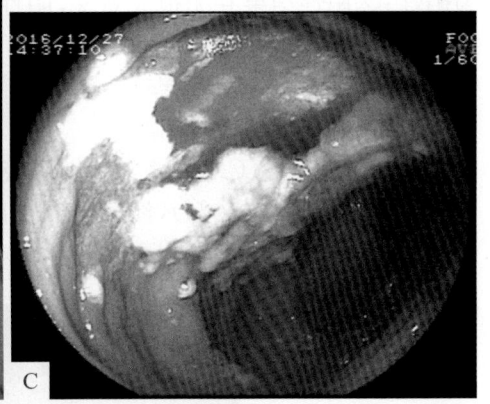

图 6-1-4 伪膜性肠炎

男,22岁。门脉期横断面 CT 增强图像(A)、门脉期冠状面 CT 重建图像(B)显示全结肠弥漫性水肿增厚,增强扫描肠壁呈分层强化,呈"琴键征"改变,部分黏膜中断、缺失;结肠镜图像(C)见结肠黏膜充血、水肿,散在黄色鸡油样物质附着,类似"红地毯上洒满黄豆"。(见彩色插页)

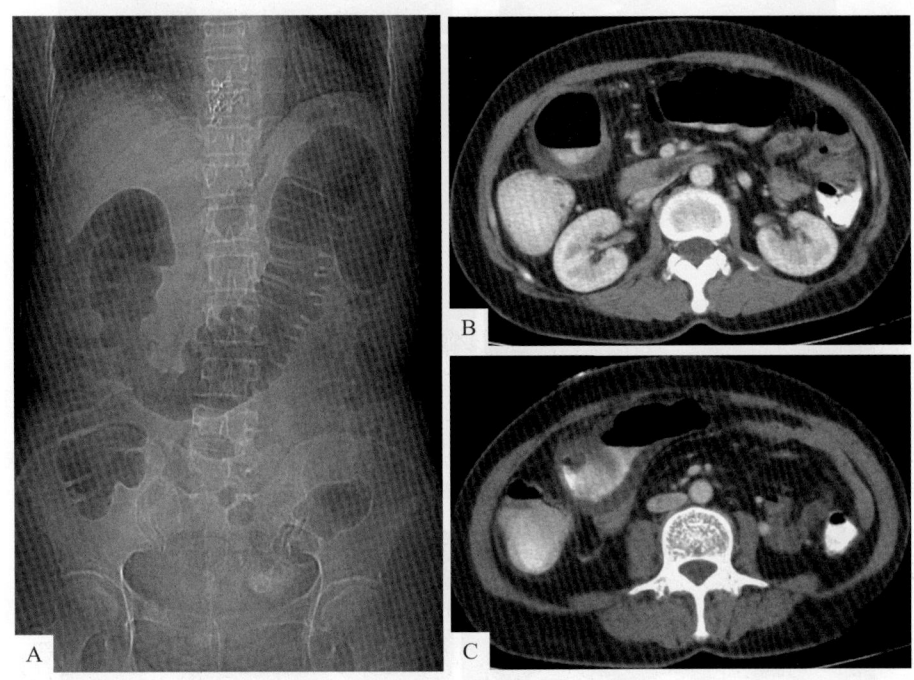

图 6-1-5 伪膜性肠炎

女,56岁。CT 定位图像(A)显示全结肠积气扩张,横结肠近段呈"指压迹"样改变;门脉期横断面 CT 增强图像(B、C)显示横结肠近段肠壁明显水肿增厚,黏膜缺失,强化不明显,右侧结肠旁沟少许渗出。

四 巨细胞病毒感染性结肠炎

【定义】 巨细胞病毒性结肠炎一般认为是免疫抑制性疾病如艾滋病、恶性肿瘤、器官或骨髓移植、使用化疗药物或激素治疗的宿主的机会性感染,然而随着世界范围的病例报道免疫耐受宿主也可以发生巨细胞性结肠炎,引起原发性胃肠临床表现,如结肠溃疡、假性息肉、肿瘤、缺血和出血性小肠结肠炎。

【临床表现】 巨细胞病毒性结肠炎的临床表现为低热、消瘦、厌食、不适、腹痛、水样泻、便血是最常见的表现,消化道大出血及穿孔是致命性并发症,免疫耐受宿主常无症状或表现为单核细胞增生症。

【诊断】

1. CMV 感染的预警 包括:①高热;②之前稳定的病情迅速恶化;③强化治疗 3 d 仍无效果。

2. CMV 感染的诊断方法——血清学

(1) CMV 特异性 IgM 抗体:①敏感性 100%、特异性 99%,提示近期病毒感染,对结肠疾病并非特异性;②感染后可持续 2 年以上;③免疫缺陷或使用免疫抑制剂者,可能检测不出其变化。

(2) CMV 特异性 IgG 抗体：①正常人群＞70%为阳性；②阳性结果并无很大意义，阴性结果可帮助排除诊断；③IgG 滴度升高 4 倍以上可作为诊断依据，提示 CMV 活动性感染。

【影像学表现】

1. 内镜表现　CMV 感染性结肠炎内镜下表现为界限清楚的溃疡（50%），溃疡浸润性改变（25%），伪膜（25%）。病理示可见巨细胞包涵体，呈鹰眼样改变。组织学上，CMV 感染的细胞明显增大，可见圆形或椭圆形的紫色核内包涵体，10～15 μm 大小，周围环绕透明的空晕，与核膜分离，此为具有特征性诊断意义的 CMV 包涵体。组织建议取溃疡底部。

2. CT 表现　缺乏特异性，常表现为结肠弥漫性肠壁增厚伴黏膜结节状、隆起、溃疡，常合并胸腔积液、腹水（图 6-1-6，图 6-1-7）。

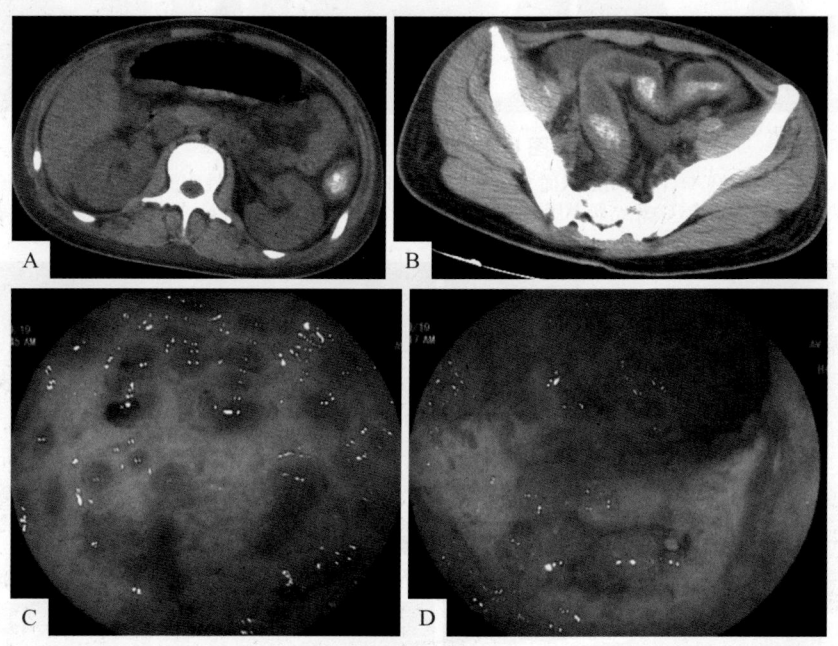

图 6-1-6　CMV 感染性结肠炎

CT 平扫图像（A、B）显示全结肠弥漫性肠壁水肿，部分黏膜呈结节状隆起，黏膜溃疡，结肠袋消失，腹水、渗出；结肠镜图像（C、D）显示乙状结肠黏膜剥脱、水肿及黏膜溃疡。（见彩色插页）

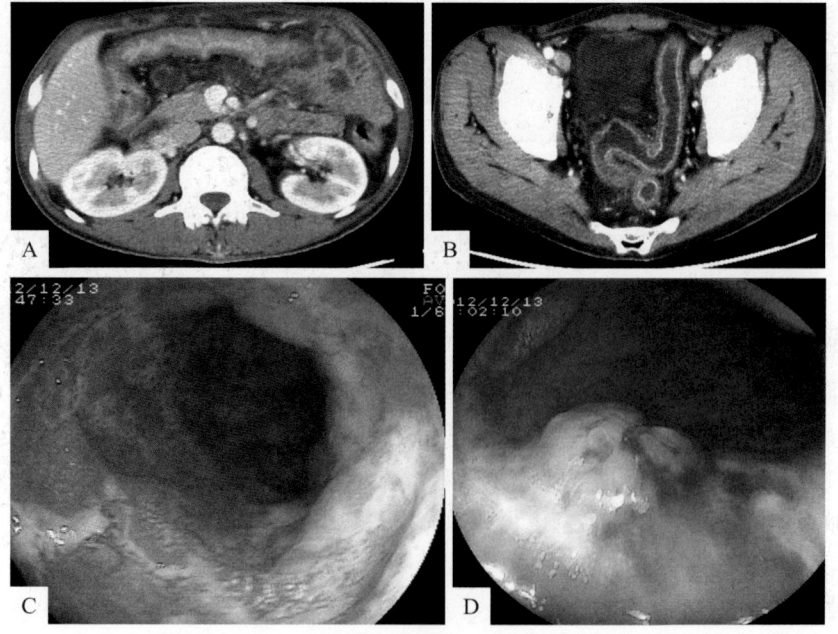

图 6-1-7　溃疡性结肠炎合并 CMV 感染

门脉期横断面 CT 增强图像（A、B）显示全结肠弥漫性肠壁水肿，部分黏膜呈结节状隆起，黏膜溃疡，结肠袋消失；结肠镜图像（C、D）显示结肠水肿，散在地图样溃疡，表面覆黄白苔，周边黏膜结节样隆起。（见彩色插页）

五 EB病毒感染性结肠炎

【概述】 EB病毒（Epstein-Barr virus, EBV）主要感染B淋巴细胞，在某些情况下也可感染T淋巴细胞、NK细胞和上皮细胞。EBV有复制性感染和潜伏性感染两种方式。在复制性感染期间病毒DNA转录、成熟病毒颗粒产生，并伴宿主细胞的溶解和死亡。肠黏膜存在丰富的淋巴组织，是EBV感染相关性疾病的好发部位之一。

【分类】 非免疫缺陷的EBV感染性肠道疾病分为以下6类：①EBV隐性感染；②急性EBV感染性肠炎；③慢性活动性EBV感染（伴有系统性症状）；④肠道局限性EBV感染，不伴有系统性症状（多数为机会性感染）；⑤肠道EBV感染伴噬血细胞综合征；⑥肠道EBV相关恶性肿瘤。

原发性EBV感染多数为无症状的隐性感染，健康人感染EBV后，病毒存在于B淋巴细胞，呈休眠状态。

【临床表现】 EBV急性感染以儿童和青少年多见，少数见于成人，表现为传染性单核细胞增多症，以发热、咽峡炎、淋巴结大为主要临床特征，胃肠道累及较少见。

急性EBV感染病程多在1个月以内，临床过程呈自限性，预后良好，但病毒随后终生潜伏于B淋巴细胞中。

【影像学表现】 CT表现缺乏特异性，常表现为结肠弥漫性肠壁增厚伴黏膜结节状、隆起、溃疡，可呈淋巴瘤肠道累及样改变，常合并多浆膜腔积液、肝脾肿大（图6-1-8，图6-1-9）。

六 放线菌感染

【概述】 放线菌是一类丝状分支的单细胞原核微生物，属细菌的一种特殊类型。放线菌是一种革兰阳性非抗酸厌氧丝状杆菌，可正常寄居在人体的口腔、上呼吸道、胃肠道及泌尿生殖道，是条件致病菌，当人体抵抗力降低或伴细菌感染时便可发病。

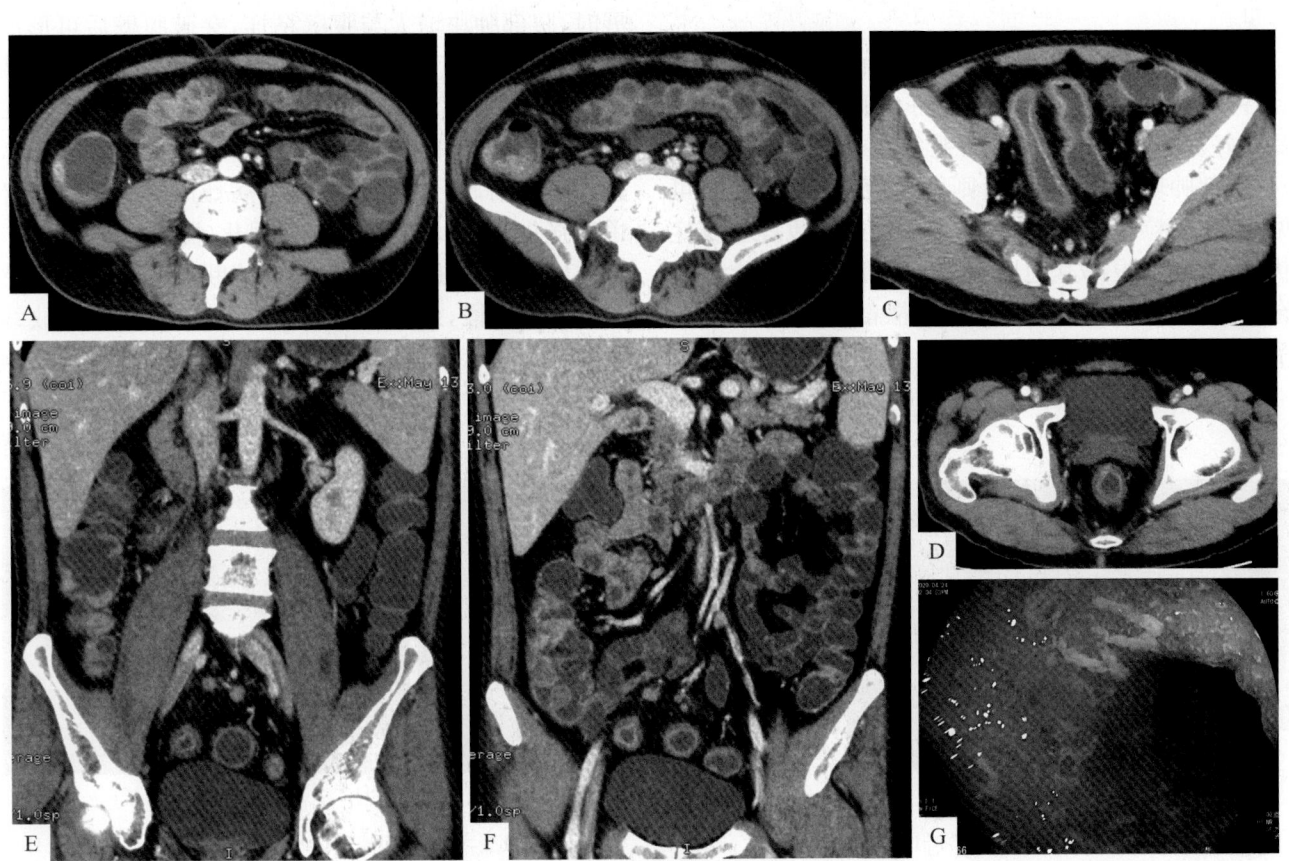

图6-1-8 溃疡性结肠炎合并EBV感染

门脉期横断面CT增强图像（A～D）、门脉期冠状面CT重建图像（E，F）显示右半结肠、乙状结肠及直肠肠壁水肿增厚，增强扫描呈分层强化，黏膜溃疡，右半结肠局段黏膜呈息肉样增生改变；结肠镜图像（G）显示乙状结肠黏膜剥脱、溃疡及水肿。（见彩色插页）

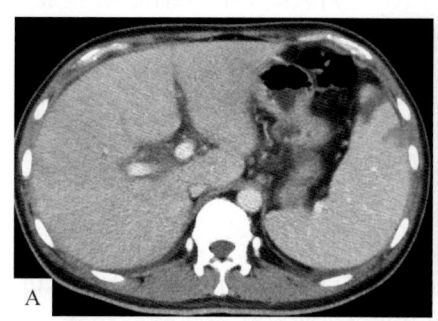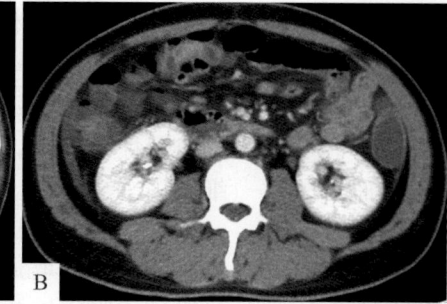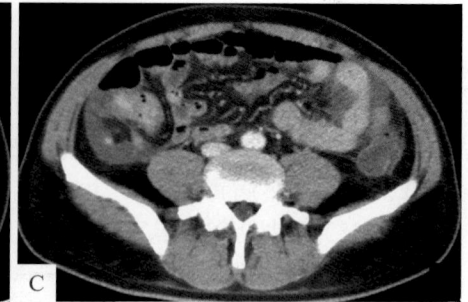

图 6-1-9 EBV 感染性肠炎

门脉期横断面 CT 增强图像(A～C)肝、脾增大,脾脏内可见片状无强化灶,提示脾梗死;肝脏汇管区水肿;末端回肠、结肠肠壁增厚,两侧结肠旁沟积液渗出。

放线菌病是一种渐进性、化脓性、肉芽肿性炎症,以多发脓肿及窦道为特征,主要发生于面颈部、胸部、腹腔和盆腔,其中面颈部病变约占60%、胸部病变约占15%、腹盆部病变约占20%、其他约占5%。放线菌病可在任何年龄发病,成人发病率高,多见于15～35岁,以农民及野外作业者多见。

【临床表现】 腹部放线菌病是由于病原菌由口腔吞食侵入肠黏膜而致病,也可由胸部病变直接波及。好发于回盲部,如急性、亚急性或慢性阑尾炎表现,局部肿块板样硬度,后则穿破腹壁成瘘,脓中可见"硫磺颗粒",可伴发热、盗汗、乏力、消瘦等全身症状,也可波及腹部其他脏器,如胃、肝、肾等,或波及脊椎、卵巢、膀胱、胸腔,或血行播散侵及中枢神经系统。

【实验室检查】 贫血,白细胞和中性粒细胞百分比、ESR、CRP 升高,肿瘤标记物(CA125、CA153)正常或轻度升高。

【影像学表现】 腹部放线菌多好发于回盲部,临床可表现为亚急性、慢性阑尾炎症状,表现为肠壁增厚,在回盲部周围出现边界不清的不规则肿块(图6-1-10),临床和影像学检查类似癌。病情继续发展时,腹部肿块增大与腹壁粘连,穿破腹壁后可形成多发性窦道,流出的脓液中可见硫磺颗粒(放线菌颗粒)。

放线菌性肝脓肿表现为囊实性病灶,边界不清,边缘不规则,常见中央坏死区,病灶周围呈不均匀轻中度强化,中央坏死区无明显强化(图6-1-10)。

【诊断】 细菌培养和病理诊断是确诊放线菌感染的主要手段,组织病理切片找到硫磺颗粒和放线菌菌丝是临床诊断该菌属感染的标准。

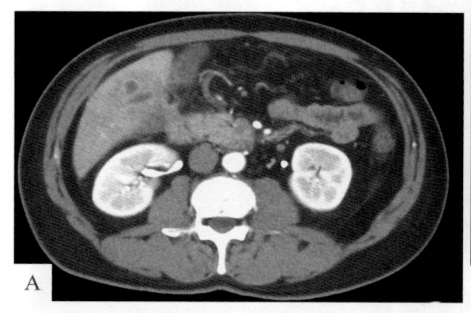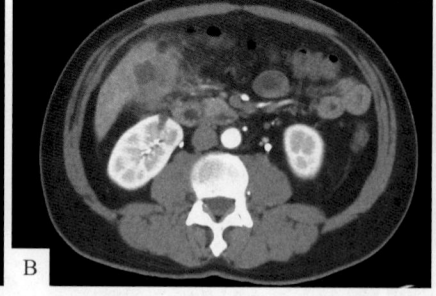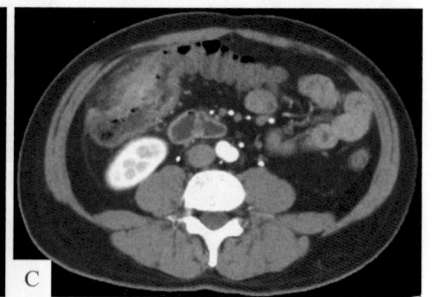

图 6-1-10 放线菌感染

门脉期横断面 CT 增强图像(A～C)显示肝脏内见囊实性病灶,边界不清,呈"三环样"改变,最中央为液化坏死区,中间一层明显强化,最外周为水肿带;同时见右半结肠肠壁明显增厚水肿,形态欠对称,黏膜溃疡,肠管周围见片状渗出影。

七 寄生虫感染

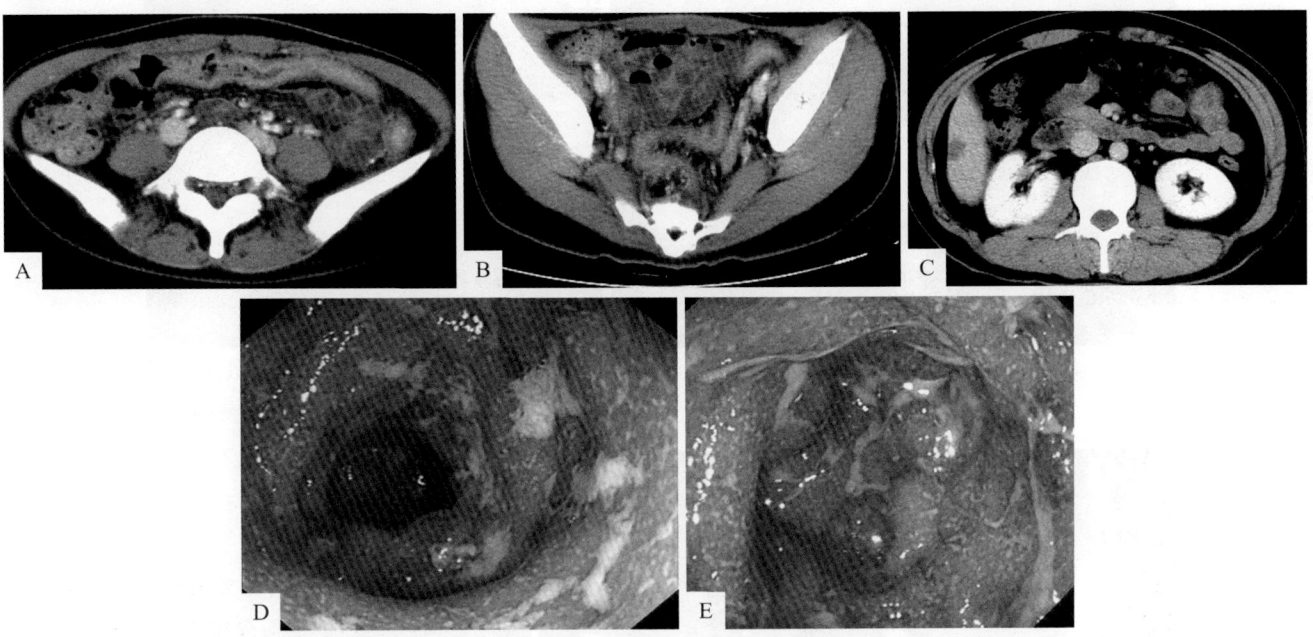

图 6-1-11　阿米巴肠炎及肝脓肿

患者发热伴腹泻，果酱色粪便，里急后重，不规律治疗后腹泻缓解，但仍有发热，并且伴右上腹隐痛，血清阿米巴抗体 IgG 阳性。横断面 CT 增强图像（A~C）显示横结肠-直肠肠壁水肿增厚伴异常强化，同时见肝右叶低密度灶，边界稍欠清晰，强化不均，中央见点片状异常强化灶，诊断为阿米巴肠炎及阿米巴肝脓肿；结肠镜图像（D、E）显示结肠明显充血水肿伴散在地图样溃疡，表面覆厚黄苔。（见彩色插页）

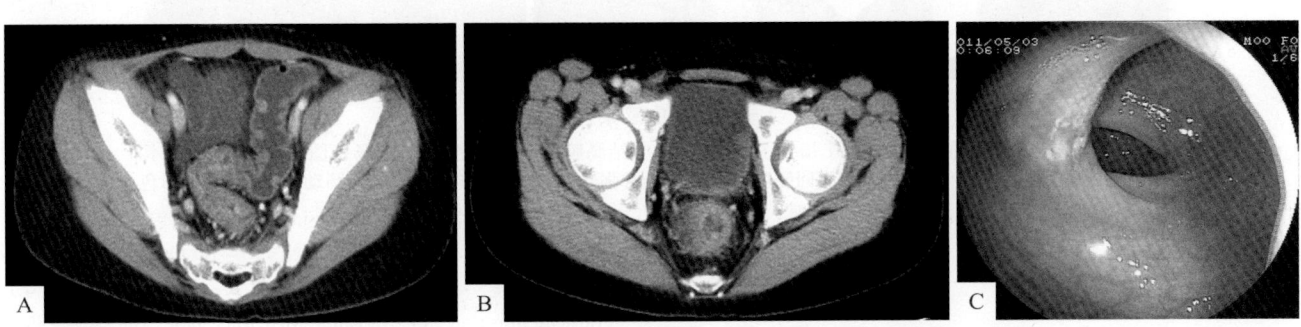

图 6-1-12　阿米巴肠炎

患者脓血便，大便暗红色，果酱样，大便化验提示阿米巴包囊（+）。横断面 CT 增强图像（A、B）显示乙状结肠远段、直肠连续性肠壁水肿增厚伴异常强化，黏膜见凹凸不平溃疡改变；结肠镜图像（C）显示乙状结肠、直肠浅溃疡，周边黏膜充血。（见彩色插页）

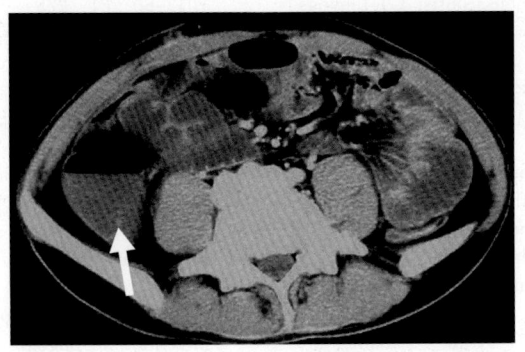

图 6-1-13　鞭虫感染

男性，38 岁，反复解血便 20 d，无明显诱因下出现解血便，呈暗红色，每天 5~6 次，量约 1 000 mL，伴头昏、乏力，粪化验提示鞭虫卵阳性。横断面 CT 增强图像显示右半结肠腔内小片状高密度影（箭）。

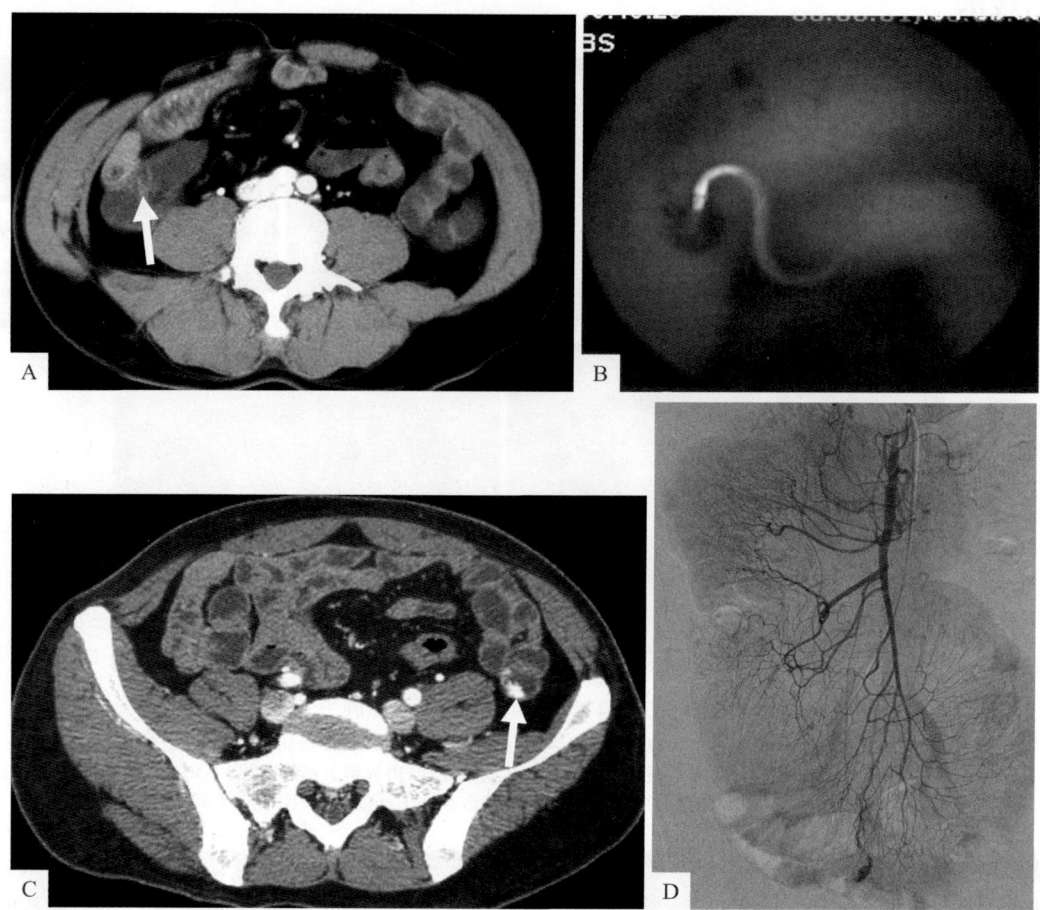

图 6-1-14　钩虫感染伴血管畸形

患者不明原因消化道出血。横断面CT增强图像(A)见右半结肠腔内条状高密度影；结肠镜图像(B)见肠腔内钩虫影；横断面CT增强图像(C)见左下腹回肠腔内结节状异常强化灶；DSA图像(D)明确回肠动脉畸形。(见彩色插页)

(赵雪松　何相宜　唐永华　缪飞)

◆ 参考文献 ◆

1. 缪飞. 小肠影像学[M]. 上海：上海科学技术出版社，2013.
2. Schulze M, Fritz J, Joanoviciu SD, et al. Pseudomembranöse colitis: CT-diagnostik(pseudomembranous colitis: CT-findings) [J]. Rofo, 2009,181(2):107-109.
3. Wee B, Poels JA, McCafferty IJ, et al. A description of CT features of Clostridium difficile infection of the small bowel in four patients and a review of literature [J]. Br J Radiol, 2009, 82 (983):890-895.
4. Filippi L. Incidental detection of pseudomembranous colitis through ^{18}F-FDG PET/CT during the restaging of colorectal cancer [J]. Mol Imaging Radionucl Ther, 2023,32(1):71-73.
5. Abdul Jabbar S, Sundaramurthi S, Elamurugan TP, et al. An unusual presentation of pseudomembranous colitis. cureus [J]. 2019,11(4):e4570.
6. Farooq PD, Urrunaga NH, Tang DM, et al. Pseudomembranous colitis [J]. Dis Mon, 2015,61:181-206.
7. Vaishnavi C. Established and potential risk factors for Clostridum difficile infection [J]. Indian J Med Microbiol, 2009,27:289-300.
8. Segar L, Easow JM, Srirangaraj S, et al. Prevalence of Clostridium difficile infection among the patients attending a tertiary care teaching hospital [J]. Indian J Pathol Microbiol, 2017,60:221-225.
9. van der Wilden GM, Chang Y, Cropano C, et al. Fulminant Clostridium difficile colitis: prospective development of a risk scoring system [J]. J Trauma Acute Care Surg, 2014,76:424-430.
10. Kendrick JB, Risbano M, Groshong SD, et al. A rare presentation of ischemic pseudomembranous colitis due to escherichia coli [J]. Infect Dis, 2007,45:217-219.
11. Sylva D, Villa P, et al. Pseudomembranous colitis from cytomegalovirus infection [J]. Lancet Gastroenterol Hepatol, 2017, 2:384.
12. Carey-Ann BD, Carroll KC. Diagnosis of Clostridium difficile infection: an ongoing conundrum for clinicians and for clinical laboratories [J]. Clin Microbiol Rev, 2013,26:604-630.

第二节 溃疡性结肠炎

溃疡性结肠炎(ulcerative colitis，UC)是一种慢性非特异性肠道炎症性疾病，主要累及直肠和结肠，多呈反复发作的慢性病程。

【临床表现及分型】 溃疡性结肠炎症状以腹泻为主，排出含有血、脓和黏液的粪便，常伴有阵发性结肠痉挛性疼痛，并有里急后重感，排便后可缓解。重度患者腹泻次数每天多于6次，有明显黏液脓血便，体温高于37.5℃，脉搏每分钟高于90次，还会发生贫血，即血红蛋白经常低于100 g/L，化验ESR高于30 mm/h。溃疡性结肠炎的分型比较复杂，一般按照患者的病程长短、发作程度、发作时间、累及范围以及病情分期进行综合分型。

根据病程，溃疡性结肠炎分为4型，即初发型、慢性复发型、慢性持续性和急性暴发型。根据严重程度可以分为轻度、中度、重度。按照病变范围可以分为直肠炎、左半结肠炎和全结肠炎。按照病情可以分为活动期和缓解期。

【流行病学】 溃疡性结肠炎已成为一个全球健康挑战，流行病学趋势不断演变。研究表明，低收入和中等收入国家的发病率正在急剧上升。溃疡性结肠炎在男性和女性中有相似的发病率。其发病高峰年龄在2~40岁，但60岁以上人群的发病病例正在增加，占新诊断的20%。

【危险因素】 全基因组关联研究已经确定了250多个炎症性肠病风险等位基因，它们与肠道屏障功能和T细胞免疫相关的通路有关。然而，这些风险基因仅解释了8.2%的疾病变异，这些风险变异在溃疡性结肠炎中的确切影响尚不清楚。无法预测疾病的发病或临床亚表型，阻碍了常规的临床检查适用性。此外，多种环境和饮食因素影响溃疡性结肠炎的发生风险，尽管其确切机制尚不清楚，但许多因素与全球发病率的上升有关。如果因果关系确实存在，那么生活方式和饮食的改变可能是未来疾病预防策略的特征。

【病理生理学】 上皮屏障缺陷、免疫反应失调和生态失调是溃疡性结肠炎引发和持续炎症的相互作用中不可或缺的一部分。

1. 肠上皮屏障缺陷 发病机制的初始阶段是由肠道屏障的破坏和黏膜稳态的丧失所导致的。结肠黏液的主要成分是黏蛋白-2，由杯状细胞分泌，提供一个保护层；然而，这些杯状细胞在结肠炎中被耗尽。破坏这些先天防御机制会增加对病原体入侵的渗透性。然而，这些发现是因果关系还是关联的尚不清楚。

2. 免疫反应失调 溃疡性结肠炎患者对微生物抗原的异常先天和适应性免疫反应是公认的。在溃疡性结肠炎中，结肠黏膜损伤部位通过增强TNF和白细胞介素-1β(IL-1β)的产生使炎症持续。树突状细胞是一种抗原提呈细胞，与巨噬细胞一起，介导对外界刺激的免疫耐受，并引导T细胞分化以形成适应性免疫。在结肠炎症中，效应T辅助细胞(Th)细胞反应和T调节细胞失衡导致几个关键细胞因子的异常产生，并形成了溃疡性结肠炎对抗细胞因子药物的治疗重点。这些细胞因子包括TNF、IL-5、IL-6、IL-13、IL-17和IL-22，并与溃疡性结肠炎的病理生理学有关，其中IL-22在肠道屏障稳态的功能是有争议的。此外，体液免疫反应还鲜为人知。

3. 生态失调 胃肠道微生物菌群也与溃疡性结肠炎有关。手术标本检查与肠壁相关的微生物群，显示溃疡性结肠炎中拟杆菌门和厚壁菌门的共生细菌已耗尽。丁酸盐是具有抗菌和抗炎活性的结肠杆菌细胞的重要能量来源。通过粪便微生物群移植恢复健康的微生物群在溃疡性结肠炎的治疗中已成功，但还需要研究其更详细的机制。

【诊断标准】 溃疡性结肠炎的诊断是基于临床、炎症、内镜和组织学参数的结合，但目前还没有金标准。在生物化学上，贫血和缺铁是常见的。CRP可升高，但敏感性较低。低白蛋白血症可作为诊断时的预后标志物，并与大量使用类固醇、免疫抑制剂和生物制剂以及增加结肠切除术的可能性有关。粪钙卫蛋白比血清生物标志物更敏感但特异性低。内镜与活检是诊断溃疡性结肠炎最敏感和最具特异性的工具。轻度溃疡性结肠炎的典型内镜特征是红斑、血管充血和可见血管形态部分消失。中度活动性结肠炎的特征是血管形态完全消失，血液黏附在黏膜表面，糜烂和黏膜易碎。严重的结肠炎的特征是自发性出血和溃疡。溃疡性结肠炎的溃疡总是嵌在炎症的黏膜中，这与克罗恩病相反。组织学诊断是基于广泛的隐窝结构扭曲、黏膜萎缩和弥漫性透黏膜的结合固有层有炎症浸润，淋巴细胞和浆细胞增多(基底浆细胞增多)，并伴有活动性炎症引起隐窝炎和隐窝脓肿。

【影像学表现】 UC 表现为远段或全结肠炎,黏膜高强化及中度黏膜下水肿;仅累及直肠(30%),累及直肠及远段结肠(40%),全结肠炎(30%),少数患者有远端回肠受累;急性期表现为中度肠壁增厚及肠腔狭窄;慢性期表现为肠管短缩,结肠袋消失;铅管样肠管。

1. X 线表现

(1) 黏膜表面颗粒状改变颗粒大小不一,形态不规则,直径一般在 1~3mm,结肠无名沟显示模糊或消失。当肠黏膜有糜烂时,呈许多细微的针尖状钡影,使黏膜的颗粒表现更为明显。

(2) 溃疡形成在气钡双重对比相上,钡剂附着欠佳,形成以中央密度较高,边缘浅淡模糊的钡点或钡斑,较大的活动性溃疡,呈弥漫性、连续性和均匀一致的钡点和钡斑,大小约 1~4mm,周围无明显隆起,溃疡的大小相对一致。肠壁虽无正常柔软性,但肠管尚有一定的伸展性,未充分扩张的肠管黏膜纹水肿、增粗,表面可见溃疡龛影,较大较深的溃疡龛影在肠轮廓外缘,可见"T"字形或纽扣状龛影。

(3) 黏膜面息肉形成,缓解期溃疡面愈合与黏膜过度增生修复,则形成息肉样改变,称为炎症后息肉或假息肉。表现为多发性弥漫性分布,呈类圆形、棒状、树枝状或丝状,息肉较假息肉表面光滑,可与溃疡同时存在。

(4) 肠管变形表现为肠袋消失、肠腔狭窄及肠管短缩,呈铅管样改变。在急性期明显,随着炎症的消退,可恢复部分袋形,但黏膜面的无名沟难以恢复。

2. CT 表现

(1) "靶征"或"晕征",即肠壁内层(黏膜)强化,肠壁中层(黏膜下层)低强化,肠壁外层(固有肌层及浆膜层)强化(图 6-2-1~图 6-2-3)。

(2) 黏膜岛或炎性假息肉强化,肠壁厚度常<10mm(图 6-2-3)。

(3) 直肠周围纤维脂肪增殖及直肠腔狭窄,骶前(直肠后)间隙增宽。

(4) 当合并中毒性巨结肠时,表现为结肠扩张,常>8cm(CT 比平片更为显著),小肠扩张(肠梗阻),结肠壁可增厚或变薄,结肠横皱襞消失,结肠呈黏膜型,可见黏膜岛或假息肉,腹水常见,±肠壁积气或腹腔积气。

3. MRI 表现与 CT 表现相似,但软组织分辨率高,急性期肠壁分层表现为黏膜下层 T2 高信号,增强扫描呈黏膜下低信号,慢性期常表现为均匀一致强化(图 6-2-4~图 6-2-6)。

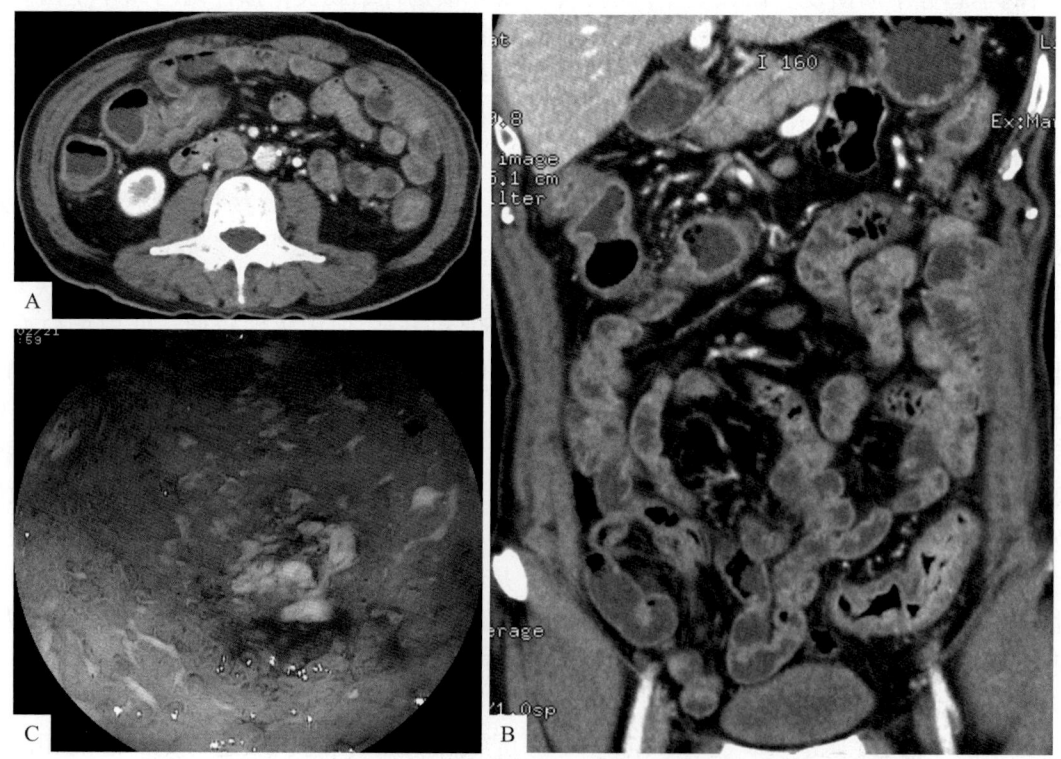

图 6-2-1 溃疡性结肠炎活动期
门脉期横断面 CT 增强图像(A)、门脉期冠状面 CT 重建图像(B)显示全结肠连续性肠壁水肿增厚,增强扫描呈分层强化,结肠袋消失;结肠镜图像(C)显示结肠黏膜充血水肿,表面正常树枝状血管纹理消失,取而代之呈"湿砂皮"样改变,伴散在浅溃疡。(见彩色插页)

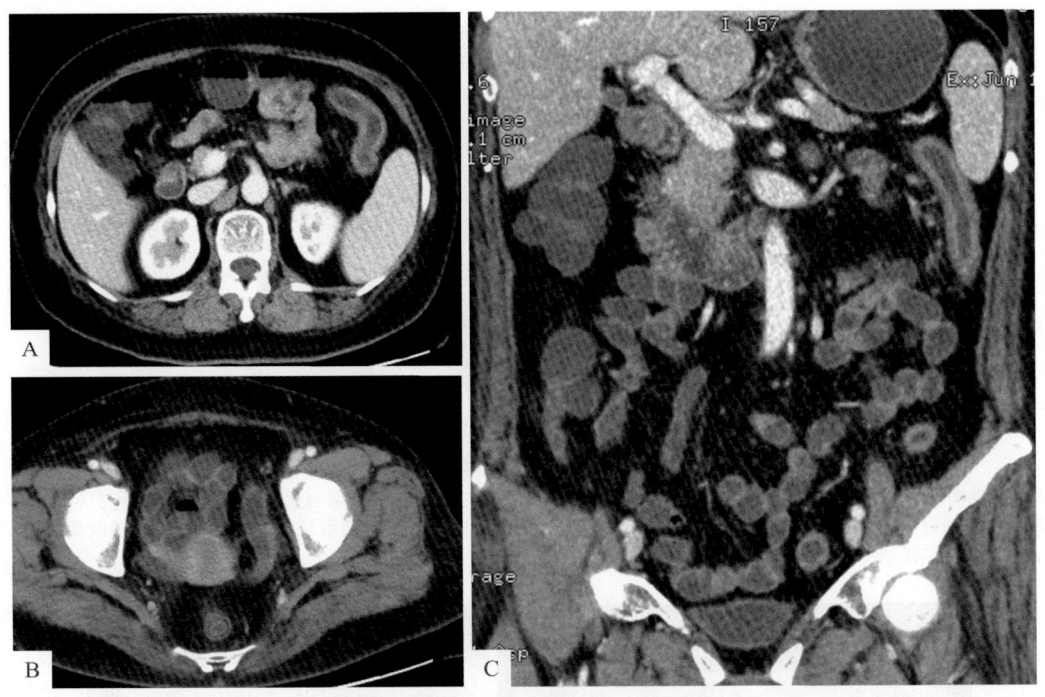

图6-2-2 溃疡性结肠炎活动期

门脉期横断面CT增强图像(A、B)、门脉期冠状面CT重建图像(C)显示全结肠连续性肠壁水肿增厚,增强扫描呈分层强化,结肠袋消失。

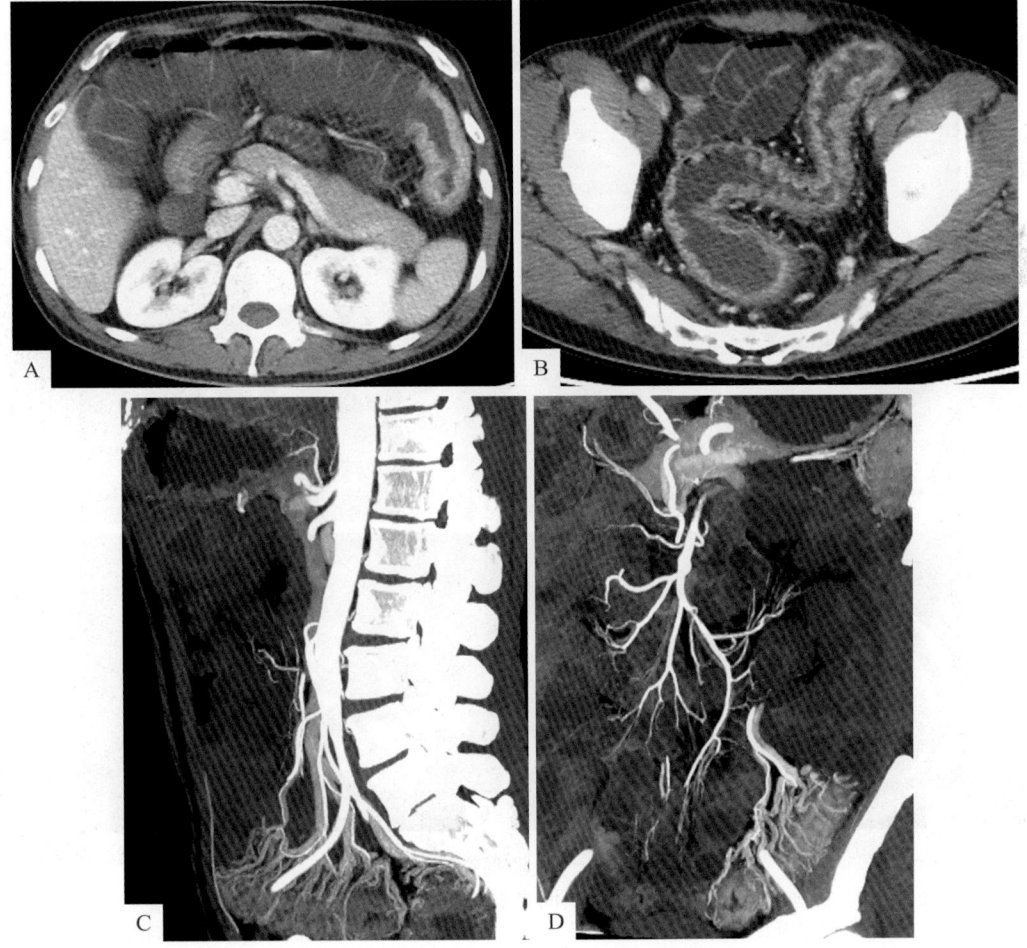

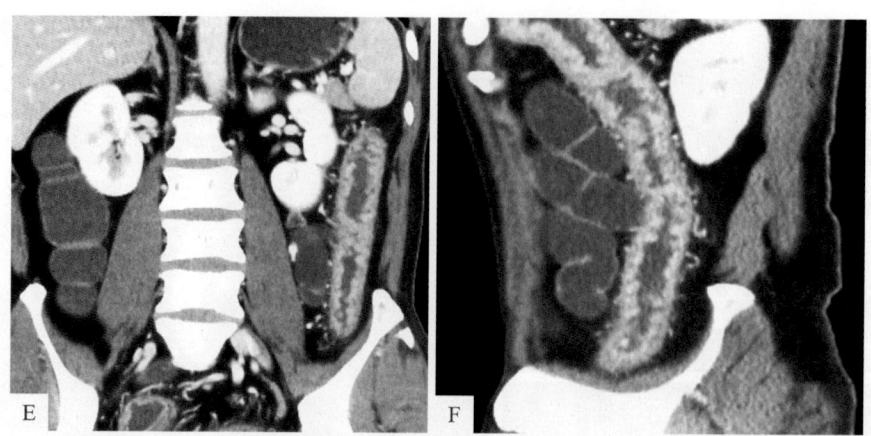

图 6-2-3　溃疡性结肠炎

门脉期横断面 CT 增强图像（A、B）、动脉期矢状面（C）和冠状面（D）CT MIP 重建图像、门脉期冠状面（E）和矢状面（F）CT 重建图像显示横结肠脾曲及左半结肠连续性肠壁增厚，肠腔狭窄，增强扫描黏膜异常强化，呈"假息肉样"改变，结肠袋消失，结肠呈铅管样改变，中结肠动脉及左结肠动脉末梢直小血管增粗扩张。

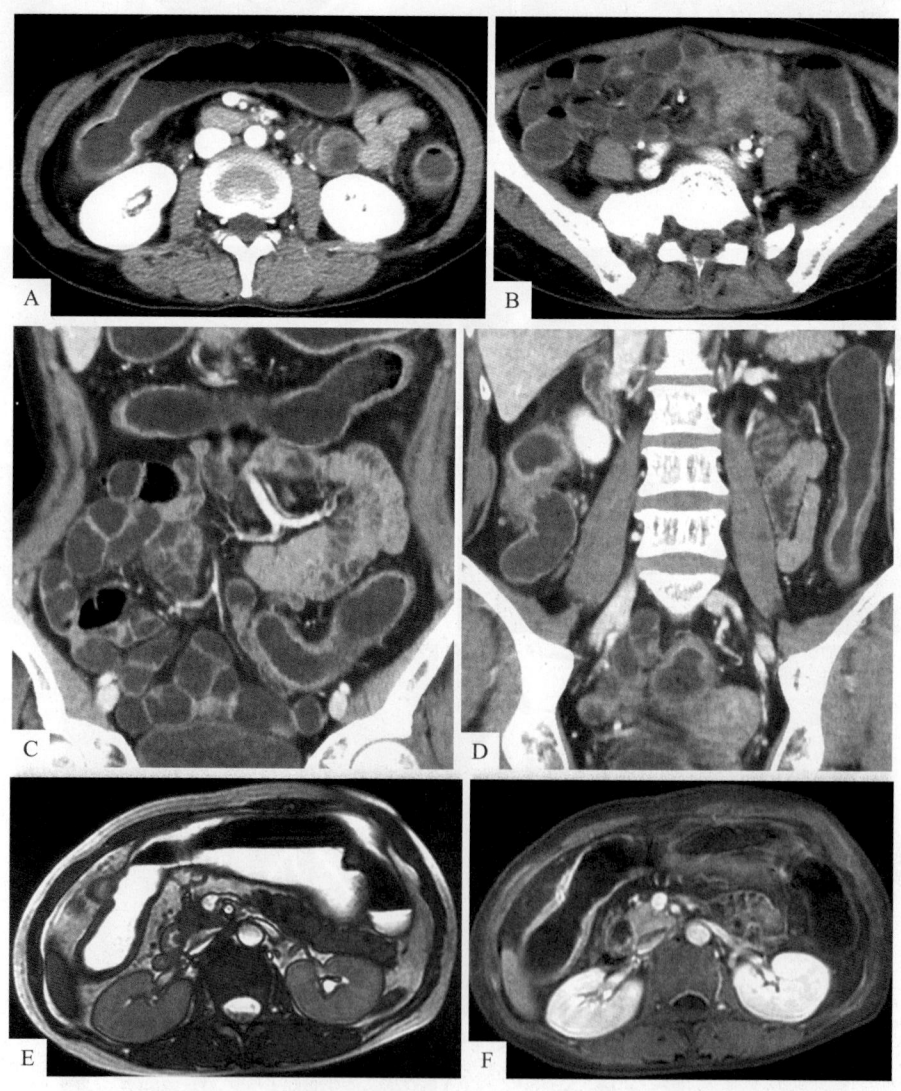

图 6-2-4　溃疡性结肠炎

门脉期横断面 CT 增强图像（A、B）、门脉期冠状面 CT 重建图像（C、D）显示全结肠连续性肠壁增厚，肠腔狭窄，增强扫描黏膜面中等强化，结肠袋消失，结肠呈铅管样改变；横断面 MR FIESTA 图像（E）显示全结肠连续性肠壁增厚，呈低信号，肠管周围末梢直小血管增粗扩张；横断面 MR LAVA 增强图像（F）显示结肠黏膜异常强化，肠壁呈分层改变。

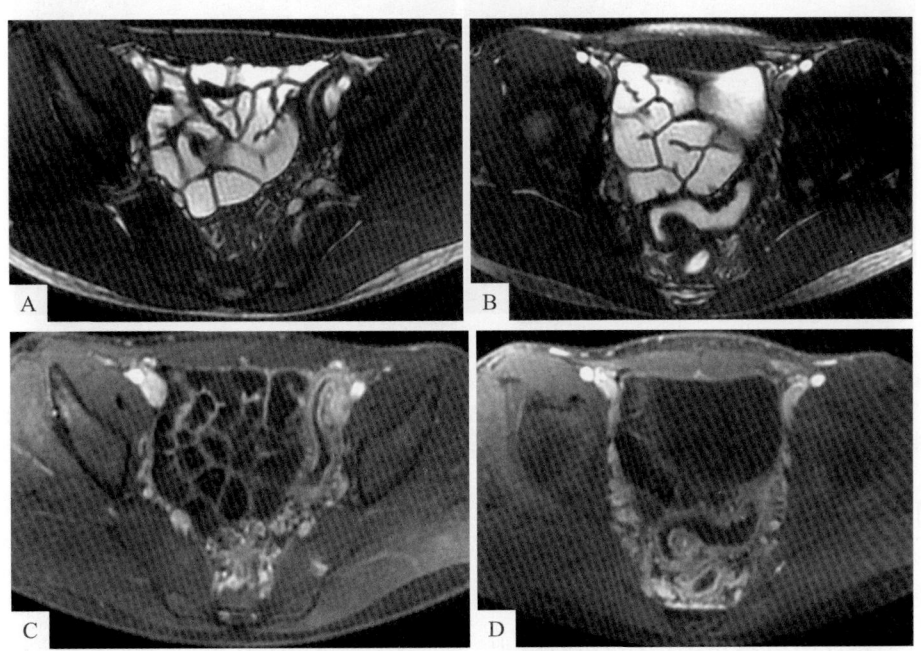

图 6-2-5 溃疡性结肠炎

横断面 MR FIESTA 图像(A、B)显示乙状结肠及直肠连续性肠壁增厚,黏膜面可见凹凸不平溃疡改变,肠壁呈低信号;横断面 MR LAVA 增强图像(C、D)显示增厚肠壁呈分层强化,黏膜层和浆膜层异常强化呈高信号,黏膜下层水肿,强化减弱,呈低信号,乙结肠动脉及直肠上动脉末梢直小血管增粗扩张。

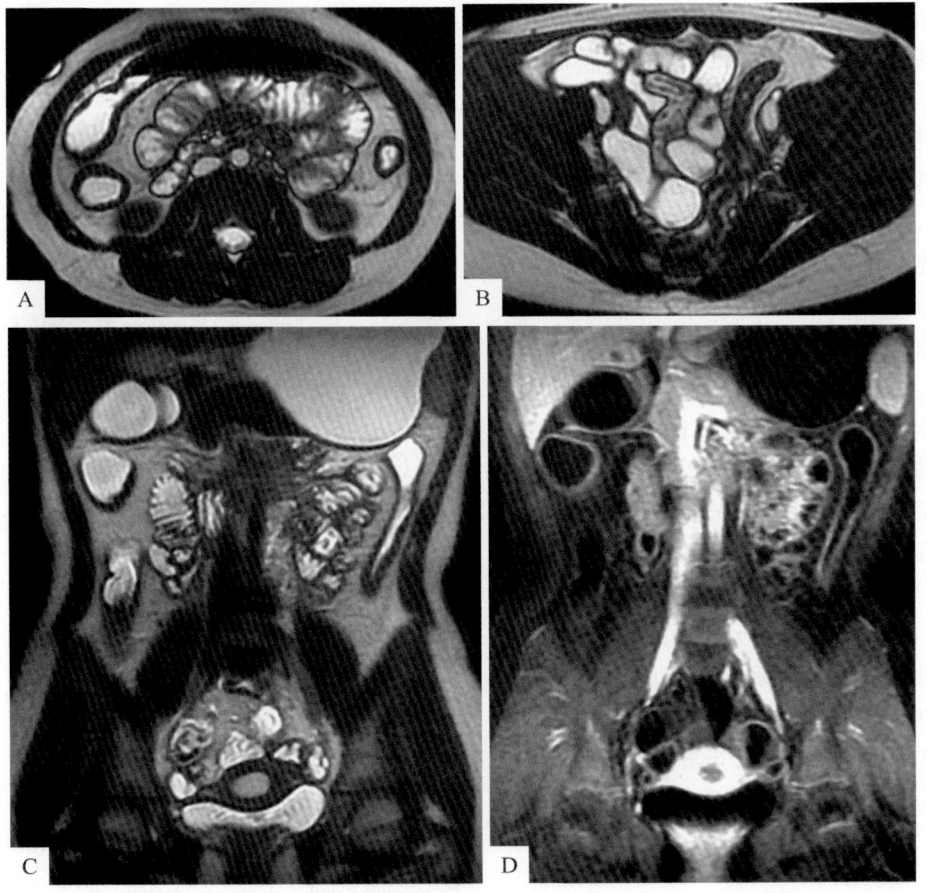

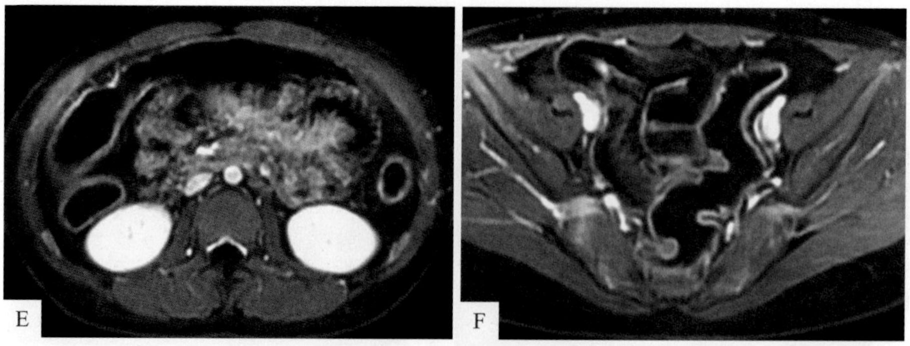

图 6-2-6 溃疡性结肠炎

横断面 MR FIESTA 图像(A、B)显示全结肠连续性肠壁增厚,黏膜面可见凹凸不平溃疡改变,肠壁呈低信号;冠状面 MR T2SSFSE 图像(C)显示增厚肠壁呈等低信号,结肠袋消失,呈铅管样改变;冠状面 MR LAVA 增强图像(D)、LAVA 横断面增强图像(E、F)显示增厚肠壁黏膜层异常强化。

【鉴别诊断】 克罗恩病为透壁炎症,多为跳跃性病灶,累及小肠,而 UC 为黏膜炎症钡剂灌肠表现如下。①溃疡:黏膜溃疡及周围水肿所致的浅钡斑;②鹅卵石征:纵行及横行溃疡交错呈铺路石样;③节段性分布:结肠及小肠受累(60%),仅累及结肠(20%);④透壁跳跃性病变,可有窦道、裂隙、瘘形成;⑤少数病例难以和 UC 相鉴别,特别是疾病晚期。CT 表现为:①克罗恩病肠壁增厚程度(10~20mm)大于溃疡性结肠炎;②肠系膜脂肪炎症导致纤维脂肪增生(沿脂肪蔓延),特别是右下腹;③梳状征:肠系膜高血供提示病变急性期;④肠系膜淋巴结增大。

感染性(包括难辨梭菌)结肠炎常累及全结肠;黏膜强化及黏膜下水肿程度通常比溃疡性结肠炎更明显;手风琴征,增厚的结肠皱襞之间对比剂潴留;感染性结肠炎常见腹水,溃疡性结肠炎罕见腹水(仅少数严重病例,如中毒性巨结肠可见腹水)。

缺血性结肠炎最常见的病因是低灌注,多见于分水岭区:脾曲、乙状结肠、降结肠;缺血性结肠炎直肠通常不受累;老年人及心功能不良患者多见。增强 CT 表现为黏膜可正常强化或高强化(首次发作后);±肠壁积气,肠系膜门静脉积气。

泻药相关结肠病患者长期应用、滥用泻药,表现为结肠袋消失,类似慢性 UC 改变;结肠不规则一过性节段性狭窄,主要位于升结肠及横结肠。

中性粒细胞减少性结肠炎发生在严重粒细胞减少及免疫抑制的患者,常局限于右侧结肠及盲肠,黏膜和肠系膜充血及显著的黏膜下水肿。

(吴平 刘孝臣 朱慧 赵雪松 缪飞)

参考文献

1. Podolsky DK. Inflammatory bowel disease [J]. New Engl J Med, 2002, 347:417-429.
2. Weber NK, Fidler JL, Keaveny TM, et al. Validation of a CT-derived method for osteoporosis screening in IBD patients undergoing contrast-enhanced CT enterography [J]. Am J Gastroenterol, 2014, 109:401-408.
3. Autenrieth DM, Baumgart DC. Toxic megacolon [J]. Inflamm Bowel Dis, 2012, 18:584-591.
4. Feldman M, Friedman LS, Brandt LE, et al. Sleisenger and Fordtran's estinal and liver disease: pathophysiology, diagnosis, management [M]. 9th ed. Philadelphia: Saunders Elsevier, 2010.
5. Johnson KT, Hara AK, Johnson CD. Evaluation of colitis: usefulness of CT enterography technique [J]. Emerg Radiol, 2009, 16:277-282.
6. Fletcher JG, Fidler JL, Bruining DH, et al. New concepts in intestinal imaging for inflammatory bowel diseases [J]. Gastroenterology, 2011, 140:1795-806.e1797.
7. Patel B, Mottola J, Sahni VA, et al. MDCT assessment of ulcerative colitis: radiologic analysis with clinical, endoscopic and pathologic correlation [J]. Abdom Imaging, 2012, 37:61-69.
8. Andersen K, Vogt C, Blondin D, et al. Multi-detector CT colonography in inflammatory bowel disease: prospective analysis of CT findings to high-resolution video colonoscopy [J]. Eur J Radiol, 2006, 58:140-146.
9. Stange E, Travis S, Vermeire S, et al. European Crohn's and Colitis Organisation (ECCO) European evidence-based consensus on the diagnosis and management of ulcerative colitis: definitions and diagnosis [J]. J Crohns Colitis, 2008, 2:1-23.
10. Moulin V, Dellon P, Laurent O, et al. Toxic megacolon in patients with severe acute colitis: computed tomographic features [J]. Clin Imaging, 2011, 35:431-436.
11. Oussalah A, Laurent V, Bruot O, et al. Diffusion-weighted magnetic resonance without bowel preparation for detecting colonic inflammation in inflammatory bowel disease [J]. Gut, 2010, 59:1056-1065.
12. Ordas I, Rimola J, Garcia-Bosch O, et al. Diagnostic accuracy of magnetic resonance colonography for the evaluation of disease activity and severity in ulcerative colitis: a prospective study [J]. Gut, 2013, 62:1566-1572.
13. Pascu M, Roznowski AB, Muller HP, et al. Clinical relevance of transabdominal ultrasonography and magnetic resonance imaging in patients with inflammatory bowel disease of the terminal ileum and large bowel [J]. Inflamm Bowel Dis, 2004, 10:373-382.
14. Savoye-Collet C, Roset JB, Koning E, et al. Magnetic resonance colonography in severe attacks of ulcerative colitis [J]. Eur Radiol, 2012, 22:1963-1971.

15. Ordas I, Rimola J, Rodriguez S, et al. Imaging of the colon in inflammatory bowel disease: ready for prime time? [J]. Cur Drug Targets, 2012, 13:1252-1260.
16. Parente F, Molteni M, Marino B, et al. Are colonoscopy and bowel ultrasound useful for assessing response to short-term therapy and predicting disease outcome of moderate-to-severe forms of ulcerative colitis?: a prospective study [J]. Am J Gastroenterol, 2010, 105:1150-1157.
17. Glaudemans AW, Quintero AM, Signore A. PET/MRI in infectious and inflammatory diseases: will it be a useful improvement? [J]. Eur J Nucl Med Mol Imaging, 2012, 39:745-749.
18. Das CJ, Makharia GK, Kumar R, et al. PET/CT colonography: a novel non-invasive technique for assessment of extent and activity of ulcerative colitis [J]. Eur J Nucl Med Mol Imaging, 2010, 37:714-721.
19. Spier BJ, Perlman SB, Jaskowiak CJ, et al. PET/CT in the evaluation of inflammatory bowel disease: studies in patients before and after treatment [J]. Mol Imaging Biol, 2010, 12:85-88.
20. Broder JC, Tkacz JN, Anderson SW, et al. Ileal Pouch-anal anastomosis surgery: imaging and intervention for post-operative complications [J]. Radiographics, 2010, 30:221-233.
21. Kirat HT, Kiran RP, Oncel M, et al. Management of leak from the tip of the "J" in ileal pouch-anal anastomosis [J]. Dis Colon Rectum, 2011, 54:454-459.
22. Tonolini M, Campari A, Bianco R. Ileal pouch and related complications: spectrum of imaging findings with emphasis on MRI [J]. Abdom Imaging, 2011, 36:698-706.
23. Tang L, Cai H, Moore L, et al. Evaluation of endoscopic and imaging modalities in the diagnosis of structural disorders of the ileal pouch [J]. Inflamm Bowel Dis, 2010, 16:1526-1531.
24. 吴开春,梁洁,冉志华,等. 炎症性肠病诊断与治疗的共识意见(2018年,北京)[J]. 中华消化杂志, 2018, 38(9): 796-813.
25. Chow D K, Leong R W, Tsoi K K, et al. Long-term follow-up of ulcerative colitis in the Chinese population [J]. Am J Gastroenterol, 2009, 104(3): 647-654.
26. 欧阳钦. 重症溃疡性结肠炎的处理策略与技巧[J]. 医学新知, 2009, 19(2): 75-79.
27. 韩萍,于春水. 医学影像诊断学. 4版[M]. 北京:人民卫生出版社, 2016: 380.
28. 陈冰心,陈卫昌. CTE在炎症性肠病中应用的初步研究[D]. 苏州大学, 2012.
29. Jia Y, Li C, Yang X, et al. CT Enterography score: a potential predictor for severity assessment of active ulcerative colitis [J]. BMC Gastroenterol, 2018, 18:173.
30. 王敏,白人驹,赵新. 3.0TMR-DWI评估溃疡性结肠炎可行性的初步研究[J]. 临床放射学杂志, 2012, 31(2): 222-226.

第三节 结肠型克罗恩病

克罗恩病是一种慢性非特异性肉芽肿性炎症,可累及胃肠道从口腔到肛门的任何部位。病变呈节段性或跳跃性分布,以腹痛、腹泻、体重减轻为主要症状,伴有进行性贫血、发热。本病病因尚不明确,目前认为与免疫、感染、遗传及精神心理等方面有一定关联。本病以黏膜、肠壁和周围系膜的肉芽肿性炎症为特征,好发于回肠末端、右半结肠,也可侵犯胃肠道的其他任何部位。

【分型】 见表6-3-1。蒙特利尔分型首先是确诊年龄,维也纳分型中确诊年龄分为两个阶段,40岁以下(包括40岁)和40岁以上。蒙特利尔标准将确诊年龄细化,40岁之前分为两个阶段(0~16岁和17~40岁),40岁之后未做修改。其次是发病部位,蒙特利尔标准在维也纳分型所包含的三个部位(末端回肠,L1;结肠,L2;回结肠,L3)中,增加了上消化道(L4,因为临床研究发现部分患者病变仅累及上消化道)。最后是疾病行为,分类更改为:B1,非狭窄非穿透;B2,狭窄;B3,穿透。认为肛瘘和肛周脓肿是病程中发生的瘘管、腹部包块或脓肿中的一种类型,属于肠外表现,不再包含在疾病行为分类中。将肛瘘和肛周脓肿标记为P,可以和B1、B2或B3同时发生。

【临床表现】 结肠克罗恩病在白人中比在非洲裔美国人或亚洲人中更常见,并且性别分布相同。

表6-3-1 克罗恩病的蒙特利尔分型

确诊年龄(A)	A1	≤16岁
	A2	17~40岁
	A3	>40岁
病变部位(L)	L1	回肠末段
	L2	结肠
	L3	回结肠
	L4	上消化道
疾病行为(B)	B1	非狭窄非穿透
	B2	狭窄
	B3	穿透

可发生于各个年龄段,但多见于年轻人。

本病起病隐袭,症状轻微时,易被忽略。临床表现与并发症密切相关,反复发作,迁延不愈。

最常见初始症状是腹痛、腹泻、直肠出血。腹痛与病变部位一致,可表现为类似急性阑尾炎的右下腹痛伴轻度发热,也可表现为下腹部轻微绞痛、钝痛或痉挛性疼痛,排便后可缓解。腹泻由于病变处炎症、肠壁蠕动增加以及继发性吸收不良导致,通常见于活动性克罗恩病,但程度明显低于溃疡性结肠炎,一半病例有轻微直肠出血,很少为脓血便,可有脂肪泻。累及直肠时可有里急后重。病变进一步发展后,肠壁增厚、肠腔狭窄、肠粘连及不全性肠梗阻,腹部常能触及包块。当肠系膜淋巴结肿大、内瘘形成或局部脓肿形成时,亦可出现扪及包块。当病变穿透肠壁全层至浆膜层,与肠外组织或器官相通,即形成瘘管或窦道。

在全身症状方面,包括骨关节损害、结节性红斑、虹膜睫状体炎、葡萄膜炎、口腔溃疡、小胆管周围炎、硬化性胆管炎、慢性活动性肝炎等,可能是由于抗原抗体复合物沉积于滑膜、皮肤和眼睛的脉络膜等处以及肠道吸收不良、某些营养物质丢失、体内代谢障碍、毒素所致。

【实验室检查】 血红蛋白可有轻中度减少,重症者可明显下降。活动期白细胞计数轻度升高,并发脓肿时可明显升高,以中性粒细胞为主。粪便一般无红细胞、白细胞及黏液,隐血试验可阳性。病变位于活动期时 ESR 明显快于慢性期。血清铁和血清维生素 B_{12} 由于吸收不良或肠道出血而降低,血清免疫球蛋白水平有轻度升高,血清补体及补体降解产物水平有不同程度的增加,并与病变活动性有一定的关系。

【影像学检查】
1. X 线表现　诊断结肠克罗恩病可以选用气钡双重造影检查,对病变连续性、整体性有优势,特别是回盲部,而且可以显示肠腔功能性变化、肠壁僵硬程度等,但对左半结肠显示不佳。也可以选用双对比钡剂灌肠,清晰显示结肠全程,对小溃疡、黏膜细微变化较敏感。两种钡剂灌肠检查法各有优缺点。

(1) 病变分布:大多数结肠克罗恩病可同时累及小肠,仅约15%的患者病变局限于结肠,分布特点为自回盲部至结肠脾曲甚至乙状结肠、直肠。病变分布的特点为节段性、跳跃性,右半结肠明显多于左半结肠。

(2) 鹅口疮样溃疡:黏膜损害表现为典型的鹅口疮样溃疡,位于正常或接近正常的黏膜背景下,散在分布而且表浅,直径约1~2mm,并且伴有不规则的黏膜上小结节是典型表现。双对比造影黏膜相表现为小的类圆形钡点,周围透亮的晕影组成;充盈相可见结肠边缘可见小刺状凸起。如果这些溃疡黏膜内的淋巴组织增生处发生微小脓肿可形成龛影。

(3) 鹅卵石征:为克罗恩病相对特异性表现。由于黏膜下层水肿、炎症细胞浸润、淋巴滤泡增生及淋巴管和血管扩张等,黏膜面可呈结节状隆起,随着溃疡愈合后纤维化和瘢痕的收缩,其间水肿隆起的黏膜表现为形状不一、大小不等的结节状影,边缘光滑锐利,类似鹅卵石样改变。实际上是炎性假性息肉的多种形式之一。

(4) 纵行裂隙状溃疡:此为克罗恩病的特征性表现。当溃疡进一步进展,穿透黏膜下层,可形成深长的线状溃疡,长度不等,长轴与肠管长轴平行,早期多累及肠系膜缘的肠壁,溃疡周围黏膜皱襞向溃疡集中,在 X 线上表现为条纹状影,多发生于系膜侧,与结肠平行。裂隙状溃疡为克罗恩病中的深度溃疡,其深度常超过 3 mm,但不会引起气腹,这是由于周围的浆膜引起炎症,使受累的肠道相互粘连并累及相邻腹膜表面。在 X 线切线位上可见溃疡呈尖刺状凸出。

(5) 结肠袋变化:结肠袋多节段增厚,肠壁僵硬,此病变可弥漫分布,可局灶性分布,也可多节段病变间隔正常的肠段,即所谓"跳跃征"改变。克罗恩病的透壁纤维化通常不对称,主要发生于肠系膜侧,该侧肠管挛缩、变短,对侧肠壁病变较轻或无病变而呈囊袋状改变,称为"假性囊袋"或"假性憩室"。

(6) 肠腔狭窄:慢性期肠壁增厚、纤维化,结肠腔分段性狭窄,狭窄段长短不一,多呈节段性。若病变严重,肠管游离缘也受累,则肠管呈对称性环形狭窄,可引起不全性肠梗阻,腹腔内可见到肠腔扩张以及多个气液平面。

(7) 窦道形成:此为克罗恩病的标志。在病变晚期,溃疡穿透肠壁,使肠管与肠管、肠管与脏器或组织之间发生粘连和脓肿,形成窦道,并且出现在最大狭窄点附近。钡剂造影可见肠管间距增宽、肠管变形或移位,钡剂通过窦道进入相通的肠管或膀胱、阴道等,与皮肤形成窦道时可见钡剂漏出体表。结肠克罗恩病的窦道不如小肠克罗恩病的窦道多见。

(8) 肛周病变:肛周相关并发症在克罗恩病患者中较常见,包括肛裂、内痔、外痔、脓肿、肛肠狭窄伴硬结、皮肤糜烂以及肛肠到皮肤、直肠到阴道的窦道。

2. CT 表现　与小肠型克罗恩病相比,结肠型克罗恩病又有其自己的特点。

(1) 肠壁增厚:小肠型克罗恩病最经典表现为早期系膜缘肠壁增厚较游离缘明显,随着病程进展,游离缘也可以增厚,表现为对称性环形增厚。结肠型克罗恩病更常见的是对称性环形增厚(图 6-3-1~图 6-3-3),也有表现为不对称增厚,系膜缘缩短改变,若有此表现,则鉴别诊断难度相对降低(图 6-3-4)。

(2) 肠腔内增生性肉芽肿:结肠型克罗恩病几乎百分之百可见黏膜增生性肉芽肿,肉芽肿形态、大小基本均匀一致,与X线显示的"鹅卵石征"相对应(图6-3-1,图6-3-3,图6-3-4)。但需要与溃疡性结肠炎治疗之后的黏膜修复性息肉增生相鉴别,除了典型的临床病史之外,修复性息肉增生通常形态更小、排列更密集,呈点状改变。病变结肠结肠袋消失,呈铅管征改变(图6-3-2,图6-3-4)。

(3)肠外表现:与小肠型克罗恩病表现相似。①血管周围纤维化导致滋养血管扩张、肠系膜脂肪增生收缩,表现为病变累及相应肠系膜动脉末梢直小血管增粗、扩张,排列紧密,呈"梳齿状",这种特征提示病变位于活动期(图6-3-1~图6-3-7);②由于炎症细胞和液体的流入,肠系膜脂肪密度增高,边缘模糊,增强后可见不同程度强化(图6-3-1~图6-3-4,图6-3-5~图6-3-7);③病变肠段相应引流区肠系膜淋巴结增生肿大,呈椭圆形,增强扫描均匀强化(图6-3-1,图6-3-3,图6-3-7);④慢性期肠管可挛缩变形,肠管周围纤维脂肪增生,肠管间距增宽(图6-3-5~图6-3-7);⑤强直性脊柱炎(图6-3-6);⑥由于营养不良缺乏维生素D,可出现骨质疏松;⑦由于胆盐的吸收减少、草酸钙的吸收增加,可以增加胆囊结石、肾结石的发生率(图6-3-6)。

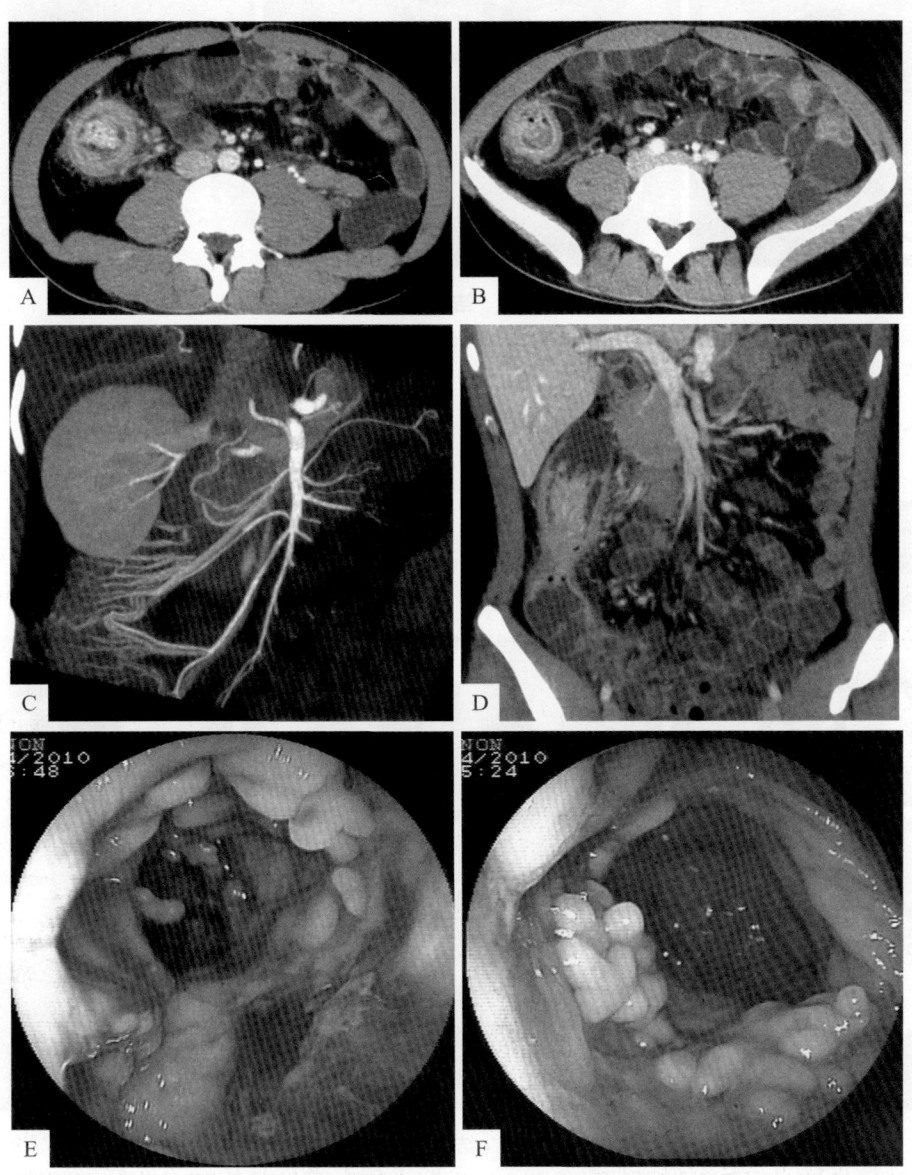

图6-3-1 结肠型克罗恩病

门脉期横断面CT增强图像(A、B)显示升结肠肠壁增厚,肠腔狭窄,增强扫描呈分层强化,腔内见明显增生性肉芽肿生成,肠管周围见片状渗出;动脉期CT MIP重建图像(C)显示回结肠动脉及右结肠动脉末梢小血管明显迂曲增粗,呈梳齿状改变;门脉期冠状面CT重建图像(D)清晰显示腔内增生性肉芽肿;结肠镜图像(E、F)显示升结肠黏膜多发增生性肉芽肿,呈鹅卵石样改变,并可见纵行溃疡,黏膜充血、水肿。(见彩色插页)

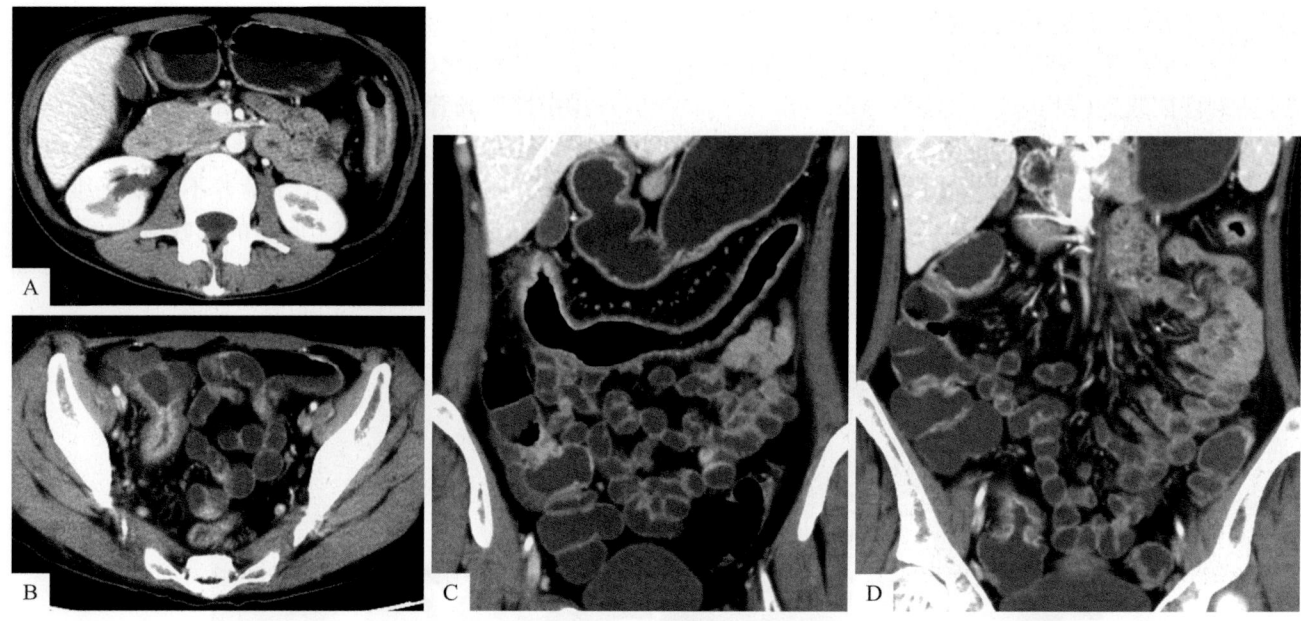

图6-3-2 结肠型克罗恩病

门脉期横断面CT增强图像(A、B)、门脉期冠状面CT重建图像(C、D)显示结肠节段性肠壁增厚,横结肠结肠袋消失,呈铅管征改变,末梢直小血管增粗扩张,即梳状征改变。

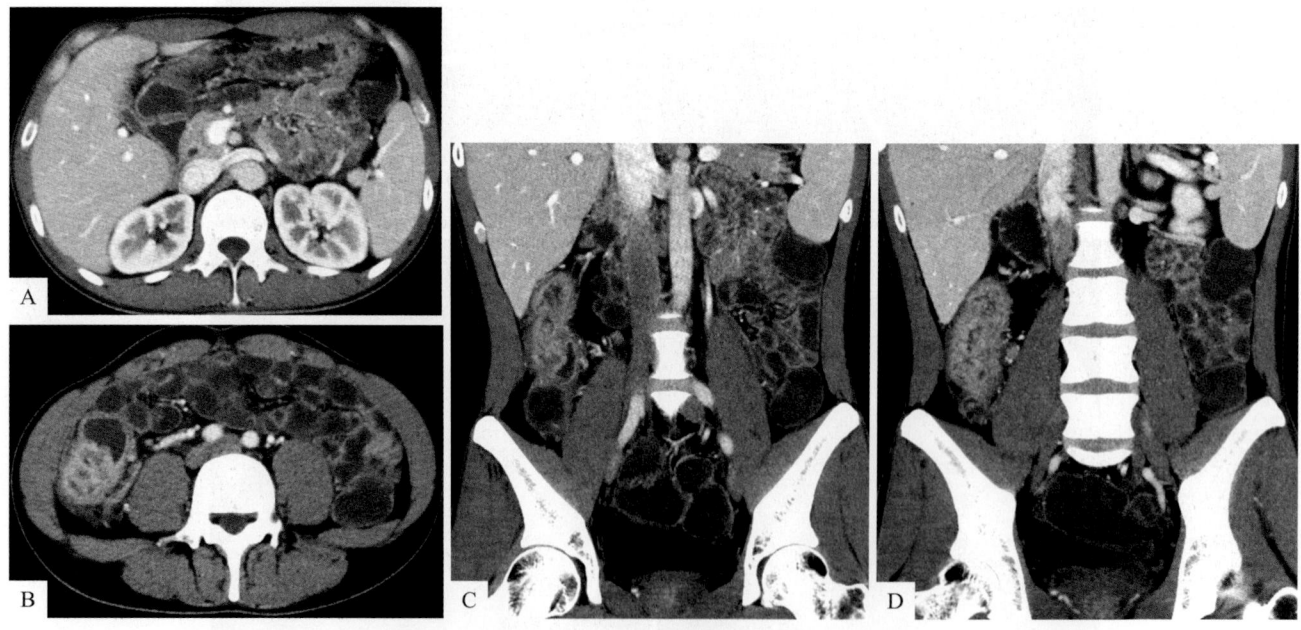

图6-3-3 结肠型克罗恩病

门脉期横断面CT增强图像(A、B)、门脉期冠状面CT重建图像(C、D)显示右半结肠、横结肠节段性肠壁增厚,肠壁明显强化,肠腔内见多发肉芽增生,肠管周围见片状渗出,并可见增生淋巴结影。

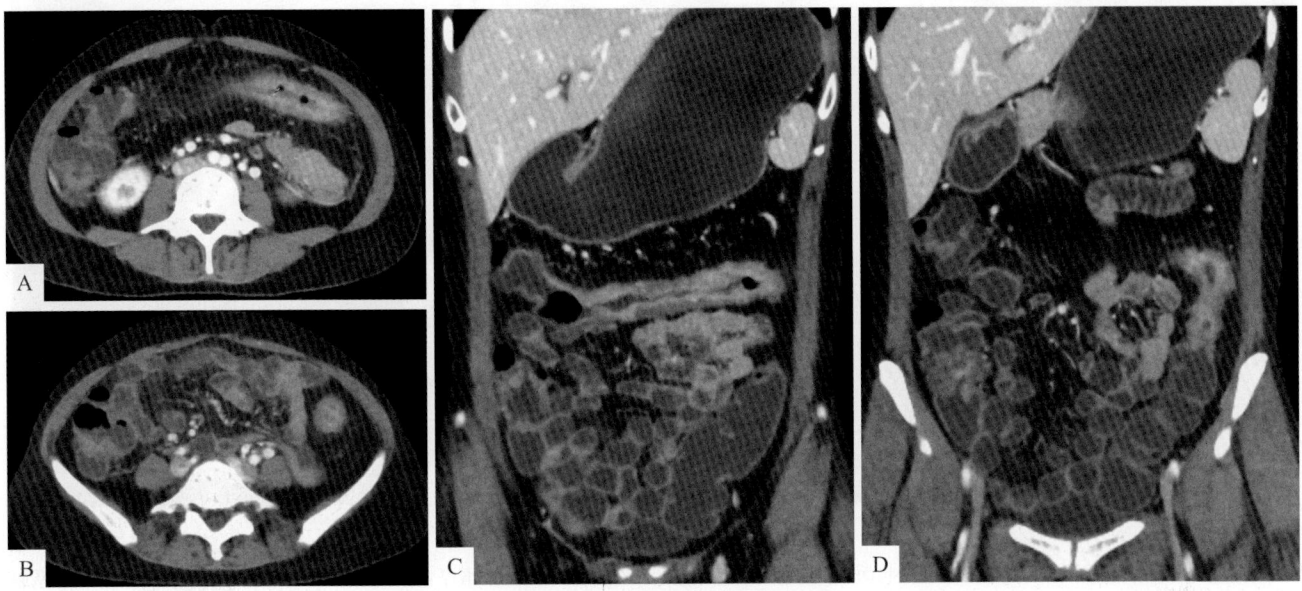

图6-3-4 结肠型克罗恩病

门脉期横断面CT增强图像(A、B)、门脉期冠状面CT重建图像(C、D)显示右半结肠、横结肠及左半结肠节段性肠壁增厚,肠壁明显强化,结肠袋消失,横结肠部分肠段见系膜缘缩短,游离缘呈囊袋状假性憩室,末梢直小血管增粗扩张,呈梳齿状改变,病变肠段挛缩变短,肠管周围纤维脂肪增生,间距增宽。

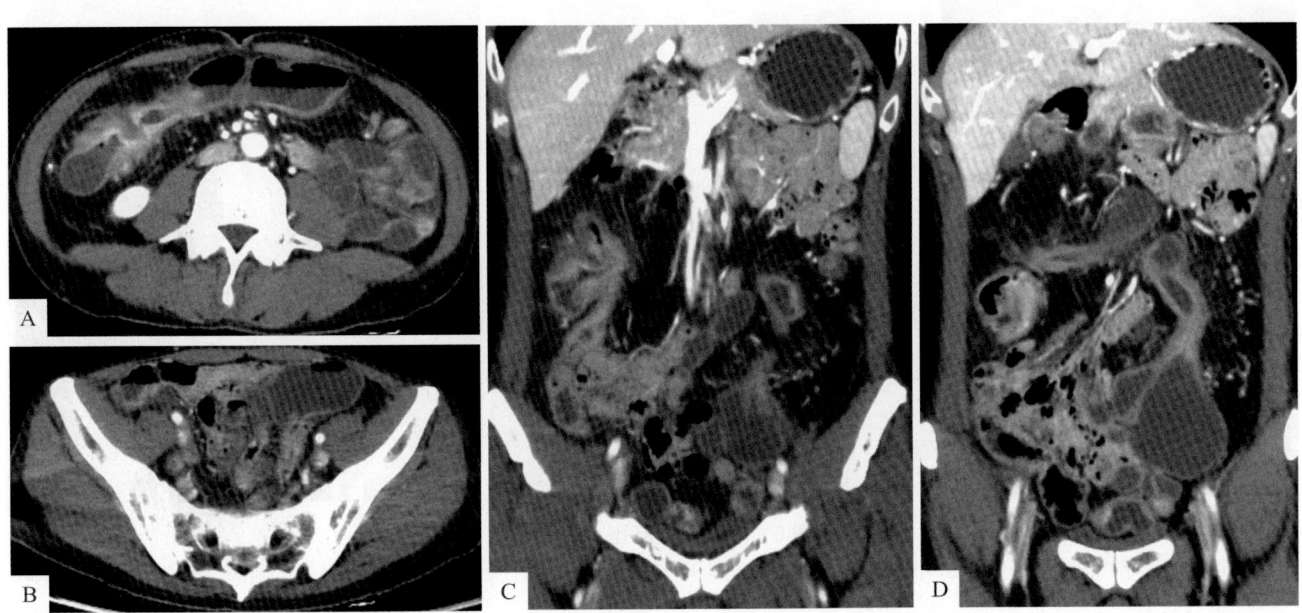

图6-3-5 结肠型克罗恩病

门脉期横断面CT增强图像(A、B)、门脉期冠状面CT重建图像(C、D)显示全结肠节段性肠壁增厚,肠壁明显强化,结肠袋消失,病变结肠见系膜缘缩短,游离缘呈囊袋状假性憩室,末梢直小血管增粗扩张,呈梳齿状改变,病变肠段明显挛缩变短,肠管周围纤维脂肪增生,间距增宽,部分肠腔见狭窄伴上游肠管扩张。

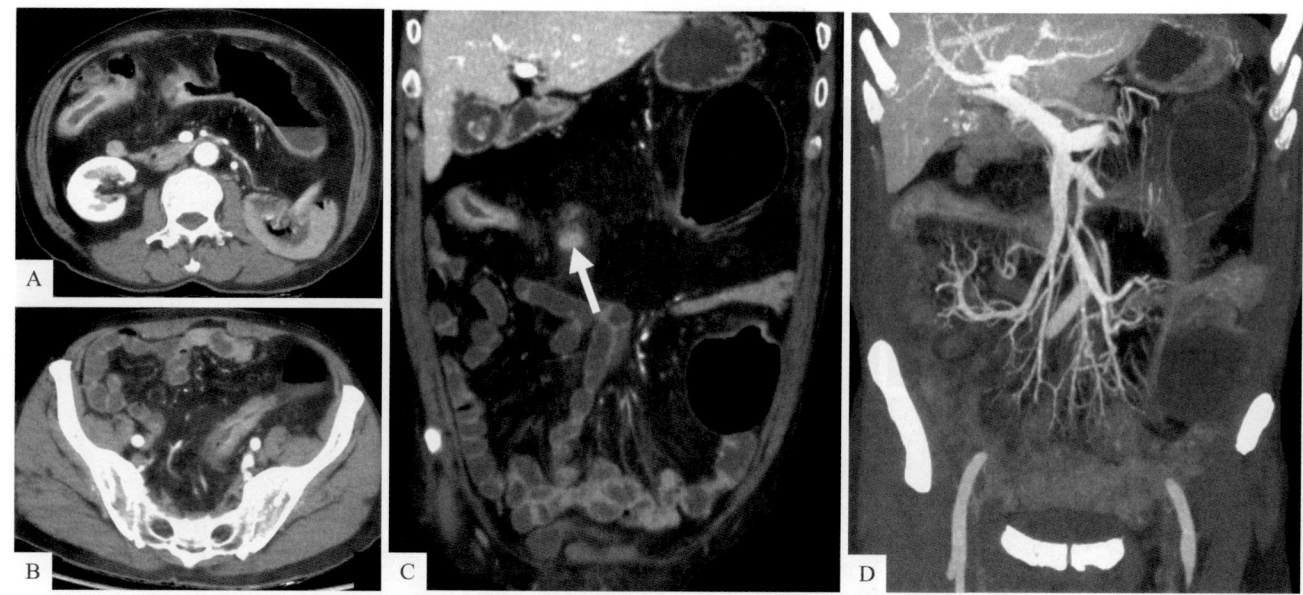

图6-3-6 结肠型克罗恩病

门脉期横断面CT增强图像(A、B)、门脉期冠状面CT重建图像(C)显示全结肠节段性肠壁增厚,肠壁明显强化,结肠袋消失,病变结肠见系膜缘缩短,游离缘呈囊袋状假性憩室,末梢直小血管增粗扩张,呈梳齿状改变,病变肠段明显挛缩变短,肠管周围纤维脂肪增生,间距增宽,病变肠腔狭窄伴上游肠管扩张,另见横结肠肠管周围环形强化灶,提示肠管周围脓肿(箭);门脉期冠状面CT MIP重建图像(D)清晰显示病变肠段系膜缘缩短,游离缘假性憩室改变;另图B见双侧骶髂关节间隙消失,图C见胆囊结石。

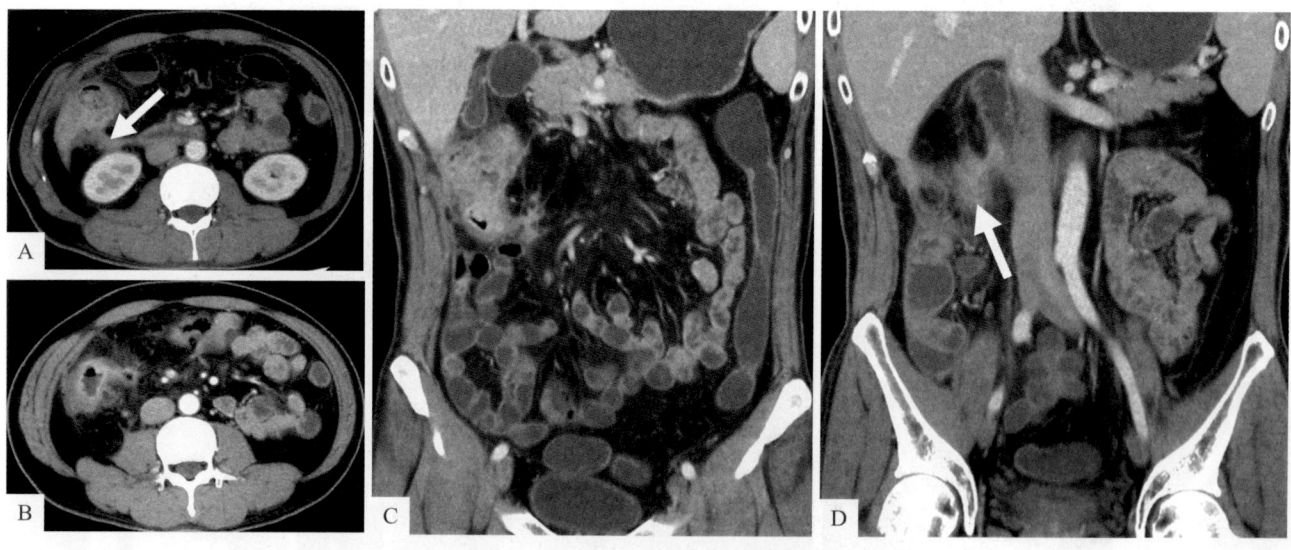

图6-3-7 结肠型克罗恩病

门脉期横断面CT增强图像(A、B)、门脉期冠状面CT重建图像(C、D)显示全结肠节段性肠壁增厚,肠壁明显强化,结肠袋消失,腔内见多发肉芽增生改变,右半结肠明显肠腔狭窄、形态挛缩,肠管周围见片状渗出,并与腹腔、十二指肠粘连,形成内瘘(箭)。

(4)并发症:与小肠型克罗恩病表现相似,包括蜂窝织炎、脓肿、瘘道和肠梗阻,肠腔狭窄更多见(图6-3-6,图6-3-7)。

3. MRI表现 MRI表现与CT类似,但具有多平面成像能力和极好的软组织对比度的优势,可以显示肠道炎症变化的范围和程度,对克罗恩病的发现和诊断有很大优势(图6-3-8,图6-3-9)。

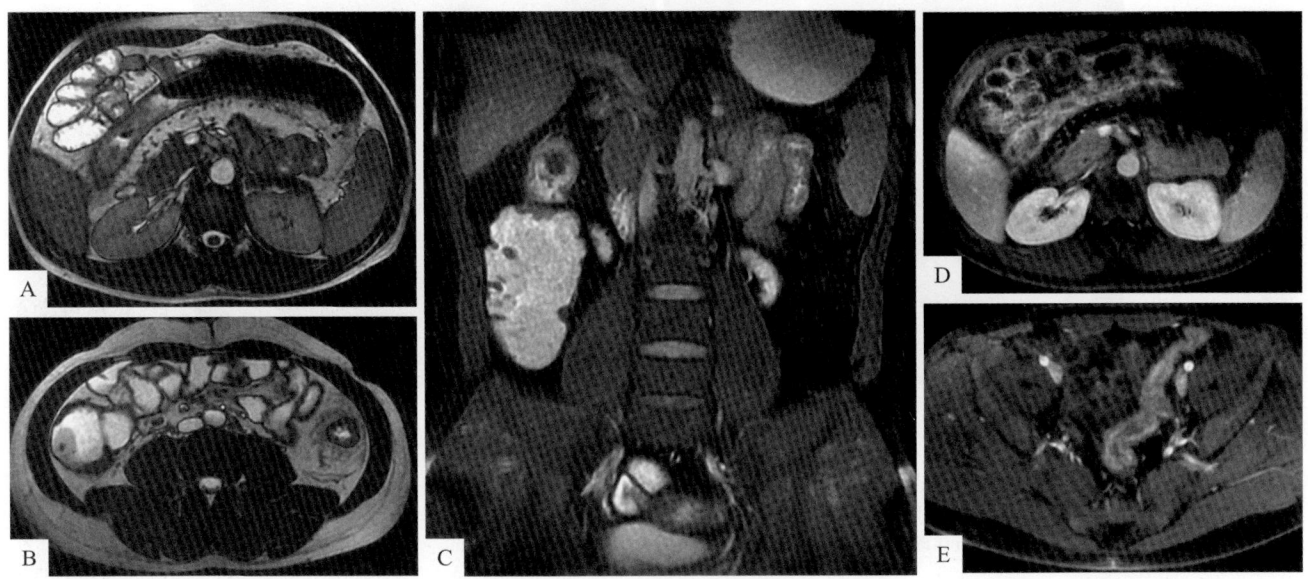

图 6-3-8 结肠型克罗恩病

横断面 MR FIESTA 图像(A、B)、冠状面 MR FIESTA 图像(加脂肪抑制)(C)显示全结肠节段性肠壁增厚、部分肠腔狭窄,黏膜溃疡,横结肠腔内见肉芽增生,呈结节样低信号,结肠袋消失,横结肠末梢直小血管呈梳齿状改变;横断面 MRI 增强扫描图像(D、E)显示病变结肠明显强化,部分见分层强化,左半结肠肠管周围纤维脂肪增生,与邻近肠管间距增宽。

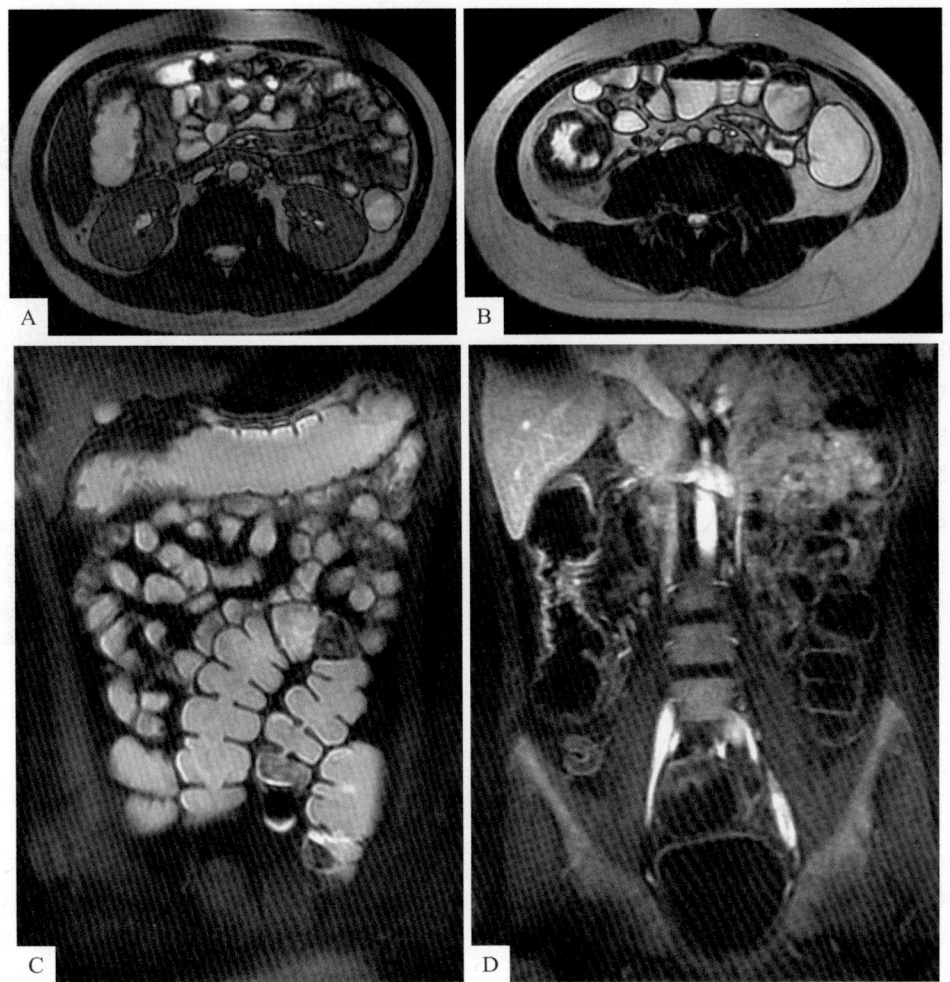

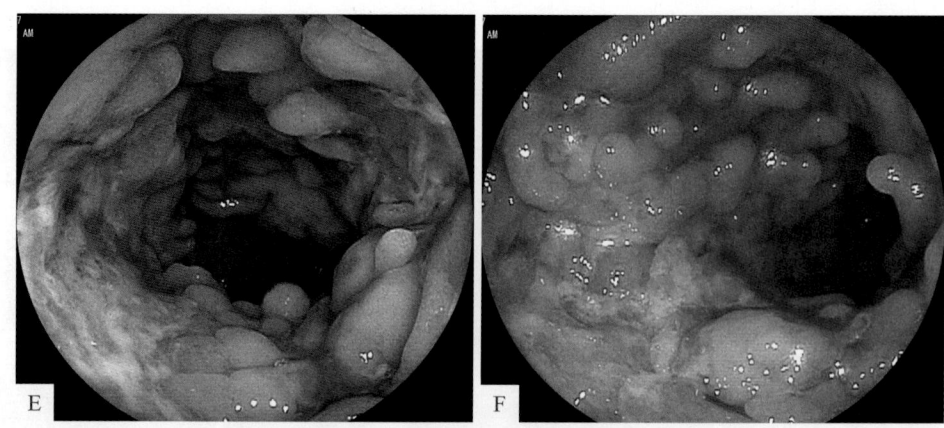

图 6-3-9 结肠型克罗恩病

横断面 MR FIESTA 图像(A、B)、冠状面 MR FIESTA 图像(加脂肪抑制)(C)显示右半结肠、横结肠节段性肠壁增厚,右半结肠肠腔狭窄,黏膜溃疡及肉芽增生,横结肠袋消失,右半结肠末梢直小血管呈"梳齿状"改变;冠状面 MRI 增强图像(D)显示病变结肠明显强化;结肠镜图像(E、F)显示黏膜纵行溃疡及肉芽增生,呈铺路石样改变。(见彩色插页)

【鉴别诊断】

1. **溃疡性结肠炎** 一般自直肠逆向受累,末端回肠受累较少,病变为连续性,引起狭窄较轻,病变肠段黏膜呈颗粒状伴小溃疡,很少发生窦道。而克罗恩病易累及末端回肠,呈节段性而非连续性,肠壁有明显增厚,黏膜有散在的溃疡,有裂隙溃疡及卵石征,肠壁纤维化可使肠腔变短,管腔狭窄常见,病程严重时易形成窦道。

2. **肠结核** 肠结核与结肠型克罗恩病不易区分。肠结核为连续性、移行性、痉挛、激惹征象明显,可伴有其他脏器的结核病变,抗结核药物疗效显著。而克罗恩病肠系膜侧受累严重,可见出现假憩室,病变呈节段性分布,溃疡呈纵行,易形成瘘道,易复发,体内少有结核病灶。如果这两种病变发生在回盲部,需病理鉴别,克罗恩病为非干酪性肉芽肿,而肠结核为干酪性肉芽肿。

3. **缺血性肠病** 一般年龄较大,且多有冠心病、糖尿病或高血压病等心血管病史,具有腹痛、便血等急腹症。动脉病变者表现为肠系膜动脉有明显的斑块或血栓,对应供血区肠壁强化程度减弱;静脉病变者表现为肠壁淤血、肠系膜水肿增厚,肠系膜分支小血管增粗、聚集。

(赵雪松 邬兆琴 许亚春 缪飞)

◆ 参考文献 ◆

1. 中华医学会消化病学分会炎症性肠病学组.炎症性肠病诊断与治疗的共识意见(2012 年,广州)[J].中华消化杂志,2012,32(12):796-813.
2. 戈之铮,胡运彪,萧树东.胶囊内镜诊断小肠克罗恩病的应用研究[J].中华消化内镜杂志,2004,21:96-99.
3. Fireman Z, Mahajna E, Broide E, et al. Diagnosing small bowel Crohn's disease with wireless capsule endoscopy [J]. Gut, 2003, 52:390-392.
4. Blackburn SC, Wiskin AE, Barnes C, et al. Surgery for children with Crohn's disease: indications, complications and outcome [J]. Arch Dis Child, 2014, 99(5):420-426.
5. Lee SS, Ha HK, Yang SK, et al. CT of prominent pericolic or perienteric vasculature in patients with Crohn's disease: correlation with clinical disease activity and findings on barium studies [J]. AJR, 2002, 179(4):1029-1036.
6. Sakurai T, Katsuno T, Saito K, et al. Mesenteric findings of CT enterography are well correlated with the endoscopic severity of Crohn's disease [J]. Eur J Radiol, 2017, 89(2):242-248.
7. Gan HT, Ouyang Q, Qiu CH, et al. Diagnostic value of endoscopic biopsy for Crohn's disease [J]. Chin J Dig Endosc. 2001, 8:103-104.
8. 甘华田,欧阳钦,邱春华,等.结肠镜活检组织检查对克罗恩病的诊断价值[J].中华消化结肠镜杂志,2001,8:103-104.

第四节 缺血性结肠炎

【概述】 缺血性结肠炎(ischemic colitis, IC)是由于结肠某段短暂性供血减少所致。大多数缺血性结肠炎病例是由供应结肠的小血管的非闭塞性损伤引起的,没有明确的促发因素。临床上缺血性结肠炎易与急性肠系膜缺血混淆,后者通常由血栓栓塞引起,两者的差异见表 6-4-1。在缺血性结肠炎中,非闭塞性事件引起的急性、一过性结肠局部血液灌注不足,导致黏膜溃疡、炎症和出血。

表6-4-1 缺血性结肠炎和肠系膜缺血之间的差异

差异	急性结肠缺血	急性肠系膜缺血（伴小肠受累）
病因	供应结肠的小血管发生非闭塞性损伤，无明确的诱发事件	栓子阻塞小肠血供，通常存在房颤、高血压状态等诱因
临床表现	血性腹泻 轻度疼痛 患者状况通常稳定	出血不常见，可能仅有粪便隐血试验阳性 重度疼痛和压痛 往往病情严重
首选诊断方法	结肠镜	CT血管造影和（或）血管造影
处理原则	保守治疗是主要的治疗选择	外科治疗
预后	患者总体预后较好	患者病死率远高于IC

【IC的解剖位置分布】 IC可发生于从盲肠到乙状结肠的任何部位，直肠因为双重血供，通常是豁免的（图6-4-1）。以往认为IC发生在血流较少的"分水岭"区域，如脾曲和直-乙交界处，但上述区域仅分别累及3%~5%和4.8%~25%的患者。根据病例报道，23%~80%的IC见于降结肠和乙状结肠。右半结肠炎的发生率为4.5%~26%。

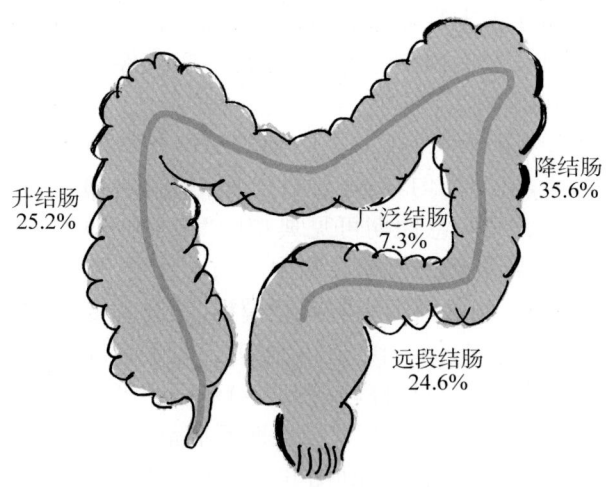

图6-4-1 缺血性结肠炎按解剖位置的分布比例

结肠接受两条主要动脉的供血：肠系膜上动脉，有3个结肠分支（回结肠动脉、结肠右动脉和结肠中动脉）；肠系膜下动脉，也有3个结肠分支（结肠左动脉、乙状结肠动脉和直肠上动脉）。两个易发生缺血的区域是：①右回结肠动脉的末端——距离肠系膜上动脉的起始处最远；②德拉蒙德（Drummond）边缘动脉——在脾曲处沿结肠壁走行，构成肠系膜上、下动脉间的交通支（图6-4-2）。

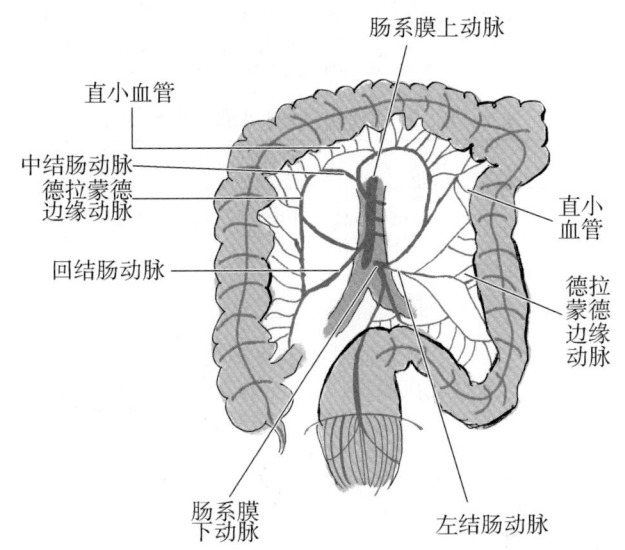

图6-4-2 结肠动脉血供示意图

【IC的分类】 IC可分为简单分为坏疽性结肠炎（约占15%~20%）和非坏疽性结肠炎（约占80%~85%）。根据临床表现，可细分为6类，见表6-4-2。

表6-4-2 细化的缺血性结肠炎分类

分类	占比	具体表现
可逆性缺血性结肠病	3%~26.1%	内镜检查时黏膜下出血，累及浅表黏膜，通常为自限性
一过性IC	约45%	腹痛、直肠周围出血和黏膜全层受累
慢性节段性/溃疡性IC	17.9%~25%	持续症状或腹痛复发、直肠周围出血、腹泻，影像学提示节段性结肠炎；手术切除常可治愈
缺血性结肠狭窄	10%~15%	可见于急诊内镜检查，更多见于后续随访的内镜检查
坏疽性结肠炎	9.9%~19%	出现腹痛加剧、局部或全身腹膜炎体征、发热或全身腹膜炎体征、发热或相关肠梗阻
泛发性暴发性全结肠炎	1%~2.5%	急性起病，症状严重，进行性透壁性梗死和整个结肠坏死，导致败血症和穿孔。患者表现为重度腹痛、腹膜炎和血便/直肠出血；病死率为75%

【危险因素】 最近的一项研究表明,年龄>60岁、糖尿病、高血压、低白蛋白血症、接受血液透析和慢性便秘(包括药物相关)的患者发生 IC 的风险较高。据报道,肠易激综合征患者的 IC 风险比增加 3.4 倍,慢阻肺患者的风险比增加 2~4 倍,具体见表 6-4-3。

表 6-4-3 缺血性结肠炎的常见原因

生理性	
全身性	心力衰竭、全身炎症反应综合征(SIRS)、动脉粥样硬化
栓塞性	房颤
血栓性	合并恶性肿瘤和血液性疾病(易栓症,包括凝血因子 V Leiden、抗磷脂抗体、蛋白 C 缺乏、蛋白 S 缺乏、抗凝血酶Ⅲ和凝血酶原基因突变)
医源性	
药物	化疗、性激素、干扰素、伪麻黄碱、强心苷、利尿剂、他汀类药物、非甾体类抗炎药(NSAIDS)、免疫抑制剂、血管加压药物
手术	腹主动脉瘤修复术
内镜	结肠镜检查和结肠镜检查的肠道准备介质

【诊断】 对可能患有缺血性结肠炎的患者,腹部 CT 是首选的诊断检查。美国胃肠病学会(AGA)指南建议在入院的最初几个小时内行 CT;建议在 48h 内进行结肠镜检查,通过观察黏膜明确诊断。尽管临床上常将腹部平片或超声检查用于评估腹痛,但 IC 患者仅能显示非特异性肠梗阻或肠系膜增厚,对诊断 IC 没有价值。

【实验室检查】 白细胞计数增多,$>20\times10^9$/L、凝血功能、代谢性酸中毒、腹水淀粉酶增高,血清肌酸激酶(CK)、乳酸脱氢酶(LDH)、碱性磷酸酶(ALP)增高,而以上结果对诊断无特异性和敏感性。D-二聚体升高对排除严重血栓形成所致的 IC 诊断有一定意义,但其升高程度与病情严重程度的关系仍需进一步研究。另外,粪便培养有助于排除感染性结肠炎。

【内镜表现】 缺血性肠病的内镜下表现主要包括肠黏膜充血、肠壁水肿、糜烂、溃疡等。肠黏膜充血是缺血性肠病的早期表现,此时的内镜下可见肠壁颜色暗红,触之有明显的疼痛反应。随着病情的发展,肠壁会出现水肿现象。内镜下,可见肠壁肿胀,甚至出现狭窄,肠腔内积液增多。在这一阶段,患者的腹痛症状会有所加重。当病情进一步加重时,肠黏膜会出现糜烂和溃疡。内镜下,可见肠黏膜表面破损,形成不规则的溃疡,周围红肿,出血点多,易引发出血或感染。

【影像学表现】
1. X 线表现
(1)腹部平片:可见结肠淤张伴肠襻增厚,出现肠壁间积气时提示结肠梗死。当病变位于右半结肠时,提示肠系膜上动脉病变;当病变位于左半结肠时,则提示肠系膜下动脉病变。

(2)钡剂灌肠:早期受累肠管黏膜皱襞粗大,肠管痉挛、收缩,结肠袋变浅或消失,出现肠壁水肿。病程进一步进展,肠管黏膜下水肿、出血增厚,出现典型的指压迹征,见于 75% 的患者,一般出现在结肠壁两侧,常不对称。在肠管中间可出现横行增粗的黏膜皱襞,即"横脊征"。当血肿排出,肠壁黏膜形成溃疡,钡剂灌注显示凸出肠腔轮廓外的龛影。病变痊愈时肠壁纤维化使肠壁系膜侧变平直、僵硬,而对侧则出现囊袋状凸起,即"假憩室"。若病变继续发展,肠管呈长管状向心性狭窄,外形光滑。由于直肠侧支循环较丰富,缺血程度也较轻。在广泛的纤维化之前及时干预,病变是有逆转可能或停留在某个阶段的。

2. CT 表现 CT 平扫表现为结肠壁节段性环形增厚,密度均匀,呈连续性分布,黏膜层和黏膜下层出血、水肿,急性期可见典型的"靶征",即内侧的黏膜肌层、外侧的浆膜层和中间的水肿带,病变肠管周围渗出,肠段周围脂肪间隙模糊,结肠袋变浅甚至消失(图 6-4-3~图 6-4-10)。可逆性缺血性肠炎短期随访会明显好转(图 6-4-4)。当肠壁出现小气泡或条形、环形积气以及肠系膜静脉、门静脉内积气时,则提示肠坏死(图 6-4-9),部分可见肠系膜上、下动脉硬化、狭窄甚至动脉瘤形成(图 6-4-7,图 6-4-8)。部分呈慢性缺血性肠炎改变,伴有溃疡及狭窄(图 6-4-10)。

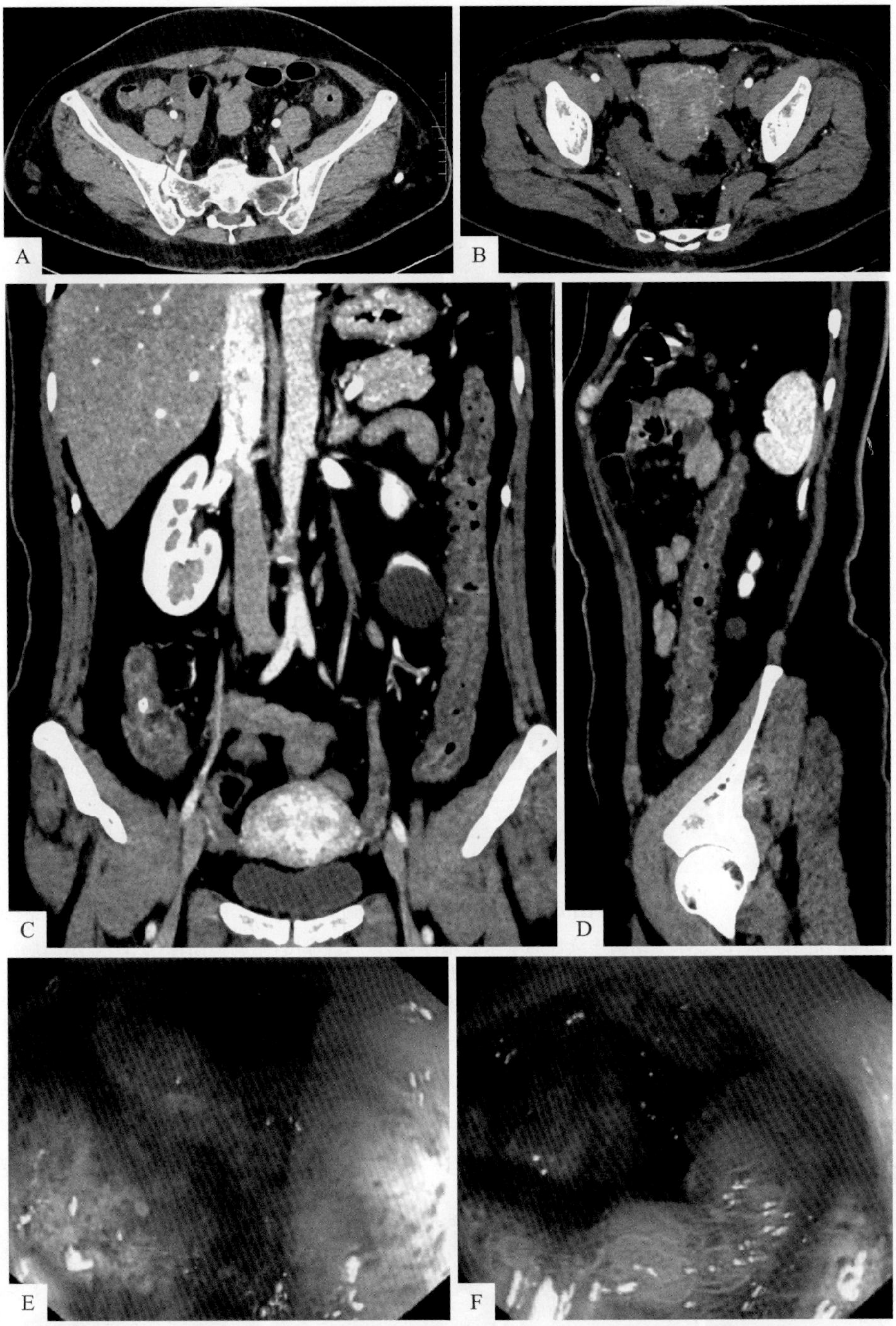

图 6-4-3 缺血性结肠炎

动脉期横断面 CT 增强图像(A、B)、动脉期冠状面 CT 重建图像(C)和动脉期矢状面 CT 重建图像(D)显示左半结肠肠壁水肿增厚,呈分层强化,黏膜下层水肿,强化减弱,盆腔积液;结肠镜图像(E、F)显示结肠黏膜充血、水肿,部分可见鱼鳞样改变,黏膜色泽部分偏暗红色。(见彩色插页)

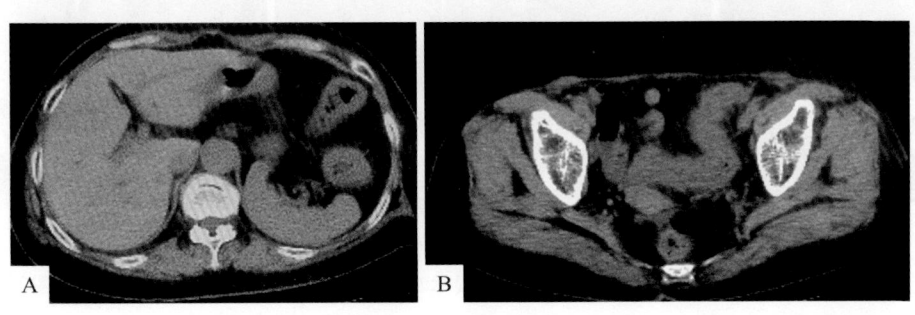

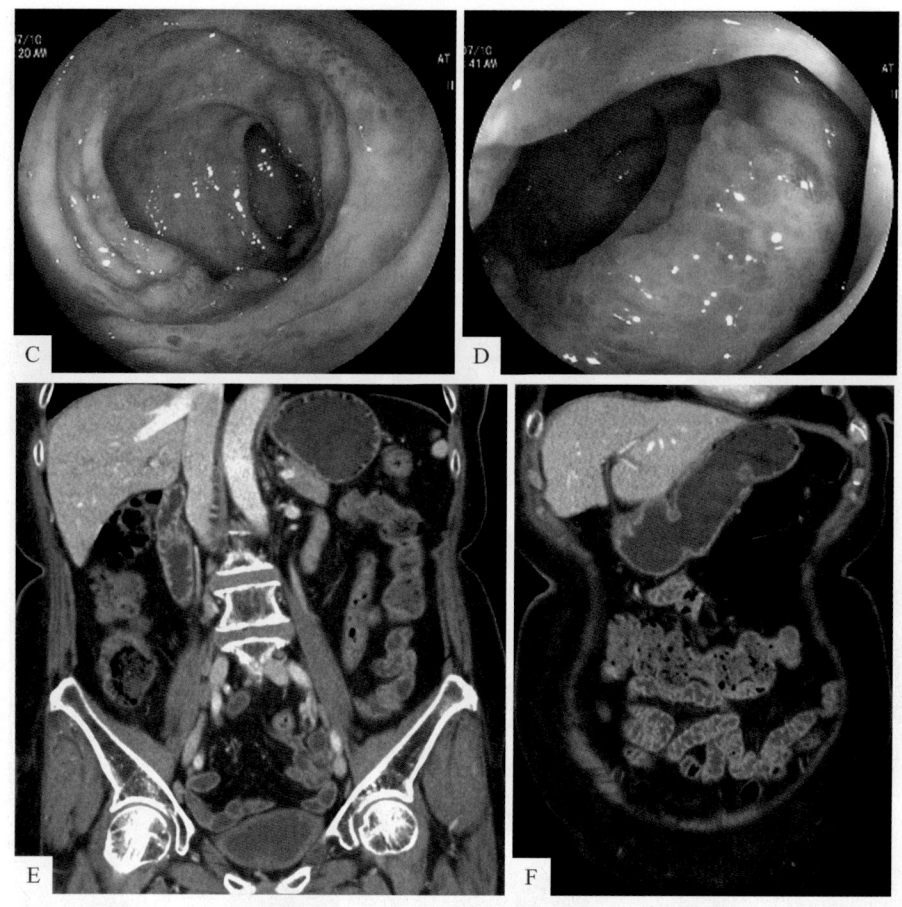

图 6-4-4 缺血性结肠炎

CT 平扫图像（A、B）显示全结肠连续性肠壁水肿增厚，肠管周围渗出；结肠镜图像（C、D）显示结肠黏膜充血、水肿、散在片状黏膜呈"虎爪样"改变，其间可见正常黏膜；3 d 后复查冠状面增强 CT 重建图像（E、F）显示肠壁水肿明显好转。（见彩色插页）

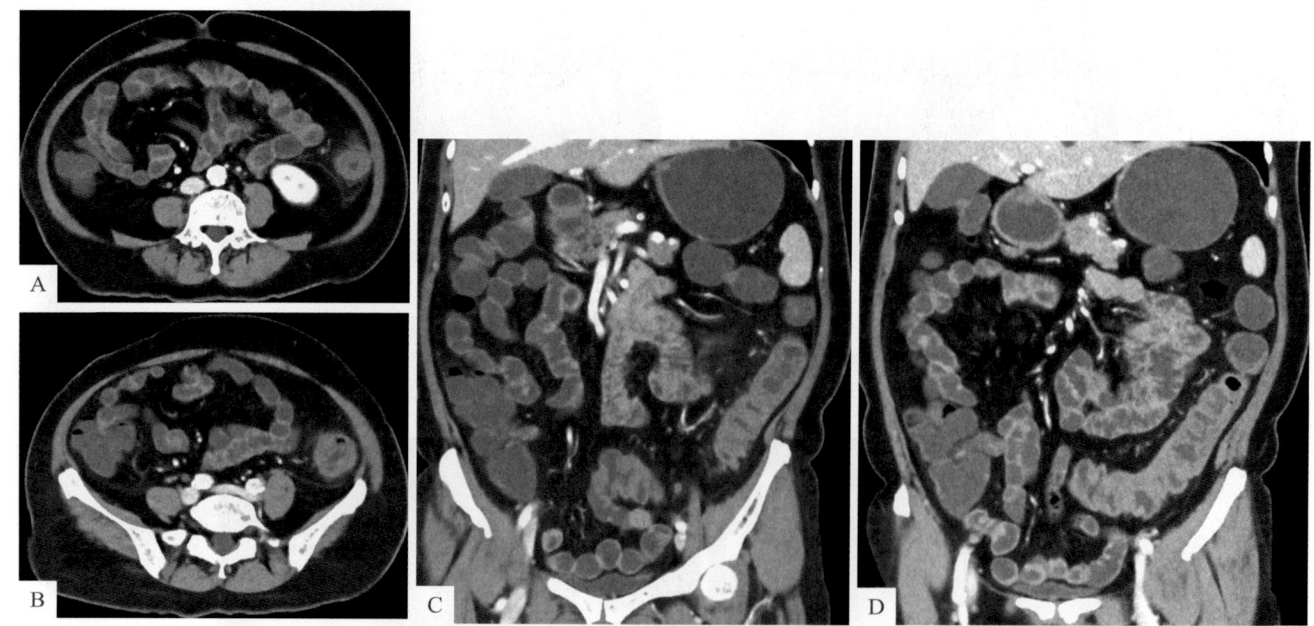

图 6-4-5 缺血性结肠炎

门脉期横断面 CT 增强图像（A、B）、门脉期冠状面 CT 重建图像（C、D）显示左半结肠连续性肠壁增厚，呈分层强化，黏膜强化减弱，肠管周围渗出。

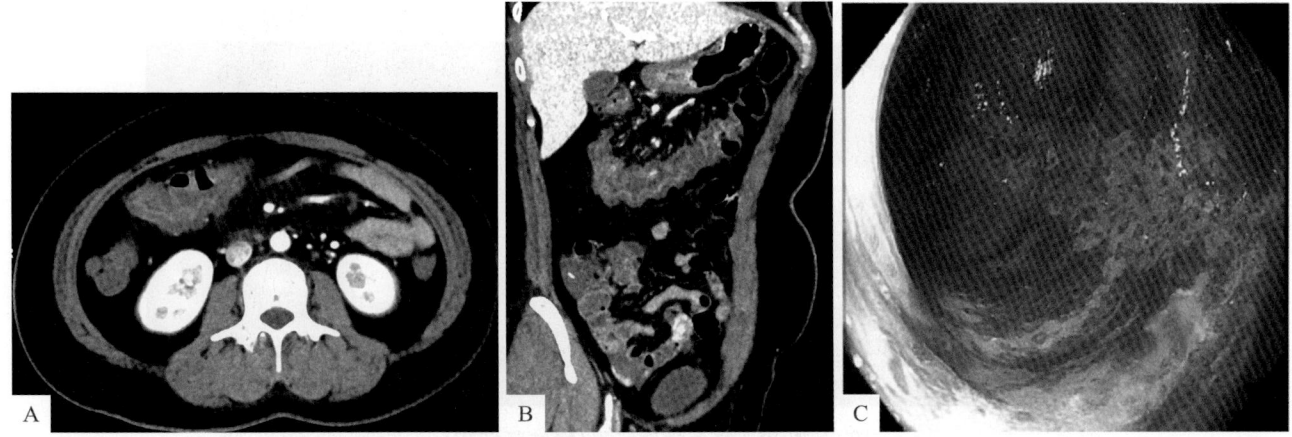

图 6-4-6 缺血性结肠炎

门脉期横断面 CT 增强图像(A)、门脉期冠状面 CT 重建图像(B)显示右半结肠至横结肠连续性肠壁水肿增厚,增强扫描呈分层强化,黏膜下层呈低密度;结肠镜图像(C)显示纵行糜烂溃疡灶,周边黏膜充血呈"虎爪样"改变。(见彩色插页)

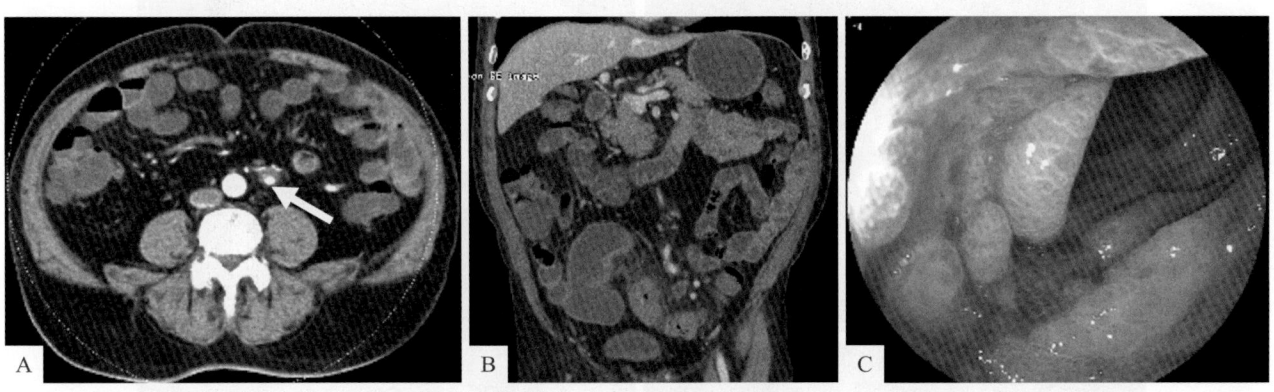

图 6-4-7 缺血性结肠炎

动脉期横断面 CT 增强图像(A)显示肠系膜下动脉主干动脉瘤伴血栓形成(箭);门脉期冠状面 CT 重建图像(B)显示左半结肠、乙状结肠连续性肠壁水肿增厚,周围见片状渗出,增强扫描呈分层强化,黏膜强化减弱;结肠镜图像(C)显示结肠黏膜充血、水肿、血管纹理模糊及纵行溃疡。(见彩色插页)

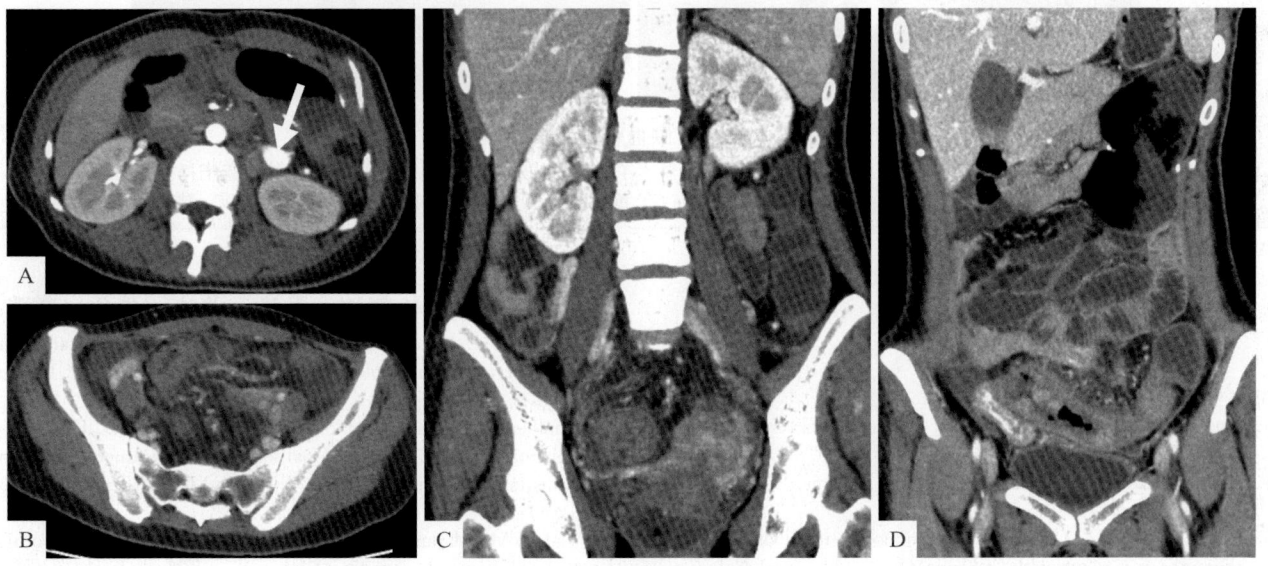

图 6-4-8 缺血性结肠炎

动脉期横断面 CT 增强图像(A)显示肠系膜下动脉走行迂曲,见动脉瘤(箭);门脉期横断面 CT 增强图像(B)、门脉期冠状面 CT 重建图像(C、D)显示左半结肠至乙状结肠连续性肠壁水肿增厚,周围见片状渗出,增强扫描呈分层强化,黏膜强化减弱,末梢肠系膜静脉迂曲增粗,呈缺血合并感染征象。

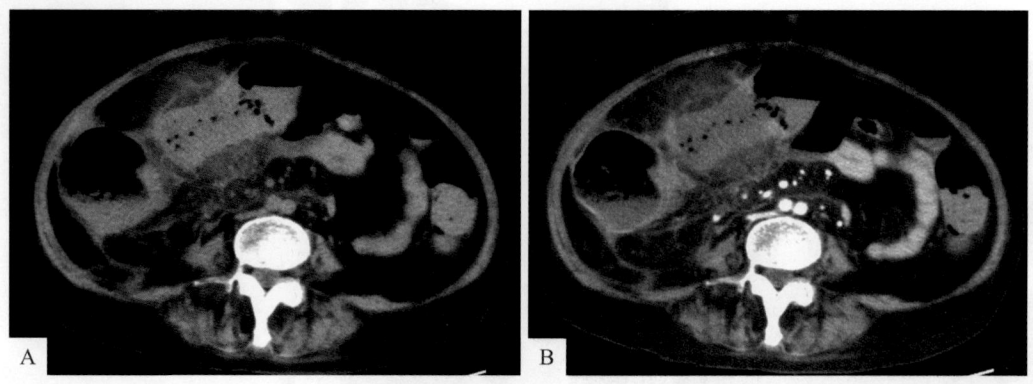

图6-4-9 缺血性结肠炎(横结肠坏死)

患者为白血病,演变为淋巴瘤,行MTX冲击治疗。CT平扫图像(A)显示一段横结肠肠壁明显增厚,见数枚小气泡影,肠管周围渗出;横断面CT增强图像(B)显示增厚横结肠肠壁未见强化。

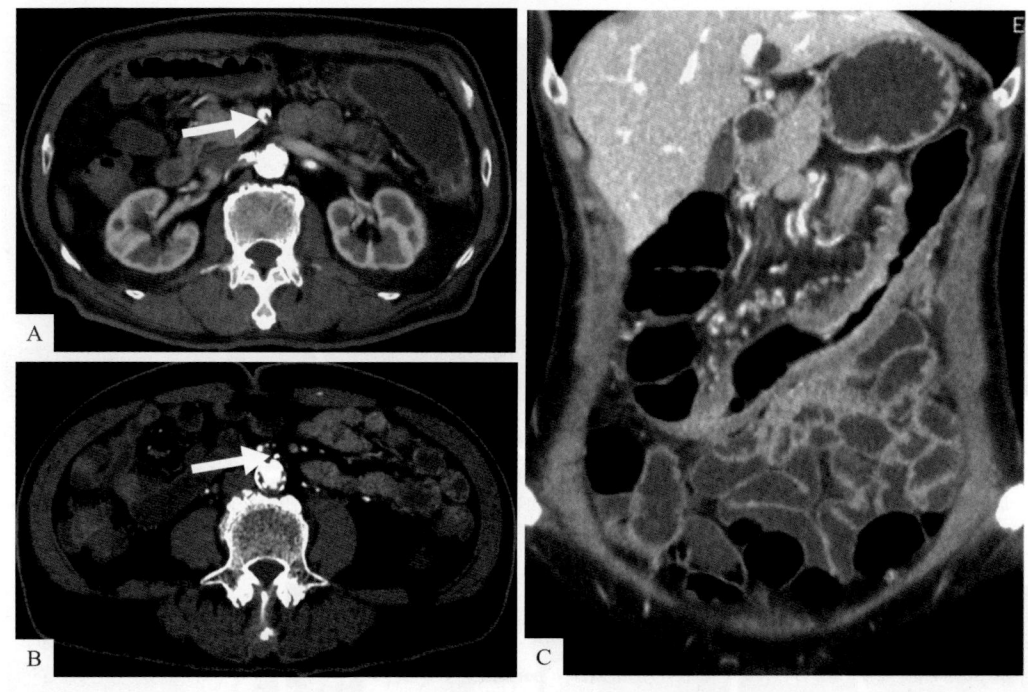

图6-4-10 缺血性结肠炎(慢性)

动脉期横断面CT增强图像(A、B)显示肠系膜上动脉主干及分支、肠系膜下动脉主干、腹主动脉广泛粥样硬化伴斑块及穿透性溃疡,管腔狭窄(箭);门脉期冠状面CT重建图像(C)显示横结肠及结肠脾曲肠壁增厚,黏膜溃疡,结肠袋变浅。

(赵雪松 张弢 马波 陈均 缪飞)

◆ 参考文献 ◆

1. Trotter JM, Hunt L, Peter MB. Ischaemic colitis [J]. BMJ, 2016, 355: i6600.
2. Azam B, Kumar M, Mishra K, et al. Ischemic Colitis [J]. J Emerg Med, 2019, 56(5): e85-e86.
3. Xu Y, Xiong L, Li Y, et al. Diagnostic methods and drug therapies in patients with ischemic colitis [J]. Int J Colorectal Dis, 2021, 36(1): 47-56.
4. Nikolic AL, Keck JO. Ischaemic colitis: uncertainty in diagnosis, pathophysiology and management [J]. ANZ J Surg, 2018, 88(4): 278-283.
5. Doulberis M, Panagopoulos P, Scherz S, et al. Update on ischemic colitis: from etiopathology to treatment including patients of intensive care unit [J]. Scand J Gastroenterol, 2016, 51(8): 893-902.
6. Tadros M, Majumder S, Birk JW. A review of ischemic colitis: is our clinical recognition and management adequate? [J]. Expert Rev Gastroenterol Hepatol, 2013, 7(7): 605-613.

第五节　特发性肠系膜静脉硬化性结肠炎

【概述】　特发性肠系膜静脉硬化性结肠炎（idiopathic mesenteric phlebosclerotic colitis，IMP）是一种以肠系膜静脉管壁纤维化增厚、钙化及管腔狭窄为特征的慢性缺血性肠炎，静脉硬化非阻塞、非血栓、非栓塞所致。

【病因及发病机制】　目前，IMP 的发病机制不清，全身疾病以及服用中药患者发病率较高，发生在肠系膜上静脉供血肠段病变明显，但是发病机制尚未明确。Hiramatsu 等报道了 IMP 患者的多中心、全国性调查，收集了 222 例 IMP 患者病历，其中 147 例服用中药，长期服用中药栀子的患者达到 119 例。Kang 等报道栀子苷与作用于 HepG2 细胞产生的代谢产物的毒性反应致小肠菌群失调，可引起血管壁增厚、纤维化和钙化，从而导致缺血。

【临床表现】　该病临床上发病率低、起病隐匿，多为慢性渐进性起病，临床多表现为腹痛、腹胀、腹泻、恶心、呕吐、便血、便秘等不典型症状，亦可无任何症状。当患者出现剧烈腹痛、持续恶心或呕吐、肛门停止排便或排气等严重症状时，应考虑发生并发症的可能。IMP 的并发症主要表现为肠梗阻、肠穿孔及肠坏死等，但肠穿孔及坏死相对罕见，结肠镜下病变多累及右半结肠，可伴有多发性溃疡。

【病理表现】　静脉壁显著纤维化和钙化，黏膜下层高度的纤维化和黏膜固有层的胶原纤维血管周围沉积，黏膜下层小血管壁有泡沫细胞出现、动脉壁肥厚、钙化、无血栓等改变。

【内镜表现】　内镜下肠腔一般显示无狭窄或仅表现为轻度狭窄，但亦见重度狭窄的个例报道，受累肠壁黏膜均呈暗紫色改变，伴黏膜水肿、红斑、糜烂溃疡，表面结节状凸起和迂曲静脉显露等，肠壁溃疡形态多不规则，大小不等，深浅不一，表面覆白苔。

【CT 表现】　CT 特征性表现为受累肠壁呈弥漫性增厚，增强肠壁僵硬，扩张度减低，病变严重处结肠袋消失，肠壁增厚程度按结肠分段从右至左逐渐减低，增强扫描肿胀增厚肠壁出现分层状强化（又称"靶征"）（图 6-5-1～图 6-5-4）。肠系膜静脉可见多发点状、细线状及弯曲状钙化，且部分病例肠系膜上、下静脉主干及属支、右半结肠壁内均可见钙化，钙化血管平行排列，垂直于肠壁长轴，CT 最大密度投影及三维重建技术更能清晰显示钙化血管分布情况（图 6-5-1～图 6-5-4）。并发症为肠梗阻，甚至肠坏死（图 6-5-3）；部分可伴有慢性穿透性病变，表现为肠管周围脓肿形成，呈周边环形强化，中央液化及气泡影（图 6-5-4）。

【诊断及鉴别诊断】　诊断上主要靠影像学检查、结肠镜及病理检查排除其他疾病。

鉴别诊断：①主要需与动脉粥样硬化引起的缺血性肠病相鉴别，动脉粥样硬化通常累及肠系膜动脉较大的分支，钙化一般呈斑片状，较粗大；②门脉高压：可结合临床及影像学检查相鉴别；③慢性血吸虫肠病：其常累及直肠及乙状结肠，且多为全结肠钙化，钙化范围较广泛，形态较厚，多呈线状、轨道状，

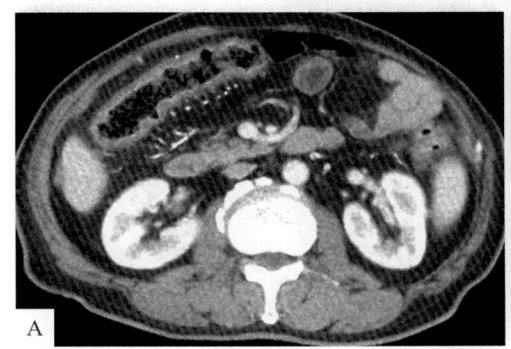 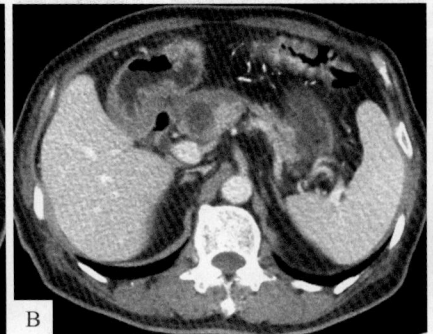 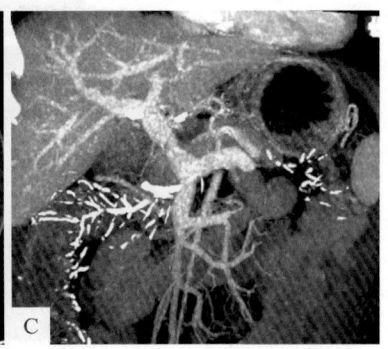

图 6-5-1　特发性肠系膜静脉硬化性结肠炎

门脉期横断面 CT 增强图像（A、B）显示右半结肠及横结肠脾曲弥漫性肠壁增厚，增强扫描黏膜强化减弱，结肠袋变浅消失；门脉期 CT MIP 重建图像（C）显示右结肠静脉、中结肠静脉主干及其分支广泛钙化，钙化血管相互平行，并垂直于肠管长轴

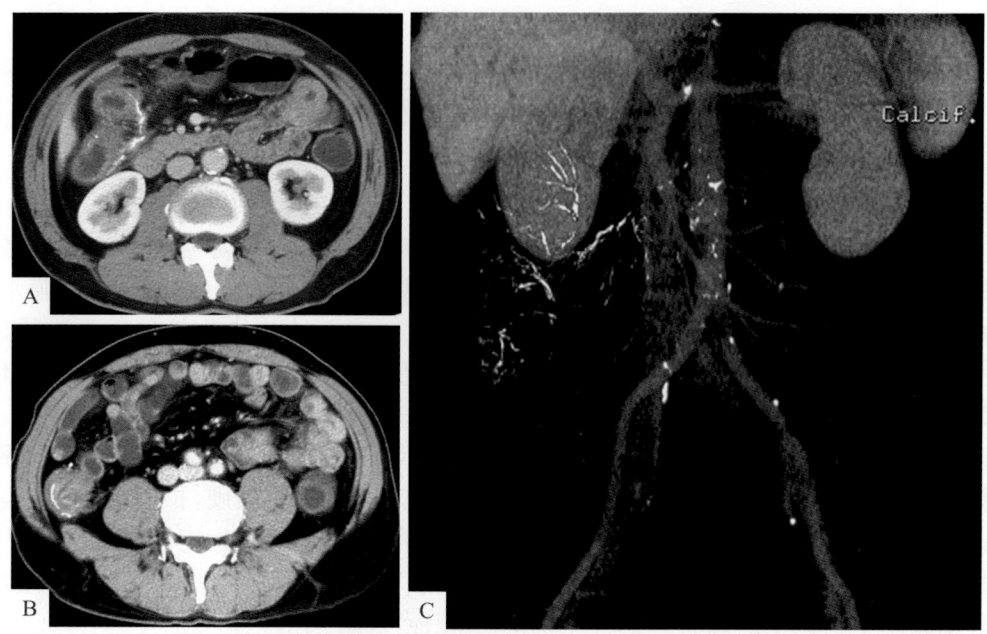

图6-5-2 特发性肠系膜静脉硬化性结肠炎

门脉期横断面CT增强图像(A、B)显示右半结肠肠壁增厚,增强扫描黏膜强化减弱,并累及回盲瓣,回盲瓣肿胀,回盲瓣口闭塞,结肠袋消失;门脉期冠状面CT VR重建图像(C)显示右结肠静脉末梢血管钙化,垂直与肠管长轴。

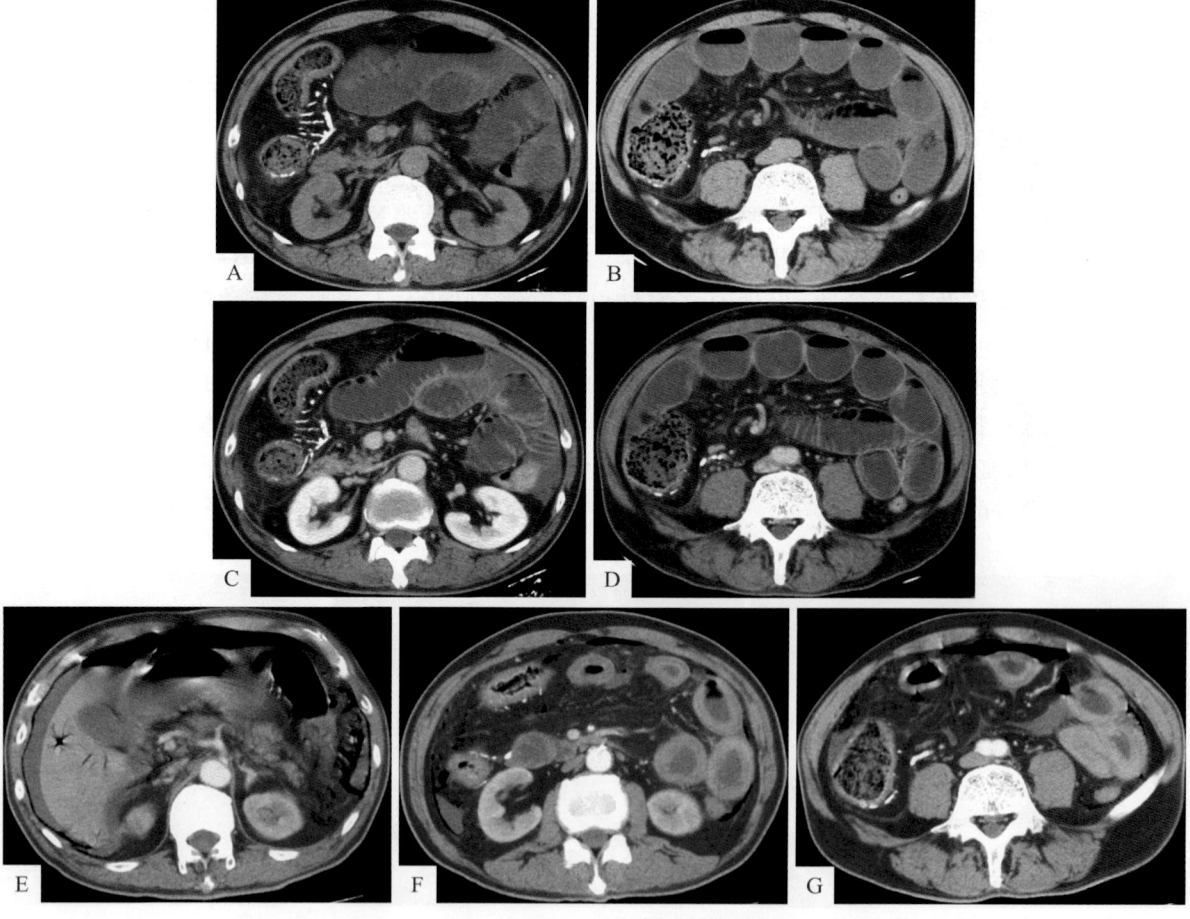

图6-5-3 特发性肠系膜静脉硬化性肠炎

CT平扫图像(A、B)、门脉期横断面CT增强图像(C、D)显示右半结肠对称性增厚,增强扫描黏膜层强化减弱,结肠袋消失,肠管僵硬,肠腔积粪,右结肠静脉分支钙化,钙化血管互相平行,并与肠管长轴垂直,同时见中上腹小肠积气积液扩张,呈梗阻改变;后患者行胃肠减压保守治疗,肠梗阻不缓解;CT增强图像(E~G)显示肝内门静脉积气,脾静脉积气,腹腔多发条片状气体影,肠系膜肿胀、渗出,腹水,梗阻小肠肠壁明显水肿增厚,呈"靶征",黏膜强化减弱,提示肠缺血、坏死。

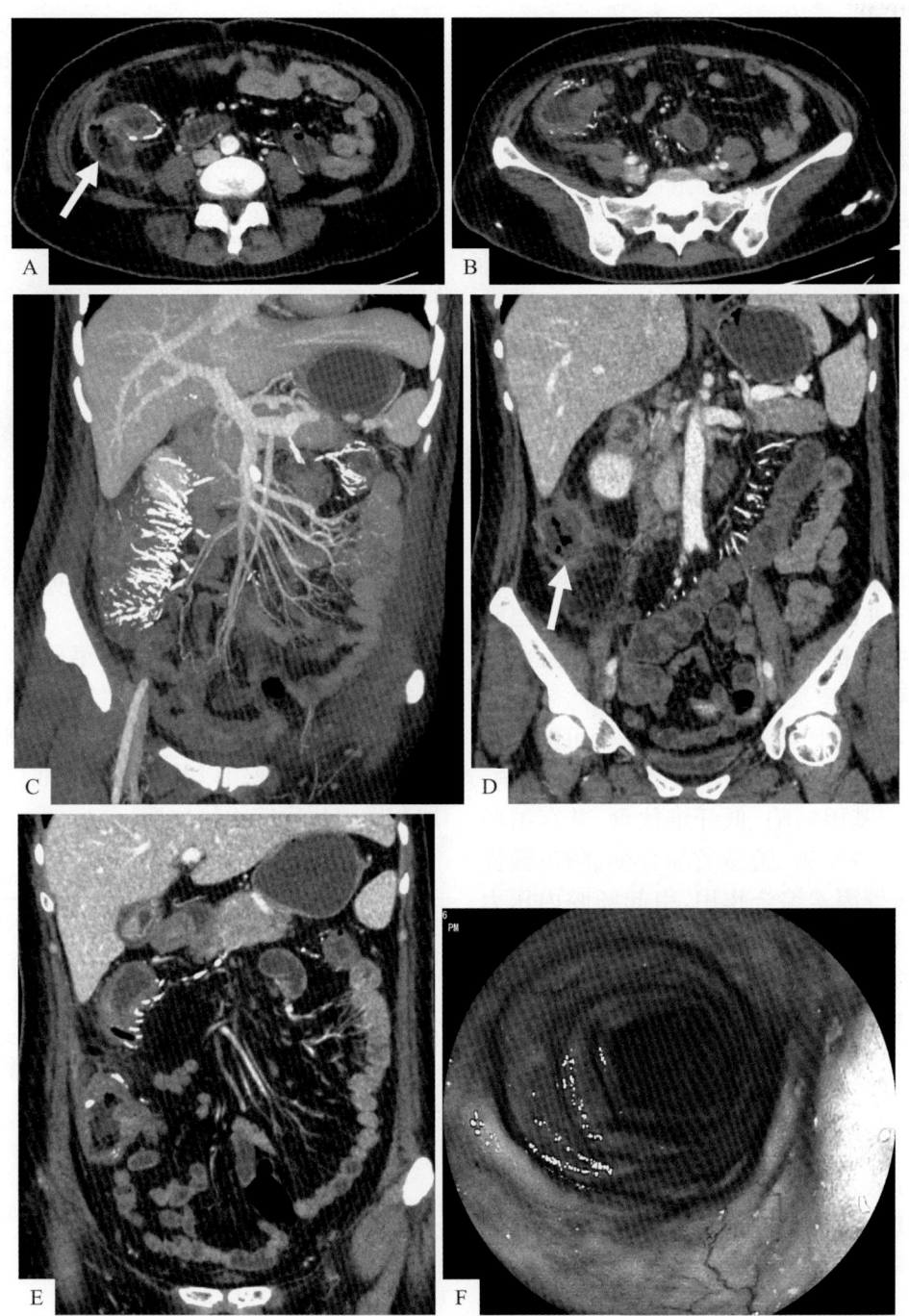

图 6-5-4 特发性肠系膜静脉硬化性肠炎

门脉期横断面 CT 增强图像(A、B)、门脉期冠状面 CT 重建图像(D、E)显示右半结肠、横结肠及部分左半结肠连续性对称性增厚,增强扫描呈分层强化,黏膜层强化减弱,结肠袋消失,肠管僵硬,回盲瓣形态肿胀,同时见右半结肠肠管周围低密度灶,呈周边环形强化,内见气泡,提示脓肿(箭);门脉期冠状面 CT MIP 重建图像(C)显示右结肠静脉、中结肠静脉及左结肠静脉分支钙化,钙化血管互相平行,并与肠管长轴垂直;结肠镜图像(F)显示结肠血管纹理模糊,肠腔呈紫蓝色改变,黏膜见散在浅溃疡。(见彩色插页)

一般不伴肠系膜静脉的钙化;④胶原性结肠炎:IMP 不伴有静脉血栓和淀粉样蛋白沉积,而胶原性肠炎病理特点为胶原样颗粒呈带状沉积在结肠上皮细胞下方,且结肠炎症浸润较 IMP 更显著。

(赵雪松 缪飞)

◆ **参考文献** ◆

1. 朱碧莲,舒锦尔,余日胜,等. 静脉硬化性结肠炎的 CT 表现及诊断价值[J]. 现代实用医学,2016,28(11):1524-1526.
2. Nomura K, Kikuchi D, Iizuka T, et al. Idiopathic mesenteric phlebosclerosis associated with long-term use of Chinese herbs: a

case report [J]. Nihon Shokakibyo Gakkai Zasshi, 2012, 109(9):1567-1574.
3. Guo F, Zhou YF, Zhang F, et al. Idiopathic mesenteric phlebosclerosis associated with long-term use of medical liquor: two case reports and literature review [J]. World J Gastroenterol, 2014, 20(18):5561-5566.
4. Hatemi AI, Senates E, Dobrucali A, et al. Collagenous colitis: a retrospective survey of patients with chronic diarrhea [J]. Hepatogastroenterology, 2011, 58(112):1963-1967.
5. Brandt LJ, Boley SJ. AGA technical review on intestinal ischemia. American Gastrointestinal Association [J]. Gastroenterology, 2000, 118(5):954-968.
6. 王薇,许乐. 缺血性结肠炎89例临床特征及其相关危险因素分析[J]. 中华内科杂志,2012,51:769-773.
7. Polk JD, Rael LT, Craun ML, et al. Clinical utility of the cobaltalbu-minbinding assay in the diagnosis of intestinal ischemia [J]. J Trau-ma, 2008, 64(1):42-45.
8. Corcos O, Nuzzo A. Gastro-intestinal vascular emergencies [J]. Best Pract Res Clin Gastroenterol, 2013, 27(5):709-725.
9. Jaster A, Choudhery S, Ahn R, et al. Anatomic and radiologic review of chronic mesenteric ischemia and its treatment [J]. Clin Imaging, 2016, 40(5):961-969.
10. 黄艳,薛玲,许晶虹,等. 缺血性肠病的诊断[J]. 中华炎性肠病杂志,2020,4(2):161-164.
11. Guo F, Zhou YF, Zhang F, et al. Idiopathic mesenteric phlebosclerosis associated with long-term use of medical liquor: two case reports and literature review [J]. World J Gastroenterol, 2014, 20(18):5561-5566.

第六节 结肠憩室炎

【概述】 结肠憩室是指结肠肠壁肌层缺损,结肠黏膜经此处向外凸出,形成囊状病理结构。当憩室病出现症状时,被称为憩室疾病,通常包括症状性单纯性憩室疾病和憩室炎。

【流行病学与危险因素】 憩室的发生可能同时受到体质/遗传以及外在环境和营养因素的影响。如肠壁结构异常、基因缺陷、低纤维饮食、并存结肠过敏性炎症、习惯性便秘、肠易激综合征、肠道慢性梗阻及炎性肠病等因素综合作用,引起肠腔内压力变化,肠壁结构和运动能力改变,从而导致憩室及其他并发症的出现。其中,左半结肠憩室炎:欧美多发,并发症相对较重,手术概率大;右半结肠憩室炎:亚洲人多发,临床症状相对较轻。

生活方式因素可能不是导致憩室病发生的唯一原因,但一旦憩室存在,生活方式因素在启动炎症级联反应中发挥着至关重要的作用。

【临床与病理】 憩室炎是结肠憩室穿孔所致的壁内及结肠周围感染性或炎性病变,好发部位在肠系膜侧血管壁穿透肠壁处,这可能与直血管穿入环状基层处系膜带与两处肠系膜带的相交区域造成肠壁的薄弱有关。

常见的临床症状有下腹绞痛、压痛、发热和大便习惯改变,实验室检查白细胞增多、贫血,可有血便。在很多病例中可以见到梗阻性憩室和其内的粪石。常见的并发症有结肠穿孔、脓肿形成、肠梗阻、门静脉炎、瘘管形成、出血等。

【憩室炎的分类分期】 根据临床症状的不同,憩室病可分为3种。①单纯性憩室病:主要指首次发作而无炎症表现,如腹部不适或腹痛、腹胀、腹泻、便秘;②复发的非复杂性憩室病:每年发作1次,无炎症表现;③复杂性憩室病:腹部体征伴随炎症表现,如发热、憩室炎。

Hinchey分期系统(1978年)用于根据临床和手术结果,确定急性憩室炎的严重程度,经过进一步改良的Hinchey分期系统(2005年)增加了轻度和复杂性急性憩室炎亚组以及慢性并发症(梗阻、瘘)分期,旨在确定相应的治疗标准(表6-6-1)。

表6-6-1 急性憩室炎的改良Hinchey分期系统

改良Hinchey分期系统	根据影像学或手术定义	备注
0期	轻度临床憩室炎	左下腹痛、白细胞升高、发热,未经影像学或手术证实
ⅠA期	结肠周围局限性炎症:蜂窝织炎	
ⅠB期	局限性结肠周围脓肿	紧邻发炎肠段
Ⅱ期	盆腔、腹腔内远端或腹膜后脓肿	
Ⅲ期	全身化脓性腹膜炎	与肠腔无开放性交通(脓肿破裂)
Ⅳ期	粪性腹膜炎	游离穿孔,与肠腔开放交通

【CT表现】 CT是结肠憩室的首选检查方法。
(1) 结肠壁小囊袋状凸起,管壁增厚,邻近结肠旁脂肪间隙浑浊、渗出(图6-6-1,图6-6-2)。
(2) 肠道穿孔:表现为腹腔内游离气体(图6-6-3)。
(3) 结肠旁和远隔部位脓肿,远隔部位脓肿以肝脓肿最为常见,为细菌经结肠黏膜破损处侵犯门静脉而血源播散至肝脏所致(图6-6-4,图6-6-5)。

(4)瘘管或窦道形成:由脓肿破坏邻近解剖结构所致,可累及膀胱、输尿管、邻近肠段、胆囊、子宫、输卵管、阴道、皮肤和肛周等区域,其中结肠膀胱瘘最常见(图6-6-4)。

(5)肠腔内出血:CT平扫表现为肠腔内高密度影,如果出血速度较快,增强扫描可见对比剂外渗进入憩室或肠腔内(图6-6-6)。

(6)上行感染性出血性门静脉炎:典型表现为门静脉和其属支内炎性化脓性栓子,CT表现为静脉腔内充盈缺损征象,同时部分可见静脉腔内气体密度影。

(7)腹水。

(8)需要注意的是,当憩室炎发展为慢性炎症时,由于细菌感染及异物的持续刺激,会形成慢性炎性肉芽肿,从而掩盖原来憩室的囊袋状凸出改变,形态类似肿瘤,很容易与肿瘤相混淆(图6-6-7,图6-6-8),同时反过来,有憩室炎存在时,炎症常将肿瘤掩盖掉,诊断可能会将潜在的肿瘤漏掉(图6-6-9)。

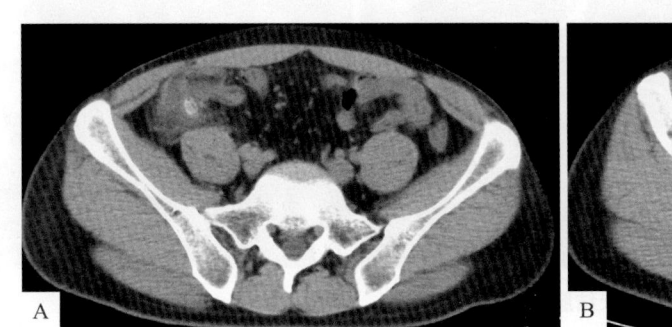
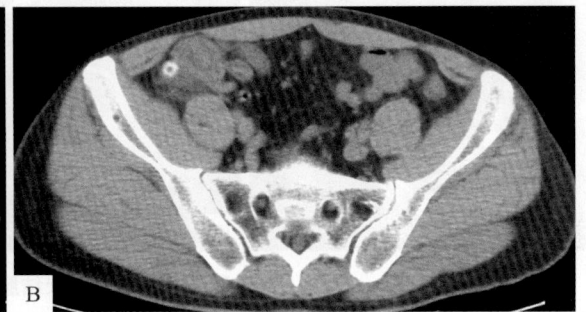

图6-6-1 盲肠憩室炎

CT平扫图像(A、B)显示盲肠囊袋状凸出影,其内充满粪石,平扫呈高密度,周围见渗出,回盲部肠壁水肿。

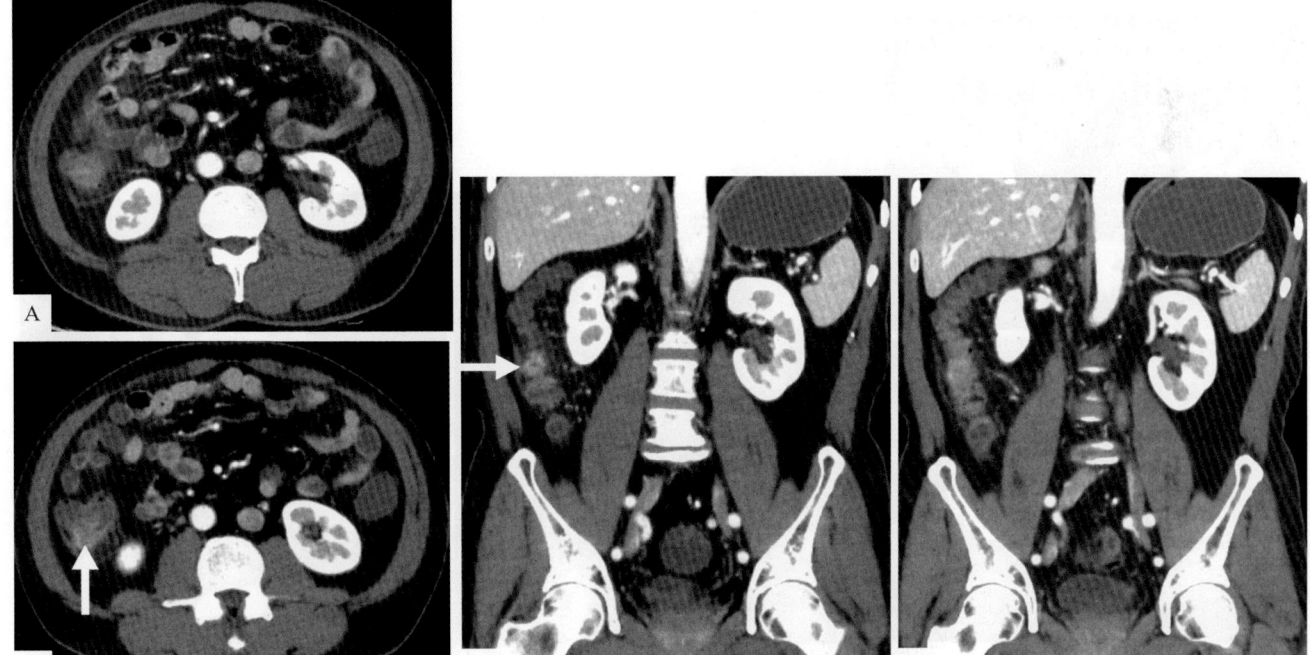

图6-6-2 右半结肠憩室炎

门脉期横断面CT增强图像(A、B)、门脉期冠状面CT重建图像(C、D)显示右半结肠囊袋状凸出影,明显强化(箭),肠壁水肿,周围见片状渗出。

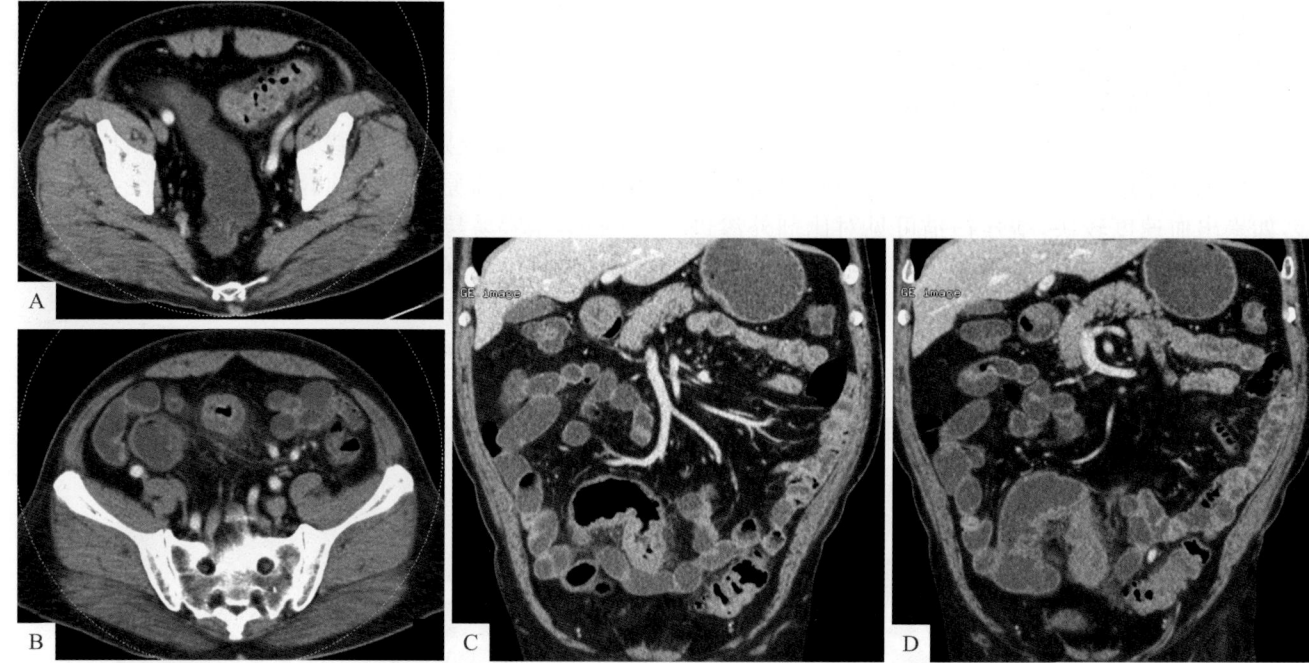

图6-6-3　乙状结肠憩室炎伴微穿孔

门脉期横断面CT增强图像(A、B)、门脉期冠状面CT重建图像(C、D)显示乙状结肠多发囊袋状凸出影,肠壁水肿增厚,增强扫描呈分层强化,肠管周围渗出,并可见微小气泡影,提示微穿孔。

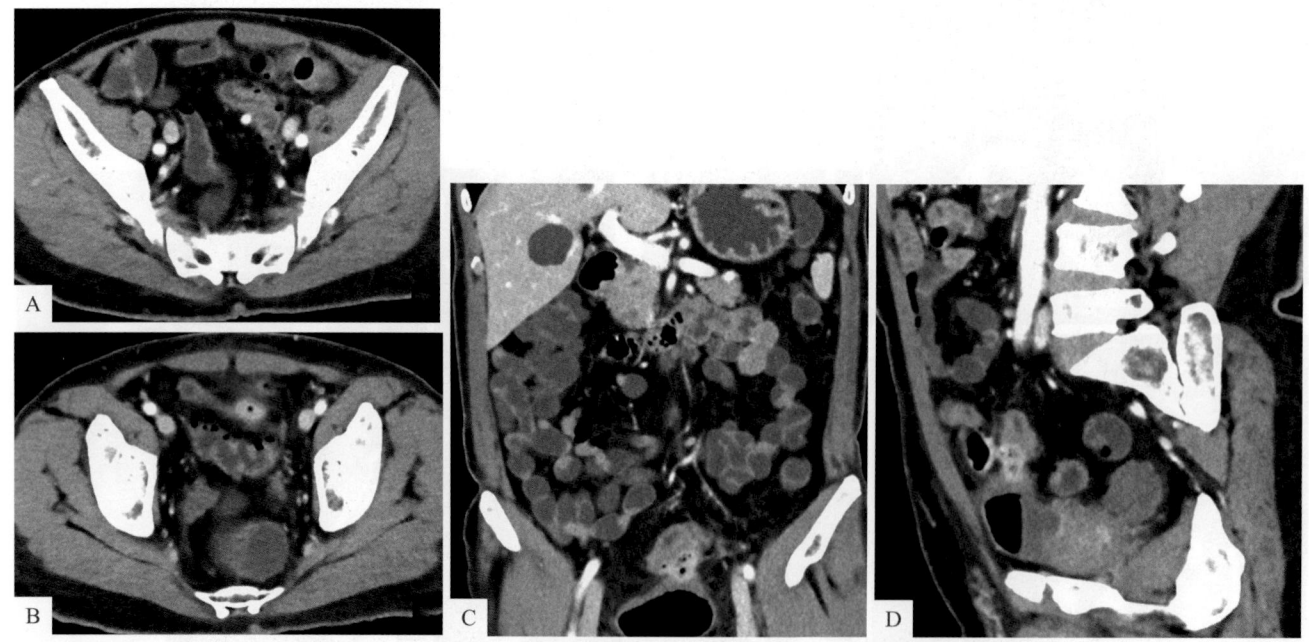

图6-6-4　乙状结肠憩室炎伴微小脓肿及乙状结肠-膀胱瘘

门脉期横断面CT增强图像(A、B)、门脉期冠状面(C)和斜矢状面(D)CT重建图像显示乙状结肠多发囊袋状凸出影,肠管周围见周边环形强化灶,并与膀胱粘连,膀胱内见气体密度影,提示乙状结肠憩室炎伴微小脓肿及乙状结肠-膀胱瘘。

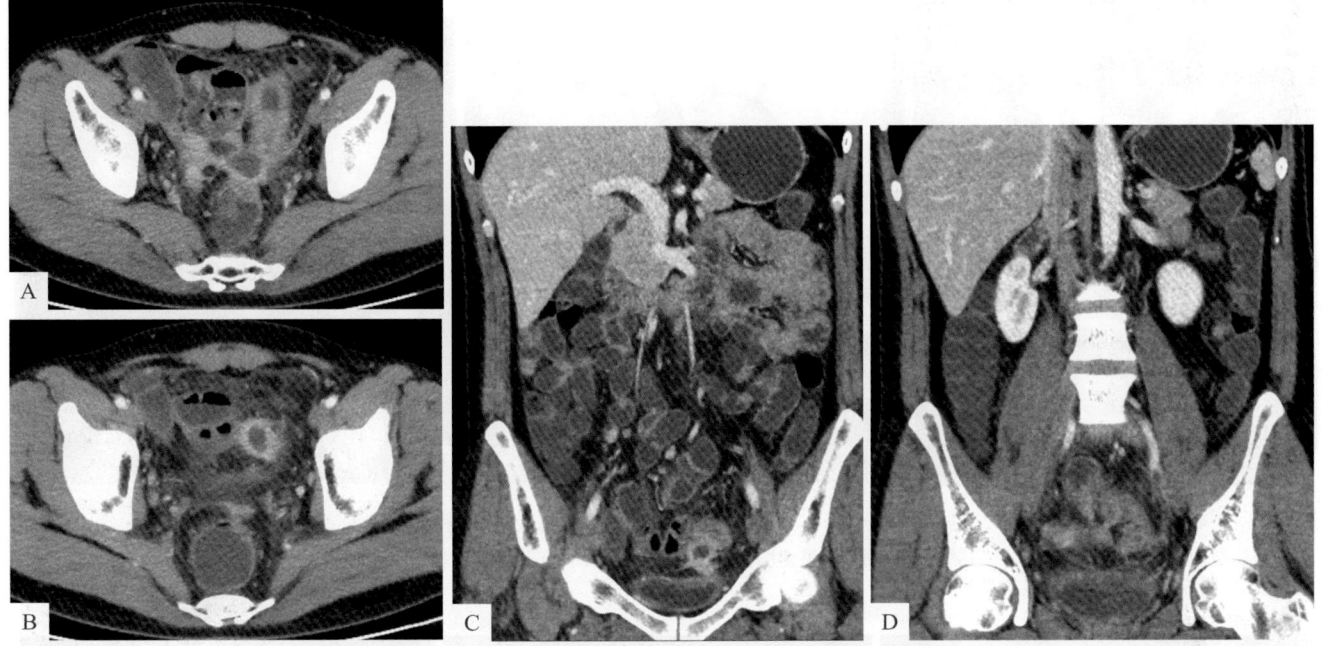

图 6-6-5 乙状结肠憩室炎伴多发脓肿及肠粘连

门脉期横断面 CT 增强图像(A、B)、门脉期冠状面 CT 重建图像(C、D)显示乙状结肠多发囊袋状凸出影,肠管周围见多发周边环形强化灶,部分内见气体,提示脓肿,邻近肠管粘连成角,盆腔积液、渗出明显。

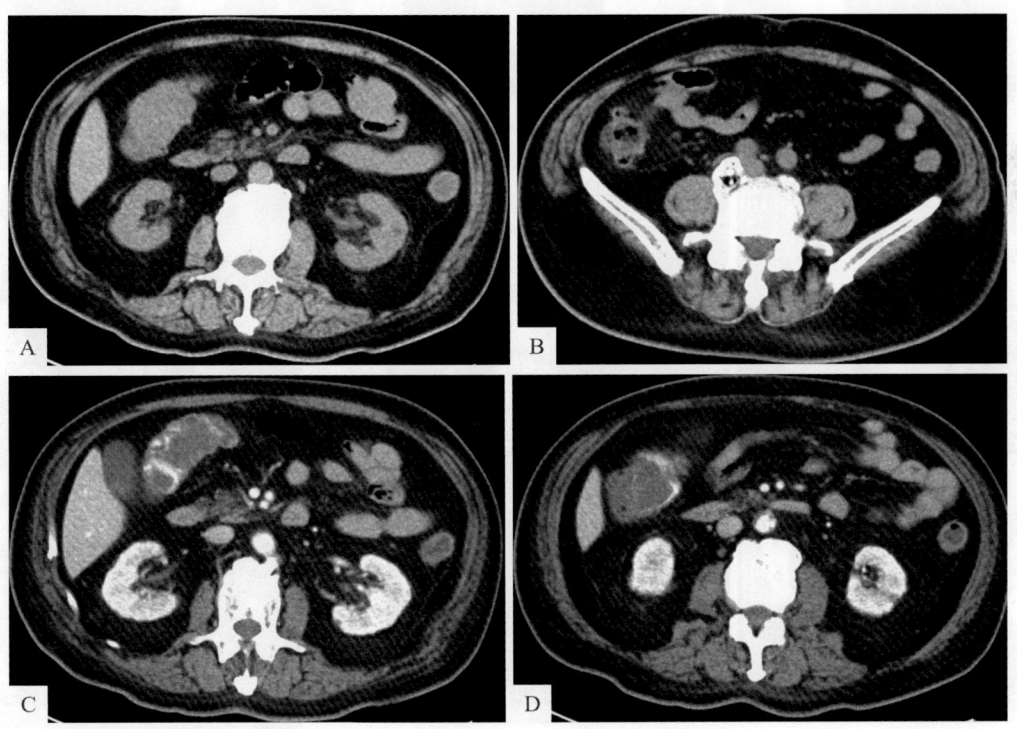

图 6-6-6 结肠肝曲-右半结肠多发憩室伴出血

CT 平扫图像(A、B)显示结肠肝曲-右半结肠多发囊袋状凸出影,结肠肝曲肠壁增厚明显;CT 增强图像(C、D)显示结肠腔内多发条片状异常强化灶,提示对比剂外渗。

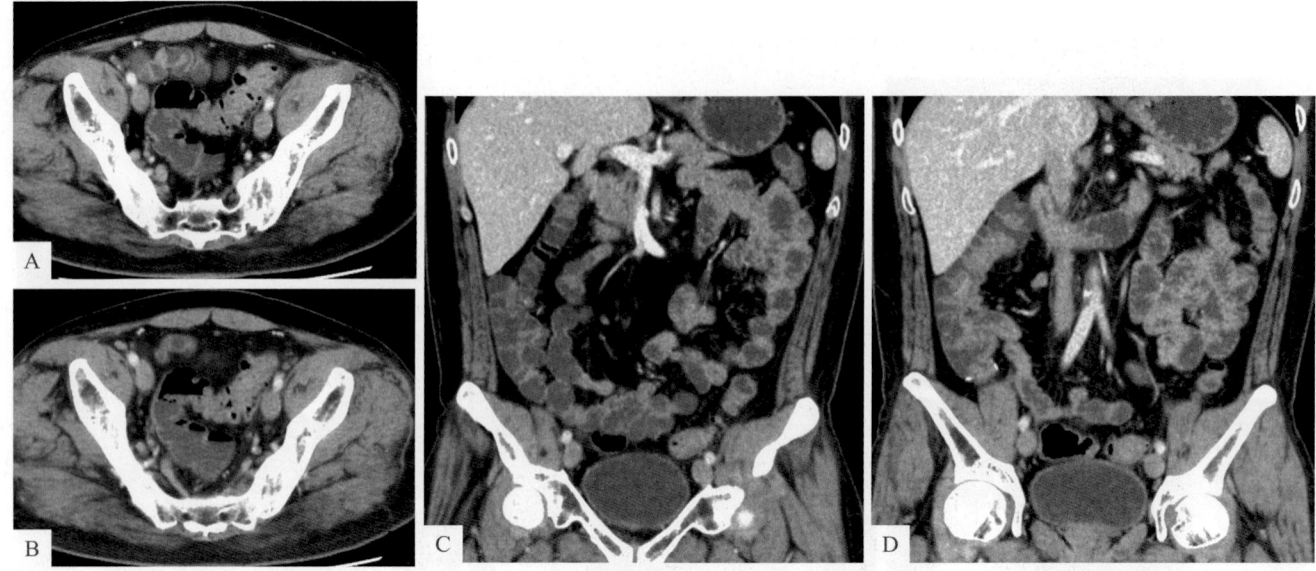

图 6-6-7　乙状结肠憩室炎伴慢性炎性肉芽肿

门脉期横断面 CT 增强图像(A、B)、门脉期冠状面 CT 重建图像(C、D)显示乙状结肠多发囊袋状凸出影,肠壁增厚,增强扫描肠壁呈均匀一致强化改变,周围未见渗出,呈慢性肉芽肿样改变。

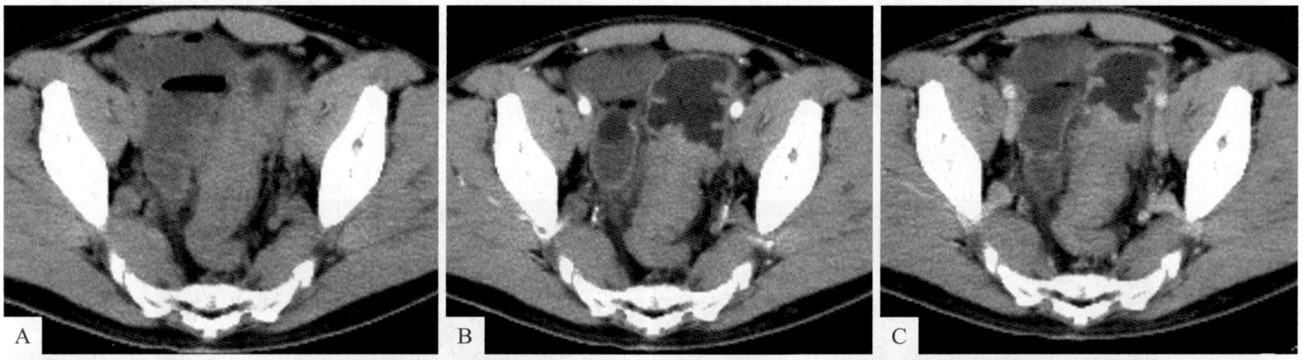

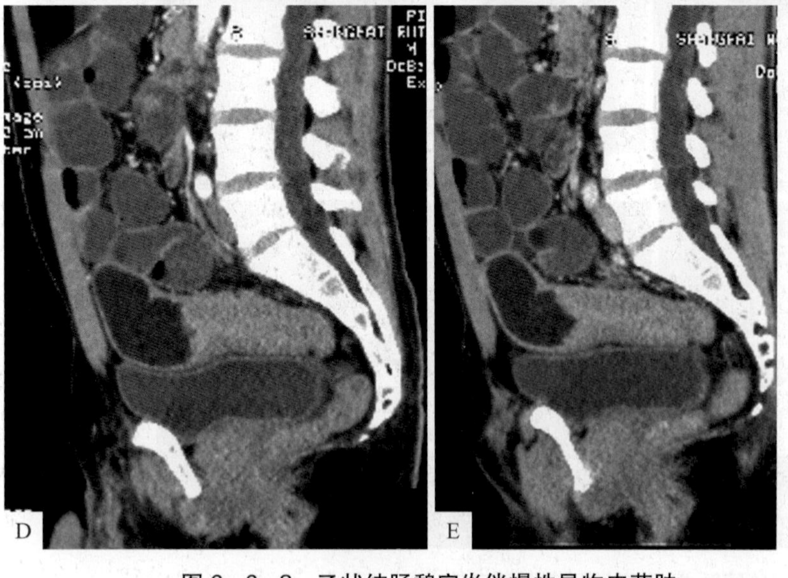

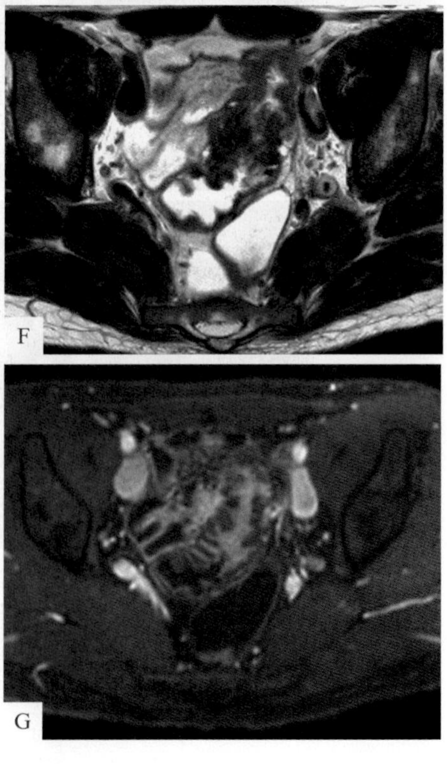

图 6-6-8　乙状结肠憩室炎伴慢性异物肉芽肿

CT 平扫(A)、动脉期(B)和门脉期横断面(C)增强图像、动脉期(D)和门脉期(E)矢状面 CT 重建图像显示乙状结肠肠壁明显增厚,肠腔狭窄,增强扫描见强化黏膜线影,黏膜线连续,未见中断、破坏;横断面 MR T2WI 图像(F)显示增厚肠壁呈低信号;横断面 MRI 增强图像(G)显示增厚肠壁呈分层强化,黏膜线显示清楚,黏膜下增厚及水肿。后手术病理证实为憩室炎伴异物肉芽肿。

第六章 结肠病变

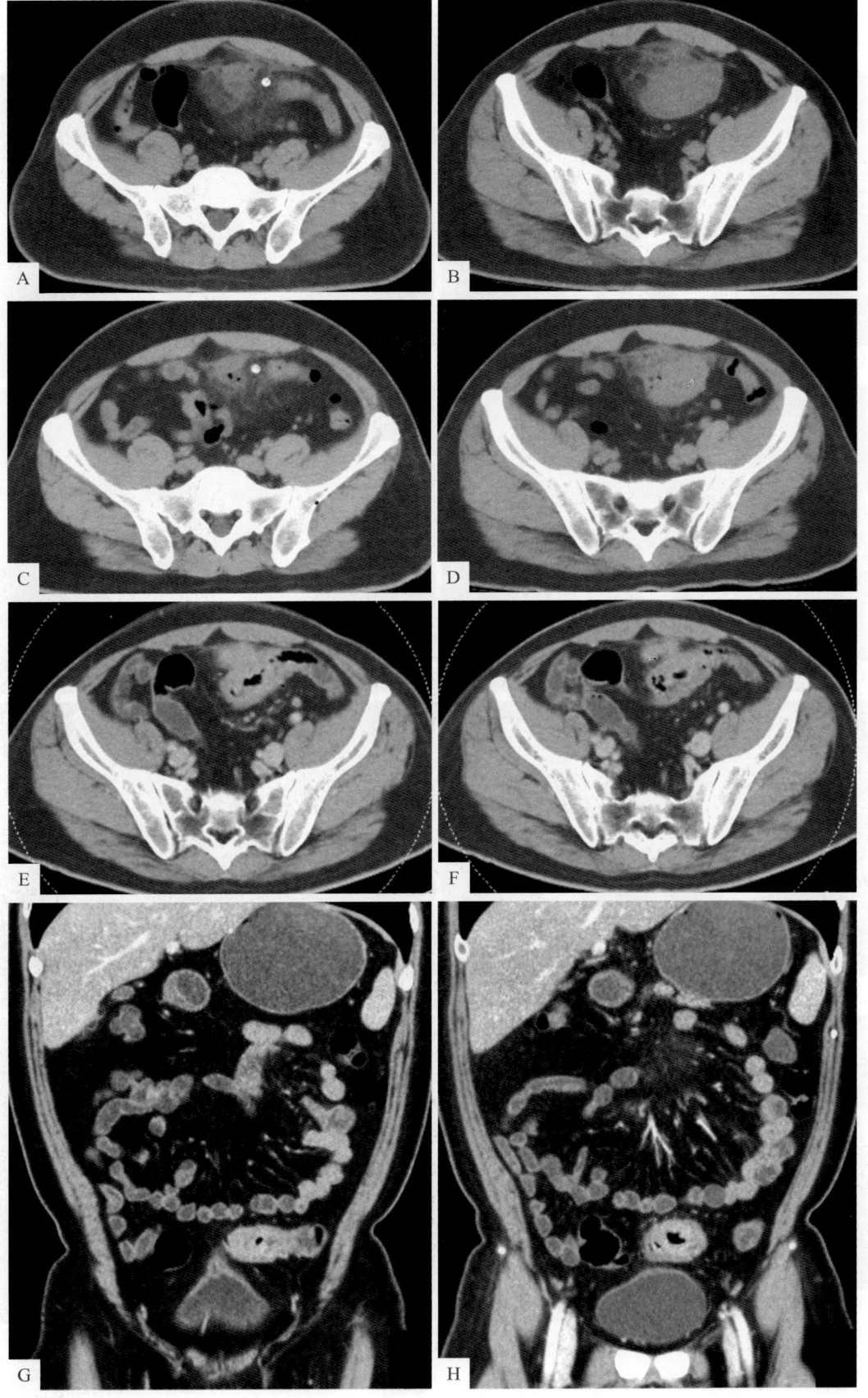

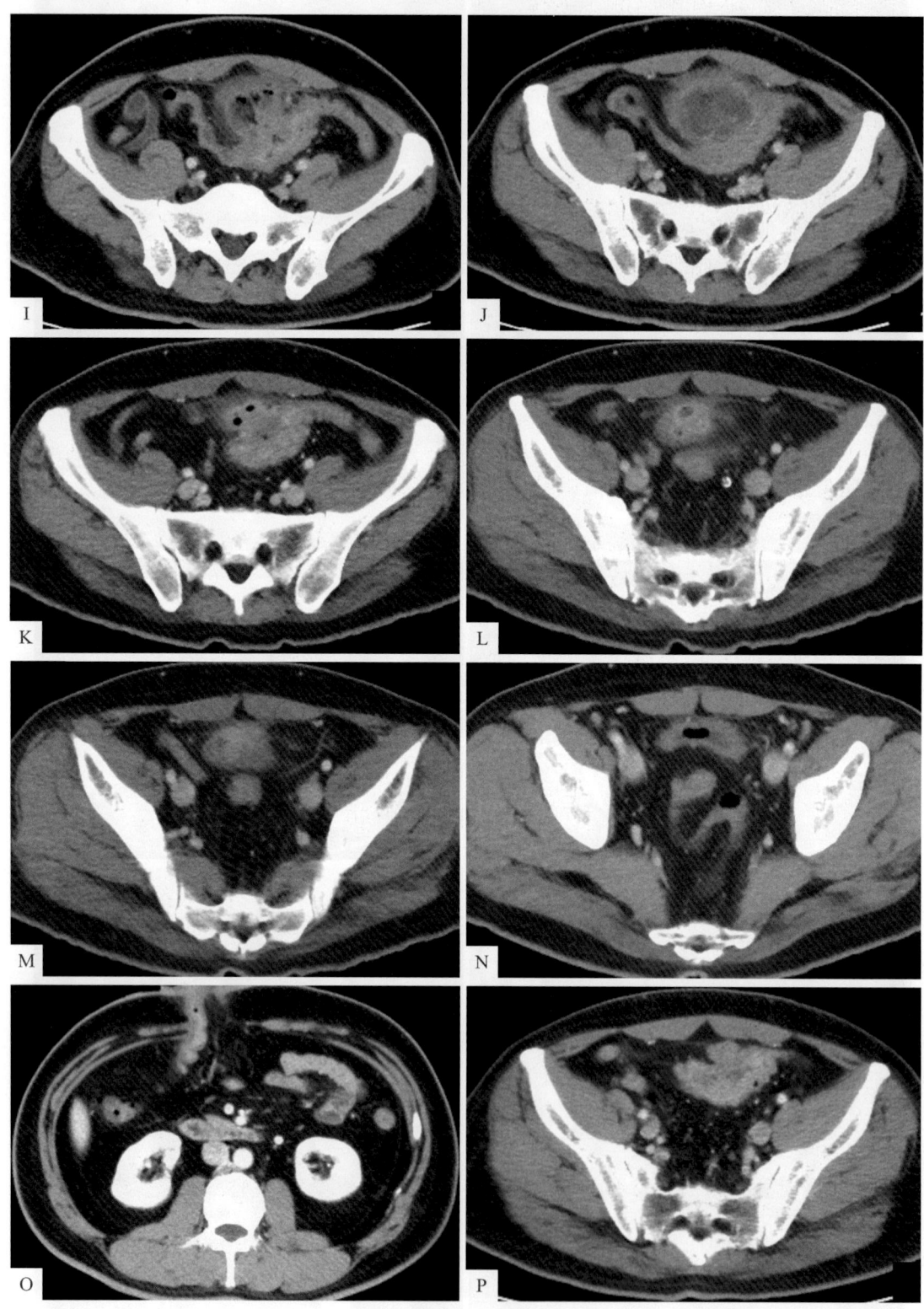

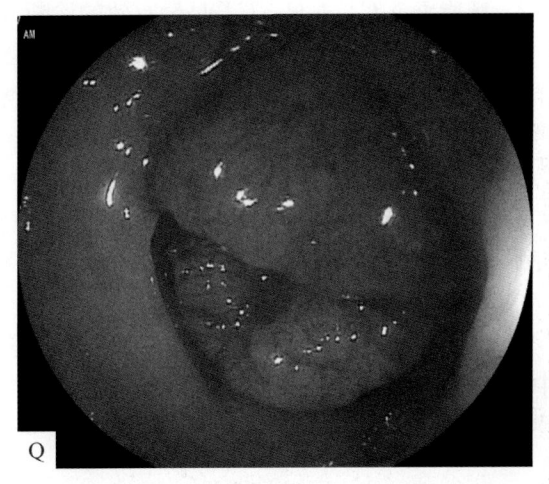

图 6-6-9 乙状结肠憩室炎、脓肿伴乙状结肠癌

图 A、B 为 2021 年 9 月 19 日 CT 平扫图像,显示乙状结肠肠壁明显增厚,肠管周围见游离粪石影及渗出,并可见边界不清低密度影,其内见小气泡,考虑乙状结肠憩室炎伴周围脓肿;图 C、D 为 2021 年 11 月 15 日 CT 平扫图像,显示乙状结肠仍见肠壁增厚,肠管周围渗出较前片有包裹趋势,范围稍缩小;图 E、F 为 2021 年 11 月 23 日小肠门脉期横断面 CT 增强图像,G、H 为门脉期冠状面 CT 重建图像,显示乙状结肠肠壁增厚较前缓解,肠管周围结构趋于清晰,肠管周围脓肿较前范围缩小,呈慢性炎性肿块样改变,与膀胱壁粘连;图 I、J 为 2022 年 1 月 30 日 CT 增强图像,显示原来病变再次出现穿透性改变,肠管周围一较大脓肿,呈现周边环形强化,且其内见气泡影;图 K~N 为 2022 年 2 月 7 日 CT 增强图像,显示脓肿范围较前缩小,同时见膀胱内气体影,提示乙状结肠-膀胱瘘;后患者行横结肠造瘘,发热症状缓解,但新出现便血,图 O、P 为 2022 年 6 月 6 日增强 CT 图像,显示横结肠造瘘后改变,原肠管周围脓肿范围明显缩小,病变处乙状结肠肠壁于周围肠壁强化明显不同,强化减低,形态僵硬,不能排除肿瘤;图 Q 为结肠镜图像,提示乙状结肠增殖灶,术后病理证实为乙状结肠癌。

【鉴别诊断】 结肠憩室炎需要与阑尾炎、结肠癌、结肠炎等鉴别。阑尾炎时阑尾增粗,管壁增厚,边缘模糊,管腔内积液或有粪石形成,可合并阑尾周围炎症;单纯憩室炎阑尾正常,阑尾系膜脂肪结构清晰。结肠憩室炎有大量纤维组织增生时,病变部位发生狭窄、短缩,需与结肠癌鉴别,结肠癌肠壁不均匀局限性增厚,表面不规则,动脉期不均匀强化,周围见增大、增多淋巴结,并可见远处转移。结肠炎肠壁环形对称性增厚,累及范围较广,结肠周围炎症较憩室炎轻。

(赵雪松 缪飞)

◆ 参考文献 ◆

1. 所剑,李伟,王大广.结肠憩室病诊断及治疗策略[J].中国实用外科杂志,2015,35(5):562-563.
2. International Consensus on Diverticulosis and Diverticular Disease. Statements from the 3rd International Symposium on Diverticular Disease [J]. J Gastrointestin Liver Dis, 2020, 28: 57-66.
3. Hanna MH, Kaiser AM. Update on the management of sigmoid diverticulitis [J]. World J Gastroenterol, 2021, 27(9): 760-781.
4. 马勇.结肠憩室炎的诊断及治疗现状[J].首都食品与医药,2015,22(6):20-21.

第七节 肠脂垂炎

【概述】 急性肠脂垂炎是一种罕见的自限性疾病,临床上常被误诊为结肠憩室炎、急性阑尾炎以及妇科急症等。

肠脂垂炎症状通常在 1 周内自行缓解,确诊者不需手术和抗感染等治疗。

除非出现严重并发症如肠套叠、肠梗阻等,服用抗炎和止痛药对症治疗后,患者临床症状多在 2 周内消失,CT 表现多在 6 个月内消失。

【解剖特点】 肠脂垂是指沿着结肠带两侧分布的许多大小不等、形态各异的脂肪小凸起,为浆膜层下的脂肪堆积(图 6-7-1)。整个结肠约有 100~150 个肠脂垂,主要位于乙状结肠附近,约占 62%,以蒂附着于结肠带的两侧,末端活动度较大。

肠脂垂主要通过一个狭窄的短蒂供血,每个脂肪垂动静脉供血各自独立,供血动脉来自结肠动脉边缘的细小分支,静脉回流经弯曲且管径窄小的

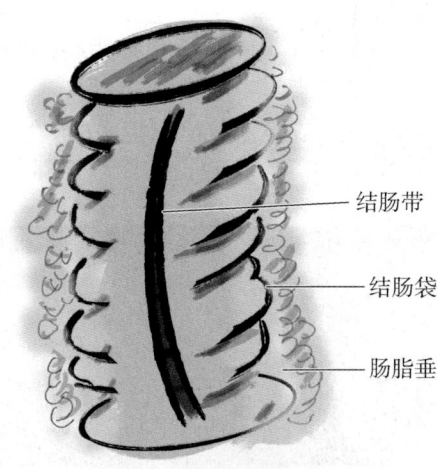

图 6-7-1 结肠壁外解剖结构

静脉完成。肠脂垂较重,末端呈游离状态,活动度大,易出现扭转、陷进结肠壁,导致肠套叠或静脉血栓等。

肠脂垂的功能包括结肠支持软垫、免疫功能、吸收水分和电解质。

【发病机制】 肠脂垂炎可发生于任何年龄,但更多见于20~50岁,男女发病率说法不一,而肥胖则是公认的常见发病原因。

肠脂垂的供血动脉来自结肠动脉边缘支,其小分支进入肠脂垂,而静脉回流至弯曲且管径窄小的静脉,这一供血特点加上肠脂垂内脂肪多而重,末端游动度大,大大增加其扭转和梗死概率,从而导致局部缺血引起炎症和周围水肿。

乙状结肠、盲肠处有大量的较大的肠脂垂,乙状结肠弯曲度大,肠脂垂旋转和扭绞更易发生肠脂垂炎,这与本病腹痛常发生于左、右下腹有关,因为直肠没有肠脂垂,所以不会发生肠脂垂炎。

【临床表现】 临床上肠脂垂炎一般表现为不同程度和持续时间的局部腹痛,且多为突发的、局部的、非游走性腹痛,一般发生于运动或饱餐之后,腹痛大多位于左下腹,有时位于右下腹。几乎所有患者可见局部压痛,部分可伴有肌紧张,而且这种症状可以反复出现,并且位置固定。患者多不出现发热或轻度发热,但一般不伴有恶心、呕吐等症状,血白细胞和C反应蛋白正常或升高,而其他常规实验室检查多在正常范围。

【病理特点】 按病程分为三期:①早期(2~24h),充血水肿期,为栓塞脂肪组织充血。②进展期(1~5d),炎症坏死期,大量中心粒细胞核淋巴细胞浸润。③恢复期(>6d),纤维化期,坏死由纤维组织取代,部分病灶钙盐沉积,发生钙化。

【CT表现】

1. 肠脂垂正常CT表现 正常脂肪垂组织因其密度与周围肠系膜脂肪密度相通,因此CT扫描难以发现。当发生炎症或腹盆腔出现腹水时,在CT上脂肪垂能清晰显示(图6-7-2)。

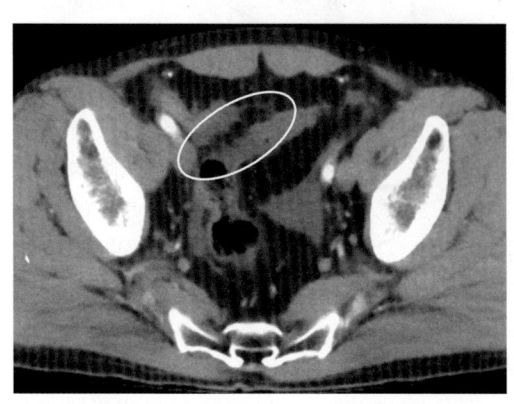

图6-7-2 肠脂垂正常CT表现

2. 肠脂垂炎CT表现 CT是最有效的诊断方法。

(1)位于结肠系膜对侧邻近肠管旁卵圆形或戒指样脂肪密度或略高于脂肪密度肿块,一般直径约2~4cm,提示梗死的脂肪组织,为本病特异性表现(图6-7-3~图6-7-6)。

(2)病灶边缘呈高密度环状影,提示脏层腹膜组织炎性改变,最早期出现的征象(图6-7-3~图6-7-6)。

(3)病灶中央见点状、线状或圆形高密度影,提示中央静脉充盈或血栓形成或出血性坏死(图6-7-3~图6-7-6)。

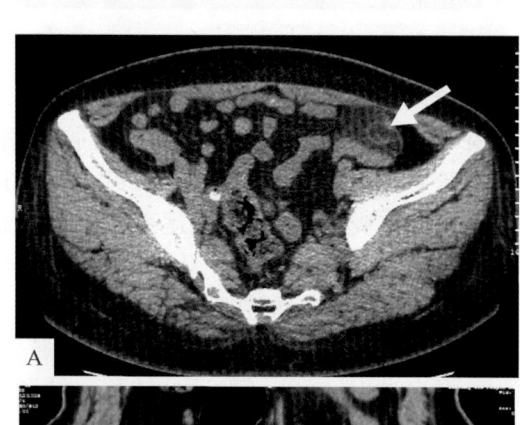
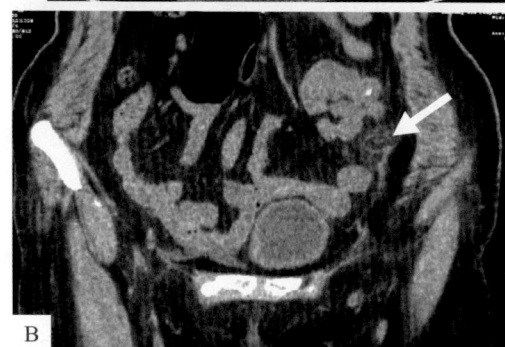

图6-7-3 肠脂垂炎

CT平扫图像(A)、冠状面CT重建图像(B)显示乙状结肠起始处卵圆形脂肪密度病灶,边缘见高密度环,中央呈类圆形高密度(箭)。病灶周围见条索状渗出影,腹膜增厚。

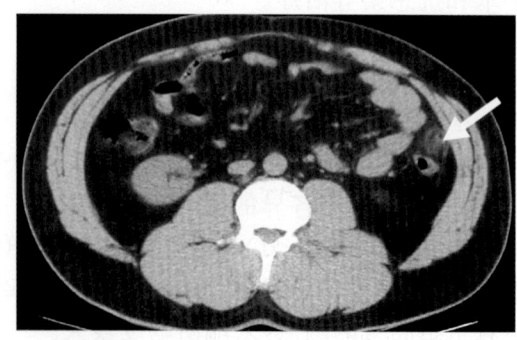

图6-7-4 肠脂垂炎

CT平扫显示降结肠旁卵圆形脂肪密度病灶,边缘见高密度环,中央呈类圆形高密度(箭)。病灶周围见条索状渗出影,腹膜增厚。

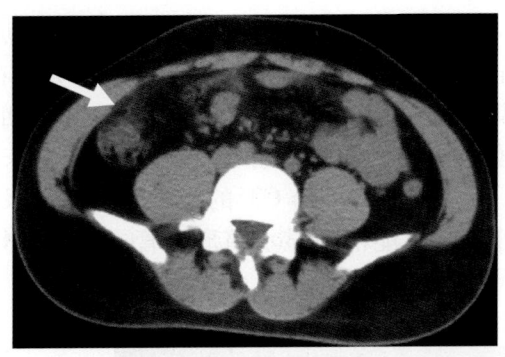

图 6-7-5 肠脂垂炎
CT 平扫显示升结肠旁两枚脂肪密度病灶,边缘见高密度环,病灶周围见条索状渗出影,腹膜增厚(箭)。

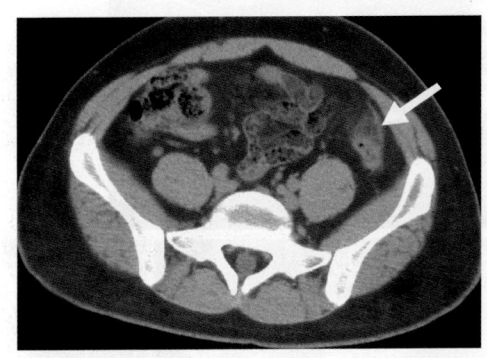

图 6-7-6 肠脂垂炎
CT 平扫显示降结肠旁卵圆形脂肪密度病灶,边缘见高密度环,中央呈类圆形高密度(箭),病灶周围见条索状渗出影,腹膜明显增厚。

(4) 当炎症向周围蔓延,病灶周围脂肪间隙出现絮状、索条状高密度影,提示继发性周围炎症、渗出(图 6-7-6)。如果进一步发展可发生坏死、穿孔,形成局部脓肿或弥漫性腹膜炎,局部纤维化可与邻近肠管粘连发生肠梗阻。

(5) CT 增强病灶的边缘呈轻至中度均匀环形强化。

(6) 最后病灶吸收、消退,少许病灶残存纤维条索影。

【鉴别诊断】 肠脂垂炎需要与网膜梗死、肠系膜脂膜炎、结肠憩室炎、包裹性脂肪坏死等鉴别。网膜梗死儿童更常见,通常不发热,体积更大,边缘无高密度环,与肠管有一定距离,一般不引起肠壁增厚。肠系膜脂膜炎好发于小肠系膜根部,内见软组织结节,病灶包绕血管。结肠憩室炎发病年龄通常更大,有腹痛、恶心、呕吐、发热、白细胞增高征象,邻近结肠壁增厚、强化,周围脂肪密度增高,并发症有穿孔、出血、脓肿等。包裹性脂肪坏死多由外伤、手术或缺血造成,周围见纤维囊壁包裹,囊壁可轻度强化。

(陈均 赵雪松 缪飞)

◆ 参考文献 ◆

1. Singh AK, Gervais D, Rhea J, et al. Acute epiploic appendagitis in hernia sac: CT appearance [J]. Emerg Radiol, 2005, 11(4): 226-227.
2. Singh AK, Gervais DA, Hahn PF, et al. Acute epiploic appendagitis and its mimics [J]. Radiographics, 2005, 25(6): 1521-1534.
3. Chu EA, Kaminer E. Epiploic appendagitis: A rare cause of acute abdomen [J]. Radiol Case Rep, 2018, 13(3): 599-601.
4. Harling L, Peglow S, Eger K, et al. Acute epiploic appendagitis — a rare differential diagnosis of acute abdomen [J]. Z Gastroenterol, 2023, 61(2): 172-177.

第八节 结肠血管病变

【概述】 结肠血管畸形是引起下消化道出血的重要原因之一,可能与后天血管退行性变、先天性血管发育异常及慢性黏膜缺血有关。

结肠血管畸形内镜下检出率为 2‰~6‰,在老年人中多见。

【病因】

1. 后天血管退行性变 慢性、间歇性黏膜下静脉阻塞,造成静脉回流障碍,导致小静脉迂曲和毛细血管扩张,从而引起结肠血管畸形。

2. 先天性血管发育异常 先天血管呈锐角进入黏膜层,使暴露的血管易受机械损伤或消化液的侵蚀损伤。

3. 慢性黏膜缺血 主动脉瓣狭窄、心肌病、肾功能衰竭等患者机体循环血供不足,黏膜灌注压低及慢性缺氧,造成黏膜缺血,导致血管畸形。

【危险因素】 有以下可改变危险因素的人群,容易罹患结肠血管畸形:①后天血管发生退行性变患者;②主动脉瓣狭窄、心肌病变和肾功能衰竭的患者。

有如下不可改变危险因素的人群,容易罹患结肠血管畸形。①年轻人:血管发育不良主要是年轻人;②老年人:血管扩张主要发生在老年人,多位于右半结肠;③有家族血管发育异常遗传史患者。

【临床表现】

1. 便血 大便呈鲜红色或暗红色血便。

2. 贫血　血管反复出血会导致不同程度的贫血，表现为头晕、疲乏、食欲不振。

3. 休克　短时间大量出血可导致休克，出现心率加快、面色苍白、四肢湿冷等。

4. 腹痛、腹泻　在伴有结肠炎的情况下出现腹痛、腹泻等。

【CT 表现】　增强 CT 表现为异常增多的血管丛，结构紊乱；末梢血管蜘蛛状扩张及迂曲；动脉期静脉早显影，呈双轨征，提示动、静脉间有分流存在；出血期可见对比剂外溢积聚在肠腔内；静脉期显示肠系膜缘一侧的肠壁内静脉扩张、迂曲（图6-8-1～图6-8-4）。小肠 CT 的最大密度投影及多平面重建技术更能清晰显示畸形血管，血管造影是金标准（图6-8-5）。

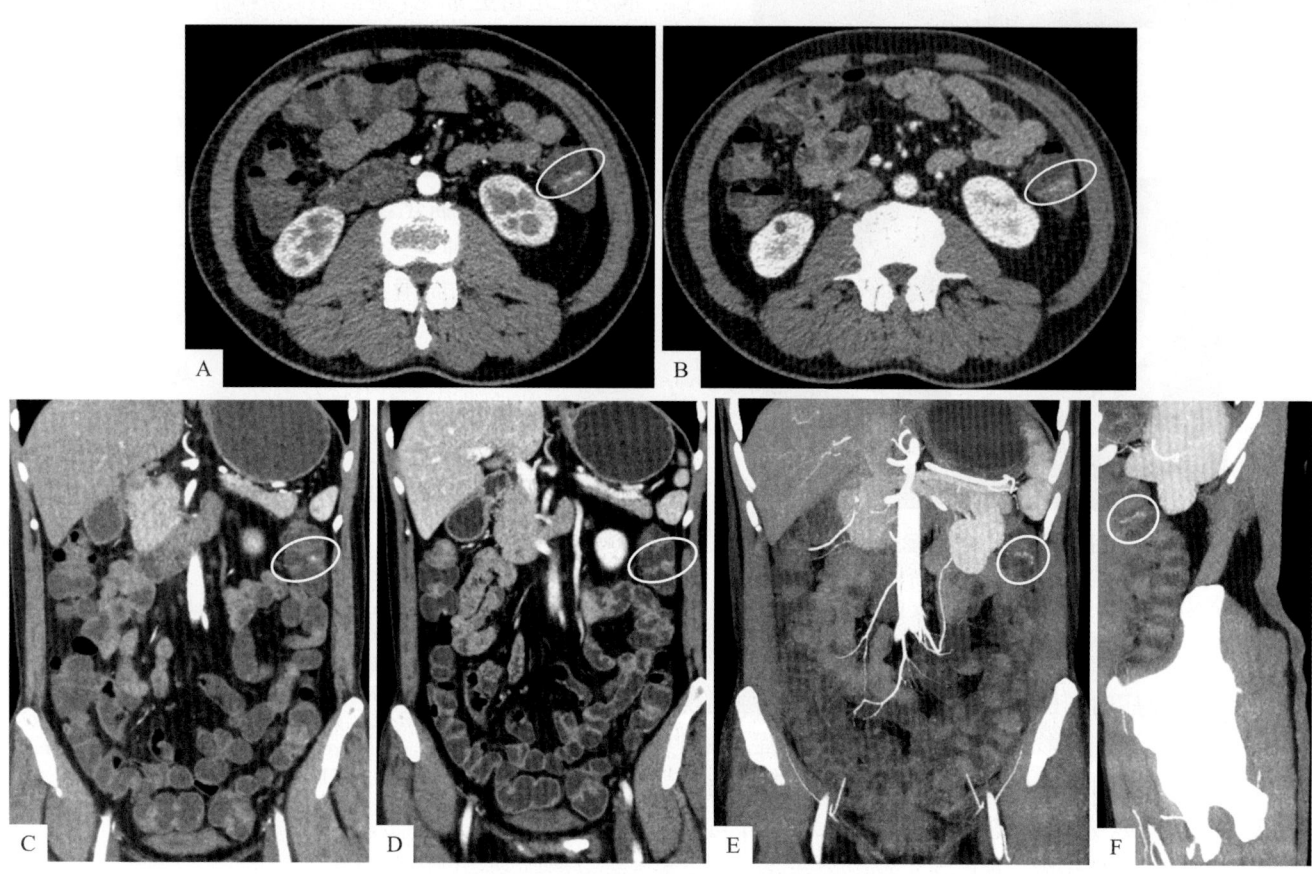

图 6-8-1　左半结肠动静脉畸形

动脉期（A）和门脉期（B）横断面 CT 增强图像、动脉期（C）和门脉期（D）冠状面 CT 重建图像显示左半结肠腔内异常增粗血管影，动脉期显示清晰（圈）；动脉期冠状面（E）和矢状面（F）CT MIP 重建图像清晰显示左半结肠腔内畸形血管影（圈）。

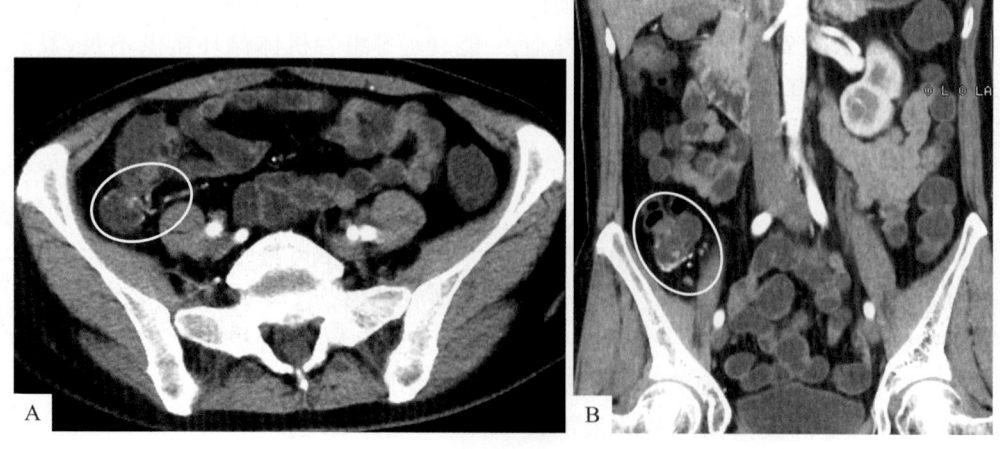

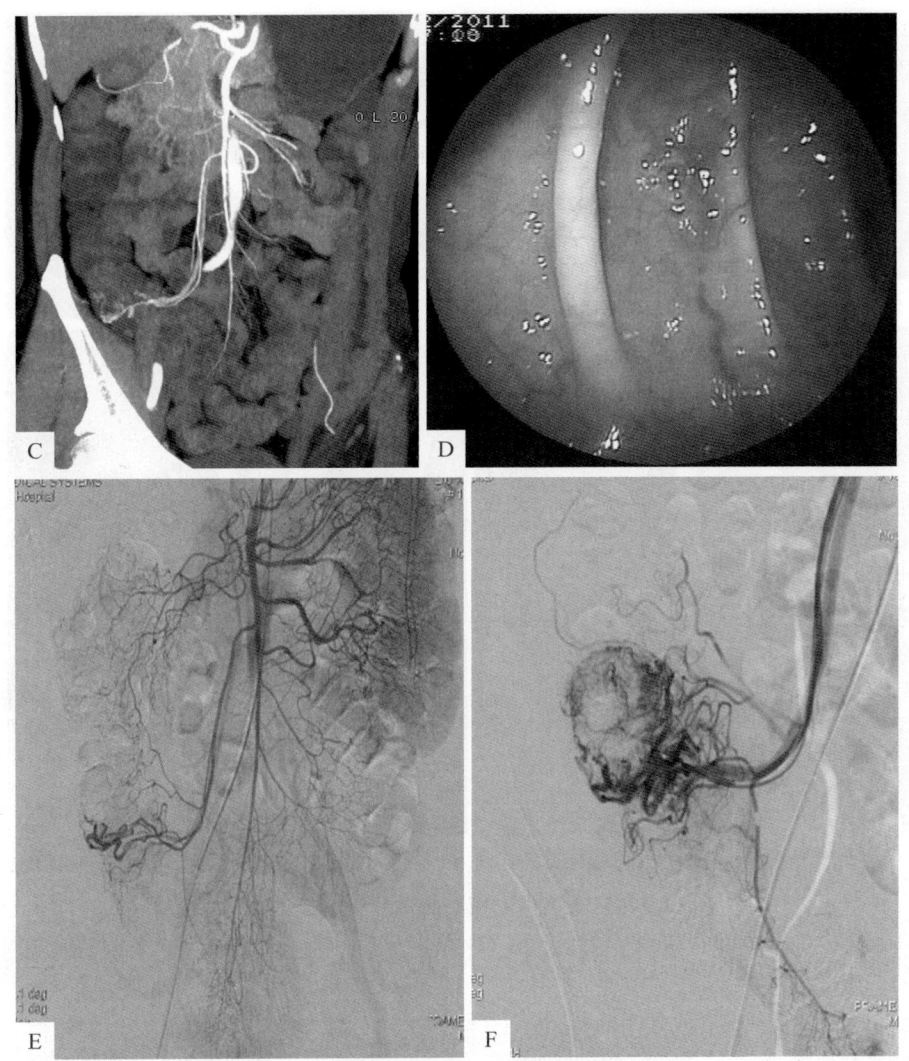

图 6-8-2　回结肠动静脉畸形

动脉期横断面 CT 增强图像(A)、动脉期冠状面 CT 重建图像(B)、动脉期冠状面 CT MIP 重建图像(C)显示盲肠腔内动脉期见粗大静脉血管影,提示回结肠动静脉畸形(圈);肠镜图像(D)显示回结肠动静脉畸形;肠系膜上血管造影图像(E、F)显示回结肠动静脉瘘。(见彩色插页)

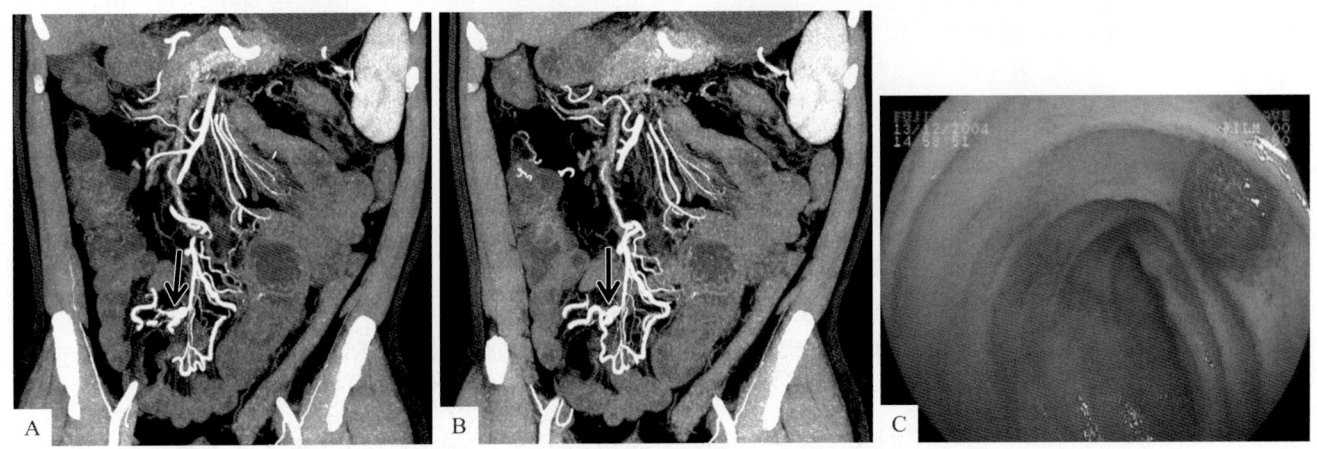

图 6-8-3　回结肠动脉瘤

动脉期冠状面 CT MIP 重建图像(A、B)显示回结肠动脉瘤样膨隆(箭);结肠镜图像(C)显示回结肠动脉瘤。(见彩色插页)

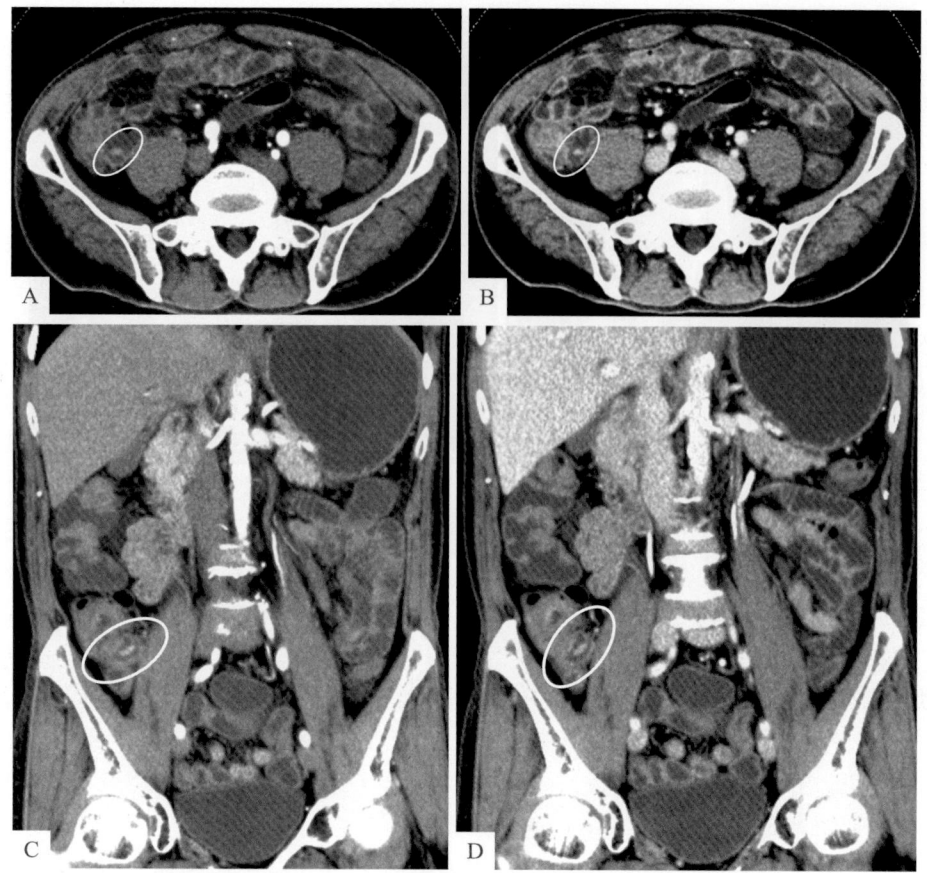

图 6-8-4 回结肠动静脉畸形

动脉期(A)和门脉期(B)横断面 CT 增强图像、动脉期(C)和门脉期(D)冠状面 CT 重建图像显示盲肠腔内异常增粗血管影(圈)。

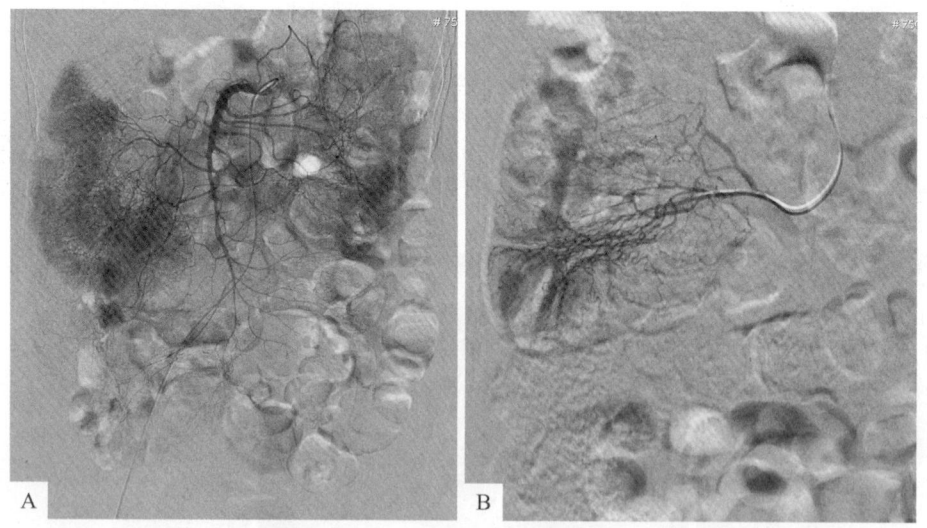

图 6-8-5 结肠毛细血管扩张症

肠系膜上动脉造影图像(A、B)显示回结肠动脉末端分支部位卵圆形的血管簇,在动脉期间显示最为明显,血管内对比剂排空缓慢,在静脉相仍可见结肠壁内迂曲扩张的静脉,提示黏膜下有扩张的静脉丛。

(缪玉兵　赵雪松　缪飞)

◆ 参考文献 ◆

1. 朱月永,庄则豪,董菁.消化内科医师查房手册(第2版)[M].北京:化学工业出版社,2017.
2. 赵洪川.胃肠道血管畸形[J].中华内科杂志,2012,51(3):2.
3. 钟嫦,周晓东.血管畸形与消化道出血的诊治研究进展[J].内科急危重症杂志,2020(1):4.

4. Gentry R W, Dockerty M B, Glagett O T. Vascular malformations and vascular tumors of the gastrointestinal tract [J]. Surg Gynecol Obstet, 1949, 88(4): 281-323.
5. Boyle L, Lack E E. Solitary cavernous hemangioma of small intestine. Case report and literature review [J]. Arch Pathol Lab Med, 1993, 117(9): 939-941.
6. Moore J D, Thompson N W, Appelman H D, et al. Arteriovenous malformations of the gastrointestinal tract [J]. Arch Surg, 1976, 111(4): 381-389.
7. Lewi H J, Gledhill T, Gilmour H M, et al. Arteriovenous malformations of the intestine [J]. Surg Gynecol Obstet, 1979, 149(5): 712-716.

第九节　肿瘤及肿瘤样病变

一　良性肿瘤与肿瘤样病变

（一）腺瘤

【概述】　凡从黏膜表面凸出到肠腔的息肉状病变，在未确定病理性质前均称为息肉。按病理可分为：①腺瘤样息肉（包括乳头状腺瘤）最常见；②炎性息肉，肠黏膜受长期炎症刺激增生的结果；③错构瘤型息肉；④其他，如黏膜肥厚增生形成增生性息肉、淋巴组织增生、类癌等。临床上以大肠息肉多见且症状较明显。

【病因】　病因不清。有些与长期炎症刺激或遗传相关。结肠息肉的发生与许多因素有关。①长期腹泻：很多患者肠道黏膜容易过敏，如饮酒、吃辣椒或油腻食物或海鲜后出现腹泻，有些患者会无原因地出现腹泻，肠黏膜会出现慢性炎症，易导致肠道息肉生长。②长期便秘：便秘的患者经常是几天排便一次，粪便长期在肠道内储存会产生各种毒素，导致肠黏膜出现慢性炎症，易生长息肉。③遗传：例如家族性息肉病就是一种遗传疾病。

【分类】

1. 幼年性息肉　约90%发生于10岁以下儿童，以男孩为多见。外观为圆形或卵圆形，表面光滑。90%生长于距肛门25cm的范围内，直径多数<1cm，绝大多数有蒂，约25%为多发性，组织学上表现为分化好而大小不规则的腺体，有的形成囊性扩张，中贮黏液，间质增生，并有较多炎性细胞浸润，有时表面有溃疡形成。此类息肉一般不发生恶变。

2. 增生性息肉　增生性息肉是最常见的一种息肉，又名化生性息肉。分布以远侧大肠为多，一般均较小，直径很少超过1cm，其外形为黏膜表面的一个小滴状凸起，表面光滑，基底较宽，多发性亦常见，组织学上此种息肉是由增大而规则的腺体形成，腺体上皮细胞增多造成上皮皱缩，呈锯齿形，细胞核排列规则，其大小及染色质含量变化很小，核分裂象少见。其重要特点是肠腺隐窝的中、下段都有成熟细胞出现。增生性息肉不发生恶变。

3. 淋巴性息肉　淋巴性息肉亦称良性淋巴瘤，多见于20~40岁成人，亦可发生于儿童，男性略多，多发于直肠，尤其是下段直肠，多数为单发，亦可多发，大小不等，直径可自数毫米至3~4cm。表面光滑或分叶状或有表浅溃疡形成。多数无蒂，有蒂时亦短粗。组织学上表现为分化良好的淋巴滤泡组织，局限于黏膜下层内，表面覆盖正常黏膜。可以看到生发中心，往往较为扩大，有核分裂象，但周围淋巴细胞中无核分裂象，增殖的滤泡与周围组织分界清楚。淋巴息肉不发生癌变。较少见的是良性淋巴性息肉病。表现为数量很多的淋巴性息肉。呈5~6cm的小球形息肉，多发病于儿童。组织学变化于淋巴性息肉同。

4. 炎症性息肉　炎症性息肉又名假息肉，是肠黏膜长期慢性炎症引起的息肉样肉芽肿，这种息肉多见于溃疡性结肠炎、慢性血吸虫病、阿米巴痢疾及肠结核等的病变肠道中。常为多发性，多数较小，直径常在1cm以下，病程较长者，体积可增大。外形多较窄、长、蒂阔而远端不规则。有时呈桥状，两端附着于黏膜，中段游离。组织学表现为纤维性肉芽组织，上皮成分亦可呈间叶样变，尚不能肯定。

5. 腺瘤　结肠腺瘤是大肠的良性上皮肿瘤。根据组织学结构分成3种类型，即管状腺瘤、绒毛状腺瘤及混合型腺瘤。

（1）管状腺瘤：是圆形或椭圆形的息肉，表面光滑或有分叶，大小不一，但大部分直径在1cm以下，80%有蒂。组织学表现为多数管状腺体，未成熟细胞分布于腺体的所有水平。可有不同程度的间叶样变，有时亦有少量乳头增生。其癌变率在1%~5%。

（2）绒毛状腺瘤：较管状腺瘤少见，绝大多数为单发。一般体积都较大，直径大多在1cm以上，大部分为广基，约10%~20%可以有蒂。表面呈暗红色，粗糙或呈绒毛状凸起或小结节状，质软易碎，触之能活动，如触及硬结或固定，则表示有癌变可能。分布以直肠最多，其次为乙状结肠。组织学表现为上皮呈乳头样生长，中心为血管结缔组织间质，亦伴随上皮一起增生，分成乳头样生长，上皮细胞多间变明显，其癌变率较管状腺瘤高10倍以上。

（3）混合型腺瘤：是同时具有上述两种结构的腺瘤，其癌变率介于管状腺瘤与绒毛状腺瘤之间。

【影像学表现】

1. 气钡双重对比造影　气钡双重对比造影是最重要的检查手段。其优点是：①可清晰显示细小的结肠息肉；②误诊率低，尤其是对右半结肠显示优于结肠镜；③不易使位于结肠弯曲部位的小息肉漏诊；④节省时间，一般15min左右即可完成检查。双对比造影下，息肉表现为边界锐利的肿块影，周围常有一圈钡剂影环绕，如表面有糜烂或有溃疡可显示为不规则龛影。息肉如带蒂，可见息肉有一定活动度。带蒂息肉可自行脱落，再次检查时则消失。

2. 小肠CT造影表现　小肠CT造影对小的腺瘤检出率较低，大的腺瘤表现为凸入肠腔内的软组织肿块，呈圆形、类圆形或分叶状，相邻肠壁无增厚，平扫呈等密度或稍高密度，增强扫描可呈轻度、中度或明显强化，延迟强化（图6-9-1～图6-9-4）；多平面重建通常部分可见较粗大供血动脉（图6-9-1～图6-9-3），从而中央强化较为明显。部分较腺瘤较大者可引起肠套叠（图6-9-4）。

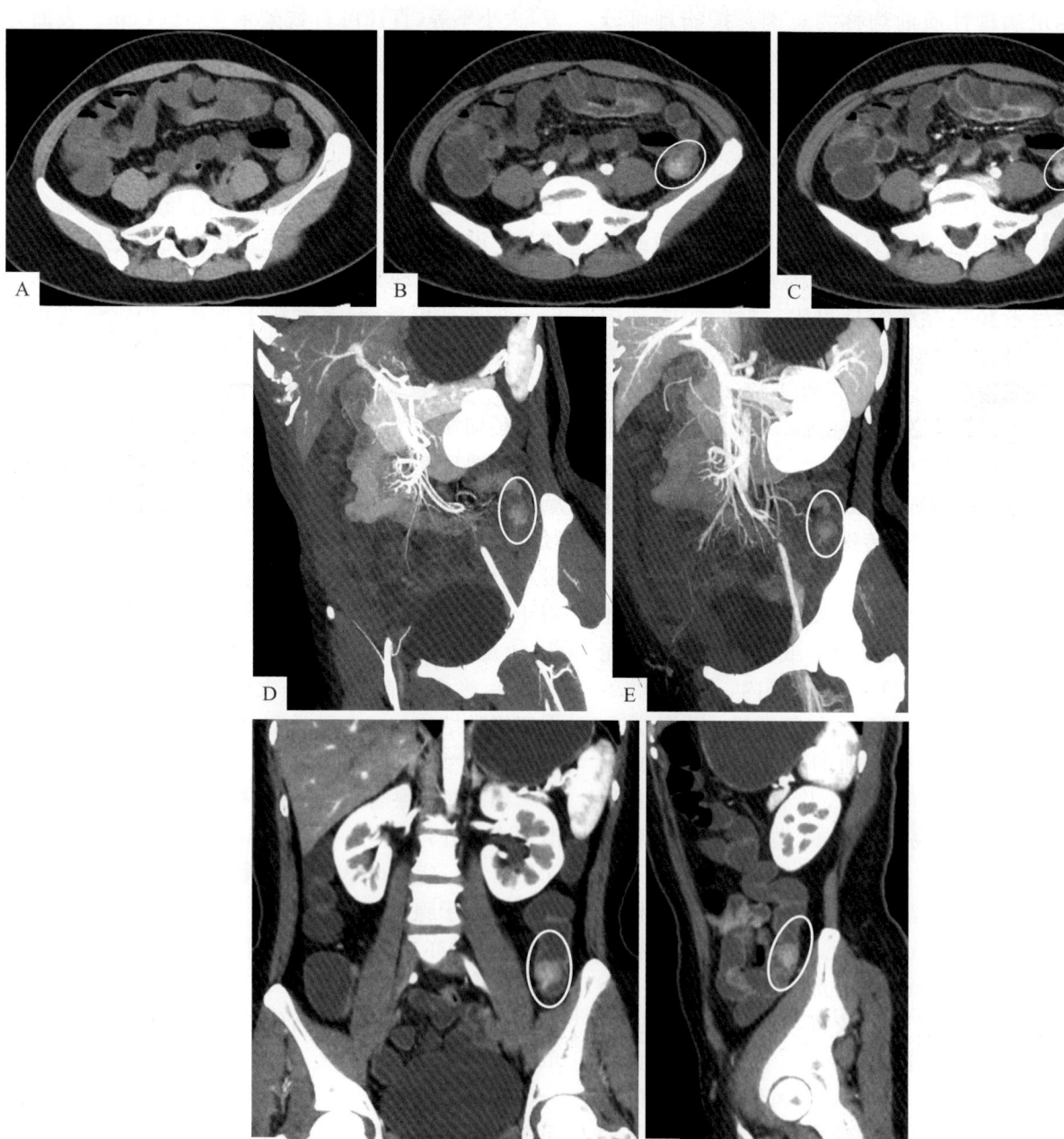

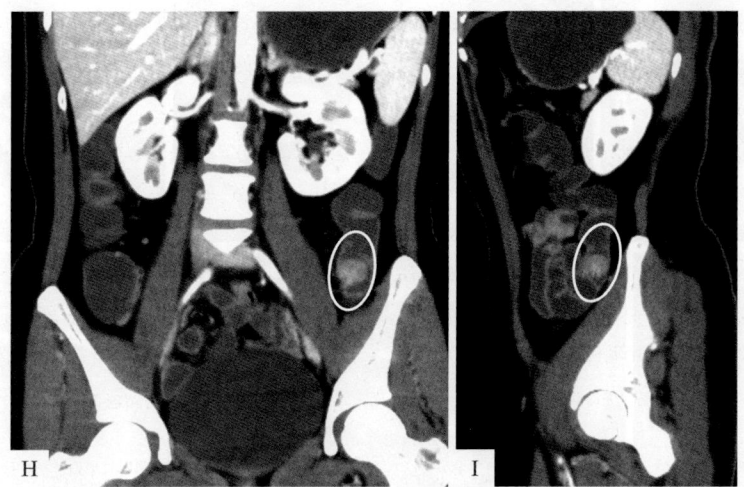

图 6-9-1 降结肠腺瘤

CT 平扫（A）、动脉期（B）和门脉期（C）横断面 CT 增强图像、动脉期冠状面（F）和矢状面（G）CT 重建图像、门脉期冠状面（H）和矢状面（I）CT 重建图像显示左半结肠腔内软组织影，呈类圆形，平扫呈等密度，增强扫描明显延迟强化，并可见一支血管影伸入；动脉期（D）和门脉期（E）斜冠状面 MIP 重建图像显示病灶与左结肠血管关系密切。

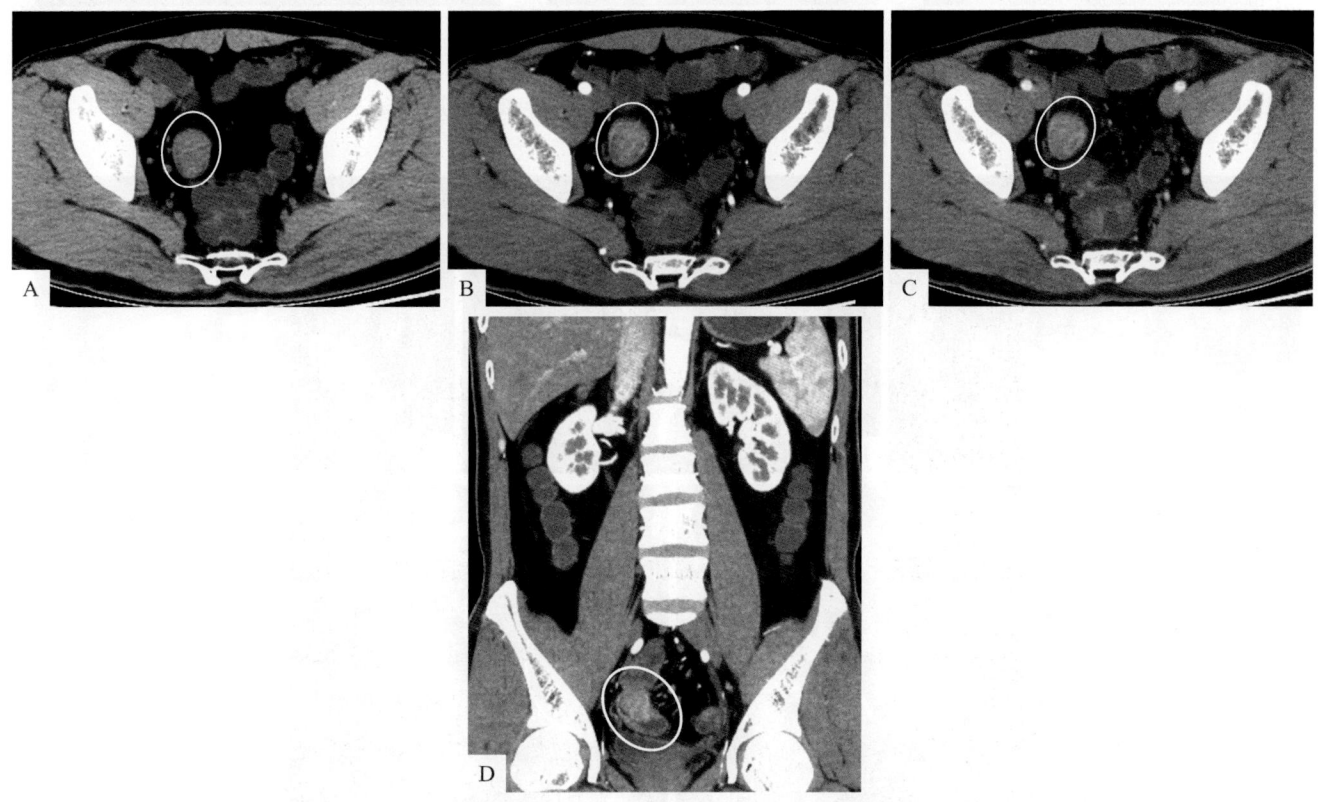

图 6-9-2 乙状结肠腺瘤

CT 平扫（A）、动脉期（B）和门脉期（C）CT 增强图像、动脉期（D）和门脉期（D）冠状面 CT 重建图像显示乙状结肠腔内软组织影，呈类圆形，平扫呈等密度，以宽基底与肠壁相连，增强扫描明显延迟强化，近中央区见条状血管影。

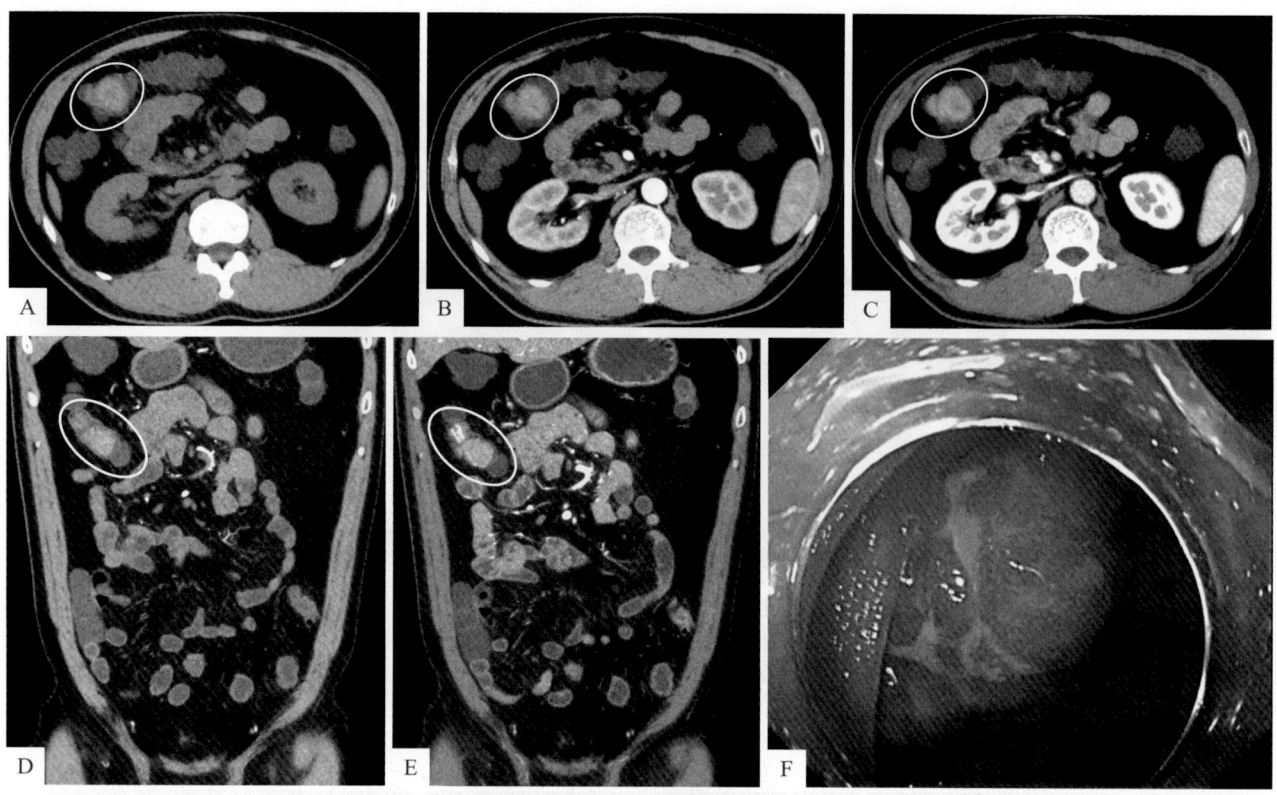

图 6-9-3　横结肠腺瘤

CT 平扫(A)、动脉期(B)和门脉期(C)CT 增强图像、动脉期冠状面 CT 重建图像(D)和门脉期冠状面 CT 重建图像(E)显示横结肠腔内软组织影,呈分叶状,平扫呈稍高密度,中央见花瓣状低密度,增强扫描明显延迟强化,门脉期见粗大血管影进入肿块,强化欠均匀,近中央区见点状强化减低区;结肠镜图像(F)见腔内分叶状隆起。(见彩色插页)

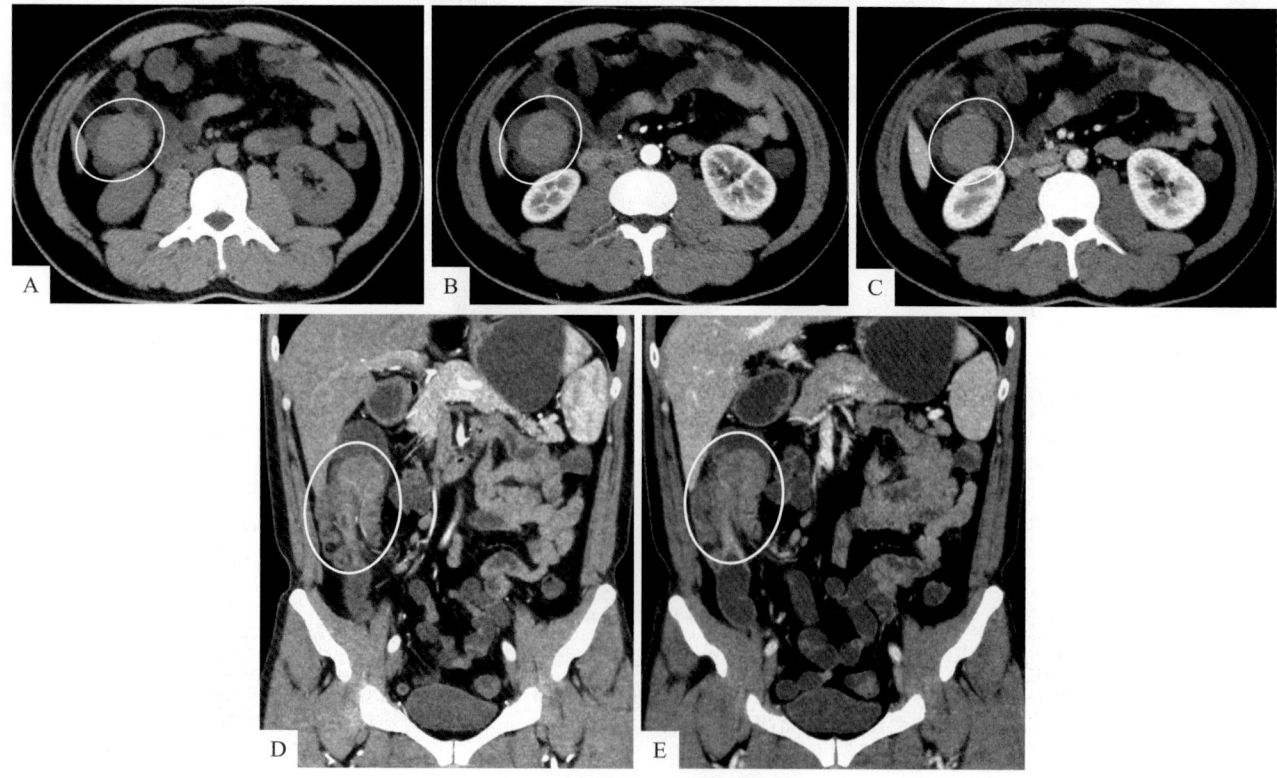

图 6-9-4　升结肠腺瘤伴套叠

CT 平扫(A)、动脉期(B)和门脉期(C)CT 增强图像、动脉期(D)和门脉期(E)冠状面 CT 重建图像显示升结肠腔内软组织影,呈类圆形,平扫呈等密度,增强扫描轻度延迟强化,强化均匀,同时见邻近末端回肠套入升结肠(圈)。

(二) 脂肪瘤

【概述】 肠道脂肪瘤很少见，仅占肠道良性肿瘤的4%，其中2/3～3/4发生在结肠，其临床症状不典型，结肠脂肪瘤好发于40～60岁的女性患者。脂肪瘤当＞2cm者2/3出现肠套叠、肠梗阻和腹痛，1/3发生出血，个别出现腹块。

【内镜表现】 内镜检查可见脂肪瘤隆起缓慢，呈黏膜下肿物样表现，且表面光滑略带有淡黄色。

【影像学表现】 X线钡剂灌肠及CT扫描是本病术前诊断的最佳检查手段。

1. X线表现　X线钡剂灌肠多数可作出正确或可能的诊断。表现为：①充盈相为肠腔内大小不等的卵圆形充盈缺损，边缘多数光滑锐利，少数轻度分叶状；②肠壁柔软；③黏膜相上病变处肠管仍扩张，周围黏膜皱襞受压变平，因较大的肿瘤常致周围黏膜皱襞受挤压而变平，称为"挤压征"；④多数病例可并发肠套叠。

2. CT　CT对脂肪瘤敏感性较高，可以显示肿瘤的脂肪密度，多表现为肠腔内脂肪密度样肿块，CT值为－50～－100Hu，增强扫描强无强化，有的见中央分隔，呈轻度延迟强化(图6-9-5,图6-9-6)。并发肠套叠时可见肠套叠的套入部与鞘部，腹腔和后腹膜无肿大淋巴结。

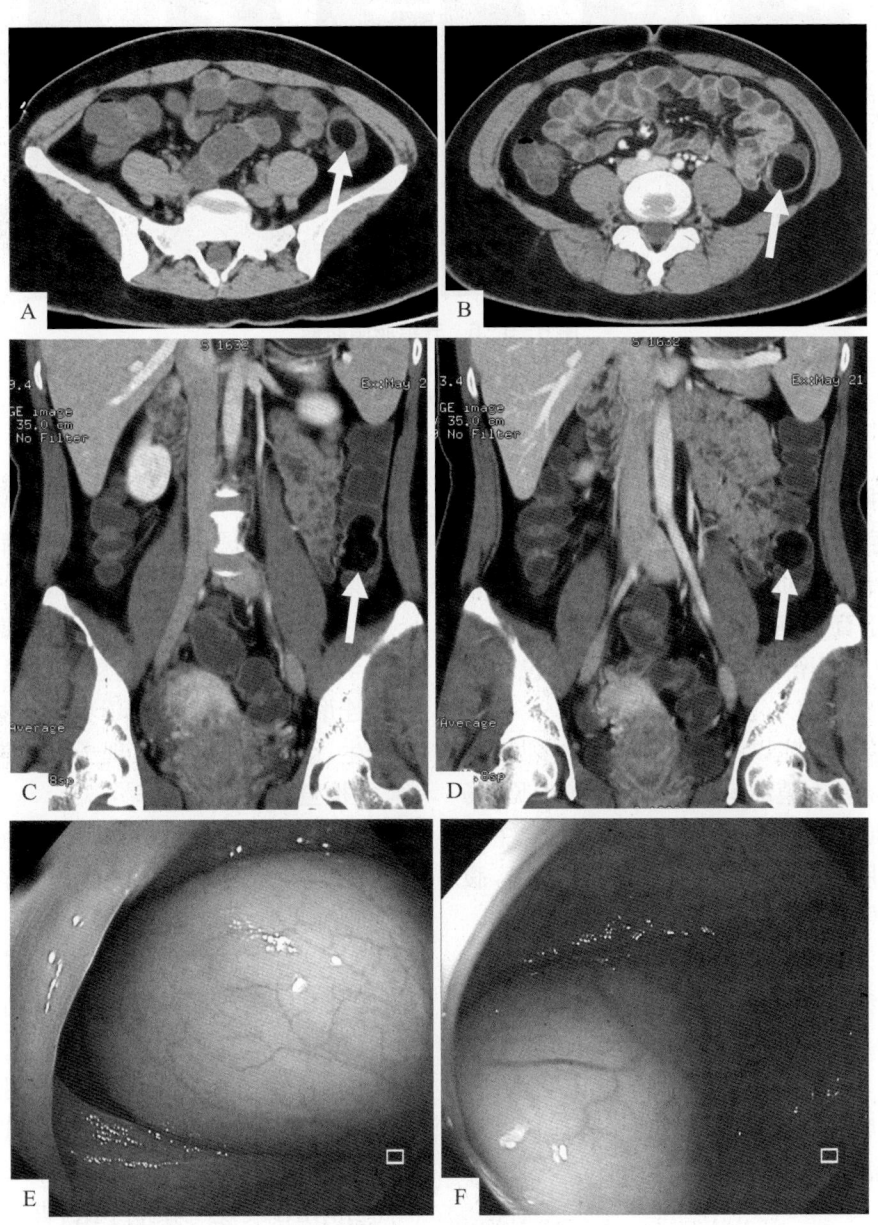

图6-9-5　降结肠脂肪瘤

CT平扫(A)和门脉期横断面CT增强图像(B)、门脉期冠状面CT重建图像(C,D)显示降结肠腔内椭圆形低密度影，呈脂肪密度，增强扫描未见明显强化，中央见"Y"形分隔影，轻度延迟强化(箭)；结肠镜图像(E,F)显示结肠较大黏膜下隆起，表面颜色发黄。(见彩色插页)

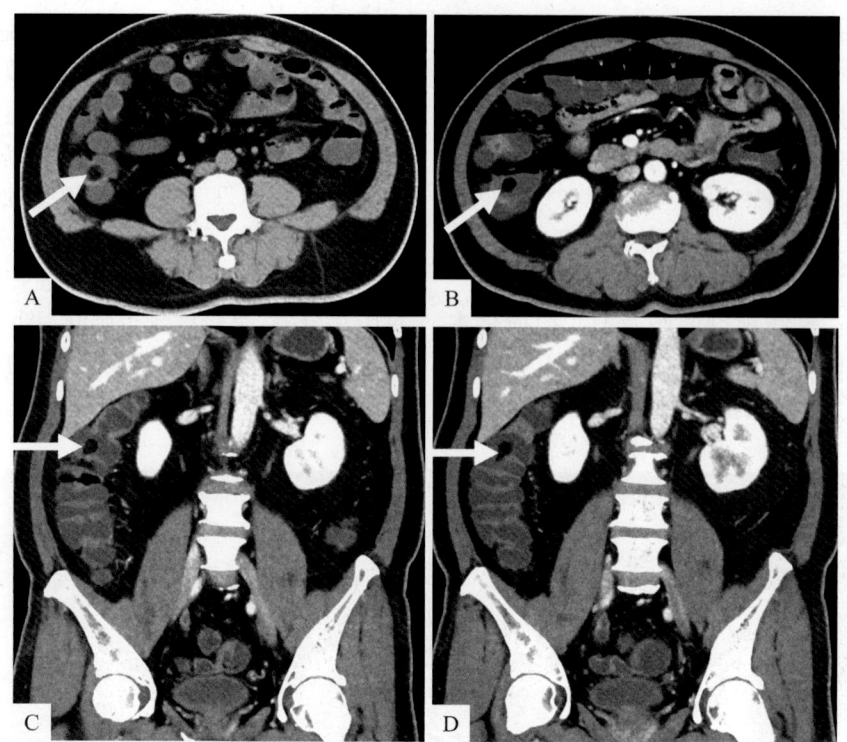

图 6-9-6 升结肠脂肪瘤

CT 平扫（A）和门脉期横断面 CT 增强图像（B）、门脉期冠状面 CT 重建图像（C、D）显示升结肠腔内水滴形低密度影，呈脂肪密度，增强扫描未见明显强化，中央见"Y"形分隔影，轻度延迟强化（箭）。

（三）子宫内膜异位症

【概述】 子宫内膜异位症是指具有活性的子宫内膜组织出现在子宫腔以外的部位，是常见的妇科疾病之一。多见于育龄期妇女，好发年龄在 30～40 岁，绝经后妇女的发病率在 10% 左右，多数异位在盆腔内。

直肠子宫内膜异位症以 25～45 岁女性多见，主要发生于盆腔腹膜和生殖器官，累及肠道较少见，肠道主要受累部位是直肠和乙状结肠。临床表现主要有月经期肛门坠胀感和里急后重感，排便疼痛，腹泻、便秘、腹胀，少数患者可以有月经期便血。

【发病机制】 发病原因不明，目前有几种学说。

1. 子宫内膜种植学说 月经期脱落的子宫内膜碎屑随经血逆流，经输卵管进入腹腔，种植于卵巢表面或其他部位。

2. 淋巴及静脉播散学说 子宫内膜碎屑通过淋巴或静脉播散种植，可造成远隔器官的子宫内膜异位症。

3. 体腔上皮化生学说 卵巢生发上皮、腹膜盆腔、直肠阴道隔等都是具有高度化生潜在能力的体腔上皮分化而来，具有潜在能力化生为子宫内膜样组织。

4. 免疫学说 由于异位内膜病灶作为异物，激活了集体免疫系统造成的。

【病理表现】 病变常累及黏膜下层，很少累及肠壁全层。大体形态上呈息肉状隆起，大小不一，常有粘连形成，典型者内有巧克力状物，周围有结缔组织增生；组织学检查可发现子宫内膜。

【检查方法】

1. 腹腔镜 为诊断此病的金标准。

2. 超声 是最常用的影像检查方法，但仅对巧克力囊肿具有诊断价值。

3. MRI 是诊断子宫内膜异位症的重要方法之一，尤其是病变与周围结构的粘连情况。

【影像学表现】

1. CT 表现 平扫可见结、直肠壁明显增厚，管腔狭窄或肠壁外肿物，增强扫描延迟强化，但肠壁黏膜尚完整（图 6-9-7～图 6-9-9）。

2. MRI 表现 异位于结、直肠的子宫内膜异位症属于深部浸润型。深部浸润型的发病部位主要为宫骶韧带、直肠子宫陷凹、阴道穹窿、阴道直肠隔、直肠或结肠壁内异症病灶，也可以侵犯膀胱壁和输尿管。

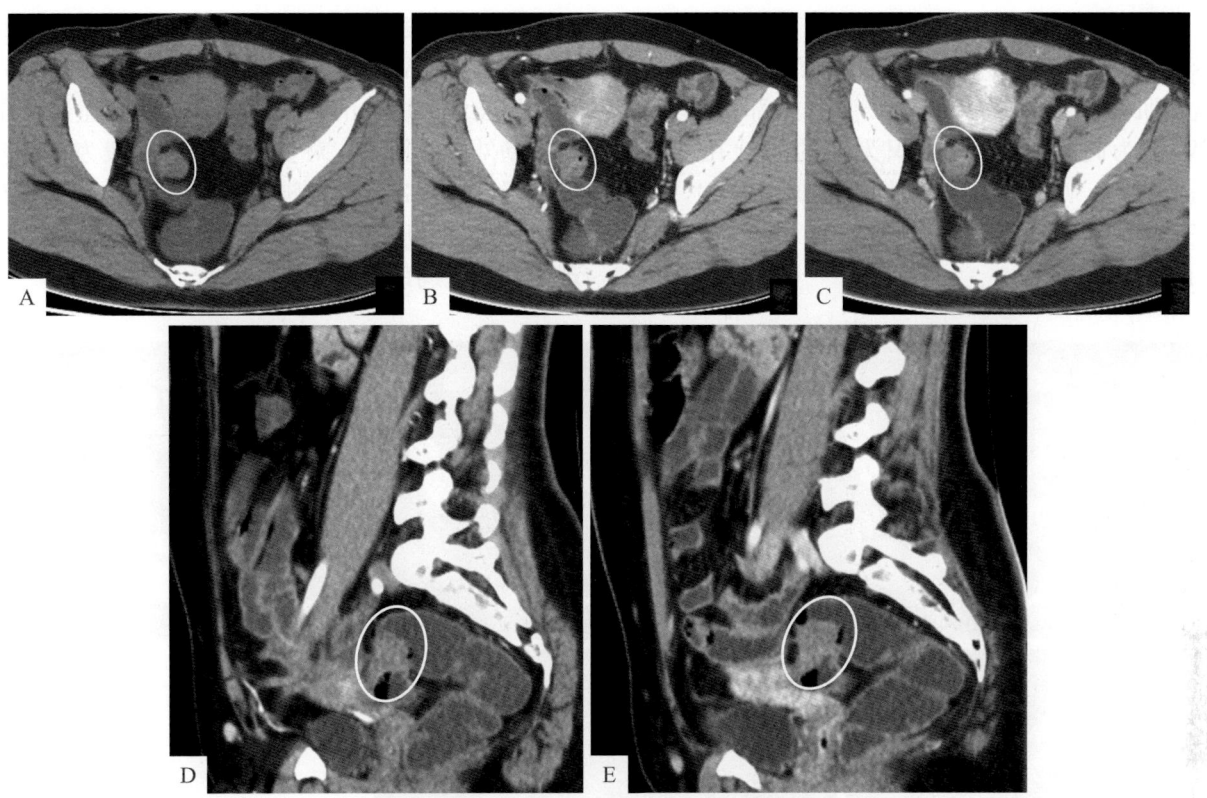

图6-9-7 乙状结肠子宫内膜异位症

CT平扫图像(A)、动脉期横断面CT增强图像(B)、门脉期横断面CT增强图像(C)、动脉期(D)和门脉期(E)矢状面CT重建图像显示乙状结肠和直乙交界处肠壁增厚,以直乙交界处肠壁增厚为著,增强扫描呈中度延迟强化,重建图像见病灶从外向内浸润肠壁生长(圈);同时见左侧附件内膜异位囊肿。

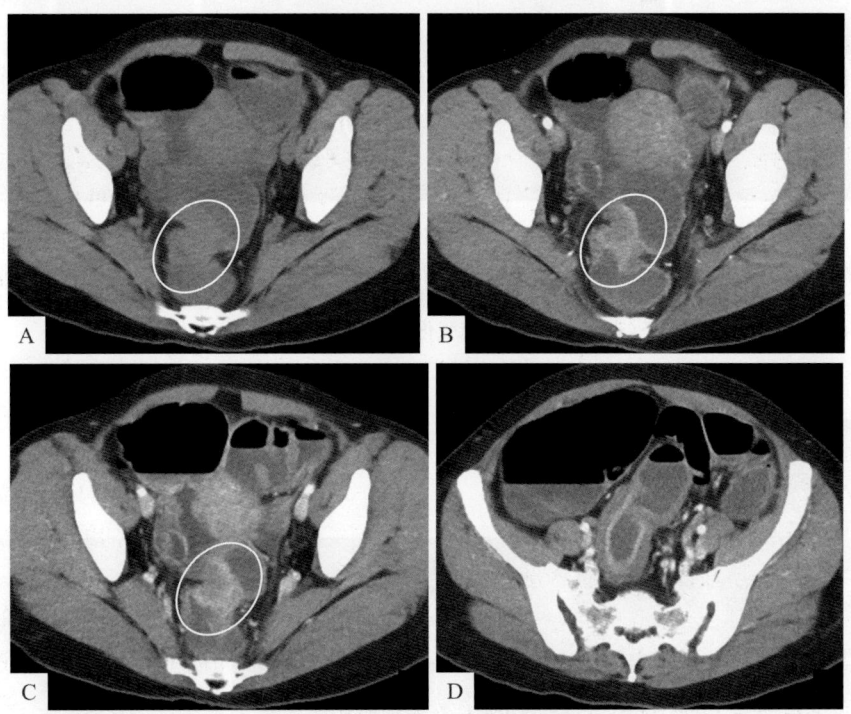

图6-9-8 直肠子宫内膜异位症

CT平扫图像(A)、动脉期横断面CT增强图像(B)、门脉期横断面CT增强图像(C、D)显示直肠壁明显肠壁增厚、缩窄,增强扫描呈轻度延迟强化,病灶从外向内浸润肠壁生长,肠壁呈"束腰征"改变,管腔狭窄的肠段中央见线状强化黏膜线,这与直肠癌明显不同(圈),图D可见上游直肠壁明显水肿增厚,呈分层强化。

表现为规则或不规则的实性结节或肿块,MR信号复杂,纤维组织为主的病灶在T1WI、T2WI上与盆腔肌肉信号一致(图6-9-9);内部出血灶在T1WI上为高信号,腺体组织为主的病灶在T2WI上呈高信号,肿块有从外周向内沿肠壁浸润,受累肠壁呈"蘑菇伞状"改变,增强后延迟较均匀强化(图6-9-10)。

【诊断与鉴别诊断】 子宫内膜异位症累及肠道比较少见,通常会与盆腔子宫内膜异位病灶同时存在。异位内膜所致的结节或肿块几乎均呈黏膜下或子宫壁外肿块征象。对直肠的浸润一般为直肠阴道隔及子宫骶韧带等深部浸润性内膜异位病灶累及直肠。若没有盆腔内其他内膜异位症病灶存在,仅表现为直肠壁局部病灶,更为少见。

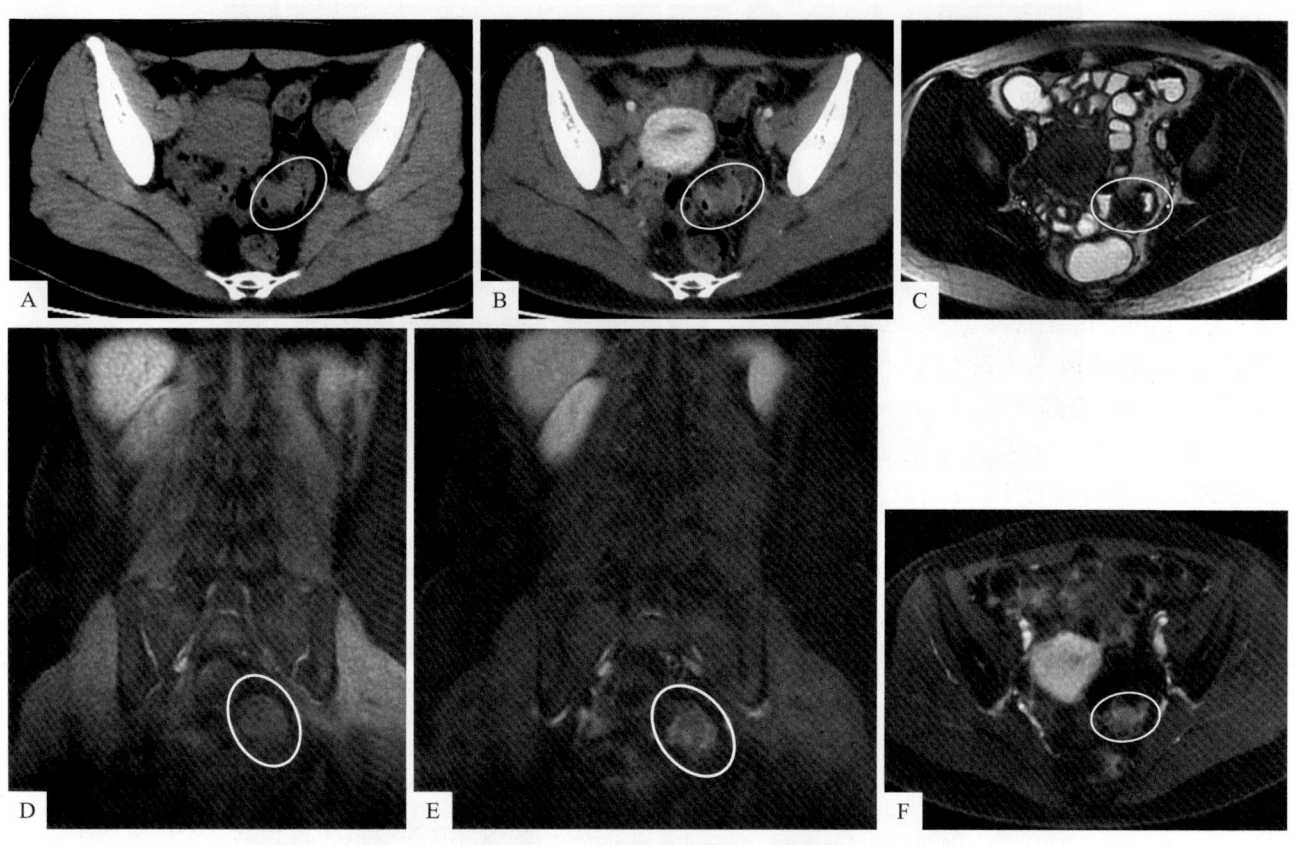

图6-9-9 乙状结肠子宫内膜异位症

CT平扫图像(A)、门脉期横断面CT增强图像(B)显示乙状结肠肠壁增厚,呈偏心性增厚,增强扫描轻度强化,增厚肠壁内覆线状强化黏膜(圈);横断面MR FIESTA图像(C)显示增厚肠壁呈低信号;冠状面MRI平扫(D)及增强(E)图像,横断面MRI增强扫描图像(F)显示增厚肠壁呈延迟强化,病灶从外向内浸润至肠壁黏膜下,表面覆盖正常线状强化黏膜(圈)。

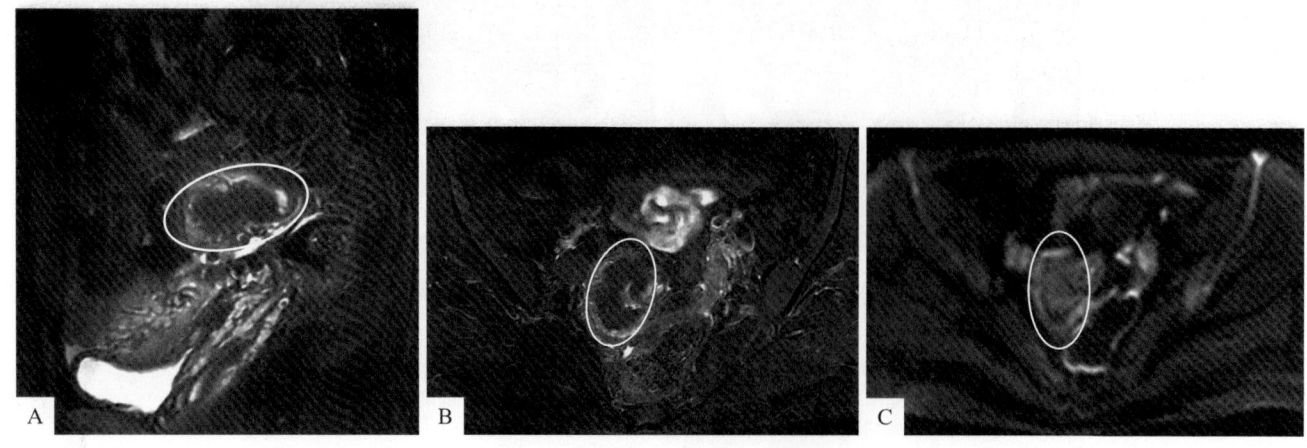

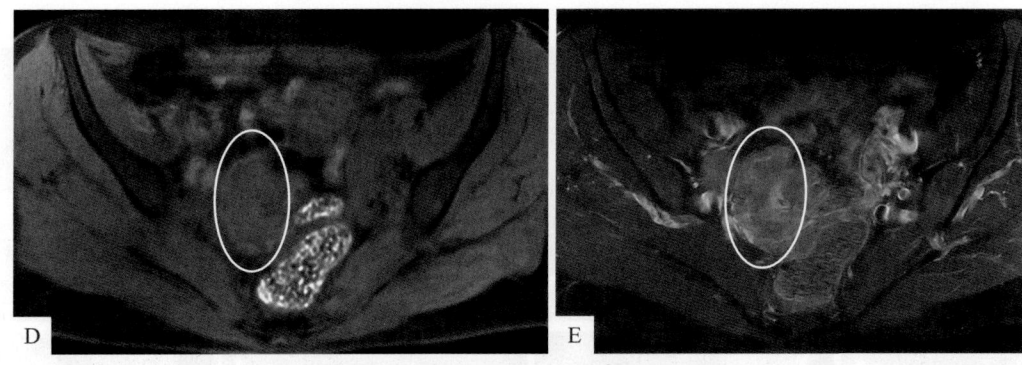

图 6-9-10 乙状结肠子宫内膜异位症

矢状面 MR T2WI（加脂肪抑制）图像（A）显示乙状结肠局部形态呈"拱门"状，黏膜下肠壁增厚，呈"蘑菇伞状"，呈低信号；横断面 MR T2WI（加脂肪抑制）图像（B）显示增厚肠壁呈偏心性，系膜侧增厚；DWI 图像（C）显示增厚肠壁，未见确切弥散受限所致高信号；横断面平扫和增强扫描图像（D、E）显示增厚肠壁呈延迟强化，表面覆盖正常线状强化黏膜（圈）。

鉴别诊断主要需要与直肠癌相鉴别。直肠子宫内膜异位症的 MR 信号与常见的软组织肿瘤信号不同，T1WI 和 T2W1 上均为较低的信号，强化亦不明显，提示内部有陈旧出血或纤维化成分可能，形态上呈现沿肠壁浸润，而不是类圆形的占位，且直肠黏膜完整。临床上若有此 MRI 表现，比较常见的是经过局部治疗后的直肠癌，可以形成纤维化信号。

异位子宫内膜与正常子宫内膜一样，出现周期性反复出血，出血灶急性期含有的去氧血红蛋白和亚急性后期、慢性期所含有的含铁血黄素均为顺磁性物质，在 MRI 检查中能够明显缩短液体的 T1 时间，使组织在 T1WI 上呈高信号，在 T2WI 上呈低信号，凭借这种特点可以与周围的脂肪、肌肉组织区分。

患者出现以下几点应考虑本病的可能：①育龄妇女，出现痛经、周期性腹痛、腹泻、便血、不完全性肠梗阻或不能解释的肠道症状；②盆腔子宫内膜异位症患者或有盆腔手术（如子宫、卵巢切除术）史的患者出现肠道症状；③结肠镜或影像学检查提示肠壁增厚、肠腔狭窄或肠壁外肿物，但肠壁黏膜尚完整者。应用影像学检查时，不应满足于本病的诊断，还应了解病变累及的范围，以帮助临床制订治疗计划。

（四）异物肉芽肿

【概述】 异物肉芽肿（foreign body granuloma）是指由异物（外科缝线、粉尘、滑石粉、木刺等）引起的肉芽肿。异物肉芽肿周围有多量巨噬细胞、异物巨细胞、成纤维细胞和淋巴细胞等包绕，形成结节或肿块状病灶。

根据异物的来源可分为内源性和外源性两大类。内源性是指人体内生异物，如痛风结节中的尿酸盐、钙化上皮瘤中角化物质等；外源性包括一切引从外部进入人体的各种物质。

【影像学表现】 摄入异物就诊的患者中，80%~90% 可将消化道异物自行排出，10%~20% 需消化内镜取出，而约 1% 需要外科手术取出。异物通常引起周围邻近肠管反射性痉挛及周围组织炎症水肿，严重者可导致不同程度暂时性功能性肠梗阻。如异物未及时取出，可导致周围组织发生异物肉芽肿性炎及长期性溃疡，瘢痕形成，造成狭窄。

CT 上多表现为肠壁明显增厚，呈软组织结节或肿块样，增强扫描周围邻近肠道黏膜皱襞明显强化，时间较短者可呈分层强化，时间较长，通常呈均匀一致延迟强化（图 6-9-11）。发生在回盲部者需要与阑尾炎性肉芽肿累及盲肠相鉴别（图 6-9-12）。

（五）肠气囊肿症

【概述】 肠气囊肿症（pneumatosis cystoids intestinalis，PCI）：1946 年由 Lerner and Gazin 提出，是影像征象，又名肠囊样积气症，肠壁黏膜下、浆膜下多发充气囊肿。气体以氮气、氢气、二氧化碳为主。属于罕见疾病，发病率为 0.03%，男女比例约为 2.4:1，好发于 40~70 岁。可发生于胃肠道的任何部位，包括小肠、结肠、直肠和肠系膜。当与结肠相关时，称为结肠肠气囊肿症。

PCI 可分为原发性和继发性。①原发性：约占 15%，可能与接触化学毒物如三氯乙烯有关。②继发性：约占 85%，胃肠道疾病如缺血性肠病、坏死性小肠结肠炎、阑尾炎、克罗恩病、幽门狭窄、胃和十二指肠溃疡等；非胃肠道疾病如 COPD、哮喘、结缔组织病、皮肌炎、获得性免疫缺陷；医源性因素。

【病因】 按病因分为良性疾病（如哮喘、硬皮病

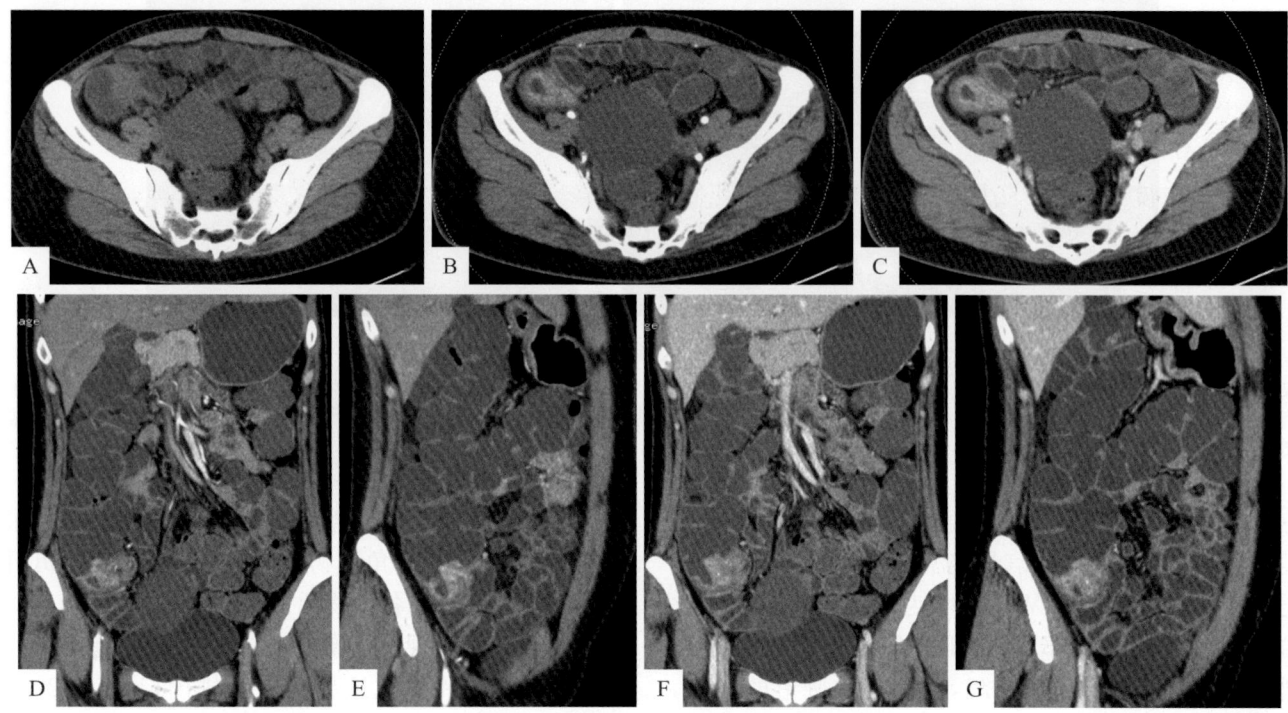

图6-9-11 盲肠异物肉芽肿

CT平扫图像(A)、动脉期横断面CT增强图像(B)、门脉期横断面CT增强图像(C)、动脉期冠状面(D)和矢状面(E)CT重建图像、门脉期冠状面(F)和矢状面(G)CT重建图像显示盲肠壁增厚,表现为沿盲肠内壁轮廓增厚,平扫可见点状钙化灶,增强扫描增厚肠壁明显强化,强化不均,术后病理证实为异物肉芽肿。

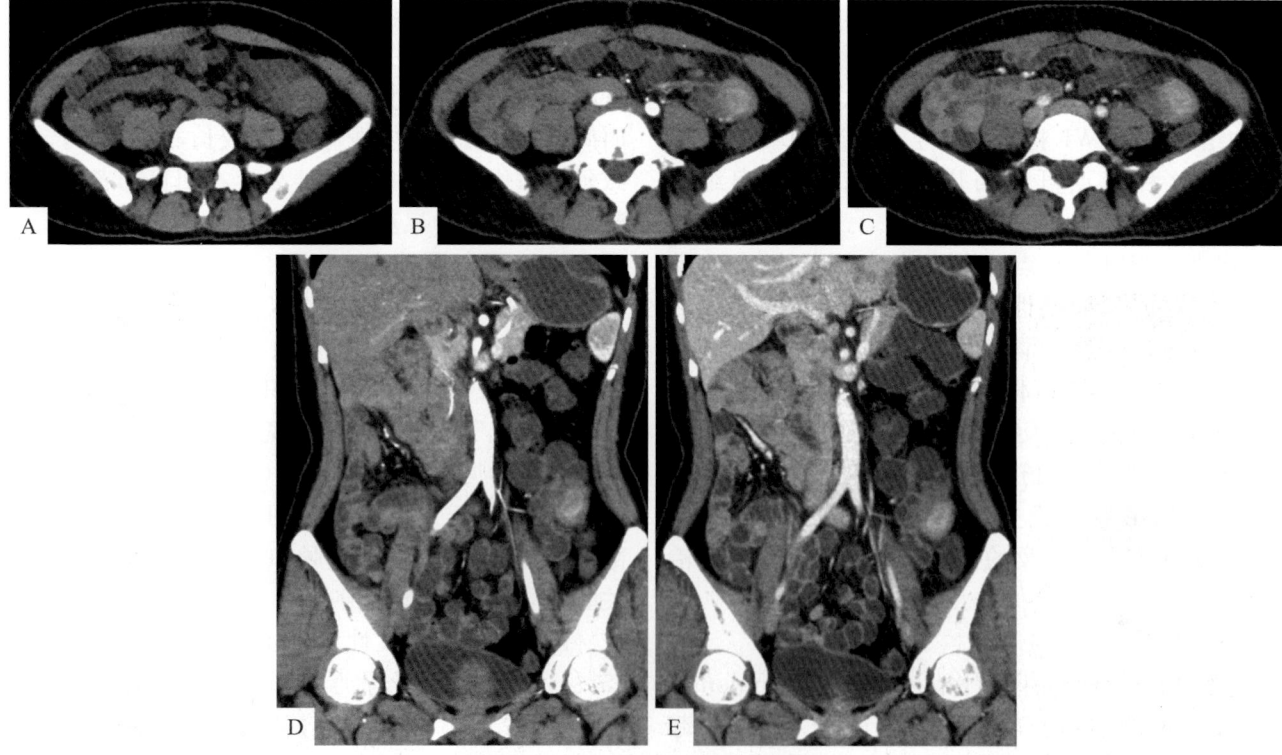

图6-9-12 盲肠炎性肉芽肿

CT平扫图像(A)、动脉期横断面CT增强图像(B)、门脉期横断面CT增强图像(C)、动脉期冠状面CT重建图像(D)、门脉期冠状面CT重建图像(E)显示患者存在小肠旋转不良,盲肠位于左侧腹部,同时见盲肠壁增厚,腔内见类圆形异常强化灶,边界欠清晰,增强扫描增厚肠壁明显强化,强化不均,与肠壁分界稍欠清晰,术后病理证实为化脓性阑尾炎累及盲肠。

和幽门狭窄等）、危及生命的疾病（如肠梗阻、坏死性小肠结肠炎、肠缺血、癌症、创伤等）。肠缺血是 PCI 最常见的致命病因。

【发病机制】 发病机制未完全阐明，主要学说如下。

1. 机械损伤学说 肠梗阻、缺血性肠病、坏死性小肠结肠炎、乙状结肠扭转、胃肠道肿瘤、医源性损伤等，导致肠壁损伤或者肠腔内压力增高，气体通过受损黏膜进入肠壁，形成含气囊肿。

2. 细菌学说 产气菌（大肠杆菌和梭形芽孢杆菌）产生的气体通过肠黏膜屏障或者细菌进入肠壁内直接产气。

3. 肺源性学说 COPD、哮喘等肺部疾病导致肺泡破裂，气体从纵隔沿腹膜后间隙再沿血管间隙进入肠系膜根部，进而沿肠系膜血管进入肠壁内。

4. 营养不良学说 营养不良妨碍碳水化合物消化，增加肠道内产气细菌过度繁殖，产气过多，使肠道扩张、缺血，随后气体进入黏膜下。

气体产生或来源见图 6-9-13。

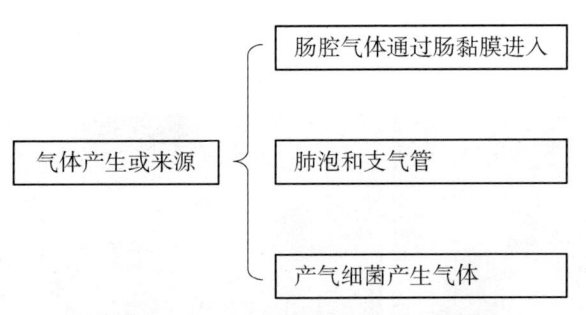

图 6-9-13 肠气囊肿症气体的来源

【临床表现】 肠气囊肿症是基于影像症状的诊断，临床表现会由于病因不同而各不相同，可表现为腹痛、腹胀、腹泻、血便等。

【影像表现】

1. X 线表现

(1) 腹部平片：当气囊小、数量又少时，无特征性表现。若气囊大而多，尤其位于浆膜下，则可见：①充气肠曲的边缘可见聚簇或波浪状的连续囊状透光区，大小不等，子粟粒至葡萄大小，直径通常 1～2cm（图 6-9-14）；②气囊破裂形成气腹时，立位片可见膈下游离气体，发生率在小肠型约为 15%，结肠型约为 2%；③肠管积气扩张时积气肠壁和气囊壁呈双边征（图 6-9-15，图 6-9-16）；气囊肿破裂可出现气腹，为无痛性气腹，敏感性低，无法早期发现肠气囊肿症。

(2) CT 表现：见图 6-9-17。具体可分为 Ⅲ 型。①Ⅰ型（浆膜下型）（图 6-9-18）：CT 表现为气肿位于浆膜下，呈多发小囊状、簇状或条状积气区，可散在或融合分布，张力较小，累及肠段较短，病情较轻；②Ⅱ型（黏膜下型）（图 6-9-19）：CT 表现为气肿位于黏膜下，向腔内凸出，呈多个大小不等的囊状充气影，张力较大，部分融合，呈"簇状""串珠状"或"葡萄串状"融合分布，边缘呈花边状改变，受累肠管往往明显扩张；③Ⅲ型（混合型）（图 6-9-20）：CT 表现具有浆膜及黏膜下型的影像表现，往往累及多层肠壁及多个肠段，病变随着分型而进展，囊壁在张力的作用下变得菲薄，往往容易合并破裂，气体外溢并形成游离气腹。

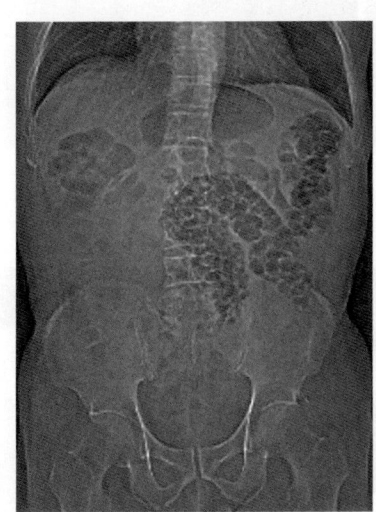

图 6-9-14 肠气囊肿症
X 线平片显示左半结肠积气，充气结肠的边缘见连续分布葡萄串大小囊状透光区。

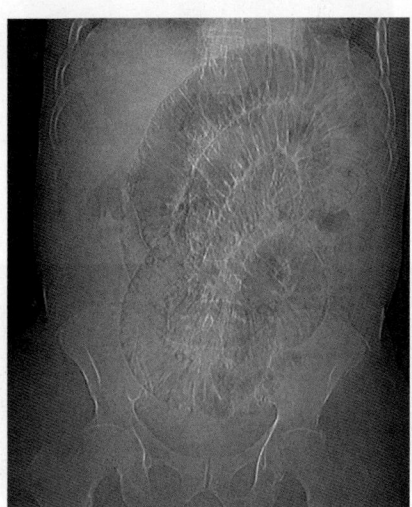

图 6-9-15 肠气囊肿症
X 线平片显示腹部小肠壁呈波浪状，并可见双边征。

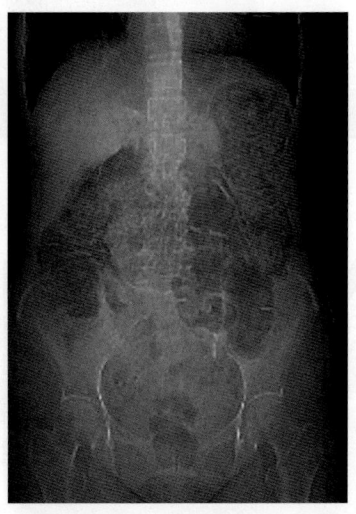

图 6-9-16 肠气囊肿症
X 线平片显示结肠广泛积气，充气结肠的边缘见条片状气体影，呈"双边征"改变。

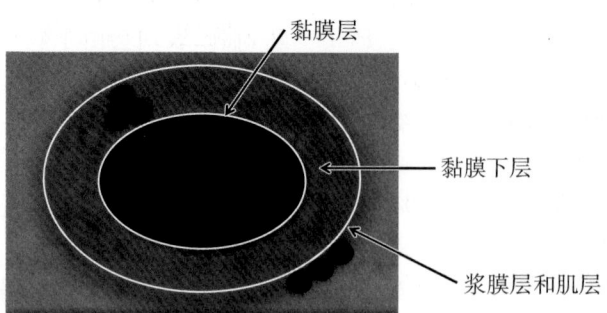

图 6-9-17 肠气囊肿症 CT 分型示意图

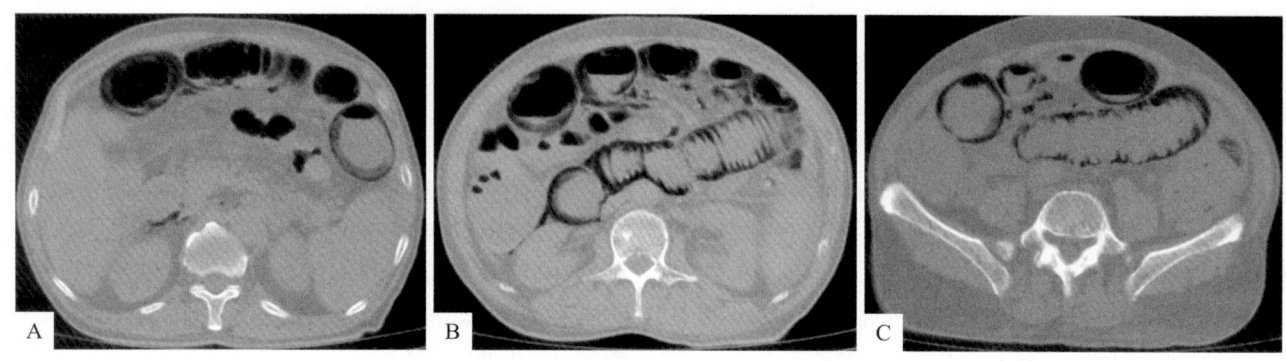

图 6-9-18 肠气囊肿症（Ⅰ型/浆膜下型）
CT 平扫图像（A～C）显示中上腹小肠浆膜下广泛线状气体密度影，呈"双边征"改变。

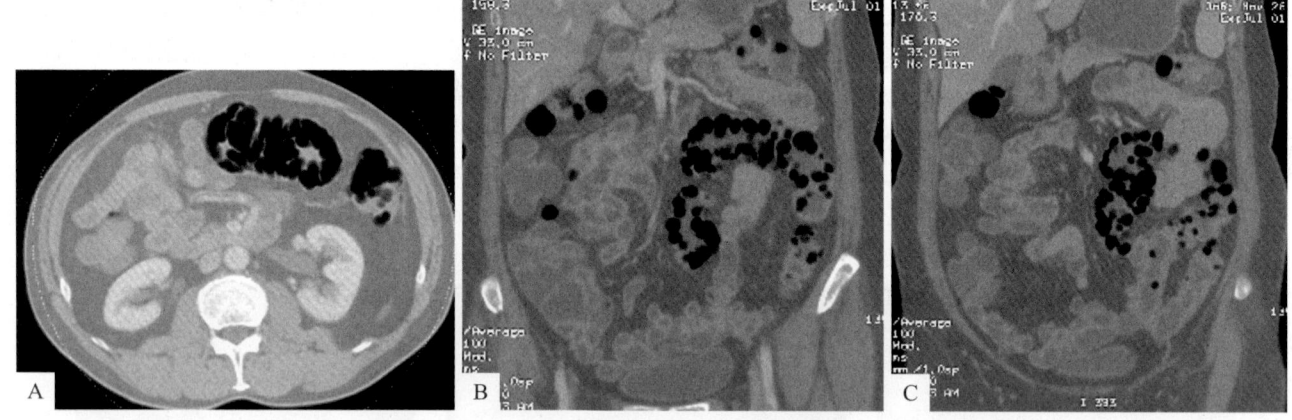

图 6-9-19 肠气囊肿症（Ⅱ型/黏膜型）
横断面 CT 增强图像（气腹窗）（A）、冠状面 CT 重建图像（气腹窗）（B,C）显示左半结肠黏膜下串珠样气泡影。

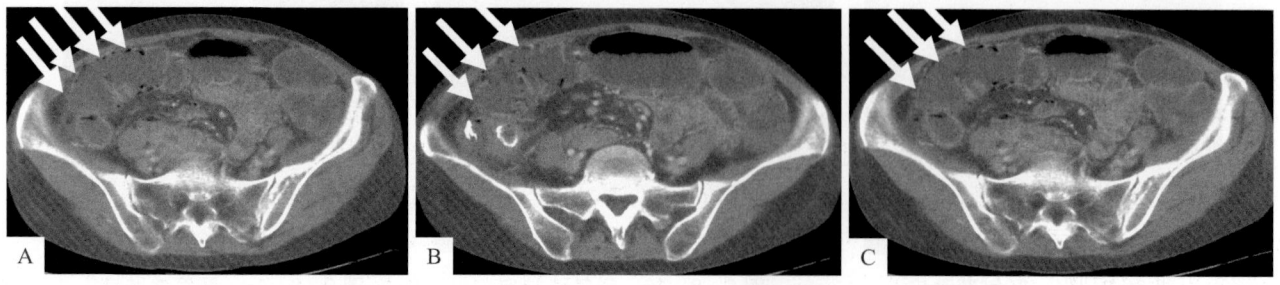

图 6-9-20 肠气囊肿症（Ⅲ型/混合型）
克罗恩病术后患者。CT 平扫图像（气腹窗）（A～C）显示结肠黏膜下及浆膜下成簇状小气泡影。

(3) 多平面图像重建可以帮助确定肠壁内气体的位置和范围。

(4) 腹部CT图像通常在软组织窗口显示,气腹窗的使用有利于检测微小的肠壁气体。

(5) 需要判断气体是在肠壁还是肠腔内。肠腔积气被困在粪便和邻近的黏膜皱襞内或之间时,称为假积气体症。

(6) 其他征象:肠系膜血管积气、门静脉积气、肠壁水肿增厚、肠梗阻、腹水等。肠系膜静脉、门静脉积气的典型表现:肠系膜血管管状或分支状透亮区;肝脏周围线性、分支气体聚集。当肠缺血时,肠气囊肿症合并门静脉、肠系膜血管积气可能提示透壁性肠坏死,死亡风险高。

(7) 警惕可能威胁生命的肠气囊肿症的CT表现:①门静脉和肠系膜静脉积气;②肠壁增厚和扩张;③腹水;④局限于小肠。

【治疗及预后】 50%的肠气囊肿症可自行消退;伴发需要手术处理疾病者,积极手术;无明确手术指征者,可高流量氧疗法(肠气囊肿症的气体主要是充满氧气以外的气体,如氢气、氮气)。吸入气体中的高氧压力导致血液中的氧分压升高,同时导致氮气分压降低,导致氮从囊肿的再吸收;其他治疗方法包括药物治疗。

总之,肠气囊肿症只是影像征象,表现为肠壁黏膜下或者浆膜下多发充气囊肿。

二、间变性及恶性肿瘤

(一) 间质瘤

胃肠道间质瘤(gastrointestinal stromal tumors, GIST)是消化道最常见的原发性间叶源性肿瘤,起源于胃肠肌层内的Cajal间质细胞(ICCs)。GIST约80%存在 *c-kit* 基因突变,免疫表型上表达KIT蛋白(CD117),组织学上富含梭形和上皮样细胞。

GIST可发生于从口腔到肛门的任何部位,最常见发生于胃(60%~70%),其次是小肠(20%~30%),大肠仅占5%。结直肠间质瘤多见于50~70岁,40岁以下少见,发病年龄越小,恶性的可能性越大,可见肝脏(最常见)、腹膜、骨、肺等部位转移。

结肠GIST的分布被认为与患者年龄相关。<60岁患者结肠GIST最常见的部位是横结肠、乙状结肠;>60岁患者,最常见的部位是乙状结肠。这种分布可能与结肠Cajal间质细胞分布相关,随着年龄增长,横结肠、升结肠Cajal间质细胞的减少速度快于乙状结肠。

【临床表现】 临床症状无特异性,瘤体小时症状不明显。右半结肠GIST以腹痛、腹部包块等症状为主,左半结肠GIST以大便习惯改变、血便为主。当肿瘤较大时,可扪及腹部肿块,可引起肠梗阻。肿瘤标志物检查如癌胚抗原(CEA)、糖类抗原(CA199、CA125)等通常不升高。GIST很少发生淋巴结转移。甲磺酸伊马替尼(格列卫)辅助治疗可以降低术后复发转移率,提高患者的生活质量和生存率。

【病理】 GIST可单发或多发,大小不等,多数较大,呈膨胀性向腔外生长,以腔外生长多见。质地坚韧,境界清楚,表面可成分叶状。瘤体较大时,中心多发生坏死,并可有出血及囊性变。肿瘤表面易形成溃疡而与消化道穿通。根据肿瘤与肠壁的关系,分为黏膜下型、壁间型、浆膜下型、肠管旁型(系膜型)。浆膜下型最多,占45%;其次为壁间型。病理检查和免疫组化标志CD117标记阳性是确诊GIST最具有诊断价值的依据。

【影像学表现】

1. X线钡剂造影　腔内生长者表现为病变区域充盈缺损,肠黏膜展平,黏膜无僵硬破坏,局部肠壁柔软。如有溃疡或窦道形成,可表现为钡剂外溢至轮廓外。腔外生长且肿瘤较大时,主要表现为邻近肠管受压推移改变。少数肿瘤可以引起肠套叠或肠梗阻。钡剂灌肠X线造影难以显示肿瘤全貌,以评价肿瘤的良恶性。

2. CT表现　结直肠GIST多呈圆形或类圆形,少数为不规则形或者分叶状,密度均匀或呈等低混杂密度。较小病灶通常密度均匀,而>4cm的病灶,易发生出血、坏死、囊变。病灶内钙化不常见,通常为点状或小斑片状钙化。肿瘤多呈向肠腔内、外或同时向腔内外凸出,病灶可与胃肠腔相通,形成液气平面。向肠腔内生长的肿块可导致肠腔狭窄或出现肠梗阻。增强扫描病灶多为富血供,动脉期显著均匀强化,门脉期延迟强化,可见迂曲的肿瘤血管影(图6-9-21)。

虽然大多数结直肠GIST表现为肿块性病变,但少数GIST可表现为平坦型,无明显肿块形成。平坦型GIST与结肠憩室具有一定相关性,最易发生于乙状结肠。由于乙状结肠管腔狭窄,GIST引起局部肠动力的改变以及粪便滞留导致了憩室的形成。平坦型GIST还可引起肠穿孔,肿瘤细胞对肠固有肌浸润、肠壁脆弱性增加、肠腔阻塞,可能是导致肠穿孔的原因。

3. MRI 表现　GIST 的 MR 信号较为复杂。低度风险的肿块多呈圆形或类圆形，边界清晰，T1WI 上与肌肉信号类似，呈均匀等或低信号，T2WI 上呈均匀等信号或略高信号，增强扫描轻度强化（图 6-9-21）。体积较大肿瘤，内部出现坏死、囊变或出血时，T1WI 和 T2WI 上肿瘤的信号常混杂，可表现为 T1WI 上不均匀等低信号，T2WI 上不均匀等高混杂信号或低信号，也可表现为 T1WI、T2WI 上均呈不均匀等低或高低混杂信号，DWI 上呈高信号。MRI 对肿块的坏死、囊变、出血，邻近结构的侵犯范围，肝脏等脏器的转移显示优于 CT。增强扫描肿瘤强化方式同 CT 基本类似。

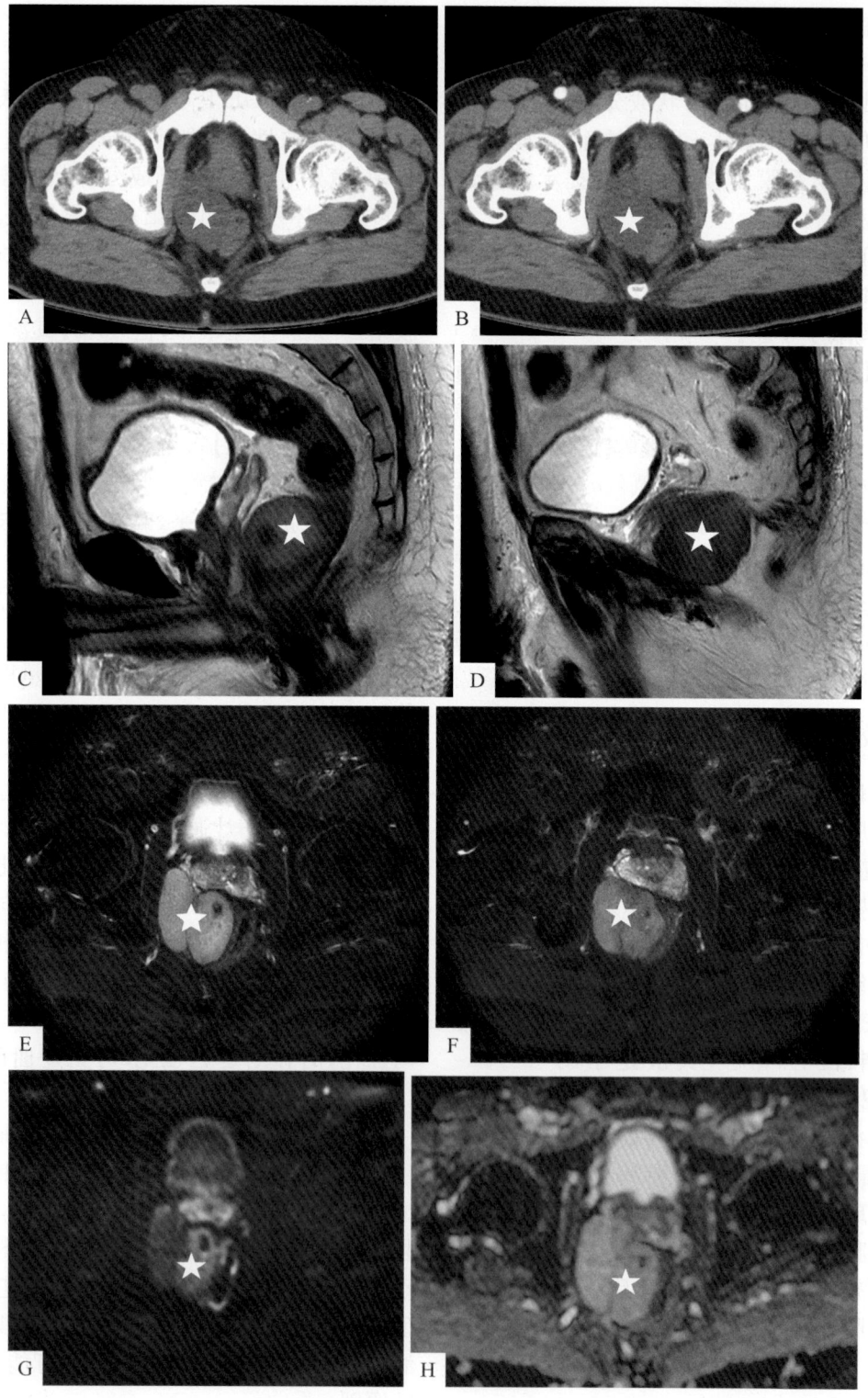

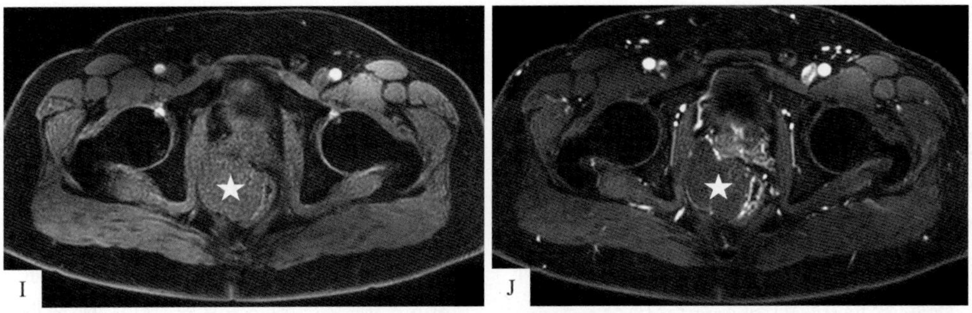

图 6-9-21 直肠间质瘤

CT 平扫(A)、动脉期横断面 CT 增强图像(B)显示直肠浆膜下来源软组织影,呈分叶状,密度尚均匀,增强扫描强化不明显(星);矢状面 MR T2WI 图像(C,D)显示直肠浆膜下来源软组织肿块,与直肠分界清晰,信号不均,呈等、低混杂信号,以低信号为主(星);冠状面 MR T2WI 图像(加脂肪抑制)(E,F)显示肿块呈稍高信号,其内见小结节状低信号(星);横断面 DWI 图像(G,H)显示肿块弥散受限不明显(星);横断面 MRI 平扫及动态增强图像(I,J)显示肿块实性成分强化明显,周边呈线状明显强化(星)。

【鉴别诊断】 结肠间质瘤需与结肠腺癌、淋巴瘤、胃肠道平滑肌类肿瘤及神经源性肿瘤相鉴别。

(1)结直肠癌:患者多有恶性消耗、排便习惯改变、便血、腹部肿物等临床表现。CT 检查显示肠壁增厚,肠腔软组织肿块,肠腔狭窄,增强显示肿瘤中等强化。肿块较大时,结直肠癌对周围侵袭性强,脂肪间隙模糊、消失,转移性淋巴结肿大、环形强化。

(2)结直肠淋巴瘤:盲肠多见,范围较广,肠壁明显增厚,典型的表现为肠腔呈动脉瘤样扩张,或呈息肉状凸向肠腔。多伴有腹腔、肝门、后腹膜淋巴结肿大,部分融合成团。增强扫描强化程度低于 GIST。结肠高风险间质瘤,当肿块较大与肠腔相通时,中央常出现气液平面,类似于扩张的肠腔,这时与淋巴瘤的诊断较为困难,但间质瘤强化较淋巴瘤明显。

(3)胃肠道平滑肌类肿瘤及神经源性肿瘤:影像学表现与间质瘤类似,需要依赖免疫组化或电镜检查。神经鞘瘤体积通常体积较小,边缘光滑,均质,较少发生囊变和坏死,可伴区域淋巴结肿大。平滑肌类肿瘤通常表达平滑肌肌动蛋白(SMA)和结蛋白(desmin),而神经源性肿瘤通常表达 S100。

(二)淋巴瘤

【概述】 原发性结直肠淋巴瘤少见,占消化道原发性淋巴瘤的 10%~20%。占结直肠恶性肿瘤的 0.2%~2%。病因未明,可能为内因和外因的共同作用,使处于不同阶段的免疫活性细胞被转化或机体的调控机制被扰乱,导致淋巴细胞的异常分化和增殖。目前已明确的两个危险因素包括炎症性肠病和免疫抑制。另外,幽门螺杆菌感染与胃黏膜相关淋巴组织(MALT)淋巴瘤的发生密切相关。

【临床表现】 原发性结直肠淋巴瘤好发于老年人,男性多于女性,男女比约为 1.5:1~2:1。平均年龄为 50~55 岁,年龄较结直肠癌小。临床表现多样,可表现为腹痛(70%)、体重减轻(43%)、厌食、腹部肿块、腹泻、粪便性状改变、黏液血便等,腹泻常见于肠病相关 T 细胞淋巴瘤。这些症状缺乏特异性,可发生于其他胃肠道疾病,尤其是炎症性肠病。少数患者可发生肠梗阻,与肉芽肿样肿块或环状狭窄有关,在直肠较常见。

【病理】 病理学上,结直肠淋巴瘤起源于固有层的淋巴组织,大体外观可表现为黏膜下肿块、息肉样隆起、向肠腔外凸出的肿块、黏膜下层向浆膜层纵向浸润等。绝大部分为非霍奇金淋巴瘤,最常见的为弥漫性大 B 细胞淋巴瘤(DLBCL),占 47%;其次为 MALT 淋巴瘤,占 24%;少见的类型有肠病型 T 细胞淋巴瘤、套细胞淋巴瘤、高度侵袭性淋巴母细胞淋巴瘤以及伯基特(Burkitt)淋巴瘤等。最常见的受累部位是盲肠(52%),其次是直肠乙状结肠,累及末端回肠可高达 38%。

【影像学表现】

1. 钡剂灌肠 X 线造影(BE)表现 BE 在微小浸润性病变中具有较高价值。病变段肠管黏膜紊乱,呈息肉样、结节状或块状隆起。病变常沿着肠壁浸润性生长,蔓延至黏膜下,肠壁僵硬,黏膜皱襞粗大、迂曲。表面可见细小结节、溃疡,病变段与正常肠管间分界不清。黏膜结节型病变正面呈圆形透亮影,大小不一,侧面为半球状,表面光滑。肿块型病变向腔内、外呈肿块样生长,结肠腔内充盈缺损或腔外压迫表现。肿块往往呈宽基底,表面可见许多粗大迂曲的黏膜,偶见细小溃疡,边界锐利。部分病变肠管范围大,呈弥漫性改变,黏膜皱襞极不规则,肠管狭窄与扩张交替出现,回肠末端常受累。动脉瘤样扩张为较为特征性的征象。T 细胞型淋巴瘤常呈弥漫性病变,整个结肠多发地图样、不规则形黏膜溃疡。T 细胞型局限性可表现为管腔环形狭窄伴溃疡形成,两者都可见黏膜假息肉。

BE 提示淋巴瘤的有价值的征象包括:①大小不一、光滑、无柄的结节,平均直径为 7 mm;②盲肠肿块>3 cm;③结肠带变形;④钡剂不完全排空;⑤胃、小肠受累。

2. CT 表现　对结肠孤立性肿块病变,CT 为首选检查。CT 较钡剂灌肠利于评估局部侵犯和转移,进行疾病分期。由于淋巴瘤易向肠壁深层浸润,CT 常表现为肠壁广泛或局限性增厚,增厚程度较胃、小肠淋巴瘤更为明显,可形成巨大软组织肿块,狭窄肠腔内可残留气体影。肿块边界较清晰,密度稍低于肌肉,多均匀一致。与结直肠癌不同,淋巴瘤来源于黏膜固有层淋巴组织及黏膜下层淋巴组织,沿肠管长轴生长,肿瘤破坏肠壁神经丛及肌层使肠壁肌张力减弱,引起肠管扩张,"动脉瘤样扩张"为结肠淋巴瘤特异 CT 征象。病变累及肠段较长,可达 15 cm,可同时侵犯回肠末端、升结肠及阑尾(图 6-9-22～图 6-9-25)。

由于结外淋巴瘤细胞密实、均匀,间质成分少,较少出现坏死、囊变,且肿瘤血管少而细小,因此增强 CT 多为轻中度进行性强化。淋巴结受累范围多与肠道淋巴回流途径一致,分布于病灶周围肠系膜区,也可呈跳跃性分布。肿大淋巴结均匀强化,包埋肠系膜血管,且对血管无侵袭性,称为夹心面包征(图 6-9-23,图 6-9-25)。狭窄肠腔内残留气体影、动脉瘤样扩张及淋巴结夹心面包征是结肠淋巴瘤特征性 CT 表现。

与 B 细胞淋巴瘤相比,T 细胞来源的淋巴瘤侵袭性更强,有高度多发倾向,呈弥漫性、多中心性、节段性侵犯,黏膜结节性浸润,出现多发、浅表、地图样溃疡(图 6-9-26),可能与 T 细胞淋巴瘤通常发生在黏膜层而 B 细胞型起源于黏膜下层有关。T 细胞淋巴瘤很少出现严重的肠壁增厚,通常轻度至中度增厚。增强 CT 动脉期病灶多呈不均匀强化,其表现与结直肠癌相似,与 B 细胞来源的淋巴瘤存在差别。弥漫性回肠空肠化型是 T 细胞淋巴瘤特有的影像学表现,其肠穿孔的发生率(41%～50%)高于 B 细胞淋巴瘤(<30%)。

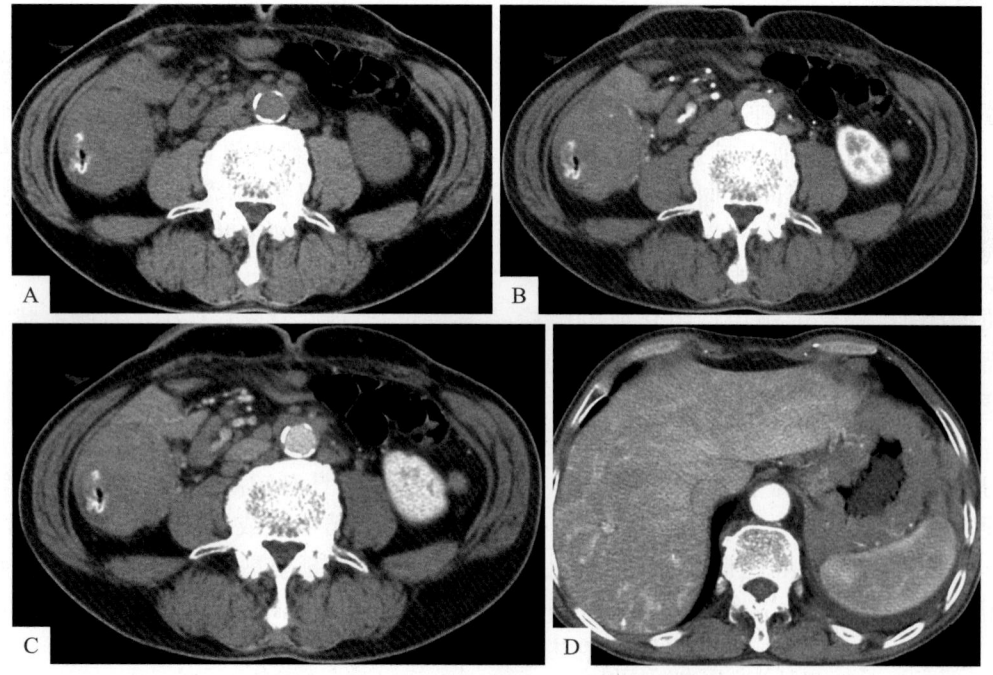

图 6-9-22　升结肠、胃弥漫大 B 细胞淋巴瘤

CT 平扫(A)、门脉期 CT 增强(B)、动脉期 CT 增强图像(C)显示升结肠肠壁明显增厚,密度均匀,边界较清晰,管腔狭窄,肠腔内残留气体影,增强呈轻中度均匀强化,相应肠系膜内多发淋巴结肿大;动脉期 CT 增强图像(D)见胃壁明显增厚,轻度均匀强化。

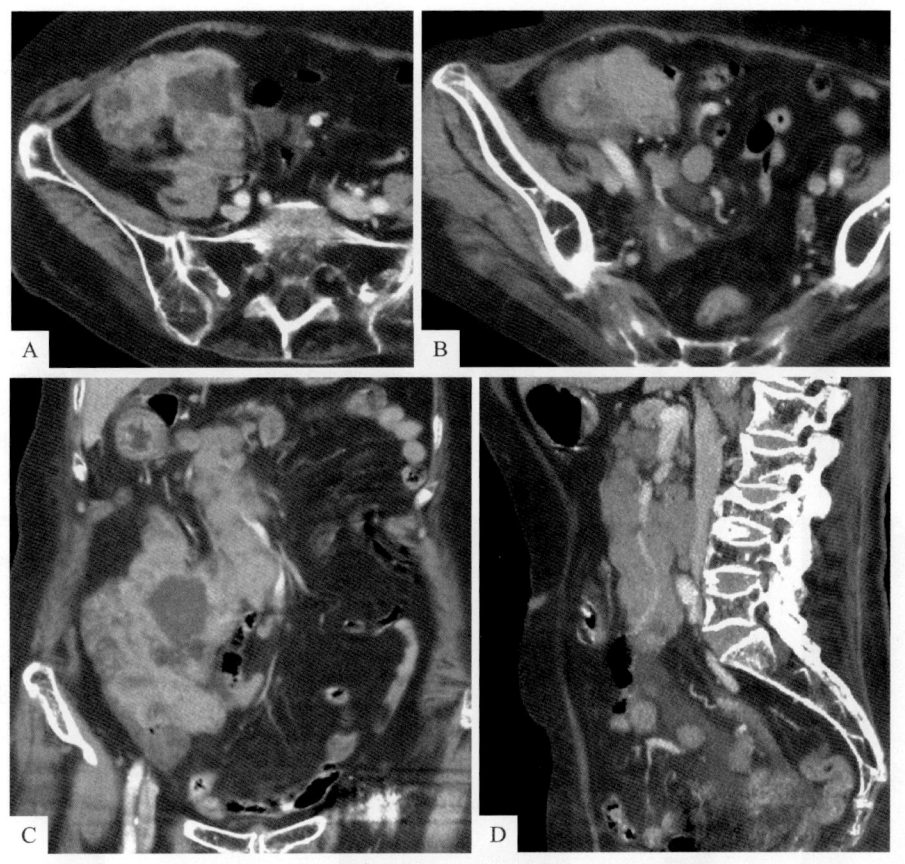

图6-9-23 升结肠、盲肠、末端回肠弥漫大B细胞淋巴瘤

门脉期横断面CT增强图像（A、B）、门脉期冠状面（C）和矢状面（D）CT重建图像显示升结肠、盲肠肠壁不均匀增厚，累及末端回肠，升结肠内侧见不规则软组织肿块，与升结肠境界不清，强化不均，见低密度坏死区，肠系膜根部多发淋巴结肿大、融合，包绕肠系膜血管，形成夹心面包征。

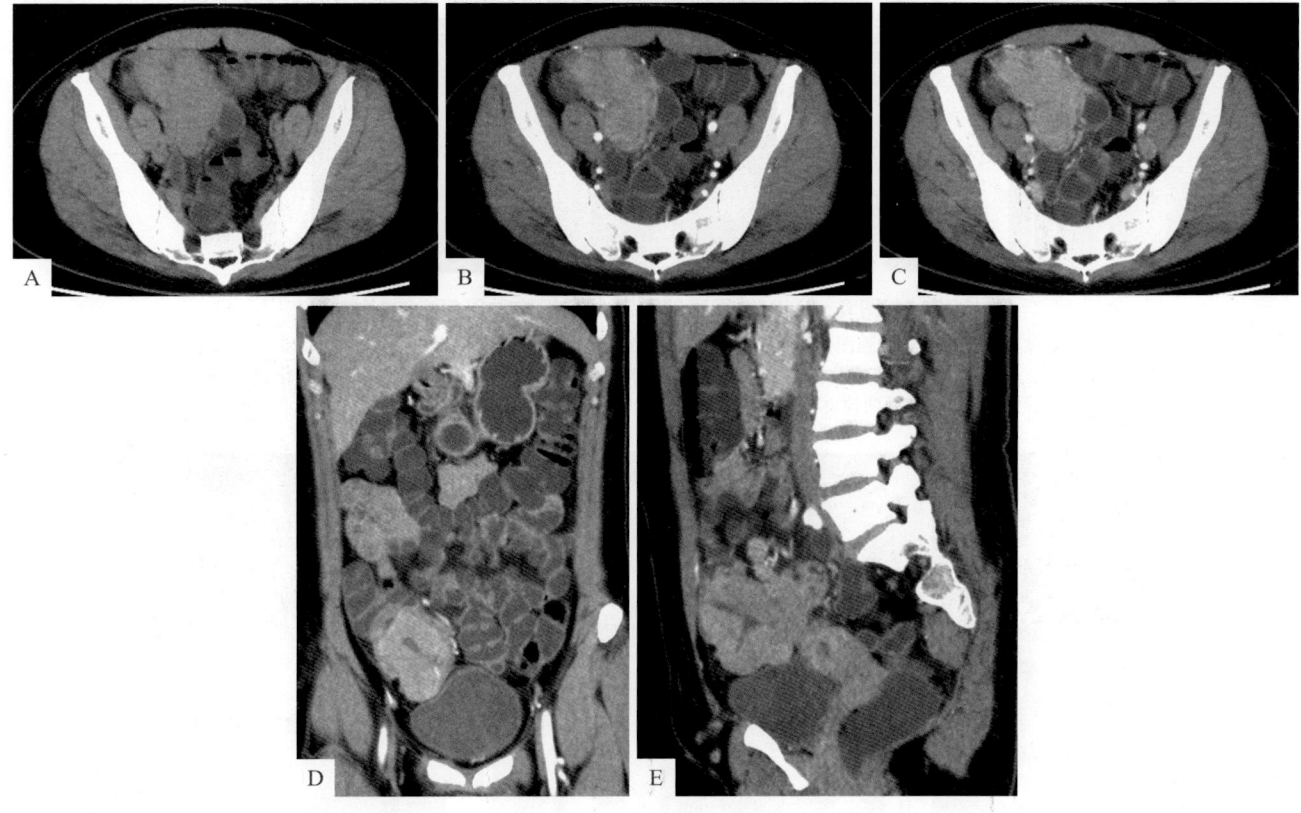

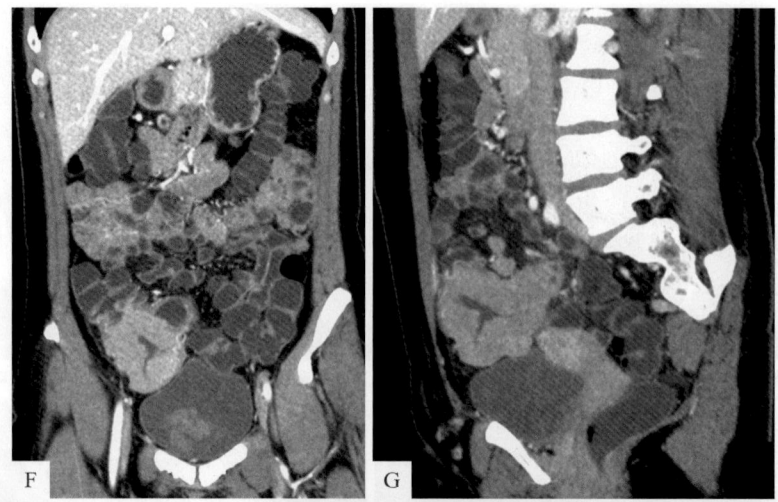
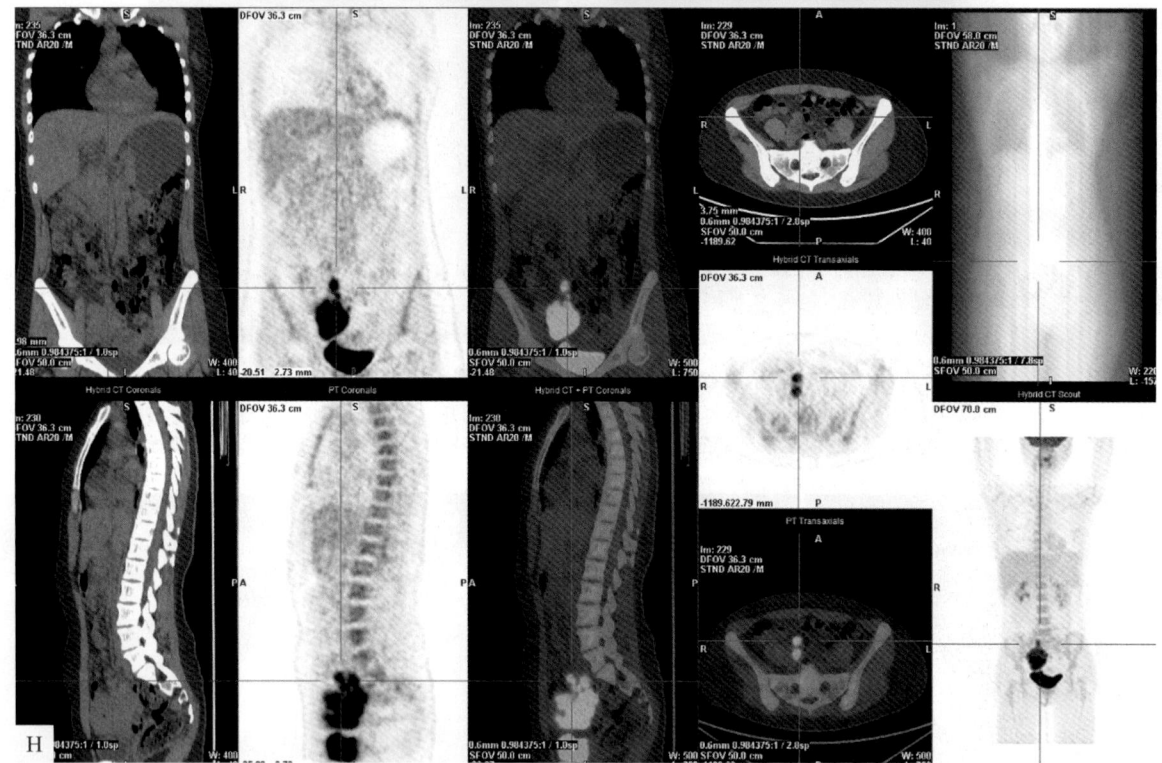

图 6-9-24 回盲部弥漫大 B 细胞淋巴瘤

CT 平扫图像(A)、动脉期横断面 CT 增强图像(B)、门脉期横断面 CT 增强图像(C)、动脉期冠状面(D)和矢状面 CT 重建图像(E)、门脉期冠状面(F)和矢状面(G)CT 重建图像显示回盲部肠壁浸润性增厚,增强扫描轻度强化,强化均匀;PET/CT 图像(H)显示回盲部代谢异常增高,并可见两枚淋巴结代谢异常增高。

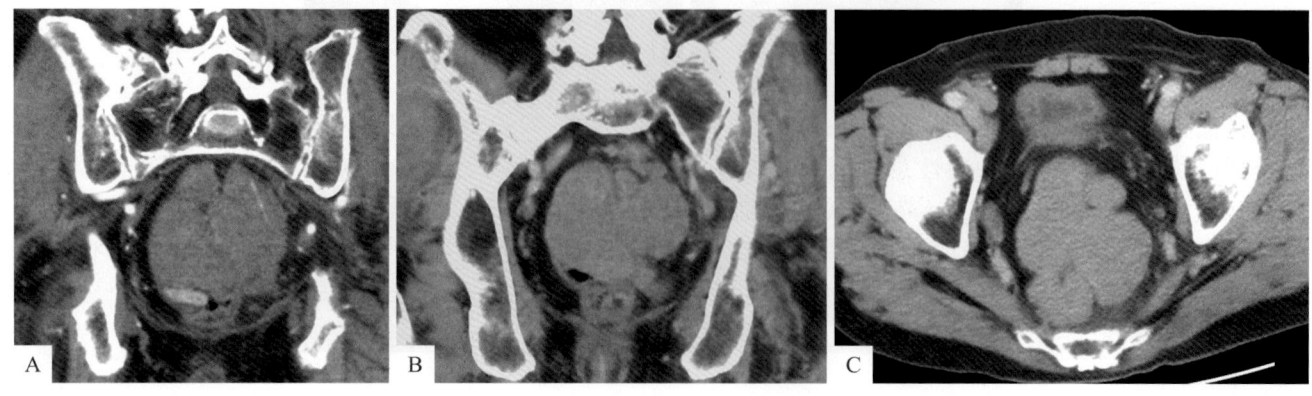

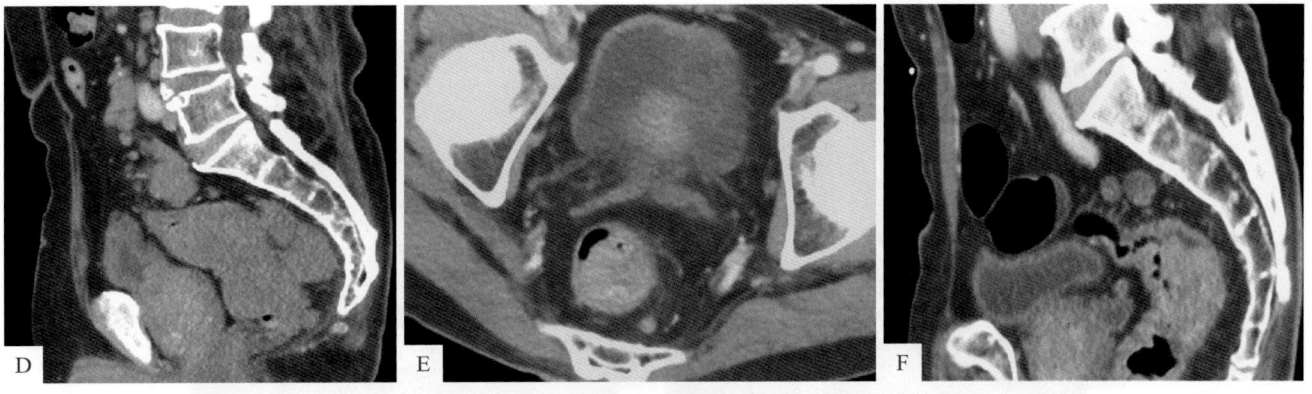

图 6-9-25 直肠、乙状结肠套细胞淋巴瘤

动脉期冠状面 CT 重建图像(A)、门脉期冠状面 CT 重建图像(B)、门脉期 CT 增强图像(C)、门脉矢状面 CT 重建图像(D)显示直肠、乙状结肠肠壁增厚,周围见不规则软组织肿块,密度均匀,境界清晰,增强呈轻中度强化,系膜淋巴结肿大、融合;治疗后复查 CT 图像,门脉期横断面(E)和矢状面(F)CT 重建图像显示直肠、乙状结肠壁增厚程度减轻,周围软组织肿块消失,肠系膜淋巴结明显缩小。

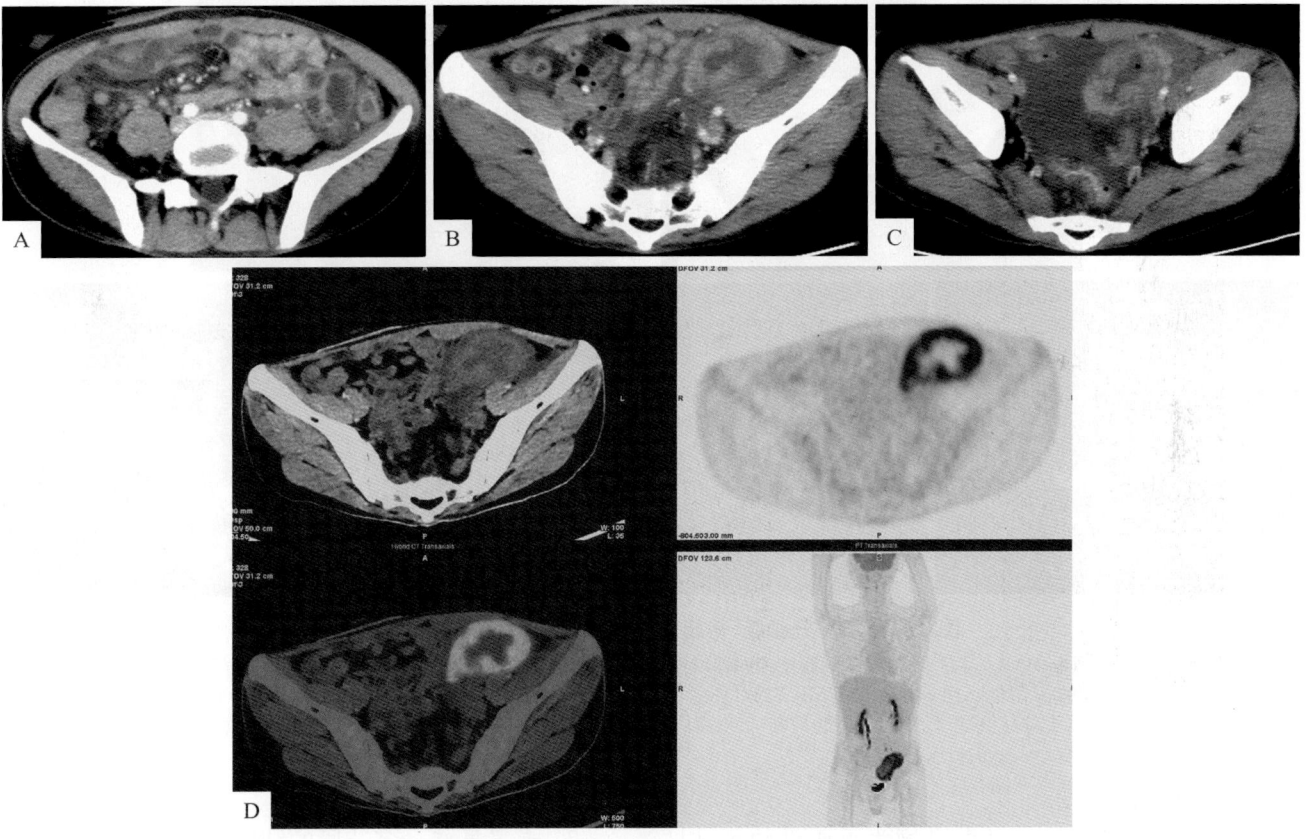

图 6-9-26 降结肠、乙状结肠外周 T 细胞淋巴瘤

门脉期 CT 增强图像(A～C)显示降结肠、乙状结肠肠壁明显增厚,肠腔呈"动脉瘤样"扩张改变,黏膜呈结节状隆起改变,增强扫描明显强化不均,肠管周围见积液渗出;PET/CT 图像(D)显示降结肠、乙状结肠摄取显著增高。

其他少见的结肠直肠淋巴瘤 CT 表现包括巨大息肉样肿块,类似家族性腺瘤性息肉病的弥漫性息肉样病变,类似腺癌的空洞性病变或弥漫性溃疡。由于肿瘤的透壁浸润及化疗药物的使用,会增加结肠穿孔或肠瘘的风险,在 CT 评估中需密切关注。

3. MRI 检查　结直肠淋巴瘤 MRI 表现与 CT 类似,表现为黏膜下层结节或肿块,管壁增厚,黏膜肥大或弥漫浸润,可形成溃疡,区域淋巴结肿大常见。T1WI 上呈等、低信号,T2WI 上呈等、稍高信号,DWI 上呈异常高信号,增强呈轻到中度强化(图 6-9-27)。

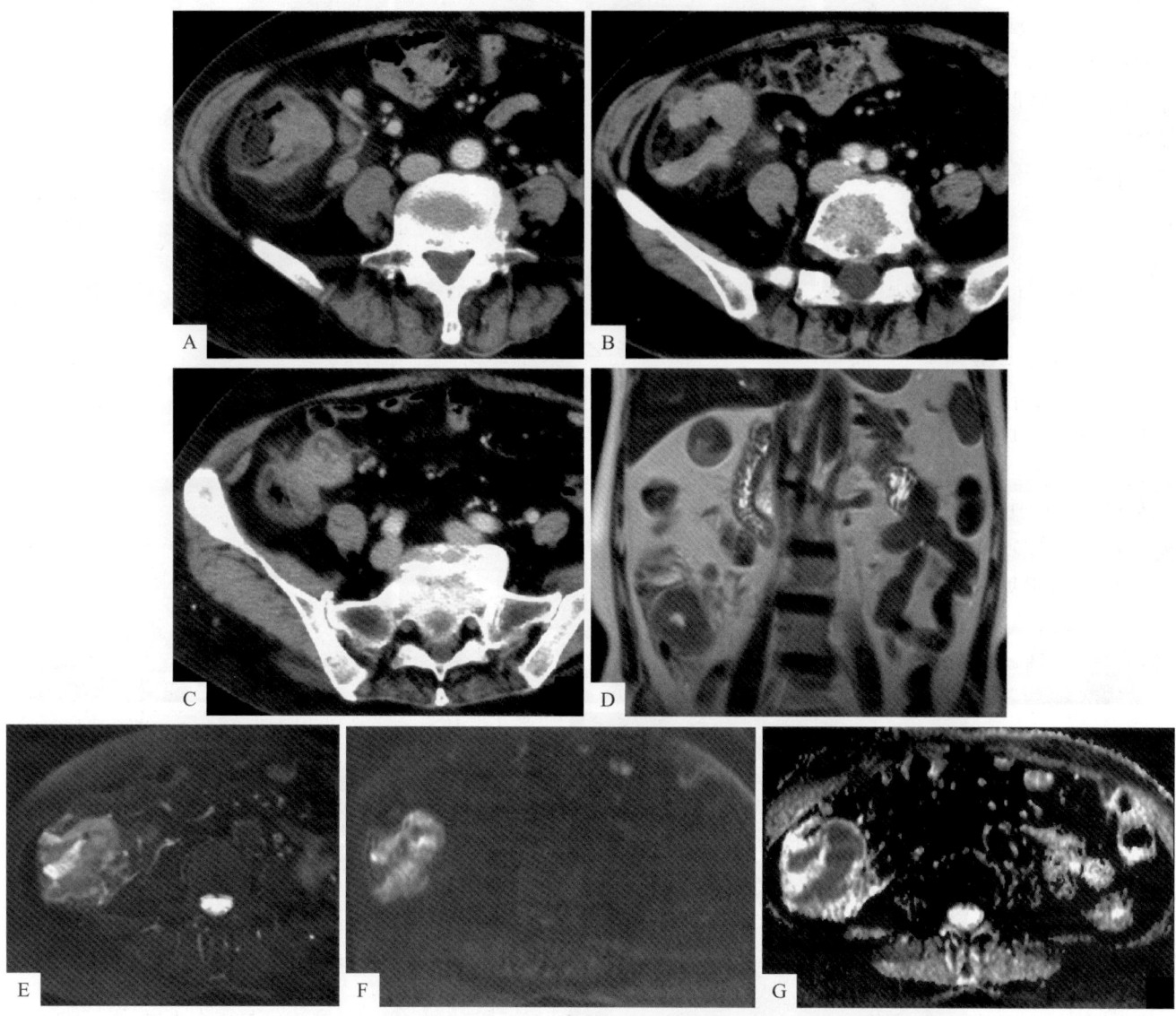

图 6-9-27 升结肠、盲肠、末端回肠弥漫大 B 细胞淋巴瘤

门脉期横断面 CT 增强图像（A～C）显示升结肠、盲肠肠壁偏向性增厚，累及回盲瓣及末端回肠，肠壁分层消失，密度均匀，轻中度强化，周围脂肪密度增高，肠系膜多发淋巴结增大；图 D 为冠状面 MR T2WI 图像，图 E 为 T2WI 图像（加脂肪抑制），图 F、G 分别为 DWI 及 ADC 图像，显示回盲部肠管壁增厚，T2WI 上等高信号，T2WI（加脂肪抑制）上稍高信号，周围脂肪信号增高，DWI 及 ADC 图显示扩散受限。

【鉴别诊断】

1. 结直肠癌　①结肠淋巴瘤为乏血供肿瘤，以单一细胞堆积为主，增强扫描呈轻中度强化为主，而结直肠癌起源于黏膜上皮及腺体，血供丰富，增强扫描明显强化，易出现液化坏死。②结肠淋巴瘤可累及多个肠段，通常边界清晰，很少侵犯周围结构，而结肠癌则相对较局限，易侵犯邻近结构。③结肠淋巴瘤病灶周围淋巴结的个数较多于结肠癌，个数多＞5 个，且更大，易出现融合。④淋巴瘤肠壁多数肌张力下降、肠腔扩张，而结直肠癌通常管壁僵硬，易出现肠腔狭窄、梗阻。病变与正常肠段分界截然、陡直。⑤另外，伴随脾肿大或腹部多发淋巴结肿大、融合也提示淋巴瘤可能性大。

2. 克罗恩病　多节段的结肠淋巴瘤需要与克罗恩病鉴别。克罗恩病变通常累及小肠，病变范围更为广泛，肠壁增厚和肠系膜淋巴结肿大的程度不如淋巴瘤明显。活动期肠壁强化明显、分层强化，相应系膜血管充血、增生改变，可与淋巴瘤进行鉴别。消化道造影中的"鹅卵石"征为其特异性表现。

3. 间质瘤　单发肿块多见，体积较大，强化明显，肿瘤易向腔外生长，易坏死，形成肠内瘘。

（三）神经内分泌肿瘤

【概述】　美国结直肠神经内分泌肿瘤的发生率约 1.2 例/10 万，每年新发 0.2 例/10 万；亚洲人发生率更高一些。结直肠神经内分泌肿瘤好发年龄50～70岁，直肠神经内分泌肿瘤平均年龄为56岁，结肠神经内分泌肿瘤平均年龄为65岁。男性略多于女性。结直肠神经内分泌肿瘤的病因和发病机制不明。

【病理】 结直肠神经内分泌肿瘤包括分化好的神经内分泌瘤（neuroendocrine tumours，NETs）和分化差的神经内分泌癌（neuroendocrine carcinomas，NECs），混合性神经内分泌-非神经内分泌肿瘤，后者包括混合性腺神经内分泌癌。结直肠NETs在病理上可以分为一级（G1）、二级（G2）、三级（G3）。结直肠神经内分泌肿瘤在病理上包括大细胞肿瘤、内分泌胰高血糖素样肽肿瘤、内分泌PP/PYY肿瘤、肠嗜铬细胞类癌、内分泌5-羟色胺肿瘤、大细胞神经内分泌癌、小细胞神经内分泌癌。结直肠神经内分泌肿瘤各种亚型可发生于结直肠的任何部位，结直肠NETs更多见于直肠。

1. 光镜　高分化NETs的肿瘤细胞呈典型的"器官样"排列，呈实性/巢状、小梁状、脑回状或者有时呈腺样结构。肿瘤细胞相对均匀，细胞核圆形至椭圆形，染色质呈粗糙点彩状，细胞质呈细颗粒状。低分化NECs呈片状或弥散状结构，有大量坏死的多形性细胞片，细胞核不规则，细胞质颗粒度较低。

2. 免疫组化　神经内分泌细胞具有各种标记蛋白，如嗜铬粒蛋白（chromogranin）、突触素（synaptophysin）、神经元烯醇化酶（NSE）等。大多数直肠肿瘤不分泌CgA。一些肿瘤会分泌特定的肽类激素或生物胺，如胰多肽（pancreatic polypeptide，PP）、肠胰高血糖素、人绒毛膜促性腺激素或酸性磷酸酶。

3. 电镜　可有神经内分泌颗粒，核心电子密度高，形态不规则，大小不一，直径约为20～30 mm。

4. TNM分期　见表6-9-1。

【临床表现】 大部分结直肠NETs没有临床症状，或有肿块相关的非特异性症状如出血、疼痛等。类癌综合征的NETs患者常有肝脏转移；NECs和混合性神经内分泌-非神经内分泌肿瘤可表现广泛转移。

1. 一般消化道反应　绝大多数直肠NETs都没有症状，通常是在为其他原因进行内镜检查时偶然发现。结直肠NETs的消化道临床表现为直肠出血、腹痛、便秘、腹泻、体重减轻。体重减轻和腹痛在结肠NETs中比其他部位更常见（>50%），而肛周疼痛和直肠出血（11%～50%）则常见于直肠NETs。

表6-9-1　TNM分期

原发肿瘤（T）
- TX　原发肿瘤无法评估
- T0　无原发肿瘤的证据
- T1　侵犯黏膜固有层或黏膜下层，且肿瘤直径≤2 cm
  - T1a　肿瘤直径<1 cm
  - T1b　肿瘤直径1～2 cm
- T2　侵犯固有肌层，或侵犯黏膜固有层或黏膜下层，且肿瘤直径>2 cm
- T3　侵透固有肌层达浆膜下组织，未穿透浆膜
- T4　侵犯脏层腹膜（浆膜）或其他器官或邻近结构

区域淋巴结（N）
- NX　区域淋巴结无法评估
- N0　无区域淋巴结转移
- N1　有区域淋巴结转移

远处转移（M）
- M0　无远处转移
- M1　有远处转移
  - M1a　仅有肝转移
  - M1b　至少有一处肝外转移（如肺、卵巢、非区域淋巴结、腹膜、骨）
  - M1c　同时有肝和肝外转移

预后分期
- Ⅰ期：T1N0M0
- Ⅱ期：ⅡA期，T2N0M0；ⅡB期，T3N0M0
- Ⅲ期：ⅢA期，T4N0M0；ⅢB期，T1-4N1M0
- Ⅳ期：T1-4N0-1M1

2. 局部肿块　引起的症状可引起肠梗阻，出现腹部膨隆，伴有腹痛、恶心、呕吐等症状。

3. 类癌全身症状及类癌综合征　类癌综合征在远端结肠或直肠NETs中较少见，通常发生在广泛肝转移的情况下。典型类癌综合征的表现为皮肤潮红、腹泻、腹痛、支气管痉挛、心悸和低血压，常因运动、酒精或一些特定的食物（如奶酪和巧克力）而加重。类癌综合征可能与5-羟色胺和其他血管活性物质的分泌进入体循环有关。如引起潮红的可能介质包括缓激肽、前列腺素、速激肽、P物质和（或）组胺。典型类癌综合征患者有2/3发展为类癌心脏综合征，其特征为心内膜和右心瓣膜纤维化。

【影像学表现】 结肠NETs往往较大，平均大小约为4.9 cm；直肠NETs往往较小，表现为黏膜下息肉样小结节，大部分<1 cm，极少数>2 cm。结直肠NECs大体上与传统的腺癌类似。影像学检查推荐腹部/盆腔多期CT或MRI，需要时行SSR-PET/CT或SSR-PET/MRI检查。发生于直肠的病变推荐直肠MRI或超声内镜。

1. 常规X线造影表现

（1）息肉样腔内肿块型：<2 cm的直肠病变，可表现为光滑、圆形、宽基底的息肉样病灶，可有脐样

凹陷。病理上，肿瘤侵袭深度限于黏膜下。大于2cm的直肠病变，可表现为深溃疡伴结节状边缘的病灶，可见浸润性肿块伴环形狭窄。病理上，肿瘤扩展至肌层或浆膜层。

（2）癌样表现：可呈较弥漫的浸润，肠壁增厚，肠腔狭窄，晚期病变与侵袭性腺癌的X线表现相似，影像学表现两者很难鉴别。

2. CT表现 结直肠神经内分泌肿瘤血供丰富，病灶多为肠壁偏心性增厚，肿块样及环壁增厚相对少见。增强后中度或明显强化，呈渐进性强化模式，若病灶较大时其内可出现囊变坏死，则表现为不均强化。分化良好的NETs与分化较差的NECs在病变大小、生长、肠内或肠外受累、病变内改变区域、肠系膜脂肪浸润及转移等方面存在统计学差异。与分化良好的NETs相比，分化差的NECs通常表现为大的、溃疡浸润的、不均匀的肿块，没有完整的上覆黏膜，并伴有淋巴结增大和转移。增强CT也可评估NEN的邻近器官侵犯、大网膜/腹膜受累、淋巴结和肝脏转移及腹水情况。

（1）息肉/肿块样增厚：研究发现，G1级直肠NET通常表现为黏膜面结节样或息肉样局限性隆起样病变，无腔外侵犯，边界均较清楚，黏膜表面光滑连续，囊变较少见（图6-9-28）。G2级表现为腔内结节状或肿块状隆起，表现为固有肌层可受侵；G3级呈不规则形较大肿块，突破固有肌层向直肠系膜侵犯；肿瘤浸润深度与病理分级有关。直肠NEN动脉期强化程度与病理分级有关，G1级以轻微强化或不强化为主，G2、G3级以中度或显著强化为主。在静脉期，G1级以均匀强化为主，而G2、G3级肿瘤以明显不均匀强化为主。

（2）分化差的NECs病灶较大，黏膜多不完整，通常表现为溃疡浸润性肿块，具有异质性和坏死，并且常伴有淋巴结和肝转移（图6-9-29）。结直肠NECs远处转移灶的动脉期强化方式和原发灶相似，多呈显著强化。富血供的NETs肝转移病灶，在增强扫描动脉期晚期强化程度高于正常肝实质。而乏血供NETs肝转移病灶，在增强扫描静脉期，强化程度低于正常肝实质。在较大的NETs肝转移灶中经常可见环形强化。NECs的肝转移可表现为动脉期和门脉期"快进快出"强化。

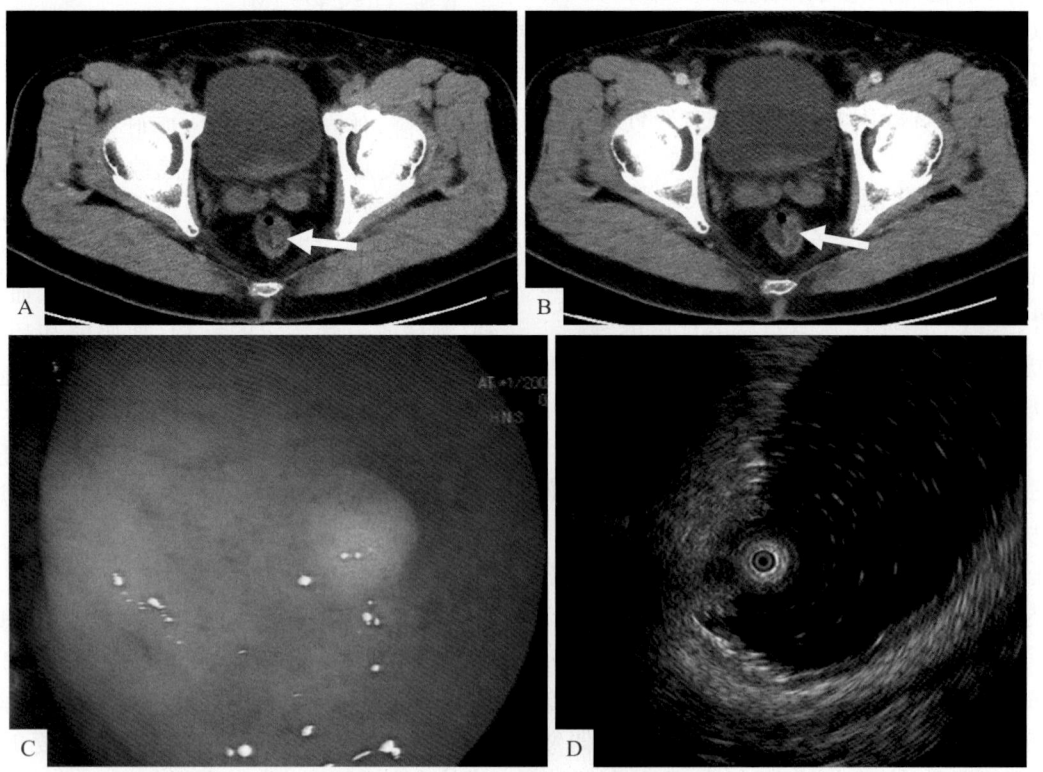

图6-9-28 直肠NET（G1）

CT平扫图像（A）、门脉期CT增强图像（B）显示直肠壁偏心性增厚，黏膜下见结节影，边界不清，邻近黏膜轻度隆起，增强扫描中等强化（箭）；结肠镜图像（C）显示直肠黏膜下隆起；超声内镜图像（D）显示直肠黏膜下隆起灶，MPS扫查可见病灶来源于第2~3层，呈低回声改变，其余层次结构完整连续。（见彩色插页）

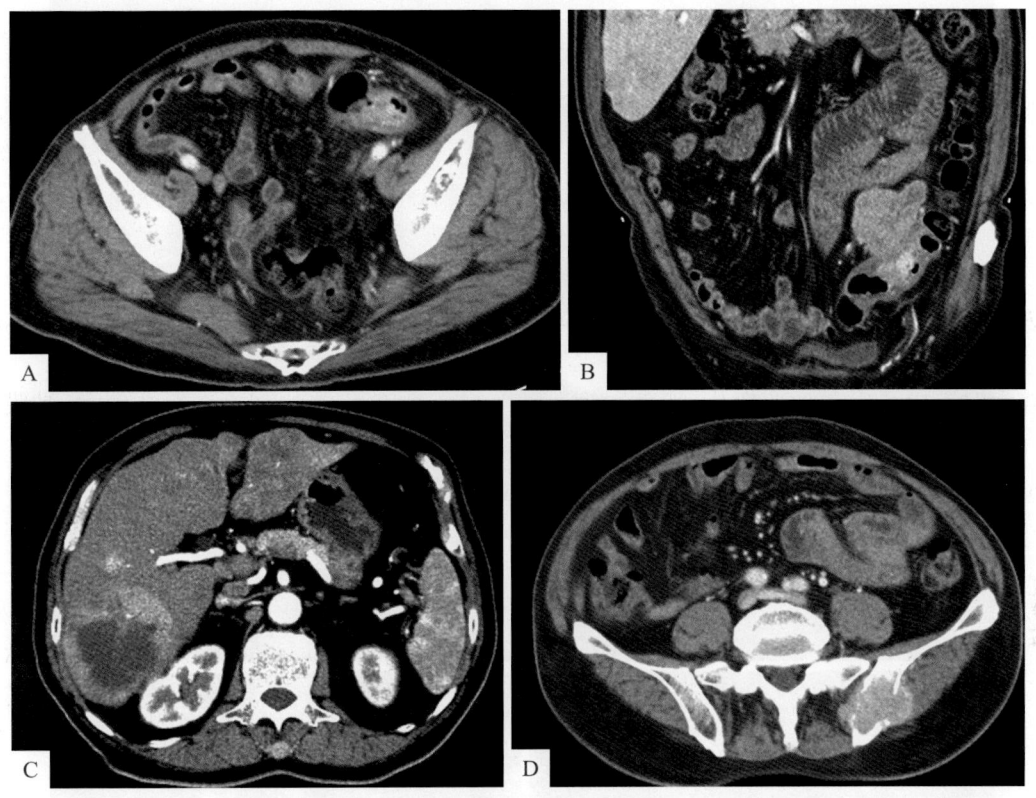

图6-9-29 乙状结肠小细胞神经内分泌癌伴肝脏、骨骼、淋巴结转移

门脉期CT增强图像(A)、门脉期冠状面CT重建图像(B)、上腹部动脉期CT增强图像(C)、门脉期盆腔CT增强图像(D)显示乙状结肠腔内隆起,增强后明显强化,局部管腔变窄,肿瘤浸润致肠壁外伴局部淋巴结肿大融合呈肿块样,强化欠均匀,肝脏可见多发富血供转移瘤,部分较小病灶强化明显且均匀,较大病灶边缘明显强化、内部强化不明显;左侧髂骨可见溶骨性改变伴软组织肿块形成。

3. MRI表现　NETs的MRI表现与CT相似。典型的NETs病灶在T1WI上为低信号,在T2WI上为中高信号,并在DWI上表现为扩散受限(图6-9-30)。MRI在NEN肝转移的检测方面优于CT。可通过DWI和动态增强等多种序列进行NEN肝脏小转移灶的检测。NET肝转移在T2WI上通常表现为高信号。乏血供肝转移病灶在静脉期显示最好,其强化程度低于正常肝实质。

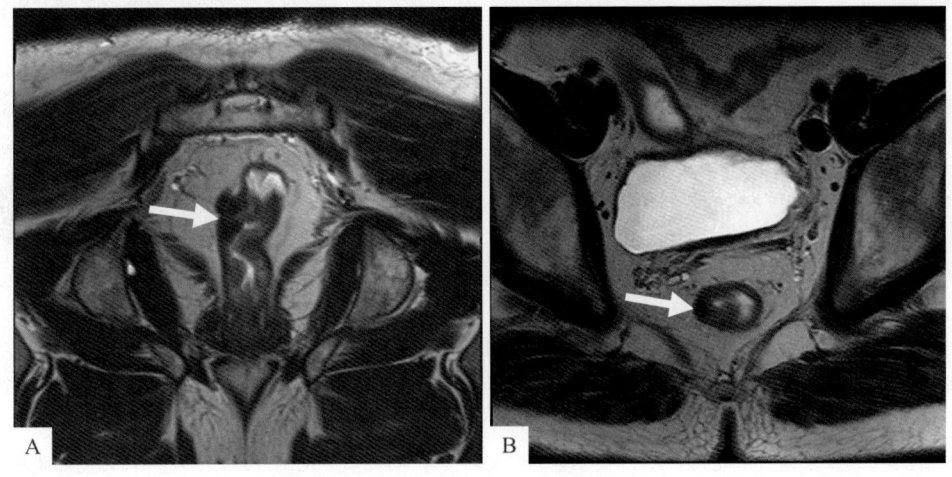

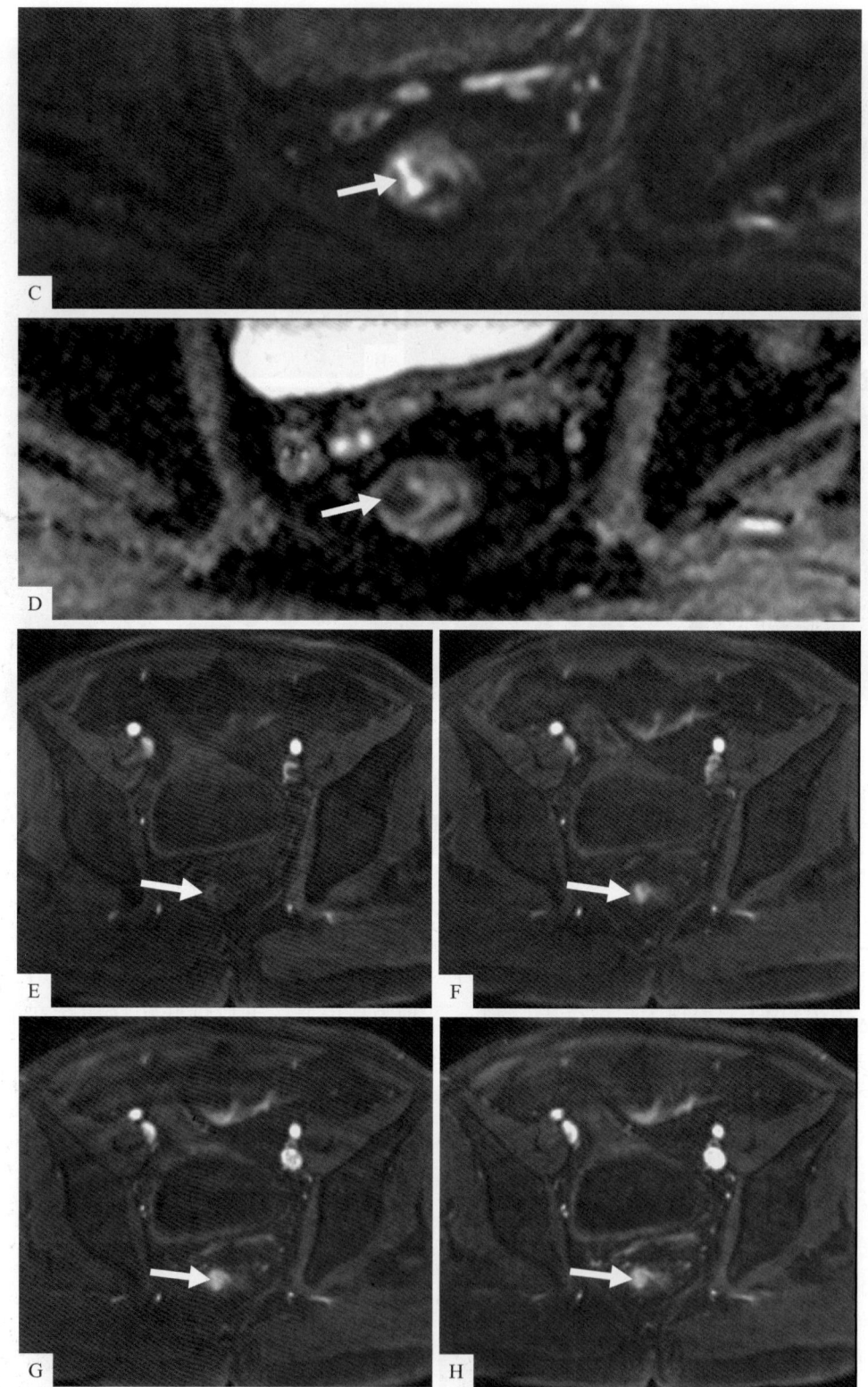

图6-9-30　直肠NET(G1)伴淋巴结转移

冠状面(A)和横断面(B)MR T2WI图像显示直肠偏心性增厚,右侧壁呈明显隆起,边界清晰,呈低信号,DWI(C)和ADC(D)显示明显弥散受限;MRI增强图像(E~H)显示病灶呈明显强化,呈渐进性强化(白箭)。

4. PET/CT表现　神经内分泌肿瘤患者的功能成像研究主要基于SSTR表达。与低分化肿瘤相比,高分化NETs表达SSTRs的频率和水平更高。^{68}Ga-DOTATATE PET/CT扫描因其灵敏度高而成为SSTR成像的首选方式。^{68}Ga-DOTATATE PET/CT成像可用于基线全身评估,

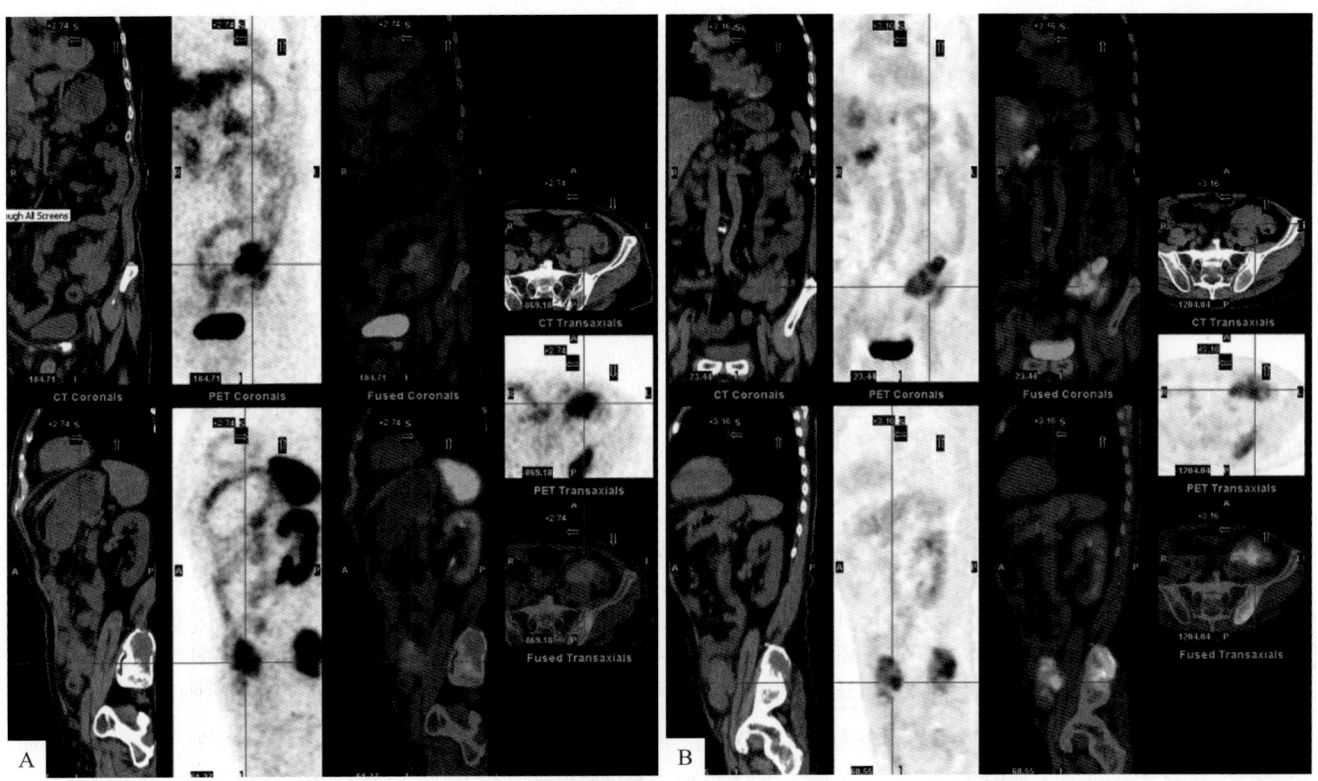

图6-9-31 乙状结肠小细胞神经内分泌癌伴肝脏、骨骼、淋巴结转移

与图6-9-29为同一患者。^{68}Ga DOTATATE PET/CT 图像（A）、^{18}F-FDG PET/CT 图像（B）显示乙状结肠肠壁增厚，其旁软组织肿块，DOTATATE 摄取增高，FDG 摄取显著增高，左侧髂骨骨质破坏伴软组织影，DOTATATE 摄取增高，FDG 摄取显著增高。

检测小淋巴结或骨转移，并在隐匿性原发肿瘤病例中确定原发部位。^{68}Ga-DOTATATE PET/CT 诊断 G1 级、G2 级和 G3 级 NEN 的敏感性分别为 92.3%、90.2% 和 57.8%，而 ^{18}F-FDG PET 诊断 G1 级、G2 级和 G3 级 NEN 的敏感性分别为 37.8%、55.4% 和 71.2%。这些表明 ^{18}F-FDG PET 在诊断更具侵袭性的 G3 级 NEN 方面有优势。^{18}FDG PET/CT 阳性的患者预后较差，因此 ^{18}FDG PET/CT 可能有助于预测低分化肿瘤的预后（图6-9-31）。

【鉴别诊断】

1. 胃肠道间质瘤 沿肠壁的垂直方向生长，具有肿瘤瘤体大但附着点局限的生长。多表现为单发结节，可位于腔内、腔外或腔内腔外共同生长。增强扫描早期轻度强化，晚期强化程度渐略增高，强化幅度低于 NETs，恶性者呈不均匀强化，边界不清，可伴邻近脏器肿瘤侵犯。

2. 淋巴瘤 胃肠道淋巴瘤通常表现为胃肠道壁弥漫或局限性增厚，通常范围较广，增厚的内缘呈波浪状或分叶状，病变区胃肠壁较软，梗阻不明显，密度较均匀，增强扫描呈轻中度强化，大部分病灶强化均匀，常可伴有腹腔及腹膜后肿大淋巴结。

3. 息肉 病灶多较小，发生于黏膜层，可多发，增强扫描轻度强化。

4. 腺癌 起源于黏膜层沿壁横向浸润趋势较明显，壁增厚和腔道缩窄较明显。

（四）转移瘤

【概述】 结直肠转移性癌仅占结直肠恶性肿瘤的 0.1%～1%。转移途经包括邻近组织侵犯、种植性转移、血行转移等。邻近组织肿瘤可直接侵犯结直肠，原发癌主要来自胃、卵巢、子宫、肾脏、前列腺、宫颈或胆囊等，也可经韧带、系膜等途径转移至结直肠，如胃癌经胃结肠韧带、胰腺癌经横结肠系膜侵犯横结肠。腹腔种植转移可来自于胃癌、卵巢癌、胰腺癌、结肠癌等，直肠膀胱陷凹或直肠子宫陷凹是最易种植的部位。血源性转移常见于肺癌、乳腺癌和恶性黑色素瘤等。病理上，可见原发肿瘤细胞的镜下表现。

【临床表现】 临床症状类似结直肠原发癌，可表现为便血、便秘，或出现不同程度结、直肠梗阻等。通常有原发癌病史。治疗以放、化疗为主，如伴发大肠梗阻则需行手术解除梗阻。一般预后较差。

【影像学表现】

1. X线钡剂造影表现　X线钡剂造影在显示早期无狭窄和病变范围局限的病灶方面具有优势。结直肠转移癌的X线钡剂造影表现主要包括结肠黏膜面改变、肠腔狭窄和肠管变形三方面。

(1) 直接侵犯：早期表现为结直肠外压性肿块，进一步出现肠黏膜改变，呈梳齿状黏膜纹聚集或颗粒结节状黏膜面。种植转移表现为腔外肿块，肠壁边缘僵硬，呈不规则小齿状，可同时伴有小肠转移改变。直肠膀胱陷凹或直肠子宫陷凹处于腹膜腔的最低位置，利于癌细胞的沉积和附着，是腹腔种植转移的好发部位，表现为直肠中段的前壁外压性改变。血行转移表现为腔壁小结节、偏心性狭窄或不规则狭窄等，可单发或多发。

(2) 浸润性胃癌是最易发生结肠转移的恶性肿瘤，病理类型主要为低分化腺癌及印戒细胞癌，Borrmann分型以Ⅲ、Ⅳ型为主。肿瘤可沿胃结肠韧带直接侵犯，或经胃后壁浆膜面脱落进入小网膜囊播种于结肠的浆膜面。最易受侵部分为横结肠上组结肠带，其次是降结肠上段和升结肠上段。肿瘤首先侵犯结肠浆膜层，黏膜下层无受累，黏膜面尚保持完整。浆膜面癌细胞周围纤维化引起局部肠壁收缩，肠管短缩，黏膜皱襞呈横行的相互平行的皱襞聚集，呈梳齿状。X线钡剂造影表现为横结肠上缘肠袋消失，边缘呈锯齿状，伴有与结肠纵轴垂直的宽约数毫米平行皱襞。切线位表现为结肠边缘不规则的小齿状改变，病变段可较长，多不对称。未受累的正常肠壁在对侧肠壁短缩的情况下，形成假憩室样改变。随着病变的加重，肿瘤浸润膜面，黏膜面呈颗粒状和结节状表现。结肠全周性受累，发展为弥漫性病变，肠管狭窄逐渐加重。

(3) 卵巢癌、胰腺癌、胆囊癌以及结肠肠癌也可发生结直肠转移。由于原发肿瘤的解剖特点，结直肠转移的部位也有一定的特点。卵巢癌的单发转移容易出现直肠和乙状结肠压迫性改变。胰腺癌经横结肠系膜直接浸润结肠，多发生于横结肠下缘及降结肠。胆囊癌、肾癌大肠转移多为肝曲结肠的直接浸润。

2. CT表现　结直肠受相邻肿瘤侵犯时，CT表现为原发恶性肿瘤与结直肠壁间隙消失，浆膜面毛糙、肠壁增厚、肿块形成等，可伴不同程度的结肠梗阻。种植性结直肠转移瘤最具特征性的CT征象为肠壁增厚，呈靶样同心圆形，伴有内层显著增厚和强化，增厚的肠壁可分为三层或两层，也可弥漫性增厚失去分层，浆膜面往往模糊。肠壁"靶征"不是结直肠转移的特异性征象，很多良性病变，如肠炎、缺血性肠病等也可出现。有学者认为，良恶性"靶征"存在一定差别。恶性靶征黏膜、黏膜下层或浆膜层显著增厚，固有肌层增厚不明显，而良性靶征主要为黏膜下层水肿、明显增厚(图6-9-32～图6-9-35)。CT还可还显示腹腔其他转移征象，如腹膜增厚、腹膜结节、网膜饼、腹膜腔积液等，有助于转移癌的诊断，女性患者可伴卵巢转移(图6-9-35)。

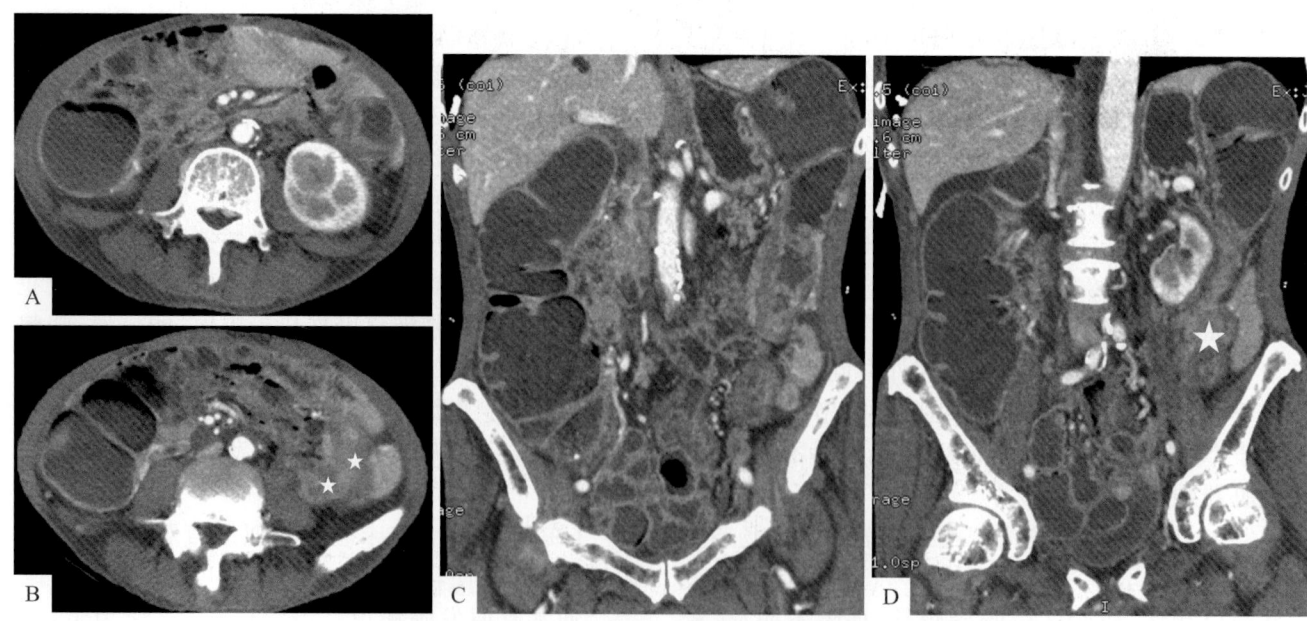

图6-9-32　胃癌降结肠转移伴结肠梗阻

门脉期横断面CT增强图像(A、B)、冠状面CT重建图像(C、D)显示左半结肠黏膜面和黏膜下明显增厚，远端可见软组织肿块影，边界不清，强化不均匀(星)，近端结肠明显扩张。

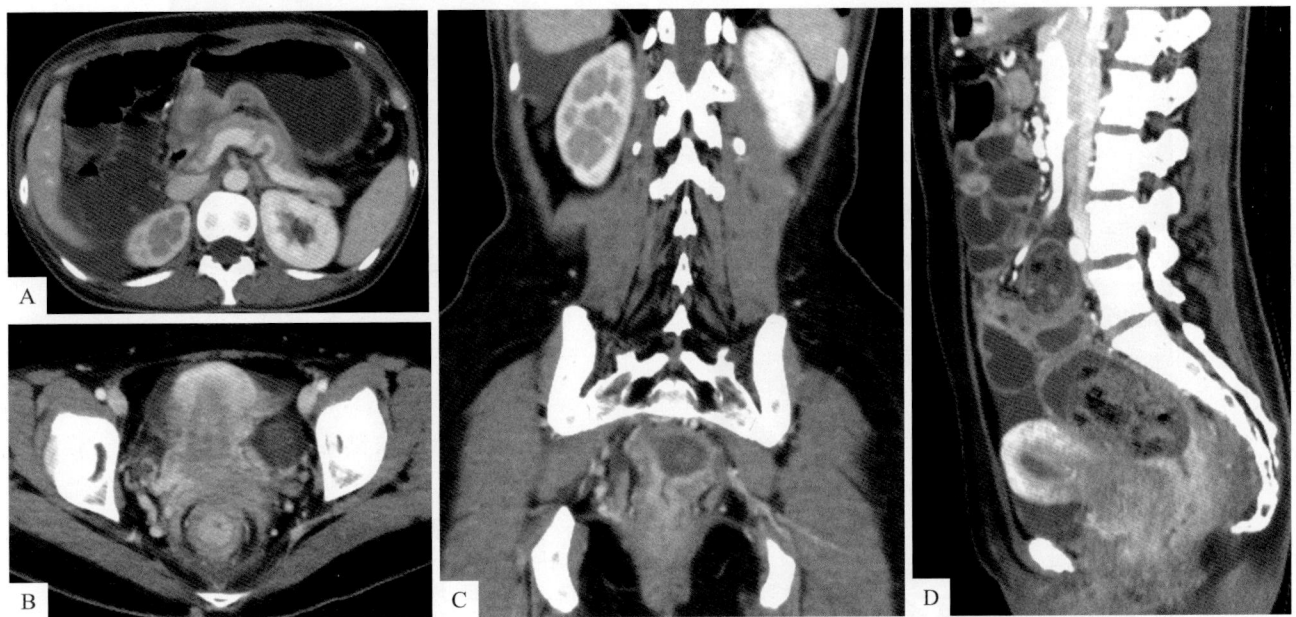

图 6-9-33 胃癌直肠转移

门脉期横断面 CT 增强图像(A、B)、冠状面(C)和矢状面(D)CT 重建图像显示胃体-胃窦胃壁浸润性增厚,胃壁三层结构显示不清,直肠壁分层强化,黏膜层明显增厚伴异常强化。

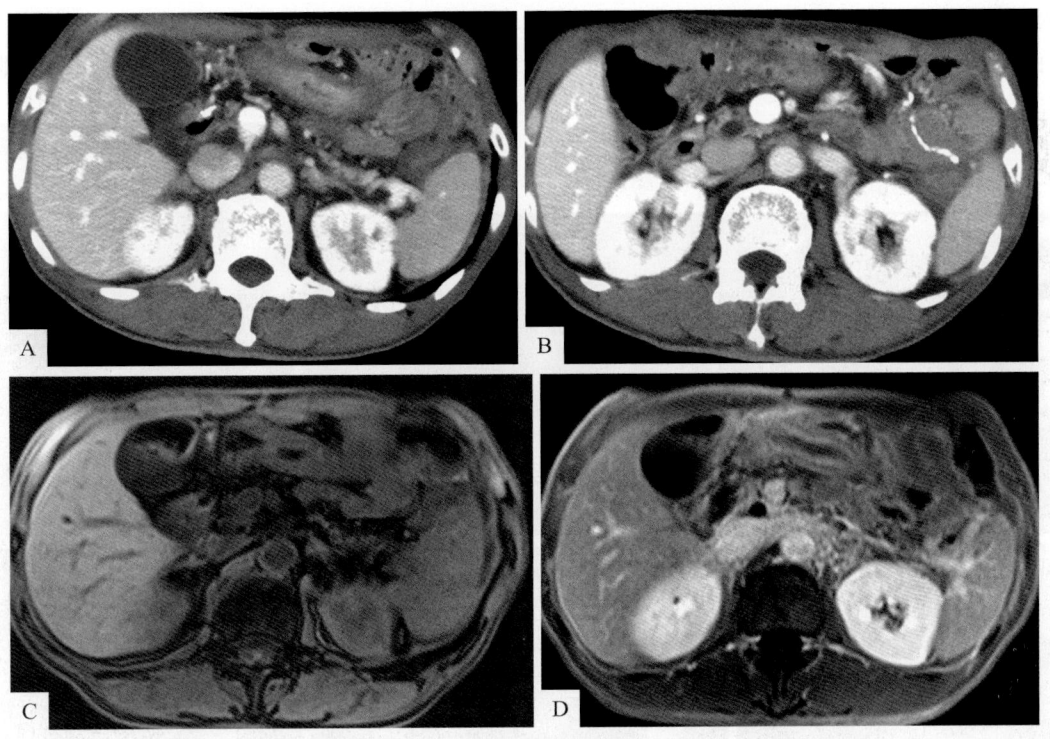

图 6-9-34 胃印戒细胞癌横结肠转移

CT 增强图像(A、B)显示横结肠肠壁增厚,肠壁分层强化,黏膜面增厚、强化明显,周围血管增粗扩张,管腔狭窄,近端肠腔扩张;MRI 平扫图像(C)、MRI 增强图像(D)显示增强后肠壁分层强化,黏膜面增厚,强化明显。

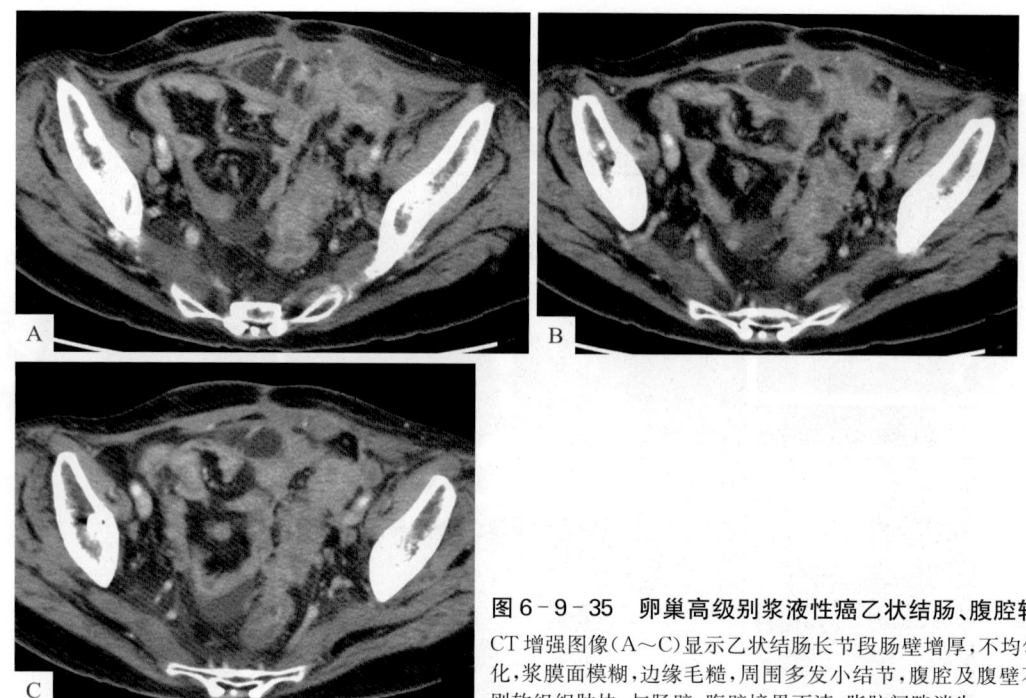

图6-9-35 卵巢高级别浆液性癌乙状结肠、腹腔转移
CT增强图像（A～C）显示乙状结肠长节段肠壁增厚，不均匀强化，浆膜面模糊，边缘毛糙，周围多发小结节，腹腔及腹壁不规则软组织肿块，与肠壁、腹壁境界不清，脂肪间隙消失。

3. MRI表现　MRI表现与CT表现类似，信号根据不同类型肿瘤而不同，T1WI上以低信号为主，T2WI上以高信号为主，有利于显示瘤内出血、黏液成分。DWI可反映转移性肿瘤分子的弥散受限程度，有利于良恶性的鉴别，并有助于原发灶、腹腔转移灶的显示。

【鉴别诊断】（1）结直肠原发肿瘤多局限，不伴其他恶性肿瘤改变（图6-9-36）。转移性肿瘤常范围较大，多中心性，外压性狭窄，肠固定。原发性肿瘤可有溃疡型，而转移性肿瘤则较少出现。结直肠

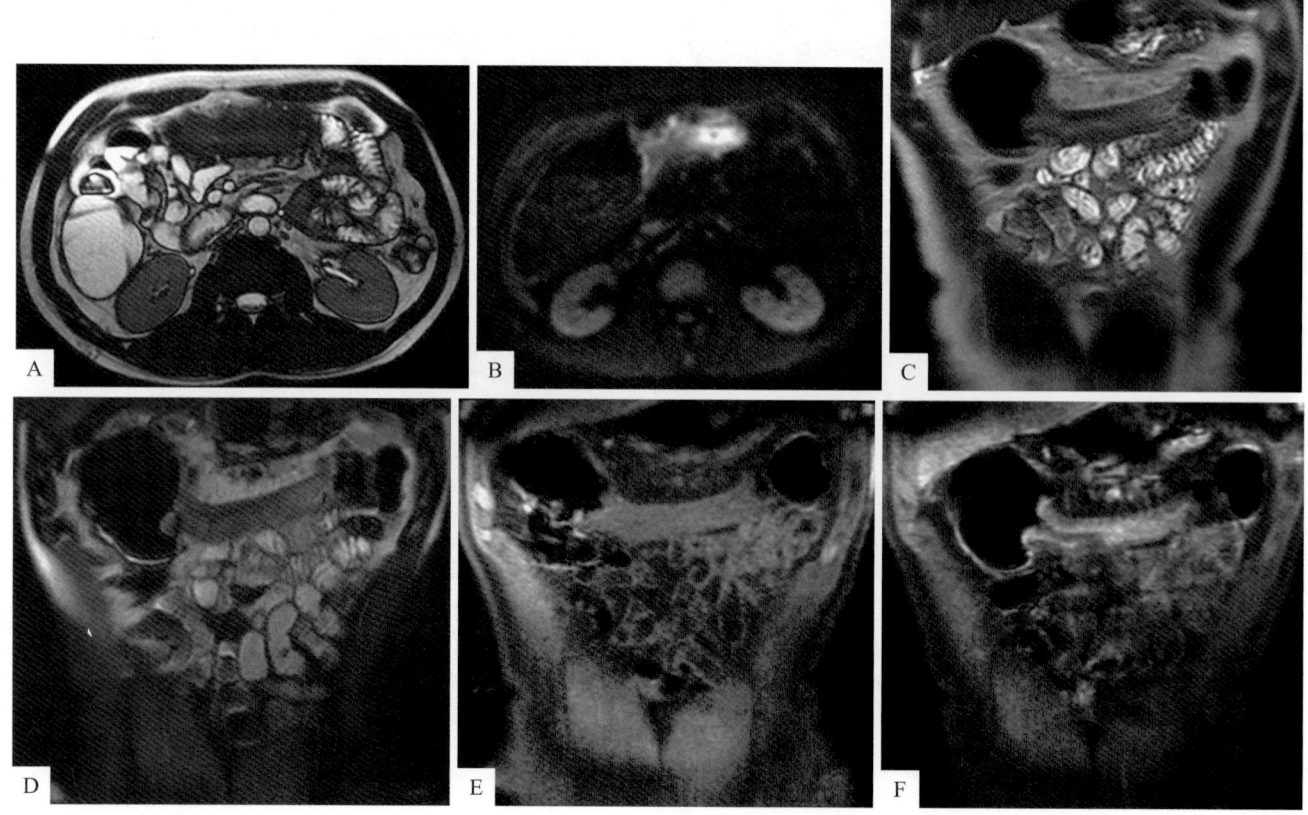

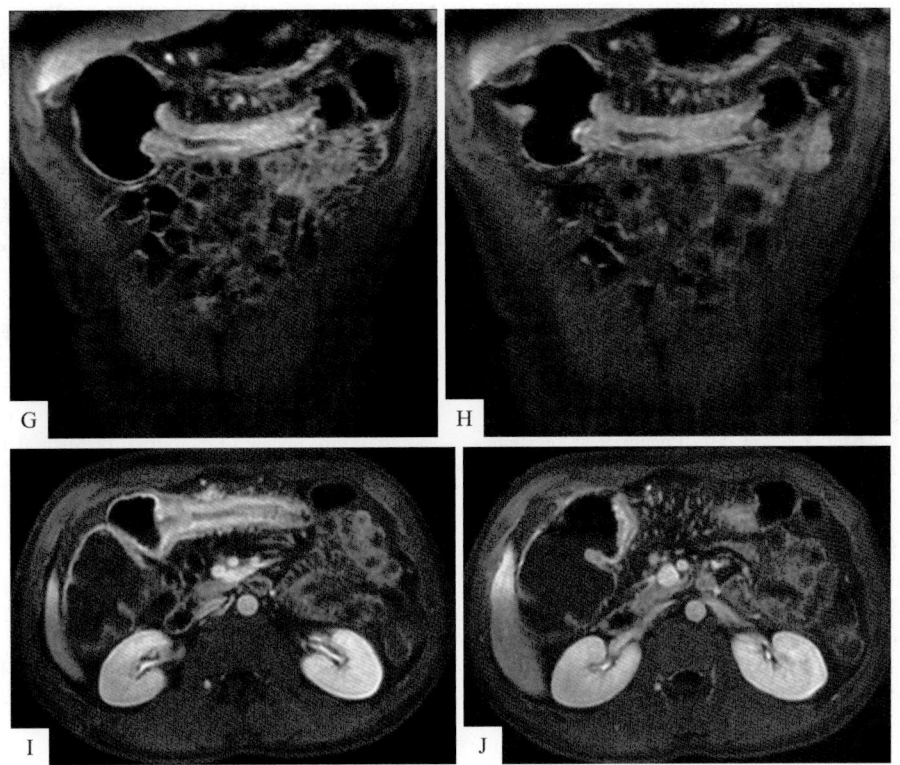

图 6-9-36 横结肠癌

横断面 MR FIESTA 图像(A)显示横结肠较长一段肠壁增厚,呈低信号;DWI 图像(B)显示肠壁明显弥散受限;冠状面 MR T2SSFSE 图像(C)、冠状面 MR FIESTA 图像(D)显示增厚肠壁形态呈"肉骨头状",肠壁僵硬,肠腔狭窄,近端肠腔明显扩张;图 E~J 为 MRI 平扫及动态增强扫描图像,其中 E~H 为冠状面 MRI 图像,I、J 为横断面 MRI 图像,显示增厚横结肠肠壁呈分层强化,黏膜层明显增厚伴异常强化,周围血管明显增粗扩张,近端结肠扩张明显。

原发肿瘤突破浆膜层侵入腹腔,特别是本身伴有盆腔转移时,鉴别较困难。内镜可能有助于鉴别结肠转移癌内镜下表现为黏膜下散在结节而黏膜保持完整,而原发性结肠癌起源于黏膜,伴有出血性溃疡。

(2) 结直肠淋巴瘤亦有病变范围长、肠壁增厚及多发结节状改变,但淋巴瘤较少侵及邻近脏器,病变以回盲部较多,CT 增强扫描不及转移癌强化明显。

(白亚亚 林晓珠 钱爱华 朱兰 陈颖 赵雪松)

◆ 参考文献 ◆

1. Ezuka A, Kawana K, Nagase H, et al. Improvement of pneumatosis cystoides intestinalis after steroid tapering in a patient with bronchial asthma: a case report [J]. J Med Case Rep, 2013, 7: 163.
2. Jamart J. Pneumatosis cystoides intestinalis. A statistical study of 919 cases [J]. Acta Hepatogastroenterol, 1979, 26(5): 419–422.
3. Tsujimoto T, Shioyama E, Moriya K, et al. Pneumatosis cystoides intestinalis following alpha-glucosidase inhibitor treatment: a case report and review of the literature [J]. World J Gastroenterol, 2008, 14(39): 6087–6092.
4. Wang YJ, Wang YM, Zheng YM, et al. Pneumatosis cystoides intestinalis: six case reports and a review of the literature [J]. BMC Gastroenterol, 2018, 18(1): 100.
5. Ling F, Guo D, Zhu L. Pneumatosis cystoides intestinalis: a case report and literature review [J]. BMC Gastroenterol, 2019, 19(1): 176.
6. Yamaguchi K, Shirai T, Shimakura K, et al. Pneumatosis cystoides intestinalis and trichloroethylene exposure [J]. Am J Gastroenterol, 1985, 80(10): 753–757.
7. Koss LG. Abdominal gas cysts (pneumatosis cystoides intestinorum hominis); an analysis with a report of a case and a critical review of the literature [J]. AMA Arch Pathol, 1952, 53(6): 523–549.
8. Arikanoglu Z, Aygen E, Camci C, et al. Pneumatosis cystoides intestinalis: a single center experience [J]. World J Gastroenterol, 2012, 18(5): 453–457.
9. Bilici A, Karadag B, Doventas A, et al. Gastric pneumatosis intestinalis associated with malignancy: an unusual case report [J]. World J Gastroenterol, 2009, 15(6): 758–760.
10. Forde KA, Whitlock RT, Seaman WB. Pneumatosis and cystoides intestinalis. Report of a case with colonoscopic findings of inflammatory bowel disease [J]. Am J Gastroenterol, 1977, 68(2): 188–190.
11. Kaneko M, Sasaki S, Teruya S, et al. Pneumatosis cystoides intestinalis in patients with systemic sclerosis: a case report and review of 39 Japanese cases [J]. Case Rep Gastrointest Med, 2016, 2016: 2474515.
12. Wada Y, Murayama N, Hirose S, et al. A case of pneumatosis cystoides intestinalis in a patient with polymyositis and interstitial pneumonia [J]. Mod Rheumatol, 2004, 14(3): 260–263.
13. Nakatani K, Kato T, Okada S, et al. Successful treatment with hyperbaric oxygen therapy for pneumatosis cystoides intestinalis

as a complication of granulomatosis with polyangiitis: a case report [J]. J Med Case Rep, 2017,11(1):263.
14. Ha D, Tsai CJ. Pneumatosis intestinalis in a patient with recurrent Clostridium difficile infection [J]. BMJ Case Rep, 2012,2012:66.
15. Collins CD, Blanshard C, Cramp M, et al. Case report: pneumatosis intestinalis occurring in association with cryptosporidiosis and HIV infection [J]. Clin Radiol, 1992,46(6):410 - 411.
16. Lefor AT, Konishi F, Horie H, et al. Pneumatosis intestinalis associated with human immunodeficiency virus infection [J]. Am Surg, 2010,76(5):541 - 543.
17. Iida A, Naito H, Tsukahara K, et al. Pneumatosis cystoides intestinalis presenting as pneumoperitoneum in a patient with chronic obstructive pulmonary disease: a case report [J]. J Med Case Rep, 2017,11(1):55.
18. Lee YS, Han JJ, Kim SY, et al. Pneumatosis cystoides intestinalis associated with sunitinib and a literature review [J]. BMC Cancer, 2017,17(1):732.
19. Shikuma H, Inoue S, Hatayama T, et al. Pneumatosis cystoides intestinalis linked to sunitinib treatment for renal cell carcinoma [J]. IJU Case Rep, 2019,2(6):318 - 320.
20. Korhonen K, Lovvorn HN, Koyama T, et al. Incidence, risk factors, and outcome of pneumatosis intestinalis in pediatric stem cell transplant recipients [J]. Pediatr Blood Cancer, 2012, 58(4):616 - 620.
21. 陶超超,陈自谦,许尚文,等.结直肠神经鞘瘤和间质瘤的MSCT影像学特征分析[J].医学影像学杂志,2017,27(12):2342 - 2345.
22. Obaro AE, Burling DN, Plumb AA. Colon cancer screening with CT colonography: logistics, cost-effectiveness, efficiency and progress [J]. Br J Radiol, 2018,91:1090.
23. 刘瑞华,宗志恩.双能量CT成像联合DCE - MRI在结肠癌术前评估中的应用[J].实用癌症杂志,2023,38(01):122 - 125.
24. 刘华,边芳,翟冬枝.MSCT与MRI技术在鉴别结直肠癌术前T、N分期的诊断价值[J].中国CT和MRI杂志,2019,17(4):109 - 111.
25. 卢文献,张晓辉,费强,等.MRI及MSCT对术前结肠癌T分期诊断与术后病理诊断一致性研究[J].中国CT和MRI杂志,2020,18(9):155 - 158.
26. Yamauchi A, Chinen Y, Chihara T, et al. A case of planar-type gastrointestinal stromal tumor of the transverse colon with perforation [J]. Clin J Gastroenterol, 2021,14:1157 - 1162.
27. Shintaku, Y, Asano Y, Watanabe T, et al. A case of planar-type GIST of the sigmoid colon showing diverticular structure with perforation [J]. World J Surg Onc, 2020,18:12.
28. Bibek M S, Suraj S, Sanjeev K, et al. Cecal gastrointestinal stromal tumor causing ileocolic intussusception in an adult: A rare case report [J]. International Journal of Surgery Case Reports, 2021,84:2210 - 2612.
29. Mouchli MA, Ouk L, Scheitel MR, et al. Colonoscopy surveillance for high risk polyps does not always prevent colorectal cancer [J]. World J Gastroenterol, 2018,24:905 - 916.
30. L Zhu, G Wu, P Ghimire, et al. CT features of peripheral T-cell lymphoma in the gastrointestinal tract in Chinese population and literature review [J]. Journal of Medical Imaging and Radiation Oncology, 2012,56(2):143 - 150
31. Sharma B, Pavelock N, Antoine M, et al. Primary diffuse large B-cell lymphoma of the descending colon [J]. Am J Med Sci, 2019,358(2):164 - 167.
32. Tevlin R, Larkin JO, Hyland JM, et al. Primary colorectal lymphoma — A single centre experience [J]. Surgeon, 2015,13(3):151 - 155.
33. Lightner AL, Shannon E, Gibbons MM, et al. Primary gastrointestinal non-Hodgkin's lymphoma of the small and large intestines: a systematic review [J]. J Gastrointest Surg, 2016, 20(4):827 - 839.
34. Zhang WY, Li GD, Liu WP, et al. Features of intestinal T-cell lymphomas in Chinese population without evidence of celiac disease and their close association with Epstein Barr virus infection [J]. Chin Med J, 2005,118(18):1542 - 1528.
35. Mendelson RM, Fermoyle S. Primary gastrointestinal lymphomas: A radiological — pathological review. Australas Radiol, 2006, 50(2):102 - 113.
36. 倪铭,冯卫华,于澜,等.原发性肠道T细胞淋巴瘤与B细胞淋巴瘤的CT小肠造影对比研究[J].医学影像学杂志,2020,30(8):1418 - 1422.
37. 邵琳琳,朱思莹,邢洁,等.原发性胃肠道淋巴瘤的临床特征和内镜特点分析[J].首都医科大学学报.2022,43(2):205 - 209.

第十节　结肠动力相关疾病

一、先天性巨结肠

【概述】　先天性巨结肠又称为肠管无神经节细胞症,是临床较常见的消化道先天性畸形,1886年由丹麦儿科医生HirschsPrung首先将该病描述,故又称HirschsPrung病,简称HD。1920年Valla首先指出该病的基本病理改变是痉挛肠管的肌间及黏膜下神经丛内缺乏神经节细胞,由于病变结肠缺乏神经节细胞(ganglioneures,IGCs)导致所分布肠段括约肌而引起狭窄,近端肠管继发性扩张形成"巨结肠"。

在新生儿中的发病率约为1∶5000,男女比例为3∶1～4∶1。一般认为,成人HD的诊断针对的是10岁以上的患者。通常情况下,成人HD患者的年龄10～73岁,其中30岁以下患者所占比例较高。

【病因及发病机制】　关于HD的病因,被广泛接受的遗传基础理论是迷走神经嵴衍生的肠神经系统(ENS)主要由迷走神经嵴衍生的前体形成,这些前体从人类妊娠的第3～8周以口端到尾端方向在肠道中迁移。HD发生在ENS前体细胞未能定植于胎儿远端肠道时。ENS前体的肠道定植是由细胞增殖驱动的,细胞增殖导致对空间和营养因子的竞争,从而推动迁移。ENS前体在胎儿肠道定植需要许多营养因子、细胞表面受体、转录因子和信号分子。因此,许多基因缺陷导致HD的发生。

多种基因异常与HD的发病相关,已研究的最重要的基因和通路包括：胶质细胞来源的通路基因[转染重排原癌基因（RET）、源性神经营养因子（GDNF）、轴突导向因子（NTN）、基因10（SOX10）、配对同源异型盒蛋白2B（PHOX2b）]，内皮素通路基因[内皮素3（EDN3）、内皮素受体B（EDNRB）、SOX10]和TGFβ信号通路基因（ZFHX1B）。这些基因似乎通过受体酪氨酸激酶（RTK）和G蛋白偶联受体（GPCR）信号转导途径与RET和EDNRB表现明显。另外，缺血缺氧、免疫因素、巨细胞病毒和寄生虫感染、炎症等因素也可毁坏肠壁内神经嵴细胞。

体内肠道功能受迷走神经节和盆腔副交感神经节、椎前和椎旁交感神经节、脊神经节和激素信号（如促肾上腺皮质激素释放激素）的传入和传出神经支配的调节。感觉和运动信号沿着肠脑轴双向传播，使得中枢神经系统和肠道影响彼此的活动。来自ENS的信号影响肠道起搏器细胞（Cajal间质细胞）和平滑肌的活性，以产生因肠道区域和腔内内容物而相反的收缩和松弛模式。远端病变结肠黏膜下神经丛和肌间神经丛完全或部分缺乏肠神经节细胞，致使神经纤维排列紊乱，呈波浪状，造成结肠持续痉挛，失去正常的推进蠕动功能。胚胎5～12周时，肠自主神经系统的外胚层神经嵴细胞（nerual crest cell，NCC）沿肠壁迁移异常终止，导致部分肠壁肌间神经丛和黏膜下神经丛神经节细胞缺如、不能产生有效肠蠕动。由于粪便通过困难，长期淤积于痉挛肠段，近端结肠代偿性扩张、增厚，形成巨结肠。

可简单解释如下：远端肠段神经节细胞缺失，导致肠管痉挛性收缩、变窄，粪便淤滞于近端结肠，近端结肠继发性代偿肥厚、扩张。

【临床表现与分类】 HD的临床表现因年龄不同而异。在新生儿中，胆汁性呕吐、腹胀和胎粪排出延迟是其主要症状。指肛检查部分患儿可及狭窄环或直肠壶腹空虚，拔指后呈"爆破"样排出大量粪便和气体，症状可暂时缓解，不久又重复出现。患儿可有营养不良和发育迟缓。

在成人中，症状延迟出现的原因可能是神经节段短或超短，这导致成人HD常难以诊断。病史是诊断HD的重要工具，可反映腹痛和慢性便秘等症状，其中的一个重要部分是确定便秘的性质和持续时间。

临床上对HD进行分类十分困难，因为神经系统定植失败是易变的或不连续的。国际上通常识别3种表型，包括：①全结肠神经节垂死症，累及整个结肠，无神经节细胞长度可能近端延伸至不同长度的小肠（通常不超过回盲瓣近端小肠50 cm）；②全结肠和小肠神经节垂死症，可能累及一定长度的小肠的神经节；③更常见的直肠或直肠/乙状结肠神经节垂死症（RA或RSCA）。

目前国内将HD分为5个亚型：①短段型指狭窄段位于直肠中远段；②常见型又称普通型，指狭窄段位于肛门至直肠近端或直肠乙状结肠交界处，甚至达乙状结肠远端；③长段型：指狭窄段自肛门延伸至降结肠甚至横结肠；④全结肠型：指狭窄段波及升结肠及距回盲部30 cm以内的回肠；⑤全肠型：指狭窄段波及全部结肠及距回盲部30 cm以上小肠，甚至累及十二指肠。

【检查方法】 无创性检查有助于HD的诊断。钡剂灌肠和CT扫描可显示结肠扩张，而乙状结肠或直肠处狭窄有助于排除慢性便秘的其他原因。内镜检查可通过肛门直肠测压显示HD患者有无肛门直肠抑制性反射。与儿童一样，在成人HD患者中，临床常首先进行对比剂灌肠和肛门直肠测压检查，而不是以抽吸活检作为初始诊断方案。如果测压结果提示HD，且在钡剂灌肠中显示出清晰的过渡区，则需要通过抽吸活检来确认诊断。如果上述检查结果均为阴性，则应通过手术切除标本的组织病理学检查结果进行诊断。

【病理】 HD的组织学改变以无节细胞肠段的黏膜下及肌间神经丛中神经节细胞缺如及神经纤维增生为主要特征。移行肠段的基本病理特征有两点：一是神经丛的密度和节细胞数量显著低于正常，二是含节细胞的神经丛和无节细胞的"肥大神经丛"交替出现。免疫组化SMMHC、Smoothelin、CR、S-100、CD117、NSE、AchE染色诊断HD有着较为准确的诊断率，可有效减少误诊率。

【鉴别诊断】 主要是与非神经节细胞缺如的便秘性疾病鉴别，其临床症状可以与HD相似，表现为便秘、腹胀甚至结肠扩张形成巨结肠。如所谓的"先天性节细胞减少症""肠神经元发育不良"等，这些疾病的概念、命名和诊断标准均存在较大的争议。HD最重要的特征是存在无神经节细胞肠段，而其他疾病均没有这一特点，因此诊断工作中一旦发现存在无节细胞区，即可确定HD的诊断。

【影像学表现】

1. X线表现

（1）腹部平片可以提示本病，通常表现为低位结肠梗阻。痉挛段以上肠管普遍性胀气扩张而以结肠显著，也可局限性结肠胀气扩张，年长患儿可见大量粪便存留。

(2) X线钡剂造影是先天性巨结肠及结肠粪石病变的重要检查方法之一,钡剂灌肠时X线征象有以下几点(图6-10-1,图6-10-2):①远端狭窄段,即神经节细胞缺如或减少病变段,外形常呈不规则锯齿状,管腔直径小于正常管腔;②病变近端扩张段,结肠扩张、肥厚,肠腔内可见横行平行的皱褶,巨结肠可并发结肠炎,近端扩张的结肠轮廓毛糙;③移行段,位于狭窄与扩张肠管之间,此交界处是骤然改变,但也可以是逐渐移行改变而呈圆锥形;④粪石形成,易与结肠癌的X线造影表现混淆。结肠癌的X线造影显示局部黏膜破坏、消失,肠腔狭窄,肠壁僵硬,与正常组织分界清楚,结肠袋消失,充盈缺损不规则,由于癌组织在肠壁周围浸润,推压局部肠管,移动度明显减弱或消失,充盈缺损边缘很少见钡剂环状阴影,并伴有腹痛、腹胀、便血等症状,粪石排钡后局部肠管为粪石撑大,粪石可推压移动。

根据痉挛段肠管长短可分5型。①短段型:痉挛段位于直肠远段;②常见型:痉挛段多位于直肠及乙状结肠远段,占本病的75%,通常具有典型钡灌肠表现;③长段型:痉挛段位于乙状结肠以上至横结肠;④全结肠型:痉挛段累及全部结肠,部分患儿还累及不同长度的一段小肠;⑤全肠型:全部结肠和小肠均为痉挛段,但此型非常罕见。

全结肠型先天性巨结肠约占先天性巨结肠的10%。钡剂灌肠可表现为结肠管径细小。典型表现:①结肠框短缩,尤其乙状结肠短缩明显,肝、脾曲钝化,盲肠高位,直肠壶腹消失,整个结肠呈"?"状,称为问号征;②钡剂易逆流入小肠,小肠扩张,痉挛段累及小肠时可见小肠狭窄及狭窄后扩张;③钡剂排空延迟,数日后仍可见钡剂滞留。

新生儿先天性巨结肠:部分患儿典型表现尚未形成,如痉挛段与扩张段管径差别不显著、移行段缺乏或不明显,并发小肠结肠炎或操作不当均可造成诊断困难。诊断时要注意观察以下几点:①是否缺乏正常结肠管径或形态,尤其是直肠。正常结肠管径自右向左递减,盲肠最宽,乙状结肠管径最小,直肠壶腹膨大,管径大于乙状结肠,仅次于盲肠。通常常见型及长段型诊断并不困难,短段型可表现为直肠远段管径细,也可表现为直肠和乙状结肠远段螺旋状或不规则收缩,直肠远端的局限性切迹。全结肠型的特征"?"(问号)征,往往在出生后数日或数周后出现;②并发小肠结肠炎时表现为肠壁出现多数不等距的尖刺样突出或肠管的激惹、不规则小锦齿状收缩,可使典型表现消失,而且延时观察也易于排空,钡灌肠应在避开此期进行;③延时24h,48h观察钡剂滞留及肠管形态。正常时钡剂灌肠后24h应排出钡剂,也可少量残留。钡剂滞留并非本病特征。

(3) CT表现与X线钡剂灌肠表现类似,表现为扩张段、移行段和狭窄段,狭窄段近端结肠明显积气扩张,结肠袋消失、变浅,狭窄段肠壁增厚,管腔塌陷(图6-10-1)。

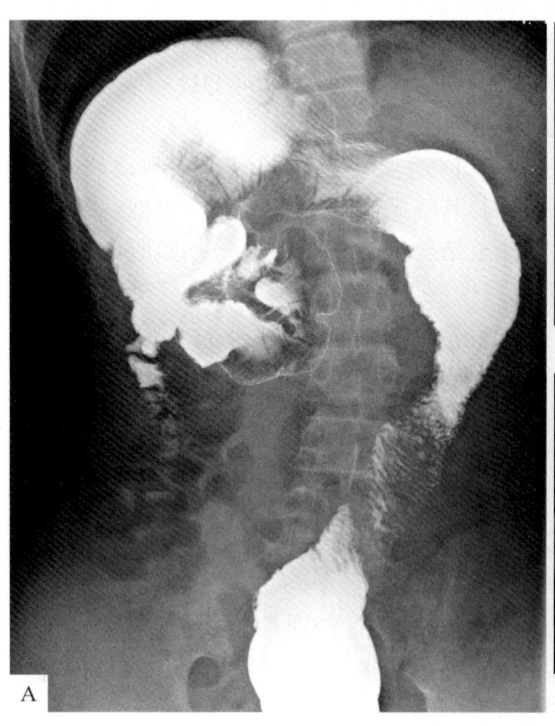
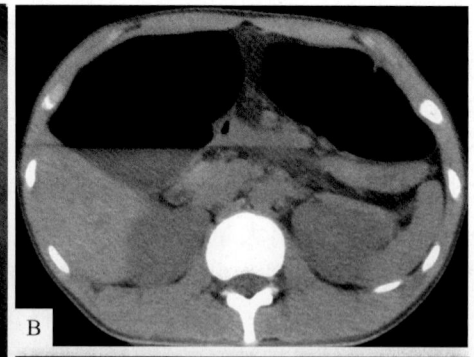
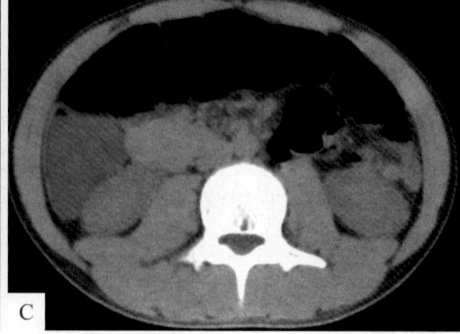

图6-10-1 先天性巨结肠(长段型)

X线钡剂灌肠图像(A)显示横结肠肠腔明显扩张,结肠脾曲形态圆钝,狭窄段和移行段明显,左半结肠黏膜毛糙,呈"锯齿状"改变,提示结肠炎;CT平扫图像(B、C)显示右半结肠、横结肠肠腔明显积气、积液扩张,降结肠肠腔塌陷,呈结肠梗阻表现。

(4) MRI 表现与 X 线钡剂灌肠及 CT 表现类似，表现为扩张段、移行段和狭窄段，狭窄段近端结肠明显积气扩张，结肠袋消失、变浅，狭窄段肠壁增厚，管腔塌陷，黏膜毛糙呈"锯齿状"（图 6-10-2，图 6-10-3）。

【诊断要点】 先天性巨结肠通常有典型临床表现，腹部平片表现为低位结肠梗阻，钡剂灌肠典型表现为痉挛段、移行段、扩张段，尤其移行段为特征性表现，狭窄为功能性且从直肠远端始向上延伸至一段肠管。据此影像学表现可明确诊断。

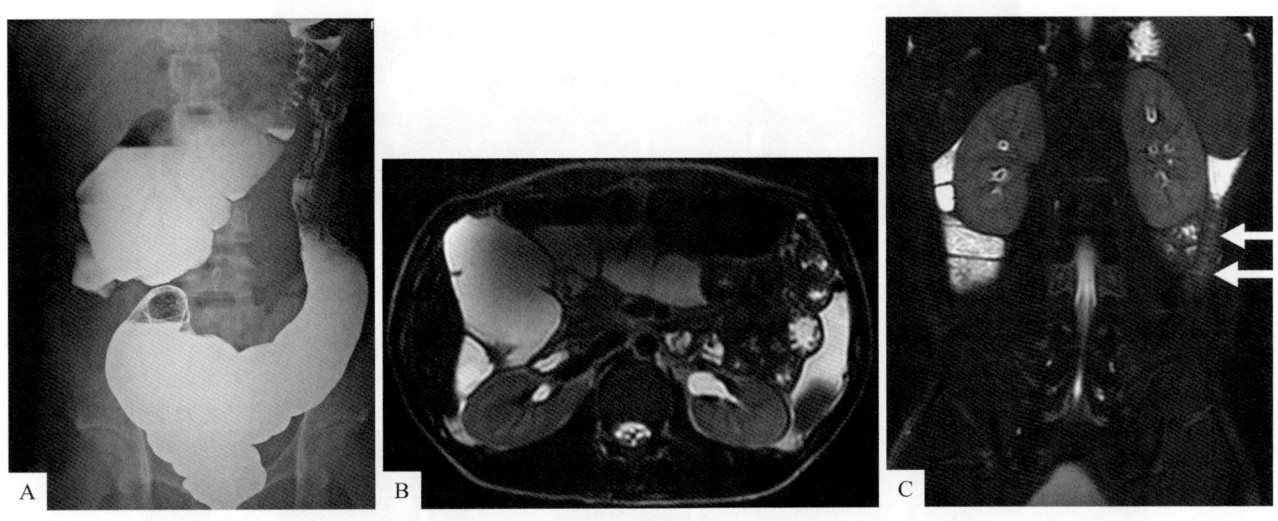

图 6-10-2 先天性巨结肠（长段型）
X 线钡剂灌肠图像（A）显示右半结肠和横结肠中段肠腔明显扩张，横结肠以远和降结肠肠腔塌陷、狭窄，狭窄段和移行段明显，左半结肠黏膜毛糙，呈"锯齿状"改变，提示结肠炎；横断面 MR T2WI（B）、冠状面 T2WI（加脂肪抑制）（C）显示右半结肠和横结肠中段肠腔明显扩张，降结肠肠腔塌陷，肠壁增厚，黏膜皱襞增粗，呈"结节状""锯齿状"改变，提示结肠炎（箭）。

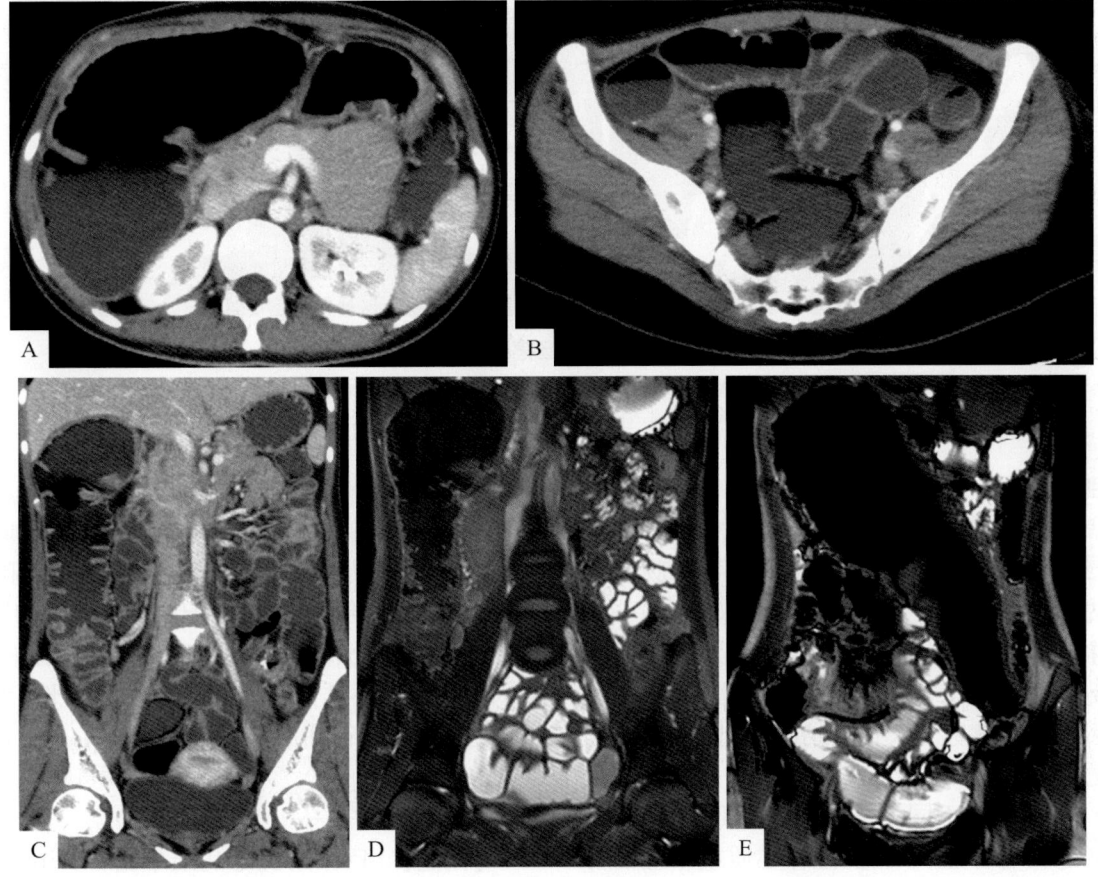

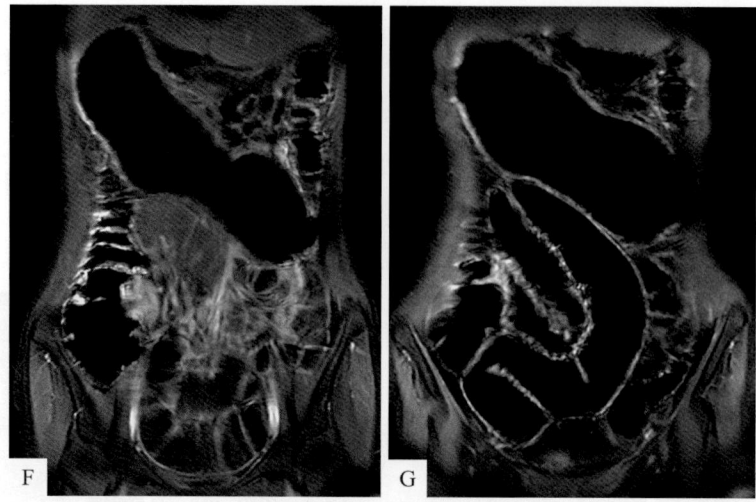

图 6-10-3 先天性巨结肠(长段型)

门脉期横断面小肠 CT 增强图像(A、B)、门脉期冠状面 CT 重建图像(C)显示右半结肠至横结肠肠腔扩张,以横结肠扩张为著,结肠袋消失;冠状面 MR T2WI(加脂肪抑制)(D、E)、冠状面 MRI 增强图像(F、G)显示右半结肠和横结肠肠腔明显扩张,降结肠以远肠腔塌陷,肠壁增厚,黏膜皱襞增粗,呈"结节状""锯齿状"改变,提示结肠炎,同时末端回肠和回肠下段肠腔亦可见扩张。

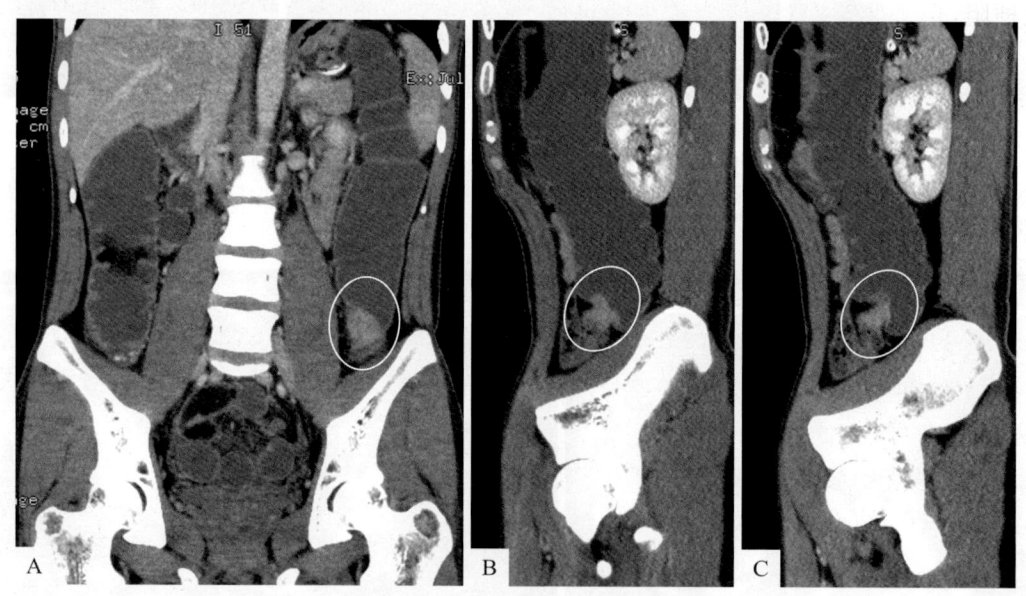

图 6-10-4 结肠癌伴结肠梗阻

小肠 CT 门脉期冠状面 CT 重建图像(A)、门脉期矢状面 CT 重建图像(B、C)显示左半结肠一较短节段肠壁浸润性增厚、肠腔狭窄(圈),近端肠腔明显扩张,为左半结肠癌伴结肠梗阻,为器质性狭窄,而非先天性巨结肠。

【鉴别诊断】

1. 结肠先天性或后天性狭窄　为器质性狭窄,常局限于结肠的某一部位,狭窄部位以下结肠管径正常,与先天性巨结肠不难鉴别(图 6-10-4)。

2. 特发性巨结肠　发病较晚,通常自 2~3 岁始出现便秘,钡灌肠显示直肠结肠普遍扩张,无狭窄段及移行段,可以与多数先天性巨结肠鉴别。

3. 先天性巨结肠类缘病　是临床表现酷似先天性巨结肠,病理改变不同于先天性巨结肠的一组疾病,其病变肠壁有神经节细胞,但存在质或量上的异常,影像学上与先天性巨结肠难以鉴别。

4. 胎粪性肠梗阻及小肠闭锁的细小结肠　腹部平片均可表现为小肠梗阻,但胎粪性肠梗阻右下腹部肠管内可见胎粪影。小肠闭锁连续腹平片的突出表现为渐进性加重。钡剂灌肠显示结肠细小但冗长,延时观察易排空,与全结肠型先天性巨结肠不同,但最终诊断往往需要病理检查。

二、巨结肠类缘病

【概述】　巨结肠类缘病最早由 Ravitch 在 1958

年描述,表现为慢性便秘、肠道扩张或假性肠梗阻,是临床上类似于先天性巨结肠的一组疾病。先天性巨结肠因胚胎发育期神经嵴细胞迁移异常,导致远端结直肠无神经节分布,无神经支配区域收缩、狭窄,近端结肠扩张。巨结肠类缘病与之区别在于患者直肠神经节细胞存在,直肠肛门抑制反射常可引出,但存在其他部位的发育异常,导致肠道动力障碍。本病相对罕见,发病率尚不明确,确诊需依赖肠道全层病理,常在术后方获诊断。

【鉴别诊断】 先天性巨结肠(hirschsprung disease,HD)与巨结肠类缘病(hirschsprung allied disease,HAD)属于一组肠神经源性异常的疾病,术前诊断较困难,诊断方法包括黏膜活检、钡灌肠、肛管直肠压力测定和肠黏膜的乙酰胆碱酯酶反应。常累及直肠和乙状结肠,可累及直肠和乙状结肠以外的结肠。

HD 与 HAD 的临床症状相似,常表现为慢性便秘、腹胀甚至梗阻,也是儿童多见,部分病变较轻者成年后发病。HD 与 HAD 的病理特征为神经节细胞质与量发生变化。HD 为肠段神经节细胞绝对缺失。1995 年,Scharli 提出规范肠神经分布异常标准术语的建议,用 IDs 作为任何肠神经(元)分布异常情况的统称,包括:①无神经节细胞型,即为 HD;②发育低下型(包括节细胞未成熟和节细胞减少);③发育不良型(包括 IND A 型和 IND B 型);④混合型。其中②~④3 型属于 HAD。

HD 和 HAD 术前诊断及其困难。由于 HD 和 HAD 治疗方法不同,HAD 首选保守治疗而 HD 首选手术治疗,术前能够正确诊断,关系到治疗方案的制定及预后,鉴别诊断方法见表 6-10-1。

表 6-10-1 成人巨结肠(HD)和巨结肠类缘病(HAD)的诊断方法

诊断项目	成人 HD	成人 HAD
病史	自幼发病,疾病程度与年龄成正比	多数幼儿期发病,疾病程度与年龄成正比
钡剂灌肠+排粪造影	可见明显的扩张段和狭窄段(一般局限于乙状结肠和直肠,大部可见移行段)	可见明显的扩张段,狭窄段少见,一般无移行段
直肠肛门动力学检测	肛门直肠抑制反射障碍	肛门直肠抑制反射可引出,但刺激阈值升高,反射波形亦变异
术前直肠组织活检	肠壁神经节细胞缺失,乙酰胆碱酯酶升高	肠壁神经节细胞减少、变性,乙酰胆碱酯酶正常

【影像学表现】
1. X 线表现 腹部平片表现为结肠肠腔明显扩张,伴气液平面,呈结肠梗阻改变。HAD 与 HD 钡灌肠表现极为相似,常见表现为痉挛段、移行段、近端结肠扩张及检查后一定时间内肠腔钡剂残留;其他表现为透视下灌肠痉挛段肠管出现的不规则收缩波等。国内有研究 HAD 与 HD 痉挛段出现的概率分别为 72.7% 和 90.9%;移行段出现概率分别为 40.9% 和 77.3%,结果表明痉挛段出现概率在两种疾病中无统计学差异,而移行段出现概率在两组中有明显统计学差异,即为移行段在 HD 中更容易出现,而在 HAD 中较少出现;另外,HAD 与 HD 扩张段与移行段/痉挛段之间扩张肠壁夹角进行统计学分析显示,HAD 扩张段与移行段/痉挛段之间肠壁夹角更大。

2. CT 表现 表现为狭窄段近端结肠明显积气扩张,结肠袋消失、变浅,狭窄段肠壁增厚,管腔塌陷(图 6-10-5,图 6-10-6),甚至有患者因长期慢性便秘后出现肠梗阻、肠道溃疡、溃疡修复后肠腔狭窄从而加重梗阻,继发肠道感染、缺血甚至溃疡出血等,使整个病程变得十分复杂,使病情发生戏剧性变化(图 6-10-6)。需结合患者基础肠道情况鉴别诊断,临床、影像科和病理科充分多学科沟通协作,制定详细诊治计划,保证精准治疗。

【鉴别诊断】
(1)肠道感染严重的细菌(如沙门菌、志贺菌、空肠弯曲、难辨梭菌等)、寄生虫(阿米巴)或病毒(如 CMV)感染可导致中毒性肠道扩张,有不洁饮食病史及实验室检查可帮助诊断。

(2)粪性结肠炎:粪石摩擦、嵌塞、肠腔内压力增高,继发缺血,可引起肠梗阻、黏膜炎症和溃疡,甚至穿孔。常见嵌塞位于直肠和乙状结肠,引起左半肠管扩张。

(3)炎症性肠病:中毒性巨结肠常为炎症性肠病的并发症,尤其是溃疡性结肠炎,其次为克罗恩病,需紧密结合临床病史。

(4)缺血性肠病:常见于动脉粥样硬化或血栓栓塞性疾病患者。肠道缺血损伤表现为黏膜充血水肿、溃疡、出血、狭窄及动力障碍,多累及结肠脾曲、直乙交界等供血的"分水岭"区。需注意的是巨结肠类缘病患者在长期的病程中肠道梗阻扩张、腔内压力增高、休克,也合并一定的缺血性因素。

(5)自身免疫性疾病或肿瘤累及消化道:应有相关免疫指标的异常及肿瘤依据。

(6)糖尿病神经累及伴结肠假性梗阻:应有长期

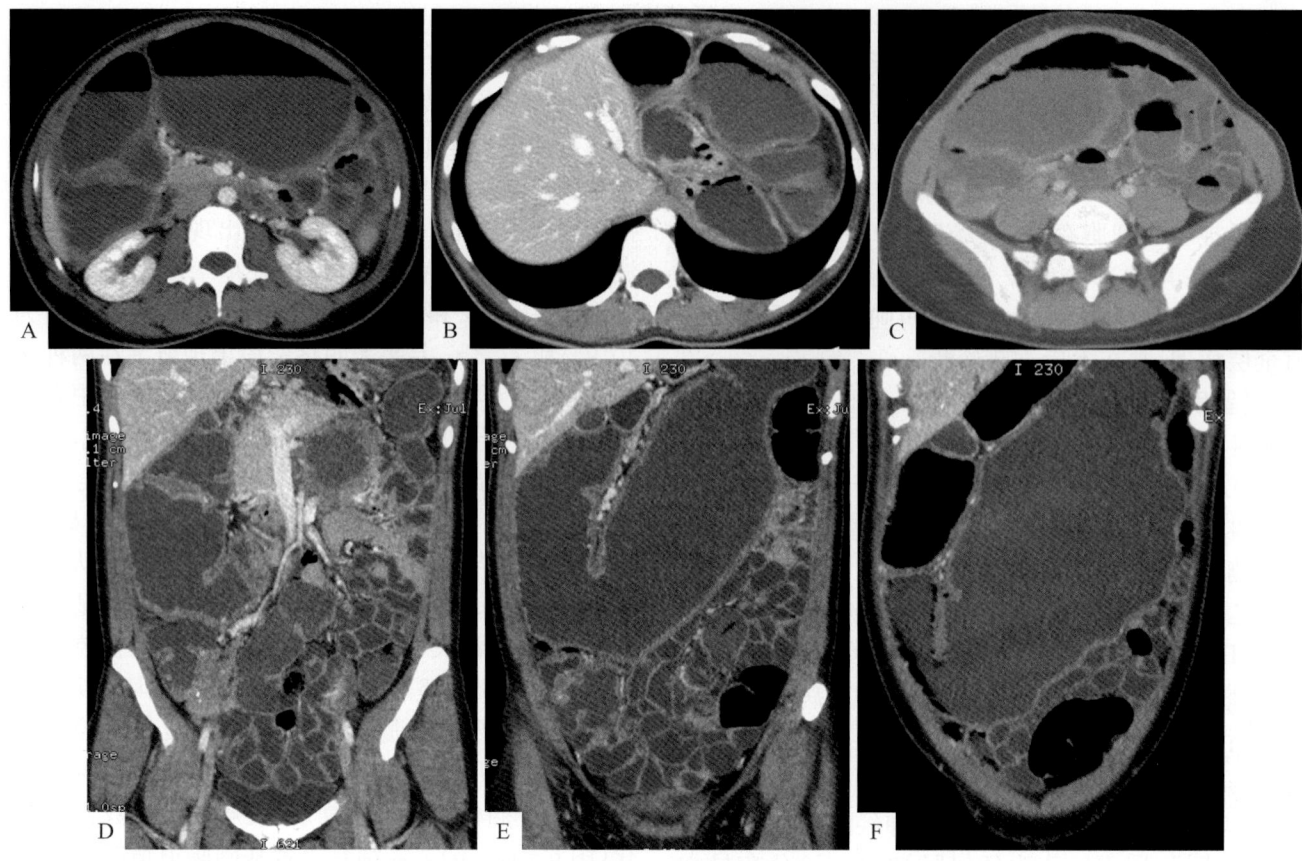

图 6-10-5 巨结肠类缘病

门脉期横断面 CT 增强图像（A~C）、门脉期冠状面 CT 重建图像（D~F）显示右半结肠至横结肠肠腔扩张，以横结肠扩张为著，结肠袋明显消失；图 C 为气腹窗图像，显示右半结肠肠壁片状积气影。

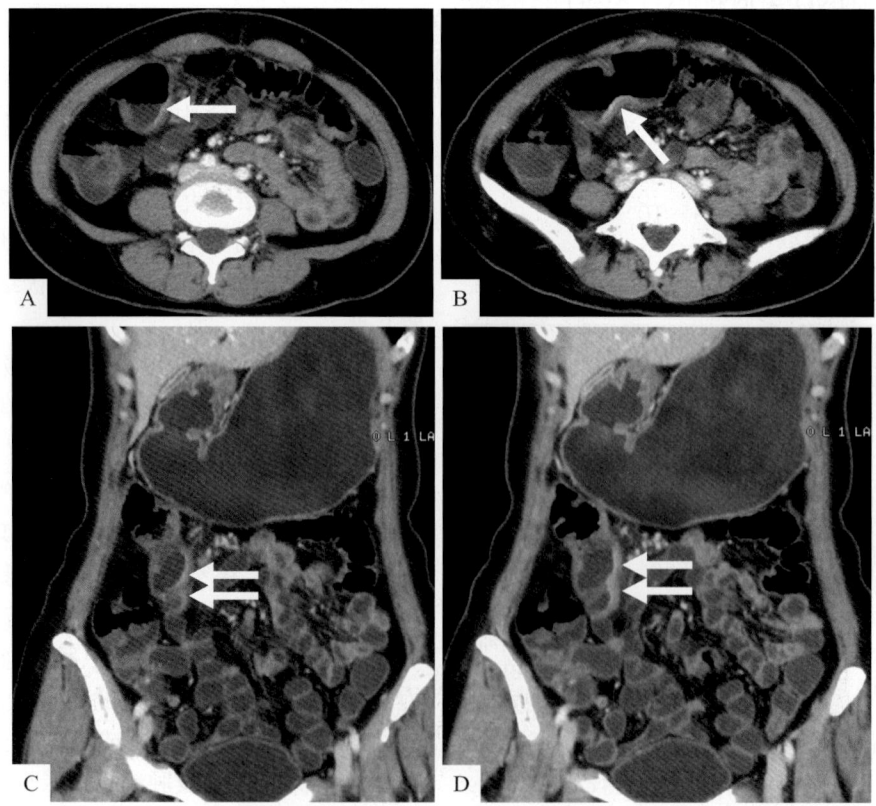

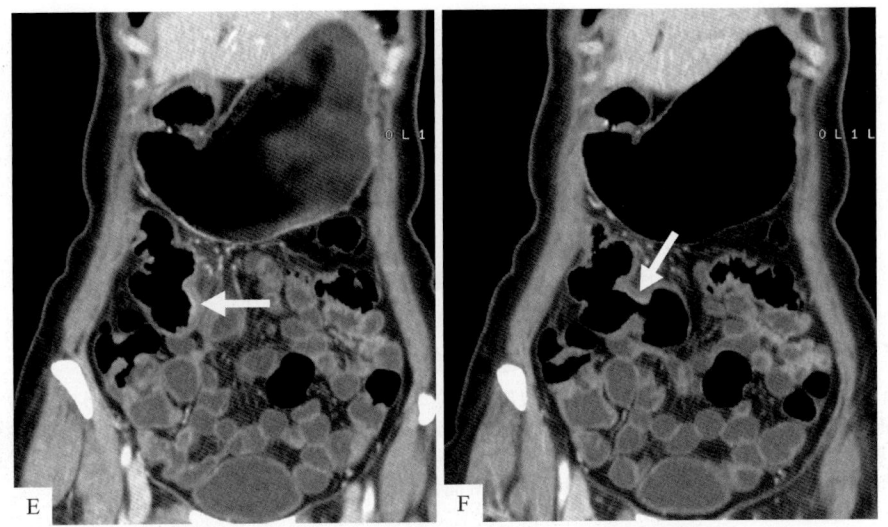

图 6-10-6 巨结类缘病伴结肠溃疡、消化道出血

门脉期横断面小肠 CT 增强图像(A、B)、门脉期冠状面 CT 重建图像(C~F)显示横结肠局段肠壁增厚,肠壁明显强化,水肿不明显,以纤维增生为主要表现,后患者因反复肠梗阻行手术治疗,术后病理证实为巨结肠类缘病。

糖尿病史,突发腹痛、腹胀,肛门停止排便、排气,腹部平片表现为结肠肠腔明显扩张,伴气液平面,呈结肠梗阻改变。X 线钡剂灌肠与 HAD 钡剂灌肠表现极为相似,常见表现为痉挛段、移行段、近端结肠扩张及检查后一定时间内肠腔钡剂残留;其他表现为透视下灌肠痉挛段肠管出现的不规则收缩波等。CT 表现为狭窄段近端结肠明显积气扩张,结肠袋消失、变浅,但无确定梗阻点(图 6-10-7)。

(7)术后粘连所致肠梗阻:有腹部手术史,需仔细观察肠管走行(图 6-10-8)。

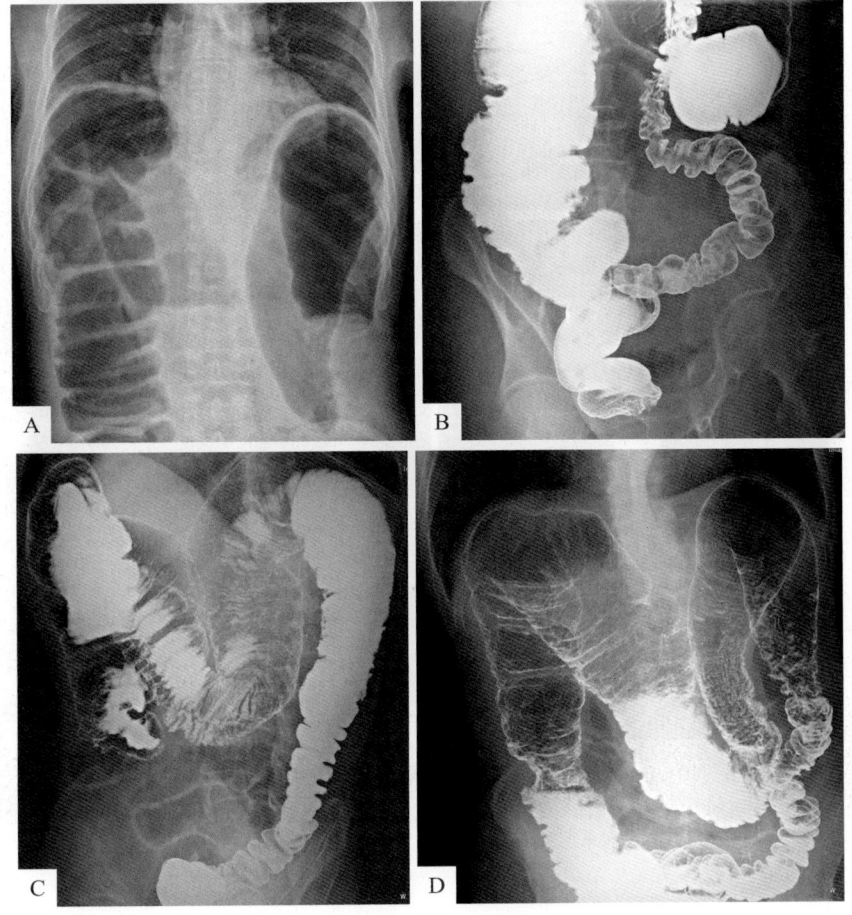

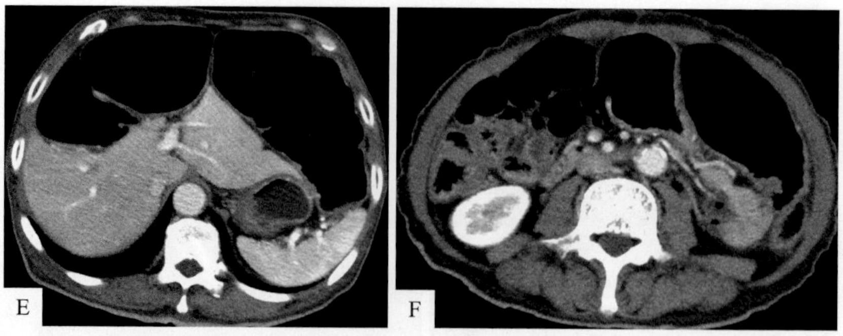

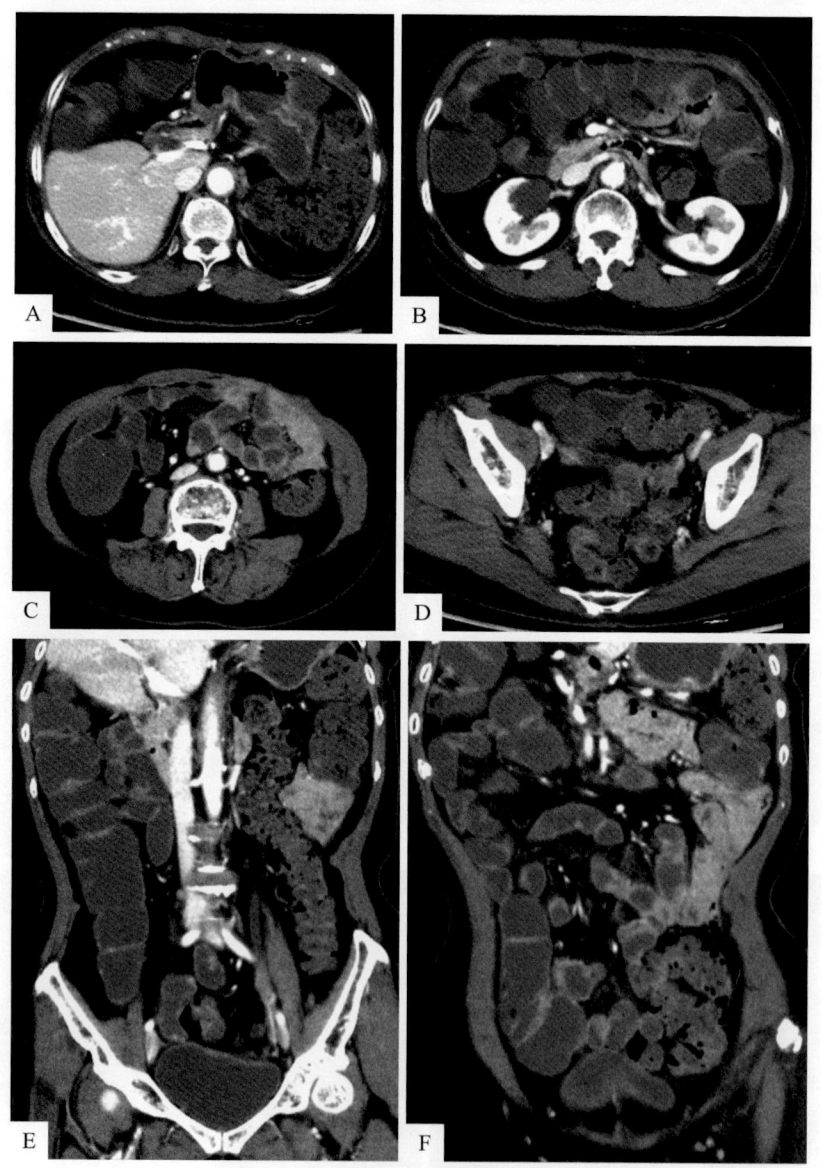

图6-10-7 糖尿病神经累及伴结肠假性梗阻

患者糖尿病30余年,血糖控制不佳,逐渐感腹胀、排便障碍。腹部立卧位X线平片(A)见右半结肠至降结肠明显积气扩张,可见气液平面,梗阻点位于降结肠;X线钡剂灌肠图像(B~D)见结肠走行扭曲,右半结肠至降结肠扩张,降结肠轮廓欠光整,黏膜呈锯齿状改变,形态可变,呈慢性炎症改变,缺乏肿瘤累及的"苹果核"征象和僵硬感;静脉期CT增强图像(E、F)见右半结肠至降结肠肠腔明显积气扩张,降结肠以远及乙状结肠肠腔塌陷,乙状结肠肠壁均匀稍增厚,未见确切狭窄段,亦未见肿瘤依据。

图6-10-8 胰腺体尾部癌行体尾部+脾脏切除术后,反复便秘

门脉期横断面小肠CT增强图像(A~D)、门脉期冠状面CT重建图像(E、F)显示右半结肠和横结肠肠道清洁和充盈情况佳,但左半结肠肠腔内见粪便潴留,肠管形态固定,与邻近腹壁粘连,考虑术后粘连所致。

(赵雪松 缪飞)

◆ 参考文献 ◆

1. Ausch C, Madoff RD, Gnant M, et al. Aetiology and surgical management of toxic megacolon [J]. Colorectal Dis, 2006,8(3): 195-201.
2. Naseer M, Gandhi J, Chams N, et al. Stercoral colitis complicated with ischemic colitis: a double-edge sword [J]. BMC Gastroenterol, 2017,17(1):129.
3. Chew K, Law C, Lee D. Stercoral colitis: a rare cause of bowel ischaemia [J]. ANZ J Surg, 2021,91(4):E225-E226.
4. Brandt LJ, Feuerstadt P, Longstreth GF, et al. ACG clinical guideline: epidemiology, risk factors, patterns of presentation, diagnosis, and management of colon ischemia (CI) [J]. Am J Gastroenterol, 2015,110(1):18-44. quiz 45.
5. Ravitch MM. Pseudo Hirschsprung's disease [J]. Ann Surg, 1958,147(6):781-795.
6. Taguchi T, Ieiri S, Miyoshi K, et al. The incidence and outcome of allied disorders of Hirschsprung's disease in Japan: results from a nationwide survey [J]. Asian J Surg, 2017,40(1):29-34.
7. Muto M, Matsufuji H, Taguchi T, et al. Japanese clinical practice guidelines for allied disorders of Hirschsprung's disease, 2017[J]. Pediatr Int, 2018,60(5):400-410.
8. 唐颢,谭蓓,周炜洵,等.以结肠溃疡起病的成人巨结肠类缘病伴难辨梭状芽孢杆菌感染一例[J].中华内科杂志,2021,100(5):469-472.
9. 周建平,唐景彤.成人巨结肠的诊断与治疗[J].腹部外科,2020,33(6):417-420,424.
10. Ma S, Yu Y, Pan A, et al. The classification and surgical treatments in adult Hirschsprung's disease: a retrospective study [J]. Front Med (Lausanne), 2022,9:870342.

第七章
人工智能在小肠疾病诊断中的应用

小肠疾病发病率的逐渐增加，给患者带来健康威胁和诸多困扰。其中，小肠间质瘤和克罗恩疾病是目前最为常见且危害严重的疾病类型。然而，由于其起病隐匿、缺乏特异性的临床表现，小肠间质瘤的诊断一直具有较大的挑战性，尤其在医疗资源相对匮乏的地区更是如此。

随着人工智能（artificial intelligence，AI）技术的快速发展，特别是近年来 AI 技术在医学影像处理领域的成功应用，已有较多研究成果开始落地使用。通过 AI 技术辅助医生进行临床诊断，可以有效提高诊断效率和准确度。这些研究成果给利用 AI 技术进行小肠疾病辅助诊断方法研究提供了技术基础，也很快成为备受关注的研究领域。然而，小肠疾病智能辅助诊断方法研究存在诸多挑战，例如：数据集建立和标注成本高，病灶边界模糊导致病灶准确定位难度大，类似于克罗恩病的多并发疾病病灶标注难度大，且难以准确完整地进行病灶的识别定位等。本章将重点阐述利用 AI 技术进行小肠疾病辅助诊断的方法研究与应用。相关研究成果将有助于减轻医务工作者的工作负担，提高工作效率和诊断准确度；也将有助于提高基层医疗部门对小肠疾病的诊断水平。未来，基于 AI 技术的小肠多类型疾病的智能诊断技术及应用将具有广阔的应用前景，为人民健康提供可靠保障。

第一节　人工智能在小肠间质瘤诊断中的应用

一、基于 AI 技术进行医学影像病灶智能检测的研究现状

病灶检测是计算机辅助诊断领域内一项重要的计算机视觉任务，近年来受到广泛关注，许多学者基于卷积神经网络提出了高性能的病灶检测算法。尽管人工智能技术已广泛应用于各类病灶检测任务中，但少有研究针对小肠间质瘤检测任务开展，因此本节将对其他病灶检测算法的相关研究进行简要介绍，这些研究也为本书的研究内容提供了一定的指导作用。病灶检测主要是利用计算机技术定位异常组织并进行分类，早期的研究大多使用传统机器学习方法，随着科技的发展，基于深度学习的方法逐渐成为研究热点。接下来将分别对基于传统机器学习的病灶检测方法与基于深度学习的病灶检测方法的研究进展进行简要介绍。

基于传统机器学习的病灶检测方法的流程如下。①数据处理：对医学影像进行必要的格式转换，并对图像进行去噪处理，通过直方图均衡、滤波等方法消除噪声信息避免其对病灶检测造成干扰。②病灶区域分割：为更好地提取并分析病灶的特征，需要使用自动化分割方法分离出图像中的病灶区域。③病灶特征提取：使用特征点检测方法如 Harris 角点检测、SIFT 算法、SURF 算法和 ORB 算法，在分离出的病灶区域中提取其图像特征，作为后续分类的判断依据。④特征分类：在提取出的病灶特征的基础上进行特征分析，并根据特征值的不同为病灶进行具体分类。分类所使用的机器学习方法主要有 SVM、KNN、朴素贝叶斯分类器和决策树等。基于传统机器学习方法已有较多病灶检测的相关研究，并取得了一定的成果。Tan 等人将 Haar-like 特征提取算法与 GentleBoost 分类器组合使用，以提高乳腺超声中小目标的检出率。Hussain 等人基于纹理、形态学、SIFT、EFD 等多种方法进行前列腺超声的特征提取，并使用 SVM 分类器对组合特征进行分类，实现了前列腺癌症异常的准确检测。

此外，基于深度学习对医学影像中进行病灶检测已有较多研究成果。Dou 等人将 3D FCN 与 3D CNN 级联以实现 MR 图像中的微出血检测，使用 FCN 进行快速筛选并由 CNN 对筛选出的结果进行

鉴别,该方法有效利用MR图像中的空间信息提高了检测器的性能。Teramoto等人使用CNN对滤波后的肺结节CT和PET图像进行特征提取,实验证明,相较于传统的机器学习方法,CNN能够更好地拟合数据特征从而降低检测的假阳率。Wang等人将Inception卷积块集成到3D U-Net中以减少网络计算量,并提出一种非对称损失用以提升检测的准确率,实现了乳腺超声中癌症的准确检测。Yan等人提出了一个多数据集病变检测框架,包括多个适用于不同数据的无锚框提议网络和一个多任务检测头,在多个数据集上集中学习并通过特征共享与提议融合进行知识整合,以实现对通用病变的检测。Sedik等人基于CNN和ConvLSTM构建了一个可用于CT和X光片中的COVID-19检测的深度学习架构。Ahmad等人提出了一种用于淋巴结乳腺癌检测的新方法,通过引入门控循环单元提高了AlexNet的检测准确率,其他各项性能指标也达到了最优。在深度学习技术逐渐发展成熟后,其在医学影像处理方面的应用场景也更为丰富,使用深度学习对影像中感兴趣区域进行检测也成了目前的研究热点。Kong等人将深度学习方法应用于心脏MRI序列的特定帧定位任务中,并提出了由CNN与RNN组合而成的时间回归网络,由CNN完成空间信息编码并通过RNN进行时间信息的解码,实现了舒张末期与收缩末期的准确识别。Kurman等人提出了一种检测光学相干断层扫描切片中标志物的方法,首先通过深度网络进行逐张切片的预测,然后使用双向LSTM对序列进行整体调整以保证预测结果的连贯性。

综上所述,尽管目前国内外利用人工智能技术进行医疗辅助诊断已有较多的研究工作,特别是基于计算机视觉技术的医疗影像中器官组织或病灶区域的检查、识别与分析等研究越来越受到人工智能领域和医疗影像领域的关注,并且也已有较多的研究成果。但是针对小肠间质瘤的检测与识别的相关研究目前研究较少,可供参考的文献数量较少。因此,利用计算机视觉技术在影像数据中进行小肠间质瘤数据的检测与识别具有重要的研究价值,研究成果将惠及患者和医生,也可以为相关医学影像研究提供参考。

二 基于全监督学习的小肠间质瘤检测技术

在CT影像数据中,小肠间质瘤表现出病灶边界不清晰、形态多变等特点。因此,在进行图像特征提取时,结构简单的轻量化神经网络难以提取有效视觉特征。在常见的用于医学影像处理的深度神经网络中,ResNet50/ResNet101常作为相关目标检测模型的主干网络,网络由堆叠的残差卷积块组成,因其含卷积层和全连接层共50/101层而得名。基于医学影像的目标检测算法已有较多研究成果,主要是利用或改进计算机视觉的相关算法模型,进而应用于特定的医学影像。一般情况下,深层网络结构具有良好的获取抽象语义特征的能力,但同时也有参数规模大和运算量大等问题,且对算力要求较高。

为能够在保证模型检测准确率的前提下,得到轻量化的间质瘤检测模型,知识蒸馏(knowledge distillation)技术能够有效解决这一难题。基于知识蒸馏技术的神经网络模型设计主要是指利用具有大规模参数的教师网络(teacher network)在大规模数据集上训练,得到优化的网络模型;然后,在目标任务上,以轻量化模型为学生模型(student network),并利用教师网络的输出来监督/引导学生网络的训练,以达到将教师模型中的知识(如软标签、特征分布等)迁移到学生模型中。这样很大程度上节约了学生网络的学习成本,并且轻量化的学生模型能够具有与大规模教师模型类似的性能表现。目前,基于知识蒸馏的目标检测技术已有较多的研究成果,但鲜有应用于小肠疾病辅助诊断领域的研究成果。在文献中,李和许等人全面阐述了目前知识蒸馏技术在目标检测方面的研究进展和技术成果,为医学影像中目标检测轻量化模型的设计与研发提供了很好的参考和借鉴作用。

基于上述讨论,本节将重点介绍一种新颖的基于知识蒸馏技术的小肠间质瘤全监督检测方法。该方法首先基于知识蒸馏技术的基本理论和方法,将具有ResNet101为主干网络的教师网络大规模数据上进行训练;此外,基于可变形卷积的自修正机制与基于pathGAN网络的区域权重损失函数为教师网络的输出损失设置阈值。损失函数低于该阈值时,模型将使用pathGAN对其输出的特征图进行特征蒸馏以引导学生网络有重点地学习相关数据特征;而当损失函数高于该阈值时,计算网络输出与偏移矩阵,并将其应用于可变形卷积来实现教师网络误差特征的参数修正。知识蒸馏技术能够使得网络结构更简单、参数量更小的学生网络具备与教师网络同等甚至更优的检测能力,在实际应用中,可适用的范围更广、场景更多。

(一)基于知识蒸馏技术的小肠间质瘤检测方法

本节所介绍的基于知识蒸馏技术的小肠间质瘤

检测方法可分为两个分支：教师网络与学生网络。如图 7-1-1 所示，两个子网络使用相同的检测器 Reppoints，但具有不同的主干网络。教师网络的主干网络为 ResNet101，学生网络的主干网络为 ResNet50。其中，教师网络在整个知识蒸馏模型训练之前，已经在大规模数据集上进行了预训练。然后，在知识蒸馏模型训练过程中，锁定教师网络的参数，而学生网络的参数随着迭代而不断更新，并使用自修正机制与权重损失函数进行蒸馏效果的增强。下面将具体介绍方法实现过程。

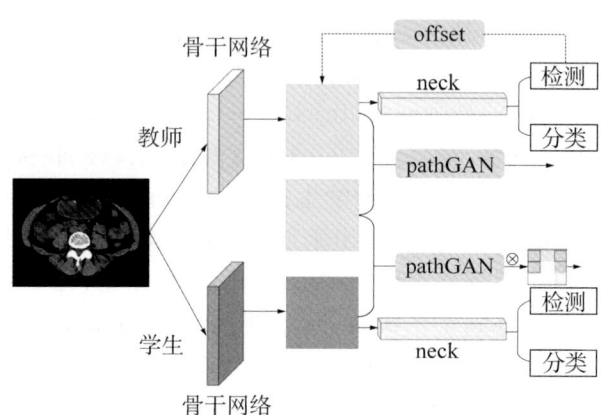

图 7-1-1　基于知识蒸馏技术的小肠间质瘤检测方法框架图

1. 基于可变形卷积的自修正机制　针对目标检测任务，现已有较多研究采用特征图蒸馏的方式，即将同一张图像同时输入教师网络和学生网络，计算学生网络输出的特征图与教师网络输出的特征图之间的损失，使学生网络提取出的特征尽可能拟合教师网络提取出的特征。然而该方法存在一定的局限性：在蒸馏的过程中，若在教师网络预测失误时，仍将其提取出的特征作为学生网络学习的监督信息，可能会导致学生网络继续受到错误信息的引导，从而对学生网络的进一步优化产生不利影响。而自修正机制可利用数据的标注信息对教师网络的误差予以修正，防止其进一步影响学生网络的输出。自修正机制的基本思想是在整个知识蒸馏模型训练的过程中，对教师网络每一轮的输出进行判定，若其输出的检测框与标注框的交并比(IoU)损失小于所设定的阈值，则该输出可视为正确；反之则视为错误。自修正机制能够及时发现并修正教师网络的误差，并根据误差的情况有针对性地调整教师网络的特征图，优化模型训练效果。

在教师网络输出错误的情况下，计算教师网络输出检测框与标注框的坐标差以得到偏移量的偏移矩阵 $P(P_{ix}$ 和 $P_{iy})$，偏移量 P 计算方式见式(7-1)：

$$P_{1x}=x-x', \quad P_{1y}=y-y'$$
$$P_{2x}=x+w-x'-w', \quad P_{2y}=y-y'$$
$$P_{3x}=x-x', \quad P_{3y}=y+h-y'-h'$$
$$P_{4x}=x+w-x'-w', \quad P_{4y}=y+h-y-h'$$

(7-1)

其中，w 和 h 分别表示目标标注框的宽和高，(x, y) 表示标注框的左上角的坐标；w' 和 h' 分别表示教师网络预测结果的检测框的宽和高，(x', y') 表示检测框的左上角的坐标；P_{ix} 表示偏移矩阵中第 i 个元素在 x 方向上的偏移量，P_{iy} 表示偏移矩阵中第 i 个元素在 y 方向上的偏移量，偏移矩阵中共有 4 个元素，按照从上到下、从左到右的顺序排列。为防止偏移量过大超出像素矩阵范围，可对偏移量进行归一化操作，见式(7-2)：

$$k=\frac{2a}{\max(P)-\min(P)}; \quad P'_i=k\times(P_i-\min(P))-a$$

(7-2)

其中，a 为矩阵填充的范围，$\max(P)$ 为偏移矩阵中的最大值，$\min(P)$ 为偏移矩阵中的最小值，经过归一化后得到的所有偏移像素坐标都位于图像矩阵内。

归一化得到新的偏移矩阵之后，对特征图中的每个像素点，取其周围四个像素点即偏移矩阵所表示的四个点的像素值进行双线性插值，将结果重新赋给该像素点。将经过像素偏移后的特征图与原特征图相加，再进行一次二维卷积，以修正教师网络特征图的误差，见式(7-3)。

$$M''=Conv2d(M+M')=Conv2d(M+B(M))$$

(7-3)

其中 M 表示教师网络提取出的原始特征图，$B(M)$ 代表对该图进行双线性插值(Bilinear Interpolation)，M'' 为修正后的结果。

2. 基于 pathGAN 的区域权重损失函数　在知识蒸馏的过程中，损失函数的设计对学生网络的性能提升发挥着显著的作用。本节将从目标检测中存在的正负样本不均衡的问题出发，介绍一种可用于知识蒸馏模型的基于 pathGAN 的区域权重损失函数。pathGAN 网络是 CycleGAN 的重要组成部分。CycleGAN 是一种(Generative adversarial network, GAN)网络，即对抗生成网络，主要由生成图像的生成器与评价生成图像质量的判别器两部分构成。

GAN 网络模型中生成器和判别器之间互相博弈的思想使其具备较强的图像风格迁移、图像还原、图像去噪等能力。CycleGAN 在传统 GAN 网络的基础上对判别器进行了改进,不同于原始判别器的二元输出,图像输入 pathGAN 网络经过数层卷积层后输出一个 $n \times n$ 的矩阵,并利用该矩阵来表达对输入图像真实性的判断。pathGAN 将输入图像划分为 $n \times n$ 个图像区域,每个区域都与矩阵中的元素一一对应,利用矩阵中元素的值(0 或 1)来反映该区域图像的真实性。相对于传统 GAN 网络,pathGAN 能够对图像置信度进行更精确的判定,有益于生成器的迭代和优化。使用 pathGAN 来评价学生网络与教师网络输出的特征图之间相似程度,将教师网络输出的特征图视为真实图像,将学生网络输出的特征图视为生成图像,分别输入 pathGAN 网络中进行判定,得到的 $n \times n$ 矩阵就反映特征图各部分区域的置信度,从而提升学生网络特征提取能力。

针对小肠间质瘤检测任务,目标图像即腹部 CT 图像具有中心区域信息量大,而边界区域信息量少的特点。因此,在小肠间质瘤检测模型的蒸馏训练过程中,可对不同图像区域的 pathGAN 损失赋予不同的损失系数。损失系数较大的区域为学生网络关注的区域,而损失系数较小的区域则对学生网络的特征优化影响较小。此外,出于对均衡正负样本比例的考虑,在 pathGAN 网络输出的 $n \times n$ 矩阵中为中心区域元素赋更高的损失系数,而边界区域元素的损失系数较低,以通过对评价矩阵中不同位置的元素重新分配权重来达到强化中心区域特征的目的。损失函数计算如公式(7-4)所示:

$$Loss = MSE(student_{feature} \ matrix \times weights, ones)$$
$$dLoss = \frac{1}{2}\begin{pmatrix} MSE(student\_feature\_matrix, zeros) \\ + MSE(teacher\_feature\_matrix, ones) \end{pmatrix}$$
(7-4)

其中 MSE 为均方误差函数(mean squared error,MSE),$teacher\_feature\_matrix$ 表示 pathGAN 对教师模型输出特征处理后的输出矩阵,而 $student\_feature\_matrix$ 表示 pathGAN 对学生模型输出特征处理后的输出矩阵,$ones/zeros$ 表示与 $teacher\_feature\_matrix$ 和 $student\_feature\_matrix$ 尺寸相同的全 1/0 的矩阵。Loss 为学生网络与教师网络输出特征之间的蒸馏损失,并使用 $weights$ 矩阵为特征图的不同区域赋予权重值。dLoss 为判别器训练过程中的损失,其训练目标为尽可能分辨出教师网络与学生网络输出特征之间的区别,并作为判别器的损失进行反向传播。

基于 pathGAN 网络的区域损失函数,利用一个 $n \times n$ 的权重矩阵判定学生网络特征图各区域相较于教师网络特征图的相似度,并使用权重计算其损失,以此增强学生网络的特征提取能力,促进学生网络重点关注正样本区域,并抑制负样本区域的噪声,解决了目标检测模型中正负样本不均衡的问题。

(二)相关技术方法在小肠间质瘤检测应用的对比实验与分析

表 7-1-1 显示多种基于深度网络模型的小肠间质瘤检测结果,包括 Reppoints、FCOS、Cascade R-CNN、SABL、GFL、TOOD 和 VarifocalNet,对应的部分可视化结果如图 7-1-2 所示。Reppoints 模型具备最优的小肠间质瘤检测能力,对于边界模糊

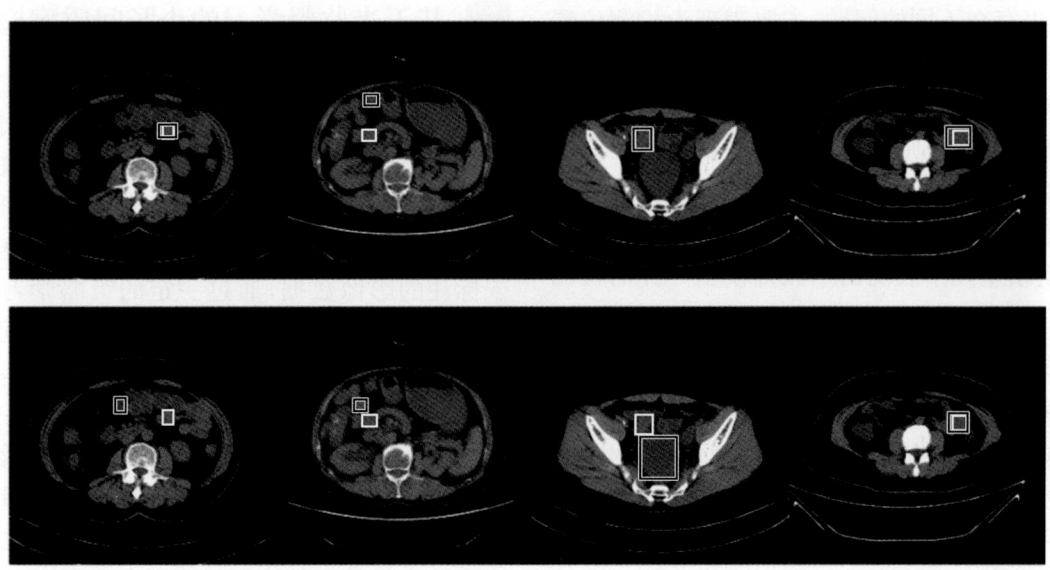

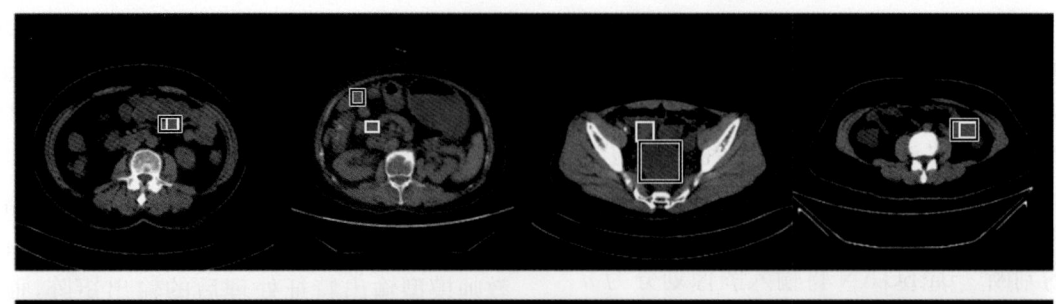

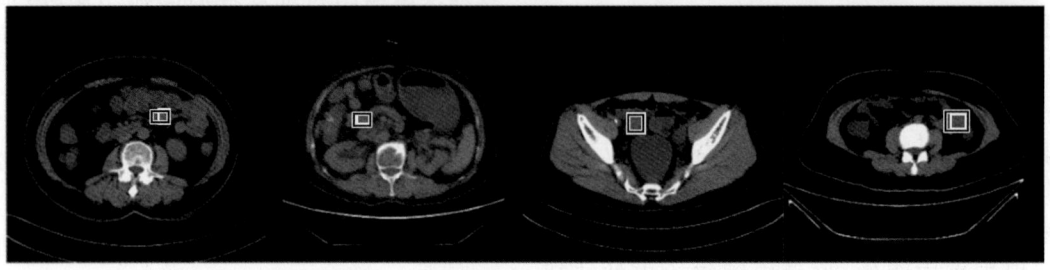

图7-1-2　多种检测模型的实验结果图示例,从上到下依次为:GFL,TOOD,VarifocalNet,Reppoins。(白色方框为数据原始标注,黑色方框为模型预测结果)

表7-1-1　多种检测模型的实验结果对比与分析

检测方法	AP	$AP_{0.75}$	$AP_{0.5}$
FCOS[14]	0.393	0.420	0.727
Cascade R-CNN[15]	0.367	0.377	0.626
SABL[16]	0.424	0.497	0.616
GFL[17]	0.461	0.559	0.704
TOOD[18]	0.453	0.529	0.702
VarifocalNet[19]	0.385	0.514	0.645
Reppoints[13]	**0.487**	**0.575**	**0.736**

的肿瘤,Reppoints能够准确对肿瘤进行定位。相比之下,其他目标检测模型也能较好地检测小肠间质瘤,但同时也存在不同的问题,主要表现为检测位置错误,检测出的目标尺寸偏大等。

此外,表7-1-2的实验结果表明基于知识蒸馏的目标检测模型中教师网络和学生网络在模型参数和检测性能上的差异。从表7-1-2中可以看出:学生模型的参数量是教师模型的50%,但在间质瘤检测方面学生模型几乎表现出与教师模型一样的检测性能。

表7-1-2　教师网络对比实验

网络	Backbone	Params/M	FLOPs/G	AP	$AP_{0.75}$	$AP_{0.5}$
Teacher	ResNet101	44.55	7.26	0.487	0.575	0.736
Student	ResNet50	25.56	3.53	0.489	0.602	0.735

(三)结论和展望

综上,本节介绍了基于知识蒸馏技术的小肠监测检测算法。通过具有大规模参数量的教师网络来指导轻量化学生网络的训练,以在保证模型性能的前提下,达到模型压缩的目的。实验表明,利用人工智能技术能够较为准确地检测CT影像中小肠间质瘤,而利用知识蒸馏技术的检测模型在保障检测准确率的前提下,能够得到轻量化的检测模型。但我们应该看到,基于医学影像的小肠疾病辅助诊断需要大量的数据和人工标注,数据集建立的成本较高。为能够在有限数据集和标注信息的基础上得到准确的、鲁棒的、泛化性强的模型是未来研究的一个重要方向。

三、基于半监督学习的小肠间质瘤检测技术

小肠间质瘤CT影像数据的准确标注信息需要经过标注、审核、修正等过程,需要消耗很长时间,并且必须由资深的影像专家完成,数据获取和标注成本高,严重阻碍了相关辅助诊断方法的研发。半监督学习方法仅需要少量有标签的影像数据以及大量未标注的影像数据,通过一定的策略学习可以得到性能较为鲁棒的病灶检测模型。但小肠间质瘤病灶区域大小差异较大,形状复杂,轮廓模糊,与周围正常组织差异较小。

在半监督学习中,伪标签的生成质量对整个学习过程起着至关重要的作用,伪标签质量直接决定模型检测性能。为此,本节将阐述一种在含有少量标注的大量数据的多模型生成伪标签的半监督学习

策略和一种基于半监督学习的多模型联合小肠间质瘤检测方法[20]，充分利用小肠间质瘤影像数据特点，通过结合不同结构检测模型的优势提升半监督学习中伪标签的生成质量，结合不同模型的优势，最终提升检测模型性能，并应用于小肠间质瘤的检测任务中。

（一）多模型生成伪标签半监督学习策略

给定仅有一小部分经过医生准确标注的CT影像数据，其余大部分CT影像数据仅知道是否患有小肠间质瘤的病例，但并不知道小肠间质瘤所处的切片序号及切片内的位置。多模型联合生成伪标签的半监督学习方法可利用少量的已标注小肠CT影像数据训练多个不同结构的初始模型，使得这些模型具有一定的间质瘤检测能力，然后利用这些训练后的模型对大量未标注的影像数据进行伪标签生成，并筛选其中置信度高的伪标签样本放入训练集中再对多个模型进行进一步训练，以提高模型性能。

半监督学习策略可分为两部分，一部分为模型训练更新策略，另一部分为高置信度样本标签的选择模型。首先使用已被医生准确标注的小肠间质瘤影像数据作为"种子"对多个不同结构的检测模型进行训练初始化，然后初始化后的检测模型对未标注的原始影像数据生成一个可用于训练的样本伪标签，并采用渐进式策略对这些检测模型进行迭代优化。随着模型对样本的检测和选择能力逐渐增强，模型会逐步选择和更新具有更高可靠性的样本伪标签，并将这些伪标签数据加入训练集进行模型训练。为了提高生成伪标签数据的质量和可靠性，可在整个半监督学习框架中嵌入多个检测模型。

图7-1-3展示了一个简化的单模型半监督学习结构图。图中包含用于训练的小肠间质瘤CT影像数据，其中包括少量具有准确标注信息的影像数据以及较多未标注的原始影像数据。使用少量已标注的小肠间质瘤CT影像数据来训练检测模型，如图中所示的Faster RCNN等其他目标检测模型。初始化后的检测模型对未标注的数据进行伪标签生成，然后从中筛选高置信度的伪标签数据放入训练集并对模型进行再优化。在接下来的迭代中，优化后的检测模型可以生成更多更加可靠的伪标签数据，从而进一步优化检测模型，如此循环对多个模型进行持续训练。在伪标签生成和检测模型更新同时迭代进行的过程中，从"容易"到"困难"渐进式生成的伪标签数量增加且更可靠，使得检测模型能获得更多可靠的训练样本以训练出更好的检测性能。

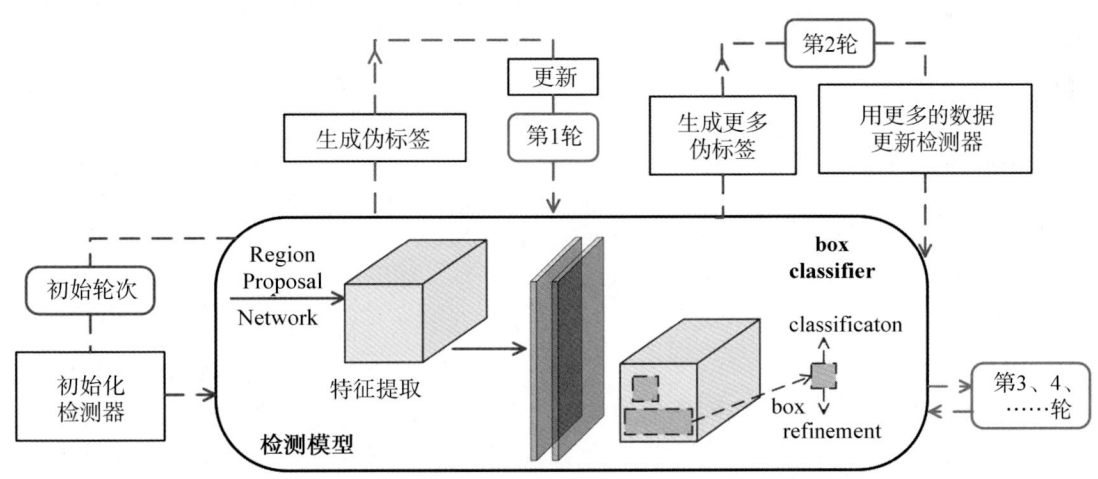

图7-1-3 简化单模型检测模型伪标签生成迭代优化过程

然而，实验表明单模型检测会出现较多的漏检或者误检现象。为改善模型性能，可使用多模型联合策略进行半监督学习。对于多模型联合检测，可分别选择基于anchor-base和基于anchor-free的检测模型，每个检测模型都有不同的结构，因此反映了不同但互补的低层样本的内在特征。多模型联合生成伪标签主要使用3个模型组成多模型结构，并联合生成伪标签进行半监督学习。通过3个不同结构的检测模型利用中间有标签以及无标签的训练数据进行迭代更新。这3个检测模型在对未标注原始数据样本进行伪标签生成时是相互制约的，即3个检测模型初始化后分别对无标注的影像数据进行伪标签生成，然后对3个模型生成的伪标签进行统一筛选。所采取的筛选方案为首先保留整个原始数据中所有高于特定置信度阈值的伪标签，去除低于阈值的伪标签；然后在单个影像切片中选取置信度最高的伪标签作为本轮迭代中的最终伪标签；最后将筛选后的伪标签样本加入训练集，并对3个检测模型进行优化。类似地，检测模型更新后，再对原始影像数据进行伪标签生成并筛选以获得更多的伪标签样本，重复上述过程对3个检测模型进行持续训练。另外，在筛选伪标签过程中，置信度阈值的设置是通过选取实验测试结果中与医生标注吻合度高的结果，统计相关检测结果所对应的置信度分布选取合适的置信度作为伪标签选取的置信度阈值，最终可设置的置信度阈值为0.8。

（二）多模型联合小肠间质瘤检测方法

由于小肠间质瘤影像数据相对较少，单个目标检测模型容易陷入局部最优问题。在对多个不同网络结构的检测模型的测试结果进行分析后，可采取多模型联合检测的方法进行小肠间质瘤检测任务。该方法利用不同网络结构在小肠间质瘤影像数据上的优势进行互补，让多个模型分别对小肠CT影像进行检测产生多组检测结果，并将多组检测结果集中在一起进行非极大值抑制处理，最终选取置信度最高的检测结果作为整个模型最终检测结果。

多模型联合检测方法主要分为两个部分，一部分为多模型检测，另一部分为检测结果筛选部分。其中，多模型检测的主要任务是将待测患者的影像数据分别输入不同的检测模型进行小肠间质瘤检测，选取3个不同结构的检测模型，包括基于anchor-base结构的一阶段检测模型和二阶段模型以及基于anchor-free的检测模型，分别针对不同形态特征的小肠间质瘤。检测结果筛选的主要任务是将第一部分多模型检测得到的多组检测结果进行筛选并输出最终检测结果，通过采用NMS方法并选取最高置信度的检测结果作为最后的输出。

（三）实验对比与分析

表7-1-3显示了多模型联合小肠间质瘤检测方法的实验结果，共设置了6大组对比试验，为3个不同模型是否添加注意力平衡特征金字塔并在不同监督学习策略下的实验，分别为RentinaNet、RepPoints和Cascade RCNN模型，通过对不同结构模型的测试，以验证多模型联合小肠间质瘤检测方法的广泛可用性。在每组实验中，分别包含5小组对比试验，分别为：仅使用带标注的数据进行强监督训练，记为SL；仅使用RetinaNet模型生成伪标签进行半监督训练，记为RTSSL；仅使用RepPoints模型生成伪标签进行半监督训练，记为RPSSL；仅使用Cascade RCNN模型生成伪标签进行半监督训练，记为CRSSL；使用多模型生成伪标签进行半监督学习，记为MMSSL。

通过实验结果可以发现，对于同一种检测模型而言，使用生成伪标签的半监督学习策略能够有效地提升模型检测性能，并且多模型生成伪标签方法效果好于使用单模型进行伪标签生成的半监督学习

表7-1-3 多模型联合小肠间质瘤检测方法对比实验结果

Model	Method	AP	$AP_{0.75}$	$AP_{0.50}$	AR
Retinanet+ResNet101+FPN	SL	0.526	0.597	0.846	0.619
	RTSSL	0.530	0.584	0.873	0.632
	RPSSL	0.535	0.591	0.866	0.629
	CRSSL	0.536	0.593	0.858	0.630
	MMSSL	0.540	0.614	0.864	0.641
Retinanet+ResNet101+FPN+ABFP	SL	0.550	0.612	0.886	0.651
	RTSSL	0.563	0.628	0.894	0.648
	RPSSL	0.565	0.631	0.899	0.647
	CRSSL	0.567	0.630	0.911	0.662
	MMSSL	0.573	0.644	0.910	0.668
RepPoints+ResNet101+FPN	SL	0.540	0.584	0.885	0.624
	RTSSL	0.546	0.598	0.894	0.628
	RPSSL	0.547	0.611	0.893	0.629
	CRSSL	0.550	0.626	0.897	0.633
	MMSSL	0.554	0.630	0.901	0.636
RepPoints+ResNet101+FPN+ABFP	SL	0.550	0.604	0.882	0.669
	RTSSL	0.571	0.652	0.901	0.664
	RPSSL	0.573	0.651	0.906	0.667
	CRSSL	0.574	0.654	0.905	0.666
	MMSSL	0.579	0.656	0.913	0.668
Cascade RCNN+ResNet101+FPN	SL	0.591	0.694	0.847	0.652
	RTSSL	0.603	0.714	0.894	0.670
	RPSSL	0.604	0.711	0.895	0.672
	CRSSL	0.606	0.718	0.900	0.674
	MMSSL	0.609	0.724	0.897	0.675
Cascade RCNN+ResNet101+FPN+ABFP	SL	0.604	0.706	0.907	0.678
	RTSSL	0.614	0.734	0.907	0.685
	RPSSL	0.616	0.733	0.913	0.683
	CRSSL	0.617	0.728	0.920	0.682
	MMSSL	0.628	0.737	0.916	0.690

方法。而对比添加注意力平衡特征金字塔前后，实验表明，进行多模型生成伪标签的半监督学习能够使加入注意力特征平衡金字塔（ABFP）算法的模型具有更好的检测能力，并且提升幅度大于不加入ABFP的提升度。这是由于多模型生成的高质量伪标签能够扩充训练样本使ABFP中的注意力机制模块能够更好地进行权重赋值，使模型能够更好地提取CT影像特征，提高模型检测能力。

（四）结论和展望

基于半监督学习的小肠间质瘤多模型联合检测方法，有效地提高了小肠间质瘤检测准确率和数据利用率。但该方法同样依赖大量数据，并且由于使用的无标签的数据中含有大量无效数据，例如矢状面和冠状面影像，心脏、肝脏等非小肠区域影像切片等，需要人工进行筛选，耗时耗力，对原始数据的数据清洗方法有待改进，需要进一步提出一种自动化的数据筛选算法，提高数据清洗的效率，提高伪标签的生成质量。

（赵伟　许鹏飞　曹紫然　周炀）

◆ 参考文献 ◆

1. Shehab M, Abualigah L, Shambour Q, et al. Machine learning in medical applications: A review of state-of-the-art methods [J]. Computers in Biology and Medicine, 2022, 145: 105458.
2. Tan T, Mordang J J, van Zelst J, et al. Computer-aided detection of breast cancers using Haar-like features in automated 3D breast ultrasound [J]. Medical physics, 2015, 42(4): 1498-1504.
3. Hussain L, Ahmed A, Saeed S, et al. Prostate cancer detection using machine learning techniques by employing combination of features extracting strategies [J]. Cancer Biomarkers, 2018, 21(2): 393-413.
4. Dou Q, Chen H, Yu L, et al. Automatic detection of cerebral microbleeds from MR images via 3D convolutional neural networks [J]. IEEE transactions on medical imaging, 2016, 35(5): 1182-1195.
5. Teramoto A, Fujita H, Yamamuro O, et al. Automated detection of pulmonary nodules in PET/CT images: Ensemble false-positive reduction using a convolutional neural network technique [J]. Medical physics, 2016, 43(6Part1): 2821-2827.
6. Wang Y, Qin C, Lin C, et al. 3D Inception U-net with Asymmetric Loss for Cancer Detection in Automated Breast Ultrasound [J]. Medical Physics, 2020, 47(11): 5582-5591.
7. Yan K, Cai J, Zheng Y, et al. Learning from multiple datasets with heterogeneous and partial labels for universal lesion detection in CT [J]. IEEE Transactions on Medical Imaging, 2020, 40(10): 2759-2770.
8. Sedik A, Hammad M, Abd El-Samie F E, et al. Efficient deep learning approach for augmented detection of Coronavirus disease [J]. Neural Computing and Applications, 2021: 1-18.
9. Ahmad S, Ullah T, Ahmad I, et al. A novel hybrid deep learning model for metastatic cancer detection [J]. Computational Intelligence and Neuroscience, 2022, 8141530.
10. Kong B, Zhan Y, Shin M, et al. Recognizing end-diastole and end-systole frames via deep temporal regression network [C]. Medical Image Computing and Computer-Assisted Intervention-MICCAI 2016: 19th International Conference, Athens, Greece, October 17-21, 2016, Proceedings, Part III 19. Springer International Publishing, 2016: 264-272.
11. Kurmann T, Márquez-Neila P, Yu S, et al. Fused detection of retinal biomarkers in OCT volumes [C]. Medical Image Computing and Computer Assisted Intervention-MICCAI 2019: 22nd International Conference, Shenzhen, China, October 13-17, 2019, Proceedings, Part I 22. Springer International Publishing, 2019: 255-263.
12. Li Z, Xu P, Chang X, et al. When object detection meets knowledge distillation: A survey [J]. IEEE Transactions on Pattern Analysis and Machine Intelligence, 2023.
13. 曹紫然. 基于自监督学习和知识蒸馏的小肠间质瘤检测方法研究[D]. 西北大学, 2023.
14. Wang J, Lv P, Wang H, et al. SAR-U-Net: Squeeze-and-excitation block and atrous spatial pyramid pooling based residual U-Net for automatic liver segmentation in Computed Tomography [J]. Computer Methods and Programs in Biomedicine, 2021, 208: 106268.
15. Liu H, Peng C, Yu C, et al. An end-to-end network for panoptic segmentation [C]//Proceedings of the IEEE/CVF conference on computer vision and pattern recognition. 2019: 6172-6181.
16. Xu L, Ouyang W, Bennamoun M, et al. Multi-class token transformer for weakly supervised semantic segmentation [C]//Proceedings of the IEEE/CVF Conference on Computer Vision and Pattern Recognition, 2022: 4310-4319.
17. Ru L, Zhan Y, Yu B, et al. Learning affinity from attention: End-to-end weakly-supervised semantic segmentation with transformers [C]//Proceedings of the IEEE/CVF Conference on Computer Vision and Pattern Recognition, 2022: 16846-16855.
18. Jiang P T, Hou Q, Cao Y, et al. Integral object mining via online attention accumulation [C]//Proceedings of the IEEE/CVF international conference on computer vision, 2019: 2070-2079.
19. Zhang F, Gu C, Zhang C, et al. Complementary patch for weakly supervised semantic segmentation [C]//Proceedings of the IEEE/CVF international conference on computer vision, 2021: 7242-7251.
20. 周炀. 基于多尺度半监督学习的小肠间质瘤检测方法[D]. 西北大学, 2022.

第二节　人工智能在小肠克罗恩病诊断中的应用

一、基于AI技术进行医学影像病灶自动分割的研究现状

从20世纪80年代初开始，计算机辅助诊断系统以其能够辅助医生进行快速诊断、大幅度提高诊断效率的优势而迅速发展。医学影像中目标（器官和病灶）分割在计算机辅助诊断系统中有助于影像数据的深入理解与分析，在很多疾病的诊断、治疗和

随访中起着重要的作用。FCN 是图像分割领域的开创性工作，它使用 VGG 作为编码器提取特征，并通过反卷积恢复到原始图像尺度进行图像语义分割。然而与自然图像相比，医学图像通常对比度较低，器官或病灶边界和背景之间强度较为相似，导致基础模型难以获得令人满意的性能。U-net 有效的融合了低层特征和高层特征，可以从少量的训练图像中学习到稳健的模型，在医学图像分割领域是一种较为理想的解决方案。许多研究者针对不同器官和病变提出一些特定场景的分割方法。上述方法对医学图像分割领域有着不可忽略的贡献。然而，相对于脑、肝脏、肺部等这类体积较大，形状较为规则的器官来说，体积较小、具有高度解剖变异性的小肠克罗恩病，上述网络表现的结果往往差强人意。有研究者提出了两阶段框架进行胰腺分割。第一阶段使用 3D FCN 快速定位胰腺，第二阶段使用密集连接的多任务 FCN 细化分割结果。此外，也有级联了两个 3D U-net 用于胰腺定位和分割，第一阶段定位胰腺包围盒，第二阶段在包围盒中进行更精细的胰腺分割。因为 3D 网络可以学习到 CT 切片间的序列信息，比通常的 2D 方法获得了一定性能上的提升，然而有限的 GPU 内存通常会限制网络的训练和测试策略并阻碍了他们进一步的临床应用。这促使研究者们使用 2D 方法来进行胰腺分割，这些方法通常将 CT 数据分割成 2D 切片训练网络。具体来说，该模型从超像素级分类中生成了一个胰腺边界盒，之后传递给多个由不同损失函数优化的 FCN 网络进行精细分割。

尽管基于医学图像的深度学习方法得到广泛关注，并且收获了显著进展。然而，这些方法都需要大量精确的像素级标记数据来训练，这既耗时又昂贵，尤其对于医学图像必须专业的影像专家才能完成。许多学者开始关注只需要弱标签作为监督信号的医学图像弱监督分割方法。常见的弱标签有图像级、涂鸦、边界框以及点标记等。其中图像级标注是最简单但是最具挑战的弱标注形式。经典的图像级弱监督方法使用图像级标注训练分类网络，并使用类激活图生成初始的种子区域作为伪标签来训练语义分割模型。但是这样的种子区域往往更多的关注图像中大目标的最显著区域，容易漏掉医疗图像中较小的目标。点和涂鸦标注大多使用现有方法来扩展标注区域生成伪标签作为分割模型的监督信息。这个训练过程需要大量的迭代更新，容易叠加噪声。基于边界框的模型大多采用 GrabCut 等方法在边框内生成伪标签，尽管边界框可以提供目标大致定位信息，但对于前背景极其相似的医疗图像来说可能在生成伪标签的迭代过程中出现背景吞并前景的情况。以上常见弱标签均未能提供目标的准确边界，而这对分割任务至关重要。

对于处理不完全标注数据的分割模型，可以分为两种，即单阶段和两阶段。单阶段方法直接利用不完全标签作为监督训练端到端分割模型。Liu 等提出一种用于获取全景图像上下文信息的端到端遮挡感知网络（OANet）来生成像素级伪标签。但是得到的像素级标签较为粗糙，为此，Xu 等设计了一种新的基于图像级弱监督多任务框架 AuxSegNet，利用显著性监测和图像分类作为辅助任务，用于生成高质量的伪标签。类似的，Ru 等提出了一个注意亲和模块来从 Transform 的多头自注意（MHSA）中学习语义亲和力，然后利用学习到的亲和力来细化可进行分割的初始伪标签。这些方法都在一定程度上提高了伪标签的质量，但是单阶段方法中的图像处理过程是不透明的，对模型的可控性较差。而两阶段的方法通常依赖显著性映射来生成像素级标签，然后用于分割网络。因此，很多工作对如何生成高质量的显著性映射展开了研究。Zhang 等提出了一个像素-区域相关模块（PRCM），通过使用特征映射和显著性区域之间的对象-区域关系来发现新的目标区域。但是，这些方法仅关注图像的全局上下文信息。

此外，知识蒸馏技术也是目前基于小规模数据研究轻量化模型的先进技术，它将知识从训练有素的教师模型提炼为学生模型，从一个模型转移到另一个模型。最近在分割任务中得到了大量的关注，相关学者已经开始研究语义分割任务中的知识蒸馏技术。例如，教师-学生策略已经被用于分割模型压缩，将知识从多模态分割网络提取到单模态分割网络，或者应用于域自适应领域。Liu 等设计了一种基于不确定性制导的自集成半监督模型。该模型使用少量标记数据和大量未标记数据进行端到端训练，并包含具有相同体系结构的教师模型和学生模型。这两种模型由一个编码器和三个解码器组成，分别用于预测概率图、等高线图和距离图。分割结果是学生模型生成的三张地图的融合结果。

二、基于全监督学习的小肠克罗恩病病灶分割技术

克罗恩病是一种来源尚不明确的肠道炎症性疾

病,常发于小肠和回盲部位,其治疗有效率往往仅次于癌症。但如果能够对克罗恩病进行及时干预并实施治疗,可以防止疾病进一步发展,提高生存率。从计算机断层扫描(computed tomography,CT)影像中分割克罗恩病病灶区域,对临床医生的准确诊断和制订手术方案具有至关重要的作用。在目前的临床实践中,器官或病变部分是由专业的临床医生从CT扫描中勾画出来的,这不仅需要丰富的专业经验,而且耗时耗力且易受主观因素影响,有时甚至不同临床专家之间的观察也存在较大的差异。因此,亟需智能器官或病变部分的分割方法来减轻医生大量的繁琐临床工作,并消除医生的主观因素干扰。

目前已经有较多工作致力于医疗图像分割,以优化计算机辅助诊断的应用环境。具体来说,深度卷积神经网络(deep convolutional neural networks,DCNNs)在脑、心脏、肝脏、肺等智能医学图像分割方面取得了很大进展,但这些方法大多是为形状较为规则且面积较大的器官或病灶而设计的算法/模型。但对于一些疾病,如小肠克罗恩病发病部位体积较小,具有高度解剖变异性,对这些小目标的分割仍具挑战性。为此,相关研究人员采用 3D 神经网络来处理小目标分割问题。虽然 3D 卷积可以更好地挖掘高维空间中的语义信息,并学习更有效的特征表示,但它需要花费大量的计算和内存,限制了网络训练和测试策略并阻碍了他们进一步的临床应用和精度的提升。2D 神经网络难以学习小目标 CT 切片序列之间的上下文信息,在一些实践中表现出相较于 3D 网络略差的结果。为了在不增加额外计算负担的情况下捕获空间上下文信息,有研究者提出了一种新的替代模型,即伪 3D 方法,该方法将堆叠的相邻切片作为模型输入,输出中心切片的预测结果。虽然伪三维可以捕获某些高维信息,但文献通过在多个数据集上进行测试表明这种方法带来的提升非常有限而且不稳定。小目标的智能分割仍有一些局限性有待进一步改进。克罗恩疾病病发的区域较小,与周围背景的强度和纹理相似,因此容易混淆模型学习,使其无法准确地预测出边界。此外,克罗恩病的形状和外观在不同个体之间具有很大的差异。这促使研究人员提出一类从粗到细的分割框架,这类框架包括两个阶段,其中粗分割阶段提供一个粗糙的定位或部分目标像素,而细分割阶段执行目标分割。尽管该框架展现出了比单阶段网络更高的精度,但是细分割阶段的输入往往会对最后的精度产生较大影响。因为:①大多数方法最终的分割结果高度依赖粗分割的定位结果;②细分割阶段无法学习到全局的上下文信息,因为细分割阶段的输入是依据粗分割网络预测结果裁剪后的一个较小的区域;③细分割网络由于从更小的输入区域进行分割,在减小了问题复杂度的同时也带来了过拟合的风险。因此,本节将介绍一种新的神经网络框架来解决以上问题,该网络设计了转换函数和一个主动定位偏移(active localization offset,ALOT)模块。与传统方法不同的是,转换函数融合视觉线索并将其转化为空间权重图。该函数通过全监督的方式参与网络训练,生成较为平滑的空间权重图来初始化细分割网络的输入,以防止细分割网络的关注区域受限。并且,ALOT 在粗阶段迭代中自适应学习定位偏移策略,从而使细分割阶段具有更强信息性的输入和更精细的分割结果。

(一)基于转换函数和主动定位偏移模块的两阶段小肠克罗恩病分割算法

本节介绍的算法将从 CT 扫描影像中分割出克罗恩病的病灶区域。给定一个 3D CT 输入 $D=\{X^{(i)}, Y^{(i)}\}_{l=1}^{L}$,其中 $X^{(i)}, Y^{(i)} \in \mathbb{R}^{W \times H \times L}$ 表示第 i 例病例的 CT 扫描及相应的标签,W 和 H 代表图像的宽和高,L 代表该组 CT 扫描的切片数量。目标是训练一个函数 $F(X^{(i)}; \theta)$ 来输出像素级别的预测 $Z^{(i)}$。由于克罗恩病相对于其他腹部器官占比较小且形状多变,普通的深度神经网络从腹部 CT 扫描中对目标做出精确分割难度较大。因此,可采用由粗到细的两阶段方法作为主干网络,因为目标区域占比较大的输入通常会带来更为精确地结果。

1. **算法整体框架阐述** 由粗到细的策略是医学图像分割任务中针对边界模糊,分割目标较小这类问题的一种有效解决方案。首先使用全卷积神经网络(FCN)粗略分割目标,然后将分割结果输入第二个 FCN,再精细地分割小目标。然而粗分割和细分割网络都是独立训练的,导致在测试阶段两个网络难以协同工作。循环显著性转换网络(recurrent saliency transformation network,RSTN)模块使网络可以联合训练,但缺乏有效的监督信息且容易使细分割网络陷入过拟合。为此,本节将介绍一种将转换函数和主动定位偏移模块应用到由粗到细的目标分割框架中的方法。首先将 3D CT 扫描影像转换为若干沿着纵轴的 2D 切片 $x_l^{(i)}(l=1, 2, \cdots, L)$,然后将这些切片输入设计的 2D 神经框架。整个框架可以用数学表达式表示为:

$$F(x_l^{(i)};\theta) = F_{fine}(Crop(\Omega(F_{coar}(x_l^{(i)};\theta_{coar})));\theta_{fine}) \tag{7-5}$$

其中，F_{coar} 和 F_{fine} 分别代表粗分割网络和细分割网络，$Crop(\cdot)$ 是自定义的裁剪函数用于生成细分割的输入。该方法主要创新是转换函数模块和主动定位偏移模块（整体记为 Ω），通过转换函数融合视觉信息并且转换为空间权重图来为细分割网络提供良好的初始化，同时可以使两个网络进行联合优化。主动定位偏移模块从粗分割迭代过程中学习到偏移向量来指导生成裁剪区域，可以在增加目标周围语义信息的同时减轻细分割网络过拟合的问题。此外，这两个模块可以被应用到大部分由粗到细的神经网络结构以提供更高的识别性能，网络框架如图 7-2-1 所示。

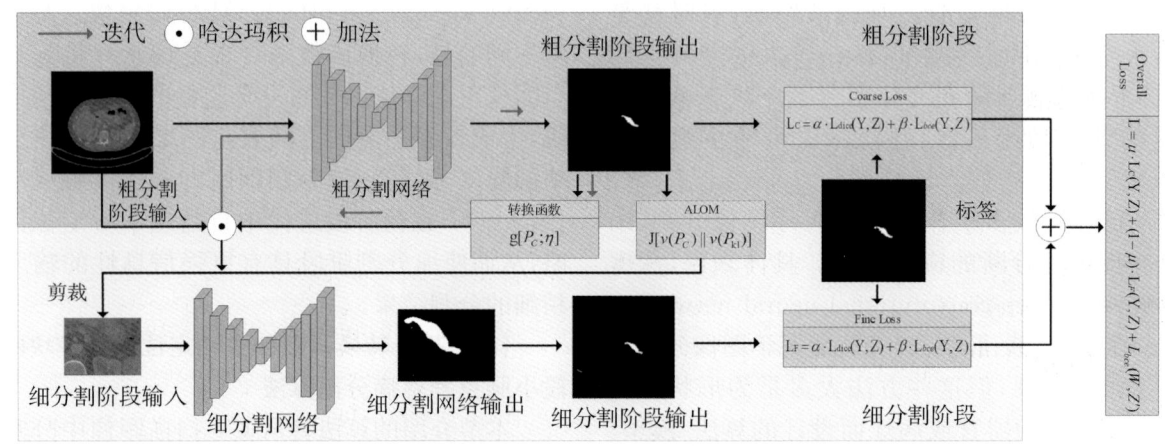

图 7-2-1 基于转换函数和主动定位偏移模块的两阶段小肠克罗恩分割算法整体框架描述图
转换函数模块融合视觉特征为细分割网络提供更好的指导。主动定位偏移模块通过粗分割阶段的迭代生成偏移向量。两个模块相互配合实现了更精细的分割。

2. 转换函数模块 基于传统语义分割方法的启发[5]，细分割阶段的分割结果直接依赖于粗分割阶段的输出。虽然直接根据粗分割结果进行裁剪，一定程度上减少了冗余背景的干扰，提供了粗略的定位信息。但是粗分割网络只提供了定位功能，忽略了像素级的上下文语义信息。这样可能会导致网络难以很好地收敛，甚至有时细分割网络的精度会低于粗分割网络。因此，转换函数模块用以融合视觉线索并转换为空间权重图来更新输入数据。整体过程可以表示为：

$$\overline{Z}_l^{(i)} = x_l^{(i)} \circ g[P_c;\eta] \tag{7-6}$$

其中 P_c 是粗分割网络生成的概率图，g 是引入的信息转换函数，它使用 3×3 卷积层和 5×5 卷积层自适应地将粗分割网络的预测概率图转换为空间权重 W。信息转换函数的参数 η 是可学习的，因此相同的信息映射可以适用于不同的二维切片，从而稳定地为细分割阶段提供初始化。由于粗分割生成的预测概率图准确度较差，无监督状态下的转换函数极有可能引导细分割网络过于关注粗分割结果所对应的部分，从而限制了细分割网络提取信息的能力。因此，可通过标签为该函数制作监督信息来缓

解这一问题。将标签的前景部分分别内缩和外扩 m、n 个像素得到两个范围 gt_1、gt_2。新的标签将 gt_1 部分的值设为 p，将 gt_2 部分的值设为 q。两个区域的中间部分采用线性插值进行填充。以此标签作为监督信息 Z' 来引导转换函数可以根据粗分割生成的预测概率图生成更合理的空间权重。之后通过哈达玛积将空间权重和原始图像结合，优化后的 $\overline{Z}_l^{(i)}$ 可以更好地为细分割网络的输入数据提供初始化。

3. 主动定位偏移模块 细分割网络可以在排除了大部分背景干扰后的小区域进行分割，但同时也有过拟合的风险。现有方法为了防止网络过拟合，在裁剪时随机添加 1～60 和 20 个像素来解决这个问题。然而，这在训练时可能会导致裁剪后目标区域保留不完整。为了可以使细分割阶段得到一个有效的输入，有必要设置一个策略以获得更为合理的输入区域。因此，主动定位偏移模块（ALOT）可用来学习偏移向量以指导生成细分割网络的输入数据。通过迭代的执行粗分割阶段以获得若干张概率图 P_j，$j = \{1, 2, \cdots, T\}$。该模块通过计算 KL（Kullback-Leibler）散度来找到与平均分割概率图分

布差异最小的一个,之后再利用一个共享的自控机制来学习生成位置偏移向量。具体过程可描述为:

$$\boldsymbol{P}_{\bar{a}} = \frac{1}{T+1} \sum_{j=0}^{T} \boldsymbol{P}_j \quad (7-7)$$

$$\boldsymbol{P}_{kl} = argmin \left\{ \boldsymbol{P}_{\bar{a}} \cdot log \frac{\boldsymbol{P}_{\bar{a}}}{\boldsymbol{P}_j} \right\} \quad (7-8)$$

$$\boldsymbol{r} = \mathcal{J}[v(\boldsymbol{P}_c) \parallel v(\boldsymbol{P}_{kl})] \quad (7-9)$$

其中 $v(\cdot)$ 是自定义的定位函数,该函数根据概率图寻找最小包围盒的左上顶点坐标、包围盒的宽度和高度以及预测目标的质心。$\mathcal{J}[\cdot \parallel \cdot]$ 可以被看作是共享卷积核,$\parallel$ 表示堆叠操作。根据偏移向量 r,设计了一个剪裁函数 $Crop(\cdot, \boldsymbol{P}_o, r)$,其中,$\boldsymbol{P}_o$ 作为参考图像,并将其二值化 $Z_o = \beta(\boldsymbol{P}_o \geqslant 0.5)$,找到覆盖所有激活像素的最小矩形,然后根据偏移向量生成一个新的裁剪区域。整个过程可描述为:

$$Z_l^{(i)} = F_{fine}[Crop(X_l^{(i)} \cdot g(\boldsymbol{P}_{nc}; \eta), \boldsymbol{P}_c, r); \theta_{fine}] \quad (7-10)$$

其中,$Z_l^{(i)}$ 为精细阶段的预测结果。DSC Loss 是用于分割任务广泛使用的损失函数,当感兴趣的对象仅占输入图像数据的非常小一部分时,它能够定位对象的主要部分,但是它难以获得精细的对象形状,根据现有的研究工作,采用 DSC Loss 和 BCE Loss 对每个阶段进行训练。

$$\mathcal{L}_u = \alpha \cdot \mathcal{L}_{dice}(Y_l^{(i)}, Z_l^{(i)}) + \beta \cdot \mathcal{L}_{bce}(Y_l^{(i)}, Z_l^{(i)}) \quad (7-11)$$

整体损失函数为:

$$\mathcal{L} = \mu \cdot \mathcal{L}_{cu}(Y_l^{(i)}, Z_l^{(i)}) + (1-\mu) \cdot \mathcal{L}_{fu}(Y_l^{(i)}, Z_l^{(i)}) + \mathcal{L}_{bce}(W, Z') \quad (7-12)$$

其中 L_{cu} 是粗分割阶段的损失,L_{fu} 是细分割阶段的损失,为使总损失函数最小,在整个训练过程中联合优化并通过调整比例系数 α、β、μ 来鼓励细分割网络做出更精细的分割。

(二) 多种全监督语义分割模型进行小肠克罗恩病病灶分割的实验分析

本节将在小肠克罗恩病数据集上对多种基于全监督学习的语义分割算法以及本节阐述的基于转换函数和主动定位偏移模块的两阶段小肠克罗恩病分割算法(TF-ALOT)进行实验,并分析实验结果。如表 7-2-1 所示,"/"表示基线方法没有提供相应的结果。以 Dice 相似系数(Dice Similarity Coefficient,DSC)作为评价指标来衡量不同方法的性能。首先可以看出较多传统分割方法的平均 DSC 非常接近且较低,这表明在小肠克罗恩病数据集上的分割任务具有非常大的挑战性。与单阶段方法相比,两阶段方法的性能普遍较为优秀。

表 7-2-1 基于全监督学习的克罗恩病病灶分割算法的准确性(DSC,%)比较

方法	平均	最大(Max)	最小(Min)
ADR Unet	54.03	/	/
HNN-RF	52.27	88.96	50.59
文献[5]的方法	53.37	90.85	62.43
H-RSTN	55.53	90.93	64.40
LSPPM	55.90	91.46	62.82
TF-ALOT	56.15	91.43	62.36

(三) 结论与展望

本节主要阐述了基于全监督学习的小肠克罗恩病病灶分割算法,详细介绍了一种基于转换函数和 ALOT 的由粗到细的语义分割算法。基于两阶段的语义分割框架应用于克罗恩病病灶分割方面,较大程度上优于现有的方法。本章节所阐述的相关分割策略可以为小目标或少量数据的任务提供一些新的思路,未来将继续进一步研究如何利用主动学习理论的优势对框架进行优化。

三 基于弱监督学习的小肠克罗恩病的病灶分割技术

医疗图像分割旨在为医疗图像中的每一个像素分配一个类别标签,在随后的诊断、治疗和随访中起着至关重要的作用。基于全监督的深度模型训练时需要大量的像素级精准标签,需要花费高昂的人力和时间成本,尤其是针对专业性很强的医疗图像,必须由经验丰富的影像专家才能完成精准标注。为降低图像分割模型所需的标注成本,很多学者致力于基于弱监督学习的语义分割(WSSS)方法研究,以利用粗略的标注信息进行像素级的精确预测。基于弱监督学习的分割模型仅需要简单易得的粗略标签就可以训练相应的分割模型。例如,图像级标注,点标注,涂鸦标注,边界框框级标注和不完全标注等。图像级标注只提供图片的类别信息但没有提供目标的定位信息,因此是最容易获取的形式,同时也是最具有挑战的分割算法研究场景。点标注和涂鸦标注只提供了少量定位和像素类别信息,它们更合适于交

互任务,不适合端到端分割任务。边界框标注给定了目标定位和纯背景区域,但是没有准确的边界信息,而且标注框内会有部分背景信息,引入大量噪声干扰模型学习。不完全标注主要可分为过标注和欠标注两种形式,它们均属于像素级不完全标注,其中过标注可以认为是一种目标周围的勾画,而欠标注是目标内部的勾画。这两种均存在错误背景像素类别或错误前景像素类别,在计算损失过程中难以很好优化模型学习。这些标注形式大部分是针对单目标任务设计,然而,在实际应用场景中目标图像中存在多个目标,这两种像素级不完全标注在多目标任务中存在一定的标注误差情况,尤其是过标注形式可能将临近的两个目标标记为一个目标。为此,本节将介绍一种新的标注策略,称为目标级不完全标注(TIA)。这种标注形式要求标注多目标图像分割任务中的随机一个目标,在花费更少的时间和人力成本的情况下,可以获得一个目标的准确的边界信息。基于此类不完全标注,设计相应的分割模型完成精准的目标边界像素级分割。

(一) 一种基于弱监督学习的小肠克罗恩病病灶精准分割算法

本节将详细介绍利用不完全标注信息的基于弱监督学习的小肠克罗恩病病灶精准分割算法(WS-SBC)。算法总体框架如图7-2-2所示。在功能上,共有4个组成部分:全局视图分类网络、局部视图分类网络、注意力转移模块和形状转移模块。全局分类网络和局部分类网络可以利用基于CNN的分类器,如VGGNet或ResNet-50等。在注意转移模块中有两个损失函数:一个是用于识别语义对象的分类损失L_{cls},另一个是鼓励全局分类网络模仿局部分类网络以发现更多有辨别力的区域注意转移损失L_{ac}。在形状转移模块中,引入一个形状约束来损失L_{ac},产生L_{st},以塑造捕获的对象关注。因此,总体优化后的损失函数可以表述如下:

$$L = L_{cls} + L_{kc} \quad (7-13)$$

当没有添加形状约束时,$L_{kc} = L_{ac}$,否则,$L_{kc} = L_{sc}$。

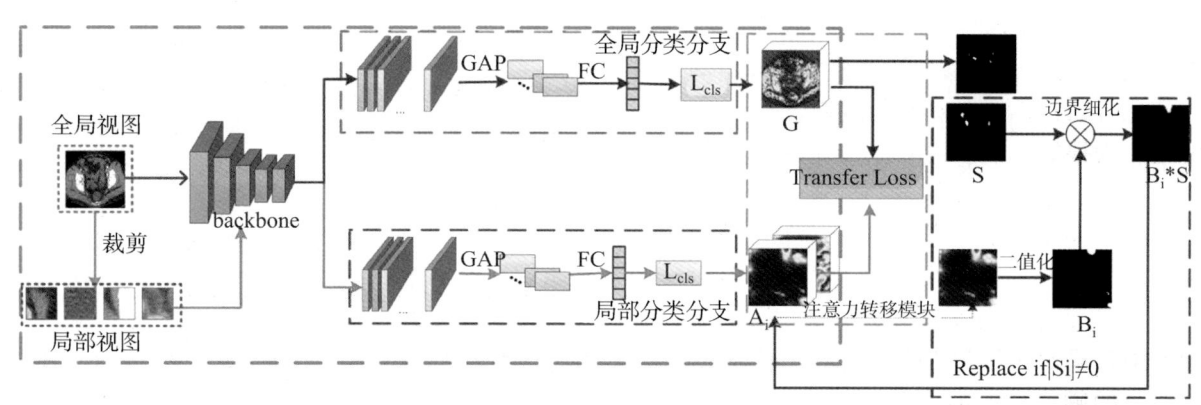

图7-2-2 基于弱监督学习的小肠克罗恩病病灶精准分割算法整体框架描述图

1. 从局部到全局的注意力转移模块 给定一个输入图像I,将其转换为一组全局视图V,并根据TIA策略来标注定位裁剪得到N个局部视图$\{S_1, S_2, \cdots, S_N\}$。局部视图$\{S_1, S_2, \cdots, S_N\}$被发送到局部分类网络中,以用来生成包含丰富目标细节的注意力映射。将全局视图V输入到全局分类网络,其目的是从局部分类网络中学习知识,并在推理中产生目标关注。设$\{F_1, F_2, \cdots, F_N\}$为局部分类网络最后一个卷积层的输出,每个层都有对应于C个类别的通道数。设$\hat{F}$为具有(C+1)个通道的全局分类网络的最后一个卷积层输出。分类损失和注意力转移损失的定义如下。

(1) 分类损失:在局部分类网络上配备了分类损失。具体来说,局部视图的特征映射$\{F_1, F_2, \cdots, F_N\}$首先被发送到一个全局池化层,这些特征被汇集到一组一维特征向量$\{f_1, f_2, \cdots, f_N\}$中。给定一维特征向量$f_i$,所有类别的预测概率可以通过频率$q_i = \sigma(f_i)$计算。$\sigma$是sigmoid函数。然后,分类损失$L_{cls}$可以写为:

$$L_{cls} = -\frac{1}{N*C}\sum_{i=1}^{N}\sum_{c=1}^{C} y^c log(\sigma(f^c)) + (1-y^c)log(1-\sigma(f^c)) \quad (7-14)$$

(2) 注意力转移损失:首先从局部分类网络中生成局部视图的注意力图。如果c在图像级标签中,可生成第c个类别的注意力图。如果c不在图像级标签中,则对应的注意图中的注意值将被设为零。

为了将局部分类网络所获得的注意力转移到全局分类网络中,可采用均方误差损失。给定全局分类网络的输出 $\hat{F}$,对每个位置的通道维数应用一个 softmax 函数,得到:

$$G^c = \frac{e^{\hat{F}^c}}{\sum_{i=1}^{C+1} e^{\hat{F}^i}} \quad (7-15)$$

其中,G^c 的每个位置的值表示该位置为 c 类的概率。设 $\{G_1, G_2, \cdots, G_N\}$ 表示全局视图上的 $\{A_1, A_2, \cdots, A_N\}$ 对应的区域,即全局视图上的每对 (G_1, A_1) 从全局视图上的同一坐标进行裁剪。注意转移损失是通过测量 $\{A_i\}$ 和 $\{G_i\}$ 之间的差异来表示的:

$$L_{ac} = \frac{1}{N} \sum_{i=1}^{N} \| A_i - G_i \|^2 \quad (7-16)$$

在训练过程中,可共同优化上述两项损失。在推理过程中,注意力图由全局分类网络生成,而局部分类网络可以被丢弃。

2. 局部到全局形状转移　局部到全局注意转移策略已经比原来的类激活映射图关注更多的目标细节区域。然而,由于注意力转移过程没有提供明确的边界信息,因此在物体边界周围捕获的注意力还不够清晰。为很好地捕捉注意力图中目标的局部形状,可尝试通过添加一个形状约束,将显著目标信息引入到注意转移损失中。显著性模型可以作为一个类不可知的显著性目标检测器,它可以分割前景目标并提供形状信息。形状转移过程如图 7-11 所示。给定来自局部视图网络的注意力映射 $\{A_i\}$,首先用一个小的阈值(例如,0.1)对它们进行二值化,生成二进制映射 $\{B_i\}$。然后,利用显著性模型生成给定图像 I 生成显著性映射 S,得到 I 上相同坐标的注意映射 $\{A_i\}$ 对应的显著性区域,记为 $\{S_i\}$。注意力转移损失可以重写为:

$$L_{sc} = \frac{1}{N} \sum_{i=1}^{N} \begin{cases} \| B_i * S_i - G_i \|^2, & if \ |S_i| \neq 0 \\ \| A_i - G_i \|^2, & if \ |S_i| = 0 \end{cases}$$
$$(7-17)$$

其中 $*$ 表示元素级乘法,$|S_i|$ 是显著性映射 S_i 的基数。通过使用 $B_i * S_i$ 去除在高概率的属于背景的突出物体外的关注区域。使得我们能够充分利用显著性映射所提供的形状信息,并获得高质量的结果。请注意,由于不是所有的图像中显著的是目标,所以总是使用公式 7-17 的上面部分是不合适的。

(二) 基于弱监督学习的小肠克罗恩病病灶分割算法对比实验与分析

为了证明不同医学图像分割算法的有效性,以及各自性能之间的差异,本节给出 11 组实验结果数据。将图像级标注分割模型(AffinityNet、RCF、OAA、Ood、CGNet、TransCAM、VOPC)、边界框标注分割模型(WSSL)、涂鸦标注分割模型(Scribble_Saliency)和不完整标注分割模型(Mask R-CNN+FL、DAST)等进行实验结果的对比分析。在表 7-2-2 中展示了详细的实验结果。本节所重点阐述的算法在两个评估指标上始终显著优于其他方法,在克罗恩病数据集上的 DSC 评价指标达到 39.92%,明显优于图像级标注分割模型、边界框标注分割模型、涂鸦标注分割模型和不完整标注等分割模型,改进范围为 4.77%~19.25%、15.17%、10.80% 以及 2.50%~5.98%。此外,我们发现弱标签中不准确的边界信息是这些方法性能不佳的主要原因,这显著影响了分割性能。Ood 和 CGNet 都是典型的两阶段模型,依赖全局视图生成伪标签。而本节所重点阐述的算法将 DSC 分数分别提高了 9.44% 和 8.56%。这证明局部视图分类网络可以帮助全局视图分类网络捕获更详细的信息,从而生成更准确的伪标签。进一步,我们对相关算法的实验结果进行可视化(图 7-2-3),以更直观地比较分割效果。

表 7-2-2 小肠克罗恩病分割算法准确性(DSC,%)实验对比分析

方法	最大(Max)	最小(Min)	平均(Avg)
AffinityNet	94.08	11.41	20.67
RCF	91.76	11.97	22.18
WSSL	92.24	12.45	24.75
Scribble_Saliency	95.66	15.06	29.12
OAA	93.52	16.28	29.64
Ood	94.81	20.94	30.48
CGNet	93.89	24.39	31.36
Mask R-CNN+FL	95.83	22.40	33.94
TransCAM	92.49	18.22	34.39
VOPC	90.21	23.57	35.15
DAST	94.03	28.51	37.42
WS-SBC	96.38	21.22	39.92

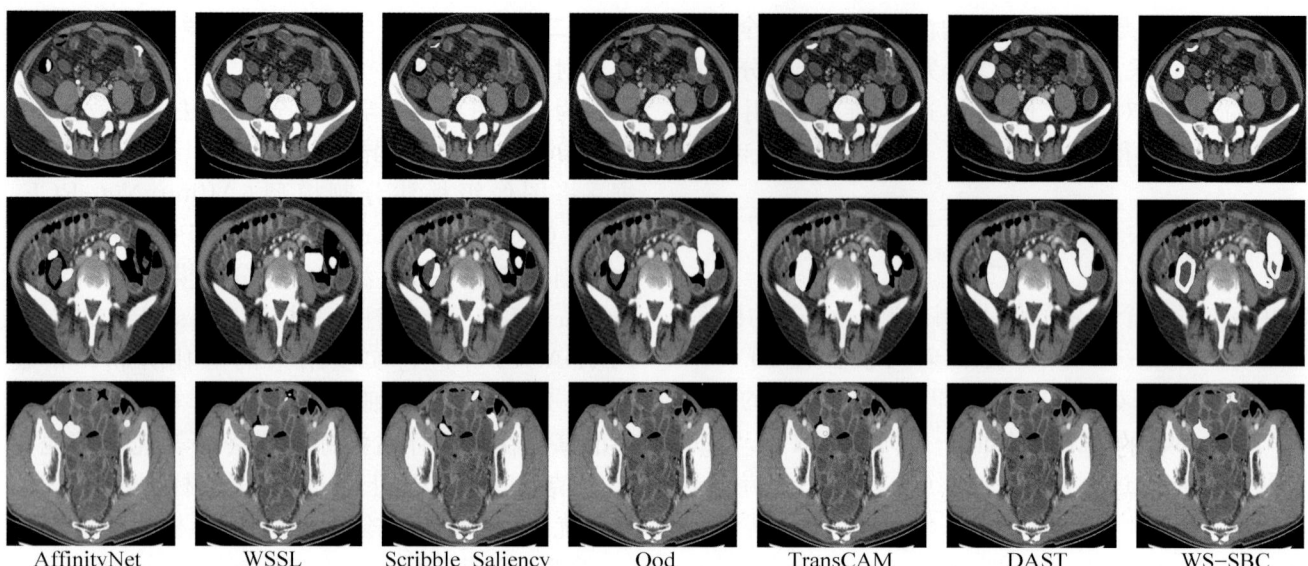

图7-2-3 弱监督模型分割小肠克罗恩病对比图

(三)结论与展望

本节重点阐述了一种基于弱监督学习的小肠克罗恩病病灶分割算法,该算法采取了一种效果-成本平衡的策略,即利用目标级不完全注释(TIA)来精准分割目标,并验证了其有效性和优越性。同时,我们也应该看到,尽管基于弱监督学习的病灶分割算法能够节约大量的数据标注成本,但是相关算法毕竟使用粗粒度的数据标记,模型算法性能的提升困难重重。因此,基于弱监督学习方法充分利用其他相关领域的知识来有效利用粗粒度数据标记,以大幅度提高分割算法的性能,仍然值得深入研究。

(管子玉　句建国　李嘉明　任书敏)

◆ 参考文献 ◆

1. Long J, Shelhamer E, Darrell T. Fully convolutional networks for semantic segmentation [C]//Proceedings of the IEEE conference on computer vision and pattern recognition. 2015: 3431-3440.
2. Li W, Qin S, Li F, et al. MAD-UNet: A deep U-shaped network combined with an attention mechanism for pancreas segmentation in CT images [J]. Medical Physics, 2021, 48(1): 329-341.
3. Xue J, He K, Nie D, et al. Cascaded multitask 3-D fully convolutional networks for pancreas segmentation [J]. IEEE Transactions on Cybernetics, 2019, 51(4): 2153-2165.
4. Zhou Y, Xie L, Shen W, et al. A fixed-point model for pancreas segmentation in abdominal CT scans [C]//Medical Image Computing and Computer Assisted Intervention-MICCAI 2017: 20th International Conference, Quebec City, QC, Canada, September 11-13, 2017, Proceedings, Part I. Cham: Springer International Publishing, 2017: 693-701.
5. Liu H, Peng C, Yu C, et al. An end-to-end network for panoptic segmentation [C]//Proceedings of the IEEE/CVF conference on computer vision and pattern recognition. 2019: 6172-6181.
6. Xu L, Ouyang W, Bennamoun M, et al. Multi-class token transformer for weakly supervised semantic segmentation [C]//Proceedings of the IEEE/CVF Conference on Computer Vision and Pattern Recognition. 2022: 4310-4319.
7. Ru L, Zhan Y, Yu B, et al. Learning affinity from attention: End-to-end weakly-supervised semantic segmentation with transformers [C]//Proceedings of the IEEE/CVF Conference on Computer Vision and Pattern Recognition. 2022: 16846-16855.
8. Zhang F, Gu C, Zhang C, et al. Complementary patch for weakly supervised semantic segmentation [C]//Proceedings of the IEEE/CVF international conference on computer vision. 2021: 7242-7251.
9. Li R, Mai Z, Zhang Z, et al. Transcam: Transformer attention-based cam refinement for weakly supervised semantic segmentation [J]. Journal of Visual Communication and Image Representation, 2023, 92: 103800.
10. Liu X, Wang S, Cao J, et al. Uncertainty-guided self-ensembling model for semi-supervised segmentation of multiclass retinal fluid in optical coherence tomography images [J]. International Journal of Imaging Systems and Technology, 2022, 32(1): 369-386.
11. Zheng H, Qian L, Qin Y, et al. Improving the slice interaction of 2.5D CNN for automatic pancreas segmentation [J]. Medical Physics, 2020, 47(11): 5543-5554.
12. Ju J, Li J, Chang Z, et al. Incorporating multi-stage spatial visual cues and active localization offset for pancreas segmentation [J]. Pattern Recognition Letters, 2023, 170: 85-92.
13. Li M, Lian F, Wang C, et al. Accurate pancreas segmentation using multi-level pyramidal pooling residual U-Net with adversarial mechanism [J]. BMC Medical Imaging, 2021, 21(1): 1-8.
14. Zheng H, Chen Y, Yue X, et al. Deep pancreas segmentation with uncertain regions of shadowed sets [J]. Magnetic Resonance Imaging, 2020, 68: 45-52.
15. Xie L, Yu Q, Zhou Y, et al. Recurrent saliency transformation network for tiny target segmentation in abdominal CT scans [J]. IEEE transactions on medical imaging, 2019, 39(2): 514-525.
16. Zhang D, Zhang J, Zhang Q, et al. Automatic pancreas segmentation based on lightweight DCNN modules and spatial prior propagation [J]. Pattern Recognition, 2021, 114: 107762.

致　　谢

在本书的撰写过程中，我们遵循普及与提高相结合的原则，尽可能使内容系统、全面、具体、实用，力求解决临床实际工作中的问题。承蒙全体编委不辞辛苦耕耘，尽责尽力，把自己的知识和临床经验毫无保留地奉献给读者，在此表示深深的谢意。

衷心感谢中国工程院院士、上海交通大学医学院附属瑞金医院宁光院长，在百忙中为本书作序！

本书的出版承蒙：如皋新泰投资有限公司董事长：陆彪、杨敏、高军先生；舟山瑞慈医疗集团管理有限公司虞杰、方宇董事长；明峰医疗系统股份有限公司王瑶法董事长，中国东软医疗系统股份有限公司CEO武少杰先生，帮助我们解决部分出版资金，在此表示诚挚的感谢！

本书编写过程中，承蒙上海交通大学医学院附属新华医院放射科任刚教授，复旦大学附属肿瘤医院放射科朱晖副教授，复旦大学附属中山医院放射科周建军教授，上海交通大学医学院附属瑞金医院核医学科张一帆教授、病理科袁菲教授，明峰医疗系统股份有限公司王瑶法董事长提供了少部分图片，丰富和充实了本书的内容，谨此表示衷心的谢忱！

缪　飞

2024年8月18日

彩色插页

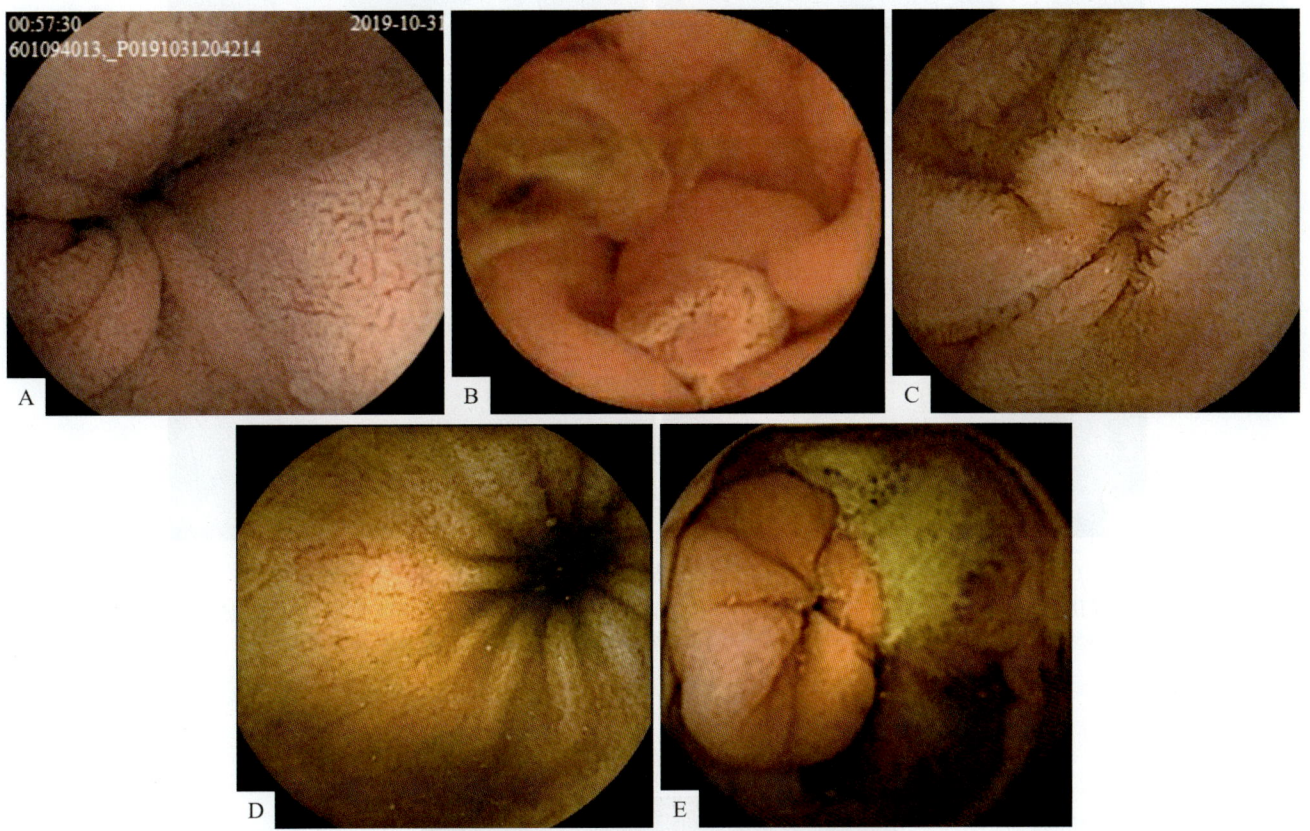

图1-2-29 胶囊内镜下小肠的正常图像
A~E分别为十二指肠球部、十二指肠降段及乳头、空肠、回肠和回盲瓣。

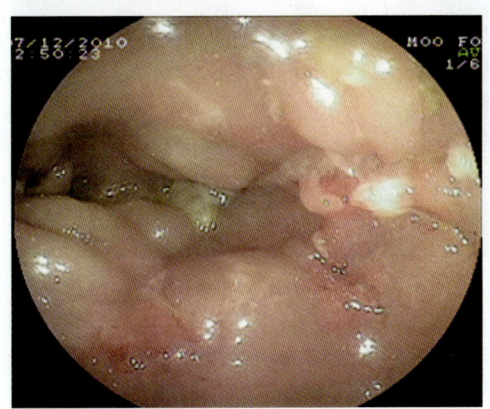

图1-4-4 小肠黏膜肿胀
克罗恩病双气囊小肠镜图像,显示黏膜明显肿胀,表面可见纵行溃疡及糜烂,肠腔狭窄。

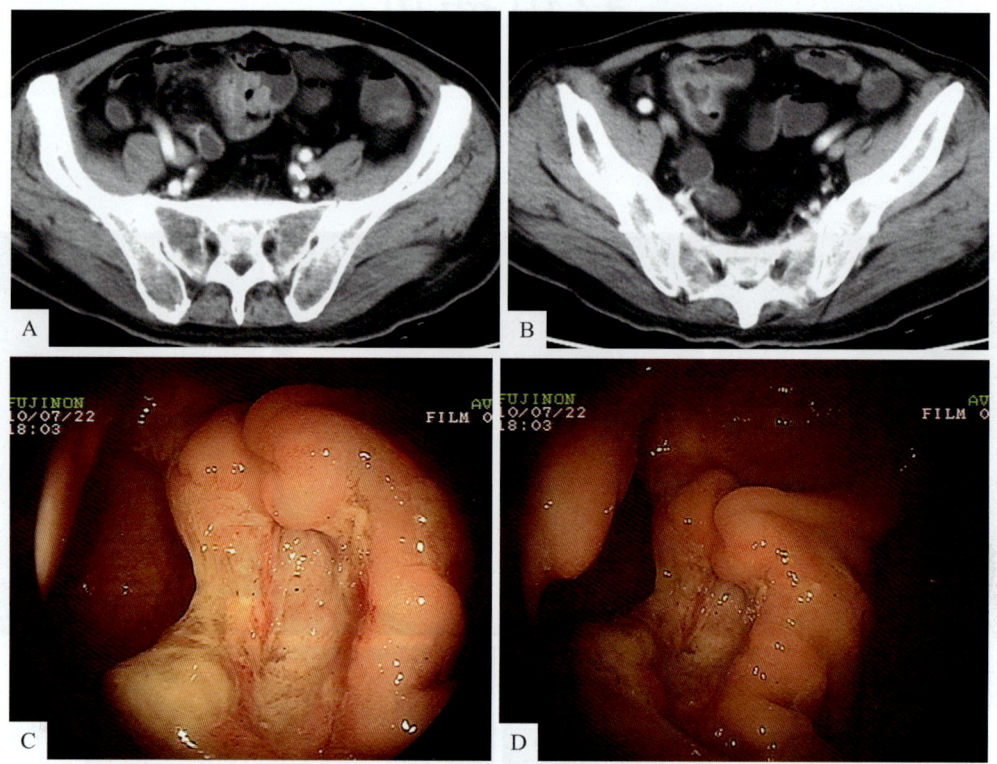

图 1-4-7 小肠黏膜破坏（肠白塞病）

A、B. 门脉期横断面 CT 增强图像，显示盆腔内回肠肠壁增厚，黏膜呈凹凸不平溃疡改变，腔内可见增生性肉芽肿改变；C、D. 小肠镜图像，显示回盲部穿凿样溃疡，溃疡边界清晰，边缘可见黏膜隆起改变。

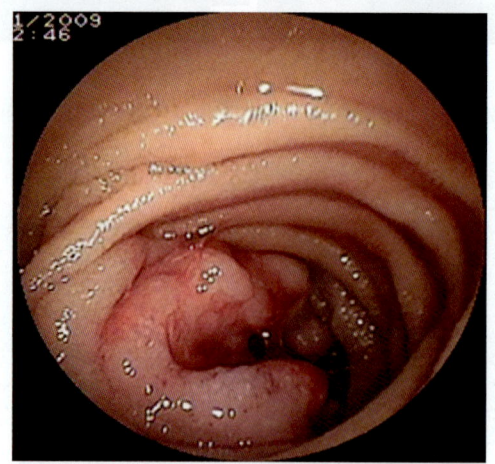

图 1-4-8 小肠黏膜破坏（空肠腺癌）

双气囊小肠镜图像显示空肠肠腔内肿物样隆起病灶，中央伴深凹溃疡，病灶触之易出血，肠腔呈偏心性狭窄。

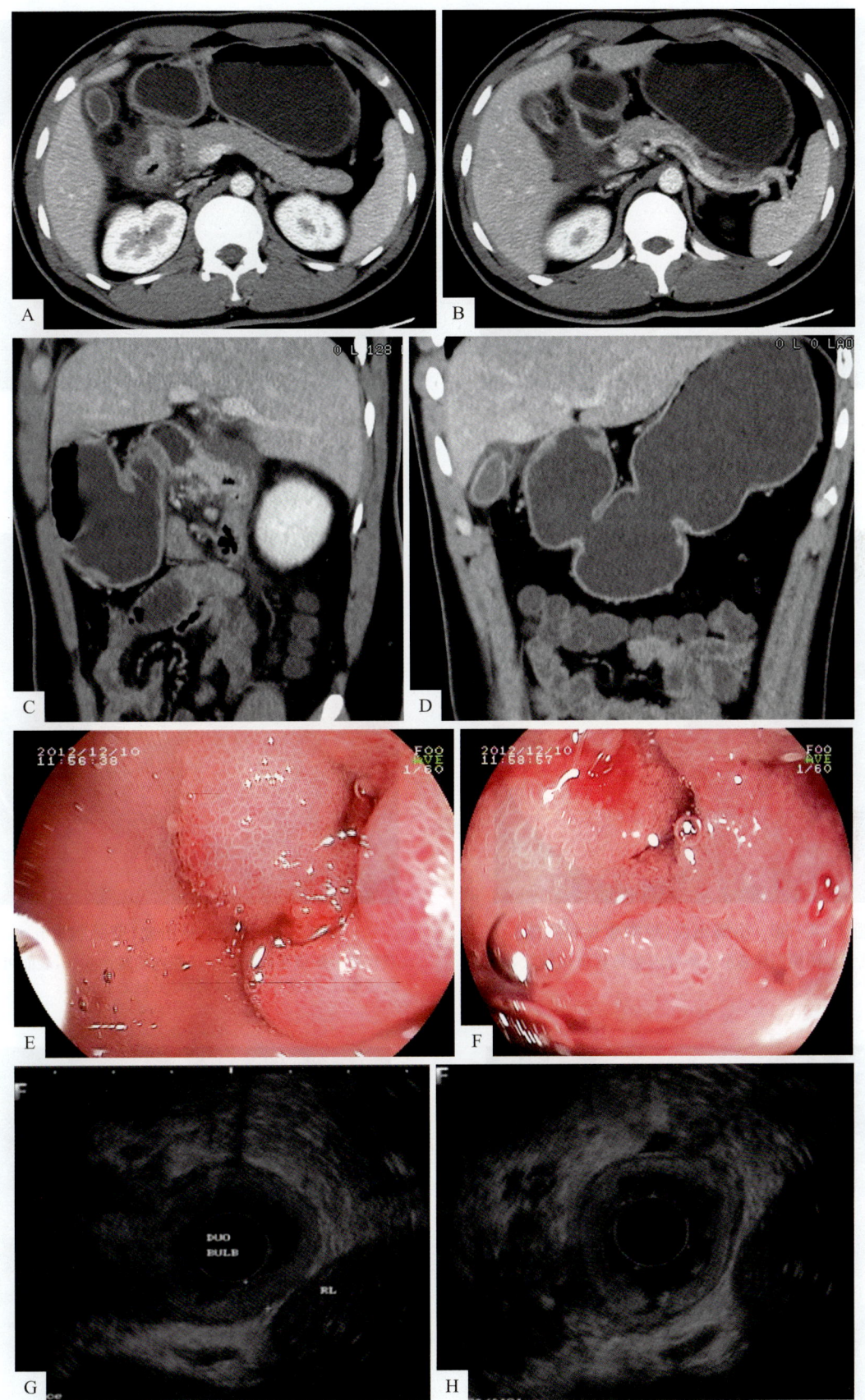

图1-4-16 小肠肠腔狭窄（克罗恩病累及十二指肠球部）

A、B.门脉期横断面CT增强图像；C、D.门脉期冠状面CT重建图像。显示十二指肠球部明显增厚，肠腔变窄，近段胃腔明显扩张，球部周围可见积液。E、F.内镜图像显示十二指肠球部黏膜充血水肿，腔内增生性肉芽肿生成，肠腔明显狭窄；G、H.超声图像显示球部黏膜肌层和固有肌层呈明显增厚低回声区。

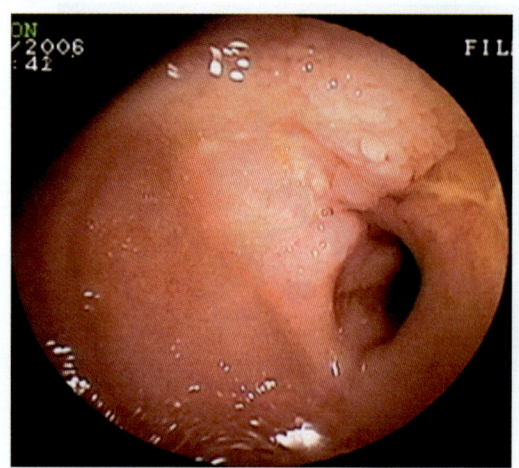

图 1-4-18 小肠肠腔狭窄（克罗恩病）
双气囊小肠镜显示黏膜皱襞肿胀，可见纵行溃疡伴肠腔呈偏心性狭窄。

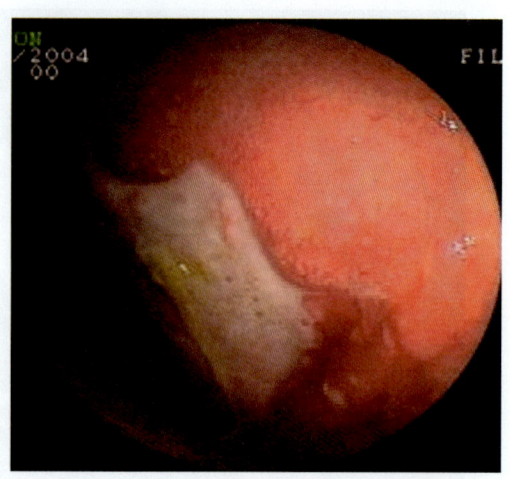

图 1-4-35 小肠出血（NSAIDs 溃疡）
双气囊小肠镜图像显示地图状溃疡，表面覆白苔，小肠黏膜水肿。

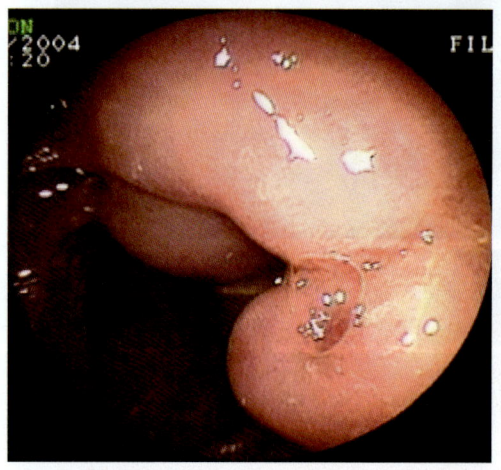

图 1-4-36 小肠出血（腔内生长间质瘤）
双气囊小肠镜图像显示空肠腔内生长软组织肿块，呈分叶状，表面光滑。

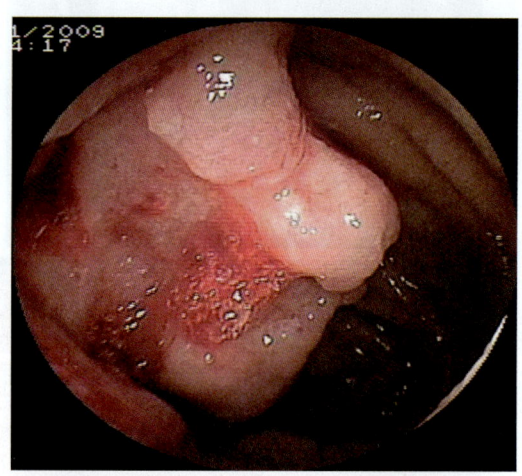

图 1-4-37 小肠出血（空肠腺癌）
双气囊小肠镜图像显示空肠腔内增殖性病灶，表面可见溃疡形成，溃疡形态不规则，可见触之易出血。

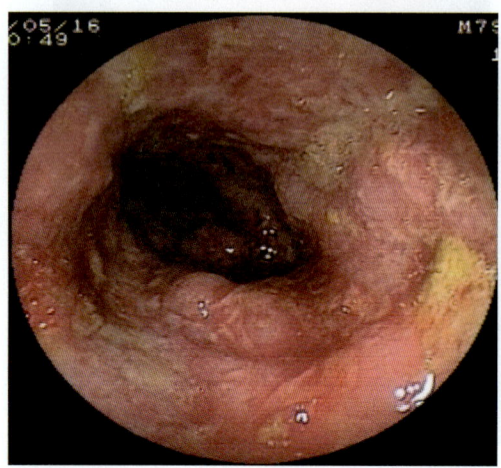

图 1-4-38 小肠出血（淋巴瘤）
双气囊小肠镜图像显示很长的一段小肠黏膜肿胀、溃疡及糜烂，肠腔狭窄。

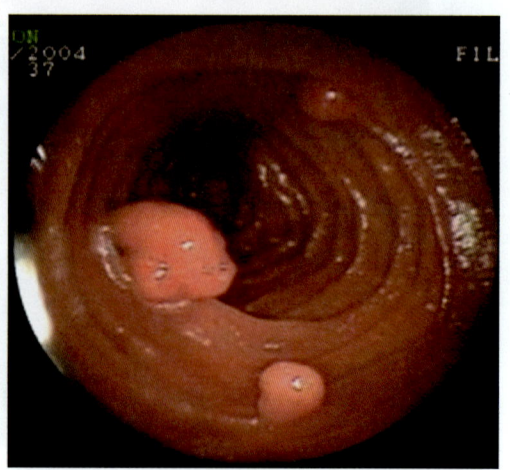

图 1-4-39 小肠出血（小肠多发息肉）
双气囊小肠镜图像显示小肠内多发类圆形息肉影，以宽基底与肠壁相连，部分呈分叶状。

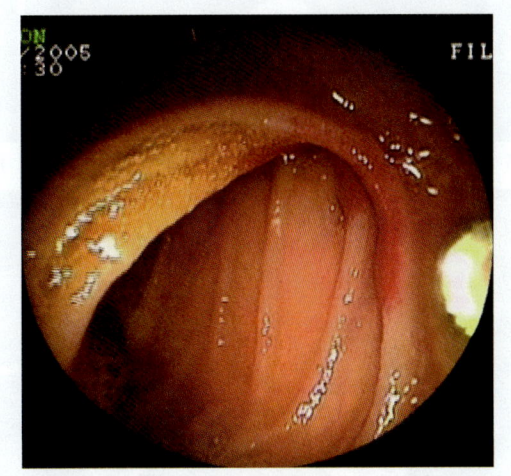

图 1-4-40 小肠出血(小肠血管瘤)
双气囊小肠镜图像显示黏膜下血管增粗,呈片状黏膜发红、充血改变。

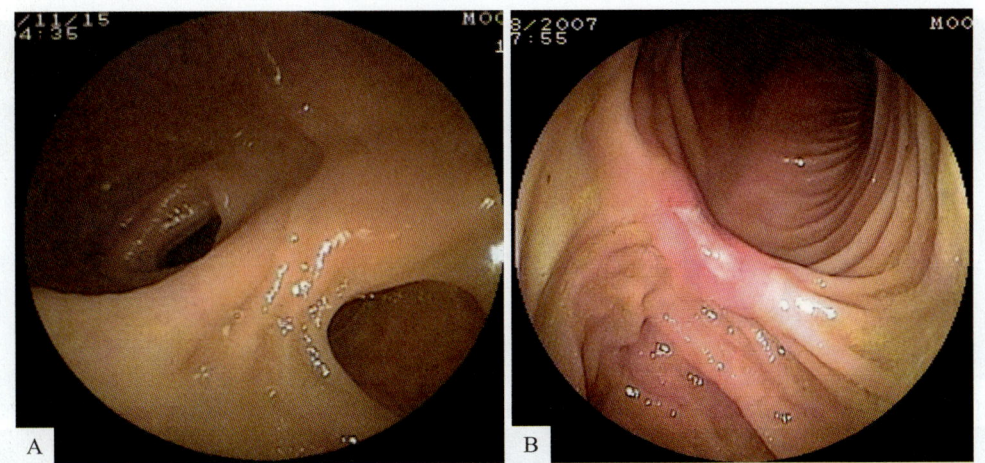

图 1-4-41 小肠出血(小肠憩室伴憩室炎)
双气囊小肠镜图像显示囊袋状向外突出影,表面黏膜溃疡、肿胀。

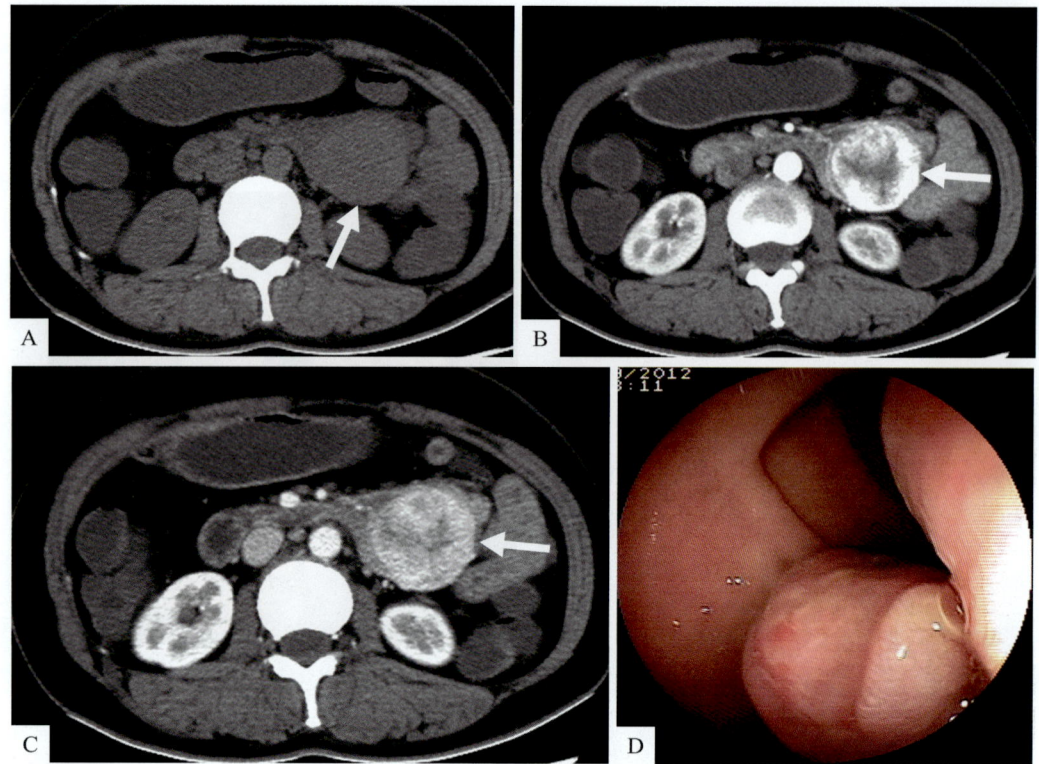

图1-4-43 小肠出血(空肠间质瘤)

横断面CT图像(A)显示近端空肠近屈式韧带处类圆形肿块,动脉期和门脉期CT增强图像(B、C)显示肿块起自黏膜下层,并向腔外生长,肿块实性成分呈延迟强化改变,中央囊变坏死区未见强化(箭);小肠镜图像(D)显示空肠黏膜下来源肿块,黏膜呈隆起改变。

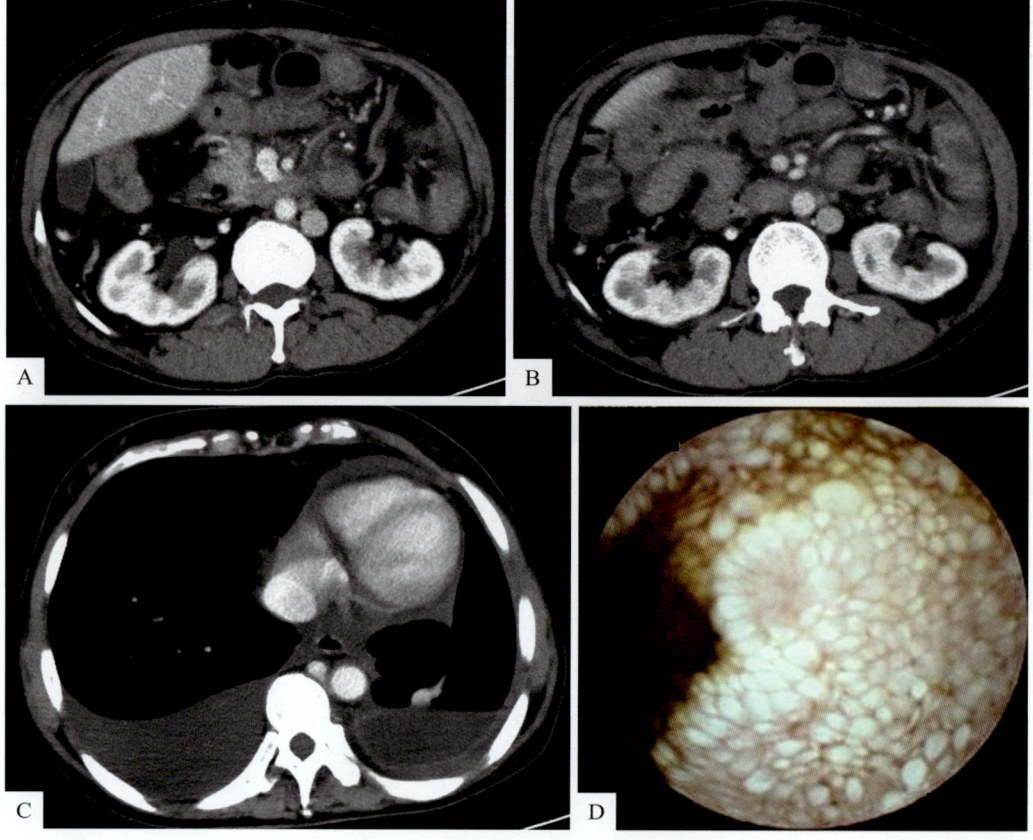

图2-1-16 小肠淋巴管扩张症

横断面CT增强图像(A~C)可见十二指肠空肠弥漫性肠壁水肿增厚,呈分层样强化,肠系膜水肿,双侧胸腔积液,引流液为乳白色。胶囊内镜图像(D)显示弥漫性小肠黏膜皱襞呈淡白色,散在性黏膜白色点状聚集,白色扁平圆形隆起。

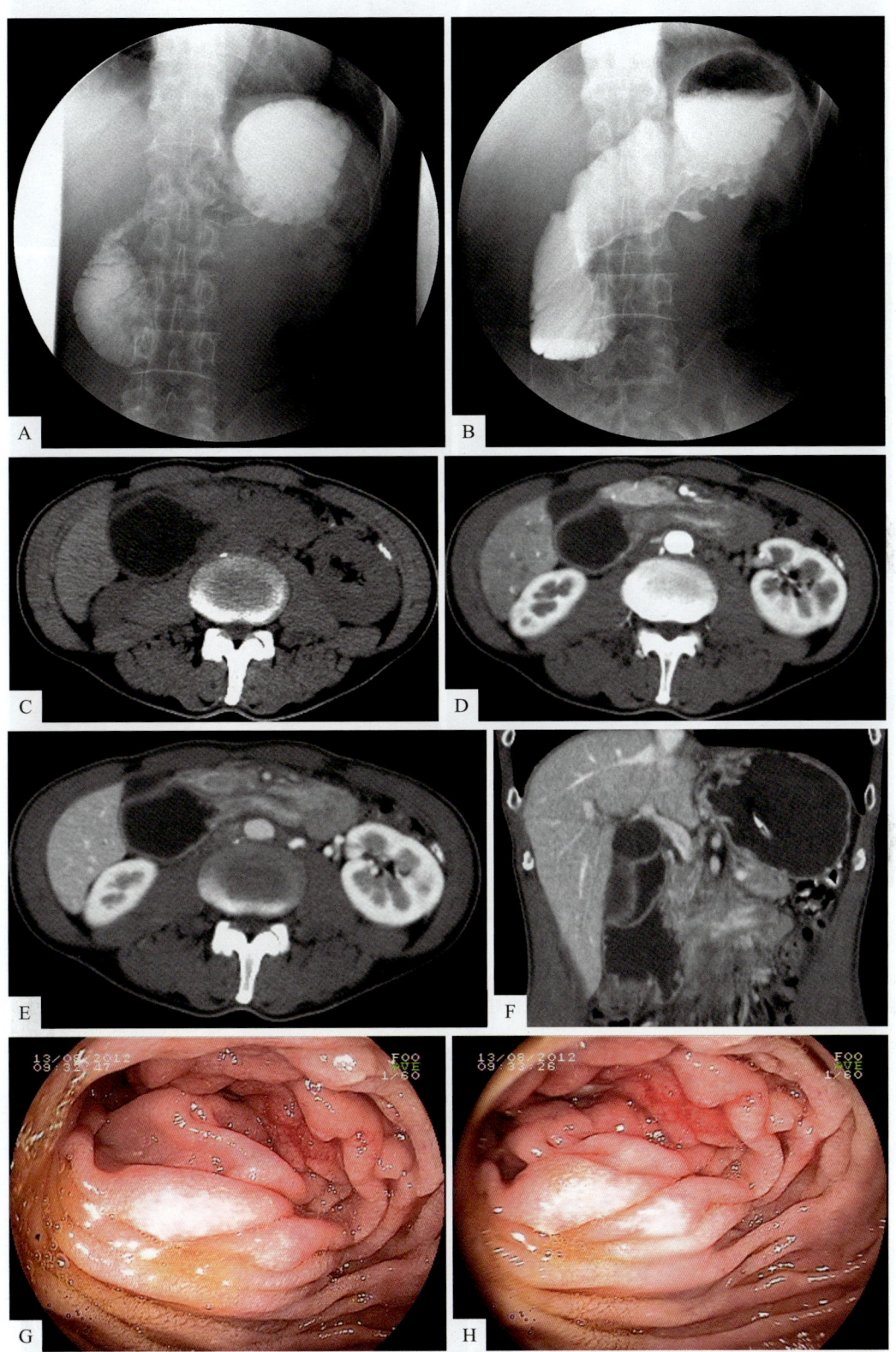

图 2-5-23 十二指肠水平段黏液腺癌

X 线钡剂造影(A、B)显示十二指肠水平段管腔狭窄,对比剂通过受限,近端肠管明显扩张;CT 平扫图像(C)显示十二指肠水平段管壁增厚,管腔狭窄;动脉期(D)和门脉期(E)CT 增强图像、冠状面 CT 重建图像(F)显示十二指肠水平段肠壁中等强化,近端肠管明显扩张;双气囊小肠镜图像(G、H)显示黏膜肿胀,局部可见糜烂伴出血,管腔狭窄。

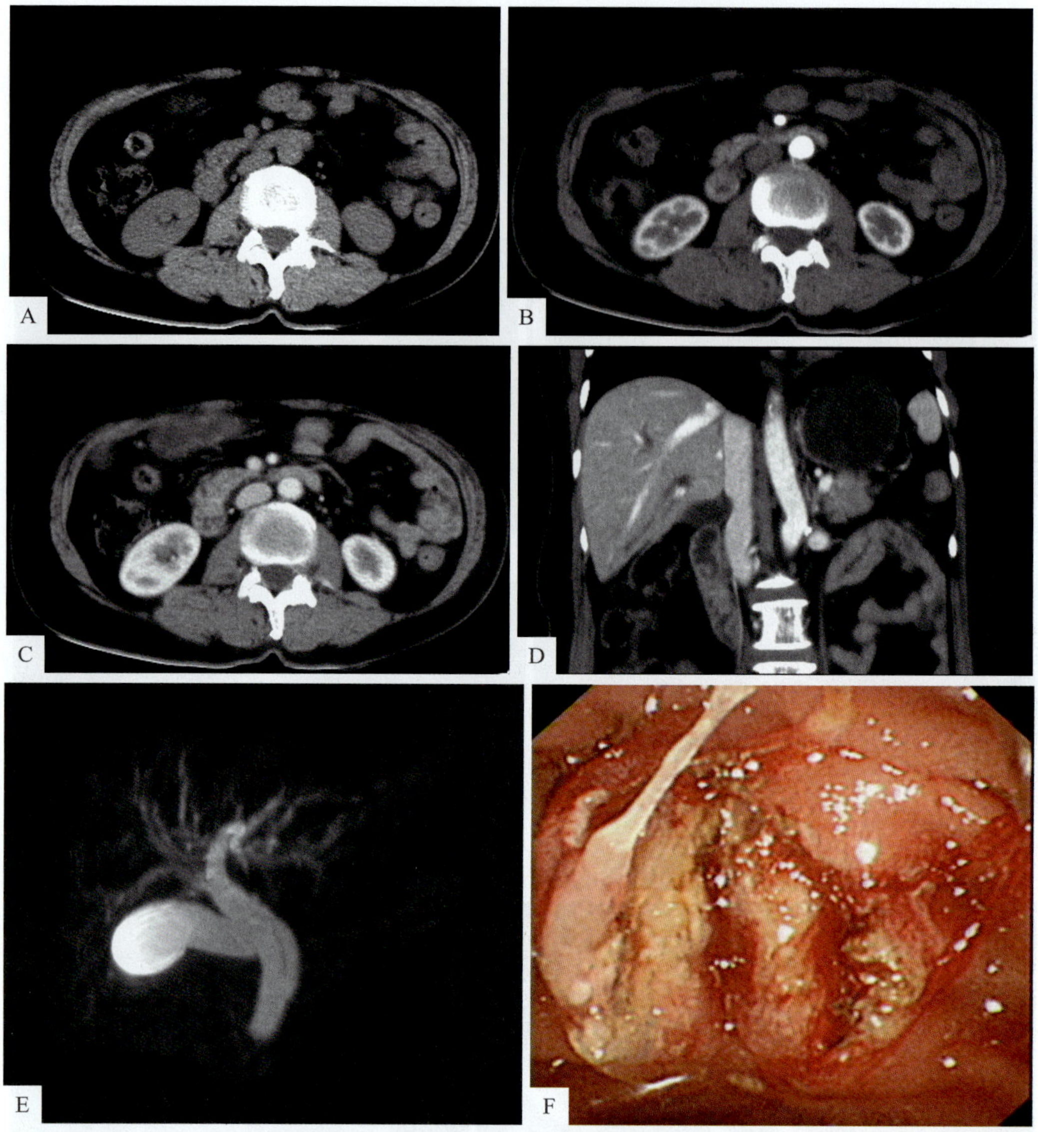

图 2-5-26 十二指肠乳头腺癌

CT 平扫图像（A）显示十二指肠乳头软组织肿块影；动脉期（B）和门脉期（C）CT 增强图像、冠状面 CT 重建图像（D）显示肿块中等强化；MRCP 图像（E）显示胆囊增大，胆总管明显扩张；内镜图像（F）显示十二指肠乳头肿胀伴溃疡、坏死形成。

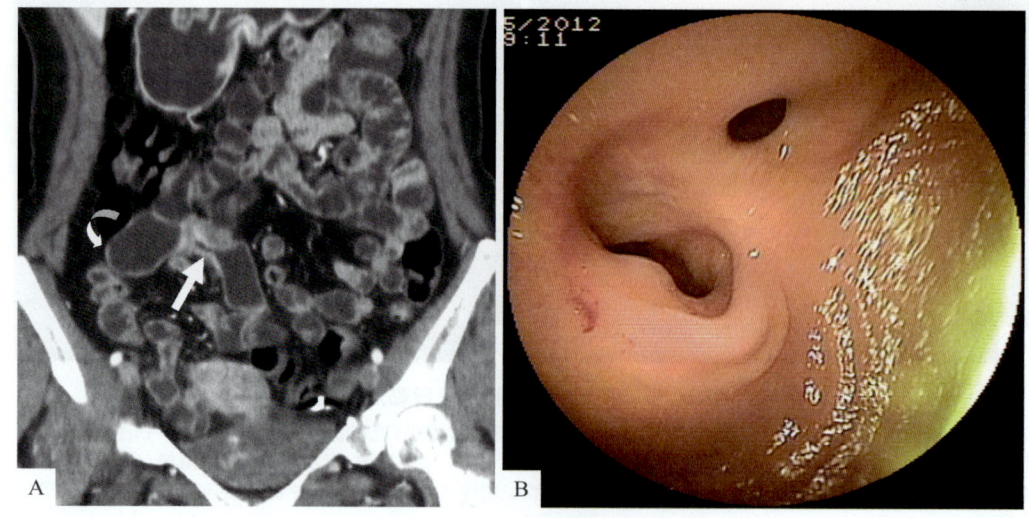

图 3-1-12 梅克尔憩室

门脉期冠状面 CT 重建图像（A）显示回肠囊袋状向外突出结构，呈盲管样改变（弯箭），并可见该憩室有环形狭窄，狭窄处肠壁增厚，增强扫描黏膜面明显强化（箭）；双气囊小肠镜图像（B）显示该憩室的形态及周围黏膜充血及浅溃疡。

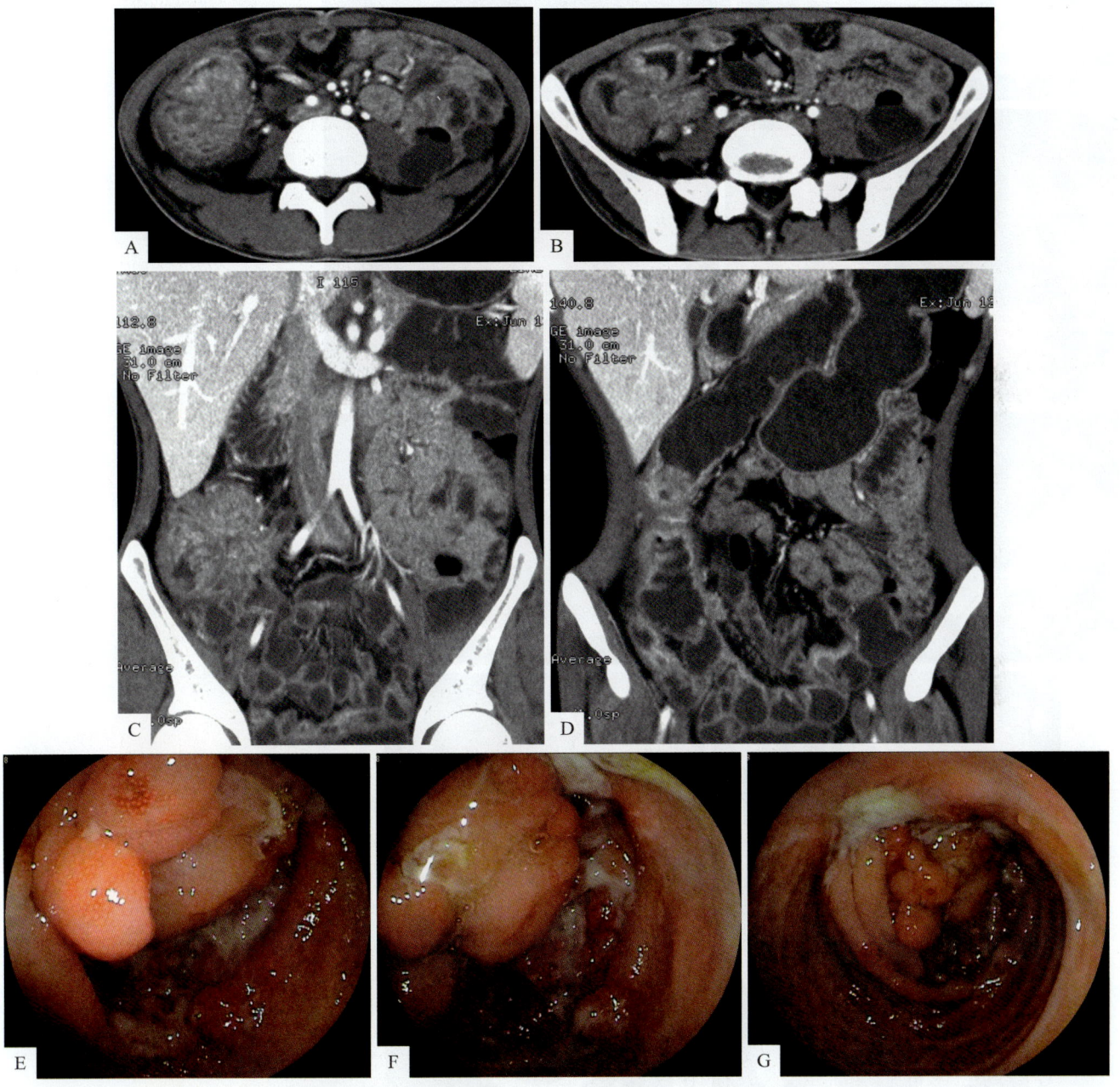

图3-2-22 小肠、结肠克罗恩病，回盲部腔内巨大肉芽增生

门脉期横断面CT增强图像（A、B）、门脉期冠状面CT重建图像（C、D）显示回盲部、右半结肠、横结肠腔内巨大软组织影，堵塞肠腔，提示肉芽增生。肠镜图像（E～G）显示纵行溃疡及肉芽增生填充肠腔。

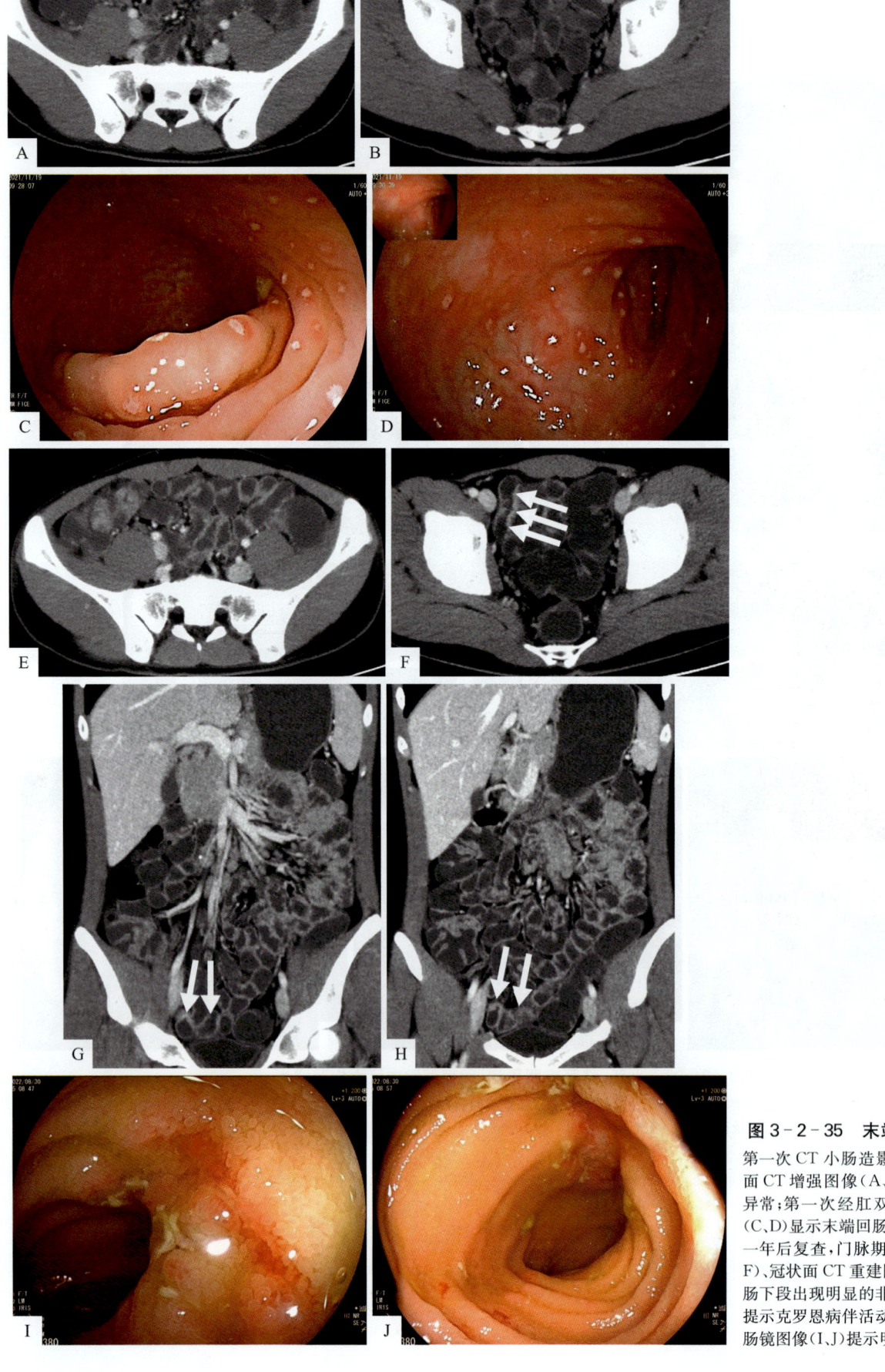

图 3-2-35 末端回肠克罗恩病

第一次 CT 小肠造影检查门脉期横断面 CT 增强图像（A、B）显示未见确切异常；第一次经肛双气囊小肠镜图像（C、D）显示末端回肠散在阿弗他溃疡；一年后复查，门脉期 CT 增强图像（E、F）、冠状面 CT 重建图像（G、H）显示回肠下段出现明显的非对称性增厚（箭），提示克罗恩病伴活动性炎症；双气囊小肠镜图像（I、J）提示明显纵行溃疡。

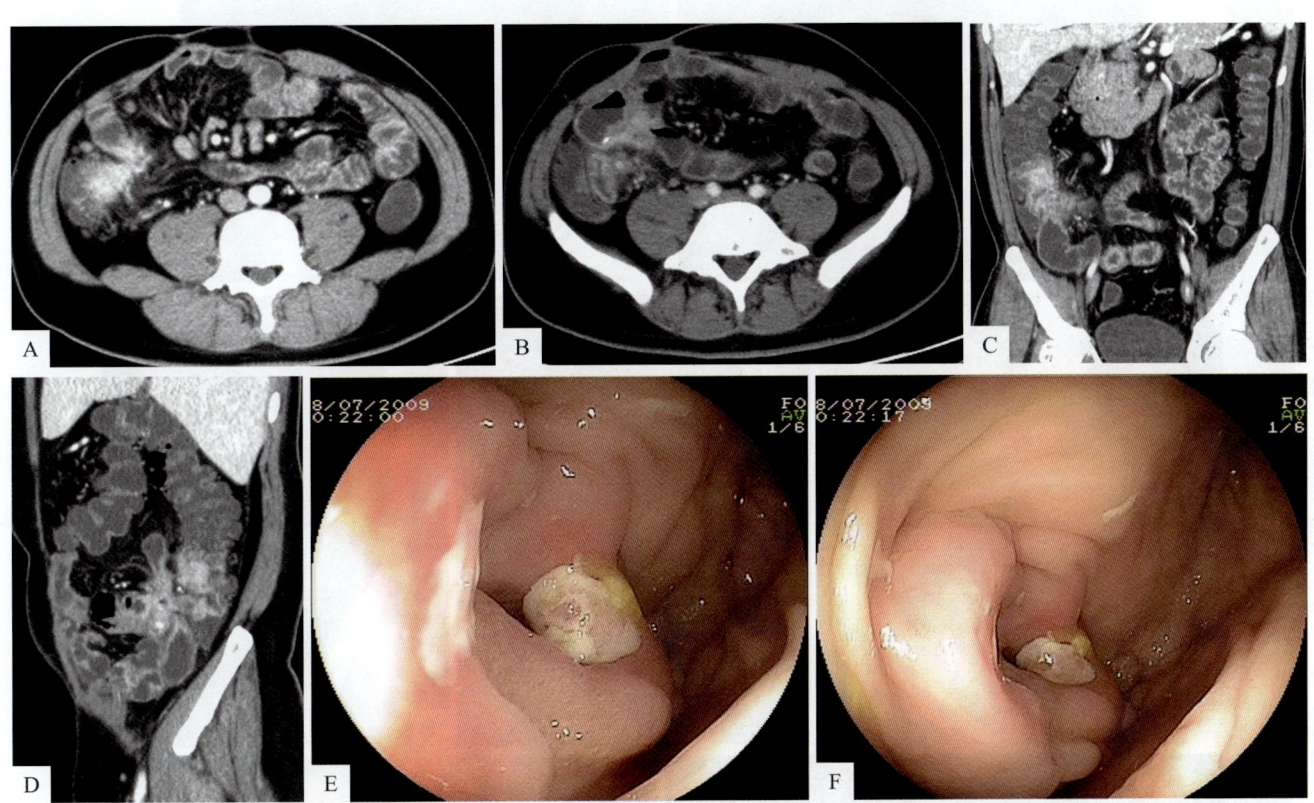

图 3-2-37 克罗恩病术后吻合口复发

门脉期横断面 CT 图像（A、B）、门脉期冠状面 CT 重建图像（C）、矢状面 CT 重建图像（D）显示小肠克罗恩病术后改变，见金属吻合线影，吻合口处可见增生性肉芽肿改变；肠镜图像（E、F）显示吻合口溃疡及增生性肉芽肿改变。

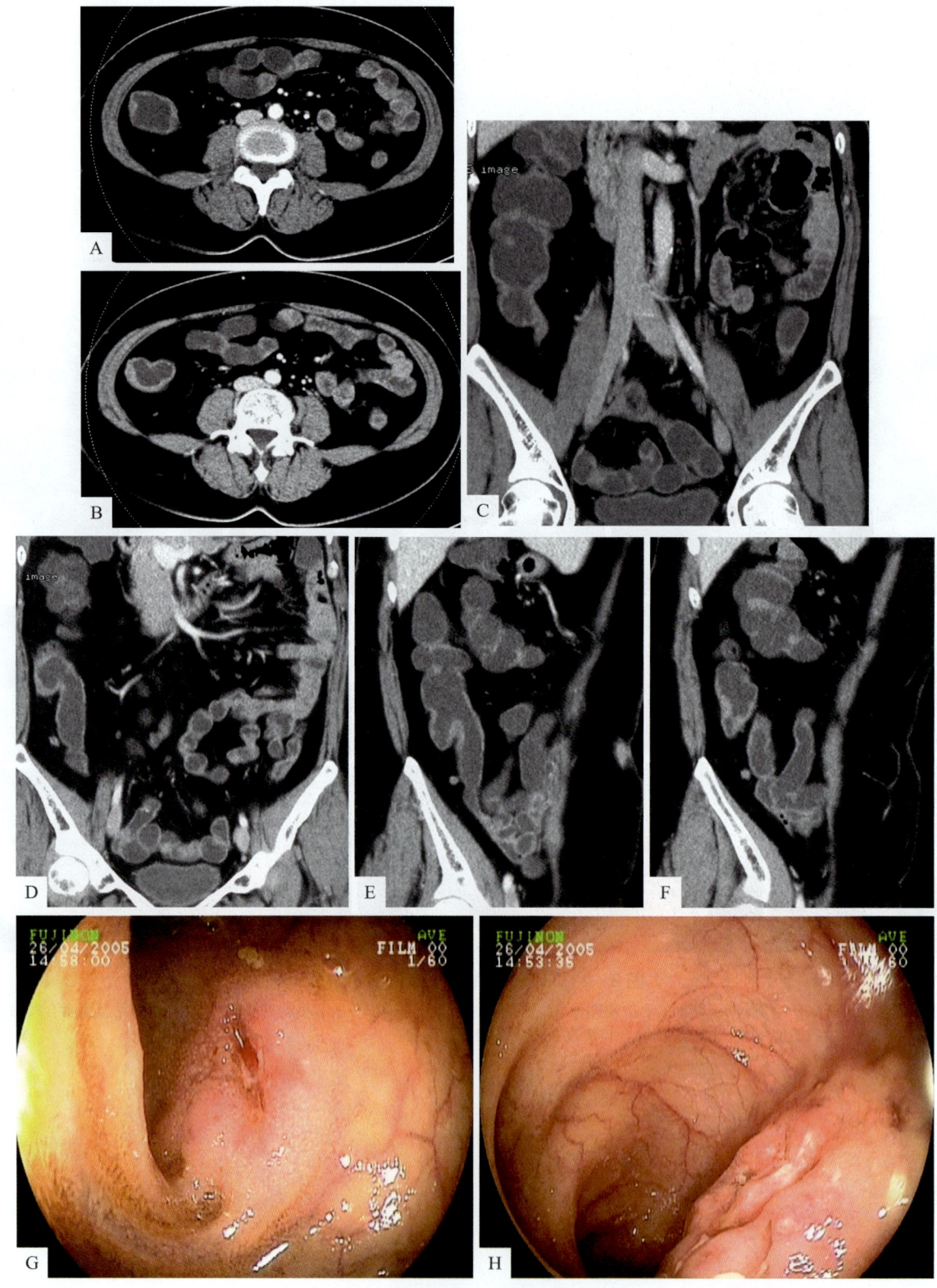

图3-3-3 肠结核

门脉期横断面CT增强图像(A、B)、门脉期冠状面CT重建图像(C、D)、矢状面CT重建图像(E、F)显示回盲部及邻近末端回肠连续性肠壁略增厚,增强扫描肠壁均匀一致强化改变,未见分层,回盲瓣口呈"鱼嘴样"张开,呈固定开口改变,提示陈旧性肠结核;肠镜图像(G、H)显示末端回肠不规则浅溃疡病灶伴周边黏膜隆起充血及结节样隆起,图H见溃疡边缘清楚且呈"虫蚀样"改变。

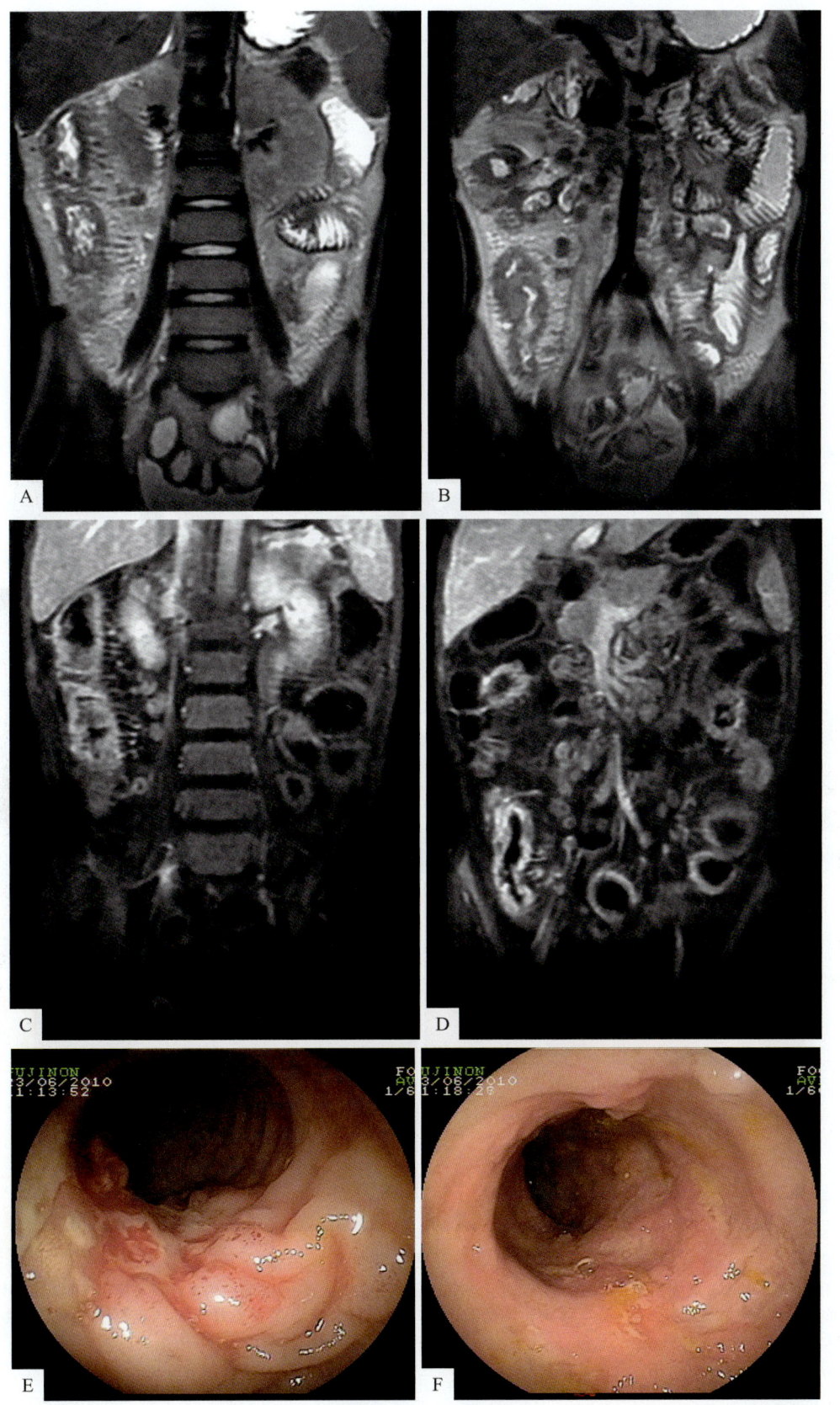

图 3-3-7 肠结核

冠状面 MR T2SSFSE 图像（A、B）显示广泛小肠、末端回肠、回盲部及邻近右半结肠肠壁增厚，肠壁呈三层改变，黏膜层和浆膜层呈低信号，黏膜下层水肿呈高信号，黏膜面呈凹凸不平溃疡改变；冠状面 MR LAVA 增强图像（C、D）显示病变肠段强化呈三层，黏膜层和浆膜层明显强化，黏膜下层水肿呈低信号，肠管周围可见多发环形强化淋巴结，提示干酪样坏死；结肠镜图像（E、F）显示黏膜不规则溃疡表现，溃疡周边结节样隆起，溃疡边缘清晰并呈"虫蚀样"。

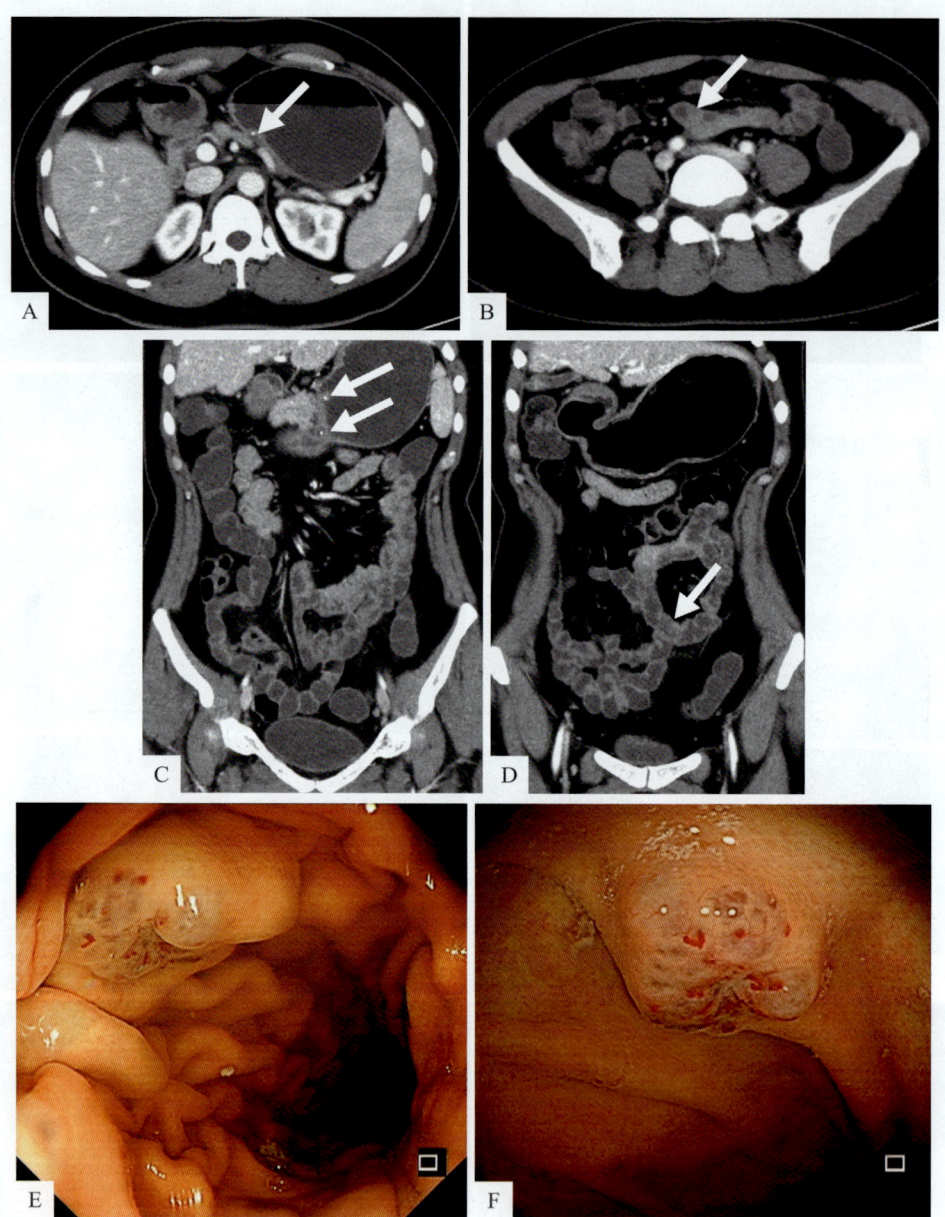

图 3-4-23 蓝色橡皮疱痣综合征

门脉期横断面 CT 增强图像（A、B）、门脉期冠状面 CT 重建图像显示胃、小肠肠腔内黏膜下多发结节样隆起，增强扫描结节中央呈点状强化（箭）；胃镜和肠镜图像（E、F）显示黏膜下多发血管瘤，呈"蓝莓状"及"树莓状"改变"。

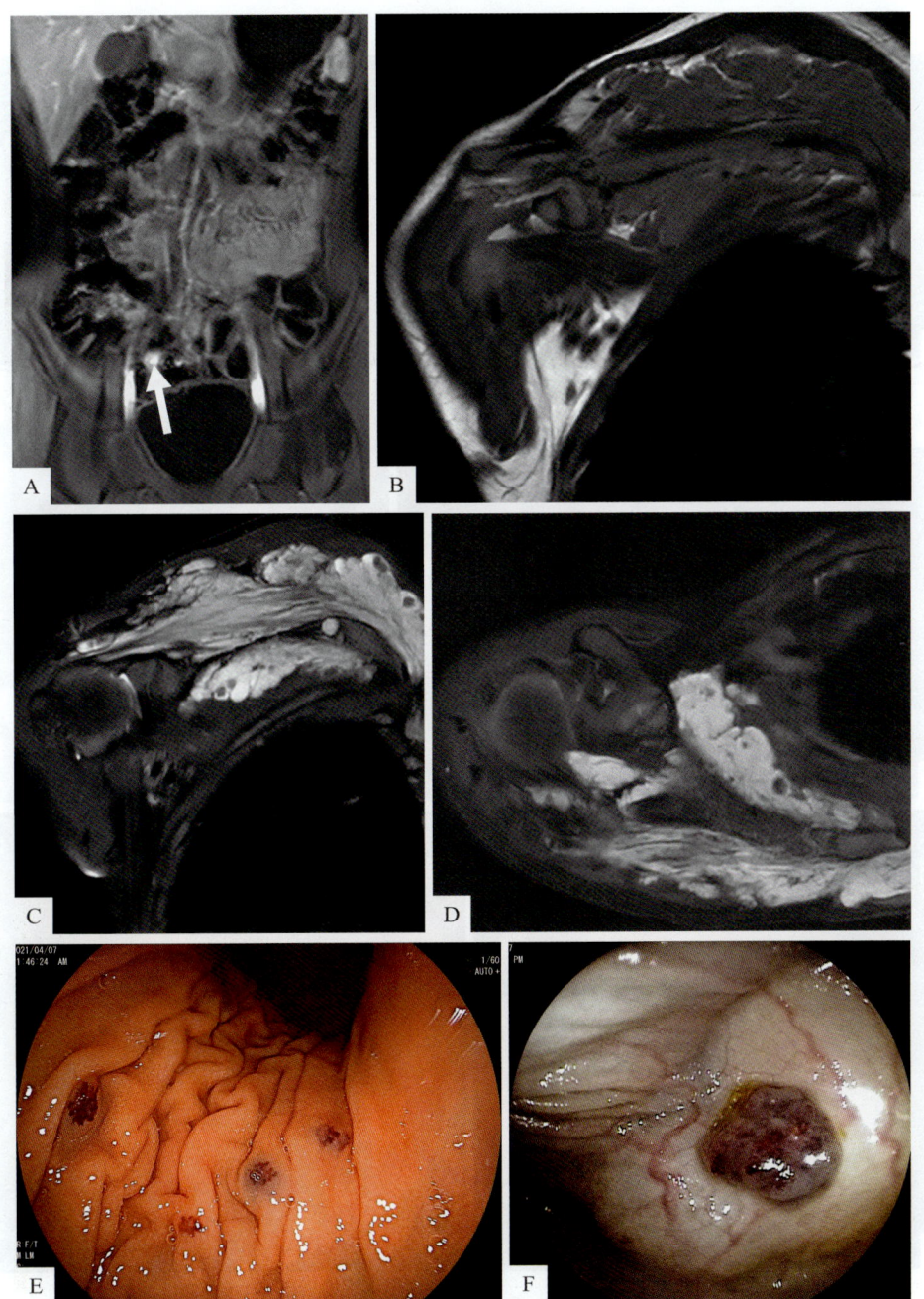

图 3-4-24 蓝色橡皮疱痣综合征

冠状面 MRI 增强图像（A）显示末端回肠腔内异常强化结节（箭）；右侧肩关节 MR T1WI（B）、冠状面和横断面 MR T2WI（脂肪抑制）（C、D）显示右侧胸壁及肩背部片状异常信号，呈 T1 低信号，fsT2WI 上呈高信号，中央见散在结节状低信号，提示血管瘤；胃镜和肠镜图像（E、F）显示黏膜下多发血管瘤，呈"蓝莓状"及"树莓状改变"。

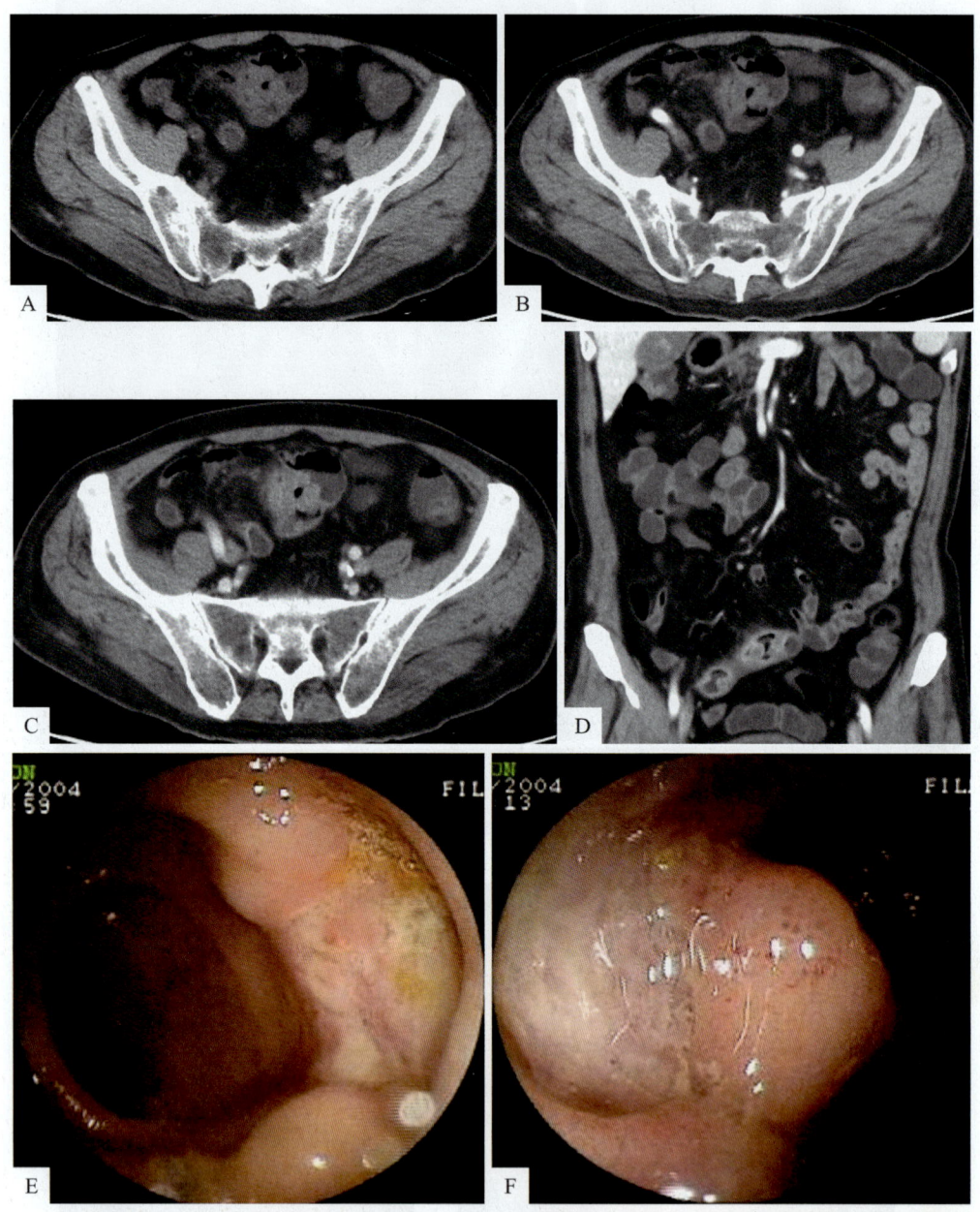

图 3-5-9 肠白塞病

CT 平扫图像（A）、动脉期 CT 增强图像（B）、门脉期 CT 增强图像（C）、门脉期冠状面 CT 重建图像（D）显示回肠下段肠壁增厚，黏膜溃疡，溃疡局部管壁增厚伴异常强化，如火山口状，溃疡内见小液平，未见肉芽增生。肠管周围渗出，脂肪密度增高。回肠下段小肠镜图像（E、F）可见"深凿样"溃疡，边界清楚光滑，周围干净，未见肉芽增生。

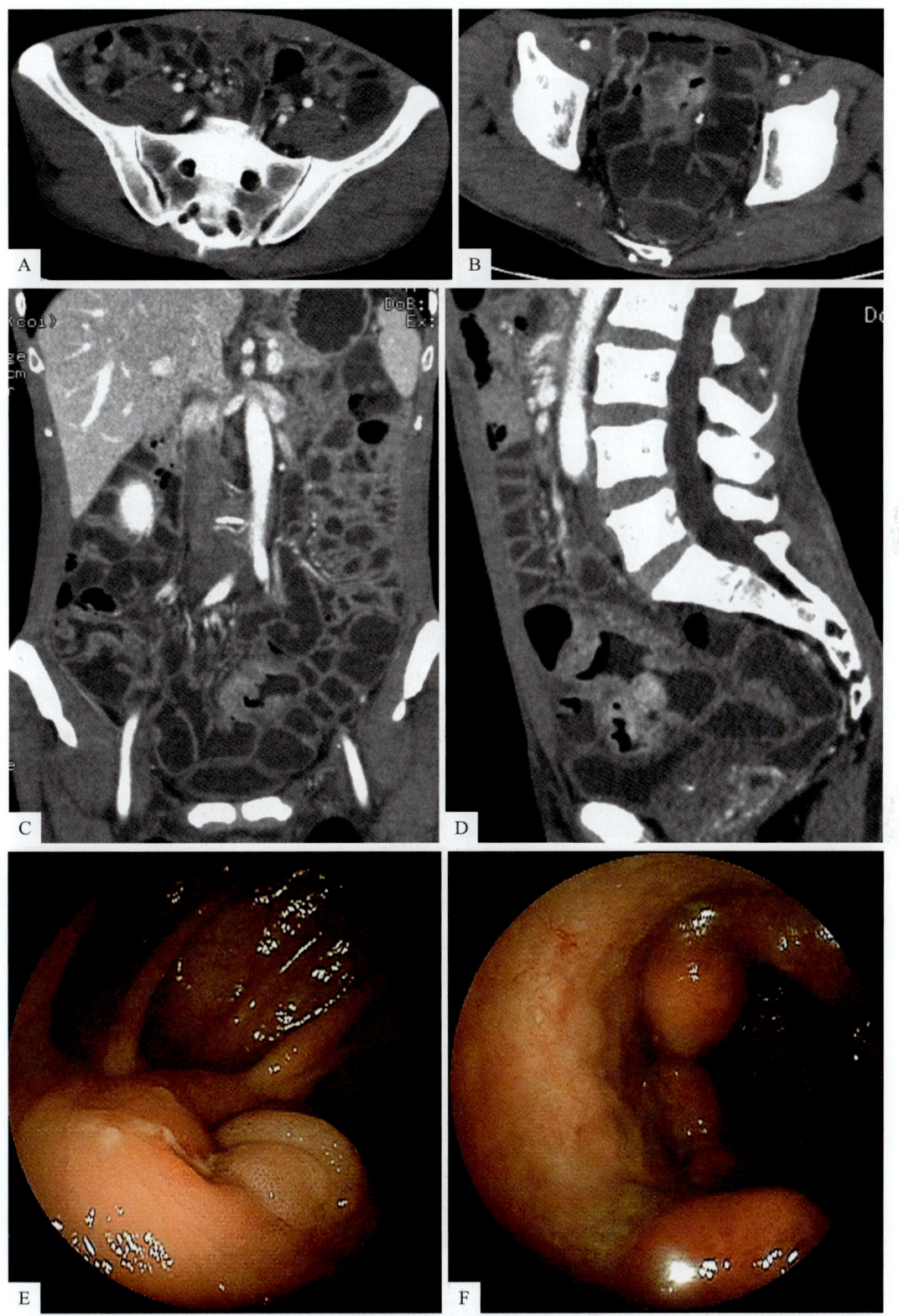

图 3-5-11 肠白塞病

门脉期横断面 CT 增强图像（A、B）、门脉期冠状面 CT 重建图像（C）、门脉期矢状面 CT 重建图像（D）显示回盲瓣、回肠下段多发溃疡，其中回肠下段较大深溃疡，周围黏膜呈隆起样改变；小肠镜图像（E、F）显示回盲瓣圆形溃疡，回肠下段多发巨大溃疡，溃疡底部平整，周边黏膜隆起，最深处溃疡绕肠腔 3/4 周，肠腔轻度狭窄。

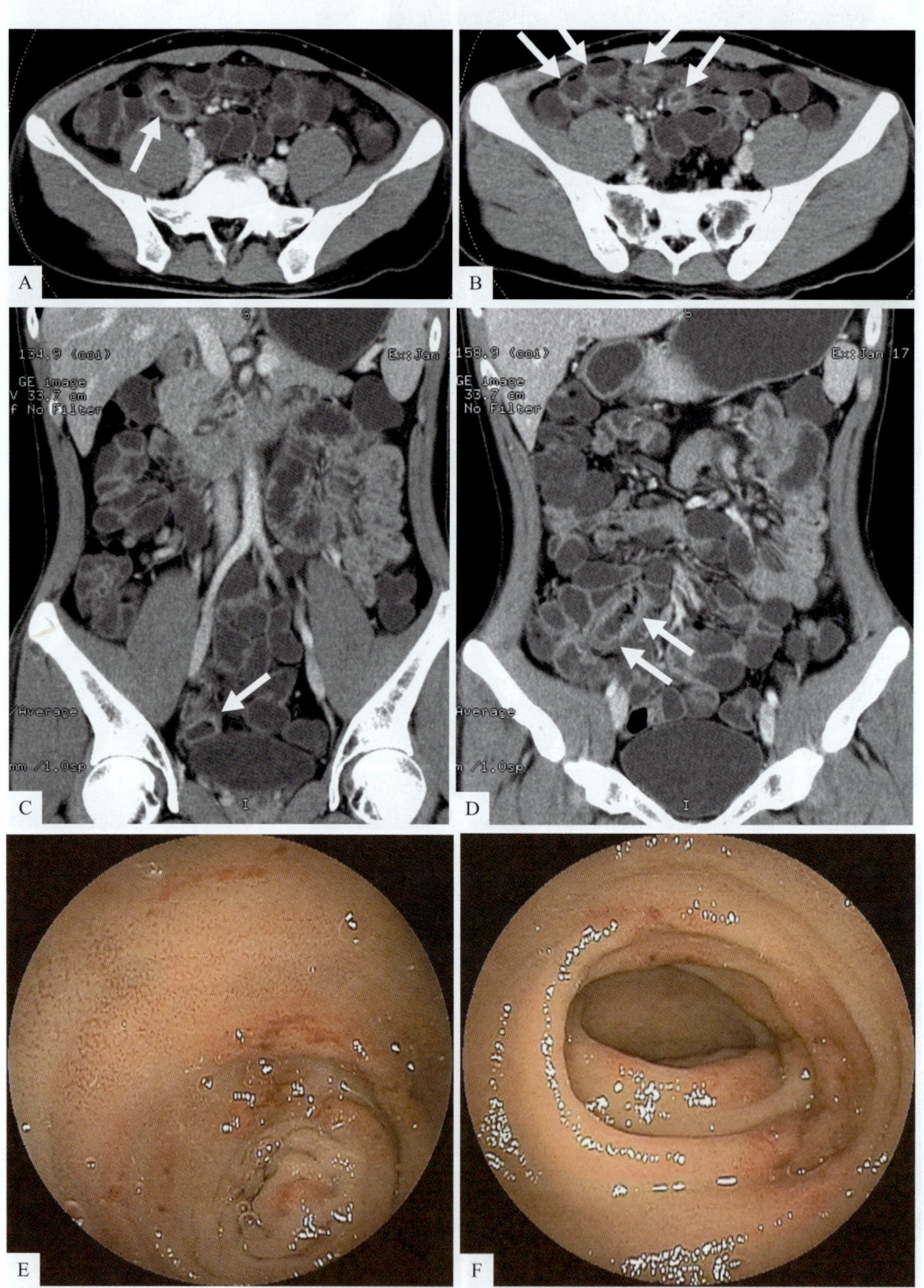

图 3-5-17 过敏性紫癜性血管炎

门脉期横断面 CT 增强图像(A、B)、门脉期冠状面 CT 增强图像(C、D)显示空肠、回肠较长一段范围小肠管壁连续性水肿、增厚及黏膜异常强化,以回肠下段和末端回肠病变为著(箭);小肠镜图像(E、F)显示黏膜皱襞充血、水肿及红斑。

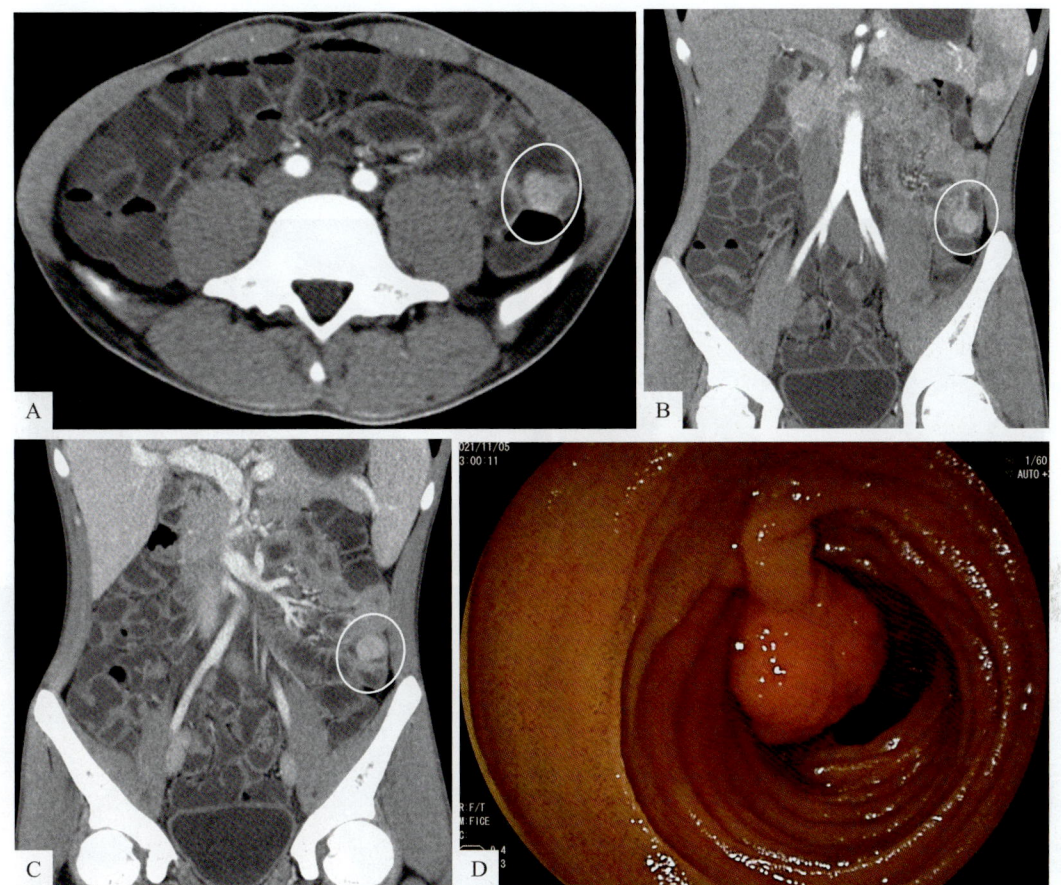

图 3-6-1 空肠腺瘤

门脉期横断面 CT 增强图像(A)、动脉期和门脉期冠状面 CT 重建图像(B、C)显示左中腹空肠腔内类圆形软组织影,明显均匀强化(圈),并可见蒂;小肠镜图像(D)显示空肠腔内带蒂腺瘤样隆起灶,表面可见腺管开口。

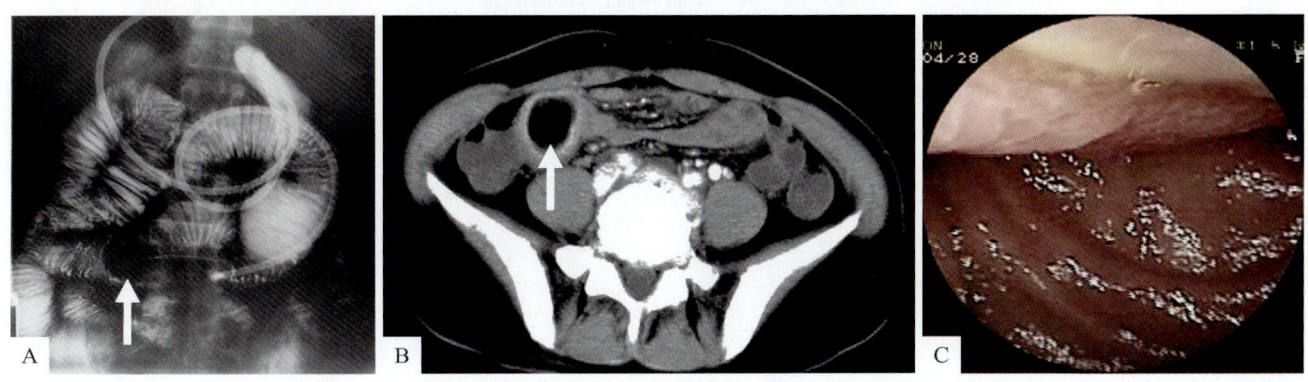

图 3-6-3 空肠脂肪瘤

小肠 X 线钡剂造影图像(A)显示空肠腔内类圆形充盈缺损(箭);CT 增强图像(B)显示空肠腔内脂肪密度肿块(箭);双气囊小肠镜图像(C)显示脂肪瘤为黏膜下来源向腔内凸起病灶,略呈黄色。

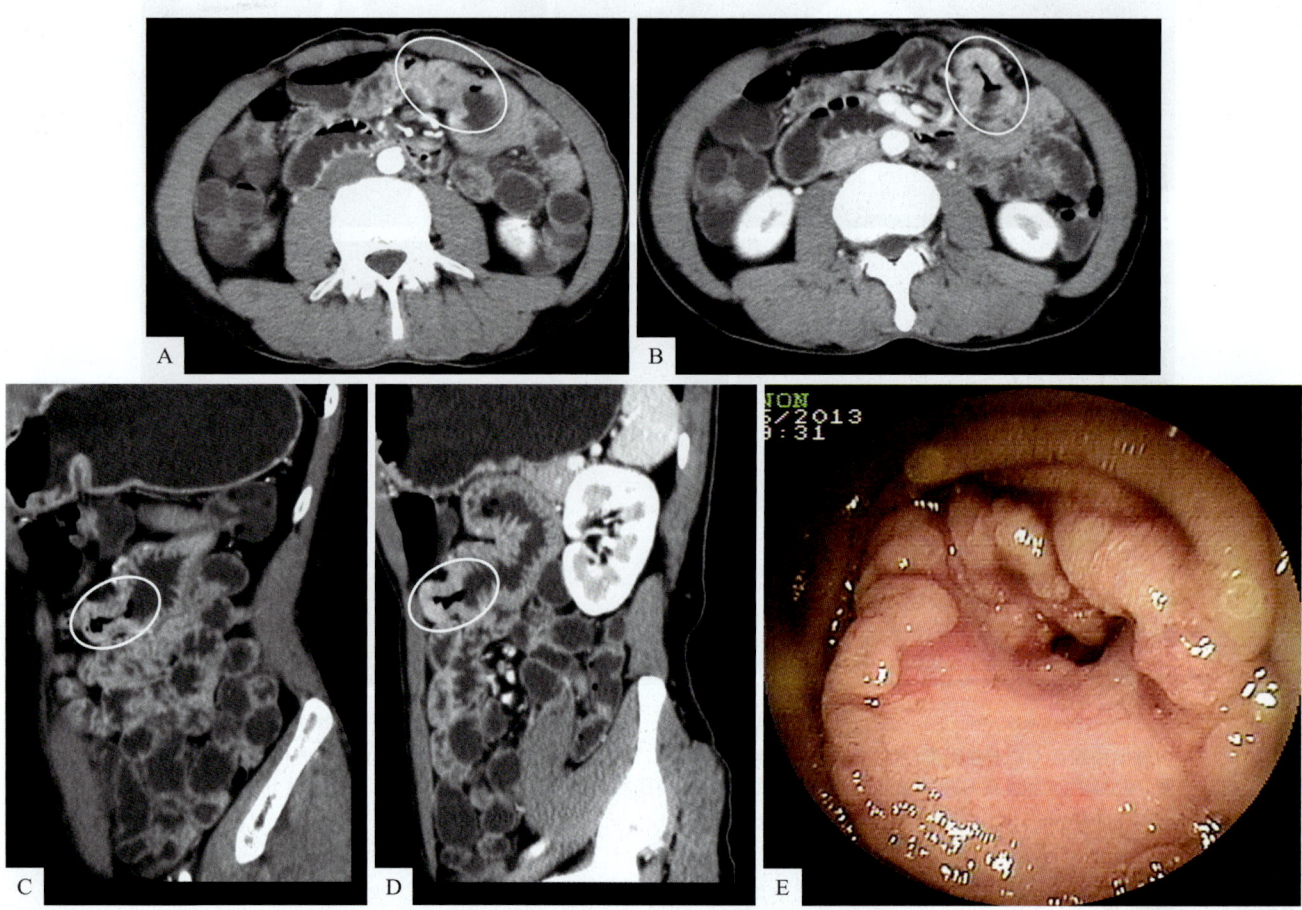

图 3-6-36 空肠腺癌(溃疡浸润型)

动脉期(A)和门脉期(B)横断面 CT 增强图像、动脉期(C)和门脉期(D)矢状面 CT 重建图像显示空肠肠壁增厚,肠腔狭窄,黏膜欠规则,呈凹凸不平溃疡改变,管壁僵硬(圈),近端空肠肠腔明显扩张,黏膜皱襞水肿、粗大,提示水肿、缺血改变;双气囊小肠镜图像(E)显示空肠腔内增殖性病灶,肠腔狭窄,表面可见大片溃疡凹陷改变。

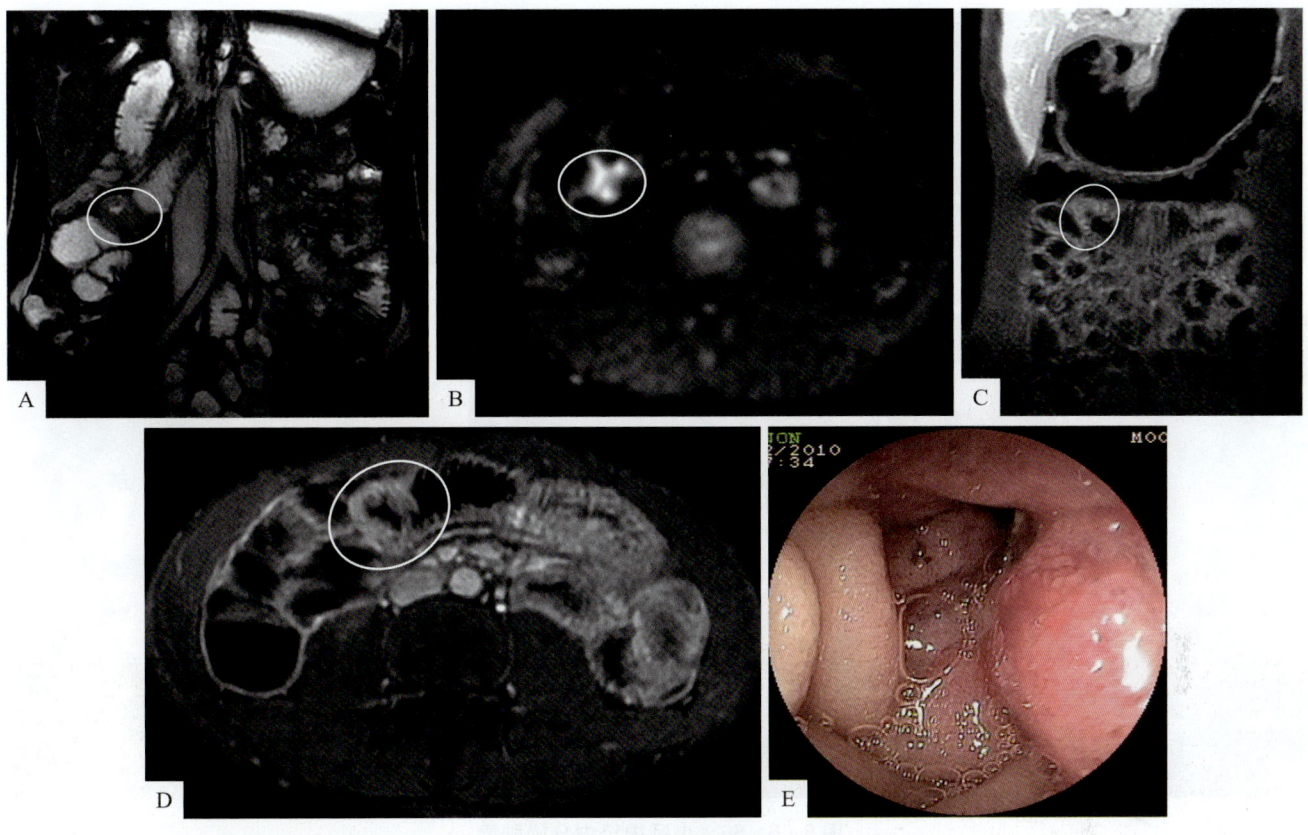

图3-6-40 空肠腺癌

冠状面MR FIESTA图像（加脂肪抑制）(A)显示空肠肠壁环形增厚，肠腔狭窄，增厚肠壁呈低信号（圈）；DWI图像(B)显示增厚肠壁呈异常高信号（圈）；冠状面(C)和横断面(D)MR LAVA增强图像显示增厚肠壁异常强化，近端肠管明显扩张（圈）；小肠镜图像(E)显示肠腔隆起糜烂灶，表面充血水肿，肠腔狭窄。

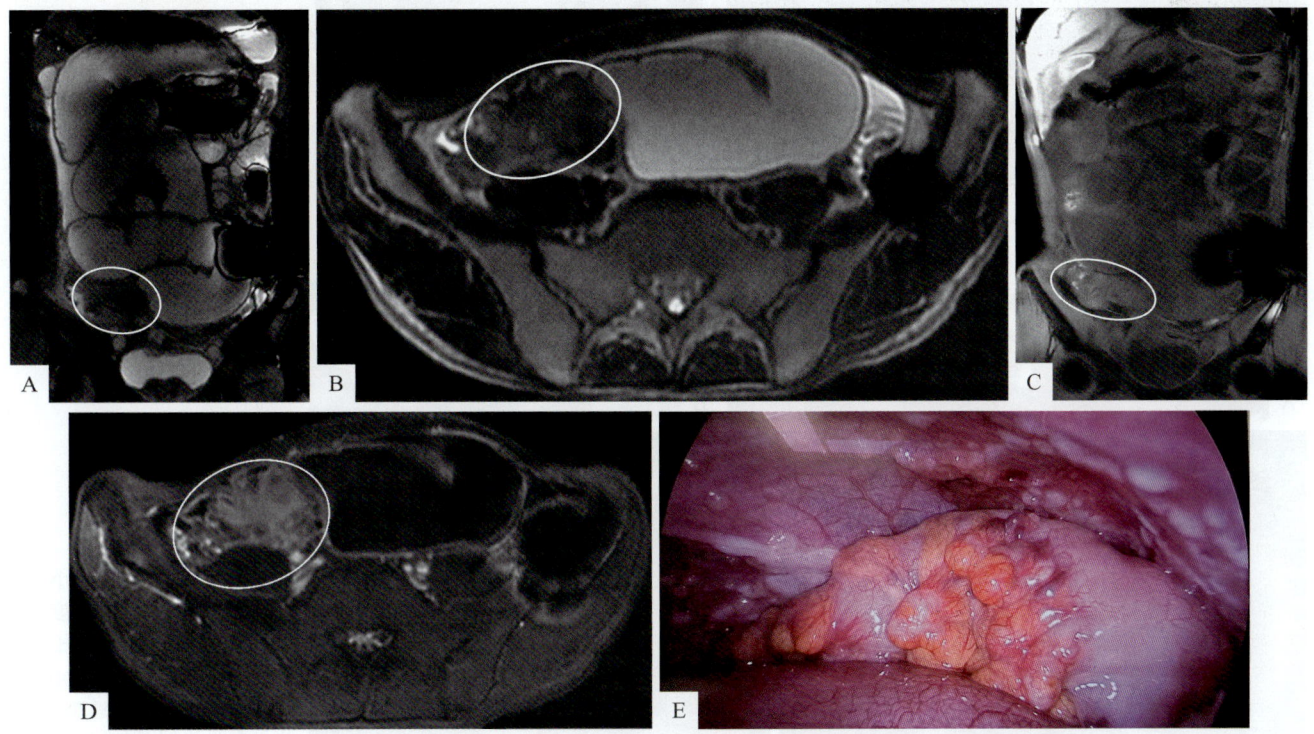

图3-6-41 末端回肠腺癌

冠状面MR FIESTA图像（加脂肪抑制）(A)、横断面MR T2SSFSE图像(B)显示回肠肠壁明显增厚，呈低信号（圈），近端小肠广泛扩张，腹部左侧可见小肠减压管低信号伪影；冠状面MRI平扫图像(C)、动态增强横断面MRI图像(D)显示增厚肠壁呈延迟强化，管壁僵硬（圈），全小肠广泛扩张，呈梗阻改变，腹膜明显增厚，呈结节样强化，提示腹膜转移；术中探查图像(E)显示腹膜广泛白色转移结节。

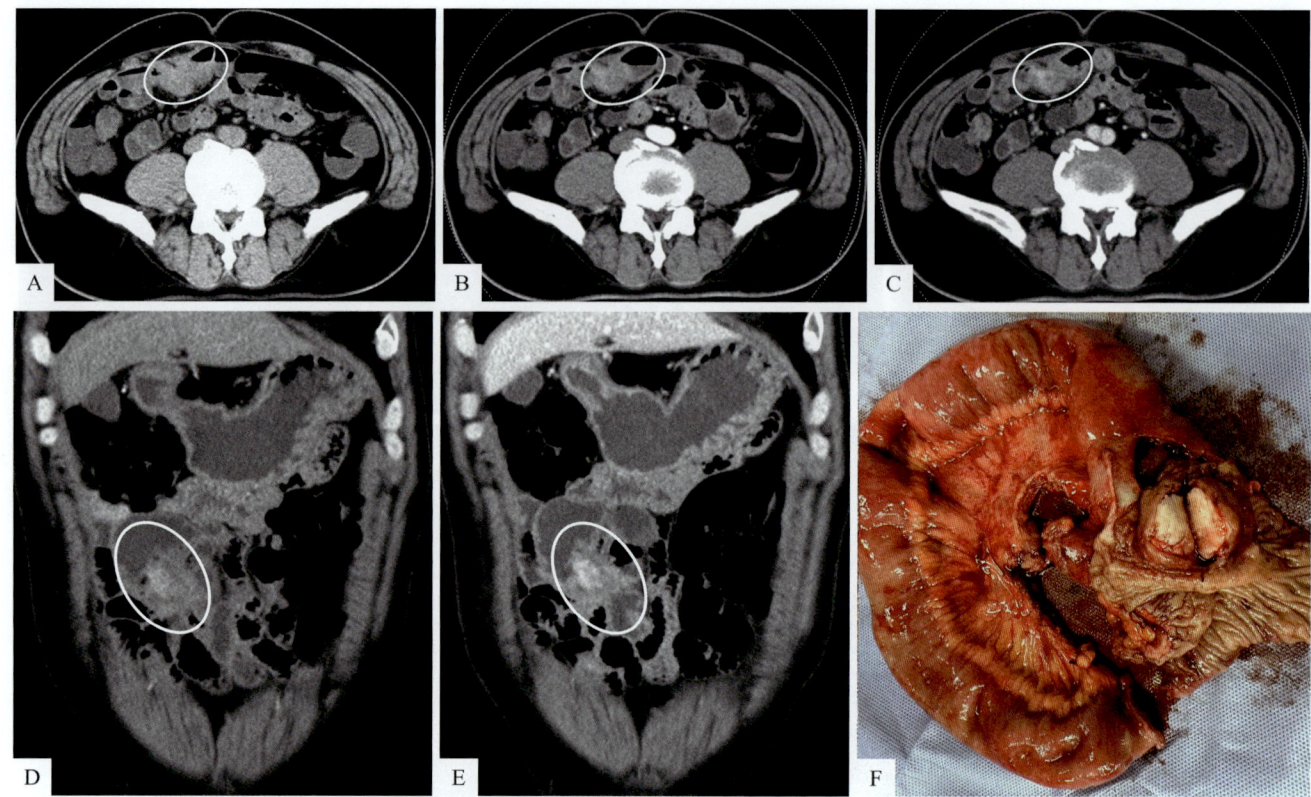

图 3-6-66 小肠神经内分泌肿瘤

横断面 CT 平扫（A）、动脉期（B）和门脉期（C）增强图像、动脉期（D）和门脉期（E）冠状面 CT 重建图像显示右中腹回肠黏膜下来源软组织影（圈），增强扫描动脉期明显强化，门脉期对比剂廓清，肿块向邻近肠系膜浸润，周边呈放射状改变，邻近肠管明显扩张、挛缩，肠腔扩张；F. 手术标本照片。

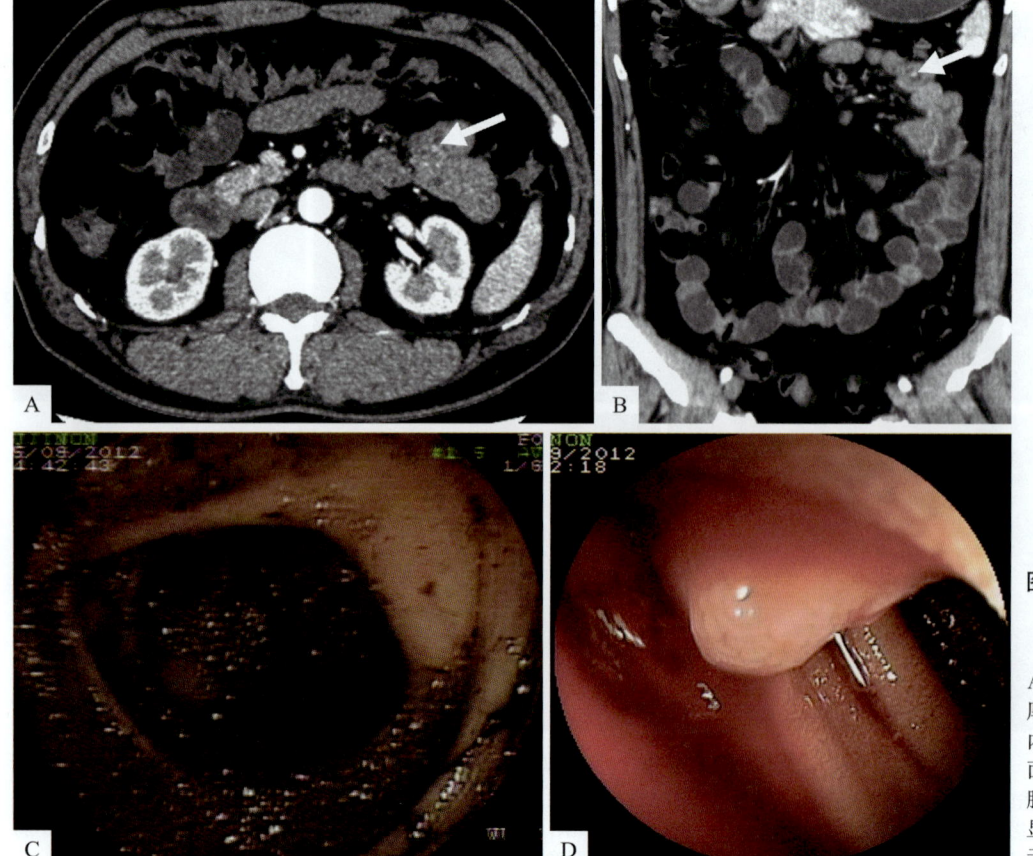

图 3-6-85 空肠内小息肉强化程度与肠黏膜相仿

A. 动脉期 CT 增强薄层图像，层厚为 1.25mm，显示近端空肠腔内异常强化结节（箭）；B. 冠状面 CT 重建图像更加清晰显示腔内异常强化结节灶（箭）；C. 显示肠腔内陈旧性出血；D. 显示病灶为带蒂息肉。

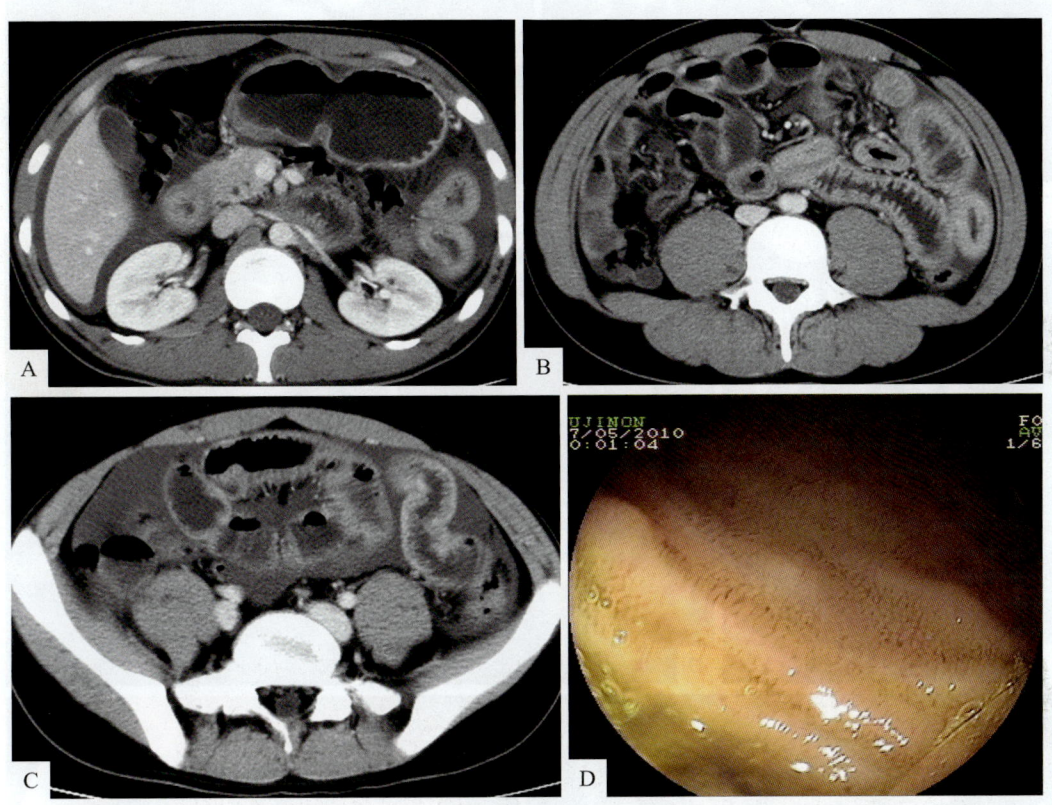

图3-7-8 嗜酸性胃肠炎

门脉期横断面CT增强图像（A～C）显示小肠及结肠弥漫性肠壁水肿增厚，呈分层强化改变，空肠黏膜皱襞呈"蜘蛛足"样增粗，腹盆腔内可见液体密度影；肠镜图像（D）显示黏膜明显水肿及散在红斑。

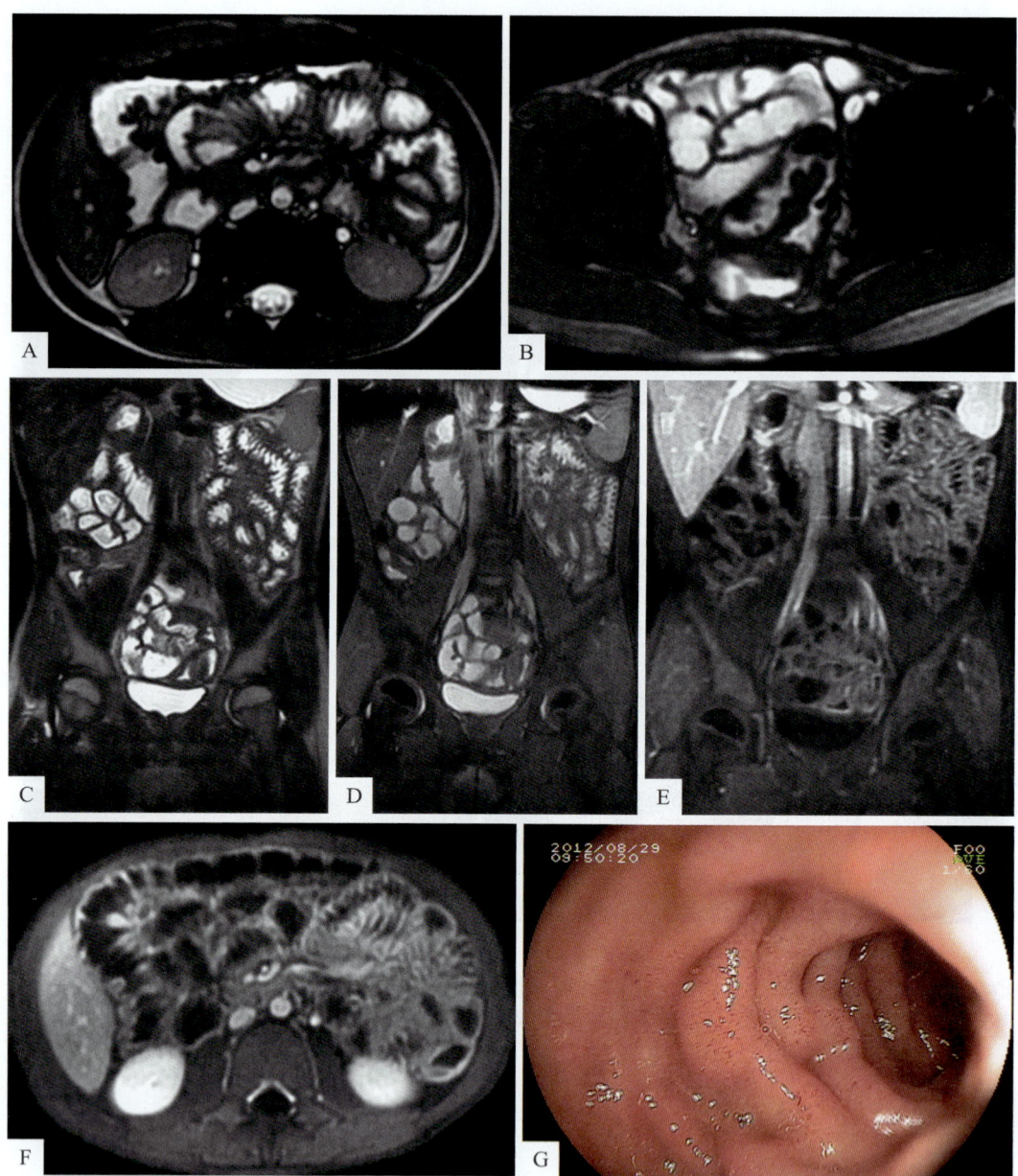

图3-7-12 嗜酸性胃肠炎

横断面MR FIESTA图像（A、B）、冠状面MR T2SSFSE图像（C）、冠状面MR FIESTA（加脂肪抑制）(D)、冠状面LAVA增强（E）、横断面LAVA增强图像（F）显示小肠及结肠弥漫性肠壁水肿，增强扫描呈分层强化，黏膜层异常强化，呈高信号，黏膜下层水肿，强化减弱，呈低信号；G. 内镜图像显示黏膜水肿及散在红斑。

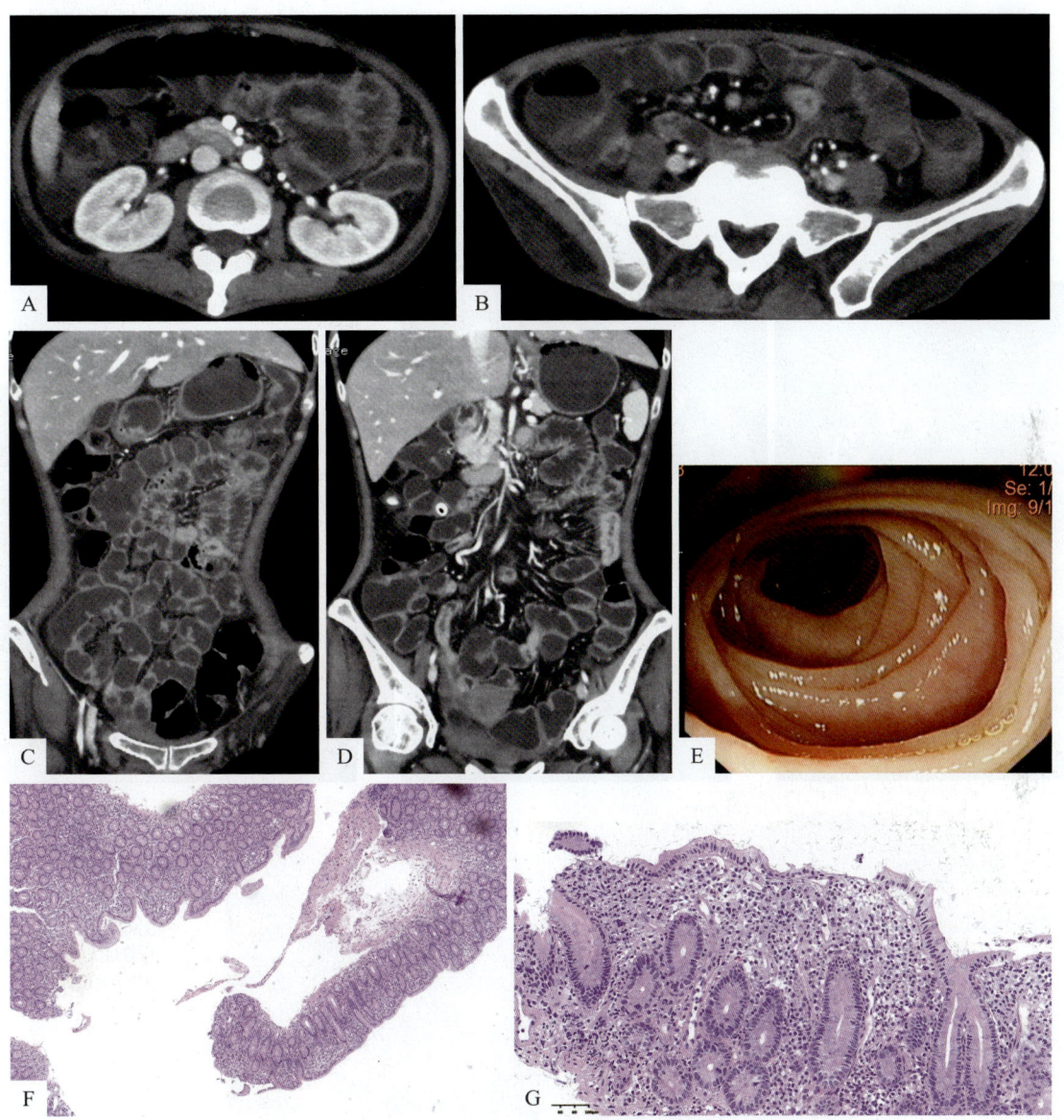

图 3-7-13　自身免疫性肠病

患者反复腹泻 10 年，明显消瘦。门脉期横断面 CT 增强图像（A、B）、门脉期冠状面 CT 重建图像（C、D）显示患者皮下脂肪层明显消失，空肠黏膜皱襞水肿增粗，数量减少，间距增加；小肠镜图像（E）显示十二指肠降段和空肠上段绒毛完全消失；病理图片（F、G）显示空肠绒毛完全萎缩，上皮层未见杯状细胞。

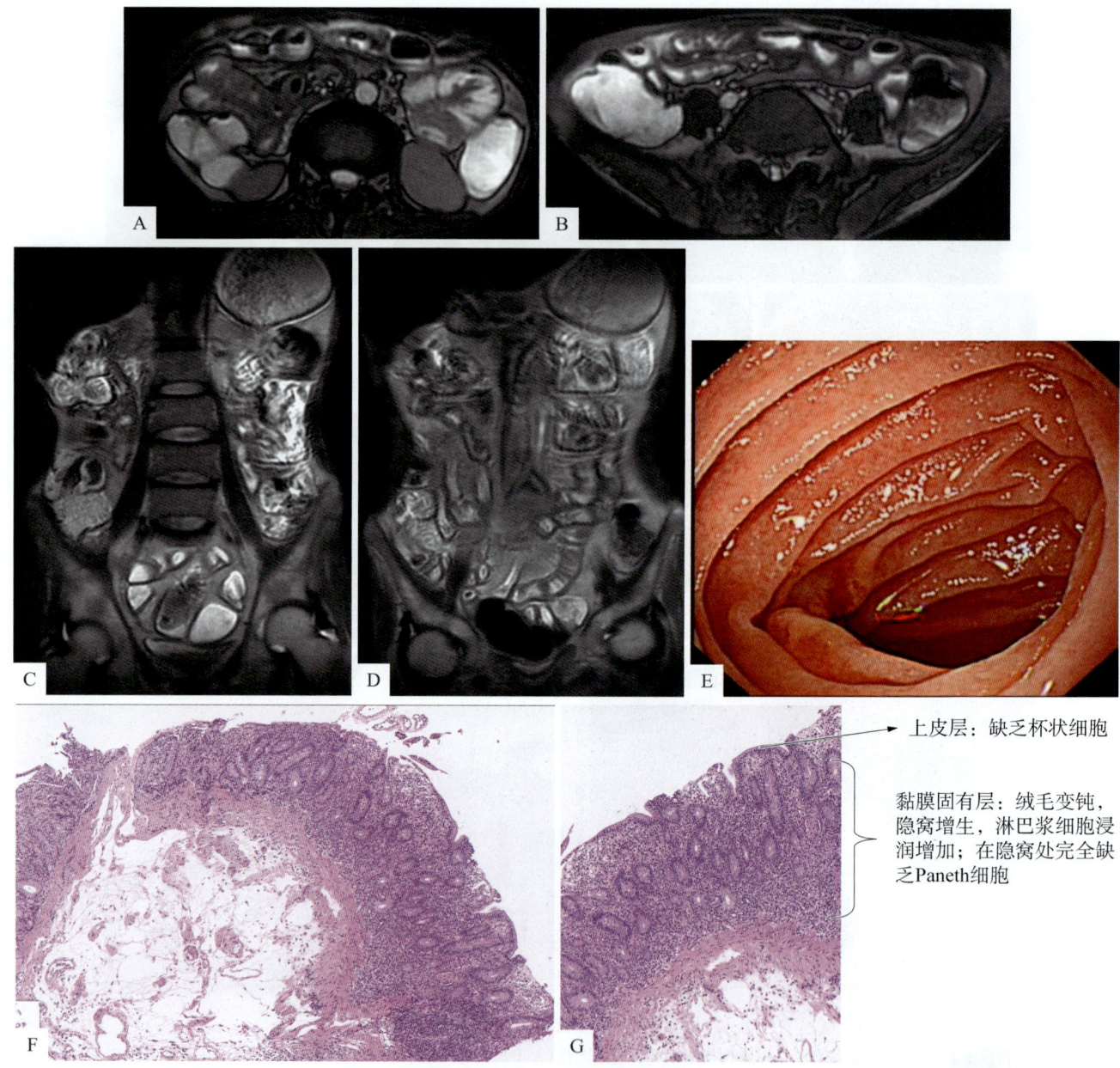

图 3-7-15 自身免疫性肠病

与 3-7-14 为同一患者,患者入院 5d 后复查小肠 MRI,因虚弱、屏气不佳,图像见呼吸伪影。门脉期横断面 MR FIESTA 图像(A、B)、冠状面 MR T2WI 图像(C、D)显示空肠、回肠弥漫性黏膜水肿,呈分层改变,黏膜层和浆膜层呈低信号,黏膜下水肿呈高信号,空肠黏膜皱襞数量明显减少,甚至消失,如"回肠黏膜"样改变;小肠镜图像(E)显示空肠绒毛几乎完全萎缩;病理图片(F、G)显示空肠黏膜看似像结肠黏膜:没有绒毛,隐窝增生,淋巴细胞浸润明显;上皮层:缺乏杯状细胞;黏膜固有层:绒毛变钝,隐窝增生,淋巴浆细胞浸润增加,在隐窝处完全缺乏 Paneth 细胞。

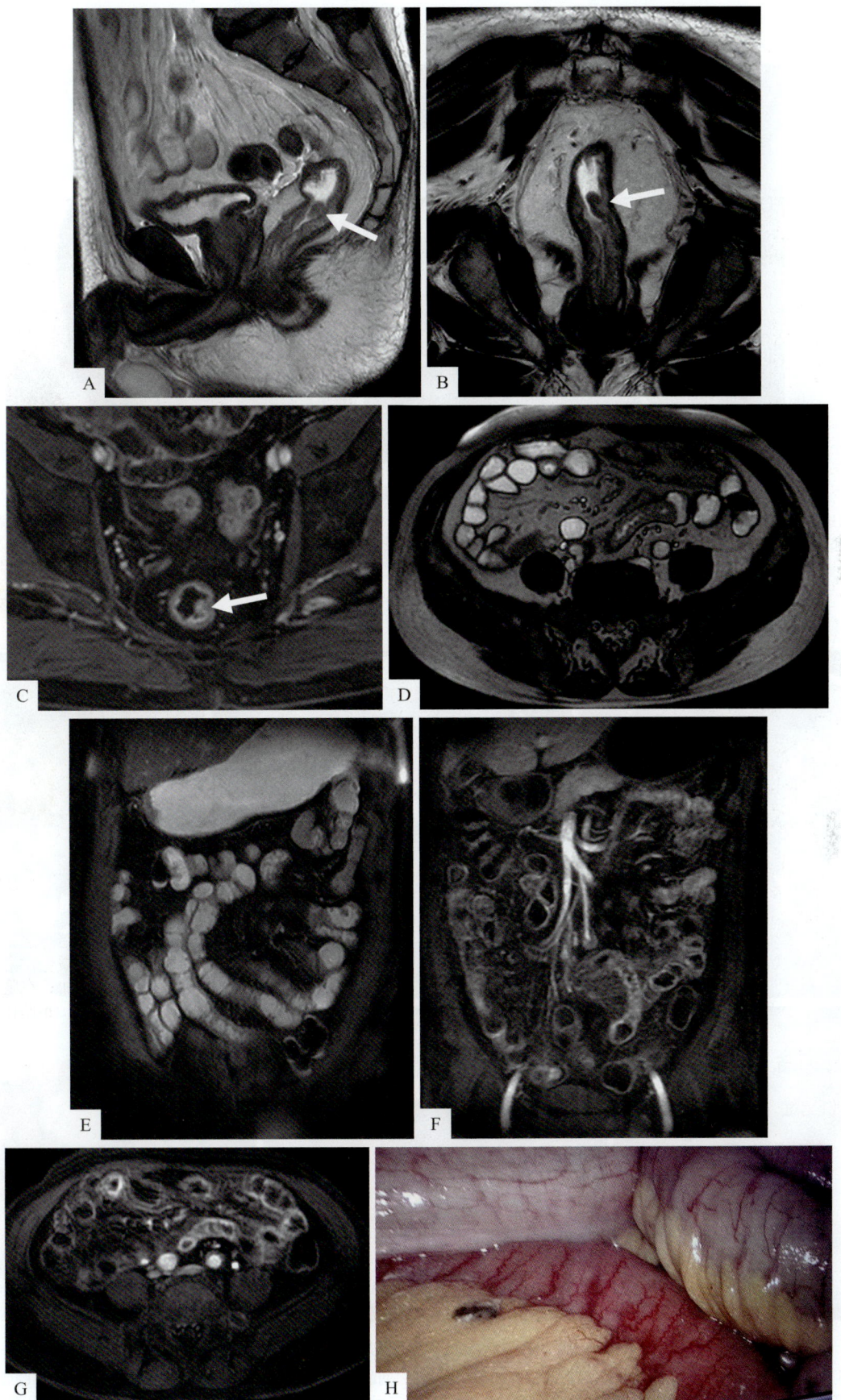

图 3-7-18 肿瘤模拟小肠血管炎

与图 3-7-17 为同一患者。矢状面 MR T2WI 图像(A)、冠状面 MR T2WI 图像(B)、横断面 MRI 增强图像(C)显示直肠黏膜隆起,增强扫描中等强化(箭),为直肠癌,即该患者同时患有膀胱癌和直肠癌;横断面 MR FIESTA 图像(D)、冠状面 MR FIESTA 图像(加脂肪抑制)(E)、冠状面 MRI 增强图像(F)、横断面 MRI 增强图像(G)显示回肠弥漫性黏膜水肿,呈分层改变,黏膜呈凹凸不平改变,肠系膜血管聚集增多,呈"梳齿状"改变,增强扫描增厚肠壁呈分层强化,黏膜层和浆膜层强化,黏膜下层水肿;H. 显示直肠癌切除术中探查回肠肠壁血管明显充血、增粗,符合血管炎改变。

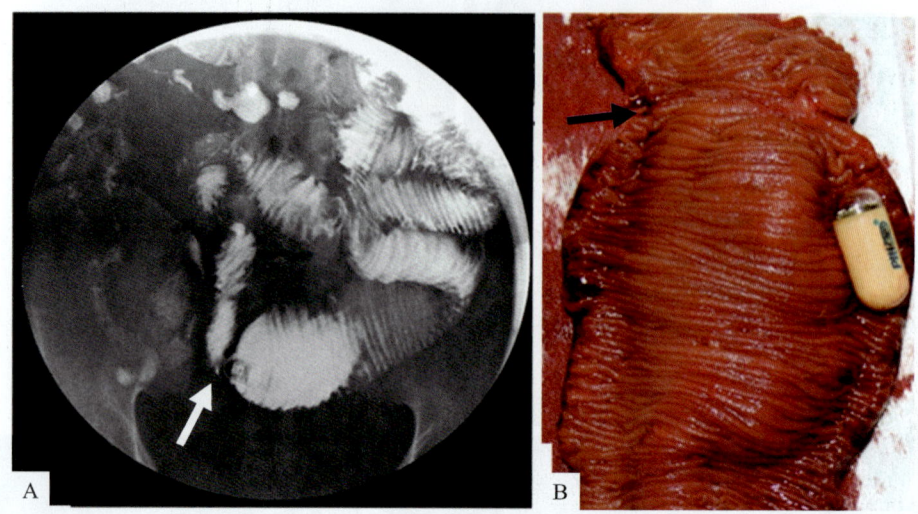

图 3-7-19　隐源性多灶性溃疡狭窄性小肠炎（单发）

小肠 X 线钡剂造影图像（A）显示盆组小肠见胶囊内镜滞留，胶囊所在肠段远端明显横膈样狭窄（箭），边界清晰且固定，呈横膈样，其近端肠管明显扩张；手术切除标本（B）可见肠管纵切面狭窄垂直于肠管长轴，邻近肠壁水肿。

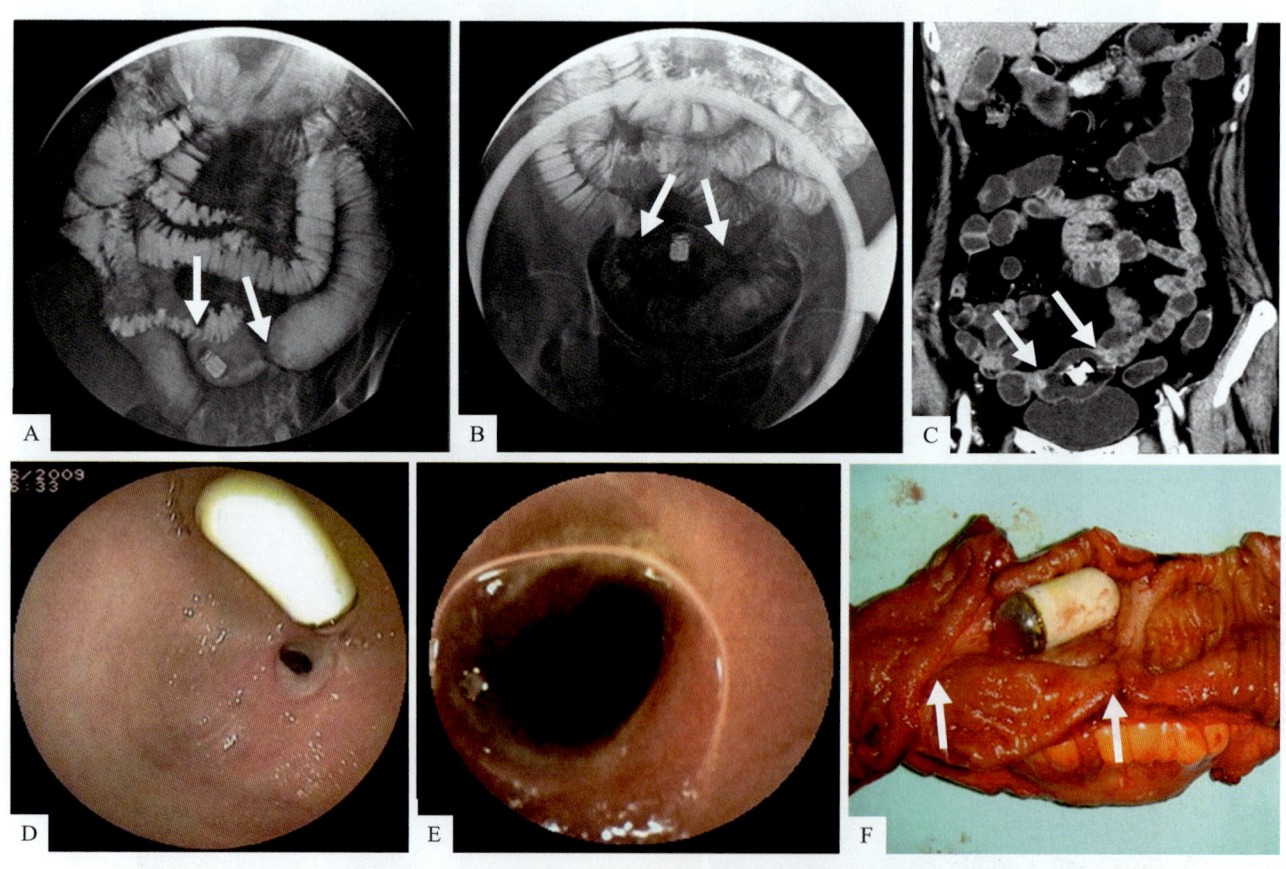

图 3-7-20　隐源性多灶性溃疡狭窄性小肠炎（两节段）

小肠 X 线钡剂造影图像（A、B）显示胶囊内镜滞留，胶囊所在肠段中央扩张，两端可见狭窄（箭），边界清晰，呈横膈样，其近端肠管轻度扩张，狭窄肠段固定，滞留的胶囊内镜仍不能通过狭窄口；冠状面 CT 重建图像（C）显示回肠肠壁局限性增厚，伴环形狭窄，狭窄间小肠肠腔扩张伴胶囊内镜滞留；双气囊小肠镜图像（D）显示小肠肠腔明显扩张伴胶囊内镜滞留；胶囊内镜图像（E）显示回肠局部肠黏膜大片环状分布糜烂，表面覆白苔，肠管狭窄。手术切除标本（F）纵切面显示狭窄垂直于肠管长轴，邻近肠壁水肿。

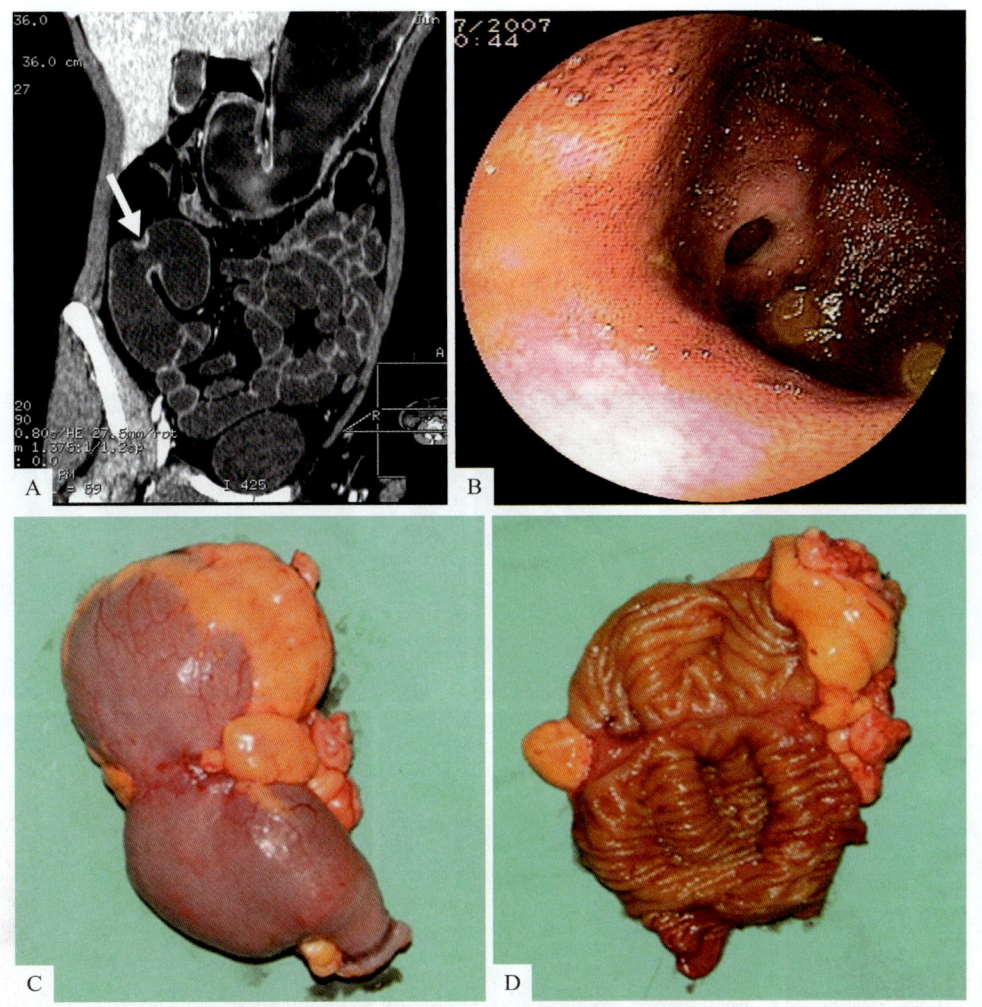

图 3-7-21　隐源性多灶性溃疡狭窄性小肠炎（单发）

门脉期矢状面 CT 重建图像（A）显示回肠末端的局限性环形狭窄（箭），近端小肠肠腔轻度扩张；双气囊小肠镜图像（B）显示腔内的环形狭窄；手术切除标本（C）显示肠管的环形狭窄，标本（D）纵切面显示狭窄垂直于肠管长轴，邻近肠壁水肿。

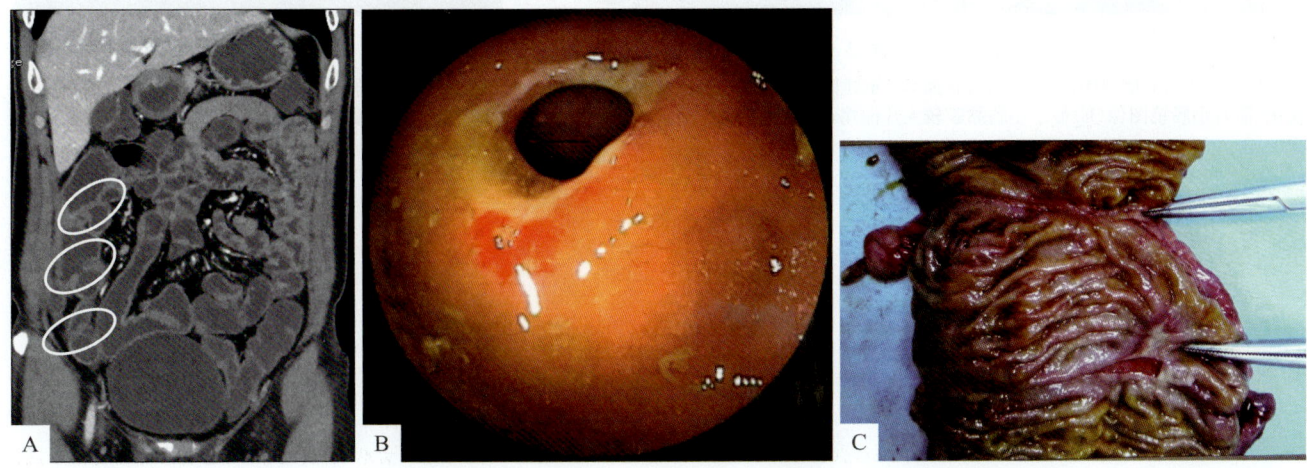

图 3-7-22　隐源性多灶性溃疡狭窄性小肠炎（三段）

门脉期冠状面 CT 重建图像（A）显示回肠上段 3 处肠壁轻度增厚，肠腔狭窄，呈环形改变，增强扫描呈均匀一致强化（圈）；小肠镜图像（B）见回肠环形溃疡，溃疡较浅，肠腔狭窄；手术标本图像（C）显示 3 段环形溃疡狭窄。

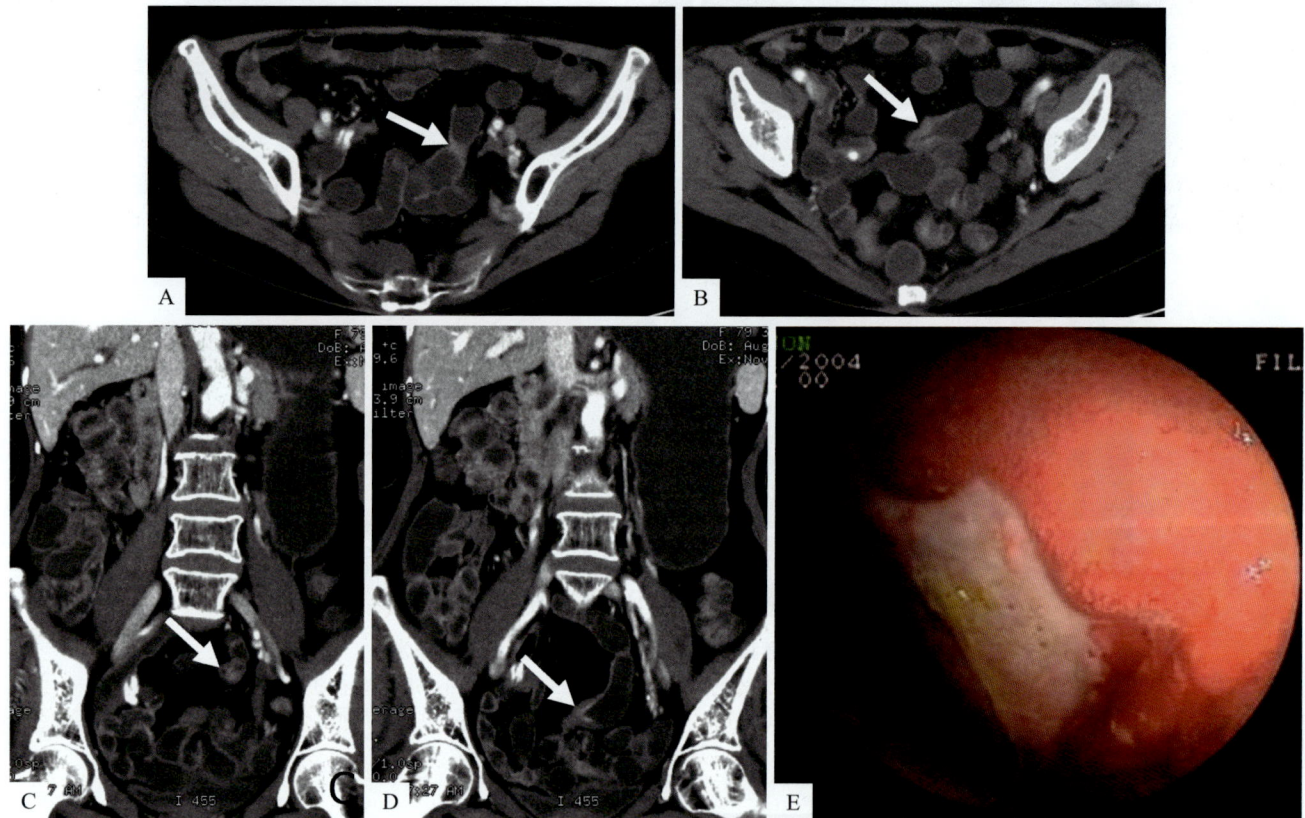

图3-8-4 非甾体类消炎药所致小肠溃疡

门脉期横断面CT增强图像(A、B)、冠状面CT重建图像(C、D)显示回肠两段肠壁增厚,肠腔狭窄,呈对称性增厚改变,增强扫描见黏膜面明显强化(箭);小肠镜图像(E)显示小肠黏膜较大片溃疡,溃疡边缘清晰,不规则溃疡,溃疡表面覆白苔,周边黏膜充血。

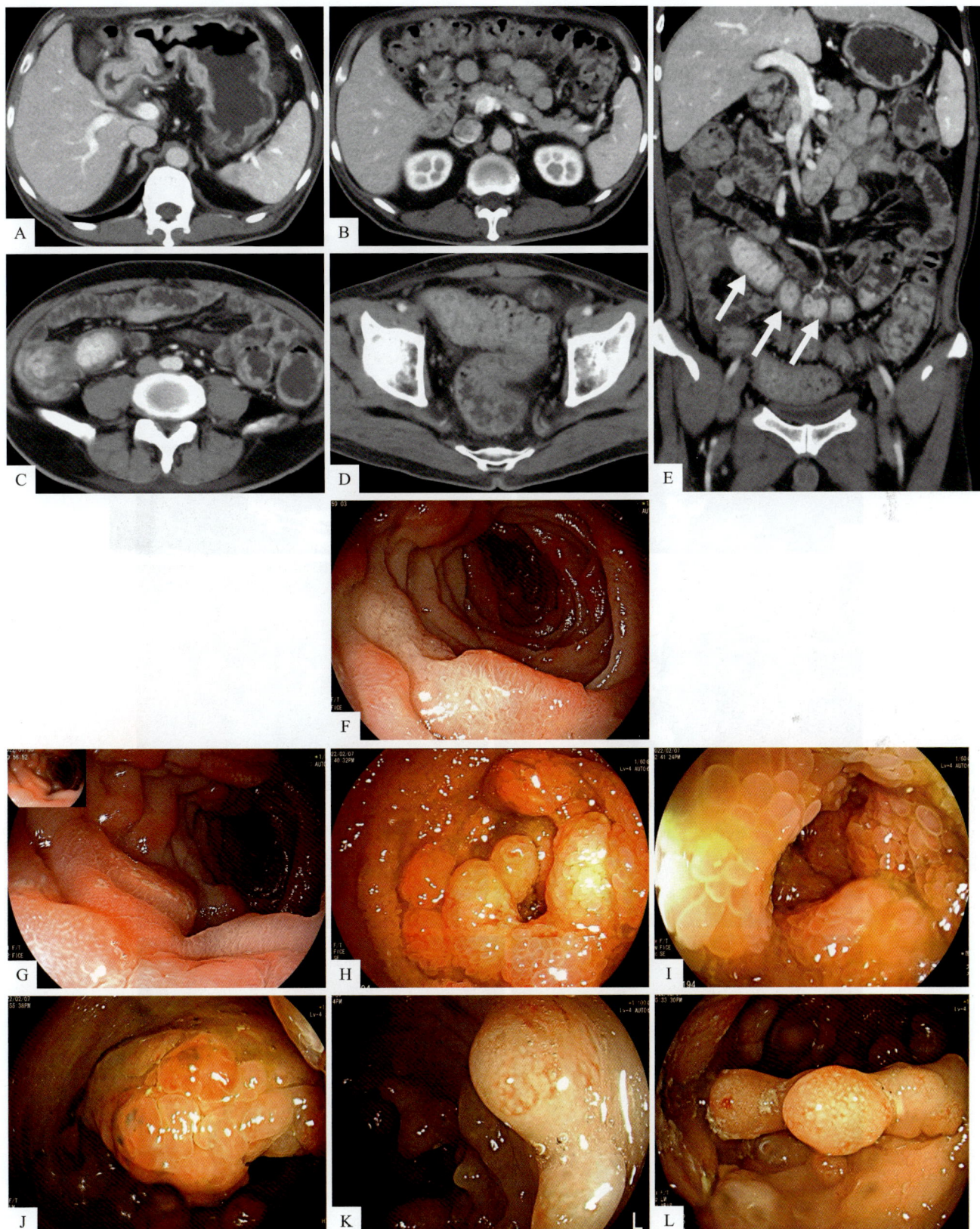

图3-10-6 Cronkhite-Canada综合征

与图3-10-5为同一患者。门脉期横断面CT增强图像(A～D)依次显示胃体、十二指肠球降段、末端回肠、乙状结肠和直肠黏膜多发息肉样增生,呈弥漫性分布,胃体和末端回肠呈息肉样黏膜皱襞;冠状面重建图像(E)更加清晰显示息肉分布范围、形态,以及末端回肠黏膜息肉样增生强化更明显(白箭);内镜图像(F～L)依次显示胃体、十二指肠球降段、末端回肠、回盲部、升结肠、乙状结肠、直肠黏膜多发黏膜水肿样隆起病变,无蒂或亚蒂,密集或散在分布。

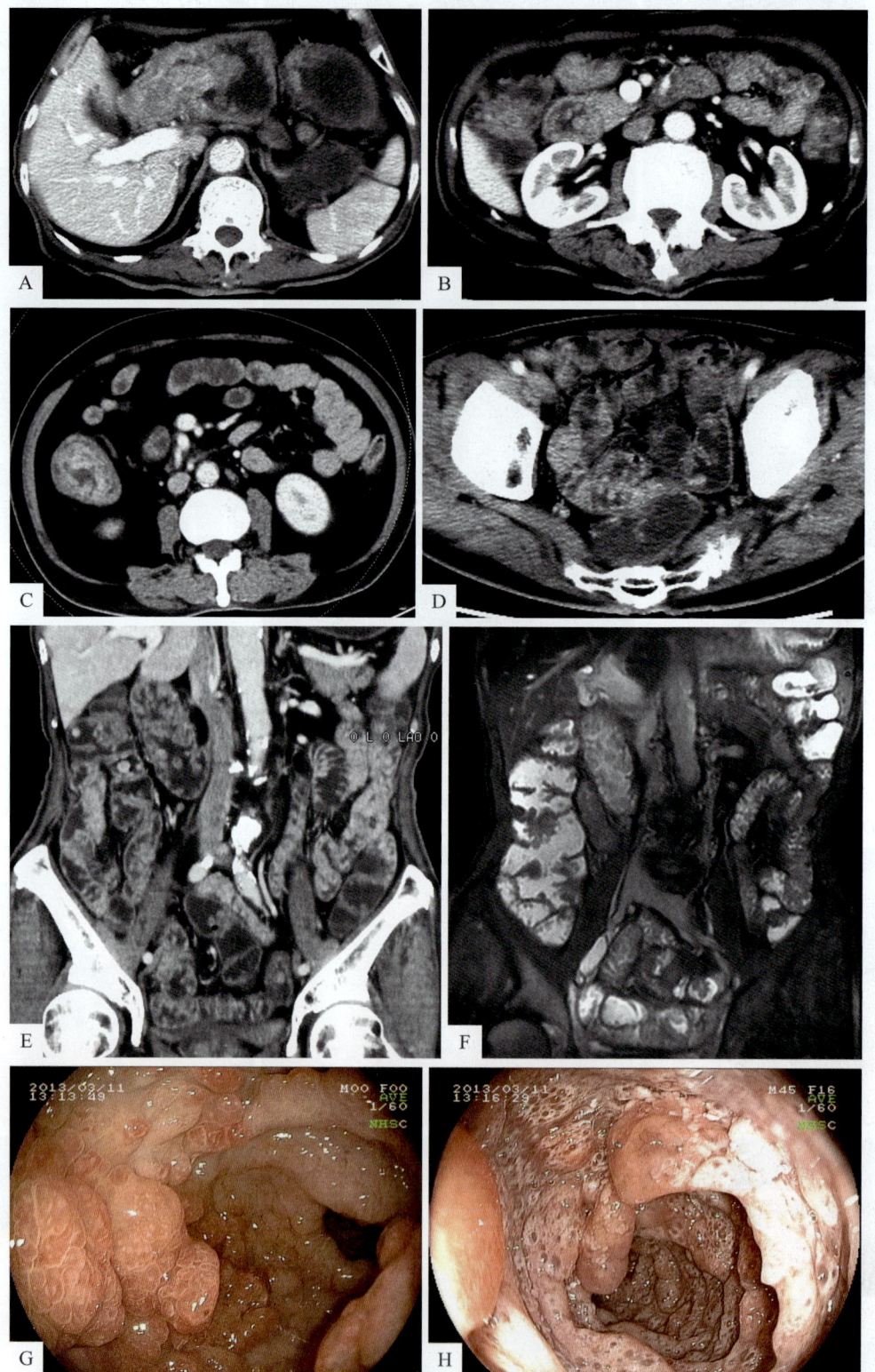

图 3-10-7 Cronkhite-Canada 综合征

门脉期横断面 CT 增强图像（A~D）、门脉期冠状面 CT 重建图像（E）、冠状面 MR FIESTA（加脂肪抑制）图像（F）显示胃、十二指肠、空肠、回肠、结肠多发软组织肿块，大小不等，胃内肿块较大，小肠内较小；胃肠道黏膜皱襞异常增粗、肥大；小肠镜图像（G、H）显示肠壁多发息肉，广基底，无蒂，部分息肉呈簇状分布，分叶状，表面清亮。

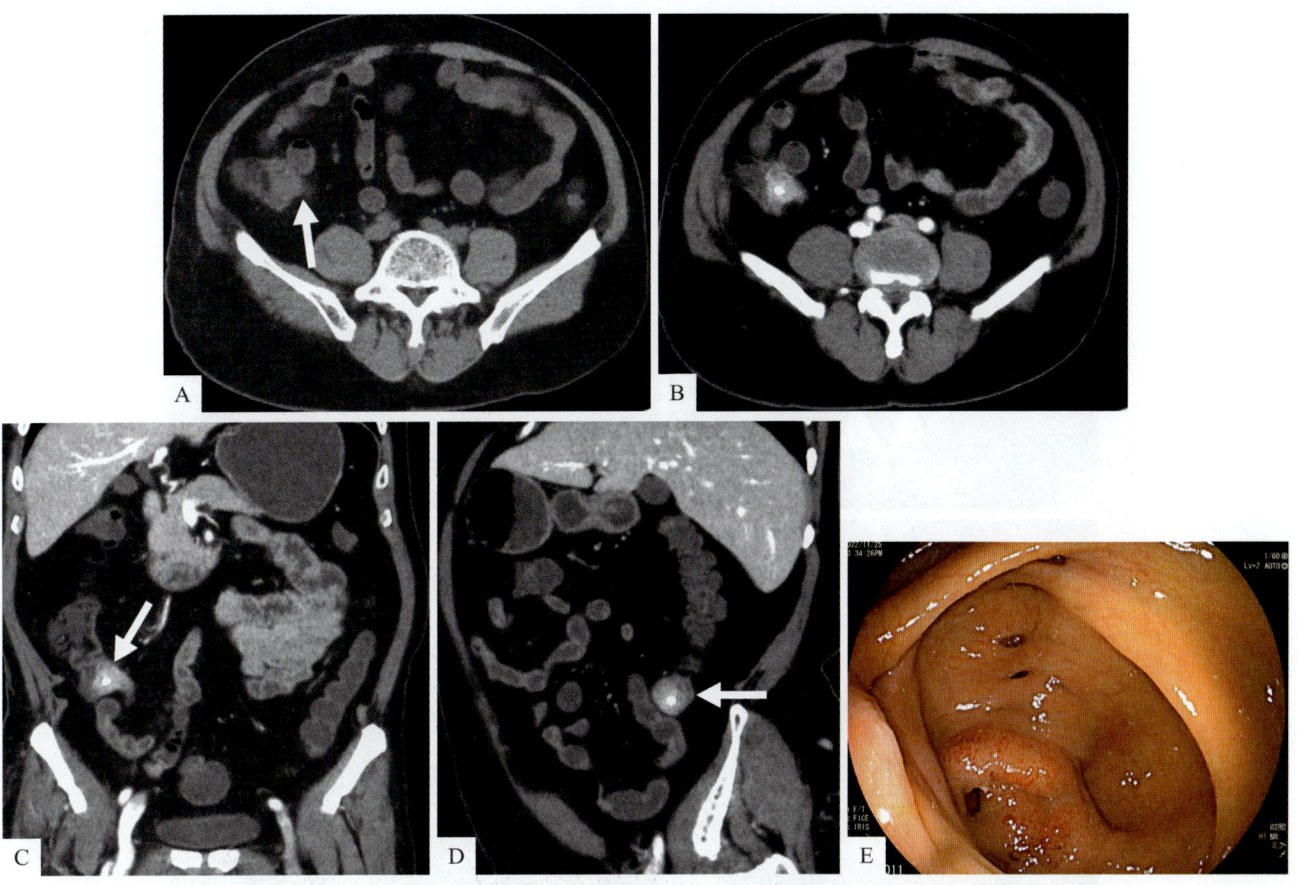

图 4-3-13 阑尾慢性炎性肉芽肿

CT 平扫图像（A）显示阑尾根部增厚、肿胀，并可见粪石影（箭）；门脉期横断面 CT 增强图像（B）、门脉期冠状面 CT 重建图像（C）、门脉期矢状面 CT 重建图像（D）显示阑尾根部明显增厚，呈软组织样，增强扫描明显强化，余阑尾壁均匀增粗，阑尾壁中等强化；肠镜图像（E）显示阑尾开口充血、肿胀（箭）。

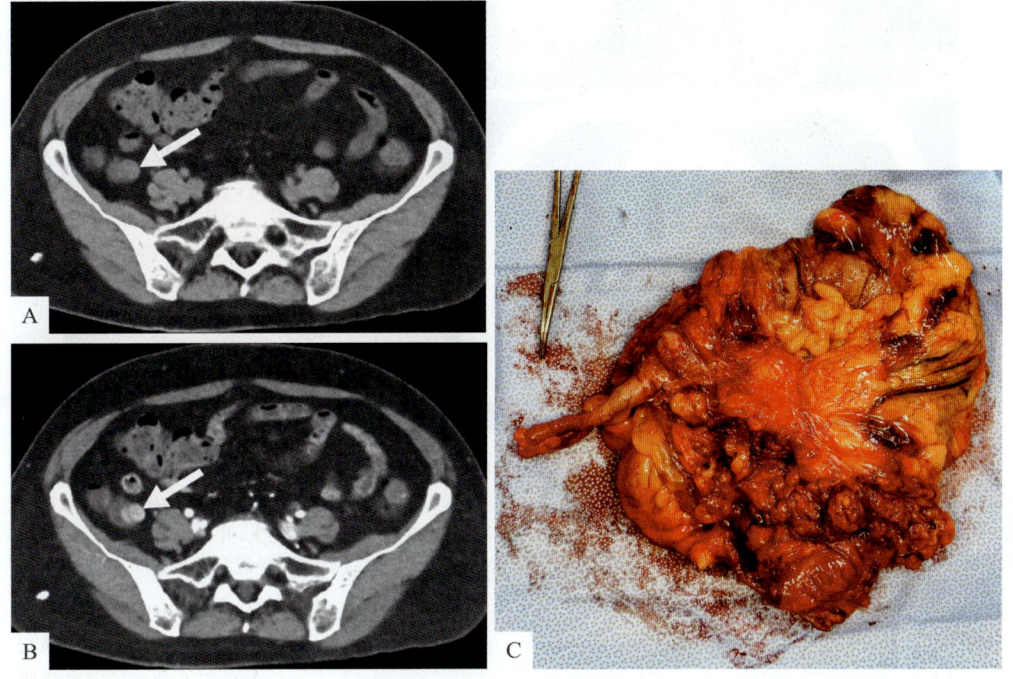

图 4-4-1 阑尾腺瘤

CT 平扫图像（A）见阑尾腔扩大，腔内见软组织影（箭）；门脉期 CT 增强图像（B）显示明显强化，强化均匀，类似结直肠腺瘤；C. 手术标本。

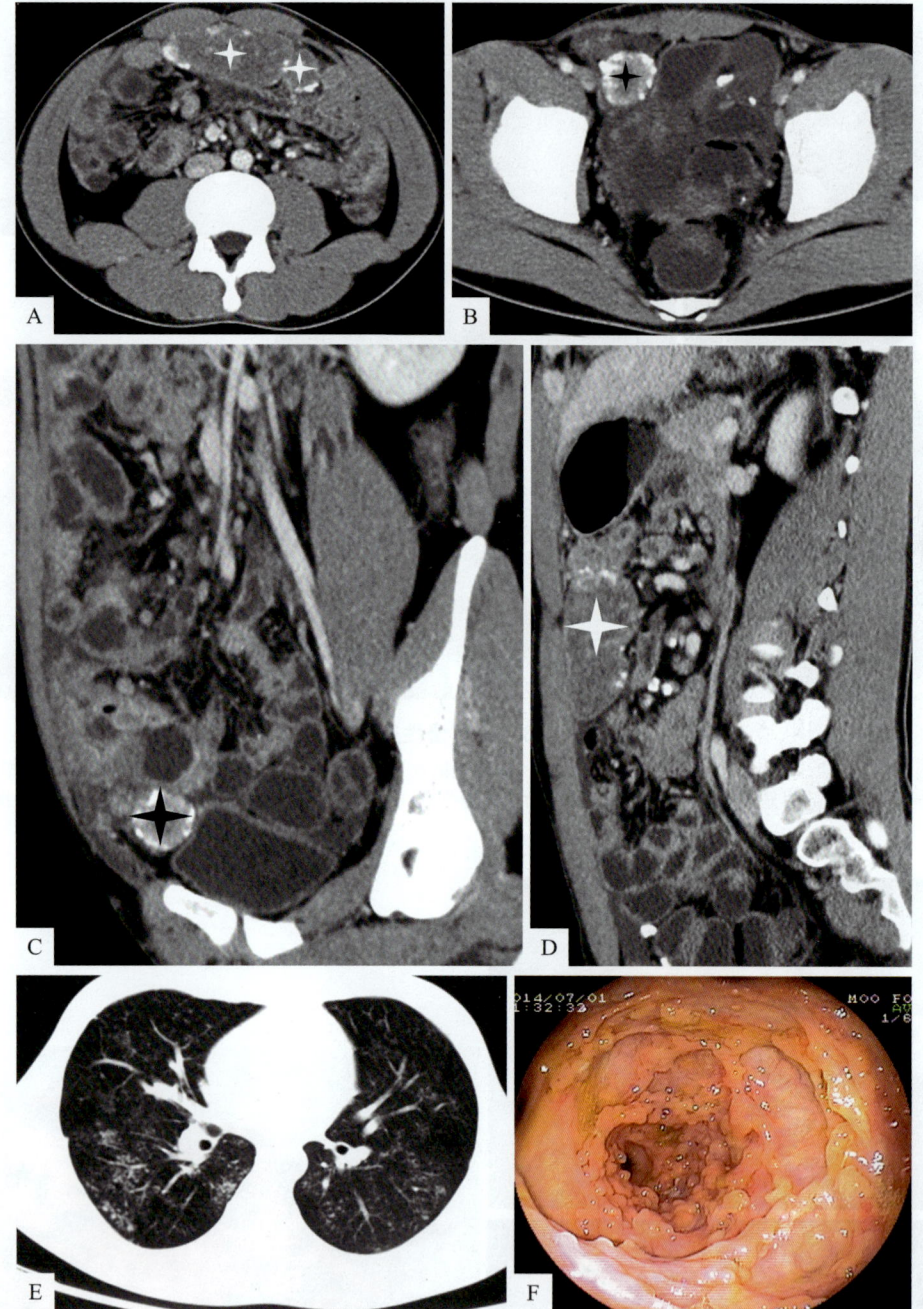

图 5-3-1 肠结核及腹膜结核

门脉期横断面 CT 增强图像（A、B）、门脉期冠状面 CT 重建图像（C）、门脉期矢状面 CT 重建图像（D）显示回盲部肠壁呈环形对称性增厚改变，腹腔内可见多个干酪样肉芽肿，增强扫描呈不均匀强化，并可见钙化（星）；胸部 CT 图像（E）显示肺内多发结核灶；肠镜图像（F）显示肠腔内环形溃疡及增生性肉芽肿，肠腔狭窄明显。

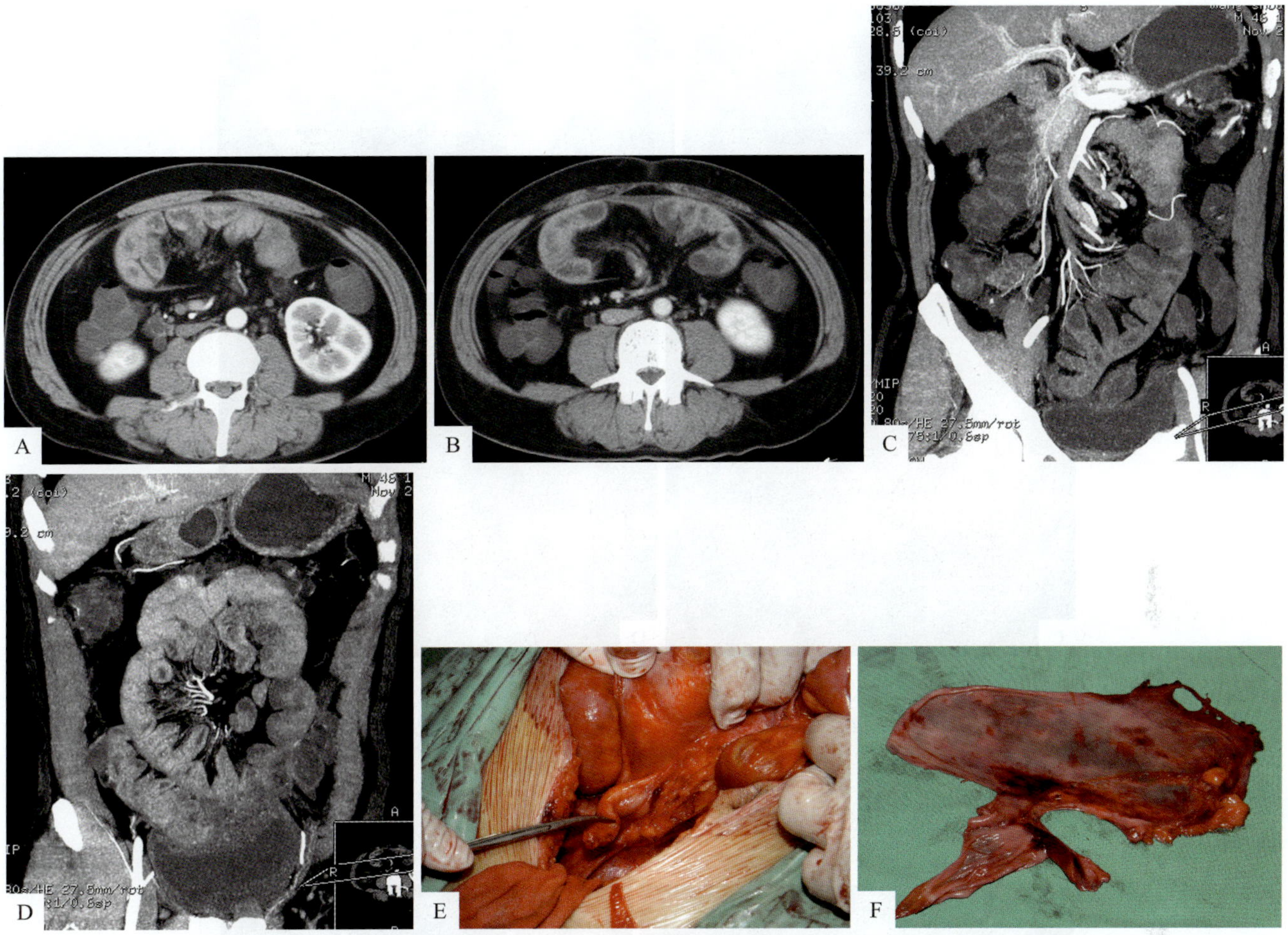

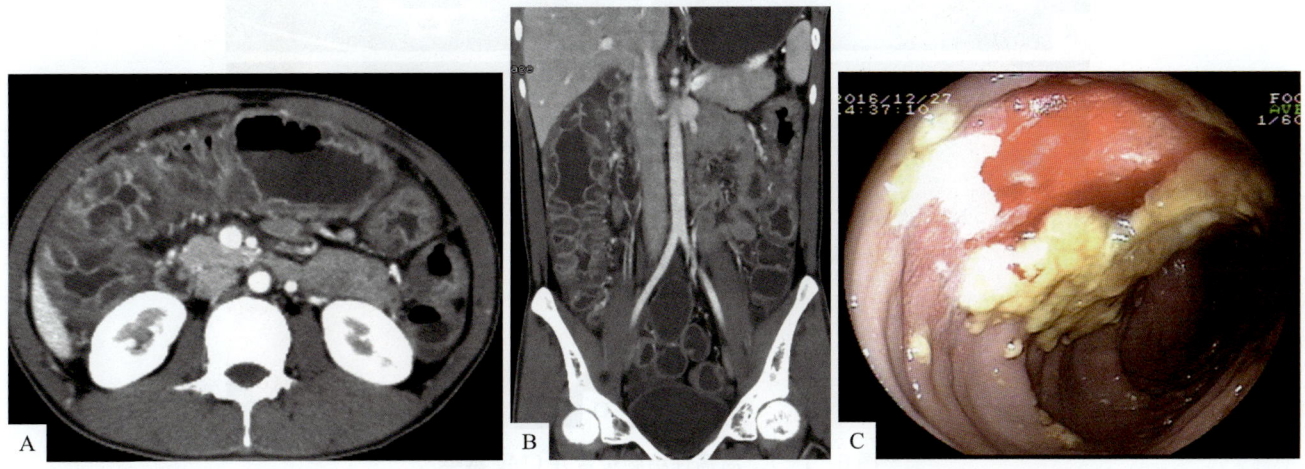

图 5-4-3 腹茧征

动脉期（A）和门脉期（B）CT增强图像、动脉期（C）和门脉期（D）冠状面CT重建图像显示小肠盘曲成团，相互聚集，肠管浆膜面可见茧样纤维包膜，似"拱门"形；E. 术中所见肠管被纤维膜所包裹；F. 手术切除包膜标本。

图 6-1-4 伪膜性肠炎

男，22岁。门脉期横断面CT增强图像（A）、门脉期冠状面CT重建图像（B）显示全结肠弥漫性水肿增厚，增强扫描肠壁呈分层强化，呈"琴键征"改变，部分黏膜中断、缺失；结肠镜图像（C）见结肠黏膜充血、水肿，散在黄色鸡油样物质附着，类似"红地毯上洒满黄豆"。

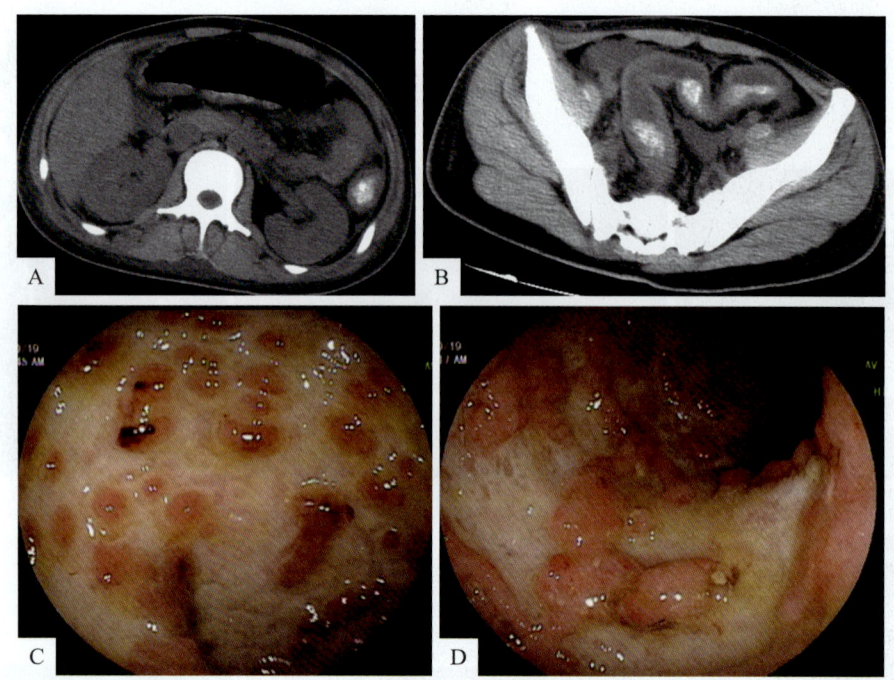

图 6-1-6　CMV 感染性结肠炎

CT 平扫图像(A、B)显示全结肠弥漫性肠壁水肿,部分黏膜呈结节状隆起,黏膜溃疡,结肠袋消失,腹水、渗出;结肠镜图像(C、D)显示乙状结肠黏膜剥脱、水肿及黏膜溃疡。

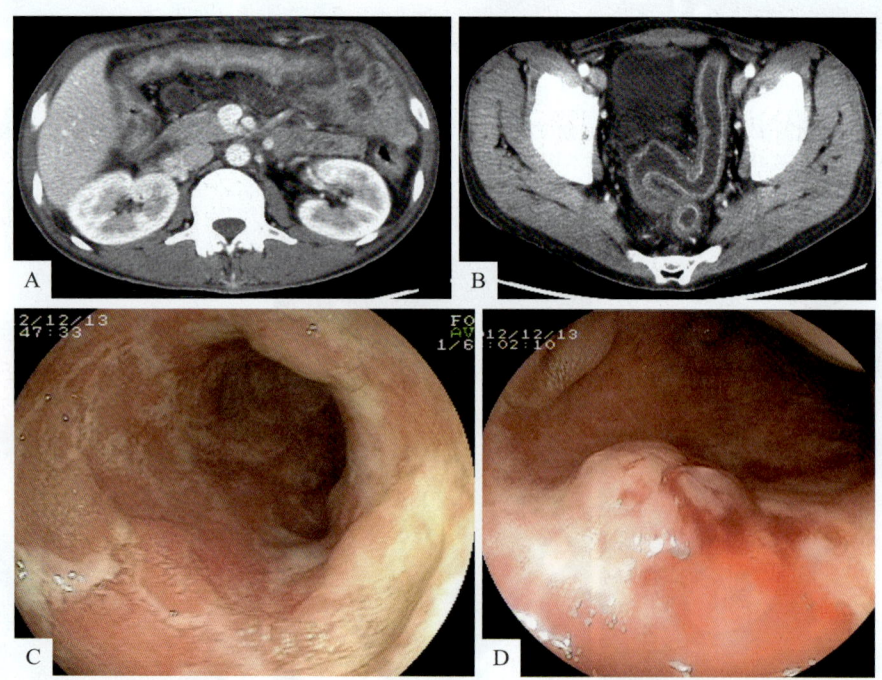

图 6-1-7　溃疡性结肠炎合并 CMV 感染

门脉期横断面 CT 增强图像(A、B)显示全结肠弥漫性肠壁水肿,部分黏膜呈结节状隆起,黏膜溃疡,结肠袋消失;结肠镜图像(C、D)显示结肠水肿,散在地图样溃疡,表面覆黄白苔,周边黏膜结节样隆起。

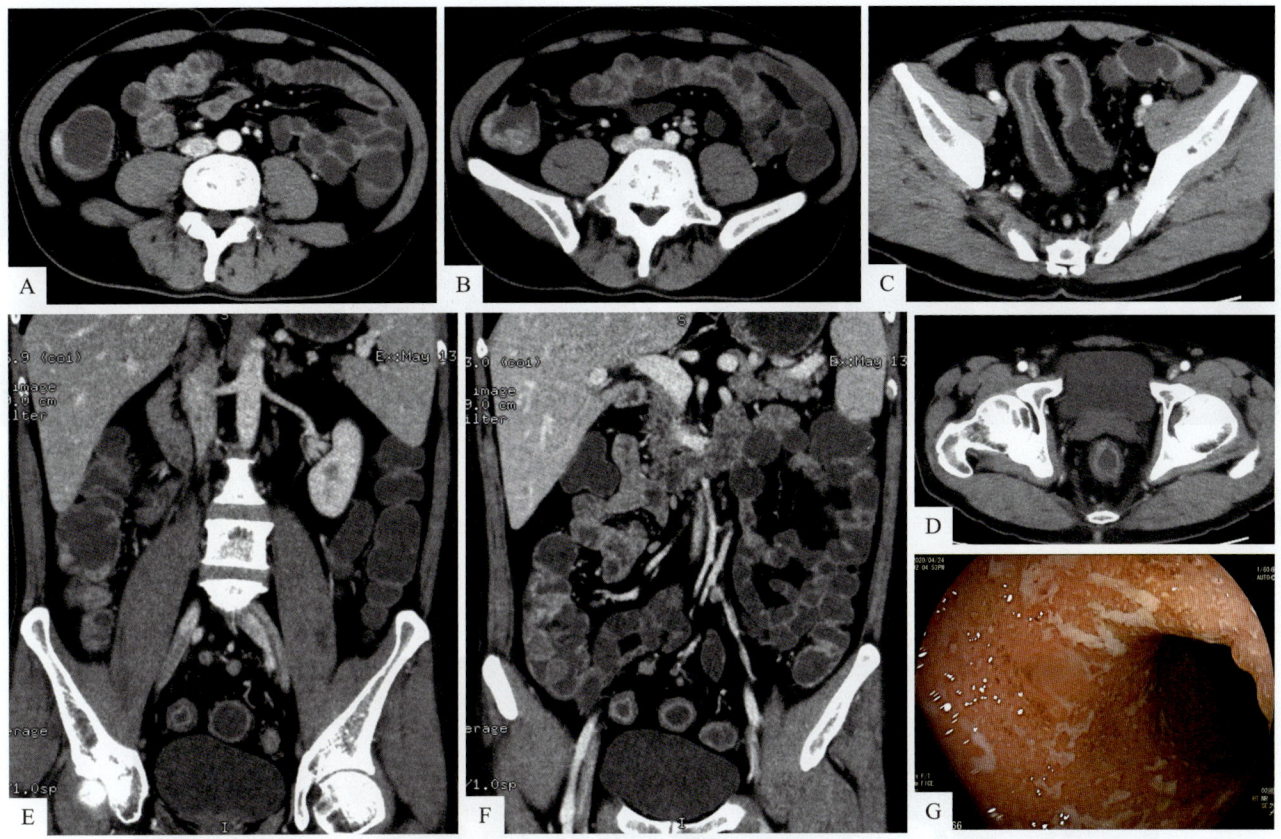

图6-1-8 溃疡性结肠炎合并EBV感染

门脉期横断面CT增强图像（A～D）、门脉期冠状面CT重建图像（E、F）显示右半结肠、乙状结肠及直肠肠壁水肿增厚，增强扫描呈分层强化，黏膜溃疡，右半结肠局段黏膜呈息肉样增生改变；结肠镜图像（G）显示乙状结肠黏膜剥脱、溃疡及水肿。

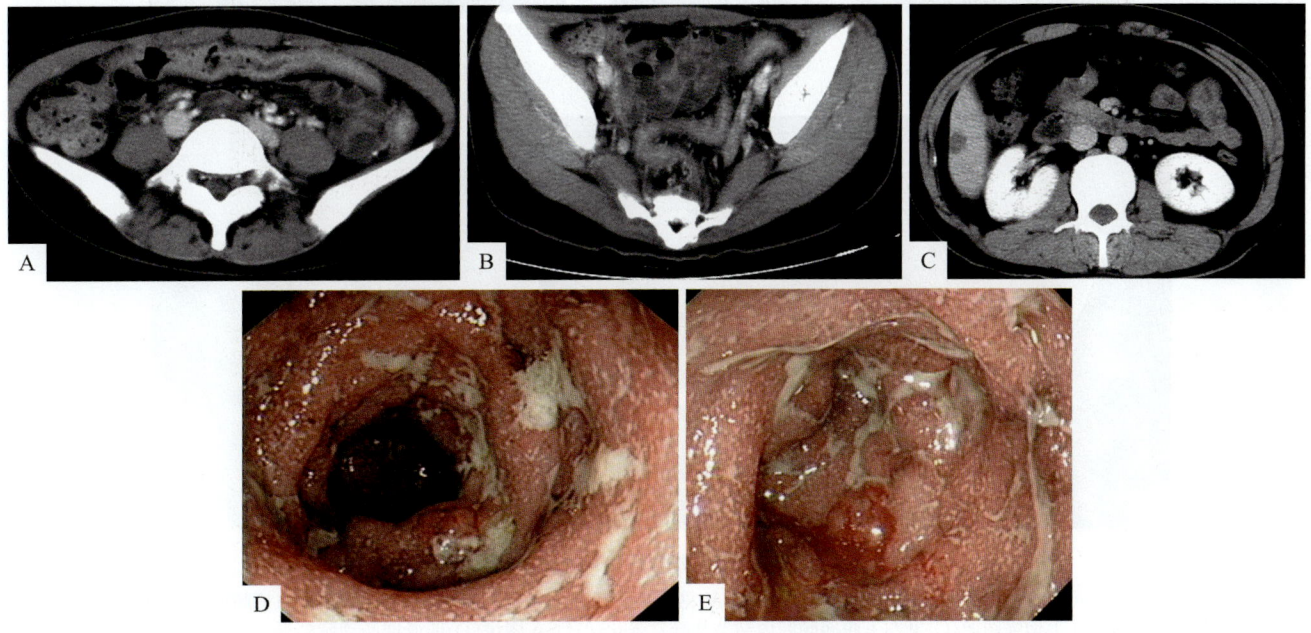

图6-1-11 阿米巴肠炎及肝脓肿

患者发热伴腹泻，果酱色粪便，里急后重，不规律治疗后腹泻缓解，但仍有发热，并且伴右上腹隐痛，血清阿米巴抗体IgG阳性。横断面CT增强图像（A～C）显示横结肠-直肠肠壁水肿增厚伴异常强化，同时见肝右叶低密度灶，边界稍欠清晰，强化不均，中央见点片状异常强化灶，诊断为阿米巴肠炎及阿米巴肝脓肿；肠镜图像（D、E）显示结肠明显充血水肿伴散在地图样溃疡，表面覆厚黄苔。

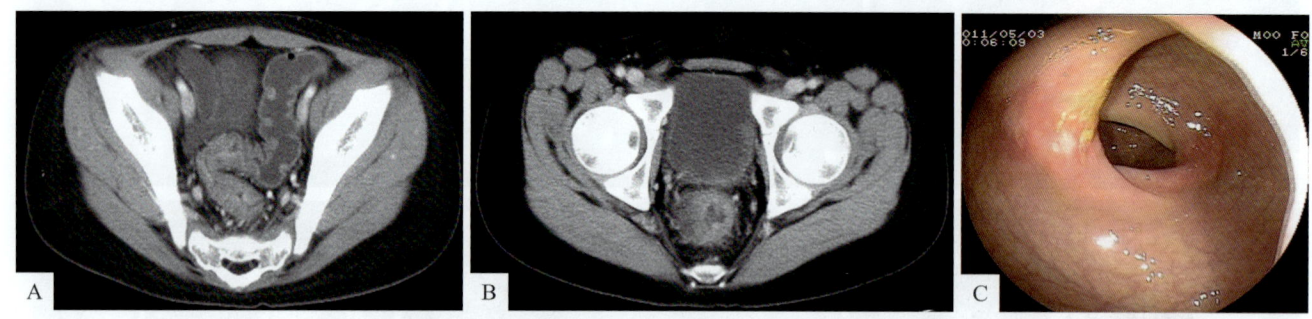

图6-1-12 阿米巴肠炎

患者脓血便,大便暗红色,果酱样,大便化验提示阿米巴包囊(+)。横断面CT增强图像(A、B)显示乙状结肠远段、直肠连续性肠壁水肿增厚伴异常强化,黏膜见凹凸不平溃疡改变;肠镜图像(C)显示乙状结肠、直肠浅溃疡,周边黏膜充血。

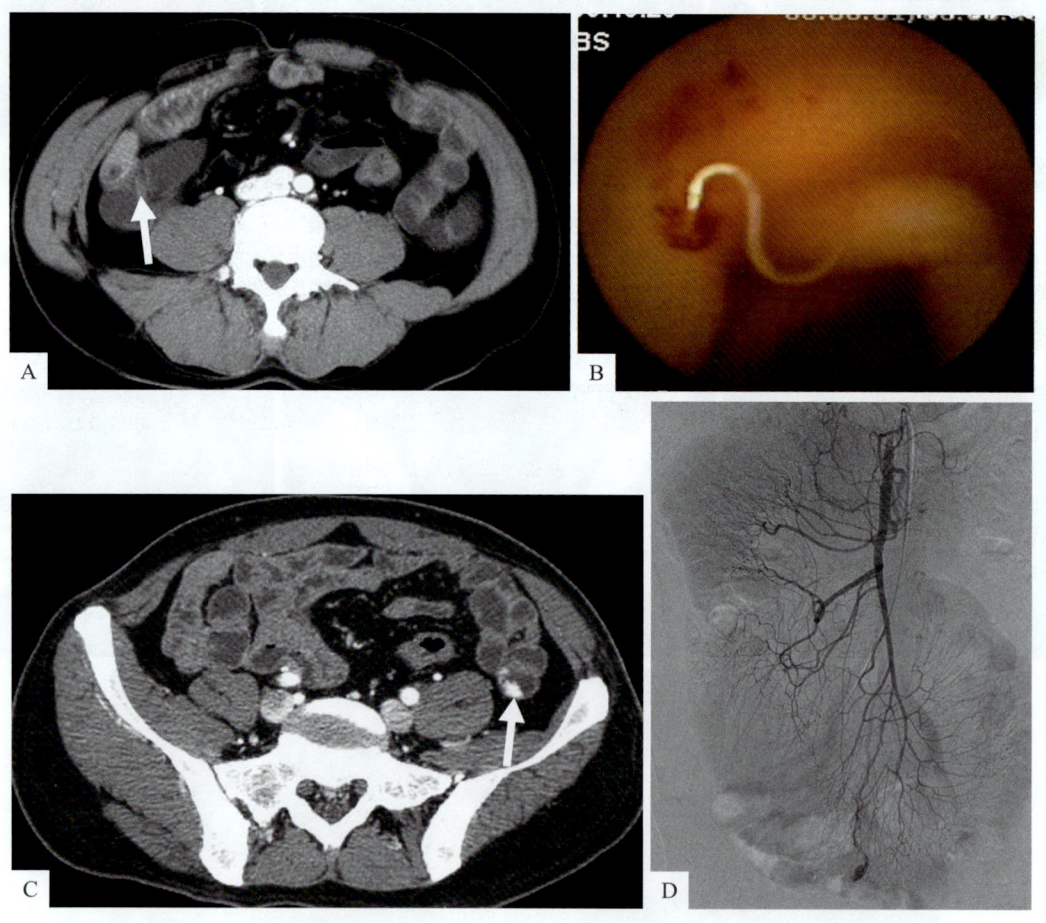

图6-1-14 钩虫感染伴血管畸形

患者不明原因消化道出血。横断面CT增强图像(A)见右半结肠腔内条状高密度影;肠镜图像(B)见肠腔内钩虫影;横断面CT增强图像(C)见左下腹回肠腔内结节状异常强化灶;DSA图像(D)明确回肠动脉畸形。

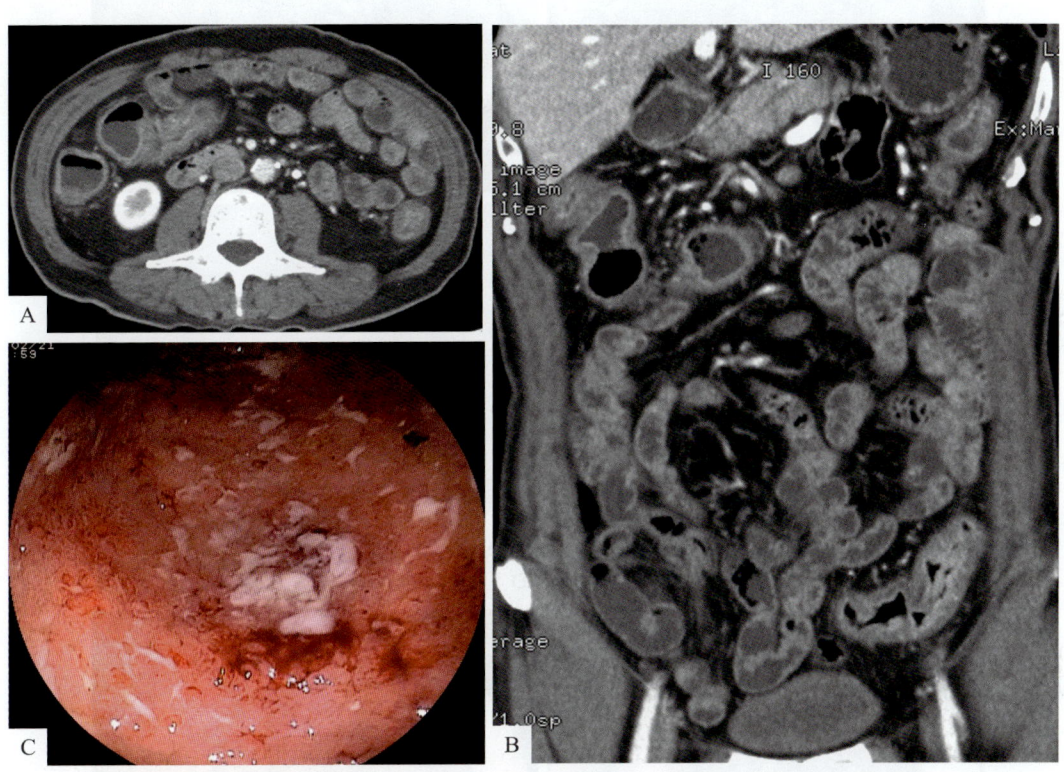

图 6-2-1　溃疡性结肠炎活动期

门脉期横断面 CT 增强图像（A）、门脉期冠状面 CT 重建图像（B）显示全结肠连续性肠壁水肿增厚，增强扫描呈分层强化，结肠袋消失；结肠镜图像（C）显示结肠黏膜充血水肿，表面正常树枝状血管纹理消失，取而代之呈"湿砂皮"样改变，伴散在浅溃疡。

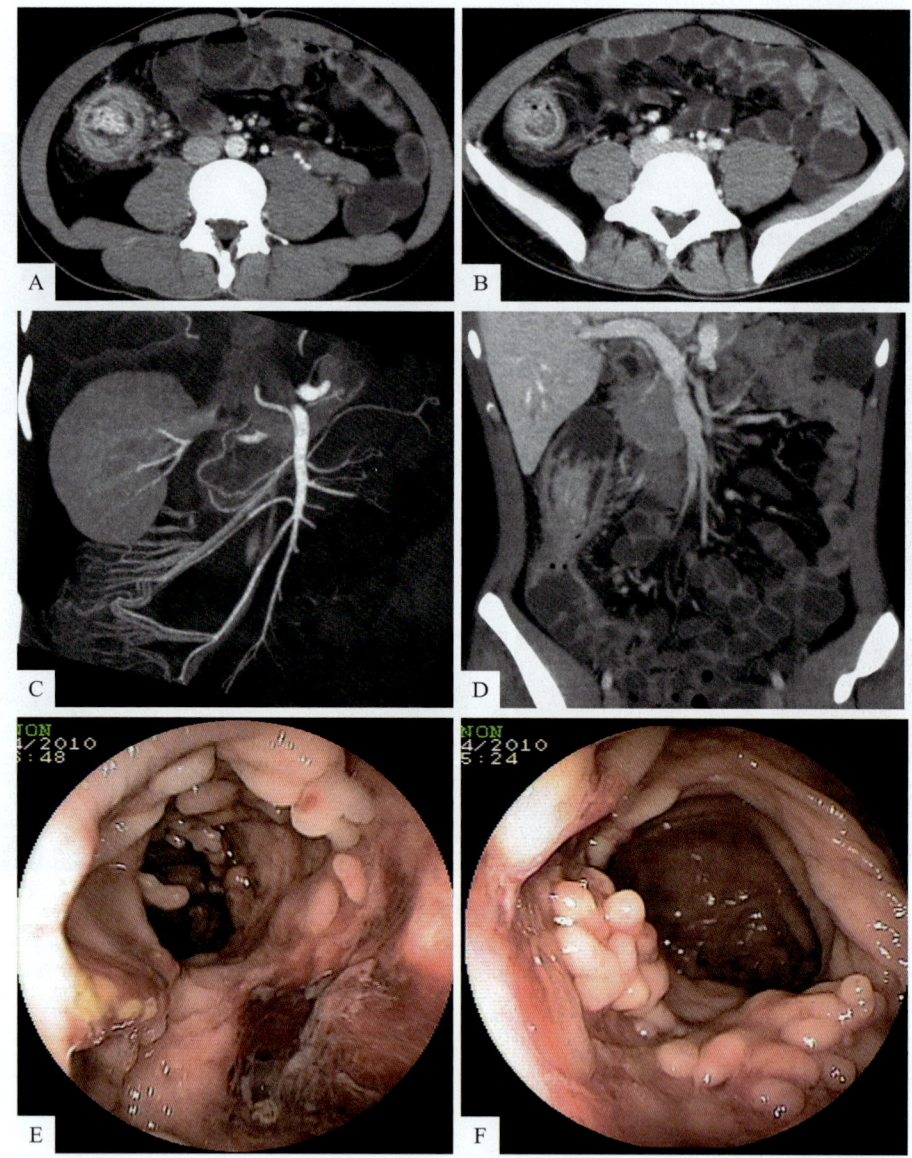

图6-3-1 结肠型克罗恩病

门脉期横断面CT增强图像(A、B)显示升结肠肠壁增厚,肠腔狭窄,增强扫描呈分层强化,腔内见明显增生性肉芽肿生成,肠管周围见片状渗出;动脉期CT MIP重建图像(C)显示回结肠动脉及右结肠动脉末梢直小血管明显迂曲增粗,呈梳齿状改变;门脉期冠状面CT重建图像(D)清晰显示腔内增生性肉芽肿;结肠镜图像(E、F)显示升结肠黏膜多发增生性肉芽肿,呈鹅卵石样改变,并可见纵行溃疡,黏膜充血、水肿。

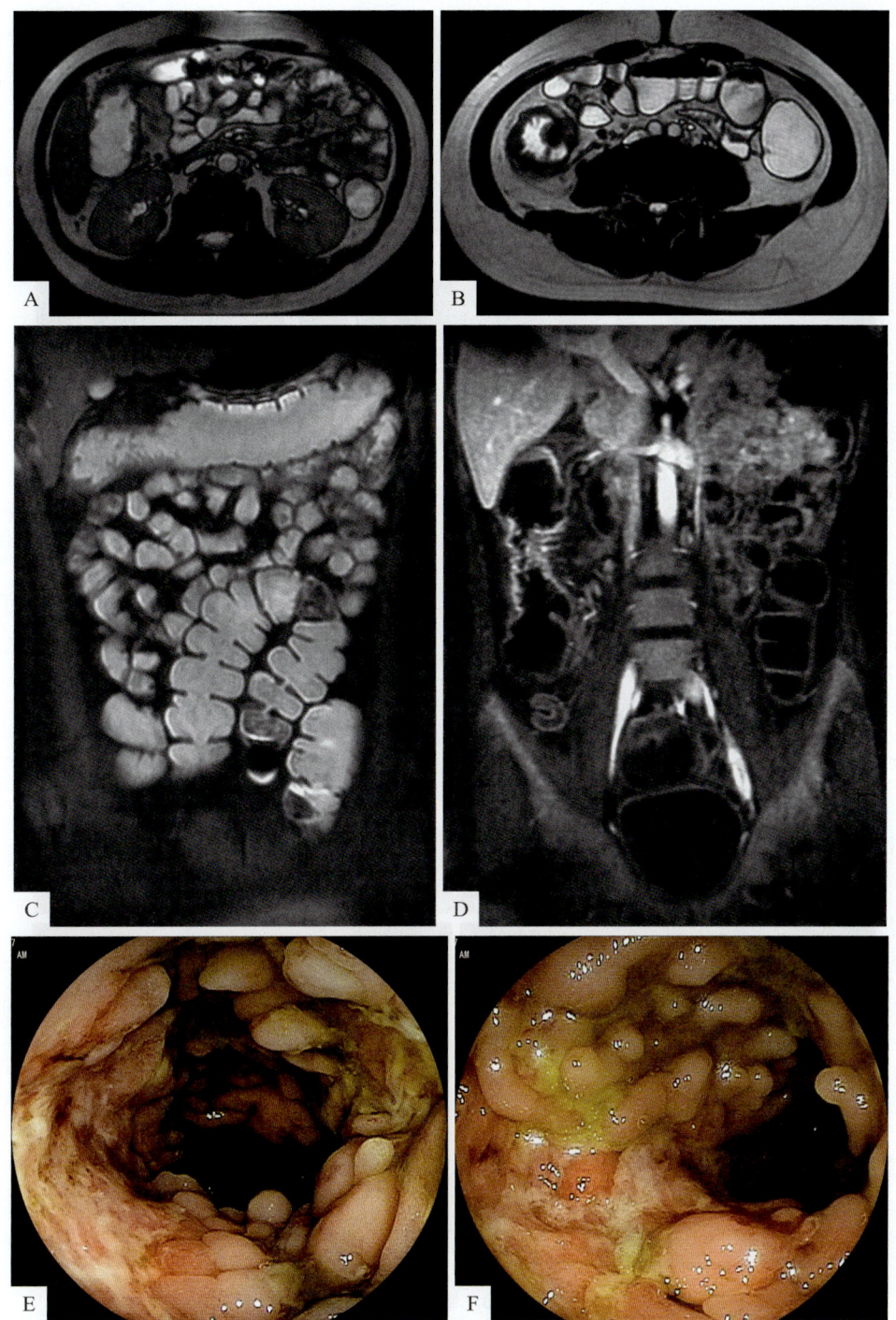

图 6-3-9 结肠型克罗恩病

横断面 MR FIESTA 图像(A、B)、冠状面 MR FIESTA 图像(加脂肪抑制)(C)显示右半结肠、横结肠节段性肠壁增厚,右半结肠肠腔狭窄,黏膜溃疡及肉芽增生,横结肠袋消失,右半结肠末梢直小血管呈"梳齿状"改变;冠状面 MRI 增强图像(D)显示病变结肠明显强化;结肠镜图像(E、F)显示黏膜纵行溃疡及肉芽增生,呈铺路石样改变。

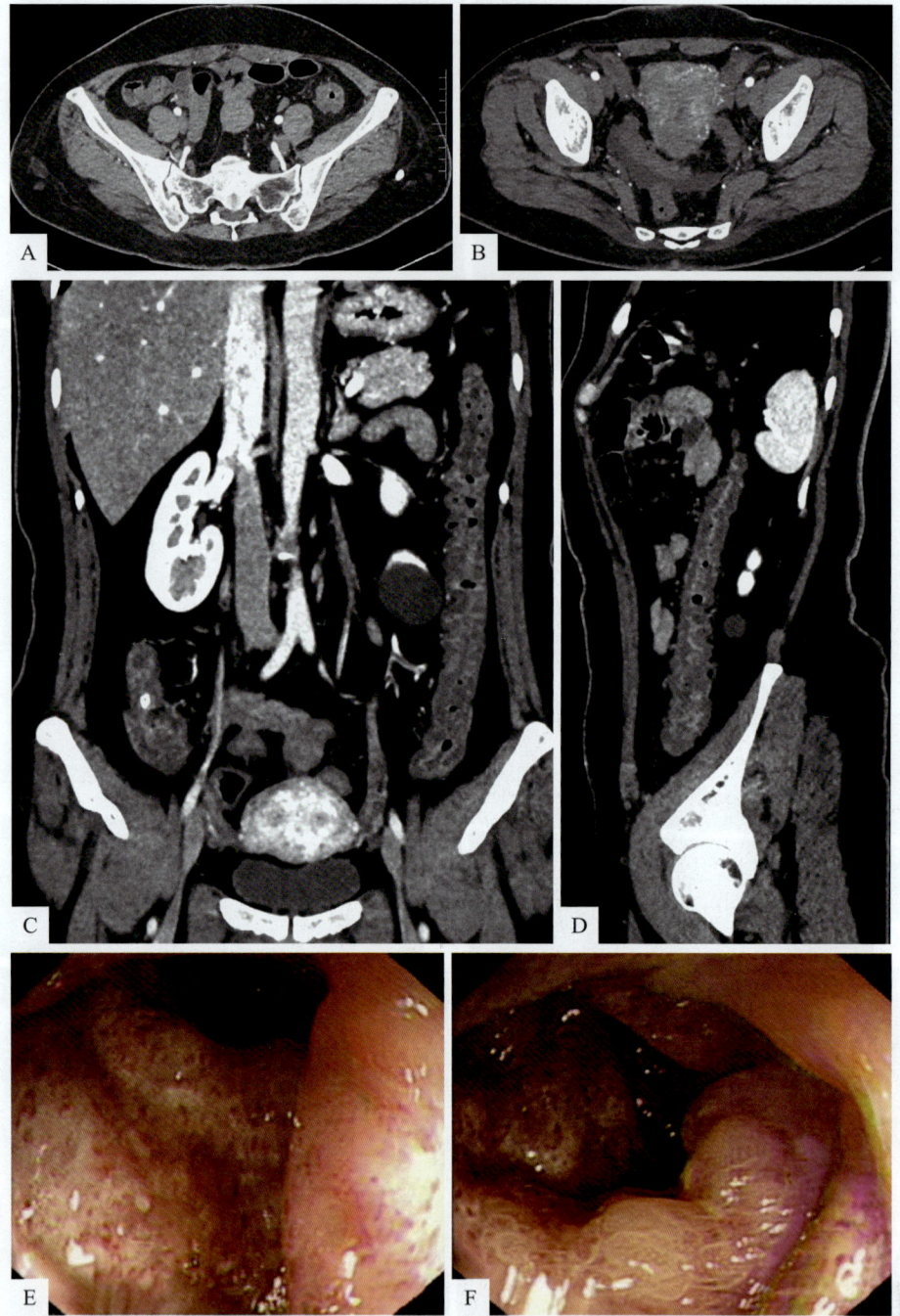

图 6-4-3 缺血性结肠炎

动脉期横断面 CT 增强图像（A、B）、动脉期冠状面 CT 重建图像（C）和动脉期矢状面 CT 重建图像（D）显示左半结肠肠壁水肿增厚，呈分层强化，黏膜下层水肿，强化减弱，盆腔积液；结肠镜图像（E、F）显示结肠黏膜充血、水肿，部分可见鱼鳞样改变，黏膜色泽部分偏暗红色。

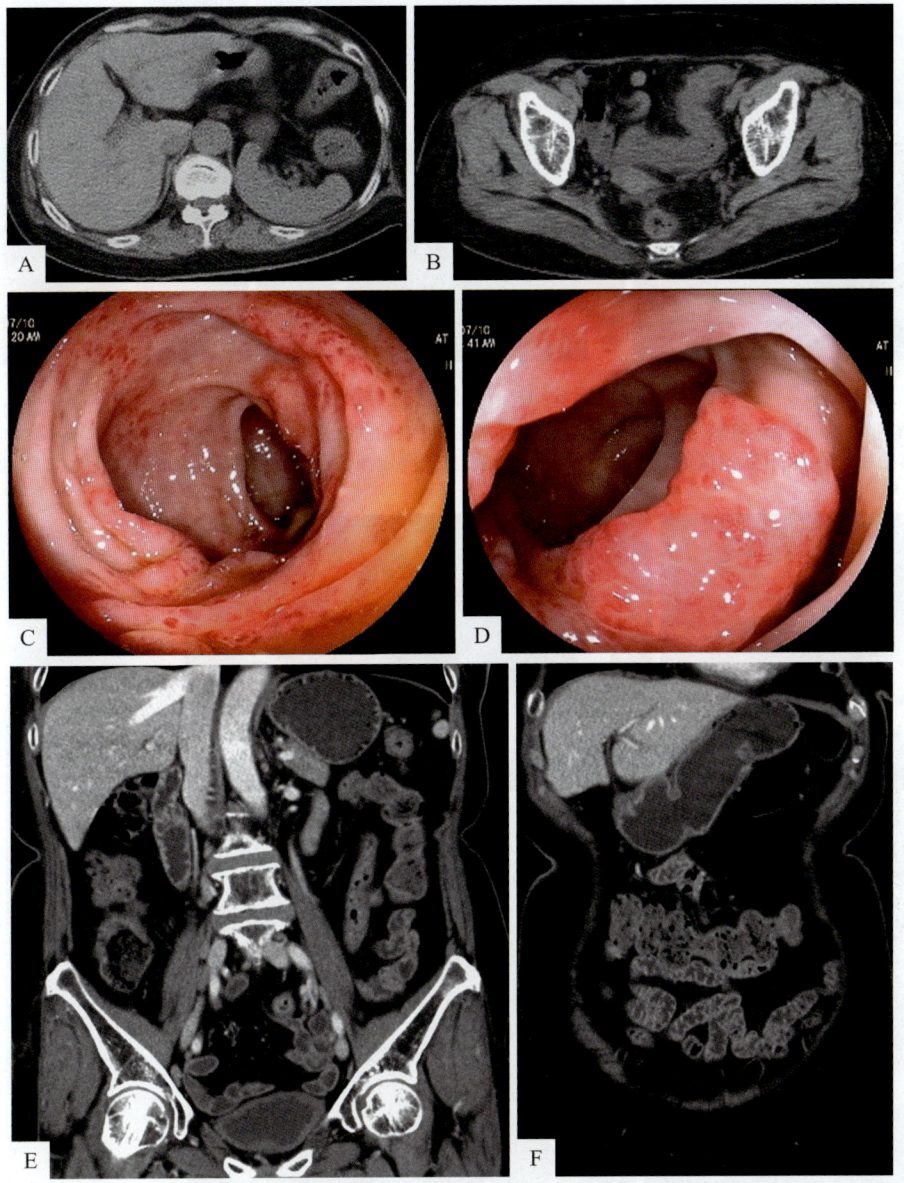

图 6-4-4 缺血性结肠炎

CT平扫图像（A、B）显示全结肠连续性肠壁水肿增厚，肠管周围渗出；结肠镜图像（C、D）显示结肠黏膜充血、水肿，散在片状黏膜呈"虎爪样"改变，其间可见正常黏膜；3d后复查冠状面重建增强图像（E、F）显示肠壁水肿明显好转。

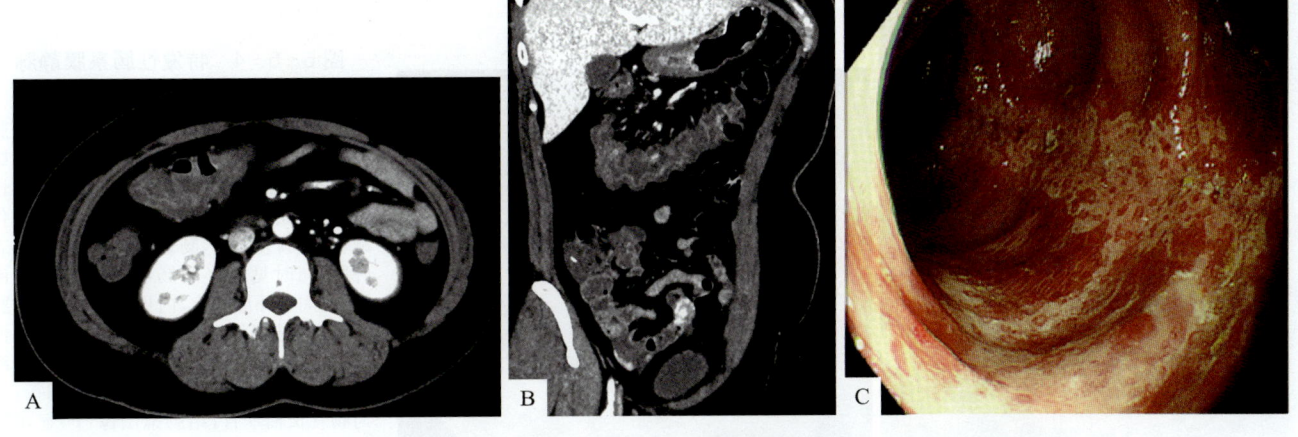

图 6-4-6 缺血性结肠炎

门脉期横断面CT增强图像（A）、门脉期冠状面CT重建图像（B）显示右半结肠至横结肠连续性肠壁水肿增厚，增强扫描呈分层强化，黏膜下层呈低密度；结肠镜图像（C）显示纵行糜烂溃疡灶，周边黏膜充血呈"虎爪样"改变。

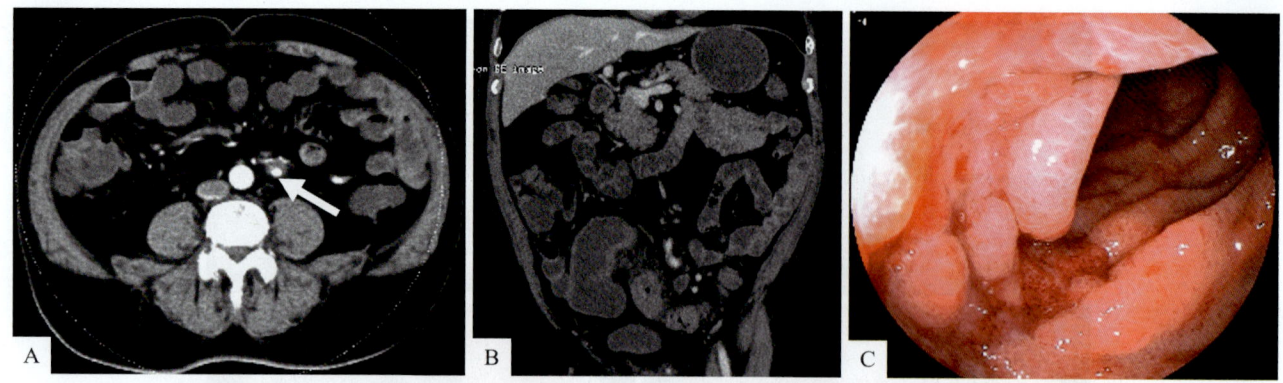

图 6-4-7 缺血性结肠炎

动脉期横断面 CT 增强图像（A）显示肠系膜下动脉主干动脉瘤伴血栓形成（箭）；门脉期冠状面 CT 重建图像（B）显示左半结肠、乙状结肠连续性肠壁水肿增厚，周围见片状渗出，增强扫描呈分层强化，黏膜强化减弱；结肠镜图像（C）显示结肠黏膜充血、水肿、血管纹理模糊及纵行溃疡。

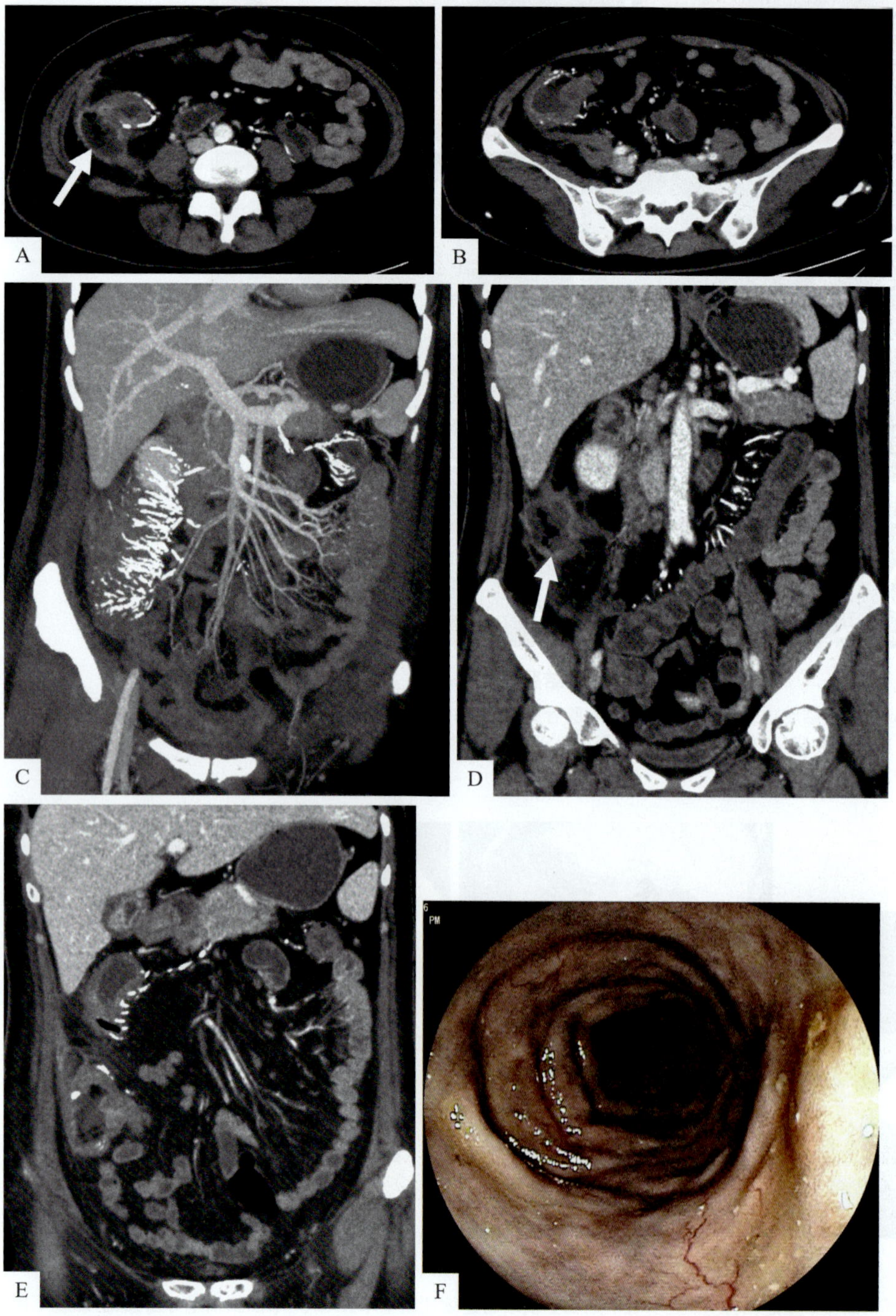

图 6-5-4 特发性肠系膜静脉硬化性肠炎

门脉期横断面 CT 增强图像（A、B）、门脉期冠状面 CT 重建图像（D、E）显示右半结肠、横结肠及部分左半结肠连续性对称性增厚，增强扫描呈分层强化，黏膜层强化减弱，结肠袋消失，肠管僵硬，回盲瓣形态肿胀，同时见右半结肠肠管周围低密度灶，呈周边环形强化，内见气泡，提示脓肿（箭）；门脉期冠状面 CT MIP 重建图像（C）显示右结肠静脉、中结肠静脉及左结肠静脉分支钙化，钙化血管互相平行，并与肠管长轴垂直；结肠镜图像（F）显示结肠血管纹理模糊，肠腔呈紫蓝色改变，黏膜见散在浅溃疡。

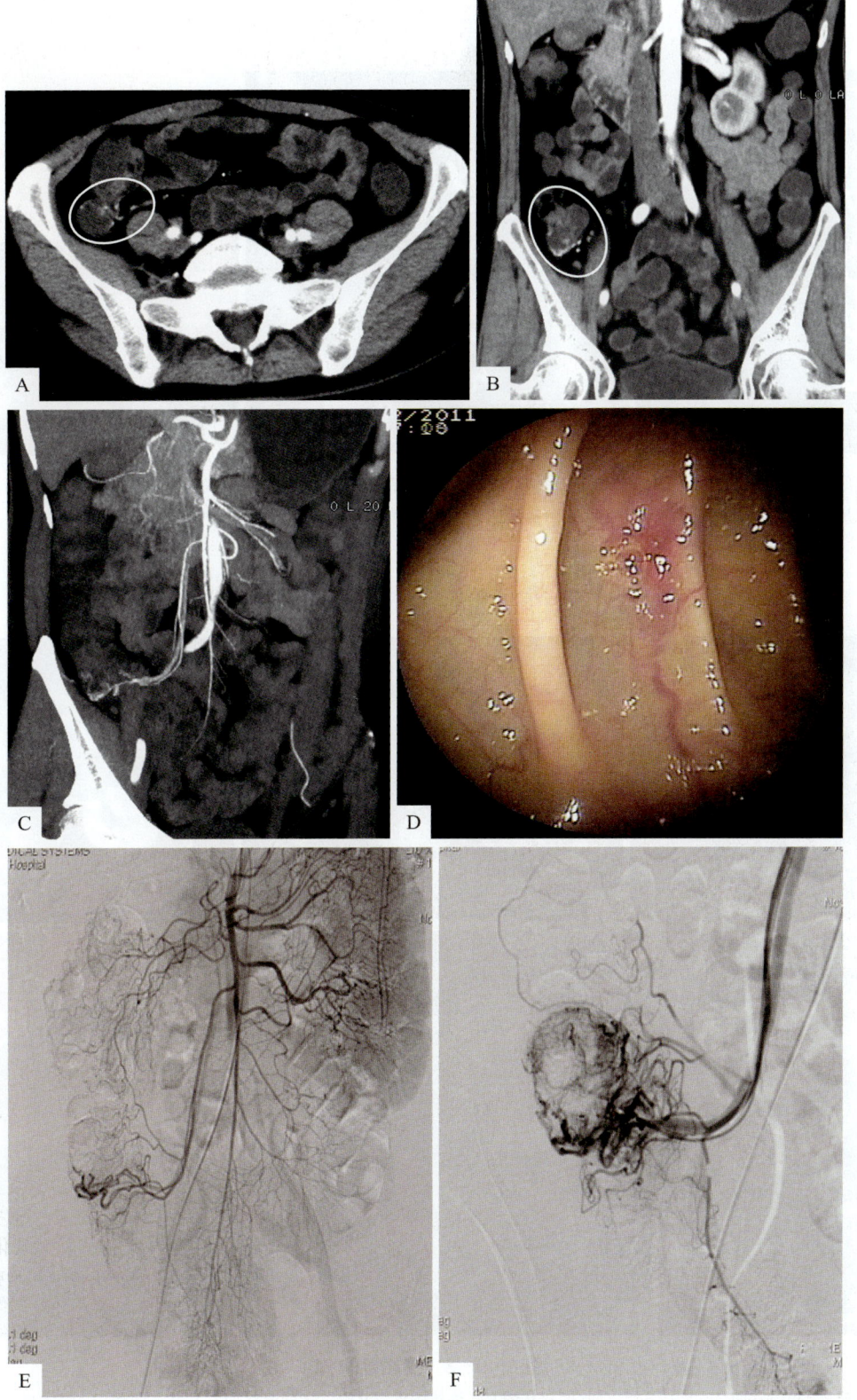

图 6-8-2 回结肠动静脉畸形

动脉期横断面 CT 增强图像（A）、动脉期冠状面 CT 重建图像（B）、动脉期冠状面 CT MIP 重建图像（C）显示盲肠腔内动脉期见粗大静脉血管影，提示回结肠动静脉畸形（圈）；结肠镜图像（D）显示回结肠动静脉畸形；肠系膜上血管造影图像（E、F）显示回结肠动静脉瘘。

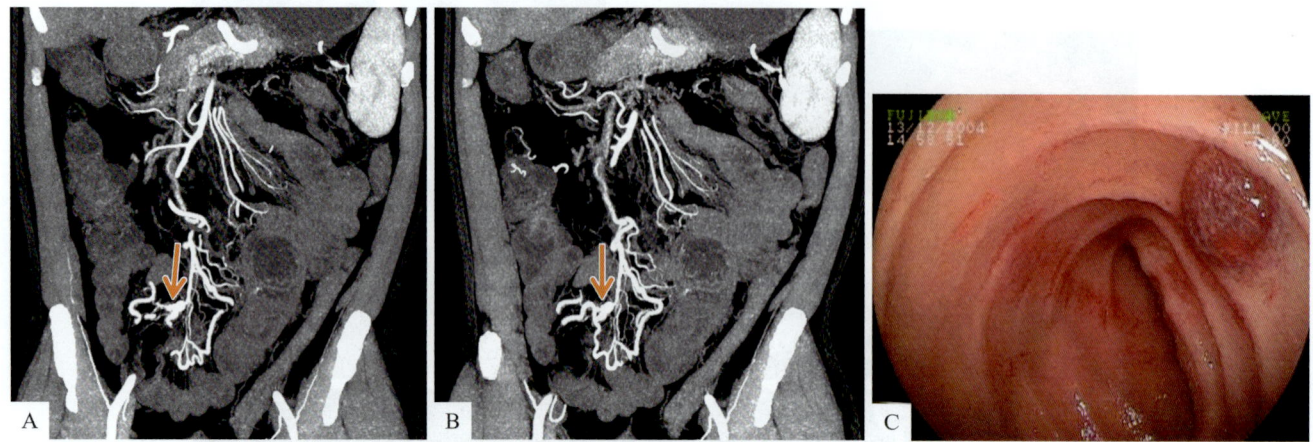

图 6-8-3　回结肠动脉瘤

动脉期冠状面 CT MIP 重建图像（A、B）显示回结肠动脉瘤样膨隆（箭）；结肠镜图像（C）显示回结肠动脉瘤。

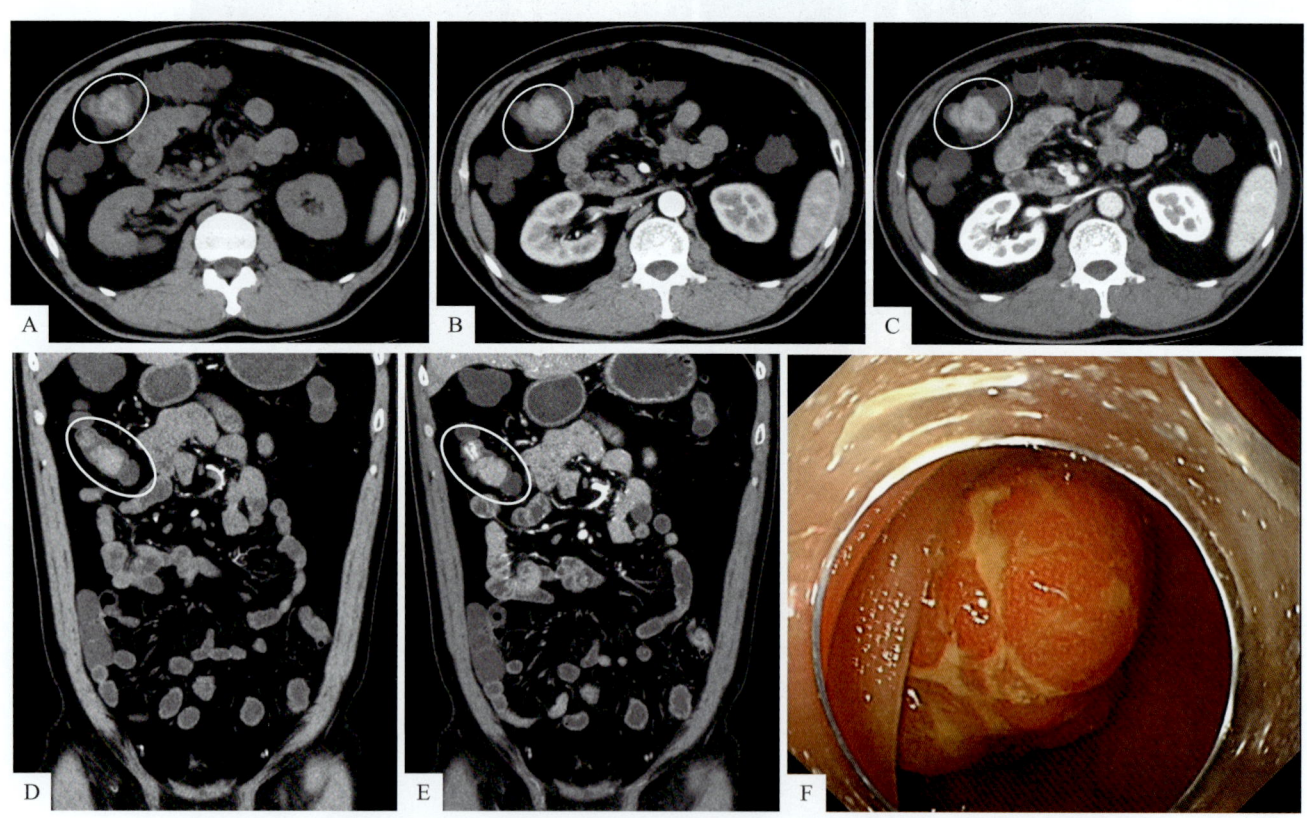

图 6-9-3　横结肠腺瘤

CT 平扫（A）、动脉期（B）和门脉期（C）增强图像、动脉期冠状面 CT 重建图像（D）和门脉期冠状面 CT 重建图像（E）显示横结肠腔内软组织影，呈分叶状，平扫呈稍高密度，中央见花瓣状低密度，增强扫描明显延迟强化，门脉期见粗大血管影进入肿块，强化欠均匀，近中央区见点状强化减低区；结肠镜图像（F）见腔内分叶状隆起。

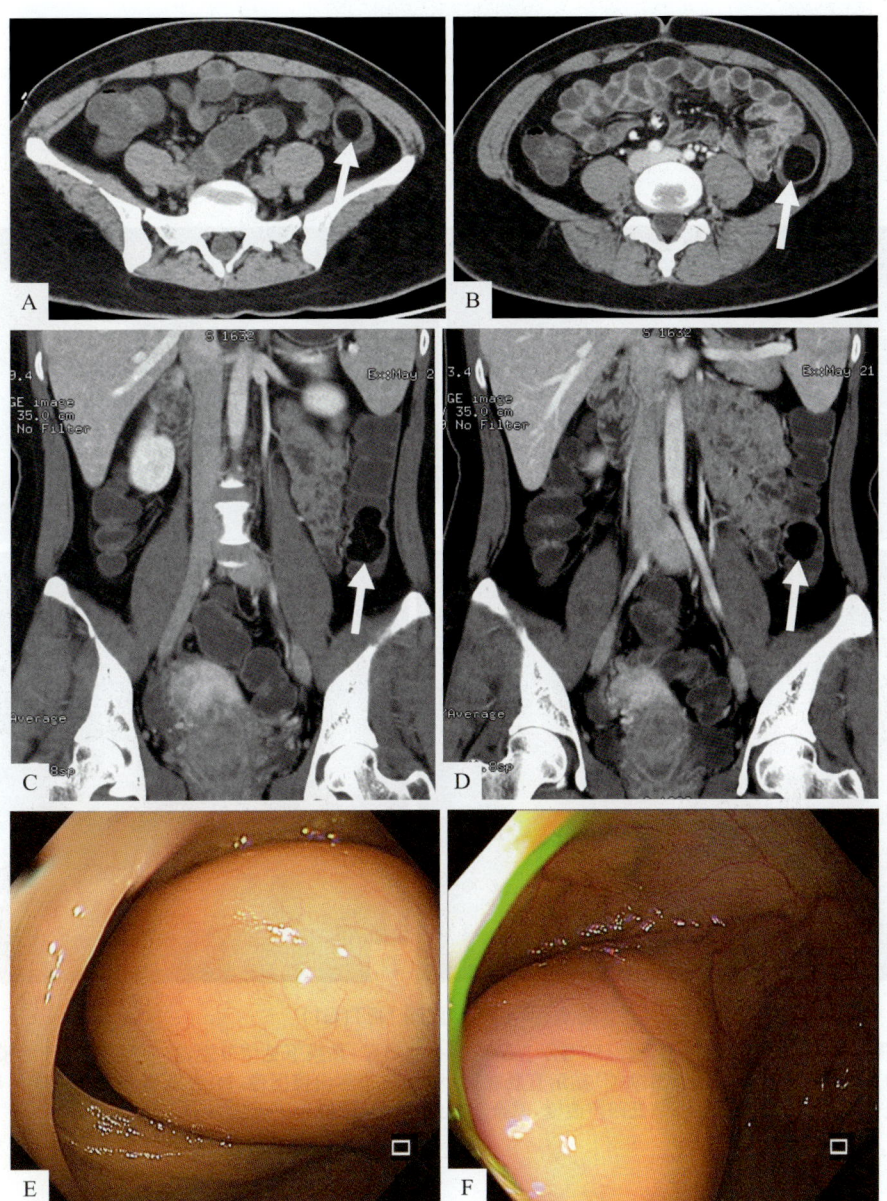

图 6-9-5　降结肠脂肪瘤

CT 平扫(A)和门脉期横断面 CT 增强图像(B)、门脉期冠状面 CT 重建图像(C、D)显示降结肠腔内椭圆形低密度影,呈脂肪密度,增强扫描未见明显强化,中央见"Y"形分隔影,轻度延迟强化(箭);结肠镜图像(E、F)显示结肠较大黏膜下隆起,表面颜色发黄。

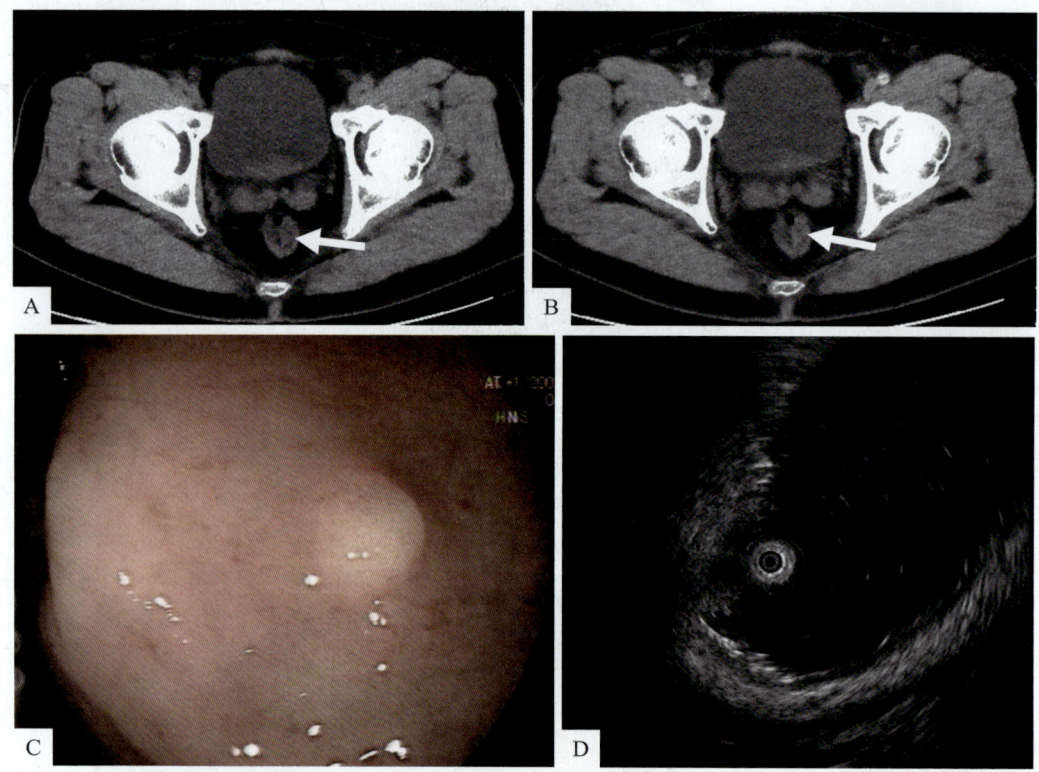

图 6-9-28　直肠 NET(G1)

CT 平扫图像(A)、门脉期 CT 增强图像(B)显示直肠壁偏心性增厚,黏膜下见结节影,边界不清,邻近黏膜轻度隆起,增强扫描中等强化(箭);肠镜图像(C)显示直肠黏膜下隆起;超声内镜图像(D)显示直肠黏膜下隆起灶,MPS 扫查可见病灶来源于第 2~3 层,呈低回声改变,其余层次结构完整连续。